ERGEBNISSE
DER CHIRURGIE
UND ORTHOPÄDIE

HERAUSGEGEBEN VON

ERWIN PAYR
LEIPZIG

HERMANN KÜTTNER
BRESLAU

VIERZEHNTER BAND

REDIGIERT VON H. KÜTTNER

MIT 137 TEXTABBILDUNGEN

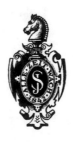

SPRINGER-VERLAG BERLIN HEIDELBERG GMBH

1921

ISBN 978-3-642-89373-5   ISBN 978-3-642-91229-0 (eBook)
DOI 10.1007/978-3-642-91229-0

Vorwort.

Mit dem vorliegenden Bande finden die kriegschirurgischen Themen, abgesehen von einigen wenigen Nachzüglern, ihr Ende. Die Arbeiten waren sämtlich schon seit Jahren vorbereitet und haben wegen der Schwierigkeiten in der Beschaffung der Gesamtliteratur große Mühe und Zeitaufwand erfordert, so daß sie unmöglich zurückgestellt werden können. Es ist aber dafür gesorgt, daß die fachlichen Ergebnisse bis in die neueste Zeit berücksichtigt sind und den fördernden Ausblicken für die Friedenschirurgie in weitestem Maße gerecht werden. Zudem spielen ja die Verletzungen durch Kriegswaffen in der Heimat jetzt leider eine viel größere Rolle als vor dem Kriege, auch können die „Ergebnisse", ihrem Namen entsprechend, nicht an den für lange Zeit maßgebenden Erfahrungen des Weltkrieges vorübergehen.

Payr.   Küttner.

Inhaltsverzeichnis.

I. Ostitis deformans Paget und Ostitis fibrosa v. Recklinghausen.

Von

Paul Frangenheim - Köln.

Mit 24 Abbildungen.

Literatur.

I. Ostitis deformans.

1. Abbe, Case of Pagets Disease of the bones of the face. Ref. Med. Rec. 1912. 825.
2. Ahlberg, Über Ostitis deformans. Hygiea 1906. Nr. 1. Ref. Münch. med. Wochenschrift 1906. 836.
3. Alvarez, Difformités osseuses multiples observées sur un nouveau-né; type Paget. Ann. de méd. et chir. inf. Paris 7. 1903. 397.
4. Annandale, Ostitis deformans. Medico chir. Soc. of Edinb. Brit. med. Journ. 1877. 44. 13. Jan.
5. Apert et Bornait-Legueule, Deux cas de maladie de Paget. Bull. et mém. de la Soc. Méd. des Hôp. de Paris. 26, 235. 1907.
6. Arcangeli, Ostéomalacie, rachitisme et maladie osseuse de Paget. Ref. Zeitschr. f. Orth. 28.
7. Askanazy, Über Ostitis deformans ohne osteoides Gewebe. Arbeiten a. d. pathol. Institut Tübingen. 4, Heft 3. 397. 1904.
8. Atkinson, Osteitis deformans. Maryland Med. Journ. 1901. 281.
9. Auffret, Maladie de Paget d'origine probablement syphilitique. Revue d'orth. 1905. Nr. 6.
10. Baines, Notes on a case of osteitis deformans. Guys Hosp. Gazette London 3. 98. 1889.
11. Bandalin, Boliczn Paget. Wratsch. Gaz. Petersburg 10. 809. 1903.
12. Bardenheuer, Fälle von fraglicher Pagetscher Krankheit. Deutsche med. Wochenschrift 1906. 525.
13. Barling, Osteitis deformans. Illustr. Med. News 2. 292. 1889.
14. Barlow, Osteitis deformans. Brit. Med. Journ. 1178. 16. Juni 1883.
15. Barthélémy, Maladie osseuse de Paget et maladie du son chez le cheval. Thèse Lyon. 4. Dez. 1901.
16. Bassenge, Pagets disease, Osteomalacie. Ref. Zentralbl. f. Chir. 1905. 653.
17. Béclère, Radiographie d'un cas de maladie de Paget. Soc. méd. des hôp. 19 juillet 1901. 929.
18. Bernard, La maladie osseuse de Paget et l'hérédo-syphilis osseuse. Thèse Paris 1909/10.
19. Biggs, A case of Pagets disease. Med. Rec. 1904. 23. Jan. 153.
20. Blanc, Maladie osseuse de Paget chez un jeune sujet de 17 ans. Loire méd. 14. 72. 1895.

21. Bockenheimer, Über die diffusen Hyperostosen der Schädel- und Gesichtsknochen s. Ostitis deformans fibrosa. Arch. f. Chir. 85.
22. — Die Zysten der langen Röhrenknochen und die Ostitis fibrosa. Arch. f. klin. Chir. 81.
23. Boulby, Path. Soc. of London. Lancet. 24. Febr. 1883. 1, 320.
24. Bouley, De l'ostéomalacie chez l'homme et les animaux. Thèse Paris 1874.
25. Bourceret, Gaz. des hôp. 1876. 4. Mai. 411.
26. Bramwell, Ostitis deformans. Lancet 1908. 159. II.
27. Bridoux, De l'hérédosyphilis osseuse dans ses rapports avec l'ostéite deformante de Paget. Lille 1904.
28. Bryant, Osteoporosis or Pagets ostéitis deformans. Guys Hosp. Reports London 1877. 3. Ser. XXII. 337—342.
29. Butlin, Path. Soc. of London. Lancet. 1, 519. 1885.
30. — Sir James Pagets report. Medico-chirurgical Transactions. 60, 1877.
31. Cadet, Contribution à l'étude clinique de l'ostéite de Paget. Thèse Paris 1901.
32. Cadiot, Bull. de la Soc. clinique. 21. mars 1876 et France méd. 1877 217.
33. Du Castel et Semper, Maladie osseuse de Paget. Ann. de derm. et de syph. 1904. 331. Zentralbl. f. Chir. 1904. 1280.
34. Castellvi, Origen heredosifilitico de la osteitis deformante denfermedad de Paget. Rivista de med. y cir. pract. de Madrid 1903. Nr. 79. Ref. Zentralbl. f. Chir. 1904. Nr. 11. Jahresber. f. Chir. 1903. 1009.
35. Castronuovo, L'osteite deformante di Paget. Gaz. degli osped. 19, Nr. 22. 1898.
36. Chartier et Descomps, Ostéite syph. déformante type Paget chez une tabétique. Nouv. iconogr. de la Salp. 1907.
37. Chastel, Contribution à l'étude de l'ostéite deformante de Paget. Thèse de Paris 1910.
38. Chretien, Une observation d'ostéite déformante de Paget. Poitou méd. 4. 25. 1890.
39. Clopton, Osteitis deformans. Interstate Med. Journ. 13. 223. 1906.
40. Clutton, Ostitis deformans in a single bone. Transact. of the pathol. Soc. 42, 1891.
41. — Specimen of ostitis deformans in which longthening (?) of bone is seen to have taken place. Transact. of the Pathol. Soc. of London. 44. 138. 1895.
42. Condamin, Pathogénie des diverses ostéites 1892.
43. Corner, Case of osteitis deformans. Zeitschr. f. Orth. 29.
44. Czerny, Eine lokale Malazie des Unterschenkels. Wien. med. Wochenschr. 1873. 895.
45. Dalché et Galup, Maladie de Paget avec signes addisoniens et divers autres troubles glandulaires. Bull. de la soc. des hôp. Juin 1909.
46. Daly, Elongating hypertrophy of the femur and tibia of opposite sides. (The osteitis def. of Paget.) Med. Rec. New York 17. 225. 1880.
47. Daser, Über einen Fall von Ostitis def. (Paget). Münch. med. Wochenschr. 1905. 1634.
48. Dax, Über Pagetsche Knochenerkrankung. Beitr. z. klin. Chir. 88.
49. Le Dentu, Périostose diffuse non syphilitique des os de la face et du crane. Revue de méd. 871, 1879.
50. — Ostéome diffus des os de la face. Résection partielle par fragments. Bull. de la soc. de chir. 1888. 165.
51. Dietz, Weitere Beiträge zur Frage der sekundären konzentrischen Hyperostose am Schädel. Dissert. Würzburg 1908.
52. Dieulafoy, Clinique méd. de l'Hôtel Dieu 1901—1902.
53. Dor, De l'existence chez le cheval d'une maladie osseuse analogue à la maladie de Paget. Revue de chir. 1902. 10 avril.
54. Dubreulh, Ostéite def. de Paget. Arch. clinique de Bordeaux. 4. 44. 1895.
55. Dufour, Un cas de maladie de Paget. Progr. méd. 1913. Nr. 41.
56. Dufour et Bertin-Mourot, Pagetsche Knochenkrankheit. Deutsche med. Wochenschrift. 1913 976.
57. — — Maladie osseuse de Paget. Son origine syphilitique établie par la réaction de Wassermann. Bull. et mém. de la Soc. méd. des hôp. de Paris. 1913. 152.
58. Dufour, La réaction de Wassermann dans la maladie osseuse de Paget. Bull. et mém. de la soc. des hôp. de Paris. 1913.

59. Ellinwood, Osteitis deformans. San Francisco Western Lancet. 1883. April.
60. Elliot, Multiple Sarcomata associated with ostitis deformans. Lancet 1. 170. 1888.
61. Elsner, New York State Journ. of Med. 10, 287. 1910.
62. Esmein, Deux cas de maladie osseuse de Paget avec considérations étiologiques. Ref. Kongr. Zentralbl. 1, 550. 1913.
63. Etienne, Maladie osseuse de Paget et hérédosyphilis. Bull. et mém. de la soc. des hôp. de Paris 1913. 324. Ann. de Derm. et de Syph. 5, Nr. 11. 1904. Zentralbl. f. Chir. 1905. 1099.
64. Férésé, Bull. de la Soc. clinique. 1876. France méd. 1877. 361.
65. Fielder, Osteitis deformans. Lancet. 23 May 1896. 1428.
66. Fitz, Certain characteristics of ostitis deformans. Amer. Journ. of the Med. Sciences. Nov. 1902. Zentralbl. f. Chir. 1903. 250.
67. Fliesburg, Osteitis deformans. Northwest Lancet. 22. 131. 1902.
68. Foote, A case of osteitis deformans with heart complications. Amer. Journ. of Med. Scienc. 1903. 878.
69. De Forest, Ostitis def. Zentralbl. f. Chir. 1905. 25.
70. Fournier, A propos de maladie de Paget considéré comme une manifestation de syphilis héréditaire tardive. Ann. de chir. et orthop. 1903. Nr. 4 u. 5. Ann. de méd. 31 mars. 1903.
71. Fréchon, Des rapports de l'hérédosyphilis osseuse tardive avec l'ostéite déf. progr. Thèse de Paris 1903.
72. Fussell, Osteitis deformans. Philadelph. Med. Journ. 9. 1135. 1902.
73. Gaddi, Bull. de la Soc. d'Anthropologie. 1871. 132.
74. Haillard, Soc. méd. des hôp. 19 Aug. 1901. Diskuss. Gallois. Gaz. des hôp. 2, 813. 1901.
75. Galleazzi, Richerche sopra affezioni del sistema osseo. Ref. Zeitschr. f. Orth. 26.
76. Gaucher et Rostaine, Maladie osseuse de Paget, améliorée par le traitement anti-syphilitique. Ann. de Derm. et de Syph. 1904. 324. Zentralbl. f. Chir. 1904. 1280.
77. Gaugele, Über Osteitis fibrosa seu deformans. Fortschr. d. Röntgenstr. 11, 317.
78. Gibney, A case of osteitis deformans or Pagets disease. Med. Record. 37. 425. 1890.
79. Gilles de la Tourette et Magdeleine, Sur un cas d'ostéite déformante de Paget. Iconogr. de la Salp. Janv. 1894.
80. Gilles de la Tourette et Marinesco, La lésion médullaire de l'ostéite déformante de Paget. Ibidem 1895.
81. Glaeßner, Zur Kenntnis der Pagetschen Knochenerkrankung. Wien. klin. Wochen-schrift 1908. Nr. 38.
82. Gliner, Über Ostitis deformans (Paget). Dissert. Bern 1910.
83. Goldmann, Über Ostitis deformans und verwandte Erkrankungen des Knochen-systems. Münch. med. Wochenschr. 1902. Nr. 34.
84. Goldthwaite, Painter and Osgood, Transact. of the Philad. Acad. of Surg. Dec. 1903 and Annals of Surg. March 1904. 438.
85. Gombault, Iconogr. de la Salp. 1894.
86. Goodhart, Two cases of hyperostosis and tumour of the bones. Pathol. soc. trans-act. 29, 175. 1878. 4. 1879.
87. — Two cases of hyperostosis and tumours of the bones. Transact. of the Pathol. Soc. of London. 1881. 175.
88. — Osteitis deformans. Brit. Med. Journ. 1888. 24. März. 644.
89. — Sarcomatous tumours in various bones associated with hyperostosis. Brit. Med. Journ. 1878. 69. Jan.
90. Goris, Osteosklerose progressive des os craniens. La sem. méd. 1909. 372. Zentralbl. f. Chir. 1909. 1804.
91. Gräffner, Ein Fall von Ostitis deformans (Paget). Berl. klin. Wochenschr. 1913. 1369.
92. Guillain et Baudouin, Ostéopathie rhumatismale simulant l'ostéite déf. de Paget. Rev. neurol. 1905. 771.
93. — Maladie de Paget avec signes addisoniennes et divers autres troubles glandu-laires. Sem. méd. 1904. 285.
94. Guinon, Cas d'hyperostoses généralisées (ostéite déf. de Paget). Bull. de la Soc. anatom. 1885. 345.

95. **Guinon**, Sur les hyperostoses généralisées. Bull. de la soc. anat. 1892. 344.
96. **Guthrie**, Case of osteitis def. Transact. of the Med. Soc. of London **17**. 355. 1894.
97. **De Hall**, H., Osteitis deformans. Med. Soc. of London. April 18. 1896. The Lancet 1896. I. 1064.
98. **Hann**, A case of osteitis deformans terminating with cerebral symptoms. Ref. Zeitschrift f. Orth. **28**.
99. **Hartmann**, Zur Kenntnis der Ostitis fibrosa deformans. Beitr. z. klin. Chir. **73**.
100. **Heineke**, Die chirurgischen Krankheiten des Kopfes. Billroth und Lücke, Deutsche Chir. Liefg. 31.
101. **Herwisch**, Report of a case of osteitis def. Codex med. Philad. **2**. 203. 1895/96.
102. **Higbee and Ellis**, Journ. of Med. Research. **24**, 43. 1911.
103. **Hilléreau**, Etude clinique de la maladie de Paget. Paris 1901.
104. **Hirschberg**, Zur Kenntnis der Osteomalacie und Ostitis malacissans. Beitr. z. pathol. Anat. **6**.
105. **Hirtz und Merklen**, Rev. méd. 26 avril 1899.
106. **Hochheimer**, Über Pagetsche Ostitis deformans. Charité-Annalen. XXIX. Jahrg. 1905.
107. **Hoffa**, Beiträge zur Pagetschen Knochenerkrankung. Deutsche Gesellsch. f. Chir. 33. Kongr. 1904.
108. **House**, General hyperostosis with osteoarthritis in a living subject. Transact. of the pathol. Soc. **29**, 1878.
109. — Hyperostosis of the tibia associated with curvature of the shaft and the development of a spindlecelled sarcoma. Ibidem.
110. **Huchard et Binet**, Hyperostoses symmétriques des membres d'origine probable rhumatismale. Bull. de la soc. clin. Paris 1882.
111. **Hudelo et Heitz**, Un cas d'ostéite déformante de Paget. Iconogr. de la salpêtr. **14**, 1901.
112. **Humphrey**, Osteitis def. associated with rheumat. arthritis. Illustr. Med. News 1889. II. 187.
113. **Hurwitz**, Ostitis deformans, Pagets disease. A report of 6 cases. Bull. of the John Hopkins Hosp. **24**.
114. **Hutchinson**, Osteitis deformans. Med. Presse 1897. 13. Okt.
115. **Jagot**, L'ostéite déformante de Paget. Arch. méd. d'Angers. 5. Mai 1907.
116. **Jacquet**, La maladie de Paget guéri par le traitement antisyphilitique. Bull. de la Soc. méd. des hôp. Juillet. 1905.
117. — A possible case of Pagets disease (Ostitis def.) cured by antisyph. treatment. Lancet 1905. 15. Juli. 191.
118. **Ingelraus**, Echo méd. du Nord. 26 juin 1904.
119. **Joncheray**, De l'ostéite déformante (maladie osseuse de Paget) Thèse de Paris 1893.
120. **Jones**, Osteitis deformans (Pagets disease). Med. Record 1912. Dec. 28.
121. **Jost**, Ostitis deformans beim Pferd. Berl. klin. Wochenschr. 1919. 765.
122. **Ivens**, Über einen Fall von Ostitis deformans Paget. Ref. Zentralbl. f. Chir. 1905. 1253.
123. **Katholicky**, K. k. Gesellsch. d. Ärzte in Wien. Wien. klin. Wochenschr. 1905. 619 u. 648. Diskussion **Stegmann**, **Latzko**.
124. — Ibidem. 1906. 1428.
125. — 78. Versamml. deutsch. Naturf. u. Ärzte. Stuttgart. Sept. 1906.
126. — Ein Fall von Pagets Krankheit. Zentralbl. f. Chir. 1905. 1098.
127. **Kaufmann**, Ostitis deformans. Med. Klinik 1912. 669.
128. **Khoun**, Maladie osseuse de Paget. Bull. et mém. de la soc. des hôp. de Paris. Jahrg. 29.
129. **Kilner**, Two cases of ostitis def. in one family. Lancet. Jan. 23. 1904. 221.
130. **Kimura**, Knochenatrophie, Coxa vara und Ostitis deformans. Zieglers Beitr. **27**.
131. **Klestadt**, Ein Fall atypischer Ostitis deformans. Beitr. z. klin. Chir. **75**.
132. **Klippel**, Ostitis deformans. Zentralbl. f. Pathol. 1909. 998.
133. **Klippel et Pierre Weill**, Maladie osseuse de Paget unilaterale avec hyperthermie et nodosités d'Heberden du côté correspondent. Rev. de neuro. nov. 1908 et Iconogr. de la Salp. Janv. 1909.

134. Koch, Max, Schädel mit Ostitis deformans Paget. Path. Tag. 1909. Zentralbl. f. Pathol. 1909. 489. Diskussion.
135. — Über Ostitis deformans des Hundes. Diskussion Pick. Berl. klin. Wochschr. 1919. 765.
136. Kockel, Demonstration eines Falles von Ostitis deformans. Schmidts Jahrb. 256, 173. 1897.
137. Kolessnikoff, Über die Veränderung der Knochenform beim M. Paget. Protokoly Obschtschetwa Donskich Wratsch. 28.
138. v. Kutscha, Ostitis deform. Paget. Wien. klin. Wochenschr. 1906. 127 u. 1461.
139. — Ostitis deformans oder Pagetsche Erkrankung. Wien. klin. Wochenschr. 1909. Arch. f. klin. Chir. 89.
140. Lancereaux, Traité de l'herpétisme. 1883.
141. Lane, A very important factor in the causation of some of the curves which develop in mollities ossium, Rickets and Ostitis deformans. The Journ. of Anat. and Phys. normal and Pathol. 22, 15. 1888.
142. — The factors that determine the hypertrophy of the skull in mollities ossium, osteitis deformans, Rickets and hereditary Syphilis. Lancet. 2. 1218. 1887. Brit. Med. Journ. 2. 1331. 1887.
143. Lannelongue, Bull. méd. 21 et 25 févr. 1903. Acad. de méd. 3 mars 1903.
144. — Syphilis osseuse héréditaire tardive, type Paget. Types infantiles et adolescent, type de l'adulte et du vieillard. Ann. de chir. et d'orthop. Avril 1903. Nr. 4.
145. — Note sur la syphilis osseuse héréditaire chez les nouveaux nés (Maladie de Parrot), chez les enfants et les adolescents, chez les adultes et les vieillarde (maladie de Paget). Gaz. des hôp. 1903. Nr. 27.
146. Latzko, Wien. klin. Wochenschr. 1905. Nr. 26. 708.
147. Leloir et Rathéry, Rev. de méd. 1881. 738.
148. Leri, André, et Legros, Etude radiograph. comparative de quelques affections dystroph. des os. Rev. neurol. 1908. Iconogr. de la Salp. 1909.
149. — — Ostéopathie traumatique anormale simulant la maladie de Paget. Rev. neurol. 30 avril 1910.
150. — — Traumatisme et Syndrome de Paget. Nouv. Iconogr. de la Salp. 1912.
151. — Les lésions des extrémités, mains et pieds, dans la maladie de Paget. Bull. et mém. de la soc. méd. des hôp. de Paris 1913. 13 janv.
152. Lesné, Fall von Paget mit positivem Wassermann. Berl. klin. Wochenschr. 1913. 756.
153. — La réaction de Wassermann dans la maladie de Paget. Bull. et mém. de la soc. des hôp. de Paris 1913. Kongr. Zentralbl. 1, 234. 1913.
154. Lévi, Déformations osseuses de la maladie de Paget. Bull. de la soc. anat. de Paris. 1896. 437.
155. — A propos des lésions de la moelle épinière dans l'ostéite déformante de Paget. Soc. de Biol. 1897. Mars.
156. — Maladie de Paget. Gaz. helbdom. 1897. Nr. 22.
157. — Un cas d'ostéite def. (Paget). Nouv. Iconogr. de la Salp. 10, 113. 1897.
158. Lévi et Londe, Application des rayons Roentgen à l'étude de la texture des os pathol. (Ostéite def.). Ibidem. 198.
159. Lobstein, De l'ostéosclérose. Traité d'anat. path. Paris. 2, 108. 1883.
160. Lonshinsky, Ein Fall von seltener Menschenerkrankung. Kongr. Zentralbl. 3, 847.
161. Lunn, Four cases of Ostitis deformans. Clinic. Soc. Transactions. 18. 1885.
162. — A case of Osteitis deformans. Saint Thomas Hosp. Rep. 13. 1884. 43.
163. — Med. Times and Gazette. London 1885. 651.
164. Mackenzie, A case of Osteitis deformans. Transactions of Clin. Soc. of London. 18, 338. 1885.
165. — Clinic. Soc. of London. 7. März 1896. 625.
166. Mackey, A case of Osteitis def. with Huntingtons Chorea. Lancet. 22. Sept. 1906. 787.
167. Mc Phedran, Osteitis deformans. Med. News Philadelph. 46, 617. 1885
168. Maier, Über Ostitis def. Paget. Charité-Annalen. 33.
169. Maier, Max, Über Pagetsche Erkrankung. München 1910. 1. Tfl.
170. Marie, Un cas d'ostéite déformante de Paget. Bull. et mém. de la soc. méd. des hôp. de Paris. 9. 3. Sér. 416. 1892. Bull. de la soc. anat. 1885. Soc. méd. des hôp. Févr. 1898.

171. **Marie**, Hyperostose cranienne du type de la maladie de Paget. Ref. Kongr. Zentralbl. 1, 500. 1913.

172. — Un cas d'ostéite déformante de Paget. Soc. méd. des hôp. 10 juin 1892. Bull. et mém. de la Soc. méd. des hop. **9**, 216.

173. **Marie et Léri**, Die Pagetsche Knochenkrankheit. Handb. d. Neurol. **4**. J. Springer, Berlin.

174. — — et **Chatelain**, Déformation de la base du crâne dans la maladie de Paget. Soc. méd. des hóp. 1912.

175. **Martel**, Ostéite déformante (Paget) ou pseudorachitisme sénile (Pozzi). Gaz. méd. de Paris. **3**. 257. 1886.

176. **Massary et Pasteur Vallery Radot**, Maladie osseuse de Paget. Présentation du squelette. Soc. anat. de Paris. Febr. 1912.

177. **Matsuoka**, Beitrag zur Lehre von der Pagetschen Knochenkrankheit. Deutsche Zeitschr. f. Chir. **102**.

178. **Mauclaire**, Ostéite raréfiante métatraumatique (Osteite fibrokystique vacuolaire). Progr. méd. 1913.

179. — Traité de chir. de **Le Dentu** et **Delbet**. **2**.

180. **May**, Rheumatoid Arthritis (Osteitis deformans). Affecting bones 5500 years old. The Brit. Med. Journ. **2**. 1631. 1897.

181. **Mears ansd Allen**, A cae of universal hyperostosis. Proceed. of the Amer. Pathol. Soc. 1879. 331.

182. **Medea und Da Fano**, Contributo alla anatomia della mallatia di Paget. Münch. med. Wochenschr. 1906. 2267. Il. Morgagni an. 48. 1906.

183. **Mehlun et Nicod**, Un cas de maladie de Paget. Schweiz. Rundschau f. Med. **14**, Nr. 8.

184. **Meige et Feindel**, Article „Maladie de Paget" in Nouvelle Pratique Médico-chirurgicale. **6**.

185. **Ménétrier**, Deux cas de maladie de Paget. Ref. Zentralbl. f. Chir. 1903. 1161.

186. — et **Gauckler**, Deux cas de maladie osseuse de Paget avec examen anatomique. Soc. méd. des hôp. 29 mai 1903.

187. — et **Legrain**, Maladie osseuse de Paget avec lésions des os de la main et du pied. Soc. méd. des hôp. 27 déc. 1912.

188. — et **Rubens Duval**, Soc. méd. des hôp. mai 1905.

189. **Merle**, La maladie osseuse de Paget. Revue gén. Gaz. des hôp. 1910. 617 et 661. Ref. Münch. med. Wochenschr. 1911. 756.

190 **Messerschmidt**, Über Osteitis deformans beider Schienbeine und des linken Wadenbeins. Dissert. Jena 1902.

191. **Meunier**, Sur un cas d'ostéite déformante de Paget. Nouv Iconogr. de la Salp. Paris **7**. 1894.

192. **Meyer**, Zur Frage der sekundären konzentrischen Hyperostose der Schädelknochen bei Volumabnahme des Hirns. Dissert. Würzburg 1908.

193. **Milian**, Soc. méd. des hôp. 25 nov. 1898. Soc. anat. 3 févr. 1899.

194. **Milner**, Two cases of osteitis def. Zentralbl. f. Chir. 1904. 341. Med. Gesellsch. Leipzig, 23. Juli 1907. Münch. med. Wochenschr. 1907. 1845.

195. **Moequot et Moutier**, Déformations séniles simulant la maladie osseuse de Paget. Nouv. Iconogr. de la Salp. 1905.

196. **Moizard et Bourges**, Un cas d'ostéite déformante. Arch. de méd. expér. 1892. 479.

197. **Morax et Vergues**, Soc. d'ophthalm. nov. 1908.

198. **Morris**, Osteitis deformans. Pathol. Soc of London **34**. The Lancet. **2**. 1033. 1882.

199. **Mosetig**, Über Osteohalisteresis. Wien med. Presse. 1868. 89.

200. **Murchison**, Peculiar disease of the cranial bones, of the hyoid bone and of the fibula. Pathol. Soc. Transact. **17**, 243. 1866.

201. **Nancrazing, White**, Two cases of osteitis def. (Paget). Brit. Med. Journ. 1909. **2**. July 3. Zentralbl. f. Chir. 1909. 1396. Zeitschr. f. Orth. **26**.

202. **Negellen**, De l'ostéite déformante (maladie osseuse de Paget) étude clinique, radiographie, anatomopath., essai de pathogénie. Thèse de Paris 1903.

203. **Nunn**, Hyperostosis of the tibia. Transact. of the pathol. Soc. of London. 1881. 181.

204. Oettinger et Agassa-Lafant, Maladie osseuse de Paget. Ttois cas observés dans une même famille. Hypothèse nouvelle sur la pathogénie de cette affection. Nouv. Iconogr. de la Salpétrière. Mai. 1905. 294.
205. Ogiloy, Osteoperiostitis diffusa des Hundes. Ref. Jahresber. (Waldeyer-Posner). 1908. 456.
206. Ollier, Congrès français de chir. 1885.
207. Paul, B. Roth, Osteitis deformans? Ref. Zeitschr. f. Orth. 31, 715.
208. Packard, Osteitis deformans. Zentralbl. f. Chir. 1902. 372.
209. — Steele and Kirkbride, Osteitis deformans. Amer. Journ. of Med. Scienc. Nov. 1901.
210. Paget, J., Lancet. 1876. Nov. 16.
211. — On a form of chronic inflammation of bones (Osteitis deformans). Med. chir. Transactions. London 1877. 60. 37—63. 1878.
212. — Additional cases of ostitis deformans. Medico chir. Transactions. 45, 1882.
213. — On some rare and new diseases. Brit. Med. Journ. 1882. Dec. 16.
214. — Remarks on ostitis deformans. Illustr. Med. News. London 2. 181. 1889.
215. Paget, St., The bones from 2 cases of osteitis deformans. Transactions of Pathol. Soc. 35. 382. 1885.
216. Paquet, Hyperostose aller Kopfknochen. Resektion des Oberkiefers. Stillstand der Hyperostose der andeern Knochen. Soc. de chir. 1881. 329. Ref. Zentralbl. f. Chir. 1884.
217. Parkes Weber, A note on congenital syphilitic osteitis deformans. Brit. Journ. of childrens disease. March 1908.
218. Parry, A case of osteitis deformans. Brit. Med. Journ. 1912. April 20. Ref. Zeitschr. f. Orth. 31, 605.
219. — A case of osteitis deformans in which fracture of a femur took place as the result of stooping. Brit. Med. Journ. 1912. April 20. Ref. Deutsche med. Wochenschr. 1912. 916. Med. Record. 1912. 913.
220. Patel, Hypertrophie diffuse des os de la face. Lyon méd. 1905. 449.
221. Patschu, Über deformierende Ostitis. Berlin 1880.
222. Peckham, A treatment of ostitis deformans and osteoarthritis. Amer. Orthop. Assoc. May 14. 1903. Med. Record. 2. 278. 1903.
223. Perthes, Ostitis deformans. Münch. med. Wochenschr. 1905. 481.
224. Pic, Un cas de maladie osseuse de Paget (ostéite déf.) avec déformations considérables. Revue d'orth. 1897. Nr. 3. Lyon méd. 83, 1896.
225. Pick, Ostitis deformans. The Lancet. 2. 1125. 1883.
226. Pizzomo, Osteite ipertrofica delle ossa del cranio. Resoconto clinico statistico degli osped. di Genova.
227. Pläßner, Zur Kenntnis der Pagetschen Knochenerkrankung. Wien. klin. Wochenschrift 1908. Nr. 38.
228. Poncet, Tr. de chir. Duplay et Reclus. 2, 1897.
229. Power, Two specimens of osteitis deformans. Transactions Path. Soc. London. 37, 369. 1886.
230. Pozzi, Sur l'ostéite déformante, ou pseudorachitisme sénile. Congrès français de chir. 1885.
231. Prince, Osteitis deformans and hyperostosis cranii. The Journ. of Nerv. and Ment. diseases. 20, 504. 1895. Zentralbl. f. Chir. 1903. 2501.
232. Proust, Paris méd. 1888.
233. Putnam, Hyperostosis cranii with the report of four new cases. Amer. Journ. of the Med. Scienc. 112, 1. 1896.
234. — Hyperostosis cranii (cephalomegaly). Journ. of the New. and Ment. Dis. London 1895.
235. Quioc, Observations d'un cas d'allongement du radius chez une femme de 57 ans. Lyon méd. 1877. 24 janv.
236. Ransohoff, Osteitis deformans, Centralsarcoma, Streptococcusinfektion. Lancet. 110, Nr. 26. 1913.
237. Rathery et Leloir, Hyperostoses généralisées. Rev. de méd. 1, 738. 1881.

238. v. Recklinghausen, Die fibröse oder deformierende Ostitis, die Osteomalacie und die osteoplastische Karzinose in ihren gegenseitigen Beziehungen. Festschr. f. Virchow. Berlin 1891.

239. — Demonstration von Knochen mit tumorbildender Ostitis deformans. Naturforscherversamml. 1889.

240. — Rachitis und Osteomalacie. Jena, Fischer. 1911.

241. Regnault, Des déformations de la base du crâne dans la maladie de Paget. Soc. anat. de Paris. 1912. 385. 1914. Nr. 3. Ref. Zeitschr. f. Orth. 31, 605.

242. Richard, Contribution à l'étude de la maladie osseuse de Paget (Ostéite déf., Ostéite ossif. diff.). Thèse de Paris. 1887. Nr. 282.

243. Richet, Ostéite progr. Praticien. Paris 3. 64. 1880.

244. Roberts, Osteitis deformans. Annals of Surg. 1904. March.

245. Robin, Acad. de méd. Mars 1903. Nouv. iconogr. de la Salp. 1894.

246. Robinson, Soc. pathol. de Londres. 19. April 1886, 1887. 262.

247. Rogier, Des hyperostoses primitives généralisées. Thèse de Paris 1884.

248. Rullier, Bull. de l'Ecole de Méd. de Paris. 1912. 94.

249. Rusconi et Sconfietti, Un caso di osteite deformante (Malattia del Paget). Morgagni 1901. Nov.

250. Sabijakina, Ostitis fibrosa deformans. Ruski Wratsch. Nr. 46. Ref. Deutsche med. Wochenschr. 1912. 186.

251. Sabrazés, Iconogr. de la Salp. 1905.

252. Saenger, Diffuse Hyperostose des Schädels. Deutsche med. Wochenschr. 1910. 1059.

253. Salazar de Souza, Ostéite fibreuse déformante, avec ostéomalacie. Arch. de mal. des enfants. 1910. Nr. 12.

254. — Ostéite fibreuse déformante, avec ostéomalacie. Arch. de méd. des enf. 1911.

255. Sancerotte, Mélanges de chir. I. 407. Paris 1801.

256. Saunders, West London Med. Journ. 1906. 27.

257. Scoutetten, Ostéomalacie circonscrite. Gaz. méd. de Paris. 1841. 428.

258. Schartau, Hypertrophie der Schädelknochen. Casp. Wochenschr. 1844. Nr. 6.

259. Schiller, Fall von tumorartiger Hyperostose des Schädels. Zentralbl. f. Chir. 1901. 1182.

260. Schlesinger, Demonstration eines Falles von Ostitis deformans, die auf einen Knochen beschränkt blieb. Mitteil. d. Gesellsch. f. inn. Med. u. Kinderheilk. Wien. 21. Febr. 1907. 61 u. 4. Juni 1908.

261. Schirmer, Die Pagetsche Knochenerkrankung. Zentralbl. f. d. Grenzgeb. 11, 1908.

262. Schmieden, Beitrag zur Kenntnis der Osteomalacie chron. def. hypertroph. (Paget). Deutsche Zeitschr. f. Chir. 70.

263. Schmidt, Über die Beziehungen der Syphilis zur Osteoarthritis. Münch. med. Wochenschr. 1892. 633.

264. — Ein Fall von Ostitis deformans. Arch. d. Heilk. 15. Leipzig 1874.

265. Schmorl, Ostitis deformans. Münch. med. Wochenschr. 1912. 2891.

266. Schov, Über Pagets Ostitis deformans. Tijdschr. voor Geneesk. 1910. Nr. 13. Ref. Münch. med. Wochenschr. 1910. 1563. Zeitschr. f. Orth. 26.

267. Schützenberger, Ostéosclérose généralisée du crâne. Gaz. méd. de Strasbourg. 1856. 137.

268. Shattock, Ostitis def. Lancet. 1895. 1186. May 11.

269. Silcock, Transact. of Pathol. Soc. 36. 1885. 383. A case of osteitis deformans unaccompanied by tumour. Lancet. 1. 519. 1885.

270. — Osteitis deformans. Brit. Med. Journ. 1. 519. 1885.

271. — Specimens from a case of osteitis deformans which were taken from a woman, aged eighty two. Lancet. 1. 519. 1885.

272. Sinclair, A case of multiple enlargements of the (long) bones with spontaneous fractures. Brit. Med. Journ. London 1895. 1418.

273. Smith, Osteitis deformans. Lancet. 1905. April 15.

274. Sommer, Osteitis deformans, report of a case. Amer. Med. 8. Aug. 1903.

275. Sonnenberg, Beitrag zur Kenntnis der Ostitis deformans. Dissert. Leipzig 1904.

276. Sonnenberg, Beitrag zur Kenntnis der Ostitis deformans. Fortschr. d. Röntgenstr. 8. Deutsche Zeitschr. f. Chir. 12.

277. Sonnenburg, Beitrag zur Kenntnis der Ostitis deformans (Paget). Fortschr. a. d. Geb. d. Röntgenstr. 8.

278. Souques, La réaction de Wassermann dans la maladie osseuse de Paget. Bull. et mém. de la soc. des hôp. de Paris. 1913.

279. — Barré et Pasteur Vallery Radot, Réaction de Wassermann dans la maladie osseuse de Paget. Bull. et mém. de la soc. méd. des hôp. de Paris. 1913.

280. — — Paget. Wassermann 3 mal +, 2 mal —. Ref. Berl. klin. Wochenschr. 1913. 660.

281. Southam, A case of osteitis deformans. Med. chron. Manchester. 8, 125. 1888.

282. Stahl, Ostitis deformans, Pagets disease with reports of two cases and autopsie in one. Amer. Journ. of Med. Scienc. April 1912. 525.

283. Sternberg, Allgemeine Hyperostose und Hyperostose des Schädels in Nothnagels Spez. Path. u. Therap. 7.

284. — Demonstrationen eines Falles von Ostitis deformans. Verhandl. d. Deutsch. Path. Gesellsch. 1906.

285. — Vegetationsstörungen und Systemerkrankungen der Knochen. Nothnagels Spez. Path. u. Therap. 7. Wien 1899.

286. Stewart, St. Thomas Hospital Report. 1883. London 1884.

287. Stilling, Über Ostitis deformans. Arch. f. pathol. Anat. 119, 2 Taf.

288. Süße, Zur Frage der konzentrischen Hyperostose der Schädeldachknochen. Dissert. Würzburg 1908.

289. Sygmonds, A case of osteitis def. Guys Hosp. Rep. 25, 1881.

290. — Inflammatory enlargement of the bone. Lancet 1, 222. 1882.

291. Taylor, Ostitis def. (Paget); with report of two cases. Transact. of the Amer. Orth. Assoc. 1882. Philadelph. 5, 15—26. 1893.

292. — Osteitis deformans (Paget) with remarks of two cases. New York Med. Record. 1893.

293. Tedeschi, Semana méd. Buenos Aires. 13, 993. 1906.

294. Thibierge, De l'ostéite déf. de Paget. Arch. gén., de méd. de Paris. 1. 52—82. 1890.

295. — Deux cas d'ostéite déformante de Paget. Bull. et mém. de la Soc. méd. des hôp. de Paris. 3. Série. 10. 116—130. 1893.

296. — et Gauduchaux, Soc. méd. des hôp. Mars 1910.

297. Thompson, Osteitis deformans. Diskussion. Med. Record. 1913. 919. March 17.

298. — Osteitis deformans Pagets Diasese. Med. Record. 1913. 832. May 10.

299. Gilles de la Tourette, Sur un cas d'ostéite déformante. Nouv. Iconogr. de la Salp. 7, 1. 1894.

300. — La lésion médullaire de l'ostéite déformante de Paget. Ibidem. 8, 205. 1895.

301. — et Marinesco, Note sur l'anatomie path. et l'ostéite déformante de Paget. Bull. et mém. de la Soc. méd. des hôp. de Paris. 3. Sér. 11. 422—427. 1894.

302. — — La lésion médullaire de l'ostéite de Paget. Nouv. Iconogr. de la Salp. Paris. 1895. VIII. 205.

303. Treves, Ostitis deformans. Transact. of pathol. Soc. London. 32, 167. 1881. The Lancet. 2, 1033. 1882.

304. Valck, La maladie osseuse de Paget (Ostéite déformante hypertrophique). Casop. lek. cesk. 1911. 949.

305. Vergue, Les lésions oculaires dans la maladie de Paget. Sem. méd. 1909. 27.

306. Vergne, Jules, Annal. d'oculist. Nov. 1908. 321.

307. Vincent, M., La maladie osseuse de Paget. Thèse de Paris 1904. Ref. Gaz. des hôp. 1905. Nr. 95.

308. Vincent, E., Rachitisme des adolescents, ostéomaleie; ostéite dé formante; atrophie des os; fragilité essentielle des os. Encycl. internat. de Chir. Paris 4, 339. 1885.

309. Viney, Guys Hospital Reports. 1877.

310. Virchow, Kolossale Hyperostose des Schädels, Hyperostose und Verkrümmung des Femur. Naturforscherversamml. 1886.

311. — Geschwulstlehre. 2.

312. — Allgemeine Hyperostose des Skeletts mit Zystenbildung. Naturforscherversamml. Berlin 1886.

313. Walsham, Lancet 2, 892. 1882.

314. **Waterhouse**, Notes on a case of osteitis def. and an account of the skeleton of a typical exemple. Lancet 1907. 1215. May 4.

315. **Watson**, On a case of ostitis deformans. Intercolonial Quarterly Journ. of Med. and Surg. Melbourne 1894. I. 45—48. 1 pl. John Hopkins Hosp. Bull. 1898.

316. — A case of osteitis deformans. Zentralbl. f. Chir. 1899. 155.

317. **Weber**, Osteitis deformans with chronic eczema. Ref. Med. Record. **2**, 88. 1912.

318. — Osteitis deformans (Pagets bone disease). Proceeding. **5**. Ref. Zeitschr. f. Orth. **30**.

319. **Weil**, Ostitis deformans. Zentralbl. f. Path. 1909. 998.

320. **Werther**, Über Ostitis deformans infolge von Syphilis hered. Deutsche med. Wochenschrift 1891. Nr. 25.

321. **Westermann**, Pagets Ostitis deformans. Nederlandsch. Weekbl. Amsterdam. **2**, Nr. 20, 1895.

322. **Wetterer**, Arch. f. phys. Med. **2**, 210. 1907.

323. **Wherry**, Osteoporosis in the cranial vault. The Brit. Med. Journ. 1894. 1. 1188.

324. — Sequelae to a case of osteoporosis of the cranial vault. The Brit. Med. Journ. 1896. II. 743.

325. **White**, Note on a case of osteitis deformans. Zentralbl. f. Chir. 1909. 506.

326. **Sinclair White**, Osteitis deformans. Brit. Med. Journ. 1908. Nr. 2501.

327. **Wightmann**, Osteitis deformans. Arch. Med. New York. **10**, 146. 1883.

328. **Wilks**, Osteitis deformans. Lancet 1909. Transact. path. Soc. **20**, 273. 1868—69.

329. — Case of osteoporosis or spongy hypertrophy of the bones. Transact. of the Pathol. Soc. of London. **20**, 1869.

330. **Willard and Andrews**, Osteitis deformans. Univ. of the Pennsylv. Med. Bull. Oct. 1904. Ref. Zentralbl. f. Path. 1905. 199.

331. **Williams**, The nature of osteitis deformans (Paget) and its relations to malignant diseases. Lancet 1909.

332. **Wilson**, A case of osteitis deformans. Philadelph. Med. Journ. 1902. Febr. 15. Ref. Zentralbl. f. Chir. 1902.

333. **Wollenberg**, Beitrag zur Pagetschen Knochenkrankheit. Zeitschr. f. orth. Chir. **13**.

334. **Wynter and Kellock**, A case of osteitis deformans. Lancet 1909. Nr. 20. 1499.

335. — — Osteitis deformans. Lancet 1891. 935.

II. Ostitis fibrosa.

336. **Albertin**, Über einen Fall von allgemeiner Osteomalacie mit multipler zystischer Tumorbildung. Prov. méd. Lyon. 1890. Nr. 45.

337. **Almerini**, Zur Deutung der umschriebenen jugendlichen Formen der tumorbildenden Ostitis fibrosa. Zeitschr. f. Krebsforsch. **7**.

338. **Anschütz**, Über Ostitis fibrosa. Münch. med. Wochenschr. 1908. Nr. 32. 1909. Nr. 40.

339. **Askanazy**, Über Ostitis fibrosa ohne osteoides Gewebe. Arbeiten a. d pathol. Institut zu Tübingen. **4**, Leipzig 1902.

340. — Fibrocystic and cystic lesion in bone. Annals of Surg. 1918.

341. **Barrie**, Chronische, nicht eitrige hämorrhagische Osteomyelitis. Ann. of Surg. 1913. Ref. Kongr. Zentralbl. **1**, 319. 1913.

342. **Basset**, Anatomie pathologique de l'ostéomalacie spontanée et expérimentelle. Arch. de méd. expérim. et d'anat. path. I. série. 1906.

343. **Beck**, Osseous cysts of the tibia. Amer. Journ. of Med. Scienc. June 1901.

344. — Über echte Zysten der langen Röhrenknochen. Arch. f. klin. Chir. **70**.

345. **Beneke**, Diskussion über Ostitis fibrosa und Knochenzysten. Verhandl. d. deutsch. path. Gesellsch. Berlin 1904. I. Tagung.

346. **Bloodgood**, Sarcome osseux à cellules géantes: étude clinique et anatomo-pathologique du traitement conservateur des tumeurs des os. Arch. gén. de Chir. **5**, 76 f.

347. — Benign bone cysts, ostitis fibrosa, gigant-cell sarcoma and bone aneurism of the long pipe bones. Ann. of Surg. **52**, 145.

348. — Bone cysts, a consideration of the benign and adamantine dentigerous cysts of the jaw and benign cysts of the long pipe bones. Journ. of the Amer. Assoc. 1904. Oct. 15.

349. **Boit**, Über Leontiasis ossea und Ostitis fibrosa. Arch. f. Chir. **97**.

350. v. **Brunn**, Coxa vara im Gefolge von Ostitis fibrosa. Beitr. z. klin. Chir. **45**.

351. v. Brunn, Spontanfraktur als Frühsymptom der Ostitis fibrosa. Ibidem. **50**.
352. Buchanan, Glasgow Med. Journ. **17**, 340. 1882.
353. Buddenberg, Zur Kasuistik der Ostitis fibrosa localisata. Dissert. Kiel 1910.
354. Busolt, Beitrag zur Kenntnis der Schnüffelkrankheit der Schweine. Dissert. Gießen 1913.
355. Chrétien, Kyste du tibia à contenu cartilagineux. Arch. prov. de chir. 1907. 182.
356. Cohn, Über Knochenerweichung und ihre Behandlung. Med. Klinik. 1912. 337.
357. Decken, Zur Kasuistik der Knochenzysten bei Ostitis fibrosa. Dissert. Gießen 1909.
358. Dressel, Ein Fall von zentralem Fibrom des Unterkiefers. Dissert. Leipzig 1911.
359. Dreyer, Ostitis fibrosa cystica des Schädels. Berl. klin. Wochenschr. 1914. 234.
360. Elmslie, Fibrozystische Ostitis. Brit. Med. Journ. 16. Nov. 1912.
361. — Fibrous and fibrocystic osteitis. Zeitschr. f. Orth. **31**, 714.
362. Engel, Ein Fall von zystoider Entartung des ganzen Skeletts. Dissert. Gießen 1864.
363. Feldmann, Über einen Fall von Osteomalazie mit Geschwulstbildung. Münch. med. Wochenschr. 1901. Nr. 46.
364. Fraenkel, E., Diskussion über Ostitis fibrosa und Knochenzysten. Verhandl. d. deutsch. pathol. Gesellsch. 1904
365 Frangenheim, Ostitis fibrosa im Kindesalter. Bruns' Beitr. z. klin. Chir. **76**.
366. — Die Krankheiten des Knochensystems im Kindesalter. Neue Deutsche Chir. **10**.
367. — Familiäre Hyperostosen der Kiefer. Beitr. z. klin. Chir. **90**, Heft 1.
368. — Ostitis fibrosa (cystica) des Schädels. Ebenda **90**, Heft 1.
369. Freiberg, Some diagnostic features of certain intraosseous lesions, ostitis fibrosa, bone cyst, and their relations to other intraosseous lesions. Ref. Kongr. Zentralbl. **3**, 67.
370. Franke, Ostitis fibroplastica. Zentralbl. f. Chir. 1899. 180.
371. Fujii, Zur Kenntnis der Pathogenese der solitäre Knochenzyste. Deutsche Zeitschrift f. Chir. **114**.
372. Gabriel, Fall von Recklinghausenscher Krankheit mit Osteomalacie. Berl. klin. Wochenschr. 1911. 133. Deutsche med. Wochenschr. 1911. 576.
373. Gaugele, Ostitis deformans seu fibrosa. Zentralbl. f. Chir. 1906. 795.
374. — Zur Frage der Knochenzysten und der Ostitis fibrosa v. Recklinghausen. Arch. f. Chir. **83**.
375. — Über Ostitis fibrosa seu deformans. Fortschr. d. Röntgenstr. **9**.
376. Glimm, Zur Ätiologie tumorverdächtiger Zysten der langen Röhrenknochen. Deutsche Zeitschr. f. Chir. **80**.
377. Gottstein, Ein Fall von Recklinghausenscher Krankheit. Ref. Zeitschr. f. Orth. **29**. Berl. klin. Wochenschr. 1911. 1532.
378. — Genuine Knochenzysten. Jahrb. d. Schles. Gesellsch. 1903.
379. Haeberlin, Zur Kenntnis des Frühstadiums der sog. Ostitis fibrosa nebst Bemerkungen über das Wesen der Erkrankung. Beitr. z. klin. Chir. **47**.
380. Haering, Über Knochenzysten Dissert Berlin 1919.
381 v. Haberer, Zur Kasuistik der Knochenzysten. Arch. f. Chir. **76**.
382. — Zur Frage der Knochenzysten und der Ostitis fibrosa. Ibidem. **82**.
383. — Demonstration auf der Naturforscherversammlung Breslau 1904.
384. — Zur Frage der Knochenzysten. Arch. f. Orth. **17**.
385. Hart, Ein neuer Fall von Osteomalazie mit multiplen Riesenzellensarkomen und Zystenbildung. Zieglers Beitr. **36**.
386. Hartmann, Zur Kenntnis der Ostitis fibrosa. Beitr. z. klin. Chir **73**.
387. Hecus, Ostitis fibrosa diffusa. Wien. med. Wochenschr. 1909. Nr. 7.
388. Heineke, Ein Fall von multiplen Knochenzysten. Beitr. z. Chir. **40**.
389. Hintze, Das Wesen der Schnüffelkrankheit der Tiere. Arch. f. wissensch. u. prakt. Tierheilk. **35**, 1910.
390. Hörhammer, Zur Klinik und Therapie der Ostitis fibrosa. Münch. med. Wochenschr. 1916. Nr. 36.
391. Jacoby und Schroth, Über die Einwirkung von Calcium lacticum auf einen Fall von Ostitis fibrosa mit experimentell-therapeutischen Stoffwechseluntersuchungen. Mitteil. a. d. Grenzgeb. **25**.

392. Ingier, Über die bei der Schnüffelkrankheit am Rumpf- und Extremitätenskelett auftretenden Veränderungen. Frankf. Zeitschr. f. Pathol. **12**, Heft 2.
393. Jungmann, Über Knochenzysten und Ostitis fibrosa. Dissert. Leipzig 1919.
394. Katholicky, Lokale Ostitis fibrosa. Wien. klin. Wochenschr. 1909. Nr. 1.
395. — Seltener Osteomalaziefall. Wien. klin. Wochenschr. 1906. 1428.
396. Kehr, Über einen operierten Fall von Knochenzyste des Oberschenkels. Zeitschr. f. Chir. **43**.
397. Klar, Ostitis fibrosa cystica. Münch. med. Wochenschr. 1914. 1589.
398. Klestadt, Ein Fall atypischer Ostitis deformans. Über die klinischen Formen der Ostitis chronica deformans fibrosa. Bruns' Beitr. **75**.
399. Klinger, Recklinghausensche Krankheit mit Osteomalacie. Berl. klin. Wochenschr. 1911. 1400.
400. Kolaczek, Über Ostitis fibrosa. Beitr. z. klin. Chir. **90**.
401. Kolbe, Über Ostitis fibrosa cystica am Schädel. Dissert. Breslau 1918.
402. König, Über die zystischen Enchondrofibrome. Arch. f. Chir. **56**.
403. König, Franz, Diskussionsbemerkung auf dem Chirurgenkongreß 1906.
404. Konjetzny, Zur pathologischen Anatomie und Pathologie der Ostitis fibrosa. Münch. med. Wochenschr. 1909. Nr. 40.
405. Krankenhagen, Fall von Ostitis fibrosa. Deutsche med. Wochenschr. 1913. 1021.
406. Krogius, Über Ostitis fibrosa des Stirnbeins und der benachbarten Knochen. Kongr.-Zentralbl. **4**, 135. 1914.
407. Kunkelwitz, Über zwei Fälle von Osteofibrom des Oberkiefers. Zentralbl. f. Chir. 1914. 584.
408. Küster, Über fibröse Ostitis mit Demonstration. Verhandl. d. deutsch. Gesellsch. f. Chir. 1897. Arch. f. Chir. **55**.
409. Lexer, Über die nicht parasitären Zysten der langen Röhrenknochen. Arch. f. Chir. **81**.
410. Lissauer, Ein Fall von Ostitis fibrosa. Zentralbl. f. Chir. 1905. 537.
411. v. Lorentz, Über Ostitis fibrosa. Berl. klin. Wochenschr. 1913. 423. Med. Klinik. 1913. 434.
412. Lotsch, Über generalisierte Ostitis fibrosa mit Tumoren und Zysten. Arch. f. Chir. **107**.
413. Marchand, Allgemeine Markhyperplasie mit Schwund der Knochensubstanz. Berl. klin. Wochenschr. 1886. Nr. 29.
414. Mauclaire, Enorme fibrome pur de la partie inférieure du max. sup. Arch. gén. de chir. 4. Jahrg.
415. — Burnier, Kystes solitaires des os et ostéite fibreuse. Arch. gén. de chir. **5**, Nr. 8.
416. Michaelis, Über Ostitis fibrosa (Ostitis deformans fibrosa Recklinghausen). Dissert. Berlin 1913.
417. v. Mikulicz, Verhandl. der Naturforscherversamml. in Breslau. Ref. Zentralbl. f. Chir. 1904.
418. Milner, Histologisches und Kritisches über Knochenzysten, Chondrome, fibröse Ostitis und ähnliche Leiden. Deutsche Zeitschr. f. Chir. **93**.
419. Molineus, Über die multiplen braunen Tumoren bei Osteomalazie. Arch. f. Chir. **101**, Heft 2.
420. Mönkeberg, Über Zystenbildung bei Ostitis fibrosa (mit Diskussion). Verhandl. d. deutsch. pathol. Gesellsch. 1904. 232.
421. Murphy, Osteitis fibrosa. Kongr.-Zentralbl. **3**, 798.
422. Nélaton, Mémoire sur une nouvelle espèce de tumeurs bénignes des os ou tumeurs a myeloplaxes. Thèse Paris 1860.
423. Nevermann, Osteomalazie bei Ziegen. Jahr. Vet.-Bericht der beamteten Tierärzte Preußens. I. Teil. 1903.
424. Patschke, Vier Fälle von Ostitis fibrosa. Berl. klin. Wochenschr. 1912. Nr. 49. 2339. Deutsche med. Wochenschr. 1912. 2434. Münch. med. Wochenschr. 1912. 2485.
425. Paus, Knochenzysten, Ostitis fibrosa und multiple Exostosen. Ref. Deutsche med. Wochenschr. 1913. 1220.
426. Percy, Ostitis fibrosa cystica. Surg., Gyn. and Obst. **17**.

427. Pfeiffer, Über die Ostitis fibrosa und die Genese und Therapie der Knochenzysten. Beitr. z. kln. Chir. 53.

428. Platon, On osseous cysts and so called giant cell sarcoma. Annals of Surg. 1918. Nr. 3.

429. Pollard-Rilton, Hypertrophied callus of tibia and fibula. Transact. of the Pathol. Soc. London. 1885. 388.

430. Pommer, Zur Kenntnis der progressiven Hämatom- und Phlegmasieveränderungen der Röhrenknochen auf Grund der mikroskopischen Befunde im neuen Knochenzystenfalle H. v. Haberers Arch. f. Orth. 17.

431. Rehn, L., Multiple Knochensarkome mit Ostitis deformans. Verhandl. d. Chir.-Kongr. 1904. Arch. f. Chir. 74.

432. Rehn, E., Die Schnüffelkrankheit des Schweines. Zieglers Beitr. 44.

433. Reisinger, Osteomalazie der Haustiere. Berl. klin. Wochenschr. 1919. 854.

434. Ricoux, Contribution à l'étude des fibromes du maxillaire sup. Thèse d'Alger 1910/11.

435. Richter, Osteomalacie bei Ziegen. Sächs. Vet.-Bericht 1909.

436. Ringel, Ostitis fibrosa. Berl. klin. Wochenschr. 1918. 94.

437. Roßkopf, Multiple Kieferzysten bei einem Hunde. Dissert. Gießen 1910.

438. Roßwog, Über Ostitis fibrosa bei Ziegen. Dissert. Gießen 1912.

439. Schanz, Zur Behandlung der Ostitis fibrosa tibiae. Med. Klinik 1910. 1611.

440. Schmey, Über die Anatomie der Veränderungen am Skelett, insbesondere am Schädel seniler Hunde. Virchows Arch. 220, Heft 1.

441. Schmidt, M. B., Ergebnisse von Lubarsch-Ostertag, 4, 5 u. 7.

442. Schmorl, Verhandl. d. Deutsch. pathol. Gesellsch. 1904 u. 1907.

443. Schönenberger, Über Osteomalazie mit multiplen Riesenzellensarkomen. Bern 1901.

444. — Über Osteomalazie mit multiplen Riesenzellensarkomen. Virchows Arch. 165.

445. Schultz, Ostitis fibrosa Recklinghausen. Ref. Berl. klin. Wochenschr. 1914. 1000.

446. Sinclair, G., A case of multiple enlargements of the (long) bones with spontaneous fractures. Brit. Med. Journ. London 1895. Dec. 7.

447. Skillern, Syphilis als Ätiologie der Ostitis fibrosa. Ref. Berl. klin. Wochenschr. 1913. 2152.

448. Stich, Ostitis fibrosa. Deutsche med. Wochenschr. 1914. 102.

449. Stierlin, Ostitis fibrosa bei angeborener Fraktur. Deutsche Zeitschr. f. Chir. 130.

450. Stumpf, Über Wesen und Behandlung der Ostitis fibrosa circumscripta. Frankf. Zeitschr. f. Pathol. 11.

451. — Über die isoliert auftretende zystische und zystischfibröse Umwandlung einzelner Knochenabschnitte. Deutsche Zeitschr. f. Chir. 114.

452. Therstappen, Beitrag zum Krankheitsbild der Ostitis fibrosa. Münch. med. Wochenschrift 1913. Nr. 25.

453. Tietze, Die Ostitis fibrosa in forensischer Bedeutung. Zentralbl. f. Chir. 1907. 499.

454. — Zur Kenntnis der Osteodystrophia juvenilis cystica. Chirurgenkongr. Verhandl. 1906.

455. — Über Knochenzysten. Beitr. z. Chir. 52.

456. — Die Knochenzysten. Ergebn. d. Chir. u. Orth. 2. Literatur!

457. — Osteomyelitis fibrosa. Berl. klin. Wochenschr. 1914. 234. Diskussion.

458. Virchow, Über die Bildung von Knochenzysten. Sitzungsber. d. Akad. d. Wiss. Berlin 1876. 369.

459. Wendorff, Über Ostitis fibrosa Recklinghausen. Münch. med. Wochenschr. 1908. Nr. 18.

460. — Multiple Sarkomatose und die Ostitis fibrosa. Zeitschr. f. orth. Chir. 32, 1908.

461. Willies, Über Rachitis der Kieferknochen, über Entstehung von Kieferzysten und von intramandibulären Mundhöhlendivertikeln bei Haustieren. Dissert. Bern 1908.

462. Wrede, Zwei Fälle von Ostitis fibrosa cystica am Schädel. 80. Naturforscherversamml. 1908. Zentralbl. f. Chir. 1908. 1400.

463. — Chirurgenkongreß 1912. 73.

464. Zobel, Rachitisches Siechtum der Ziege. Berl. tierärztl. Wochenschr. 1903. Nr. 36.

Ostitis deformans Paget.

Im November des Jahres 1876 berichtete Paget in der Londoner medizinisch-chirurgischen Gesellschaft über eine seltene Knochenerkrankung. Der erste Fall hielt 20 Jahre lang die Aufmerksamkeit von Paget rege. Da der Krankheitsverlauf der meisten Fälle von Ostitis deformans ein gleicher ist, wie bei dieser ersten Beobachtung, mag die Krankengeschichte kurz skizziert werden:

Ein Herr aus guter Familie, der bis in sein reiferes Alter ein kräftiger, körperlich und geistig gesunder Mann gewesen war, litt seit seinem 46. Jahre (1854) an rheumatischen Schmerzen in den Beinen; die Geschmeidigkeit seiner Glieder nahm ab und ein Jahr nach dem Beginn der Schmerzen bemerkte er, daß sein linkes Schienbein etwas verunstaltet war. Paget fand, als er den Kranken (1856) zum ersten Male sah, die untere Hälfte der linken Tibia verdickt und uneben; ähnlich, nur in geringerem Grade, erschien die untere Hälfte des linken Femur beschaffen. Das Allgemeinbefinden des Patienten war und blieb auch in den folgenden Jahren gut. Aber die Tibia hatte 1859 an Breite noch gewonnen, sie war deutlich nach vorne gekrümmt. Auch die Difformität des Femur hatte zugenommen. Zur selben Zeit merkte der Kranke, daß ihm seine Hüte zu eng wurden. Die Untersuchung wies damals am Schädel noch keine Veränderungen nach. Erst während der folgenden Jahre (1860—1872) wurde derselbe dicker und dicker, so daß der Kranke sich verschiedene Male weitere Hüte kaufen mußte. Auch an den Extremitäten steigerten sich die krankhaften Erscheinungen, Tibia und Femur der rechten Seite wurden ergriffen. Eine Verkrümmung der Wirbelsäule trat hinzu. Die Haltung des verunstalteten Mannes wurde affenähnlich; sie stand in lebhaftem Kontrast zu dem breiten Haupt und den hübschen Gesichtszügen.

Die Intelligenz blieb völlig unverändert; der allgemeine Zustand stets gut. Der Patient litt nie an Kopfschmerzen und Schwindel, er konnte bei schon beträchtlichen Veränderungen der unteren Extremitäten noch lange reiten und jagen und den Beschäftigungen eines englischen Landedelmannes nachgehen. Nachdem die Krankheit zwei Jahrzehnte bestanden hatte, traten heftige Krämpfe und Neuralgien in den unteren Extremitäten auf.

Im Januar 1876 entwickelte sich ein Sarkom im oberen Teil des linken Radius, welches rasch wuchs und schon am 24. März desselben Jahres durch seine Generalisation den Tod des Kranken herbeiführte.

In den letzten 3—4 Jahren war der eigentümliche Prozeß an den Knochen zum Stillstand gekommen. Die oberen Extremitäten waren ganz verschont geblieben.

Im Anschluß an diesen Fall berichtete Paget zunächst über vier weitere, die dem ersten so ähnlich waren, daß er dem neuen Krankheitsbild eine Sonderstellung in der Pathologie des Knochensystems beimaß, er nannte das Leiden Ostitis deformans. Im Jahre 1882 konnte Paget über im ganzen 13, in einer späteren Arbeit über 20 eigene Fälle berichten. Allen Fällen gemeinsam war das Befallensein vieler Knochen, am häufigsten waren die langen Röhrenknochen der unteren Extremitäten, die Schlüsselbeine und das Schädeldach erkrankt. Die erkrankten Knochen werden länger und schwerer, aber zugleich wird ihr Gefüge derart weich, daß die, die das Körpergewicht zu tragen oder starken Muskelzug auszuhalten haben, unnatürlich krumm und mißgestaltet werden. Die Krankheit schreitet sehr langsam fort und macht sich nur durch Schmerzen in den erkrankten Gliedern, ähnlich den rheumatischen oder neuralgischen Schmerzen, und durch vermehrte Wärme an der Tibia bemerkbar. Aber weder Schmerzen noch Wärme sind konstant, noch dauern sie während des ganzen Krankheitsprozesses an; auch sind Schmerzen am Kopf, selbst in den Fällen mit verdicktem Schädeldach, nicht beobachtet worden. Störungen des Allgemeinbefindens bestehen nicht.

In allen Fällen, die bis zum Lebensende verfolgt werden konnten, ist der Tod durch eine interkurrente Krankheit erfolgt. Paget sah die Krankheit mit Ausnahme eines Falles nur bei Personen über 40 Jahren auftreten. Beziehungen zu anderen Erkrankungen, außer zur Gicht, sind nicht vorhanden. Bei einigen Fällen wurden maligne Tumoren nachgewiesen.

Vor Pagets Beschreibung wurden Verkrümmungen und Verdickungen der Knochen mit spontaner Entstehung, aber stetiger Zunahme, als lokale Osteomalazie gedeutet. Czerny gebrauchte bei einem derartigen Fall (1873) zuerst den Namen Ostitis deformans. Wahrscheinlich sind aber auch früher schon Knochenverdickungen, die trotz der Hyperostose und der Verdichtung der Knochensubstanz zu Krümmungen und Difformitäten führten, mitgeteilt worden. v. Recklinghausen erinnert zum Beweis daran an die Benennungen Hyperostose, Osteosklerose, Osteolyse Lobstein, kondensierende Ostitis, allgemeine Hyperostose (Volkmann), Kraniosklerosis, spongiöse Hypertrophie (Huschke). Paget selbst hat einige ältere Fälle (Wilks, Rullier, Wrany) als Ostitis deformans erkannt. In einigen Musen finden sich Skeletteile aus früheren Zeiten, die die Spuren der Ostitis deformans unverkennbar zeigen: D'Arcy Power und Waterhouse haben darüber berichtet. Butlin, Stegmann, May glauben an prähistorischen Knochenfunden Veränderungen durch die Pagetsche Knochenkrankheit zu erkennen.

Neben der hauptsächlich in England gebräuchlichen Benennung Ostitis deformans erwähnen wir als Synonyma Osteomalacia chronica deformans hypertrophica (Schuchardt), Osteomalacie hyp. bénigne (Vincent), Ostéite ossifiante diffuse (Lancercaux), Osteomalacie locale (Ollier), Pseudorachitisme sénile (Pozzi), rheumatisme ostéohyp. des diaphyses et des os plats (Féréol), maladie osseuse de Paget. v. Recklinghausen spricht von einer hyperostotisch metaplastischen Malazie.

Den Mitteilungen von Paget folgten bald zunächst in England mehrere Publikationen: Bryant, Cayley, Howse, Goodhart, Nunn, Morris, Symmonds, Treves, Barlow, Boulby, Ellinwood, Pick. Im Jahre 1890 zählte Thibierge bereits 44, 1893 Joncheray 60 Fälle, von denen 40 in England, 15 in Frankreich beobachtet wurden, 1901 haben Pachard, Steele und Kirkbride, 1905 Osler 67 Fälle zusammengestellt. Die Zahl der zur Zeit bekannten Fälle beträgt weit über 100, die hauptsächlich in England und Frankreich beobachtet wurden. Aus Amerika, Deutschland, Italien stammen nur wenige Fälle.

Die Erkrankung beginnt im mittleren oder späteren Lebensalter. Schirmer, der bei 86 Fällen (46 Männer, 40 Frauen) verwertbare Daten fand, gibt folgende Verteilung nach dem Lebensalter:

Unter 20 Jahren	. .	1 Patient	. von 51—55 Jahren	. . .	8 Patienten
von 20—25 „	. . .	2 Patienten	„ 56—60 „	. . .	20 „
„ 26—30 „	. . .	2 „	„ 61—65 „	. . .	15 „
„ 31—35 „	. . .	1 Patient	„ 66—70 „	. . .	10 „
„ 36—40 „	. . .	1 „	„ 71—75 „	. . .	2 „
„ 41—45 „	. . .	6 Patienten	„ 76—80 „	. . .	5 „
„ 46—50 „	. . .	11 „	über 80 „	. . .	2 „

Die ältesten Patienten, 82 und 92 Jahre, haben Silcock und Stilling beobachtet.

Über den Beginn des Leidens fand Schirmer nur 25 mal verwertbare Angaben:

im 25.—28. Lebensjahre . . . . 3 mal
im 32.—35.   „   . . . . 4 mal
im 40 —50.   „   . . . . 10 mal
im 53.—58.   „   . . . . 7 mal
im 65.   „   . . . . 1 mal

Jugendliche Fälle, deren Zugehörigkeit zu der Erkrankung vielfach angezweifelt wird, sind Sonnenberg (14 Jahre, isolierte Verbiegung der Tibia, leichte Skoliose), Moizard und Bourges (21 Jahre), Sabijakina (22 Jahre), Jones (25 Jahre), Ellwood (28 Jahre). Goldmann glaubt, daß die Pagetsche Krankheit nicht ausschließlich im höheren Alter vorkommt. Er verlegt den Beginn des Leidens in die Periode des epiphysären Längenwachstums der Röhrenknochen. Die Ostitis deformans hebt in den Wachstumsjahren an, zeitigt aber erst in der zweiten Lebenshälfte ihre wesentliche Blüte.

Pagets Mitteilung, daß das Leiden Jahre und Jahrzehnte ohne wesentliche Störung des Allgemeinbefindens verläuft, ist vielfach bestätigt worden: In einem Falle Pagets, 58 jährige Frau, liegt der Beginn der Krankheit 30 Jahre zurück, in Wollenbergs Fällen machten sich die ersten Erscheinungen vor 22 Jahren, im Falle Westermann vor 20 Jahren bemerkbar. Auffallend früh kam der Fall Goodharts mit ausgeprägten Symptomen zur Beobachtung: 65 jähriger Mann, Krankheitsdauer 4 Monate (zit. nach Schirmer). P. Marie und Léri beobachteten eine Patientin, die mit 33 Jahren Schmerzen an einem Schienbein verspürte, aber erst mit 52 Jahren zeigte sich hier eine Deformation, mit ungefähr 63 Jahren eine solche am rechten Vorderarm, erst mit 72 wurde das rechte Schienbein ergriffen. Im Alter von 80 Jahren war das Leiden auf die vorerwähnten Knochen beschränkt, der Kopf war, bis auf eine leichte Prognathie, nicht entstellt.

In allen Fällen, die Paget gesehen, waren Allgemeindruck, Haltung und Bewegungen der Kranken so ähnlich, daß diese Momente oft allein die Diagnose der Erkrankung stellen ließen. Sehr charakteristisch sind nach Paget der Verlust an Körpergröße, der sich an der niedrigen Lage der Hände, bei herabhängenden Armen erkennen läßt, dann die tiefgebeugte Haltung mit den runden Schultern, der weit vorgestreckte Kopf mit dem erhobenen Kinn; das Gesicht ist wenig verändert, mager wie bei vielen Arteriosklerotikern. Am meisten in die Augen springend ist die Veränderung des Schädeldaches, die Stirn ist verbreitert, etwas gewölbt, sie erscheint enorm wegen der gewöhnlich vorhandenen Kahlköpfigkeit. Die Schläfengruben fehlen, zuweilen sind sie nur abgeflacht, häufiger vorgewölbt. Auch die Scheitelbeine sind verbreitert und vorgetrieben. Das Hinterhaupt ist normal gestaltet, nirgends finden sich Buckel, allenfalls eine leichte Ausweitung der Wände, die aber glatt bleiben. Der Brustkorb sinkt auf das Becken, das Abdomen hängt vor, die verbogenen unteren Extremitäten werden auseinander gehalten und gewöhnlich das eine Bein vor das andere gestellt; an beiden Beinen sind die Knie gebeugt, die Unterschenkel hängen gleichsam über die Malleolen heraus und die Zehen sind nach außen gedreht. Pozzi hat die Patienten wegen ihrer Haltung, ihres Ganges mit den anthropoiden Affen verglichen (Abb. 1 und 2).

Der vergrößerte, viereckige, bucklige Schädel ist das sinnfälligste Zeichen des Leidens; das Symptomenbild wird vollendet durch den langsamen und ungeschickten Gang der Patienten, die flache kostale Atmung, die durch ausgedehnte Bewegungen des Zwerchfelles und des Abdomens kompensiert wird, an der die erhobenen Schultern sich zu beteiligen scheinen.

Skelettveränderungen beherrschen das Symptomenbild; die durch sie bedingten Funktionsstörungen führen die Patienten zum Arzt. Die einzelnen Skeletteile erkranken nach Schirmer in folgender Häufigkeit: Schädel, Tibia, Oberschenkel, Becken, Wirbelsäule, Schlüsselbein, Rippen, Radius. Hinsichtlich der Reihenfolge, mit der die einzelnen Skelettabschnitte befallen werden, sei bemerkt, daß zuerst Tibia und das benachbarte Wadenbein,

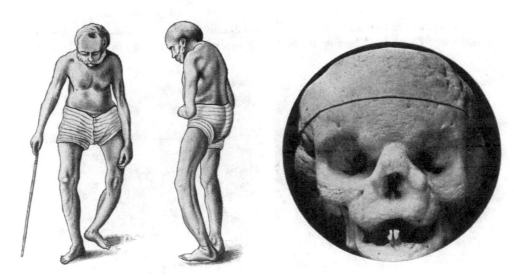

Abb. 1 und 2. Körperhaltung bei fortge- Abb. 3. Schädel bei Ostitis deformans
schrittener Ostitis deformans (nach Paget).   Paget.

später Oberschenkel und Unterarm, hierauf Schlüsselbeine, Rippen, Hand- und Fußknochen, endlich der Schädel und die Wirbelsäule ergriffen werden. v. Kutscha gibt eine Statistik über die Lokalisation des Krankheitsprozesses an der Hand von 67 Fällen. Danach sind erkrankt: Kopf 49 mal, Schienbein 47 mal, Femur 40 mal, Wirbelsäule 31 mal, Schlüsselbein 31 mal, Becken 21 mal, Rippen 16 mal, Humerus 14 mal, Radius 11 mal, Fibula, Ulna 10 mal, Patella 8 mal, Sternum 7 mal, Skapula 6 mal, Metatarsus 5 mal. Die Erkrankung ist entgegen der Annahme Pagets sehr häufig unsymmetrisch und zwar links stärker ausgeprägt wie rechts (Packard, Steele und Kirkbride). Stärkere Beteiligung der rechten Körperhälfte beschreiben Barlow und De Hall. Léri sah eine gekreuzte Asymmetrie: bei der 62 jährigen Frau waren betroffen linker Humerus, rechter Radius, rechter Femur, linke Fibula. Kaufmann fand im Talus den Beginn des Prozesses.

Der Schädel ist nur ausnahmsweise nicht erkrankt (St. Mackenzie, P. Marie, Guthrie), in der Regel erscheint er voluminös, zu groß für das kleine Gesicht. Das Schädeldach ist schwerer verändert als die übrigen Teile

(Basis), Asymmetrie, Skoliose erwähnen Gilles de la Tourette, Magdeleine und Wrany. Der Unterkiefer ist nach Négellen häufig hypertrophisch. Ellinwood sah ausgesprochene Prognathie, die das Kauen unmöglich machte (Abb. 3).

Einige Umfangsmaße des Schädels zitieren wir nach Schirmer:

Fall Fielder	61 cm	(45jährige Frau)
„ Paget (1883, VII)	61 „	(62 „ „)
„ Stilling (II)	61,5 „	(70 „ „)
„ Westermann	61,5 „	(53jähriger Mann)
„ Galliard	64 „	(25 „ „)
„ De Hall	64 „	(48 „ „)
„ Stilling I	64 „	(77 „ „)
„ Wherry	66 „	(56 „ „)
„ Paget	67 „	(65 „ „)
„ Koch	72 „	(65jährige Frau)

Paget konnte die allmähliche Volumenzunahme des Schädels durch Jahrzehnte verfolgen: 1844 betrug die Hutweite seines Patienten 57 cm, 1876 bereits

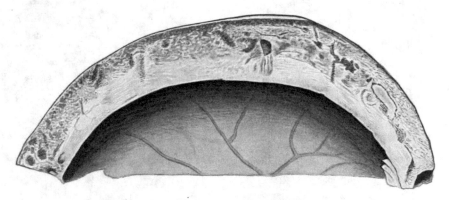

Abb. 4. Durchschnitt durch das Schädeldach.

69 cm, in 32 Jahren also eine Zunahme um 12 cm. Im Falle Goodharts nahm die Schädelzirkumferenz in 4 Monaten um 6 cm zu. Stilling bestimmte das Gewicht des Schädeldaches in 2 Fällen, 420 und 440 g. Die Schädelnähte sind bei der Pagetschen Erkrankung meistens obliteriert.

Die Schädelbasis, der erst in neuerer Zeit besondere Aufmerksamkeit zugewendet wurde, ist in eigenartiger Weise betroffen. P. Marie und Léri fanden sie an 7 Schädeln mit Ostitis deformans stets verändert. Nach Léri und Chatelain ist die Basis zugleich hypertrophisch und deformiert. Stilling fand die Apophyse schlaff, weich, eingesunken, eine erbsengroße Zyste enthaltend. Der hintere Teil des Sattels und der Clivus waren beträchtlich emporgehoben; der Winkel, den Clivus und vorderer Teil der Schädelbasis und Sattellehne miteinander bilden, war etwas stumpfer als normal.

Nach P. Marie und Léri sind die verschiedenen Knochen der Schädelbasis dick, porös und bröckelig: Schuppe und Körper des Hinterhauptbeins, Felsenbein und Augenhöhlenwandungen. Wenn man an Schädeldurchschnitten die einzelnen Knochenabschnitte zwischen die Finger nimmt, erkennt man am besten diese Konsistenzänderung. Durch die Verbreiterung der einzelnen Knochenabschnitte werden die verschiedenen Foramina, vor allem das Hinterhauptloch, verlegt, bis zu fast vollständigem Verschluß. Durch das Gewicht des Gehirns wird die ganze Schädelbasis mit Ausnahme der Umgebung des Hinterhauptlochs, die durch die Wirbelsäule gestützt wird, ausgebuchtet. Wie die Umgebung des Hinterhauptlochs, so leisten auch das Keil- und Felsenbein dem Hirngewicht Widerstand. Die Ausweitung der vorderen und mittleren Schädelgrube wird noch dadurch vermehrt, daß der Schädel, der durch die Erhebung des Hinterhauptlochs und seiner Umgebung an Höhe verliert, also absolut zu klein wird, in anteroposteriorer und transversaler Richtung verbreitert wird. **Die Volumenzunahme des Schädels ist also eine Folge der Verdickung der Knochen des Schädeldachs, sie ist vor allem aber auch durch die Ausweitung des Schädels bedingt** (Abb. 4, 5). Die Mißbildung der Basis, die nach P. Marie und Léri bis zur Konvexobasie

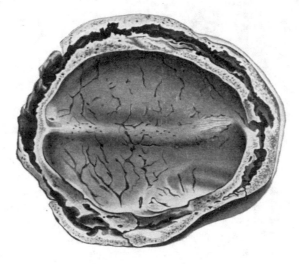

Abb. 5. Durchschnitt durch das Schädeldach. Zystenbildung, Bimsteinstruktur. (Aus der Sammlung des path.-anat. Instituts in Berlin. (Nach Bockenheimer.)

gesteigert sein kann, bedingt die charakteristische Verbildung des Schädeldaches, die Prominenz der Stirn- und Scheitelhöcker. Beide Veränderungen kommen auch unabhängig voneinander vor. So sahen P. Marie und Léri ein starkes Vorspringen der Knochen an der Basis, während das Schädeldach kaum an Dicke zugenommen hatte.

Regnault charakterisiert die Veränderungen der Schädelbasis als Platybasie; er vergleicht sie mit jenen, die man bei der Rachitis und anderen knochenerweichenden Krankheiten findet. Die das Foramen magnum kreisförmig umgebenden Knochen sollen in das genannte Loch eingestülpt sein. Daneben besteht eine Erhebung der Proc. condyloidei über eine durch die Proc. mastoidei gelegte Ebene. Die Platybasie kann mit Erhebung der Ossa sphenoidalia und ethmoidalia verbunden sein. Die beschriebene Einstülpung kommt entweder durch Druck der Wirbelsäule von unten oder den des Gehirns von oben zustande. Nach Regnault wirken wahrscheinlich beide Kräfte zusammen.

Bei Maiers Fall war am Schädel entsprechend der hinteren Hälfte der

Koronarnaht eine 8 mm breite, 3 mm tiefe und 7 cm lange Rinne im Knochen fühlbar, die früher auch schmerzhaft gewesen war. An den Außenseiten der Tubera parietalia verliefen bogenförmig von vorne nach hinten, und zwar parallel zur Mittellinie 2 etwa 9 cm lange, 1 cm breite und 3 mm hohe Buckel, die später als die Rinne entstanden sind. Die ganze vordere und obere Stirnhälfte, besonders aber die Gegend unmittelbar hinter dem rechten Tuber frontale erschien stärker vorspringend. Die Gesichtsknochen waren normal. Meunier und Richardi fanden den Oberkiefer, Meunier auch die Nasenknochen erkrankt.

Die Schädelbasis soll nach André Léri eine besondere radiographische Form infolge ihrer Verbildung und Hypertrophie besitzen. Die Knochen der Basis, die verdickt und porös sind, erscheinen als dicke grauliche Streifen mit weichen Konturen, statt der normalen schwarzen Linien. Auf einer anteroposterioren Aufnahme zeigt die Basis eine horizontale Nivellierung ihrer verschiedenen Etagen und oben oft eine Konvexität, die von der Erhöhung des Keilbeines und Hinterhauptkörpers, wie der Senkung des Siebbeines und der Augenhöhlenwölbungen herrührt. Noch häufiger findet man eine Vergrößerung des stumpfen Winkels, dessen Schenkel durch die Augenhöhlenwandungen und den oberen Rand der Felsenbeine gebildet werden und dessen Spitze sich ungefähr in Höhe des Türkensattels befindet. Dieser zwischen Orbita und Felsenbein liegende Winkel, der in der Norm durchschnittlich 138—140° beträgt, mißt bei der Pagetschen Krankheit ungefähr 170°. Die Vergrößerung dieses Winkels ist zugleich durch die übermäßige Erhöhung des inneren Teiles des Felsenbeins und durch die Senkung ihres äußeren Abschnittes bedingt (P. Marie).

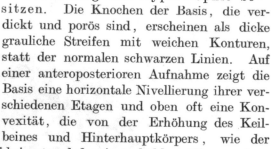

Abb. 6. Durchschnitt durch das obere Ende des Femur.

Die Veränderungen der Tibia sind am besten studiert, vielfach beginnt die Erkrankung in diesem Knochen. Das obere Ende ist häufig verdickt; vorwiegend erkrankt ist aber wie bei allen Röhrenknochen die Diaphyse, diese ist verbreitert, mit unregelmäßigen Vorsprüngen besetzt, dabei nach vorne und außen verbogen. Die Tibiakante ist abgerundet. Gilles de la Tourette und Magdelaine haben auf die große Ähnlichkeit mit der Säbelscheidentibia bei angeborener Syphilis hingewiesen. Auch hier bildet die Fibula, die meistens erkrankt ist, die Sehne zur bogenförmig verkrümmten Tibia. Die Verkrümmung der Unterschenkel ist, wenn auch häufig asymmetrisch, insofern eine gleichmäßige, als beide nach außen verbogen sind. In einem Falle Sonnenbergs verlief die Krümmung beider Unterschenkel nach links außen, d. h. das linke Bein war nach außen konvex, das rechte nach innen konvex verbogen. Im Falle Gailliards waren die verbogenen Unterschenkel 14 cm voneinander entfernt. Die Fibula ist in der Regel miterkrankt, in einer Beobachtung von Hudelo und Heitz war sie in ihren unteren zwei Dritteln mit der Tibia verschmolzen. Schlesinger fand sie intakt. Am Femur springt der Trochanter major wegen der Hypertrophie der ganzen Femur-, Epi- und Metaphyse abnorm stark vor (Abb. 6). Im Bereich der Diaphyse besteht eine Verkrümmung nach vorne und außen, die so hochgradig sein kann, daß selbst bei gekreuzten Beinen die Oberschenkel sich noch nicht berühren. Die Patella ist in allen Dimensionen vergrößert (Biggs). Umschriebene Hyperostosen sind eine Folge der meist gleichzeitig vorhandenen Arthritis deformans der Kniegelenke.

Die Wirbelsäule ist häufig infolge einer fibrösen oder knöchernen Ankylose versteift (Gaucher, Rosteine, Wherry). Die normalen Krümmungen sind meistens verwischt, am häufigsten ist eine zervikodorsale Kyphose, Roberts fand eine hochgradige Kyphose im Lendenteil, Waterhouse eine vollkommen normale Wirbelsäule. Die Schlüsselbeine springen abnorm stark vor, ihre Krümmungen sind verstärkt, die Enden verdickt, der ganze Knochen ist verbreitert, besonders im Mittelstück. Diese Veränderungen zählen zu den frühesten Erscheinungen der Krankheit. Am Schulterblatt sind die Spina verbreitert, das Akromion verdickt. Ähnliche Veränderungen finden sich am Sternum, dessen Gestalt aber unverändert bleibt. Die Rippen haben ihre Beweglichkeit eingebüßt: sie sind einander genähert, die Zwischenrippenräume sind verschmälert. Der Thorax ist verunstaltet, seitlich abgeflacht, vieleckig (Thibierge, Joncheray), faßförmig wie beim Emphysematiker. Die Rippen heben sich kaum bei der Atmung, der diaphragmatische Atemtypus ist vorwiegend vorhanden (Paget, Wilks). Emphysem, chronische Bronchitis sind häufig nachzuweisen, darum ist es schwer zu entscheiden, ob die Thoraxdeformität auf Knochenveränderungen oder auf diese Lungenkomplikationen zu beziehen ist. Das Becken ist bald unverändert, bald in seiner Form dem osteomalazischen zu vergleichen (Perthes). Die Crista iliaca ist verbreitert, an anderen Knochenabschnitten ist diese Hypertrophie nicht zu palpieren. Bei Männern wurde das Becken häufig erweitert, dem weiblichen ähnlich gefunden. v. Kutscha beschreibt eine Beckenasymmetrie, die er auf ungleichmäßige Belastung infolge stärkerer Erkrankung einer Seite zurückführt. Derselbe Autor fand im Krankheitsverlauf eine Zunahme des D. troch. von $30^1/_2$ auf 33, eine Abnahme der Conj. diag. von 12 auf $10^1/_2$, der Vera von $10^1/_4$ auf $7^3/_4$ cm.

Die oberen Gliedmaßen sind im allgemeinen seltener und weniger hochgradig affiziert, nur von Galliard wurde das Umgekehrte festgestellt. Der verdickte Humerus zeigte ähnliche Krümmungen wie die Knochen der unteren Gliedmaßen. Radius und Ulna sind s-förmig gekrümmt oder nach hinten außen verbogen (Symonds). Pro- und Supination sind gewöhnlich behindert. Hand und Fuß sind im Gegensatz zur Akromegalie meist nicht betroffen. Als seltene Veränderungen werden Verbreiterungen der Mittelhand- und Mittelfußknochen beschrieben, sie werden als Folge der oft gleichzeitig vorhandenen Gelenkveränderungen aufgefaßt. Der Rheumatismus nodosus soll eine häufige Begleiterscheinung der Ostitis deformans sein. Bei Menetier und Legrain standen Veränderungen an Hand und Fuß im Vordergrunde des Krankheitsbildes. Den Tarsus und die Metatarsen fanden Lancereaux, Bourceret, Meunier, Gilles de la Tourette und Magdelaine erkrankt.

Durch die Veränderungen der unteren Gliedmaßen, insbesondere aber auch durch eine gleichzeitig vorhandene Kyphose wird die Körperlänge um

mehrere Zentimeter reduziert. Wir entnehmen Schirmer folgende Angaben
über die Abnahme der Körpergröße:

	Krankheits-dauer	Totaler Verlust der Körperlänge
55jähriger Mann (Walsham)	5 Jahre	5 cm
47 „ „ (Roberts)	5 „	8 „
64 „ „ (Watson)	35 „	20 „
53 „ „ (Westermann)	20 „	23 „
63 „ „ (Wilson)	30 „	ca. 30 „

Frauen bemerken die Abnahme der Körpergröße an dem Zulangwerden
der Röcke (Dax).

Wenn die Erkrankung nur einseitig vorhanden ist, z. B. an einer Tibia
beginnt, hinken die Patienten eine Zeitlang; das Hinken verschwindet, wenn
die Erkrankung symmetrisch wird. Die durch die Deformierung der unteren
Gliedmaßen hervorgerufenen funktionellen Störungen sind ganz verschieden.
Bei einem Patienten, bei dem ausschließlich die eine Tibia erkrankt ist, ist das
Gehen fast unmöglich. Andererseits berichtet Paget über Patienten, die trotz
hochgradiger Verkrümmungen ihrer gewohnten Beschäftigung nachgehen, die
in keiner Weise beim Gehen behindert sind. Latzko bezeichnet den Gegensatz zwischen enormer Verbildung und erhaltener Funktion als
pathognomonisch für die Pagetsche Krankheit.

Die isolierte Erkrankung eines Knochens, die monosteitische Form
der Pagetschen Krankheit, ist mehrfach beschrieben worden. Mit Recht
wird aber die Zugehörigkeit einzelner Fälle zum Krankheitsbilde angezweifelt.
So hat Paget selbst schon einige von Czerny als „lokale Malazie des Unterschenkels" beschriebene Fälle nicht der Ostitis deformans zugerechnet. Czerny
vermutet in einer seiner Beobachtungen eine syphilitische Erkrankung. Schirmer glaubt eine schlecht geheilte Fraktur in einem der Czernyschen Fälle
als Ursache der Deformierung des Unterschenkels anschuldigen zu können.
Die Fälle von Dowlby und B. Schmidt (Erkrankung des rechten Oberschenkels,
später auch des zugehörigen Unterschenkels) sind zweifelhaft.

Sehr häufig ist die Pagetsche Erkrankung nur zeitweilig auf einen
Knochen beschränkt, die zunächst zweifelhafte Diagnose wird erst durch die
Progredienz des Leidens sichergestellt. Als einwandfreie Fälle erwähnen wir
die Beobachtungen von Schmieden (58jährige Frau, gewaltige Vergrößerung
des rechten Schienbeins), Ménétrier und Gauckler, Katholicky (60jährige
Frau), isolierte Erkrankung der Tibia; diese war derartig verkrümmt, daß die
Fibula die Sehne zum Bogen bildete. H. Schlesinger hat auf Grund
mehrerer Beobachtungen den monosteitischen Typus der Pagetschen Krankheit (Abb. 7) folgendermaßen charakterisiert: Die Krankheit setzt unmerklich ohne Trauma (ohne Lues in der Anamnese) ein, kann
jahrelang bestehen, ohne dem Kranken aufzufallen, und wird in der Regel zufällig
entdeckt. Schmerzen scheinen zu fehlen. Das Gehvermögen ist nicht erheblich
gestört, auch wenn die Verbildung der Tibia (Verdickung und Krümmung) weit
vorgeschritten ist. Die Affektion betrifft die Tibia und zwar anscheinend vorwiegend in den vorderen Abschnitten, sie schreitet selbst bei langjährigem
Bestande der Krankheit nicht weiter fort resp. betrifft keine anderen Knochen
(zit. nach Schirmer).

Eine seiner Beobachtungen sei kurz erwähnt: Bei einem 62jährigen Manne beschränkte
sich die Affektion auf die rechte Tibia, die im Verlaufe von 15 Jahren ganz allmählich sich

zu verdicken und zu krümmen begann. Ohne Schmerzen kam es zu einer beträchtlichen Verdickung des Knochens und zu einer Verkrümmung nach vorne und außen. Außer leichtem Hinken bestanden keine Beschwerden. Die rechte Wadenmuskulatur sah eher stärker aus als die linke, sie war nicht atrophisch. Die Haut über dem erkrankten Knochen war seit Jahren wärmer als an der entsprechenden Stelle des gesunden Unterschenkels, die Arterien waren an dem erkrankten Unterschenkel und Fuß stärker gefüllt als links. Erweiterung und Atheromatose der Gefäße waren auch radiologisch nachweisbar. Auch an den übrigen Gefäßen war eine Atheromatose mäßigen Grades nachzuweisen.

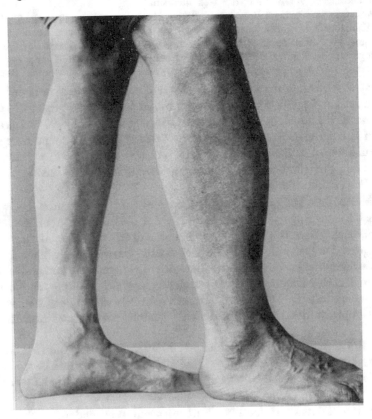

Abb. 7.   Isolierte Ostitis deformans der Tibia.

Die Knochenverkrümmungen bei der Pagetschen Krankheit werden in der Regel als Belastungsdeformitäten gedeutet (Lane). v. Kutscha und Holzknecht führen die Verbiegung nicht auf eine pathologische Festigkeitsabnahme des Knochens, sondern auf seine pathologische Längenzunahme auf der konvexen Seite zurück. Die Verlängerung der Knochen hat auch schon Clutton beschrieben. Vor einer Verwechslung mit der syphilitischen Säbelscheidentibia bewahrt das Röntgenbild, das auch für die Pagetsche Krankheit eigenartige Befunde aufdeckt.

Einer der ersten röntgenologisch untersuchten Fälle von Ostitis deformans Paget ist der Fall von Galliard (Aufnahme von Gallois-Beclère). Nach Schirmer erhob Kienböck an den Originalaufnahmen folgenden Befund:

Radius und Ulna sind stark verdickt, leicht gekrümmt, ihre Rindensubstanz ist sehr dick, ihre Struktur verändert, auch die Gelenkenden sind deformiert, die anstoßenden Karpalia sind gesund. An der Hand sind die Knochenschatten viel dunkler als die der Nachbarknochen, wodurch sich die erkrankten Fingerknochen auf den ersten Blick von den gesunden abheben. Es erscheinen befallen: Grundphalanx des Daumens, Mittelhandknochen II und V (ein wenig auch III), Grundphalanx des mittleren und vierten Fingers, weniger die Mittelphalanx des Mittelfingers. Bei manchen Handknochen ist eine Beteiligung nicht sicher festzustellen. Auch der Humerus ist verdickt, das Ellbogengelenk ziemlich intakt trotz der deutlichen Veränderung der Gelenkenden.

Sämtliche Unterschenkelknochen sind betroffen, namentlich zeigen die Tibiae kolossale Verdickungen mit dicker Kortikalis und ganz abnormer Struktur, wodurch die ganze Modellierung des Knochens gestört ist. Die Arteria tibialis posterior ist infolge Sklerose im Radiogramm sehr stark sichtbar. Auch tarsale und metatarsale Knochen scheinen verändert zu sein. Der Femur ist verdickt, verkrümmt, die Patella kaum verändert.

Am Schädel waren in Glaeßners Falle Lamina ext. und int. intakt, zwischen beiden fand sich gewucherte neugebildete Knochensubstanz. v. Kutscha fand ungleichmäßige Schatten am Schädeldach, indem kalkärmere Inseln zwischen kalkhaltigen Knochen eingestreut waren; ferner war eine gleichmäßige Dickenzunahme des Schädeldachs nachzuweisen; bei Gläßner betrugen die Maße an einigen Stellen bis 30 mm. Hochheimer fand nichts Abnormes an den Schädelknochen.

Die Rippen beschreibt Hochheimer als auffallend schwache, weit auseinander liegende Spangen. Sonnenberg, der die erste Beckenaufnahme mitteilt, vergleicht das Becken seines Falles mit dem osteomalazischen. Die Pfannengegend war durch den Druck des Schenkelkopfes nach innen getrieben, dadurch erfuhr die Vorderwand des Beckens eine schnabelförmige Verbiegung. Der obere Teil des Kreuzbeines war durch die Last des Rumpfes in die Beckenhöhle hineingedrängt. Die Veränderungen waren rechts deutlicher wie links, da die Hauptlast des Rumpfes auf dem rechten, nach innen konvexen Bein ruhte.

v. Kutscha fand das Becken asymmetrisch, die letzten drei Lendenwirbel verkürzt, den Schenkelhalswinkel abgeflacht. Sonnenberg hat auch durch die röntgenologische Untersuchung nachgewiesen, daß die langen Röhrenknochen nicht nur verdickt, sondern auch verlängert sind.

Im Humeruskopf fand v. Kutscha entsprechend dem Sulcus intertubercularis einen zystischen Hohlraum. Am Kollum waren lamellenartige Auflagerungen der Kortikalis festzustellen. Der Schaft war mit der Konvexität nach innen verbogen. Nahe des Bogenscheitels war die Markhöhle nicht erkennbar, in der Kortikalis fand sich ein zweiter zystischer Hohlraum, sie war im allgemeinen verdickt und zeigte an der äußeren Kante stellenweise lamelläre Schichtung. Aber nicht nur in den vorwiegend befallenen Knochen (Schienbein, Ober- und Unterarm), sondern auch an anderen Stellen (Metakarpus) fanden sich zystische Hohlräume (de Forest, Willard, Andrews, Sinclair White).

Die Tibia, die oft allein erkrankt ist, ist fast regelmäßig am stärksten verändert. Bei Katholickys Patientin war vom normalen Knochen nichts mehr vorhanden. Allenthalben fand sich eine netz- und bälkchenartige, wabige, spongiosaartige, kalkarme Struktur, die gegen die Epiphysen zu viel dichter war. Neben dieser die Hauptmasse des Schienbeins bildenden, wahrscheinlich osteoiden Substanz, die mehr quer gelagerte Architektur zeigt, sah man in

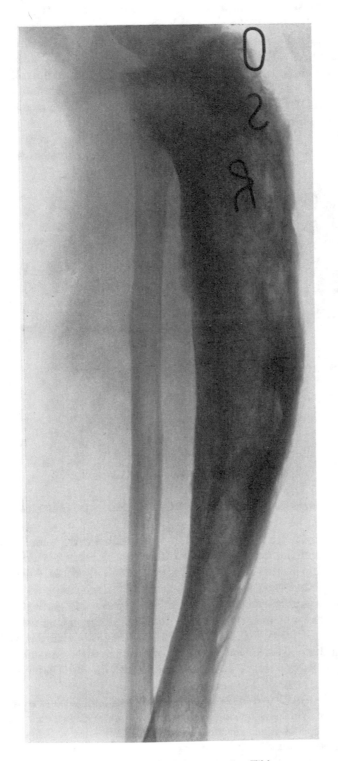

Abb. 8. Ostitis deformans der Tibia.

den peripheren Anteilen, und zwar an der Konvexität eine längsgestreifte Struktur. In Schmiedens Falle hatte sich die Spongiosa entsprechend der abnormen Belastungsverhältnisse auf dem Wege funktioneller Anpassung spitzbogenförmig angeordnet. Die Grenze zwischen Knochen und Weichteilen ist bei den meisten Fällen undeutlich, verwaschen (Hochheimer, Maier).

Holzknecht sah in einem der Fälle Schlesingers die vordere äußere und innere Kompakta der Tibia und deren Markraum ersetzt durch eine lockere, unregelmäßige, im ganzen aber doch in die Belastungsrichtung eingestellte Spongiosa, in welcher sich wenige zerstreute zystische Bildungen von Bohnenbis Haselnußgröße finden (Abb. 8). Holzknecht betrachtet es nicht als Zufall,

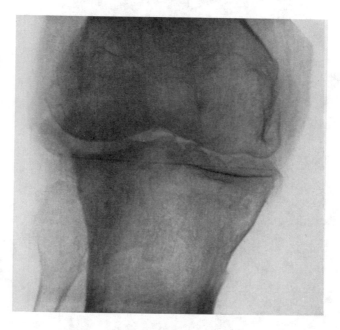

Abb. 9.   Hochgradige Arthritis deformans des Kniegelenks bei Ostitis def.

daß der Prozeß hauptsächlich die vorderen Anteile der Tibia betrifft und daß die Konkavität der Krümmung der Diaphyse hinten liegt, vielmehr als Folge und Beweis für ein mit dem Prozeß zusammenhängendes pathologisches Wachstum.

Die Strukturveränderungen an den langen Röhrenknochen sind also in der Hauptsache eine Auffaserung der Kortikalis — periostale Auflagerungen sind in der Regel nicht sehr ausgesprochen — ferner eine Einengung der Markhöhle durch Knochenschatten, helle und dunklere Flecken, die man mit Watteflocken verglichen hat. Dieses watteartige schwammähnliche Aussehen des Knochens (Léri, Linde, Heitz, Hudelo) findet sich in der Diaphyse und den Epiphysen.

An den Hand- und Fußwurzelknochen wurden einige Male röntgenologisch nachweisbare Veränderungen gesehen. So fand v. Kutscha an der rechten Hand am 1. Metakarpus, ferner der Mittelphalanx, des 4. Fingers Auflockerung der Struktur, an der linken Hand den 2. Metakarpus am distalen Ende verdickt und eine Zyste nahe der verdickten Stelle. Maier beschreibt

Veränderungen eines Os endocuneiforme und des Köpfchens des 1. Metatarsus. Wenn der Fuß erkrankt, sollen nach seiner Ansicht vorwiegend die Metatarsalia, an der Hand in der Hauptsache die Fingergelenke betroffen werden.

Waterhouse hat vermutet, daß sich röntgenologisch an den Knochen Veränderungen schon zu einer Zeit feststellen lassen, wo das Leiden klinisch noch keine Symptome macht. In seinem Falle (57jähriger Mann, 3jährige Krankheitsdauer) waren Verdickung und Krümmung der Knochen weiter fortgeschritten, als den klinischen Erscheinungen entsprach. Wenn diese Vermutung zutrifft, wäre eine Frühdiagnose durch die röntgenologische Untersuchung möglich.

Die bei einer Anzahl von Fällen im Röntgenbild gefundenen Gelenkveränderungen (Abb. 9) wurden als dem Krankheitsbilde zugehörig erklärt, die Ostitis deformans daher als eine modifizierte Arthritis deformans betrachtet. Da die Mehrzahl der an Morbus Paget leidenden Patienten im höheren Lebensalter steht, sind deformierende Veränderungen an den Gelenkenden nicht überraschend. Das Fehlen der Gelenkveränderungen bei einer Anzahl von Patienten (Schlesinger u. a.) spricht aber andererseits gegen die Annahme eines ursächlichen Zusammenhanges.

Pathologische Anatomie.

Pagets Fall I wurde von Butlin histologisch untersucht, die ersten anatomischen Untersuchungen stammen aber aus dem Jahre 1869; sie betreffen einen von Wilks mitgeteilten, von Goodhart beobachteten Fall, den Paget der Ostitis deformans zurechnete. Das Untersuchungsmaterial wurde vereinzelt bei Keilosteotomien, in der Hauptsache bei Sektionen gewonnen, die zahlreich ausgeführt wurden. Rullie, Wilks, Paget, Stilling, v. Recklinghausen, Gilles de la Tourette und Marinesco, Léri, Pic, Galliard, Ménétrier und Gauckler, Katholicky, Regnault, Koch u. a. Packard, Steele und Kirkbride fassen die pathologisch-anatomischen Charakteristika des Leidens in folgenden Punkten zusammen (nach Schirmer):

1. Absorption der kompakten Knochensubstanz mit konsekutiver Vergrößerung und Konfluenz der Haversschen Kanäle;

2. Neubildung von Knochensubstanz an den erkrankten und benachbarten gesunden Knochenteilen, wobei der neugebildete Knochen jedoch nicht verkalkt, sondern schichtweise resorbiert wird;

3. Umwandlung der Marksubstanz in ein gefäßreiches, Fett, Riesenzellen und Leukozyten enthaltendes Bindegewebe;

4. als Folgen von 1—3 Störungen in den normalen Beziehungen zwischen Kompakta und Marksubstanz, starke Verdickung und Asymmetrie wegen mangelnder Verkalkung der neugebildeten Knochensubstanz und Weichheit des Knochens, hochgradige Verbiegungen der Röhrenknochen durch das Körpergewicht.

Wir geben den genauen histologischen Befund nach Stilling, dem wir die sorgfältige Untersuchung einiger Fälle verdanken, wieder:

Am Schädel sind die Unterschiede zwischen äußerer und innerer Tafel und Diploe vollkommen verwischt. Man trifft auf ein annähernd gleichmäßiges Netzwerk dünner Knochenbälkchen, eine kompakte Schicht mit lamellärem Gefüge fehlt, nach außen und innen werden die netzförmig angeordneten Knochenbälkchen durch einen dünnen Streifen abgeschlossen, in dem die Längsachse der Knochenkörperchen der Oberfläche des Schädels parallel verläuft. Im übrigen zeigen die Knochenkörperchen ganz unregelmäßige Anordnung. Die einzelnen Knochenbälkchen sind unregelmäßig begrenzt, sie sind angenagt von Howshipschen Lakunen, von perforierenden Kanälen unterbrochen, von Resorptionsräumen durchlöchert. Perforierende Kanäle ziehen auch gegen das Periost und gegen die Dura hin, zahlreiche Haverssche Räume durchbrechen die Kontinuität der dünnen Decke. In den Lakunen sowie den Buchten der Resorptionsräume liegen vieleckige Riesenzellen. Neben den Resorptionsvorgängen findet sich ein weit verbreiteter Appositionsprozeß.

Unter der Dura wie unter dem Periost sieht man eine dünne Lage junger Knochensubstanz. Die Mehrzahl der Knochenbälkchen ist dort, wo keine Resorption statthat, mit mehr oder weniger breiten Schichten kalklosen Knochengewebes überzogen, das sich mit Karmin lebhaft färbt. Vielfach sind verkalkte Bälkchen durch kalklose Brücken miteinander verbunden, an verschiedenen Stellen finden sich Netze aus osteoider Substanz. Das kalklose Knochengewebe füllt Resorptionsräume teilweise aus oder verschließt perforierende Kanäle. Die Grenze zwischen kalkhaltiger und kalkloser Substanz ist überall scharf, ein allmählicher Übergang des verkalkten in das kalklose Gewebe findet nicht statt, nirgends besteht ein Anhaltspunkt für die Annahme, daß die unverkalkten Zonen einem Entkalkungsprozesse ihren Ursprung verdanken. Die Zonen sind als junges Knochengewebe anzusprechen, sie besitzen meistens noch einen Überzug wohlausgebildeter Osteoblasten, die Knochenzellen sind spärlich, unregelmäßig angeordnet. Die Knochenhöhlen haben keine oder nur kurze Ausläufer.

Das Mark besteht in den stärker veränderten Teilen des Schädeldaches aus einem streifigen, blutgefäßreichen Bindegewebe. Es ist bald mehr, bald weniger zellenreich. Die zelligen Elemente sind spindelförmige Bindegewebskörperchen oder polygonal gestaltet, mit granuliertem Protoplasma. Daneben findet man Riesenzellen mit Leukozyten. Fettzellen sind nur spärlich vorhanden.

An den weniger veränderten Teilen des Schädeldaches sind die Markräume der Diploë mit normalem, fettreichem Mark angefüllt. Äußere und innere Tafel zeigen aber dieselben Veränderungen wie in den erkrankten Teilen, hier ist auch das Markgewebe bereits umgewandelt.

In einem anderen Falle, den Stilling untersuchte, fand sich sklerotische Knochensubstanz entsprechend den mikroskopisch erkennbaren dichten elfenbeinartigen Lagen.

Am Femur besteht ebenfalls eine Auflockerung des Knochengefüges, das an der Kompakta hochgradiger ist, als man nach dem makroskopischen Aussehen vermuten sollte. Die normale Struktur ist vollkommen geschwunden. An Stelle der Kompakta mit ihren Haversschen Kanälen, den regelmäßig angeordneten Lamellensystemen, findet man eine von weiten Resorptionsräumen durchsetzte, von perforierenden Kanälen nach allen Richtungen durchzogene Masse, die kaum an den normalen Bau des Knochens erinnert. Die Bälkchen, die die Markhöhle begrenzen, sind sehr schmal; auch die vom Periost produzierte rauhe Schale, die die Oberfläche des Femur umgibt, besteht aus Knochenbälkchen von geringen Dimensionen, die durch weite, von fettreichem Mark erfüllte Zwischenräume voneinander getrennt sind. Einzelne dieser Knochenplättchen sind aus geflechtartigem Knochengewebe gebildet; sie sind völlig unverkalkt. Ältere, größtenteils kalkhaltige Bälkchen zeigen kalklose Säume. Auch in dem Innern der ehemaligen Kompakta findet sich osteoides Gewebe, kenntlich an dem Osteoblastenbelag.

Die Vermutung, daß die makroskopisch sichtbaren Veränderungen an den Wirbeln als senile Osteomalazie oder Osteoporose zu deuten wären, wurde durch die mikroskopische Untersuchung widerlegt; es fanden sich ausgedehnte Resorptionsprozesse, die bei der senilen Osteoporose nie gefunden werden, daneben eine beträchtliche Ausbildung junger Knochensubstanz. Das Manubrium sterni ist in ähnlicher Weise verändert.

In der Tibia eines anderen Falles ersetzt ein unregelmäßiges Flechtwerk überall angenagter Knochenbalken die Lamellensysteme; statt der Haversschen Kanäle sieht man überall große Resorptionsräume. Appositionserscheinungen treten auch hier deutlich hervor. Vielfach findet sich in den Haversschen Räumen auf der einen Seite ein Osteoblastenbelag und unter ihm ein Saum osteoiden Gewebes, während auf der anderen die

Einschmelzung ihren Fortgang nimmt. In der Spongiosa sind hier die Resorptionsprozesse unbedeutend. In dem Mark finden sich bisweilen kleine Blutungen. Ménétrier und Gauckler fanden ausgesprochene Endarteriitis der Gefäße.

Periost und Dura ließen in keinem der untersuchten Fälle irgendwelche besonderen Veränderungen erkennen.

Bei dem starken Umbau, den der Knochen bei der Ostitis deformans auf dem Boden einer Malazie erfährt, kann sich nach v. Recklinghausen eine großartige Hyperostose ausbilden. An dem fertigen Knochen soll sich der Vorgang in zweierlei Richtung ausprägen: entweder ist das Endresultat ein stark poröser Knochen mit viel Fettmark, oder es sind an ihm dichte Stellen wahrzunehmen, Eburneationen, mindestens Sklerosen. Die Überproduktion von kalkhaltigem Knochen soll sich auch in der Benennung der Krankheit kundtun. Schuchardt sprach deshalb von einer hypertrophischen Ostitis, Ménétrier von einer hypertrophischen Sklerose. v. Recklinghausen möchte von einer hyperostotisch-porotischen Malazie sprechen, wenn der verbogene Knochen sein normales Volumen mehrfach überschritten hat, und dabei stark porös geworden ist. Wenn viel elfenbeinhartes, kalkhaltiges fertiges Knochengewebe nachzuweisen ist, so läge eine hyperostotische metaplastische Malazie — Ostitis fibrosa hyperostotica — vor, besonders wenn die Metaplasie, die Mannigfaltigkeit der Gewebsarten in dem verdickten Knochen scharf ausgeprägt ist. Beide Formen können aber nur selten scharf gegeneinander abgegrenzt werden, da in demselben hyperostotischen Schädeldach porotische und sklerotische, sogar eburnisierte Stellen nebeneinander vorkommen können. Askanazy beschreibt eine Ostitis deformans ohne osteoides Gewebe.

Die histologischen Untersuchungen von Paget, Ménétrier und Gauckler, Butlin, Goodhart, Guinon, Thibierge, Schmieden, Packard, Steele und Kirbride ergaben übereinstimmend bei der Ostitis deformans eine Vereinigung von rarefizierenden und kondensierenden Vorgängen, erstere werden aber vorherrschend angetroffen. Daher sind die Knochen, obwohl schwerer als normale, im Verhältnis zu ihrem Umfang sehr leicht und zerbrechlich. Nur wenn die sklerosierenden Prozesse überwiegen, wird der Knochen härter und schwerer als normaler. Spontanfrakturen werden aber bei der Pagetschen Krankheit nur ganz ausnahmsweise angetroffen; in einem Falle war ein in der Tibia entstandenes Sarkom die Ursache der Fraktur (Wherry). Multiple Frakturen sah Roberts, Spontanfrakturen wurden von Westermann, Sinclair, Willard und Andrews gesehen. In einigen dieser Beobachtungen liegt vielleicht eine Verwechslung mit v. Recklinghausens Ostitis fibrosa vor, in deren Verlauf Spontanfrakturen häufiger vorkommen. Eine Beobachtung Katholickys (30 jährige Dienstmagd mit frischer Humerusfraktur, mit Zysten in der Spongiosa) rechnet Schirmer deshalb nicht zum Pagetschen Krankheitsbilde. Zysten sind bei der Pagetschen Krankheit ein seltener Befund. v. Kutscha und Katholicky beschreiben mit gelatinösem Inhalt gefüllte Zysten, die im Röntgenbilde deutlich erkennbar waren. Ménétrier und Gauckler, die eine Endarteriitis aller Gefäße der von ihnen untersuchten Knochen feststellten, sehen in der Pagetschen Erkrankung eine syphilitische Affektion. Der geringe Wasser- und der relativ hohe Fettgehalt der Pagetschen Knochen sollen aber gegen das Vorhandensein einer syphilitischen Erkrankung sprechen. Die chemische Untersuchung der Knochen bei der Pagetschen Krankheit ergab eine Herabsetzung der anorganischen Substanz, vor allem eine Verminderung der Phosphorsäure (Russel). Auf den Fettgehalt hat auch schon Russel hingewiesen. Gilles de la Tourette und Marinesco, Ménétrier und Gauckler bestätigen die Verminderung der anorganischen Substanz (Magnesiumsalze). Das Wesen der Krankheit ist damit nicht geklärt, wie denn auch die zahlreichen Sektionen keine Anhaltspunkte gaben, die zur Erklärung der Ursache des Leidens verwertet werden könnten.

Ätiologie.

Die Skelettveränderungen bei der Pagetschen Knochenerkrankung sind von Lannelongue und Fournier fast gleichzeitig (1903) als syphilitische Affektionen gedeutet und mit den Äußerungen der hereditären Spätsyphilis verglichen worden. Von morphologischen Gesichtspunkten aus betrachtet sollen beide Erkrankungen dieselben Skelettabschnitte auch hinsichtlich der betroffenen Knochen mit gleicher Häufigkeit befallen. Die Erkrankung soll wie bei der Syphilis drei Stadien durchlaufen; im ersten beobachten wir eine partielle Auftreibung, im zweiten eine allgemeine Hyperostose mit scheinbarer Verkrümmung der Knochen, im dritten eine reelle Verkrümmung, die aber nicht Folge einer Knochenerweichung sein soll, sondern nur als Anpassung an veränderte physiologische Verhältnisse zu betrachten ist. Klinisch sollen beide Erkrankungen dieselben Symptome machen. Hinsichtlich der Pathogenese ist akquirierte oder hereditäre Lues festzustellen. So kann die Pagetsche Knochenerkrankung bald eine tertiäre Syphilis, bald das erste Zeichen einer hereditären Spätsyphilis, bald eine prolongierte Heredosyphilis sein. Jodquecksilber soll beim Morbus Paget die Schmerzen und Knochenanschwellungen beseitigen, die Hyperostosen verhindern, die frühe Behandlung der Heredosyphilitiker soll sogar den Ausbruch der Pagetschen Erkrankung verhüten. Erforderlich ist aber eine lange fortgesetzte Behandlung.

Diese Behauptungen von Lannelongue und Fournier sind von vielen Seiten angezweifelt worden, zuerst von Lancereaux. Eine Einigung dieser Frage ist noch nicht erreicht, da auch mit Hilfe der Wassermannschen Reaktion bisher keine eindeutigen Ergebnisse erzielt wurden. Chastel, zit. nach Fréchou, fand bei 61 Fällen von Pagetscher Erkrankung 10mal erworbene Syphilis, 37mal sicherlich keine Syphilis und 18mal in der Anamnese keine Anhaltspunkte, die auf ererbte oder erworbene Syphilis hindeuteten. Nach Robin soll die chemische Zusammensetzung der Knochen bei Morbus Paget eine andere sein, wie bei der Syphilis: der syphilitische Knochen enthält mehr Wasser und weniger Fett als der Pagetsche. Ménétrier und Gauckler konnten bei 2 Fällen eine syphilitische Infektion feststellen. Ménétrier und Rubens-Duval beschreiben einen 70jährigen Mann, der mit 32 Jahren eine Lues akquirierte und mit 58 Jahren die ersten Pagetschen Symptome darbot. Chartier und Descamps beobachteten die Kombination von Tabes und Morbus Paget. In Bardenheuers und Pagets 3. Fall war eine luetische Infektion sicher nachgewiesen; Castellvi fand bei 3 Patienten, Steinmann bei 2 ausgesprochene hereditäre syphilitische Veränderungen. Hoffa und Auffret stellten in der Anamnese je eines Falles Lues fest. Die beim Morbus Paget nicht seltenen Herzkomplikationen sollen für die syphilitische Ätiologie

der Erkrankung sprechen, die ja auch bei diesen Krankheiten eine Rolle spielt.
Czerny hat bereits bei seinem Falle von umschriebener Ostitis deformans die
luetische Ätiologie erwogen. P. Marie fand an 3 Schädeln von dementen Syphili-
tikern Pagetsche Veränderungen. Ogiloy, Goldmann und Etienne vermuten
Beziehungen zur hereditären Syphilis.

Eine positive Wassermannsche Reaktion fanden Massary und Pasteur, Vallery Radot, Lesné, Dufour, Esmein; Emslie unter 2 Fällen
einmal eine positive Reaktion; einen negativen Wassermann bekamen Ménétrier und Legrain, ferner Souques in 2 Fällen von Dévé, Thibierge und
Léri, Souques, Barré und Pasteur, Vallery Radot erhielten bei 5 Fällen
von Ostitis deformans Paget 3 mal eine positive Reaktion. Nach ihren Erhebungen sind in der Literatur bisher 14 Fälle bekannt gegeben, von denen 5 eine
positive, 9 eine negative Reaktion gaben. Während Gauckler und Rostaine,
Ménétrier und Rubens-Duval, Jacquet, Chartier und Descamps unter
spezifischer Behandlung eine Besserung bei ihren Patienten erreichten, ist nach
Du Castel und Semper die Behandlung mit Hg-Präparaten und Jodkalium
wertlos. Chastel ist der Ansicht, daß beim Morbus Paget Syphilis
ursächlich nicht in Frage kommt, daß es sich vielmehr nur um ein
zufälliges Zusammentreffen handelt, wenn bei der Ostitis deformans Lues nachgewiesen wird. Durch die syphilitische (antiluetische)
Behandlung sollen bei einigen Fällen von Morbus Paget die bestehenden
Schmerzen beseitigt werden (De Hall, Chartier und Descamps), der Krankheitsverlauf bleibt aber unbeeinflußt. Parkes Weber, der für die Trennung
der Ostitis deformans bei angeborener Syphilis von der Pagetschen
Ostitis deformans eingetreten ist, führt folgende, differentialdiagnostisch wichtige Punkte an (zit. nach Schirmer): 1. das jugendliche Alter der Patienten mit hereditärer Syphilis; 2. die relative Seltenheit
der Schmerzen, die beim Morbus Paget äußerst heftig sind und jeder Behandlung, auch der antiluetischen, trotzen; 3. der günstige Erfolg der spezifischen
Behandlung, wenn Syphilis vorliegt; 4. das schwere und häufige Befallensein
der Tibien bei Syphilis (P. Weber nimmt irrtümlich an, daß die Ostitis deformans sich zuerst im Femur zeigt); 5. das Vorkommen von unregelmäßigen
Buckeln an der Oberfläche der syphilitisch erkrankten Knochen; 6. die Neigung
zu malignen Tumoren bei Paget; 7. das Vorhandensein anderer Syphiliserschei-
nungen.

In der Pathogenese des Morbus Paget kommt die Heredität
kaum in Frage, wenngleich vereinzelte Beobachtungen über familiäres Vorkommen des Leidens berichten. Lunn und Nancrazing White sahen die
Krankheit bei zwei Brüdern, Pic und Robinson bei zwei Mitgliedern derselben Familie, Chauffard bei Mutter und Tochter, Kilner bei Bruder und
Schwester, Oettinger und Agasse beobachteten 3 Fälle in einer Familie,
auch Berger und Walter berichten über Vererbung des Leidens. In der
Anamnese einiger Fälle von Ostitis deformans findet sich ein Trauma
verzeichnet, dem Packard, Steele und Kirkbride Bedeutung für die
Entstehung der Krankheit beimessen wollen. Schirmer hat einige Fälle
mit einem Trauma in der Anamnese zusammengetragen und gefunden, daß
die Mehrzahl der vorangegangenen Verletzungen das Becken und die Wirbelsäule betrafen. Zwischen dem Zeitpunkt der Verletzung und dem ersten Auf-

treten der Krankheitserscheinungen liegen in der Regel Jahre, selbst Jahrzehnte, Taylor 10, Paget 12, Mackey 14, Westermann. 20 Jahre; es erscheint schon aus diesem Grunde sehr fraglich, ob das Trauma als auslösendes
Moment ursächlich für den Ausbruch des Leidens in Frage kommt. Pagets
5. Fall erlitt mit 45 Jahren eine Beckenverletzung, die von Blasenstörungen
gefolgt war; mit 60 Jahren trat die Krankheit in die Erscheinung; eine 62jährige
Patientin von Guthrie wurde im 50. Lebensjahre in ähnlicher Weise verletzt.
Taylors Patientin wurde vor 20 Jahren an der Hüfte, Mackeys Patient vor
26 Jahren an der Wirbelsäule verletzt. Ein Kranker von Sinclair erlitt
zwei Traumen (Schulter- und Hüftgelenk). Nach Léri und Legros soll das
Trauma für die Formes frustes von besonderer Bedeutung sein.

Französische Autoren schuldigen als Ursache des Leidens eine profes-
sionelle Intoxikation an. Ihre Erhebungen ergaben, daß bei 42 französischen
Fällen, soweit der Stand der Erkrankten angegeben war, Säureintoxikationen
(Mineralsäuren) ursächlich in Frage kamen. Die Erkrankung wurde bei Bleichern,
Weißgerbern, Malern, Hutmachern, Feilern und Kupferdrehern gesehen. Ménétrier und Legrain, die bei einer Maschinennäherin vorwiegend die Hände
und Füße befallen sahen, glauben auch einen ursächlichen Zusammenhang
mit dem Berufe der Patientin annehmen zu können. Nach Arcangeli soll
derselbe Diplokokkus, der die Rachitis und Osteomalazie erzeugt, auch den
Morbus Paget hervorrufen.

Beziehungen der Ostitis deformans zu den Drüsen mit innerer
Sekretion sind mehrfach vermutet und ausgesprochen worden. Schmorl
fand bei einem Falle von deformierender Ostitis eine sehr beträchtliche geschwulstartige Hypertrophie von drei Epithelkörperchen.
Die Vergrößerung war zum Teil auf eine Wucherung der oxyphilen, zum Teil
auf die der kleinen Epithelkörperchenzellen zurückzuführen. Bei demselben
Fall fand sich ein über hühnereigroßer Hypophysentumor, der das Keilbein
zerstört hatte und in die oberen Abschnitte der Nasenhöhle eingedrungen war.
Zeichen von Akromegalie waren nicht vorhanden, nur eine beträchtliche Adipo-
sitas. Der Hypophysentumor war ein basophiles Adenom, eosinophile Zellen
ließen sich nicht nachweisen. Das Ausbleiben der Akromegalie ist nach Schmorls
Ansicht vielleicht von der gleichzeitigen Erkrankung der Epithelkörperchen
abhängig zu machen. Beziehungen zur Schilddrüse vermuten Askanazy
und v. Kutscha. Letzterer sah von Thyreoidingaben keinen Erfolg, Nancrazing White angeblich Besserung. Dalché und Galop sahen gleicheitig
Addison u. a. glanduläre Störungen, Zeichen von Addisonscher Krankheit
erwähnen auch Guillain und Baudouin. Nach Kaufmann sind alle
glandulären Theorien hinfällig, da häufig nur einzelne Teile des
Skeletts von der Ostitis deformans befallen werden.

Paget war bei seinen Beobachtungen über das gleichzeitige Vorhandensein von Tumoren überrascht (5 mal bei 6 Autopsien). Andere
Autoren machten dieselbe Erfahrung. Packard findet es nicht überraschend,
daß eine Erkrankung des Alters häufig mit Tumoren, besonders Karzinomen
vergesellschaftet ist. Negellen und Ménétrier glauben nicht, daß diese Tumoren
zur Ostitis deformans führen, sie sind vielmehr eine Folgeerscheinung des chronischen Knochenleidens. Durch das Vorhandensein von multiplen malignen
Tumoren, die zu Metastasen in inneren Organen führten, gewinnt das Krank-

heitsbild eine gewisse Ähnlichkeit mit der von v. Recklinghausen beschriebenen tumorbildenden Ostitis deformans. Die gefundenen Tumoren sind häufiger Sarkome wie Karzinome. Nach Schirmer sahen Goodhart und Elliot multiple Knochensarkome, Wherry ein Tibiasarkom mit Spontanfraktur, Monro ein Spindelzellensarkom des Unterschenkels, Fielder ein Sarkom der Synchondrosis sacroiliaca, Packard, Steele und Kirkbride ein Riesenzellensarkom des Stirnbeins mit Metastasen auf der Pia und Pleura diaphragmatica, Goodhart ein Karzinom der Leber, Cayley ein Lungen-, Moizard und Bourges ein Magenkarzinom, Lunn beschreibt das gleichzeitige Vorhandensein eines Enchondroms des Beckens, Wilks einen malignen Tumor der Dura mater, Goodhart lymphomatöse Geschwülste in der Milz, wie sie bei der Hodgkinschen Krankheit gefunden wurden.

Veränderungen des Nervensystems, die bei Sektionen mehrfach gefunden wurden, führten zur Aufstellung der Hypothese von der neuropathischen Entstehung des Leidens. Die mitgeteilten Befunde bieten keineswegs etwas für die Ostitis deformans Spezifisches, es sind in der Hauptsache Altersveränderungen und Folgeerscheinungen der fast stest vorhandenen Arteriosklerose. Paget, Léri, Hudelo und Heitz, Dieulafoy, Ménétrier u. a. fanden das Gehirn normal. Koch fand die Hirnwindungen teilweise stark abgeflacht, die Hirnfurchen verstrichen. Das Gehirn erschien gegen ein normales gehalten außerordentlich niedrig, wie plattgedrückt, besonders deutlich ist das an den Kleinhirnhemisphären wahrzunehmen, die in ihrer Dicke bis auf $2\frac{1}{2}$ cm reduziert sind. Beide Stirnlappen sind stark verschmälert, namentlich in den basalen Abschnitten, beide Schläfenlappen erscheinen infolge der Verdickung des Felsenbeins an ihren medialen Abschnitten wie ausgehöhlt. Die Brücke ist stark abgeplattet, von der unteren Fläche des Kleinhirns erstrecken sich zapfenförmige Fortsätze in das Foramen occipitale magnum. Das Chiasma nervorum opticorum ist stark abgeplattet, an den Sehnerven und den übrigen Hirnnerven sind makroskopisch wahrnehmbare Veränderungen nicht vorhanden. Die basalen Hirnarterien zeigen ziemlich starke skleroatheromatöse Veränderungen. Hann führt wochenlang anhaltende Bewußtlosigkeit auf Veränderungen der Dura zurück.

Veränderungen des Rückenmarks sind häufiger beobachtet worden. Pic sah bei einem Kranken Kontrakturen der Adduktoren, Steigerung der Reflexe und Inkontinenz der Blase. Schmerzen, die den lanzinierenden Schmerzen bei der Tabes glichen, ließen an eine Markläsion denken. Gilles de la Tourette und Marinesco fanden im Dorsalmark an den Hintersträngen und an den hinteren Teilen der Seitenstränge Faserausfall, in einem anderen Falle in den mittleren Partien der Hinterstränge und der hinteren Wurzelzone im unteren Dorsalmark, weniger im Lendenmark Verminderung der Nervenfasern. Die Lokalisation dieser Befunde ist eine wesentlich andere als wie bei der Tabes. Bei der histologischen Untersuchung wurde in den betroffenen Teilen, sowie in den peripheren Nerven Bindegewebswucherung, hier außerdem Quellung der Nervenscheiden festgestellt. Die peripheren Nerven waren verdickt, das umgebende Gewebe ödematös. Léri beschreibt eine Marksklerose, besonders der Gollschen und Burdachschen Stränge, die er den senilen, durch Gefäßveränderungen bedingten Markläsionen gleichsetzt, die keinesfalls Beziehungen zur Ostitis deformans haben. Hudelo und Heitz und P. Marie sahen eine

diffuse Marksklerose. Medea und Da Fano beschreiben eine vom Gefäßsystem
ausgehende diffuse Pseudosklerose an den geraden und gekreuzten Pyramiden-
bündeln, sowie an den Gollschen und Burdachschen Strängen und der Zona
radicularis post. Sowohl der Zervikalteil der Medulla wie auch der dorsale
und lumbale wiesen die gleichen Pseudosklerosen auf. Stilling fand bei einer
Patientin, die an seniler Demenz gelitten, den Zentralkanal des Rückenmarks
fast vollkommen obliteriert, im ganzen Rückenmark eine hochgradige peri-
ependymäre Sklerose. Zwischen dem 5. und 6. Zervikalsegment bestand eine
etwas ausgedehntere gliomatöse Wucherung. Sie bildete hier einen kleinen,
rundlichen, hinter dem obliterierten Zentralkanal gelegenen Tumor von fast
1 mm Durchmesser, in dem auf einigen Querschnitten ein freier Spalt zu erkennen ist. In den an die Geschwulst grenzenden Teilen der Hinterstränge
ist die Neuroglia etwas verbreitert. Ein Patient Mackays, der gleichzeitig an
Huntingtonscher Chorea litt, war geistig gestört, senile Demenz beobachteten
auch Maffard und Wilks. Diese wenigen Sektionsberichte über sklerotische
Herde im Rückenmark sind nicht ausreichend, um die mehrfach geäußerte Vermutung (Prince, Medea und Da Fano), daß die Pagetsche Krankheit auf der
Läsion eines trophischen Zentrums beruhe, also neuropathischer Natur sei, zu
stützen. Das wahllose und unregelmäßige Befallensein einzelner Skelettabschnitte spricht gegen die neuropathische Natur des Leidens.

Zu den häufigen Komplikationen des Leidens, denen sogar ätiologische Bedeutung beigemessen wird, sind die Arteriosklerose und Herzaffek-
tionen, ferner Gicht und Rheumatismus zu rechnen. Alle Veränderungen der
inneren Organe sind in der Hauptsache als Altersveränderungen zu deuten.
Die mehrfach gesehenen Unterschenkelgeschwüre (Du Castel, Semper,
Hoffa, Wollenberg) sind kaum anders zu bewerten, wenigstens dürfen wir
in ihnen die Ursache des Leidens nicht suchen. Kahlköpfigkeit wird öfters
gesehen (Gaylard, Wollenberg u. a.).

Blutuntersuchungen (Thibierge, Waterhouse u. a.) ergaben keine
Abweichung von der Norm. Die Urinmenge ist, wie zahlreiche Untersuchungen
ergaben, verringert, die Chloride im Harn sind vermehrt, die übrigen Salze
vermindert. Analysen der Knochen ergaben eine Zunahme der organischen
Substanz. Beziehungen zwischen der chemischen Zusammensetzung des Harns
und der der Knochen bestehen aber nicht.

Der Beginn des Leidens ist ein schleichender. Nur in der Hälfte
der Fälle sind Schmerzen in den erkrankten Gliedern vorhanden, durch die
das Allgemeinbefinden aber nur wenig gestört wird; die Knochenveränderungen
werden häufig zufällig entdeckt. Die Schmerzen haben rheumatischen oder
neuralgischen Charakter, sie werden auch als bohrend, blitzartig oder dumpf
beschrieben, sie betreffen die Extremitäten, werden von den Patienten in die
Knochen, in einzelne oder das ganze Skelett lokalisiert, häufig auch als Muskel-
und Sehnenschmerzen gedeutet. Den objektiv wahrnehmbaren Knochenveränderungen gehen die Schmerzen monate-, nicht selten jahrelang voraus. Ein
Patient Wollenbergs hatte während der ganzen Dauer der Erkrankung nie
an Schmerzen gelitten. Die oft gleichzeitig vorhandene Gicht (Paget, Hutchinson) erschwert die richtige Deutung der Schmerzen. Joncheray will
eine schmerzhafte und eine schmerzlose Form der Pagetschen Erkrankung unterscheiden. Die erste soll die häufigere sein, die letztere vor-

wiegend die oberen Extremitäten und Frauen in der Überzahl befallen. Richard und Cadet wollen sogar drei Typen des Leidens unterscheiden. Richard spricht 1. von dem reinen Pagetschen Typ, 2. von gleichzeitigen Knochen- und Gelenkveränderungen, 3. von einer Arthritis mit geringen Knochenver- änderungen, die sich in der Nähe der Gelenkenden befinden. Letztere Form soll die häufigste sein. Zuweilen wird der langsame Verlauf des Leidens durch akute Attacken unterbrochen, die mit heftigsten Schmerzen in den erkrankten Knochen einhergehen. Wenn die Schmerzen auf eine bestimmte Stelle lokali- siert sind, waren örtliche Temperatursteigerungen (Ollier), sowie Hautrötung nachzuweisen. Richard macht darauf aufmerksam, daß in einigen Fällen gleichsam akut fast alle Knochen erkranken.

Differentialdiagnose.

Auf dem Höhepunkt, der nach 5—15 Jahren erreicht ist, ist das Leiden an den eigenartigen Knochendeformationen erkennbar; an der Selbständigkeit der Erkrankung ist nicht mehr zu zweifeln. Sternberg, Schuchardt haben neben Paget als erste diesen Standpunkt gegenüber Ziegler vertreten, der mannigfache Beziehungen zur Arthritis deformans aufgestellt hat. Schlesinger hat erneut darauf hingewiesen, daß ein normaler oder fast normaler Gelenk- befund ein differentialdiagnostisches Merkmal für die Pagetsche Krankheit ist. Die Pagetsche Krankheit besitzt einige radiographische Merkmale, die sie von anderen Knochenaffektionen unterscheiden lassen. Zu diesen gehören die Akromegalie, die Kopf und Gliedmaßen entstellt. Aber nach P. Marie ist es das Gesicht, das bei der Akromegalie hypertrophisch wird und nicht der Schädel. An den Gliedmaßen sind es Hände und Füße, die verdickt und vor allem verlängert werden. Die röntgenologisch nachweisbare Vergrößerung des Türkensattels sichert die Diagnose. Bei der Leontiasis ossea wird der Kopf allein ergriffen, an ihm aber sämtliche Knochen. Neben einer diffusen Ver- dichtung der Knochensubstanz finden sich umschriebene Knochentumoren (diffuse Hyperostosen der Schädel- und Gesichtsknochen). Die Erkrankung beginnt im jugendlichen Alter. Nach Prince und Fitz soll eine scharfe Tren- nung beider Erkrankungen nicht möglich sein. Prince sah bei einem von Edes als Hyperostosis cranii mitgeteilten Falle später eine allgemeine Ostitis deformans. Vielleicht war die anfängliche Diagnose von Edes nicht richtig gestellt. Ob Grenzfälle vorkommen, erscheint uns mehr wie fraglich. Schirmer glaubt den von Toby Cohn vorgestellten vielleicht als solchen deuten zu können. Bei einer 64jährigen Frau entwickelte sich seit 12 Jahren ein exzessives Wachs- tum des Schädels bis zu einem Umfang von 68 cm bei der Vorstellung. Mit Recht zählt v. Hansemann auch diese Beobachtung zur Ostitis deformans Paget, weil der Schädel im Radiogramm (Levy-Dorn) vollkommen glatt ist. Hydrozephalus, Rachitis, chronischer Gelenkrheumatismus, die Osteo- arthropathie hypertrophiante pneumique werden kaum mit der Ostitis defor- mans verwechselt werden. Dasselbe gilt von der spätsyphilitischen Säbelscheiden- tibia und der Osteomalazie. Die senile Osteoporose kann Deformationen herbei- führen, die an die Pagetsche Krankheit erinnern: Pseudo-Paget (P. Marie, Mocquot, Moutier). Es sind eine Dorsalkyphose und Verkrümmung der unteren Gliedmaßen. Knochenhypertrophie, Schädelanomalien, Veränderungen der Schlüsselbeine und oberen Gliedmaßen kommen aber nicht vor. Der Beginn

ist nach P. Marie ein später und schmerzloser. Die Frage, ob die Ostitis deformans (Paget) und die Ostitis fibrosa (v. Recklinghausen) identische Prozesse sind, werden wir gesondert beantworten.

Das Allgemeinbefinden der an Ostitis deformans leidenden Patienten
ist zunächst wenig gestört. Allmählich entwickelt sich unter dem Einfluß der Schmerzen, der Unbeweglichkeit, die durch eine allgemeine Muskelatrophie bedingt ist, eine echte Kachexie. Die häufig vorhandene Thoraxdeformität behindert Atmung und Zirkulation. Die Kranken erliegen Komplikationen von seiten des Herzens und der Atmungsorgane. Die Neigung zu
Karzinomen, die aussichtslose Therapie trüben die Prognose.

Therapie.

Zur Beseitigung der bestehenden Deformitäten sind vereinzelt chirurgische
Eingriffe vorgenommen worden. Die Erfolge sind nicht ermutigend. Schmieden
sah eine Keilosteotomie der Tibia heilen, mußte aber später wegen zunehmender
arthritischer Beschwerden die Knieresektion ausführen und wegen langdauernder
Eiterung, deren Ursache im Grundleiden zu suchen ist, den Oberschenkel am-
putieren. Sonnenberg erlebte eine Pseudoarthrose nach der Osteotomie.
Drei Monate nach der Operation fehlte noch jegliche Kallusbildung. Auch eine
Fraktur der Fibula zeigte bei der Patientin keine Neigung zur Konsolidation.
Maiers Vermutung, daß bei frühzeitiger Diagnose radikale Eingriffe die Krank-
heit vielleicht aufhalten können, erscheint uns problematisch. Schuchardts
Warnung vor chirurgischen Eingriffen zum Ausgleich der Deformitäten ist bei
den schweren Ernährungsstörungen des Knochensystems durchaus berechtigt.
Schanz hat mit Erfolg eine doppelte Osteotomie der Tibia gemacht, die erste
handbreit unter dem Kniegelenkspalt, die zweite in der Mitte der Tibia. Der
Knochen war sehr blutreich und außerordentlich hart. Durch Stützapparate
konnte Schanz den Zustand seines Patienten wesentlich bessern. Bei einer
Patientin Hochheimers entstand die Erkrankung im Anschluß an die zweite
Entbindung. Die Kastration war ohne Erfolg. Auch die Organotherapie (Ovarin-
tabletten) versagte. Nancrazing-White sah nach Verabreichung von Schild-
drüsenextrakt Besserung, v. Kutscha vermißte bei dieser Medikation jeden
Einfluß auf die Erkrankung. De Hall sah nach Jod- und Chiningaben Lin-
derung der Schmerzen. Gräffner verabreichte Phosphorlebertran, der Kopf-
umfang ging um 3 cm zurück. Ka. lacticum und acid. citr. erwiesen sich (Nancrazing-White) als erfolglos. Dufour, Jacquard, Bertin und Monrot rühmen
die antisyphilitische Behandlung (Salvarsan, Jodkalium). Mehler und Nicod
gaben Suprarenin und Phosphor (nach Curschmann). Hierdurch und durch
die Beschaffung orthopädischer Apparate erzielten sie eine hervorragende
Besserung. H. Schlesinger empfiehlt einen Versuch mit der Radiotherapie.

Ostitis fibrosa – metaplastische Malacie
v. Recklinghausen.

In der Festschrift der Assistenten für Rudolf Virchow beschrieb v. Recklinghausen 1891 das Krankheitsbild der Ostitis fibrosa. Der Name sollte
auf einen entzündlichen Vorgang, und zwar auf eine chronisch produktive Entzündung hinweisen, die zum Ersatz des Knochengewebes durch fibröses Gewebe

führt. Die Benennung metaplastische Malazie sollte ebenfalls den Wandel, den Umbau des Gewebes in den Vordergrund stellen und gleichzeitig die Verwandtschaft mit den anderen Arten der Malazie, sowie die Stellung in der Reihe der Erweichungen kennzeichnen. Andere Namen, wie Osteopathie (Almerini), Osteodystrophia cystica (v. Mikulicz), wies v. Recklinghausen zurück, weil durch sie die Einsicht in das Wesen der Krankheit nicht gefördert wird. Die deformierende Ostitis (Paget) soll mit der Ostitis fibrosa nahe verwandt sein, obwohl klinisch gewisse Unterschiede bestehen. v. Recklinghausen hat aber selbst betont, daß Paget im Skelett seiner Fälle nie Zysten, fibröse Herde und Riesenzellentumoren gesehen, die seinen Beobachtungen ein bestimmtes Gepräge gegeben. Er bezeichnet die Ostitis deformans (Paget) als hyperostotische metaplastische Malazie.

v. Recklinghausen verfügt selbst über eine reiche Kasuistik der Ostitis fibrosa. Das noch immer seltene Krankheitsbild ist in seiner generalisierten Form vorwiegend nur in Deutschland gesehen worden, aus Frankreich, Italien, England liegen nur einzelne Mitteilungen vor. Diese territoriale Verbreitung der Krankheit ist bemerkenswert, wenn wir bedenken, daß die Pagetsche Ostitis deformans fast ausschließlich in England und Amerika, schon viel seltener in Frankreich und nur ausnahmsweise in Deutschland beobachtet wurde. Die umschriebene Form der Ostitis fibrosa, der heute die Mehrzahl der Knochenzysten zugerechnet wird, ist in den letzten Jahrzehnten häufig gesehen und viel besprochen worden. Folgende Forderungen müssen nach v. Recklinghausen erfüllt sein, wenn ein Fall der chronisch fibrösen Ostitis zugezählt werden soll:

1. die vorhandenen Knochendeformationen müssen sich im Laufe von Jahren eingestellt haben, und zwar an Skeletteilen, die vorher ihre typische Gestalt und augenscheinlich die normale Widerstandsfähigkeit besessen haben;

2. die Veränderungen müssen von enormen Schmerzausbrüchen begleitet sein;

3. die veränderten Knochenpartien sollen trotzdem ihre Gestalt und einen ganz ähnlichen Bau erkennen lassen, wie die richtigen Komponenten der Knochensubstanz;

4. müssen mikroskopisch Riesenzellen und die deutlichen Zeichen lakunärer Resorption, daneben ein Neubau faserhaltigen Gewebes und in diesem der jugendliche Typus der richtigen Osteoidbälkchen zu erkennen sein.

In einem der v. Recklinghausenschen Fälle handelt es sich um einen 40jährigen Maurer, der vor Jahren eine merkurielle Kur wegen Syphilis durchgemacht hatte. Sturz von der Leiter 3 m tief auf die linke Seite im April 1888, 8 Tage später wegen großer Schmerzhaftigkeit des Hüftgelenkes Aufnahme in die chirurgische Klinik. Man bleibt zweifelhaft, ob Infraktion des Schenkelhalses oder Koxitis. Extensionsbehandlung bis zum August, als die Besserung so weit vorgeschritten, daß der Kranke an einem Stock gehen kann. Im Oktober rutschte er im Wartezimmer der chirurgischen Klinik aus, fällt gegen eine Bank und bricht sich das eine Schlüsselbein. Wieder in die Klinik aufgenommen, bekommt er, im Bett liegend, als ihm die Bettschüssel angeblich ungeschickt gereicht wird, einen Querbruch in der Diaphyse des rechten Oberschenkelknochens Andauernde Schmerzen in demselben und mangelhafte Fortschritte zur Konsolidation veranlassen die Verlegung auf eine nicht klinische Abteilung des Bürgerspitals. Als er dann im Laufe des Sommers zwecks eines Gutachtens in der Klinik wieder untersucht wird, bietet er nicht nur die auffälligsten Krümmungen an dem Oberarm, Oberschenkel und an einem Unterschenkel dar, sondern äußert auch lebhafte Schmerzen an vielen Knochen und erscheint sehr abgemagert.

Obwohl jener Querbruch konsolidiert zu sein scheint, kann doch der Patient wegen der Schmerzhaftigkeit das Bein nicht heben. Unter zunehmendem Marasmus Tod am 4. Oktober 1889. Sektion: Eingeweide und Zentralnervensystem ohne erhebliche Veränderungen. Entsprechend den großen Verkrümmungen, die man dem Oberschenkel der Leiche beibringen kann, ist der Oberschenkelknochen sehr difform; sein Schaft nur durch einen fingerdicken, kurzen Bindegewebsstrang mit dem Kopf- und Halsstück verbunden; in jenem verliert sich der Hals zugespitzt. Der Schaft selbst ist unregelmäßig S-förmig gekrümmt, dadurch bedeutend verkürzt, 31 cm, biegsam, namentlich auch die Rindenschicht ganz nachgiebig. Der rechte Oberschenkelknochen (39 cm) ebenfalls an allen Stellen biegsam, ist durch einen Querspalt in zwei fast gleiche Hälften getrennt, Kopf und Hals nach unten abgeknickt gegen den Schaft und auch der obere Teil des letzteren nach medialwärts abgebogen, so daß der große Trochanter auf die mediale Seite der Knochenachse gestellt ist. Kyphose des oberen Brust-, Lordose und rechtsseitige Skoliose des unteren Lendenteils der Wirbelsäule mit starker Verkürzung sämtlicher Wirbel; starke Elevation der Schädelbasis; etwas schiefes Schnabelbecken; Kyphose des Brustbeins. Am Schädel sind die Nähte fast gar nicht mehr zu erkennen. Bei fast gleichmäßiger Dicke (5—7 mm) erscheint das Schädeldach außer auf dem Scheitel mit vielen Gruben 1—3 mm besetzt, wie angenagt und verwittert, an seiner Innenfläche feingrubig, gleichmäßig, blaurot, ohne Auftreibungen; übrigens ist die Dura mater, wie auch das Perikranium schwer von der Schädeloberfläche zu trennen. Auch an den Röhrenknochen gelingt die Säuberung nur höchst unvollständig, wie gewöhnlich beim malazischen Knochen, erstens weil das Messer auf keinen festen Widerstand stößt, selbst an den Diaphysen, zweitens und wesentlich wegen einer ungewöhnlichen Adhäsion des Periosts. Trotzdem ist deutlich festzustellen, daß die diaphysären Teile gleichmäßig leicht verdickt sind im Vergleich zu den Epiphysen, auch wohl im Verhältnis zur Länge, namentlich aber, daß einzelne begrenzte Auftreibungen, unverkennbare Tumoren, vorhanden sind, von außen sichtlich, die deutlichsten in dem oberen Teile des linken Wadenbeins und in der linken Darmbeinschaufel am Ursprung der Spina ant. inf. Sie stechen ferner an der Knochenoberfläche hervor durch ihre braunrote Farbe, selbst wenn diese nur fleckweise vorhanden ist. Hierdurch sowie durch die Weichheit ihres Gewebes sind die Tumoren auch da, wo sie mehr diffus entwickelt sind, wie besonders an dem verdickten Ober- und Unterkiefer, leicht erkennbar geworden. Noch deutlicher treten aber die großartigen Veränderungen der Substanz fast sämtlicher Knochen auf dem Durchschnitt zutage. Die Säge schneidet wie durch mürbes Holz, die Diaphysen der am stärksten verdickten Knochen (Wadenbeine, Radii und Oberschenkelknochen) sowie die Rippen und das Schädeldach können auch mit dem Messer bei mäßigem Kraftaufwand durchschnitten werden.

Die makroskopischen Veränderungen, die lange und platte Knochen erfahren hatten, faßt v. Recklinghausen wie folgt zusammen:

1. Die Rinde der Röhrenknochen hat eine junge, blaßrosige, meistens eine fast weiße Farbe, bald mit einem gelblichen, bald mit einem blaßrötlichen Anflug, ist aber fast nirgends mehr eine solide Kompakta, sondern eine fein poröse Substanz, erscheint also nach ihrer Farbe und Konsistenz wie ein weiches, nicht ganz jugendliches Osteophyt. Nur in den Epiphysen der Unterschenkelknochen hat die Spongiosa noch ein normales Aussehen und trägt grobe Poren, die bald mit gelbem Fett, bald mit blutrotem Mark gefüllt sind, und Knochenblättchen von richtiger Anordnung bis zum ganz intakten Knorpelüberzug hin. Im Humerus und Femurkopf erreicht dagegen eine fein poröse weißliche oder bräunliche Spongiosa an mehreren Stellen den Knorpel und läßt auch ganz kleine Zysten wahrnehmen.

2. Die Markhöhle ist oft verengert, indem die weiße pathologische Rindensubstanz hineindringt, das Mark selbst ganz durchbricht, ja, in den platten Knochen, den Rippen z. B. auf größere Strecken dasselbe ganz ersetzt, an beiden Frakturenden die Markhöhle sogar abschließt. Das Markgewebe ist meistenteils lebhaft rotes Lymphmark, selten noch gelbliches Fettmark,

beides bisweilen nebeneinander. Zerstreute Markinseln kommen auch in den oberflächlichen Rindenschichten zuweilen noch vor.

3. Dichtes, d. h. nicht poröses, weißes fibröses Gewebe findet sich vereinzelt vor, besonders in dem Halse des rechten Oberschenkelknochens, in der rechten Klavikula und auch hier und da in der Rinde der Diaphysen.

4. Die braunroten Tumoren, die sich mikroskopisch als richtige Riesenzellensarkome oder Myeloidtumoren, und zwar als sehr reich an braun pigmentierten körnigen Zellen erwiesen, die auch oft farblose Stellen, fast follikelähnliche Knoten enthalten, sitzen immer in der neu entstandenen Rindensubstanz oder sie gehen durch die ganze Dicke des Knochens hindurch.

5. In vielen Knochen enthalten die braunen Stellen der Schnittfläche ganz kleine bis stecknadelkopfgroße glattwandige Zysten; eine ganz vereinzelte erbsengroße Zyste wird auch mitten in der feinporösen Substanz der Rippe aufgefunden, eine kirschgroße inmitten des nachbarlichen braunroten Rippentumors.

Die histologischen Untersuchungen bei der Ostitis fibrosa ergaben gleichmäßig einen vollständigen Umbau des Knochengewebes. An Stelle des normalen Fettmarkes finden wir ein bald älteres, bald jüngeres zellreiches faseriges Bindegewebe, das durch seinen Reichtum an Knochenmarksriesenzellen ausgezeichnet ist. Das neugebildete fibröse Gewebe ist auch absolut im Übermaß vorhanden; die von ihm umschlossenen Knochenbälkchen verraten an der überall sichtbaren lakunären Resorption, daß sie dem Untergang verfallen sind. Daneben sind allenthalben im pathologischen Gewebe umgebildete, geflechtartig angeordnete junge Knochenbälkchen nachzuweisen. Dieses massenhaft umgebildete Osteoid, das wir bei jeder proliferierenden chronischen Ostitis antreffen, bewog v. Recklinghausen, von einem irritativen Vorgang, von einer produktiven Entzündung zu reden und den fibrösen Bau in den Vordergrund zu stellen. v. Recklinghausen macht darauf aufmerksam, daß wir bei der Ostitis fibrosa nur selten ein derbes, schwieliges Bindegewebe finden wie bei der schrumpfenden Leberzirrhose. Nur dort, wo es jahrelang bestanden, wo häufiger Blutungen in das Bindegewebe erfolgten, vor allem in der Wand größerer Zysten, finden wir ein sklerotisches induriertes Bindegewebe. Die Zysten entstehen durch Erweichung des fibrösen Gewebes. Folge zahlreicher Blutungen ist die braune Pigmentierung, die bei dem Gewebsumbau eine große Rolle spielt. Die Blutungen sind nach v. Recklinghausen für lange Zeit das Kennzeichen vorhanden gewesener aktiver Blutkongestionen und Blutaustretungen, die in der Zeit der lebhaftesten Irritation stattgefunden. Der Nachweis von Riesenzellen ist zur Diagnose der Ostitis fibrosa unumgänglich. Osteoklasten fehlen nach v. Recklinghausen in der sklerotischen Wand größerer Zysten, im übrigen sind sie weit verbreitet in dem metaplastisch entstandenen Gewebe, auch selbst wenn keine Reste alter oder junger Knochensubstanz im Fasermark nachzuweisen sind. Sie sind dauerhaft und lassen die Herkunft der Gewebe, in denen sie sich finden, noch lange Zeit erkennen. Die zuerst von v. Recklinghausen beschriebenen braunen Tumoren haben ihren Hauptsitz inmitten des fibrösen ostitischen Gewebes, von dem sie wahrscheinlich ihren Ursprung nehmen; meistens sind sie ganz eingekapselt von dem neugebauten fibrösen Knochengewebe. Aber auch da, wo sie das Periost emporheben oder durchbrechen, läßt sich zweifelsfrei nachweisen, daß auch diese Tumoren im Inneren der Krankheitsherde, gleichsam in den Zentren der aktiven Vorgänge, also in denjenigen Stellen der einzelnen Knochenabschnitte entstanden sind, in denen die Reizmomente am frühesten einsetzten oder in welchen sie am häufigsten wiederkehrten. Die Tumoren sollen im allgemeinen den Ort des ersten Beginnes der fibrösen Ostitis bezeichnen. Die Tumoren von höchster Entwicklung und von größtem Volumen fand v. Recklinghausen fast regelmäßig in den Mittelstücken der Diaphysen der langen Röhrenknochen, also in den Knochenabschnitten, in denen die Rinde durchschnittlich am dicksten ist und die meiste Kompakta enthält. Die braunroten Tumoren erweisen sich mikroskopisch als richtige Riesenzellensarkome oder Myeloidtumoren, sie sind sehr reich an braun pigmentierten Zellen, die oft auch farblose Stellen, fast follikelähnliche Knoten enthalten.

Konjetzny, der einen Fall von Anschütz genauer untersuchte, fand in der Umgebung eines im äußeren Malleolus gelegenen Tumors eine derbe Kapsel, nirgends eine destruktive Invasion in den benachbarten Knochen. Auf einem Durchschnitt durch den Tumor sah man zweifellose Blutkoagula, sowie glattwandige Hohlräume, die mit einer öligen braunroten Flüssigkeit angefüllt waren. Diesen Hohlräumen fehlte jegliche endotheliale bzw. epitheliale Auskleidung, zweitens bildet ein Saum von Riesenzellen ihre direkte Begrenzung. In den hämorrhagischen Herden sind die roten Blutkörperchen zusammengesickert, verklumpt bzw. durch amorphes eisenhaltiges Pigment substituiert. Zwischen Riesenzellen und Pigmentablagerung besteht eine bestimmte Korrelation, insofern Riesenzellen sich nur dort finden, wo bräunliches Pigment abgelagert ist. Da die meisten Riesenzellen pigmenthaltig sind, so muß diese Wechselbeziehung in einer Fremdkörperwirkung des Pigments bzw. in resorptiven Vorgängen zu suchen sein. Diese Riesenzellen sind in genetische Beziehung zu den Osteoklasten zu setzen, die nach Vollendung ihres Zerstörungswerkes an der Kortikalis und Spongiosa sich zusammenschließen und sich phagozytotisch mit Pigment beladen. Dabei ist nicht ausgeschlossen, daß andere aus anderen Zellelementen infolge der Fremdwirkung der Pigmentschollen entstehen. Gegen die Diagnose eines Sarkoms sprachen das Fehlen jeglicher Polymorphie, die nach Lubarsch und Borst selbst in den gutartigsten Riesenzellensarkomen der langen Röhrenknochen niemals fehlt, ferner die sukzessive Differenzierung der zellreichen Partien in die zellarmen, das massenhafte Vorkommen von Plasmazellen mitten in dem zellreichen Gewebe und endlich das typische und morphologische Verhalten der Riesenzellen, die als Form der Körperriesenzellen aufzufassen sind. Die riesenzellenhaltigen Bildungen bei der Ostitis fibrosa sind nach Konjetzny ephemere Bildungen, die durch sukzessive Differenzierung schließlich zu derbfaserigen Bindegewebsmassen mit oder ohne osteoide Umwandlung werden. Rehn sieht in ihnen eine Phase in der Entwicklung des Krankheitsbildes, die im anatomischen Bilde zu einer bestimmten Zeit vorherrscht.

v. Recklinghausen hat vom Standpunkt der Pathogenese die Ostitis fibrosa jenem großen Gebiet der Knochenerkrankungen eingeordnet, die mit einer verminderten Festigkeit des Skelettsystems einhergehen; in ätiologischer Hinsicht findet er manche Beziehungen zur Osteomalazie und Rachitis. Während die Rachitis, die Osteomalazie uns nur als Systemerkrankung bekannt sind, wird die Ostitis fibrosa als zirkumskripte und generalisierte Form beobachtet. Daß beide Arten Äußerungen derselben Erkrankung sind, daran ist nicht zu zweifeln. Warum aber in einem Falle die zirkumskripte Form des Leidens lokal bleibt, im anderen zu einer Generalisation im Skelett führt, das ist uns nicht bekannt. Blutungen, Zysten und braune Tumoren, die v. Recklinghausen zum ersten Male beschrieb, sind sekundäre Bildungen, von denen die Tumoren fast ausschließlich bei älteren Individuen gefunden werden.

Die Annahme, daß die generalisierte Form der Ostitis fibrosa Beziehungen zur Rachitis hat, als eine metarachitische Erkrankung (Stumpf) aufzufassen sei, beruht auf gewissen anamnestischen Angaben, sowie auf Skelettveränderungen, wie wir sie bei der Rachitis finden: Rosenkranz, plattes Becken, Verbreiterung der Epiphysen usw. Bei zahlreichen Fällen, fehlen aber jene Merkmale und die Vermutung, daß eine in früher Kindheit überstandene Rachitis die Ursache des Leidens sei, erscheint uns willkürlich und unbegründet. Mag die Annahme zu Recht bestehen, daß sich die Ostitis fibrosa generalisata auf dem Boden einer rachitischen Disposition entwickelt, die Ursache der zirkumskripten Form vollends ist damit nicht gefunden. Wir haben bei unseren eigenen Fällen nie Residuen der Rachitis gefunden, ebenso fehlten in der Anamnese Anhaltspunkte für diese Krankheit. Die Häufigkeit der Rachitis, die Seltenheit der Ostitis fibrosa sind nicht geeignet, die Annahme der rachitischen Disposition des Leidens zu stützen; so vermutet denn auch Stumpf, daß bei Ausbruch des Leidens in höherem Alter ein andersartiger malazischer Prozeß die Erkrankung einleitet. Stumpf betrachtet bei seinen Fällen eine gezackte Epiphysenlinie (11jähriger Knabe) als sichtbares Merkmal einer ausgeheilten Rachitis, Pfeifer fand bei seinem Falle (2$\frac{1}{2}$jähriger Knabe) eine zackige unregelmäßige Epiphysenlinie, in Küsters Fall bot der Oberschenkelknochen Zeichen einer abgelaufenen Erkrankung, die von v. Recklinghausen als rachitische aufgefaßt wird; zweimalige Fraktur des Oberschenkels im Alter von 5 Jahren wird auf zweifellose Spätrachitis zurückgeführt. Als Ausgangspunkt der Ostitis fibrosa werden fibrös-osteoide Herde oder Knorpelreste betrachtet, die nach abgeheilter Rachitis in den metaphysären Abschnitten der langen Röhrenknochen oft noch lange erhalten bleiben. Knorpelgewebe fanden bei der Ostitis fibrosa Küster, Schlange, Kehr, Bockenheimer, Tietze, Pfeiffer, Hartmann, Almerini. Küster, Bockenheimer, Tietze glauben, daß der Knorpel durch Metaplasie aus dem Fasermark, Wiener, daß er aus dem Knochen durch Rekartilagineszenz entstanden ist, Kehr, daß er infolge von Rachitis aus der Knorpelfuge abgesprengt wurde. Im Bereich der Knorpelinseln soll der Knochen geschwächt sein; Traumen, die ihn treffen, führen zu schwereren Gewebsveränderungen als an gesunden Knochenabschnitten, die Regeneration des Knochens ist mangelhaft, ein richtiger Knochenersatz bleibt aus.

Über die Rolle, die das Trauma bei der Entstehung der Ostitis fibrosa, besonders bei der umschriebenen Form spielt, bestehen noch Meinungsverschiedenheiten. Der Annahme, daß die Verletzung des gesunden Knochens zur Ostitis fibrosa führen kann (Beneke), widersprechen andere Autoren, die ihrerseits behaupten, daß das Leiden allenfalls durch die traumatische Einwirkung auf einen bereits erkrankten Knochen entsteht. Durch das Trauma müßte dann entweder das Knochenmark lädiert werden, oder durch Zerreißung eines intraossalen Gefäßzweiges eine Blutung in die Markhöhle oder den spongiösen Teil der metaphysären Knochenabschnitte — den Lieblingssitz der Ostitis fibrosa, besonders ihrer zystischen Form — entstehen. Folge der Markschädigung wäre dann die Umwandlung des Knochenmarks in Fasermark, Folge der Blutung bei ausbleibender Resorption die Zystenbildung. Pommer (Fall von Haberer) betrachtet die Knochenzysten, sowie den schleimgewebigen und faserigen Umbau des Knochenmarks als Folgewirkung von Blutungen innerhalb der Markhöhle und Spongiosaräume der Röhrenknochen. Wenn innerhalb von Röhrenknochen unter natürlichen Verhältnissen Blutungen eintreten, können und müssen infolge der eigenartigen Zirkulationsverhältnisse solche Knochenhämatome wie die als Phlegmasie aufzufassenden, durch Stauung im Verein mit Reizwirkungen bedingten schleimgewebigen und faserigen Umänderungen des Knochenmarks auftreten, denen keine spezielle, eine fibröse oder deformierende Ostitis kennzeichnende Bedeutung zukommt. Lexer, der Knochenhöhlen vollbluten ließ, sah niemals eine Knochenzyste, keine Ostitis fibrosa entstehen. Die im Verlauf der Erkrankung häufigen Frakturen sind in der Mehrzahl Spontanfrakturen, die bei alltäglichen Verrichtungen, nach einem leichten Trauma sich ereignen und gewöhnlich das erste Zeichen der bestehenden Erkrankung sind. Welche Bedeutung den Knochenbrüchen, die in der Anamnese der an Ostitis fibrosa leidenden Patienten des öfteren verzeichnet sind, zukommt, ist unentschieden. Zum Teil sind sie als Spontanfrakturen zu deuten, auch wenn sie sich in den ersten Lebensjahren ereignet haben, andererseits ist es wohl möglich, daß sich die Erkrankung an einem Knochenabschnitt lokalisiert, der in früher Kindheit einmal traumatisch frakturiert war. Für die generalisierte Form der Ostitis fibrosa ist die traumatische Genese abzulehnen. Die von v. Recklinghausen mehrfach betonte ätiologische Bedeutung der mechanischen Inanspruchnahme der Knochen für das Auftreten des fibrösen Herdes und der Tumoren ist nicht auf alle Lokalisationen der Krankheit anzuwenden (Schädel), wenn auch zuzugeben ist, daß die Knochen mit größter mechanischer Leistung, wie Oberarm- und Oberschenkelknochen, und zwar deren diaphysäre Abschnitte, in ihren proximalen Anteilen am stärksten betroffen sind. An den Gelenkenden der langen Röhrenknochen fand v. Recklinghausen die zentralen Abschnitte schwerer erkrankt als die subchondralen, vermutlich weil die ersteren den mechanischen Spannungen und Abschnürungen viel stärker ausgesetzt sind. Die ausgedehnte Metaplasie, die im Kalkaneus und Talus eines Falles gefunden wurde, wird auf den kontinuierlichen Gebrauch und die starke Anspannung zurückgeführt.

Ein infektiös-toxischer Ursprung der Ostitis fibrosa, für den einige positive bakteriologische Befunde ins Feld geführt werden, ist so wenig bewiesen, wie die Vermutung, daß das Leiden auf chronisch entzündlicher Basis beruht. Nach Röpke und v. Recklinghausen sollen Schmerzen im Verlaufe der Erkrankung für die Annahme einer entzündlichen Affektion sprechen. Diese ist aber nicht im Knochenmark zu suchen, wenngleich die Markveränderungen das Primäre sind; die Bezeichnung der Osteomyelitis fibrosa hat v. Recklinghausen als nicht zutreffend abgewiesen. In der Anamnese zahlreicher Fälle fehlen aber Angaben über Schmerzen. Es ist nicht angängig, das Fasermark gleichsam als Markgewebe zu betrachten, mit dem ein entzündlicher

Prozeß, eine schleichende bakterielle Infektion ausgeheilt wäre. Die Mark-fibrose ist ein progredienter Prozeß, der eher einem malignen Tumor zu vergleichen ist, weil er immer größere Knochenabschnitte befällt und oft nur durch radikale Maßnahmen zum Stillstand gebracht wird.

Viel umstritten ist auch noch die Natur jener braunen oder braunroten Tumoren, die besonders bei älteren Leuten im Verlauf der generalisierten Form der Ostitis fibrosa gefunden werden. Ein neuerlicher Versuch von Almerini, jene riesenzellhaltigen sarkomähnlichen zellreichen Tumoren den echten Blastomen zuzuzählen (tumorbildende Form der Ostitis fibrosa), ist fast einmütig abgelehnt worden. Die Ähnlichkeit mit jenen gutartigen Kiefertumoren, die seit alters als Epuliden bezeichnet werden, ist groß, darin ist Studeny Recht zu geben, aber überzeugender haben Lubarsch, Konjetzny u. a. dargetan, daß die Tumoren bei der Ostitis fibrosa nicht als echte Geschwulstbildungen zu be-trachten sind; es fehlen diesen Bildungen die Geschwulstcharaktere, die z. B. echten Sarkomen eigen sind: Verschiedenheiten der Zell- und Kerngröße, Zurück-treten der Interzellularsubstanz gegen den Zellgehalt, ferner Zell- und Gewebs-formen, die dem Typus des normalen wie des regenerativ gewucherten Gewebes fremd sind. Wir finden bei diesen Bildungen immer einen ganz allmählichen Übergang zum normalen oder wenigstens vom zellreichen zum zellärmeren fibrösen Gewebe, nie sehen wir, wie beim echten Sarkom, ein Vordringen gegen die gesunde Nachbarschaft (Stumpf).

Stumpf betrachtet die Mehrzahl dieser Tumoren als Regenera-tionsbildungen, mögen sie das eine Mal mehr fibrös sein, das andere Mal einen größeren Zellreichtum oder gar einen in ungewöhnlichem Grade hervor-tretenden Gehalt von Riesenzellen besitzen.

Sowohl im Bereich der fibrom- wie sarkomähnlichen Stellen ist die Bildung der Zysten zu verfolgen, und nach Mönckeberg sind es zur Verflüssigung führende seröse Transsudationen, ferner Blutungen in die Tumoren, die bei der ersten Entwicklung der Zysten eine Rolle spielen. Beim weiteren Wachstum der Zysten sollen Differenzen zwischen beiden Formen hervortreten: in der Umgebung der Riesenzellensarkome und der in ihnen ent-standenen Zysten fand Mönckeberg stets eine lebhafte lakunäre Knochen-resorption durch Osteoklasten, während an der Peripherie der fibrösen Herde und der Zystofibrome sich Vorgänge fanden, die als exzessiver Knochenanbau zu deuten sind. Den Riesenzellensarkomen und den in ihnen entstehenden Zysten käme damit die größere Wachstumsfähigkeit zu, während dem Wachs-tum der Zystofibrome durch die in ihrer Umgebung erfolgende Knochen-neubildung Einhalt geboten ist. Ob sich diese Ansicht verallgemeinern läßt, erscheint mir fraglich und ich möchte glauben, daß auch den fribomähnlichen Bildungen destruktive Eigenschaften zukommen, die zu weitgehender Zer-störung, ja blasiger Auftreibung des Knochens führen können. Anders läßt sich die Entstehung der mit einer oft papierdünnen Knochenschale umgebenen Zysten nicht erklären, wenn man nicht annehmen will, daß alles sarkomähnliche Gewebe restlos verschwunden ist. Aber auch beim Fehlen von Zysten und sarkomähnlichen Stellen finden wir, wenn nur die Umwandlung des Knochen-markes in Fasermark nachzuweisen ist, die Zerstörung der Knochenspongiosa und Kompakta. Darin müssen wir allerdings ein infiltrierendes, fast geschwulst-ähnliches Wachstum erblicken, während Stumpf annimmt, daß das fibröse

Gewebe sich dort ausbreitet, wo es Platz findet, und dabei auch entlang der perforierenden Kanäle in die Knochenwand sich verschiebt.

Die Pathogenese der Ostitis fibrosa bedarf weiterer Klärung. Die Wassermannsche Reaktion, die wir bei verschiedenen Fällen angestellt haben, war negativ. Bemerkenswert sind die Feststellungen Schmorls, der in einem Fall von Ostitis deformans mit braunen Tumoren eine sehr beträchtliche geschwulstartige Wucherung von drei Epithelkörperchen fand und in einem anderen Falle in den mäßig vergrößerten Epithelkörperchen die von Erdheim beschriebenen Zellwucherungen sah.

In den verschiedenen Beobachtungen v. Recklinghausens waren in erster Linie die langen Knochen der Extremitäten und die Wirbel beteiligt, dann folgen die Knochen der Schädelbasis, sowie die Ober- und Unterkiefer, die Körper wie die Bögen sämtlicher Hals-, Brust- und Lendenwirbel nebst dem Kreuzbein; weiter folgen die platten Knochen des Thorax, des Beckens, der Schulterblätter und des Schädeldaches; am wenigsten, aber doch regelmäßig beteiligt sind die Metatarsi und ganz gering einzelne basale und mittlere Phalangen der Zehen, das Pflugscharbein und die Nasenmuscheln. Dagegen zeigen die beiderseitigen vorderen Fußwurzelknochen wohl hochgradige Porosität, äußerst dünne Knochenbälkchen und gelbes, selten rotes Fettmark, aber keine fibrös osteoide Substanz, ebensowenig wie die rechte Patella. Im Inneren der linken Patella, beider Tali und Kalkanei sind zierliche Verdickungen der Knochenbälkchen, vorzüglich der Hauptstreben unter ihnen, damit Verdichtungen der Knotenpunkte dieser Streben ausgebildet.

Die Bevorzugung der langen Röhrenknochen trifft für alle uns bekannten Fälle von Ostitis fibrosa zu. Am häufigsten ist der Femur befallen (38%), in der Häufigkeitsskala folgt die Tibia mit 22%, der Humerus mit 16%. Im Kindesalter und bei Jugendlichen überwiegt die umschriebene Form des Leidens, bei Erwachsenen die generalisierte. In einigen Fällen wurden Übergänge zwischen dem Typus Paget und dem Typus Recklinghausen gesehen. Während in Hartmanns Fall die Veränderungen am rechten Oberschenkel, dem Becken mit ihren Zysten, fibrösen Herden und Tumoren dem Krankheitsbild der Ostitis fibrosa entsprachen, enthielt der linke Oberschenkel an den verdickten Stellen makroskopisch keine Zysten und keine Tumoren, sondern normales Fettmark in den Maschen der gewucherten Spongiosa. Ähnlich lagen die Verhältnisse am Schädeldach: auch hier fehlten Zysten, Tumoren und fibröse Herde; unter mächtiger Verdickung ist das Schädeldach fast ganz sklerosiert, die in der Mitte erhalten gebliebenen verkümmerten Markräume enthalten Marksubstanz und spärliches Bindegewebe. Dabei begann das Leiden im Kindesalter (im 5. Jahre), als das Kind längst schon laufen konnte, mit Hinken, Verkürzung und Verkrümmung des Beines, im Alter von $3/4$ Jahren soll das Kind ein Trauma erlitten haben.

Bei der generalisierten Form der Ostitis fibrosa fand v. Recklinghausen am Schädeldach außen und innen grubige und porige Stellen von 1—3 mm Durchmesser — der Schädel sah wie angenagt, verwittert aus — sowie fleckige Rötung; die Nähte sind fast gar nicht zu erkennen. Dura und Perikranium sind schwer von der Schädeloberfläche zu trennen. Das Schädeldach ist nur an einigen Stellen (Stirnbein) durchscheinend, sonst meist fein porös, sehr biegsam, leicht mit dem Messer zu schneiden (Abb. 10); mit einem Hammer beklopft klingt es, wie wenn auf Holz oder Pappe geschlagen würde. Bei einem anderen Falle war das Schädeldach fast gleichmäßig dick, 5—7 mm, am Hinterhaupt 9 mm. Die Umgebung des Foramen magnum springt wallartig vor, aber der Basiswinkel ist nicht gestreckt (etwa 130⁰). Einmal bestand eine ausgesprochene Konexobasie, die Partes condyloideae und der Basilarteil der Schuppe des Hinterhauptbeins waren gegen den aufsteigenden nach hinten vorspringenden Teil rechtwinklig abgeknickt und flach gelegt, ja, sie bildeten sogar ein schwaches Gewölbe nach oben. Einmal fand v. Recklinghausen zarte vaskularisierte Membranen auf der Innenseite der Dura der Konvexität. Lexer sah eine Patientin, die mit 30 Jahren wegen einer Epulis am Unterkiefer operiert wurde, und mit 40 Jahren ein ossifizierendes Rundzellensarkom des Oberkiefers, aber außerdem am Schädel und den übrigen Knochen des Skeletts die charakteristischen Veränderungen der Ostitis fibrosa aufwies. Die Patienten v. Recklinghausens hatten ein Alter von 33 Jahren, 2 mal von 40 Jahren und von 54 Jahren erreicht. Seine Befunde wurden bei der Autopsie erhoben, über die klinischen Erscheinungen der Schädelveränderungen finden sich keine Mitteilungen.

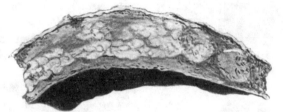

Abb. 10.   Ostitis fibrosa des Schädeldachs.

Die umschriebene Form der Ostitis fibrosa ist am Schädel nur einige Male beobachtet worden (Wrede 2 Fälle, Therstappen, Boit, Frangenheim, Dreyer, Ali Krogius). Die Erkrankung beginnt in der Regel in der Schläfengegend, um von dort auf Stirn, Joch- und Scheitelbein sowie den Oberkiefer (Dreyer) überzugreifen. Eine Bevorzugung gewisser Knochen des Schädels, etwa der bindegewebig präformierten (Belegknochen), ist nicht festzustellen. In der Schläfengegend, der häufigsten Lokalisation, findet sich entweder ein flach umschriebener Tumor oder es besteht eine mehr gleichmäßige Vorwölbung dieser Region (Abb. 11, 12, 13). Das Alter der Erkrankten schwankt zwischen 6 und 28 Jahren, der Beginn des Leidens reicht aber bis ins erste Dezennium zurück. Neben Kopfschmerzen, die einseitig oder allgemein sind, die als ziehend beschrieben werden und allmählich mit fortschreitendem Leiden an Heftigkeit zunehmen, sind es Sehstörungen, Doppelbilder, wofern überhaupt okulare Symptome vorhanden sind, über die die Erkrankten klagen. Der lokale röntgenologische Befund bietet so weitgehende Übereinstimmungen, daß ein Fall dem anderen gleicht. Wir fanden entsprechend der sichtbaren Knochenverdickung einen unscharf begrenzten Schatten, in dessen Umgebung der Schädelknochen dichter gefügt (sklerotisch) war. Dieser Schatten ist nicht gleichmäßig, er enthält hellere und dunklere Stellen. An den bei der Operation dieser Patienten gewonnenen Präparaten ist der Schädel um ein mehrfaches verdickt, Tabula ext. und int. sind kaum zu erkennen, wenn sie vorhanden, zeigen sie normale Breite. Der Raum der Diploe ist mit einem dichtgefügten, spongiösen Knochen, der stellenweise eburnisiert ist, erfüllt; daneben finden

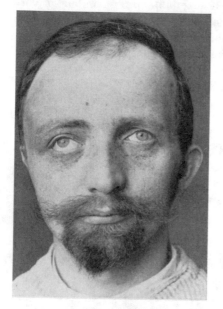

sich bindegewebige Herde von wechselnder Ausdehnung, dazu kommen bei einigen Fällen Zysten von verschiedener Größe, die mit einem klaren oder hämorrhagischen Inhalt erfüllt sind. Der Knochen ist im erkrankten Bezirk leicht zu schneiden und zu meißeln, selten derb, sklerosiert. Boit beschreibt eine starke Eindellung und Abplattung des Gehirns im Bereich des erkrankten Schädelabschnittes. Die Schädelauftreibung erfolgt aber in der Hauptsache nach außen, Drucksymptome fehlen. Bei diesen Fällen von lokalisierter Ostitisfibrosa des Schädels konnten genaue röntgenologische Untersuchungen im übrigen Skelett keine Krankheitsherde aufdecken, auch bei späteren Nachuntersuchungen wurde das Skelett frei befunden (z. B. bei Boit nach 10 Jahren). Boit und Dreyer sind die

Abb. 11.

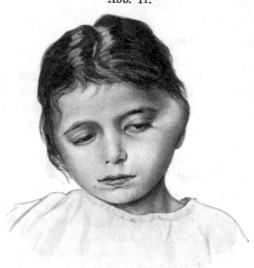

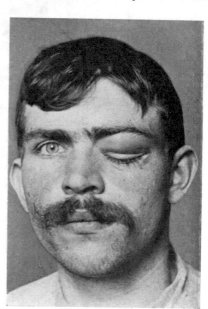

Abb. 12.   Abb. 13.

Abb. 11, 12 und 13. Umschriebene Ostitis fibrosa des Schädels. Beobachtungen der Königsberger und Leipziger chirurgischen Klinik.

einzigen, die ein Rezidiv (Boit: Übergreifen von der Stirn auf das Jochbein 10 Jahre nach der ersten Operation) gesehen haben. Ein nach zweimaliger Operation rezidiviertes Sarkom erkannte Dreyer als Ostitis fibrosa. Auch

Ali Krogius mußte seine Sarkomdiagnose revidieren, als er bei seinem Kranken nach 12 Jahren kein Rezidiv fand.

Wie am Schädel, so ist auch an den langen Röhrenknochen die rein fibröse Form der Ostitis fibrosa kein häufiges Vorkommnis. Im ersten Dezennium ist diese Form der Erkrankung nur ganz vereinzelt beobachtet worden, im zweiten Dezennium mehren sich die Beobachtungen, so daß etwa 50—60% aller bekannten Fälle von Ostitis fibrosa mit und ohne Zystenbildung in diese Lebenszeit entfallen. Am häufigsten ist im Kindesalter das obere Femurende an Ostitis fibrosa erkrankt; einige Male waren das untere Femur-, obere und untere Tibiaende betroffen, nur einmal der Humerus. Vereinzelt wurde das Befallensein mehrerer Knochen bei demselben Patienten gesehen. Bei Jugendlichen ist das obere Femurende die Lieblingslokalisation der Ostitis fibrosa, sie führt allmählich zu einer Deformation dieses Knochenabschnittes (Küster, v. Brunn, Almerini, Hartmann). Küster fand den oberen Teil des Femur in Form eines Hirtenstabes in weitem Bogen gekrümmt, Schenkelhals und Kopf waren so weit nach abwärts gebogen, daß beide mit dem Schaft einen sehr spitzen Winkel bildeten, wobei der Kopf den tiefsten, die Außenseite des großen Rollhügels den höchsten Punkt des veränderten Femur bildeten. v. Brunn beobachtete eine doppelseitige Coxa vara; auf der einen Seite war der Winkel zwischen Schaft und Hals auf einen rechten vermindert, war ferner eine Verkürzung des Halses in nach vorne konvexem Bogen vorhanden, fand sich unterhalb der Trochanterspitze eine stumpfwinklige Abknickung des Oberschenkelschaftes mit nach innen offenem Winkel. Hartmann, der ähnliche Veränderungen sah, bemängelt die Benennung Coxa vara, wie mir scheint, mit Unrecht.

An den langen Röhrenknochen äußert sich die Erkrankung in Auftreibungen und Verkrümmungen (Abb. 14, 15, 16, 17), pathologisches Längenwachstum ist mehrfach beschrieben worden, so sah Hartmann eine Verlängerung der Tibia um $5\frac{1}{2}$ cm, während beide Fibulae gleich lang waren. Sitz der Erkrankung sind vorwiegend die metaphysären Abschnitte der langen Röhrenknochen, die zystische Form ist vorherrschend. Nachdem M. B. Schmidt (1902) als erster die nicht parasitären Knochenzysten der Ostitis fibrosa v. Recklinghausens zuzählte, erlangte diese Ansicht durch bestätigende Untersuchungen von Gottstein, Tietze, Mönckeberg, Glimm, v. Haberer, Pfeiffer, v. Brunn allgemeine Anerkennung. Der Nachweis dieses Zusammenhanges ist manchmal schwer zu führen. Sehr oft sind wir auf kleine Stücke der Zystenwand angewiesen, die bei einer Operation gewonnen wurden. Betreffen sie eine Stelle der Zystenwand, die nur aus einer schmalen Lamelle der ehemaligen Kortikalis besteht, so sind wir oft außer stande, eine bestimmte Diagnose zu stellen. Das ist nur möglich, wenn Gewebsstücke dem oberen oder unteren Zystenpol entnommen werden, also dort, wo die Zyste an den gesunden Knochen grenzt. Stumpf glaubt zwei Abarten der solitären Zysten unterscheiden zu können, jene, die sich dauernd ausbreiten und auch auf gesunde Markteile übergreifen und eine andere Abart, bei denen nur im fibrösen Gewebe die Zystenbildung nachzuweisen ist, ohne daß der Prozeß auf gesunden Knochen übergreift.

Der Verlauf der Ostitis fibrosa ist kurz geschildert. Die solitären Zysten beginnen und verlaufen in der Regel ohne Schmerzen, die örtliche Schwellung, häufiger die Fraktur der Zystenwand, die ohne äußere Veranlassung oder nach einer nur geringfügigen Verletzung erfolgt, ist dann das erste

Symptom der Erkrankung. In einem unserer Fälle wurde erst durch das Röntgenbild die Ursache einer als traumatisch angesprochenen Fraktur aufgedeckt.
Bei der generalisierten Form mit ihren diaphysären Herden sah v. Reckling-

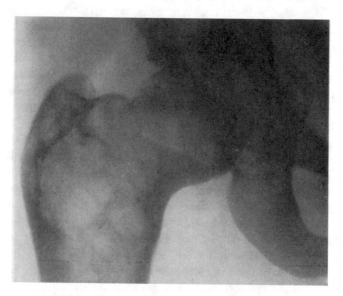

Abb. 14. Oberes Femurende bei generalisierter Ostitis fibrosa.   Coxa vara.

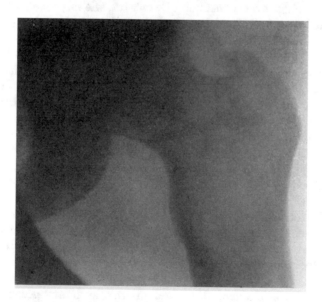

Abb. 15. Oberes Femurende bei generalisierter Ostitis fibrosa.   Zystenbildung
im oberen Schaftende.

hausen des öfteren als erstes Krankheitszeichen Schmerzanfälle; damit begründet
er den irritativen Charakter des Leidens. Daß leichte Beschwerden bis in die
früheste Jugend zurückreichen, gewöhnlich bis in das 5. Lebensjahr, daß in

dieser Zeit die Stelle der späteren Erkrankung einmal verletzt, der Knochen frakturiert war, sind Tatsachen, die für die Pathogenese des Leidens von

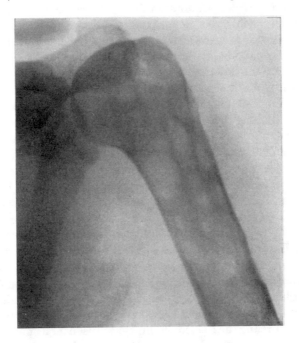

Abb. 16.

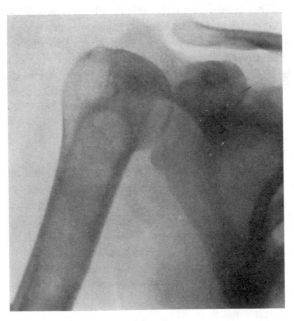

Abb. 17.

Abb. 16 und 17. Oberes Humerusende bei generalisierter Ostitis fibrosa.

Bedeutung sind. Aber auch kurze Zeit nach einem erlittenen Trauma tritt die Krankheit zuweilen in die Erscheinung Neben der örtlichen Schwellung werden auch Deformierungen der erkrankten Knochen gesehen. Über lokale Druckschmerzhaftigkeit, Schwäche der Beine, erschwertes Gehen klagten einige Patienten. Heineke beschreibt die in seinem Falle vorhandenen Schmerzen als reißende, rheumatoide, sie werden an die Stelle der Zyste lokalisiert. Die Schmerzen sind nicht kontinuierlich vorhanden, sie treten vielmehr anfallsweise, ganz akut in die Erscheinung, um im Verlauf von wenigen Wochen wieder abzuklingen. Ein Teil der Zysten machte nie Beschwerden. Heineke vermutet, daß die Bildung der Zysten latent erfolgt und daß vielleicht Blutungen in die bestehenden Zysten die Schmerzen hervorrufen. v. Recklinghausen, der den Zysteninhalt meistens klar und farblos fand, ohne eine Spur blutiger Beimengung und Pigmentierung, schließt aus diesem Befund, daß eine traumatische Blutung jedenfalls nicht das Primäre der Zystenbildung ist, daß vielmehr der blutige Inhalt der Knochenzysten als etwas Sekundäres aufzufassen ist. **Obwohl die Knochenzysten in der Regel bis an die Knorpelfuge heranreichen, liegen nur spärliche Mitteilungen über die Beeinflussung des Knochenwachstums durch die Erkrankung vor.** Stumpf hat nachgewiesen, daß die Ossifikationsvorgänge dort, wo die Zysten, das fibrös veränderte Gewebe, bis in die Gegend der Knorpelfuge reichen, die Ossifikationsvorgänge gestört sind. Pathologisches Längenwachstum wurde mehrfach gesehen; wahrscheinlich durch einen Reiz der Wachstumszone bedingt. Der Nachweis einer Verkürzung des Gliedabschnittes, besonders einer geringgradigen, ist aber durch die an der Erkrankungsstelle häufig vorhandene Verbiegung oder winklige Knickung des Knochens erschwert. In Lexers Fall bestand eine deutlich nachweisbare Verkürzung des Armes. Nachuntersuchungen müßten ergeben, ob die Verkürzungen fortbestehen oder ob ein Wachstumsausgleich erfolgt. Die Dignität der einzelnen Knorpelfugen für das Längenwachstum wird bei diesen Fragen besonders zu berücksichtigen sein. Nur wenige Beobachtungen liegen vor, die beweisen, daß der lokalen Ostitis fibrosa eine allgemeine Skeletterkrankung folgen kann; bei solitären Zysten liegen keine derartigen Erfahrungen vor. Ob die radikale Behandlung der zirkumskripten Ostitis fibrosa die Generalisierung des Leidens verhütet, das ist schwer festzustellen. Die Prognose der generalisierten Form der Ostitis fibrosa ist ernst, bei allen letal verlaufenen Fällen fanden sich in zahlreichen Skelettabschnitten neben Zysten und fibrösen Herden die braunroten Tumoren.

Die Diagnose der Ostitis fibrosa in ihren verschiedenen Abarten bereitet große Schwierigkeiten. Im Kindesalter ist sie kaum einmal richtig gestellt worden, starke Muskelmassen erschweren den Nachweis der örtlichen Schwellung. Die Symptomatologie ist unbestimmt; Allgemeinerscheinungen (Fieber) fehlen. Die Albumosenreaktion ist nur in einem Falle positiv gefunden worden (v. Recklinghausen). Dagegen konnte fast regelmäßig eine reichliche Ausscheidung von Kalkverbindungen (Oxalat und Phosphat) gefunden werden. Da die Kalkausscheidung nur periodenweise erfolgt, oft in längeren Epochen fehlt, nimmt v. Recklinghausen, der auf diesen Befund aufmerksam gemacht hat, an, daß mit zunehmendem Abbau des Knochengewebes die Kalkausscheidung steigt. Diese Tatsache zeigt, daß die sonst so schleppende Erkrankung einen akuten Verlauf nehmen kann. Da dabei die Schmerzhaftigkeit erheblich zunimmt, sind wir berechtigt, einen irritativen Zustand anzunehmen und für diese Zeit von einer Art Entzündung zu reden. Probeexzionen erleichtern die Diagnose, vorausgesetzt, daß genügend Material an richtiger Stelle entnommen wird; da dieser Eingriff häufig therapeutischen Wert besitzt, sollte er ohne Bedenken angewendet werden. Durch das Röntgenbild (Abb. 18, 19, 20, 21) wird nicht jeder Zweifel behoben: an den langen Röhrenknochen finden wir meistens eine spindelige, regelmäßig oder unregelmäßig begrenzte Auftreibung. Die Kortikalis erscheint verschmälert, oft so hochgradig, daß eine Zystenwand nicht überall zu sehen ist. Eine Abgrenzung gegen die umgebenden Weichteile ist dann nicht vorhanden. Im Bereich der Auftreibung fehlt oftmals jegliche Knochenstruktur; feinere Schattenstreifen im Inneren der Höhle von verschiedener Form und Dicke entsprechen Septen (Abb. 22) zwischen einzelnen Knochenhöhlen, scheiden fibröse Massen, Knorpelinseln voneinander. Die Knochenzysten zeigen dadurch wabige Struktur. Gegen den gesunden Knochen finden wir Verdichtungen in der normalen Spongiosazeichnung (Sklerosierung), vielfach sind schattenarme Bezirke vorgelagert, die von Bindegewebsmassen am Rande der Zysten herrühren. Frakturen, Infraktionen der Zystenwand werden sicher erkannt. Periostale Wucherungen werden in der Regel vermißt, auch in einiger Entfernung vom Krankheitsherd; die Heilung der frakturierten Zystenwand erfolgt unter geringer Kallusbildung. Am Schädel sahen wir bei einer umschriebenen Ostitis fibrosa (Kind) in einem scharf begrenzten, fast rundlichen Bezirk Verdichtung

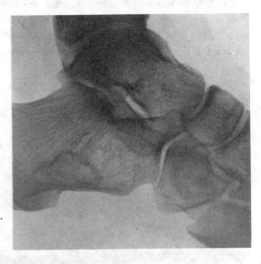

Abb. 18.

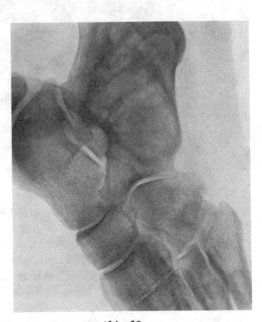

Abb. 19.

Abb. 18 und 19. Ostitis fibrosa des Kalkaneus, generalisierte Form.

der Knochenschatten, beim Erwachsenen bestand eine umschriebene Aufhellung in dem sonst sklerotischen Gebiet.

Die Differentialdiagnose hat Knochentumoren, vor allem zentrale

4*

Sarkome, ferner jene entzündlichen Knochenerkrankungen zu berücksichtigen, die mit Zystenbildungen, größeren Markherden einhergehen (Osteomyelitis albuminosa, Schafttuberkulose). In unklaren Fällen wird die Diagnose durch eine probatorische Freilegung des Krankheitsherdes und eine Probeexzision aus seiner Wand gesichert.

Die Behandlung der Ostitis fibrosa ist keine einheitliche, sie richtet sich nach der vorliegenden Form des Leidens. Bei der zystischen Form ist mehr-

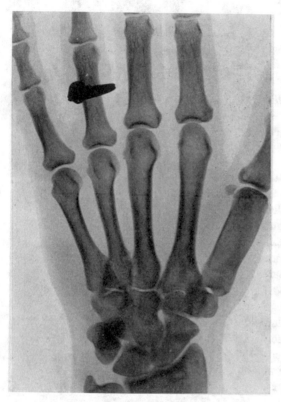 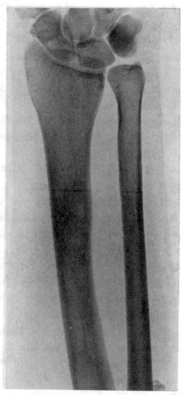

Abb. 20. Ostitis fibrosa des Metacarpus I.   Abb. 21. Ostitis fibrosa des Radius.

fach nach der Fraktur der Zystenwand Heilung gesehen worden, so daß man die künstliche Fraktur zur Behandlung der Knochenzysten empfehlen möchte. Denselben Effekt erzielt die Punktion (Mikulicz), sowie die Eröffnung der Zyste, die Ausmeißelung eines Stückes aus der Zystenwand mit oder ohne Auskratzung des Zysteninhaltes. Durch Ablassen der Zystenflüssigkeit wird der Binnendruck, der in der Zyste herrscht, aufgehoben; eine Wiederanfüllung der Zyste ist kaum beobachtet worden, vielmehr wird von den gesunden Knochenabschnitten aus der bestehende Defekt ersetzt. An der Stelle des Krankheitsherdes erscheint der Knochen zunächst sklerosiert, die Wiederherstellung des normalen Gefüges des Knochens ist aber mehrfach nach Jahr und Tag festgestellt worden. v. Haberer konnte zwei Jahre später die Zyste im Röntgenbild kaum noch sehen, auch die Kortikalis erschien wieder normal. Pfeiffer konnte an Röntgenaufnahmen, die in Intervallen angefertigt wurden, sehen, daß sich die Höhle fortschreitend mit Knochengewebe ausfüllte. Wie bei einer isolierten Knochenzyste stets das gesamte Skelett einer genauen Röntgenkontrolle unterzogen werden soll, so sind auch spätere Kontrollen sehr empfehlenswert.

Auch die fibröse Form der Erkrankung, sowie die riesenzellhaltigen braunen Tumoren können, wenn sie umschrieben sind, durch konservative Maßnahmen geheilt werden. Für diese Behandlung sind vor allem jene Fälle geeignet, bei denen es gelingt, die fibrösen Massen gleichsam als Gewebsblockstumpf aus der Markhöhle auszuschälen. Tietze empfiehlt, die Höhlen unter dem feuchten Blutschorf heilen zu lassen, die Plombierung der Knochenhöhle hält er nicht für angezeigt. Wie bei der Osteomyelitis soll die Höhle breit eröffnet, die Knochenlade soweit abgemeißelt werden, bis eine Einlagerung der Weichteile möglich ist. Bei ausgedehnter Markfibrose genügt diese Behandlung nicht. Tietze - Bockenheimer sahen einen Fall, der schon ein Jahr nach einer konservativen Operation mit den alten Beschwerden zurückkehrte. Die spätere Sektion ergab fibröses Mark in der ganzen Ausdehnung des erkrankten Knochens. Wir möchten auf Grund dieser und eigener Erfahrungen für

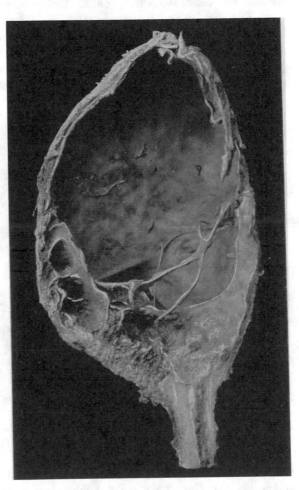

Abb. 22. Knochenzyste im oberen Ende des Humerus. Starke Auftreibung des Knochens. (Nach Fujii.)

die rein fibröse Form des Leidens radikalere Maßnahmen empfehlen. In Frage kommt nur die Kontinuitätsresektion des erkrankten Knochenabschnittes und der osteoplastische Ersatz des Defektes, wobei das Ersatzmaterial am besten dem Patienten selbst entnommen wird. Lexer, Kaposi, Payr u. a. sind in dieser Weise vorgegangen; das Resultat war auch in funktioneller Hinsicht befriedigend. Bittner hat durch eine interessante Knochenplastik einen Tibiadefekt autoplastisch ersetzt. In einem Falle Hildebrandts, Ostitis fibrosa des Oberschenkels, zeigte sich nach Jahren ein Spätrezidiv in Form eines reinen Fibroms. Axhausen entfernte das obere Femurdrittel und verpflanzte an die Stelle ein Stück der Fibula derselben Patientin. D'Arcis-Kummer ging in derselben Weise vor. L. Rehn, der 1904 auf die Benignität der Tumoren bei der Ostitis fibrosa hinwies, hat gefunden, daß sie trotz unvollkommener Operation bis zur Sektion nahezu verschwinden und durch produktives, unter Umständen osteoplastisches, entzündliches Gewebe ersetzt werden können.

Für die Behandlung der Ostitis fibrosa des Schädels haben wir folgende Forderungen aufgestellt: die Operation soll in jedem Falle, auch bei ausgedehnter Erkrankung, bei multiplen Herden, versucht werden. Einmal gelingt es vielleicht, durch Entfernung eines umschriebenen Herdes der Allgemeinerkrankung des Skletts vorzubeugen, andererseits kommt auch bei nicht

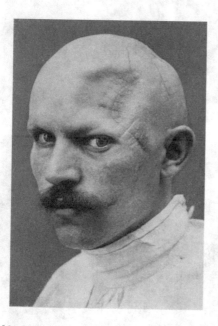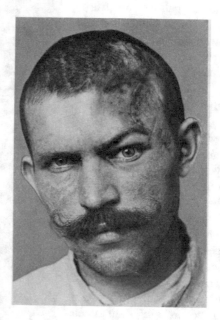

Abb. 23 und 24.   Radikal operierte Ostitis fibrosa des Schädels. Deckung des Defektes durch die Skapula. Leipziger Klinik.

radikaler Operation der Prozeß zum Stillstand (Ali Krogius). Lokale Rezidive sollen bei der Gutartigkeit des Leidens operativ entfernt werden (Dreyer, Boit.) Der bestehende Schädeldefekt wird am besten aus der Skapula der Patienten gedeckt (Abb. 23, 24). Wenn am Schädel Drucksymptome nachzuweisen sind, wenn Gehör- oder Sehstörungen bestehen, soll auch bei allgemeiner Erkrankung des Skeletts operiert werden, hier hat die Operation palliativen Wert. In Zweifelsfällen soll eine Probeinzision gemacht werden. Alle Patienten, die wegen einer Ostitis fibrosa des Schädels operiert wurden, haben den Eingriff gut überstanden.

Bei der generalisierten Form des Leidens versagen alle therapeutischen Maßnahmen. v. Haberer sah unter Jodkalibehandlung Rückgang eines Schädeltumors, ohne im übrigen den Fortgang des Leidens aufhalten zu können. Die Patienten sterben in der Regel an dem Grundleiden, ohne daß komplizierende andere Erkrankungen hinzuträten. Jacoby und Schrott

verabreichten bei einer Patientin mit ausgedehnter Ostitis fibrosa Calcium lacticum. Methodische Untersuchungen des gesamten Urins und Kots ergaben,
daß der im Überschuß zugeführte Kalk nicht wieder ausgeschieden, sondern
im Körper zurückgehalten wurde und daß die Kalkretention auch nach Fort-
fall der Medikation anhielt, die abnorme Kalkausscheidung durch die Niere
wurde herabgesetzt. Gleichzeitig wurden täglich die Ovarien bestrahlt. Die
Patientin wird als geheilt, wenigstens subjektiv gebessert bezeichnet und die
Heilung auf die Verabreichung von Kalk zurückgeführt. Im Röntgenbild
fehlen die Kriterien über die Abheilung des Knochenprozesses. Länger fortgesetzte Röntgenbestrahlung erwies sich bei der Ostitis fibrosa als wirkungslos.
Schanz sah bei 2 Fällen im Schienenhülsenapparat eine Besserung des Knochenprozesses, ja eine Ausheilung des Leidens in all seinen Erscheinungen.

Die Ostitis deformans Paget und die Ostitis fibrosa v. Recklinghausen
bieten in ihren klinischen Bildern so mancherlei Verschiedenheiten, daß die
reinen Fälle mit Leichtigkeit den ersten Beschreibungen der beiden Krankheitsbilder angereiht werden können. Da aber die pathologisch-anatomische Untersuchung die Wesensgleichheit beider Formen erkennen läßt, da neben den reinen
Fällen zuweilen auch atypische vorkommen, da einige Fälle an einigen Skelettabschnitten die Veränderungen des Typus Paget, an anderen die des Typus
Recklinghausen (Hartmann, Klestadt) zeigten, ist es sehr oft nicht möglich, eine scharfe Grenze zwischen den beiden Krankheitsbildern zu ziehen.
Es liegen hier ähnliche Verhältnisse vor wie bei der Rachitis und Osteomalazie:
auch hier im histologischen Bilde weitgehende Übereinstimmungen, im klinischen
Verlauf so mannigfache Unterschiede, daß der Kliniker die Identität beider
Erkrankungen nur schwer anerkennen will. Wie die Rachitis eine Erkrankung
des jugendlichen Alters, die Osteomalazie mehr in späteren Lebensjahren auftritt, so sehen wir die Ostitis fibrosa v. Recklinghausens vorwiegend in den
ersten Dezennien und müssen die Ostitis deformans Paget für die größte Mehrzahl der bekannten Fälle als eine Krankheit der Erwachsenen bezeichnen.
Wir übergehen andere Eigentümlichkeiten, die jedem der beiden Typen ein
bestimmtes Gepräge geben. An keinem Körperteile treten so weitgehende
Unterschiede hervor, wie am Schädel; hier ist eine reinliche Scheidung leicht
und mir will scheinen, daß es besser ist, diese Unterschiede anzuerkennen, als
alle Erkrankungen unter einer Benennung zusammenzufassen. Von diesem
Gesichtspunkte aus haben wir einen Versuch Bockenheimers, die Leon-
tiasis ossea (Virchow) ebenfalls der Ostitis fibrosa anzugliedern, abgewiesen.
Wir stimmen v. Hansemann bei, der den Ausspruch getan hat, daß der Namen
noch nicht genug sind, daß uns eine scharfe Trennung sicherlich differenter
Krankheitsbilder und ihre besonderen Benennungen weiter bringt als ihre
Zusammenfassung unter einem Namen.

Im Tierreich werden besonders bei unseren Haustieren Skelettaffektionen beobachtet,
die eine weitgehende Übereinstimmung mit den von Paget und v. Recklinghausen
beschriebenen Krankheitsbildern zeigen. Sie werden bald mit diesem, bald mit jenem
identifiziert, während sie in früherer Zeit bald als Rachitis, bald als Osteomalazie gedeutet
wurden. E. Rehn verdanken wir sorgfältige Untersuchungen über die Schnüffelkrankheit
des Schweines, er sowohl wie Busolt und Hintze vergleichen die Schädelaffektion mit
der Ostitis fibrosa des Menschen. Ingier hat neuerdings nachgewiesen, daß bei diesem
Leiden auch im Rumpf- und Extremitätenskelett die gleichen, wenn auch weniger hoch-

gradigen Veränderungen wie am Schädel vorkommen. Eine ähnliche Erkrankung, die am Schädel von Affen, Ziegen und Pferden beobachtet wird, ist bald der Ostitis fibrosa (v. Hansemann, Roßwog), bald der Ostitis deformans (Koch, Schmorl) zugezählt worden. Am Kopf einer Ziege mit Schnüffelkrankheit sah Schmorl die Vergrößerung eines Epithelkörperchens auf Kirschkerngröße, mikroskopisch bedingt durch eine Vermehrung der kleinen Epithelkörperchenzellen. Als Ursache der Erkrankung ist vielfach der Mangel an Kalksalzen in der Nahrung erkannt worden (besonders beim Pferd) und bei einer Nahrungsänderung gelingt es, die Krankheit aufzuhalten. Goebel erwähnt eine Tumorbildung eines Schimpansenschädels, die sich als lokale, besonders starke Knochenauftreibung, eine die ganzen Schädelknochen einnehmende exzentrische Hypertrophie erwies, die an die Leontiasis ossea erinnert.

Pick, der die mikroskopischen Einzelbefunde der Fälle von Ostitis fibrosa beim Menschen mit denen beim Säugetier vergleicht, findet drei wesentliche elementare Vorgänge: Die Umwandlung des lymphoiden bzw. Fettmarkes der Knochen in ein mehr oder weniger zell- und blutreiches Fasermark. Ferner die Entstehung neuen Knochens aus diesem Fasermark unter ausgesprochener Osteoblastentätigkeit oder ohne solche auf dem Wege direkter oder indirekter Metaplasie; endlich den Abbau alten Knochens wie des neugebildeten durch außerordentlich zahlreiche vielkernige Osteoblasten.

Beim Menschen wie beim Säugetier können sich die mikroskopischen Prozesse der Ostitis fibrosa über einen mehr oder weniger großen Teil des Skeletts, zuweilen aber auch nur auf einzelne Knochen erstrecken, es kann, welcher Knochen auch befallen sein mag, ohne ersichtlichen Grund bald der ganze, bald nur ein Teil des Knochens affiziert sein.

Es können sich die mikroskopischen Vorgänge in den einzelnen Fällen, wie gelegentlich auch an den Knochen desselben Falles, in sehr verschiedener Weise gruppieren, d. h., es können das eine Mal mehr die Vorgänge des Anbaues, das andere Mal mehr die Vorgänge des Abbaues die Oberhand behalten, und es können 3. durch gleichsam akzidentelle Veränderungen des Fasermarkes durch besondere umschriebene Wucherungen allerlei Tumoren (Fibrome, sogenannte Riesenzellsarkome) und zystische Erweichungen in diesen Fibromen (Knochenzysten) entstehen.

Aus dieser Vielheit der makro- und mikroskopischen Kombinationen entstehen sowohl beim Menschen wie beim Säugetier in ihren Endprodukten verschiedene Erscheinungsformen der Ostitis fibrosa. Das eine Mal eine Ostitis fibrosa deformans, die der Regel nach beim Menschen, bei der Schnüffelkrankheit der Schweine, bei gewissen Formen der Ostitis fibrosa der Hunde (M. Koch), das andere Mal liegen dem Gesamteindruck nach atrophische Zustände vor, wie bei der von Pick und Schmey studierten Ostitis fibrosa atrophicans der Hunde. Auch andere Attribute (hyperplastica) sollen nach Pick je nach der besonderen Erscheinung am Platze sein.

Eine ätiologische Benennung und Trennung der verschiedenen Formen der fibrösen Ostitis bei Mensch und Tier ist nach Pick bisher unmöglich. So ist zur Zeit nur eine Gruppierung nach der grob anatomischen Artung möglich, doch weisen speziell die histologischen Vorgänge auf prinzipiell gleichartige Prozesse.

Wenn bei Tieren (das eine Mal Schnüffelkrankheit der Schweine, Ostitis fibrosa atrophicans der Hunde, in den Fällen M. Koch und Kitt) wesentlich das übrige Skelett betroffen ist, so mag das nach Pick vielleicht mit einer verschiedenen Ätiologie zusammenhängen und man könnte später vielleicht diese Bilder trennen, andererseits zeigt aber das Mikroskop, daß in allen diesen Fällen die fibröse Ostitis eine über das ganze Skelett verbreitete, ja allgemeine Affektion darstellt.

Zur Zeit bleibt nur die Aufstellung einer anatomischen Einheitlichkeit des fibrösostitischen Prozesses, bei dem lediglich durch verschiedene Kombinationen der an sich stets prinzipiell übereinstimmenden elementaren histologischen Vorgänge des An- und Abbaues die verschiedenen Formen in Erscheinung treten (Pick).

II. Die Chirurgie der Grippe.

Von

Erich Freiherrn von Redwitz-Heidelberg.

Mit 18 Kurven und 21 Abbildungen.

Inhaltsverzeichnis.

Literaturverzeichnis [1]).

1. Achmetjeff, Die Kindermedizin. 1898. 261. Zit. nach Fabrikant.
2. Adler, Über Influenza-Augenerkrankungen. Wien. med. Wochenschr. 1890. Nr. 4. 141.
3. Adler und Kaznelson, Die Prager Pneumonieepidemie 1918 und ihre Hämatologie. Med. Klin. 1919. Nr. 9. 186.
4. Admiraal, Zit. nach Leichtenstein.
5. Adrian, Die Appendicitis als Folge einer allgemeinen Erkrankung. Mitteil. a. d. Grenzgeb. d. Med. u. Chir. 7, 407. 1900.
6. Agulhon et Legroux, Contribution à l'étude des vitamins utilisables à la culture des microorganismes. Application au bacille de l'influenca (B. d. Pfeiffer). Compt. r. Acad. d. sciences. 167, 597. 1918.
7. Aitof, Compt. rend. Soc. Biol. Nov. 1918. Zit. nach J. L. Burckhardt.
8. Albu, Zur Kenntnis der Influenzapneumonien. Deutsche med. Wochenschr. 1894. Nr. 7. 150.
9. Alexander, A., Zur Klinik der epidemischen Grippe. Med. Klin. 1918. Nr. 42. 1038.
10. — Zur Symptomatologie der epidemischen Grippe. Berl. klin. Wochenschr. 1918. Nr. 38. 909.
11. Alison, Mémoire sur les symptomes et les complications de la grippe. Arch. génér. de méd. 1890. Avril et Mai.
12. Allard, Diskussion über Grippe. Ärztl. Ver. Hamburg. Sitzung v. 7. I. 1919. Ref. Münch. med. Wochenschr. 1919. Nr. 4. 111 und Deutsche med. Wochenschr. 1919. Nr. 14. 390.
13. Allbaran, Zit. nach Ghedini.
14. Allen, R. W., Influenzabazillen und Symbiose. Lancet. Mai 1910. Ref. Münch. med. Wochenschr. 1910. Nr. 40. 2105.
15. Alwens, Zur Therapie der Grippepneumonie. Deutsche med. Wochenschr. 1919. Nr. 23. 626.
16. Aman, Studien über Influenza bei Schwangeren, Kreißenden und Wöchnerinnen. Münch. med. Wochenschr. 1890. Nr. 9 u. 10. 162 u. 186.
17. Ameiß, J. C., Influenza-Komplikationen gynäkologischer Erkrankungen und der Gravidität. Amer. Journ. of Obstetrics. April 1899. Ref. Münch. med. Wochenschrift 1899. Nr. 27. 901.
18. Amelung, Grippe und Lungentuberkulose. Münch. med. Wochenschr. 1919. Nr. 46. 1321.
19. v. Angerer, Ärztl. Ver. München. 9. XI. 1918. Ref. Münch. med. Wochenschr. 1918. Nr. 41. 1305.
20. — Ein filtrierbarer Erreger der Grippe. Münch. med. Wochenschr. 1918. Nr. 46. 1280.

[1]) Die mit * bezeichneten Arbeiten enthalten ausführliche Verzeichnisse der Literatur früherer Epidemien. Für die Epidemie von 1918 konnte die ausländische Literatur nur in bescheidenem Maße angeführt werden. Es war trotz vieler Bemühungen nicht möglich, ausländische Literatur der letzten Jahre in größerem Umfange zu erhalten.

21. Annequin, Zit. nach Leichtenstern.

22. Anschütz und Kißkalt, Über Wunddiphtherie. Münch. med. Wochenschr. 1919. Nr. 2. 33.

23. Anton, Beobachtungen über Influenza. Münch. med. Wochenschr. 1890. Nr. 13. 230.

24. Apert, Soc. med. des hôpitaux. Fevrier 1905. Ref. Münch. med. Wochenschr. 1905. Nr. 16. 780.

25. Appel, Diskussion über Grippe. Ärztl. Ver. Hamburg. 7. I. 1919. Ref. Münch. med. Wochenschr. 1919. Nr. 6. 168.

26. Armbruster, Bedeutung der chronischen Influenza für die Chirurgie. Zentralbl. f. Chir. 1916. Nr. 45.

27. Arneth, Grippebeobachtungen im Felde. Med. Klin. 1919. Nr. 7. 166.

28. — Über Influenza im Felde. Deutsche med. Wochenschr. 1916. Nr. 21.

29. Aschoff, L., Freiburg. med. Gesellsch. 11. XII. 1919. Ref. Deutsche med. Wochenschrift 1919. Nr. 11. 310.

30. — Die Wurmfortsatzentzündung. Jena, Fischer 1908.

31. Askanazy, M., Über die Veränderungen der großen Luftwege, besonders ihre Epithel-Metaplasie bei der Influenza. Korrespondenzbl. f. Schweiz. Ärzte 1918. Nr. 15. 465.

32. Aßmann, Metereologisches „Das Wetter". Heft 1.

33. — Influenza-Sammelforschungsbericht. Deutsche med. Wochenschr. 1890. Nr. 5. 99.

34. Auerbach, Kölner Sammelforschungsbericht. Deutsche med. Wochenschr. 1890. Nr. 22. Zit. nach Leichtenstern.

35. — Über den Befund von Influenza-Bazillen an Tonsillen und Larynx, gleichzeitig ein Beitrag zur Frage der influenzaähnlichen Bazillen. Zeitschr. f. Hyg. u. Infekt.-Krankh. 47, 259. 1904 und 48, 65. 1904.

36. Aufrecht, Einige Notizen zur Influenzafrage. Deutsche med. Wochenschr. 1890. Nr. 42. 929.

37. Baar, O., Influenzaepidemie im Februar 1916. Wien. med. Wochenschr. 1917. Nr. 6. Ref. Berl. klin. Wochenschr. 1917.

38. Baccarani, Orservazioni nella natura del l'attuale pandemia. Riforma med. 2 Novembre 1918. Nr. 4.

39. Baer, Die Grippe an der Universitäts-Frauenklinik Würzburg. Inaug.-Diss. Würzburg 1919.

40. Bahrdt, Influenza-Todesfälle. Med. Gesellsch. Leipzig 28. VII. 18, 19. XII. 18, 6. V. 19. Ref. Münch. med. Wochenschr. 1918. Nr. 44. 1227; 1919. Nr. 5. 140; 1919. Nr. 38. 1097.

41. Balhorn, Über chirurgische Nachkrankheiten der Grippe. Inaug.-Diss. Göttingen. Beitr. z. klin. Chir. 120, 141. 1920.

42. Ballantyne, The relation of influenza to gynecological and pediatrice cases. Edinbourgh. med. Journ. 1894. Jan. u. Mars.

43. Banko, Die Grippe als Ursache von Abort usw. The med. and surg. Report 1890. 52. Zit. nach Perez.

44. Bar and Boulle, Med. Record. 4. Febr. 1899. Zit. nach Perez.

45. Bardsley, Thompsons Annalen. Zit. nach Leichtenstern.

46. Barnes, British med. Journ. März 1890. Zit. nach Perez.

47. Bartels, Einfluß der Influenza auf Geisteskrankheiten. Neurol. Zentralbl. 9, 6. 1890.

48. Bassi, Pericarditis. Rassegna di science mediche. Modena 1891. Zit. nach Leichtenstern.

49. Batten, Fr., Influenzameningitis. Lancet. Juny 1910. Ref. Münch. med. Wochenschrift 1910. Nr. 40. 2106.

50. Bäumler, Über die Influenza. Münch. med. Wochenschr. 1890. Nr. 1. 21.

51. — IX. Kongreß für innere Medizin. 16. IV. 1890. Ref. Münch. med. Wochenschr. 1890. Nr. 17. 312.

52. — Die Influenzaepidemie 1893/94 in Freiburg i. B. Münch. med. Wochenschr. 1894. Nr. 9. 161.

53. Becher, E., Zur Klinik der Influenza von 1918. Med. Klin. 1919. Nr. 41. 1009.

54. Beck, M., Influenza. Handbuch der pathogenen Mikroorganismen von Kolle und Wassermann. 3, 365. 1903. Jena, Fischer

55. Becker, F. v., Zur Hämatologie der Grippe. Wien. klin. Wochenschr. 1919. Nr. 1. 7.
56. Becker, Verein der Ärzte Halle a. S. 29. I. 19. Ref. Münch. med. Wochenschr. 1919. Nr. 20. 542.
57. — K., Die Grippeepidemie auf der geburtshilflichen Abteilung der Universitäts-Frauenklinik Heidelberg. Inaug.-Diss. Heidelberg 1920.
58. Beckmann, K., Über Darmblutungen nach epidemischer Grippe. Deutsche med. Wochenschr. 1918. Nr. 40. 1106.
59. Benda, Berl. med. Gesellsch. 10. Juli 1918. Ref. Berl. klin. Wochenschr. 1918. Nr. 31. 749.
60. Benecke, Nierennekrose. Schmidts Jahrb. 226, 111.
61. — Verein der Ärzte Halle a. S. 31. VII. 1918. Ref. Münch. med. Wochenschr. 1918. Nr. 46. 1303.
62. Bennet, Brief. notes on some cases of pyaemia and suppuration apparently due to the prevailing epidemy of influenca. The Lancet. 6. Febr. 1890. Ref. Münch. med. Wochenschr. 1890. Nr. 7. 123.
63. Benthin, Verein für wissenschaftliche Heilkunde. Königsberg i. P. 4. XI. 1918. Ref. Deutsche med. Wochenschr. 1919. Nr. 4. 111.
64. — Über Grippe. Zentralbl. f. Gynäk. 1919. Nr. 2. 33.
65. Bérard, L., et Ch. Dunet, Traitement des Pleurésies purnlentes grippales par la drainage antéro-latérale. L'irrigation discontinue et le lever précoce. La Presse méd. 1919. Nr. 19. 169.
66. Berblinger, Komplikationen der Grippe. Münch. med. Wochenschr. 1918. Nr. 52. 1458.
67. v. Bergmann, Klinisches zur Influenzaepidemie. Ärztl. Verein Marburg. 8. XII. 1918. Ref. Münch. med. Wochenschr. 1918. Nr. 5. 140.
68. — Die spanische Krankheit ist Influenca vera. Deutsche med. Wochenschr. 1918. Nr. 34. 933.
69. Bernhardt, Zur Ätiologie der Grippe von 1918. Med. Klin. 1918. Nr. 28. 683.
70. Bértholle, Kontagiosität. Univ. med. 1876. Zit. nach Leichtenstern.
71. Bettinger, Über die Behandlung der Grippe mit Diphtherieserum. Münch. med. Wochenschr. 1919. Nr. 5. 125.
72. v. Beust, A., Über Grippeempyeme, ein Beitrag zur Pathologie der Grippeepidemie 1918/19 und zur Frage der Behandlung. Mitteil a. d. Grenzgeb. d. Med. u. Chir. 32, 94, 1920.
73. Bezançon, Bull. d. l'academie d. medec. 15. X. 1918.
74. — M., et Legroux, Essai de bactériotherapie de la grippe. Accad. de med. 14. I. 1919. La Presse méd. 1919. Nr. 3. 28.
75. Bieling und Joseph, Zur spezifischen Bekämpfung der Grippe. Med. Klin. 1919. Nr. 43. 1688.
76. Bielschowsky, H., Diskussion über Grippe. Ärztl. Ver. in Marburg. 18. XII. 1918. Ref. Münch. med. Wochenschr. 1919. Nr. 6. 168.
77. Bier, A., Über die Behandlung von heißen Abszessen und infektionsverdächtigen und infizierten Wunden im allgemeinen und mit Morgenrothschen Chininderivaten im besonderen. Berl. klin. Wochenschr. 1917. Nr. 30. 717.
78. *Biermer, A., Influenza. Virchows Handb. d. spez. Pathol. u. Therap. 5, Abt. I. 1865/67.
79. Bilhaut, Complications cérebrospinals. Bull. d. thérapie 1890. Nr. 11. Zit. nach Leichtenstern.
80. Billard, Zit. nach Fontanier.
81. Bindel, Jahresversammlung der Societé Française de Laryng. Mai 1907. Zentralbl. f. Laryng. 1907. 272.
82. Binder und Prell, Studien zur Ätiologie der Influenza. Münch. med. Wochenschr. 1918. Nr. 50. 1397 und Nr. 52. 1457.
83. Birch-Hirschfeld, Bericht der medizinischen Gesellschaft Leipzig. Schmidts Jahrb. 226, 110.
84. — Über einen eigenartigen Fall von Osteomyelitis. Deutsche Zeitschr. f. Chir. 48, 611. 1898.
85. — Verein für wissenschaftliche Heilkunde Königsberg i. P. 18. XI. u. 2. XII. 1918. Ref. Deutsche med. Wochenschr. 1919. Nr. 5. 143.

86. Bircher, E., Zur Grippeepidemie. Korrespondenzbl. f. Schweiz. Ärzte 1918. Nr. 40. 1338.
87. Bittorf, Medizinische Gesellschaft Leipzig 28. VII. 1918. Ref. Münch. med. Wochenschrift 1918. Nr. 44. 1227.
88. — Endemisches Auftreten von Spätrachitis. Berl. klin. Wochenschr. 1919. Nr. 28. 652.
89. Blanc, Kontagiosität der Influenza. Union. méd. 1860. Zit. nach Leichtenstern.
90. Blau, Die Erkrankungen des Gehörorgans bei Masern und Influenza. Klin. Vortr. a. d. Geb. d. Otol. u. Pharyngol. u. Rhinol. 1898.
91. Bley, Die „spanische Krankheit" in der Frauenklinik. Münch. med. Wochenschr. 1919. Nr. 11. 294.
92. Bloch, 450 Fälle von Influenza. Revue géneral. de chir. et de thérapie 1890. 68. Zit. nach Leichtenstern.
93. Bochalli, Grippe und Tuberkulose. Münch. med. Wochenschr. 1919. Nr. 12. 330.
94. Bock, Ergrauen der Augenwimpern. Klin. Monatsh. f. Augenheilk. Dez. 1890. Zit. nach Leichtenstern.
95. Bockemüller, Erfahrungen mit Elektrokollargol. Deutsche med. Wochenschr. 1919. Nr. 18. 495.
96. Boem, Zur Epidemiologie der herrschenden Grippe. Wien. med. Wochenschr. 1918. 1974.
97. Böhme, Eukupin bei der Behandlung der Grippe. Deutsche med. Wochenschr. 1919. Nr. 6. 156.
98. Boeri, Epilessia da influenca. La Riforma medica 1894. Nr. 214. Zit. nach Perez.
99. Boerner, Wien. med. Presse. 31. VII. 1890. Zit. nach Perez.
100. Boese, Kölner Sammelforschungsbericht. Deutsche med. Wochenschr. 1890.
101. Bogojawlenski, Medezinskoe Obosrenie 1890. Nr. 2. Zit. nach Kußkow.
102. Bohland, Weitere Mitteilungen über die Bülausche Heberdrainage. Deutsche med. Wochenschr. 1896. Nr. 14. 221.
103. Bonhoff, Diskussion über Grippe. Ärztl. Verein zu Marburg. 18. XII. 1918. Ref. Münch. med. Wochenschr. 1919. Nr. 6. 169.
104. Boppe, Abscès du cerveau consécutif à une Otite grippale. Double trepanation. Bull. et mens. d. l. soc. de chir. de Paris 22, 446.
105. Borst, M., Aussprache über die Grippe. Ärztl. Ver. München. 9. VII. 1918. Ref. Münch. med. Wochenschr. 1919. Nr. 8. 225; 6. IX. 1918. Ref. Münch. med. Wochenschr. 1918. Nr. 46. 1305.
106. — Pathologisch-anatomische Beobachtungen zur spanischen Grippe 1918. Münch, med. Wochenschr. 1918. Nr. 48. 1342.
107. Bossers, Die Geschichte der Influenza und ihre nervösen und psychischen Nachkrankheiten. Inaug.-Diss. Leyden 1891.
108. Braatz, Verein für wissenschaftliche Heilkunde Königsberg i. P. 18. XI. und 2. XII. 1918. Ref. Deutsche med. Wochenschr. 1919. Nr. 5. 143.
109. Brakenridge, Edinbourgh med. Journ. 1890. Mai. Zit. nach Perez.
110. Brandt, Zur Epidemiologie der Grippe. Münch. med. Wochenschr. 1915. Nr. 50. 1439.
111. Brasch, W., Über die influenzaartige Epidemie im Juli 1918. Münch. med. Wochenschrift 1918. Nr. 30. 809.
112. Briston, Brit. med. Journ. Juli. N. 1592. 1891. Zit. nach Perez.
113. Brown, W., Acute bronchocele following influenza. Brit. med. Journ. 22. Jan. 1895.
114. Bruchettini, Nuovo contributa all studio dell bacillo dell'influenza e specialmente delle suo azione patogena. La Riforma med. 2, 62. 1893.
115. — L'immunità sperimentale nell'influenza. La Riforma med. 3, 145. 1893.
116. Brüggemann, Perichondritis des Kehlkopfes nach Grippe. Münch. med. Wochenschrift 1919. Nr. 24. 641.
117. Brümmer, H., Zur Ätiologie und pathologischen Anatomie der Influenza. Ein Beitrag zur Grippeforschung. Inaug.-Diss. Heidelberg 1920 (Beobachtungen von W. Groß-Heidelberg im Felde).
118. Buchheim, Schmidts Jahresber. 226, 111. Zit. nach Perez.
119. Buchner, H., Zusammenfassender Bericht über die bakteriologischen Befunde bei der letzten Influenzaepidemie. Münch. med. Wochenschr. 1890. Nr. 25. 443.

120. Bucquay, Societé méd. des hôpitaux 1892. Zit. nach Perez.
121. Bülau, Für die Heberdrainage bei Behandlung des Empyems. Zeitschr. f. klin. Med. 18, 31. 1891.
122. Bülling, Otitis media bei Influenza. Zeitschr. f. Ohrenheilk. 28, 294. 1896.
123. Büngner, A. v., Über einen merkwürdigen Fall von perakuter Gangrän des Hodensackes. Arch. f. klin. Chir. 42, 772. 1891.
124. Burand, La grippe chez les tuberculeux pulmonaires. Revue méd. d. l. Suisse romand. 1919. Nr. 7.
125. Burckhardt, J. L., Untersuchungen über die Ätiologie der Influenza 1918. Korrespondenzblatt f. Schweiz. Ärzte 1919. Nr. 22. 809; Nr. 23. 853.
126. — Influenzaartige Stäbchen als Eitererreger. Korrespondenzbl. f. Schweiz. Ärzte 1919. Nr. 37. 1381.
127. Burger, H., Myositis nach Influenza. Münch. med. Wochenschr. 1918. Nr. 7. 179.
128. Burgess, Notes on cases of a severe type of influenza. Dubl. Journ. July 1894.
129. Burghard, F. J., Phlebitis after influenza. Brit. med. Journ. 1890. 1531.
130. Busse, O., Zur pathologischen Anatomie der Grippe. Münch. med. Wochenschr. 1919. Nr. 5. 119.
131. Calenus, Ch., Matrikel der Universität Greifswald vom Jahre 1579 in der Grippeepidemie des deutschen Heeres 1889/90. Berlin 1890. 87.
132. Cammerer, Mitteilung über die Influenzaepidemie in Hamburg. Hamb. Ärztl. Verein. Ref. Deutsche med. Wochenschr. 1890. Nr. 12. 245.
133. Canon, Die Influenzabazillen im lebenden Blute. Virchows Arch. 131, Heft 3. 1893.
134. Canstatt, Prag. Vierteljahrsschr. f. d. prakt. Heilk. 1849. Zit. nach Leichtenstern.
135. Cantani, A., Untersuchungen über den bakteriologischen Befund bei Influenza. Riforma med. 1900, Nr. 80. 82.
136. — Über das Wachstum der Influenzabazillen auf hämoglobinfreien Nährböden. Zeitschr. f. Hyg. u. Infekt.-Krankh. 36, 29. 1909.
137. — Immunisierungsversuche gegen Influenza. Zeitschr. f. Hyg. u. Infekt.-Krankh. 42, 505. 1903.
138. Carl, Verein für wissenschaftliche Heilkunde Königsberg i. P. 4. XI. 1918. Ref. Deutsche med. Wochenschr. 1919. Nr. 5. 142.
139. Carli, Über Blutuntersuchungen bei Influenza in der Klinik Genuas. Gazetta degli osped. 1906. Nr. 126. Ref. Münch. med. Wochenschr. 1907. Nr. 6. 281.
140. Carlson, Die Influenzaepidemie 1889—1891 in Dänemark. Ugeskr. f. Läger 1890. 289—713.
141. Cathomas, Über plötzlichen Gefäßverschluß bei Influenza. Münch. med. Wochenschrift 1895. Nr. 27. 625.
142. Chatellier, R., Cinque observations d'otites moyennes suppureés graves consécutives à la grippe. Annal. des malad. de l'oreille etc. Febr. 1890. Ref. Zentralbl. f. klin. Med. 1890. Nr. 50. 958.
143. Chavez-Paz, Sulle complicazioni auricolari nelle reconte epidemica d'influenza. R. Accad. di med. di Torino. Seduta del 23. Manzo 1900.
144. Chauffard, Pleurésie purulente diaphragmatique de l'origine grippale. Communiqué par Lefébre. Merered. méd. 1890. Nr. 27.
145. Chevrier, Etude sur la drainage de la plèvre, traitement de choix des pleurésies purulentes. La Presse méd. 3. I. 1909.
146. Chiliarducci, Polyneuritis bei Bossers. Zit. nach Leichtenstern.
147. Churchouse, W. J. F., A case of idiopathic tetanus following Russian influenza. Brit. med. Journ. 1890. 719.
148. Cópède, M. C., Un vaccin curatif de la grippe. Accad. franç. de méd. 11. XI. 1918. Compt. r. Acad. de sciences. 167, 736. 1918.
149. Cimbali, F., Ascesso del fegato in seguito all'influenza. Sperimentale 1890. Mai Ref. Zentralbl. f. klin. Med. 1891. Nr. 8. 157.
150. Cimon, Un cas des phlébites multiples d'origine grippeux. Progrès. med. 1893. Nr. 9.
151. Citron, Das klinische Bild der spanischen Grippe. Berl. klin. Wochenschr. 1918. Nr. 43. 1021.
152. Clairmont, P., Die interlobuläre Pleuritis. Arch. f. klin. Chir. 111, 335. 1919.

153. Clemens, Die diesjährige Influenzaepidemie in Freiburg i. B. Münch. med. Wochenschrift 1900. Nr. 27. 925.
154. Clerici, Sulla batteriologia dell'influenza Terapia. 1919. Nr. 31.
155. Cnyrim, Jahresbericht des Medizinalwesens der Stadt Frankfurt. 33 (S. A.).
156. Coenen, Medizinische Sektion der schlesischen Gesellschaft für vaterländische Kultur zu Breslau. 13. XII. 1918. Berl. klin. Wochenschr. 1919. Nr. 14. 332.
157. Colley, Greifswalder medizinischer Verein. 7. VI. 1890. Deutsche med. Wochenschrift 35, 793. 1890.
158. Comby, Influenza bei Kindern. Revue men. des maladies des enfants 1890. 145.
159. Concetti, Note cliniche sopra alcune forme speciale dell'influenza nei bambini Policlinico Suppl. anno 4, 469. 1898. Zit. nach Perez.
160. Coppez, Clinique ophthalmologique de l'hôpital Stanislas à Bruxelles. Compt. rend. ann. 1889.
161. Coray, Über kruppartige Affektionen bei Influenza. Korrespondenzbl. f. Schweiz. Ärzte 1918. Nr. 15. 474.
162. Corbellini, El bacilo de Pfeiffer en la appendicitis. Revista de la soc. med. Argentina 1902. Nr. 57.
163. Cornil, Über den Influenzabazillus. Acad. de méd. Paris 1892. Febr. Ref. Münch. med. Wochenschr. 1892. Nr. 7. 116.
164. — et Durante, Des accidents cérébraux curables dus à la grippe. Bull. de l'academie de med. 1895. Nr. 9.
165. Cottin, E., P. Gautier uud C. Salez, La grippe de 1918. Schweiz. Rundsch. f. Med. 1919. Nr. 25. 503.
166. Crausacz, Bei Maillart. Zit. nach Ruhemann.
167. Creischer, L., Grippe und Lungentuberkulose. Deutsche med. Wochenschr. 1919. Nr. 12. 323.
168. Cruiskshank, Remarks on the relationship of influenza and epidemic pneumonia. Brit. med. Journ. Febr. 1895.
169. Curschmann, Bericht der medizinischen Gesellschaft Leipzig 1890. Schmidts Jahrb. 226, 110.
170. — H., Pneumokokkeninfluenza. Münch. med. Wochenschr. 1909. Nr. 8. 377.
171. Dahmer, Einseitige Influenzalaryngitis und Kehlkopftuberkulose. Zeitschr. f. Laryngol., Rhinol. u. Grenzgeb. 5, Heft 4.
172. Dalla Vedora, Ricerche sperimentale sulla pathogenesi dell'ulcera gastrica. Policlinico 1900.
173. David, Verein der Ärzte Halle a. S. 29. I. 19. Ref. Münch. med. Wochenschr. 1919. Nr. 20. 542.
174. Dax, Ärztl. Verein München. 9. XI. 1918. Ref. Münch. med. Wochenschr. 1918. Nr. 46. 1305.
175. Debaissieux, De l'hématurie rénale essentielle. Annal. des maladies d. org. gén.-urin 12, 982. 1898.
176. Defressine, M., et H. Violle, La prophylaxie et le traitement de la grippe. Compt. rend. Acad. de sciences. 167, 503. 1918.
177. Delius und Kolle, Untersuchungen über Influenzaimmunität. Zeitschr. f. Hyg. u. Infekt.-Krankh. 24, 327. 1897.
178. Demons, Zit. nach Perez.
179. Demuth, Vereinsblatt der Pfälzer Ärzte 1890. Zit. nach Leichtenstern.
180. Denecke, Ärztl. Verein Hamburg. 10. XII. 1918. Ref. Münch. med. Wochenschr. 1919. Nr. 1. 28.
181. Denges und Elfeldt, Beiträge zum Befunde von Diphtheriebazillen in Wunden. Deutsche med. Wochenschr. 1919. Nr. 20. 545.
182. Denker, Verein der Ärzte Halle a. S. 29. I. 1919. Ref. Münch. med. Wochenschr. 1919. Nr. 20. 542.
183. Determann, Zwei Fälle von Rückenmarkserkrankungen nach Influenza. Deutsche Zeitschr. f. Nervenheilk. 2, 1891.
184. Deusch, G., Grippe und Lungentuberkulose. Münch. med. Wochenschr. 1919. Nr. 17. 464.

185. Deussing, Über die Bedeutung sekundärer Infektionen für die Erkrankung der Lunge und Pleura während der Influenzaepidemie 1918. Med. Klin. 1918. Nr. 39. 960.

186. — Influenza bei Diphtherie und Scharlach. Med. Klin. 1919. Nr. 10. 236.

187. Deutscher Sammelforschungsbericht über Influenzaepidemie 1889/91 von Leyden und Guttmann. Wiesbaden 1892.

188. Devar, M., Influenza. Edinbourgh. Medic. chirurg. Soc. 5. VII. 1905. Ref. Münch. med. Wochenschr. 1905. Nr. 38. 1853.

189. van Deventer, Nerven- und Geisteskrankheiten. Zentralbl. f. Nervenheilk. 2, 1892. Zit. nach Leichtenstern.

190. Devrient, Ein Beitrag zur Thomas J. K. Mortons Metatarsalgie (Mortons painful. affection of the foot). St. Petersb. med. Wochenschr. 1894. Nr. 52.

191. Dietrich, A., Pathologisch-anatomische Beobachtungen über Influenza im Felde. Münch. med. Wochenschr. 1918. Nr. 34. 928.

192. Dieudonné, Ärztl. Verein München. 9. VII. 1918. Ref. Münch. med. Wochenschr. 1919. Nr. 8. 226.

193. Dixey, Influenzaepidemie in London 1891/92. 60. Jahresversammlung zu Nottingham. Juli 1892. Ref. Münch. med. Wochenschr. 1892. Nr. 49. 879.

194. Dobrzyniecki, Zahnerkrankungen bei Influenza. Wien. med. Wochenschr. 1905. Nr. 8.

195. Döblin, Nasenblutungen bei der Influenza. Med. Klin. 1919. Nr. 6.

196. Doerbeck, F., Die Influenzaepidemie 1918. Deutsche med. Wochenschr. 1919. Nr. 26 u. 27. 716 u. 743.

197. Doering, H., Über Infektion mit Influenzabazillen und mit Bact. proteus. Münch. med. Wochenschr. 1906. Nr. 44. 1530.

198. Dold, Beiträge zur Ätiologie des Schnupfens. Münch. med. Wochenschr. 1917. Nr. 5. 143.

199. Drasche, Die Influenza. Wien 1890. Wien. med. Wochenschr. 1890. Nr. 3. 218.

200. Dreyfus, R., Notiz zur Erkrankung des Ohres bei Influenza. Berl. klin. Wochenschr. 1890. Nr. 3. 52.

201. Dubs, J., Über einige chirurgische Komplikationen der Influenza. Korrespondenzbl. für Schweiz. Ärzte 1919. Nr. 16. 538.

202. Duchesnau, G., Sur la gangrène des membres consécutive à l'influenza. Gaz. hebdom. de med. et chir. 37, Nr. 24. 1890.

203. Dück, Eigentümlichkeiten in der Symptomatologie und dem Verlauf der Influenza. Münch. med. Wochenschr. 1890. Nr. 4. 63.

204. Dürck, H., Ärztl. Verein München. 9. XI. 1918. Ref. Münch. med. Wochenschr. 1918. Nr. 46. 1305.

205. Duflocq, Les variétés cliniques de la grippe à Paris en Décembre 1889 et Janvier 1890. Revue méd. 1890. Nr. 21. 85. 10. Febr.

206. Duggard, Zit. nach Leichtenstern.

207. Duguet, Zit. nach Fontanier.

208. Dujarric de la Rivière, La grippe est-elle une maladie à virus filtrant? Seance 21. X. 1918. Compt. rend. Acad. de Sciences 167, 466. 1918.

209. Durlach, Zit. nach Perez.

210. Eagleton, Ear complications of Influenza. Med. and surg. Rep, 30. Oct. 1897.

211. Eagleton, A. J., et H. H. Butcher, Quelques points dans le traitement de la grippe compliquée. The Lancet 196, Nr. 4988. 5 Avril 1919. Ref. La Presse méd. 1919. Nr. 26. 254.

212. Ebner, Verein wissenschaftlicher Heilkunde Königsberg i. P. 4. XI. 1918. Ref. Deutsche med. Wochenschr. 1919. Nr. 5. 144.

213. v. Economo, C., Grippeenzephalitis und Enzephalitis lethargica. Wien. klin. Wochenschrift 1919. Nr. 15. 393.

214. Edelmann, Zur Bakteriologie der gegenwärtig herrschenden Epidemie. Wien. klin. Wochenschr. 1918. Nr. 32. 890.

215. Edgren, Hygiea. Stockholm 1890. Zit. nach Perez.

216. Eichhorst, H., Über das Influenzaherz. Korrespondenzbl. f. Schweiz. Ärzte 1919. Nr. 8. 225.

217. Eichhorst, H., Gesellschaft der Ärzte Zürichs. 14. XII. 1919. Korrespondenzbl. f. Schweiz. Ärzte 1919. Nr. 30. 1131.

218. — Korrespondenzbl. f. Schweiz. Ärzte 1890. Nr. 5.

219. Eiselt, Nomenklatur. Österreich. med. Jahrb. neue Folge 5. Zit. nach Leichtenstern.

220. Eisenlohr, Ärztl. Verein Hamburg. 11. II. 1890. Münch. med. Wochenschr. 1890. Nr. 8. 189.

221. Eisenstein, Über die Pulsverlangsamung bei Influenza. Differentialdiagnostische Schwierigkeit zwischen Influenza und typhösen Erkrankungen. Med. Klin. 1919. Nr. 9. 212.

222. Ellermann, Influenza. Hospitalstidende 1906. Nr. 41 u. 42.

223. Elste, Grippeepidemie in der deutschen Marine 1889/90. Marine-Rundschau 1890.

224. Embden, Ärztl. Verein Hamburg. 7. I. 1919. Ref. Münch. med. Wochenschr. 1919. Nr. 6. 168.

225. Emmerich, Zur pathologischen Anatomie der Grippe. Med. Gesellsch. in Kiel. 28. XI. 1918. Ref. Münch. med. Wochenschr. 1919. Nr. 9. 251.

226. Emminghaus, Bericht der Naturforscher-Gesellschaft zu Freiburg 5. 1891.

227. Engel, Über den Einfluß der Influenza auf die weiblichen Genitalien. Monatsschr. f. Geburtsh. u. Gynäkol. 6, 628. 1897.

228. — -Bey, Die Influenzaepidemie in Ägypten 1889/90. Sammelforschung. Berlin, Springer 1893.

229. Engesser, Bericht der Naturforscher-Gesellschaft zu Freiburg. 5, 1891.

230. Erlenmeyer, Jaksonsche Epilepsie. Berl. klin. Wochenschr. 1890. Nr. 13. 295.

231. Esch, Über den Einfluß der Influenza auf die Funktionen der weiblichen Genitalorgane in und außerhalb der Gestationsperiode und über Influenza bei Neugeborenen. Zentralbl. f. Gynäkol. 1919. Nr. 9. 161.

232. Ester, De la phlébite grippale. Montpellier méd. 1895. Nr. 10.

233. Eulenburg, Spinale Halbseitenläsion (Brown-Sequardsche Lähmung) mit zerviko-dorsalem Typus nach Influenza. Deutsche med. Wochenschr. 1892. Zit. nach Leichtenstern.

234. Eversbusch, Über die bei Influenza vorkommenden Augenstörungen. Münch. med. Wochenschr. 1890. Nr. 5. 89; Nr. 6. 112.

235. Evershed, The influence of the influenza ware a menstruating womens. British med. Journ. March. 1. 1890. 477.

236. Ewald, Weitere Mitteilungen über die in Berlin herrschende Influenzaepidemie. Deutsche med. Wochenschr. 1890. Nr. 4. 71.

237. — Wien. med. Wochenschr. 1911. Nr. 14. 898; Nr. 15. 970.

238. Eyre, J. W. H., et E. C. Lowe, L'épidemie de grippe de l'automne de 1918 parmi les troupes neozélandaises en Angleterre. The Lancet 196, Nr. 4988. 5 Avril 1919. Ref. La Presse med. 1919. Nr. 26. 254.

239. Fabrikant, M. B., Über die doppelseitige eitrige Pleuritis. Deutsche Zeitschr. f. Chir. 108, 584. 1911.

240. Fahr, Ärztl. Verein Hamburg. Sitzung 10. XII. 1918. Ref. Münch. med. Wochenschrift 1919. Nr. 1. 28.

241. — Über Nierenerkrankungen bei Influenza. Berl. klin. Wochenschr. 1919. Nr. 28. 649.

242. Faisans, La véritable cause de l'appendicite. Bull. et mém. de la soc. méd. de hôpit. 24 Mars 1899.

243. Farner, Über Grippeotitis im Verlauf der Epidemie von 1918. Korrespondenzbl. f. Schweiz. Ärzte 1918. Nr. 12. 365.

244. Faure, J. L., Grippe et Chirurgie. La Presse méd. 1919. Nr. 41. 465.

245. Federn, Wiener Briefe. Mai 1901. Ref. Münch. med. Wochenschr. 1901. Nr. 21. 861.

246. Federschmitt, Nürnbergs Grippeepidemie in statistischer Hinsicht. Münch. med. Wochenschr. 1919. Nr. 13. 359.

247. Feer, E., Zur Anwendung großer Kampferdosen, insbesondere bei der Grippepneumonie. Korrespondenzbl. f. Schweiz. Ärzte 1918. Nr. 48. 1601.

248. Fejés, L., Die Ätiologie der Influenza. Deutsche med. Wochenschr. 1919. Nr. 24. 653.

249. Felkin, Edinbourgh. med. Journ. Febr. 1892. Zit. nach Perez.

250. Ferrand, Bull. de la soc. med. d. hôpit. 1890. 106. Zit. nach Perez.

251. Fichtner, Beiträge zur Züchtung der Influenzabazillen. Zentralbl. f. Bakteriol. u. Parasitenk. etc. **35**, Nr. 3. 374. 1903.

252. — Einige Bemerkungen über Influenzaagglutination bei Influenzakranken. Deutsche militärärztl. Zeitschr. 1906. Nr. 6.

253. — Medizinische Gesellschaft zu Leipzig. Januar 1904. Ref. Münch. med. Wochenschrift 1904. Nr. 13. 586.

254. Fiessinger, De la congestion pulmonaire chronique consécutive à la grippe. Gaz. med. d. Paris 1889. Nr. 50. Ref. Zentralbl. f. klin. Med. 1890. Nr. 10. 174.

255. — Sur les manifestations rénales de la grippe. Gaz. méd. de Paris 1889. Nr. 22.

256. — De l'orchite grippale. Gaz. méd. de Paris. 4 Février 1893.

257. Finney and Hamburg, The relations of appendicitis to infectional diseases. Amer. Med. 14. Dez. 1901. Zit. nach Rostowzew.

258. Fischel, Ein pathogener Mikroorganismus im Blute Influenzakranker. Prag. med. Wochenschr. **15**, Nr. 39. 1890.

259. Fischer, A. W., Warum sterben an der Grippemischinfektion gerade die kräftigsten Individuen? Münch. med. Wochenschr. 1918. Nr. 46. 1284.

260. — Verein der Ärzte Halle a. S. 31. VII. 1918. Ref. Münch. med. Wochenschr. 1918. Nr. 46. 1303.

261. — B., Ärztl. Verein in Frankfurt a. M. 10. X. 1910. Ref. Münch. med. Wochenschr. 1910. Nr. 52. 2777.

262. — Ärztl. Verein in Frankfurt a. M. 2. IX. 1918. Ref. Münch. med. Wochenschr. 1919. Nr. 2. 56.

263. Flatten, Kölner Sammelforschungsbericht. Deutsche med. Wochenschr. 1890. Zit nach Leichtenstern.

264. Flesch, Influenza im Säuglingsalter. Jahrb. f. Kinderheilk. 1890. Nr. 4.

265. Fleischer, Über Influenza. Münch. med. Wochenschr. 1890. Nr. 9. 165.

266. Fleischmann, Kriegsärztlicher Abend zu Berlin. 23. VII. 1918. Ref. Münch. med. Wochenschr. 1918. Nr. 31. 859.

267. Florand, A propos de l'appendicite. Bull. et mém. d. l. soc. méd. d'hôpitaux. 17 Mars 1899.

268. Florschütz, Die Grippeepidemie von 1918 in der Statistik der Lebensversicherung. Münch. med. Wochenschr. 1919. Nr. 34. 960.

269. Foà, Sur les alterations de la moelle épinière dans l'influenza. Arch. ital. d. Biolog. **14**, **57**. 1891.

270. Förster, Note on a case of influenza with meningitis as a complication. The Lancet. 2. März 1901.

271. Follet, Quelques considerations sur la grippe postopératoire. Gaz. med. de Paris **66**, Nr. 12. 1895.

272. Fontanier, L., Thyroidite aigué grippale. Thèse de Paris 1910.

273. Forster, J., Infect. diseases. **21**, 451. 1917. Zit. nach Dold.

274. Fraenkel, A., Über einige seltene Ausgänge und Komplikationen der Influenza. Berl. med. Gesellsch. März 1897. Ref. Münch. med. Wochenschr. 1897. Nr. 12. 309.

275. — Verein für innere Medizin Berlin. Mai 1894. Ref. Münch. med. Wochenschr. 1894. Nr. 22. 443.

276. — B., Über Erkrankungen der oberen Luftwege im Gefolge der Influenza. Deutsche med. Wochenschr. 1890. Nr. 28.

277. — Ernst, Bakteriologische Befunde bei Grippe. Deutsche med. Wochenschr. 1918. Nr. 51. 1422.

278. Fränkel, Eugen, Beiträge zur Pathologie und Ätiologie der Nasennebenhöhlenerkrankungen. Virchows Arch. **143**, 42. 1896.

279. — Ärztl. Verein Hamburg. 5. III. 1895. Ref. Münch. med. Wochenschr. 1895. Nr. 11. 251.

280. — Demonstration von Influenzapräparaten. Ärztl. Verein Hamburg. Febr. 1900. Ref. Münch. med. Wochenschr. 1900, Nr. 8. 270.

281. — Ärztl. Verein Hamburg. 7. I. 1919. Ref. Münch. med. Wochenschr. 1919. Nr. 4. 111.

282. — Über Erkrankungen der Nasennebenhöhlen bei Influenza. Deutsche med. Wochenschrift 1919. Nr. 3. 89.

283. Fränkel und Reyhe, Jahrbuch der Hamburger Staatskrankenanstalt 14, 279. 1909.
284. — K., Grippe und Gravidität. Münch. med. Wochenschr. 1919. Nr. 23. 614.
285. Frank, J., Prax. med. univers. Lipsiae 1826.
286. — P., Vier Fälle von Keratitis dent.itica nach Influenza. Revue général 1890. Zit. nach Leichtenstern.
287. Franke, Felix, Über Erkrankungen der Knochen, Gelenke und Bänder bei der Influenza. Arch. f. klin. Chir. 49, Heft 3. 487. 1895.
288. — Über einige wichtige chirurgische Nachkrankheiten der Influenza. 28. Kongreß der deutschen Gesellschaft für Chirurgie 1899. Ref. Münch. med. Wochenschr. 1899. Nr. 20. 677.
289. — Über einige wichtige chirurgische Komplikationen und Nachkrankheiten der Influenza. Mitteil. a. d. Grenzgeb. d. Med. u. Chir. 5, 263. 1900.
290. — Über ein typisches Influenzasymptom, der Influenzaangina und über Influenzazunge und Milz. Deutsch. Arch. f. klin. Med. 70, 280. 1901.
291. — Das Influenzaknie. Deutsche Zeitschr. f. Chir. 85, 335. 1906.
292. — Karl, Über die Lymphgefäße der Lunge, zugleich ein Beitrag zur Erklärung der Baucherscheinungen bei Pneumonie. Deutsche Zeitschr. f. Chir. 119, 107. 1912.
293. Frey, B., Studien zur Epidemiologie der Influenza 1918. Wien. klin. Wochenschr. 1918. Nr. 51.
294. — W., Über die Ursachen der Zirkulationsschwäche bei rein pneumonischen Formen der Grippe. Berl. klin. Wochenschr. 1919. Nr. 13. 298.
295. — Zur Behandlung der Grippe und ihrer Komplikationen. Berl. klin. Wochenschr. 1919. Nr. 7. 147.
296. — R., Über die Influenza. Korrespondenzbl. f. Schweiz. Ärzte 1919. Nr. 27. 1666.
297. Friedberger, Medizinischer Verein Greifswald. 5. XII. 1918 und .1. XI. 1918. Deutsche med. Wochenschr. 1918. Nr. 45 1262 und 1919. Nr. 1. 32.
298. — und Pfeiffer, Lehrbuch der Mikrobiologie. Jena, G. Fischer 1919. I. Aufl. 1.
299. — E., und P. Konitzer, Zur Ätiologie der derzeitigen Influenzaepidemie. Med. Klin. 1919. Nr. 5. 108.
300. Friedemann, U., Der bakteriologische Charakter der „spanischen Grippe". Deutsche med. Wochenschr. 1918. Nr. 28. 776.
301. — Über Serumtherapie der Grippepneumonie. Deutsche med. Wochenschr. 1918. Nr. 47. 1293.
302. — Vereinigte ärztliche Gesellschaft zu Berlin. 27. XI. 1918. Münch. med. Wochenschrift Nr. 49. 1391.
303. *Friedrich, P., Die Influenzaepidemie 1889/90 im Deutschen Reiche. Arbeiten a. d. Kais. Gesundh.-Amte 9. Berlin, Springer 1894.
304. Frohmann, Verin für wissenschaftliche Heilkunde Königsberg i. P. 18. XI. und 2. XII. 18. Ref. Deutsche med. Wochenschr. 1919. Nr. 5. 142.
305. Fröhlich, Über die gastrointestinale Form der Influenza. Wien. med. Wochenschr. 1892. Nr. 8. 300; Nr. 9. 346.
306. Fromme, Zur Influenzaepidemie. Deutsche med. Wochenschr. 1919. Nr. 51. 1416.
307. — A., Über eine endemisch auftretende Erkrankung des Knochensystems. Deutsche med. Wochenschr. 1919. Nr. 19. 510.
308. Fürbringer, Verein für innere Medizin Berlin 1890. Deutsche med. Wochenschr. 1890. Nr. 2, 3, 4.
309. Fuchs, Tenonitis nach Influenza. Wien. klin. Wochenschr. 1890. Nr. 11. Ref. Zentralbl. f. klin. Med. 1890. Nr. 24. 444.
310. Fukula, Über die Okulomotoriusparese nach der Influenza. Intern. klin. Rundsch. 1890. Nr. 26.
311. v. Funke, R., Zur Symptomatologie und Behandlung der Grippe und Lungenentzündung. Wien. klin. Wochenschr. 1918. Nr. 46. 1225.
312. Gagnière, Grippe et appendicite. Gaz. des hopitaux 1899. Nr. 126.
313. Gaillard, Thyroidite aiguë grippale terminée par la résolution. Societé méd. de hôpitaux. 1895. Zit. nach Fontanier.
314. Galewsky, E., Über Haarausfall bei Grippe. Münch. med. Wochenschr. 1919. Nr. 14. 378.

315. Galli, Valerio, Observations sur la grippe ou influenza. Rev. méd. de la Suisse romande 1919. Nr. 1. 5

316. — Morphologie du Bact. influenz. cultivé sur l'agar de Levinthal. Rev. méd. de la Suisse rom. 1919. Nr. 6. 265.

317. — L'étiologie et la prophylaxie de la grippe ou l'influenza. Verlag Frankfurter, Lausanne 1918.

318. Gaté, J., et Dechosal, Les microbes des complications grippales. Societé de biolog. 21. Dec. 1918. Ref. La Presse méd. 1919. Nr. 4. 32.

319. Gaucher, Bull. de la soc. des hôpitaux Paris 194 und Progrès méd. 12. Zit. nach Leichtenstern.

320. Georges, M., Behandlung der Pleuraempyeme bei Influenza. Württemb. med. Korrespondenzbl. 1919. 305.

321. Gerber, Influenza und Nebenhöhlen. Med. Klin. 1919. Nr. 17. 427.

322. — Verein für wissenschaftliche Heilkunde Königsberg i. P. Sitzung vom 4. XI. 1918. Ref. Deutsche med. Wochenschr. 1919. Nr. 4. 111.

323. Gerhardt, Diskussion über Influenza der Gesellschaft der Charitéärzte. Berl. klin. Wochenschr. 1890. Nr. 9. Ref. Zentralbl. f. klin. Med. 1890. Nr. 13. 233.

324. — Die Pleuraerkrankungen. Deutsche Chir. 43, 1892.

325. — D., Über parapneumonische Empyeme. Mitteil. a. d. Grenzgeb. d. Med. u. Chir. 26, 695. 1913.

326. — Über Pleuritis nach Brustschüssen. Münch. med. Wochenschr. 1915. Nr. 49. 1693 (Feldbeilage).

327. — Über Empyembehandlung mit Saugdrainage. Mitteil a. d. Grenzgeb. d. Med. u. Chir. 30, 309. 1918.

328. — Über parapneumonische und bronchopneumonische Empyeme. Münch. med. Wochenschr. 1918. Nr. 40. 1095.

329. — Ärzteabend in Würzburg. Ärztl. Bezirksverein. 15. Okt. 1918. Münch. med. Wochenschr. 1919. Nr. 6. 226.

330. Ghedini, Über einen Fall von multipler Gelenkentzündung bei Influenza. Gaz. degli osped. 1910. Nr. 99. Ref. Münch. med. Wochenschr. 1912. Nr. 3. 161.

331. — Ein durch Influenzabazillen bewirkter Fall von Blasen- und Harnröhrenentzündung. Gaz. des osped. 1910. Nr. 100. Ref. ebenda.

332. — Pleuritis und Peritonitis, bedingt durch den Bazillus Pfeiffer. Gaz. d. osp. 1906. Nr. 123. Ref. Münch. med. Wochenschr. 1907. Nr. 6. 281.

333. — Über die Frage, ob der Influenzabazillus aus dem Blute und der Milz Influenzakranker dargestellt werden kann. Gaz. d. osp. 1906. Ref. Münch. med. Wochenschrift 1907. Nr. 20. 1002.

334. Ghon, Diskussion. Verein deutscher Ärzte zu Prag. Sitzung 8. X. 1918. Berl. klin. Wochenschr. 1918. Nr. 3. 76.

335. — und Preyß, Studien zur Biologie der Influenzabazillen. Zentralbl. f. Bakteriol. u. Parasitenk. 32, Nr. 2. 1902.

336. Geymüller, Einfluß der Influenza auf Schwangerschaft und Wochenbett. Korrespondenzblatt f. Schweiz. Ärzte 1919. Nr. 32. 1198.

337. Gilchrist, Das endemische Vorkommen der Influenza. 77. Jahresversammlung d. Brit. med. Ass. in Belfast. Juli 1909. Ref. Münch. med. Wochenschr. 1909. Nr. 38. 1980.

338. Gillet, Traité des maladies de l'enfance par Gaucher. Comby et Marfan 1, 360. 1897. Zit. nach Perez.

339. Ginus, Über die Ausbreitungswege der spanischen Krankheit. Kriegsärztlicher Abend. Berlin, 23. Juli 1918. Ref. Münch. med. Wochenschr. 1918. Nr. 31. 860.

340. De Giovanni, Trattato italiano di Patologia med. Zit. nach Perez.

341. Glaus und R. Fritsche, Über den Sektionsbefund bei der gegenwärtigen Grippeepidemie unter besonderer Berücksichtigung des mikroskopischen Befundes. Korrespondenzbl. f. Schweiz. Ärzte 1919. Nr. 3. 72.

342. — — Über den Sektionsbefund bei der gegenwärtigen Grippeepidemie. Korrespondenzblatt f. Schweiz. Ärzte 1918. Nr. 34.

343. Glatzel, Ein bemerkenswerter Fall von Influenza-Laryngitis. Berl. klin. Wochenschrift 1901. Nr. 11. 285.

344. Glower, J., Des troubles et des lesions de l'oreille dans l'epedemie d. Grippe 1889/90. Annal. des maladies de l'oreille de 1890. Ref. Zentralbl. f. klin. Med. 1890. Nr. 50. 958.

345. *Gluge, Die Influenza. Gekrönte Preisschrift. München 1837.

346. Gmeiner, Prag. med. Wochenschr. 1894. Nr. 36. 42. Zit. nach Leichtenstern.

347. Göppert, Medizinische Gesellschaft Göttingen. 8. V. 1919. Ref. Deutsche med. Wochenschr. 1919. Nr. 33. 926.

348. Goldberg, Cystitis gonorrhoica (chronica), geheilt durch febrile Influenza. Zentralbl. f. inn. Med. 1895. Nr. 26. 625.

349. Goldschmidt, E., Verein für wissenschaftliche Heilkunde Königsberg i. P. Sitzung vom 4. XI. 1918. Ref. Deutsche med. Wochenschr. 1919. Nr. 4. 111.

350. — Anatomische Befunde bei der Influenzaepidemie im Januar 1918. Münch. med. Wochenschr. 1918. Nr. 40. 1097.

351. Goldschmidt, Immunität gegen Influenza durch Vaccinierung mit animaler Lymphe. Berl. med. Wochenschr. 1890. Ref. Zentralbl. f. klin. Med. 1891. Nr. 8. 158.

352. Goluboff, Th., Entzündung des Wurmfortsatzes des Blinddarmes als infektiöse epidemische Erkrankung. Moskau 1897.

353. — Die Appendizitis als eine epidemische infektiöse Erkrankung. Berl. klin. Wochenschrift 1897. Nr. 1. 9.

354. Gottschalk, J., Über den Einfluß der Influenza auf Erkrankung der weiblichen Genitalien. Zentralbl. f. Gynäkol. 14, Nr. 3. 41. 1890.

355. — Influenzaempyeme. Med. Klin. -1919. Nr. 36. 901.

356. Gottschlich, Der bakteriologische Charakter der spanischen Krankheit. Deutsche med. Wochenschr. 1918. Nr. 88. 831.

357. Grabisch, A., Zur Frage, warum an der Grippeinfektion gerade die kräftigsten Individuen sterben. Münch. med. Wochenschr. 1919. Nr. 9. 232.

358. Graetz, Ärztlicher Verein in Hamburg. Sitzung vom 10. XII. 1918. Ref. Münch. med. Wochenschr. 1919. Nr. 1. 28.

359. — Fr., Bakteriologische und ätiologische Studien bei der Influenzaepidemie von 1918. Zeitschr. f. Hyg. u. Infekt.-Krankh. 88, 476. 1919.

360. Grant, A short. account. London 1776. A. d. Sammlung auserlesener Abhandlungen. Leipzig 9, 1784. Zit. nach Leichtenstern.

361. Graßberger, R., Beiträge zur Bakteriologie der Influenza. Zeitschr. f. Hyg. u. Infekt.-Krankh. 25, 453. 1897.

362. Grasmann, Über die Grippeepidemie an der Front. Münch. med. Wochenschr. 1918. Nr. 51. 1437.

363. Graßmann, Bemerkungen zum Verhalten der Kreislauforgane bei Influenzapneumonie. Münch. med. Wochenschr. 1919. Nr. 20. 529.

364. Grau, Beobachtungen zur Influenzafrage. Münch. med. Wochenschr. 1918. Nr. 49. 1375.

365. Gray, Zit. nach Leichtenstern.

366. Greff, Influenza und Augenerkrankungen. Berl. med. Wochenschr. 1890. Nr. 27. 604.

367. Die Grippeepidemie im deutschen Heere 1889/90, bearbeitet von der Medizinal-Abteilung des Königl. Preuß. Kriegsministeriums. Berlin, Mittler u. Sohn, 1890.

368. Grigaut et Moutier, Essai de traitement de la grippe par la plasmotherapie. Compt. rend. Acad. d. sciences 167, 765. 1918.

369. Gröger, A., Erfahrungen und Beobachtungen bei der Grippe 1918. Med. Klin. 1919. Nr. 30. 740.

370. Groß, Über die nach Influenza beobachteten Lähmungserscheinungen. Ianug.-Diss. Erlangen 1894.

371. — W., Siehe Brümmer, Inaug.-Diss. Heidelberg 1919.

372. v. Gruber, M., Ärztl. Verein München. Sitzung 9. VII. 1918. Ref. Münch. med. Wochenschr. 1918. Nr. 8. 225.

373. Gruber, Über Erkrankungen des Gehirnorganes während der letzten Influenzaepidemie. Wien. med. Blätter 13, 9. 1890.

374. — B. G., und Schädel, Zur pathologischen Anatomie und zur Bakteriologie der Influenzaepidemie im Juli 1918. Münch. med. Wochenschr. 1918. Nr. 33. 905.

375. Günther, Einführungen in das Studium der Bakteriologie. Leipzig, Thieme 1906.
376. Guiteras, Ramon, Dermatosen. New York. med. Record 33, Nr. 8 und 22. 1890.
   Zit. nach Leichtenstern.
377. Guleke, Diskussion über Influenza. Ärztl. Verein zu Marburg. 18. XII. 1918.
   Münch. med. Wochenschr. 1919. Nr. 6. 168.
378. Guranowski, Über akute Mittelohrentzündung im Verlauf der Influenza. Medycyna
   1893. Nr. 44 u. 45. Zit. nach Perez.
379. Gutmann, G., Über Augenerkrankungen nach Influenza. Berl. klin. Wochenschr.
   1890. Nr. 48 u. 49. 111 u. 139.
380. *Guttmann, Die Influenzaepidemie 1889/90, herausgegeben von Leyden und Guttmann. Wiesbaden 1892.
381. — F., Die Influenzaepidemie des Winters 1891/92. Nürnberg.
382. v. Haberer, H., Über chirurgische Erfahrungen bei Grippe. Mitteil. a. d. Grenzgeb.
   d. Med. u. Chir. 32, 73. 1920.
383. Habermann, Zur Erkrankung des Ohres bei Influenza. Prag. med. Wochenschr.
   1890. Nr. 8.
384. Haedke, Ein Fall von Meningitis und epiduralem Abszeß mit Nachweis von Influenzabazillen. Münch. med. Wochenschr. 1897. Nr. 29. 806.
385. Haeser, Lehrbuch der Geschichte der Medizin und epidemischen Krankheiten.
   Jena 3. 1882.
386. Hagemüller, Der Haarausfall nach Grippe. Zeitschr. f. physiol. u. diätet. Therap.
   1919. Heft 6.
387. Hahn, B., Zur Behandlung des akuten Pleuraempyems. Deutsche med. Wochenschrift 1913. Nr. 38. 1830.
388. — O., Zit. nach Schmeil.
389. Hainiß, E., Über scharlachartige Exantheme bei Grippe und über Grippekrupp.
   Wien. klin. Wochenschr. 1919. Nr. 8. 201.
390. Hamel, Berl. klin. Wochenschr. 1919. Nr. 1. 4.
391. Hamilton, Über die Epidemie 1782. (Thompson Annalen). Zit. nach Leichtenstern.
392. Hanau, Ärztl. Verein in Frankfurt a. M. Sitzung 21. IX. 1918. Ref. Münch. med.
   Wochenschr. 1919. Nr. 2. 56.
393. Hannemann, E., Anatomische Befunde bei Grippe. Deutsche med. Wochenschr.
   1919. Nr. 9. 230.
394. Hansemann, Vereinsbericht der Berliner medizinischen Gesellschaft. Berl. klin.
   Wochenschr. 1918. Nr. 35. 841.
395. Hart, Die pathologische Anatomie und die Bakteriologie der Influenzaepidemie
   1918. Med. Klin. 1918. Nr. 40 u. 41. 994 u. 1019.
396. Hartert, Über die Behandlung des akuten und chronischen Empyems, insbesondere
   nach Schußverletzungen mittels des Aspirationsverfahrens nach Perthes. Münch.
   med. Wochenschr. 1918. Nr. 31. 840.
397. Haug, Akute hämorrhagische Paukenhöhlenentzündung, eine Komplikation bei
   Influenza. Münch. med. Wochenschr. 1890. Nr. 3. 123.
398. — Die häufigsten Erkrankungen des Gehörorgans bei Influenza. Münch. med.
   Wochenschr. 1890. Nr. 7. 125.
399. Haward, Note on some of the surgical sequelae of Influenza. The Lancet 1899. Juli 1.
400. Hawkins, St. Thomas hosp. Report London 1891. Zit. nach Leichtenstern.
401. v. Hayek, Studien zur Influenzaepidemie und ihre Beziehung zum Verlauf der
   Tuberkulose. Wien. klin. Wochenschr. 1919. Nr. 8. 196.
402. Haygard, Über die Epidemie 1782 (Thompsons Annalen). Zit. nach Leichtenstern.
403. Hecht, Ärztlicher Verein München. 9. VII. 1918. Ref. Münch. med. Wochenschr.
   1919. Nr. 8. 226.
404. Hedinger, Zur Pathologie und Bakteriologie der Grippe. Korrespondenzbl. f.
   Schweiz. Ärzte 1919. Nr. 16.
405. Heine, Ärztlicher Verein München. 9. VII. 1918. Ref. Münch. med. Wochenschr.
   1919. Nr. 8. 225.
406. Heineke, Verletzungen und chirurgische Erkrankungen der Speicheldrüsen. Deutsche
   Chir. 1913. 33. Lieferung, II. Teil. 406.

407. **Helfer**, Bericht der medizinischen Gesellschaft von Leipzig. Schmidts Jahrb. **226**, 112.
408. **Heller, J.**, Zur Therapie der Pleuraempyeme. Beitr. z. klin. Chir. **102**, 550. 1916.
409. **Hellin, D.**, Der doppelseitige Pneumothorax und die Unabhängigkeit der Lungen-
     respiration von den Druckverhältnissen. Mitteil. a. d. Grenzgeb. d. Med. u. Chir.
     17, 417. 1907.
410. **Hellpach**, Rückfallgrippe. Deutsche med. Wochenschr. 1910. Nr. 12. Ref. Münch.
     med. Wochenschr. 1910. Nr. 14. 758.
411. **Henke**, Zur pathologischen Anatomie der Grippe. Berl. klin. Wochenschr. 1919.
     Nr. 5. 118.
412. **Henoch**, Brachialmonoplegie. Berl. med. Gesellsch. 28. I. 90. Deutsche med.
     Wochenschr. 1890. Nr. 6. 113.
413. **Henze**, Die chirurgischen Komplikationen der Grippeepidemie 1918/19 an der chir-
     urgischen Universitäts-Klinik Heidelberg. Inaug.-Diss. Heidelberg 1919.
414. **Hermann, Th.**, Die Influenza in St. Petersburg 1889. St. Petersburg. med. Wochen-
     schrift **14**, 50. 1889.
415. **Herzog**, Zur Bakteriologie der Influenza. Münch. med. Wochenschr. 1919. Nr. 5. 121.
416. **Herzog, H.**, Chirurgische Nasen- und Halserkrankungen bei Grippe. Münch. med.
     Wochenschr. 1919. Nr. 21. 552.
417. — Über Rückenmarkserkrankungen nach Influenza. Berl. klin. Wochenschr. 1890.
     Nr. 35. 792.
418. — Beobachtungen über Influenzaepidemie des Winters 1891/92. Prag. Arch. f.
     Kinderheilk. **14**, Nr. 6. 1892.
419. **Hesse, W.**, Die sogenannte „spanische Krankheit". Münch. med. Wochenschr.
     1918. Nr. 30. 814.
420. — Über zentrale Pneumonie und ihre Bedeutung für die zentrale Entstehung der
     Pneumonie. Münch. med. Wochenschr. 1918. Nr. 41. 1125.
421. **Heubner**, Gelenkeiterungen durch Pneumokokken bei Kindern nach Pneumonie.
     Berl. med. Wochenschr. 1897. Nr. 44.
422. **Heuyer et Caillé**, Etude clinique et bacteriologique d'une localisation régionale
     de la grippe. Acad. d. médecine. 21 Janvier 1919. La Presse méd. 1919. Nr. 4. 35.
423. **Heyrowsky**, Der Influenzabazillus als Erreger der Cholezystitis. Wien. klin. Wochen-
     schrift 1904. Nr. 23. 644.
424. **Highet**, British med. Journ. 1891. Zit. nach Leichtenstern.
425. **Hilbert**, Verein wissenschaftlicher Heilkunde Königsberg i. P. Sitzung vom 4. XI. 18.
     Ref. Deutsche med. Wochenschr. 1919. Nr. 4 u. 5.
426. **Hildebrandt, W.**, Influenzamyositis als Haupterscheinung von Influenzarezi-
     diven. Münch. med. Wochenschr. 1919. Nr. 20. 530.
427. — Influenza myositis. Münch. med. Wochenschr. 1916. Nr. 45. 1601. F. B.
428. **Hirano, F.**, Über 118 operativ behandelte Empyeme. Deutsche Zeitschr. f. Chir.
     124, 507. 1914.
429. **Hirsch, A.**, Handbuch der historisch-geographischen Pathologie. **1**, 2. Aufl. Stutt-
     gart 1881.
430. **Hirsch, C.**, Influenzabazillen bei Erkrankungen des Ohres. Zeitschr. f. Ohrenheilk.
     66, Heft 3 u. 4. 193. 1912.
431. — Die Grippeerscheinungen im Gebiete des Ohres und der oberen Luftwege. Deutsche
     med. Wochenschr. 1919. Nr. 1. 15.
432. **Hirschberger**, Über Hornhauterkrankungen bei Influenza. Münch. med. Wochen-
     schrift 1890. Nr. 4. 61.
433. **Hirschbruch**, Über die ansteckende Lungenentzündung (spanische Krankheit).
     Deutsche med. Wochenschr. 1918. Nr. 34. 935.
434. **Hitzig, Th.**, Influenzabazillen bei Lungenabszessen. Münch. med. Wochenschr.
     1895. **35**, 812.
435. **Hock, J.**, Wunddiphtherie. Münch. med. Wochenschr. 1919. Nr. 23. 614.
436. **Hodel**, Zur Behandlung der Grippe mit Kolloidmetallen und Fixationsabszeß.
     Korrespondenzbl. f. Schweiz. Ärzte 1919. Nr. 10. 310.
437. **v. Hoeßlin, H.**, Bemerkungen zum bakteriologischen und klinischen Charakter
     der diejährigen Grippeepidemie. Münch. med. Wochenschr. 1916. Nr. 41. 1128.

438. v. Hoeßlin, Ärztlicher Verein München. 9. Nov. 1918. Ref. Münch. med. Wochenschrift 1918. Nr. 46. 1305.

439. Högerstedt, Über Pericarditis suppurativa influenzae. St. Petersb. med. Wochenschrift 1896. Nr. 1—2. Zit. nach Leichtenstern.

440. Hofbauer, Zur Pathogenese der bedrohlichen Erscheinungen bei der Grippe. Wien. klin. Wochenschr. 1919. Nr. 4. 85.

441. Hoffmann, W., Influenzaepidemie bei einem Infanterie-Bataillon im Engadin. Korrespondenzbl. f. Schweiz. Ärzte 1915. Nr. 12.

442. — A., und E. Keuper, Zur Influenzaepidemie. Deutsche med. Wochenschr. 1919. Nr. 4. 91.

443. Hohlweg, H., Zur Pathologie und Therapie der Grippe. Münch. med. Wochenschrift 1919. Nr. 5. 122.

444. — Zur Behandlung der Grippekranken mit Rekonvaleszentenserum. Münch. med. Wochenschr. 1918. Nr. 45. 1247.

445. Holmberg, Schmidts Jahrb. **231**, 1891. Zit. nach Perez.

446. Holst, Psychosen nach Influenza. Deutsche Sammelforschung. Berl. klin. Wochenschrift 1890. Nr. 27. 607.

447. Holz, Schwere Zufälle bei Influenza mit Krankenvorstellung. Berl. med. Gesellsch. 9. I. 1890. Ref. Münch. med. Wcohenschr. 1890. Nr. 3. 49.

448. Hoppe-Seyler, Medizinische Gesellschaft zu Kiel. 25. Juli 1918. Ref. Münch. med. Wochenschr. 1918. Nr. 52. 1471.

449. — Zum Krankheitsbild und zur Behandlung der Grippe. Deutsche med. Wochenschrift 1919. Nr. 3. 67.

450. Hosenberg, H., Zur Behandlung der Grippe. Berl. klin. Wochenschr. 1919. Nr. 10. 220.

451. Hotz, A., Zur Prophylaxe der spanischen Grippe. Korrespondenzbl. f. Schweiz. Ärzte 1918. Nr. 41. 1372.

452. — G., Medizinische Gesellschaft Basel. Sitzung vom 31. Okt. 1918 u. 19. Dez. 1918. Ref. Korrespondenzbl. f. Schweiz. Ärzte 1919. Nr. 25. 936 u. 981.

453. Howard, A contribution to our knowledge of the etiology of inflammations of the accessory sinuses of the nose. Amer. Journ. of the med. scien. May 1898.

454. Huber, Über den Influenzabazillus. Zeitschr. f. Hyg. u. Infekt.-Krankh. **15**, 454. 1893.

455. Hübschmann, Über Influenzabronchiolitis und über Influenza-Meningitis. Medizinische Gesellschaft zu Leipzig 1914. Juni. Ref. Münch. med. Wochenschr. 1914. Nr. 31. 1763.

456. — Über Influenza. Münch. med. Wochenschr. 1915. Nr. 32. 1073.

457. — Weitere Beiträge zur Influenzafrage. Medizinische Gesellschaft zu Leipzig (offiz. Protokoll). Sitzung 24. Juli 1917. Ref. Münch. med. Wochenschr. 1917. Nr. 42. 1371.

458. — Über die derzeitige Influenza und ihre Komplikationen. Münch. med. Wochenschrift 1918. Nr. 44. 1205.

459. Hugh, Zit. nach Leichtenstern.

460. Hull, Zit. nach Leichtenstern.

461. Hundshagen, K., Zur Züchtung der Influenzabazillen. Deutsche med. Wochenschrift 1918. Nr. 43. 1181.

462. — Ein Bazillus aus der Gruppe der hämorrhagischen Septikämie bei einem Fall von Influenza-Pleuritis. Med. Klin. 1919. Nr. 40. 1008.

463. Huxham, Op. phys.-med. Edit. nov. Lipsiae 1, 1784. Zit. nach Leichtenstern.

464. Jacob, J., Thrombose und variolaähnliches Exanthem bei Grippe. Deutsche med. Wochenschr. 1919. Nr. 1. 16.

465. Jaccoud, Pneumonie grippale. Sem. méd. 10. Gaz. des hôpit. 1890. 137 und Bull. de l'acad. de med. 1890. Nr. 6. Zit. nach Leichtenstern.

466. v. Jagic, Fieberkurve und Leukozytenbild bei der Grippe. Wien. klin. Wochenschr. 1918. Nr. 46. 1223.

467. Jaffé, H., Zur pathologischen Anatomie der Influenza. Wien. klin. Wochenschr. 1918. Nr. 95. 1203.

468. Jancke, Verein für wissenschaftliche Heilkunde in Königsberg i. P. 18. XI. u. 2. XII. 1918. Deutsche med. Wochenschr. 1919. Nr. 5. 142.

469. Jankau, Über Otitis media acuta nach Influenza. Deutsche med. Wochenschr. 1890. Nr. 12. 242.

470. Jansen, Influenza-Otitis nach Beobachtungen an der Universitäts-Klinik zu Berlin. Arch. f. Ohrenheilk. 31, 2/3.

471. Janson, The Lancet 1894. 8. Sept. Zit. nach Perez.

472. Ide, Charles, Nederlandsch Tijdschrift voor Geneeskunde 1918. 16. Nov. Zit. nach Nothnagel.

473. Jehle, Beobachtungen bei einer Grippeepidemie, hervorgerufen durch den Micrococcus catarrhalis. Wien. med. Wochenschr. 1906. Nr. 26. Ref. Münch. med. Wochenschr. 1906. Nr. 49. 2407.

474. — Grippeepidemie durch den Micrococcus catarrhalis hervorgerufen. Wien. med. Gesellsch. Febr. 1906. Ref. Münch. med. Wochenschr. 1906. Nr. 10. 484.

475. — Über die Rolle der Influenza als Mischinfektion bei den exanthematischen Erkrankungen und das Vorkommen der Influenzabazillen im Blute. Zeitschr. f. Heilk. 22, I. Teil. 190. 1901.

476. Imhofer, Ein Fall von Osteoperiostitis des Stirnbeines nach Grippe. Wien. klin. Wochenschr. 1919. Nr. 4. 88.

477. Index, Catalogue of the library of the surg. general office in Washington (J. C. Billings) Influenza. 6, 1885.

478. Ingwersen, Über chirurgische Komplikationen nach Grippe. Inaug.-Diss. Würzburg 1919.

479. Joachim, Verein wissenschaftlicher Heilkunde Königsberg i. P. Sitzung 4. XI. 1918. Ref. Deutsche med. Wochenschr. 1919. Nr. 5. 143.

480. Jochmann, G., Beiträge zur Kenntnis der Influenza und Influenzabazillen. Deutsch-Arch. f. klin. Med. 84, 470. 1905.

481. de Jonbioux, Hysterie apres la grippe. Thèse de Paris 1890. Zit. nach Leichtenstern.

482. Joffroy, Psychosen, Neuralgie scapulo-humérale. Bull de la soc. des hôpit. Paris 1890. 276. Zit. nach Leichtenstern.

483. Johannson, Gangraena penis post. Influenzam. St. Petersb. med. Wochenschr. 1890. Nr. 46.

484. Jones, Gastric disturbances consequent upon influenza. Philadelph. Reportes 74, Nr. 2. 1896.

485. Iselin, H., Zur Methodik der Pleuraempyembehandlung. Beitr. z. klin. Chir. 102, 587. 1916.

486. Isenschmidt, Ärztl. Verein Frankfurt a. M. Sitzung vom 2. IX. 1918. Münch. med. Wochenschr. 1919. Nr. 2. 56.

487. Isnardi, Giorn. del accad. d. med. di Torino. Rev. gen. ital. di cli med. 15. Juli 1892. Zit. nach Rostowzew.

488. Jundell, J., Einige klinische und bakteriologische Beobachtungen über Influenza conjunctivitis bei Säuglingen. Mitteil a. d. Augenklinik J. Widmark, Jena., Fischer 1902, Heft 4. Ref. Münch. med. Wochenschr. 1902. Nr. 51. 2155.

489. Jürgens, Gesellschaft der Charité-Ärzte in Berlin. Ref. Berl. klin. Wochenschr. 1890. Nr. 12. 284.

490. Kahler, Lungen- und Pleuraerkrankungen bei der Influenza. Wien. klin. Wochenschrift 1890. Nr. 9. 161.

491. Kahler, H., Erfahrungen über die spanische Krankheit (Influenza). Wien. klin. Wochenschr. 1918. Nr. 41. 1104.

492. — Freiburger medizinische Gesellschaft. 17. XII. 1918. Deutsche med. Wochenschr. 1919. Nr. 11. 310.

493. Kaiser, Die chirurgischen Komplikationen der Grippeepidemie 1918/19 an der chirurgischen Universitätsklinik Halle a. S. Inaug.-Diss. Frankfurt a. M. 1919.

494. Kaiserling, Verein wissenschaftlicher Heilkunde Königsberg i. P. Sitzung vom 4. XI. 1918. Ref. Deutsche med. Wochenschr. 1919. Nr. 5. 141.

495. Kamen, L., Über eine bis jetzt wenig gewürdigte Lokalisation des Influenzaprozesses. Zentralbl. f. Bakteriol. u. Parasitenk. u. Infekt.-Krankh. 29, 339, Nr. 8. 1901.

496. Kamen, L,, Weiterer Beitrag zur Lokalisation der Influenza an den Tonsillen. Zentralbl. f. Bakteriol. u. Parasitenk. u. Infekt.-Krankh. 35, Nr. 2.150. 1903.
497. Kantorovicz, Nasenblutungen bei Influenza. Med. Klin. 1919. Nr. 1. 16.
498. Karewski, Beiträge zur Chirurgie der Lunge und Pleura. Arch. f. klin. Chir. 57, 555. 1898.
499. Karcher, J., Militärärztliche Beobachtungen über Influenza-Bronchitis und Pneumonie aus den Wintermonaten 1914/15. Korrespondenzbl. f. Schweiz. Ärzte 1915. Nr. 35. 1101. .
500. Karlbaum, Über Grippe und Diphtherie und ihr gleichzeitiges Auftreten auf der geburtshilflichen Station. Zentralbl. f. Gyn. 1919. Nr. 17. 313.
501. Katsch, Diskussion über Grippe. Ärztl. Verein zu Marburg. 1918. XII. 18. Ref. Münch. med. Wochenschr. 1919. Nr. 6. 168.
502. Katz, Über Ohrenerkrankungen bei Influenza. Therap. Monatsh. 1890. Nr. 2. Zit. nach Leichtenstern.
503. Kayser-Petersen, Krankheit und Klima. Berl. klin. Wochenschr. 1919. Nr. 38. 894.
504. — Über die Beziehungen zwischen Grippe und Tuberkulose. Münch. med. Wochenschrift 1919. Nr. 44. 1261.
505. — Zur Epidemiologie der Grippe. Münch. med. Wochenschr. 1919. Nr. 25. 691.
506. Keller, Kölner Sammelforschungsbericht. Deutsche med. Wochenschr. 1890. Zit. nach Leichtenstern.
507. Kelsch und Antony, La grippe dans l'armée française en 1889/90. Arch. d. med. et d. pharm. milit. 1890. Nr. 11 und 1891. Nr. 8. 10.
508. Kerschensteiner, Studien der Bakteriologie der Lungen- und Bronchialeiterungen. Deutsch. Arch f. klin. Med. 75, 132. 1903.
509. Kiekfeld, S., Lähmung des weichen Gaumens nach Grippe. Berl. klin. Wochenschr. 1919. Nr. 40. 967.
510. Kiffin, Acute Bronchocele following Influenza. British med. Journ. London 1895.
511. Kinicutt, Clinical notes on the complications and seguelae of influenza. New York. med. Rec. Febr. 37, 209. 1890.
512. Kirchner, Arch. f. Ohrenheilk. 38, 3 u. 4. 323. 1895.
513. — Über das Wesen der sogenannten Fußgeschwulst. Wiesbaden 1898.
514. — K., Beitrag zur Behandlung der Grippe. Münch. med. Wochenschr. 1919. Nr. 3. 69.
515. Kißkalt, Zur Epidemiologie und Ätiologie der Influenza. Medizinische Gesellschaft in Kiel. Sitzung vom 28. XI. 1918. Berl. klin. Wochenschr. 1919. Nr. 3. 68.
516. Klebs, Blutbefund bei Influenza. Zentralbl. f. Bakteriol. 1890. Nr. 7. 145.
517. — Weiteres über Influenza. Deutsche med. Wochenschr. 1890. Nr. 14. 278.
518. Kleinschmidt, Das akute Thoraxempyem und seine Behandlung. Deutsche Zeitschrift f. Chir. 153, 87. 1920.
519. Klemperer, P., Diphtherische Entzündungen der Luftwege, hervorgerufen durch Influenzabazillen. Wien. klin. Wochenschr. 1918. Nr. 14. 944.
520. Klewitz, T., Zur Klinik der infektiösen Grippe. Med. Klin. 1919. Nr. 9. 206.
521. Klieneberger, Über hämoglobinophile Bakterien bei Lungenkrankheiten. Deutsch. Arch. f. klin. Med. 87, 111. 1906.
522. — Über hämophile Bakterien. Deutsche med. Wochenschr. 1905. Nr. 15. 575.
523. Kling, Influenzakomplikationen und Impfstoffbereitung. Svensk. Läkaresalsk Förhandl. 1918. Nr. 12. Ref. Deutsche med. Wochenschr. 1919. Nr. 8. 219.
524. Klinger, Über einige Fälle von Influenzameningitis. Münch. med. Wochenschr. 1912. Nr. 52. 2884.
525. Kluge, Statistisches über Influenza. Verein der Ärzte in Halle a. S. Januar 1891. Ref. Münch. med. Wochenschr. 1892. Nr. 6. 99.
526. Knack, Das Verhalten der Niere bei der Grippe. Med. Klin. 1918. Nr. 37. 902.
527. Knina, Der Influenzabazillus als Erreger der Cholezystitis. Wien. klin. Wochenschr. 1909. Nr. 36. 1234.
528. Koch, Aus alten Influenzaschriften. Ärztl. Verein in Frankfurt a. M. Sitzung vom 16. IX. 18. Münch. med. Wochenschr. 1919. Nr. 3. 84.
529. Kocher, Th., und E. Tavel, Vorlesungen über chirurgische Infektionskrankheiten. 1. T. Streptomykosen. Jena, G. Fischer 1909. 214.

530. Köbel, Über Otitis media mit rhinogenem Gehirnabszeß. Beitr. z. klin. Chir. 25, 526. 1900.
531. Köhl, Exquisite Spontanfrakturen bei Osteomalazie nach Influenza. Ileus mit seltenem pathologisch anatomischem Befund. Korrespondenzbl. f. Schweiz. Ärzte 1892. Nr. 15 u. 16.
532. König, Franz, Noch einmal die Frage der Empyemoperation. Zentralbl. f. Chir. 7, 769. 1880.
533. König, Fritz, Chirurgische Erkrankungen bei und nach der Grippe. Ärztl. Bezirksverein Würzburg. 3. XII. 1918. Ref. Münch. med. Wochenschr. 1918. Nr. 52. 1473.
534. Königer, H., Über sterile Pleuraergüsse bei Pleuraempyemen und Lungenabszessen. Münch. med. Wochenschr. 1909. Nr. 12. 603.
535. Königsdorf, Ein neuer Fall von akuter hämorrhagischer Enzephalitis während der jetzigen Influenzaepidemie. Deutsche med. Wochenschr. 1892. Nr. 9. 182.
536. Königstein. Wien. med. Blätter 1890. Nr. 9. Zit. nach Leichtenstern.
537. Köpchen, Symptomatologie der influenzaverdächtigen sogenannten „spanischen Krankheit". Deutsche med. Wochenschr. 1918. Nr. 34. 938.
538. Köppen, Zur Diagnose der Influenza und zur Pathogenese ihrer Symptome. Deutsche med. Wochenschr. 1905. Nr. 31. 1230.
539. — und Norden, Nierenblutung und Diazoreaktion bei Grippe. Zentralbl. f. inn. Med. 1899. Nr. 18. 449.
540. Kohts, Paralysen. Therap. Monatsh. Dez. 1890. Zit. nach Leichtenstern.
541. Kolb, R., Die chirurgische Behandlung der Perikarditis. Berl. klin. Wochenschr. 1913. Nr. 23. 1070.
542. Kollman, Mikroskopische Befunde bei Influenzakranken. Berl. klin. Wochenschr. 1890. Nr. 7. 144.
543. Körte, W., Über die chirurgische Behandlung der Leberabszesse. Berl. klin. Wochenschrift 1892. Nr. 32. 794.
544. Korach, S., Zur Pathologie der Influenza 1918/19 im Vergleich mit der Epidemie 1889/90. Berl. klin. Wochenschr. 1919. Nr. 10. 218.
545. — Ärztl. Verein Hamburg. 21. I. 1919. Deutsche med. Wochenschr. 1919. Nr. 16. 446.
546. Korbsch, Zur Bakteriologie der Influenzaepidemie. Med. Klin. 1919. Nr. 3. 70.
547. Kormann, E., Die Influenza bei Kindern. Wien. med. Blätter 1889. Nr. 51 u. 52. Ref. Zentralbl. f. klin. Med. 1890. Nr. 10. 173.
548. — Influenza in Gerhardts Handb. d. Kinderkrankh., Nachtrag. Tübingen 1883.
549. Korn, Verein wissenschaftlicher Heilkunde Königsberg i. P. Sitzung vom 4. XI. 1918. Ref. Deutsche med. Wochenschr. 1919. Nr. 5. 142.
550. Korner, Ostitis des Warzenfortsatzes nach Influenza. X. Versammlung befreundeter süddeutscher und Schweizer Ohrenärzte Nürnberg. Pfingsten 1890. Ref. Münch. med. Wochenschr. 1890. Nr. 27. 476.
551. Kosegarten, Erkrankung des Ohres bei Influenza. Zeitschr. f. Ohrenheilk. 23, 1227. 1893.
552. Kossel, Bemerkungen und Demonstrationen zur gegenwärtigen Influenzaepidemie. Naturhistorischer medizinischer Verein Heidelberg. 16. VII. 1918. Münch. med. Wochenschr. 1918. Nr. 32. 890.
553. Krafft, Ch., La grippe en 1918. Revue med. de la suisse romande 1919. Nr. 10. 465.
554. Kramer, Über extradurale Abszesse infolge von Erkrankungen des Schläfenbeines. Arch. f. klin. Chir. 47, Suppl. 94. 1894.
555. Krannhals, Die Influenzaepidemie 1889/90 in Riga. Sammelforschung. St. Petersburg 1891.
556. Kratz, W., Bibliographie der Influenza in Wolfs med. Vademekum 6, 1. Leipzig 1890.
557. Krause, P., Influenza. Handb. d. inn. Med. von Mohr u. Staehelin. Berlin, Springer 1911.
558. Krehl, Beobachtungen über Influenza. Deutsche med. Wochenschr. 1890. Nr. 6. 105.
559. Kretz, Über Bakteriologie der Pyelitis. Wien. klin. Wochenschr. 1898. Nr. 41. 917.
560. — Influenza-Beobachtungen im Jahre 1897. Wien. klin. Wochenschr. 1897. Nr. 40. 877.

561. Kretz, Über chronische Influenzainfektion. Wien. Gesellsch. f. inn. Med. u. Kinder-krankheiten (eigener Bericht) 1906. Ref. Münch. med. Wochenschr. 1906. Nr. 28. 1385.

562. — Phlegmone des Processus vermiform. in Gefolge einer Angina tonsillaris. Wien. klin. Wochenschr. 1902. 1122.

563. — Untersuchungen über die Ätiologie der Appendizitis. Mitteil. a. d. Grenzgeb. d. Med. u. Chir. 17, 1. 1907.

564. Krönlein, Diskussion zu Eichhorst. Sitzung der Gesellschaft Schweizer Ärzte. Ref. Korrespondenzbl. f. Schweiz. Ärzte 1890. Nr. 5.

565. Kronberger, H., Zur Hämatologie und Bakteriologie der Grippe. Deutsche med. Wochenschr. 1919. Nr. 9. 243.

566. Kroner, K., Über influenzaähnliche Erkrankungen. Berl. klin. Wochenschr. 1918. Nr. 27. 639.

567. Krotoszyner, Parotitis. New Yorker med. Wochenschr. 2. 1890. 7. 356. Zit. nach Leichterstern.

568. Kruse, Zur Ätiologie und Diagnose der Influenza. Deutsche med. Wochenschr. 1894. Nr. 24. 513.

569. — Über bakteriologische und pathologisch-anatomische Untersuchungen. Medizinische Gesellschaft Leipzig. 28. Juli 1918. Münch. med. Wochenschr. 1918. Nr. 44. 1228.

570. — Diskussion. Medizinische Gesellschaft in Leipzig. 19. XII. 1918. Münch. med. Wochenschr. 1919. Nr. 5. 140.

571. Kümmell, Diskussion zu Fahr. Ärztl. Verein Hamburg. Sitzung vom 17. I. 1919. Deutsche med. Wochenschr. 1919. Nr. 7. 200.

572. Küttner, H., Druckdifferenzoperationen. Bruns' Beitr. z. klin. Chir. 60, 24. 1908.

573. — Die perforierenden Lymphgefäße des Zwerchfells und ihre pathologische Be-deutung. Beitr. z. klin. Chir. 40, 136. 1903.

574. — Die Operation am Brustkorbe in Bier, Braun, Kümmell. Chirurgische Ope-rationslehre. Leipzig, A. Bardt. 2, 1912.

575. Kundrat, Über anatomische Befunde während der Influenzaepidemie. Wien. klin. Wochenschr. 1890. Nr. 8. 141.

576. Kuskow, Zur pathologischen Anatomie der Grippe. Virchows Arch. 139, Heft 3. 406. 1895.

577. Kusnezow und Herrmann, Eine geschichtliche und klinische Studie. Die In-fluenza, nach dem Russischen bearbeitet von Drozde. Wien 1890, Joseph Safor. Ref. Zentralbl. f. klin. Med. 1890, Nr. 28. 514.

578. Kuczynski, Die pathologisch-anatomische Beteiligung der Niere bei schweren Fällen von Influenza. Deutsch. Arch. f. klin. Med. 128, 184. 1919.

579. Ladeck, Lungenkranke und spanische Grippe. Wien. klin. Wochenschr. 1918. Nr. 51. 1352.

580. Lamarque, Des complications génito-urin de la grippe. Annal. des malad. des org. génitourin 12, 9. 1894.

581. Lämpe, Über spanische Grippe. Med. Klin. 1918. Nr. 34 u. 35. 858 u. 958.

582. Lampé (v. Romberg), Ärztl. Verein München. 9. VII. 1918. Münch. med. Wochen-schrift 1919. Nr. 8. 225.

583. Lancisius, Historia Romanae epidemiae 1709. Opera omn. Genev 1718.

584. Landgraf, Diskussion über Influenza aus der Gesellschaft der Charité-Ärzte. Berl. med. Wochenschr. 1890. Nr. 9. 207. Zentralbl. f. klin. Med. 1890. Nr. 13. 232.

585. Landolt, Manifestations oculaires dans le cours de l'epidemie actuelle. Sem. med. 10, 3. 1890. Zit. nach Leichterstern.

586. Langemak, Zur Empyembehandlung mittels Kanüle. Deutsche med. Wochen-schrift 1916. Nr. 41. 1261.

587. Langer, Traitement med. de l'appendicite. 13 Congrès franç. de chir. Paris 1899.

588. Lannois, Surdité labyrintique. La semaine med. 1890. 194.

589. Lanz, Über die Grippe. Korrespondenzbl. f. Schweiz. Ärzte 1918. Nr. 33. 1108.

590. Laqueur, Ein Fall von beiderseitiger Iridozyklitis nach Influenza. Klin. Monatsbl. f. Augenheilk. 1890. 195 und Berl. klin. Wochenschr. 1890. Nr. 36. 816.

591. Laskowski, Influenza und Ohr. Königsberg i. P., Inaug.-Diss. 1893.

592. Latapie, Compt. rend. de la societé d. biol. 12. X. 1918. Zit. nach Sobernheim.
593. Laurenti, Un caso di gangrena simmetrica d'origine spinale da influenza. La Riforma medica. 1, 399. 1894.
594. Laubenheimer, Zur Ätiologie der Cholezystitis. Zeitschr. f. Hyg. u. Infekt.-Krankh. 58, 64. 1908.
595. Lauterburg, A., Untersuchungen über die Bakteriendichtigkeit der Grippeschutzmasken. Korrespondenzbl. f. Schweiz. Ärzte 1919. Nr. 47. 1786.
596. Leclere, R., Complications chirurgicales de la grippe. Septième Congrès d. Chir. de Paris 1893. 809.
597. — La grippe 1918. Societé méd. des hôpitaux. Pa Presse méd. 1919. Nr. 4. 33.
598. — Über den Einfluß der Influenza auf das Wachstum der Geschwülste der weiblichen Geschlechtsorgane. Wien. med. Blätter 1892. Nr. 33.
599. Lederer, R., Über schweren Verlauf der spanischen Grippe. Wien. klin. Wochenschrift 1918. Nr. 49. 1299.
600. Légendre, L., De l'indication et du pronostie opératoires dans les pleurésies purulentes grippales. La Presse méd. 1919. Nr. 3. 22.
601. Lehmann, S., Contribution a l'étude des manifestations septicémiques et pyohémiques dans la grippe 1890. 1124. Paris.
602. Leichtenstern, O., Mitteilungen über die Influenzaepidemie 1889/90. Vorträge im allgemeinen Ärzte-Verein zu Köln. Deutsch. med. Wochenschr. 1890, Nr. 11, 15, 18—22, 25, 30, 42, 43.
603. — Primäre Enzephalitis. Deutsche med. Wochenschr. 1892. Nr. 2. 39.
604. *— Influenza und Dengue, Spezielle Pathologie und Therapie von Nothnagel 4. Wien, Hölder 1896.
605. Leichtentritt, Bakteriologische Befunde bei der Influenzaepidemie. Deutsche med. Wochenschr. 1918. Nr. 51. 1419.
606. Leichtweiß, Grippe und Lungentuberkulose. Münch. med. Wochenschr. 1919. Nr. 29. 810.
607. Leitner, Ph., Über die Ätiologie, Symptomatologie und Therapie der pandemischen Influenza (spanische Grippe). Wien. klin. Wochenschr. 1918. Nr. 43. 1155.
608. Leloir, H., Über Pyodermitis, Akne, influenziöse und parainfluenziöse Ausschläge und deren Begleiterscheinungen. Monatsschr. f. prakt. Dermatol. 20, Nr. 10. 1895.
609. Lemcke, Über akute Karies und Nekrose des Felsenbeins nach Influenza. Beitr. z. wissenschaftl. Medizinforsch. Leipzig 1895.
610. — Versammlung der deutschen otolog. Gesellsch. Bonn 12. u. 13. Mai 1894. Zit. nach Perez.
611. Lemoine, S., Sur quatre cas d'érysipele dans le cours de la grippe précèdée de tuméfaction parotidienne. Revue de méd. 1890. Nr. 6.
612. Le Noir, Annal. de malad. de l'oreille. 1890. Nr. 3.
613. Lenhartz, Myokarditis. Medizinische Gesellschaft Leipzig. Schmidts Jahrb. 226, 111. Zit. nach Leichtenstern.
614. Lenz, E., Beiträge zur Bekämpfung und Epidemiologie der Grippeinfektion. Korrespondenzblatt f. Schweiz. Ärzte 1918. Nr. 38. 1265.
615. Lepetit, Centre Médical. 1 Décembre 1908. 1774. Zit. nach Fontanier.
616. Leschke, E., Über den Grippeerreger. Vereinigte ärztliche Gesellschaft zu Berlin. 27. Nov. 1918. Ref. Münch. med. Wochenschr. 1918. Nr. 49. 1391.
617. Leschke, Über die Behandlung der Empyeme mit Spüldrainage. Berl. klin. Wochenschrift 1915. Nr. 21. 549.
618. — Über die Behandlung der Grippe mit Eukupin. Deutsche med. Wochenschr. 1918. Nr. 46. 1271.
619. Lessing, Handbuch der Geschichte der Medizin. Berlin 1838. I.
620. Letzerich, L., Untersuchungen und Beobachtungen über die Ätiologie und Pathologie der Influenza nebst therapeutischen Bemerkungen. Zeitschr. f. klin. Med. 27, Heft 3 u. 4. Ref. Münch. med. Wochenschr. 1895. Nr. 9. 200.
621. Leubuscher, Korrespondenzbl. d. Ärztl. Ver. Thüringen 1890. 27.
622. Levinthal, W., Bakteriologische und serologische Influenzastudien. Zeitschr. f. Hyg. u. Infekt.-Krankh. 86, Heft 1. 3. 1918.

623. Levinthal, W., Neue bakteriologische und serologische Untersuchungsmethoden bei Influenza. Berl. klin. Wochenschr. 1918. Nr. 30. 712.

624. Levy, Margarethe, Hämatologisches zur Grippeepidemie. Deutsche med. Wochenschrift 1918. Nr. 35. 972.

625. Levy, Bakteriologische Befunde bei Influenza. Berl. klin. Wochenschr. 1890. Nr. 7. 143.

626. Leyden, Über Influenza. Verein für innere Medizin zu Berlin. 6. I. 1889. Ref. Münch. med. Wochenschr. 1890. Nr. 2. 30.

627. — Über Influenza mit Vorstellung von Präparaten. Verein für innere Medizin zu Berlin. Deutsche med. Wochenschr. 1890. Nr. 2 u. 3.

628. — Zur Pathologie der Influenza. Berl. klin. Wochenschr. 1890. Nr. 10. 213.

629. — Thrombose der Arteria poplitea. Berl. klin. Wochenschr. 1890. Nr. 14. 313.

630. — Arterienthrombosen nach Influenza. Charité-Annalen 17, 127. 1892. Deutsche med. Wochenschr. 1892. Nr. 45. 1009.

631. — Über Venenthrombosen im Verlauf der Influenza. Charité-Annalen 18, 1893.

632. *Leyden, E., und S. Guttmann, Deutscher Sammelforschungsbericht über die Influenzaepidemie 1889/91. Wiesbaden, Bergmann 1892.

633. Lexer, E., Allgemeine Chirurgie. 9. Auflage. 1, 250. Stuttgart, Enke 1918.

634. — Zur Kenntnis der Streptokokken- und Pneumokokkenosteomyelitis. Arch. f. klin. Chir. 57, 879. 1898.

635. Lichtwitz, Ärztl. Verein Hamburg. 10. I. 1919. Ref. Deutsche med. Wochenschr. 1919. Nr. 7. 199.

636. Liebmann, Über die Behandlung schwerer Influenzafälle mit Rekonvaleszentenserum. Korrespondenzbl. f. Schweiz. Ärzte 1918. Nr. 42. 1393.

637. Liebmann, E., und H. R. Schinz, Über das Röntgenbild der Influenzapneumonie. Münch. med. Wochenschr. 1919. Nr. 23. 611.

638. — — Über eigenartige pleurale Komplikationen der Influenza. Mitteil. a. d. Grenzgeb. d. Med. u. Chir. 32, 1. 1920.

639. Liégeois, Lähmung der Unterextremitäten. Progrès méd. 1892. Nr. 12. Zit. nach Perez und Lichtenstern.

640. Linden, Schmidts Jahrb. 231, 257. Zit. nach Leichtenstern.

641. Linroth, C., Influenza in Schweden 1889/90. Sammelforschung. Arch. f. Hyg. 17, 1893.

642. Lippmann und Samson, Zur Therapie der Grippeempyeme mit Bülauscher Heberdrainage. Deutsche med. Wochenschr. 1919. Nr. 37. 1014.

643. Litten, Symptome von seiten der Zirkulations- und Respirationsorgane. Pneumonie in der deutschen Sammelforschung von Leyden und Guttmann.

644. Livierato, Eine experimentelle Untersuchung über den Einfluß, welchen die Influenza auf den Verlauf der verschiedenen Infektionskrankheiten hat. Gaz. degli osped. 1906. Nr. 93. Ref. Münch. med. Wochenschr. 1906. Nr. 46. 2268.

645. Lodi, Zwei Fälle von Influenzaperitonitis. Gaz. degli osped. 1911. Nr. 47. Ref. Münch. med. Wochenschr. 1911. Nr. 38. 2029.

646. Löhlein, Zur pathologischen Anatomie der Grippe. Ärztl. Verein zu Marburg. 18. XII. 1919. Münch. med. Wochenschr. 1919. Nr. 5. 141.

647. Löwenfeld, Pathologisch-anatomische und bakteriologische Befunde bei spanischer Grippe. Wien. klin. Wochenschr. 1918. Nr. 48. 1274.

648. Löwenstein, A., Über einen Fall von metastatischer Streptokokkeneiterung im Auge nach spanischer Grippe. Münch. med. Wochenschr. 1918. Nr. 45. 1244.

649. Löwenthal, W., Bakteriologische Untersuchungen bei der diesjährigen Grippeepidemie. Berl. klin. Wochenschr. 1918. Nr. 49. 1171.

650. Loison, Grippe et gangrène du membre inférieur. Lyon. méd. 1890. 33 et 385.

651. Lombard, Grippe in Genf. Gaz. méd. d. Paris 1833. 70. Zit. nach Leichtenstern.

652. — Ibid. 5, 214. 1837.

653. — Traité de climatologie. Paris 3, 42. 1879.

654. Lord, Boston. med. and surg. Journ. 18. XII. 1902.

655. Lorey, Diskuss. zur Grippe. Ärztl. Verein zu Hamburg. 7. I. 19. Ref. Münch. med. Wochenschr. 1919. Nr. 6. 168.

656. Lubarsch, Über Beobachtungen bei der Grippeepidemie. Vereinigte ärztliche Gesellschaft zu Berlin. 17. Juli 1918. Ref. Münch. med. Wochenschr. 1918. Nr. 31. 860. Berl. klin. Wochenschr. 1918. Nr. 32. 768.

657. Ludewig, Influenza-Otitis. Arch. f. Ohrenheilk. 30, 3.

658. Lücke, Chirurgisches über Influenza. Deutsche med. Wochenschr. 1890. Nr. 50. 16. Zit. nach Leichtenstern.

659. Luerson, Beiträge zur Biologie des Influenzabazillus. Zentralbl. f. Bakteriol. Orig. 35, 437. 1904.

660. Lustig, Serumtherapie Grippekranker. Med. Klin. 1919. Nr. 2. 42.

661. Luithlen und Winterberg, Eigenserumbehandlung bei Grippelungenentzündung. Wien. klin. Wochenschr. 1918. Nr. 49. 1206.

662. Maciejewski, Die Koinzidenz der Influenza mit Endometritis. Inaug.-Diss. Würzburg 1892.

663. Mackay, The Lancet 1891. 6 Febr. Zit. nach Perez.

664. Mahlo, Diskussion. Ärztl. Verein Hamburg. Sitzung vom 1. I. 1919. Ref. Münch. med. Wochenschr. 1919. Nr. 4. 111.

665. Maillart, H. A., Etudes cliniques sur la grippe pandénique. Genève 1891.

666. Manasse, P., Handbuch der pathologischen Anatomie des menschlichen Ohres. Wiesbaden, Bergmann 1917. 32.

667. Mandelbaum, M., Epidemiologische und bakteriologische Untersuchungen über die pandemische Influenza. Münch. med. Wochenschr. 1918. Nr. 30. 812.

668. Maragliano, Sull'influenza. La Riforma med. 1890. Nr. 51—53. Zit. nach Rostowzew.

669. — Einfluß der Influenza auf andere Krankheiten. Medic. Acad. in Torino. Jan. 1898. Ref. Münch. med. Wochenschr. 1898. Nr. 13. 410.

670. Marassini, A., e L. Morelli, Osservazioni batteriologiche e Serologiche in casi d'Influenza. Riforma Medica. 26 Ottobre 1918. Nr. 43.

671. Marchand, Influenza, Pneumonie. Ärztl. Verein Marburg. Berl. klin. Wochenschrift 1890. Nr. 23. 523.

672. — Über die pathologisch-anatomischen Befunde bei der disjährigen Influenzaepidemie nach Beobachtungen mit Dr. G. Herzog. Münch. med. Wochenschr. 1919. Nr. 5. 117.

673. Markus, Die Influenzaepidemie und das Nervensystem. Berl. med. Wochenschr. 1918. Nr. 48. 1150.

674. Martin, Bemerkungen über eine Prognose der Influenzaotitis. Rev. Barcelon. de inform de vido etc. April, Juni 1907. Ref. Münch. med. Wochenschr. 1907. Nr. 31. 1552.

675. Marvel, Has influenza been causative factor in the increase of appendicitis. Journ. of the Americ. med. Assoc. 30 July 1904.

676. Massini, Über die Therapie der Influenza. Korrespondenzbl. f. Schweiz. Ärzte 1918. Nr. 48. 1633.

677. — Über die Therapie des akuten Empyems. Therapeut. Monatsh. 29, Nr. 11. 592. 1915.

678. Mason, A. L., Influenza in Boston von 1889—90. Especially as it appeared at the Boston. city Hosp. The Boston. med. and surg. Journ. 122, 145. 1890.

679. Materna und Penecke, Zur Ätiologie der Grippe 1918. Wien. klin. Wochenschr. 1918. Nr. 46. 1221.

680. Matko, J., Der Verlauf der Grippe bei Malariakranken. Wien. klin. Wochenschr. 1918. Nr. 50. 1323.

681. Matthes, Über die Grippeepidemie. Verein für wissenschaftliche Heilkunde Königsberg i. P. 4. XI. 1918. Ref. Deutsche med. Wochenschr. 1909. Nr. 4. 111. Berl. klin. Wochenschr. 1919. Nr. 3. 109.

682. Mayer, K., Über Schutzkörpermangel bei Grippe. Beobachtungen über Grippe unter den deutschen Truppenteilen in Konstantinopel. Münch. med. Wochenschr. 1919. Nr. 17. 461.

683. Mayer, O., Akute eitrige Perichondritis des Kehlkopfes. Gesellschaft der Ärzte Wiens 13. XII. 1918. Ref. Münch. med. Wochenschr. 1919. Nr. 4. 114.

684. — Zur Behandlung der eitrigen Perichondritis der Kehlkopfknorpel. Wien. klin. Wochenschr. 1919. Nr. 5. 109.

685. Mayer, W., Über Grippe. Wien. klin. Wochenschr. 1919. Nr. 4. 82.

686. Mayor, im Schweizer Sammelbericht von F. Schmid.

687. Mayoral, Zit. nach Brasch.

688. Meckel, Zit. nach Leichtenstern.

689. Medalla, L. S., Influenzaepidemie im Lager Mac Arthur. Ätiologie, Pathologie und spezifische Therapie. Boston. med. and surg. Journ. 180, 323. 1919.

690. Medvei, Bela, Erythema papulatum. Internationale klinische Rundschau 1890. 153.

691. Menko, L. H., Zwei seltsame Komplikationen der Influenza. Medich. Weekblad voor Norden Zuidnederland. 29. April 1899. Ref. Münch. med. Wochenschr. 1899. Nr. 29. 972.

692. — Zur Kasuistik der Influenza-Komplikationen. Wien. klin. Rundsch. 1899. Nr. 24.

693. Merk, Zit. nach C. Hirsch.

694. Merian, Louis, Haar- und Nagelveränderungen nach Grippe. Korrespondenzbl. f. Schweiz. Ärzte 1919. Nr. 5. 139.

695. Merklen, Appendicite grippale. Bull. et mém. de la soc. méd. de hôp. Seanco d. 19. Mars 1897. La semaine med. 1897. 104.

696. Messerschmidt, Th., K. Hundshagen, und K. Scheer, Untersuchungen über die Influenzaepidemie 1918. Zeitschr. f. Hyg. 38, Heft 4. 552. 1919.

697. Meunier, Satélisme des colonies d. bazilles de Pfeiffer dans les cultures mixtes. Compt. rend. de la soc. de Biologie 1898. Nr. 21. 642.

698. — Microbiologie de la Grippe. Acad. de la méd. 1919. 14 Janvier. La Presse méd. 1919. Nr. 3. 28.

699. Meyer, E., Verein. f. wissenschaftl. Heilkunde Königsberg i. P. 18. XI. und 2. XII. 1918. Ref. Deutsche med. Wochenschr. 1919. Nr. 5. 144.

700. Meyer, F., Die Behandlung der Grippepneumonie. Deutsche med. Wochenschr. 1919. Nr. 7. 173.

701. Meyer, H., Zur Behandlung des perapneumonischen Empyems. Med. Klin. 1918. Nr. 49. 1209.

702. Meyer, O., und G. Bernhardt, Zur Pathologie der Grippe von 1918. Berl. klin. Wochenschr. 1918. Nr. 33 u. 34. 778 u. 814.

703. Meyer, S., Über stenosierende pseudomembranöse Entzündung der Luftwege bei epidemischer Grippe. Deutsche med. Wochenschr. 1919. Nr. 2. 38.

704. Michael, Das Wesen der Influenza mit spezieller Berücksichtigung der Ohrsymptome. Deutsche med. Wochenschr. 1890. Nr. 6. 107.

705. Michael, J., Behandlung des Empyems der Pleura mit Periirrigation. Deutsche med. Zeitung 1894. Nr. 41.

706. Mijulief, Over den invloed de Influenza monstruatie zwangershap en Kraambed. Weekbl. van het Nederland Tijdsch. voor Geneesk. 1890. 1.

707. Miller, J. F., A case of symetrical gangrene following upon an attak of Influenza. Brit. med. Journ. 1891. 1594.

708. Milligam, The operative treatment of postinfluenzae suppurative mastoiditis. Brit. med. Journ. Octob. 14. 1900.

709. Milner, Beitrag zur chirurgischen Bedeutung der Influenza, akute, chronisch rezidivierende Spondylitis mit Schwielenbildung. Kompressionslähmung und Purpura nach Influenza. Mitteil. a. d. Grenzgeb. d. Med. u. Chir. 11, 453. 1903.

710. — Influenzagaumen. Med. Gesellsch. zu Leipzig. Jan. 1910. Ref. Münch. med. Wochenschr. 1910. Nr. 14. 769.

711. Milner, Tetanus after Influenza. The Lancet 1895.

712. Minerli, G., Brevi osservazioni cliniche nell actuela pandemie febrile. Riforma ,med. 19 Ottob. 1918. Nr. 42.

713. Mitlin, Zur Behandlung der Pleuraempyeme mit Aspirationsdrainage. Diss. a. d. med. Klinik Basel.

714. Mitterstiller, S., Chirurgische Erkrankungen nach Grippe. Wien. klin. Wochenschrift 1919. Nr. 47. 1140.

715. Mittwoch, E., Die älteste Influenzaepidemie in Persien und Mesopotamien (im Jahre 855 n. Chr.). Berl. klin. Wochenschr. 1913. Nr. 10. Ref. Münch. med. Wochenschrift 1913. Nr. 11. 602.

716. Möser, H., Zwei Fälle von Periostitis des Oberkiefers in direktem Zusammenhange mit Influenza. Berl. klin. Wochenschr. 1890. Nr. 15.

717. Moore, Dublin. med. Journ. April und Brit. med. Journ. 1825. Zit. nach Leichtenstern.

718. Morawetz, G., Über scharlachähnliche Exantheme bei der spanischen Grippe. Wien. klin. Wochenschr. 1919. Nr. 47. 1250.

719. Mosler, F., E. Peiper, W. Niesel, F. Colley, Zur Kenntnis der in Greifswald beobachteten Fälle von Influenza. Deutsche med. Wochenschr. 1890. Nr. 8. 150.

720. Most, Influenza Europaea. Hamburg 1820.

721. Moure, Perichondritis laryngo-trachéale avec abscès. Revue de laryngologie 1895. Nr. 14.

722. Moxham, The British med. Journ. 24 Fevr. 1894.

723. Mühsam, Kriegsärztlicher Abend. Berlin, 23. VII. 1918. Münch. med. Wochenschr. 1918. Nr. 31. 859.

724. Müller, E., Zur Klinik der Influenza. Ärztl. Ver. zu Marburg. 18. XII. 1918. Münch. med. Wochenschr. 1919. Nr. 5. 141.

725. Müller, E. T., und E. Zalevski, Über Möglichkeiten und Grenzen der Grippetherapie. Med. Klin. 1918. Nr. 47. 1158.

726. v. Müller, F., Über die gegenwärtige Grippeepidemie. Ärztl. Verein. München. 9. Juli 1918. Münch. med. Wochenschr. 1919. Nr. 8. 224.

727. — Ärztlicher Verein München. 9. Nov. 1918. Münch. med. Wochenschr. 1918. Nr. 46. 1305.

728. Müller, R., Beobachtungen über den Einfluß der Influenza auf den weiblichen Sexualapparat. Zentralbl. f. Gynäkol. 1890. Nr. 17. 297.

729. — Weitere Beobachtungen bezüglich des Einflusses der Influenza auf den weiblichen Sexualapparat. Münch. med. Wochenschr. 1895. Nr. 41. 952.

730. Münzer, Klinik und Therapie der Grippe. Verein deutscher Ärzte in Prag. Sitzung 17. I. 1919. Ref. Deutsche med. Wochenschr. 1919. Nr. 8. 224.

731. Musu, S., und G. Russo, Ricerche batteriologiche nel. secreto tonsillo faryngeo di ammelati della recenta epidemia. Riforma med. Dec. 1918. Nr. 49.

732. Mygge, J., Die meteorologischen Bedingungen für das epidemische Auftreten der Influenza. Wien. med. Presse 1906. Nr. 30. Ref. Münch. med. Wochenschr. 1906. Nr. 35. 1729.

733. Nager, T. R., Zur Kenntnis der Influenza-Taubheit (Demonstration). 22. Versammlung der deutschen otologischen Gesellschaft in Stuttgart. Mai 1913. Ref. Münch. med. Wochenschr. 1913. Nr. 28. 1569.

734. Natanson, Ein Fall von Influenza mit Pleuropneumonie und doppelseitiger Iridochorioiditis embolica. St. Petersb. med. Wochenschr. 1890. Nr. 24.

735. Nathan, Die Influenza in ihren Beziehungen zum Gehörorgan. Inaug.-Diss. München 1897.

736. Nauwerk, Influenza und Enzephalitis. Deutsche med. Wochenschr. 1895. Nr. 25. 393.

737. Neihardt, K., Die Influenzaepidemie vom Winter 1889/90 im Großherzogtum Hessen-Darmstadt 1890 und 1893.

738. Neisser, M., Über Symbiose des Influenzabazillus. Deutsche med. Wochenschr. 1903. Nr. 26. 463.

739. Neri, Due vosti ascesi postumi ad influenza. La Riforma med. 1895.

740. Netter, A., Academie d. médecine. 1 Octobre 1918.

741. — Société médicale des hôpitaux. Seance de 24 Janvier 1890.

742. — Grippe in Bronardeles. Traité d. médecine et d. thérapie Paris (Baillière) 1895.

743. Neuer-Bettina, Behandlung der Grippeempyeme. Münch. med. Wochenschr. 1919. Nr. 44. 1264.

744. Neuwirth und Weil, Klinische und pathologische Beobachtungen bei der sog. spanischen Krankheit mit schwerem Verlauf. Wien. klin. Wochenschr. 1918. Nr. 42. 1152.

745. Neufeld und Papamarku, Zur Bakteriologie der diesjährigen Influenzaepidemie. Deutsche med. Wochenschr. 1918. Nr. 43. 1181.

746. Nicolle und Lebailly, Quelques notions expérimentales sur le virus de la grippe. Compt. rend. acad. scienc. 21 Oct. 1918. **167,** 607.

747. Nigst, P. E., Foudroyanter Gasbrand bei Grippe. Münch. med. Wochenschr. 1919. Nr. 17. 379.

748. — Chirurgische Komplikationen der Grippe. Med. Bezirksverein der Berner Stadt. 20. IX. 19. Korrespondenzbl. f. Schweiz. Ärzte 1919. Nr. 39. 1479.

749. Nocht, Ärztl. Verein Hamburg. 7. I. 1919. Ref. Deutsche med. Wochenschr. 1919. Nr. 14. 390.

750. Noeggerath, Freiburger med. Gesellschaft. 17. XII. 1918. Deutsche med. Wochenschrift 1918. Nr. 11. 310.

751. Nordmann, Zur Behandlung des Empyems (Demonstration eines neuen Apparates). Deutsch. Chir.-Kongr. 1907. Zentralbl. f. Chir. 1907. Nr. 31. Beilage.

752. Noris, Wolfenden, Oedema of the larynx a sequel of Influenza. Brit. med. Journ. März 8. 542. 1890.

753. Nothnagel, B., Doppelseitige Mastitis bei Grippe. Wien. klin. Wochenschr. 1919. Nr. 23. 612.

754. Nowak, E., Ein Fall von totaler Nekrose der Milz mit völliger Ablösung von ihrem Stiele und subphrenischem Abszeß. Mitteil. a. d. Grenzgeb. d. Med. u. Chir. 31, 661. 1919.

755. Nürnberger, L., Erlebnisse der Münchner Universitäts-Frauenklinik mit der spanischen Krankheit. Monatsschr. f. Geburtsh. u. Gynäkol. 48, Heft 4. 1918.

756. Nürnberger, L., und G. Kalliwoda, Über die differentialdiagnostische Abgrenzung von Grippe und Kindbettfieber auf Grund bakteriologischer und hämatologischer Untersuchungen. Münch. med. Wochenschr. 1919. Nr. 11. 291.

757. Oberndorfer, Über die pathologische Anatomie der influenzaartigen Epidemie im Jahre 1918. Münch. med. Wochenschr. 1918. Nr. 30. 811.

758. — Pathologisch-anatomische Erfahrungen über innere Krankheiten im Felde. Münch. med. Wochenschr. 1918. Nr. 42. 1154.

759. Odaira, Beiträge zur Kenntnis der hämoglobinophilen Bazillen mit besonderer Berücksichtigung der Bordetschen Bazillen. Zentralbl. f. Bakteriol. 61, 289. 1912.

760. Oeller, Med. Gesellschaft zu Leipzig. 23. Juni 1918. Ref. Münch. med. Wochenschr. 1918. Nr. 44. 1227.

761. — Zur Ätiologie der Influenza. Med. Klin. 1918. Nr. 44. 1082.

762. — Kritische Studien zum Influenza-Problem. Münch. med. Wochenschr. 1918. Nr. 44. 1203.

763. Olmer et Vuillet, Streptococcie pleurale atténuée au cours de la grippe. Soc. méd. de hôpit. La Presse méd. 1919. Nr. 4. 34.

764. Olsen, Zur Bakteriologie der Influenza. Münch. med. Wochenschr. 1919. Nr. 9. 231.

765. — Diskussion. Ärztl. Verein in Hamburg. Sitzung vom 7. I. 1919. Münch. med. Wochenschr. 1919. Nr. 4. 111.

766. Orlando, S., La cura della epidemia influenzale 1918 con fenolo par la via delle vene. Riforma med. Nov. 1918. Nr. 48.

767. Orlowski, Zur Kasuistik seltener chirurgischer Komplikationen der Influenza. Zentralbl. f. Chir. 1903. 120.

768. Orth, O., Thrombosen bei der spanischen Krankheit. Deutsche med. Wochenschr. 1918. Nr. 47. 1298.

769. Orticoni, A., et Barbié, M. Angé, Contribution à l'étude de la Pathogénie de la grippe; relations d. l. grippe humaine avec les Pasteurelloses animales. La Presse méd. 1919. Nr. 26. 247.

770. Ottow, Über das Verhalten von Grippe bei Schwangerschaft und Wochenbett. Med. Gesellschaft in Kiel. 25. Juni 1918. Münch. med. Wochenschr. 1918. Nr. 52. 1471.

771. Ozanam, Histoire méd. gén. des maladies épidem. Paris 1835. 1 und 4.

772. Pachioni, Scritt. medic. publ. in onore di Camillo Bozzolo. Torino 1904. Ref. Zentralbl. f. Bakteriol. 39, 756.

773. Pal, Über Grippe. Gesellschaft der Ärzte in Wien. Münch. med. Wochenschr. 1919. Nr. 1. 28.

774. Paltauf, Zur pathologischen Anatomie und Bakteriologie der Influenza. Wien. klin. Wochenschr. 1900. Nr. 21. 576.

775. Panum, Epidemische Krankheiten auf Farö. (Island). Verhandl. d. phys.-med. Gesellsch. in Würzburg **3**, 1832.

776. Parker, J. T., Toxine filtrable produite par B. influenzae. Journ. of Americ. med. Assoc. Nr. 7. 15. Febr. 1919. La Presse méd. 1919. Nr. 19. 178.

777. *Parsons, Report on the Influenza-Epidemie of 1889/90 and Forther-Report on the Epidemy of 1889/92. Loc. gouvernement board. London 1891 and 1893. (Egre and Spottiswoode).

778. — Brit. med. Journ. 1891. Aug. 8.

779. Paschen, Diskussion über Grippe. Ärztl. Verein zu Hamburg. 7. I. 1919. Ref. Münch. med. Wochenschr. 1919. Nr. 6. 168.

780. Paschkis, K., Über Typhlitis gripposa. Med. Klin. 1919. Nr. 21. 512.

781. Paulsen, Joh., Beiträge zur Kenntnis der Influenza. Inaug.-Diss. Kiel 1899.

782. Peacock, Th., On the influenza 1847/48. London 1848.

783. Pels-Leusden, Das Empyem und seine Behandlung. Med. Klin. 1916. Nr. 34. 891.

784. Penzoldt und Stintzing, Handb. d. Therap. inn. Krankh. **3**. G. Fischer 1898. Siehe Schede.

785. *Perez, Die Influenza in chirurgischer Beziehung. Experimenteller Beitrag zur Ätiologie und pathologischen Anatomie der Influenza. I. Mitteilung. Deutsche Zeitschr. f. Chir. **59**, 1. II. Mitteilung. Deutsche Zeitschr. f. Chir. **63**, 460. III. Mitteilung. Deutsche Zeitschr. f. Chir. **64**, 1. IV. Mitteilung. Deutsche Zeitschr. f. Chir. **66**, 1. Sämtlich 1902 und 1903.

786. Pergens, E., Phlegmone de l'orbite. Complication de l'Influenza. Annal. d'oculist **114**, 4. 279. 1895.

787. Perthes, Über ein neues Verfahren zur Nachbehandlung und Operation des Empyems und zur Beseitigung des Pneumothorax, sofern er auf einem Defekt des Thorax beruht. Beitr. z. klin. Chir. **20**, 37. 1898.

788. Peterson, W., Petersb. med. Wochenschr. 1889. Nr. 46. Zit. nach Leichtenstern.

789. Petit de Corbeil, Kontagiosität. Gaz. méd. de Paris 1837. Zit. nach Leichtenstern.

790. Petit, De l'infect. par le streptocoque aucours et du déclin. de la grippe. Paris 1894.

791. Petrina, Beitrag zur Influenzaepidemie in Prag. Prag. med. Wochenschr. 1890. Nr. 13.

792. — Der bakteriologische Charakter der spanischen Grippe. Deutsche med. Wochenschr. 1918. Nr. 28. 775.

793. Pfeiffer, R., Die Entdeckung des Influenzabazillus. Sitzung der Gesellschaft der Charitéärzte Berlin. Dez. 1891.

794. — Die Ätiologie der Influenza. Zeitschr. f. Hyg. u. Infekt.-Krankh. **13**, 357. 1893.

795. — Über Ätiologie der diesjährigen Influenzaepidemie. Berl. klin. Wochenschr. 1919. Nr. 5. 118.

796. — und H. Prausnitz, Rekonvaleszentenserum und Grippetherapie. Münch. med. Wochenschr. 1919. Nr. 5. 124.

797. Pfitz, Über Milchinjektionen bei Grippe. Therap. d. Gegenw. 1919. 86.

798. Pflüger, Die Erkrankungen der Sehorgane im Gefolge der Influenza. Berl. klin. Wochenschr. **27**, 691. 1890. **29**, 663.

799. Pfuhl, Influenza und Enzephalitis. Zusatz-Bemerkungen zu dem Aufsatz Prof. v. Nauwerks in Nr. 25. Deutsche Zeitschr. f. Chir. Ref. Deutsche med. Wochenschrift 1895. 459.

800. — Bakteriologischer Befund bei schweren Erkrankungen des Zentralnervensystems im Verlauf der Influenza. Berl. klin. Wochenschr. 1892. Nr. 39 u. 40. 975 u. 1009.

801. — Drei neue Fälle der Gehirninfluenza. Zeitschr. f. Hyg. u. Infekt.-Krankh. **26**, 112. 1897.

802. Pfuhl, A., und Walter, Weiteres über Vorkommen der Influenzabazillen im Zentralnervensystem. Deutsche med. Wochenschr. 1896. Nr. 7. Ref. Münch. med. Wochenschr. 1896. Nr. 7. 162.

803. Phélip, Du drainage de la grande cavité pleurale. Thèse de Lyon 1919.

804. Philippon, U. H., Bactériothérapie de la grippe par les stocks vaccins mixtes iodés. Soc. méd. des hôpit. La Presse médical 1919. Nr. 3. 27.

805. Pick, Friedel, Die Influenzaepidemie in Prag. Verein deutscher Ärzte zu Prag. Sitzung vom 8. X. 1918. Ref. Berl. klin. Wochenschr. 1919. Nr. 3. 71.

806. Pic et Lesieur, Contribution à la bactériologie du rheumatisme articulaire aigu. Journ. de physiologie et de pathologie générale. 1, Nr. 5. 1900.

807. Pinkus, F., Der Haarausfall nach Grippe. Med. Klin. 1919. Nr. 8. 179.

808. Pippingsköld, Finsk läkares 3. 32. Zit. nach Leichtenstern.

809. Poeppelmann, Zur Ätiologie der Grippe. Deutsche med. Wochenschr. 1919. Nr. 14. 379.

810. Politzer, Die Eröffnung des Warzenfortsatzes bei den Mittelohrentzündungen nach Influenza. Wien. med. Presse 1892. Nr. 10 u. 11.

811. — Die Erkrankungen der Gehörorgane während der letzten Influenzaepidemie. Wien. med. Blätter 13, 9. 1890.

812. Pommay-Michaux, Madelaine, et François Moutier, et S. Michaux, Sur un diplocoque trouvé constamment dans les hémocultures pratiquées chez les grippes. Soc. méd. des hôpitaux. 27 Déc. 1918. Pa Presse méd. 1919. Nr. 4. 34.

813. Portmann, Georges. Noma grippale. Pa Presse méd. 1919. Nr. 41. 407.

814. Possek, Eine Influenzakonjunktivitis. Wien. klin. Wochenschr. 1909. Nr. 10. 335.

815. Prell, Zur Ätiologie der Influenza. Med.-naturwissenschaftl. Verein Tübingen. 31. III. 19. Münch. med. Wochenschr. 1919. Nr. 38. 1100.

816. Preston, Influenza au bord du Mount Edgcumbe. Brit. med. Journ. 1, 477. 1890.

817. Pribram, E., Die Therapie der Pleuraempyeme und Lungenabszesse. Arch. f. klin. Chir. 103, 871. 1914.

818. Pringle, Über die Epidemie von 1775 in London. Med. observat. by a. soc. of physic. 1776.

819. — Beobachtungen über die Krankheiten der Armee. Aus dem Englischen von Brande, Altenburg 1772.

820. Prym, P., Erkrankungen der Nasennebenhöhlen und des Mittelohres bei Influenza. Deutsche med. Wochenschr. 1919. Nr. 32. 880.

821. — Zur pathologischen Anatomie der Influenza von 1918. Deutsche med. Wochenschr. 1919. Nr. 39. 1084 u. 40. 1108.

822. Purjesz, Akute Entzündung der Trommelhöhle als Komplikation bei Influenza. Pester med.-chir. Presse 1890. Nr. 20. Ref. Zentralbl. f. klin. Med. 1890. Nr. 51. 950.

823. Quénu, Zit. nach Follet.

824. de Quervain, F., Die akute nichteitrige Thyreoiditis und die Beteiligung der Schilddrüse an akuten Intoxikationen und Infektionen überhaupt. Mitteil. a. d. Grenzgeb. d. Med. u. Chir. 2. Supplementband. 1904.

825. — Thyreoiditis simplex und toxische Reaktion der Schilddrüse. Mitteil. a. d. Grenzgeb. d. Med. u. Chir. 15, 297. 1906.

826. v. Rad, C., Ein Fall unkomplizierter Serratuslähmung nach Influenza. Münch. med. Wochenschr. 1898. Nr. 36. 1145.

827. Rahts, C., Statistik. Deutsche Sammelforschung. Zit. nach Leichtenstern.

828. Rapper, Zwerchfellneuralgie mit klonischem Zwerchfellkrampf im Gefolge von Influenza. Wien. klin. Wochenschr. 1892. Nr. 37.

829. Rascol, Contribution à l'étude des thyréoïdites infectieuses. Thèse de Paris 1891.

830. Recamier, Lähmungen bei Influenza. Bull. de thérap. 1842. Avril. Zit. nach Leichtenstern.

831. Redtenbacher, Hirnabszeß. Wien. med. Blätter 1892. Nr. 37. Zit. nach Perez.

832. Redurcau, G., Contribution à l'étude de la suppuration dans la grippe. Paris 1891. 4.

833. Rehn, L., Die Chirurgie des Herzbeutels. Berl. klin. Wochenschr. 1913. Nr. 6. 241.

834. Reh, Th., et P. Schiff, La grippe à clinique infantile de Genève 1918/19. Revue méd. d. l. Suisse romande 1919. Nr. 11. 517.

835. Reiche, Diskussion über Grippe. Ärztl. Verein Hamburg. 7. 1. 19. Ref. Münch. med. Wochenschr. 1919. Nr. 6. 167.

836. Reinhold, Zur Pathologie der Basedowschen Krankheit. Münch. med. Wochenschr. 1894. Nr. 23. 449.

837. Reis, E., Influenza-Bakteriämie. Münch. med. Wochenschr. 1911. Nr. 42. 2211.

838. — Die Serumbehandlung der Grippe. Deutsche med. Wochenschr. 1918. Nr. 48. 1330.

839. Remack, Optikusaffektion nach Influenza. Berl. med. Gesellsch. 29. I. 1890. Berl. klin. Wochenschr. 1890. Nr. 8. 180.
840. Rethi, Wien. klin. Wochenschr. 1894. Nr. 1. Zit. nach Perez.
841. Revilliod, A propos des traitements de la pleurésie purulente. Revue méd. de la Suisse romande 1886. Nr. 10.
842. — Deux cas de pleurésie purulente. Bull. de la soc. méd. de Suisse rom. Oct. 1880.
843. — Des formes nerveuses de la grippe. Rev. méd. de la Suisse rom. 9, Nr. 3. 145. 1890.
844. — Démonstrations par l'auteur du siphon pour le traitement à la pleurésie purulente. Congrès d. Montpell. 1898.
845. Reyher, Saug-Spülbehandlung akuter Pleuraempyeme ohne Rippenresektion. Zentralbl. f. Chir. 1919. Nr. 13. 227.
846. Rhyner, E., Lungengangrän nach Influenza. Münch. med. Wochenschr. 1895. Nr. 10. 215.
847. Ribbert, Anatomische und bakteriologische Beobachtungen über Influenza. Deutsche med. Wochenschr. 1890. Nr. 4, 6, 15.
848. Richter, Ärztl. Verein Hamburg. 21. I. 19. Deutsche med. Wochenschr. 1919. Nr. 16. 446.
849. Rickmann, Grippe und Lungentuberkulose. Deutsche med. Wochenschr. 1919. Nr. 2. 39.
850. Rieger, Ein sonderbarer Influenzaausbruch auf der Haut bei mir und meiner Umgebung. Münch. med. Wochenschr. 1900. Nr. 1. 7.
851. Riese, Behandlung der bösartigen Grippe. Berl. klin. Wochenschr. 1918. Nr. 44. 1045.
852. — Zur Pathologie des Sympathikus bei Grippe. Berl. klin. Wochenschr. 1919. Nr. 51. 1208.
853. Rimpau, Ärztl. Verein München. 9. VII. 1918. Münch. med. Wochenschr. 1919. Nr. 8. 225.
854. *Ripperger, Die Influenza. München, Lehmann 1892.
855. Roaldes, Cases of alarming epistaxis of grippal origin and dangers of postnasal plugging. New York record. 14. Oct. 1893.
856. Robbi, Statistik der Grippentodesfälle im Kanton Graubünden im Jahre 1918. Bündner Monatsblatt 1919.
857. Robinson, Rheumatism as a cause of appendicitis, points in its medical treatment. Med. Rec. Sept. 14. 1890.
858. Roland, Ass. franç. pour l'avancement des sciences. 9 Août 1893. Zit. nach Perez.
859. Rosenbach, Einige Bemerkungen über Influenza. Berl. klin. Wochenschr. 1890. Nr. 5. 95.
860. Rosenberg, P., Über Morbus Basedowi nach Influenza. Inaug.-Diss. 24, 8. Greifswald. Druck von Jul. Abel.
861. Rosenfeld, E., Eukupin bei der Behandlung der Grippe sowie des akuten Gelenkrheumatismus. Deutsche med. Wochenschr. 1919. Nr. 31. 853.
862. Rosenow, Verein für wissenschaftliche Heilkunde Königsberg i. P. 18. XI. und 2. XII. 1918. Deutsche med. Wochenschr. 1919. Nr. 5. 142.
863. — Das Blutbild bei der Grippe. Med. Klin. 1918. Nr. 30. 737.
864. Rosenstein, P., Über die Behandlung der Mastitis mit Eukupin und Vuzin. Berl. klin. Wochenschr. 1919. Nr. 28. 654. Zentralbl. f. Chir. 1919. Nr. 22. 412.
865. Rosenthal, Thèse de Paris 1900. Zit. nach Burckhardt.
866. Rossi, Nachweis von Influenzabazillen im Blut und in der Milz Influenzakranker sowie über Agglutination des Influenzabazillus durch Blutserum Influenzakranker. Gaz. degli osped. Juni. 1907. Festnummer. Ref. Münch. med. Wochenschr. 1807. Nr. 43. 2149.
867. Rost, F., Experimentelle Untersuchungen über eitrige Parotitis. Deutsche Zeitschr. f. Chir. 130, 305. 1914.
868. Rostowzew, M. J., Über die epidemische Natur der Perityphlitis. Mitteil. a. d. Grenzgeb. d. Med. u. Chir. 15, 561. 1906.
869. Roth, Zit. nach Leichtenstern.
870. Roth, W., Über die bei Influenza beobachteten Gesichts- und Kopfschmerzen. Wien. med. Presse 1901. Nr. 7. Ref. Münch. med. Wochenschr. 1901. Nr. 91. 354.

871. Roux, Zit. nach Ruppaner.
872. Rücker-Embden, Münch. med. Wochenschr. 1919. Nr. 51. 1490.
873. Ruhemann, J., Epikrise zur Influenza 1918. Med. Klin. 1919. Nr. 33. 818.
874. — Zur epidemiologischen Bedeutung der Influenzabazillen. Berl. klin. Wochenschr. 1907. Nr. 37. 1173.
875. *— Die Influenza im Winter 1889/90 nebst einem Rückblick auf die früheren Influenzaepidemien. Leipzig 1891.
876. *— Die chirurgischen Komplikationen der Influenza. Zentralbl. f. d. Grenzgeb. d. Med. u. Chir. 5, Nr. 9. 1902.
877. *— Die endemische (sporadische) Influenza in epidemiologischer, klinischer und bakteriologischer Beziehung. Berlin und Wien, Urban und Schwarzberg 1904.
878. Rumpel, Ärztl. Verein Hamburg. 21. I. 19. Deutsche med. Wochenschr. 1919. Nr. 14. 447.
879. — Ärztl. Verein Hamburg. 26. XI. 1918. Ref. Münch. med. Wochenschr. 1918. Nr. 50. 1417.
880. Ruppaner, E., Die Grippeepidemie vom Jahre 1918 nach Beobachtungen im Kreisspital Oberengadin. Festschrift des hundertjährigen Bestehens ' des Bündner Ärztl. Vereins Engadin. Press. Co. Samaden 1919. Sept. Abd.
881. Ruppert, Über Hirnabszesse bei Influenza. Med. Gesellschaft zu Magdeburg. März 1905. Ref. Münch. med. Wochenschr. 1905. Nr. 26. 1268.
882. Russel, A case of acute Bronchocele following Influenza. Brit. med. Journ. 4. Mai 1895.
883. Saathoff, Influenzasepsis und experimentelle Influenzabazillenseptikämie. Münch. med. Wochenschr. 1907. Nr. 45. 2220.
884. Saccone, G., Altri oservazioni sull' attuale pandemia. Riforma med. Nov. 1918. Nr. 48.
885. Sahli, H., Über die Influenza I. Korrespondenzbl. f. Schweiz. Ärzte 1919. Nr. 1. 1; Nr. 7. 193.
886. Saillant, Table historique des maladies épidem. depuis 1510 jusque 1780. Paris 1780.
887. Sauerbruch, Die Chirurgie des Brustfells. Handb. d. prakt. Chir. Stuttgart, Enke 2, 807. 1913.
888. Schädel, Über Grippe. Diskussion Ärztl. Verein Hamburg. Sitzung vom 7. I. 1919. Münch. med. Wochenschr. 1919. Nr. 4. 111. Deutsche med. Wochenschr. 1919. Nr. 14. 350.
889. Schäffer, M., Kehlkopfentzündung mit Ausgang in Abszeßbildung nach Influenza. Deutsche med. Wochenschr. 1890. Nr. 10. 192.
890. Schapringer, Inflammation of tenons capsule as a result. of Influenza. Med. record. 1890. Juni 14. Ref. Zentralbl. f. klin. Med. 1890. Nr. 50. 929.
891. Schede, Die Behandlung des Empyems mit Brustschnitt und Rippenresektion. Handb. d. spez. Pathol. u. Therap. inn. Krankh. von Penzoldt und Stintzing. 3, 553. Jena, G. Fischer 1898.
892. Scheibe, K., Bakteriologisches zur Otitis media bei Influenza. Zentralbl. f. Bakteriol. u. Parasitenk. 1890. Nr. 8. 225.
893. — Über die Influenzabazillen bei Otitis media. Münch. med. Wochenschr. 1892. Nr. 14. 235.
894. Scheller, Über die Verbreitung der Influenzabazillen. Zentralbl. f. Bakteriol. Orig. 50, Nr. 5. 503. 1909.
895. Schellong, Verein für wissenschaftliche Heilkunde Königsberg i. P. 18. XII. und 2. XII. 1918. Deutsche med. Wochenschr. 1919. Nr. 5. 142.
896. Schemensky, V., Die Grippeepidemie. Klinische Beobachtungen und therapeutische Erfahrung. Berl. klin. Wochenschr. 1919. Nr. 24. 537.
897. Schiemann, A., Erkrankungen der Leber, Gallenblase, Milz und Pankreas in der Heidelberger Universitätsklinik von 1914—1918. Inaug.-Diss. Heidelberg 1919.
898. Schiemann, O., Zur Influenzadiagnose. Med. Klin. 1918. Nr. 39. 959.
899. Schiff, E., und E. Matyas, Über das Blutbild bei der epidemischen Influenza. Wien. klin. Wochenschr. 1919. Nr. 50. 1326.
900. Schiff, Das Verhalten der Pirquetschen Reaktion während der Influenza (spanische Grippe). Monatsschr. f. Kinderheilk. 15, Nr. 2 u. 3. 1918.

901. Schinz, H., Die Influenzaepidemie bei der Guiden-Abteilung 5. Ein Beitrag zur Epidemiologie und Symptomatologie. Korrespondenzbl. f. Schweiz. Ärzte 1918. Nr. 40. 1329; Nr. 41. 1374.

902. Schirmer, Einseitige totale Ophthalmoplegie nach Influenza. Revue général. 1890. Klin. Monatsbl. f. Augenheilk. 1890. Zit. nach Leichtenstern und Perez.

903. Schittenhelm, A., und H. Schlecht, Über eine grippeartige Infektionskrankheit (Pseudogrippe). Münch. med. Wochenschr. 1918. Nr. 3. 61.

904. Schlesinger, Eine neue Infektionskrankheit. Deutsche med. Wochenschr. 1918. Nr. 28. 8.

905. Schmeil, H., Über chirurgische Grippekomplikationen nach Beobachtung der Epidemie des Jahres 1918. Inaug.-Diss. Breslau 1919.

906. Schmid, F., Die Influenza in der Schweiz in den Jahren 1889—94. Bern 1895. Schmid, Franke u. Cie.

907. Schmidt, P., Verein der Ärzte in Halle a. S. 29. I. 19. Münch. med. Wochenschr. 1919. Nr. 20. 542.

908. Schmieden, V., Über die chirurgischen Erscheinungsformen der Grippe. Münch. med. Wochenschr. 1919. Nr. 9. 229.

909. Schmitz, E. T., Grippe und Gravidität. Deutsche med. Wochenschr. 1919. Nr. 48. 1328.

910. Schmorl, Pathologisch-anatomische Beobachtungen bei der jetzt herrschenden Influenzaepidemie. Deutsche med. Wochenschr. 1918. Nr. 34. 937.

911. — Pathologisch-anatomische Mitteilungen über Befunde bei Grippe. Gesellschaft für Natur- und Heilkunde Dresden. 18. Januar 1919. Münch. med. Wochenschr. 1919. Nr. 14. 393.

912. Schmukert, Über das Auftreten der Bullae haemorrhagicae bei der akuten Otitis media (ein Beitrag zur Identitätsfrage der spanischen Krankheit und der Influenza). Münch. med. Wochenschr. 1918. Nr. 32. 874.

913. Schmaubert, Zit. nach Kuskow.

914. Schneller, Influenza oder Grippe. Deutsche med. Wochenschr. 1917. Nr. 32. 1005.

915. *Schnurrer, Chronik der Seuchen. Tübingen 1823.

916. Schönemann, Zur Prophylaxe der Influenza. Korrespondenzbl. f. Schweiz. Ärzte 1918. Nr. 34. 1125.

917. Schönstein, Isolierte Peroneuslähmung nach Influenza. Wiener Gesellschaft für innere Medizin und Kinderkrankheiten. Sitzung April 1913. Ref. Münch. med. Wochenschr. 1913. Nr. 19. 1069.

918. Schöppler, H., Pathologisch-anatomische und bakteriologische Befunde bei dem sog. Morbus Ibericus (1918). Münch. med. Wochenschr. 1918. Nr. 32. 873.

919. — Ärztlicher Verein München. 9. VII. 1918. Münch. med. Wochenschr. 1919. Nr. 8. 224.

920. Scholz, Verein für wissenschaftliche Heilkunde Königsberg i. P. Sitzung vom 4. XI. 1918. Ref. Deutsche med. Wochenschr. 1919. Nr. 4 u. 5.

921. Scholze, Über Ohrenerkrankungen nach Grippe. Militärärztliche Zeitschrift 1892. Nr. 52.

922. Schott, Influenza und Herzerkrankungen. Münch. med. Wochenschr. 1919. Nr. 10. 265.

923. Schottmüller, Zur Ätiologie der Influenza. Deutsche med. Wochenschr. 1919. Nr. 29. 794.

924. — Diskussion. Ärztlicher Verein Hamburg. Sitzung vom 7. I. 1919. Münch. med. Wochenschr. 1919. Nr. 4. 111.

925. Schröder, Zit. nach Leichtenstern.

926. Schürmann, Der bakteriologische Charakter der „spanischen Krankheit". Deutsche med. Wochenschr. 1918. Nr. 30. 832.

927. Schütz, Verein für wissenschaftliche Heilkunde Königsberg i. P. 18. XI. u. 2. XII. 1918. Deutsche med. Wochenschr. 1919. Nr. 5. 143.

928. Schulte, Tiggs, Grippe und Lungentuberkulose. Med. Klin. 1919. Nr. 40. 1607.

929. Schulte, Die sog. Fußgeschwulst. Arch. f. klin. Chir. 55, 862. 1897.

930. Schultz, Sitzung des Ärztlichen Vereins von Hamburg. 14. I. 1890. Münch. med. Wochenschr. 1890. Nr. 3. 50.

931. **Schultes**, Über Influenza und Appendizitis und ihre Beziehung zueinander. Deutsche med. Wochenschr. 1903. Nr. 42. 752.

932. **Schultheiß**, Einige Beobachtungen über den Verlauf der epidemischen Grippe bei Kindern, insbesondere über einen Fall von Landryscher Paralyse. Korrespondenzblatt f. Schweiz. Ärzte 1918. Nr. 44.

933. **Schwabach**, Über Influenza-Otitis. Deutsche med. Wochenschr. 1892. Nr. 19. 431.

934. — Über Otitis media acuta bei Influenza. Berl. klin. Wochenschr. 1890. Nr. 3. 53. Zentralbl. f. klin. Med. 1890. 183.

935. **Schwarz, R.**, Bericht über 1076 Fälle von Grippe in einem württembergischen Feldlazarett. Württemberg. med. Korrespondenz 1919. Nr. 11.

936. **Schwarz**, Beitrag zur Tenonitis. Beitr. z. Augenheilk. 1, Nr. 30. 1898.

937. **Schweckendiek, H.**, Diskussion über Grippe. Ärztlicher Verein in Marburg. 18. XII. 18. Ref. Münch. med. Wochenschr. 1919. Nr. 6. 168.

938. **Schweich**, Die Influenza. Berlin 1836.

939. **Schwenkenbecher**, Ärztlicher Verein in Frankfurt a. M. Sitzung vom 2. IX. 1918. Ref. Münch. med. Wochenschr. 1919. Nr. 2. 56.

940. **Schweizer**, Bericht über die Influenza 1889/94 von Schmid. Bern 1895.

941. **Schwimmer**, Über einige durch Influenza bedingte Hautkrankheiten. Wien. med. Wochenschr. 1896. Nr. 27.

942. **Seifert, O.**, Influenza. Samml. klin. Vortr. 1884. Nr. 240.

943. — Chorditis fibrinosa (Influenzalaryngitis). Arch. f. Laryngol. 30, Heft 1. 1916.

944. **Seitz, F.**, Katarrh und Influenza. München 1865.

945. **Seitz, Th.**, Über den Einfluß der Grippe auf die Gravidität. Zentralbl. f. Gynäkol. 1919. Nr. 17. 321.

946. **Selter**, Zur Ätiologie der Influenza. Deutsche med. Wochenschr. 1918. Nr. 34. 936.

947. — Verein wissenschaftlicher Heilkunde Königsberg i. P. Sitzung vom 4. XI. 1918. Ref. Deutsche med. Wochenschr. 1919. Nr. 4. 111.

948. **Semen, Felix**, Acute inflammation of the left antrum of Highmore after influenza. Brit. med. Journ. 1894. 3. Febr.

949. **Senator**, Diskussion über Influenza. Gesellschaft der Charité-Ärzte. Berl. klin. Wochenschr. 1890. Nr. 9. Ref. Zentralbl. f. klin. Med. 1890. Nr. 13. 232.

950. **Serebrianik**, Ein Fall von Entzündung des Wurmfortsatzes, entstanden nach Influenza. Südrussische med. Zeitschr. 1897. Nr. 25. Zit. nach Rostowzew.

951. **v. Seydel**, Ärztlicher Verein München. 9. Nov. 1918. Münch. med. Wochenschr. 1918. Nr. 46. 1305.

952. **Siebenmann**, Diskussion über Grippe. Med. Gesellsch. Basel. Korrespondenzbl. f. Schweiz. Ärzte 1919. Nr. 25.

953. **Siegmund, H.**, Pathologisch-anatomische Befunde bei der Influenzaepidemie im Sommer 1918. Med. Klin. 1919. Nr. 4. 95.

954. **Silberschmidt, W.**, Die Ätiologie der Grippe. Gesellschaft der Ärzte in Zürich. 17. XII. 18. Korrespondenzbl. f. Schweiz. Ärzte 1919. Nr. 30. 1131.

955. — Gesellschaft der Ärzte in Zürich. 12. Juli 1918. Ref. Korrespondenzbl. f. Schweiz. Ärzte 1918. Nr. 18. 624.

956. **Simonds**, Diskussion. Ärztlicher Verein in Hamburg. Sitzung 7. I. 1919. Münch. med. Wochenschr. 1919. Nr. 4. 111 und Deutsche med. Wochenschr. 1919. Nr. 14. 390.

957. — Zur Pathologie der diesjährigen Grippe. Münch. med. Wochenschr. 1918. Nr. 32. 273.

958. **Simonin,.** Gaz. méd. de Paris 1837. Zit. nach Leichtenstern.

959. — Manifestations appendiculaires au cours de quelques maladies infectieuses. Bull. de la soc. méd. des hôp. de Paris. 27 Déc. 1901.

960. **Siredey**, Darmkomplikationen der Influenza. Soc. méd. des hôpitaux. Sitzung vom März 1907. Ref. Münch. med. Wochenschr. 1907. Nr. 21. 1062.

961. **Sirotinin**, Ein Fall von Influenza, kompliziert mit Peritonitis. Bericht der Gesellschaft russischer Ärzte zu Petersburg. 1892. Zit. nach Rostowzew.

962. **Slawyk**, Ein Fall von Allgemeininfektion mit Influenzabazillen. Zeitschr. f. Hyg. und Infekt.-Krankh. 32, Heft 3. 443. 1899.

963. **Smeeton**, Acute Bronchocele following Influenza. Brit. med. Journ. 1895. Zit. nach Fontanier.

964. Sobernheim, Über Influenza. Korrespondenzbl. f. Schweiz. Ärzte 1919. Nr. 33. 1225.
965. — und Novakowic, Beitrag zur Bakteriologie der Influenza. Münch. med. Wochenschrift 1918. Nr. 49. 1373.
966. Socor, Sur les affections oculaires consécutives à l'influenza. Bull. de la société méd. d. Jassy 1890. Ref. Zentralbl. f. klin. Med. 1890. Nr. 28. 517.
967. v. Sohlern, Über eine eigenartige fieberhafte Erkrankung mit Doppelsehen. Med. Klin. 22, 535. 1919.
968. Sokolowski, Influenza in Warschau. Gaz. lek. 5. 8. Internat. klin. Rundsch. 12—15. Zit. nach Leichtenstern.
969. Sonnenberg, Pathologie und Therapie der Perityphlitis. 4. Aufl. 1900.
970. Soucek, Über einen Fall symmetrischer Gangrän nach Grippe. Wien. klin. Wochenschrift 1918. Nr. 50. 1326.
971. Spät, Über einen Fall von Influenzabazillenpyämie. Berl. klin. Wochenschr. 1907. Nr. 38. 1207.
972. Sperling, Über den durch die Influenzaepidemie in Deutschland verursachten Lebensausfall. Deutsche med. Wochenschr. 1892. Nr. 15. 340.
973. Spiegel, Myelitis nach Grippe. Wien. klin. Wochenschr. 1919. Nr. 10. 258.
974. Staehelin, Einige Bemerkungen über die Influenzaepidemie. Korrespondenzbl. f. Schweiz. Ärzte 1918. Nr. 32. 1657.
975. — Influenzapneumonie. Jahreskurse für ärztliche Fortbildung 1919. Zit. nach Ruppaner.
976. Stechow, Fußödem und Röntgenstrahlen. Deutsche militärärztl. Zeitschr. 1897. Nr. 11.
977. Stein, B., und K. Weißmann, Über Bakterienbefunde und deren Bedeutung bei der jetzt herrschenden Influenzaepidemie. Wien. klin. Wochenschr. 1918. Nr. 36. 993.
978. Steiner, Verein für wissenschaftliche Heilkunde in Königsberg i. P. 18. XI. und 2. XII. 18. Deutsche med. Wochenschr. 1919. Nr. 5. 143.
979. Stenger, Verein wissenschaftlicher Heilkunde Königsberg i. P. Sitzung vom 4. XI. 1918. Ref. Deutsche med. Wochenschr. 1919. Nr. 4. 111.
980. Stephan, Über einen neuen Infektionserreger bei epidemischer Influenza. Münch. med. Wochenschr. 1917. 8, 257.
981. Stepp, Über die Grippe. Ärztlicher Verein in Nürnberg (offizielles Protokoll). Ref. Münch. med. Wochenschr. 1916. Nr. 5. 168.
982. Stettner, E., Über Stenosen der Luftwege bei epidemischer Grippe im frühen Kindesalter. Münch. med. Wochenschr. 1918. Nr. 32. 872.
983. Stevenson, Glasgow. med. Journ. 1890. Nr. 3. Zit. nach Leichtenstern.
984. Stich, Über chirurgische Komplikationen bei Grippe. Deutsche med. Wochenschr. 1919. Nr. 25. 673.
985. Sticker, Zur historischen Biologie des Erregers der pandemischen Influenzaepidemie. Gießen 1912.
986. Stintzing und Weitemeyer, Ein klinischer Beitrag zur Influenzaepidemie. Münch. med. Wochenschr. 1890. Nr. 7. 112 u. Nr. 8. 132.
987. Stintzing und Schede, Behandlung der Erkrankungen des Brustfellraumes und Mittelfellraumes. Penzoldt und Stintzing, Handb. d. Therap. inn. Krankh. 3, 2. Aufl. 430 ff. Jena, G. Fischer 1898.
988. Stoerk, O., und E. Eppstein, Über Gefäßveränderungen bei Grippe. Wien. klin. Wochenschr. 1919. Nr. 45. 1086.
989. Stone, W. J., und G. W. Swift, La grippe et la pneumonie grippale à Fort Riley. (Etats Unis). Sept.—Nov. 1918. Journ. of Amer. med. assoc. Nr. 7. 15 Fév. 1919. Ref. La Presse méd. 1919. Nr. 19. 178.
990. Stoney, Atkinson, Die moderne Behandlung der Empyeme durch Antiseptika. Brit. med. Journ. 16 Fév. 1918. Ref. Korrespondenzbl. f. Schweiz. Ärzte 1919. Nr. 12. 377.
991. Storp, Eine neue Methode der Empyemoperation. Ärztlicher Verein Danzig. 20. bis 27. III. 1919. Deutsche med. Wochenschr. 1919. Nr. 25. 702.
992. Strahler, Diskussion zu Renvers. Zentralbl. f. klin. Med. 1899. Nr. 10. 171.
993. — Meteorologie der Influenza. Deutsche med. Wochenschr. 1890. Nr. 40. 890.

994. Stricker. Deutsche Sammelforschung 107.
995. Strümpell, Über Influenza. Münch. med. Wochenschr. 1890. Nr. 6. 91.
996. — Über Influenza. Münch. med. Wochenschr. 1918. Nr. 40. 1096.
997. Sydenham, Georg, Influenza rapid spontaneous gangrene. Brit. med. Journ. 1890. Mars 1. 477.
998. Sympson. Brit. med. Journ. 1891. April. Zit. nach Leichtenstern.
999. Szenes, Erkrankungen des Ohres während der letzten Influenzaepidemie. Monatsschrift f. Ohrenheilk. 1890. Zit. nach Perez.
1000. Teissier, L'influenza en Russie 1889/90. Paris 1891.
1001. — La grippe. Paris (Baillière 1893).
1002. — L'influenza en Russie. Annal. d. hyg. publ. 1891.
1003. Teller, Kollargolbehandlung der Grippe. Deutsche med. Wochenschr. 1918. Nr. 51. 1423.
1004. Terry. Lancet 1885. Zit. nach Leichtenstern.
1005. Thalmann, Zur Immunität bei Influenza. Arch. f. Hyg. 80, Heft 1—6. 1913. Ref. Münch. med. Wochenschr. 1913. Nr. 31. 1730.
1006. Thibault, De l'épidémicité de l'appendicite. Thèse de Paris 1900.
1007. Thiebierge, Les alopecies consécutives à la grippe. Soc. méd. des hôpitaux. La Presse méd. 1919. Nr. 4. 34.
1008. Thompson, Th., Annales of influenza in Great Britain from 1510 to 1837. London 1852.
1009. Tillmann, Bericht über die chirurgische Klinik des G. H. R. Prof. Dr. Bardenheuer für die Zeit vom 1. April 1892 bis 1. März 1893. Charité-Annalen 19.
1010. Trawinski, A., und E. Cori, Bakteriologische Untersuchungen bei der sogenannten „spanischen Grippe". Wien. klin. Wochenschr. 1918. 47, 1251.
1011. Treitel, Über Influenza-Pharyngitis und Laryngitis. Arch. f. Laryngol. 13, 147. 1903.
1012. Troemmer, Diskussion über Grippe. Ärztlicher Verein Hamburg. 7. I. 19. Ref. Münch. med. Wochenschr. 1919. Nr. 6. 167.
1013. Trossat, Troubles génito-urin. Lyon. méd. 3, 30. 1890.
1014. Tyson. Philadelphia med. magaz. 1890. 494 und med. news 1890. 6. Zit. nach Leichtenstern.
1015. Ucke, Meteorologisches. Petersb. med. Wochenbl. 1890. Nr. 7.
1016. Uhlenhut, Zur Bakteriologie der Influenza 1918. Med. Klin. 1918. Nr. 12. 777.
1017. Uhthoff, Über einige Fälle doppelseitiger Akkommodationslähmung infolge von Influenza. Deutsche med. Wochenschr. 1890. Nr. 10. 190.
1018. Unger, Manuel de pédiatrie. Paris 1896. 651. Zit. nach Perez.
1019. Vagedes, Über das Auftreten spezifischer Agglutination im Blutserum Influenzakranker und Rekonvaleszenten. Deutsche militärärztl. Zeitschr. 1913. Nr. 4.
1020. Van den Velden, Zur Grippenbehandlung. Deutsche med. Wochenschr. 1918. Nr. 52. 1446.
1021. Vaubel, Die Verwendung von Diphtherieheilserum bei Influenzaerkrankungen. Münch. med. Wochenschr. 1919. Nr. 3. 70.
1022. Verhandlungen des Vereins für innere Medizin in Berlin 1889—90. 164 u. 187.
1023. Ibidem, 1891—1892. 188—199 u. 236.
1024. Venus, Die chirurgische Behandlung der Perikarditis und der chronisch adhäsiven Mediastinoperikarditis. Zentralbl. f. d. Grenzgeb. d. Med. u. Chir. 11, 1908.
1025. Verneuil, De la pyohémie grippale. Bull. de l'acad. de med. 2, 287 u. 303. 1890.
1026. — De la grippe du point de vue chirurgicale. Bull. de l'acad. de méd. 1890. Nr. 18. 456. Ref. Zentralbl. f. klin. Med. 1890. Nr. 37. 668.
1027. — Arch. générale d. méd. III° série. 26, 484 u. 495.
1028. Versé, Medizinische Gesellschaft zu Leipzig. 28. Juli 1918. Münch. med. Wochenschrift 1918. Nr. 44. 1227.
1029. Veyrassat, Perforation appendiculaire d'origine grippale et péritonite aiguë évoluant avec des symptômes paradoxaux. Revue méd. de la Suisse romande 1919. Nr. 2. 78.
1030. Viannay, Ch., Province médicale. 25 Août 1900. 403. Zit. nach Fontanier.

1031. Vilcoq, J., Complication phlegmoneuse dans la convalescence de la grippe. Phleg-
mon latéro-pharyngien. Union med. du nord-est. Reims 209 u. 212. 1890.
1032. Villard et Vignard, Phlébite du membre inférieur gauche et appendicite. Revue
de chir. 10. Jan. 1901.
1033. Virchow-Senator, Encephalitis grippalis. Berl. med. Gesellsch. 25. IX. 1891.
Deutsche med. Wochenschr. 1891. Nr. 49. 1337.
1034. Voges, Beobachtungen und Untersuchungen über Influenza und den Erreger
dieser Erkrankung. Berl. klin. Wochenschr. 1894. Nr. 38. 868.
1035. v. Vogl, A., Mitteilung über die Beziehung der Influenza zu den Atmungsorganen.
Münch. med. Wochenschr. 1890. Nr. 23. 399 u. 25. 439.
1036. — Über die Influenzaepidemie 1889/90 in der bayerischen Armee. Berl. klin. Wochenschrift 1900. Nr. 23. Ref. Münch. med. Wochenschr. 1900. Nr. 24. 843.
1037. Vonmoos, Zit. nach Leichtenstern.
1038. Vulpius, W., Drei Fälle von Influenza-Otitis mit epiduralen Abszessen. Zeitschr.
f. Ohrenheilk. 27, Heft 2. Ref. Münch. med. Wochenschr. 1895. Nr. 42. 990.
1039. Wachter, Erfahrungen bei der Influenzaepidemie. Deutsche med. Wochenschr.
1918. Nr. 43. 1883.
1040. — Intravenöse Kollargoltherapie bei Influenzapneumonie. Deutsche med. Wochenschrift 1918. Nr. 47. 1295.
1041. Waetzold, G. A., Über die diesjährige Influenzaepidemie. Therap. d. Gegenw.
Jahrg. 50. 1918. 384 u. 423.
1042. Wätjen, Pathologische Anatomie und Histologie der Grippe. Freiburger med.
Gesellschaft. 17. XII. 18. Deutsche med. Wochenschr. 1919. Nr. 11. 310.
1043. Wagener, Diskussion über Grippe. Ärztlicher Verein zu Marburg. 18. XII. 1918.
Münch. med. Wochenschr. 1919. Nr. 6. 168.
1044. Wagner, G. A., Behandlung der Grippepneumonie. Verein deutscher Ärzte in
Prag. Sitzung vom 8. Okt. 1918. Berl. klin. Wochenschr. 1919. Nr. 3. 71.
1045. Wagner, Zur Behandlung der Grippepneumonie. Wien. klin. Wochenschr. 1918.
Nr. 46. 1224.
1046. — Zur Epidemiologie und Bakteriologie der Grippe. Med. Gesellschaft Kiel. Sitzung
28. XI. 1918. Berl. klin. Wochenschr. 1919. Nr. 3. 68.
1047. — Influenza und Erkrankungen des Sehorgans. Charité Annalen. Jahrg. 21. 1901.
306.
1048. Walker, Über chirurgische Komplikationen der Influenza. Korrespondenzblatt
f. Schweiz. Ärzte 1890. Nr. 15. 483.
1049. Wallis, Schmidts Jahrb. 231, 260. 1891. Zit. nach Perez.
1050. v. Walzel, P., Über Perikardiotomie. Mitteil. a. d. Grenzgeb. d. Med. u. Chir.
25, 264. 1913.
1051. Wandel und Reinhardt, Über Polyneuritis nach Influenza. Med. Gesellschaft
zu Leipzig. 5. VIII. 19. Münch. med. Wochenschr. 1919. Nr. 50. 1458.
1052. Wanner, Fr., La grippe à l'hôpital d'isolement de Vevey en Juillet et Août 1918.
Korrespondenzbl. f. Schweiz. Ärzte 1918. Nr. 52. 1729.
1053. Wanner, Ärztlicher Verein in München. 9. Nov. 1918. Münch. med. Wochenschr.
1918. Nr. 46. 1305.
1054. Warfvinge, Schmidts Jahrb. 231, 252. 1890. Hyg. 52, 2.
1055. — Über die Influenza in Schweden 1889/92 mit besonderer Rücksicht auf die Ver-
breitungsweise der Seuche. Hygiea 52, 4; 55, 2.
1056. Wassernamn, Einige Beiträge zur Pathologie der Influenza. Deutsche med.
Wochenschr. 1900. Nr. 28. 445.
1057. Wartenweiler, Zit. nach Leichtenstern.
1058. Webster, History of epidemic diseases. Hartfort 1799.
1059. Wegelin, Pathologisch-anatomische Beobachtungen bei der Grippeepidemie von
1918. Korrespondenzbl. f. Schweiz. Ärzte 1919. Nr. 38. 65.
1060. Weichselbaum, Bakteriologische und pathologisch-anatomische Untersuchungen
über die Influenza und ihre Komplikationen. Wien. klin. Wochenschr. 1890.
6, 104; 7, 123; 8, 145; 9, 163; 10, 186.
1061. — Beitrag zur Ätiologie und Patholog.-Anatomie der Influenza. Wien. klin. Wochenschrift 1892. Nr. 32. 459; 33. 477.

1062. Weidlich, R., Über akute nekrotisierende Tracheolaryngitis mit abszedierender Lobulärpneumonie. Diss. Leipzig 1912.

1063. Weil, J., Influenzabazillen als Eitererreger. Wien. klin. Wochenschr. 1909. Nr. 48. 658.

1064. Weil, M., La gangrène pulmonaire dans la grippe. Soc. méd. des hôpitaux. 20 Déc. 1918. La Presse médicale 1919. Nr. 4. 33.

1065. Weinert, A., Wund- und Narbendiphtherie. Münch. med. Wochenschr. 1919. Nr. 9. 235.

1066. — Über das häufige Vorkommen von Wunddiphtherie. Münch. med. Wochenschr. 1918. Nr. 51. 1442.

1067. Weinges, Zit. nach Fabrikant.

1068. Weiß, Zit. nach Leichtenstern.

1069. Weitlauer, Influenzabeobachtungen und Betrachtungen 1909 und ein Beitrag zur Appendizitisfrage. Wien. med. Wochenschr. 1910. Nr. 43. 2548.

1070. *Wertheim-Salomonson und De Rooj, Die Influenza 1889/90 in den Niederlanden. Sammelforsch. weekbl. van het Nederland. Tyckter v. Geneesk. 1893.

1071. Wessely. Würzburger Ärzteabend. Sitzung vom 7. Januar 1919. Ref. Münch. med. Wochenschr. 1919. Nr. 9. 251.

1072. Westphalen, Neuritis multiplex nach Influenza. St. Petersb. med. Wochenschr. 1890. Nr. 21.

1073. Widal, Traité d. l. médecine 1891. 1. Zit. nach Perez.

1074. Widal et Gougerot, Zit. nach D. Gerhardt.

1075. Wiese, Lungentuberkulose und Grippe (spanische Krankheit) 1918. Zeitschr. f. Tuberkul. **30.** Ref. Münch. med. Wochenschr. 1918. Nr. 38. 1092.

1076. Wiese, O., Zum zeitlichen und örtlichen Auftreten der Grippeepidemie 1918. Med. Klin. 1919. Nr. 41. 1034.

1077. Wiesner, R., Streptococcus pleomorphus und die sogenannte spanische Grippe. Wien. klin. Wochenschr. 1918. Nr. 41. 1102.

1078. Williamson. Lancet. Jun. 1891. Zit. nach Leichtenstern.

1079. Wiltschur, Über den Einfluß der Grippe auf den Verlauf der Phthise und deren Krankheitsbild bei Komplikation mit Grippe. Petersb. med. Wochenschr. 1890. Nr. 5. Ref. Zentralbl. f. klin. Med. 1890. Nr. 12. 215.

1080. Winogradow, Trudy obschtschestwa russk. wrat. 1888—90. 185. Zit. nach Kuskow.

1081. Winter, J., Zur Operationsstatistik der Pleuraempyeme. Wien. klin. Wochenschr. 1890. Nr. 15. 285.

1082. Winternitz, Verein der Ärzte zu Halle a. S. 31. Juli 1918. Münch. med. Wochenschrift 1918. Nr. 46. 1304.

1083. — Verein der Ärzte zu Halle a. S. 29. I. 1919. Münch. med. Wochenschr. 1919. Nr. 20. 541.

1084. Witte, Zur Behandlung der Grippe mit Kollargol. Deutsche med. Wochenschr. 1918. Nr. 45. 1250.

1085. Witzel, Über Gelenk- und Knochenerkrankungen bei akuten Infektionskrankheiten. Bonn 1890.

1086. Wolf, Hilde, Röntgendiagnostik der Erkrankungen der Atmungsorgane bei Grippe. Fortschr. a. d. Geb. d. Röntgenstrahlen **27, 28.** 1919.

1087. Wolff-Eisner, A., Die Behandlung der Grippe mit Adrenalin-Inhalationen. Münch. med. Wochenschr. 1919. Nr. 1. 15.

1088. Wolff, Zur Grippetherapie, insbesondere mit Fulmargin. Deutsche med. Wochenschrift 1918. Nr. 51. 1423.

1089. Wollner, Die geburtshilflichen Beziehungen der spanischen Grippe. Zentralbl. f. Gynäkol. Nr. 16. 303.

1090. Wright, W. T., A few cases of epidemic influenza presenting strange features. New York. med. record. 1890. 15. March.

1091. Wunderlich, Die Influenzaepidemie in der Anstalt Schussenried im Frühjahr 1895. Med. Korrespondenzbl. d. württemberg. ärztl. Landesver. 1895. Nr. 19. 145.

1092. *Würzburg, Literarische Übersicht in den Werken der deutschen Sammelforschung 1892.

1093. *Wützdorff, Die Influenzaepidemie 1889/92 im Deutschen Reiche. Arbeiten a. d. Kais. Gesundh.-Amte 9, 1894. Berlin, Springer.

1094. Yesterdahl, Zit. nach Leichtenstern.

1095. Zampetti, Drei Fälle von Orchitis grippalis. Gaz. degli osped. 1890. 73.

1096. — Ebenda. 23. 36. Zit. nach Leichtenstern.

1097. Zapata, Zit. nach Brasch.

1098. Zaufal, Bakteriologisches zur Mittelohrentzündung bei Influenza. Prag. med. Wochenschr. 1890. Nr. 6.

1099. Zeisler, Diskussion über Grippe. Ärztlicher Verein Hamburg. 7. I. 19. Münch. med. Wochenschr. 1919. Nr. 6. 167.

1100. Zerviani, Sul catarro epid. Memor. di matematica e fisica. Modena 11, 1804. Zit. nach Leichtenstern.

1101. v. Zlatarowich, Med. Jahrb. d. Österreich. Staates, neue Folge 3, 1831.

1102. *Zülzer, Influenza in Zimmermanns Handb. d. spez. Pathol. u. Therap. 3. Aufl. 2, Heft 3. 1886.

1103. Zurhelle, Zur Kenntnis der Alopecia areata diffusa nach Grippe. Deutsche med. Wochenschr. 1919. Nr. 20. 543.

1104. Zwillinger, Pester med. chir. Presse 1890. Nr. 10. Zit. nach Perez.

Nach Abschluß der Arbeit erschienen und teilweise bei der Korrektur noch berücksichtigt:

1. Andrus, F. M., Surgical complucations of influenza. National eclectic. med. assoc. quart. 1920. Nr. 3. 11, 232. Ref. Zentralorgan f. d. ges. Chir. u. ihre Grenzgeb. 7, 490. 1920.

2. Arquellada, Aurelio M., Gangrän der Wange als Komplikation der Grippe. Pediatr. espan. Jahrg. 9. 88, 22. 1920. Ref. Zentralorgan f. d. ges. Chir. u. ihre Grenzgeb. 7, 12. 420. 1920.

3. Bache, Rolf, Leucozyttäellinger ved influenza. Norsk Magazin for Laegevidenskaben. Jahrg. 81. Nr. 2. 176. 1920. Ref. Zentralbl. f. d. Chir. 1920. Nr. 34. 1058.

4. Baertlein und Thoma, Über Bakteriotherapie bei Grippe-Lungenentzündungen. Münch. med. Wochenschr. 1920. Nr. 20. 563.

5. Prader, Josef, Chirurgische Grippenerkrankungen und kryptogene Pyämie in der Grippezeit. Wien. med. Wochenschr. 70, 5, 223. 1920.

6. Probst, L., L'abcès de fixation de Fochier dans la grippe. Revue méd. de la Suisse, Romande. 40. Jahrg. Nr. 3. 1920.

7. Roeder, C. A., Toxic goiter following epidemic influenza. Surg. gynecol. a obstetr. 30, Nr. 4. 357. 1920.

8. Rowan, C. J., The surgical complications in loco cases of influenza. Journ. Jowa state med. soc. 10, 44. 1920. Ref. Zentralorgan f. d. ges. Chir. u. ihre Grenzgeb. 8, Heft 5. 30. 1920.

9. Schädel, W., Das Streptokokkenempyem, Beobachtungen an 107 Influenzafällen mit besonderer Berücksichtigung der Iselinschen Behandlungsmethode. Deutsche Zeitschr. f. Chir. 153, 192. 1920.

10. Schiller, Karoli., Über die chirurgischen Komplikationen der Influenza. Gyogyaszat 1920. 7, 76; 8, 91; 9, 104. Ref. Zentralorgan f. d. ges. Chir. u. ihre Grenzgeb. 8, 180. 1920.

11. Seligmann, E., und G. Wolf, Influenzabazillen und Influenza. Berl. klin. Wochenschrift 1920. 29/30.

12. Sohn, A., Die chirurgischen Komplikationen der Grippe nebst Mitteilung eines Falles von Wismuthembolie nach Wismutfüllung einer Pleuraempyemhöhle. Beitr. z. klin. Chir. 118, 470. 1919.

13. Wiesner, R., Zur Pathogenese der Grippe. Wien. klin. Wochenschr. 1920. Nr. 20. 563.

Einleitung.

Die große Epidemie von Grippe oder Influenza, die im Frühjahr und Herbst 1918 durch Europa zog, zeitigte manche Krankheitserscheinungen, welche chirurgische Hilfe nötig machten. In vielen dieser Fälle war der Zusammenhang zwischen chirurgischer Komplikation und Grundkrankheit sinnfällig, bei ebenso vielen mußte er auf Grund epidemiologischer und klinischer Überlegungen erst konstruiert werden. Bei einer Zusammenfassung der großen Anzahl nicht immer gleichmäßig kritischer Veröffentlichungen über diesen Gegenstand zu einer „Chirurgie der Grippe" ist es unerläßlich, den Begriff und das Wesen dieser Erkrankung vorher kurz zu umreißen.

Die Erfahrung von 1918 hat gezeigt, daß die wissenschaftlichen Anschauungen über diese Seuche, die man seit 1892 auf fester Basis aufgebaut glaubte, auf recht schwankendem Boden stehen. Altes und neues Tatsachenmaterial bedarf daher der Sichtung, um wenigstens eine Unterscheidung zwischen zuverlässigen und schwankenden Kenntnissen zu ermöglichen. Nur auf dieser Basis erscheint die Beurteilung der Nachkrankheiten der Grippe möglich und erlaubt.

A. Allgemeiner Teil: Begriff und Wesen der Grippe.

I. Epidemiologie.

Krieg und Seuche, die beiden großen Geißeln der Menschheit, haben sich auch in diesem letzten, ungeheueren, jetzt scheinbar allmählich ausklingenden Völkerringen vielfach verbündet. Dank dem hohen Stand ärztlichen Wissens und ärztlicher Kunst haben die Seuchen, wenigstens so weit wir es bis jetzt erkennen und beurteilen können, nicht die große, überragende und entscheidende Rolle gespielt, wie in manch früherem Kriege. Immerhin war ihre Wirkung stark genug. Eine große Anzahl von Seuchen, wie Pocken, Typhus, Flecktyphus, Cholera, Dysenterie, Malaria u. a., waren dabei in ihrer Entstehung und Ausbreitung unmittelbar bedingt und beeinflußt durch die besonderen Verhältnisse des Krieges. Scheinbar unbeeinflußt durch die kriegerischen Ereignisse schritt hingegen eine eigentümliche Infektionskrankheit in zwei großen Wellen im Spätfrühjahr bzw. Frühsommer und im Herbst 1918 über Europa und, wie aus den Berichten der Tages- und Fachpresse hervorgeht, offenbar auch über Amerika und Ostasien hin, in Europa Heer und Heimat in gleicher Weise ergreifend.

Der erste Herd der Seuche ist nach den bisher vorliegenden Berichten ebensowenig mit Sicherheit zu erkennen wie der Zeitpunkt des ersten Auftretens. Die erste allgemeine beunruhigende Ausbreitung, die zu einer unmittelbaren Beeinflussung und Lähmung des öffentlichen Lebens geführt hat, fand nach den Berichten der Tages- und Fachpresse im Mai 1918 in Spanien, namentlich in Madrid, statt. Sie hat zur Bezeichnung „spanische Krankheit" geführt (Hesse, Kossel, Kruse).

An der Westfront des deutschen Heeres sind jedoch bereits im April 1918 Epidemien einer ähnlichen Infektionskrankheit beobachtet worden; im Juli 1918 soll die Grippe bereits in China geherrscht haben (Ginus). Einer späteren, exakten epidemiologischen Forschung bleibt es vorbehalten festzustellen, ob

der einstweilen nur auf Grund der im Kriege doppelt unzuverlässigen Berichte
der Tagespresse angenommene Ausgangsherd und Verbreitungsweg der Erkrankung richtig ist, oder ob ihre Geburtsstätte doch auch im Osten oder in Amerika
zu suchen ist, wohin die wissenschaftliche Forschung den Ausgangspunkt fast
aller ähnlichen, bisher beobachteten Epidemien verlegt hat. Spanien wird
noch aus anderen Gründen als Ausgangspunkt der Seuche angezweifelt; es
erscheint einigermaßen überraschend, daß die Krankheit gerade in der schönsten
Jahreszeit in einem blühenden, vom Kriege völlig unberührten Lande begonnen
haben soll, während es andererseits doch sehr nahe lag, den Krieg mit seiner
Verschiebung großer Menschenmassen für die epidemische Ausbreitung der
Seuche verantwortlich zu machen (E. Ruppaner). Die Beobachtung, daß
die Seuche gerade die sonst alles absperrenden Kampfwälle der Völker an
vielen Stellen scheinbar überschritten hat, und der Vergleich mit anderen Epidemien aus Friedenszeit stützt diese letzte Überlegung nicht.

    Zeitlich wurden an anderen Orten bereits vor dem Frühjahr 1918 kleinere
Epidemien ähnlicher Krankheitsfälle beschrieben, die zu keiner allgemeinen
Ausbreitung führten. Sie sind von manchen als Vorläufer der Pandemie aufgefaßt worden. Es wurde sogar von einer Zunahme der epidemisch auftretenden
Katarrhe der oberen Luftwege, die sonst nur zu Beginn der kälteren Jahreszeit beobachtet wurden, seit Beginn des Krieges und von einem stärkeren Anschwellen derartiger epidemischer Katarrhe im Winter 1915/16, Spätherbst 1916,
Januar 1917 berichtet (Grau). Ende 1914 hat O. Seifert in einem Würzburger Lazarett 38 Fälle von Influenza-Laryngitis beobachtet. Im Winter 1914/15
berichtete I. Karcher von „Influenzafällen" aus der Schweiz, W. Hoffmann
von einer Influenzaepidemie bei einem Infanteriebataillon im Engadin. V. Beust
sah im Januar 1917 im Baseler Jura bei Schweizer Truppen eine auffallend
große Anzahl schwerer Pneumonien mit hoher Mortalität und auffallend viele
„Influenzakranke". Er glaubt diese Beobachtung, rückschauend nach den
Erfahrungen 1918, vielleicht mit dem ersten Ausbruch der Seuche in Zusammenhang bringen zu können. Tykociner beschrieb 1915 ein gehäuftes Auftreten
infektiöser parapneumonischer Streptokokkenempyeme, deren Beschreibung
nach v. Beust sehr an die 1918 zur Beobachtung gekommenen Empyeme
und Pneumonien erinnert. V. Baar hat im Februar 1916 eine Influenzaepidemie
an der italienischen Front festgestellt. Aus dem gleichen Jahre liegen Mitteilungen
von einem plötzlichen Höherschnellen der Zahl der „Grippefälle" im Frühjahr
und Herbst in einem nordwestlichen Etappenhauptort (Levinthal) und über
Influenzafälle im Felde vor (Arneth). An der Ostfront des deutschen Heeres
kamen im August bis Mitte September 1917 zuerst eine Epidemie und dann
vereinzelt bis Mitte Oktober 1917 Fälle einer „grippeähnlichen Erkrankung"
zur Beobachtung (Schittenhelm und Schlecht). Aus Berlin wurde kurz
vor dem Ausbruch der ersten Welle im Juni eine Häufung ganz ähnlicher Krankheitsbilder berichtet (Schlesinger).

    Eine Sicherstellung des Zusammenhanges dieser „Vorepidemien" mit
der Pandemie vom Frühsommer 1918 ist schwierig und wird kaum jemals
erfolgen; denn bei dem Mangel sicherer Beweise für die Feststellung der Influenza
oder Grippe ist die Abgrenzung der Seuche gegenüber epidemisch auftretenden
Katarrhen und Schnupfen niemals exakt möglich. An diesem Mangel leidet
auch die historische Chronologie der Influenzaepidemien (Leichtenstern).

Die Ausbreitung der Epidemie war rapid. Ende Mai, Anfang Juni 1918 drangen die ersten Mitteilungen über das Auftreten der Epidemie aus Spanien nach Deutschland. Ende Juni, Anfang Juli herrschte sie bereits in Frankreich, der Schweiz, Deutschland, Österreich, Holland, Dänemark, Norwegen, Schweden, Finnland, England (Dörbeck)[1]. Ihr erstes Auftreten in Amerika und Asien läßt sich aus den bisher vorliegenden Berichten noch nicht mit Sicherheit erkennen. Es wird einer politisch ruhigeren Zeit und der Wiederaufnahme des Gedankenaustausches zwischen den alten, sinnlos verhetzten Gegnern bedürfen, bis über die Verbreitung der letzten Pandemie eine so gute Übersicht gewonnen werden kann, wie sie Leichtenstern für die von 1889/90 gegeben hat. In Deutschland setzte die Seuche Ende Juni, Anfang Juli zunächst in Großstädten mit Massenerkrankungen beginnend ein. Im August und September trat dann eine bedeutende Remission ein, bis dann im Oktober von neuem ein ungeheurer Anstieg begann, der im letzten Drittel des Monats seinen Höhepunkt erreichte, um Ende des Monats und Anfang November abzufallen (Dörbeck). Federschmidts Zahlen und Kurven für Nürnberg illustrieren am besten dieses Verhalten, das sich in Deutschland allenthalben wiederholt hat.

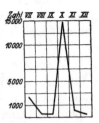

Abb. 1. Nach Federschmitt: Verteilung der Grippefälle auf die verschiedenen Monate in Nürnberg.

Gesamtzahl der in Nürnberg amtlich gemeldeten Grippefälle: 20 145.

Juli	3007	September	108	November	985
August	101	Oktober	10 495	Dezember	433

An anderen Orten haben Anstieg, Remission, Wiederanstieg und Abklingen ungefähr ähnliche Zwischenräume gezeigt. Beginn und Ende der Epidemie waren dabei vielfach anders. So traten z. B. im Oberengadin in der ersten Hälfte des Juni zunächst einzelne sporadische Fälle auf, meist unter zugereisten Gästen und Angestellten. Den Charakter einer eigentlichen Epidemie nahm die Krankheit dort erst gegen Ende August an. Der erste Gipfel war dann dementsprechend erst im September, die Remission am Ende dieses Monats, der zweite Anstieg Anfang Oktober, der zweite Gipfel Mitte November, das zweite Abklingen erst im Dezember (E. Ruppaner). Im Oberengadin, ebenso wie auch sonst in der Schweiz wurde übrigens noch ein dritter Schub Anfang und Mitte März 1919 beobachtet (Ruppaner, Silberschmidt, Sobernheim). Die durch v. Beust nach dem Bulletin des Städt. Gesundheitsamtes für Zürich zusammengestellte Erkrankungskurve demonstriert ebenfalls gut die verschiedenen Wellen (Abb. 2).

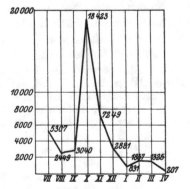

Abb. 2. Erkrankungskurve der Stadt Zürich nach v. Beust.

---

[1] Nach einer persönlichen Mitteilung von Herrn Stabsarzt Dr. Hitzler, klinischer Assistent der chirurgischen Universitäts-Klinik in Heidelberg, setzte die Grippe bei den deutschen Truppen in Palästina Ende September bis Anfang Oktober beim Rückzuge ein.

Die Seuche von 1918 charakterisierte sich im wesentlichen als eine scheinbar von den oberen Luftwegen ausgehende Infektion. In der Regel unter hohem Fieber verlaufend, das oft genug mit Schüttelfrost einsetzte, beeinflußte sie den Gesamtorganismus nach Art einer schweren Allgemeinvergiftung. Örtlich standen im Vordergrunde hämorrhagische Entzündungen der befallenen Organe mit ausgesprochener Neigung zur Nekrose, Eiterung und Metastasierung. Die Organe des Respirationstraktus waren am meisten und in den einzelnen Fällen am schwersten befallen. Alle übrigen Organe wurden erst sekundär ergriffen und traten deshalb nach Schwere und Häufigkeit der Mitbeteiligung zurück.

Die Erkrankung wurde von den Meisten als Ausbruch jener eigentümlichen Infektionskrankheit aufgefaßt, die in großen Zwischenräumen die Welt unter den verschiedensten Namen durcheilt hat: Catarrhus epidemicus, Febris oder Cephalea catarrhalis epidemica, Tussis epidemica, kontagiöses Katarrhfieber, Horion (1411 in Frankreich), Blitzkatarrh (1782), Tac, Schafshusten, Schlafkrankheit (1580), Galantrie- oder Modekrankheit (1709—32), chinesischer, russischer, spanischer, italienischer Katarrh (Leichtenstern), spanischer Ziep (1580 nach Kossel), Influenza (nach Leichtenstern zuerst von Pringle und Huxham gebraucht), Grippe (seit 1743 nach Leichtenstern).

Europa wurde von ihr im neunzehnten Jahrhundert in mehreren großen Pandemien, die meist ihren Zug von Osten nach Westen nahmen, 1830—33, 1836—37, 1847—48, 1889—90 und in einigen kleineren Epidemien 1850—51, 1857—58, 1874—75 heimgesucht (A. Hirsch). Die letzte Pandemie von 1889/90, die von Leichtenstern als eine der bedeutendsten Seuchenzüge überhaupt bezeichnet wird, ist noch in Vieler Gedächtnis. Sie ist in Deutschland unter dem Namen Influenza aufgetreten, in Frankreich und Belgien als Grippe bezeichnet worden. Nach ihrem Ablauf wurde im Jahre 1892 durch Richard Pfeiffer der Influenzabazillus entdeckt. Das Geheimnis dieser rätselhaften epidemischen Krankheit schien dadurch endgültig gelüftet.

Nach Leichtenstern, der sich bei seinen Ausführungen auf die Arbeiten von A. Hirsch, Würzburg, Kratz, Saillant, Webster, Most, Schnurrer, v. Zlatarowich, Panum, Ozanam, Gluge, Lessing, Peacock, Thompson, Biermer, Seitz, Häser, Kormann, Schweich, Ruhemann, O. Seifert, Zülzer stützt, glauben einige Historiker bereits die bei Hippokrates und Livius erwähnte Epidemie von 412 v. Ch. in dem Sinne dieser Infektionskrankheit deuten zu können.

E. Mittwoch nimmt nach der Chronik des Hamza al Isfahani die erste Influenzaepidemie im Jahre 855 n. Chr. in Persien und Mesopotamien an. Andere Angaben verlegen die erste Epidemie in das Jahr 1173 nach Frankreich (A. Hirsch), 1239 (Zerviani), 1323 (Gluge), 1387 (Biermer, Häser, Kratz, Ruhemann, Schweich). Am wahrscheinlichsten scheint die Annahme, daß die erste Epidemie 1510 stattgefunden hat (O. Seifert, Thompson, Zülzer). Auch eine aus dem Jahre 1563 stammende Schrift des Francesco Valleriola deutet auf dieses Jahr hin (Koch). Aus jedem der folgenden Jahrhunderte liegen Berichte über mehrere Pandemien und kleinere Epidemien vor mit Ausnahme des 17. Jahrhunderts. In diesem scheint nur 1627 eine größere Epidemie in Nordamerika geherrscht zu haben. Bei Leichtenstern findet sich eine gute Übersicht über diese Epidemien, welche durch A. Hirsch eine gewissenhafte, ausgezeichnete Darstellung erfahren hatten. Außer diesen großen Epidemien haben fast in jedem Jahre da oder dort kleinere Territorial- oder Lokalepidemien stattgefunden, die zum Teil als Nachzügler der großen Epidemien aufgefaßt wurden, welche der Annahme nach den Krankheitskeim gleichsam auf Jahre hinaus deponiert hatten. Leichtenstern weist deshalb darauf hin, daß man nicht von Influenzajahren, sondern von Influenzaperioden sprechen müsse. Die Schwierigkeit des Nachweises der Zusammenhänge und der Abgrenzung wurde bereits betont.

Der Name Influenza stammt nach Leichtenstern aus dem Jahre 1743, wo er zuerst von Pringle und Huxham gebraucht wurde, und deutet darauf hin, daß die Krankheit durch den Einfluß äußerer Umstände, wie Kälte oder atmosphärischer Vorgänge, entsteht. Schon Ch. Calen (1579) läßt sie „ab occulta quadam coeli influentia" abhängen (Leichtenstern). Aus dem Jahre 1743 rührt nach Leichtensterns Ausführungen auch das Wort Grippe her, das zuerst in Frankreich angewendet worden sein soll. Einerseits wird das Wort von agripper = angreifen abgeleitet oder von gripper = erwischen, andererseits wird behauptet, es käme von dem slavischen Worte chrypka = Heiserkeit her (I. Frank, Eiselt). Eine dritte Erklärung will den Namen von einem la grippe bezeichneten Insekt herleiten, das in der damaligen Zeit allgemein als die Ursache der Krankheit bezeichnet worden ist (Grant 1782). Die vielen anderen Namen, welche die Seuche im Laufe der Zeiten erhalten hat, hängen zum Teil mit besonders hervorstechenden Symptomen, wie z. B. dem plötzlichen Krankheitsbeginn oder mit dem Herd des ersten Aufflackerns zusammen. Daß Spanien dabei schon einmal 1580 der Krankheit den Namen gegeben hat, ist für uns von besonderem Interesse.

Die Verbreitung der Krankheit über breite Landstrecken war stets eine ungeheuer rasche und hat Huxham 1754 veranlaßt, sie als Morbus omnium maxime epidemicus zu bezeichnen (Leichtenstern).

Es ist daher verständlich, daß sich gerade auch für diese epidemische Erkrankung der für so viele Infektionskrankheiten bestandene Streit „Miasma oder Contagium" erhob. Für die moderne Auffassung vom Wesen der Infektionskrankheit scheint es fast selbstverständlich, daß die Erkrankung nur kontagiöser Natur sein kann und doch hat die eigentümliche Verbreitung der Epidemie 1918 in dem vom Krieg durchsetzten Europa abermals Gedanken nach der miasmatischen Richtung hervorgerufen (J. L. Burkhardt, Ruhemann).

Namentlich Ruhemann, der bereits 1889 eine miasmatische Verbreitung der Pandemie aus dem gleichzeitigen Befallensein von Europa und Amerika hergeleitet hatte, schloß aus der Verbreitung der Pandemie von 1918 in Europa mit seinen während des Krieges herrschenden Verkehrs- und Absperrungsverhältnissen neuerdings auf eine miasmatisch-kontagiöse Natur der Seuche. Burckhardts Anschauungen sollen an anderer Stelle noch Erwähnung finden.

1890 hat die Frage noch Geister wie selbst Leyden beschäftigt, der ebenfalls zur Annahme eines Miasma neigte. Nach Leichtenstern hat schon Ch. Calenus (Greifswald 1579) sich zur Lehre vom Kontagium bekannt. Englische Autoren im 18. Jahrhundert (Haygarth, Hamilton, Gray, Hull, Duggard, Bardsley u. a.) haben sie dann vor allem begründet. Die französische Schule (Simonin, Lombard, Petit de Corbeil 1837, Blanc 1860, Bertholle 1876) hat sich zu ihr bekannt. In Deutschland ist vor allem Bäumler und H. Buchner für sie eingetreten.

Exakte epidemiologische Studien der früheren, namentlich aber der Epidemie von 1889/90, die von A. Hirsch, Netter, Ruhemann und Leichtenstern auf Grund des ungeheuren, von Carlsen, Engel-Bey, Elste, P. Friedrich, Kelsch und Antony, Linroth, Parsons, Rahts, Ripperger, F. Schmid, Wertheim-Salomonsen, Wutzdorf beigebrachten Materials vorgenommen wurden, ergaben, daß die Epidemien wahrscheinlich von zwei getrennten endemischen Herden, dem einen im Innern Asiens und den angrenzenden Gebieten von Rußland, dem anderen im Innern Nordamerikas ausgingen. Die Hauptverkehrsplätze, Groß- und Handelstädte wurden stets früher ergriffen als vom Verkehr abgelegene Siedelungen. Zahlreiche Beispiele werden von Leichtenstern für dieses Verhalten angeführt. Namentlich aus der Ausbreitung der Influenza in den Familien und in geschlossenen Anstalten auf hohen Bergen, in Gebirgstälern, auf Schiffen,

Inseln und an der Küste, aus der Verschleppung der Erkrankung durch Waren wurden weitgehende Schlüsse für ihre Kontagiosität gezogen. Auch 1918 konnte gerade aus der Ausbreitung der Erkrankung in entlegenen Schweizer Hochtälern und Ansiedelungen erneut die Koutagiosität der Erkrankung studiert werden (Ruppaner).

Der Einfluß meteorologischer und tellurischer Verhältnisse ist ebenfalls zur Erklärung der eigentümlichen Ausbreitung der Krankheit herangezogen worden (Aßmann, Clemens, Mygge, Ruhemann, Strahler, Ucke, Teissier).

A. Hirsch und Leichtenstern stehen diesen letzten Anschauungen allerdings skeptisch gegenüber. Die großen Verkehrsstraßen scheinen nach ihren Ausführungen die einzigen Verbreitungswege der Seuche darzustellen. Auf ihnen ist sie jedesmal von ihren endemischen Herden in Asien aus in Europa eingedrungen und hat sich verbreitet, bald die nächste Route wählend, bald auf Umwegen, z. B. über die Häfen des Mittelmeers einfallend und so einen Zug von Süden nach Norden vortäuschend. Der Versuch, den Namen Influenza nur für die großen Pandemien zu reservieren, für die „echte pandemische Influenza", mit Grippe dagegen nur die gewöhnlichen Katarrhfieber zu bezeichnen, ist, wie Leichtenstern hervorhebt, von vorneherein als gescheitert zu betrachten, allein schon

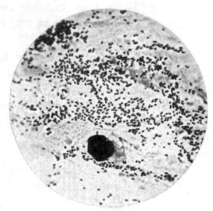

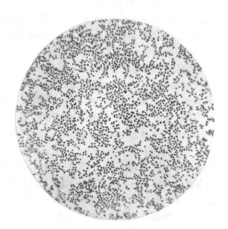

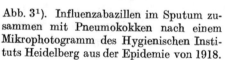

Abb. 3[1]). Influenzabazillen im Sputum zusammen mit Pneumokokken nach einem Mikrophotogramm des Hygienischen Instituts Heidelberg aus der Epidemie von 1918.

Abb. 4. Influenzabazillen in Reinkultur nach einem Mikrophotogramm des Hygienischen Instituts Heidelberg.

wegen der ungleichen Bezeichnung, welche die großen Pandemien, z. B. in Deutschland einerseits, in Frankreich und Belgien, wo unter dem Namen Grippe stets alles Mögliche subsummiert wurde, andererseits erhalten haben. Die Verschiedenheit der Namen und die Tatsache, daß durch die Hinzuziehung zahlreicher Katarrhfieber und Schnupfenepidemien zur Influenza im Laufe der Zeiten die Abgrenzung kaum mehr möglich wurde, erschwert ungeheuer die kritische Sichtung der einschlägigen Literatur (Leichtenstern). Daran hat auch leider die Entdeckung des Influenzabazillus durch Richard Pfeiffer 1892 nichts geändert.

Pfeiffer hatte 1892 in allen Fällen von Influenza in dem charakteristischen Bronchialsekret ein sehr kleines Stäbchen gefunden, welches sich nicht auf den gewöhnlichen Nährböden kultivieren ließ, sondern nur bei der Anwesenheit von frischem Blut bzw. Hämoglobin und auch dann nur in kaum sichtbaren Kolonien gedieh (Abb. 3 u. 4). Das Stäbchen war in allen unkomplizierten Influenzafällen in absoluter Reinkultur und meist in ungeheuren Mengen vorhanden. Es wurde zunächst ausschließlich bei Influenza gefunden, sein Vor-

[1]) Für die Überlassung der beiden Mikrophotogramme (Abb. 3a und 3b) bin ich Herrn Professor Laubenheimer-Heidelberg zu besten Dank verpflichtet.

kommen ging gleichen Schritt mit dem Verlaufe der Erkrankung. Im Tierversuch ließ sich durch Überimpfung der Stäbchen bei Affen eine influenzaähnliche Erkrankung erzeugen. Das waren die Gründe, die Pfeiffer bestimmten, den neugefundenen Bazillus als Erreger der Influenza anzusprechen. Er hatte übrigens die gleichen Bazillen schon zwei Jahre vorher beim Auftreten der Influenza im Sputum gesehen und photographiert.

Nach Pfeiffers Veröffentlichungen wurden die Influenzabazillen von vielen gefunden, meist auf den erkrankten Schleimhäuten des Respirationstraktus, aber auch in anderen Organen. Pfuhl und Nauwerk fanden sie im Gehirn bei Enzephalitis; sie wurden beobachtet bei Endokarditis (Haustein, Jehle), Gelenkerkrankungen (Perez), Cholelithiasis (Heyrowsky), sogar im Blute und in der Milz (Bruchettini, Canon, Chiari, Ghedini, Slawyk, E. Reis, Rossi). Eine zusammenfassende Übersicht über die positiven Influenzabazillenbefunde findet sich bei Ruhemann. Pfeiffer selbst hat nicht alle Befunde wie z. B. die Bruchettinis u. a., anerkannt.

Ganz unwidersprochen blieben Pfeiffers Befunde jedoch nicht lange. Zunächst hat er selbst in drei Fällen von diphtherischer Bronchopneumonie Stäbchen gefunden, die sich nicht recht von den Influenzabazillen abgrenzen ließen (Konitzer und Friedberger). Lord fand den Influenzabazillus unter 60 von 100 nicht ausgewählten, an Husten leidenden Patienten. Auch in Bronchiektasen und Kavernen konnten die Bazillen nachgewiesen werden. Kretz und Auerbach fanden sie bei 5—6% beliebiger Krankheiten. Ruhemann, Stricker, Kerschensteiner und Klieneberger sahen sie wiederholt bei Phthisikern. Jehle, Jochmann, Meunier, Rosenthal, Pachioni beobachteten die gleichen hämoglobinophilen Stäbchen bei Masern, Scharlach, Keuchhusten und Bronchitis. Namentlich Jochmann hat darauf hingewiesen, daß die Influenzabazillen wenigstens bei der endemischen Influenza nicht die ausschließlichen Erreger seien, daß sie aber sehr oft bei anderen Krankheiten vorkämen. Auf diese verschiedenen Befunde ist es zurückzuführen, daß bald eine so verdächtige Bezeichnung, wie „Pseudoinfluenzabazillen" in Gebrauch kam, und daß man mit der Annahme „chronischer Influenzafälle" ziemlich freigiebig wurde (Pfeiffer, Kretz).

Nach J. L. Burckhardt lagen aber in Wahrheit die Verhältnisse wohl so, daß wirkliche klare, unwiderlegbare Anschauungen über die Rolle des Influenzabazillus niemals bestanden, daß die bei Influenza und anderen Erkrankungen gefundenen hämoglobinophilen Stäbchen variabel waren, und daß diese Variabilität eine morphologische Unterscheidung zwischen Influenza- und Pseudoinfluenzabazillen nicht erlaubte. Die Einheit aller seither gefundenen hämoglobinophilen Stäbchen steht nach ihm bis heute noch nicht absolut fest.

Kleinere und größere Epidemien der Pandemie von 1889/90 ähnlicher Erkrankungen sind seitdem wiederholt beobachtet worden (Curschmann, Devar, Dixey, Döring, A. Fränkel, Kretz, Ghedini, Hübschmann, Stephan u. a.). Der Pfeiffersche Bazillus wurde dabei immer seltener gefunden. Sein Fehlen deutete man nach der Richtung, daß es sich um keine echte Influenza handelte. Krause hat daher neuerdings den Vorschlag gemacht, nur mehr die Fälle als Influenza zu bezeichnen, bei denen der Pfeiffersche Bazillus einwandfrei gefunden wurde, die anderen zur Grippe zu rechnen. Auch Stepp will genau zwischen Influenza und Grippe unterschieden wissen. Die

Grippe hält er für eine bodenständige, einheimische Erkrankung, die Influenza für eine fremde, das Land von Zeit zu Zeit verheerende Seuche. Ähnliche Anschauungen vertritt Schneller, während Gilchrist eine permanente chronische endemische Form der Influenza annimmt.

Nach einer Tabelle bei Krause verteilen sich die Influenzafälle in Preußen auf die Jahre 1904—07.

1904: 3796.   1905: 6380.   1906: 2516.   1907: 5712.

Davon über 70 Jahre 2004, zwischen 60—70 Jahren 2409, 30—60 Jahren 1190, von 15—30 Jahren 206.

Nach Bahrdts Angaben, der ebenfalls annimmt, daß die Influenza zwischen 1889/90 bis 1918 niemals ganz erloschen ist, waren bei der alten Leipziger Lebensversicherung in diesem Zeitraum 1890 43, 1892 43, 1893 42, 1907 38, 1908 37, 1917 25 Todesfälle wegen Influenza gemeldet.

Für all diese kleineren Epidemien und Einzelfälle gilt immer dasselbe: Abgrenzung und einwandfrei sichere Bezeichnung sind ungeheuer schwierig.

II. Identität der Epidemie von 1889/90 und der von 1918.

An der Identität der Pandemie von 1918 mit der von 1889/90 herrschen keine ernsten Zweifel. Fast alle Kliniker und Forscher von Ruf, die sich mit der letzten Epidemie beschäftigt haben, sprachen sich in diesem Sinne aus (v. Bergmann, Brasch, M. Gruber, Hoffmann und Keuper, Kruse, Kossel, Le Clerc, Matthes, F. v. Müller, Sahli, Strümpel u. a.).

Epidemiologische Verschiedenheiten, namentlich in der Art der geographischen und zeitlichen Ausbreitung, sind ja wohl vorhanden. Nach A. Hirsch haben von 125 von ihm aufgezählten Epidemien nur 16 im Sommer stattgefunden. Die Influenza kann also als eine Winterkrankheit $\varkappa\alpha\tau'$ $\dot\epsilon\xi o\chi\acute\eta\nu$ betrachtet werden (Friedberger und Konitzer). Immerhin hat es doch schon früher, wenn auch selten, Sommerepidemien gegeben, so daß die Epidemie von 1918 nicht die erste Ausnahme darstellen würde.

Beobachtungen dafür, daß auch die letzte Epidemie durch Kontagiosität verbreitet worden ist und sich dabei hauptsächlich an die Verkehrswege gehalten hat, liegen ebenfalls eine Anzahl vor.

So wurde festgestellt, daß dem Aufflackern der einzelnen Epidemien in der Heimat 1918 Schübe an der Front vorausgegangen waren, und daß an der Front oft Gruppen von Leuten zusammen befallen wurden, die besonders aufeinander angewiesen waren, so daß die Bezeichnung „Kameradschaftsepidemie" geprägt werden konnte (Embden). Von der italienischen Front wurden ebenfalls einige schöne Beispiele mitgeteilt, welche die Ausbreitung der Grippe auf dem Verkehrswege durch Beobachtungen in abgeschlossenen Gebirgsdörfern demonstrieren (B. Frey). Es konnte dort infolge der militäristischen Kontrolle gut festgestellt werden, wie die Erkrankung durch einzelne Personen in ein abgelegenes Dorf gebracht wurde und wie sich die Erkrankung in der nächsten Umgebung ausbreitete und auf die Nachbardörfer verschleppt wurde. Dabei trat auch eine deutliche lokale Trennung zwischen schweren und leichten Fällen zutage. Während in einer Ortschaft nur leichte Fälle beobachtet wurden, sah man in der benachbarten nur schwere. Es waren dort sog. „Sterbenester" entstanden (B. Frey). Ähnliche Beobachtungen wurden auch in Deutschland gemacht (E. Müller). Auch an Wahrnehmungen über die Ausbreitung in militärischen Truppenteilen oder Fabriken, welche als beweisend für die eigentümlich kontagiöse Ausbreitung der Erkrankung angeführt werden können, fehlt es nicht (Brandt, Kayser-Petersen, Schinz, Siberschmidt).

J. L. Burckhardt hat versucht, die Beobachtung B. Freys von der italienischen Front zur Stütze der rein theoretischen Überlegung heranzuziehen, daß man nach der epidemiologischen Tatsache der verschiedenen Gefährlichkeit der Influenza an verschiedenen Orten die Annahme von zwei verschiedenen Infektionserregern fordern könne, einen kleinen spezifischen, leicht allgemein verbreiteten, der die ungefährliche, nicht komplizierte Grippe macht, und einen größeren, weniger leicht durch die Luft übertragbaren, welcher für die Komplikationen und Todesfälle verantwortlich ist. Dabei spiele für die Ausbreitung die Tatsache eine Rolle, daß für den einen Erreger fast jedermann empfänglich ist, für den anderen vielleicht nicht. Durch ungleiche Empfänglichkeit für die Krankheit allein könne man die verschiedene Gefährlichkeit in verschiedenen Gegenden nicht erklären.

Es ist auch betont worden, daß die Grippe 1918 vornehmlich andere Altersklassen heimgesucht habe, als die Epidemie von 1889/90. Angeblich waren es 1889/90 vor allem die alten, hinfälligen Leute, die von der Seuche befallen und dahingerafft wurden, jetzt die in der Vollkraft stehenden jungen Leute. Eine durch das Überstehen der Epidemie von 1889/90 erworbene Immunität wurde zur Erklärung für diese Beobachtung herangezogen (Mandelbaum, F. v. Müller u. a.). Nach Leichtenstern verhielt sich jedoch die Beteiligung der Altersstufen an der Erkrankung 1889/90 genau ebenso wie 1918; auch damals war die Erkrankung im Alter nach 50 Jahren selten. Nur zeigte das Alter damals eine viel größere Letalität (Sobernheim).

Klinische Unterschiede im Verlaufe der Erkrankung, ebenso wie Unterschiede in der Bösartigkeit der Epidemie, werden vielfach betont. Namentlich hat man in der letzten Epidemie von den 1889/90 beobachteten Hauptformen, der katarrhalischen, gastrointestinalen und nervösen Form, eigentlich fast nur die katarrhalische Form gefunden. Gastrointestinale und nervöse Formen traten fast ganz in den Hintergrund. Aber wie groß sind doch auch die Unterschiede zwischen den einzelnen Lokaleruptionen der gleichen Epidemie! Die Verschiedenheit zwischen der damaligen und der heutigen Epidemie war nicht wesentlich, jedenfalls nicht größer, als sie auch bei verschiedenen Epidemien anderer wohlbekannter Krankheiten, z. B. Scharlach oder Diphtherie, beobachtet zu werden pflegt (F. v. Müller) Die Vielgestaltigkeit des klinischen Bildes war zudem immer ein Hauptcharakteristikum auch früherer Grippeepidemien und hat zu der Bezeichnung „proteusartige" oder „proteiforme" Erkrankung geführt (Brasch).

Die Epidemie von 1918 dürfte somit tatsächlich als „Neuauflage" der von 1889/90 betrachtet werden können (Kahler). Trotz aller klinischen Unterschiede zwischen beiden Epidemien, trotz des ganz anderen Hervortretens der einzelnen Formen 1889/90 und 1918 waren die Komplikationen der Grippe wenn auch in verschiedener Häufigkeit die gleichen geblieben, nämlich stärkere Affektionen der Luftwege bis zu diphtherieartigen Symptomen und Blutungen aus Nase, Lunge, Trommelfell etc., Lungenentzündungen, Pleuraeiterungen, Affektionen des Gehirns, der Hirnhäute (J. L. Burckhardt). Diesen Komplikationen entspricht auch das pathologisch-anatomische Bild bei den tödlich verlaufenden Fällen in beiden Epidemien, namentlich der charakteristische Lungenbefund, der von dem der gewöhnlichen Pneumonie abweicht. 1889/90, wie in späteren kleineren Epidemien, z. B. 1899, sind diese Befunde z. B. von

Paltauf in Wien so beschrieben worden, daß die Beschreibung für die heutigen Sektionsfälle auf das Wort passen würden (J. L. Burckhardt).

Klinisch und pathologisch-anatomisch ist also jedenfalls Identität der beiden Epidemien anzunehmen (v. Hansemann). Die epidemiologischen Unterschiede erscheinen sekundärer Natur. Der exakte wissenschaftliche Beweis dieser Identität fehlt, mangels des sicheren Nachweises eines spezifischen Erregers. Denn die große klinische Probe auf die Spezifität des Pfeifferschen Bazillus durch die Epidemie von 1918 ist bisher nicht einwandfrei ausgefallen.

III. Ätiologie der Epidemie von 1918.
1. Rolle des Pfeiffer-Bazillus.
a) Befunde.

Bakteriologische Untersuchungen der Grippe von 1918 liegen in großer Anzahl vor. Ein Teil der Untersucher hat den Bazillus in einem großen Prozentsatz der Fälle gefunden und hält an seiner spezifischen Pathogenität fest (Dietrich, Eugen Fränkel, Fromme, Galli Valerio, Gröger, Ghon, Herzog, Hübschmann, Leichtentritt, Löwenfeld, Löwenthal, Mahlo, Materna und Penecke, Messerschmidt, Hundshagen und Scheer, Neufeld und Paparmarku, Ohlsen, Pfeiffer, F. Pick, P. Schmitt, O. Schiemann, Schürmann, Simonds, Sobernheim und Novakowic, Staehelin, Uhlenhut, Zeißler).

Andere haben den Bazillus niemals oder nur selten gesehen, und dann meist nur in Begleitung der fast in keinem Falle vermißten Diplostreptokokken oder Staphylokokken, und lehnen ihn als Erreger der Seuche entweder vollständig ab (Baccarani, Brasch, Goldschmidt, F. Graetz, Gruber und Schädel, M. v. Gruber, Hohlweg, Kißkalt, Gatéet Déchosal, Heuyer et Cailé, Kroner, Kruse, Lubarsch, Mandelbaum, Oberndorfer, Oeller, Rimpau, Schottmüller), oder wollen ihm lediglich die Rolle als Begleitbakterium oder sekundärem Infektionserreger zubilligen (v. Bergmann, Benda, Benecke, Bernhardt, Bonhoff, J. L. Burckhardt, Clerici, Deussing, A. W. Fischer, B. Fischer, Friedberger und Konitzer, Friedmann, Gottschlich, Grätz, M. v. Gruber, Guleke, Hesse, Hirschbruch, Hößlin, Hoffmann und Keuper, Kade, Köppchen, Korbsch, Kossel, Marchand, Meunier, Orticoni et Barbié, Sahli, Selter, Schmorl, Schöppler, Schmieden, Schwenkenbecher, Siegmund, Silberschmidt, Strümpell, Versé, Wätjen).

v. Bergmann möchte die Bezeichnung Influenzabazillus durch die genauere Bezeichnung Pfeifferbazillus ersetzt wissen, da die Pathogenität des Bazillus durch die letzte Epidemie keineswegs bewiesen worden sei. A. W. Fischer, Sahli, Siegmund halten die Influenza für eine Mischinfektion, deren Erreger unbekannt ist und bei welcher der Pfeifferbazillus höchstens eine sekundäre Rolle spielt. Wätjen hält diese Rolle zum mindesten für unklar, Schottmüller lehnt den Bazillus aus theoretischen und klinischen Gründen als Erreger der letzten Grippeepidemie ab, Schwenkenbecher hat das Vertrauen zu ihm als Erreger der Seuche verloren und Schmieden spricht von einer Entthronung des Pfeifferbazillus bei der Erregung der Influenza. Auch die Ausführungen von Brasch, Goldschmidt, Gottschlich, B. G. Gruber und Schädel, M. v. Gruber, Holweg, Oberndorfer, Öller, Rimpau, Schmorl, Strümpell, Silberschmidt stimmen darin überein, daß der Pfeifferbazillus als Erreger der Epidemie von 1918 nicht in Frage kommen kann. Kißkalt hält ihn ebenso wie den früher und jetzt öfters als Erreger der Influenza genannten Streptococcus pleomorphus für einen Saprophyten, der nun plötzlich gehäuft auftritt, ohne spezifisch pathogene Eigenschaften. Auch Kroner äußert sich in ähnlichem Sinne. Brümmer weist auf die Unstimmigkeit hin, die darin liegt, daß man den Erreger der Seuche als endemisch annimmt, die Seuche selbst aber nicht. Bonhoff hat 100 Sputa und 15 Lungen von Obduzierten, 12 Pleurapunktate und 6mal Blut untersucht. Nur in 38 Sputaproben hat er den Bazillus gefunden, sonst waren seine Befunde stets negativ. B. Fischer hat den Bazillus unter 100 Sektionen niemals finden können und Grätz konnte ihn unter 1222 Materialproben nur 4mal feststellen. Heuyé et Caillé haben den Influenzabazillus bei einer Epidemie in Albanien stets vermißt und auch Mandelbaum konnte ihn bei vielfachen Untersuchungen niemals feststellen.

Am entschiedensten hat sich Kruse gegen den Bazillus ausgesprochen; er will ihn weder für die Epidemie von 1889/90, noch für die von 1895, bei der er den Bazillus häufig fand, noch für die letzte Epidemie, wo er wieder von Vielen vermißt wurde, als Erreger gelten lassen. Friedberger und Konitzer weisen auf den Gegensatz der Befunde von 1889 und 1918 hin. Damals beherrschte der Pfeifferbazillus das mikroskopische Bild. In der jetzigen Epidemie spricht auch von den Autoren, die den Bazillus gefunden haben, nur Leichtentritt von einem massenhaften Auftreten. Friedberger und Konitzer selbst konnten zunächst keinerlei Befunde erheben, die an die Beschreibung Pfeiffers erinnert hätten; erst von Anfang Dezember 1918 an gelang es ihnen plötzlich, mikroskopisch und kulturell Pfeifferbazillen nachzuweisen. Meunier hat dagegen im Mai 1918 in seinen Fällen überwiegend Pfeifferbazillen gefunden, während er im August 1918 nur Pneumokokken und Streptokokken fand. J. L. Burckhardt berichtet von nur seltenen positiven Befunden, wenn er die Patienten direkt auf die Platten husten ließ. Ähnliche Erfahrungen hat auch W. Groß mit dieser Methode im Felde gemacht (Brümmer).

Diesen ablehnenden Urteilen gegenüber hat vor allem A. Dietrich auf die Schwierigkeit des Nachweises des Pfeifferbazillus hingewiesen, die sich aus seiner eigentümlichen Verteilung im Körper erklärt. Auf der Höhe der Krankheit liegen nach ihm die Bazillen noch in den Alveolen, teils zwischen und in den ausfüllenden Leukozyten, teils unter dem Epithel, wie es Pfeiffer schon beschrieben hat, oder in den zähen, schleimig-eitrigen Pfröpfen der feinen Luftröhren, während sie in der Trachea entweder stark vermischt mit Begleitbakterien oder ganz zurückgedrängt sind. Je fortgeschrittener die Veränderungen sind, um so überwiegender treten die Begleitbakterien auf, in erster Linie Diplo- und Streptokokken, seltener Staphylokokken, und beherrschen endlich ganz das Feld, namentlich in den Endausgängen der Abszeßbildung, des Empyems oder weiterer Komplikationen. Dietrich hat die Pfeifferbazillen mit Hilfe von Geheimrat Neißer häufig nachweisen können und hält trotz der offenen Widersprüche der Untersucher über die verschiedene Bedeutung des Pfeifferbazillus bei der Influenza an der Überzeugung fest, daß die Epidemie von 1918 durch diesen Bazillus verursacht worden ist. In ähnlichem Sinne sprechen sich Leichtentritt, Materna und Penecke, P. Schmitt, Sobernheim und Novakowic, Staehelin aus. Gröger hat oft Pfeifferbazillen in Reinkultur bei den verschiedensten Eiterungen gefunden. Uhlenhut hat sie zuerst in 25, später in 96% der Fälle gesehen. Stone and Swift berichten über Befunde von Pfeifferbazillen in 35% ihrer Untersuchungen von Sputum, während sie in 56% Pneumokokken, in 41% hämolytische Streptokokken fanden. 100 Blutuntersuchungen bei Grippepneumonien waren negativ. Neufeld und Paparmarku fanden den Bazillus in einer Anzahl von Influenzafällen, aber auch bei einer Anzahl von Phthisikern. Ghon konnte den Bazillus unter 84 Fällen in 41% der Untersuchungen nachweisen, Herzog unter 82 Fällen 38mal, Löwenfeld in 70% seiner Sputumuntersuchungen und 80% der Eiteruntersuchungen, Löwenthal fand ihn unter 38 Untersuchungen öfters, Mahler unter 27 Fällen 20mal, Simonds in 75% der untersuchten Fälle, Zeißler unter 16 Empyemeiteruntersuchungen 8mal. Bei der Untersuchung von Nebenhöhlenerkrankungen konnte Fränkel den Pfeifferbazillus, den er im allgemeinen in 50% der Fälle des Eppendorfer Sektionsmateriales fand, in 22 Fällen, davon 5mal in Reinkultur nachweisen, in den übrigen Fällen in Vergesellschaftung mit Friedländerbazillen (12mal), Diplococcus lanceolatus (8mal), Micrococcus catarrhalis (3mal), pyogenen Streptokokken (6mal). Vor allem den 5 Fällen von Reinkultur werden von Fränkel eine besondere Beweiskraft zugemessen.

Korbsch fand sie in einer Untersuchungsreihe in 71%, in einer anderen in 100%. Wenn er auch ihre Erregerrolle nicht für bewiesen hält, so glaubt er doch ihrem Nachweis diagnostische Bedeutung zumessen zu dürfen.

Messerschmidt, Hundshagen und Scheer haben im Juni und Juli in 48,9%, im September, Oktober in 90% ihrer untersuchten Fälle einen positiven Befund erhoben. Sie fanden die Bazillen niemals bei Gesunden oder bei Leuten, welche anderweitig erkrankt waren. Es handelte sich stets um kulturelle Nachweise. Serologisch wurde nichts besonderes bei den Kranken festgestellt. Die Autoren halten den immer wiederkehrenden Befund für charakteristisch, ohne sich ganz bestimmt über die Erregerrolle der Bazillen zu äußern. Bei Obduktionen konnten sie die Pfeifferbazillen in Nieren, Leber und Lungen nachweisen. Einmal wurden sie bei einer Panophthalmie festgestellt.

Außerordentlich wichtig sind auch die Angaben von Ohlsen, der bei der Untersuchung von 220 Lungen 166mal den Pfeifferbazillus fand. Sehr entschieden ist Hübschmann für die Pathogenität des Pfeifferbazillus eingetreten. Er hat sich schon in den Jahren 1914/17 in mehreren Arbeiten mit dem Pfeifferbazillus beschäftigt und warnt jetzt nachdrücklichst auf Grund einer Anzahl negativer Befunde, ohne weitere Überlegung den Bazillus als Erreger der Epidemie von 1918 abzulehnen. Auch er weist auf die Schwierigkeit der Untersuchung, die durch mannigfache Faktoren ungünstig beeinflußt werden kann und auf die Wichtigkeit hin, welche der Wahl des zu untersuchenden Materials für die ganze Frage zukommt. Namentlich bei Untersuchungen an der Leiche wäre es leicht möglich, daß der Bazillus durch andere Erreger schon ganz verdrängt sei, so daß hier vielleicht die Gründe für die negativen Befunde vieler Autoren, namentlich von Mandelbaum und Oberndorfer, liegen dürften. Auch F. Pick hält die negativen Befunde nicht für bebeweisend und P. Schmitt hat Schmieden gegenüber ausdrücklich betont, daß es noch zu früh sei, bereits von einer Entthronung des Pfeifferbazillus zu sprechen. So schwanken die Urteile über den Pfeifferbazillus hin und her.

Die bis heute vorliegenden, sich widersprechenden Berichte über die Rolle des Pfeifferbazillus in der Epidemie von 1918 ermöglichen es also nicht, ein definitives Urteil zu fällen. Die Frage erscheint heute unklarer denn je. Eine Überlegung mahnt zur Vorsicht bei der endgültigen Stellungnahme: Pfeiffer hat den Bazillus auch erst 1892, nach dem Abklingen der eigentlichen Epidemie, gefunden, sodaß z. B. Kruse annimmt, er sei bei dieser Epidemie überhaupt nicht beteiligt gewesen. Friedberger und Konitzer weisen nun darauf hin, daß auch in der Epidemie von 1918 ein auffallender Unterschied in den Befunden je nach der Zeit der Veröffentlichungen am Anfang und gegen Ende der Epidemie vorliegt. So hat Leichtentritt zu Beginn der Epidemie weniger Bazillen gefunden als später. Sobernheim und Novacowic fanden in der Sommerepidemie Influenzabazillen in einer nicht allzu großen Anzahl von Fällen, sonst überwiegend Kokken nahezu in Reinkultur, während beim späteren Wiederauftreten der Influenza im Oktober der bakteriologische Befund sich vollkommen zugunsten der Influenzabazillen verschoben hatte. Ähnliche Erfahrungen hat B. Fränkel in Heidelberg gemacht. Die hauptsächlich negativen Befunde aus München (Mandelbaum, Oberndorfer, Schöppler) stammen aus der Frühjahrswelle der Epidemie. In Frankreich sind hinwiederum die Pfeifferbazillen gerade im Mai 1918 überwiegend gefunden worden, im August dagegen Pneumo- und Streptokokken (Meunier). Also Widersprüche überall.

Sobernheim betont, daß der Pfeifferbazillus in den letzten Jahren sehr selten gefunden wurde und dann während der Pandemie plötzlich wieder auftauchte. Es müsse auch der Umstand in Betracht gezogen werden, daß er offenbar ganz bestimmte Beziehungen zu den vorgefundenen pathologischen Prozessen unterhält, vor allem erscheint es ihm merkwürdig, daß der Bazillus in der Lunge gefunden wurde, je frischer der Krankheitsprozeß war, und daß in den pneumonischen Lungen, die schon fortgeschrittene Prozesse enthielten, gerade die jüngsten Herde den Influenzabazillus beherbergten (Dietrich, Bezancon et Legroux, Herzog, Hübschmann, Simonds).

Die technischen Schwierigkeiten der Züchtung des Pfeifferbazillus spielen dabei eine große Rolle. Sahli ist geneigt, in dieser Frage Uhlenhut zuzustimmen, der annimmt, daß ungenügende Kenntnis der Influenzabazillen, vor allem Unkenntnis der Polymorphie der Bazillen, die auch Pfeiffer zuerst nicht erkannt hatte, mangelhafte Technik und, wie Sahli hinzufügt, auch ungenügende Zeit und Geduld bei manchem negativen Befund eine Rolle spielen mag. Jedenfalls darf nach Sahli gegenüber den vielen negativen Befunden die große, fundamentale Bedeutung der reinen Influenzapneumonie Pfeiffers nicht vergessen werden. Aber gerade der massenhafte und alleinige Nachweis der Pfeifferbazillen scheint ja nach Friedberger und Konitzer auch bei den positiven Befunden 1918 nur selten geglückt zu sein. Auch hier hat es sich meist um den gleichzeitigen Nachweis von anderen Bakterien gehandelt.

b) Die Züchtung des Pfeiffer-Bazillus.

Die Nährbodenfrage und die Auswahl der Kultur spielten eine große Rolle für den Ausfall der Untersuchungen von 1918.

Der Influenzabazillus ist streng aaerob, er läßt sich künstlich bei Bruttemperatur züchten, das Temperaturminimum liegt zwischen 26—27 Grad Celsius, das Optimum bei 42 Grad.

Er ist außerordentlich empfindlich gegen Austrocknung (Beck). Galli Valerio hat allerdings angenommen, daß seine Widerstandskraft gegen Austrocknung unterschätzt worden ist. Im allgemeinen wird aber die als gering angenommene Widerstandskraft des Bazillus gegen Austrocknung und sein verhältnismäßig hohes Temperaturminimum (26 Grad) als Hauptgründe für die Übertragung der Influenza von Mensch zu Mensch angeführt.

Auf den gewöhnlichen Nährböden wächst er gar nicht, sondern er bedarf durchaus besonderer Kulturmedien, wie aus den Arbeiten von Cantani, Fichtner, Ghon-Preiß, Graßberger, Jochmann, Levinthal, Luerson, Meunier, M. Neißer hervorgeht. Im allgemeinen sind es besondere hämoglobinhaltige Nährböden, die für sein Wachstum am günstigsten sind, entweder in der Form von Blutbouillon (Delius und Kolle) oder von Blutagar oder von Traubenblutagar (Günther). Auf dieses Bedürfnis der Influenzabazillen nach eisenhaltigen Bestandteilen

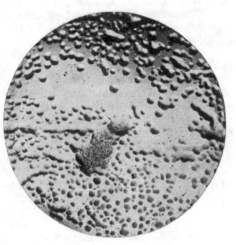

Abb. 5. Reinkultur der Influenzabazillen auf Blutagar. Vergr. 1000f. nach Friedberger-Pfeiffer.

des Blutes ist namentlich von Ghon-Preiß hingewiesen worden. Während man jedoch auf derartigen Nährböden nur kleine Kulturen erhält, die wie kleine, dicht gedrängt stehende, wasserhelle Tröpfchen aussehen und zu deren Erkennung man meist die Lupe zu Hilfe nehmen muß (Abb. 5), gelingt es dadurch, daß man gleichzeitig noch andere Bakterien sich mitentwickeln läßt, auf diesen hämoglobinhaltigen oder sogar auf hämoglobinfreien Nährböden größere Kolonien zu erzielen. Solche „Symbiose-Züchtungen" sind mit Streptokokken (Graßberger), Staphylokokken (Cantani, Fichtner, Graßberger, Huber), Gonokokken (Cantani, Ghon-Preiß), Diphtheriebazillen (Meunier), Xerosebazillen (Neisser) durchgeführt worden. Es liegt diesem Verfahren jedoch keineswegs eine echte Symbiose zugrunde. Wie Allen, der ebenfalls ein kräftigeres Wachstum der Influenzabazillen sah, wenn er sie sich zusammen mit Staphylokokken und Pneumokokken entwickeln ließ, nachweisen konnte, handelt es sich um eine Alteration der Nährböden durch lösliche Toxine. Auch nach anderen Beobachtungen wird das Wachstum der Influenzabazillen sowohl durch totes wie lebendes Bakterienmaterial beeinflußt (Cantani, Neisser u. a.).

Während der letzten Epidemie sind die Züchtungen des Influenzabazillus in der Regel nicht mit Hilfe dieser „Ammenbakterien" (Hundshagen) erzielt worden, sondern meist auf hämoglobinhaltigen Nährböden, von denen der von Levinthal empfohlene am meisten gerühmt wurde. Auch frische Blutagarplatten wurden vielfach benützt (Eugen Fränkel).

Ausführliche Angaben über die Bereitung praktisch erprobter Nährböden finden sich bei Hundshagen (Deutsche med. Wochenschr. 1918, Nr. 43, S. 1182) und Levinthal (Zeitschr. f. Hygiene, Bd. 86, 1918).

In der Regel imponiert der Influenzabazillus im Gewebs- wie im Kulturausstrich als kleinstes, feinstes gramnegatives Stäbchen. Galli Valerio hat neuerdings verschiedene Involutionsformen des Pfeifferbazillus auf altem Levinthalschen Nährboden beschrieben. 1. Ovoide oder sphärische Formen, welche viel dicker sind als die normalen. 2. Längliche, stabförmige, häufig massig endigende, mit falschen Ramifikationen und teilweiser Neigung, sich in kurze, fast immer unregelmäßig gefärbte Fäden zu verlängern, die häufig auch kolbenförmig endigen und nach Art falscher Ramifikationen aneinanderliegen. Wirkliche, nicht verzweigte Fäden mit falschen Ramifikationen wurden nur in einer Kultur gefunden.

Auch die Empfindlichkeit des Influenzabazillus gegen Austrocknen ist von den Autoren, die nach wie vor an seiner Erregerrolle bei der Grippe festhalten, zur Erklärung der vielen negativen Versuche immer wieder angeführt worden.

Tierpathogenität: Richard Pfeiffer ist es seinerzeit gelungen, bei Affen eine den katarrhalischen Formen der Influenza des Menschen ähnliche Affektion durch intratracheale Injektion der Reinkultur zu erzielen.

Aus den Kulturen ist durch Filtration ein spezifisches Gift zu isolieren. Kaninchen sind diesem gegenüber sehr empfindlich. Sie bekommen nach Einspritzung desselben Dyspnoe und lähmungsähnliche Schwächen der Muskulatur. Nach intrakraniellen Injektionen lebender oder abgetöteter Influenzabazillenkulturen beim Kaninchen wurden tödliche meningitische Prozesse beobachtet (Cantani).

Am eingehendsten haben sich die Arbeiten von Perez und Livierato mit der Frage der Pathogenität beschäftigt. Sie glauben, experimentell nachgewiesen zu haben, daß durch die Toxine und namentlich die Endotoxine des Influenzabazillus die charakteristischen Erscheinungen der Influenza hervorgerufen werden und der Grund für die eigentümliche Beziehung der Erkrankung zu den übrigen pyogenen Bakterien geschaffen wird. So glaubt Perez an eine Wechselbeziehung. Einmal soll durch die pyogenen Bakterien die Ansiedelung von Influenzabazillen, die nur kurz im Blute verweilen und sich unter Schädigung der Gefäßwände bald in den Organen festsetzen sollen, begünstigt werden. Anderseits soll aber auch infolge der primären Schädigung der Gefäßwände durch die Influenzabazillen die Ansiedelung pyogener Erreger gefördert werden. Ganz klar liegen die Verhältnisse keineswegs. Immerhin scheint nach dem Studium der Literatur ein dringendes Bedürfnis für die experimentelle Nachprüfung der Arbeiten von Perez und Livierato vorzuliegen, namentlich auch in Anbetracht der so widerspruchsvollen Erfahrungen von 1918.

c) Agglutination.

Auch die serologische Seite der Influenzabazillenfrage ist nicht geklärt. Während Delius und Kolle weder Tiere gegen Influenzabazillen zu immunisieren vermochten, noch im Serum von Menschen, die Influenza überstanden hatten, spezifisch wirkende Stoffe fanden, sind von Cantani, Vagedes, Odaira Agglutinationswirkungen gegen Pfeifferbazillen im Serum von Tieren sowohl als von Menschen gelegentlich festgestellt worden. Nach Sobernheim wurden beim Menschen Titer von 1 : 200 bis 1 : 500, beim Tier von 1 : 2000 bis 1 : 5000 erreicht. Während der letzten Epidemie ist es namentlich Fromme und Levinthal gelungen, spezifische Agglutination des Serums gegen Pfeifferbazillen nach überstandener Grippe zu beobachten (Levinthal 1 : 50 bis 1 : 400, Fromme 1 : 200). Aber vorläufig stehen diese Ergebnisse noch ziemlich allein. Allzu große Hoffnung auf eine Klärung der Frage auf diesem Wege ist nicht angebracht. Oeller hat darauf hingewiesen, daß man die Erwartungen an die Durchführung serologischer Reaktionen bei der Massendurchseuchung des Menschen ähnlich wie bei anderen Infektionen mit ubiquitären Keimen nicht zu hoch stellen dürfte.

Schutzserum gegen Pfeifferbazillen ist bei der Grippe offenbar nicht gebraucht worden. Im Experiment hat Latapie mit einem spezifischen, von der Ziege stammenden Immunserum beim Meerschweinchen Schutz- und Heilwirkung erzielt[1]).

2. Die Rolle der pyogenen Bakterien bei der Grippe.

So widerspruchsvoll die Angaben über die Befunde von Pfeifferbazillen bei der Epidemie von 1918 lauten und so entgegengesetzt die Deutungen über die spezifischen Eigenschaften der Bazillen sind, so sehr stimmen fast alle Autoren darin überein, daß nahezu in allen Fällen von Grippe Kokken gefunden werden, die häufig kurzweg als Pneumokokken, Streptokokken oder auch Staphylokokken aufgefaßt wurden (Emmerich, Gaté et Dechosal, Goldschmidt, Lubarsch, Mandelbaum, Olmer et Vuillet, Reh und Schiff, Schöppler, Simonds, Wagner u. a.).

Von Einzelnen wurden diese Begleitbakterien auch als gram-positive Diplokokken oder als Diplostreptokokken bezeichnet (Levi, Kruse, Friedberger und Konitzer, Wegelin). Friedberger und Konitzer fanden im Sputum und im Rachenausstrich neben diesen gram-positiven Diplostreptokokken auch zahlreiche andere Bakterien. Sie geben an, daß wenn man in die anschauliche Beschreibung Richard Pfeiffers über das mikroskopische Bild von Lungen- und Pleuraausstrichen überall statt Influenzabazillen Diplostreptokokken setzen würde, man diese Schilderung ohne weiteres auch für ihre Befunde anwenden könnte.

Madelaine Pommay-Michaux und Menetrier haben gram-positive, nicht kapselbildende Diplokokken beschrieben, welche eine Ähnlichkeit mit Enterokokken und dem Diplokokkus Jäger-Henser hatten. Travinski und Cori sahen gram-positive Diplostreptokokken mit spezifischer Agglutination. Sarcone, Musu und Russo haben bei Grippefällen einen Kokkus gefunden, dem sie ätiologische Bedeutung zumaßen. V. Wiesener hält den bei der Grippe gefundenen Streptokokkus für den im Jahre 1917 beschriebenen Streptococcus pleomorphus, den er bei 12 Fällen von hämorrhagischer Enzephalitis im Gehirn, der Muskulatur, in pneumonischen Herden und in hämorrhagischen Ergüssen gefunden hatte. Kißkalt hat sich dieser Auffassung angeschlossen. Kruse hat lanzettförmige Streptokokken und Diplostreptokokken beschrieben. Nur wenige haben diese Kokken als die eigentlichen Erreger der Grippe aufgefaßt, wie Mayer und Bernhardt und Ph. Leitner.

Nach der Anschauung der meisten Beobachter handelt es sich dabei um Sekundär- oder Mischinfektion. Nach Sahli ist zwischen dem Begriff der Sekundär- und dem der Mischinfektion streng genommen ein Unterschied zu machen.

Dem Begriff der Sekundärinfektion liegt die Vorstellung zugrunde, daß der eigentliche Grippeerreger erst die Bahn schafft, auf dem die anderen Bakterien eindringen und ihre unheilvolle Wirkung entfalten können (Cönen,

---

[1]) Bieling und Josef berichten, daß es ihnen gelungen ist, ein hochwertiges Pferdeimmunserum gegen Influenzabazillen herzustellen. Durch geeignete Immunisierung von Pferden gelang es, diesem bakteriziden, antiinfektiösen Serum gegen Influenza eine Antistreptokokkenquote hinzuzufügen. Ebenso berichten sie über polyvalente Grippevakzine.

Deussing, Dubs, Fahr, Matthes, F. v. Müller, Oberndorfer, Scheller, Strümpell, Versé, Wätjen). Clemens und Öller weisen in diesem
Zusammenhang auf die allgemeine Intoxikation hin, unter welcher der Körper
zweifellos bei jeder Grippeerkrankung steht. Auch Guleke spricht von einem
besonderen Verlauf der Sekundärinfektion infolge der Herabsetzung der Widerstandskraft des Organismus.

Die Vorstellung von der Vorbereitung des Körpers durch die Influenzabazillen für sekundäre Infektionen findet ihre Stütze in den alten, bereits
erwähnten Arbeiten von Livierato und Perez. Beide wiesen nach, daß Toxine
der Influenzabazillen, welche Versuchstieren zugleich mit an und für sich wenig
pathogen wirkenden Organismen (Staphylokokken) eingeführt wurden, die
toxisch infektiöse Einwirkung dieser Organismen vermehrten oder die Entwicklung schon im Gang befindlicher Infektionen beschleunigten.

Von denen, welche den Pfeifferschen Bazillus als primären spezifischen
Grippeerreger gelten lassen wollen, wird dabei, wie bereits erwähnt, angenommen,
daß dieser im Laufe der Erkrankung von anderen Bakterien überwuchert und
verdrängt wird (Apert, Dietrich, Hübschmann, Pfeiffer).

Die Anhänger der „Mischinfektion" nehmen dagegen ein gemeinsames
Eindringen der anderen Bakterien zusammen mit dem Pfeiffer-Bazillus und
ein paralleles Angreifen aller an dem Krankheitsprozeß beteiligten Bakterien
an (Aitoff, Jaffé, Schmieden, Sahli). Schmieden spricht in diesem
Sinne von Influenzabazillen und seinen Helfershelfern. Jaffé lehnt die Bezeichnung Mischinfektion zugunsten des Begriffes Doppelinfektion ab, wobei er
sich vorstellt, daß dem Pfeifferbazillus neben den anderen Bakterien eine Bedeutung zukommt. Am stärksten hat Sahli der Auffassung der Mischinfektion
Ausdruck gegeben, wenn er von einem „komplexen Virus" spricht. Er hält
die Influenza neben der Tetanusinfektion für das typische Beispiel einer komplexen Infektion, in der der Influenzabazillus als primus inter pares bezeichnet
wird, und der die anderen sonst als bloße Begleitbakterien angesehene Mikroorganismen (vor allem Pneumo- und Streptokokken) obligat angehören. Es
wird dadurch eine Symbiose, eine höhere Einheit angenommen, ebenso wie
Algen und Pilze sich in symbiotischen Komplexen, den Flechten, zusammen-
finden, eine Auffassung, auf die wir noch einmal zurückkommen werden.

3. Das „invisible Virus".

Die Frage des Erregers der Grippe wird noch weiter dadurch kompliziert,
daß von einigen ein „invisibles, ultramikroskopisches, filtrierbares Virus" auf
Grund zum Teil sehr bemerkenswerter Befunde als Erreger angenommen wird
(v. Angerer, Binder und Prell, J. L. Burckhardt, Dujarric de la
Rivière, Friedberger und Konitzer, Féjés, Nicolle et Lebailly,
Lechke, Kruse, Grätz, Pöppelmann, Selter).

v. Angerer konnte in bakterienfreiem Herzblut und Lungenextrakt von Grippeleichen, später auch in Kulturen von strömendem Blut von Grippekranken, aerob und
anaerob wachsende, filtrierbare Mikroorganismen nachweisen, die im Dunkelfeld lebhafte
Molekularbewegungen zeigten. Es gelang ihm auch die Übertragung auf weiße Ratten,
aus deren Blut er in Bouillonkultur die gleichen feinen, in Molekularbewegung befindlichen
Körperchen nachweisen konnte. Über ähnliche Befunde berichten Selter und Grätz.
Kruse hatte schon 1914 vermutet, daß die Influenza ebenso wie der Schnupfen durch ein
Aphanozoon verursacht sein müsse. Seine Versuche waren damals allerdings nicht erfolg-

reich. Es war ihm damals nur geglückt, mit dem Nasensekret Schnupfenkranker, das er stark verdünnt durch Berkefeld-Filter filtriert hatte, andere Menschen anzustecken. Dold und Forster haben für den Schnupfen diese Experimente später an einer Reihe von Menschen bestätigt. Selter hat dann zuerst in der Frage der Grippe diese Experimente wieder aufgenommen und durch Inhalation bakterienfreier Sputumfiltrate die Grippe erfolgreich zu übertragen vermocht. Kruses eigene und Friedbergers Versuche nach dieser Richtung blieben ohne Erfolg. Dagegen gelang es Dujarric de la Rivière und Nicolle et Lebailly, mit subkutaner Injektion bakterienfrei filtrierten Grippesputums Grippeinfektionen herbeizuführen, nachdem ihnen vorher die Übertragung der Grippe auf Javaner Affen geglückt war.

Binder und Prell haben ähnliche Körperchen wie v. Angerer entdeckt, die sie mit den von Da Rocha da Lima gefundenen Flecktyphuskörperchen vergleichen. Sie sprechen dieselben als Erreger der Grippe an und schlagen für sie die Bezeichnung Aenigmoplasma influencae generis nov. spez. nov. oder Microzoon influencae vor. J. L. Burckhardt fand diese Gebilde mehrere Male in Herzblut Grippekranker und konnte sie auch einmal auf Blutzuckerbouillon züchten. Er glaubt, daß das Virus in die Gruppe der Erreger der Pocken, der epidemischen Kinderkrankheiten, des Trachoms und einer Reihe von Rinderkrankheiten, wie z. B. der Peripneumonie der Rinder, zu rechnen ist. Leschke hat ebenfalls aus Grippeserum bei geeigneter Filtration (Cumberland-Kerzen), korpuskuläre züchtbare Elemente nachgewiesen, die im Selbstversuch Grippe erregten. Kronberger fand in Präparaten, die nach Giemsa oder Gram gefärbt waren, kleinste Granula, die auch in Schnitten aus Lungen und Bronchien von Grippeleichen gesehen werden konnten. Sie ließen sich kultivieren und riefen, auf Tiere überimpft, Grippeerscheinungen hervor.

Féjès hat das filtrierbare Virus im Sputum Influenzakranker bei Pneumonie gefunden, er hat damit bei subkutaner Verimpfung auf Affen eine hämorrhagische Sepsis hervorgerufen. Pöppelmann hielt granulaartige Gebilde, die im Gramausstrich mit Vorliebe im Leukozytenkern lagen, für Grippeerreger.

Diesen positiven Befunden und ihren mehr oder minder optimistischen Deutungen gegenüber fehlt es nicht an pessimistischen Stimmen. So will Paschen die bei Influenza gefundenen Änigmoplasmen auch im normalen Blute gefunden haben und auch Ohlsen gibt an, daß er die Änigmoplasmen sowohl im Blut von Grippekranken wie im normalen Blute gefunden hat. Auch Bonhoff mahnt zur Vorsicht gegenüber dem filtrierbaren Virus. Er macht darauf aufmerksam, daß in Traubenzuckerbouillon, die mit Blut versetzt ist, leicht das Auftreten kleinster beweglicher Teilchen beobachtet wird. Entscheidend für die ganze Frage sei die Möglichkeit der Weiterzüchtung.

Ein einwandfreier, allgemein anerkannter Beweis für die Pathogenität des invisiblen Virus ist, wie auch Prell zugibt, noch keineswegs geführt, so wenig wie für die Pathogenität der Influenzabazillen. Die Frage des Erregers der Grippe scheint daher im Augenblick nicht viel weiter gediehen als im Jahre 1890, wo Klebs berichtete, daß er im Blut von Influenzakranken neben unveränderten Blutkörperchen eine enorme Menge kleiner, lebhaft beweglicher Körperchen von starkem Glanze gefunden habe, die nach Größe und Form vollständig mit denjenigen übereinstimmten, welche er bei perniziöser Anämie kennen gelernt hatte. Auch dieser Befund hat keine weiteren Folgen für die Ätiologiefrage der Influenza gezeigt.

4. „Symbiose".

Selbst angenommen, daß das „Aenigmoplasma influenzae" von der späteren Forschung bestätigt wird, ist es nötig, seine Beziehung und sein Verhältnis zu den massenhaft bei der Grippe gefundenen Bakterien festzustellen. Bei dieser Betrachtung ergeben sich nun allerdings in Analogie mit anderen Infektionskrankheiten, die durch nicht bekannte Erreger öder Mikrozooen verursacht werden, wichtige Anhaltspunkte, die in der Tat der Auffassung von der Erregerrolle des invisiblen Virus eine breitere Basis zu verleihen scheinen.

Wie erwähnt, hatten Sahli, Schmieden u. a. an ein Zusammenwirken
der Influenzabazillen mit anderen Bakterien bei der Erregung der Grippe gedacht.
Diese Auffassung eines Zusammenwirkens mit den bei der Grippe so häufig
gefundenen Bakterien wird auch für das invisible Virus angenommen und
dabei auf die keineswegs vereinzelte Tatsache hingewiesen, daß Bakterien sich
auf einen von Chlamydozoen vorbereiteten Boden ansiedeln und dadurch den
Krankheitsverlauf beeinflussen, wie es bei der septischen Pneumonie nach
Influenza durch Streptokokken der Fall ist. Ähnliches sei vom Flecktyphus,
den Pocken und anderen Chlamydozoen-Krankheiten bekannt und bereits
von Prowazek als synergetische Symbiose bezeichnet worden (Binder und
Prell, Féjés). Binder und Prell glauben, daß als wichtigste synergetische
Symbionten des Influenzaerregers, als des primären Parasiten, Streptokokken,
Mikrokokken und vielleicht auch der Pfeiffersche Bazillus mit in Frage
kommen. Féjés nimmt an, daß dem invisiblen Virus der Influenza eine ähnliche Rolle zukommt wie dem bei der Schweinepest angenommenen filtrierbaren Erreger. Auch bei dieser Krankheit wirken nach seinen Ausführungen
der Bacillus suipestifer und suisepticus als Begleitbakterien. In seinen Augen
ist die Influenza eine septische Allgemeinerkrankung, in deren Pathogenese die
Gefäßwanderkrankung und die Neigung zu Blutung die höchste Bedeutung
besitzen. Gerade diese Veränderungen sind aber wahrscheinlich das Werk
des angenommenen filtrierbaren Erregers.

Brümmer, der auf Grund rein epidemiologischer Betrachtungen, namentlich
durch Vergleich der beiden Wellen der Erkrankung in Frühjahr und Herbst zu einer ähnlichen Annahme gelangt, glaubt dagegen mehr an eine primäre Infektion mit dem angenommenen Virus und an eine aufgepfropfte sekundäre bakterielle Infektion. Er nimmt
an, daß das Grippevirus in die Gruppe der Erreger der akuten Exantheme gehört und
stellt sich vor, daß es von Zeit zu Zeit von seinem endemischen Heimatsherd in Asien aus
durch die Welt zieht, große Pandemien erzeugend, die so lange dauern, bis durch die allgemeine Durchseuchung und Immunisierung die Seuche wieder erlischt. Für die Annahme,
daß das Grippevirus bei uns endemisch wäre, wie es z. B. für den Pfeifferbazillus der Fall
ist, müßte man nach seiner Ansicht die Forderung aufstellen, daß das Grippevirus vor
allem Kinderkrankheiten verursachen würde. Auch Allard will im Verlauf der Grippe
zwei Stadien unterschieden wissen, das Stadium der reinen Grippe oder primären Infektion
und das Stadium der sekundären Grippe oder der Komplikationen. Er hält es für möglich, daß der Widerspruch der bakteriellen Befunde mit diesen Stadien zusammenhängt.
Jancke sieht entsprechend den Befunden der Pathologen als das Primäre der Grippe
nicht die Ansiedelung der Influenzabazillen oder Diplostreptokokken, sondern die Zerstörung des Bronchialepithels durch den unbekannten Erreger bis in die Alveolen herab.
Der spätere Verlauf hänge davon ab, welche Art der Mischinfektion in die des Epithels
beraubte Bronchialschleimhaut eindringt.

Zur Ergänzung dieser Zusammenhänge sei auch darauf hingewiesen, daß von pathologischer Seite die Grippebefunde an der Lunge mit der Brustseuche der Pferde (Gruber
und Schädel, Hirschbruch, Siegmund) verglichen worden sind. Orticoni et Barbié
haben die Analogie der Grippe mit der Brustseuche der Pferde ebenfalls betont und über
von ihnen beobachtete zeitliche Koinzidenz von Grippe der Menschen und Epidemien
der Pferde in der französischen Etappe berichtet. Auch diese Beobachtung ist nach
Leichtenstern in der Geschichte der Grippeepidemie nicht neu. 1889/90 wurde von
Finkler auf eine höchst merkwürdige und interessante Koinzidenz der menschlichen
Influenza mit derjenigen der Tiere hingewiesen. Nach Leichtenstern hat die englische
Sammelforschung 1890 in ihren Fragebögen auf einen derartigen Zusammenhang direkt
Bezug genommen und die Frage gestellt: Have you observed among domestic animals,
any unusual complaint and in what animals and with wath symptoms? Bezüglich der
Pferde sollen massenhaft bejahende Antworten eingegangen sein. Die Frage ist in diesem
Zusammenhang insofern von doppeltem Interesse, als die Brustseuche der Pferde auch als Epi-

zootie aufgefaßt wird und als das klinische Bild der Influenza und die Art ihrer Ausbreitung am ehesten an solche Tierseuchen erinnert. Freilich sind erfahrungsgemäß alle die Angaben von gleichzeitig mit Menschenepidemien auftretenden Tierseuchen mit Vorsicht zu bewerten. Bis jetzt hat diese Beobachtung nur in der Frage der Pest wirkliche Bedeutung erlangt.

Es ist nicht zu leugnen, daß die mit anderen Chlamydozoen-Krankheiten gezogenen Analogien für diese letzte eigenartige Auffassung der Grippeinfektion als „synergetische Symbiose" von Mikrozoen mit Bakterien manch Bestechendes haben. Freilich wird dabei von einer Anzahl von Forschern angenommen, daß die verschiedenen, an der Infektion beteiligten Bakterien sich gegenseitig verdrängen, mit anderen Worten, daß eine Konkurrenz unter ihnen besteht. Ob unter diesen Umständen die Bezeichnung „Symbiose" eine sehr glückliche ist, bleibt meines Erachtens dahingestellt. Der späteren Forschung ist es vorbehalten, endlich Licht in dieses Halbdunkel zu bringen.

5. Immunität.

Die Immunitätsfrage, die im Verlauf der letzten Epidemie eine breite Diskussion hervorgerufen hat, ist ebenfalls zur Beurteilung der Identität der beiden Epidemien 1889/90 und 1918 mit herangezogen worden (Berblinger, Bernhardt, Borst, A. W. Fischer, Grabisch, Hoffmann und Keuper, Lubarsch, Mandelbaum, O. Meyer, F. v. Müller, Oberndorfer, Sahli, Schmorl, Strümpell).

Die Tatsache, daß 1918 die Grippe vor allem die jungen, in der Vollkraft der Jahre stehenden Leute befallen und dahingerafft hatte, während sie das Alter verhältnismäßig verschonte, wurde, wie bereits erwähnt, so zu deuten gesucht, daß für die ältere Bevölkerung durch das Überstehen der Epidemie von 1889/90 eine aktive Immunität erworben war, die vor der Wiedererkrankung schützte (Borst, F. v. Müller, Mandelbaum, Strümpell u. v. a.).

Mandelbaum, der bei seinen Untersuchungen in keinem Falle Pfeifferbazillen gefunden hatte, kam dadurch zur Ansicht, daß die Epidemie von 1889/90, die epidemiologisch und klinisch mit der von 1918 sicher identisch ist, eine weitgehende Immunität erzeugt habe. Da es nun aber nach den Ergebnissen der Arbeiten von Delius und Kolle bekannt sei, daß der Pfeifferbazillus keine Immunität erzeuge und daß auch das Überstehen der Infektion mit Pfeifferbazillen keine Immunität verleihe, so nahm er unter Heranziehung der Tatsache, daß die Influenzabazillen nach der Beobachtung Vieler auch bei Nichtinfluenzakranken vorkämen, rückschließend an, daß der Pfeifferbazillus seinen Namen zu unrecht trägt und als Erreger der endemischen Influenza weder für 1889/90 noch für 1918 in Betracht kommt. Nach Thalmanns Beobachtungen an Menschen verleiht die überstandene Infektion mit Pfeifferbazillen keine Immunität, während Wassermann eine kurzdauernde Immunität anzunehmen geneigt scheint.

Nach Hoffmann und Keuper hat Bäumler 1889 an eine Immunität des hohen Alters durch das Überstehen der Epidemie von 1836 bzw. 1847/48 geglaubt. Es bleibt jedoch fraglich, ob die auffällig große Widerstandskraft alter Leute gegen die Grippe 1918 wirklich aus einer 1889/90 erworbenen aktiven Immunität heraus zu erklären ist. Sobernheim erscheint ein so außerordentlicher Immunitätsgrad, wie man ihn bei einer Immunitätsdauer von 25—30 Jahren annehmen müßte, wenig wahrscheinlich. Er neigt für die Erklärung des verschiedenen Befallenseins der einzelnen Altersklassen mehr zur Annahme einer natürlichen, von dem Überstehen der Krankheit unabhängigen Altersresistenz. Die letzte Epidemie zeigte klar und deutlich, daß von den Generationen, denen zur Immunisierung noch keine Gelegenheit gegeben war, die Menschen der mittleren Lebensjahre die verhältnismäßig höchste Empfänglichkeit für die Infektion besaßen. Demgegenüber verfügten die jungen Altersklassen, vor allem die Kinder, bei gleichzeitig hoher Erkrankungsziffer über eine recht erhebliche Resistenz, die in der geringen Sterblichkeit zum Ausdruck kam. Nach Sobernheim gewinnt damit die Annahme an Wahrscheinlichkeit, daß wohl auch bei Patienten des höheren Lebensalters eine nur geringe natürliche Disposition bestand. Auch im Verlaufe der Pandemie von 1889/94 zeigten die alten Leute eine verhältnismäßig geringe Morbidität, aber eine außerordentlich große Letalität.

Nach Sahli sind die ersten Fälle einer Epidemie immer leicht, wie die ersten Fälle 1889 und in dieser Epidemie in Spanien. Dann werden sie rasch schwerer, offenbar durch zunehmende Virulenzzüchtung, um so mehr, als in dieser Zeit noch die empfänglichen Individuen dem heftiger gewordenen Gift zum Opfer fallen. Bei der letzten Epidemie in der Schweiz fielen jedoch gleich die ersten Fälle sehr schwer aus, da, wie Sahli annimmt, die Schweiz offenbar von Anfang an durch ein sehr virulentes Virus vom Ausland her befallen wurde und wahrscheinlich dabei die schlechten Ernährungsverhältnisse der Bevölkerung eine Rolle spielten. In späterer Zeit wurden dann regelmäßig, auch in der jetzigen Pandemie, die Fälle leichter, obwohl die Frequenz zunahm. Sahli glaubt, daß das daher rührt, daß infolge der großen Verbreitung des Krankheitsgiftes auch die weniger empfänglichen Individuen an die Reihe kamen, bis dann evident infolge der zunehmenden Durchseuchung, d. h. durch die zunehmende Immunisierung, die Epidemie erlosch. Ein Gegenbeispiel ist der schwere Verlauf der Grippe in Gegenden, die seit denkbarer Zeit keine Epidemie durchgemacht hatte, wie z. B. an einigen Orten in der Türkei (Lederer). Dort wurde eine ungeheure Anzahl der Einwohner dahingerafft.

Im allgemeinen sind Rezidive bei Personen, welche in der ersten Welle der Epidemie 1918 erkrankt waren, in der zweiten Welle nur selten beobachtet worden (Ruppaner). Immerhin gibt es doch eine Reihe von Fällen, in denen Leute sowohl im Frühjahr wie im Herbst erkrankten (Brümmer, Reiche, Sobernheim). Ob es sich hierbei um echte Gripperezidive handelt oder ob die Auffassung von Brümmer, daß die zweite Erkrankung nichts mehr mit dem Grippevirus zu tun habe, sondern lediglich als Infektion mit den infolge der allgemeinen Durchseuchung außerordentlich virulenzgesteigerten Begleitbakterien zu erklären sei, haltbar ist, steht noch dahin.

Die Tatsache, daß so viele junge, kräftige Leute der Grippeinfektion erlagen, wird von einigen dadurch erklärt, daß diese Leute infolge der kräftigen Abwehrreaktion ihres Körpers besonders gefährdet waren (A. W. Fischer, Hohlweg). Durch die Überproduktion von Schutzstoffen sollen die Körper der Sekundärbakterien in großer Masse zerstört und dadurch der Organismus des Kranken mit den hierbei freiwerdenden Endotoxinen überschwemmt werden. Grabisch hat im Gegensatz hierzu einen Schutzkörpermangel bei den jungen kräftigen Individuen angenommen, während die alten Leute infolge früher überstandener Infektionen mit Kokken bereits über kräftige Schutzstoffe verfügten. Auch Sobernheim neigt dieser letzten Ansicht zu.

Es ist verständlich, daß die Frage der Disposition auch vom Gesichtspunkte der Unterernährung während des Krieges betrachtet worden ist. Nach Sahli gibt es nicht nur eine quantitative, sondern auch eine qualitative Unterernährung. Es können dem Körper immerhin genügend Kalorien zugeführt werden und trotzdem kann die Nahrung ungenügend sein; denn auch bei genügendem Körpergewicht und genügender Kalorienzufuhr kann infolge qualitativ minderwertiger Nahrung, die z. B. wegen ihrer wenig wechselnden Zusammensetzung gewisse Aminosäuren nicht oder nicht in genügender Menge enthält, die feinere Zusammensetzung der Zellsubstanzen so gestört sein, daß das Haften von Infektionen und ihr schwerer Verlauf begünstigt wird. Demgegenüber wird allerdings von pathologischer Seite auf das gut entwickelte Fettpolster vieler Grippeleichen hingewiesen. Die Seuche hat ja auch alle kriegführenden Länder heimgesucht, ohne Ausnahme, auch die, in welchen die Ernährungsverhältnisse gut waren, und an einzelnen Stellen oft besonders unter den Truppen gehaust, die in der Ernährung meist viel besser gestellt waren als die heimische Bevölkerung. Durch Vergleich der Mortalitätsziffern der Epidemie in der Schweiz und in dem sicher viel schlechter ernährten Deutschland hat Sobernheim gezeigt, daß die Grippe in Deutschland milder verlaufen ist.

IV. Verlauf der Grippe von 1918.

Die Grippe ist also im wesentlichen ein epidemiologischer und klinischer Begriff geblieben; denn auch pathologisch-anatomisch ist kein Befund erhoben worden, der a priori als typische Grippeveränderung angesprochen werden konnte, etwa in dem Sinne, daß in einem vereinzelten Falle auch außerhalb einer Epidemie aus dem Obduktionsbefund die Krankheit mit Sicherheit bestimmt werden könnte. Erst die Häufung gleichartiger oder doch überaus ähnlicher, an sich aber unspezifischer, pathologisch-anatomischer Veränderungen, die während der Pandemie von 1918 beobachtet wurden, wirkte nahezu einheitlich und gestattete während der Epidemie auch Rückschlüsse auf die Klinik (Prym).

1. Morbidität.

Die Epidemie hat sich durch eine außerordentliche Ausbreitung ausgezeichnet. Sie war eine Pandemie im vollen Sinne des Wortes.

1889/90 nahm nach Leichtenstern die Mehrzahl der 3304 Berichterstatter der deutschen Sammelforschung eine Morbidität von 40—50% der Bevölkerung ihres Wohnortes an. Für St. Petersburg, Paris, Pest wurde eine Morbidität von 50%, für Wien von 30—40%, Massachusetts von 39%, Antwerpen von 33% gerechnet. Nach Bloch betrug die Erkrankungsziffer in Frankreich 75%, und der schweizerische Bericht gibt ca. 50% als Morbiditätszahl für die verschiedensten Städte und Ortschaften des Landes an. In München wurde die Erkrankungsziffer auf 22%, in London auf 24% der Bevölkerung geschätzt.

Diesen meist auf Schätzung beruhenden Zahlen gegenüber stellen sich die durch statistische Nachforschung gewonnene Daten sehr viel geringer dar. Einige aus der lehrreichen Zusammenstellung Leichtensterns entnommene Angaben mögen dies beleuchten.

Ortskrankenkasse Berlin	258 090	Mitglieder	1,7%
Betriebskrankenkasse Berlin	24 454	,,	3,2 ,,
Ortskrankenkasse Straßburg	5 692	,,	6,2 ,,
Eisenbahnkrankenkasse Straßburg	903	,,	14,7 ,,
Fabrikbevölkerung von Elsaß-Lothringen . . .	18 620	,,	24,7 ,,
Bedienstete der Badischen Staatseisenbahn . .	12 718	,,	22 ,,
Taglohnpersonal der Bayerischen Eisenbahn . .	14 213	,,	23 ,,
London-and-Nordwestern-Railway	59 731	,,	6,4 ,,
Deutsches Heer inkl. Marine	—	,,	10 ,,

Der Deutsche Heeresbericht nennt 55 263 Erkrankungen mit 60 Todesfällen.

Leichtenstern ist nicht überzeugt, daß die Statistiken der einzelnen Krankenkassen ein richtiges Bild entwerfen, da bei ihnen mit größter Wahrscheinlichkeit die große Anzahl Leichterkrankter, die ihren Dienst ausgeführt hat, nicht aufgeführt ist. Statistiken aus Schulen, Seminarien, Waisenhäusern, Pensionaten zeigen nach ihm ein ganz anderes Bild mit durchschnittlich 60% Erkrankungen und darüber. Er glaubt daher, daß man berechtigt ist, schätzungsweise anzunehmen, daß ungefähr die Hälfte der Einwohner Deutschlands 1889/90 von der Influenza befallen war.

1918 erkrankten nach Federschmidt in Nürnberg bei 300 977 Einwohnern 20 145 Personen, d.i. 6,5% der Bevölkerung an der Grippe. Darunter befanden sich 6952 statistisch sicher verwertbare Fälle, die sich zeitlich wie folgt verteilten (s. Abb. 1):

	Männer	Frauen
Juli	618	850
August	40	45
September . . .	38	69
Oktober	1482	2543
November . . .	335	666
Dezember . . .	132	184
	2645	3947

Sobernheim gibt für die Schweiz bis 31. Dezember 1918 eine Morbiditätsziffer von 668 636 für die Zivilbevölkerung, für die Armee von 33 721, das sind rund 700 000 Erkrankungen. Durch Hinzurechnung der Leichterkrankten kommt er auf eine Schätzung von $1^1/_2$ Millionen Grippekranken in der Schweiz bei einer Bevölkerungszahl von ca. 4,2 Millionen Einwohnern[1]. Von der Ortskrankenkasse Königsberg mit 38 000 Mitgliedern wurde der Höhepunkt der Neuerkrankungen mit täglich 200—220 Erkrankungsfällen Mitte Oktober erreicht. Kein Dorf, auch nicht das entlegenste, blieb verschont. Seit Juni erkrankten im Kreise Königsberg 230 000 Menschen, das ist ein Viertel der Bevölkerung (Steiner). Nach Böhm erkrankten in Wien vom 1. September bis 18. Oktober 1918 150—180 000 Menschen, von denen 2185 starben.

Seydel gibt für die bayerischen Truppen des gesamten Heeres 16% Erkrankungen in der ersten Pandemie im Sommer und 5,8% Erkrankungen für die zweite Welle im Oktober an. Aus Amerika berichten Stone and Swift, daß von 63 374 Mann der Besatzung von Fort Kiley 15 170 an Grippe erkrankten.

Ausführlichere statistische Angaben fehlen, wohl infolge der eigenartigen politischen Verhältnisse bisher in allen Ländern, ausgenommen der Schweiz.

---

[1] Nach einer Mitteilung des schweizerischen Gesundheitsamtes über die Influenzaepidemie der Schweiz 1918/19 wurden mit Ausbruch der Pandemie Anfang Mai 1918 bis Ende Juni 1919 ungefähr $2^1/_4$ Millionen Menschen in der Schweiz von der Grippe ergriffen, davon 2 Millionen im Jahre 1918. Dies entspricht einer Morbidität von 56% der Bevölkerung. Fast 30% der Erkrankten war unter 15 Jahre, etwa 65% zwischen 15—49 Jahren und gut 5% über 50 Jahre. Influenzatodesfälle wurden im Jahre 1918 21 846 ärztlich bescheinigt. Von den gestorbenen männlichen Personen standen ungefähr $^3/_4$, von den weiblichen fast $^2/_3$ im Alter von 20—50 Jahren, der Rest verteilt sich zu $^3/_5$ auf die unter Zwanzigjährigen, zu $^2/_5$ auf die über Fünfzigjährigen. Die Mortalität stellt sich auf 1,1% der Erkrankten oder ein Todesfall auf 91 Erkrankungen an Influenza. (Korrespondenzblatt für Schweizer Ärzte 1919, Nr. 46, nach Nr. 31 des Bulletins des Schweizer Gesundheitsamtes.)

2. Mortalität.

Etwas reichlicher sind die Angaben über die durch die Grippe verursachten Todesfälle. Auch hier ist ein Vergleich mit der letzten Pandemie nicht ohne Interesse.

Leichtenstern nennt die einfache, unkomplizierte Influenza eine Krankheit von äußerst geringer Lebensgefahr. Aus dem großen Mißverhältnis der enorm häufigen einfachen Fälle gegenüber den komplizierten erklären sich die geringen, auf die Mortalität größerer Bevölkerungskomplexe bezogenen Mortalitätsziffern. Einige Zahlen aus Leichtenstern mögen auch hier zur Illustration dienen.

	Erkrankungsfälle	Mortalität
München	22 972	0,6 %
Rostock	3 568	0,8 „
Mecklenburg-Schwerin	21 000	1,2 „
Leipzig	12 769	0,5 „
Karlsruhe	43 000	0,075 „
Deutsche Armee	55 263	0,1 „
15 schweizerische Städte . .	—	0,1 „

Nach Sobernheim betrugen die Todesfälle an Influenza in der Schweiz 1889/94 7495, bei einer Wohnbevölkerung von 2 917754 (1888).

Auch diese Zahlen sind nicht imstande, ein völlig richtiges Bild zu entwerfen. Leichtenstern glaubt, daß in ihnen die zahlreichen tödlichen Komplikationen und Nachkrankheiten nicht genügend berücksichtigt sind. Nur die Feststellung der Steigerung der gesamten Mortalität während einer Epidemie kann nach ihm einen wahren Rückschluß über die Wirkung der Seuche auf die Gesamtmortalität der Bevölkerung geben. Dieser Anforderung entspricht offenbar am meisten die Berechnung von Sperling, der die Zunahme der allgemeinen Sterblichkeit während der Epidemie von 1889/90 mit Hilfe des Überschusses der Gesamtmortalität zu bestimmen suchte. Unter Benützung der Mortalitätstabellen von 200 deutschen Städten ($11\frac{1}{2}$ Millionen Einwohnern) berechnet Sperling, daß in Deutschland bei $49\frac{1}{2}$ Millionen Einwohnern ca. 66 000 Personen der Epidemie von 1889/90 zum Opfer fielen, id est $\frac{1}{10}$% der Bevölkerung.

1918 hat Federschmidt auf 20 145 Fälle 714 Todesfälle mitgeteilt, id est 3,5% Mortalität der Erkrankungsfälle, umgerechnet auf die Nürnberger Gesamtbevölkerung (300 977) 0,29%. Für Königsberg hat Steiner 2% Mortalität angegeben. In der Schweiz sind nach Sobernheim vom Beginn der Epidemie bis 31. Dezember 1918

in den städtischen Gemeinden allein (mit mehr als 10 000 Einwohner) 5953
in den mittleren Städten (380 000 Einwohner bis 2. November) . . . 1361
aus der Armee 2165

zusammen 9479

Menschen gestorben.

Schätzungsweise nimmt Sobernheim an, daß in der Schweiz 15 000 Menschen an der Grippe gestorben sind. Robbi gibt an, daß 1918 in Graubünden 753 Menschen an Grippe gestorben sind, 1889/90 nur 115.

Für die Besatzungstruppen der bayerischen Armee hat Seydel für die Pandemie im Sommer 0,5% Mortalität, für die Epidemie im September 1%, für die Epidemie im Oktober 3,8 % Mortalität angenommen; im ganzen eine Mortalität von 1,4 %.

Stone and Swift haben in Fort Kiley auf 15 170 Gripperkrankungen 2684 Komplikationen an Pneumonie und davon 941 Todesfälle beobachtet, id est eine Mortalität von 35 %.

Aus Hamburg berichtet Nocht vom 1. Oktober bis 31. Dezember 1918 über 2569 Todesfälle, die dem Medizinalamt gemeldet wurden. Im Durchschnitt der drei Kriegsjahre 1914—1917 waren es nur 270 Todesfälle, für den gleichen Zeitraum, im Durchschnitt der letzten zehn Jahre 282. Die Zahl der Todesfälle überhaupt überschritt also die Zahl der Todesfälle im gleichen Zeitraum 1914/17 um 2360, im zehnjährigen Durchschnitt 1908/17 um 2542. Diese erhöhte Sterblichkeit ist, da allein an Grippe und Pneumonie 2299 Todesfälle dem Medizinalamt gemeldet wurden, so gut wie ausschließlich der Epidemie zuzuschreiben. Die Epidemie von 1918 hat also mehr als ein Viertel der Opfer der Hamburger Choleraepidemie von 1892 gefordert. Mit Ausnahme der Angaben von Nocht wird man an all diese Berichte die Kritik anlegen müssen, die Leichtenstern an die Statistiken angelegt hat, in welchen die Mortalität aus den Morbiditätsziffern größerer Bevölkerungskomplexe berechnet wurden. Geh. Rat Hamel aus dem Reichsamt des Inneren hat die Zahl der Todesfälle durch Grippe in Deutschland 1918 auf rund 150 000 geschätzt.

Einen gewissen Einblick in die Sterblichkeit durch Grippe gewähren die Berichte der Lebensversicherungen. Nach Bahrdt kamen bei den Versicherten der Leipziger Lebensversicherung im Jahre 1918 326 Influenzatodesfälle vor, d. i. 1,96 %o des Versicherungsstandes gegen 1,5 %o bei früheren Epidemien. Die Mortalität bei dem Schweizer Versicherungsstande war besonders hoch, 6,73 %o gegen 1,45 %o des Nichtschweizer Versicherungsstandes. Florschütz gibt für die Gothaer Lebensversicherung bei einem Beobachtungsmaterial von 132 159 385 Todesfälle an.

Bedrohlich klingen die Mortalitätsziffern aus den Krankenhäusern, in denen nur schwere Fälle zur Beobachtung kamen.

Hoffmann und Keuper beobachteten auf 471 Fälle vom 5. Oktober bis 12. Januar 102 Todesfälle, sämtliche an Pneumonie, das sind 21,87 %. Hoppe-Seyler sah auf 577 Fälle 177 Todesfälle, id est 28,9 %. Matthes berichtet, daß in Königsberg 631 Menschen an der Grippe gestorben sind, davon 423 im Oktober, und gibt eine Mortalitätsziffer von 25 % an. Im Krankenhaus St. Georg in Hamburg waren nach Deneke unter 754 Fällen 136 Todesfälle, gleich 18 %, zu verzeichnen. Darunter waren 82 Frauen und 54 Männer. Gröger sah von 171 im Krankenhaus zu Teschen behandelten Patienten 43 sterben, id est 25 %. K. Frey (Aarau) hatte in seiner Anstalt bei 509 Erkrankungen 79 Todesfälle (15 %), Hilbert (Königsberg) auf 123 Patienten im Sommer 12 Todesfälle (9,7 %) und auf 400 Kranke im Herbst 70 (17,5 %) Todesfälle. Eichhorst (Zürich) bei 2337 Kranken 337 Todesfälle (14 %). Günstiger sind die Erfahrungen von Ruppaner. Er behandelte 680 Grippekranke im Kreisspital Oberengadin (510 männliche, 170 weibliche). Davon starben 34, und zwar 31 an Pneumonie.

Diese Reihe von Beobachtungen ließe sich aus den zahllosen Mitteilungen über Grippe noch um eine große Anzahl vermehren. Aber es geht aus diesen Beispielen zur Genüge hervor, daß die Seuche sich in den Krankenhäusern von einer sehr ernsten Seite gezeigt hat, und daß die durchschnittliche Grippemortalität in den Spitälern zwischen 14—25 % schwankte. Die Zahlen sind abhängig von der Heftigkeit der Lokaleruptionen der Epidemie, irgend welche Rückschlüsse auf die Bösartigkeit der Epidemie im allgemeinen sind aus ihnen in keiner Weise zu gewinnen.

3. Lebensalter.

Übereinstimmend wird sowohl von klinischer, als auch von pathologisch-anatomischer Seite darauf hingewiesen, daß das mittlere Lebensalter zwischen 20—40 Jahren, namentlich in der Zeit von 31—40 Jahren, am stärksten von der Seuche befallen worden ist (Adler und Kaznelson, Berblinger, Borst, Busse, Deneke, Emmerich, Federschmidt, A. W. Fischer, K. Frey, Goldschmidt, Gröger, Hilbert, Hoppe-Seyler, Kaiserling, F. v. Müller, Marchand, Nocht, Pal, F. Pick, Sahli, Sobernheim, Wegelin).

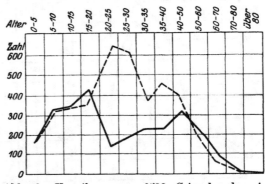

Abb. 6. Verteilung von 6592 Grippekranken in Nürnberg auf die verschiedenen Altersstufen unter Berücksichtigung des Geschlechts. Nach Federschmidt. ——— männlich, ‑‑‑‑ weiblich.

Federschmidt hat diese Verhältnisse für Nürnberg an Hand einer sich auf 6592 statistisch sicher verwertbaren Fällen beruhenden Kurve dargestellt (Abb. 6). Die auffällige Verschiedenheit, die die Kurve zwischen dem 20. und 30. Jahre zwischen männlichem und weiblichem Geschlecht zeigt, ist nach Federschmidt lediglich durch den Bevölkerungsaufbau Nürnbergs während des Krieges zu erklären. Berechnet man nämlich die Erkrankungsfälle des männlichen und weiblichen Geschlechts auf je 1000 Einwohner, so zeigt sich, daß das männliche Geschlecht in dem Zeitraum von 20—30 Jahren, das in dieser Zeit fünfmal weniger als das weibliche ergriffen zu sein schien, sogar schwerer betroffen war als das weibliche (Abb. 7—10).

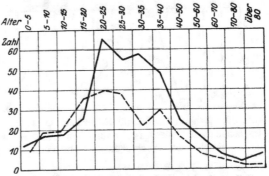

Abb. 7. Zahl der auf 1000 Einwohner an Grippe Erkrankten in Nürnberg, nach dem Geschlecht geschieden. Nach Federschmidt. ——— männlich, weiblich.

Diese Beobachtungen des stärkeren Befallenseins der mittleren Lebensalter ist, wie bereits erwähnt, vielfach in

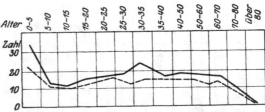

Abb. 8. Todesfälle nach Grippe in Nürnberg in den verschiedenen Lebensaltern bei Männern. Nach Federschmidt. ——— Todesfälle infolge Grippe. ‑‑‑‑ Todesfälle, bei welchen die Grippe durch Streptokokkenpneumonie kompliziert war.

Gegensatz gebracht worden mit den Erfahrungen von 1889/90, wo vor allem das Greisenalter ergriffen gewesen sein soll. In dieser Form ist die Behauptung nicht richtig. Leichtenstern hat darauf hingewiesen, daß kein Alter Immunität gegen Influenza besitzt; er hat für die Epidemie von 1889/90 festgestellt, daß:

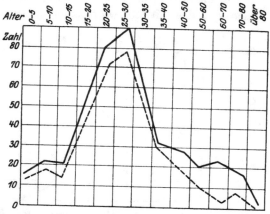

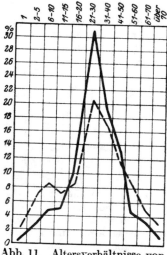

1. das Säuglingsalter in erheblich geringerem Grade befallen sei, als alle übrigen Altersklassen;

2. das schulpflichtige Alter, das Blüte- und mittlere Lebensalter, der Erkrankung am meisten und, wie es scheint, gleichmäßig ausgesetzt sei, während das Alter zwischen 20 und 40 Jahren die größte Erkrankungsfrequenz darbieten dürfte;

Abb. 9. Todesfälle nach Grippe bei Frauen in Nürnberg. Wie Abb. 8 nach Federschmidt.

3. das höhere Lebensalter, etwa von 50 Jahren an gerechnet, sich durch eine geringe Morbidität auszeichnet.

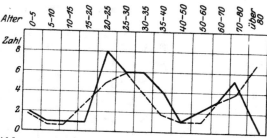

Diese Feststellung hat Leichtenstern durch eine Kurve illustriert, welche die Altersverhältnisse von 22 972 in München angemeldeten Influenzafällen darstellt (Abb. 11).

Abb. 10. Zahl der auf 1000 Einwohner an Grippe Gestorbenen in Nürnberg, nach dem Geschlechte geschieden. Nach Federschmidt.

Der Gegensatz vom Verhalten der verschiedenen Altersstufen 1889/90 und 1918 ist nach Sobernheim nur insofern berechtigt, als das Alter 1889/90 nur eine geringe Morbidität aufwies, dagegen eine außerordentliche Letalität, während 1918, wie bereits mehrfach erwähnt, gerade die jungen, in der Vollkraft der Jahre stehenden Individuen der Seuche eine auffallend geringe Widerstandskraft entgegensetzten.

Nach Nocht hatten die größte Sterblichkeit in Hamburg mit 34% der Lebenden, auf ein volles Jahr berechnet, die Altersklassen von 25—30 Jahren, die geringste Stufe die von 45—56. Verhältnismäßig hoch war auch die Sterblichkeit der Säuglinge mit 14,4%, sehr gering dagegen die Sterblichkeit der Kinder mit 4,8%. Auch die Kurven von Federschmidt (Abb. 8—10) sprechen in diesem Sinne. Diesen Angaben entsprechen auch die Erfahrungen der Pathologen, von denen hier einige angeführt sein sollen.

Abb. 11. Altersverhältnisse von 22 972 1890 in München gemeldeten Influenzafällen. Nach Leichtenstern.

	Gesamtzahl der Sektionen	1. Jahr- zehnt	2. Jahr- zehnt	3. Jahr- zehnt	4. Jahr- zehnt	5. Jahr- zehnt	6. Jahr- zehnt
Busse	382	22		314		40	
Wegelin	68	—	14	34	12	4	4
Marchand.	222	16	30	106	45	13	12
Borst (Pathologisches Institut)	100	3	18	45	15	14	2
Borst (Soldaten)	33	—	16	9	6	—	—

4. Geschlecht.

Für die Epidemie von 1889/90 hat Leichtenstern keine Prädisposition eines Geschlechtes gefunden und angenommen, daß die da und dort zum Vorschein gekommenen statistischen Unterschiede sich aus anderen Ursachen erklären müssen. Namentlich erschien es verständlich, daß die den Verkehr beherrschenden Männer ein etwas höheres Kontingent zur Influenza stellten als die häuslichen Frauen und daß die Familie häufiger vom Manne als von der Frau aus angesteckt wurde. 1918 lagen die Verhältnisse für die Ansteckungsmöglichkeiten wenigstens in den kriegführenden Ländern ganz anders. Ein großer Teil der Männer war in den Krieg gezogen und wurde an der Front von der Seuche ergriffen, er fehlt also in den Heimatstatistiken. Von den Frauen, die vielfach im Berufsleben in die Bresche gesprungen waren, konnte man 1918 nicht mehr sagen, daß sie weniger im Verkehr standen als die Männer.

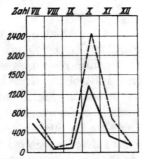

Abb. 12. Verhältnis zwischen männlichen u. weiblichen Erkrankten in Nürnberg in den verschiedenen Monaten d. Epidemie 1918. Nach Federschmidt.
_____ männlich,
.... weiblich.

Die Kurven Federschmidts (Abb. 6—12) über das Ergriffensein der Geschlechter beleuchten diese Verhältnisse aufs schlagendste. Von Interesse ist auch ein Vergleich der Angaben über die Beteiligung der Geschlechter an der Erkrankung in Deutschland und in der Schweiz. Für Deutschland wird aus der Kurve Federschmidts aus Nürnberg, wo unter 6592 statistisch verwertbaren Fällen 2645 männliche und 3947 weibliche Patienten beobachtet wurden, das verschiedene Ergriffensein der Geschlechter am besten beleuchtet. Stellt man diesen Angaben Berichte aus Schweizer Krankenanstalten gegenüber, so zeigt sich deutlich, daß in der Schweiz die Männer, die zwar zum Teil einberufen waren, aber doch in der Heimat lagen, überwiegen. Dieser Unterschied kann also nur durch die im Krieg bedingte Bevölkerungsverschiebung zu erklären sein. Darauf hat auch F. v. Müller hingewiesen.

Eichhorst (Zürich) . . 2337 Fälle, 1472 (63%) Männer, 865 (37%) Frauen.
K. Frey (Aarau) . . . . 509 „ 310 (60%) „ 199 (40% „
Ruppaner (Oberengadin) 680 „ 510 „ 170 „

Auch einige Zahlen aus deutschen und schweizer pathologischen Instituten werfen ein Schlaglicht auf diese Verhältnisse.

	Gesamtzahl	Männer	Frauen
Borst (München) . .	100	45	55
Marchand (Leipzig).	222	60	162
Busse (Zürich) . . .	382	247	135
		236 (Erwachsene)	124 (Erwachsene)

V. Symptomatologie.

Sichere Kenntnisse über die Inkubationszeit der Erkrankung besitzen wir nicht. Für die Epidemie von 1889/90 hat Leichtenstern 1—3 Tage angegeben. Für die letzte Epidemie wurden gewöhnlich 1—5 Tage gerechnet (Dörrbeck, Dieudonné, Strümpell).

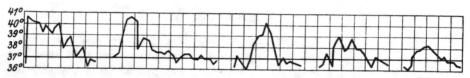

Abb. 13. Temperaturkurven bei Grippe. Nach Hesse.

Die Mehrzahl der von der Seuche Befallenen erkrankte plötzlich ohne alle Prodromalerscheinungen oft mitten in der Arbeit mit Schüttelfrost oder leichtem Frostgefühl, meist gleichzeitig mit ausgesprochenem Gefühl von Zerschlagensein. In der Regel trat dann hohes Fieber ein, das dem Schüttelfrost oft unmittelbar folgte und bis 39, 40° und darüber erreichen konnte. In einem Teil der Fälle verlief die Temperatur allerdings auch auf mittlerer Höhe. Der Fieberverlauf war aber im allgemeinen so mannigfaltig, daß man eine typische Fieberkurve nicht aufstellen konnte. Während einige Fälle nach Hesse, Ruppaner (Abb. 13 bis 16) eine ausgesprochene Kontinua mehrere Tage hindurch aufwiesen, zeigten andere am 2. oder 3. Tage Einsetzen von lytischer Entfieberung. Kritische Entfieberung wurde realtiv selten beobachtet. Bei vielen Kranken kam es, wie besonders hervorgehoben wurde, wenige Tage nach der Entfieberung wieder zu Rückfällen.

Die von Krehl seinerzeit beschriebenen und von Leichtenstern für die Epidemie von 1889/90 erwähnten Abfälle der Temperatur auf 1—2 Tage, bei Fortdauer der übrigen Influenzasymptome, denen dann ein Fiebernachschub von ungefähr zweitägiger Dauer folgte, wurden damals zum Teil als pathognomonisch für die Influenza beschrieben (Teissier). In der letzten Epidemie sind ähnliche Temperaturkurven offenbar nicht beobachtet worden. Nur Schittenhelm und Schlecht haben diese Influenzarelapse bei der von ihnen im Herbst 1917 beobachteten Epidemie an der Ostfront des deutschen Heeres beschrieben. Ihre Identität mit der letzten Epidemie erscheint jedoch nicht ganz sicher.

Immerhin scheint das Wiederansteigen der Temperatur nach anfänglich lytischer Entfieberung und nach einer fieberfreien Pause ein häufiges Vorkommnis bei der letzten Epidemie gewesen zu sein. Es ist aufzufassen als Ausdruck des Einsetzens von Organkomplikationen (Ruppaner (Abb. 15).

Der übrige Verlauf von Krankheit und Temperaturkurve ist dann so sehr abhängig von dem Verlauf bestimmter Organerkrankungen und so vielgestaltig, daß eine einheitliche Beschreibung nicht mehr möglich erscheint. Er hat ja auch schon bei dieser Epidemie beim Ausbruch in Spanien wieder zur Bezeichnung „proteusartige“ oder „proteiforme“ Grippe geführt (Brasch, v. Bergmann, W. Frey, Dörbeck, Hesse, Hoffmann und Keupper, Hohlweg, Klewitz, Mayoral, Öller, Strümpell u. v. a.).

Im großen und ganzen hat man die alte Einteilung katarrhalische Form, rheumatische Form, gastrointestinale und zerebrale bzw. nervöse Form wieder aufgenommen, wobei nur die toxische Form oder das Influenzafieber ohne Organerkrankung (Brasch, W. Mayer, Ruppaner) als neue Gruppe hinzukam. Es ist eine Eigentümlichkeit dieser letzten Epidemie, daß die rheumatische, zerebrale und gastrointestinale Form fast so gut wie ganz zurücktraten. Die rein toxische und vor allem die katarrhalische Form oder besser die Grippe des Respirationstraktus mit all ihren Komplikationen, von denen auch viele den Chirurgen interessieren, beherrschten das Krankheitsbild. Namentlich die Grippepneumonie bestimmte in den meisten Fällen den Verlauf der Erkrankung. Sie ist in ihren typischen Symptomen besonders von Strümpell, außerordentlich plastisch beschrieben worden. In ihrem Gefolge vor allem machten sich die wahrscheinlich metastatischen Eiterungen in nahezu allen Organen und Geweben des Körpers geltend, die das klinische Bild der Grippe so unendlich komplizieren konnten. Sie stellten auch das größte Kontingent der zur Obduktion gelangten Fälle dar. Es liegt nicht im Rahmen dieser Zusammenstellung, auf die große Fülle all dieser Krankheitsbilder einzugehen.

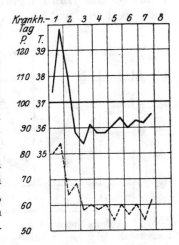

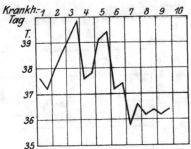

Nur zwei wichtige klinische Momente seien hier noch besonders hervogehoben: einmal das Verhalten des Herzens und Pulses und dann das Blutbild.

Der Puls war in vielen Fällen nach mehrfacher Mitteilung(Brasch, Bergmann, Dörbeck, Eichhorst, Eisenstein, W. Frey, Graßmann, Hohlweg, Ruppaner, Schott, Staehelin, Strümpell, Veyrassat) gegenüber der Temperatur oft auffallend langsam, so daß von einer Influenza-Brady-

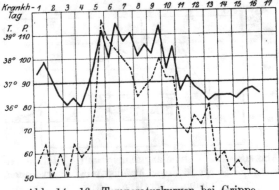

Abb. 14—16. Temperaturkurven bei Grippe. Nach Ruppaner.

kardie gesprochen werden konnte, 90—96 Pulse bei 39—40° Temperatur. Diese Bradykardie wurde vielfach nicht als kardial, sondern als eine Vagusbradykardie infolge der vagus-tonussteigernden Wirkung der Influenzatoxine aufgefaßt (Eichhorst, W. Frey, Graßmann, Ruppaner, Schott). Sie konnte zu Schwierigkeiten bei der Differentialdiagnose gegenüber Typhus (Eisenstein) oder anderen abdominellen Erkrankungen, wie Appendizitis (Veyrassat), Anlaß geben.

Nur bei den schwer verlaufenden Fällen ließ sich oft verhältnismäßig frühzeitig eine normale Pulsbeschleunigung erkennen; der Puls wurde klein, auch oft dikrot, und betrug 130—140 Schläge in der Minute. Offenbar kam es bei diesen Fällen sehr rasch zu einer starken Herabsetzung des Blutdrucks, der nach W. Frey als Ausdruck einer vasomotorischen Schwäche aufzufassen ist.

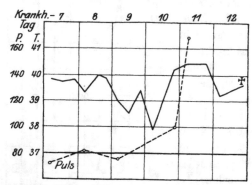

Graßmann weist darauf hin, daß 1889/90 in der Influenzarekonvaleszenz nach Ablauf des Fiebers ebenfalls eine Pulsverlangsamung beschrieben worden ist. In der letzten Epidemie trat diese jedoch als relative Erscheinung gerade während des fieberhaften und hochfieberhaften Stadiums der Erkrankung auf. Sie wurde auch bei Kindern beobachtet, wenn auch entsprechend dem höheren Pulsschlag des kindlichen Herzens nicht in diesem Grade. Bei tödlichen Fällen sah er, wie Frey, gegen den Ausgang zu oft einen plötzlichen Anstieg des Pulses (Abb. 17).

Abb. 17. Pulsverlangsamung nach Graßmann. Kurve eines Grippepneumonikers, bei dem zuletzt unter Einsetzung meningitischer Symptome ein plötzlicher Pulsanstieg erfolgte.

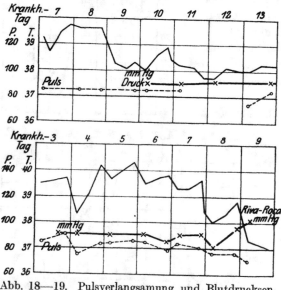

Abb. 18—19. Pulsverlangsamung und Blutdrucksenkung bei jungen kräftigen Männern mit Influenzapneumonie. Nach Graßmann.

Graßmann stellte während der letzten Epidemie auch häufig genug eine Blutdrucksenkung fest, die ganz besonders früh in den Fällen mit Lungenkomplikationen eintreten konnte. Blutdrucksenkungen auf 80—90 Hg (Riva-Rocci) waren in solchen Fällen auch bei jungen kräftigen Männern nicht selten, selbst dann, wenn die Palpation des noch gar nicht erhöhten und scheinbar noch guten Pulses ein solch wichtiges Ereignis noch gar nicht vermuten ließ (Abb. 18—19).

Auf die Herabsetzung des Blutdrucks bei Influenza und vor allem durch die Toxine der Pfeifferbazillen hat früher schon einmal Federn hingewiesen. Bei Beginn der Erkrankung während der letzten Epidemie wurden allerdings in der Regel hohe Blutdruckwerte gefunden (130—150 v. Recklinghausen nach Hoffmann und Keupper).

Was das Blutbild bei der Grippe anbelangt, so scheint im Beginn der Erkrankung eine Leukopenie die Regel gewesen zu sein (Adler und Kaznelson, Alexander, v. Becker, Bittorf, Carli, Citron, Hoffmann und Keupper, v. Jagic, Kirschbaum, M. Levy, Münzer, Rosenow, Rumpel, Ruppaner, Schemensky, Schiff und Matyas, Staehelin).

Hoffmann und Keupper haben in diesem Stadium in der Regel 3500 bis 4000 Leukozyten gefunden. Mit Beginn der Komplikationen, also vielfach mit Einsetzen der pyogenen Infektion, setzte dann in der Regel eine Leukozytose ein (von 11 000—12 000 Leukozyten) (v. Jagic, Schiff und Matyas). Im Blutbild selbst waren die Polynukleären auf Kosten der Lymphozyten vermehrt, bei vermehrten oder verminderten Eosinophilen (Rosenow, Schiff und Matyas). Nürnberger und Kallivoda fanden bei systematischer täglicher Untersuchung einen kontinuierlichen Abfall der Gesamtleukozyten, vor allem der Neutrophilen, während die Zahl der Lymphozyten anstieg und dadurch in manchen Fällen die Gesamtzahl der Leukozyten kompensierte. Sie konnten ferner parallel dem Sinken der neutrophilen Werte ein deutliches kontinuierliches Ansteigen der Anzahl der Mononukleären beobachten. Eosinophile und Mastzellen fehlten bei ihren Untersuchungen stets ganz. Nürnberger und Kallivoda glauben, daß dieser kontinuierliche Abfall der neutrophilen und korrelative Anstieg der mononukleären Kurve ev. differentialdiagnostisch gegenüber dem Kindbettfieber verwertet werden könnte.

VI. Pathologische Anatomie der Grippe von 1918.

Auf den Mangel für die Grippe wirklich spezifischer pathologisch-anatomischer Befunde wurde bereits hingewiesen. Die Bedeutung des Ergebnisses der pathologisch-anatomischen Forschung lag vielmehr in der Häufung an sich unspezifischer Veränderungen. Sie trat derart hervor, daß Oberndorfer sagen konnte, man hätte reihenweise dasselbe Sektionsprotokoll diktieren können. Entsprechend dem starken Überwiegen klinischer Symptome von seiten des Respirationstraktus fanden sich auch auf dem Obduktionstische die meisten und stärksten Veränderungen an den Atmungsorganen.

1. Nasenrachenraum.

An der Schleimhaut des Nasenrachenraums fanden sich in einer großen Anzahl der Fälle Veränderungen, wenn auch im Gegensatz zur Schleimhaut der unteren Luftwege, die fast in allen Fällen ergriffen war, ein relatives Freibleiben der Nasen- und Rachenschleimhaut auffiel (Benda, Busse, Dietrich, A. W. Fischer). Es waren die Merkmale einer katarrhalischen, häufig hämorrhagischen Entzündung, welche sich an ihr bemerkbar machten (Berblinger, Borst, W. Groß [Brümmer], Kaiserling, Marchand, Oberndorfer, Wegelin). Die Miterkrankung der Nasennebenhöhlen wurde verschieden häufig beobachtet. Dietrich hat sie nur selten gesehen, Eugen Fraenkel fand dagegen von 60 untersuchten Fällen nur 16 frei von Nebenhöhlenveränderungen, und Prym fand in 77% der Grippeleichen Veränderungen der Nasennebenhöhlen. Ähnlich verhält es sich mit den Komplikationen von seiten des Ohres, auf die später noch einzugehen sein wird.

Fand sich in den ersten Stadien der Erkrankung nur eine hochgradige Hyperämie der Schleimhäute (Borst, Busse, Marchand, Oberndorfer), so traten in dem fortgeschritteneren Zustand ausgesprochene Hämorrhagien auf, die allerdings für den Nasenrachenraum ebenfalls nicht so charakteristisch waren wie für die unteren Luftwege. Stärkere ulzeröse Prozesse am Gaumen wurden offenbar nur selten gesehen (B. G. Gruber und Schädel), dagegen findet sich pseudomembranöse Entzündung des Rachens öfter beschrieben (Berblinger, Borst, Oberndorfer). Die Tonsillen waren nicht regelmäßig verändert, oft waren sie nur ödematös geschwollen, (Borst) frische Pfröpfe und Abszesse waren nicht häufig, wurden aber doch beobachtet (Groß [Brümmer]). Jedenfalls war der Tonsillenbefund nicht derart, daß die Tonsillen allgemein als Eingangspforte der Erkrankung hätten angenommen werden können. Von Einigen wurde auf eine eigentümliche Veränderung der Schleimdrüsen in Rachen und Trachea hingewiesen, die sich als Nekrose der Drüsen darstellte (Aschoff, Kaiserling, Kahler, Wätjen).

Glaus und Fritsche fanden einmal die Schleimhaut von Pharynx und Ösophagus übersät mit zahlreichen kleinen, 2,3—6 mm Durchmesser haltenden, oberflächlichen, rundlichen Geschwüren mit zum Teil etwas unterminierten Rändern und gelblich grauem, granulierenden, etwas höckerigen Grunde. Mikroskopisch handelte es sich dabei um ziemlich scharf abgegrenzte Epitheldefekte mit zell- und gefäßreichem Granulationsgewebe.

2. Larynx und Trachea.

Auch hier beherrschte im Anfang die katarrhalisch-hämorrhagische Entzündung das Bild. Erst in fortgeschrittenerem Zustande traten dann ausgesprochene Hämorrhagien auf, die am häufigsten im mittleren und unteren Abschnitt der Trachea gefunden wurden (Borst, Busse, Fahr, Gerber, Marchand). Überhaupt waren bei der Ausbreitung des Krankheitsvorganges in die tieferen Luftwege Kehlkopf und oberer Trachealabschnitt oft auffallend verschont. Die Schleimhaut dieser Abschnitte hatte oft direkt ein blasses Aussehen (Borst, Benda, Dietrich, Oberndorfer). In anderen Fällen war auch der Kehlkopf der Sitz von Blutungen und hämorrhagischer Entzündung (B. Fischer, Goldschmidt, Kaiserling, Wegelin). Ältere Fälle zeigten fast regelmäßig das Bild der diffusen Laryngotrachealbronchitis, die ebenfalls in der Regel vom Kehlkopf an gegen die Bronchen an Intensität zunahm (Berblinger, Borst, Dietrich, Emmerich, B. Fischer, W. Groß [Brümmer], Kaiserling, Löhlein, Lubarsch, Oberndorfer). Vielfach traten dann pseudomembranöse Auflagerungen zu den Entzündungserscheinungen hinzu (Aschoff, Berblinger, Borst, Dietrich, Emmerich, B. Fischer, Gerber, Goldschmidt, W. Groß [Brümmer]), Hirschbruch, Kaiserling, Marchand). Aschoff wurde durch sie zu Vergleichen mit bestimmten Kampfgasvergiftungen (Gelbkreuz) veranlaßt. Es handelte sich bei diesen Auflagerungen weniger um Pseudomembranen wie bei der Löfflerdiphtherie, als um freie, körnige Beläge der Schleimhaut (Borst, Lubarsch, Wegelin). In diesem Stadium wurden auch öfters Nekrosen der Schleimhaut gefunden, die mit diesen rauhen Auflagerungen bedeckt waren. Marchand hat diese Befunde mit den Veränderungen verglichen, die von Eugen Fraenkel und Reyhe und von Weidlich bei septischer Tracheitis beschrieben worden sind.

Seltener war auch die Kehlkopfschleimhaut schwer verändert und zeigte oberflächliche Geschwürsbildung an den Stimmbändern und in der Aryknorpelgegend (Bernhardt, Borst, Goldschmidt, Lubarsch, O. Mayer, Marchand, Simonds, Wegelin). Vereinzelt fanden sich am Kehlkopf auch perichondritische Prozesse (Bernhardt, Brüggemann, Gruber und Schädel, Ghon, Marchand, O. Mayer und Simonds). Der ganze Kehlkopf wurde in solchen Fällen stark ödematös gefunden (Borst in 30% seiner Fälle, Groß [Brümmer]) dreimal).

3. Bronchen.

Die Veränderungen in der Trachea, namentlich auch die pseudo-membranösen Auflagerungen, reichten oft in den Bronchialbaum hinein bis in die kleinsten Bronchen und Bronchiolen. Häufig kam so das Bild der Bronchiolitis diffusa zustande (Borst, Dietrich, Lubarsch, Schmorl). In den späteren Stadien konnte sich daraus durch Organisation des Exsudats eine Bronchiolitis obliterans entwickeln (Hübschmann, Schmorl, Wätjen). Als Zufallsbefund erwähnt Kaiserling ein zwischen der hyperämischen Bronchialwand und einer kleinen hyperplastischen Lymphdrüse gelegenes nervöses Ganglion, welches vielleicht als Erklärung für die häufig auftretenden heftigen, in der Herzgegend lokalisierten Schmerzen gelten konnte.

4. Lungen.

Lungenveränderungen wurden bei den Sektionen fast so gut wie niemals vermißt. Das Bild der gefundenen Veränderungen war gerade hier in seiner Viel-gestaltigkeit charakteristisch. Aus der großen Zahl sich nicht völlig deckender Beschreibungen geht hervor, daß es sich bei den Veränderungen im Lungen-gewebe hauptsächlich um herdförmige Pneumonien handelte (Berblinger, Borst, Busse, Dietrich, Emmerich, Fahr, A. W. Fischer, Eugen Fraenkel, B. G. Gruber und Schädel, W. Groß [Brümmer], Lubarsch, Löhlein, Marchand, Oberndorfer, Wätjen, Wegelin), die sich häufiger im Unterlappen als im Oberlappen abspielten. Die Beziehung dieser Herde, die auch häufig genug doppelseitig beobachtet wurden, zu den kleinen Bronchen war meist unverkennbar. Borst suchte zwischen peribronchialen und endo-bronchialen Pneumonien zu trennen. Über ihr Wesen und über ihre Entstehungs-weise herrschte dabei keine volle Einigkeit. Für das Anfangsstadium wird der hämorrhagische Charakter der Entzündung allgemein betont. Von einigen Beobachtern ist dabei eine Keilform dieser Herde mit zur Pleura gewendeter Basis beschrieben worden. Sie wurden daher als blutige Infarkte infolge einer primären mykotischen Thromboarteriitis aufgefaßt (Berblinger, A. W. Fischer, Emmerich, Oberndorfer). Die Wand der Arterien des veränderten Lungengebietes zeigte dabei häufig genug leukozytäre Infiltration (Berblinger, Emmerich, A. W. Fischer, Glaus und Fritsche, Oberndorfer, Wege-lin). Diese Auffassung ist jedoch nicht ohne Widerspruch geblieben (Dietrich, Borst, Groß [Brümmer], Wätjen), da die Keilform vielfach vermißt worden ist und auch die Gefäßveränderungen keineswegs zur Regel gehörten oder zum mindesten als sekundärer Natur gedeutet wurden (Benda, Goldschmidt, Groß [Brümmer], Hübschmann, Lubarsch).

Diese dicht zusammenliegenden hämorrhagisch-pneumonischen Herde neigten dann oft zur Konfluenz, so daß dann größere Lungenpartien von den Veränderungen befallen waren. Sie waren also zu unterscheiden von von vorn-herein diffus auftretenden Entzündungen (Borst).

Mikroskopisch fanden sich in ihnen die Zeichen exsudativ-fibrinöser Entzündung, die häufig verdeckt waren von dem massig blutig-eitrigen Exsudat (B. G. Gruber und Schädel). Anderseits wurden aber auch häufig Stellen beobachtet, in denen das Exsudat ganz wesentlich aus desquamierten Epithelien bestand, zwischen denen sich nur wenig Leukozyten befanden (Glaus und Fritsche, Groß, Brümmer, Wegelin). Die Alveolarepithelien waren dann oft auffallend geschwollen und zeigten zum Teil ausgeprägte phagozytäre Eigenschaften, in den späteren Stadien wurden an ihnen Epithelmetaplasien beobachtet (Askanazy). Der Fibringehalt war in diesen Stadien wechselnd. Während Fibrin von einigen (Schöppler) vermißt wurde, fanden es andere fast stets, wenn auch unregelmäßig verteilt (Glaus und Fritsche, Wegelin). Das leukozytär-fibrinöse Exsudat der Alveolen ging häufig mitsamt den Alveolarsepten in Nekrose über.

Nach Wegelin schloß sich dann wohl in den meisten Fällen an die hämorrhagisch-entzündliche Anschoppung eine eigentliche Hepatisation an mit Trübung und Körnelung der Schnittflächen, wobei in vielen Fällen statt der gewöhnlichen grauroten und graugelben Farbe mehr schmutzig braunrote Farbtöne bemerkt wurden. Da dieser Prozeß in der Lunge offenbar nicht gleichmäßig an allen Stellen einsetzte und sich die Herde überhaupt zeitlich verschieden entwickelten und ausbreiteten, so wurden häufig Herde sehr verschiedener Farbe gefunden. Glaus und Fritsche haben dann von einer großen bunten Lunge gesprochen.

Im weiteren Verlauf der Krankheitsprozesse der Lungen machte sich dann eine immer deutlicher zutage tretende Neigung zur eitrigen Einschmelzung geltend (Berblinger, Borst, Busse, Emmerich, Eugen Fraenkel, Goldschmidt, Groß [Brümmer], Kaiserling, Löhlein, Lubarsch, Marchand, Oberndorfer, Schmorl, Wätjen). Bei längerer Dauer der Eiterung war die Möglichkeit zur Bronchiektasenbildung durch das Zugrundegehen der glatten Muskelfasern und elastischen Fasern in hohem Maße gegeben (Schmorl). Auf die anderseits häufig eintretende Organisation des Exsudates durch Bindegewebe und auf die Möglichkeit einer Entstehung der Bronchiolitis obliterans wurde bereits hingewiesen.

Durch Abszedierung der broncho-pneumonischen Infiltrate konnten multiple, oft dicht gedrängt stehende Abszesse entstehen, so daß der betreffende Lungenteil wie siebförmig durchlöchert erschien (Borst, Oberndorfer), oder daß verzweigte Abszesse nach Art cholangitischer Abszesse entstanden (Borst, Kaiserling). Borst hat solche Fälle, die durch Vereiterung der Ramifikationen eines Bronchus samt den zugehörigen Parenchymabschnitten entstanden waren, wiederholt gesehen und dabei ein völliges Freisein der zugehörigen Gefäße beobachtet, so daß er im Gegensatz zu Oberndorfer auf den bronchogenen Charakter der Eiterung hinwies. Ähnliches hat Wätjen beschrieben. Gruber und Schädel haben solche Veränderungen mit dem Bilde des embolisch entstandenen Lungenherdes von pyämisch erkrankten Schwerverletzten verglichen.

Neben diesen im Parenchym sich abspielenden Vorgängen ging auch vielfach eine Veränderung im interstitiellen Gewebe einher und zwar auf der Grundlage einer Lymphangitis, die sich auf dem Wege der peribronchialen, perivaskulären und sonstigen Lymphwege der Lunge auf weite Strecken hin ausdehnte (Berblinger, Benda, Borst, A. W. Fischer, Eugen Fraenkel, Groß [Brümmer], Lubarsch, Marchand, Oberndorfer, Siegmund, Wegelin).

Nach Borst führte dieser Prozeß einer fortschreitenden Lymphangitis, die vielfach rein eitrigen Charakter annahm und zur Einschmelzung der feineren und größeren Septen samt den darin liegenden Bronchen und Gefäßen führte, oft zum Übergreifen der eiterigen Entzündungsprozesse auf die Gefäße selbst, so daß sekundär (im Gegensatz zu Oberndorfers Ansicht) eiterige Arteriitiden, Phlebitiden und Thrombosen entstanden.. Durch Gefäßverstopfung und förmliche Sequestration von Lungenabschnitten kam es dann zu infarktähnlichen Nekrosen (Pneumonia dissecans) (Borst, Bernhardt, Groß [Brümmer], B. G. Gruber und Schädel, Hirschbruch, O. Mayer). Auch interstitielles Emphysem ist im Anschluß an derartige Prozesse beobachtet worden. Die so entstandenen pathologisch-anatomischen Bilder erinnerten nach Borst, Gruber und Schädel, Hirschbruch, Siegmund vielfach an die Veränderungen bei der Brustseuche der Pferde; sie sind sonst beim Menschen nicht beobachtet worden.

Neben diesen so vielgestaltigen Prozessen sind auch hin und wieder echte genuine lobäre Pneumonien bei der Influenza vorgekommen (Berblinger, Marchand).

Marchand teilte alle diese Bilder der Lungenveränderungen bei Grippe in mehrere Hauptformen ein:

1. Kleinste multiple broncho-pneumonische Herde oder „azinöse Herde": Anschluß an einen Bronchiolus.

2. Multiple konfluierende Lobulärpneumonien, meist beiderseitig.

3. Abszedierende Bronchopneumonien. (Meist Streptokokken, manchmal Pneumokokken.)

4. Von diesen Formen Übergang zu großen abszedierenden Herden. (Keilförmig-zackige Begrenzung, alle Stadien der Nekrose.)

5. Eiterige Lymphangitis. (Interstitielle Eiterung der Lunge in Form von gelben Streifen, Pneumonia dissecans; Streptokokken.)

6. Ödematöse hämorrhagische Infiltrate.

7. Lobäre fibrinöse Pneumonien mit Diplokokken.

Die Kombination dieser typischen Veränderungen der Lungen mit alter oder frischer Tuberkulose wurde selten gefunden (Borst, Busse, Dietrich, Emmerich, Hannemann, Marchand). Marchand hat auch Fälle beschrieben, in denen der Ausbruch einer Miliartuberkulose auf die Grippe zurückgeführt werden konnte. Im allgemeinen sind jedoch die Beziehungen zwischen Grippe und Tuberkulose während der letzten Epidemie wenig innige gewesen.

Der Zusammenhang zwischen Grippe und Tuberkulose, der sich am häufigsten auf dem Umwege verschleppter Pneumonien geltend machte, war nach Leichtenstern übrigens schon den älteren Schriftstellern bekannt und wurde nach ihm bereits von Franz Hoffmann (1709), Cannstadt, Biermer, Zülzer hervorgehoben. In der Pandemie von 1889/90 wurde er vor allem von A. Vogel und im deutschen Heeresbericht erwähnt.

Es sind also fast alle bekannten Formen der Lungenentzündung, die bei den Grippesektionen zur Beobachtung kamen, also an sich unspezifische Veränderungen. Erst die Häufung, namentlich der Fälle von multiplen, bronchopneumonischen Herden und ganz besonders der sonst fast nie zur Beobachtung kommenden interstitiellen Eiterung der Lunge mit Pleuranekrosen, die Art der Ausbreitung und der Übergang der einen Form in die andere und vielleicht auch die häufig beobachtete Neigung zur Nekrose und frühzeitigen Vereiterung überhaupt waren für die Lungenveränderungen der letzten Grippeepidemie charakteristisch.

5. Pleura.

Die Mitbeteiligung der Pleura an all diesen Lungenveränderungen war
stets groß. Nur in sehr wenigen schweren Fällen war die Pleura glatt oder nur
mit schleierhaften Auflagerungen bedeckt (Borst, Löhlein, Marchand,
Oberndorfer, Wegelin). Subpleurale Ekchymosen fanden sich öfters
beschrieben (Oberndorfer). Meist gingen aber die beschriebenen Lungenveränderungen mit sehr charakteristischen multiplen Pleuranekrosen und mit
serofibrinösen, hämorrhagischen und eiterigen Entzündungen der Pleura einher.
Häufig genug kam es zur Ausbildung großer Empyeme (Borst, Berblinger,
Emmerich, Dietrich, Busse, A. W. Fischer, Groß [Brümmer], Löhlein, Kaiserling, Wegelin). Marchand unterschied von diesen blutigen
serös-eiterigen Exsudaten bei den lobär- und lobulär-pneumonischen Herden
die gewöhnlichen, zuweilen sehr mächtigen, gelben, fibrinös-eiterigen Auflagerungen mit sehr reichlichen Diplokokken und fibrinös-eiterige oder rein-
eiterige Formen mit Streptokokken bei den abszedierenden Lungenprozessen.
Oft schien das Empyem nur veranlaßt durch kleine isolierte Abszesse oder
Lymphangitis, während die übrige Lunge relativ frei war.

6. Lymphdrüsen.

Es ist in der vergangenen Epidemie von verschiedenen Pathologen hervorgehoben worden, daß die Lymphdrüsen des Halses und der Submaxillargegend
meist verhältnismäßig wenig geschwollen waren. Blutungen oder Eiterung in
ihnen war selten (Borst, Goldschmidt, Oberndorfer). Dagegen waren
die Lungenhilusdrüsen in den meisten Fällen stark entzündlich verändert,
sehr oft stark hämorrhagisch infiltriert (Borst, Dietrich, Emmerich,
A. W. Fischer, Marchand, Wegelin). Auch die Drüsen in der Umgebung
der Trachea wurden häufig verändert gefunden, wobei vor allem hämorrhagische
Infiltration und eiterige Einschmelzung beobachtet wurden (Groß [Brümmer],
Marchand). Diese Veränderungen wurden von Einigen als ganz besonders
charakteristisch für die Grippeobduktionen hervorgehoben (Groß). Von
Dietrich wurden in der Bifurkationslymphdrüse einige Male Influenzabazillen
nachgewiesen. Abszedierung und Nekrose der Hilusdrüsen fanden sich seltener
erwähnt, immerhin wurden einige Fälle von schwielig-eiteriger Mediastinitis
beschrieben, die aller Wahrscheinlichkeit nach auf den Durchbruch einer Media-
stinaldrüse zurückzuführen war (Berblinger, A. W. Fischer, Kaiserling).

7. Zirkulationsorgane.

a) Herz.

Gegenüber der starken Beteiligung der Atmungsorgane an den pathologischen Veränderungen traten Veränderungen am Herzen erheblich zurück. Erweiterungen des Herzens, die zuweilen vorkamen, wurde einige Bedeutung zugemessen (B.G. Gruber und Schädel, Kaiserling). Myomalazische Herde wurden
nur in seltenen Fällen beobachtet (Borst). Ebenso waren kleine Myokard-
blutungen (Gruber und Schädel), interstitielle Myokarditis (Schmorl) selten.
Busse hat in vielen Fällen eine auffallend enge Aorta gefunden, ein Befund,
der einiges Interesse insofern beansprucht, als er vielleicht Schlüsse auf die
geringe Widerstandskraft der Verstorbenen zuläßt, aber sonst kaum mit der

Grippe in Verbindung gebracht werden kann. Frische verruköse Endokarditis gehörte ebenfalls zu den Seltenheiten bei den Obduktionen von Grippeleichen (Borst, Groß [Brümmer], Kaiserling, Marchand). Dagegen haben Leute mit alten Herzklappenfehlern die Infektion meist auffallend schlecht überwunden (Groß [Brümmer], Oberndorfer, Marchand). Das Perikard war nicht selten der Sitz serofibrinöser und eiteriger Entzündungen, die sich in der Mehrzahl der Fälle als von der Pleura fortgeleitet erwiesen (Berblinger, Borst, Dietrich, Emmerich, Fahr, A. W. Fischer, Marchand, Mayer und Bernhardt, Oberndorfer.

b) Periphere Gefäße.

Über Veränderungen von seiten der peripheren Gefäße finden sich von seiten der Pathologen im Gegensatze zu früheren Epidemien nur spärliche Angaben. Bei den von Berblinger, Oberndorfer u. a. beschriebenen Prozessen an den Lungengefäßen handelte es sich mehr um das Übergreifen der in den Lungen stattfindenden Entzündungen auf die Gefäße als um autochthone Vorgänge an den Gefäßen selbst.

Dagegen haben Störck und Eppstein auf typische schwere Veränderungen des Gefäßsystems und zwar sowohl der Extremitäten- wie Eingeweidearterien hingewiesen. (Schwere Schädigungen der Elastica interna, arealweise Nekrose und vollkommener Schwund der Muskelzellen, ödematöse Auseinanderdrängung der Muskelfibrillen).

8. Milz.

Die Milz war wechselnd verändert. In der Mehrzahl der Berichte ist sie als nicht oder nur ausnahmsweise geschwollen angegeben (Berblinger, Borst, A. W. Fischer, Hübschmann, Marchand, Oberndorfer, Kaiserling, Siegmund). Borst fand einmal einen Milztumor, der auf einer anderen Ursache beruhte (Staphylokokkensepsis). Dürck gibt an, daß die Milz oft auffallend klein und schlaff war.

9. Verdauungskanal.

Sehr gering waren im allgemeinen die Veränderungen am Magen-Darmkanal. Es wurden zwar einige Fälle von starker Schleimhaut-Hyperämie (A. W. Fischer, Groß), von akuter Gastroenteritis (Borst), Erosionen des Magens (Borst, Busse, Glaus und Fritsche, Marchand), verschorfender Entzündung der Magenschleimhaut (Simmonds), Follikelschwellung der Darmschleimhaut (A. W. Fischer, Lubarsch, Marchand), schwerer hämorrhagischer Entzündung des Dickdarms (Bernhardt, Mayer) beschrieben, doch handelte es sich dabei immer um vereinzelte Fälle. Eine Häufung gleichartiger Veränderungen, wie z. B. an den Lungen, wurde niemals wahrgenommen.

So gut wie gar keine Angaben liegen von pathologisch-anatomischer Seite über einwandfrei festgestellte Fälle von Wurmfortsatzentzündung vor, ein Punkt, auf den später noch eingehend zurückgekommen werden soll.

Auch über Veränderungen an den Gallenwegen und an der Gallenblase finden sich nur ganz spärliche Angaben. Immerhin sind Cholelithiasis oder Gallenblasenempyem einige Male bei Grippeobduktionen festgestellt worden (Groß). Groß sah zweimal ganz frische Entzündungen der Schleimhaut der Gallenblase, die einen trüb-serös-galligen Inhalt beherbergte. Die Annahme des Zusammenhangs der Gallenblasenschleimhautentzündungen mit den übrigen pyogenen Prozessen im Körper drängten sich unmittelbar auf. Wie weit es sich hierbei um ursächliche Abhängigkeit handelte, soll ebenfalls später noch ausführlich besprochen werden.

Besonders anzuführen sind eigentümliche Fälle von Peritonitis ohne erkennbaren Ausgangsherd im Abdomen. In der Mehrzahl stellten sie wohl durch das Zwerchfell von der Pleura herübergeleitete Entzündungen und Eiterungen dar (Berblinger, Cönen, Dubs, Emmerich, Fahr, Goldschmidt, Hannemann, König, Marchand, Schmieden).

10. Leber.

In der Leber fand A. W. Fischer, ebenso wie in der Milz, einen auffallend hohen Eisengehalt als Ausdruck eines vermehrten Blutzerfalls. Sonst wurden ebenfalls nur geringe Veränderungen von diesem Organ berichtet, wie vor allem trübe Schwellung (Borst, Emmerich, A. W. Fischer, Groß [Brümmer], Kaiserling, Marchandt). Busse hat einige Male parenchymatöse Hepatitis und Ikterus gesehen, und Groß beobachtete in einem Falle von pyämischer Grippe neben trüber Schwellung miliare embolische Abszesse.

11. Urogenitaltraktus.

a) Niere und Harnwege.

Die Nieren waren im allgemeinen auffallend wenig beteiligt. Hyperämie, deutliche Zeichnung ohne Vorquellen der Rinde, selten einmal trübe Schwellung waren meist die ganzen Veränderungen (Borst, Bernhardt, Berblinger, Busse, Dietrich, Fahr, Glaus und Fritsche, Gruber und Schädel, Marchand, Oberndorfer). Dabei scheint ein Unterschied beobachtet worden zu sein zwischen den im Felde und den in der Heimat beobachteten Fällen. Im Felde, wo Erkältung und Infektion in höherem Maße zusammenwirken konnten, war die Mitbeteiligung der Niere an dem Krankheitsprozeß offenbar größer (Fahr, Knack, Groß [Brümmer]).

Stärkere tubuläre Nierendegeneration fand Borst unter 133 Fällen nur einmal, dreimal fand er akute Glomerulonephritis. Ganz ähnliche Angaben machte A. W. Fischer. Nur Dietrich, Fahr, Kaiserling, Kuczynski haben häufiger Veränderungen an der Niere wahrgenommen: Trübung, Verbreiterung der Rinde und mikroskopisch Leukozytenansammlung oder Untergang einzelner Zellen in den Glomerulusschlingen. Wechselnde Blutfüllung, geronnenes Kapselexsudat, leichte Trübung und etwas Exsudat in den Hauptstücken. Über vereinzelte Nierenabszesse berichten Borst, Groß [Brümmer]. Hannemann, Kaiserling. Groß beobachtete einmal bei einem Erwachsenen den seltenen Befund eines Harnsäureinfarkts. Dies steht in Übereinstimmung mit den Angaben Knacks, der über das häufige Vorkommen von Harnsäurekristallen bei Grippekranken berichtete.

An den Harnwegen sind von Emmerich Blutungen im Nierenbecken beschrieben. Außerdem wurde mehrfach Pyelitis und Zystitis beobachtet, die als Ausscheidungsinfektionen aufgefaßt wurden (Fahr, Groß [Brümmer]).

b) Geschlechtsorgane.

Veränderungen an den männlichen Geschlechtsorganen sind in dieser Epidemie offenbar nur selten auf dem Obduktionstisch zur Beobachtung gekommen. Um so häufiger fanden sich bei den Obduktionen Veränderungen an den weiblichen Genitalien. Emmerich und Marchand weisen vor allem auf die Gefährdung Schwangerer durch die Grippe hin. Busse hat hämorrhagische Infiltration im Endometrium, Goldschmidt eiterige Endometritis puerperalis infolge von Grippe beobachtet.

12. Zentralnervensystem.

Gegenüber der Epidemie von 1889/90 waren die pathologischen Veränderungen am Zentralnervensystem dieses Mal seltener. Hyperämie und Ödem der Meningen wurden offenbar am häufigsten beobachtet (Borst, Groß, Oberndorfer). Oberndorfer wies auf ein Hervortreten aller Gefäße hin. Ausgesprochene Meningitis wurde in verhältnismäßig wenigen Fällen gesehen (Borst, Kaiserling). Häufig wurde von kleinsten Blutungen unter dem Bilde der Purpura haemorrhagica berichtet. (Bernhardt, Emmerich, Fahr, B. G. Gruber und Schädel, Marchand, O. Mayer, Oberndorfer, Schmorl, Siegmund). Einige haben die Veränderungen allerdings in dieser Häufigkeit auch vermißt, wie sie eigens hervorheben (Borst, Dietrich, Kaiserling). Als Ursache dieser Hirnblutungen wurden von den meisten toxische Einflüsse angenommen[1]). Dietrich weist demgegenüber allerdings besonders darauf hin,

---

[1]) Anmerkung bei der Korrektur. Eigentümliche Befunde am Gehirn hat R. Wiesner (Zur Pathogenese der Grippe, Wien. klin. Wochenschr. 1920, Nr. 25, S. 531) nach Fertigstellung dieser Arbeit veröffentlicht. Er hat in 12 Fällen histologisch Veränderungen im Vaguskerngebiet beobachtet: Ödem und Auflockerung der Stützsubstanz im Bereiche des dorsalen Vaguskernes, des ventro-medialen Anteils des viszeralen Kernes, zum Teil auch des Nucleus solitarius und gelegentlich des dorso-lateralen Kerns, außerdem Zell- und Zellkernschädigungen (Blähung der Zellen, Tigroidkörperchen, weitgehende Atrophie bis zum völligen Schwund der Ganglienzellen). Er wurde durch diese Beobachtungen zu der Vorstellung geführt, daß das Grippevirus am Ort des primären Eindringens in den menschlichen Organismus, d. h. an den Schleimhäuten des oberen Respirationstraktus eine akute katarrhalische Entzündung erzeugt und daß erst von hier aus eine weitere Konzentration des Grippetoxins im Zentralnervensystem mit besonders schwerer Schädigung der Parenchymzellen der Kernregion (Vagus-Akzessorius) stattfindet, welche in weiterer Folge zu den verschiedenen Symptomen und Komplikationen der Grippe führt und durch Innervationsstörungen den Bundesgenossen des Grippevirus, den Sekundärinfektionen, die Möglichkeit für ihre ungehemmte Entfaltung und Tätigkeit vorbereitet. Die Grippepneumonie wird hier direkt in Parallele gesetzt mit der experimentellen Vaguspneumonie. Diese eigenartige Auffassung von der Pathogenese der Grippe ist nach Wiesner nicht neu; er verweist auf Leichtenstern, nach dem schon in früheren Epidemien die außerordentlich einflußreiche Rolle, welche das Zentralnervensystem im Influenzaprozeß spielt, erkannt worden war. [Grave, Syst. of clin. med. Deutsch von Breßler, Leipzig 1843, Vovard, Journ. méd. de Bordeaux 1880, 21/22, Glower, The lancet 1891, 23 (Zentroneural-fever oder Vagusneurose, von der auch die katarrhalischen und entzündlichen Erscheinungen der Atmungswege, einschließlich der Pneumonie abhängen); Sell, Ugeskr. f. Läger 1890, 12 (Infectieuse Neurasthenie), Heidenreich, Die Epidemie 1831, Ansbach 1831 (Leiden der Ganglien mit Erregung der Schleimhaut), Althaus, Lancet 1891, Nov. (Symptome der Grippe, bedingt durch toxische Reizung der im Bulbus gelegenen Nervenkerne, insbesondere des Vagus und der vasomotorischen Zentren), A. Schmitz (Influenza in erster Linie epidemische Nervenerkrankung)]. Leichtenstern hat diese Anschauung als „extravagante pathogenetische Definitionen" bezeichnet. Wiesner glaubt

daß auch zirkulatorische Momente hier mit in Frage kommen. Enzephalitische Herde wurden mehrfach beobachtet (Busse, Groß, Gruber und Schädel, Kaiserling, Siegmund). Kaiserling beschrieb multiple Abszesse bei freiem Mittelohr ohne Mastoititis.

13. Drüsen mit innerer Sekretion.

a) Schilddrüse.

Die Schilddrüse, die sich nach den Berichten der Kliniker bei der Grippe häufig mitbeteiligte, wurde auf dem Obduktionstisch offenbar nur selten verändert gefunden. W. Groß (Brümmer) sah zweimal zirkumskripte hämorrhagische Thyreoiditis in Begleitung schwerer Lungenprozesse.

b) Thymus.

Den Thymus haben die meisten Beobachter klein und wenig parenchymreich gefunden (Oberndorfer). Borst sah 4mal unter 133 Sektionen Status thymico-lymphaticus, Wegelin 7mal unter 98 Sektionen. Goldschmidt, Glaus und Fritsche, Hannemann und Wätjen heben eigens hervor, daß sie unter vielen Sektionen niemals einen Status thymico-lymphaticus gesehen haben. Ähnlich berichtet Marchand.

c) Nebennieren.

An den Nebennieren wurden verschiedenartige Rindenveränderungen gefunden, welche Dietrich als toxisch aufgefaßt wissen will. Lipoidschwund ist eine häufige Angabe (Borst [in 60% der Fälle], Busse, Emmerich, A. W. Fischer, Glaus und Fritsche, Groß, Oberndorfer, Reh und Schiff), besonders bei den septischen Formen der Grippe. Auch Hämorrhagien in der Marksubstanz des Organs wurden beobachtet, waren aber offenbar selten (Borst, Busse, Fahr, Schmorl).

Dietrich hat diesen Nebennierenbefunden eine besondere Bedeutung zugemessen und versucht, sie mit den auffallenden Schwächezuständen bei Grippe in Zusammenhang zu bringen. Er ging dabei von der Vorstellung aus, daß durch die Schädigung der Nebennieren ein weitgehender Einfluß auf das Gefäßsystem im Sinne einer Blutdrucksenkung anzunehmen ist. Auch Schmorl hat sich in diesem Sinne ausgesprochen. Diese Auffassung entspricht den klinischen Erfahrungen über die Blutdrucksenkung bei Grippe (W. Frey): Es darf jedoch nicht vergessen werden, daß derartige Befunde an den Nebennieren bei schweren Infektionskrankheiten zur Regel gehören. Sie sind z. B. auch häufig bei der Ruhr beobachtet worden (W. Groß).

14. Muskeln, Drüsen usw.

Groß ist die Zahl der Angaben über wachsartige Degeneration der Muskulatur, namentlich des Rectus abdominis, mit und ohne Zerreißungen, wie sie ja auch sonst bei vielen Infektionskrankheiten wie z. B. bei Typhus beschrieben sind (Berblinger, Borst, Busse, Dürck, Emmerich, Fahr,

---

jedoch, daß mit dem begründeten Zweifel an der ätiologischen Bedeutung des Influenzabazillus das Hauptargument Leichtensterns wegfällt und daß der pathogenetischen Deutung der Grippe als einer schweren Nervenaffektion nichts im Wege steht.

A. W. Fischer, Eugen Fraenkel, B. G. Gruber und Schädel, Kaiserling, Marchand, Oberndorfer, Schmorl, Siegmund).

Metastatische Abszesse in den Weichteilen und in den Muskeln (Marchand, Kaiserling), Drüsenabszesse, vor allem Eiterungen der Parotis, finden sich vielfach erwähnt (Berblinger, Emmerich, Fahr, Kaiserling).

15. Haut.

Die Haut zeigte sich im allgemeinen nie stark verändert. Leichter Ikterus bei fehlenden Leberschädigungen, namentlich im Gefolge von Pneumonien, ist mehrfach beschrieben (A. W. Fischer, Oberndorfer). In einigen Fällen wurde Herpes beobachtet (Oberndorfer). In anderen Fällen ein kleines petechiales Exanthem (Glaus und Fritsche, Oberndorfer). Auch Erysipel wurde einige Male an Grippeleichen festgestellt (Borst).

Von klinischer Seite sind diese Angaben dahin zu ergänzen, daß auch vereinzelt scharlachartige Exantheme (Hainis, Moravez), varioläähnliche Exantheme (Jacob), Urticaria und Roseolen (Schwenkenbecher) vorkamen.

In ihrer Gesamtheit sind die pathologisch-anatomischen Veränderungen bei der Grippe 1918 verschieden beurteilt worden. Während man in der Mehrzahl der Fälle annahm, daß es sich primär um eine lokale Erkrankung der Respirationsorgane mit starker toxischer Fernwirkung und gelegentlicher Metastasierung der an den Veränderungen der Respirationsorgane jedenfalls stark beteiligten pyogenen Erreger handelte (Berblinger, A. W. Fischer, Spät), scheint doch eine Anzahl von Fällen das Bild einer ausgesprochenen Sepsis geboten zu haben (Berblinger, Kaiserling). Gegen eine Verallgemeinerung dieser Angaben spricht jedoch der vorwiegend negative Befund an der Milz. Über die eigentlichen Todesursachen finden sich widersprechende Meinungen. Für einige Fälle wird eine Überschwemmung mit Toxinen angenommen (A. W. Fischer, Henke), so daß der Organismus überhaupt nicht imstande war, zu zweckmäßigen, richtigen Abwehrreaktionen zu gelangen. Das gilt vor allem für die frühzeitigen Todesfälle, bei denen die Obduktion nur geringe pathologische Veränderungen aufwies.

Bei anderen Kranken wurde vielfach ein Vasomotorentod vermutet (Groß, Borst). Die Mehrzahl der Fälle, die im Verlauf von Lungenkomplikationen gestorben sind, ist wohl infolge Ausschaltung zu großer Lungenpartien durch Erstickung erlegen.

Was die Beeinflussung früherer Erkrankungen durch die Grippe anbelangt, so ist vor allem die von pathologischer Seite hervorgehobene und auch hier bereits erwähnte Tatsache zu betonen, daß die Tuberkulose nur in sehr geringem Maße durch die Grippe berührt worden ist (Borst, Wegelin), während z. B. die Träger alter Herzklappenfehler der Seuche offenbar nur einen sehr geringen Widerstand entgegensetzen konnten (Borst, Glaus und Fritsche, Groß, Wegelin).

VII. Therapie.

Die Therapie der Grippe von 1918 war vorwiegend eine symptomatische. Sie soll in ihren Einzelheiten in den verschiedenen Kapiteln nur so weit berücksichtigt werden, als sie chirurgisches Interesse berührt. Der Vollständigkeit halber mögen jedoch hier die Verfahren Erwähnung finden, die eine kausale Therapie zum Ziele hatten.

Bei den schwankenden Kenntnissen über die eigentliche Ursache der Grippe müssen wir freilich von vornherein zugestehen, daß auch diese Versuche zum Teil sehr problematischer Natur waren. Aber es ist begreiflich, daß bei der allgemeinen Ausbreitung der Grippe alles herangezogen wurde, was nur irgendwie für die Heilung dieser Krankheit in Betracht zu kommen schien. Besonders auf serologischem Wege war man eifrig bemüht, Heilmittel zu finden. Hier wurde alles versucht: Eigenserum (Luithlen und Winterberg), Rekonvaleszententum (Grigaut et Montier, Kling, Liebmann, Pfeiffer und Prausnitz, Weiß), Diphtherieserum (Bettinger, Lustig, Vaubel), Streptokokkenserum Merck (Hosenberg, Riese), polyvalente Antistreptokokken- und Pneumokokkensera (Friedmann, Clerici, Defressine und Violle, Medalla, Reh und Schiff) wurden intravenös und intramuskulär verabreicht. Die Urteile über den Erfolg dieser Therapie schwankten zwischen nüchterner Ablehnung und begeisterter Empfehlung. Kirchner hat sogar Erfolge gesehen bei Verabreichung von Streptokokkenserum per os (!!). Besitzen die vielen zustimmenden Berichte über die Erfolge mit den verschiedensten Sera nur einigen Anspruch auf ernste Beurteilung, so wären sie jedenfalls ein neuer Beweis für die Wirkung der parenteralen, nichtspezifischen Eiweißtherapie bei fieberhaften Erkrankungen überhaupt. Van der Velden und Vaubel haben darauf besonders hingewiesen.

Pfitz, E. F. Müller und Zalewsky haben Milch bzw. Aolan (keim- und toxinfreie Milch-Eiweißlösung), die von der Firma Beyersdorf & Co. (Hamburg) in Ampullen zu 10 ccm in den Handel gebracht wird, angewandt, ausgehend von der Vorstellung, daß diese parenterale Eiweißeinverleibung stark anregend auf die zellbildende und immunisierende Tätigkeit des Knochenmarks einwirkt, dessen Funktionssteigerung bei lokalen Krankheitsprozessen an deutlichen Herdreaktionen sichtbar wird.

Mehr Anklang als diese passiven Immunisierungsversuche gegen die die Grippe begleitende pyogene Infektion hat die Vakzinebehandlung gefunden, namentlich in der Form polyvalenter Vakzine. Es kamen dabei Vakzine von Pneumokokken, Streptokokken und Enterokokken (Cépède), von Pneumokokken, Staphylokokken, Kokobazillus Pfeiffer und Micrococcus aureus (Bezançont et Legroux), Bacillus influenzae und micrococcus catarrhalis (Eagleton and Butcher), Pneumokokken, Streptokokken, Staphylokokken, Bacillus influenzae, Bacillus septicus und Micrococcus catarrhalis (Eyre and Lowe, Philippon), reine Influenzabazillen (Sahli) zur Anwendung.

Nach Sahli scheint jedenfalls die prophylaktische Vakzinierung, welche in Frankreich und in der Schweiz zum Teil an großen Truppenverbänden durchgeführt worden ist, nicht ganz ohne Erfolg gewesen zu sein. Namentlich Eyre and Lowe haben im Frühjahr 1918 bei neuseeländischen Truppen mit der Schutzimpfung einen entschiedenen Erfolg erzielt. Die Zahl der Influenzaerkrankungen betrug bis August 1918 bei 1000 Geimpften 12 gegen 73,1 bei 1000 Nichtgeimpften.

Ob eine nachdrückliche Beeinflussung der ausgebrochenen Erkrankung durch die Vakzinierung stattgefunden hat, geht aus der Literatur nicht mit Sicherheit hervor, scheint aber nach allen bisher bei anderen Erkrankungen gemachten Erfahrungen nicht sehr wahrscheinlich[1].

---

[1] Anmerkung bei der Korrektur. Neuerdings berichten Baerthlein und Thoma

Bei der Annahme eines in das Gebiet der Protozoen gehörigen Erregers lag die Verwendung von Salvarsan sehr nahe. Die Berichte über diese Therapie sind spärlich und widerspruchsvoll (Alexander, Schemensky). Hoffmann und Keuper verzeichneten mit Salvarsan entschiedene Erfolge. Von 42 nicht mit Salvarsan behandelten Fällen starben ihnen 16, gleich 38,09%, von 80 mit Salvarsan behandelten 21, gleich 26,5%. Eichhorst hat dagegen Salvarsan, Kollargol und Septarkol-Ciba und ein von Cloetta hergestelltes Quecksilbersalvarsan verwendet, ohne mit dem Erfolg zufrieden gewesen zu sein.

Der ungeheuren Überschwemmung des Körpers mit pyogenen Bakterien versuchte man in vielen Fällen mit Silberpräparaten wie bei der Sepsis zu begegnen. So wurde namentlich Kollargol (Becker, Teller, Wachter), Elektrargol (Bircher, Beckemüller, Hodel, Massini, Reh und Schiff, Wanner, Witte), Septargol (Eichhorst, Massini), Fulmargin (V. Mayer, Wolff) in verschiedenen Mengen und Konzentrationen intramuskulär und intravenös angewendet. Die Berichte über die Erfolge mit dieser Therapie sind ebenso widerspruchsvoll wie die Erfahrungen mit der Silbertherapie im allgemeinen. Immerhin wirken einige Mitteilungen ermutigend und lassen den Versuch der Anwendung wenigstens gerechtfertigt erscheinen.

Orlando hat die Injektion von 2%iger Phenollösung zur Blutdesinfektion empfohlen. Wanner und Hodel haben den alten Vorschlag Revillods wiederholt, lokale Abszeßbildungen (Abscès de fixation) durch Terpentinöl hervorzurufen, um dadurch die Leukozytose anzuregen.

Auch die moderne Chinintherapie kam natürlich zu ihrem Rechte. Optochin hat bei der Grippepneumonie ziemlich versagt (Ruppaner u. a.). Nur Alwens und V. Mayer sind stärker für dasselbe eingetreten. Rosenfeld sah eine gute Beeinflussung der Grippepneumonie durch Eucupinum basicum 2—4 Tage lang 0,5% dreimal täglich. Auch Alwens, Böhme, Leschke fanden das Präparat nicht ohne Wirkung. Nach Böhme war die Mortalität der mit Eukupin behandelten Fälle 21,7% gegen 34,3% der nichtbehandelten. Auf die Anwendung der Chininpräparate bei den eiterigen Komplikationen der einzelnen Organe soll in den einschlägigen Kapiteln eingegangen werden.

E. Riese, der die Neigung zu Schweißen, Zyanosen, niederem Blutdruck, zum Teil das ganze hämorrhagische Krankheitsbild auf vasomotorische Ursachen zurückführte, ist der Meinung, daß vor allem der Sympathikus mitergriffen ist. Er schlägt deshalb Hypophysenextrakt (subkutan) wegen seiner sympathikotonischen Eigenschaft zur Behandlung der Grippe vor.

Zum Schluß sei hier noch die Adrenalintherapie erwähnt, die von Funke, Massini, W. Frey, Wagner, Wolff, Eisner empfohlen worden ist. Wagner hat das Adrenalin angewendet, um seine Eigenschaft, die Durchlässigkeit der Kapillarwand herabzusetzen, dafür zu verwenden, damit die stürmische Anschoppung in der Lunge aufgehoben wird. Er war mit dem Erfolge intramuskulärer Einspritzung von 1 ccm Adrenalinlösung von 1 : 1000 in 3—4stündigen Zwischenräumen in 8 Fällen sehr zufrieden.

Sorgfältiger symptomatischer Behandlung und guter Pflege fielen bei der Bekämpfung der Grippe jedenfalls die Hauptaufgabe zu.

(Über Bakteriotherapie bei Grippe-Lungenentzündungen. Münch. med. Wochenschr. 1920, **20**, 563) über gute Erfolge mit Autovakzine.

Über den Wert der prophylaktischen Bekämpfung der Grippe, namentlich über die aus dem Rüstzeug früherer Seuchenbekämpfungen wieder hervorgeholte Schutzmaske (Lenz) sind die Anschauungen sehr verschieden. Sie hat namentlich in Frankreich häufig Anwendung gefunden. Nach den eingehenden Untersuchungen Lauterburgs über die Bakteriendichtigkeit der angewendeten Masken ist ihr Wert bei der Annahme einer bakteriellen Infektion ganz problematisch, ganz zu schweigen von ihrer Leistungsfähigkeit gegen ein filtrierbares Virus.

Auch die von A. Hotz vorgeschlagene und begründete Urotropindarreichung kann einstweilen nicht sicher beurteilt werden.

Krafft hat 1889/90 wie 1918 Chininum sulphuricum 0.1—0,25 pro die mehrere Tage lang zur Prophylaxe empfohlen.

B. Spezieller Teil: Die chirurgischen Komplikationen der Grippe.

Die Grippe hat in allen bisherigen Epidemien den Chirurgen beschäftigt. namentlich auch in der großen Pandemie von 1889/90. Die großen zusammenfassenden Arbeiten wie „Deutscher Sammelforschungsbericht", die Grippeepidemie im deutschen Heere, der Schweizer Sammelbericht von F. Schmidt, die Arbeiten von Engel-Bey, P. Friedrich, Kelsch und Antony, Leichtenstern, Parsons, Ruhemann, Teissier und noch manche andere sind reich an derartigen Einzelberichten. Perez hat die Mitteilungen von 1889/90, ebenso wie die aus früheren Epidemien in einer großen Arbeit zusammengefaßt und zu sichten gesucht. Ihm schwebte als Ziel vor, alle die verschiedenen bei Grippe beobachteten, chirurgisch interessanten Organerkrankungen auf die eine ätiologische Ursache, die Wirkung des Pfeifferbazillus, zurückzuführen. Von diesem Gesichtspunkte aus ist die ganze Arbeit angelegt. Für jedes einzelne Organ wurden zum größten Teil durch eigene experimentelle Untersuchungen die Grundlagen der Erklärung gesucht. Die Arbeit enthält eine Fülle interessanter Befunde. Dieser einheitliche Gesichtspunkt fehlt uns heute vollständig. Wenn man dem Ergebnis der Forschung über die letzte Epidemie, wie es bis heute in der Literatur vorliegt, und über das wir eine Übersicht zu geben versucht haben, objektiv gegenübersteht, so wird man nicht umhin können, die Ätiologie der Grippe als völlig unsicher, die Rolle des Pfeifferbazillus als unklar zu bezeichnen. Ganz unbeteiligt scheint er sicher nicht zu sein. Gegen die Annahme aber, daß er der alleinige oder hauptsächliche Erreger ist, haben sich zu viele Stimmen erhoben. Freilich, auch seine Gegner haben bis jetzt nichts Sicheres an seine Stelle setzen können, wenn sie auch manche interessante und anregende Probleme in Fluß gebracht haben. Andererseits dürfen auch die Stimmen seiner Verteidiger, unter denen sich so namhafte Bakteriologen, wie z. B. Eugen Fränkel befinden, nicht ganz ungehört verklingen. Viel und gewichtiges Material, zu dem meines Erachtens vor allem auch die alten experimentellen Arbeiten von Perez und Livierato zu rechnen sind, rechtfertigt das Verlangen nach einer Revision der ganzen Frage. Man kann sich zudem beim Studium der ganzen Literatur der beiden letzten Epidemien des Eindruckes nicht erwehren, daß die Epidemie von 1889/90 gründlicher und ausgiebiger durchgearbeitet war als die letzte. Die politischen Verhältnisse mögen für diese Erscheinung nicht ganz ohne Schuld sein.

Dieser Ungeklärtheit Rechnung tragend, wird die Darstellung der chirurgischen Komplikationen der Grippe auf eine Stütze durch das ätiologische Moment gänzlich verzichten. Sie soll sich aufbauen auf klinische Zusammenhänge und die pathologisch-anatomischen Befunde der letzten Epidemie einerseits auf den Vergleich mit anderen Epidemien, namentlich der von 1889/90, anderseits.

Die pathologisch-anatomischen Veränderungen, die bei der Grippe von 1918 an den oberen Luftwegen, an Mund und Nase, am Ohr, an Lungen und Pleura, zum Teil auch am Perikard und fortgeleitet durch das Zwerchfell am Peritoneum und den regionären Lymphdrüsen vorgefunden wurden, lassen sich zwanglos erklären als Ausdruck einer primären Schädigung der betroffenen Schleimhäute selbst durch ein bisher nicht näher bekanntes Virus und durch bekannte pyogene Bakterien bzw. als lymphogene Weiterleitung dieser primären Infektion. Dabei soll es im Sinne unserer unsicheren Auffassung über das Wesen der Seuche dahingestellt bleiben, in welcher Weise die pyogenen Erreger, die vorwiegend bei diesen Prozessen gefunden wurden und sicher dabei eine Hauptrolle spielten, ihren pathogenen Einfluß geltend machten, ob auf der Basis einer durch den nicht näher bekannten Grippeerreger vorbereiteten Schleimhautschädigung oder in Gemeinschaft mit diesem Erreger im Sinne einer synergetischen Symbiose Prowazeks. Auch die Frage, ob der Pfeifferbazillus mit dem als unbekannt angenommenen Grippevirus zu identifizieren oder zu den pyogenen Bakterien, die den Prozeß beeinflussen, zu rechnen ist, bleibt dabei unerörtert.

Die Zusammenhänge dieser Komplikationen mit der Grundkrankheit waren zum größten Teil klar und sinnfällig. Klinisch standen die Symptome von seiten dieser Organe vom Beginn der Erkrankung an im Vordergrund; pathologisch-anatomisch hatten die Veränderungen an diesen Organen den größten Anteil an der erwähnten und hervorgehobenen Häufung an sich unspezifischer, aber gleichartiger Befunde.

Bei den Erkrankungen der unmittelbar mit dem Magen-Darmkanal in Verbindung stehenden Organe wie Gallenblase, Appendix ist die Annahme eines ähnlichen Zusammenhanges möglich. Bei dem Zurücktreten der intestinalen Formen in der letzten Epidemie sind sie diesmal ebenfalls an Bedeutung zurückgetreten. Die Koinzidenz zwischen Grundkrankheit und gastrointestinalen Symptomen war bei dieser Gruppe oft der einzige Anhaltspunkt zu einer Annahme des Zusammenhangs. Die Obduktionsbefunde haben vielfach im Stich gelassen und jedenfalls lange nicht so klärend gewirkt wie bei der ersten Gruppe. Für manche Fälle, sogar vielleicht für die Mehrzahl, wird die Erklärung für die Entstehung dieser Organerkrankungen eine ähnliche sein können, wie für die sofort zu besprechende dritte Gruppe.

Die dritte Gruppe von Komplikationen umfaßt eine Reihe von Organerkrankungen, meist von der Natur pyogener Entzündungen und ihrer Folgen, die während des Grippeanfalls oder unmittelbar nach ihm aufgetreten sind. Zentralnervensystem, Urogenitaltraktus, die großen Blutgefäße und die Milz, Knochen, Gelenke, Drüsen, Muskeln, also nahezu jedes Organ und jedes Gewebe, wurden in wechselndem Maße befallen. Es handelte sich dabei fast ausnahmslos um eine hämatogene Verschleppung und Ansiedelung pyogener Erreger, unter

denen sich auch ab und zu der Pfeiffersche Bazillus befand. Zeitliche Aufeinanderfolge und häufige Wiederholung der gleichen Befunde in der Klinik
und auf dem Obduktionstisch waren hier die einzigen Momente, die für den Zusammenhang der Erscheinungen sprechen. Im allgemeinen sind diese metastatischen Entzündungen und Eiterherde wohl nur der Ausdruck der während
der Grippeepidemie stattgefundenen Durchseuchung des Körpers mit pyogenen
Erregern. Ob bei ihrer Entstehung vielleicht auch eine primäre Schädigung
des befallenen Organgewebes durch den Grippeerreger anzunehmen ist, bleibt
einstweilen eine ungeklärte Frage. Die veränderte Reaktion des durch das
Grippevirus geschwächten und beeinflußten Körpers spielte aber jedenfalls
eine Rolle.

In der Mehrzahl der Fälle sind diese pyogenen Metastasen der Grippe
vereinzelt aufgetreten, bei manchen Kranken sind sie jedoch gehäuft beobachtet
worden: es entstand das Bild der Grippepyämie.

Außer diesen mehr oder weniger direkt mit der Grippe zusammenhängenden
Erkrankungen interessieren den Chirurgen einmal der Einfluß der Grippe auf
die Wundinfektion im allgemeinen und auf die Wundheilung von Operationswunden im speziellen, und dann die veränderte Widerstandskraft der Patienten,
die aus irgendwelchen Gründen der Hilfe des Chirurgen bedurften.

Es soll daher der Darstellung der chirurgischen Komplikationen der
Grippe die folgende Einteilung zugrunde gelegt werden:

I. Komplikationen, die im Anschluß an Grippeerkrankungen des Respirationstraktus, des Mundes, Pharynx und des von diesen Organen abhängigen
Lymphgefäßsystems entstanden sind.

II. Komplikationen, die möglicherweise im Anschluß an primäre Grippeerkrankungen des Magen-Darmkanals entstanden sind;

III. Komplikationen infolge metastatischer Entzündungen und Eiterungen
bei Grippe;

IV. Einfluß der Grippe auf die Wundheilung, vor allem nach Operationen. Beziehung der Grippe zu anderen chirurgisch wichtigen Infektionskrankheiten.

I. Komplikationen, die im Anschluß an Grippeerkrankung des Respirationstraktus entstanden sind.

Entsprechend dem Hervortreten der Symptome von seiten der Atmungsorgane in der Pandemie von 1918 und dem Überwiegen schwerer pathologischer
Befunde an diesen Organen in den letal verlaufenen Fällen wurde auch die
Hilfe des Chirurgen am häufigsten bei den Komplikationen in Anspruch ge-
genommen, die vom Respirationstraktus und seinen Anhängen ausgingen.

1. Nase und Nebenhöhlen.

Bei der Epidemie von 1889/90 waren Entzündungsprozesse der Nase,
des Rachens, des Larynx und der Trachea häufig (Anton, Krehl, Leichtenstern, Schulz, Stintzing, Teissier u. a.). Starkes Nasenbluten zu Beginn
der Erkrankung wurde vielfach als besondere Beobachtung hervorgehoben
(Guttmann, Leyden, Litten, Roaldes), von anderen Autoren jedoch nur
in einer Minderzahl von Fällen gefunden (Anton in ca. 2%, Bristove, Leich-

tenstern). Rosenberg nahm an, daß diese Blutungen aus der Nase zum Teil von der Rachenmandel oder vom Zungengrunde herstammen. Über akute Entzündungen und Empyeme der Kieferhöhle (Eugen Fränkel, Ewald, Brown, Howard, Ingersoll, Moxham), der Stirnhöhle (Köbel, Howard, Ingersoll, F. Franke) und Siebbeinhöhle (Howard, Ingersoll) wird mehrfach berichtet. Franke hat chronische, zur Bildung von Polypen führende entzündliche Prozesse und in 6 Fällen ein Ulcus rodens der Nasenscheidewand nach Influenza bei Patienten im Alter von 16—63 Jahren beschrieben. Weichselbaum hat die Ausbreitung der Rhinitis purulenta nach Influenza auf die Siebbeinzellen, auf den Sinus frontalis, sogar auf den Sinus maxillaris in mehreren Fällen gesehen und auch häufig die Ausbildung von Empyemen in diesen Höhlen beobachtet. Spätere Epidemien scheinen sich nach Jochmann in dieser Beziehung verschieden verhalten zu haben.

1918 wurde von klinischer Seite auf das heftige Nasenbluten im Beginn der Grippe als Zeichen der Miterkrankung der Nasenschleimhaut wiederholt hingewiesen (Döblin, H. Herzog, Kantorowicz, Ruppaner). Mit der Erkrankung der Nasenschleimhaut und der Nebenhöhlen beschäftigten sich bald die Spezialisten. C. Hirsch sah sie häufiger in der 2. Herbstwelle als in der 1. Frühjahrswelle der Epidemie. Hecht und H. Herzog stellten dagegen eine auffallend geringe Mitbeteiligung von Ohr und Nase fest. Gerber berechnet als Summe aller im Laufe früherer Jahre beobachteten Fälle, daß 29% der Nebenhöhlenerkrankungen durch Influenza bedingt seien. Nach C. Hirsch konnten sämtliche Höhlen an der Erkrankung beteiligt sein, doch war die Stirnhöhle meist bevorzugt, eine Beobachtung, die mit den Angaben Gerbers übereinstimmt.

Exakte Anhaltspunkte für die wirkliche Mitbeteiligung der einzelnen Nebenhöhlen während der Epidemie von 1918 ergeben sich aus Eugen Fränkels und Pryms pathologisch-anatomischen Untersuchungen. Fränkel stellte in 75% der untersuchten Grippeleichen eine Affektion der Nebenhöhlen fest. An erster Stelle fand er bei seinen Untersuchungen die Keilbeinhöhle ergriffen. Sie erwies sich unter 60 Untersuchungen 12mal isoliert, 15mal gleichzeitig mit einer oder beiden Highmorshöhlen erkrankt. Dann folgten die Higmorshöhlen; er fand sie 8mal isoliert erkrankt, während die Stirnhöhle nur 1mal isoliert erkrankt war. Prym fand unter 92 Fällen nur 21mal die Keilbeinhöhle bei Obduktionen intakt. 71 Fälle zeigten Veränderungen von leichter Rötung der Schleimhaut bis zur Eiterung. In etwa 77% der untersuchten Fälle von Grippe fanden sich also Veränderungen. Unter 48 Untersuchungen der Nasenhöhle waren 25mal Veränderungen, unter 33 Untersuchungen der Stirnhöhle 10mal Veränderungen vorhanden. Qualitativ decken sich Pryms Befunde wohl vollkommen mit denen Fränkels.

Die Natur der Erkrankung geht aus Fränkels und Pryms Untersuchungen klar hervor. Es handelte sich um exsudative Vorgänge, vorwiegend hämorrhagisch-eiteriger Natur, begleitet von einem starken Ödem der Schleimhaut.

Über die von Fränkel dabei erhobenen bakteriologischen Befunde wurde bereits an anderer Stelle berichtet. Der Nachweis von Influenzabazillen gelang 22mal, davon 5mal in Reinkultur, 3mal in der Keilbeinhöhle, 2mal in der Stirnhöhle, während in den übrigen Fällen Mischinfektion mit Streptokokken, Pneumokokken und Micrococcus catarrhalis vorlagen. Dabei wurden in den Fällen reiner Influenzainfektion sowohl rein hämorrhagische, als auch rein eiterige Exsudate gefunden. Prym stellte in seinen Fällen 8 mal Pneumokokken, 4 mal grampositive Diplokokken, 6 mal Staphylokokken, 4 mal Influenzabazillen, 1 mal influenzabazillenähnliche Stäbchen, 1 mal Streptokokken unter 47 Fällen fest. In 22 Fällen wurden keine Bakterien gefunden. Prym mißt seinen eigenen bakteriologischen Befunden gegenüber denen Fränkels ausdrücklich geringere Bedeutung bei, da sie unter weit ungünstigeren Verhältnissen im Felde ausgeführt worden sind.

Die Erkrankung der Nasennebenhöhle hat vielfach in den ersten Tagen der Grippe auf, unabhängig von der Schwere der Allgemeinerkrankung; denn auch bei schweren, zum Tode führenden Fälle können trotz langer Dauer des Grundleidens die Nebenhöhlen frei bleiben (Eugen Fränkel). Das frühe zeitliche Auftreten der Nebenhöhlenveränderungen spricht ohne weiteres für den ursächlichen Zusammenhang zwischen Allgemeinerkrankung und lokalem Befund (Eugen Fränkel, Gerber). Gerade die Fälle, in denen trotz kürzesten Bestehens der Grippe die Nasennebenhöhlen schon schwer erkrankt schienen, sprechen ebenso in diesem Sinne wie die Qualität der Veränderungen, sowohl was die Auskleidung als den Inhalt der Nebenhöhlen anbelangt. Zudem tritt die Nebenhöhlenerkrankung nach Grippe vorwiegend bei jugendlichen Personen innerhalb des ersten Lebensdezenniums auf, bei denen Erkrankungen von Highmorshöhle und Keilbeinhöhle an sich zu den Seltenheiten gehören (Eugen Fränkel). Die Symptome der Mitbeteiligung der Nebenhöhlen waren offenbar nur selten sehr ausgesprochen. Auf jeden Fall scheint ein Mißverhältnis zwischen der von Fränkel und Prym auf Grund pathologisch-anatomischer Untersuchungen festgestellten Häufigkeit dieser Komplikation und den Angaben von klinischer Seite bestanden zu haben. Es ist daher wohl anzunehmen, daß eine große Anzahl von Nebenhöhlenerkrankungen symptomlos verlaufen ist und daß die Lokaldiagnose nur möglich gewesen wäre mit dem ganzen Rüstzeug des Spezialisten, wie einfache Durchleuchtung, Röntgendurchleuchtung oder Probeausspülung (Gerber). Aber nur die wenigsten Fälle sind wohl in die Hand des Spezialisten gelangt. Ob es angängig ist, die häufig bei Grippe beobachteten rasenden Kopfschmerzen auf Stirnhöhlenaffektionen zu beziehen, wie es C. Hirsch getan hat, ist zweifelhaft. Fränkel steht dieser Auffassung skeptisch gegenüber. Die Annahme liegt nahe, daß das einfache hämorrhagische Ödem der Auskleidung der Nebenhöhlen ebensowenig Symptome machte wie die Anwesenheit geringer Exsudatmengen, so daß den Patienten bei der Schwere der Allgemeinerscheinungen die Erkrankung der Nasennebenhöhlen gar nicht zum Bewußtsein gekommen war und daß diese nach dem Abklingen der Allgemeinsymptome in den meisten Fällen ebenfalls abklang (Eugen Fränkel). Die von Fränkel betonte Möglichkeit, daß sich bei den Nasenspezialisten nach Abklingen der Grippe eine Häufung der Empyeme der Nebenhöhle als Residuen der Grippe geltend machen könne, ist in der Literatur bisher noch nicht in Erscheinung getreten. Der Nachweis des Zusammenhanges mit der Grippe wird für solche Fälle dann ebenso schwierig geführt werden können wie für alle Prozesse, die erst geraume Zeit nach der Erkrankung auftreten.

Eine besondere Stellung steht diesen Fällen der Nebenhöhlenerkrankung nach Grippe, dieser „Antritis grippalis", wie sie von Gerber bezeichnet wird, nach alledem nicht zu. Der Vergleich der pathologisch-anatomischen Befunde mit der klinischen Beobachtung hat uns gelehrt, daß diese Prozesse in den Nebenhöhlen wohl in der überwiegenden Mehrzahl der Fälle der Resorption und Heilung fähig sind. Die Vereiterung scheint selten, wenn uns nicht die nachträgliche Erfahrung der Spezialisten eines besseren belehren wird. Entsprechend diesem Charakter der Erkrankung konnte sich die Therapie in den meisten Fällen auf konservative Maßnahmen beschränken. So sah Hirsch fast alle seine Fälle auf Kopflichtbäder zurückgehen und mußte nur in einem Falle operieren, bei dem es sich um ein Rezidiv einer chronischen Nebenhöhlenerkrankung handelte. Auch Gerber ist in vielen Fällen mit konservativen Methoden ausgekommen, warnt aber doch, bei Eiterstagnation zu lange mit konsequenten Ausspülungen zu warten. Nach seiner Ansicht gilt von der Nasennebenhöhle dasselbe wie vom Warzenfortsatz: es ist besser, zehnmal zu früh als einmal zu spät zu öffnen.

Prophylaktisch hat Schönemann Vioformeinblasungen empfohlen.

2. Larynx und Trachea.

Die Laryngitis war sehr häufig ein hervorstechendes Symptom in Influenzaepidemien; der Name Schafhusten früherer Epidemien ist wohl auf die durch sie verursachten Symptome zurückzuführen.

Auch in der Epidemie von 1889/90 spielten Prozesse an den Schleimhäuten der oberen Luftwege eine große Rolle.

Intensive Laryngitis mit Heiserkeit wurde damals mehrfach beschrieben (Krehl, Leichtenstern, Schulz, Stintzing). Aber auch schwerere Fälle von phlegmonöser Kehlkopfentzündung mit Heiserkeit und Abszeßbildung (Leichtenstern, Rethi, R. Rieger, Schäffer), die Inzisionen und vereinzelt auch Tracheotomie nötig machten, kamen zur Beobachtung. Auch akut auftretendes Glottisödem, das ebenfalls in einer Anzahl von Fällen zur Tracheotomie führte (Duflocq, Landgraf, Leichtenstern, Noris-Wolfenden, Petrina), Geschwüre der Kehlkopfschleimhaut, vor allem an den Stimmbändern (Betz, Durlach, Klebs, Kuskow, Le Noire, Rethi, Zwillinger) und Fälle von Perichondritis laryngea (Moure, Rethi, M. Schäffer, Tillmann) finden sich mehrfach erwähnt. Francke und Concetti haben außerdem besonders auf einen schweren, langdauernden Influenzapseudokrupp aufmerksam gemacht, der ebenfalls nicht selten eine Tracheotomie nötig gemacht hatte. In späteren Jahren ist dann mehrfach auf Influenzalaryngitis mit umschriebenen Epithelnekrosen und Abszeßbildung aufmerksam gemacht worden (Bindel, Glatzel, Dahmer).

Auf die schweren Symptome von seiten der oberen Luftwege, welche die Grippe von 1918 ausgezeichnet haben, ist fast von allen Klinikern übereinstimmend hingewiesen worden (Brasch, Coray, Dörbeck, v. Bergmann, H. Herzog, Höslin, Hoffmann und Keuper, Matthes, E. Müller, F. v. Müller, Reh und Schiff, Strümpell u. a.). Der trockene, bellende Husten, hervorgerufen durch die Reizung von Kehlkopf- und Trachealschleimhaut war charakteristisch für die Krankensäle der großen Spitäler in der Grippezeit (Brasch). Schwere, kruppartige Zustände infolge der pseudomembranösen Entzündung der oberen Luftwege, oft auch infolge von obliterierender Bronchiolitis beunruhigten den Arzt und zwangen, die Indikation zur Tracheotomie in dem einen oder anderen Fall zu überlegen. Eiterungen im Anschluß an die Entzündungen des Kehlkopfes machten manchmal Inzisionen nötig.

Schmerzen an der Trachea beim Schlucken und Druckempfindlichkeit der obersten Luftröhrenringe wurden zur differential-diagnostischen Wertung empfohlen (Hanau).

Vor allem die Fälle von Pseudokrupp waren es, die den Kliniker hin und wieder vor schwerere Überlegungen stellten und die Frage der Tracheotomie (S. Meyer, Hoffmann und Keuper) oder Intubation (Hainiß) aufrollten.

Bei Kindern hatte die Diagnose zuweilen große Schwierigkeiten; die Unterscheidung von echter Diphtherie erschien manchmal nahezu unmöglich (S. Meyer, Stettner). Heilserum wurde daher fast in allen diesen Fällen gegeben. Wenn auch keine spezifische Wirkung bei den Grippefällen zu erwarten war, so hält es S. Meyer doch für möglich, daß die parenteral einverleibten Eiweißkörper einen starken Reiz auf das Knochenmark ausübten und daß infolge der dadurch hervorgerufenen Leukozytenvermehrung ein gewisser Einfluß auf die Verflüssigung der Membranen erzielt worden ist, eine Wirkung, die bei Mangel jeder ätiologischen Therapie nicht zu unterschätzen ist.

Die Indikation zur Tracheotomie oder Intubation ist in diesen Fällen nicht wesentlich verschieden von dem Verfahren bei Kranken mit stenosierender Entzündung der Luftröhre überhaupt. Stettner hat für das frühe Kindesalter allerdings die Tracheotomie abgelehnt, da in der Regel die Luftwege bis in die feineren Bronchen durch Membranen und Schleim verlegt seien. S. Meyer hat sich dagegen gegen dieses „resignierte Nichtstun" entschieden ausgesprochen und für alle Fälle mit schweren Stenoseerscheinungen, die nicht in extremis eingeliefert werden, ein frühes aktives Vorgehen, Intubation oder Tracheotomie verlangt, im Gegensatz zur Diphtherie, bei der man im Vertrauen auf die spezifische Wirkung des Serums bis zum letzten Moment mit einem Eingriff warten könne. Er will durch die Tracheotomie die forcierten Inspirationszüge verhindern, welche die Infektionserreger und damit den Entzündungsprozeß in die feinsten Bronchen pressen und dadurch dem überanstrengten Herzen Ruhe verschaffen. Fünf Fälle von Tracheotomie, die er anführt und die sämtliche, eben wegen des Übergreifens des Prozesses auf die feinsten Bronchen zum Exitus kamen, wirken nicht eben ermutigend für diese Therapie.

Bei der Häufigkeit und Schwere der Krankheitsprozesse in der Trachea und den tiefen Bronchen ist die Tracheotomie jedenfalls in Deutschland verschwindend selten zur Anwendung gekommen.

Eine besondere Indikation zur Tracheotomie wurde von Schmieden erörtert, der die Möglichkeit der Entstehung einer Mediastinalphlegmone oder eines mediastinalen Emphysems infolge Durchlässigkeit der Trachealwandung nach Geschwürsbildung betont und glaubt, daß ein solcher Zustand vielleicht durch die Tracheotomie noch günstig beeinflußt werden könnte. Auch Göppert hat auf die Rolle der Trachealgeschwüre hingewiesen.

Die Miterkrankung des Larynx hat in den seltensten Fällen zu chirurgischen Eingriffen geführt. Schwere Entzündungen des Kehlkopfes mit Abszeßbildung und Perichondritis haben zwar ebenfalls in dem einen oder anderen Falle eine Tracheotomie nötig gemacht (E. Becker, O. Meyer), aber die Mehrzahl der Patienten ist doch ohne Operation unter konservativer, antiphlogistischer Behandlung geheilt (Brüggemann, S. Hirsch, O. Meyer) oder hat sich höchstens der intralaryngealen oder extralaryngealen Spaltung unterziehen müssen (Becker, Brüggemann, Herzog, O. Meyer).

Hinsbergs Vorschlag, die Perichondritis des Kehlkopfes prinzipiell mit Laryngofissur zu behandeln, ist, soweit die Literatur erkennen läßt, bei Grippelaryngitis bisher nicht zur Anwendung gekommen.

3. Mund und Rachen.

Gegenüber den Veränderungen der tieferen Luftwege traten die Erscheinungen in der Mundhöhle und am Rachen zurück. Für den Chirurgen waren sie mehr von diagnostischem als von therapeutischem Interesse.

Eine Entzündung der Pharynxschleimhaut lag wohl in den meisten Fällen vor, ohne daß sie durch besondere Eigenart aufgefallen wäre (Gerber, Hoffmann, Kaiserling).

1889/90 waren die Befunde in Mund und Rachenhöhle häufiger und mannigfaltiger. Damals wurde zuerst von Terry, später von F. Franke eine charakteristische Influenzazunge beschrieben, die allerdings Leichtenstern nicht als typisch gelten lassen will. Franke sah außerdem in der intensiven Rötung des freien Gaumensegels, die sich meist auf den Gaumenbogen, den Zungengrund und das Zäpfchen verbreitete, ein besonders charakteristisches und beständiges Merkmal der Influenza. Da die Rötung oft lang bestehen blieb und häufig mit verschiedenen Parästhesien und Erstickungsgefühl einherging, glaubte er sie mit größter Wahrscheinlichkeit als Ausdruck angioneurotischer Störungen betrachten zu dürfen. Millner hat in einer Epidemie 1909 diese Beobachtungen wiederholt und bestätigt. Rethi beobachtete 6 Fälle von kleinen Ulzerationen des weichen Gaumens und Rachens, die aus hirsengroßen bis halberbsengroßen Infiltrationen entstanden, Neidhardt sah Stomatitis. Löwenstein berichtet über spindelförmige Anschwellung des Zäpfchens, die er regelmäßig beobachtet habe. Nach anderen Berichten war die Schleimhaut oft auffallend geschwollen, gerötet oder braunrot verfärbt (Fränkel, Marchand, Kuskow) oder fleckig gerötet (Leichtenstern). Angina lacunaris war offenbar ein häufiger Befund. (B. Fränkel 90 %, Leyden 16 %, Müller.) In späteren Epidemien zwischen 1901—1903 wurden in Tonsillenpfröpfen auch Influenzabazillen nachgewiesen und der Begriff der Influenzaangina aufgestellt (Kamen).

1918 wurde von klinischer Seite nur spärlich über schwere Erkrankungen der Mundhöhle und des Rachens berichtet. Isenschmidt hat in der Rekonvaleszenz eine Stomatitis catarrhalis beobachtet, die einige Male in eine Stomatitis ulcerosa überging. Bittorf fand regelmäßig Rachenkatarrh mit Schwellung und Verfärbung des weichen Gaumens, einmal auch Stomatitis und Glossitis. Schinz hat eine Glossitis apicalis, die auch von Ruppaner beobachtet wurde, als typisch für die Grippe beschrieben, was Siebenmann jedoch nicht gelten lassen will. Über schwere Formen von Angina lacunaris oder follicularis mit Tonsillarabszessen liegen nur ganz spärliche Mitteilungen vor. Jedenfalls sind keinerlei Erscheinungsformen aufgetreten, die eine von der üblichen Indikationsstellung abweichende Maßnahme gefordert hätten. Über Influenzagaumen fehlen aus der letzten Epidemie Mitteilungen so gut wie ganz.

Besonderes Interesse bietet, daß Portmann[1] einen Fall von Noma

---

[1] Auch der Fall von Arquellada gehört offenbar hierher.

nach Grippe in Athen beobachtet hat. Ist doch bekannt, daß Noma nach einer
Reihe von Infektionskrankheiten, besonders nach Masern, auftreten kann.
1889/90 wurde über eine ähnliche Beobachtung von Zampetti berichtet.

4. Ohr.

Von Ohrenerkrankungen wird aus vielen Grippeepidemien berichtet.
Leichtenstern führt eine Bemerkung bei Widdig (1580) an: „Etliche schrien
über den Ohrenzwang", die als erste Mitteilung nach dieser Richtung gedeutet
wird. Huxham hat 1729 Ohreiterungen bei Grippe erwähnt.

Während der Pandemie von 1889/90 gehörten die Erkrankungen des
Gehörorganes mit zu den häufigsten Komplikationen. In der letzten Epidemie
wird zwar mehrfach über Mitbeteiligung des Ohres berichtet, doch scheint die
„Otitis grippalis" diesmal nicht so viel Aufmerksamkeit erregt zu haben wie
damals.

Nach Leichtenstern haben 1890 von 3185 Berichterstattern der deutschen
Sammelforschung 1209 (id est 38%) die Komplikationen von seiten des
Ohres hervorgehoben und unter den 55 263 Grippekranken des deutschen
Heeres wurden in 0,5% der Fälle Erkrankungen des Gehörorganes beobachtet.
Jankan hat bei 30 000 Erkrankten in Straßburg 0,5% Ohrerkrankungen
festgestellt. Nach dem Schweizer Bericht ist in der Statistik einer Anzahl
praktischer Ärzte unter 1508 Influenzakranken in 2% der Fälle Otitis media
angeführt. Farner berichtet, daß in den Ohrenkliniken Deutschlands im
Dezember 1889 und Januar 1890 die Zahl der akuten Otitiden um das Drei-
bis Fünffache gegenüber dem Vorjahre, in Straßburg sogar um das Dreißig-
fache anstieg. Haug führte nach dem gleichen Autor 12% aller Ohrenaffek-
tionen aus dem Jahre 1890, die von ihm behandelt worden sind, auf Influenza
zurück. In der Regel handelte es sich dabei um eine Otitis media, die sich klinisch
in ihren Symptomen und in ihrem Verlaufe nur wenig von einer gewöhnlichen
akuten Mittelohrentzündung unterschied (Auerbach, Chatellier, Chavez,
Dreyfuß, Glower, Gruber, Habermann, Haug, Herzog, Janson, Katz,
Keller, Korner, Kosegarten, Ludewig, Perez, Pollitzer, Purjesz,
Scheibe, Schwabach, Szenes, Zaufal). Übergang in Eiterung und Ausbreitung der eiterigen Entzündung auf den Warzenfortsatz kamen nicht ungewöhnlich häufig vor. Keller und Auerbach haben diese Komplikationen
im Verhältnis zur Häufigkeit der Erkrankung sogar als selten bezeichnet. Immerhin ist eine ganze Reihe von Empyemen des Warzenfortsatzes (Auerbach,
Chatellier, Gruber, Keller, Korner, Ludewig, Politzer, Voges),
von extraduralen otogenen Abszessen (Boppe, Kramer, Vulpius), von
Gehirnabszeß (Boppe, Köbel), von Sinusthrombose und Meningitis (Jannsen,
Dück), von Ausgang in Taubheit (Nager) beschrieben. Von anderer Seite
ist im Gegensatz zu dieser Anschauung von der verhältnismäßigen Gutartigkeit der Otitis eine besondere Bösartigkeit der Erkrankung betont worden.
So wurde die Heftigkeit der Schmerzen (Milligam), die Neigung, den Knochen
frühzeitig anzugreifen und frühzeitig zu Periostitis und Mastoititis zu führen,
die akute Entstehung von Karies und Nekrose der Gehörknöchelchen (Blau,
Eagleton, Haward, Milligam, Nathan, Lannois), der häufige Eintritt
von Taubheit ohne vorherige Eiterung (Martin) hervorgehoben. Bakteriologisch wurden bei der Otitis grippalis zunächst alle möglichen Bakterien, wie

Streptokokken, Pneumokokken, Staphylokokken, gefunden (Levi, Netter, Weichselbaum, Zaufal). Erst 1892 gelang es Scheibe zum ersten Male in einer Reihe von Fällen von Otitis media purulenta den Pfeifferbazillus nachzuweisen. Diese Befunde konnten durch Blau, Bulling, Döring, Hirsch, Merk, Nager später mikroskopisch und kulturell wiederholt bestätigt werden. Doch handelte es sich auch hier meist um keine Reininfektionen. Nach Hirsch wurden außer den Fällen von Döhring, Merk und Nager nur fünf kulturelle Ergebnisse des Frankfurter Instituts dem Pfeifferschen Befunde völlig gerecht. Wir begegnen bereits hier all den Anschauungen und Erklärungen für die verschiedenen Befunde, die wir bei der Besprechung der Grippe im allgemeinen kennen gelernt haben. Blau glaubte, daß die Stäbchen im Anfang vorhanden waren und allmählich verdrängt wurden, Wagner suchte zwischen reinen Influenzainfektionen und Mischinfektionen klinisch zu scheiden. Martin hat die durch den Pfeifferbazillus hervorgerufene Otitis verglichen mit den bei akuten Exanthemen beobachteten und auf Fälle hingewiesen, in denen es ohne akute Erscheinungen zu chronisch indurativen Prozessen, zu typischer Mittelohrsklerose mit Taubheit kam. C. Hirsch hat in einer in den letzten Jahren vor dem Kriege erschienenen Arbeit darauf aufmerksam gemacht, daß der Influenzabazillus meist vergesellschaftet mit anderen Bakterien auftritt und den letzteren den Boden ebnet, so daß es sich bei den klinisch gekennzeichneten Influenzaotitiden meist um Strepto- und Pneumokokken-Otitis handelt, entstanden im Anschluß an Influenza, Anschauungen, welche sich den von Perez auf experimentellem Wege gewonnenen, nähern.

Pathologische Anatomie: Pathologisch-anatomisch wurde von nahezu allen Beobachtern der damaligen Epidemie auf den hämorrhagischen Charakter der meist unter dem Bild einer Otitis externa verlaufenden Fälle hingewiesen, die sich vor allem am Trommelfell als Myringitis haemorrhagica zeigte (Dreyfuß, Guranowski, Habermann, Jannsen, Laskovski, Lemcke).

Die hämorrhagische Entzündung des Mittelohrs kommt nach Manasse am häufigsten vor bei Influenza, Skorbut und Diabetes. Wegen ihres raschen Überganges in das eitrige Stadium läßt sie sich nur schwer von der gewöhnlichen Mittelohrentzündung unterscheiden. Manasse hatte durch Zufall Gelegenheit, ein derartiges Frühstadium zu untersuchen. Er gibt eine ausführliche Schilderung der makro- und mikroskopischen Verhältnisse, die schon deshalb hier ausführlich Erwähnung finden soll, weil dieser Befund in seiner Art einzig ist und ein besonders charakteristisches, pathologisch-anatomisches Bild einer primären Schleimhautgrippe überhaupt zu bieten vermag.

„Die Affektion stellt sich dar als eine entzündlich hämorrhagische Schleimhauterkrankung (Abb. 20). Das Epithel zeigt fast überall seine normale Höhe, ist meist flach, kubisch und wächst nirgends zu hohen Zylinderzellen aus. Die Verdickung der Schleimhaut bzw. Submukosa ist ungemein gering, sie ist deutlich vorhanden, erreicht aber nirgends dasjenige Maß, welches man bei der eitrigen Otitis findet. Dementsprechend ist auch die Infiltration des subepithelialen Bindegewebes mit Rundzellen verhältnismäßig gering. Sie fehlt zwar nirgends, erreicht aber niemals bedeutende Grade. Alle Zellen liegen gewöhnlich so weit auseinander, daß sie sich sehr gut voneinander abgrenzen lassen und daß die Struktur des Bindegewebes, in welchem sie liegen, sehr deutlich zu erkennen ist, was bei der eitrigen Otitis oft recht schwierig oder sogar unmöglich ist. Die Verdickung des Bindegewebes ist hier nicht nur bedingt durch die entzündliche Rundzelleninfiltration, sondern durch eine gedunsene ödematöse Durchtränkung, welche das Gewebe stark transparent erscheinen läßt. Durch die hydropische Beschaffenheit des Gewebes kann man schon dasjenige erkennen, was dem ganzen Prozeß das charakteristische Gepräge gibt, das sind die Blutungen. Schon die Blutgefäße sind stark verändert, sie sind außerordentlich gefüllt, wie ich es bei keiner anderen Art der Entzündung beobachten konnte. Kleinere und größere Gefäße strotzen so von roten Blutkörperchen, daß die Wand oft ganz verdünnt erscheint, das ganze Gefäß wulstförmig aussieht und oft eine gewundene Gestalt hat. Neben dieser außerordentlich starken Hyperämie finden sich dann massenhafte Hämorrhagien innerhalb des Bindegewebes. Die roten Blutkörperchen liegen hier teils in größeren rundlichen Haufen, teils in strichförmiger Anordnung, aber auch jedes einzelne gut erkennbar, ganz isoliert zwischen den Bindegewebsfibrillen. Schließlich kann man auch Schleimhautpartien sehen, die in ganz diffuser Weise von roten Blutkörperchen durchtränkt sind. Ob diese Blutungen mehr durch Diapedese als durch Zerreißung der Gefäßwandungen zustande gekommen sind, kann ich nicht sicher sagen. Deutliche Defekte in den letzteren habe ich jedenfalls nur selten nachweisen können.

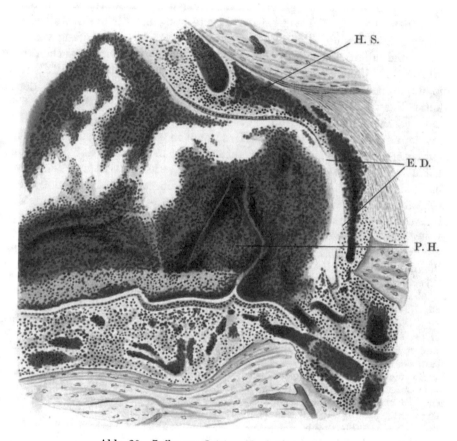

Abb. 20. Influenza-Otitis. Nach Manasse.

Otitis media acuta haemorrhagica. Charakteristisch ist das hämorrhagische Exsudat in der Paukenhöhle, die Hämorrhagien der Schleimhaut (H. S.), in welcher die Gefäße noch außerordentlich stark mit Blut gefüllt sind. Bei E. D. sieht man einen ziemlich großen Epitheldefekt, durch welchen das Blut aus der Schleimhaut in das Lumen der Paukenhöhle tritt. Manasse, Handbuch der Ohrenheilkunde. Bergmann, Wiesbaden, Tafel 3, Abb. 5.

Die Verteilung der Blutungen im Mittelohr ist in gleicher Weise wie die der entzündlichen Veränderungen eine sehr mannigfaltige. Alle Teile der Schleimhaut können davon betroffen werden. Nicht nur in der eigentlichen Paukenhöhle, auch im Recessus epitympanicus, im Antrum und in den Cellulae mastoideae sind sie ungemein reichlich anzutreffen.

Außerordentlich stark ist das Trommelfell ergriffen. Hier sehen wir nicht nur die Schleimhautflächen von Hämorrhagien durchsetzt, sondern auch die Bindegewebsfasern der beiden Propriaschichten auseinandergetrennt, und schließlich kann man oft genug kleinere und größere Teile der äußeren Epithelschicht durch reichliche Blutungen abgehoben sehen, eine Veränderung, die ja schon oft genug durch das klinische Bild (Blutblasen) konstatiert werden kann.

Auch das Exsudat bei der hämorrhagischen Otitis ist wesentlich verschieden von demjenigen der akuten eitrigen Mittelohrentzündung. Die immerhin reichlich vorhandenen Eiterkörperchen treten zurück hinter der Menge der roten Blutkörperchen."

Dabei finden sich starke Hyperämien, auch mit Blutungen in der näheren und ferneren Umgebung des Mittelohrs, so in der Scheide der Nervi tympanici, im Fazialiskanal, im Musculus tensor tympani, in den Havers'schen Kanälchen, der Paukenhöhlenwandung, im Modiolus der Schnecke und im Porus acusticus internus.

Experimentell hat Perez hämorrhagische Schleimhautentzündungen am Ohr beobachtet. Wenn er Tieren Reinkulturen von Influenzabazillen injizierte und damit Knochen-, Gelenk- und Darmerkrankungen erzeugte, beobachtete er am häufigsten dann, wenn er eine Influenzaangina hervorgerufen hatte, beiderseitige Otitis media purulenta, bei der er mikroskopisch hämorrhagischen Charakter nachweisen konnte.

In der letzten Epidemie traten krankhafte Erscheinungen am Gehörorgan entweder gleich zu Beginn der Grippe oder erst später bis zur dritten Woche auf. Auch diesmal handelte es sich meist um das typische Bild der Otitis media acuta in ihren verschiedenen Erscheinungsformen ohne wesentliche klinische Unterschiede von Otitiden aus anderer Ursache. Trotzdem erinnerten oft genug Neigung zur Hämorrhagien, schwere nekrotisierende Entzündungen und Erkrankung der nervösen Elemente des Gehörorganes an die Krankheitsbilder, die 1890 bei Influenza beobachtet worden sind (Denker, Dubs, Farner, Heine, Herbst, C. Hirsch, Schmuckert, H. Schweckendick, Siebenmann, Stenger, Wagener, Wanner). Nur H. Herzog hebt hervor, daß er das Bild eigentlich vermißt hat.

Stenger unterschied dabei zwei Formen von Mittelohrerkrankung nach Grippe, eine genuine akute Mittelohrerkrankung und eine sekundäre Komplikationserkrankung. Die eigentliche genuine Mittelohrerkrankung tritt gleichzeitig mit der allgemeinen Grippe oder unmittelbar nach Ablauf der Allgemeinerscheinungen unter äußerst heftigen Ohrschmerzen ein, die sich sofort auf den Warzenfortsatz erstrecken und oft derartig stürmisch sind, daß man besonders bei gleichzeitig bestehenden hohen Temperaturen an eine fortschreitende, gefahrdrohende Mastoiditis denken muß. Das Trommelfell ist dann analog den bei früheren Epidemien beschriebenen Befunden verändert. Die Entzündung erstreckt sich in charakteristischer Weise auf den oberen Abschnitt bei gleichzeitigen Mastoidschmerzen, die trotz ausgeführter Parazentese nicht nachlassen. Der Verlauf war bei geeigneter Behandlung meist gutartig und man hatte den Eindruck, daß es sich um eine Schleimhauterkrankung der Gesamtmittelohrräume handelte, welche trotz lebhafter Krankheitssymptome gutartigen Charakters war.

Die sekundäre Form der Mittelohrentzündung nach Grippe äußerte sich nach Stenger in der Weise, daß 2—3 Wochen nach Ablauf der eigentlichen Grippe plötzlich Anzeichen einer akuten Mittelohrentzündung mit hohem Fieber auftraten, unmittelbar gefolgt von einer Mastoiditis. Trotz rechtzeitiger Behandlung zeigten diese Fälle Neigung zu weiteren Komplikationen, sodaß frühzeitige operative Eingriffe notwendig wurden. Stenger konnte in solchen Fällen anamnestisch feststellen, daß während der eigentlichen Grippe mehr oder weniger starke Ohrbeschwerden bestanden hatten, die oft bis zur endlich ausgebrochenen Ohrerkrankung angedauert hatten. Er zieht daraus den Schluß, daß diese Sekundärerkrankungen auf dem Boden der ursprünglichen Grippeschleimhauterkrankungen günstige Entwicklung gefunden haben. Auch der Bakteriengehalt, der in diesen Fällen meist in Pneumokokken, Pseudodiphtheriebazillen und Streptokokken bestand, wird von ihm zur Stütze seiner Ansicht angeführt. Die Möglichkeit des Zusammenhangs dieser sekundären Otitiden mit anderen Nebenhöhlenerkrankungen wird von Stenger in Erwägung gezogen.

Die Häufigkeit der Ohrerkrankungen bei der Grippe von 1918 wird am besten durch einige Zahlen illustriert. Siebenmann konnte auf Grund eines großen klinischen und poliklinischen Materials feststellen, daß im Gegensatz zur Epidemie von 1889/90 die Ohren und Nasennebenhöhlen bei der vergangenen Epidemie relativ gering beteiligt waren. Genauere Daten gibt Farner an. Ein Fachkollege Farners, der im November und Dezember 1918 als Sanitätsoffizier in der Schweiz im Auszug ca. 1100 grippekranke Soldaten behandelt hatte, sah bei denselben nur 8 akute Otitiden.

Ein vielbeschäftigter Arzt in Zürich fand vom Sommer 1918 bis Neujahr nur etwa 10 ausgesprochene Mittelohrentzündungen bei seinen Grippepatienten, ein anderer sogar nur 4, und an der Züricher Otolaryngologischen Poliklinik wurden von Anfang Juli bis Ende Dezember 1918 nur 85 Ohrenkranke, deren Leiden durch Grippe verursacht war, behandelt. Im Züricherischen Notspital Münchhalden, wo Farner die spezialistischen Fälle behandelte, sah er unter 861 Grippekranken nur 30 (id est 3,5%) Komplikationen am Ohr. Ruppaner sah unter 681 Fällen nur 5 mal Otitis.

Einen weiteren Aufschluß über die Häufigkeit der Otitis bei Grippe ergeben auch die Untersuchungen Pryms an Grippeleichen. Er hat 88 mal die Untersuchung des knöchernen Gehörganges und Mittelohres vorgenommen und davon 28 mal Veränderungen gefunden, 2 mal chronische Mittelohrentzündung, 6 mal akute Veränderungen von leichter Rötung des Trommelfells und der Schleimhaut bis zur Vereiterung. 15 der Veränderungen waren einseitig, 11 doppelseitig. 19 mal war Eiter vorhanden, davon 5 mal auch im Warzenfortsatz. 4 mal handelte es sich um ein seröses Exsudat, wovon einmal ausschließlich die Zellen des Warzenfortsatzes betroffen waren. 3 mal lag nur eine Rötung und eine Injektion der Schleimhaut bzw. des Trommelfelles vor. Hämorrhagisches Exsudat wurde von Prym nicht beobachtet, ebenso niemals die Myringitis bullosa.

Auch bei den Fällen von Otitis handelte es sich in der Mehrzahl um junge, kräftige, vorwiegend männliche Individuen. Unter Farners 115 Grippeotitiden waren 71 männliche, 44 weibliche Patienten, 90 waren zwischen 16 und 35 Jahren, 12 jünger, 13 älter. 9 mal lag doppelseitige Otitis vor.

In einer großen Anzahl der Erkrankungen verliefen die Erscheinungen von seiten des Ohres unter dem Bilde der Otitis media acuta catarrhalis, in einer ebenso großen unter dem der Otitis media purulenta acuta (Farner 49 mal Otitis media acuta catarrhalis, davon 40 mal einseitig, 9 mal doppelseitig, 56 mal Otitis media acuta purulenta, 47 mal einseitig, 9 mal doppelseitig).

In vier der eitrigen Fälle beobachtete Farner während einer Influenza das Rezidiv einer vorher abgeheilten Otitis media purulenta chronica.

19 der Patienten klagten nur über das Gefühl der Völle und von Stechen im Ohr ohne objektiven Befund. Einer litt an Mastalgie, Otalgie hat Farner niemals beobachtet. In

23 Fällen begann die Ohraffektion als eines der ersten Symptome der Influenza zugleich mit der Allgemeinerkrankung. Am 2. Tag in 7 Fällen, am 3. bis 7. Tag in 45 Fällen, in der 2. Woche in 24 Fällen, in der 3. Woche in 4 Fällen. Bluthaltige Blasen am Trommelfell, blutig-eitriges Sekret in der Paukenhöhle, also die hämorrhagischen Formen, sah Farner in 31 Fällen. Mastoiditische Reizungen waren in 17 Fällen vorhanden. Empyem des Warzen-fortsatzes hat er 12mal (einmal doppelseitig), also in ca. 23% der eitrigen Mittelohr-entzündung, beobachtet. Die letzteren Fälle hat er sämtlich operiert. Bakteriologisch hat Farner Pneumokokken, Streptococcus pyogenes und Diplostreptokokken, niemals Influenzabazillen nachgewiesen. Prym hat 3 mal grampositive Diplokokken, 1 mal Strepto-kokken gefunden und mehrmals ein negatives Ergebnis gehabt.

Die Zurechnung dieser Otitiden zur Grippe lag gewöhnlich auf der Hand. Zeitliche Koinzidenz und die eigentümliche Art der Schleimhauterkrankung gaben hierzu die Berechtigung. Das Eigenwort „grippalis" ist, wie wir noch häufig hören werden, außerordentlich freigebig für alle möglichen Entzündungen gebraucht worden, die sich im Verlaufe und nach Abklingen der Grippe ein-gestellt haben. Wir werden nicht immer in der Lage sein, diesem Gebrauch ohne weiteres zuzustimmen. Die Otitis ist jedoch eine der wenigen Kom-plikationen, die dieses Eigenwort mit einigem Recht verdient. In der Mehrzahl der Fälle dürfen wir annehmen, daß es sich um eine Fortleitung der im Nasen-Rachenraum sich abspielenden Entzündungen durch die Tuben auf das Ohr gehandelt hat.

Im Verlaufe zeigt die Otitis grippalis nur wenige Unterschiede von der gewöhnlichen Otitis media. Doch wurde auch während dieser Epidemien von mehreren Beobachtern auf ihren heimtückischen Verlauf, vor allem auf die rasche Einschmelzung des Knochens hingewiesen, wenn der Prozeß einmal auf ihn übergegriffen hatte (Denker, C. Hirsch, Farner, Stenger, Wagener). Die Prognose wurde daher gern mit einer gewissen Reserve gestellt, nur Wanner scheint in dieser Beziehung sehr optimistisch gewesen zu sein.

Für die Behandlung der Otitis bei Grippe galten im allgemeinen die Grund-sätze der Behandlung der Otitis media überhaupt. Nach C. Hirsch und Farner empfahl sich nur ein frühes aktives Vorgehen, also vor allem frühe Parazentese und Frühoperation bei Mastoiditis. Farner hat nach der Empyemoperation eine auffallend langsame Ausheilung der Knochendefekte beobachtet, besonders dann, wenn es sich um mit Pneumonie kombinierte Fälle handelte. Im übrigen schien der Ausgang nicht ungünstiger als bei den Otitiden anderer Ursache. Auch die Schwerhörigkeit hielt sich offenbar in den bei Otitis media gewöhnlich beobachteten Grenzen, ging aber nach Ablauf der Entzündung, wie Farner berichtet, manchmal auffallend langsam zurück. Schwerere Komplikationen im Anschluß an die Mitbeteiligung des Ohres, die zu weiteren chirurgischen Eingriffen Anlaß gaben, wie Empyem des Warzenfortsatzes (Dubs, Gröger, C. Hirsch), perisinuöse Abszesse (Gröger), Gehirnabszesse (Köbel), Sinus-thrombosen (C. Hirsch) sind in der Literatur mehrfach erwähnt, ohne daß es aus den bisherigen Angaben möglich wäre, ihre prozentuale Häufigkeit fest-zustellen. Ihre Behandlung richtet sich nach den allgemein gültigen chirurgischen Grundsätzen.

5. Respirationsorgane.

Wie sehr das Bild der Grippe von 1918 von Erscheinungen von seiten der Atmungsorgane beherrscht war, wurde bereits wiederholt hervorgehoben. Nur selten fehlten Symptome von seiten der Atmungsorgane gänzlich. Die

Grippepneumonie wirkte bestimmend auf die Mortalitätsziffer der Epidemie ein. Bezeichnungen wie Lungenseuche (B. G. Gruber und Schädel) oder Vergleiche mit der Lungenpest der alten Ärzte (Busse) ergaben sich zwanglos aus dieser Tatsache. Die Regelmäßigkeit der klinischen Koinzidienz, die Häufigkeit gleichartiger Obduktionsbefunde ergaben eine so grob sinnfällige Zusammengehörigkeit von Grundkrankheit und Organerkrankung, daß sich hier über die Verwendung des Eigenwortes „grippalis" das gleiche wie bei der Otitis sagen läßt. Pneumonia grippalis und Empyema grippale sind heute für jeden Arzt abgegrenzte und eigenartige Krankheitsbilder geworden.

a) Das Grippeempyem.

Die Komplikation der Grippe von 1918, die den Chirurgen am häufigsten beschäftigt hat, ist die eiterige Entzündung des Brustfells. Lungen- und Brustfelleiterungen kommen sonst nur gelegentlich auf den chirurgischen Abteilungen vor. Während der Pandemie im Juli und namentlich im Oktober und November waren die chirurgischen Abteilungen in Deutschland überfüllt mit Empyemen. Man war versucht, von einer Empyemepidemie zu sprechen.

1. Frühere Epidemien.

Die Mitbeteiligung der Pleura bei der Influenza ist aus früheren Epidemien hinlänglich bekannt. 1889/90 waren es nach Leichtenstern vor allem fibrinöse, seröse oder eiterige Pleuritiden, selten hämorrhagische Exsudate, welche zur Beobachtung kamen. So hebt Kundrat als eine besondere Eigentümlichkeit der Influenzabronchitis hervor, daß sich nicht selten zu ihr ohne nachweisbare Pneumonienherde oder Abszedierung eine Pleuritis hinzugesellt. Ähnliche Angaben führt Leichtenstern, von Kahler, Mayor, Netter, Stricker, Verneuil, A. Vogel, Weichselbaum u. a. an. Chauffard, Hermann, Krannhals, Maillart, Mosler berichten im gleichen Sinne. R. Pfeiffer fand in zwei solchen Fällen von Pleuraempyem massenhaft Influenzabazillen.

Sehr häufig trat die Pleuritis in Begleitung der Influenzapneumonie auf (Curschmann, Gerhardt, Heubner). Auerbach machte auf ausgedehnte trockene Pleuritiden aufmerksam.

Nach Leyden und Guttmann machten die Erkrankungen der Atmungsorgane 68% der Todesursachen der Influenza von 1889/90 aus (Lungenentzündung bei 3,5—18% der Erkrankungen). 1,3% der Todesfälle waren allein auf die eiterige Pleuritis zurückzuführen.

Leichtenstern hat bereits die oft überaus schwere, meist letale Form der Pleuritis grippalis hervorgehoben, welche bald gleichzeitig mit dem Influenzaanfall einsetzte, häufig am 2. oder 3. Tage nach dem Beginn sich entwickelte, ohne daß sich das Vorangehen einer Lungenentzündung nachweisen ließ.

Es ist von Interesse, daß das Aussehen der damals beobachteten Ergüsse im Brustfellraum offenbar vollkommen dem der in der Epidemie von 1918 beobachteten glich; Leichtenstern beschreibt sie als dünn, trübe, seropurulent, von eigentümlich mattgelber Farbe und berichtet, daß sie mitunter als weincrèmeartig bezeichnet worden sind. Fürbringer hat diese Exsudate bereits damals als lehmwasserähnlich bezeichnet. Bakteriologisch wurden in diesen Ergüssen meist Streptokokken in Reinkultur gefunden, gelegentlich nach der Grippe von 1889/90 auch Pfeifferbazillen (Ellermann 1907). Die Befunde bei den nach 1890 aufgetretenen Epidemien scheinen nach dieser Richtung nur wenig variiert zu haben (Kundrat und Paltauf). Leichtenstern hat von dieser primären Pleuritis eine sekundäre, offenbar postpneumonische geschieden und auf den rapiden, prognostisch schlechten Verlauf der primären hingewiesen.

Die Häufigkeit der pleuritischen Prozesse hat 1889/90 in sehr breiten Grenzen geschwankt. Kuskow, der die Literatur dieses Gegenstandes ausführlich behandelt, gibt als Grenzen dieser Schwankungen 5% bei Leichtenstern und 21,5% bei Mason an.

2. Häufigkeit des Empyems und der Lungenerkrankungen bei der Grippe von 1918.

Das häufige Vorkommen der Grippeempyeme 1918 steht in engstem Zusammenhang mit der Häufigkeit pneumonischer Prozesse während dieser letzten Pandemie. Die Zahl der in den einzelnen Kliniken und Krankenanstalten beobachteten Pneumoniefälle ist ungeheuer groß:

So haben Adler und Kaznelson im Oktober 1918 nicht weniger als 115 Pneumoniefälle behandelt, F. Meyer unter 600 Grippefällen 66 Pneumonien.

Von Braschs 275 Grippekranken hatten 216 Erscheinungen von seiten des Respirationstraktus. W. Frey berichtet von 99 Pneumonien und 52 Pleuritisfällen, bei einem Material von 214 Patienten. Nach Münzer waren von den 5000 Mitgliedern der Prager Handels-Gremialkasse 378 erkrankt, davon 40 an Pneumonie. Pal beobachtete in der Sommerepidemie 123, in der Herbstepidemie bis November 400 Pneumonien. Lorey sah 114 (35%) oft doppelseitige Pneumoniefälle. Hoffmann und Keuper berichten von 471 Influenzafällen, unter denen 233 mit lobulären und lobären Pneumonien waren, während in den übrigen 238 Fällen ein Freibleiben der Lunge angenommen werden konnte. Gröger stellte unter 171 Influenzafällen 89 Pneumonien fest, darunter 45 Männer, 31 Frauen und 13 Kinder. v. Bergmann gibt folgende Statistik über die beiden Wellen der Epidemie:

1. Influenzaepidemie vom 26. VI.—3. VIII. 1918. 38 Tage.

34 Fälle (29,4% †)	23 Männer (34,7% †)	1 leichte Influenza	22 Influenzapneumonien (8 † = 36,3%)
	11 Frauen (18,1% †)	6 „ „	5 Influenzapneumonien (2 † = 40%)
			8 Empyeme (3 †)

2. Influenzaepidemie vom 20. IX.—18. XII. 1918. 68 Tage.

224 Fälle (31,2%)	73 Männer (34,2% †)	21 leichte Influenzafälle, daneben 45 Pneumonien 6 Empyeme (4 †)	52 schwere Influenzafälle (25 † = 55,5%)
	136 Frauen (30,1% †)	49 leichte Influenzafälle, daneben 81 Pneumonien 13 Empyeme (7 †)	87 schwere Influenzafälle (41 † = 50,6%)
	15 Kinder (40% †)	5 leichte Influenzafälle, daneben 6 Pneumonien 6 Stenosen (2 †)	10 schwere Influenzafälle (4 † = 66,6%)

Dabei war die Mortalität gerade der Pneumoniefälle eine besonders hohe. Das geht bereits aus der Statistik von v. Bergmann hervor und auch die Zahlen von W. Frey, Münster, K. Frey, Staehelin, Gröger, Frohmann, Hilbert, Pal, Münster sprechen in diesem Sinne.

W. Frey:	29% Gesamtmortalität auf 214 Fälle.
	24% „ „ 99 Pneumonien.
Münzer:	13 Todesfälle auf 40 Pneumonien (32,5%)
K. Frey (Aarau):	279 Influenzapneumoniefälle, 79 † (28% Mortal.)
Staehelin (Basel):	938 „ 360 † (38,5% Mort.)
Gröger (Teschen):	89 „ 42 † (52% Mortal.)
Ruppaner (Samaden):	107 „ 31 †

Hilbert: Sommerepidemie 12 Todesfälle auf 123 Grippefälle $= 9.7\%$
                     Herbstepidemie 70 Todesfälle auf 400 Pneumonien $= 17.4\%$
                         davon an Pneumonie 1. Epidemie 20%
                                    ,,   ,,   ,,   2.   ,, 50%

Fromann: 81 Pneumonien, davon 27 †

v. Beust,

Kantonspital Zürich: Aufnahmen an Grippekranken seit Beginn der Epidemie . 2732
                       davon Pneumonien 1400
                       Grippeautopsien (meist Pneumonien) . . 390
                       also in 50% der Fälle Pneumonie.

Auch die Kurven aus Federschmidt (Abb. 8 und 9) illustrieren die Tatsache, wie bestimmend die Grippepneumonie auf die Mortalitätskurve der Grippe eingewirkt hat.

Nach Kleinschmidt sind an der chirurgischen Klinik in Leipzig 1918 114 und in den ersten Monaten von 1919 32 Empyeme operiert worden. Im Jahre 1913 kamen dagegen nur 33, 1917 sogar nur 27 Fälle zur Operation. Dabei zeigten die Empyeme nach ihrer Entstehungsweise folgende Einteilung:

	Postpneumonische Empyeme	Mit anderen Ursachen (postop. nach Lungenabszeß, Gangrän, Trauma)
1913	16	17
1917	20	7
1918	97	17
1919	28	4

Ähnliche Unterschiede in der Frequenz der letzten Jahre und im Jahre der Epidemie ergaben sich aus den Mitteilungen von Henze (Heidelberg, Kaiser (Halle a. d. S.) und Lustig (Breslau):

	1913	1914	1915	1916	1917	1918 Epidemie	1919
Kleinschmidt (Leipzig) .	33	—	—	—	27	114	32
Henze (Heidelberg) . . .	8	16	6	13	28	14	70
Kaiser (Halle a. S.) . . .	—	—	—	—	16	48	

Lustig berichtet aus dem Städt. Wenzel-Hancke-Krankenhaus in Breslau ebenfalls eine auffallende Zunahme der Empyemfrequenz; sie betrug

1908: 0,7,   1910: 1,0,   1912: 0,4,   1914: 2,4,   1916: 1,0,   1918: 9,0.
1909: 1,2,   1911: 1,2,   1913: 2,4,   1915: 2,8,   1917: 1,0,

der Operationen.

Über das zahlenmäßige Verhältnis von Grippepneumonie zum Grippeempyem liegen ebenfalls manche Angaben vor. Staehelin sah unter 938 Influenzapneumonien 46 ausgedehnte Exsudate, darunter 17 eiterige. Ruppaner zählte auf 107 Influenzapneumonien 5 eiterige Pleuritiden. Wanner beobachtete in Vevey 108 Grippepneumonien bei 314 Kranke mit nur 5 Pleuritiden, die sämtlich metapneumonisch entstanden waren. Das entspricht 4.5% (v. Beust). Im Kantonspital Zürich wurden nach v. Beust unter 1400 Pneumonien 41 mit eiteriger Pleuritis gezählt und bei 390 Grippeautopsien, die meist Pneumonie zeigten, 11 eiterige Pleuritiden gefunden. Es wurde also klinisch in 3% der Pneumonien und in 2.8% der Autopsien eiterige Pleuritis festgestellt.

Auch in Frankreich muß das Pleuraempyem während der Grippeepidemie in ungeheurer Häufung vorgekommen sein. So berichten Bérard und Ch. Dunet von mehr als 140 Empyemen in manchen Lagern der amerikanischen Armee, namentlich im Lager von Loe. A. Netter gibt eine Mortalität von 84% bei den Grippepleuritiden an.

Bei den Empyemfällen machte sich, wie bei der Grippe überhaupt, eine stärkere Beteiligung gerade des jugendlichen Alters geltend. Unter Henzes 70 Fällen fanden sich 59 (= 84,3%) Erwachsene und 11 Jugendliche im Alter von 1—17 Jahren (= 15,7%). Kaiser zählte 30 Erwachsene und 17 Jugendliche auf. Unter den Erwachsenen war es aber gerade das Alter zwischen 20 und 40 Jahren, welches am meisten betroffen wurde. Die folgende Tabelle und Abb. 21 geben Aufschluß über die Verteilung der Empyeme auf die verschiedenen Altersstufen:

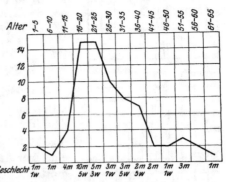

Abb. 21. Häufigkeit des Pleuraempyems bei Grippe in den verschiedenen Lebensaltern nach Henze. (Beobachtung an der chirurgischen Klinik in Heidelberg.)

	1—10	11—20	21—30	31—40	41—50	51—60	61—70
Henze 70	3	19	25	15	4	3	1
Balhorn-Stich 60	11	20	14	5	6	4	—
	(8,3%)	(33,3%)	(23,3%)	(8,3%)	(10,0%)	(6,7%)	—
B. Neuer . . 58	—	—	—	9	6	—	—
Kümmell . . 75	—	—	17	30	—	—	—
Ingversen . . 45	10	20	8	4	3	—	—
v. Beust . . 54	3	8	23	12	4	2	2

Auch die Beteiligung der verschiedenen Geschlechter an den Empyemerkrankungen entspricht den bei der Grippe beobachteten Verhältnissen im allgemeinen.

Autor	Zahl	Kinder	Erwachsene	
			Männer	Frauen
Ingversen-(König) .	45	10	20	15
B. Neuer	58	—	24	34
Henze	70	11	30	29
Gröger	29	9	14	6
Schmeil	12	5	3	4
Balhorn-(Stich) . .	60	11	23	26
v. Beust	54	3	33	18
zusammen	328	49	147	132

Auf die Zahl von 279 Empyemen bei Erwachsenen berechnet, ergibt dies eine Verteilung von 52,68% bei Männern und 47,32% bei Frauen.

Die Verteilung der Grippeempyeme auf die verschiedenen Berufe hat nur v. Beust näher behandelt. Sie erscheint nicht von besonderer Wichtigkeit.

v. Beust sah das Grippeempyem:

bei Männern:

Landarbeiter, Gärtner, Freiluftarbeiter 15
Werkstattarbeiter 13
Nachtwächter 1, Polizist 1 2
Studenten 3

bei Frauen:

Hausfrauen 9
Dienstmädchen 7
Werkstattarbeiterinnen 2

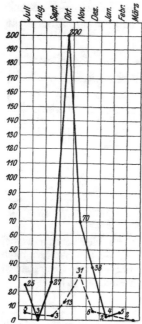

Abb. 22. Aufnahme von Grippefällen in die medizinische Klinik Heidelberg 1918/19. ___ Aufnahme von Grippeempyemfällen in die chirurgische Klinik Heidelberg 1918/19.

Beim Empyem aus beliebiger Ursache sind von Fabrikant unter 56 Fällen 21 weibliche, 35 männliche Patienten beobachtet worden. Das entspricht 47,5% weiblichen, 52,5% männlichen Patienten. In der Statistik von Helling kommen auf 39 Fälle 26 männliche (66,6%), 13 weibliche (38,4%), in der von Weinges unter 25 Fällen 16 Männer (36%) und 9 Frauen (64%). Pribram fand unter 100 Fällen 60 Männer und 40 Frauen.

Man wird die Abweichung der Verteilung des Grippeempyems bei den beiden Geschlechtern gegenüber den beim Empyem aus anderer Ursache beobachteten Verhältnissen, wie sie sich aus den Zahlen einzelner Autoren ergeben, ebenfalls auf die bereits erörterte Verschiebung des Bevölkerungsaufbaues in den kriegführenden Ländern zurückführen können. v. Beusts Zahlen aus der Schweiz zeigen ein ganz anderes Verhältnis. Bei einer Summierung aller Fälle ergibt sich zudem eine Verhältniszahl, die der Fabrikants vollkommen entspricht, gegenüber denen von Helling, Weinges, Pribram allerdings um 10 differenziert.

Auf die einzelnen Monate der Epidemie gerechnet, waren es vor allem der Oktober 1918, dann der November 1918, die bei weitem an Zahl der Fälle dominierten.

Autor	Juli	August	Sept.	Okt.	Nov.	Dez.	Jan.	Febr.	März	April
Henze (Heidelberg)	5	3	3	15	31	6	4	2	1	—
	(7,1%)	(4,3%)	(4,3%)	(21,4%)	(44,3%)	(8,6%)	(5,7%)	(2,9%)	(1,4%)	—
Balhorn (Göttingen)	—	—	2	8	19	18	7	4	—	—
v. Beust (Zürich)	4	2	—	5	14	12	8	3	3	4

Die Kurve 22 stellt das Verhältnis der Aufnahme von Grippefällen in die medizinische Klinik Heidelberg zur Aufnahme von Empyemfällen in die chirurgische Klinik dar und zeigt, wie die Häufung von Empyemfällen in geringem zeitlichem Abstand der Häufung von Grippefällen in der medizinischen Klinik folgte (Henze).

3. Pathogenese des Grippeempyems.

Bei dem Vorherrschen der Lungenveränderungen während der letzten Pandemie lag es nahe, die eiterige Pleuritis nahezu ausschließlich als Folge bzw. Begleiterscheinung der pneumonischen Prozesse zu betrachten. Darauf wurde ja bereits bei der Besprechung der pathologischen Anatomie der Grippe und der Häufigkeit des Empyems bei ihr hingewiesen.

Die vielfachen Lungenveränderungen gingen eben meist mit sehr charakteristischen multiplen Pleuranekrosen und mit serofibrinöser und hämorrhagisch-eiteriger Entzündung der Pleura einher (Berblinger, Borst, Busse, Dietrich, Emmerich, A. W. Fischer, Glaus und Fritsche, W. Groß, Kaiserling, Löhlein, Marchand, Wegelin). Wegelin fand unter 68 Sektionen 26 mal trüb-seröses Exsudat, oft mit hämorrhagischem Charakter, nicht selten doppelseitig; in 9 Fällen, id est 12%, war er es eiterig, mit dicken fibrinösen Belegen.

Ganz besonders häufig hat sich das Empyem im Anschluß an die interstitiellen lymphangitischen Eiterungen, an die Pneumonia dissecans, entwickelt; dies darf als ganz besonders charakteristisch für die letzte Epidemie gelten. Merkwürdigerweise finden sich darüber nur wenige Hinweise in der Literatur (v. Beust, Liebmann und Schinz).

Nach einer brieflichen Mitteilung nimmt Sauerbruch dieses Vorkommnis als auffallend häufig an; es entstanden Lungenabszesse, die durchbrachen oder als größere Einschmelzungsherde in der Lunge fortbestanden und zu abgekapselten Empyemen führten. Sauerbruch hat eine große Anzahl solcher Empyeme gesehen.

Diese Erklärung wurde auch 1889/90 bereits vielfach für die Entstehung der Influenzaempyeme angenommen, wie z. B. von Drasche, Kundrat und vor allem von Albu, der die seröse Pleuritis für eine häufige Begleiterscheinung der Influenzapneumonie hielt, ihren Übergang in die eiterige Form aber als selten bezeichnete.

Für das Entstehen eines Influenzaempyems nahm er ebenso wie für die Entwicklung des dann und wann beobachteten Spontanpneumothorax die Perforation subpleuraler kleiner Lungenabszeßchen an, während A. Fraenkel engbegrenzte kleine Lungengangränherde als Ausgangspunkt für das Influenzaempyem in vielen Fällen anführt. Der bei der Annahme dieser Entstehungsweise häufiger zu erwartende Pyopneumothorax, der tatsächlich nur selten beim Influenzaempyem beobachtet wird, kommt nach Fraenkel bei dem Durchbruch der subpleuralen Abszeßchen in der Regel dadurch nicht zustande, daß die zuführenden Bronchien durch Entzündungsprodukte bereits unwegsam für Luft geworden sind.

Liebmann und Schinz haben 1918 eine besondere Form des Grippeempyems, das abgesackte, lateral wandständige Pleuraempyem, das sich immer außen und lateral lokalisierte, in 7 Fällen beobachtet. Auf seine klinische Stellung wird noch zurückzukommen sein. Es zeichnet sich durch eine besondere Gutartigkeit aus, ein Umstand, der Liebmann und Schinz veranlaßt hat, für seine Entstehung nicht nur echt entzündliche Prozesse, die natürlich ebenfalls eine Rolle spielen, sondern auch zirkulatorische Vorgänge an der Pleura verantwortlich zu machen. Sie denken dabei vor allem an die von Oberndorfer beschriebenen und auf arteriitische und thrombotische Prozesse zurückgeführten infarktähnlichen Bilder, die allerdings nicht von allen Pathologen in gleicher Weise gedeutet worden sind (Borst).

Entsprechend der Vielgestaltigkeit der Lungenprozesse bei der Grippe ergeben sich also mehrere Entstehungsmöglichkeiten des Empyems aus den Lungenveränderungen. Die Entwicklung eines Empyems auf hämatogener oder lymphogener Basis ohne Lungenveränderungen liegt natürlich, auch im Rahmen der Grippe, im Bereiche der Möglichkeit; sie dürfte verschwindend selten sein.

Clairmont hat darauf hingewiesen, daß das interlobuläre Empyem keineswegs immer als Begleiter einer Lungenerkrankung entstehen muß. Die Frage der primären Interlobärpleuritis ohne Lungenherd, für die Clairmont aus der Literatur mehrere Fälle zitiert, ist nach ihm noch keineswegs entschieden. Er glaubt nach seinen eigenen Beobachtungen, daß interlobäre Pleuritiden auf hämatogenem Wege im Anschluß an eine Operation oder im Gefolge eines entfernt liegenden infektiösen Herdes, der zunächst mit Lunge und Pleura nichts zu tun hat, oder durch Verschleppung einer im Abdomen bestehenden primären Infektion in den Pleuraraum auf dem Wege der Lymphbahnen entstehen können. Diese Angaben kommen natürlich bis zu einem gewissen Grade auch auf das Totalempyem in Anwendung; denn es ist niemals Gewähr geleistet, daß ein Empyem auf den Interlobärspalt isoliert bleibt. Natürlich kann auch bei dem Empyem nach Grippe, bei welcher der Organismus von Eitererregern überschwemmt ist, eine der erwähnten Entstehungsmöglichkeiten einmal vorliegen; aber im allgemeinen war das Empyem auch klinisch so sehr Komplikation oder Folgekrankheit der Pneumonie, daß man niemals nach weiteren Ursachen zu suchen brauchte. Selbst für den Fall, daß Anamnese und Befund nicht auf die Lunge hinwiesen, mußte mit der Möglichkeit klinisch latenter, vielleicht bereits abgeklungener Lungenerscheinungen gerechnet werden; v. Beust erwähnt zwei solche Fälle.

4. Klinische Beziehungen des Grippeempyems zur Grippepneumonie.

In der großen Mehrzahl der Fälle ist das Grippeempyem klinisch während des Verlaufes oder nach dem Abklingen pneumonischer Prozesse in Erscheinung getreten.

Die Unterscheidung zwischen Empyemen, welche nach einer Lungenentzündung auftreten, den sog. metapneumonischen und solchen, welche sich noch auf der Höhe der Lungenerkrankung einstellen, den sog. parapneumonischen, ist zuerst von französischen Autoren (Siems, Widal et Gougerot, Dumont et Mosny, Dufour zitiert nach D. Gerhardt) gemacht und in Deutschland vor allem von D. Gerhardt betont worden.

Außer durch das zeitliche Verhältnis zur Pneumonie unterscheiden sich die parapneumonischen Empyeme nach D. Gerhardt von den metapneumonischen durch ihre Gutartigkeit, ihren geringen Gehalt an Pneumokokken und ihre Neigung zur Spontanheilung durch Resorption. Die metapneumonischen Empyeme heilen nur in vereinzelten Fällen durch Aushusten, seltener durch Resorption spontan. Sie müssen in der Mehrzahl der Fälle erst durch Rippenresektion zur Entleerung und Ausheilung gebracht werden. Diese Einteilung gilt im großen und ganzen nur für die genuine Pneumonie und die sie begleitenden oder ihr folgenden Empyeme. D. Gerhardt hat nun von diesen beiden Gruppen noch eine dritte unterschieden: Empyeme, die im Höhenstadium der genuinen Pneumonie auftreten, im Gegensatz zum gewöhnlichen Verhalten der parapneumonischen Empyeme schwer verlaufen und einen reichlichen Gehalt an Pneumokokken haben. Ebenso wie diese sind nach ihm jene Empyeme zu bewerten, welche im Verlauf von Bronchopneumonien auftreten, in der Regel reich an Mikroben sind, meist an Pneumokokken, oft auch an Streptokokken. Sie tragen fast stets zur Verschlimmerung des Krankheitsbildes bei und zeigen keinerlei Tendenz zur Spontanheilung.

Man trifft sie besonders häufig in Begleitung von Bronchopneumonien. Die Grippeepidemie hat, wie Gerhardt hervorhebt, vor allem derartige „bronchopneumonische" Empyeme gezeitigt.

Auf die von Liebmann und Schinz beschriebenen abgesackten, lateral wandständigen Empyeme, die im Gegensatz zu den bronchopneumonischen Empyemen Gerhardts eine besondere Gutartigkeit zeigten und meist unter dauernder Expektoration von eitrigem Sputum spontan heilten, wurde bereits hingewiesen. Eine Unterscheidung in metapneumonische und parapneumonische Empyeme ließ sich bei dieser Form nicht durchführen, da der Zeitpunkt ihres Auftretens durchaus verschieden war.

Die einzelnen Mitteilungen über das Grippeempyem von 1918 geben leider nur recht unvollkommen Aufschluß über den zeitlichen Zusammenhang zwischen Beginn des Empyems und Lungenerkrankung. Das liegt zum Teil daran, daß nur wenige wirklich durchgearbeitete Veröffentlichungen bisher vorliegen, zum Teil aber besonders daran, daß die Bestimmung der zeitlichen Aufeinanderfolge außerordentlich schwierig zu treffen ist.

Gröger berichtet, daß die Lungenentzündungen häufig durch metastatische Thoraxempyeme kompliziert waren. Bei 89 Grippepneumonien fand er 29 Empyeme. Unter Ingversens (König) 45 Empyemfällen war 25 mal gleichzeitig eine Pneumonie vorhanden. Der kürzeste Zeitraum zwischen Operation und Krankheitsbeginn war in einem Fall 8 Tage, der längste 42 Tage, der Durchschnitt war 24 Tage. Henze berichtet über 13 rein parapneumonische Empyeme, von denen 6 zum Exitus kamen, während in seinen 57 anderen Fällen der Zwischenraum vom Beginn der Lungenerscheinungen bis zum Auftreten des Empyems durchschnittlich 4 Wochen betrug. In Kaisers Fällen war das parapneumonische Empyem viel häufiger und zeigte einen bösartigeren Charakter als sonst. Kleinschmidt spricht nur von metapneumonischen Empyemen.

Auch H. Meyer weist darauf hin, daß man bei der Grippe erstaunlich oft parapneumonische Empyeme, aber keineswegs in der sonst bekannten gutartigen Form, fand. Von der zweiten Hälfte des Juni bis Ende August 1918 sah er 18 Fälle von Grippepneumonie, bei denen sich 4 mal ein einseitiges, 1 mal ein doppelseitiges Empyem entwickelte. Von den 4 einseitigen Empyemen waren 3 innerhalb des 5.—7. Krankheitstages, eines am 17., das doppelseitige am 7. Krankheitstage auf der linken, am 10. auch auf der rechten Seite aufgetreten.

v. Beust stellte in seinen Anamnesen nur einmal das gleichzeitige Auftreten von Pneumonie und Pleuritis fest. Meist folgte die Pleuritis erst nach wenigen Tagen, selten erst nach längerem Intervall.

Unter den von Schmeil mitgeteilten Fällen finden sich nur zwei, bei denen das Empyem ziemlich auf der Höhe der Grippe gefunden wurde, während in allen anderen Fällen die Grippe bei der Aufnahme in die chirurgische Klinik Breslau schon Wochen zurück lag. Deneke teilt ganz allgemein in Früh- und Spätempyeme ein. Betinna Neuer hebt die Schwierigkeit, den Beginn des Empyems festzusetzen, besonders hervor.

Von ihren 58 Fällen hat sie nur dreimal bei zufällig wegen anderer Erkrankung auf ihrer Station befindlichen Patienten die Symptome, unter welchen das Empyem einsetzte, beobachten können, in zwei Fällen 6 Tage, in einem Fall 3 Tage nach Beginn der pneumonischen Erscheinungen. Alle anderen Fälle kamen erst viel später in die chirurgische Behandlung. Sie sah:

in der ersten	Erkrankungswoche	6,	davon	3	Männer und	3	Frauen
,, ,, 2.—3.	,,	24,	,,	9	,,	,, 15	,,
,, ,, 4.—5.	,,	16,	,,	5	,,	,, 11	,,
,, ,, 6.—8.	,,	2,	,,	1	,,	,, 1	,,
,, ,, 9.—10.	,,	6,	,,	3	,,	,, 3	,,

Ein Patient kam sogar erst nach 17 wöchigem Kranksein in die chirurgische Behandlung.

Die Hauptschwierigkeit der Beurteilung des zeitlichen Auftretens und der Stellung des Empyems im Rahmen des klinischen Bildes liegt ganz besonders darin, daß die Influenzapneumonie selbst in so vielgestaltiger Weise in Erscheinung zu treten pflegt. Will man daher über diese Zusammenhänge Aufschluß bekommen, so ist es unerläßlich, sich das klinische Bild der Influenzapneumonie vor Augen zu halten. Das kann nicht besser geschehen, als wenn man Strümpells plastischer Darstellung dieser Lungenerkrankung folgt:

„Die Pneumonie hat ursprünglich einen lobulären Charakter. Perkutiert und auskultiert man, so kann man anfänglich an den verschiedenen Stellen der Brustwand einen ganz verschiedenen Befund haben (Dämpfung, Tympanie, Knistern, Bronchialatmen). Bald schließen sich aber die Herde gewöhnlich nur auf einer Seite zu einer festeren Gesamtinfiltration eines Unterlappens zusammen; dabei sind aber doch gewöhnlich beide Lungen erkrankt, der untere Lappen der einen Seite in einzelnen lobulären Herden, die oberen Abschnitte der Lungen mehr in einfach katarrhalischer Form. Diese von vornherein vorhandene beiderseitige Ausbreitung der Krankheit mit vorherrschendem Befallensein der einen Seite ist in dieser Weise bei der gewöhnlichen kruppösen Pneumonie viel seltener zu beobachten. Auffallend ist in vielen Fällen das Auftreten einer ungemein „massiven" (resistenten) Dämpfung über den am stärksten befallenen Lungenlappen. Das Atemgeräusch ist dann sehr abgeschwächt. Man hört höchstens etwas leises unterdrücktes Knistern oder leises hohes Bronchialatmen. Immer wieder vermutet man einen stärkeren pleuritischen Erguß, aber selbst wiederholte Probepunktionen bleiben ohne Erfolg. Offenbar handelt es sich um derbe Infiltration mit ausgedehnter Verstopfung der Bronchen, zum Teil wohl auch um pleuritische Verwachsungen. Für andere Fälle charakteristisch ist das ausgedehnte Knisterrasseln. Der Auswurf bei der Influenzapneumonie kann stellenweise pneumonisch sein, meist ist er aber im wesentlichen katarrhalisch, schleimig-eitrig, zuweilen geballt, manchmal eigentümlich zerfließend, in der Regel nicht sehr reichlich, seltener reichlicher, mit seröser Beimengung und dann sich schichtend, gelegentlich kommt schmierig-blutig-schleimiger Auswurf vor. Die Gesamtdauer der Influenzapneumonie ist

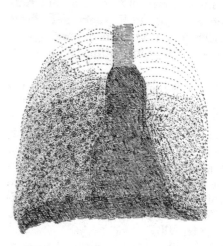

Abb. 23.   Nach Liebmann und Schinz.

recht verschieden. Gemessen an der Dauer des Fiebers beträgt sie in den leichteren Fällen etwa eine Woche, in den schwereren 2—3 Wochen und mehr. Das Fieber ist nicht besonders hoch, schwankt etwa zwischen 38 und 40 Grad, zeigt Remissionen und Steigerungen, je nach der Ausbreitung des pneumonischen Prozesses. Nach Aufhören des Fiebers erfolgt zuweilen rasche, häufiger ziemlich langsame Aufsaugung des Exsudats und Rückkehr in die normalen Verhältnisse. Der Allgemeinzustand der Kranken mit Influenzapneumonie ist meist ein schwerer. Oft besteht starke Dyspnoe und blaß-zyanotisches Aussehen der Kranken. Der Puls kann bedenklich klein und weich werden, so daß die energische Anwendung von Herzmitteln notwendig ist. Andererseits ist es mir oft aufgefallen, daß die Pulsfrequenz nicht so hoch ist, als man nach der Temperaturhöhe erwarten sollte. Herpes haben wir in geringer Entwicklung wiederholt beobachtet, er ist aber nicht die Regel. Im Blut findet man anfangs nicht selten Leukopenie, später eine mäßige Leukozytose. Die Nieren bleiben in der Regel unbeteiligt, die Milz ist meist nachweislich nicht geschwollen.

Von großer Bedeutung sind die sekundären Pleuritiden, die oft serös eitrige Beschaffenheit zeigen, zuweilen in reine Empyeme übergehen. Nicht selten beherrscht schließlich die eitrige Pleuritis das Krankheitsbild und erfordert einen therapeutischen Eingriff (Punktion oder Inzision). Die Prognose der Influenzapneumonie ist immer mit einer gewissen Vorsicht zu stellen; wir haben auch bei jüngeren, ziemlich kräftigen Kranken eine größere Anzahl von Todesfällen erlebt."

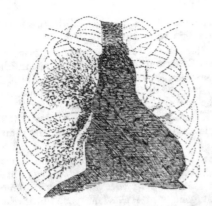
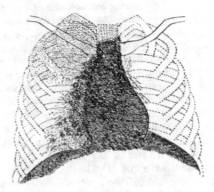

Abb. 24 und 25. Nach Liebmann und Schinz.

Eine gewisse Ergänzung erfährt dieses klinische Bild durch Röntgenaufnahmen der Influenzapneumonie, wie sie vor allem von K. Frey, Liebmann und Schinz, Hilde Wolf veröffentlicht worden sind (Abb. 23—28 zeigen die von Liebmann und Schinz beobachteten Veränderungen). Liebmann und Schinz unterscheiden:

1. Massive, konfluierende Bronchopneumonie (Abb. 23), welche als häufigste und schwerste Form der Erkrankung bezeichnet wird. Der Schatten, welchen sie im Röntgenbild hervorruft, ist niemals homogen, sondern stets durchsetzt mit einer großen Anzahl ausgedehnter oder kleiner Flecke, die an Intensität durchaus ungleich sein können. Die Schattengrenzen sind niemals scharfe, beinahe regelmäßig undeutlich, so daß sich der Schatten nur ganz allmählich aufhellt. Abb. 23 stellt das Verhalten einer doppelseitigen, massiven, konfluierenden Bronchopneumonie vorwiegend in den unteren Lungenpartien dar. Die Unterlappen sind die Lieblingslokalisation dieser Form. Immerhin kommen auch Ausnahmefälle vor; dann kann eventuell beim

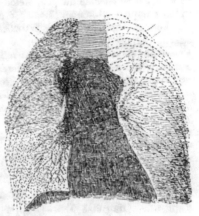

Abb. 26. Nach Liebmann und Schinz.

Sitz der Herde im Mittellappen ein interlobulärer Erguß vorgetäuscht werden. Die charakteristische Tigerung und die rasche Veränderung des Prozesses innerhalb kurzer Zeit ermöglichen jedoch die Differentialdiagnose. Bei der Resolution der Pneumonie tritt hier

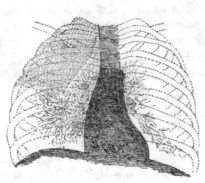
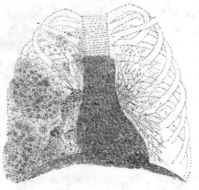

Abb. 27 und 28. Nach Liebmann und Schinz.

und da ein eigenartig wabenförmiger Bau des Schattens hervor, in dem Liebmann und Schinz einen Ausdruck der interstitiellen Pneumonie vermuten (Abb. 23).

2. Zentrale Bronchopneumonie, die sich röntgenologisch meist sehr imposant in baumförmig verzweigten dichten Schatten, der vom Hilus weit in das Lungenfeld einstrahlt, darstellt (Abb. 24). Eine andere Variante der zentralen Bronchopneumonie zeigt Abb. 25, bei welcher die Schattenbildung mehr die ganze Hilusgegend und die mittleren und unteren Teile des Lungenfeldes einnimmt. Die Verschleierung der oberen Partie dürfte im Sinne eines reduzierten Luftgehaltes des betreffenden Oberlappens zu deuten sein. Die Differentialdiagnose zur zentralen kruppösen Pneumonie kann nur unter Berücksichtigung sämtlicher klinischer Symptome gestellt werden.

3. Miliarbronchopneumonische Herde (Abb. 26). Die miliarbronchopneumonischen Herde wurden nur in Kombination mit anderen Formen beobachtet. Offenbar liegen hier weit zerstreute und sehr kleine Herde in einem Lungenbezirk vor. Abb. 26 zeigt einen linksseitigen Erguß mit Kompression der oberen Lungenlappen; rechts homogene Infiltration des Oberlappens. Die Anwesenheit von zwei Begrenzungslinien nach unten muß als vordere und hintere Kontur der Infiltrationsgrenze angesprochen werden. Die unteren Teile des Lungenfeldes zeigen die kleinen miliarbronchopneumonischen Herdchen. Nicht zu verwechseln sind derartige Formen mit Bildern von Bronchopneumonien im Resolutionsstadium.

4. Der homogene oder pseudolobuläre Typus (Abb. 27 und 28). Bei ihm handelt es sich um Schattenbildungen, welche denjenigen der gewöhnlichen kruppösen Pneumonie völlig entsprechen können, homogen sind und unter Umständen lobär und stark begrenzt. Sie können auch das in der französischen Literatur beschriebene, scheinbar charakteristische Triangle pneumonique aufweisen. Die Differentialdiagnose gegenüber der kruppösen Pneumonie ist bei diesem Typus möglich, einerseits durch das gleichzeitige Vorhandensein von gefleckten Herden in anderen Lungenbezirken, andererseits durch den klinischen und röntgenologischen Verlauf des Prozesses. Sehr oft geben Aufnahmen zu anderen Zeiten die charakteristische Tigerung wieder, welche die Sachlage klärt. Schon Abb. 26 wird von Liebmann und Schinz als Paradigma für diese Form bezeichnet. In den Bildern Abb. 27 und 28 geben sie Beispiele für den Übergang von Typus 1 in denjenigen des Typus 4 wieder. Auf die Schwierigkeiten der röntgenologischen Diagnose der Grippe-Lungenveränderungen gegenüber den Röntgenbildern von Tuberkulose der Lunge weisen Liebmann und Schinz, ebenso Hilde Wolf hin.

Strümpells Schilderungen rücken ebenso wie die von K. Frey, Liebmann und Schinz, H. Wolf veröffentlichten Röntgenbilder die Schwierigkeit der Diagnose des Grippeempyems, besonders die Bestimmung seines Beginns, in das richtige Licht. Sie zeigen aber zugleich, wie schwer das ganze Krankheitsbild sein kann, in dessen Rahmen das Empyem auftritt, wie sehr vor allem die Prognose abhängig ist von den Prozessen an der Lunge selbst, die sich keineswegs immer nur auf einer Seite abspielen.

Darauf hat auch B. Neuer hingewiesen, welche in der Mehrzahl der von ihr beobachteten Empyemfälle (31 Frauen, 16 Männer) eine Komplikation des Krankheitsbildes noch insofern feststellen konnte, daß auch der Lungenflügel der „gesunden" Seite in Mitleidenschaft gezogen war, sowohl in Form diffuser eiteriger Bronchitis als auch in der Form bronchopneumonischer Herde, die zum Teil konfluierten und schließlich das Bild der lobären Infiltration mit dem markanten Symptomenkomplex der Grippepneumonie boten:

Erkrankungen der Lunge der nicht vom Empyem ergriffenen Seite	Gesamtzahl	Männer	Frauen
Diffuse eitrige Bronchitis . . .	10	2	8
Bronchopnomische Herde . . .	17	10	7
Lobäre Pneumonie	20	4	16

Légendre hat etwas schematisch die Grippeempyeme in zwei Klassen eingeteilt, in „dyspneiques blancs" und in „dyspneiques bleus". Die Fälle der ersten Gruppe zeichnen sich aus durch eine „toxische" Farbe des Gesichts, durch eine Atmung von 25—30. Die Grippe liegt bei ihnen 25—58 Tage zurück, die Lungenprozesse sind abgeklungen, die Prognose ist gut. Bei der zweiten Gruppe besteht Zyanose. Die Atmung ist 45—50, die Lungenprozesse sind noch vorhanden, die Bronchopneumonie ist oft bilateral, der Eingriff der Thorakotomie bringt keine Entfieberung, oft sogar eine Zunahme der Dyspnoe. Die Prognose ist ernst, ganz abhängig vom Zustand der Lungen, namentlich auf der anderen Seite.

5. Eigenschaften des Grippeempyems.

In der Mehrzahl der Fälle handelte es sich um serös-hämorrhagisch-eiterige Ergüsse mit reichlichem Bakteriengehalt. Ihr Aussehen ist verschieden beschrieben worden: als schmutzigbraun (Deneke), anfangs dünnflüssig schmutzig rötlich oder mehr graugelblich, lehmwasserähnlich, himbeersaucenartig, in späteren Stadien rahmig-eiterig (Balhorn, Schädel, Schwenkenbecher), als „dünnflüssig mit dicken Brocken oder schlammig, selten dickeiterig oder jauchig" (Balhorn, König). Über den Fibringehalt dieser Empyeme lauten die Angaben verschieden. Im allgemeinen scheinen die dünnflüssigen Formen fibrinarm gewesen zu sein. Henze hat größere Fibrinklumpen nur in vereinzelten Fällen gefunden. v. Beust erwähnt, daß der Eiter meist von massenhaften Fibrinklumpen durchsetzt war, er hält den reichlichen Fibringehalt für eine besondere Eigenschaft des Grippeempyems. Schädel hat nur vom 10. Tage an eine Eindickung des Eiters beobachtet, Ebner unterscheidet zwei Gruppen, eine mit rahmig-gelbem Eiter und eine zweite, völlig dünnflüssige mit reichlichen Streptokokken. Nur in der ersten Gruppe, die eine auffallend günstige Prognose bot, fand er reichliche Gerinnselbildung. v. Beust sah mit einer Ausnahme die Pleurahöhle stets mit bis 1 cm dicken Schwarten ausgekleidet und auch die Pleura pulmonalis zeigte sich nach ihm bei der Palpation meist verdickt.

Was die Ausdehnung der Empyeme anbelangt, so sind die Angaben verschieden. Während Guleke häufig abgesackte, interlobäre Empyeme beobachtete, sah Coenen nur ein solches unter seinen Fällen. Auch Carl, Frohmann und die Mehrzahl der anderen Autoren fanden selten abgekapselte, meist die ganze Pleurahöhle erfüllende Ergüsse. Pyopneumothorax infolge gleichzeitiger Nekrose der Lunge wurde mehrfach beobachtet (v. Beust, Balhorn, Deneke, Liebmann und Matthes, Schinz).

Interlobäre Empyeme, auf deren Wichtigkeit und häufig klinische Latenz Clairmont vor der Epidemie hingewiesen hatte, waren offenbar bei der Grippe selten. Cottin, Gautier und Saloz wollen sie allerdings ebensooft beobachtet haben, wie das Totalempyem. v. Beust hat dagegen ebenso wie Guleke häufiger abgesackte Empyeme gesehen und Liebmann und Schinz haben die bereits mehrfach erwähnten abgesackten, lateral-wandständigen Empyeme als ganz besonders charakteristisch für die Grippe beschrieben. In der Regel war nur eine Seite befallen, etwas häufiger die rechte als die linke. Doppelseitiges Empyem kam in einer Anzahl von Fällen vor.

	Gesamtzahl	rechte Pleurahöhle	linke Pleurahöhle	beiderseits
Ingversen . .	38	12	25	1
Stich-Balhorn	60	27 (davon 5 †)	32 (davon 5 †)	1
Henze	70	39 (davon 11 †)	29 (davon 8 †)	2
Neuer	58	28	26	4
v. Beust . . .	54	31	22	1
Kaiser. . . .	48	15	28	5
Zusammen	328	152	162	14

Das sind im ganzen 328 Fälle, von denen 152 rechtsseitig (46,34%), 162 linksseitig (49,39%) und 14 beiderseitig (4,26%) waren.

Nach Statistiken von Rillier, Bartez, Ziemssen, Steffen, Bednar, Henoch, welche Fabrikant zusammengestellt hat, fielen von 341 Fällen exsudativer Pleuritis 161 auf die linke, 139 auf die rechte Seite, während 14 doppelseitig waren. Berichte aus dem allgemeinen Krankenhaus in Wien von 1758 bis 1874, das Jahr 1871 ausgenommen, geben an, daß von 3623 Fällen exsudativer Pleuritis 1874 (51%) auf die linke, 1621 (44,7%) auf die rechte Seite, 155 (4,3%) auf beide Seiten des Brustkorbs fielen. Achmetjeff stellte 186 Empyeme bei Kindern zusammen, darunter 13 doppelseitige (6,9%). Die Verteilung des Empyems auf die beiden Thorax-Seiten bei Grippe scheint also den allgemeinen Erfahrungen ganz zu entsprechen. Das Vorkommen des doppelseitigen Empyems hielt sich im Rahmen des bisher Beobachteten. Allerdings muß hinzugeführt werden, daß das beiderseitige Empyem nach Fabrikant vor allem im Kindesalter in Erscheinung tritt und kaum jenseits des 30. Jahres beobachtet wird. Von diesem Gesichtspunkte aus dürfte eine genaue Feststellung sämtlicher während der Grippeepidemie beobachteten beiderseitigen Empyeme auf alle während der Grippeepidemie beobachteten Fälle von Lungenfelleiterungen vielleicht doch eine prozentuale Häufung des doppelseitigen Empyems beim Erwachsenen ergeben.

Bakterienbefunde bei Grippeempyemen.

Autor	Zahl der Fälle	Streptokokken	Pneumokokken	Staphylokokken	Diplostreptokokken	Influenzabazillen	Mischinfektionen	
Kümmell	75	46	9	4	—	—	16	
Schädel	68	54	—	—	—	—	—	
Ingversen-König	27	15	3	2	3	1?	—	
Lorey	42	39	2	—	—	—	—	
Stich-Balhorn .	50	27	13	6	—	—	3	1 mal Pneumokokken m. Friedl.-Bazillen 2 mal Streptok.-Pneumokokken
Henze	70	30	5	14	—	—	—	8 mal Streptok.-Staphylokokken 1 mal Streptok.-Pneumokokken 8 mal Strepto-Pneumokokken 1 mal Streptok.-Pneumok.-Influenzabaz.
Zeißler	16	—	—	—	—	8	—	
B. Neuer	58	54	—	2	—	—	—	
Schmeil	10	7	1	1	—	—	1	Influenzabazillen Streptokokken
Lippmann-Sam-son	19	16	2	—	—	—	1	Influenzabazillen und Streptokokken
Légrendre . . .	23	13	5	5	—	—	—	
Bérard et Dunet	21	2	5	—	—	—	14	10 mal Pneumokokk. Staphylokokk. 4 mal Pneumokokk. Streptokokken
v. Beust. . . .	54	23	13	2	5	—	—	
Zusammen	533	326	58	36	8	9	35	

Bei 533 Empyemen wurden also 472 Befunde erhoben. Es wurden gefunden:

Streptokokken	in 71,19%		Influenzabazillen	in 1,71 %
Pneumokokken	„ 12,29 „		Mischinfektion	„ 7,41 „
Staphylokokken	„ 7,62 „			

Bakteriologisch wurden in dem Empyemeiter in den meisten Fällen Streptokokken, zum Teil hämolytische (Schädel) und kapselhaltige (Ingversen), etwas weniger häufiger Pneumokokken, Staphylokokken (v. Beust, Coenen, Dubs, Henze, Hilbert, Ingversen, Kaiser, König, Kümmell, B. Neuer, Schädel, Schmeil), kapselhaltige und nicht kapselhaltige Diplokokken oder Mischinfektion von Kokken und Stäbchen gefunden. Influenzabazillen wurden von klinischer Seite nur selten im Eiter nachgewiesen. Nur Gröger berichtet, daß es ihm gelungen sei, sie wiederholt in Reinkultur zu finden. Unter Henzes Fällen fanden sich einmal Streptokokken, Staphylokokken und Influenzabazillen. Coenen (Schmeil) hat ebenfalls in einem Fall Influenzabazillen fast in Reinkultur und Streptokokken gefunden. Von pathologisch-anatomischer Seite hat Zeißler unter 16 Untersuchungen 8 mal Pfeifferbazillen im Empyemeiter nachgewiesen.

6. Die Symptome des Grippeempyems.

Die Symptome des Grippeempyems zeigten im allgemeinen keine Abweichungen von den Symptomen des Empyems im allgemeinen. Besonders auffallende Anzeichen, wie Zyanose und Dyspnoe, oder die Schwierigkeit der Abgrenzung und Deutung der Ergebnisse der physikalischen Untersuchung, selbst das Versagen der Punktion im Beginn einzelner Fälle, erklärten sich zwang- und restlos aus dem von Strümpell entworfenen Bild der Grippepneumonie. Die Succussio wurde nur in seltenen Fällen bei gleichzeitiger Anwesenheit von Luft nachgewiesen (v. Beust, Liebmann und Schinz).

Auf die von einzelnen Beobachtern geschilderte Schmerzhaftigkeit des Thorax im Bereiche der Brustfelleiterung, die von Clairmont als besonders charakteristisch für die Frühdiagnose des interlobären Empyems bezeichnet worden ist, haben nur v. Beust und Liebmann und Schinz hingewiesen.

Singultus als Ausdruck einer Pleuritis diaphragmatica wurde ebenfalls nur in seltenen Fällen von v. Beust, Liebmann und Schinz beobachtet.

Die Temperatur zeigte meist ein sehr ungleichmäßiges Verhalten. Glatten Abfall nach der Eiterentleerung durch Punktion, Bülau oder Rippenresektion folgten oft unregelmäßige Fieberanstiege mit oder ohne nachweisbare Eiterretention (v. Beust). Man wird nicht fehl gehen, den Verlauf der Lungenveränderungen auf der kranken und oft genug auch auf der „gesunden" Seite für diese Schwankungen verantwortlich zu machen, wenigstens für die Fälle ohne Retention. Einige Fälle stellten den Arzt vor Rätsel. Trotz genauester Untersuchung und Erschöpfung aller Hilfsmittel (Röntgen) ließ sich keine Ursache für die Fieberanstiege finden.

v. Beust hat drei Haupttypen im Verhalten der Temperatur unterschieden.

Beim ersten Typus imponierte ein ziemlich kontinuierliches Fieber mit kleinen täglichen Schwankungen (von wenigen Zehntel-Grad) in der Höhe von 39—40 Grad. Das Fieber wurde durch die Operation gar nicht beeinflußt. Dieser Typus entsprach einem ganz besonders schweren Krankheitsbild mit verhältnismäßig vielen letalen Ausgängen.

Beim zweiten Typus handelte es sich um ziemlich hohes Fieber mit großen (bis 12 Zehntel-Grad) Remissionen, das schon längere Zeit, meist schon seit Beginn der Erkrankung, anhielt. Nach dem entlastenden Eingriff fiel es zur Norm ab und zeigte dann nichts mehr Auffälliges. Diese Fälle waren prognostisch günstig.

Beim dritten Typus stand die Temperatur in einem Mißverhältnis zum klinischen Befund und dem Allgemeinzustand des Kranken, der schon zur Zeit der Einlieferung kein nennenswertes Fieber hatte. v. Beust hat für diesen Typus, der keineswegs immer die leichtesten Fälle betraf, keine rechte Erklärung. Operative Eingriffe waren fast stets nötig und brachten vielfach einen günstigen Umschwung.

Der Puls hielt sich ganz im Rahmen der sonst bei der Grippe beobachteten und bereits eingehend geschilderten Verhältnisse.

Die Leukozyten waren beim Grippeempyem wohl in der Regel vermehrt. Die Grippeleukopenie war bereits überwunden und hatte einer Leukozytose Platz gemacht (B. Neuer). Auf das Verhalten der Leukozyten nach entlastenden Eingriffen wird noch zurückzukommen sein.

Besonderer Erwähnung bedürfen die Symptome der bei der Grippe allerdings nur wenig häufig beobachteten interlobären Pleuritis, auf die bereits Clairmont vor der Epidemie hingewiesen hatte: Druckempfindlichkeit in der Seite, Ödem der seitlichen

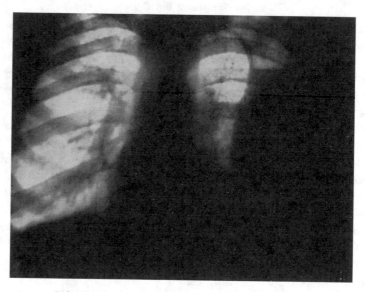

Abb. 29.   Nach Liebmann und Schinz.

Thoraxwand, Gegensatz zwischen negativem oder unbestimmtem Lungenbefund und früh einsetzender Dyspnoe, charakteristischer Perkussionsbefund, Auftreten eines Tympanismus, vor allem ober- und unterhalb des Schlüsselbeins, Nachweis eines paravertebralen Kreissektors in der Höhe des Interlobärspaltes auf der gesunden Seite, in Analogie zum paravertebralen Dreieck Grocco, das an der Basis der gesunden Seite bei einem allgemeinen Erguß einer Pleurahöhle nachzuweisen ist, Verdrängung des Herzens, Erhaltenbleiben des Traubeschen Raumes und unter Umständen das eigentümliche Verhalten der Expektoration.

Das Röntgenbild wird in vielen Fällen eine Sicherung der Diagnose ermöglichen, ebenso wie die Probepunktion, der aber nach Clairmont, wenigstens bei der interlobären Pleuritis, keine entscheidende Bedeutung in dem geläufigen Sinne zugemessen werden darf.

Liebmann und Schinz haben für die von ihnen beschriebenen abgesackten, lateral wandständigen Empyeme einen sehr charakteristischen physikalischen Befund angegeben: Dämpfung mit maximaler Intensität, in den hinteren lateralen Thoraxpartien, abgeschwächtes

Atemgeräusch, reduzierter Stimmphremitus, in den der Wirbelsäule benachbarten Partien Aufhellung der Dämpfung, hier vorhandener oder gut gehörter Stimmfremitus mit deutlichem Atemgeräusch; vorne tympanitischer Perkussionsschall über den betreffenden Lungenpartien, bei linksseitigem Sitz, freiem, halbmondförmigem Raum; das Herz in mehreren Fällen nach der anderen Seite verschoben, Punktionsresultat in den meisten Fällen positiv. Das Röntgenbild (Abb. 29 aus Liebmann und Schinz) und die genaue radiologische Untersuchung sprechen nicht immer eine völlig einwandfreie Sprache. Abb. 30 und 31 der schematischen Röntgenbilder aus Liebmann und Schinz mögen diese Verhältnisse illustrieren. Namentlich Abb. 31, die rechts einen nicht abgesackten serösen Erguß und ein abgesacktes wandständiges Empyem oberhalb zeigt, wirkt instruktiv.

Die Abgrenzung derartig abgesackter Empyeme von dem interlobären, mit denen sie ja viele Symptome teilen, kann oft außerordentlich schwierig sein, namentlich deshalb, weil einerseits gerade hier das Röntgenbild, das bei der Diagnose des interlobären Empyems stets eine große Rolle spielt, wie Liebmann und Schinz eigens hervorheben, im Stiche lassen kann; andererseits, weil die Möglichkeit bestehen bleibt, daß die Inter-

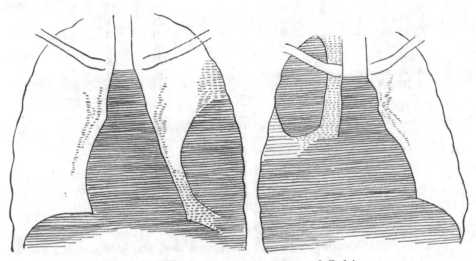

Abb. 30 und 31. Nach Liebmann und Schinz.

lobärspalten sich an der Begrenzung der abgesackten Ergüsse beteiligen (Liebmann und Schinz).

Nach Liebmann und Schinz ist auch der bei den Grippeerkrankungen der Lunge dann und wann beobachtete Pneumothorax, auf dessen verschiedene Entstehungsweise sie eingehen und der meist in der Form eines Spannungspneumothorax, oft sogar eines abgesackten Spannungspneumothorax auftritt, bei der Differentialdiagnose mit in Betracht zu ziehen. Er wird sich in der Regel durch den physikalischen Befund und das Röntgenbild unterscheiden lassen.

7. Prognose des Grippeempyems.

Das Empyem ist jedenfalls immer eine schwere Komplikation der Grippe. Die Prognose ist daher stets ernst. Das zeigen auch die Mortalitätszahlen der Tabellen, die allerdings zwischen sehr weiten Grenzen schwanken, 6—44,1%. Sie sind wohl vielfach durch die äußeren lokalen Verhältnisse beeinflußt. Rechnet man sämtliche in dieser Zusammenstellung angeführten Fälle von Grippeempyem zusammen, so ergibt das 917 Fälle mit 209 Todesfällen, das entspricht einer Mortalität von 22,68% für das Grippeempyem.

Mortalität des Grippeempyems.

Autor	Ort	Zahl der Fälle	davon †	Mortalität %
Kleinschmidt . . .	Leipzig 1918 . . .	114	25	22,2
Derselbe.	Leipzig 1918	32	8	25
Henze	Heidelberg.	70	20	28,57
Kaiser-Schmieden.	Halle a. d. S. . . .	48	17	35,4
Ingversen-König .	Würzburg	50	3	6
Kümmell	Hamburg-Eppendorf	75	12	16
Schädel	Hamburg	68	30	44,1
Schottmüller . . .	Hamburg-Eppendorf	37	6	16,8
Carl	Königsberg	12	4	33,3
Ebner	Königsberg	26	2	7,7
Ebner	Berlin	26	4	14,4
Coenen	Breslau	22	6	27,3
Dubs	Aarau	30	3	10
Stich	Göttingen	60	11	18,3
B. Neuer	Nürnberg	58	18	24
Groeger	Teschen	29	5	—
Lippmann-Samson	Hamburg	31	6	—
Bérard et Dunet .	Lyon	26	5	—
Légrendre.	?	23	8	—
G. Hotz	Basel	26	4	—
v. Beust	Zürich	54	12	20
	Zusammen	917	209	22,68

Nach Schedes alter Zusammenstellung beträgt die Mortalität beim einseitigen Empyem 22,4%. Pribram hat die Empyeme der v. Eiselsbergschen Klinik 1901/1913 zusammengestellt und dabei folgende Zahlen erhalten:

	Männer	Frauen	Zusammen
Geheilt	23 (38,4%)	21 (52,5%)	44%
Gebessert	16 (26,6%)	7 (17,5%)	23%
Gestorben . . .	20 (33,3%)	11 (27,5%)	31%
Ungeheilt . . .	1 (1,7%)	1 (2,5%)	2%.

Diese Statistik enthält jedoch alle Empyeme, auch die, welche eine Allgemein-infektion begleiten, wie die Empyeme bei allgemeiner puerperaler Sepsis. Für die metapneumonischen Empyeme war die von Pribram gefundene Mortalitätsziffer nur 13%. Iselin und Heller fanden 15% Mortalität bei allen nichttuberkulösen Empyemen der Baseler chirurgischen Klinik aus den letzten 10 Jahren, Mitlin 16% für den gleichen Zeitraum bei den Fällen der medizinischen Klinik in Basel.

Kleinschmidt gibt für Empyemfälle der Leipziger Klinik aus den letzten Jahren folgende Mortalitätszahlen:

1913 metapneum. Emp. bei 16 Fällen (25 %),   Ges.-Mort. bei 33 Fällen (54 %),
1917   „   „   „ 20   „   (25 %),   „   „   27   „   (30 %),
1918   „   „   „ 97   „   (15,4%),   „   „ 114   „   (22,2%),
1919   „   „   „ 28   „   (14,2%),   „   „   32   „   (25 %).

Kaiser hat eine auffallend höhere Sterblichkeitsziffer des Grippeempyems beim Kinde gefunden. In Halle starben von 17 Kindern 11, id est 65%, von 30 Erwachsenen 5, id est 17%. Die vergleichend herangezogenen Zahlen der Empyemmortalität an der Hallenser Klinik aus dem Jahre 1917 war für Kinder 11%, für Erwachsene 33%. In anderen Kliniken sind derartig auffallende Unterschiede offenbar nicht beobachtet worden. Stich sah von 11 Patienten im ersten Jahrzehnt 2 sterben, id est 18,2%, und Henze berechnet in Heidelberg für 59 Erwachsene (16 gestorben) eine Mortalität von 27,1% und für 11 Kinder im Alter von 1—17 Jahren (4 †) 36,3%.

Balhorn gibt folgende Tabelle für die Mortalität der Grippeempyeme an:

	Erkrankung	Todesfälle	
1. Jahrzehnt	11 (6 weibl., 5 männl.)	2 (2 weibl.)	18,2%
2. „	20 (18 weibl., 2 männl.)	5 (2 weibl., 3 männl.)	25 „
3. „	14 (11 weibl., 3 männl.)	3 (2 weibl., 3 männl.)	21 „
4. „	5 (3 weibl., 2 männl.)	0	0 „
5. „	6 (3 weibl., 3 männl.)	1 (1 weibl.)	6,7 „

Im allgemeinen hält sich die Mortalität des Grippeempyems also vollkommen in den Grenzen der Mortalität des Empyems überhaupt; sie bleibt etwas unter den Zahlen, die bei der Hinzurechnung auch septischer Empyeme gewonnen worden sind, und nähert sich den Mortalitätszahlen für das metapneumonische Empyem, bleibt aber an der oberster beobachteten Grenze. Was die Ausheilung des Grippeempyems anbelangt, so liegen die Verhältnisse sogar ausgesprochen günstig; darauf soll bei der Therapie des Grippeempyems noch ausführlich eingegangen werden.

Es wurde auch versucht, den Bakteriengehalt des Empyemeiters nach der prognostischen Seite zu verwerten. Von 11 Fällen Balhorns, die zum Exitus kamen, wurde der Eiter 6 mal untersucht. Es fanden sich 3 mal Staphylokokken, 2 mal Pneumokokken, 1 mal Streptokokken. v. Beust glaubt nach seinen Erfahrungen, daß das Streptokokkenempyem wesentlich ungünstiger (25%) als die durch Pneumokokken hervorgerufene Brustfelleiterung (10%) ist. Bei einer vergleichenden Betrachtung des Heilungsverlaufes der Empyeme mit verschiedenem Bakterienbefund hat er allerdings keine wesentlichen Unterschiede feststellen können.

v. Beust hat beim rechtsseitigen Empyem 29%, beim linksseitigen 13,6% Mortalität festgestellt. Dieser wesentliche Unterschied liegt nach ihm darin begründet, daß die Kompression und damit der Ausfall der linken Lunge, die an und für sich schon eingeschränkt ist, von geringerer Bedeutung ist als die der freien rechten Lunge. Balhorn hat dagegen bei 27 rechtsseitigen und 32 linksseitigen je 5 Todesfälle erlebt. Das entspricht einer Mortalität von 18,5% für die rechte und 15,6% für die linke Lunge. Henze sah auf 39 rechtsseitige Empyeme 11 Todesfälle, id est 28,1%, und auf 29 linksseitige 8, id est 27,3%, während Kaiser das rechtsseitige Empyem für prognostisch günstiger hält.

Als Todesursache beim Grippeempyem steht das Fortschreiten und die Ausbreitung pneumonischer Prozesse natürlich in erster Linie (v. Beust, Henze, Ingversen, Kaiser, B. Neuer). Dazu kommt jedoch eine Reihe schwerer Komplikationen, wie Übergreifen der pneumonischen Prozesse auf die andere Seite, Übergreifen der Prozesse auf das Mediastinum und Entstehung einer eiterigen Mediastinitis (Berblinger, v. Beust, A. W. Fischer, Kaiserling, B. Neuer, Schmieden), Übergreifen auf das Perikard (Coenen, König, Kleinschmidt, Kaiser, Ingversen, Schmieden) oder das Peritoneum (Coenen, Dubs, Henze, Kleinschmidt, König), Spontanpneumothorax (Denecke, Matthes). Septische Allgemeininfektion (v. Beust, Henze, Kleinschmidt, B. Neuer, Kaiser), Endo- und Myokarditis (Kleinschmidt, B. Neuer), Otitis media und Meningitis (Kleinschmidt), Thrombose der Lungenarterien, Lungenembolien, Lungengangrän und Nephritis (v. Beust, Kaiser), floride Lungentuberkulose, die durch das Empyem zu einer rapiden Ausbreitung gebracht wurde (v. Beust), finden sich ebenfalls als Ursachen angeführt.

Die statistischen Zahlen beweisen zur Genüge die Schwere des Grippe-empyems als Komplikation. Die Prognose des einzelnen Falles blieb stets abhängig vom Allgemeinzustand des Patienten, namentlich von den anfänglich geschilderten Lungenveränderungen. Atmung, Puls, Temperatur, Zyanose waren neben dem physikalischen Befund hier stets die wichtigsten Handhaben zur Beurteilung (v. Beust).

Nach v. Beust und auch nach unserer eigenen Erfahrung hat die Schwere des Grippeempyems in den letzten Monaten der Epidemie entschieden nach-gelassen. v. Beust nennt Neujahr 1919 als den Wendepunkt. Wir haben den Eindruck gehabt, daß bereits im November 1918 die Fälle prognostisch günstiger wurden. Die schwersten Fälle wurden in Würzburg im August und September 1918 beobachtet.

8. Behandlung.

a) Grundsätze der Behandlung.

Das Grippeempyem beanspruchte in der Behandlung entschieden eine Sonderstellung gegenüber den sonstigen meta- oder parapneumonischen Brust-felleiterungen. Der eigentümliche, in dem Frühstadium blutig-seröse Charakter mit dem oft nur geringen Fibringehalt, aber reichlichen Bakteriengehalt, die offenbar meist geringe Neigung zu Verklebung, die vorzugsweise Ausbreitung über die ganze Pleurahöhle mit verhältnismäßig seltener Abkapselung, die Tat-sache, daß die Grippe-Empyeme eben vorwiegend bronchopnenmonisch im Sinne von D. Gerhardt waren, d.h. daß ihr Auftreten häufig in eine Zeit fiel, in denen sich noch bronchopneumonische Prozesse auf der gleichen oder, wie aus der plastischen Darstellung von Strümpell hervorgeht, oft genug auch auf der anderen Seite im Fortschreiten befanden, nicht zuletzt häufig genug der schwere toxische Allgemeinzustand der Patienten mit den deutlichen Zeichen von Herz-insuffizienz und Vasomotorenschwäche zwangen zu einem Abweichen von den sonst bei Empyemen eingebürgerten Indikationen. Je später die Empyeme im Verlaufe der Grippe bzw. der Grippepneumonie auftraten, je mehr sie sich also echten metapneumonischen Empyemen näherten, desto weniger trat ihre Eigenart hervor, desto weniger war ein Abweichen von der sonst üblichen Therapie notwendig.

Die abgesackten, lateral-wandständigen Empyeme Liebmanns und Schinz', deren besondere klinische Eigenart bereits hervorgehoben wurde, verlangten bei der Behandlung eine besondere Indikation.

Die großen, freien, meist streptokokkenhaltigen Pleuraergüsse, von denen aus dauernd Toxine in die Körpersäfte gelangten, stellten natürlich eine stete Gefahr für den Körper des Patienten dar. Der Wunsch, sie möglichst frühzeitig zu entfernen, war daher allgemein. Nur in den seltensten Fällen wurde solange konservativ verfahren, bis der Eiter sich selbst den Durchbruch suchte. Immer-hin berichtet Balhorn, daß er dreimal ein „Empyema necessitatis" sah. Diese Patienten waren sehr heruntergekommen; zwei von ihnen kamen zum Exitus.

Ebenso groß war die Gefahr der Schädigung der geschwächten Patienten durch den infolge einer breiten Eröffnung des Thorax entstehenden Pneumo-thorax, der infolge der mangelnden Neigung zur Verklebung beim Grippeempyem unvermeidbar erscheint. Bei dem meist heruntergekommenen Allgemeinzustand der Patienten und nicht zuletzt infolge der eigentümlichen eben geschilderten Lungenprozesse fällt dies ganz besonders in die Wagschale. Am entschiedensten hat dies W. Frey ausgesprochen, der darauf hinwies, daß das Exsudat meist dünn sei, daß es sich um keinen „Pus bonum et laudabile" handelt. Ein akuter Pneumothorax mit den unvermeidlichen Folgen des Mediastinalflatterns und der „Pendelluft" wird für den Kreislauf solcher geschwächter Patienten zuviel. Es kommt dann oft genug auch auf der sog. „gesunden" Seite, die ja meist miterkrankt ist, zum Aufflackern stärkerer pneumonischer Prozesse. Die Entleerung solcher Ergüsse darf, wie Stich sich ausgedrückt hat, nicht vorgenommen werden, ohne daß das Mediastinum auf die Druckveränderung vorbereitet wird.

Auch Sauerbruch hat, wie er mir brieflich mitteilte, die Grippeempyeme meist im Anfang mit Punktion behandelt, da die Rippenresektion sehr oft bei den schlechten Vasomotoren- und Herzverhältnissen der Kranken zu gewagt war. Erst nach einigen Tagen, wenn die schweren Erscheinungen abgeklungen waren, hat er die Rippenresektion ausgeführt, vorausgesetzt, daß sie noch nötig war. Das war meistens der Fall. Ähnliche Anschauungen finden sich bei Georges, v. Beust, Kaiser, Lippmann und Samson und Schottmüller niedergelegt.

Auch in Frankreich, wo man ebenfalls auf die alte klassische Formel eingestellt war, daß die frühzeitige Pleurotomie die ideale Behandlung des Empyems sei, erkannte man schon bald aus ganz den gleichen Gründen, daß der frühzeitige chirurgische Eingriff nicht imstande war, die Mortalität zu bessern, sondern im Gegenteil fürchterliche Ergebnisse zeitigte (L. Bérard et Dunet, Légendre, A. Netter). Netter strebte daher schon bald an, den chirurgischen Eingriff hinauszuschieben und bekam entschieden bessere Resultate, wenn er ihn in einem späteren Zeitpunkt ausführte. Auf die Unterscheidung Légendres in „dyspneiques blancs" und „dyspneiques bleus" wurde bereits hingewiesen. Légendre hat auch für die Therapie die Konsequenzen dieser Trennung gezogen.

Auch Kümmell, der sich bisher am entschiedensten für die frühzeitige operative Behandlung dieser Empyeme ausgesprochen hat, unter der er die Rippenresektion, Einlegen eines dicken Drains und Aspiration des Exsudates, sobald das Exsudat eiterig ist, versteht, empfahl bei elenden Patienten, bei denen der Prozeß in den Lungen noch nicht abgelaufen ist oder hochgradige Atemnot infolge des Exsudats besteht, zunächst eine Entlastungspunktion zu versuchen, aber mit der ausgiebigen Entleerung des eiterigen Exsudats durch Resektion nicht zu lange zu warten. Vor dem 3. oder 4. Tage nach Feststellung des Exsudats hat auch er die Operation niemals ausgeführt.

Über die Methode der frühzeitigen Entlastung, über die man sich also im Prinzip einig ist, gehen die Angaben auseinander. Bittorf, Carl, Coenen, Dax, Dubs, Gerhardt, Gottschalk, W. Frey, G. Hotz, Kaiser, Kleinschmidt, Lämpe, Lorey, Matthes, F. Meyer, H. Meyer, E. Müller, B. Neuer, Oeller, Strümpell, Schädel empfehlen die Entleerung des Exsudats durch mehrfache ausgiebige Punktion, während andere (v. Beust, Denecke, Frohmann, M. Georges, v. Haberer, Lippmann und Samson, Matthes, Schottmüller) die Bülausche Heberdrainage oder den Perthesschen Saugapparat unter Vermeidung der Rippenresektion vorziehen.

Namentlich Lippmann und Samson haben dieses Verfahren besonders empfohlen. M. Georges hatte bei Anwendung der primären Rippenresektion 40% Mortalität; bei Vorbehandlung der Kranken mit Bülauscher Heberdrainage sank sie auf 10%.

Gerhardt ist bekanntlich früher für die von Hahn und Massini verbesserte Form des Bülauschen Verfahrens bei der Behandlung von Empyemen eingetreten. Er hat das Verfahren im Bewußtsein der ihm anhaftenden Nachteile (Störungen im Eiterabfluß, Neigung zur Abkapselung von Eiterhöhlen, vor allem in späteren Stadien des Empyems) als das mindereingreifende in schweren Fällen zunächst an Stelle der Resektion empfohlen. Für den schwerkranken Pneumoniker hält er auch diese Behandlung für einen noch recht bedeutenden Eingriff. Er hat deshalb bei den bronchopneumonischen Grippeempyemen auf dauerndes Absaugen und Einführen eines Gummirohres verzichtet und einen gewöhnlichen Troikart, dessen Hülse 3 mm Lichtung und 10 cm Länge hatte und an seinem oberen Ende mit einer breiten Platte gesichert war, eingestochen und die Hülse nach Entfernung des Stiletts und nach Abfluß der Hauptmasse des Eiters mit ein paar Heftpflasterstreifen befestigt und dann mit Gaze und dicken Zellstoffschichten bedeckt. Durch den Verband wird dann sehr bald das Ein- und Austreten der Luft verhindert, so daß die Atmung nicht, oder nur vorübergehend erschwert ist. Gerhardt will diese Methode, die er für die schonendste Empyembehandlung hält, nur als vorläufige Behandlungsweise empfohlen wissen für diejenigen Empyeme, bei denen der Zustand des Kranken jeden stärkeren Eingriff gefährlich erscheinen läßt. Nach einigen Tagen, wenn der Kranke sich genügend erholt hat, soll dann durch Resektion oder Saugdrainage für dauernden Abfluß des Eiters gesorgt werden. Gerhardt mußte sich wohl gerade auf Grund seiner Erfahrungen mit Grippeempyemen davon überzeugen, daß die Resektion der Punktionsdrainage, die im Verlaufe der Behandlung oft zu den bereits erwähnten Störungen führt, überlegen ist. Bei den akuten Empyemen erfolgt zudem die Ausdehnung der Lunge auch unter dem üblichen Verband der Resektionswunde ausgezeichnet. Für die sicherste Methode hält Gerhardt die Perthessche Vereinigung von Resektion und Saugdrainage. Göppert hat die Indikation für die Punktion etwas anders gestellt; er hält sie nur für erlaubt bei abgesackten Empyemen. Bei allen anderen Fällen ist nach ihm die Rippenresektion geboten.

Andere haben an der konsequenten Durchführung der Bülauschen Heberdrainage bis zum Ende der Behandlung festgehalten (Lippmann und Samson). Auch v. Beust ist in einer Anzahl von Fällen mit ihr ausgekommen und hat Gelegenheit gehabt, die Erfolge beider Methoden zu vergleichen. Nach seinen Erfahrungen scheint sie jedenfalls wirksamer in Verbindung mit einem Aspirationsverfahren (Wasserstrahlpumpe), wie als einfache Heberdrainage.

Auf die Frage, ob bei der konsequenten Durchführung der Bülauschen Drainage Spülungen durchgeführt werden sollen, wenn die fast nie vermeidbaren Störungen bei der Anwendung dieses Verfahrens (Verlegen oder Abknicken des Schlauches usw.) Maßnahmen zur Wiederingangsetzung des Saugsystems erfordern, geht v. Beust kurz ein. Die Spülung ist von vielen (Ewald, Gerhardt, Pels-Leusden) wegen ihrer Gefahren (Lösung von Adhäsionen, Überschwemmung des Bronchialbaums bei Bronchialfistel) abgelehnt worden. Leschke hat mit doppelter Kanüle erfolgreich gespült.

Darauf soll nicht näher eingegangen werden. v. Beust hat Spülungen nur ungern und im Notfalle vorgenommen.

Was die Art der Punktionen anbelangt, so finden sich darüber verhältnismäßig wenig Angaben. Es wurden wohl alle Verfahren vom Gebrauch großer Punktionsspritzen bis zum Dieulafoyschen Apparat, der Pottainschen Flasche, dem Revillodschen Apparat (Abb. 32) und der Perthesschen Saugung mit Wasserstrahlpumpe verwandt. Den auf dem Prinzip der Sauerbruchschen Unterdruckkammer beruhenden, von Nordmann 1907 angegebenen Apparat (luftdicht schließender Glasnapf mit Aspirationsvorrichtung um die Pleurotomiewunde), der eine Modifikation eines bereits von Mikulicz verwandten Aspirators darstellt, erwähnt v. Beust.

Nicht unwichtig ist der Hinweis von Gottschalk, daß es gerade beim Grippeempyem darauf ankommt, daß nicht zu hoch punktiert wird. Bei den vielfach serös-purulenten Ergüssen, die leicht zur Sedimentierung neigen, kann eine zu hohe Punktion einesteils über die Natur des Ergusses täuschen, andererseits auch bei therapeutischen Entleerungen zur unliebsamen Retention der absedimentierten Eitermassen führen.

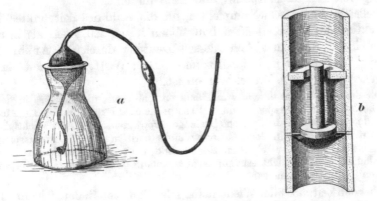

Abb. 32 *a* u. *b*. Saugapparat von Revillod. Nach Iselin. Beitr. z. klin. Chir. Bd. 102, S. 587. 1916. *a* Saugapparat, *b* Ventil.

Auch die von v. Beust angeführte Möglichkeit, daß der verschiedene Ausfall von Punktionen zu verschiedener Zeit (Serum oder Eiter) zu diagnostischen Irrtümern führen kann, sei hier kurz erwähnt. Penzoldt und Rosenbach haben diese sterilen ersten Punktionen ebenfalls mit Sedimentierung zu erklären versucht, während Königer die Vorstellung vertritt, daß sich in der Umgebung eines eitrigen Exsudats seröse Ergüsse einstellen können. Die Punktion derartiger „Mantelergüsse" kann falsche Vorstellungen von dem vorliegenden Befund bei dem punktierenden Arzt hervorrufen. v. Beust weist in diesem Zusammenhang auf die Beobachtung hin, daß er gelegentlich auch nach Entfernung einer größeren Eitermasse bei einer zweiten Punktion an gleicher Stelle nur wenig hämorrhagisches Exsudat erhielt. Er erklärt sich diese Änderung in der Art, daß er annimmt, daß die zweite Punktion nach Verkleinerung des Abszesses nur noch auf den Mantelerguß traf.

b) Zeitpunkt der Resektion.

Über den Zeitpunkt, in dem die Rippenresektion der entlastenden Punktionsbehandlung folgen soll, sind wenige genaue Angaben vorhanden. Während in einzelnen Fällen von Frühbehandlung ganz allgemein die Rede ist, wollen andere Autoren die Punktionsbehandlung möglichst lang durchgeführt wissen und die Rippenresektion erst dann in ihre Rechte eintreten lassen, wenn sich nach mehreren Punktionen der Allgemeinzustand des Patienten verschlechtert (Bittorf, Oeller, Kleinschmidt, E. Müller).

Denecke unterscheidet zwischen schnell ansteigenden, früh auftretenden Ergüssen, für die er ausnahmslos die Bülausche Heberdrainage empfiehlt, und Spätempyemen, bei denen sich die Frage nach der Bevorzugung der Bülauschen Drainage oder Rippenresektion nach dem Fibringehalt richtet. Er hält die Prognose der Empyemoperation für um so günstiger, je später sie gemacht wird. Schädel, der mit frühen Resektionen vor dem 18. Krankheitstage Kollapse erlebt hatte, will diese Operation nicht vor dem Ablauf der 4. Krankheitswoche angeführt wissen.

Die meisten Vorschläge gehen dahin, mit der Resektion so lange zu warten und sich mit Punktion zu begnügen, bis die pneumonischen Erscheinungen abgeklungen sind und das Herz sich gekräftigt hat (Gerhardt, Netter, Matthes). Dies entspricht auch unserer Auffassung.

Eine Schablone halten wir für unmöglich und gefährlich. Nur die Entscheidung von Fall zu Fall kann zum Ziele führen.

Vielleicht dürfte es sich empfehlen, für die Wahl des Zeitpunktes, in dem die Resektion den vorbereitenden Punktionen folgen soll, mehr als bisher das Röntgenbild zu Rate zu ziehen, dessen Deutung durch die Arbeiten von K. Frey, Liebmann und Schinz und Hilde Wolf, wie bereits erwähnt, in weitgehender Weise gefördert worden ist.

Für die abgesackten, lateral-wandständigen Empyeme, die ohnedies in der Mehrzahl der beobachteten Fälle spontan durch Resorption oder Expektoration zur Ausheilung kamen und nur einmal eine Bülausche Drainage erforderten, ist es von Wichtigkeit, daß Liebmann und Schinz in dem Auftreten eines horizontalen Flüssigkeitsspiegels mit darüberstehender kleiner Luftblase im Röntgenbild, deren Anwesenheit durch Punktion oder Auskultation öfters nicht erkannt werden konnte, ein Anzeichen der beginnenden Perforation in den Bronchus sahen.

Über den Zeitpunkt der Wiederholung der Punktion finden sich nur Angaben bei B. Neuer. Sie hat zur Aufstellung strikter Indikationen für die Wiederholung der Punktion bzw. der Ausführung der Rippenresektion die Kontrolle der Leukozyten herangezogen. Sie hat in allen Fällen von Grippeempyem eine Hyperleukozytose festgestellt, die in den der Punktion zunächst folgenden 24—48 Stunden meist zurückging. Blieb die Leukozytose trotz der Punktion hoch, so war das prognostisch ein ungünstiges Zeichen. Der Wiederanstieg der Leukozytose gab einen Anhaltspunkt für die erneute Punktion, die sie bis zu 10 mal vor der Operation durchgeführt hatte. (Siehe die Tabellen S. 175.)

Auch über das Intervall, in denen sich die Punktionen einander folgten, gibt B. Neuer näheren Aufschluß. Während im Beginn der Erkrankung, wenn sich die Patienten in einem virulenten Krankheitsstadium befanden, die Punktion alle 1—2 Tage notwendig wurde, war sie im Verlaufe der Krankheit immer seltener erforderlich. In 41 von 58 Fällen wurde die Rippenresektion nach mehr oder minder längerer Zeit notwendig; in 25% konnte sie unterbleiben. Eine vergleichende Gegenüberstellung beider Behandlungsmethoden ließ B. Neuer entschieden für die Rippenresektion eintreten.

Auch die Ergebnisse, die v. Beust bei der Anwendung der Bülauschen Heberdrainage mit und ohne nachfolgende Rippenresektionen erhielt, sind höchst lehrreich. Für sich betrachtet, ergeben sich nahezu keine Unterschiede im Heilungserfolg. Wertet man aber den von ihm selbst zugegebenen Umstand, daß eben gerade die schweren Fälle zur Rippenresektion kamen, so spricht doch auch dieses Ergebnis entschieden für die Leistungsfähigkeit

Leukozytentabelle nach B. Neuer.

	Leukozytenzahl vor der Punktion		Punktion			Leukozytenzahl nach der Punktion	
Fall 1 . . .	8. XII.	10 800	9. XII.	750 ccm Pus		10. XII.	8 900
	11. XII.	9 300	13. XII.	500 „ „		14. XII.	6 700
Fall 2 . . .	9. I.	22 100	9. I.	400 „ „		10. I.	13 700
	18. I.	13 200	19. I.	250 „ „		20. I.	11 100
	22. I.	13 500	23. I.	280 „ „		25. I.	12 900
Fall 3 . . .	10. I.	15 100	11. I.	600 „ „		13. I.	14 900
Fall 4 . . .	8. XII.	15 800	8. XII.	500 „ „		9. I.	13 700
	4. I.	15 100	4. I.	600 „ „		6. I.	12 200
Fall 5 . . .	17. I.	15 200	17. I.	75 „ „		18. I.	13 600
	21. I.	15 700	22. I.	150 „ „		23. I.	13 100
	26. I.	17 600	27. I.	20 „ „		29. I.	22 000
Fall 6 . . .	23. I.	15 500	23. I.	200 „ „		25. I.	11 100
	27. I.	12 200	27. I.	150 „ „		28. I.	10 600
	3. II.	15 600	3. II.	200 „ „		4. II.	13 100
Fall 7 . . .	21. I.	10 200	22. I.	300 „ „		23. I.	8 600
	27. I.	16 000	27. I.	200 „ „		28. I.	12 100
	4. II.	13 500	4. II.	100 „ „		6. II.	14 100
Fall 8 . . .	25. II.	15 600	25. II.	400 „ „		26. II.	12 300
	3. III.	18 900	4. III.	600 „ „		6. III.	12 200
	11. III.	14 900	11. III.	300 „ „		13. III.	10 800
Fall 9 . . .	7. II.	12 200	8. II.	200 „ „		9. II.	11 600
	14. II.	18 400	14. II.	1100 „ „		15. II.	10 200
	19. II.	15 500	19. II.	700 „ „		21. II.	9 700
	27. II.	11 800	27. II.	500 „ „		28. II.	10 100
	12. III.	12 100	12. III.	150 „ „		13. III.	11 700

Anzahl der Punktionen	Gesamtzahl	Männlich	Weiblich
2—3 mal	13	6	7
3—5 mal	18	3	15
5—10 mal	21	7	14

Tabelle A. Übersicht über 41 resezierte Fälle.

	Geheilt	Ge-storbene	Gesamt-zahl
Männlich	14	5	19
Weiblich	17	5	22
Summe	31	10	41

Tabelle B. Übersicht über 17 mit Punktion behandelte Fälle.

	Geheilt	Ge-storbene	Gesamt-zahl
Männlich	1	1	2
Weiblich	8	7	15
Summe	9	8	17

der Rippenresektion. Damit soll die Bülausche Drainage nicht grundsätzlich verworfen werden. Der Versuch ihrer Anwendung ist immer wieder erlaubt, aber die Rippenresektion soll nicht zu lange hinausgezögert werden, wenn die Reaktion auf die Entlastung durch die Bülausche Drainage nicht prompt erfolgt (v. Beust).

v. Beust[1]) fand:

Eingriff	Fälle	Todesfälle
Bülau-Drainage	11	3
Bülau-Drainage mit Wasserstrahlpumpe	12	0
Total-Bülau-Drainage	13	3
Rippenresektion	12	3
Rippenresektion nach Versagen von Bülau . . .	24	5
Totalrippenresektion	36	8

was die Zeit der Durchführung der Drainage anbelangt,
Bülau-Drainage:

Minimum 11 Tage, Maximum 41 Tage, Durchschnitt 28,3 Tage.

Rippenresektion:

Minimum 14 Tage, Maximum 63 Tage, Durchschnitt 33,9 Tage.

Stellt man die Ergebnisse sich zahlenmäßig gegenüber, so ergibt das eine Mortalität: bei Bülau 23,1%, Rippenresektion 22,2%
Drainagedauer: bei Bülau 28,3 Tage, Rippenresekton 33,9 Tage.

c) Ausführung der Resektion.

Bei der geschilderten Eigenart der Ergüsse, der Schwere des Allgemeinzustandes und der großen Gefahr, die gerade dem Grippekranken durch die Entstehung eines Pneumothorax droht, ist es verständlich, daß auch für die Anwendung der Rippenresektion selbst größtmögliche Vorsicht geboten war: Ausführung des Eingriffes unter möglichster Vermeidung der Allgemeinnarkose, nach rascher, breiter Resektion, Einführung eines dicken Schlauches unter peinlichster Vermeidung von Lufteintritt, wo möglich luftdichte Einnähung des Drains und unmittelbar anschließende Saugbehandlung nach Perthes, Revillod oder Iselin (Schädel, Kümmell, Schottmüller, Lorey, v. Beust). Schädel legt Wert darauf, daß die Vernähung der Pleurotomiewunde über einem Gazestreifen erfolgt. Seit Anwendung dieser Technik hat er im Gegensatz zum Bülauschen Verfahren, bei dem er oft weitgehende Infiltration, Abszedierungen und Phlegmonen beobachtet hatte, gute Erfolge. Auch v. Beust hat in 2 Fällen von Bülaudrainage Thoraxphlegmonen beobachtet.

Über die Anwendung von Überdruck bei Operationen und Nachbehandlung berichtet nur Stich. Nach Sauerbruchs eigenen früheren Indikationen zur Anwendung des Druckdifferenzverfahrens bei Operation und Nachbehandlung des Empyems im Handbuch der praktischen Chirurgie dürfte das Überdruckverfahren gerade für die Grippefälle nur mit Vorsicht in Anwendung gebracht werden. Sauerbruch empfahl das Verfahren vor allem für die metapneumonischen Empyeme im Kindesalter und alle weniger virulenten Eiterungen der Erwachsenen. Bei allen Fällen, wo eine Infektion mit hochvirulenten Erregern besteht und wo das erste Gebot eine breite Drainage des Brustfells ist, warnte Sauerbruch vor der Benützung des Druckdifferenzverfahrens. In der Behandlung des Grippeempyems bleibt die Vermeidung der Pneumothoraxgefahr bei der Entleerung des Eiters ein Hauptziel. Andererseits mahnen

---

[1]) Nach v. Beust beobachtete Clairmont in mehreren Fällen Verletzung der Rippen nach Bülauscher Drainage durch Ausstanzen eines kleinen Stückchens vom unteren Rande bei sehr engen Interkostalräumen. Die dadurch entstehende Kallusbildung hatte meist schmerzhafte Interkostalneuralgien zur Folge.

die Ausdehnungen der Prozesse auf der gleichen, oft auch auf der anderen Lunge und die Virulenz der Erreger zur Vorsicht bei der Anwendung des Überdruckverfahrens.

Nach brieflicher Mitteilung war auch Sauerbruch beim Grippeempyem, wie bereits erwähnt, sehr vorsichtig mit der primären Rippenresektion. Wenn er aber nach Vorbereitung durch Punktionen zur Operation schritt, hat er die Patienten unter Druckdifferenz operiert und ist dabei gut gefahren. Voraussetzung war, daß die Lunge sich leicht ausdehnte und nicht durch pneumonische Prozesse zu schwer verändert war. Im letzteren Falle durfte nach einer brieflichen Mitteilung Jehns aus Sauerbruchs Klinik erst einige Tage nach der Operation mit dem Aufblähen der Lunge begonnen werden.

G. Hotz hat bei der Anwendung des Überdruckverfahrens (12 cm Wassersäule) nur eine ganz geringfügige Wiederentfaltung der Lunge gesehen, bei offener Rippenresektion allerdings stets einen weitgehenden Kollaps.

Im allgemeinen scheint die Resektion einer Rippe für die Entleerung des Eiters genügt zu haben. Nur Ebner berichtet, daß er in einem Falle wegen sekundärer Abkapselung mit Fieberanstieg und reichlich eiterigen Auswurfs eine zweite Rippenresektion etwas oberhalb der 6. Rippe ausführen mußte.

Was die Wahl der zu resezierenden Rippe anbelangt, so fand im allgemeinen keine Abweichung von der Regel statt. Während in Frankreich offenbar seit langem mit Vorliebe die Resektion der 8. Rippe in der mittleren Axillarlinie ausgeführt wird, wurde in Deutschland noch von Einigen das Schedesche Verfahren, die Resektion der 9. oder 10. Rippe, lateral von dem langen Rückenmuskel, von Anderen das Königsche Verfahren, Resektion der 5. oder 6. Rippe in der hinteren oder mittleren Axillarlinie mit ausgleichenden täglichen Lagerungsmanövern bevorzugt. Pels-Leusden empfahl schon vor langer Zeit die 8. Rippe und auch in der Enderlenschen Klinik ist schon seit langem die Resektion der 8. Rippe in der hinteren Axillarlinie in Gebrauch[1]).

Bei beiderseitigen metapneumonischen Empyemen ist die Rippenresektion auf beiden Seiten früher wiederholt ausgeführt und gut vertragen worden.

Fabrikant führt 42 Fälle an, in denen beide Seiten des Thorax gleichzeitig eröffnet wurden. Unter gleichzeitig ist dabei nicht eine Sitzung zu verstehen, sondern es wurde meist in einem gewissen Zeitintervall operiert, und zwar so, daß die eine Seite des Thorax noch nicht geschlossen war, also ein Pneumothorax bestand, zu dem ein Pneumothorax der anderen Seite hinzugefügt wurde. Fälle von doppelseitiger Thorakotomie in einer Sitzung sind in der Literatur 6 auffindbar. Nach der Statistik (Fabrikant) beträgt die Sterblichkeit in diesen Fällen 37,2%, eine Zahl, die gegenüber der Mortalitätsziffer der einseitigen Empyeme (Schede 22,4%) nicht einmal exorbitant hoch erscheint. Auch Helling berichtet von 54 Fällen, die einen beiderseitigen Thorax mehr oder weniger lange Zeit ertrugen.

Bei der Vorsicht, die schon in der Behandlung des einseitigen Grippeempyems am Platz ist, wird man beim doppelseitigen Empyem ebenfalls zunächst versuchen, die andere Seite mit Punktion, Aspiration ev. Heberdrainage oder Absaugung zu behandeln und die Indikation zur Eröffnung der 2. Thoraxseite

---

[1]) Kleinschmidt ist neuerdings entschieden für die Rippenresektion am tiefsten Punkt der Pleurahöhle, für Drainage mit möglichst kurzem und dicken Drain und Anwendung des Perthesschen Aspirationsverfahrens oder des Überdruckes in der Nachbehandlung eingetreten.

erst so spät als möglich stellen (v. Beust). Aus persönlicher Erfahrung kann ich berichten, daß ich bei vier doppelseitigen Empyemen mit der Thorakotomie der einen Seite vollkommen ausgekommen bin; der Eiter der 2. Seite, der ausnahmslos Streptokokken enthielt, wurde durch wiederholte Punktionen, bis achtmal in einem Fall behandelt. Sämtliche Fälle kamen zur Ausheilung. Eine doppelseitige Thorakotomie in einer Sitzung dürfte beim Grippeempyem kaum in Frage kommen. Gerade bei der Grippe treten ja die Pleuraergüsse nicht gleichzeitig auf beiden Seiten auf, sondern meist in größeren Zwischenräumen (Strümpell).

Für die Fälle von nachgewiesenem interlobärem Empyem wäre nach Clairmont als Idealoperation die Eröffnung durch den Interlobärspalt zu empfehlen, die nicht nur den Vorteil bietet, den interlobären Herd auf dem schonendsten Wege zu erreichen, sondern vor allem auch den begleitenden Lungenprozeß (Gangrän, Abszeß) weit freizulegen. Clairmont legt auf Grund der bisher in der Literatur vorliegenden anatomischen Arbeiten dar, daß die Lage der Interlobärspalten und die damit zusammenhängende Projektion auf die Thoraxwand, welche dem Chirurgen die Führung gibt, in nicht geringen Grenzen schwankt. Sie ist jedoch bezüglich der langen Spalten in der Mitte hinreichend sicher, um in der Axilla für die Mehrzahl der Fälle die Umgebung der 5. Rippe in der Achsel als jene Stelle zu bezeichnen, wo mit großer Wahrscheinlichkeit der schräge Spalt anzutreffen ist. Dieser Punkt ist nach Clairmont von der größten Bedeutung, weil er sowohl der Länge, wie der Höhe und Tiefe nach der ungefähren Mitte der großen Spalte entspricht und den verschiedenen Lokalisationen eines Entzündungsherdes gegenüber gewissermaßen zentral gelegen ist.

d) Spülungs- und kombinierte Behandlung.

In der Nachbehandlung kam von J. Michael vorgeschlagene Perirrigation der Pleura, wenn auch in etwas anderer Form, wieder zur Anwendung. Reyher ist so vorgegangen, daß er an der tiefsten Stelle des Empyems eine dicke, gefensterte Kanüle einstach, welche mit einer Saugvorrichtung nach Perthes versehen wurde und zwei Zwischenräume höher eine zweite dünnere, die mit einer Kochsalz oder Vuzin enthaltenden Flasche verbunden war. Bei der Aspiration entleerte sich der Eiter unter geringem Druck in das Sammelgefäß, ca. 12 Stunden lang, alle zwei Stunden erfolgte Spülung. Nach ca. 5 Tagen soll bei dieser Behandlung Entfieberung eintreten.

Ähnliche Vorschläge stammen von Bérard et Dunet, die mit der alleinigen Resektion der 8. Rippe nichtbefriedigende Resultate hatten. Sie glauben, daß es für eine völlige Entleerung der Brusthöhle nötig ist, den tiefsten Punkt der Pleurahöhle für die Drainage zu wählen. Als solchen bezeichnen sie einen Punkt auf der Höhe der 10.—11. Rippe ungefähr in der vorderen Axillarlinie, 10—12 cm lateral der Mittellinie. Sie stützen sich bei dieser Wahl auf physiologische, pathologische und anatomische Studien von Phélip und L. Chevrier. Ihr Vorgehen, das sie ausschließlich in Lokalanästhesie ausführen, ist folgendes:

1. Zunächst Pleurotomie ohne Rippenresektion im 9. Interkostalraum in der hinteren Axillarlinie. Erweiterung der Wunde mit dem Dilatator. Entleerung des Empyems. Bei elenden Kranken zunächst Beschränkung auf diesen Eingriff. Drainage. Dann entweder in dieser oder in einer zweiten Sitzung.

2. Eingehen mit der Kornzange in die Pleurotomiewunde bei sitzendem Patienten bis in den Sinus diaphragmo-costalis. Einschneiden auf die am unteren Rande der 10. oder am oberen Rande der 11. Rippe erscheinende Kornzange, Resektion aus der 10. oder 11. Rippe. Dickes Drain. (Drainage anterieur oder antéro-lateral.)

3. Einführen eines oder zweier dünner Gummirohre in die obere hintere Pleurotomiewunde. Spülung alle drei Stunden mit 150—200 Dakin- oder Silbernitratlösung.

Die Spülung bezweckt nicht nur eine chemische Wirkung, sondern auch eine mechanische Reinigung von Fibrin usw. (Abb. 33 und 34).

4. Sorgfältige Nachbehandlung, möglichst frühzeitiges Aufstehen bei Abgeklungensein der Lungenerscheinungen, schon am 3.—5. Tage nach dem Eingriff.

Bérard et Dunet haben mit diesem Verfahren angeblich gute und vor allem schnelle Erfolge erzielt; sie glauben, daß das mit ihrer Drainage antéro-lateral behandelte Empyem in einem Monat heilen muß.

Es entspricht der allgemeinen Entwicklung der Wundbehandlung, daß auch für die Empyembehandlung die chemische Therapie stärker herangezogen wurde als bisher. Über die Anwendung chemisch wirksamer Spülungen, wie Dakinsche Lösung und Vuzin

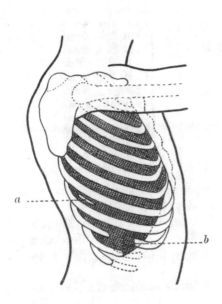

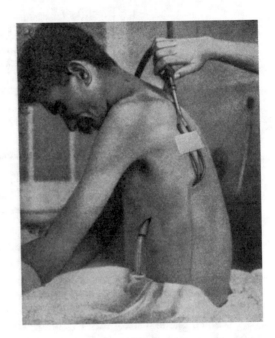

Abb. 33. Drainage antéro-lateral. Nach Bérard et Dunet. Schema des Eingriffs. *a* Rückwärtige Pleurotomie. *b* Drainage antéro-lateral am tiefsten Punkt.

Abb. 34. Spülung der Pleura am 4. Tag. Nach Bérard et Dunet.

durch Reyher, Bérard et Dunet in Verbindung mit Rippenresektion und ausgiebiger Drainage wurde eben berichtet. In England ist diese Kombination schon im Februar 1918 von Aktinson-Stoney vorgeschlagen worden.

Es hat aber auch nicht an Versuchen gefehlt, die Rippenresektion und die Drainage womöglich durch die chemo-therapeutische Behandlung, namentlich mit den Chininderivaten nach Morgenroth zu ersetzen, obwohl Bier, der ja mit seiner Schule ganz besonders diese Wandlung in der Wundbehandlung mit eingeleitet hat, sich gerade beim Empyem von der Behandlung mit Chininderivaten am wenigsten erwartet hat.

So berichtet Stich (Balhorn) von Versuchen mit Vuzinspülung der Pleura, zunächst mit Lösungen von 1 : 10 000, später 1 : 5000 und von 1 : 1000, teilweise unter Benützung des Überdruckapparates.

Die Tabelle aus Balhorn gibt eine Übersicht über die Art und Häufigkeit der von Stich angewandten Spülungen und den bei diesen Fällen erhobenen Bakterienbefunden.

Tabelle V (aus Balhorn).

Rippenresektion erfolgte folgende Tage nach Aufnahme und Beginn der Vuzinspülung	Kulturell wurden im Eiter nachgewiesen	Gespült wurde mit einer Lösung	
2.	Pneumokokken	1 : 10 000	1 mal
3.	Streptokokken	1 : 10 000	2 mal
7.	Streptokokken	1 : 10 000	2 mal
8.	Eiter ist nicht untersucht	⎰1 : 10 000	1 mal
		⎱1 : 1000	2 mal
24.	Streptokokken	1 : 10 000	4 mal
24.	Pneumokokken	1 : 10 000	7 mal
25.	Streptokokken	1 : 10 000	4 mal
28.	Strepto- und Staphylokokken	⎧1 : 10 000	2 mal
		⎨1 : 5000	2 mal
		⎩1 : 1000	1 mal
33.	Streptokokken	⎰1 : 10 000	3 mal
		⎱1 : 5000	2 mal
36.	Streptokokken	⎧1 : 10 000	4 mal
		⎨1 : 5000	3 mal
		⎩1 : 1000	1 mal
45.	Streptokokken	1 : 10 000	3 mal
49.	Streptokokken	1 : 10 000	5 mal
60.	Streptokokken	1 : 10 000	5 mal

Außer in einem Falle, bei dem Streptococcus mucosus gefunden wurde, hatte er jedoch keinen Erfolg. Er mußte in den übrigen 12 Fällen, die er so behandelt hatte, die Spülungsbehandlung immer wieder mit der Rippenresektion kombinieren. Mühsam, der in seinen Fällen zum Teil die Resektion, zum Teil Eukupinspülungen ohne Resektion durchgeführt hatte, sah keine großen Unterschiede in den Erfolgen.

Nach alledem scheint der Chemotherapie bei der Behandlung des Empyems nur in Kombination mit Rippenresektion und ausgiebiger Drainage Erfolg bestimmt. Einen etwas anderen Weg hat Storp eingeschlagen. In Lokal- bzw. Leitungsanästhesie hat er in der Skapularlinie durch Punktion die tiefste Stelle des Empyems festgestellt und dann einen halbkreisförmigen Hautmuskellappen mit oberer, etwa 10 cm breiter Basis umschnitten und nach oben zurückpräpariert. Dann wurde, der tiefsten Stelle der Eiterhöhle entsprechend, ein 10 cm langes Stück einer Rippe, in der Regel der 10. Rippe, reseziert und die Pleura in gleicher Ausdehnung eröffnet. Nachdem die Empyemhöhle mit warmer Kochsalzlösung ausgespült und die meist vorhandenen Pleurabeläge durch Stieltupfer entfernt waren, wurde die Pleurahöhle mit Kochsalz- oder Vuzinlösung gefüllt, der Lappen zurückgeklappt und bis auf eine 4—5 cm breite Lücke, der untersten Stelle des Hautmuskellappens entsprechend, exakt vernäht. Dadurch wurde ein Ventilverschluß geschaffen, welcher die Entleerung des Pleurainhaltes Luft und Flüssigkeit gestattete, dagegen das Eindringen der Luft in die Pleurahöhle bei der Inspiration völlig verhinderte. Durch den dadurch bedingten negativen Druck im Pleuraraum bei der Inspiration wurde die kollabierte Lunge in wenigen Tagen selbst beim Vorhandensein dickerer Schwarten zur völligen Entfaltung gebracht. Wenn nach 5—6 Tagen der Hautmuskellappen verklebt und damit die Wirkung des Ventilverschlusses aufgehoben war, was sich durch Temperatursteigerung und zunehmende Dämpfung bemerkbar machte, mußte der Zugang zur Pleurahöhle bzw. der Abfluß aus ihr durch stumpfes Eingehen mit der Kornzange oder durch zeitweises Einlegen eines Glasdrains wieder hergestellt werden. Da die kollabierte Lunge in dieser Zeit bereits wieder vollständig entfaltet war, so wurde die endgültige Heilung auch durch das Einlegen eines Drains nicht mehr nennenswert verzögert.

Storp hat mit dieser Methode 12 Fälle in durchschnittlich 45 Tagen zur Heilung gebracht.

e) Nachbehandlung.

Die Nachbehandlung des Grippeempyems erforderte die größte Vorsicht und Aufmerksamkeit. Dies verlangten besonders die eigentümlichen Veränderungen der Lunge, die Möglichkeit des Übergreifens auf die andere Seite und auf das Perikard und Peritoneum.

Das Perthessche Saugverfahren, dessen glänzende Erfolge beim Kriegsempyem zuletzt durch Hartert wieder gefeiert worden sind, hat sich auch hier in einer ganzen Reihe von Fällen bewährt. Bei der Häufung von Empyemen auf den chirurgischen Abteilungen und dem großen Mangel an Gummi, der sich während des Jahres 1918 in Deutschland wohl an allen Anstalten bemerkbar machte, verbot sich seine Anwendung vielfach aus äußeren Gründen. Es muß daher betont werden, wie gute klinische Erfolge auch mit der einfachen Resektion und Drainage beim Grippeempyem erzielt worden sind (Henze, Kaiser, B. Neuer, Schmeil).

G. Hotz rühmt vor allem das Saugverfahren nach Revillod, bei welchem mit 9 cm Hg-Druck eine kräftige Entfaltung der Lunge zu erzielen ist und das auch ambulatorisch durchgeführt werden kann.

Außerordentlich unterstützend für die Wiederentfaltung der kollabierten Lunge wirkte der aktive Exspirationsdruck, dessen Wirkung G. Hotz noch höher einschätzt, als die des Saugverfahrens. Blasen in ein Luftkissen oder gegen einen anderen Widerstand verursacht nach ihm die stärkste Wiederentfaltung der Lunge. Doch warnt er, das Saug- und Druckverfahren mit allzu großen Kräften auszuführen, jedenfalls nicht mit Kräften über 6 cm Hg, da dadurch Blutungen, wahrscheinlich infolge Hyperämie und Fiebersteigerungen, vielleicht sogar eine Disposition zur Mobilisation von Lungenthromben gegeben ist.

Auch Balhorn rühmte das Verfahren. Er hat außerdem noch gute Erfahrungen gemacht mit der Anwendung des Shoemakerschen Überdruckapparates oder mit dem Saugapparat von Storch; doch war er mit dem letzteren nicht gleichmäßig zufrieden. Die Frage der Dauer der Drainage kann nicht generell sondern nur von Fall zu Fall entschieden werden. Art und Größe der Sekretion, Ausdehnung der Lunge, das Ergebnis der Röntgenuntersuchungen bilden die Kriterien, welche für die Aufhebung der Drainage maßgebend sind. v. Beust sah Thorakotomiewunden, aus denen bereits nach 14 Tagen das Drain entfernt werden konnte, während andere noch nach zwei Monaten offen gehalten werden mußten. Auch für diese Entscheidung kann die Röntgendurchleuchtung und Kontrolle der Lungenblähung wertvolle Dienste leisten und den Ausschlag für unser therapeutisches Verhalten geben (v. Beust).

f) Ergebnisse der Behandlung.

Ins einzelgehende Mitteilungen mit zahlenmäßigen Angaben über die Erfolge dieser oder jener Behandlung, die eine vergleichende Beurteilung der verschiedenen Verfahren zuließen, liegen außer den erwähnten Berichten von v. Beust und B. Neuer noch nicht vor.

Man wird sich hüten müssen, nach dieser Richtung allzu große Erwartungen darauf zu setzen, daß die aus dem großen Material des Grippeempyems gewonnenen Erfahrungen ohne weiteres auf das gewöhnliche metapneumonische

Empyem nach genuiner Pneumonie, dessen Behandlung in der Zeit vor der Epidemie erneut in das Zeichen der alten Rivalität: (Stintzing und Schede) Punktionsdrainage oder Rippenresektion getreten war (D. Gerhardt, Heller, Iselin, Mitlin), übertragen werden können. Einmal ist die Resektion sicher gerade durch die schweren Fälle und durch die Fälle, die auf die Punktionsdrainage schlecht reagiert haben, belastet und dann ist gerade das Grippematerial dafür nicht geeignet. Einerseits ist der Ausgang des Grippeempyems zu sehr von den begleitenden Komplikationen, hauptsächlich vom Verhalten der Lungenerscheinungen abhängig; andererseits muß bei einer derartigen Betrachtung auch die verschiedene Heftigkeit und Bösartigkeit der Epidemie sowohl nach Zeit (Sommer, Herbst) und örtlicher Ausbreitung mit in Rechnung gebracht werden. So werden die Mortalitätszahlen des Grippeempyems nur mit großer Vorsicht und unter peinlichster Berücksichtigung schwer ausmerzbarer Fehlerquellen für die Beurteilung der angeschnittenen Frage in Betracht gezogen werden können.

Eher ließe sich vielleicht etwas aus dem klinischen Erfolg, aus der Behandlungsdauer und aus der Häufigkeit des Vorkommens von Fisteln und Empyemresthöhlen zur Beurteilung der einen oder anderen Methode schließen.

Es kann von vornherein festgestellt werden, daß das Grippeempyem nach dieser Richtung günstig gelegen zu haben scheint. Kaiser hat für Erwachsene eine durchschnittliche Heilungsdauer von 45 Tagen, für Kinder von 56 Tagen berechnet, während seine Nachforschungen sonst eine mittlere Heilungsdauer von 80—90 Tagen ergaben. Für die Empyeme des Jahres 1917 berechnete er z. B. eine durchschnittliche Heilungsdauer von 50 Tagen. Henze gibt für das Grippeempyem 50 Tage durchschnittliche Heilungsdauer beim Erwachsenen und 90 Tage beim Kinde an. Storp hat mit seiner Methode das Grippeempyem durchschnittlich in 45 Tagen (längste Heilungsdauer 60, kürzeste 19 Tage) heilen sehen. Bérard et Dunet haben ihre Patienten bei Anwendung ihrer Drainage anterolateral in Verbindung mit frühzeitigem Aufstehen durchschnittlich in einem Monat geheilt. Nur Dubs berichtet über langdauernde Sekretion, Neigung zur Abkapselung und Wiederaufbrechen von Fisteln. Auch Hotz nimmt an, daß das Grippeempyem durchschnittlich etwas mehr Zeit zur Ausheilung erfordert als das gewöhnliche postpneumonische Empyem; in mehreren Fällen sah er starke Schwarten zurückbleiben. Auch v. Beust kommt zu einer durchschnittlichen Krankheitsdauer von 80 Tagen für das Empyem allein, von 102,3 Tagen, wenn er die Gesamtdauer der Krankheit vom Beginn der Grippe an rechnete, die doch meist einige Tage vor dem Manifestwerden des Empyems einsetzte.

Auch mit der einfachen Nachbehandlung ohne Spülung und Saugung scheinen die Endresultate der Grippeempyembehandlung nicht ungünstig gewesen zu sein. Kaiser hat unter 47 Fällen nur 3 mal ein Rezidiv erlebt, das eine neue Operation nötig machte, nur einmal mußte eine Thorakoplastik wegen Empyemresthöhle ausgeführt werden.

Henze hat an 50 als geheilt entlassene Grippeempyemkranke 7—12 Wochen nach der Entlassung Fragebogen gesandt. 41 der Patienten waren persönlich erschienen und konnten nachuntersucht werden. 6 gaben Antwort, nur über das Schicksal von 3 Patienten konnte nichts mehr erfahren werden.

47 hatten an Gewicht zugenommen (5, 8, 15—20 Pfund), 33 waren voll arbeitsfähig, 4 gaben an, daß sie in der Arbeit noch beschränkt seien. 10 wollten bei der Untersuchung

überhaupt noch nicht fähig sein, Arbeit zu verrichten. Bei 9 bestand Kurzatmigkeit, Herzklopfen bei geringer Anstrengung, 3 klagten über stärkeren Husten mit Auswurf. Bei 38 Patienten war die Wunde bereits vollkommen geschlossen, die Lunge bei den physikalischen Untersuchungen bereits völlig ausgedehnt. Bei 6 bestand noch eine kleine Fistel, die wenig eitriges Sekret entleerte. Bei 5 Patienten konnte noch eine größere Empyemresthöhle nachgewiesen werden. Bei 2 kam es zur Nachresektion und Thorakoplastik. Nur bei 4 Patienten konnte stärkere Schwartenbildung, bei 7 leichtere Schwartenbildung nachgewiesen werden. Leichte Verziehungen des Zwerchfells und Zurückbleiben desselben bei der Atmung war fast in allen, vor dem Röntgenschirm nachuntersuchten Fällen nachweisbar. Stärkere Verziehung des Zwerchfells wurde nur 3 mal festgestellt. Nur 4 mal bestand eine stärkere Skoliose der Wirbelsäule, die auf das entstandene Empyem zurückgeführt werden mußte. 2 mal klagten die Patienten über Störungen der Funktion des Armes, Schwäche im Arm und Unmöglichkeit, denselben vom Thorax abzuheben. Balhorn berichtet über 6 Fälle von Thorakoplastik, die wegen einer Empyemresthöhle ausgeführt werden mußte. Bei der Operation fand sich in diesen Fällen eine sehr starke Schwartenbildung und es zeigte sich, daß diese am stärksten war bei den Fällen, welche mit Vuzin gespült waren.

Matthes hat einmal nach Empyem eine Serratuslähmung beobachtet.

So schwer das Empyem bei Grippe das ganze Krankheitsbild beeinflußte und die Prognose des Falles verschlechterte, so dankbar war im großen und ganzen seine Behandlung. Nach dieser Richtung konnte die Chirurgie einen großen und aktiven Anteil an der Bekämpfung der Seuche nehmen.

B. Lungen.

Gegenüber dem Empyem traten Lungenabszeß und Lungengangrän als chirurgische Komplikationen der Grippe an klinischer Bedeutung stark zurück, so häufig nach dem Befunde der Pathologen der Lungenabszeß als Komplikation der Grippe zu erwarten gewesen wäre; es liegen nur wenige klinische Angaben über diese Komplikation der letzten Epidemie vor.

1889/90 haben nach Leichtenstern bereits Weichselbaum und R. Pfeiffer auf die Möglichkeit der Abszeßbildung im Lungengewebe, auf die „vereiternden" Bronchopneumonien hingewiesen. Auch Ribbert und Marchand haben damals schon die Neigung zum Zerfall und Abszeßbildung bei der Influenzapneumonie betont. Zenker beobachtete einen Lungenabszeß, der aus einer fibrinösen genuinen Pneumonie hervorging. Rhyner stellte 3 Fälle von Lungengangrän nach Influenza fest und Leichtenstern sah 5 mal Abszeß, 3 mal Gangrän nach einer Grippepneumonie. Er machte damals darauf aufmerksam, daß alle diese Fälle jugendliche Personen betrafen. Ähnliche Beobachtungen stammen von Amann, Albu, J. Burgeß, Fürbringer, Herrmann, Kahler, Krannhals, Kundrat, Maillart. Hitzig hat im Abszeßeiter einmal Influenzabazillen gefunden, während gewöhnlich Diplo-, Strepto- und Staphylokokken nachgewiesen wurden. Auch der Bericht der Medizinalabteilung des deutschen Heeres berichtet von 8 Lungenabszessen in 5 Wochen. A. Fraenkel hat in 6% seiner Fälle von Influenzapneumonie Abszedierung und Gangrän beobachtet.

In der letzten Epidemie ist der Lungenabszeß als solcher offenbar nur selten Gegenstand der chirurgischen Therapie gewesen. Dubs hat 2 mal randständige Lungenabszesse operiert und M. Weil berichtet über 7 Fälle von Lungenabszessen, die eine reiche Bakterienflora enthielten (fusiforme Bakterien und Spirillen). Nach den Erfahrungen der Pathologen muß man ja schließen, daß tatsächlich sehr viele Fälle von Grippepneumonie mit Lungenabszessen einhergegangen sind. Das gilt besonders für die Fälle von Pneumonia dissecans.

Auf Sauerbruchs Erfahrungen, der eine große Anzahl von Fällen gesehen hat, in denen Lungenabszesse auf diese Weise entstanden, die dann durchbrachen oder als größere Einschmelzungsherde der Lunge fortbestanden und zu abgekapselten Empyemen führten, wurde bereits hingewiesen. Aber sie sind häufig entweder nicht Gegenstand chirurgischer Therapie geworden oder wurden z. B. bei der Behandlung von Empyemen nicht sicher als solche erkannt. Prognose und Therapie des Lungenabszesses bei Grippe ist im wesentlichen abhängig von der Prognose der Grundkrankheit und vor allem von der Prognose der Grippepneumonie. Anlaß zu neuen Indikationen oder neuartigen Behandlungsvorschlägen hat der Lungenabszeß der Grippe nicht gegeben.

6. Perikarditis.

Eine der gefürchtetsten Wendungen des Grippeempyems war das Übergreifen auf das Perikard.

1889/90 wurde die Perikarditis als Komplikation der Influenza häufig beobachtet, so von Lenhartz, der sie einmal kombiniert mit Pleuritis fand, zusammen mit streptokokkenhaltigen metastastischen Abszessen im Herzfleisch (Bassi, Frank, Kundrat, Marchand, Sokolovski, Tyson, Verneuil). Högerstedt wies im Eiter einer Perikarditis nach Grippe, die mit Pleuritis und Peritonitis verbunden war, eine große Anzahl von Bazillen nach, die dem Pfeiferschen Stäbchen sehr ähnlich waren. Krannhals beobachtete wiederholt die Kombination Pleuritis, Perikarditis und Peritonitis. Nach Leichtenstern finden sich auch in mehreren Sammelberichten und Sammelforschungen ähnliche Angaben.

1918 sah Winternitz einmal eine Perikarditis im Anschluß an eine Grippeerkrankung. Bittorf hat eine primäre eiterige Perikarditis mit Perikardöffnung zu beeinflussen versucht. Oeller hat ebenfalls Pleura- und Perikarderkrankungen durch wiederholte einfache Punktionen behandelt. Coenen hat drei Fälle von Perikarditis beobachtet (siehe auch Schmeil). Trotz Perikardiotomie führte der eine Fall mit serösem streptokokkenhaltigem Exsudat schnell unter dem Bilde einer eiterigen Mediastinalphlegmone mit Thrombose der Vena Anonyma unter einer steilen Temperaturkurve und Schüttelfrösten zum Tode. Ein Fall mit dickem rahmigem Eiter wurde durch die Perikardiotomie gerettet. In einem dritten Falle war die Perikarditis kompliziert durch ein Empyem und eine eiterige Peritonitis. Balhorn sah einmal das Übergreifen einer Pleuritis auf das Perikard.

Die klinisch beobachteten Fälle von Perikarditis waren zu vereinzelt, um aus ihnen Erfahrungen für eine etwaige Sonderstellung der Perikarderkrankung nach Grippe ableiten zu können. Die Indikationen zur operativen Behandlung unterschieden sich in nichts von denen der Perikarditis im allgemeinen (Kolb, Küttner, Rehn, v. Walzel). Die Punktion des Herzbeutels kam in Frage, wenn Erscheinungen der Herztamponade auftraten. Auf die prinzipielle Streitfrage, an welcher Stelle am besten die Punktion auszuführen ist, oder auf die Frage der Rivalität zwischen Perikardiozentese und Perikardiotomie, die von einigen (Küttner und Walzel) bevorzugt wird, einzugehen, liegt nicht im Rahmen dieser Arbeit, zumal aus der Literatur nicht ersichtlich ist, daß sich durch die Grippe neue Gesichtspunkte ergeben haben. Doch wird man bei der großen Gefahr, welche die Eröffnung des Pleuraraumes dem Grippekranken bringt, auch bei der eiterigen Perikarditis Vorsicht walten lassen müssen, vielleicht lieber zur Punktion als zur Rippenresektion und Perikardiotomie greifen, die Kolb bei der eiterigen Perikarditis als Methode der Wahl bezeichnet hat.

Wieweit es möglich sein würde, durch frühzeitige Eiterentleerung bei eiteriger Perikarditis eine drohende Mediastinitis aufzuhalten (Venus), die bei der Grippe immerhin in einer Anzahl von Fällen sich unheilvoll bemerkbar gemacht hat, bleibt fraglich.

7. Peritonitis.

Auch die Peritonitis ist eine längst aus früheren Epidemien bekannte Komplikation der Grippe.

W. N. Sirotinin war der erste, der über Influenzaperitonitis berichtet hat. Nach Rostowzew ist der von ihm mitgeteilte Fall jedoch ganz zweifelhafter Natur und pathologisch-anatomisch keineswegs geklärt. Die Diagnose Influenza war ziemlich willkürlich gestellt. Mehr Interesse besitzt der Fall von Isnardi. Er beobachtete während einer typischen Influenzaerkrankung sämtliche charakteristische Symptome der Peritonitis. Die Sektion ergab jedoch, daß Zökum und Wurmfortsatz völlig intakt waren, obwohl allgemeine Peritonitis bestand. Im Fibrinbelag des Peritoneums wurden Streptokokken nachgewiesen. Ein Ausgangspunkt wurde nicht gefunden, so daß Isnardi auf eine Infektion des Peritoneums vom Blute her schloß. Kundrat, Kelsch und Antony, Wallis, Buchheim, Kuskow, Cnyrim berichten über Peritonitisfälle nach Grippe, die meist im Anschluß an eine hämorrhagisch-diphtherische Enteritis aufgetreten sind. Kuskow teilt einen Fall mit, in welchem die Peritonitis nach Grippe durch Nekrose der Milz entstanden ist, Leyden hat in 26% seiner Fälle peritonitische Komplikationen beobachtet. Ghedini führt 5 Fälle aus der Literatur an, in welchen Pleuritis und Peritonitis unzweifelhaft durch den Influenzabazillus entstanden waren, und fügt dazu drei neue. Auch Lodi hat zwei solche Fälle beobachtet, die nach seiner Erfahrung meist einen leichten und günstigen Verlauf nehmen. Perez hat durch experimentelle Tierversuche nachzuweisen versucht, daß eine primäre Influenzaperitonitis, welche mit den Veränderungen der Bauch- oder anderer innerer Organe gar nicht in Zusammenhang zu stehen braucht, dadurch entsteht, daß nach seiner Auffassung sich die aus dem Darme und dem Blute herstammenden Influenzabazillen primär in der Peritonealhöhle einnisten.

War in diesen Fällen der Ausgang der Peritonitis offenbar in einer Erkrankung von Bauchorganen zu suchen oder eine direkte hämatogene Infektion des Peritoneums anzunehmen, so mehrten sich in der Epidemie von 1918 die Beobachtungen von Peritonitisfällen, in welchen die Bauchfelleiterung als Ausbreitung einer in der Pleurahöhle bestehenden Entzündung und Eiterung aufzufassen war.

F. König war diesmal der erste, der von einem Fall von Peritonitis im Verlaufe von Grippe berichtete. Ein Ausgangspunkt für die diffuse Bauchfellentzündung konnte bei der Operation nicht gefunden werden. Der Wurmfortsatz und die anderen Bauchorgane waren intakt. Nach anfänglich schwerem Verlauf genas die Patientin (siehe auch Ingversen). Wachter berichtet von einem völlig analogen Fall und Schmieden sah einmal im Gefolge von Grippe eine Peritonitis, bei welcher der Ausgangspunkt des serös-hämorrhagischen peritonitischen Ergusses in einer sekundär infizierten und in die Bauchhöhle

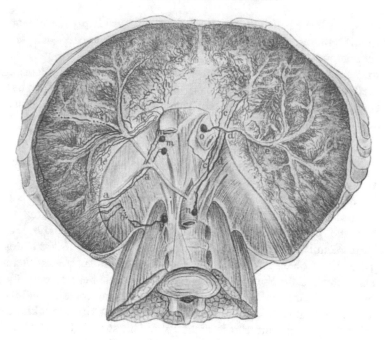

Unterfläche.

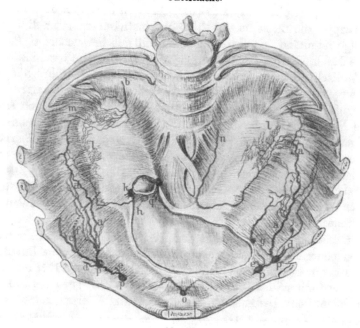

Oberfläche.

Abb. 35 und 36. Lymphbahnen des Zwerchfells. Injektion von der Unterfläche des Zwerchfells aus. Nach H. Küttner.

perforierten Mesenterialdrüse gefunden werden konnte. Angaben über bakteriologische Befunde fehlen leider in diesen Fällen. Ihnen schließen sich solche an,
bei welchen die Bauchfellentzündung im Gefolge eines Grippeempyems beobachtet
wurde (Berblinger, Coenen, Dubs, Emmerich, Fahr, Hannemann,

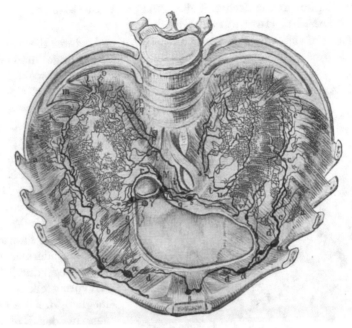

Oberfläche.

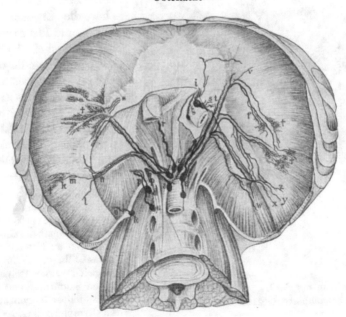

Unterfläche.
Abb. 37 und 38. Lymphbahnen des Zwerchfells. Injektion der Lymphbahnen von der
Oberfläche des Zwerchfells aus. Nach H. Küttner.

Henze). F. König, Coenen, dessen einer Fall auch noch durch Perikarditis
kompliziert war, und Dubs, der zweimal ein solches Vorkommen beobachtete
und dabei einmal Pneumokokken festgestellt hatte, haben diese Bauchfellent-
zündungen als Durchwanderungsperitonitiden erklärt. Diese Auffassung wurde

von pathologisch anatomischer Seite, wie von Berblinger, Emmerich, Marchand, Fahr, Hannemann geteilt.

Hält man sich vor Augen, wie ausgedehnt und schwer die Veränderungen an Lunge und Pleura bei den Grippekomplikationen oft sind und eine wie große Rolle die Prozesse im interstiellen Gewebe, die von vielen als Lymphangitis beschrieben sind, spielen (Berblinger, Borst, E.Fraenkel, A. W. Fischer, Marchand, Lubarsch, Oberndorffer, Siegmund, Wegelin), so fällt es nicht schwer, sich eine Durchwanderung der Infektionserreger durch das Zwerchfell vorzustellen. Dabei ist es möglich, daß die Erscheinungen in der Bauchhöhle zu einer Zeit auftreten, in welcher die Erscheinungen an Lunge und Pleura bereits abgeklungen sind. An Wegen für diese Durchwanderung fehlt es nicht. Die perforierenden Lymphgefäße des Zwerchfells und ihre pathologische Bedeutung haben durch H.Küttner und später K. Franke eine eingehende Darstellung und Würdigung erfahren.

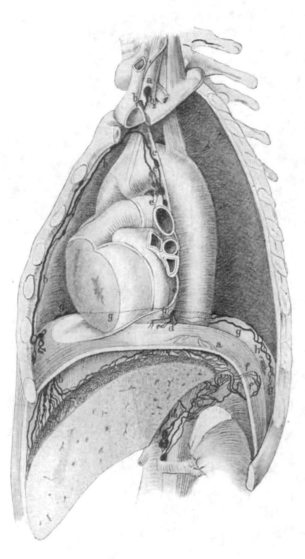

Abb. 39. Beziehungen der Lymphbahnen des Zwerchfells zu denen benachbarter Organe. Nach H. Küttner.

Nach H. Küttner sind im Zwerchfellperitoneum zahlreiche Lymphstämme vorhanden, welche das Diaphragma durchbohren und zu Drüsen im Inneren des Brustraums führen. Wie er durch Vergleich seiner Präparate feststellen konnte, sind alle vom Zwerchfellperitoneum aus injizierten Lymphgefäße identisch mit solchen der Pleura diaphragmatica. Die perforierenden Lymphgefäße des Zwerchfellperitoneums gehen also auf der oberen Diaphragmahälfte nicht ihre eigenen Wege, sondern münden in die Lymphbahnen der Zwerchfellpleura. Auf beiden Zwerchfellhälften vermochte Küttner fast konstant vom Peritoneum aus die großen subpleuralen Hauptlymphstämme, Sappeys Plexus des troncs collecteurs, welche auf der Muskelplatte annähernd sagittal von hinten nach vorne verlaufen, zu injizieren (Abb. 35 und 36). Küttner konnte aber noch nachweisen, daß die eigentlichen autochthonen Lymphgefäßnetze des peritonealen und pleuralen Zwerchfellüberzugs miteinander kommunizieren und andererseits zeigen, daß die Lymphgefäße der

Pleura costalis und Pleura diaphragmatica in ausgiebiger Verbindung miteinander stehen, so daß durch seine Untersuchungen der Nachweis geliefert ist, daß die Wurzelgeflechte der beiden serösen Häute durch die Substanz des Diaphragmas hindurch miteinander in Verbindung treten. Dabei hat sich gezeigt, daß die Lymphgefäße einer Zwerchfellhälfte niemals in die der anderen übergehen, daß dagegen obere und untere Fläche einer jeden Zwerchfellhälfte ihre Lymphe durch die gleichen Abflußgefäße den gleichen Lymphdrüsen zuschicken. Die Gefäße, welche vom Zwerchfellperitoneum aus zu den Drüsen im Inneren des Bauches führen, nehmen auch die perforierenden Bahnen von der Zwerchfellpleura auf und umgekehrt. Die größten Lymphgefäßstämme des Diaphragmas führen sämtlich sowohl pleurale wie peritoneale Lymphe. Das Lymphgefäßsystem vom Peritoneum und von der Pleura diaphragmatica ist also auf jeder einzelnen Zwerchfellhälfte ein einheitliches. Physiologisch kommen für die Beförderung der Diaphragmalymphe die Druckdifferenz zwischen Brust und Bauchhöhle und der wechselnde Kontraktionszustand der Zwerchfellmuskulatur in Betracht. Ein überwiegender Einfluß der Druckdifferenz würde einseitig auf die Bewegung der Lymphe, also im Sinne einer Strömung vom Orte des höheren Druckes (Bauchhöhle) zu dem des niederen Druckes (Brusthöhle) wirken. Küttner weist aber nach, daß die Verhältnisse hier anders liegen, daß die Druckschwankungen, die im Zwerchfell durch die Atmung entstehen, die außerordentlich zahlreichen Klappen der Zwerchfelllymphgefäße und eine eigentümliche Art mancher Lymphgefäße die Muskelplatte zweibis dreimal zu durchsetzen, es ermöglichen, daß die Lymphe im Zwerchfell wohl nach beiden Richtungen strömen kann.

Küttner führt mehrfache Beispiele von pathologischen Zuständen des Menschen an, welche die anatomischen Befunde zu illustrieren vermögen. Pleuritiden im Gefolge subphrenischer Abszesse und diffuser eitriger Peritonitis, wie auch subphrenische Abszesse nach Thoraxempyem, darunter einen Fall, in welchem die Entstehung des subphrenischen Abszesses auf dem Wege der Zwerchfelllymphbahn mikroskopisch bewiesen wurde, und Fälle von Peritonitis im Gefolge entzündlicher Prozesse des Thoraxinnern. Über diese letzten Fälle, die für das Thema Grippe-Peritonitis besonders Interesse haben, finden sich in der Literatur nur spärliche Angaben.

Küttner erwähnt nur einige ältere französische Angaben von Vautrin et Caillet, die sich bei Michaut zitiert finden und eine neuere Arbeit von Barnard. Er vermehrt die Kasuistik um einen ebenfalls mikroskopisch von Beck in Karlsruhe untersuchten Fall, in dem sich eine Peritonitis an eine rechtsseitige Unterlappenpneumonie angeschlossen hat und die Lymphbahnen des Zwerchfells mit Bakterien angefüllt gefunden war.

Es kann für diese Fälle von Peritonitis im Verlaufe von Grippe mit Sicherheit in Zusammenhang mit den Lungenveränderungen und den Affektionen des Bauchfells angenommen werden, ähnlich wie bei der Pneumokokkenperitonitis.

Man ist daher wohl berechtigt, hier von einer besonderen Grippekomplikation zu sprechen.

Therapeutisch kam Laparotomie ev. Spülung und Nachbehandlung in Fowlerscher Lage in Anwendung. Der Beobachtung der Lungenkomplikationen mußte die größte Sorgfalt zugewendet werden.

8. Lymphgefäße und Lymphdrüsen.

Bei den akuten Entzündungen der Schleimhäute der oberen Luftwege und des Rachens war eine Mitbeteiligung der regionären Lymphdrüsen bei der Grippe von vornherein zu erwarten.

Auch aus früheren Epidemien liegen nach dieser Richtung Berichte vor. Meckel hat 1889/90 regelmäßig Schwellung der Halslymphdrüsen, Schröder Schwellung der Hals- und Inguinallymphdrüsen gefunden. Der deutsche Heeresbericht und der amtliche Schweizerbericht von F. Schmid führen ebenfalls in nicht seltenen Fällen die Schwellung der Lymphdrüsen an. Demons hat eine Abszeßbildung der Glandulae axillaris auf die Influenza zurückgeführt,

Zahn von Schwellungen der Bronchiallymphdrüsen bei Grippesektionen berichtet. Ebenso haben Unger und Gillet häufig Anschwellungen von Genick-, Hals- und Bronchiallymphdrüsen beobachtet und als besonders typisch beschrieben.

In einigen Fällen haben sich die Lymphdrüsenschwellungen auf die axillaren und sogar inguinalen Lymphdrüsen ausgebreitet. Nach Perez hat Conzetti diese Form identisch erklärt mit der von Pfeiffer 1889/90 als „Ganglienfieber" bezeichneten, deren Wesen darin bestehen soll, daß von einer auf der Schleimhaut des Nasen-Rachenraums lokalisierten Infektion aus ein bis dahin unbekanntes Virus längs der Lymphbahnen weiter geschleppt wird und zuerst an den Glandulae cervicales und retromaxillares haftet, und dann noch weiter bis über die Mediastinal-Axillar-, sogar in die Inguinaldrüsen verschleppt wird. Havard, Kormann, später Armbruster haben besonders bei Kindern nach Influenza leichte, zuweilen eiterige Lymphdrüsenentzündungen beobachtet. 1916 hat Armbruster eine „chronische Influenza", Pharyngitis, grießbreiartigen Zungenbelag und manchmal eiterige Lymphdrüsenentzündung gesehen. Nastinkoff hat nach Perez bei Experimenten mit Influenzabazillen Hyperplasie der Lymphdrüsen, bisweilen „käsige" Entartung beobachtet.

Die Befunde der Pathologen an den Lymphdrüsen während der Grippeepidemie 1918 wurden bereits erwähnt.

Von klinischer Seite hat Schmieden das Bild der Halslymphdrüsen-Grippe beschrieben. Kranke, die noch kaum von der Grippe genesen waren, bekamen einseitig oder doppelseitig, häufig der Mittellinie des Halses ziemlich nahe, in wenigen Tagen rasch anschwellende Drüsenpakete, welche bald zu einer diffusen harten Schwellung zusammenbackten und oftmals mit Haut- und Halsmuskulatur verschmolzen. Die Drüsen waren druckschmerzhaft, das Ödem ihrer Umgebung rief Bewegung, Störung des Halses, oftmals Schiefhals und heftige Luftbeschwerden hervor und stellte meist ein äußerst qualvolles Leiden dar, um so mehr als sein Verlauf ein hartnäckiger, oft über 6 Wochen und mehr hingestreckter war. Etwa in der Hälfte der Fälle kam zu einer solchen Lymphadenitis eine meist fleckweise eiterige Einschmelzung hinzu, die ebenfalls einen sehr regen Verlauf nahm. Manchmal rötete sich die Haut und man hoffte auf dem Wege der Abszedierung und Erweichung einen raschen Verlauf zu sehen; öfter trog diese Hoffnung. Die Rötung ging nicht zurück. Durch Spaltung eines kleinen, staphylokokken- oder streptokokkenhaltigen Eiterherdes wurde der Verlauf unwesentlich abgekürzt. Das ganze Bild erinnerte nach Schmieden an die Holzphlegmone, jene abgeschwächte Form der Lymphdrüsenentzündung. Schmieden hält diese Grippedrüsen für einen charakteristischen Befund, er hat sie während dieser Grippeepidemie öfters beobachtet. Manchmal sei sie die einzige wesentliche Erscheinungsform des Leidens gewesen.

In der Literatur haben nur noch Schmeil und Balhorn auf diese Beobachtung hingewiesen. Dubs, der offenbar besonders auf diese Drüsengrippe gefahndet hat, hebt sogar eigens hervor, daß er sie niemals gesehen habe. Auch in den Obduktionsbefunden der meisten Pathologen ist die Beschreibung in dieser Form nicht enthalten, wenn von ihnen auch vielfach über Drüsenschwellung, namentlich über die hämorrhagische Entzündung der Trachealdrüsen als einen ganz besonders für die Grippe charakteristischen Befund (Groß) berichtet wird. Es muß daher wohl angenommen werden, daß bei dieser starken Häufung von Lymphdrüsenschwellung, wie sie Schmieden beschrieben hat, eine besondere Infektion vorgelegen haben muß, deren Entwicklung immerhin beachtenswert erscheint. Die Therapie der Lymphdrüsenveränderungen bei Grippe hat keine besonderen Indikationen gezeitigt.

II. Komplikationen im Anschluß an Grippeerkrankungen des Magen-Darmkanals.

Die sog. gastrointestinale Form der Grippe, die 1889/90 im klinischen Bild der Erkrankung eine große Rolle gespielt hat, ist in der letzten Epidemie, wie bereits mehrfach erwähnt, stark zurückgetreten. Dementsprechend fehlte es auch nahezu vollständig an Komplikationen, die im Anschluß an Grippeerkrankung des Magen-Darmkanals aufgetreten wären und chirurgische Hilfe nötig gemacht hätten. Zudem erwies es sich hier sehr viel schwieriger, die Zusammenhänge zwischen Grundkrankheit und Organerkrankung festzustellen, als bei dem im Anschluß an die Erkrankung der Respirationsorgane auftretenden Störungen. Die für den Chirurgen besonders wichtige Frage der Appendizitis und Cholelithiasis während und nach Grippe bedarf eingehender Besprechung.

1. Magen-Darmkanal.

Die Erkrankungen des Magen-Darmkanals im engeren Sinne, die während und nach der Grippe aufgetreten sind, beanspruchen mehr diagnostisches als therapeutisches Interesse seitens des Chirurgen.

Nach Leichtenstern sind Fälle akuter und hämorrhagischer Gastritis und Enteritis 1889/90 wiederholt beobachtet worden (Auerbach, Engesser, Flesch, Fröhlich, Fürbringer, Klebs, Jürgens, Kußkow, Leichtenstern, Warfvinge, Weichselbaum, Wunderlich, Mosler). Perez erwähnt, daß Cruikshank bei der Influenza auch auf Komplikationen von seiten des Magens aufmerksam gemacht hat. Auch Jones hat nach ihm auf das häufige gleichzeitige Vorkommen von Magenveränderungen mit den Symptomen einer Magenneurasthenie hingewiesen. In den meisten dieser Fälle handelte es sich um akute, oft eiterige gastrointestinale Prozesse mit Hyperämie, Anschwellung der Follikel und Peyerschen Plâques, submuköse Ekchymosen, hämorrhagische Infiltrationen, Geschwürsprozesse und Nekrosen von mehr oder weniger großer Ausdehnung und Tiefe. Wunderlich will des öfteren tiefgreifende Darmgeschwüre bei grippalen Affektionen beobachtet haben mit verschiedener Lokalisation, am häufigsten am Duodenum, manchmal sogar im Magen selbst, am seltensten im Ileum, Jejunum und Dickdarm.

Perez hat auch nach dieser Richtung Tierexperimente angestellt und Versuchstieren mit der Schlundsonde Reinkulturen von Pfeiferbazillen einverleibt mit und ohne mechanische Insulte des Abdomens. Er hat nach diesen Versuchen ebenfalls Anschwellung, Hyperämie der Schleimhaut und Anschwellung der Follikel und Peyerschen Plâques und auf die Mukosa beschränkte Geschwüre beobachtet. Von Perez ist auch auf die Möglichkeit des Zusammenhangs zwischen Schädigung des Nervensystems durch die Influenza und Entstehung von Magengeschwüren im Sinne Dalla Vedowas hingewiesen worden.

Sogar Ileusfälle sind in Zusammenhang mit der Grippe gebracht worden und mögen hier Erwähnung finden, obwohl der Zusammenhang aus den Publikationen nicht immer völlig einwandfrei hervorgeht (Köhl). Armbruster hat später auf die Möglichkeit von Invaginationen infolge der in der Gefolgschaft der Grippe auftretenden Lumbalneuralgien hingewiesen.

Auf die geringen pathologisch-anatomischen Befunde während der Epidemie 1918 wurde bereits näher eingegangen. Von klinischer Seite wurde von Grasmann neuerdings das Bild der Darmgrippe: Meteorismus, Leibschmerzen, Temperatur, Druckschmerz und Bauchdeckenspannung hervorgehoben. Auch David hat einmal kurz auf Darmerscheinungen hingewiesen. Beckmann erwähnt Darmblutungen während der Grippe. Schmieden beschreibt den Fall eines 10jährigen Jungen, bei dem er während der Grippe den isolierten Enterospasmus des Colon transversum beobachtete. Der Spasmus, der langsam schwand, hat intermittierend 4—5 Tage bestanden und kann nach Schmieden nur auf den Reiz der erkrankten Mesenterialdrüsen zurückgeführt werden. Eine völlige Klärung des Falles durch die Operation hat nicht stattgefunden. Daß v. Haberer die Inkarzeration einer Hernie bei einem 5jährigen Knaben dem krampfartigen Husten bei Grippe zur Last legte, sei nur nebenbei bemerkt.

2. Appendizitis.

Die Beziehungen zwischen Appendizitis bzw. Perityphlitis und Influenza reichen in der medizinischen Literatur schon längere Zeit zurück. In der Forschungsgeschichte der Appendizitis hat die Influenza sogar eine besondere Rolle gespielt. Denn die Beobachtung von Perityphlitis im Verlaufe oder nach Influenza hat mit den Gedanken an die epidemische Natur der Appendizitis hervorgebracht. Sein hauptsächlichster Verfechter war Th. Goluboff. Eine Zeitlang stand dieser Gedanke im Vordergrunde des medizinischen und chirurgischen Interesses.

Adrian, später Corbellini, haben im Eiter eines perityphlitischen Abszesses die Pfeifferschen Influenzabazillen nachgewiesen und ihnen eine entscheidende Rolle bei der Entstehung dieses Prozesses zugewiesen. Diese Entdeckung ist der Ausgangspunkt für die Annahme der hämatogenen Entstehung der Appendizitis geworden. Es ist bekannt, eine wie große Diskussion diese Frage hervorgerufen hat. Ihr eifrigster Vertreter war Richard Kretz, der sie namentlich gegenüber Aschoffs Ansicht von der alleinigen enterogenen Genese der Appendizitis verteidigt hat.

Das Vorkommen von Perityphlitis bei Personen, die an Influenza erkrankt waren, ist schon frühe von einer Reihe von Beobachtern beschrieben worden (Gagnière, Finney and Homberg, F. Franke, Isnardi, Serebranik, Villard et Vignard). Thibault hat einen Fall von Appendizitis bei einem Kinde gesehen, dessen Mutter und Vater an Influenza erkrankt waren. Faissans hat die Influenza als die hauptsächliche, fast einzige Ursache der Appendizitis betrachtet und als Beweis dieser Annahme die zwei Thesen aufgestellt:

1. daß mit der Entwicklung der Influenzaepidemie in den Jahren 1889/90 sich die Appendizitis epidemisch zu entwickeln begann;

2. daß mit jedem neuen Aufflackern der Influenzaepidemie auch das Aufflackern von Appendizitisepidemien beobachtet wurde.

Auch Sonnenburg hat im Herbst 1899 in Frankfurt a. d. O. eine bedeutende Zunahme der Fälle von Erkrankungen des Wurmfortsatzes während einer Grippeepidemie beobachtet und hält es für feststehend, daß während der Influenzaepidemie die Fälle von Entzündungen des Wurmfortsatzes an Häufigkeit außerordentlich zunehmen. Florand berichtet von Influenza mit komplizierender Appendizitis, die sich durch Schmerzen am Mac Burneyschen Punkte zu erkennen gab, für die aber sonst keinerlei Beweise beigebracht werden konnten. Marvell hat versucht, an der Hand statistischer Zusammenstellungen aus den Berichten des Philadelphia Episcopal Hospital, des Pensylvania Hospital und des Philadelphia German Hospital zu beweisen, daß die Influenza das häufigere Vorkommen von Appendizitisfällen herbeiführt.

Rostowzew hat 1906 eine Studie über die epidemische Natur der Perityphlitis veröffentlicht. Auf Grund eines eingehenden Studiums der bis dahin vorliegenden Literatur und statistischer Untersuchungen über das Material der St. Petersburger Krankenhäuser leugnet er die epidemische Natur der Appendizitis und erklärt, daß die Rolle, die man der Influenza in der Ätiologie der Appendizitis zuweist, eine Fabel ist. Kurven über die Häufigkeit von Influenza und Perityphlitis korrespondieren in keiner Weise. Auch Schultes, der in der Zeit von 1896—1903 vier Influenzaepidemien in einem Bataillon beobachtet hat und auf 600 Influenzafällen 39 Fälle von Influenzaappendizitis registrierte, hat nach Rostowzew nicht wahrgenommen, daß jeder Ausbruch einer Influenzaepidemie mit einer Appendizitisepidemie einherging. Rostowzew übt meines Erachtnes eine mehr als berechtigte Kritik an manchen Veröffentlichungen über die „Appendicitis grippalis", in denen zum Teil der Anamnese eine viel zu große, entscheidende Bedeutung beigemessen scheint, wie z. B. bei Faisans. Er weist ferner darauf hin, daß hier auch manche Fehldiagnosen mit vorliegen, da ja oft genug Pneumonie und Pleuritis in den Anfangsstadien mit Erscheinungen einhergehen, die zur irrtümlichen Diagnose Perityphlitis hinführen.

Auch die in der Epidemie von 1889/90 so häufig beobachtete grippale Enteritis, die namentlich bei ihrer Lokalisation im untersten Ileum und Zökum mit großer Schmerzhaftigkeit auftrat, konnte das Bild der Appendizitis vortäuschen (Leichtenstern). Teissier hat dies am schärfsten ausgesprochen: „Nous l'avons vu simuler une perityphlite classique". F. Franke, der einige Male die Erscheinungen der Perityphlitis im Anschluß an Influenza beobachtet hat, unter anderem eine bei drei Personen einer Familie fast gleichzeitig auftretende Influenzaappendizitis, hat ebenfalls angenommen, daß es sich bei diesen Beobachtungen zumeist um keine wirkliche Appendizitis, sondern um Pseudoappendizitis gehandelt haben dürfte. Schmerzen in der Blinddarmgegend infolge von Neuralgie oder Neuritis des Nervus ileo-hypogastricus, des Nervus ileo-inguinalis und der benachbarten Nerven als Folge akuter oder chronischer Influenza, sogar lokale leichte Auftreibung des Abdomens infolge von Parese der motorischen Fasern des Nervus ileo-hyopgastricus können nach ihm eine Appendizitis vortäuschen.

Ähnliche Auffassungen hat 1916 Armbruster vertreten. Lange hat die Möglichkeit der Entstehung einer grippalen Appendizitis mit der Tatsache in Zusammenhang gebracht, daß sich bei der Grippe in allen Organen Entzündungen und Eiterungen etablieren können. Korach hat bereits 1904 mehrere Appendizitisfälle nach Influenza beobachtet, die er jedoch lieber als Typhlitis und als Ausdruck der gastrointestinalen Form der Grippe aufgefaßt wissen möchte. Sirdey operierte zwei Fälle grippaler Enteritis unter dem Verdacht der Appendizitis und fand den Wurmfortsatz gesund. Weitlauers Ausführungen aus dem Jahre 1909, die sich ebenfalls mit diesem Thema befassen, gehören streng genommen nicht hierher. Er hat zwei Arten von Influenzaerkrankung unterschieden eine, verursacht durch Influenzabazillen, die andere durch Pneumokokken. Im Gefolge der letzteren Form sah er häufig Pneumokokkenangina und Pneumokokkenappendizitis. Es ist ganz offenbar, daß hier keine saubere Abgrenzung stattgefunden hat.

Soweit also die Literatur früherer Influenzaepidemien in Betracht kommt, ergibt sich der Eindruck, daß mit Ausnahme der Fälle von Adrian und Corbellini die Annahme eines ätiologischen Zusammenhangs zwischen Influenza und echter Appendizitis nur auf der Beobachtung einzelner weniger, nicht immer sicher festgestellter Fälle von gleichzeitiger Erkrankung und auf unsicheren, stark bestrittenen statistischen Berechnungen beruht.

Aus der letzten Epidemie liegen weniger Berichte über ein endemisches Auftreten von Appendizitis als Angaben einzelner Kliniker vor, daß sie unter den vielfach beobachteten Komplikationen nach Grippe auch Appendizitisfälle gesehen hätten (Balhorn, Carl, Dubs, Guleke, v. Haberer, O. Hahn, Henze, Ingversen, Kaiser, F. König, Schmeil, Schmieden, Scholz, Stich). Im Vergleich zu den zahllosen Erkrankungen an Grippe ist die Anzahl dieser Appendizitisfälle außerordentlich gering. Dabei fehlen bakteriologische Befunde oder andere Beweise für den Zusammenhang, in vielen Fällen sogar die Kontrolle durch die Operation, so daß die Möglichkeit von Fehlbeobachtungen und Fehldiagnosen vielfach naheliegt. Nur v. Haberer, der auf den auffallenden Unterschied zwischen der Schwere der Grippeerkrankung und der in ihrer Begleitung auftretenden Appendizitis hinweist, hat später bei drei solchen Fällen ein Empyem des Wurmfortsatzes operiert, während er bei den übrigen derartigen Fällen niemals zur Operation gezwungen wurde. In dem positiven Befund am Wurmfortsatz einige Zeit nach der Grippe erblickt er ein wesentlich unterstützendes Moment für die Sicherung seiner während der Grippe gestellten Diagnose auf Appendizitis.

Auf die Möglichkeit, daß die Beschwerden und Symptome unter Umständen auch auf eine Schwellung der retroperitonealen Drüsen zurückgeführt werden könnte, ist in der Literatur, soweit ich ersehen kann, nicht hingewiesen worden. Vor allem können die Symptome einer Appendizitis auch diesmal wieder durch Darmgrippe vorgetäuscht worden sein, wenn diese auch seltener war als 1889/90.

Carl hat zwei Fälle von Appendizitis in unmittelbarem Anschluß an Grippe beobachtet und hält den Zusammenhang für zwar nicht bewiesen, aber für denkbar. Dubs berichtet von Fällen schwerer Appendizitis nach Grippe. Guleke hat ebenfalls eine Reihe solcher Fälle gesehen. F. König erwähnt leichtere Appendizitisfälle im Anschluß an Grippe. Schmieden beschreibt als Grippeappendizitis eine leichte, subakut verlaufende Form, die sich im Anschluß an die Trachealgrippe zu entwickeln pflegte und nach seiner Beobachtung nicht zur Eiterung und nicht zur Laparotomie geführt hat. Am Zökum war ein druckschmerzhafter Tumor, in manchen Fällen waren auch am Zökum und Colon transversum, manchmal sogar an der Sigmaschlinge ähnliche Symptome vorhanden. In der Regel folgte eine Ausheilung in durchschnittlich 14 Tagen. Auch Stich erwähnt die Appendicitis grippalis, die vielleicht öfters vorgekommen, aber nicht immer richtig erkannt worden sei. Scholz teilt Be-

obachtungen aus dem Felde mit, nach denen die intestinale Form der Grippe
häufiger unter dem Bilde der Appendizitis als unter dem der Ruhr begann.
O. Hahn hat ebenfalls mehrere Appendizitisfälle nach Grippe beobachtet.
Auf v. Haberers Befund wurde bereits hingewiesen. Gröger fand in einem
Bauchdeckenabszeß, in einem Abszeß im Epigastrium und in einem perityphli-
tischen Abszeß Reinkulturen von Pfeifferbazillen. Veyrassat beschreibt einen
Fall von Appendicitis perforativa bei Grippe, der anfangs infolge der eigentüm-
lichen Beeinflussung des Pulses durch die Grippe nicht erkannt worden war.
Paschkiß sah zwei Fälle, die er als hämorrhagische Typhlitis infolge von
Grippe auffaßte; ein Fall kam zur Obduktion und zeigte bei der mikroskopischen
Untersuchung eine hämorrhagische Entzündung der Darmwand, in der sporen-
haltige Stäbchen nachgewiesen werden. Anthrax konnte nicht vollkommen
sicher ausgeschlossen werden.

Es geht aus allen diesen Befunden hervor, daß eine exakte Beweisführung
für den ursächlichen Zusammenhang zwischen Grippe und Appendizitis auch
1918 nur in seltenen Fällen (v. Haberer) vorhanden war. Man muß ja zudem
annehmen, daß bei der allgemeinen Durchseuchung mit Grippe einerseits und bei
der doch zu allen Zeiten relativen Häufigkeit der Appendizitis andrerseits auch
ein zufälliges Zusammentreffen beider Erkrankungen im Bereich der Möglichkeit liegt. Dagegen, daß die Appendizitis eine häufige Komplikation der Grippe
ist, sprechen jedenfalls die zahlreichen Obduktionsbefunde. Soweit ich die
pathologische Literatur überblicken konnte und durch mündliche und schriftliche Nachfrage bei einer Reihe von Pathologen erfahren konnte, wurden Entzündungen der Appendix bei den Grippesektionen im allgemeinen nahezu
vollkommen vermißt. Bei der Neigung der sich auf dem Boden der Grippe
entwickelnden Schleimhautentzündung zur Vereiterung und bei der Häufigkeit der Bildung von Eitermetastasen in der letzten Grippeepidemie wäre es
ja von vorneherein nicht erstaunlich, wenn auch gelegentlich der Wurmfortsatz mitbefallen worden wäre. Die Möglichkeit solcher Zusammenhänge soll
also in keiner Weise geleugnet werden. Das Zusammentreffen beider Erkrankungen war aber offenbar selten, der strikte Beweis des Zusammenhangs für
die einzelnen Fälle nur schwer zu erbringen. Nach alledem scheint es vielleicht vorsichtiger und richtiger zu sein, von einer Appendizitis bei Grippe zu
sprechen, als die etwas vielsagende Bezeichnung „Appendicitis grippalis"
zu gebrauchen. Ich möchte nach dieser Richtung der skeptischen Kritik Ruppaners vollkommen zustimmen.

Von einer gewissen Bedeutung für die chirurgische Diagnostik und Indikationsstellung ist die Beobachtung von Veyrassat. Die auffallende Pulsverlangsamung bei Grippe wurde ja bereits mehrfach erwähnt. Diese Pulsverlangsamung
muß also beim Verdacht auf abdominelle Erkrankung während einer Grippeepidemie mitberücksichtigt werden, da man sonst schweren Täuschungen unterworfen sein kann.

G. Hotz hat auf ein weiteres differentialdiagnostisches Moment hingewiesen. Ganz abgesehen davon, daß Défence des rechten Bauches bei Grippe
bedingt sein kann durch basale Pleuritis oder Pneumonie (vgl. Guleke), so
können auch schmerzhafte Spannungen der Musculi recti verursacht werden
durch kleine Zerreißungen infolge angestrengten Hustens oder wachsartige
Degeneration mit kleinsten bis faustgroßen Hämatomen. Läßt man den flach-

liegenden Patienten den Kopf hochheben, wodurch die Rekti entspannt werden, so findet man bei seitlichem Umgreifen der Rekti die Druckempfindlichkeit in den Muskel lokalisiert[1]).

Kommt eine Appendizitis zur Grippe hinzu, so wird das Blutbild der Grippe, die Leukopenie, durch die Appendizitis charakteristisch beeinflußt. Es werden höhere Leukozytenwerte aufgesetzt. Leukopenie spricht gegen Appendizitis.

3. Erkrankungen der Gallenwege.

Ikterus im Verlaufe der Grippe wurde 1918 wiederholt beobachtet, sowohl von klinischer, wie auch von pathologisch-anatomischer Seite (Hildebrandt, Hößlin, Guleke, Marchand, Simmonds). Angaben über schwerere Veränderungen an der Leber fehlen, wie bereits in dem Kapitel über pathologische Anatomie festgestellt ist.

In der Pandemie von 1889/90 ist von Cimbali, Körte, Krannhals je ein Leberabszeß beschrieben worden, der offenbar im Anschluß an eine hämorrhagisch-ulzeröse Enteritis aufgetreten war. Ikterus war ein häufiges Symptom. Nach Leichtenstern haben schon Lanciscus (1709) und Huxham (1737) den Ikterus als gelegentliches Vorkommnis bei Grippe erwähnt. In der Beschreibung der Epidemie von 1847/48 bringt Peacock ein Gefühl der Schwere und Schmerzen im rechten Hypochondrium in Verbindung mit einem gewissen Grad von Ikterus der Skleren und der Haut. Bäumler beobachtete 1889/90 bei 88,5% der Männer und 76,8% der Frauen Ikterus oder wenigstens ikterische Verfärbung der Skleren, während Leichtenstern unter 439 Fällen nur zweimal in der Rekonvaleszenz Ikterus sah, und die übrigen Autoren, die von Ikterus berichten, sich in den Angaben über die Häufigkeit dieses Symptoms widersprechen. (Deutsche Sammelforschung 2% der Berichterstatter; Breslauer Sammelforschung unter 234 Ärzten nur 4, außerdem Guttmann, Senator, Comby, Weiß, Roth, Bergmann nach Leichtenstern).

Entzündungen der Gallenblase infolge der Influenza wurden nur selten beobachtet. Nach Knina, der selbst einen derartigen Fall gesehen hat, sind in der Literatur bis 1909 (Heyrowsky, Laubenheimer) 4 Fälle von Cholezystitis beschrieben, die durch den Pfeifferbazillus ohne Mischinfektion verursacht worden sind.

Alison weist auf die Möglichkeit der Bildung von Gallensteinen und Nierensteinen im Verlauf der Influenza hin.

Die Mehrzahl der in der letzten Epidemie beobachteten Fälle von Ikterus waren offenbar nicht so sehr auf eine Mitbeteiligung der Leber an dem Krankheitsprozeß zurückzuführen, als im Zusammenhang mit den pneumonischen Prozessen zu erklären (v. Bergmann, Hößlin, Marchand).

Auch die Stellung der Fälle von Grippecholezystitis, von denen eine ganze Anzahl mitgeteilt wurde (Guleke, v. Haberer, W. Hildebrandt, Schmieden, Schmeil) ist nicht ganz klar. Guleke, der über drei klinisch beobachtete Fälle berichtet, konnte nur einmal einen sicheren Befund an der Gallenblase erheben, während er in zwei anderen Fällen die cholezystitischen Erscheinungen auf basal oder zentral dem Zwerchfell aufsitzende Lungenherde zurückführte. v. Bergmann hat zweimal den Verdacht auf Miterkrankung der

---

[1]) Brütt (Über Pseudoappendizitis und -peritonitis bei Grippenerkrankungen Beitr. z. kl. Chir. 120. 313. 1920) berichtete neuerdings über die gleichen Beobachtungen.

Gallenblase bei Grippe geäußert. Schmieden ist es während der Epidemie mehrfach vorgekommen, daß Menschen an Gallenblasenentzündung erkrankten, die sonst nur selten daran zu erkranken pflegten insbesondere auch kleinere Kinder und junge Menschen, bei denen im allgemeinen Gallensteine als Erreger der Cholezystitis noch keine Rolle spielen. Schmieden vermutet, daß es sich hierbei mehr um katarrhalische Formen handelte; denn er hatte niemals Gelegenheit, bei einer Grippecholezystitis operativ einzugreifen und kann daher das pathologisch-anatomische Bild nicht gneauer schildern. Trotzdem glaubt er, daß es eine echte Grippecholezystitis gibt und daß sie nicht einmal eine seltene Erscheinungsform dieses Leidens ist. Auch v. Haberer, der ebenfalls junge Leute, die bis dahin von der Existenz ihrer Gallenblase keinerlei Mahnung erhalten hatten, während der bestehenden Grippe oder kurz nachdem das Fieber und die Erscheinungen von seiten des Respirationstraktus nachgelassen hatten, unter neuerlichem Temperaturanstieg mit Vergrößerung und Schmerzhaftigkeit der Gallenblase, oft auch mit hartnäckig andauerndem Ikterus erkranken sah, wurde niemals zur Operation gezwungen. W. Hildebrandts Fall, der von Schmeil ebenfalls in diesem Zusammenhang angeführt wird, gehört streng genommen nicht hierher, denn bei ihnen handelt es sich um eine mit wechselndem Fieber und Gallenkoliken einhergehende Cholangitis, der sich eine Influenza als Hausinfektion aufgepflanzt und dann vorübergehend cholezystitische Erscheinungen verursacht hatte. Auch bei Henzes beiden Fällen von Gallenblasenempyem nach Grippe ist der Zusammenhang mit der Grundkrankheit recht fraglich.

So wertvoll der klinische Hinweis auf cholezystitische Symptome während der vergangenen Epidemie auch ist (v. Haberer, Guleke, Schmieden), so unsicher bleiben die gegenseitigen Beziehungen zwischen Grippe und manifesten Erkrankungen der Gallenblase. Die Fälle, in denen eine operative Kontrolle stattgefunden hat, sind der Zahl nach zu wenig (Guleke) und nach den Berichten der Anatomen vermißt man ebenso wie bei der Appendizitis den Hinweis auf eine besonders häufige Mitbeteiligung der Gallenblase und Gallenausführungsgänge. Immerhin muß in diesem Zusammenhang auf den Befund von Groß hingewiesen werden, der doch bei zwei Grippeobduktionen eine frische Entzündung der Gallenblasenschleimhaut mit trüb-serösem Inhalt feststellte, so daß man doch mit Sicherheit annehmen mußte, daß hier die Entzündung in einem unmittelbaren Zusammenhang mit den übrigen Erscheinungen an der Schleimhaut des Respirationstraktus stand.

Es hat auch ganz offenbar in der Grippezeit keine prozentuale Zunahme der Gallenblasenerkrankungen stattgefunden. Eine Zusammenstellung der Häufigkeit von Gallenblasenerkrankungen, namentlich von Gallenblasenempyemen in den letzten Jahren in der chirurgischen Klinik Heidelberg, die auf meine Veranlassung von einem Doktoranden vorgenommen wurde, hat nach dieser Richtung einige wertvolle Anhaltspunkte gegeben (Schiemann 1918 [99 Fälle]).

Die Anzahl der Fälle von Cholezystitis hat gegenüber dem Durchschnitt der Jahre 1915—1917 (87 Fälle) entschieden zugenommen, die Frequenz des Jahres 1914 (113 Fälle) jedoch nicht erreicht. Dagegen stehen die für die Frage der Grippecholezystitis in Betracht kommenden Frequenzzahlen vom Juni—Juli 1918 mit je 9 und 4 und Oktober und November 1918 mit je 5 und 11 zum Teil in Einklang mit der Zahl der in anderen Jahren in diesen Monaten in der Klinik beobachteten Fälle:

	1914	1915	1916	1917	1918
Juni	18	12	10	6	9
Juli.	7	11	11	9	4
August	4	1	5	9	8
September . . .	3	5	6	12	10
Oktober	6	7	12	8	5
November	4	2	1	8	11
Dezember	5	6	3	6	11

Nur der November 1918 zeigt eine auffällige Häufung von Gallenblasenerkrankungen. Es läßt sich jedoch aus den Krankengeschichten nachweisen, daß bis auf 2 Fälle an einen Zusammenhang mit der Grippe nicht gedacht werden konnte und andererseits konnte festgestellt werden, daß derartige Häufungen auch sonst manchmal vorgekommen sind (z. B. Juli 1915 und 1916 11 Fälle, Oktober 1916 12 Fälle). Die Annahme, daß hier Zufälle oder exogene Faktoren zu einer Häufung der Gallenblasenerkrankungen geführt haben, scheint voll berechtigt. Nimmt man aus dem Material der Heidelberger Klinik für die Beurteilung dieser Frage nur die Empyeme heraus, so zeigt sich in noch erhöhtem Maße, daß aus dem statistischen Material der Heidelberger Klinik eine Häufung der eitrigen Gallenblasenentzündung zur Grippezeit nicht abgeleitet werden kann.

Gulekes Annahme, daß die cholezystitischen Symptome bei der Grippe zum größten Teil auf basal oder zentral dem Diaphragma aufsitzende Lungenherde zurückzuführen sind, bekommt unter diesen Feststellungen vermehrtes Gewicht. Die Möglichkeit einer Erkrankung der Schleimhaut der Gallenblase während der Grippe ist natürlich ebenso vorhanden, wie dies bei der Appendix der Fall ist. Der pathologisch-anatomische Befund von Groß zusammen mit der Beobachtung von Schmieden und v. Haberer läßt sich aber vielleicht in der Tat so deuten, daß derartige Entzündungen bei der Grippe häufiger eingetreten sind ohne weitere klinische Beachtung zu finden, jedenfalls, ohne zu weiteren Konsequenzen zu führen, und spontan wieder geheilt sind.

III. Komplikationen infolge metastatischer Entzündungen und Eiterungen bei Grippe.

1. Die Grippepyämie.

Konnte bei den bisher besprochenen Komplikationen der Grippe immerhin wenigstens mit der Möglichkeit gerechnet werden, daß sich die Erscheinungen durch direkte Infektion der durch das Grippevirus geschädigten Schleimhaut mit pyogenen Erregern entwickelt hatten, oder doch wenigstens sich unmittelbar von solchen Schleimhautprozessen her auf dem Wege der Lymphbahnen fortgeleitet waren, so ist für die dritte Gruppe nur eine Erklärung möglich: hämatogene Infektion von einem solchen irgendwo im Körper gelegenen Herde aus.

Das gilt sowohl für die Fälle, in denen im klinischen Bild oder auf dem Obduktionstisch nur ein solcher metastatischer Herd aufgefunden wurde, wie für die, in welchen multiple Entzündungs- oder Eiterherde beobachtet wurden. Die Auffassung solcher Fälle als Grippesepsis und Grippepyämie ist ebenfalls nicht heutigen Datums.

1889/90 hat Bennet auf Grund der Beobachtung mehrerer Fälle hin, wie Vereiterung eines traumatischen Kniegelenkergusses nach Grippe, Auftreten eines Erysipels von einer Fissur der Unterlippe aus und Abszeßbildung, auf den pyämischen Charakter mancher Influenzafälle hingewiesen. Kuskow, Lehmann, Ludewig, Verneuil haben damals ähnliche Gedanken geäußert. Saathof hat später durch Beobachtung eines Falles und auf experimentelle Untersuchungen hin angenommen, daß eine Influenza über Bronchopneumonie, Endokarditis, Enzephalitis, Meningitis zu einer vollentwickelten Sepsis hinüberführen kann unter alleiniger Ätiologie der Pfeifferbazillen. Auch Slavyk fand in einem Fall den Körper mit Pfeifferbazillen vollkommen durchsetzt. Ebenso hat Spät auf Grund eines Falles dem Pfeifferbazillus unzweifelhaft septische und pyogene Eigenschaften zugesprochen. Nach Weil sind Eiterungen durch den Influenzabazillus selbst selten; doch kommen sie gelegentlich vor, wie er durch die Beobachtung eines in der Nähe des Hüftgelenkes gelegenen Abszesses bei einem Kind erfahren hat. In dem Eiter fand er Pfeifferbazillen in Reinkultur.

In der Pandemie von 1918 wurde von pathologischer Seite, namentlich von Berblinger, Fahr, A. W. Fischer, hervorgehoben, daß das Bild der Grippeobduktionen vielfach ganz dem einer Pyämie gleichen kann.

Von klinischer Seite haben Dubs, Schmieden und v. Haberer von einer Pyämie bei Grippe gesprochen. Ob der von Braatz zitierte Fall einer Grippesepsis der Kritik standhält, scheint mir zweifelhaft. Es handelte sich um einen Soldaten, bei dem nach blutiger Reposition einer rechtseitigen Oberschenkelfraktur starke Gelenkschwellung an Knie, Hand, Ellbogen, Schulter und auf der anderen Seite aufgetreten sind. Auch in dem Fall von Balhorn ist der Beweis, ob es sich um eine Sepsis im Anschluß an Grippe gehandelt hat, oder ob die beginnenden septischen Erscheinungen nur als Grippesymptome aufgefaßt werden müssen, nicht voll erbracht Bei der Obduktion des Patienten fand sich allerdings eine auffallende Thrombenbildung in Herz, Vena cava und subklavia. Auf alle Fälle läßt die Mehrzahl der Obduktionsbefunde und viele klinische Beobachtungen zwanglos die Annahme zu, daß bei der Grippe von 1918 die primär lokalisierte pyogene Infektion vielfach zu einer metastasierenden Allgemeininfektion wurde, wahrscheinlich mit vorübergehender schubweiser Ausschwemmung pyogener Bakterien in das Blut im Sinne Lexers. Neuwirth und Weil nahmen als Todesursache schwerer Grippefälle eine Streptokokkensepsis an.

Für eine Allgemeininfektion des Blutes und des Körpers mit Influenzabazillen selbst im Sinne von Saathof, Slavyk, Spät hat die Pandemie von 1918, so weit ich die Literatur übersehen kann, kein Beobachtungsmaterial geliefert.

2. Gefäßsystem.

Bei dem Transport der pyogenen Bakterien auf dem Blutwege war das Gefäßsystem selbst in hohem Maße gefährdet. Die Lokalisation entzündlicher und eiteriger Prozesse am Gefäßsystem im Gefolge der Grippe nehmen auch in der Tat eine besondere Stellung ein. Sie wurden namentlich in der Epidemie von 1889/90 häufig beobachtet (Croß, Cimon, Burghard, Bucquay, Ester, Ferrand, Johannsen, Leyden, Leichtenstern, Loison, Holst, Teissier, Menko, Villard et Vignard). Am peripheren Gefäßsystem waren es Kreislaufstörungen schwerer Art mit weitgehenden Folgen. Gerade diese letzteren haben das Interesse des Chirurgen häufiger in Anspruch genommen.

Leichtenstern bezeichnet Venenthrombose und Phlebitis als wichtige und realtiv häufige Folgeerkrankung der Influenza, über die in der Literatur von 1889/90 reichlich Mitteilungen vorliegen, so vor allem in der deutschen Sammelforschung, die allein 25 Fälle aufzählt. Es ist eine Eigentümlichkeit der Venenthrombose nach Influenza, daß sie zwar wie gewöhnlich ·die Vene der unteren Extremität befällt, aber relativ häufig auch sich in den Venen der oberen Extremität geltend macht (Vena brachialis und axillaris), und daß sie in auffällig akuter Weise auftritt und weiterschreitet. Zudem ergreift sie oft große Venen, tritt symmetrisch an beiden Extremitäten auf und führt manchmal zu einem bei Thrombose an und für sich seltenen Vorkommnis zur Gangrän (Leichtenstern).

Solche Fälle von Thrombose in den Armvenen allein oder neben einer Thrombose der unteren Extremität sind von Leichtenstern, Ferrand, Johannsen beschrieben. In Johannsens Fall lag eine Thrombose der Venen des rechten Armes und der rechten unteren Extremität vor, die zur Gangrän des Fußes führte. Die nach der Ablatio femoris vorgenommene Untersuchung ergab, daß fast sämtliche Venen mit weit hinaufreichenden festen Thromben angefüllt waren, während die Arterie nur leicht atheromatös war. Auch in Leichtensterns einem Fall trat bei einem 34jährigen Mann eine um das ganze Gebiet der oberen Armvene sich ausbreitende Thrombose ein. Holst hat einmal Hirnsinusthrombose nach Influenza beobachtet.

Als besondere Eigentümlichkeit der Influenza ist der sonst bei Infektionskrankheiten so seltene Verschluß größerer Arterien festgestellt. Nach Leichtenstern liegt außer einer kurzen Notiz aus dem Jahre 1782 über Spontangangrän der Gliedmaßen nach Influenza in der Literatur über dieses Vorkommnis keine Mitteilung vor. 1889/90 sind jedoch solche Fälle von Senator, Gerhardt, v. Leyden, Cammerer, Georg, Sydenham, Guttman, Loison, Cathomas, Emminghaus, Eichhorst, Bondet, Litten, Duchesnau, Miller, Teissier, Hugh, Highet, Stevensohn, Walker, Steinegger, Wartenweiler, Vonmoos, Keller, in der deutschen Sammelforschung, in der Sammlung amtlicher deutscher Berichte von P. Friedrich und in dem Schweizer Bericht von Schmid beschrieben worden.

Meist handelte es sich dabei um den Verschluß der Arteria poplitea, doch wurden auch andere große Arterien des Körpers getroffen und zwar häufig genug doppelseitig, so daß symmetrische Gangrän eintrat (Art. iliaca, Cathomas, Art. femoralis, Litten, Art. poplitea, Leyden und Guttman, Stevensohn, Gerhardt, Art. brachialis, Leyden, Cathomas, Keller). Gerhardt sah einmal eine symmetrische Gangrän beider Unterschenkel. Auch große Eingeweidearterien wurden betroffen, wie die Art. mesenterica medialis (Stevensohn), Art. lienalis (nach Leichtenstern Bericht aus Hessen), Gehirnarterien (Deutsche Sammelforschung), Art. centralis retinae (Fraenkel).

In der vergangenen Epidemie sind derartige Kreislaufstörungen offenbar nicht entfernt in dieser Häufigkeit aufgetreten. Schmieden erwähnt zwar, daß er nicht selten Menschen mit schwerem Grippeempyem an Thrombophlebitis zugrunde gehen sah. v. Haberer hat die Thrombophlebitis septica in reiner Form, d. h. ohne Erkrankung der Weichteile, Knochen oder Gelenke nie zu Gesicht bekommen, sah sie aber ab und zu als Folgeerscheinung postgrippöser

Weichteil-, Knochen- oder Gelenkerkrankungen. Einen Fall von Thrombose der linken Armvenen hat Jacob beschrieben und Soucek hat einen Fall von symmetrischer Gangrän aller Zehen bei einer jungen graviden Frau beobachtet.

Nach Leichtenstern ist eine frühere derartige Beobachtung in früheren Epidemien von De Joubioux bei einer 35jährigen Frau gemacht worden. Der von Laurenti veröffentlichte Fall einer symmetrischen Gangrän ist wohl auf eine spinale Läsion zurückzuführen. Die Ursache bei den beiden erwähnten Fällen liegt nicht ganz klar.

Trömer will 1918 als Nachkrankheit der Grippe ebenfalls neuralgische Gangrän gesehen haben. Von Orth liegen ausführliche Mitteilungen über Folge von Gefäßverschlüssen im Laufe von Grippe vor. So sah er einen Fall von symmetrischer Gangrän infolge Verschluß der Art. poplitea beiderseits, der durch die Sektion als Thrombose der Arteria erkannt worden ist, einen Fall von Gangrän der Endglieder der fünf Finger (vielleicht Thrombose der kleinen Fingerarterien) und einen Fall von thrombotischer Gallenblasennekrose. Schmeil berichtet einmal von einer Thrombophlebitis der Vena anonyma bei bestehender Perikarditis. L. Faure hat während der Grippeepidemie auffallend viele Embolien bei seinen operierten Patienten gesehen, vom 15. Februar bis 30. März allein 7 Embolien. Auf Nowaks Fall von totaler Milznekrose infolge Embolie der Art. lienalis wird später eingegangen.

Entsprechend dem seltenen Vorkommen dieser Komplikation sind während der letzten Epidemie keine eingehenderen Nachforschungen über das Wesen dieser Gefäßverschlüsse angestellt worden. Aber es ist von Interesse, daß 1896 diese Frage eingehend diskutiert worden ist. Teissier und andere französische Autoren waren damals geneigt, diese einfachen Gefäßverschlüsse auf eine „Arterite grippale" zurückzuführen. Leichtenstern hat die Möglichkeit erörtert, daß es sich in vielen dieser Fälle um Embolien gehandelt hat und auch angenommen, daß die zufällige Kombination zwischen Influenza und seniler Gangrän hier eine Rolle spielen könnte, wenigstens für eine Anzahl von Fällen. Auch Kuskow glaubt am meisten an embolische Vorgänge, wobei er annimmt, daß neben der Endarteritis auch die Verschleppung von Zellelementen aus dem Parenchym stattfinden kann. Für alle Fälle reicht aber diese Erklärung sicher nicht aus. Leyden hat daher die Thrombose mit dem Zerfall der weißen Elemente des Blutes, welche sich vom Beginn der Erkrankung bis zur Fieberkrise und noch nach derselben vermehren und dann reichlich Zerfallsprodukte liefern, in Zusammenhang gebracht. Er hat an die analoge Bildung von Blutplättchenthrombosen bei Phosphor, Arsenik und Kalium-Chlorikum-Vergiftung erinnert. Gerhardt hat dagegen, ausgehend von dem zitierten Fall symmetrischer Gangrän, vor allem an eine vasomototische Schädigung gedacht, um so mehr als er in seinem Fall auch einen Spasmus der Art. retinae beobachtet hat.

Für die Chirurgie hatten diese Zwischenfälle mehr klinisch-diagnostisches als therapeutisches Interesse. Wo es wirklich zum Absterben von Gliedabschnitten kam, richtete sich die Therapie nach alten bewährten Grundsätzen. Besondere Indikationen kamen nicht in Frage.

3. Milz.

Auf die widersprechenden Milzbefunde der Pathologen bei den Grippesektionen der letzten Epidemie ist bereits hingewiesen worden. Dem entspricht die Tatsache, daß die Milz auch klinisch ganz in den Hintergrund trat und bei der Diagnose der Grippe keine entscheidende Rolle spielte (Dörbeck, Strümpell). Besondere Komplikationen von seiten der Milz, die Veranlassung zu chirurgischen Eingriffen gegeben hätten, wurden nur einmal erwähnt.

Nowak beschrieb einen Fall von totaler Nekrose der Milz mit völliger Ablösung von ihrem Stiel und subphremischem Abszeß. Mangels Handhaben für eine andere Erklärung

(Trauma, Stieldrehung infolge abnormer Beweglichkeit der Milz wegen Ausbleiben der Verwachsung des axialen Mesogastrium) erklärt Nowak dieses seltene Ereignis mit größter Wahrscheinlichkeit durch Embolie des Hauptstammes der Art. lienalis entstanden, die Lösung der nekrotischen Milz von ihrem Stiel und aus ihrer Verbindung durch sekundäre entzündliche Vorgänge. Für die Auffassung dieses Ereignisses als Grippekomplikation kann er jedoch nur Vermutungen und keine Beweise beibringen. Die Anamnese bietet jedenfalls nur unsichere Anhaltspunkte für diese Annahme.

Nach Perez und Leichtenstern waren die Angaben über das Verhalten der Milz im Jahre 1890 sowohl von seiten der Kliniker wie der Pathologen recht widerspruchsvoll. Während viele, wie Birch-Hirschfeld, Jürgens, Bogojawlensky, Fleischer, A. Fraenkel, Holmberg, Letzerich, Linden, Regnier und Comby, Rosenbach, und Dumin, Strümpell, H. Rieger, Thompson, Jesterdal niemals oder nur selten auf dem Krankenbett oder auf dem Sektionstisch eine Milzvergrößerung feststellen konnten, haben Anton, Drasche, Bäumler, Chantemesse, Aufrecht, Fischl, Gmeiner, Guggenheimer, Gutmann, Krehl, Leichtenstern, Schnaubert, Potain, Schultz, Ribbert, Vidal häufiger Milzschwellungen gesehen, Schnaubert sogar in einem sehr großen Prozentsatz. Kuskow, der unter 40 Sektionen die Milz ungefähr 12 mal vergrößert fand, sah sie in den übrigen 28 Fällen sogar verkleinert. Auch Vinogradow berichtet von derartigen Milzschwellungen im Verlaufe der Influenza. Perez ist geneigt, auf Grund seiner mit Influenzakulturen erreichten experimentellen Ergebnisse anzunehmen, daß diese Infektion an und für sich keinen Milztumor hervorrufen kann. Die Milz sei gegenüber den Stoffwechselprodukten des Pfeiffer-Bazillus nicht allzu empfindlich. Die Fälle mit Milztumor glaubt er nicht durch eine reine Influenzainfektion entstanden, sondern durch Symbiose des Pfeiffer-Bazillus mit andersartigen Bakterien. 1918, wo die pyogene Infektion, gleichviel welche Rolle man dem Pfeifferbazillus zuerkennen wird, die Hauptrolle gespielt hat, war in der Mehrzahl der Fälle ebenfalls keine Milzschwellung vorhanden.

4. Speicheldrüsen.

Entzündungen der Parotis im Verlaufe oder nach Grippe sind vielfach beobachtet. Neben den bereits zitierten Befunden der pathologischen Anatomen liegen von klinischer Seite Angaben vor von Balhorn, Bittorf, Dubs, Guleke, Kaiserling, Henze, Ruppaner, Schmieden. Wir haben die Parotitis mit Absicht zu der dritten Gruppe der Komplikationen durch Metastasierung gerechnet Es ist früher mehrfach die Tatsache, daß man bei der Entzündung der Ohrspeicheldrüse die Infektionserreger fast niemals im Parenchym der Drüse, sondern fast stets in den großen Ausführungsgängen findet, dahin gedeutet worden (Heineke, Virchow u. a.), daß es sich vorwiegend um eine stomatogene Infektion handeln müsse. Durch Rosts experimentelle Untersuchungen, der bei Injektion von Staphylokokken in das Blut die Erreger ebenfalls nicht im Drüsenparenchym, sondern in den Ausführungsgängen fand, ist es aber sehr wahrscheinlich geworden, daß die hämatogene Infektion das häufigere Vorkommnis ist, und daß bei ihr die Erreger eben sehr rasch aus dem Parenchym in die großen Ausführungsgänge abgesondert werden. Auch für die im Verlaufe der Grippe beobachteten Parotitiden dürften die Verhältnisse nicht anders liegen. Ganz besonders spricht der Umstand, daß die Parotitis meist ziemlich spät im Verlaufe von Grippe und oft gleichzeitig mit anderen Entzündungsmetastasen aufzutreten pflegte, in diesem Sinne.

Nach Leichtenstern ist die Parotitis „die gelegentliche Metastase aller Infektionskrankheiten", auch bei Influenza hin und wieder vorgekommen. Berichte hierüber liegen vor allem aus den englischen Epidemien von 1580, 1732/33 und anderen vor. Die englische Influenzaepidemien von 1732/33, 1737/38 waren sogar ausgezeichnet durch die Häufigkeit der Komplikation

(Hoden- und Parotisentzündung). Leichtenstern glaubt aus dieser Mitteilung allerdings schließen zu dürfen, daß neben der Influenzaepidemie und unabhängig von ihr eine Parotitisepidemie einherging. Auch Parotitis in Verbindung mit Erysipel ist bei Grippe mehrfach beobachtet worden (Lemoine).

1889/90 ist die Parotitis besonders von Leichtenstern, Fiessinger, Roland, Lemoine, Krotoszyner, Kuskow, Beckers, Verneuil erwähnt worden. Groß war die Häufigkeit dieser Komplikation offenbar nicht. Nach Leichtenstern zeigten von 55 263 Erkrankten der deutschen Armee nur 12 die Erscheinungen der Ohrspeicheldrüsenentzündung und von 3185 Bericht-erstattern der deutschen Berichterstattung erwähnen sie nur 37, Fleischer fand sie unter 500 Erlanger Fällen nur einmal, Leyden berechnet ihre Häufig-keit auf 1% der Fälle.

Über die zahlenmäßige Häufigkeit der Erkrankung der Parotis 1918 lassen sich einstweilen aus der Literatur keine Anhaltspunkte gewinnen, doch geht aus den Mitteilungen sowohl der Pathologen, von denen Emmerich und Fahr je zwei, Benthin und Kaiserling je einen Fall gesehen haben, wie denen der Kliniker, von denen Benthin, Bittorf, Dubs, Henze, Ruppaner, Schmieden über vereinzelte Fälle berichten, hervor, daß die Komplikation 1918 jedenfalls nicht häufiger aufgetreten ist als 1889/90. Guleke hat drei Fälle beobachtet, von denen einer an fortschreitender Thrombophlebitis und Meningitis zum Exitus kam. Balhorn sah einmal in Gefolgschaft eines Pneumokokken-empyems bei Grippe eine abszedierende Parotitis, welche inzidiert werden mußte. Auch v. Haberer sah nur einmal diese Komplikation. Dubs Fall war doppel-seitig abszedierend. Die bakteriologischen Befunde bei den eiterigen Formen hielten sich im allgemeinen im Rahmen der Bakterienbefunde überhaupt, Strepto-kokken schienen zu überwiegen (Dubs, Guleke). Für Pathologie und Klinik der Parotitis ergaben sich keine neuen Anhaltspunkte; die Therapie war kon-servativ, bei den Fällen, in denen sich eine Erweichung noch nicht nachweisen ließ, bei ausgesprochener Abszedierung wurden Inzisionen ausgeführt. Darüber, ob die Parotitis für die Prognose der Allgemeinkrankheit eine besondere Stellung einnimmt, ist wenig bekannt geworden. Der Umstand, daß sie wiederholt auch bei den Obduktionsfällen beobachtet worden ist, läßt vermuten, daß sie zu den ernsteren Komplikationen gehört, vor allem deshalb, weil ihr Auftreten als Zeichen aufzufassen ist, daß pyogene Bakterien im Verlaufe der Grippe in die Blutbahn eingebrochen sind.

Über die in früheren Epidemien so häufig beobachtete Kombination mit Orchitis oder Epididimitis ist nicht berichtet worden.

5. Schilddrüse.

Miterkrankungen der Schilddrüse bei Grippe sind ebenfalls von früheren Epidemien her bekannt. Quervain hat 7 Fälle zusammengestellt, in denen es zu schmerzhaften Schwellungen der Thyreoidea ohne Abszedierung im An-schluß an Grippe gekommen ist. Sie wurden als nichteiterige Thyreoiditis aufgefaßt (F. Franke, Reinhold, Holz, Russell, Kiffin, Smeeton), dazu kommen noch 5 Fälle von Roux, die mündlich mitgeteilt worden sind. Fontanier hat 1910 in einer weiteren Zusammenstellung von Fällen von „Thyroidite aigé grippale" noch Fälle von Duguet, Lepetit, Viannay.

Gaillard, Watkin Browne, Billard hinzugefügt, unter denen sich aber auch Patienten mit eiteriger abszedierender Thyreoiditis und Strumitis befanden (Duguet, W. Browne, Lepetit, Viannay, Billard, Rascol). Über ausgesprochene Thyreoiditis bzw. Strumitis, mit und ohne eiterige Einschmelzung nach Grippe liegen noch weitere Beobachtungen vor (Crausacz bei Maillart, Schweizer Bericht, Deutscher Heeresbericht, Gaucher, Karewski). Kocher hat zweimal eine Streptokokkenstrumitis beobachtet.

In dem einen Falle bemerkte ein junger Mann, daß am 10. Tage einer 1894 überstandenen Influenza sein bereits vorhandener Kropf zu wachsen anfing und hart wurde. Nach $2^1/_2$ Monaten wurde er zur Operation gezwungen, die in einer Resektionsenukleation bestand. Es wurde mit Salzwasser und Lysol bei der Operation gespült. Es trat Eiterung ein, im Eiter wurden Streptokokken nachgewiesen. Eine Sekundärnaht wurde später ausgeführt.

Der zweite Fall handelt von einem 57 jährigen Mann, der schon seit seinem 10. Jahre einen sich allmählich vergrößernden Kropf besaß und die Symptome einer ausgesprochenen Cachexia thyreopriva darbot. Nach einer 1892 überstandenen Influenza schwoll der Kropf noch mehr an und ging schließlich auf. Es entleerte sich übelriechender Eiter, in dem Streptokokken nachgewiesen wurden. Da die Eiterung lange bestand und Injektionen von Jodtrichlorid keine Besserung brachten, wurde der Kropf entfernt und eine offene Wundbehandlung durchgeführt. Leider enthalten die beiden Mitteilungen keinen näheren Hinweis auf die „Influenza".

Reinholds einer Fall zeigte nur ein entzündliches Ödem, in dem Streptokokken gefunden wurden. Der andere, der eine 35 jährige Frau betraf, wies deutliche Basedowsymptome[1]) auf. Auch Colley hat 1890 bei Grippe einmal Basedowsymptome beobachtet. Ein ursächlicher Zusammenhang zwischen Grippe und Schilddrüsenerkrankung ist hier jedoch kaum in höherem Maße anzunehmen, wie zwischen Basedow und Infektionskrankheit überhaupt. Holz hat bei einem 31 jährigen Mann entzündliche Anschwellung der sonst gesunden Schilddrüse, Ptosis und Myosis rechts und Aufhebung der Schweißsekretion rechts während eines Grippeanfalls beobachtet. Er hat das Bild als Sympathikusparalyse infolge Influenza erklärt.

Auch aus der Epidemie von 1918 liegen mehrfach Berichte über Thyreoiditis und Strumitis vor (Dubs, v. Haberer, Henze, Mitterstiller, Ruppaner), bei denen es zum Teil zur Abszedierung gekommen ist. Ruppaners einer Fall ist insofern von Interesse, als eine kropfig entartete Schilddrüse von der Entzündung befallen wurde. Die Entzündung ging ohne Eiterung zurück, der Kropf kam infolge Kolloideinschmelzung zum Rückgang.

Die akute Thyreoiditis bzw. Strumitis nach Grippe mit oder ohne Einschmelzung gehört jedenfalls zu den seltenen Begleit- und Folgeerscheinungen der Grippe[2]). Sie hat weder in bakteriologischer noch in pathologisch-anatomischer Richtung etwas zur Erkenntnis des Wesens der Grippe beigetragen, noch für das Verständnis der Erkrankungen der Schilddrüse besondere Ergebnisse gezeitigt. Ruppaners einer Fall, in dem es zum Rückgang einer Struma nach Ablauf der Entzündung ohne Eiterung gekommen ist, verdient besondere Beachtung.

---

[1]) Rosenbergs Arbeit, die ebenfalls auf Basedow nach Influenza hinzuweisen scheint, war mir nicht zugänglich.

[2]) Nach v. Haberer gaben die Patienten häufig an, daß ihr Kropf nach der Grippe größer geworden ist.

Mitterstiller beobachtete zwei Fälle von Kropffistel bei einer 37 jährigen und 42 jährigen Frau. Beide besaßen seit längerer Zeit einen Kropf und hatten kurz nach einer Grippe eine Strumitis durchgemacht, die inzidiert worden war. In dem Eiter des einen Falls wurden gramnegative Stäbchen und Streptokokken, in dem anderen influenzabazillenähnliche Stäbchen gefunden.

Im übrigen hielt sich die Thyreoiditis bzw. Strumitis ganz im Rahmen der akuten Entzündungen der Schilddrüse bei Infektionskrankheiten überhaupt. Konservative Therapie konnte durchgeführt werden, solange keine Einschmelzung vorhanden war, sonst trat die einfache Inzision in ihre Rechte, ev. kamen Enukleationsresektionen in Betracht.

6. Urogenitaltraktus.

a) Niere und Harnwege.

Die pathologisch-anatomischen Befunde an Niere, Ureter, Blase und Urethra bei Grippeobduktionen waren 1918 gering. Dem entspricht der fast völlige Mangel chirurgischer Komplikationen von seiten der Niere und Harnwege, deren Mitbeteiligung von klinischer Seite durch Knack und Kuczynski beleuchtet worden ist. Einiges chirurgisches Interesse besitzt der Bericht v. Bergmann über mehrere Pyelitisfälle. Aber es ist erstaunlich, daß bei der starken Durchseuchung der Menschen mit pyogenen Erregern nicht öfters Nierenabszesse oder perirenale Abszesse von denen nur ganz selten berichtet wird, zur Beobachtung gelangten (Balhorn, Henze). Vielleicht wird eine Sammelforschung nach dieser Richtung mehr Material zutage fördern. Ein Umstand kommt für die Erklärung dieser Beobachtung in Betracht, nämlich die Tatsache, daß im Verhältnis zu der großen Anzahl pyogener Infektionen auch der Knochen selten erkrankte. Es ist das vielleicht auf die sekundäre Rolle zurückzuführen, welche offenbar die Staphylokokken gegenüber Strepto- und Pneumokokken bei der Grippe gespielt haben.

Die Epidemie von 1889/90 war in dieser Beziehung reicher an Komplikationen des Harnapparates, wie auch die Nephritis eine größere Rolle spielte, als in der vergangenen Pandemie. So wurden Blasen- und Nierenblutungen (Debaisieux, Biermer, Eichhorst, Engel-Bey, Köppen, Paulsen, Neidhardt, Bernhardt, Krannhals), Nierenbeckenblutungen (Lamarque), Hydronephrose, Pyelonephrose (Lamarque), einfache Pyelitis (Kretz), paranephritische Abszesse (Walker) beschrieben. Paltauff hat häufig Pfeifferbazillen im Nierenparenchym nachgewiesen. Später hat Ghedini auf Blasen- und Harnröhrenentzündungen aufmerksam gemacht, welche durch Influenzabazillen bedingt waren und sich durch sehr intensive Kongestion der Blasenschleimhaut und häufige Ulzerationen auszeichneten. Nach ihm hat Combi 1894 zuerst einen solchen Fall beschrieben. Andere Fälle wurden dann von Légendre, Fiessinger, Dubrulle[1]), Manotte[1]), Trossat[1]), Albarran[1]) mitgeteilt. Cohn und Klineberger konnten in einem Fall bei Beginn der Blasenerscheinungen Influenzabazillen im Urin nachweisen. Beneke und Kuskov sahen vollständige Nekrosen einer Niere, Ghedini hat in einer späteren Epidemie ebenso wie Lamarque 1889/90 eine Influenzazystitis beobachtet, während Trossat die akute Exarzerbation einer bestehenden Zystitis

---

[1]) Zitiert nach Ghedini.

durch Influenza beschreibt. Goldberg sah dagegen die Ausheilung einer chronisch-gonorrhoischen Zystitis nach Influenza. Alison schrieb der Influenza einen Einfluß auf die Bildung von Nieren- und Gallensteinen zu.

b) Männliche Geschlechtsorgane.

Über die Erkrankung der männlichen Genitalorgane im Verlaufe oder im Anschluß an Grippe finden sich außer den Beobachtungen von Kaiserling 1918 keine Angaben. Nur v. Haberer berichtet von einem Patienten, bei dem sich in der Rekonvaleszenz einer mit cholezystitischen Symptomen und Ikterus einhergegangenen Grippe ein Prostataabszeß einstellte. Dieser entleerte sich durch Massage auf dem Wege der Uretra. Es kam jedoch zu einer schmerzhaften eiterigen Epididymitis, die mit breiter Spaltung behandelt werden mußte.

Es liegt hier ein bedeutender Unterschied gegenüber der Pandemie von 1889/90 und früheren Pandemien vor, wie bereits in dem Kapitel über Parotitis ausgeführt ist.

1889/90 sind Fälle von einfacher Orchitis grippalis von Barnes, Fiesinger, Hermann, Jozefowitz, Lamarque, Letzerich, Menko, Scheller, Zampetti beschrieben worden. Auch Vereiterungen des ergriffenen Hoden kamen vor (Kottmann). v. Büngner hat einmal eine Gangrän des Skrotums, Walker eiterige Periorchitis mit Gangrän des Hodens beobachtet. Johannsen und Devrient haben je einen Fall von Gangrän des Penis im Anschluß an Grippe mitgeteilt.

c) Weibliche Geschlechtsorgane.

Häufiger waren 1918 die weiblichen Geschlechtsorgane mitbefallen. Das zeigen nicht nur die Befunde der Pathologen, sondern auch die vielfachen Mitteilungen der Kliniker.

1889/90 wurde vom Einfluß der Influenza auf die Menstruation, von profusen Menorrhagien und Metrorrhagien, oft verbunden mit kokkenhaltigem Ausfluß vielfach berichtet (Amann, Anton, Ballantyne, Banko, Barnes, Börner, Evershed, Felkin, Gottschalk, Meyer, Mijulieff, Ripperger, Trossat, Wright). Auch bei Frauen, die seit längerem in das Klimakterium eingetreten waren, kamen nach Influenza wieder unerwartet Uterusblutungen vor (Pippingsköld).

Auf die Schwangerschaft machte die Influenza in vielen Fällen den ungünstigsten Einfluß geltend; Aborte wurden häufig beobachtet, und zwar ziemlich gleichmäßig in allen Stadien der Schwangerschaft (Amann, Ameis, Anton, Engel, Evershed, Petit, Trossat).

Damit wiederholte sich eine Beobachtung, die bereits aus früheren Epidemien bekannt war. (Leichtenstern: Pasquier 1410: Par la véhemence de toux plusieurs femmes grosses acouchèrent avant le terme. Th. Short 1515: Abortions and death of childbed-women were common). Durch die Influenza hervorgerufene Entzündungen des Endometriums außerhalb der Schwangerschaft (Ameis, Bar und Boulle, Leclerc, Maciejewski, R. Müller), Vereiterungen von Ovarialzysten (Ameis, Verneuil), Oophoritis (Leclerc). Parametritis und Hämatozele finden sich ebenfalls als Folgeerscheinungen der Influenza in der Literatur angeführt.

Aus der letzten Epidemie liegt ebenfalls eine ganze Anzahl von Berichten über den Einfluß der Grippe auf die Schwangerschaft und von Miterkrankung der weiblichen Genitalien vor. So wurden Fälle von Fehlgeburt und Abortus in ursächlichem Zusammenhang mit der Grippe gebracht (Baer, Becker, Benthin, Bley, Esch, Geymüller, K. Fraenkel, Nürnberger, Ottow, Seitz, I. E. Schmidts, Wollner). Die Hinzurechnung von Aborten in den ersten Schwangerschaftsmonaten zu den Grippekomplikationen bedarf allerdings kritischer Sichtung. Als Gründe für die Auslösung des Geburtsmechanismus wurde zum Teil der durch die Intoxikation eingetretene Fruchttod (Wollner) angesehen, teils wurden vor allem Blutungen ins Endometrium, das Eindringen wehenerregender Stoffe in das Blut während des Fiebers, namentlich auch die wehenerregende Wirkung der im Blute angehäuften Kohlensäure (Geymüller) dafür ins Feld geführt. Dazu kommt eine durch den anhaltenden bronchitischen Grippehusten bedingten Prädisposition zu dezidualen Blutungen (Bley).

In den letzten Schwangerschaftsmonaten und während der Geburt verursachten leichte Grippeerkrankungen keine besonderen Komplikationen. Dagegen waren die Grippe in den fortgeschrittenen Schwangerschaftsmonaten und während der Geburt oft sehr ernst und schwer (Benthin, Bley, Esch, Seitz, Ottow, Wollner). Die fortgeschrittene Schwangerschaft und der Geburtsvorgang sind, wie Ottow sich ausdrückt, eine schwere Komplikation der Grippe. Jedenfalls wurden auffallend viele Todesfälle an Grippe vor und nach der Geburt beobachtet (Bley, Benthin, Becker, Esch, Geymüller, Nürnberger, Ottow). Bei den vor der Geburt Gestorbenen hatte auch der Kaiserschnitt nur wenig Aussicht auf Erfolg für die Erhaltung des kindlichen Lebens gegeben; denn da die meisten Kreißenden an Grippepenumonie zugrunde gingen, so trat infolge der fortschreitenden Verkleinerung der Atemfläche der Exitus der Mutter nur langsam ein (Bley).

Trat die Grippeinfektion erst nach der Geburt im Wochenbett auf, so nahm sie gewöhnlich einen milderen Verlauf, da der schädigende und verschlimmernde Einfluß der Geburt in diesen Fällen vorweggenommen war (Bley, Nürnberger, Seitz, Wollner). Pulmonale Affektionen verliefen entschieden leichter als bei Schwangeren und Komplikationen an den Genitalien, wie Para- und Perimetritis, wurden nur selten beobachtet. Nicht ganz einfach war im Wochenbett manchmal die Differentialdiagnose zwischen Grippe und Puerperalfieber. Nürnberger und Kalliwoda glauben für die unkomplizierte Grippe differentialdiagnostische Anhaltspunkte im Blutbild gefunden zu haben. Sie fanden für die Grippe charakteristisch einen Abfall der neutrophilen Leukozyten zusammen mit einem korrelativen Anstieg der Mononukleären.

Außerhalb des Puerperiums kamen Affektionen an den weiblichen Genitalien, wie Pyosalpinx und Perimetritis, zur Beobachtung (Baer, Nürnberger). Wieweit der ursächliche Zusammenhang derartiger Affektionen mit der Grippe aufrecht erhalten kann, wenn die einzelnen Fälle unter eine kritische Lupe genommen werden, soll hier nicht untersucht sein. Nürnberger hat darauf aufmerksam gemacht, daß sich die Grippe gelegentlich auch in den durch ein Operationstrauma geschädigten Genitalien lokalisieren kann, und hat deshalb zu weitgehender Vorsicht bei den Operationen während der Grippezeit aufgefordert.

7. Nervensystem.

Ebenso, wie die Beteiligung des Nervensystems an der Grippe von 1918
gegenüber der Epidemie von 1889/90 zurücktrat, ebenso spärlich waren die
Mitteilungen über Fälle, in denen in der letzten Epidemie Erkrankungen des
Nervensystems chirurgische Hilfe beansprucht hätten. Auch die Besprechung
dieser Frage hat für den Chirurgen mehr diagnostisches als therapeutisches
Interesse.

a) Gehirn und Hirnhäute.

Eine ausführliche Darstellung der 1889/90 von seiten des Nervensystems
beobachteten Komplikationen bei Influenza findet sich bei Leichtenstern,
Perez und Ruhemann.

Nach Leichtenstern sind die Epidemien von 1743 in England und
1782 und 1800 in Holland besonders reich an Gehirnapoplexien gewesen, und
1837 hat Recamier von einer „Grippe apoplectiforme" gesprochen. Es fehlen
uns heute fast alle Anhaltspunkte für eine nachträgliche kritische Beurteilung
dieser Mitteilungen. All die Beobachtungen aufzuzählen, die 1889/90 über die
herdförmige Enzephalitis bei Influenza gemacht worden sind, liegt nicht im
Rahmen dieser Zusammenstellung; sie haben vorwiegend medizinisches und
neurologisches Interesse. Erwähnenswert sind dagegen die von Erlenmeyer im
Anschluß an Grippe beobachteten und als Jackson-Epilepsie beschriebenen
Fälle. Ähnliche Mitteilungen stammen von Deventer, Boeri, De-Gio-
vanni, Jaccoud, Landgraf, Leichtenstern u. a.

Wichtig für die Lokalisation der Influenza im Zentralnervensystem war
der von Pfuhl und Nauwerk erbrachte, später von E. Fraenkel bestätigte
Nachweis von Pfeifferbazillen im Gehirn. In der Folgezeit wurden die Pfeifferschen Stäbchen bei Meningitis in der Zerebrospinalflüssigkeit (Batten,
B. Fischer) und im Meningealeiter nachgewiesen (Cornil et Durante,
B. Fischer, Haedke, Jundell, Klinger). Damit war die Möglichkeit,
daß der Pfeifferbazillus im Gehirn ebenso wie in der Lunge als Eitererreger
wirken kann, bewiesen (Leichtenstern).

Hämorrhagische, eiterige Enzephalitisherde und Gehirnabszesse, deren
Entstehung ganz offenbar eine hämatogene war, wurden ebenfalls mehrfach
beobachtet (Bristove, Deutscher Heeresbericht, Leichtenstern, Senator,
Virchow).

Die gleiche Entstehungsweise nahm später Haedke für die Entstehung
eines epiduralen Abszesses im Verlaufe der Grippe an. Ruppert fand in
zwei frischen Gehirnabszessen bei Influenza in dem einen Pfeiffer-Stäbchen.
in dem anderen Pneumokokken. Dazu kommen die Fälle, in denen Gehirnabszesse im Anschluß an Grippeotitis (Boppe, Köbel) oder Eiterungen in
den Nebenhöhlen der Nase, namentlich in der Stirnhöhle (Redtenbacher)
festgestellt wurden.

1918 wurde das merkwürdige klinische Bild der Enzephalitis lethargica
mehrfach beobachtet (Economo, Marcus, Matko, Wiesner, Sohlern)
dessen Beziehungen zur Epidemie jedoch noch nicht völlig geklärt sind.
Auch Hemiplegien (Hilbert) und Meningitis (Förster, Haedke, Klinger)
wurden beschrieben. Auf die Befunde der Pathologen wurde ja bereits näher
eingegangen.

Bei der Grippe von 1918 lag die Möglichkeit der Entstehung hämatogener Gehirn- oder epiduraler Abszesse durch die Verschleppung pyogener Erreger durchaus nahe. Dem entspricht die gelegentliche Beobachtung auf dem Obduktionstische. Cottin, Gautier und Saloz berichten von einem Fall, in dem Pneumokokken gefunden wurden. Klinische Angaben über derartige Abszesse fehlen aber bisher so gut wie ganz. Eine besondere Indikationsstellung oder Therapie wäre ja auch hier kaum in Frage gekommen. Die allgemeinen chirurgischen Regeln hätten ihre Geltung behalten.

b) Rückenmark.

Auch das Rückenmark wurde von der Grippe in der jetzigen und der früheren Epidemie nicht verschont. 1889/90 sind Fälle von Poliomyelitis acuta anterior im Verlaufe oder im unmittelbaren Anschluß an die Grippe mehrfach beschrieben (Chilarducci, Drasche, Eisenlohr, Henoch, Teissier). Auch Myelitis transversa (Admiral, Bossers, Dettermann, Foá, Fiessinger, Groß, Herzog, Leubuscher, Liegois, Mackay, Maillart und Revillod) wurde mehrfach erwähnt. Zum Teil verlief sie unter dem Bilde der Halbseitenlähmung (Dettermann, Eulenburg).

Aus der letzten Epidemie liegen analoge Beobachtungen vor von Schmieden, Spiegel, Schultheiß, Ruppaner, Hilbert, Noeggerath, Reinhard, Wandel). Schultheiß beschreibt einen Fall von Landryscher Paralyse beim Kinde. Ruppaner hat einmal bei einem 11jährigen Kinde das Krankheitsbild einer ausgesprochenen spinalen Meningitis beobachtet. Spiegel sah einmal eine rapid aszendierende Myelitis, Schmieden eine echte spinale Kinderlähmung mit allen Symptomen der ausgebreiteten Lähmung und Reinhard und Wandel beschreiben mehrere Fälle von ausgesprochener, auch durch die Sektion festgelegter Poliomyelitis nach Grippe.

Für den Chirurgen besitzen diese Fälle außer dem diagnostischen Interesse wohl nur die Bedeutung, daß sie vielleicht gelegentlich Anlaß geben können zu orthopädischer Nachbehandlung oder operativer Korrektur etwa verbliebener Lähmungen.

c) Peripheres Nervensystem.

Ganz ähnlich liegen die Verhältnisse bei den Läsionen des peripheren Nervensystems infolge von Grippe.

Die Literatur der Epidemie von 1889/90 ist reich an Mitteilungen über Erscheinungen von seiten der sensiblen wie der motorischen Nerven. Es sei nur hingewiesen auf die zahlreichen Beobachtungen schwerer Neuralgien (Brackenridge, Bristove, Edgren, Franke, Deutsche Sammelforschung, Joffroy, Kinikutt, Leichtenstern, Preston, Ruhemann, Stintzing, Westfalen).

Ganz besonders hervorzuheben ist Frankes Bericht über Neuralgien im Gebiet des N. iliohypogastricus und ilioinguinalis, auf deren Bedeutung für die Diagnose der Appendizitis bereits in dem Kapitel über Appendizitis näher eingegangen ist. Ähnliche Neuralgien wurden auch in dem Gebiet der Flexura sigmoidea von Franke beobachtet und Samson hat grippale Neuralgien im Epigastrium beschrieben, welche Leberkoliken vortäuschen können. Bei sehr schweren Neuralgien im Gebiete der Interkostalnerven, des N. infraorbitalis oder N. ischiadicus hat Franke auch Nervendurchschneidungen und Resektionen vorgenommen. Nach ihm haben auch oft schwere Neuralgien an den Gelenken, besonders am Kniegelenk, die Patienten zum Chirurgen geführt. Hauptsächlich beanspruchten aber Neuralgien im Gebiete des N. tibialis das Interesse des Chirurgen. Sie waren imstande, das Krankheitsbild der Morton-

schen Metatarsalgie vorzutäuschen (Devrient, Franke). Diese eigentümliche
Form des Fußsohlenschmerzes ist von Franke zunächst auf eine Fasciitis
plantaris zurückgeführt worden, später aber als Neuritis des N. plantaris für
die meisten Fälle erkannt und einmal sogar mit Nervendehnung des N. plantaris
behandelt worden. Ähnlich lagen die Verhältnisse bei manchen Fällen von
Achylodynie (Franke). Auch Zwerchfellneuralgien mit chronischen Zwerchfell-
krämpfen (Rapper) finden sich in diesem Zusammenhange erwähnt. Roth hat
1901 die vielen Gesichtsneuralgien infolge von Influenza auf Erkrankung der
Nebenhöhlen bezogen.

Isolierte Lähmungen nach Influenzaneuritis sind ebenfalls in größerer
Anzahl beschrieben. Leichtenstern gibt eine gute Übersicht über diese
Fälle, die für den Chirurgen nur sekundäres Interesse besitzen. Besonders hingewiesen sei auf eine Anzahl sich häufiger wiederholender Lähmungen wie
Gaumensegellähmungen, Akkommodationslähmungen, Schlundmuskellähmungen,
halbseitige Hypoglossuslähmungen, Rekurrens- und Fazialislähmungen, Lähmungen des Armes, Paresen im Ulnaris-, Medianus- und Radialisgebiet, Peroneus und Sartoriuslähmungen (Schönstein). Serratuslähmungen (v. Rad)
sind auch in späteren Epidemien noch beobachtet worden.

Die Literatur von 1918 ist arm an solchen Fällen. Außer Angaben von
Schweckendick, der Gaumensegel- und Rekurrenslähmungen nach Grippe
beschreibt, ohne allerdings andere Ursachen mit voller Sicherheit ausschließen
zu können, und einer Bemerkung von Schmieden, der von schwersten peripheren Neuralgien im Bereiche des Oberarms von seiten der Hallenser Ärzte
gehört hat, ist fast nichts über diese Schädigungen des peripheren Nervensystems durch die Grippe in der Literatur niedergelegt. Nur v. Haberer er-
erwähnt einen Fall schwerster Okzipitalneuralgie bei einem jungen Mädchen.
Alle konservativen Maßnahmen versagten. Er führte deshalb die Neurexairese
aus, die den gewünschten Erfolg zeitigte. Ein ebenfalls von ihm bei Grippe beobachteter Fall von hartnäckiger Ischias kam doch nach konservativen Maßnahmen zur Ausheilung.

Motorische Reizerscheinungen nach Grippe.

Anhangsweise sei hier erwähnt, daß 1889/90 außer den bereits erwähnten Fällen
von Epilepsie noch andere Krampfformen und Bewegungsanomalien nach Grippe beobachtet wurden, die zum Teil direkt als Tetanus beschrieben worden sind (Alison,
Churchouse, Milner). Diese Erscheinungen, die außerdem von Leichtenstern,
Flatten, Revilliod und Dettermann erwähnt werden, sind nach Leichtenstern
zweifellos als toxische Tetanien aufzufassen. Andere Formen motorischer Reizerscheinungen, die ebenfalls nach Grippe beobachtet wurden, wie Paralysis agitans und Chorea
besitzen geringes chirurgisches Interesse und sollen hier nicht weiter erwähnt werden.

d) Auge.

Daß auch das Auge sowohl in den früheren, als auch in der letzten Epidemie im Anschluß an die Grippe erkranken konnte, sei hier ebenfalls nur anhangsweise erwähnt. Außer
Konjunktivitis, Ceratitis dentritica, Iritis, Iridozyklitis, Hämorrhagien und Neuroretinitis
fanden sich vor allem für das chirurgische Interesse näher liegende Fälle von eitriger Tenonitis (Fuchs, Schapringer, Schwarz), Panophthalmitis (Schwarz), Phlegmone der
Augenhöhle (Landolt, Pergens), retrobulbären Abszessen (Socor), eitriger Dakryo,
zystitis, Periostitis des Oberkiefers mit Dakryozystitis (Adler, Pflüger), Neuralgien der
Augenhöhle und Hyperästhesie der Netzhaut (Eversbusch), Akkommodationslähmungen
(Greff, Fukula, Königstein, Uthoff u. a.), und von totaler Ophthalmoplegie (Schirmer).

Es würde den Rahmen dieser Arbeit weit überschreiten, wollte man alle diese Beobachtungen im Detail anführen. Eine gute Zusammenstellung der Literatur findet sich bei Perez. Hervorzuheben ist, daß Leichtenstern angibt, daß bei Augenerkrankungen niemals Pfeifferbazillen gefunden worden sind, so daß für ihre Entstehung wohl in der Regel die Verschleppung der gewöhnlichen pyogenen Erreger in Betracht kommt.

Auch 1918 hat es an Erkrankungen des Auges im Anschluß an die Grippe nicht gefehlt. So berichtet Löwenstein von einem Fall metastatischer Iridozyklitis durch Streptokokken und Wessely hat außer einer metastatischen Ophthalmie, die er als Streptokokkenmetastase auffaßte, leichte und schwere Fälle von Herpes corneae, atypische, in die Tiefe greifende Keratitis, gelegentlich auch Neuritis optica beobachtet. Auch Akkommodationsstörungen wurden von ihm und anderen (Bielschowsky) mehrfach auf eine überstandene Grippe zurückgeführt. Wegen der völligen Übereinstimmung mit dem Bilde postdiphtherischer Lähmungen (Freibleiben des Sphincter pupillae, Gaumensegellähmungen, zeitliches Auftreten), könnte nach Wessely wohl auch eine Diphtherie und keine Grippe vorgelegen haben, wenn er auch die Frage der toxischen Fernwirkung der Influenzaerreger an sich für diskutabel hält. Ähnliche Erfahrungen liegen von Birch-Hirschfeld vor und auch Hilbert hat einmal eine Orbitalphlegmone beschrieben. Wessely betont ähnlich wie Greff in der Epidemie von 1889/90 auch vom Standpunkt des Ophthalmologen aus die große Gefahr, daß während einer Grippeepidemie ganz unabhängige Erkrankungen des Auges fälschlich mit ihr in Zusammenhang gebracht werden. Es scheint also auch hier, wie für viele andere Komplikationen der Grippe beim Feststellen der Zusammenhänge die strengste Kritik am Platz.

8. Knochensystem.

Wie bei jeder Invasion pyogener Mikroorganismen in den menschlichen Körper ist auch die Gefährdung des Knochens und der Gelenke bei der Grippe gegeben.

1889/90 wurden verschiedene Erkrankungen des Knochens mit der Influenza in ursächlichem Zusammenhang gebracht; so ein Fall von Oberkieferperiostitis (Moser), Fälle von Osteomyelitis und Periostitis der Tibia (Böse, Walker). Leleres Fall, der ebenfalls in diesem Zusammenhang öfters zitiert ist, hält einer scharfen Kritik kaum stand. Es handelte sich um eine vor 5 Jahren mit Sequesterbildung einhergehangene Osteomyelitis der Mandibula, die nach einer Influenza wieder aufgelebt war. Auch bei Walkers einem Fall liegen die Verhältnisse ähnlich. 1903 hat Millner einen Fall von Spondylitis nach Influenza mitgeteilt.

Mehr Interesse verdienen die Beobachtungen von F. Franke, der eine eigentümliche Knochenerkrankung nach Influenza als einfache, plastisch-proliferierende Osteoperiostitis beschrieben hat.

Er hat alle Übergänge von der einfachen Periostitis bis zur Knocheneiterung beobachtet. Die einfachen Entzündungen konnten sowohl flächenhaft über das ganze Periost eines Knochens ausgebreitet, wie zirkumskript beulenartig auftreten, so daß Franke für diese letzte Form die Bezeichnung „Periostitis nodosa" prägen konnte. An den Fingern konnte die Erkrankung zuweilen das Bild der Spina ventosa vortäuschen. Franke sah diese Erkrankung am Schädel, an den Fingern, Unterschenkeln, Handgelenken, Fußwurzelknochen, Metatarsen, Beckenknochen und am Schulterblatt. An der unteren Extremität nahm sie häufiger eiterige Formen an. Dabei war an den Röhrenknochen sowohl Diaphyse wie Epiphyse befallen. Die Erkrankungen an der Epiphyse waren nach Franke in den meisten Fällen die Ursache des sog. Gelenkrheumatismus bei Influenza. Eine auffallende Familiendisposition schien bei diesen eigentümlichen Erkrankungen eine Rolle zu

spielen. An den Gelenkknochen des Kniegelenkes führte diese gutartige
Epiphysenosteomyelitis zu einer chronisch-entzündlichen Affektion des Kniegelenkes, die dann durch Gelenkschmerzen, Steifigkeit und Schwäche in dem befallenen Knie und einem als typisch bezeichneten Schmerzpunkt am inneren
Condylus femoris ausgezeichnet war. Franke hat diese Erkrankung als
,,Influenzaknie" bezeichnet. Am Fuße haben ähnliche Schwellungen der Metatarsen zu einem Bilde geführt, das in allem den Erkrankungen entsprach, welche
von Kirchner, Schulte und Stechow auf einen durch indirekte Gewalt entstandenen Bruch des Mittelfußknochens zurückgeführt wurden. Für die nicht
eiterigen Formen war die Therapie rein konservativ, während sie bei den eiterigen
Formen den allgemeinen Richtlinien der chirurgischen Osteomyelitisbehandlung
entsprach. Frankes Auffassung geht dahin, daß die einfach plastisch-proliferierende Osteomyelitis wahrscheinlich allein durch Influenzabazillen verursacht
ist, die eiterige dagegen auf einer Mischinfektion mit Staphylococcus aureus,
seltener Streptokokkus beruht. Franke stützt seine Annahme ausschließlich auf
klinische Rückschlüsse; bakteriologische Befunde fehlen ihm, während Perez
aus dem durch Punktion gewonnenen Eiter periostitischer Abszesse Pfeifferbazillen gezüchtet hat. Aber auch er betont die Wichtigkeit des Zusammenwirkens des Influenzabazillus mit pyogenen Bakterien bei den Knochenprozessen
nach Grippe.

In der letzten Epidemie sind ähnliche Beobachtungen offenbar nur selten
gemacht worden. Mitterstiller, aus der Klinik v. Haberers, hat zwei Fälle
beschrieben, die hierher zu gehören scheinen.

Einmal entstand bei einer 42jährigen Frau, die Ende März 1919
14 Tage lang an Husten und Gliederreißen erkrankt war, im Mai eine
schmerzhafte Schwellung des rechten Vorderarmes mit besonderer Beteiligung
der proximalen Hälfte des Radius und ausgesprochener Funktionsstörung des
Ellbogengelenkes. Die Punktion ergab Eiter, welcher influenzartige Stäbchen enthielt. Bei der später vorgenommenen Operation wurden gramnegative und plumpe, grampositive Stäbchen gefunden. Das andere Mal
handelte es sich um eine 32jährige Frau, die im November 1918 ein vier-
wöchentliches Krankenlager infolge Grippe durchgemacht hatte. Zu Beginn
der Rekonvaleszenz entwickelte sich eine schmerzhafte Geschwulst im distalen
Teil des Vorderarmes. Die Operation ergab eine Osteomyelitis des Radius. Im
Eiter fanden sich Pfeiffersche Bazillen.

Carl teilt Fälle mit, in denen er Periostitis gesehen hat, davon einmal
am Schädel, zweimal am Oberarm. Zweimal kam es zur Abszeßbildung. Auch
Imhoffer beschreibt einmal eine Osteoperiostitis des Stirnbeins, ohne sich
über den Erreger oder den Zusammenhang weiter auszulassen. Schmieden
hat einmal eine Osteomyelitis albuminosa sich entwickeln sehen, die sehr
langsam verlief. Auch in diesem Fall scheint der Zusammenhang nicht einwandfrei sicher. Dubs hat einen Fall von Osteomyelitis des linken Humerus
und einen solchen des Lendenwirbels mit der Grippe in Zusammenhang gebracht.
Bei der ungeheuren Durchseuchung der Grippekranken mit pyogenen Bakterien erscheint die geringe Zahl von Osteomyelitisfällen in der letzten Epidemie sogar erstaunlich. Vielleicht kann diese auffallend geringe Erkrankung
des Knochensystems nach Grippe damit in Zusammenhang gebracht werden,
daß gerade das Wachstumsalter, in dem die Osteomyelitis ja am häufigsten

vorkommt, in der letzten Epidemie nicht in dem gleichen Maße ergriffen war, wie die Zeit zwischen dem 20. und 40. Jahr. Vielleicht ist es auch nicht ohne Belang, daß die Staphylokokken, die doch eine ganz bestimmte Affinität zum Knochensystem zu haben scheinen, bei der während der Grippe 1918 beobachteten pyogenen Infektion hinter den Streptokokken und Pneumokokken zurücktraten. Auch die milde Form von Osteomyelitis und die Lokalisation kleiner osteomyelitische Herde in den Epiphysen, die vor allem von Franke in den früheren Epidemien festgestellt worden sind, erlauben vielleicht einen Rückschluß nach der Richtung, daß hier Pneumokokken, Pfeifferbazillen oder andere pyogene Erreger und nicht Staphylokokken eine Rolle gespielt haben (Lexer).

Zu erwähnen ist, daß Fromme im Jahre 1918 und Anfang 1919 die in zunehmender Häufigkeit beobachteten Fälle von abnormer Konsistenz der Knochen, deren Natur, ob Osteomalazie oder Spätrachitis, noch nicht völlig geklärt ist, deren Entstehung aber übereinstimmend mit der furchtbaren Ernährungslage Deutschlands und Österreichs in Zusammenhang gebracht wird, auch häufiger nach Grippe beobachtet haben will. Auch Bittorf hat ähnliche Angaben gemacht. Ein Einfluß der Grippe kann nach ihrer Meinung nicht ganz von der Hand gewiesen werden. Aber jedenfalls kann bis jetzt auch ebensowenig ein Beweis für diese Annahme erbracht werden. Die Wahrscheinlichkeit eines zufälligen Zusammentreffens liegt vor. Es sei aber der Vollständigkeit halber erwähnt, daß Kühl 1889 ebenfalls einen Fall von Osteomalazie mit Spontanfraktur des Knochens der Influenza zur Last gelegt hat.

9. Gelenke.

Erkrankungen der Gelenke schließen sich denen des Knochens eng an. Auf F. Frankes Auffassung des vielfach bei Influenza beobachteten Gelenkrheumatismus wurde bereits hingewiesen.

Sieht man von den vielen Fällen ab, die 1889/90 als grippale Synovitis und grippale Polyarthritis beschrieben worden sind (Holmberg, Leichtenstern, Senator), so bleiben als chirurgisch wichtig vor allem die Fälle von Witzel, Krönlein, Walker übrig, die sämtlich eiterige Kniegelenksentzündungen betrafen. In Witzels Fall wurde Streptococcus pyogenes gefunden.

1918 hat Dubs eine Arthritis des Kniegelenkes mit einem Exsudat nichteiterigen Charakters beobachtet. Guleke berichtet von einer Fußgelenkeiterung im Anschluß an Grippe bei einer Frau, bei der es gleichzeitig zu einer Vereiterung eines Mammaatheroms gekommen war. Schmeil sah einen Fall von eiteriger Entzündung des Kniegelenkes und einen von Entzündung des Hüftgelenkes. Auch Henze berichtet über einen Fall von Kniegelenkeiterung nach Grippe. v. Haberer sah eine Reihe von Arthritisfällen nach Grippe in allen möglichen Gelenken, darunter auch in den Wirbelgelenken. Fast alle Fälle heilten unter konservativer Therapie; nur in einem Falle von Koxitis kam es zur Ankylose in Abduktions- und Rotationsstellung, so daß eine Osteotomia intertrochanterica notwendig wurde. F. König beobachtete bei einem jungen Mädchen und bei einem 18jährigen jungen Menschen, welche beide wegen Grippeempyem chirurgisch behandelt worden waren, Gelenkaffektionen, einen Kniegelenkerguß und eine Schwellung des Fußgelenkes bei dem Mädchen, die auf konservative Behand-

lung prompt zurückgingen, eine rechtseitige Koxitis bei dem jungen Manne.
die zu einer Stellungsanomalie führte, und deshalb mit Extensionsverbänden
behandelt werden mußte. Schmieden hat einige Arthritiden beobachtet und
weist auf ihren leichten Verlauf hin, so daß er zum Vergleich mit gewissen
milden Formen gonorrhoischer Arthritis veranlaßt wurde. Balhorn sah einmal
einen sterilen Kniegelenkerguß bei einem Soldaten mit rechter Oberschenkel-
schußfraktur. den er auf eine Grippe zurückführte. Auch Fleischmann
und v. Bergmann haben septische Kniegelenkskomplikationen bei Grippe
beobachtet. Von den Pathologen hat Marchand zweimal Gelenkaffektionen
gesehen.

10. Muskeln und Weichteile.

Ebenso wie in allen anderen Geweben sind auch in den Muskeln und
sonstigen Weichteilen Veränderungen nach Grippe aufgetreten.

Auch diese Komplikationen waren aus der Epidemie von 1889/90 bekannt
(Bennet, Kothes, Leclerc, Maragliano, Neri, Orlowski, Perez,
Redureau, Verneuil, Walker). Namentlich Verneuil und Maragliano
haben auf diese Komplikationen hingewiesen. Maragliano hat betont, daß
die Influenza kein Organ und kein Gewebe verschont. F. Franke hat damals
eine Bursitis grippalis beschrieben. Armbruster hat dann später 1910 auf
die im Anschluß an Grippe auftretenden Panaritien und Paronychien aufmerksam gemacht.

1918 sind Abszesse in den Muskeln und Weichteilen' häufig beobachtet
worden, wie ja schon aus den zahlreichen Befunden der Pathologen hervorgeht.
Aber auch von klinischer Seite wurde mehrfach auf sie aufmerksam gemacht
(Balhorn, v. Beust, Bittorf, v. Bergmann, Dubs, Guleke, v. Haberer,
König, Ide, Nothnagel, Ruppaner, Schmeil, Schmieden, Henze).
F. König hat Abszesse der rechten Brust hinter der äußeren Hälfte der Mamma.
unter der Faszie des Serratus anticus und unter dem Musculus sterno-cleido-
mastoideus beschrieben. Er hat dabei in zwei Fällen Streptokokken, einmal
Staphylokokken nachgewiesen (Ingversen). Balhorn beobachtete einmal in
Gefolgschaft eines Grippeempyems einen Abszeß am äußeren Knöchel, in dem
sich Pneumokokken nachweisen ließen, in einem anderen Fall, ebenfalls im Anschluß an ein Grippeempyem, einige Zeit nach der Rippenresektion einen
Glutealabszeß und vier Wochen später eine alte Abszeßhöhle mit schwartiger
Wand unter der rechten Schulterblattspitze. Bei einer weiteren Patientin
stellte Balhorn gleichzeitig mit einem Pleuraempyem einen parartikularen
Abszeß am äußeren Knöchel und einen Abszeß der Wadenmuskulatur fest.
so daß die ganzen Muskelbündel von Eiter umspült waren. Dazu kommen
noch zwei weitere parartikuläre Abszesse (an Fuß und Schulter), die ohne Empyeme aufgetreten waren. Eine schwere Thoraxphlegmone schien von einem
kleinen „Geschwür" in der Achselhöhle auszugehen (Schweißdrüsenabszeß?).
v. Haberer beschreibt Weichteilabscesse während der Grippe, namentlich
bei Kindern und jugendlichen Leuten und vorwiegend nach leichtem Trauma
mit Hämatombildung. Dubs hat in der Grippezeit Abszesse und Weichteil-
phlegmonen bei Grippekranken unter anderem auch mit Vorliebe nach Medi-
kamentinjektionen beobachtet. Auch Guleke sah solche Eiterungen unter
starker Mitbeteiligung der Muskulatur. die in einigen Fällen von Aufliegestellen

und Kampferinjektionen ausgingen. Henze berichtet von einem Bauchdecken abszeß, Schmeil von einem alten schwieligen Abszeß der Bauchwand, der als Tumor entfernt wurde, und dessen Entstehung auf einen Grippeanfall bezogen werden konnte. Von Interesse ist, daß er auch über einen Fall verfügt, in dem ein beiderseitiger Orbitalabszeß aufgetreten war, ohne daß eine Grippe vorhergegangen war; in dem Eiter wurden Influenzabazillen gefunden. Auch die Mamma war mehrfach der Sitz von Entzündungen und Eiterungen, die sich während oder unmittelbar nach einem Grippeanfall einstellten. So sah Guleke, wie ein Atherom der Mamma, das bereits viele Jahre bestand, vereiterte und zur Mastitis führte. Im weiteren Verlauf des Falles trat eine Metastase des Fußgelenkes hinzu, die bereits erwähnt worden ist. Ide, Nothnagel und Mitterstiller berichten von Fällen doppelseitiger Mastitis.

In Ides Fall kam es zu einer Vereiterung der Mamma und anschließend zu einem Abszeß in einem Wirbelkörper. Auch bei den Patienten Mitterstillers lag Eiterung vor. Er fand im Eiter Staphylococcus aureus, bei Nothnagels Kranken blieb die Entzündung auf das Parenchym beschränkt, mit Steigerung von Temperatur und Leukozytenzahl, um in kurzer Zeit spontan und mit kritischem Fieberabfall wieder zurückzugehen.

Auch an Mitteilungen über Fälle schwerer putrider Infektion nach Grippe (Nigst, Rumpel) fehlt es nicht. In dem Fall von Nigst trat ein Gasbrand bei einer 40jährigen Frau, welche eine schwere Grippepneumonie durchgemacht hatte, auf. Die Patientin hat 10 ccm Pneumokokkenserum intravenös bekommen. Die Gasphlegmone entwickelte sich vom rechten Oberschenkel, vom Orte der Injektion, aus. Rumpel beobachtete zweimal Gasphlegmonen an moribunden Grippekranken. Bis zu einem gewissen Grad gehört auch der Fall von Noma hierher, den Portmann beschrieben hat. Eine besondere Bedeutung ist diesem Auftreten putrider Infektion nach Grippe nicht zuzumessen. Dazu war ihr Vorkommen viel zu selten. Zudem ist das Auftreten putrider Infektion ein Ereignis, welches schließlich nach jeder schweren Infektionskrankheit dann und wann einmal beobachtet werden kann.

Die chirurgische Behandlung der Weichteilabszesse pyogener Natur hielt sich in dem Rahmen der allgemeinen chirurgischen Regel. Daß dabei nicht nur mit Inzisionen und Drainage vorgegangen wurde, sondern auch den modernen Bestrebungen bei der Behandlung eiteriger Abszesse Rechnung getragen wurde und vielfach Punktionen und Einspritzungen von Morgenrothschen Chininderivaten, Vuzin oder Eukupin vorgenommen wurden, liegt auf der Hand. Namentlich bei der Behandlung der Mastitis wird diesen Methoden ein guter Erfolg nachgerühmt (Nothnagel, Rosenstein). Allerdings scheinen sie nicht in dem Umfange vorgenommen worden zu sein, daß man aus den Erfahrungen, die man mit ihnen während der Grippezeit gemacht hatte, weitgehende Schlüsse auf die Brauchbarkeit der Methoden, die bisher ja fast nur bei Kriegsverletzungen erprobt worden waren, für metastatische Eiterungen hätten ziehen können.

Außer diesen ausgesprochenen pyogenen Erkrankungen der Weichteile ist besonders noch die Myositis zu erwähnen. Daß die Muskeln bei der Erkrankung in erheblichem Maß mitgegriffen werden können, geht vor allem aus den Befunden der Pathologen hervor. die so häufig wachsartige Degeneration beobachtet haben (siehe S. 134).

Hauptsächlich von Burger und Hildebrandt sind Fälle von Myositis noch während der Grippe beobachtet worden, die als gut abgrenzbare Muskelschwellung namentlich in den Bereich der Streckmuskulatur des Oberschenkels, mitunter auch in anderen Muskelbereichen in Erscheinung traten und in der Regel ohne Folgen heilten. Hildebrandt hat diese Influenzamyositis als eine Haupterscheinung des Influenzarezidivs bezeichnet.

Auch diese Beobachtung ist nicht ohne Analogie aus früheren Epidemien. Annequin hat 1889/90 eine Myositis oder Neuromyositis beschrieben, Bossers einen Fall von permanenter Kontraktur zahlreicher Muskeln, die er als Myositis chronica fibrosa aufgefaßt hat. Maillart erwähnt eine eiterige Myositis des Psoas im Anschluß an Influenza.

11. Haut.

Die Tatsache, daß die Grippe zuweilen auch Erscheinungen auf der Haut hervorruft, besitzt für den Chirurgen nur diagnostisches Interesse. Die verschiedenen beobachteten Exantheme haben bereits bei der Beschreibung der pathologischen Anatomie der letzten Grippe Erwähnung gefunden. Der Vollständigkeit halber sei hier erwähnt, daß auch Haarausfall namentlich bei Frauen. Alopecia areata und diffusa unter den Folgeerscheinungen der Grippe 1918 aufgeführt wurde (Appel, Galewsky, Hagenmüller, Merians, F. Pinkus, Ruppaner, Sack, Thiebierge, Zurhelle). Nach Zurhelle handelt es sich dabei um Wachstumsstörungen des Haares mit Absterben der Papille. Bei zweckmäßiger Behandlung war die Prognose nicht ungünstig. Merian beschreibt auch Veränderungen an den Nägeln, wie Querfurchenbildung, Brüchigkeit etc.

Auch die Angaben über die Hautveränderungen decken sich mit den Beobachtungen aus früheren Epidemien. So wurde 1889/90 nach Leichtenstern und Ruhemann über Herpes labialis (Anton, Bristowe, Demuth, Krehl, Peterson, Schultz, Stinzing, Teissier), Herpes zoster (Bilhaut, Kollmann, Leichtenstern), scharlachähnliches Exanthem (Krannhals), Roseola (Curschmann, Teissier), Erythema papulatum (Bristowe, Hawkins, Bela Medvei, Moor), Erythema nodosum multiforme (R. Guiteras, Schwimmer), Purpura haemorrhagica (Landgraf, Drasche, Ewald, Pribram, Locke, Senator u. a.) berichtet. Auch Leucopathia aquisita, Vitiligo (Rosenstein, Sympson), akutes Ergrauen der Kopfhaare in wenigen Tagen (Bossers) und der Augenwimpern (Bock) und Allopecia areata (Williamson) wurde beobachtet.

Wieweit es sich bei diesen Hautaffektionen um echte Grippefälle gehandelt hat, wieweit hier nicht andere fieberhafte Erkrankungen herangezogen worden sind, soll bei der bekannten schwierigen Abgrenzung nicht weiter untersucht werden. Eine gewisse Zurückhaltung ist nach den Erfahrungen der letzten Epidemie gegenüber diesen Mitteilungen wenigstens zum Teil am Platze.

Etwas anders sind vielleicht die Hautaffektionen zu bewerten, bei denen pyogene Erreger eine unzweifelhafte Rolle gespielt haben, obwohl auch diese Zusammenhänge keineswegs immer klar herausgearbeitet sind.

Das gilt vor allem für die vielen Dermatitisformen (Folliculitis suppurativa, Impetigo, multiple Furunkulose). Leloir nimmt für diese „Pyodermites, acneiques et seborrhéiques influenciques", wie Leichtenstern berichtet, zwei Ansteckungsformen an; einmal direkte Übertragung durch das infektiöse Nasensekret auf wunde Hautstellen und dann eine endogene, durch Ausscheidung der im Blute kreisenden Mikrobien durch die Hautdrüsen.

Namentlich die Furunkulose ist nach Ruhemann 1889/90 von vielen stark betont worden (Guiteras, Maillart, Neidhardt).

Auch das Erysipel, besonders das Gesichtserysipel ist während der Epidemie 1889/90 vielfach mit der Grippe in Zusammenhang gebracht worden

(Bennet, Helfer, Camenzind, Lemoine, Mason, Major, Schmid). Lemoine hat es in vier Fällen in der Rekonvaleszenz nach Grippepneumonie beobachtet. Nach Leichtenstern ist diese Kombination von Gesichtserysipel und Influenza bereits 1775 und 1847/50 in England auffallend häufig zusammen mit Parotitis aufgetreten. Aus der letzten Epidemie erwähnt nur Borst einen Fall von Erysipel nach Parotitis. Von klinischer Seite wurde ein Fall von Cottin, Gautier und Saloz beschrieben, in dem sich 10 Tage nach Beginn der Rekonvaleszenz ein Gesichtserysipel einstellte, welches über beide Gesichtshälften, die Kopfhaut und den Rücken bis zum Becken zog. Auch Frohmann macht auf das Gesichtserysipel im Anschluß auf Grippe aufmerksam.

V. Beziehungen der Grippe zu anderen chirurgisch wichtigen Infektionskrankheiten. Ihr Einfluß auf die Wundheilung.

1. Beziehung der Grippe zu chirurgisch wichtigen Infektionskrankheiten.

a) Tuberkulose.

An erster Stelle ist hier die Tuberkulose zu erwähnen. Es ist schon bei den pathologisch-anatomischen Lungenbefunden der Grippe von 1918 darauf hingewiesen worden, daß die Lungentuberkulose nur gelegentlich von der Seuche beeinflußt worden ist. Das geht auch aus der Mehrzahl der klinischen Beobachtungen hervor (Amelung, Bochalli, Burand, Creischer, Deusch, v. Hayek, Ladek, Leichtweiß, Rickmann, Schulte-Tiggs, Wiese). Nur Lampé und Rumpel berichten über ungünstige Beeinflussung einer bestehenden Lungentuberkulose durch die Grippe. Auch nach den Erfahrungen der Münchener Rückversicherung (O. Rücker-Embden) ist die Sterblichkeit Tuberkulöser an Grippe geradezu auffallend klein gewesen, so daß Amelungs Anschauung, daß sich der chronisch kranke Organismus in einer steten Abwehrbereitschaft auch gegen die Grippe oder wenigstens die sie begleitende pyogene Infektion befindet, während der gesunde Organismus ihrem überraschenden Angriff oft unterliegt, nicht ohne Interesse ist.

1889/90 haben nach Leichtenstern die Mortalitätsstatistiken übereinstimmend eine beträchtliche Steigerung der Sterblichkeit der Lungenschwindsüchtigen durch die Influenza ergeben. Wiltschur hat im Obuchow-Krankenhaus in St. Petersburg sogar eine Verdoppelung der Schwindsüchtigen während der Grippezeit festgestellt. Über den Einfluß der Grippe auf die chirurgische Tuberkulose liegen aus der Epidemie von 1918 keine Angaben vor. Interessant für den Chirurgen ist die Beobachtung von Schiff, daß während und nach der Grippe die Pirquetsche Reaktion negativ werden kann.

b) Diphtherie.

Eine gewisse Bedeutung für den Chirurgen besitzen auch die Beziehungen der Grippe zur Diphtherie. Abgesehen von der bereits erwähnten Schwierigkeit der Differentialdiagnose zwischen echter Diphtherie und Trachealgrippe steht fest, daß auch bei einer Reihe echter Grippefälle Diphtheriebazillen in Larynx und Trachea nachgewiesen worden sind (Deussing, Emmerich, Hannemann, Hoppe-Seyler, M. Karlbaum, Klotz, Leiner, Rumpel). Der Diphtheriebazillus ist also offenbar imstande. die allgemeine Bakterieninvasion während der Grippezeit mitzumachen.

Es ist nun von Interesse, daß gerade während der Grippezeit 1918 in Deutschland ganz plötzlich eine Häufung der Fälle von Wunddiphtherie beobachtet wurde (Anschütz, Denges-Ehlfeldt, Hock, Kißkalt, Weinert), und daß Diphtheriebazillen häufig an Empyemwunden Grippekranker gefunden wurden (Hock, Weinert). Wie die Zusammenhänge hier liegen, ist unklar und kann jetzt nachträglich kaum mehr festgestellt werden. Handelt es sich hier um ein zufälliges Zusammentreffen zweier Infektionen oder hat die eine der anderen den Boden bereitet? Spielte der Diphtheriebazillus bei der Trachealgrippe überhaupt eine größere Rolle als angenommen wurde? Eine ausführliche Zusammenstellung aller Fälle von Wunddiphtherie, wie sie für die Ergebnisse der Chirurgie und Orthopädie von Weinert in Arbeit sind, wird vielleicht auch für diese Frage eine Klärung bringen.

12. Einfluß der Grippe auf die Wundheilung.

In der Epidemie von 1889/90 war es bekannt, daß die Influenza einen ungünstigen Einfluß auf Operierte und Verletzte auszuüben vermag (Bennet, Follet, Kocher, Krönlein, Lücke, Ruhemann, Roux, Verneuil, Villocq, Walker, Demons). A. Follet hat von einer Prädisposition Operierter für die Grippe gesprochen. Quénu hat nach ihm von 14 Operierten 10 unmittelbar nach der Operation an Grippe erkranken sehen.

Walker empfahl, während der Grippezeit nur dringliche Operationen auszuführen. Demons warnte vor allem vor Operationen, welche die Luftwege betrafen. Auch Ruhemann trat unbedingt dafür ein, während einer Grippeepidemie alle Operationen, die nicht durch Influenzakomplikationen bedingt sind und Aufschub gestatten, keineswegs in der Rekonvaleszenz oder beim Bestehen einer Influenza vorzunehmen. Ruppaner erwähnt, daß 1889/90 verschiedene Chirurgen, darunter Kocher und Roux, die Beobachtung gemacht haben, daß vollständige geschlossene Wunden wieder aufbrachen und zu eitern anfingen. Lücke beobachtete, daß alte entzündliche Affektionen, die lange latent gewesen waren oder chronisch verliefen, durch den Einfluß der Influenza wieder akut wurden. So sah er eine 14 Jahre alte Osteomyelitis der Tibia ohne Fistel (nur Knochenverdickung) wieder aufflackern und bei einer Frau, die vor einem Jahr eine Mastitis durchgemacht hatte, sich eine Phlegmone an der Brust entwickeln.

Aus der Epidemie von 1918 liegen ähnliche Beobachtungen vor von Braatz, Dubs, Le Faure, v. Haberer, Nürnberger (Döderlein). Von Braatz' Fall, der eine „Grippesepsis" im Anschluß an ein Repositionsmanöver am rechten Oberschenkel gesehen hat, wurde schon mit einer gewissen Reserve berichtet. Dubs sah eine Grippepyämie nach Strumaoperation und eine nach einer Pylorusausschaltung nach v. Eiselsberg. Döderlein ist während der Grippeepidemie, wie Nürnberger berichtet, mit Operationen außerordentlich vorsichtig geworden, da er allgemeine und örtliche Störungen nach Operationen durch die Grippe sah. Vor allem nahm er an, daß eine Schädigung des Genitales durch ein Operationstrauma genügt, um einen Angriffspunkt für eine etwa später einsetzende Grippe zu schaffen. Auch Ruppaner ist geneigt, die operativen Indikationen während einer Grippeepidemie mit Reserve zu stellen.

v. Haberer unterscheidet bei seinen Grippeerfahrungen:

1. Fälle, welche im postoperativen Verlauf an komplizierender Grippe erkrankten.

2. Fälle, bei welchen während des Bestehens der Grippe chirurgische Eingriffe nötig wurden, die mit der Grippe in keinem ursächlichen Zusammenhang stehen.

3. Fälle, bei welchen aus der Grippe hervorgegangene Komplikationen einen chirurgischen Eingriff fordern.

4. Fälle, bei welchen ein längere Zeit nach überstandener Grippe ausgeführter chirurgischer Eingriff zu einem Rezidiv der Grippe im weitesten Sinne des Wortes, d. h. bald allgemein, bald mit bestimmter Lokalisation führt.

v. Haberer sah eine große Anzahl Operierter, darunter vor allem einige Magenresektionen, die Grippe nach der Operation durchmachten. Ein Fall von Magenresektion und einer von Laminektomie wegen traumatischer Wirbelsäulenverletzung gingen an Grippepneumonie zugrunde. Außer ab und zu infolge des Hustens auftretenden Hämatomen im Bereich der Operationswunden sah v. Haberer bei den Fällen dieser Gruppe keine Wundstörung.

I. L. Faure hat darauf hingewiesen, daß man während der letzten Epidemie schließlich in einer Atmosphäre von Eiterbakterien gelebt hat. Der Chirurg war seiner Asepsis nicht mehr sicher und beobachtete auch bei Leuten, die nicht die Grippe überstanden hatten, mehr Wund- und Nahteiterungen als früher. Dazu kam eine erschreckende Häufung von Embolien. So hatte er allein vom 15. Februar bis 30. März 7 Embolien erlebt. In dieser Form ist diese Beobachtung nur einmal niedergelegt. Zahlenmäßige Berichte über die Heilung von Operationswunden vor und während der Grippezeit fehlen bisher. Aber wie ich aus persönlicher Mitteilung mehrerer namhafter Chirurgen weiß, hat doch mancher Kliniker während der Grippezeit absolut unter dem Eindruck gestanden, daß der Heilungsverlauf von Operationswunden in der Grippezeit öfters als sonst gestört war, auch bei Patienten, die nicht von der Grippe ergriffen waren. Namentlich die Zeit, in der die Operationssäle und chirurgischen Stationen mit Empyemeiter förmlich überschwemmt waren, stellt für jeden Chirurgen, der etwas auf seine Asepsis hält, keine angenehme Erinnerung dar. Nach dieser Richtung hat die letzte Epidemie also die gleichen Erfahrungen gezeitigt, wie die von 1889/90.

Eine besondere Stellung nimmt die Erfahrung v. Haberers über „Grippe-rezidive" ein. Patienten, welche vor einiger Zeit (bis vor 4 Monaten) eine Grippe überstanden hatten, erkrankten nach ausgeführten Operationen an Störungen des Wundverlaufs, Abszedierung der Halslymphdrüsen, Lungenabszessen, eiteriger Pleuritis, in einigen Fällen Osteomyelitis, Periostitis, kurz, es trat das Bild der „Septikopyämie" ein. Bakteriell wurden in diesen Fällen offenbar pyogene Bakterien gefunden; v. Haberer erwähnt nur in dem einen in extenso mitgeteilten Fall Staphylokokken. Diese üblen Zufälle sah v. Haberer besonders nach Strumektomien. Vier der so erkrankten Patienten starben.

Ob wir bei unseren bereits mehrfach erwähnten unsicheren Vorstellungen von dem Wesen der Grippe wirklich berechtigt sind, solche Zufälle als echte „Grippezidive" zu bezeichnen, möchte ich dahingestellt sein lassen. v. Haberer hat sie, den Sektionsberichten nach zu schließen, selbst nicht als solche aufgefaßt. Auf alle Fälle ist der Befund auffallend genug, daß nach einer monatelang

nach überstandener Grippe ausgeführten Operation eine heftige pyogene Allgemeininfektion, die wir als Begleiterin der Grippe hinreichend kennen gelernt
haben, von neuem aufflackert. Von diesem Gesichtspunkte aus betrachtet,
gehören die Fälle v. Haberers, wie er auch selbst bereits andeutet, in das während
des Krieges erst wieder in den Vordergrund getretene Kapitel der latenten oder
ruhenden Infektion.

Wie in diesen Fällen das Wechselverhältnis zwischen Bakterien und Ab-
wehrstoffen des Körpers in den einzelnen Zeitabschnitten der Erkrankung
(Zeit des unmittelbaren Überstehens der Grippe; Zeit der Operation und des
Wiederaufflackerns der pogenen Infektion), auf welches v. Haberer ebenfalls
eingegangen ist, zu beurteilen ist, möchte ich bei der widerspruchsvollen Behandlung, welche die Frage der Schutzstoffe bei der Grippe überhaupt erfahren
hat (A. W. Fischer, Hohlweg, Grabisch, Sobernheim) unerörtert lassen.

Praktisch ergibt sich aus der Beobachtung v. Haberers jedenfalls eine
sehr wichtige Forderung. Nicht nur während der Grippezeit und während
eines Grippeanfalls ist die Indikation zu operativen Eingriffen mit großer Vorsicht zu stellen. Es muß in der Zeit nach einer Grippeepidemie auch in der
Anamnese der Patienten danach gefahndet werden, ob sie, vielleicht vor Monaten,
eine schwere Grippe durchgemacht haben und im Bejahungsfalle auch dann noch
äußerste Vorsicht bei großen operativen Eingriffen walten. Leider kann aus
den bisherigen Erfahrungen nicht angegeben werden, über welche Zeitspanne
sich diese Vorschrift erstrecken soll. In v. Haberers einem Fall trat das Aufflackern der pyogenen Infektion nach der Operation noch vier Monate nach
der Grippe auf.

C. Zusammenfassung.

Die Chirurgie der Grippe war nach den Erfahrungen der letzten wie früherer
Epidemien im wesentlichen eine Chirurgie der bei dieser Krankheit beobachteten pyogenen Infektion. Fast alle Organe wurden von ihr in wechselnder
Häufung und Stärke befallen. Infolge der Neigung während der letzten Epidemie, ebenso wie in früheren, nahezu alle pyogenen Infektionen, die bei Leuten
auftraten, welche vor kürzerer oder längerer Zeit eine Grippe überstanden
hatten, im letzten Grunde der Grippe zur Last zu legen, trat die Schwierigkeit
zutage, eine kritische Abgrenzung der Zusammenhänge zu finden. Sie wurde
für alle einzelnen Fälle nach Möglichkeit versucht. Es läßt sich aber vielleicht
wirklich über die Feststellung der Zusammenhänge für die einzelnen Fälle
hinaus der Eindruck gewinnen, daß während der letzten Epidemie unsere Umgebung mit pyogenen Bakterien verpestet war, und daß die Neigung zu Eiter-
prozessen im allgemeinen größer erschien als gewöhnlich. Das war offenbar
nicht nur bei uns in Deutschland der Fall, wo eine derartige Beobachtung als
neue Blockadekrankheit gedeutet werden könnte. Nach L. Faures Mitteil-
lungen hat man auch in Frankreich in ähnlicher Weise unter diesen häufigen
Eiterungen gelitten. Von diesem Gesichtspunkte aus betrachtet, zeichnet sich
das Verhältnis der Grippe zur Chirurgie in noch größeren, weiteren Dimensionen,
wenn auch nur in schattenhaften Umrissen.

So aktiv und erfolgreich die Chirurgie an der Bekämpfung gewisser Grippekomplikationen war, so wenig hat sie zur endgültigen Klärung dieser heute

noch immer rätselhaften Erkrankung beitragen können, will sie es sich nicht zum Verdienst anrechnen, vor allem auf das Wesen der pyogenen Infektion bei Grippe mit besonderem Nachdruck hingewiesen zu haben.

Vor allem die Beobachtungen v. Haberers werfen ein besonderes Licht auf die Rolle, die die pyogenen Bakterien bei der Grippe gespielt haben.

An chirurgischen Erfahrungen wurden durch die Behandlung der Grippe-komplikationen neue und wichtige Gesichtspunkte für die Therapie des Pleuraempyems gewonnen. Hier hat uns die Epidemie erneut gezeigt, wie sehr wir uns vor jeder schablonenhaften Behandlung hüten müssen, wie viel klinische Beobachtung und Sorgfalt nötig ist, um das Pleuraempyem rationell zu behandeln. Auf anderen Gebieten sind durch die Beschäftigung mit den Grippekomplikationen wohl kaum wesentlich neue chirurgische Gesichtspunkte entstanden.

Für die Bekämpfung der pyogenen Infektionen selbst haben die Erfahrungen der Epidemie, die zudem noch während des Weltkrieges in Deutschland unter den ungünstigsten äußeren Umständen und bei größter Belastung des ärztlichen Personals gewonnen werden mußten, ebenfalls keine wesentlich neuen Fortschritte gebracht. Es wurde vor allem noch keine Klärung über den Wert der durch den Krieg heraufbeschworenen neuen Wundantispesis gezeitigt. Diese ist letzten Endes ihrer Entstehung und Entwicklung nach nicht durch eine Häufung endogener, pyogener Infektionen hervorgerufen worden, wie wir sie bei der Grippe beobachtet haben, sondern als Reaktion auf die Häufung der primären Schmutz- und Erdinfektionen der Kriegswunden zu betrachten, bei denen ihre Rolle eine vorwiegend prophylaktische war.

Zwar sind auch während der Epidemie die modernen „milden Wundantiseptika" wie Carrel-Dakinsche Flüssigkeit und Morgenrothsche Chininderivate verwendet worden, aber nicht in dem Umfang und in der Regelmäßigkeit, daß ein endgültiges Urteil über ihre Wirksamkeit gegenüber den metastatischen pyogenen Infektionen gefällt werden könnte.

Abgeschlossen 1. März 1920.

III. Über den gegenwärtigen Stand der Strahlenbehandlung bösartiger Geschwülste.

Von

R. Werner - Heidelberg und **J. Grode** - Heidelberg.

Mit 8 Abbildungen.

———

Literatur-Verzeichnis.

1. Symmetrieinstrumentarium. Münch. med. Wochenschr. 1917. 173.
2. Dessauer, Münch. med. Wochenschr. 1918. 1026.
3. Wintz, Münch. med. Wochenschr. 1916. 382.
4. Cooligderöhre. Fortschr. a. d. Geb. d. Röntgenstr. 22, 18.
5. Lilienfeldröhre. Holzknecht. Münch. med. Wochenschr. 1915. 837.
6. Warnekros, Münch. med. Wochenschr. 1917. 582.
7. Opitz, Med. Klinik 1918. 925.
8. Bauersches Qualimeter. Deutsche med. Wochenschr. 1910. 2099.
9. Klingelfuß, Strahlentherapie 3, 772.
10. Spannungshärtemesser. Strahlentherapie 9, 650.
11. Fürstenausches Intensimeter. Strahlentherapie 7, 473.
12. Praktische Homogenität. Münch. med. Wochenschr. 1918. 1050.
13. Christen, Strahlentherapie 1, 325.
14. Kienböckstreifen. Strahlentherapie 1, 68 und Fortschr. a. d. Geb. d. Röntgenstr. 9, 276.
15. Jontoquantimeter. Friedrich und Krönig, III. Sonderband der Strahlentherapie.
16. Glocker und Reusch, Münch. med. Wochenschr. 1920. 181.
17. Seitz und Wintz, Münch. med. Wochenschr. 1918. 89.
18. „e" siehe Nr. 15, sowie Münch. med. Wochenschr. 1919. 1405.
19. Seitz und Wintz, Münch. med. Wochenschr. 1920. 145.
20. Eymer, Strahlentherapie 8, 387.
21. Krönig, 1914. Deutsche med. Wochenschr. 1914. 740.
22. Kehrer, Münch. med. Wochenschr. 1918. 719 und Arch. f. klin. Gyn. 105, 504.
23. Gramegna, Revue neurologique 1909, auch Strahlentherapie 10, 212.
24. Beclère, Strahlentherapie 3, 508.
25. Darier, Ref. Klin. Monatsh. f. Augenheilk. 57. 631.
26. Gunsett, Strahlentherapie 5, 70.
27. Küpferle und v. Szily, Deutsche med. Wochenschr. 1915. 910.
28. Schaefer und Chotzen, Strahlentherapie 10, 191.
29. Jüngling und Fleischer, Strahlentherapie 9. 453.
30. Sänger, Strahlentherapie 9, 720.
31. Nordentoft, Strahlentherapie 9, 631.
32. Hinsberg, Strahlentherapie 9, 541.
33. Abbé, Strahlentherapie 4, 65.
34. Wickham und Degrais, Siehe Nr. 33.

35. Jungmann, Radiumdebatte der Gesellschaft der Ärzte Wiens. 27. Juni 1913. Ref. Wien. klin. Wochenschr. 1913. 1139.

36. Ranzi, Siehe Nr. 35.

37. Dominici, La presse méd. 1910. Nr. 18, sowie Strahlentherapie 4, 66.

38. Barcat, Siehe Nr. 37.

39. de Martel, Siehe Nr. 37.

40. Exner, Demonstration der Gesellschaft der Ärzte Wiens, 26. Juni 1903. Ref. Wien. klin. Wochenschr. 1903. 804, auch Strahlentherapie 4, 53.

41. Holzknecht, Siehe Nr. 40.

42. Lexer, 35. Kongreß der Deutschen Gesellschaft für Chir. 1906, auch Strahlentherapie 4, 67.

43. Schindler, Strahlentherapie 5, 619.

44. Perugio, Gaz. degli ospedali 1905. Nr. 1. Ref. Zentralbl. f. Laryng. 1905. 169.

45. Sticker, Berl. klin. Wochenschr. 1918. 713.

46. Tichy, Münch. med. Wochenschr. 1920. 181.

47. Heimann, Strahlentherapie 9, 453.

48. Barcat, Strahlentherapie 5, 51.

49. Schloffer, Strahlentherapie 9, 457, auch Deutsche med. Wochenschr. 1918.

50. Sudeck, Deutsche med. Wochenschr. 1918. 1104.

51. Rost, Münch. med. Wochenschr. 1917. 949.

52. Guisez, Strahlentherapie 4, 44.

53. Exner, Wien. klin. Wochenschr. 1904, auch Strahlentherapie 4, 89.

54. Freudenthal, Arch. f. Laryngol. 25, Heft 1.

55. Czerny und Caan, Handbuch der Radiumbiologie und Therapie von Lazarus.

56. Schindler, Strahlentherapie. Ref. 5, 619.

57. Wittmaack, Münch. med. Wochenschr. 1919. 371.

58. Werner und Caan, Münch. med. Wochenschr. 1911. 553.

59. Finsterer, Strahlentherapie 6, 205.

60. Lexer und Wilms, Strahlentherapie 5, 622.

61. Decker und v. Bomhard, Münch. med. Wochenschr. 1915. 73.

62. Ebert, Über Bestrahlungserfolge maligner Tumoren in der Chirurgischen Klinik in Freiburg. Dissert. Freiburg 1917.

63. Warnekros, Strahlentherapie 9, 721.

64. Chaoul, Münch. med. Wochenschr. 1920. 179.

65. Baisch, Strahlentherapie 10, 36.

66. Döderlein, Monatsschr. f. Geb. u. Gyn. 46, 51.

67. Bumm, Arch. f. Gyn. 106, 87.

68. Heyman, Arch. f. Gyn. 108, 229.

69. Weinbrenner, Monatsschr. f. Geb. u. Gyn. 39, 483.

70. Schweitzer, Zentralbl. f. Gyn. 1914. 1121.

71. Braude, Zentralbl. f. Gyn. 1914. 69 u. 1441.

72. Baisch, Siehe Nr. 65.

73. Allmann, Strahlentherapie 4, 626.

74. Füth und Ebeler, Zentralbl. f. Gyn. 1918. 217.

75. Klein, Münch. med. Wochenschr. 1916. 1821 und Strahlentherapie 6, 193.

76. Flatau, Zentralbl. f. Gyn. 1919. 135.

77. Heimann, Strahlentherapie 6, 581.

78. Menge, Zentralbl. f. Gyn. 1918. 887.

79. Opitz, Zentralbl. f. Gyn. 1918. 789.

80. Seitz, Münch. med. Wochenschr. 1918. 202.

81. Warnekros, Münch. med. Wochenschr. 1919. 891.

82. Döderlein, Monatsschr. f. Geb. u. Gyn. 46. 51 und Arch. f. Gyn. 109, 705.

83. Bumm, Zentralbl. f. Gyn. 1919. Nr. 1.

84. Flatau, Zentralbl. f. Gyn. 1919. 135.

85. Hüssy, Monatsschr. f. Geb. u. Gyn. 46, 519.

86. Warnekros, Monatsschr. f. Geb. u. Gyn. 44, 332.

87. Heimann, Zentralbl. f. Geb. 80, 627.

88. Klein, Strahlentherapie 6, 193.

89. Warnekros, Strahlentherapie 9, 721.
90. Perthes, Zentralbl. f. Chir. 1920. Heft 2.
91. Schiff, Fortschr. a. d. Geb. d. Röntgenstr. 10. 225.
92. Barcat, Strahlentherapie 4, 322.
93. Ledermann und Kutznitzky, Strahlentherapie 8, 23.
94. Dominici, Strahlentherapie 4, 343.
95. Simonson, Strahlentherapie 2, 192.
96. Petersen, Strahlentherapie 3, 490.
97. Kienböck, Strahlentherapie 5, 502.
98. Steiger, Strahlentherapie 8, 137.
99. Garenstroom, Ref. Strahlentherapie 9, 701.
100. Belot, Strahlentherapie 7, 371.
101. Schellen, Diss. Bonn 1914. Therapeut. Erfolge der Röntgenbestrahlung bei Sarkomen.
102. Seitz und Wintz, Münch. med. Wochensch. 1919. S. 1131.
103. Eckelt, Arch. f. Gyn. 110, Zit. nach Seitz und Wintz.
104. Seitz und Wintz, Unsere Methode der Röntgen-Tiefentherapie und ihre Erfolge.
     V. Sonderband der Strahlentherapie.

I. Technische Grundlagen.

Seitdem man erkannte, daß es möglich ist, mit den Strahlen der Röntgenröhren und der radioaktiven Substanzen Tumoren zum Verschwinden zu bringen. war das Bestreben dahin gerichtet, die technischen Behelfe und Applikationsformen zu verbessern, sei es in der Absicht, die operative Behandlung durch die Radiotherapie zu ersetzen, sei es mit dem Ziele, die Erfolge der chirurgischen Eingriffe durch Nachbestrahlung zu vervollständigen. In beiden Richtungen sind die erreichten Ergebnisse derzeit noch keineswegs voll befriedigend. So gibt es nur wenige Geschwulstarten, bei denen sich die reine Radiotherapie operabler Fälle zur Methode der Wahl entwickelt hat, und über den Wert der Nachbehandlung operierter Tumoren sind die Akten noch nicht geschlossen.

Es hat sich immer klarer gezeigt, daß die Erfolge in hohem Grade von der Leistungsfähigkeit des Instrumentariums abhängig sind, und diese Erkenntnis hat zur Aufstellung ganz bestimmter Forderungen geführt, denen die Industrie beim Ausbau der Röntgenapparate und auch bei der Ausstattung der radioaktiven Bestrahlungskörper Rechnung getragen hat. Die Schwierigkeit des Problems brachte es mit sich, daß bisher eine völlige Einheitlichkeit hinsichtlich der konstruktiven Prinzipien noch nicht erzielt wurde, und es läßt sich auch noch nicht mit Bestimmtheit erkennen, welcher der beschrittenen Wege am erfolgreichsten sein wird. Bei den radioaktiven Körpern liegen die Verhältnisse erheblich einfacher als bei den Röntgenapparaten, bei denen eine ganze Anzahl von Faktoren zu beachten sind. Nicht nur die Art und Weise, wie die Röntgenstrahlen erzeugt werden, sondern auch die Methode der Messung der Qualität und Quantität unterliegt noch erheblichen Schwankungen. Die älteren Apparate waren konstruktiv einheitlicher und dürfen als bekannt vorausgesetzt werden, daher ergibt sich die Einschränkung, den derzeitigen Stand der verschiedenen Entwicklungsrichtungen nur so weit kurz zu besprechen, als sie grundsätzlich Neues bieten.

Grundbedingung für jede Behandlung bösartiger Geschwülste mit Röntgenstrahlen sind Apparate und Röhren, die eine möglichst harte Strahlung von großer Intensität liefern und einen mehrstündigen ununterbrochenen Betrieb anhalten. Die bis 1917 gebauten Apparate wiesen noch erhebliche Mängel auf. Die Induktoren und Transformatoren konnten auf die Dauer nur bis zu einem gewissen Grade belastet werden, sonst wurden sie infolge Durchschlagens unbrauchbar. Ihre Entladungskurven bestanden aus verschiedenen Schwingungen, von denen die erste am größten war, während die anderen immer kleiner wurden. Genaue Untersuchungen haben aber ergeben, daß man nur dann sehr harte Strahlen erhält, wenn die Entladung durch die Röntgenröhre in einem Stoß erfolgt und sich nicht in Teilentladungen auflöst. Bei fast allen Apparaten entstanden nämlich schnelle elektrische Schwingungen durch die zwischen Induktor und Röhre eingeschaltete Funkenstrecke, welche den Wirkungsgrad der Röhre durch Ionisierung der in ihr noch befindlichen Luft und Herabsetzung des Widerstandes ungünstig beeinflußten. In dem Symmetrieinstrumentarium von Reiniger, Gebbert & Schall (1) sind die angeführten Nachteile in zweckmäßiger Weise vermieden.

Nebenstehende Skizze zeigt die Schaltweise des Apparates. J und J_1 sind die beiden Induktoren, zwischen welche symmetrisch die Röntgenröhre R und die Ventilfunkenstrecke F gelegt sind. Es wird durch diese Anordnung verhindert, daß von der Funkenstrecke F ausgehende Schwingungen bis zur Röntgenröhre gelangen, denn sie werden durch die Wasserwiderstände W_1

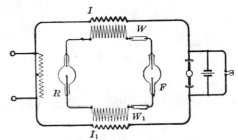

Abb. 1.   Symmetrieapparat.

und W und sodann durch die Windungen der Sekundärspule aufgefangen. Elektrische Aufladungen, die nach jedem Stromdurchgang an den Elektroden der Röhre zurückbleiben, können ungehindert in die Sekundärwicklung des Induktors abfließen, da keine trennenden Teile, wie Ventilfunkenstrecke usw., zwischen Röhre und Induktor liegen. Die Härte der Röntgenstrahlen ist bekanntlich um so größer, je höher die Spannung des elektrischen Stromes beim Durchgang durch die Röhre ist. Um jene während des Betriebes nicht unter ein bestimmtes Minimum sinken zu lassen, ist der Abstand der Ventilfunkenstrecke möglichst hoch gewählt, nämlich 10 cm von der Spitze zur Platte. Offene Funkenstrecken verschlechtern die Luft des Bestrahlungszimmers durch Erzeugung schädlicher Gase. Zur Vermeidung dieses Übelstandes ist die Funkenstrecke in eine allseitig geschlossene Glaskugel, die mit einem trägen Gas gefüllt ist, eingeschmolzen. Betrieben wird das Instrumentarium zweckmäßigerweise mit einer Belastung von $2^1/_2$ bis 3 Milliampère im sekundären Stromkreis. Es besteht bei dieser Belastung eine Stromkurve, welche nur eine Hauptschwingung und wenige Nebenschwingungen enthält, plötzlich zu einem hohen Scheitelwert ansteigt und rasch wieder abfällt. Die entstehenden Röntgenstrahlen sind bei zweckmäßiger Wahl der Röhre von sehr erheblicher Durchdringungsfähigkeit.

Das Symmetrieinduktorium ist seit etwa 2 Jahren im Samariterhause im Betrieb und hat sich während dieser Zeit recht gut bewährt.

Untersuchungen von Dessauer (2) hatten im Gegensatz zu den von Rutherford erhobenen Befunden ergeben, daß mit wachsender Spannung in der Röntgenröhre auch die Härte der erzeugten Strahlen wächst. Ersterer arbeitete bei seinen Versuchen mit außerordentlich hohen Spannungen — bis 300000 Volt

— und konnte dabei Röntgenstrahlen erzeugen, die noch Bleiplatten von 25 mm
Dicke durchdrangen, während die Strahlen der gewöhnlichen Apparate seiner
Angabe nach durch 3 mm dicke Bleiplatten praktisch vollständig zurück-

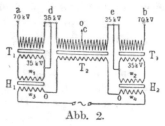

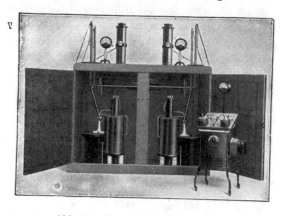

Abb. 2.

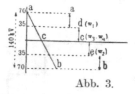

Abb. 3.   Abb. 4.   Intensiv-Reformapparat.

gehalten werden. Dem Bau solcher Apparate stellten sich nun erhebliche
Schwierigkeiten entgegen. Hielt man sich in den Grenzen der bisher üblichen
Maße, so wurden die Induktoren in-
folge Durchschlagens bald unbrauchbar, wählte man die Größenverhält-
nisse so, daß die Apparate betriebs-
sicher waren, dann ließen sie sich in
dem Raum eines gewöhnlichen Rönt-
genzimmers nicht unterbringen und
ebenso stiegen in entsprechender
Weise die Anschaffungskosten. Lediglich Teilung in zwei Hälften oder
Vorschalten eines Hilfstransformators
brachte für die nach Dessauer notwendigen Spannungen keine dauernde
Verbesserung. Erst durch das Zerlegen
in zwei Hälften und Vorschalten eines
Hilfstransformators in Verbindung mit
einer grundsätzlich neuen Schaltung
der einzelnen Teile zueinander, gelang
es Dessauer, die Spannungsunter-
schiede in technisch leicht zu beherrschenden Größen zu halten. Aus
obenstehenden Skizzen (Abb. 2 u. 3)
ist das wesentlichste zu ersehen.

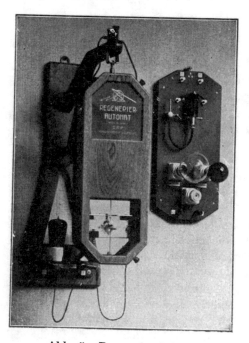

Abb. 5.   Regenerier-Automat.

Das ganze System sei als
140 000 Volt-Transformator gedacht. T 1, T 2 und T 3 sind die Haupt-, H 1
und H 2 die Hilfstransformatoren. In C ist der Apparat geerdet, es herrscht
mithin hier die Spannung 0, bei a eine solche von + 70 000, bei b eine von
— 70 000 und bei d und e je 35 000 Volt. Diese beiden letzteren Punkte sind

nun jeder für sich mit der zugehörigen Primärspule verbunden, die gegeneinander und gegen die Erde isoliert sein müssen. Es werden mithin die Hilfstransformatoren auf 35 000 Volt Spannung aufgeladen. Durch diese Schaltung wird erreicht, daß die höchste Beanspruchung im sekundären Stromkreis 35 000 Volt beträgt, es ist daher nur noch dafür Sorge zu tragen, daß die Hilfstransformatoren ebenfalls diese Spannung zwischen primären und

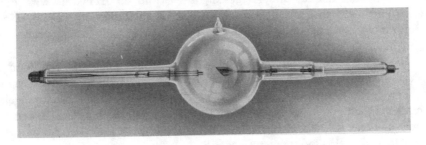

Abb. 6. Cooligderöhre.

sekundären Stromkreis aushalten, was technisch leicht zu erfüllen ist. Durch entsprechende Umänderung läßt sich das System auch noch für weit höhere Werte verwenden. Eine Ansicht des betriebsfertigen Apparates zeigt Abb. 4.

Die Apparate anderer Firmen bieten gegenüber den früheren Konstruktionen keine grundsätzlichen Neuerungen; über eine noch nicht allgemein im Handel befindliche Konstruktion, bei welcher das Röntgenlicht mittels

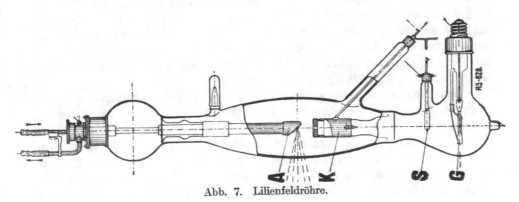

Abb. 7. Lilienfeldröhre.

Mittelfrequenzschwingungen erzeugt wird (Radio-Silex von Koch und Sterzel), lassen sich noch keine näheren Einzelangaben machen (cf. Nachtrag).

Die modernen Therapieröhren kann man in die beiden Gruppen der Ionen- und der Elektronenröhren einteilen. Bei ersteren wird der noch in der Röhre vorhandene Gasrest beim Stromdurchgang ionisiert, und die dabei in rascher Bewegung auf der Antikathode aufprallenden Elektronen rufen dann die Röntgenstrahlen hervor. Die neueren Konstruktionsformen zeichnen sich vor den früher hergestellten Röhren dadurch aus, daß sie während des Betriebes rasch hart werden und daher eine stark durchdringungsfähige Strahlung liefern. Zweckmäßig werden sie mit der Selbstregulierung nach Wintz (3) (Abb. 5) betrieben.

Bei dieser ist ein Hebel mit einem Milliampèremesser so gekuppelt, daß er alle Schwankungen mitmachen kann, ohne ihn zu bremsen. Sinkt der Zeiger des Milliampèremessers beim Härterwerden der Röhre, so schaltet der Hebel bei einer willkürlich bestimmbaren Grenze einen Hilfsstrom ein, der durch eine Spule geht. In dieser befindet sich ein Eisenbolzen, der angezogen wird und so die Öffnung in der Gasleitung zur Osmoregulierung freigibt. Die Röhre wird weicher, es steigt der Milliampèremesser, der Strom im Hilfskreis wird unterbrochen und dadurch auch die Gaszufuhr zur Osmoregulierung. Beim Härterwerden der Röhre wiederholt sich dieser Vorgang von neuem. Im großen und ganzen hat sich der Apparat im Dauerbetrieb ebenfalls bewährt.

Die Elektronenröhren, Coolidge- (4) und Lilienfeldröhre (5), sind im Gegensatz zu den Ionenröhren praktisch vollständig luftleer und lassen nur bei einer ganz bestimmten Betriebsweise elektrischen Strom hindurchgehen. Es muß nämlich zunächst durch einen Hilfsstrom ein kleiner Metallfaden zum Glühen gebracht werden, von welchem dann Elektronen ausgehen, durch deren Vermittlung der Stromdurchgang erfolgt.

Ändert man bei der Coolidgeröhre die Temperatur des Glühdrahtes und die Milliampèrezahl im sekundären Stromkreis, so ändert sich nicht nur die Intensität, sondern auch die Härte des Röntgenlichtes.

Bei der Lilienfeldröhre wird die Änderung des Härtegrades der Röhre durch eine Änderung in der Schaltung eines Hochspannungswiderstandes bewirkt. Durch einen zweiten sogenannten Homogenisierungswiderstand wird sodann bei dieser Röhre noch erreicht, daß nur die Scheitelspannung der Stromkurve der Röhre zugeführt wird. Man erhält dadurch nach Angabe der Firma eine äußerst homogene Strahlung, wie sie in der Tiefentherapie benötigt wird. Die Kathode ist bei der Lilienfeldröhre als Lochkathode ausgebildet, durch welche nur ein schmales Bündel von Kathodenstrahlen zur Antikathode gelangt, was ebenfalls für die Härte der entstehenden Röntgenstrahlen günstig ist. Die Coolidgeröhre hat sich im Dauerbetrieb recht bewährt, über die Lilienfeldröhre haben wir keine persönlichen Erfahrungen.

Zur Ausschaltung des weichen Anteiles der von einer Röntgenröhre ausgehenden Strahlung war lange Zeit das 3 mm Aluminiumfilter im Gebrauch. Untersuchungen von verschiedenen Forschern hatten gezeigt, daß es gelingt, durch Anwendung von Filtern aus Zink oder Kupferblech bei gleicher Beanspruchung der Haut erheblich größere Dosen in der Tiefe des Körpers zu erhalten, als bei dem 3 mm Aluminiumfilter. Infolgedessen ist jetzt wohl in den meisten Röntgeninstituten in der Tiefentherapie ein Zinkfilter von $1/_2$ mm Stärke zur Einführung gekommen; im Samariterhause wird zur Ausschaltung der von Zink ausgehenden Sekundärstrahlung ein Zusatzfilter von 1 mm Aluminium angewendet. In der Frauenklinik der Universität Berlin ist nach den neuesten Veröffentlichungen ein $1/_2$ mm (6), in der Freiburger Frauenklinik (7) ein 1 mm starkes Kupferfilter im Gebrauch. Zwischen dem $1/_2$ mm Zink- und dem 1 mm Kupferfilter bestehen nach den Untersuchungen von Wintz kleine Vorteile zugunsten des Zinkfilters. In der Praxis dürfte es jedoch ziemlich gleichgültig sein, welches von den beiden man gebraucht.

Zur Messung der Qualität der Röntgenstrahlen stehen eine große Anzahl von Verfahren zur Verfügung. Das wissenschaftlich exakteste ist sicherlich das, die Wellenlängen der einzelnen Anteile eines Röntgenspektrums zu bestimmen.

Diese Methode ist jedoch derart kompliziert, daß sie nur für ein physikalisches Laboratorium geeignet ist. Für die Praxis kommen andere Verfahren in Betracht, die man zweckmäßig in direkte und indirekte einteilt. Zu letzteren gehören die parallele Funkenstrecke, das Bauersche Qualimeter (8), das Sklerometer nach Klingelfuß (9), der Spannungshärtemesser (10) und die Zusatzskala zum Fürstenauschen Intensimeter (11). Bis zu einer gewissen Grenze läßt sich in der Tat die parallele Funkenstrecke und das Bauersche Qualimeter ganz gut verwenden; letzteres insbesondere hat den Vorteil, daß man während des Betriebs durch Zeigerausschlag von einem strahlensicheren Orte aus die Schwankungen in der Härte der Röhre beobachten kann; die Zuverlässigkeit ist jedoch nur mangelhaft.

Erheblich genauer ist das Sklerometer nach Klingelfuß, jedoch hat dieses Instrument den Nachteil, daß es nur bei Induktoren von ganz bestimmter Wicklung zu gebrauchen ist. Als recht zweckmäßig hat sich für die Praxis der Spannungshärtemesser von Reiniger, Gebbert & Schall erwiesen. Dieser, im Prinzip ein Voltmesser, ist der Primärspule des Induktors parallel geschaltet und zeigt die Primärselbstinduktionsspannung an. Da die Härte der Röntgenstrahlen und die Spannungswerte in den verschiedenen Teilen eines Röntgenapparates in ganz bestimmten Verhältnissen zueinander stehen, so läßt der Wert, den der Spannungshärtemesser anzeigt, einen Schluß auf die Strahlenqualität zu.

Mit Hilfe einer Zusatzskala zu dem Fürstenauschen Intensimeter kann man den Härtegrad in einer der üblichen Einheiten, Wehnelt usw. bestimmen. Man stellt dabei einmal die Intensität der Strahlen oberhalb und unterhalb eines 1 mm Aluminiumfilters fest und liest dann an der Zusatzskala den betreffenden Wert ab. Zuverlässig und genau ist jedoch diese Messung nicht.

Von den Methoden der direkten Bestimmung des Härtegrades sei zunächst das von Wintz und Baumeister angegebene Verfahren der Bestimmung der „praktischen Homogenität" (12) besprochen. Es beruht darauf, daß die Durchlässigkeit eines Pertinaxblockes von 1 cm Dicke gegen Röntgenstrahlen mit der von 4 Aluminiumplättchen von 1, 1,5, 2 und 2,7 mm Dicke verglichen wird; erscheint das 2,7 mm dicke Aluminiumplättchen, auf dem Leuchtschirm oder auf der photographischen Platte gemessen, gleich hell wie der Pertinaxblock, dann ist das Röntgenlicht praktisch homogen. Unter praktischer Homogenität versteht Wintz ein Röntgenlicht, das durch eine Gewebsschicht von 15 cm Dicke in seiner Qualität nicht mehr geändert wird.

Die von Wehnelt, Benoist und anderen angegebenen Werteinheiten werden in der Praxis immer mehr durch die von Christen eingeführte Halbwertschicht verdrängt. Unter Halbwertschicht versteht Christen diejenige Schicht destillierten Wassers, welche gerade die Hälfte der auffallenden Röntgenstrahlen zurückhält. Bestimmt wird sie mit Hilfe eines von ihm angegebenen Apparates (13).

Zur quantitativen Messung von Röntgenstrahlen wurden im Laufe der Jahre eine große Anzahl von Verfahren ausgearbeitet, von denen jedoch die meisten, wie z. B. die Chromoradiometer und Fällungsradiometer sich als ungeeignet erwiesen haben. Am besten hat sich der Kienböckstreifen (14) bewährt, und er ist auch trotz seiner theoretischen Fehler für die Praxis unter den von der Fabrik angegebenen Bedingungen zur Kontrolle eines Betriebes zur Zeit noch sehr wohl brauchbar. nicht jedoch zum Vergleich von Werten verschiedener Institute.

Wieweit als exaktes Verfahren für die quantitativen Messungen später die iontometrische Methode (15) in Betracht kommen wird, kann jetzt noch nicht endgültig entschieden werden. Vorläufig können die Fehlerquellen bei ihr noch sehr erheblich sein, so daß nur sehr geschulte Untersucher brauchbare Werte erhalten, sodann sind die Apparate zur Zeit auch noch nicht in größerer Zahl lieferbar. Vielfach wird augenblicklich das Fürstenau- sche Intensimeter gebraucht. Es beruht auf dem Prinzip, daß durch Be- strahlen mit Röntgenlicht sich der Widerstand einer Selenzelle ändert. Der Apparat ist in F Einheiten geeicht, d. h. die Röhre liefert in der Minute die abgelesene Zahl derselben. Jedes Instrument muß jedoch auf die biologische Dosis geeicht werden, da nach unseren Erfahrungen der Wert des F bei ver- schiedenen Instrumenten variiert. Es sind somit nur die Werte eines und des- selben Intensimeters untereinander vergleichbar. Es ist ferner bei dem Gebrauch des Instrumentes auf die erhebliche Ermüdbarkeit der Selenzelle zu achten; die Ergebnisse längerer oder rasch hintereinander folgender Messungen sind daher unter Umständen nicht verwertbar.

Eine wichtige Neuerung in dem Meßverfahren haben Glocker und Reusch (16) angegeben. Sie besteht darin, den Ionisationsstrom durch ein Spiegelgalvanometer zu messen, anstatt mittels des durch die ionisierte Luft herbeigeführten Spannungsabfalls eines aufgeladenen Elektroskopes. Dadurch ist die Möglichkeit gegeben, die Strahlungsintensität während der ganzen Bestrahlungsdauer zu bestimmen. Die Verwendung des Meßgerätes gestaltet sich folgendermaßen. Die mit der Lichtleitung verbundene Ionisationskammer, die so groß ist, daß sie von dem ganzen Strahlenkegel getroffen wird, bleibt während der ganzen Bestrahlung unter dem Filter liegen. Der durch die ionisierte Luft transportierte Strom wird einem Spiegelgalvanometer zugeführt. Jede Änderung der Strahlung und damit jede Änderung des Ionisationsstroms wird durch einen Wechsel in der Stellung eines Lichtzeigers auf einer Skala sofort bemerkbar. Man reguliert so, daß der Stand des Lichtzeigers immer derselbe ist, damit muß auch die in der Oberfläche applizierte Sekundendosis (S.D.) immer dieselbe sein. Diese Meßvorrichtung kann in gleicher Weise für gas- haltige wie für Elektronen-Röhren Verwendung finden.

Für die quantitative Messung bei dem biologischen Dosierungsverfahren führten Seitz und Wintz die Hauteinheitsdosis, H.E.D. (17), ein. Sie be- stimmten diese als die Menge Röntgenlicht, die bei ihrem Instrumentarium, (Symmetrieapparat, selbsthärtende Siederöhre, 0,5 mm Zinkfilter) 23 cm Fokus- Hautabstand, nach 8 Tagen eine leichte Rötung und nach 4 Wochen eine leichte Bräunung hervorrief.

Krönig und Friedrich verwandten das „e" (18), das sie als diejenige Strahlenmenge definierten, die den Transport einer Elektrizitätsmenge von einer elektrostatischen Einheit bei Sättigungsstrom in 1 ccm Luft infolge der Ionisation veranlasst.

Als zweckmäßigstes Dosierungsverfahren ist zur Zeit das auf der bio- logischen Methode beruhende anzusehen. Auf Grund einer Reihe von Beobach- tungen wird bei gleichbleibenden äußeren Bedingungen bestimmt, innerhalb

welcher Zeit ein Instrumentarium eine bestimmte Dosis liefert, die eine charakteristische Reaktion an der Haut hervorruft (Hauteinheitsdosis von Seitz
und Wintz, Hauterythemdosis des Samariterhauses). Sodann wird die während
dieser Zeit gelieferte Röntgenmenge mit dem Iontoquantimeter, dem Kienböckstreifen oder einer anderen Methode gemessen und in der entsprechenden Einheit
ausgedrückt; sie beträgt, wie schon erwähnt, nach Krönig 170 e. Im Samariterhause wurde auf Grund zahlreicher Messungen mit dem Intensimeter 320 F
= 100 X nach Kienböck als H.E.D. festgestellt. Jede neue Röhre wird
geeicht, innerhalb welcher Zeit sie diesen Wert liefert, und sodann wird unter
regelmäßiger Kontrolle lediglich nach der Zeit bestrahlt.

Die Größe und Zahl der Felder ist verschieden zu wählen, je nachdem
ob die Kreuzfeuerbestrahlung durchführbar ist oder nicht. Um die Zahl der
Durchkreuzungen bei dieser zu erhöhen, wendet man unter Umständen zahlreiche Felder an, deren Größe selbst wieder den jeweiligen anatomischen Verhältnissen angepaßt ist. Die untere Grenze ist dabei so zu bemessen, daß der
Tumor ganz in dem Strahlenkegel jedes Feldes liegt. Vergrößerung des Feldes
bewirkt bis zu einem gewissen Grade eine Steigerung der Sekundärstrahlen
in seinem mittleren Teile, während bei großen Feldern die Differenzierung
weniger in das Gewicht fällt. Es ist daher praktisch, nicht ohne besonderen Grund
über eine mittlere Größe von 6:8 bis 8:12 cm hinauszugehen.

Bei Bestrahlungen ohne Kreuzfeuermöglichkeit können dagegen ganz
große Felder, z. B. vom Umfange ganzer Thoraxseiten, zweckmäßig sein, weil
damit die Durchstrahlung eine gleichmäßigere wird und die Gefahr, einzelne
Stellen zwischen den Feldern nicht zu treffen, wegfällt.

Bezüglich der Distanz ist es ökonomisch, bei der Kreuzfeuerbestrahlung
eine solche von 23—25 cm innezuhalten: bei Bestrahlungen ohne Kreuzfeuer
geht man mit Nutzen auf die doppelte, nach Seitz und Wintz (19) auf die
3—4fache Entfernung. Letztere Methode war schon früher von Dessauer
unter der Bezeichnung Homogenbestrahlung vorgeschlagen worden. Versuche
aus Entfernungen von 1 m und mehr zu bestrahlen, waren bisher aber stets
wieder aufgegeben worden, da die Strahlendichte schon an der Hautoberfläche
zu gering war.

Die Pausen zwischen den Bestrahlungsserien müssen mindestens so groß
sein, daß jede Hautreizung abgeklungen ist. Bei weichen Strahlen genügen
meist 4 Wochen, bei harten sind oft 5—6 Wochen erforderlich. Bei Wiederholungen der Bestrahlungskuren ist auf das Blutbild ebenso, wie auf den Zustand
der Haut zu achten. Sinkt die Leukozytenzahl unter 2000, so sieht man besser
von der Strahlenbehandlung ab, bis die Zahl wieder annähernd normal ist.
Sodann kann auch das Versagen der Haut ein Abbrechen der Behandlung
bedingen. Nach 6—8 Serien in 1—3 monatlichen Pausen ist die Atrophie der
Haut oft schon so erheblich, daß man nicht mehr bestrahlen darf. Bei Kindern
unter 2 Jahren gibt man nur $1/3$, bis zu 12 Jahren die Hälfte und bis zu 14 Jahren
etwa $3/4$ der H.E.D.

Krönig und Friedrich (15) sowie Seitz und Wintz (19) haben auch
die Strahlenempfindlichkeit verschiedener anderer Gewebsarten untersucht
und dabei, auf die H.E.D. = 100% als Einheit bezogen, folgende Werte
gefunden:

Kastrationsdosis	$= \quad 35\%$	$= 58\,e$
Sarkomdosis	$= 60— 70\% $	$= 102—119\,e$
Karzinomdosis	$= 100—110\%$	$= 170—187\,e$
Reizdosis für das Karzinom	$= 35— 40\%$	$= 58\,e$
Darmdosis	$= \quad 135\%$	$= 230\,e$
Muskeldosis	$= \quad 180\%$	$= 306\,e$

Bestehen die angeführten Zahlen zu Recht, dann ist es möglich, mittels der prozentualen Tiefendosis die Anzahl der Felder zu bestimmen, die notwendig sind, um in einem bestimmten Fall die gewünschte biologische Wirkung in der Tiefe des Körpers zu erzielen. Einige der in letzter Zeit mitgeteilten Bestrahlungserfolge basieren auf dieser Grundlage Nach unseren Beobachtungen bestehen aber derartig erhebliche individuelle Unterschiede in der Empfindlichkeit gegenüber den Röntgen- und Radiumstrahlen zwischen den verschiedenen bösartigen Geschwülsten, daß die angegebenen Zahlen in vielen Fällen nicht zutreffen.

Im Anschluß hieran seien auch die Ergebnisse erwähnt, die von Krönig und Friedrich (15) hinsichtlich der biologischen Wirkung der Röntgen- und Radiumstrahlen festgestellt worden sind. Man kann sie in folgenden Sätzen zusammenfassen:

Die Stärke der biologischen Wirkung ist nur abhängig von der absorbierten Strahlenenergie; sie ist innerhalb weiter Grenzen unabhängig von der Härte der Strahlen. Bei gleicher Dosis ist sie stärker, wenn kurze Zeit mit hoher, als wenn lange mit kleiner Intensität bestrahlt wird. Auf Grund von klinischen Beobachtungen findet man in der Literatur die Ansicht vertreten, daß die Strahlen des Radiums eine größere biologische Wirkung als die Röntgenstrahlen haben. Krönig prüfte auch diese Behauptung nach, fand aber, daß bei gleicher Dosis die Wirkung der mit 1,5 mm Messing und 5 mm Zelluloid gefilterten Gammastrahlen des Radiums bzw. des Mesothoriums und die der mit 1 mm Kupfer gefilterten Röntgenstrahlen die gleiche ist.

Im Gegensatz zu der Entwicklung der Technik der Röntgenbestrahlungen, die so erhebliche Wandlungen durchgemacht hat und auch noch fortwährend im Fluß ist, haben die Methoden der Behandlung mit radioaktiven Körpern verhältnismäßig wenig Änderungen erfahren und sind auch jetzt zu einem gewissen Abschluß gelangt. Früher versuchte man die radioaktiven Substanzen auch in Form von Injektionen bei der Therapie maligner Tumoren zu verwerten, teils als Emulsionen lokal in die Tumoren selbst, teils als Lösungen intravenös, wozu man unter anderem auch Thorium X verwendete. Verschiedentlich strebte man ferner eine besonders intensive Wirkung dadurch an, daß man die Bestrahlungskörper durch Tunnelierung der Tumoren in diese selbst einlegte. Von letzterem Verfahren ist man wegen der Inhomogenität des Strahlenfeldes wieder abgekommen, und ebenso hat man auch die Injektion von radioaktiven Substanzen wieder aufgegeben, weil die allgemeinen Nebenschädigungen im Verhältnis zum therapeutischen Effekt zu groß waren. Gegenwärtig gebraucht man bei der Therapie der malignen Geschwülste nur das Radium und Mesothorium in Form der äußeren Applikation. Gelegentlich fand man in der Literatur die Behauptung vertreten, daß die Strahlen des Radiums eine andere biologische Wirkung als die des Mesothoriums entfalten. Untersuchungen von

Krönig (15) und Friedrich sprechen aber dafür, daß die biologische Wirkung der Strahlen beider Substanzen dieselbe ist.

Das Radium wird selten als reines Element, vielmehr meist als brom-, chlor-, bzw. schwefelsaures Salz verwendet. Man schließt die radioaktiven Substanzen gegenwärtig stets in besondere Bestrahlungskörper ein, die meist die Gestalt von runden Kapseln oder walzenförmigen Tuben haben. Platten mit Lacküberzug haben sich nicht bewährt.

Von den Strahlen, die von den radioaktiven Körpern ausgehen, finden im allgemeinen nur die Gammastrahlen bei der Behandlung bösartiger Geschwülste Anwendung; sie betragen etwa 1% der Gesamtstrahlung, so daß man daher die Energie des Radiums oder Mesothoriums nur sehr mangelhaft ausnützt. Die Ausschaltung der Alpha- und Betastrahlen wird durch Filter bewirkt, deren Dicke je nach dem Material schwankt. Um eine reine Gammastrahlung zu erhalten, müssen Filter verwendet werden, deren Mindestdicke beträgt bei:

Gold	1,1 mm	Silber	1,0—1,5 mm
Aluminium . . .	3 mm	Blei	0,8—1,0 mm
Platin	0,5—0,6 mm	Messing	1,0—1,5 mm

Man unterscheidet nun zweckmäßigerweise zwei Anwendungsformen; bei der einen ist das Filter fest mit den Bestrahlungskörpern verbunden — sog. Dauerfilter — bei den anderen ist es auswechselbar. Jede dieser beiden Methoden hat ihre Vor- und Nachteile. Bei dem Dauerfilter ist eine Verwechslung oder ein Vergessen der Filter ausgeschlossen und daher auch eine Strahlenschädigung, wenn man kein Versehen in der Zeit und im Abstand vorkommen läßt, nicht möglich, während als Nachteil anzuführen wäre, daß man eben gewisse, weniger in die Tiefe dringende Strahlenteile, deren Mitwirkung in geeigneten Fällen vorteilhaft ist, nicht benützen kann. Beim auswechselbaren Filter gelten dieselben Überlegungen in entgegengesetztem Sinne.

Bei der Wahl eines Filters ist noch der Umstand zu beachten, daß von ihnen selbst wieder Sekundärstrahlen ausgehen, deren Härte um so größer ist, aus je höheratomigem Material die Filter bestehen. Früher hatte man angenommen, daß das Blei von dieser Regel eine Ausnahme mache, da dessen Sekundärstrahlung sehr weich sei; Untersuchungen von Krönig und Friedrich und von Eymer (20) haben aber ergeben, daß diese Ansicht irrig ist und daß das Blei sogar eine sehr harte Sekundärstrahlung aussendet. Die Ausschaltung der Sekundärstrahlen wird meist durch je eine Lage Gaze und Gummi bewirkt.

Die Fixation der Bestrahlungskörper gegenüber dem Krankheitsherd geschieht in der Mehrzahl der Fälle dadurch, daß das Präparat in mehr oder weniger großem Abstand mit Heftpflaster und Binden befestigt wird. Nur in besonderen Fällen, so bei Bestrahlungen innerhalb des Rektums, der Vagina oder des Ösophagus, hat man spezielle Apparate konstruiert und dabei häufig die Radiumträger mit den Überfiltern kombiniert.

So kompliziert durchschnittlich noch die Dosierung bei der Bestrahlung mit Röntgenstrahlen ist, so einfach liegen die Verhältnisse bei der Therapie mit radioaktiven Körpern. Zwar verändern ja auch diese fortwährend ihren Gehalt an strahlender Substanz, jedoch sind diese Schwankungen für die in Betracht kommenden Zeiten so gering, daß sie unter der Voraussetzung einer regelmäßigen — etwa jährlichen — Nachprüfung der Präparate bezüglich ihres Gehaltes an strahlender Substanz vollständig vernachlässigt werden können. Außerdem ist zu berücksichtigen, daß die Flächen mit gleich starker Strahlungsintensität (Isodosen) im Körper wegen des Einflusses der Sekundärstrahlen und infolge der Ausdehnung des Bestrahlungskörpers selbst, der nicht punktförmig gewählt werden kann, komplizierte Gebilde darstellen, sodaß die Wirkung der Bestrahlung nicht direkt proportional der Entfernung berechnet werden kann.

Um Vergleiche zwischen den bei den einzelnen Erkrankungsformen an den verschiedenen Krankenanstalten angewendeten Radiummengen anstellen zu können, werden die applizierten Dosen meist in Milligrammstunden angegeben. Dabei ist jedoch zu beachten, daß das gleiche Produkt durch das Vervielfachen von ganz verschiedenen Größen entstehen kann, und daß daher trotz gleicher Milligrammstundenzahl die biologische Wirkung durchaus nicht dieselbe zu sein braucht. Es ist ein ganz erheblicher Unterschied, ob man mit 100 mg 20 Stunden lang, oder mit 10 mg 200 Stunden lang bestrahlt.

Was die Konzentration der Radiumpräparate an strahlender Substanz anbelangt, so kann man einen Aktivitätsgehalt von mehr als 20% des reinen Radiumbromids als genügend betrachten; nur bei ganz speziellen Fällen, z. B. bei Tuben für uterine Bestrahlung, muß man Präparate von höherem Gehalt, von mindestens 80%, verwenden. Sodann ist es noch notwendig, daß man ein bestimmtes Verhältnis zwischen Menge des Radiums und der Fläche des Bestrahlungskörpers einhält, damit die Flächenintensität möglichst groß wird. Zweckmäßig werden Radiummengen von 20—50 mg in Kapseln von nicht über 1 cm Durchmesser und in Tuben von 3 mm Dicke und 2,5 cm Länge eingeschlossen.

Da die Radiumstrahlen proportional zum Quadrate der Entfernung abnehmen, wählt man den Abstand der Bestrahlungskörper von dem Krankheitsherd am besten so, daß eine möglichst homogene Durchstrahlung des Gewebes stattfindet. Bei oberflächlich gelegenen Epitheliomen kann man daher eine geringere Entfernung (von 0,5—1 cm) und eine dementsprechend kürzere Bestrahlungszeit anwenden, während man bei tiefergehenden Prozessen größere Entfernungen nimmt. Im Samariterhause wählen wir für Fälle der letzteren Art eine Entfernung von 5 cm, da wir über eine recht beträchtliche Menge radioaktiver Substanzen (ca. 500 mg Ra Br$_2$ Aktivität) verfügen. Die Wahl des Filters hat nach denselben Gesichtspunkten stattzufinden; bei oberflächlichen Prozessen, bei denen oft die Ausnützung der weniger penetrationsfähigen Anteile des Strahlenspektrums nützlich ist, nimmt man dünne, nur wenig, bei tiefergehenden dickere, stärker absorbierende.

Die ersten Versuche, die Wirkung radioaktiver Körper auf die Zellen bösartiger Geschwülste, in zahlenmäßig bestimmten Werten festzustellen, waren schon 1914 von Krönig (21) und seinen Mitarbeitern veröffentlicht worden. Es ließen sich die von ihnen mitgeteilten Zahlen jedoch nicht für die Praxis verwenden. Wesentlich ausführlicher sind in der Hinsicht die von Kehrer (22) mitgeteilten Experimente. Kehrer geht von dem Gedanken aus, daß man zur Ausheilung eines Karzinoms eine Strahlenimpulsstärke braucht, die wenigstens annähernd das Sensibilitätsintervall zwischen karzinomatöser und gesunder Zelle einhält, das Karzinom also noch restlos zum Einschmelzen bringt, ohne Radiumschwielen, Nekrosen und Fisteln herbeizuführen. Diese Strahlenmenge pro Raum-Zeiteinheit ist als Einschmelzdosis zu bezeichnen. Sie wird auf Grund von zahlreichen mikroskopischen Untersuchungen bestimmt. Die Karzinomdosis gibt darüber Auskunft, ob und in welchem Grade sich ein Karzinom radiosensibel oder refraktär verhält. Als radiosensible bezeichnet Kehrer die Karzinome, die auf Bestrahlung rasch zurückgehen, als renitente solche, die erst ungewöhnlich spät, vielleicht erst mit der doppelten Dosis zum

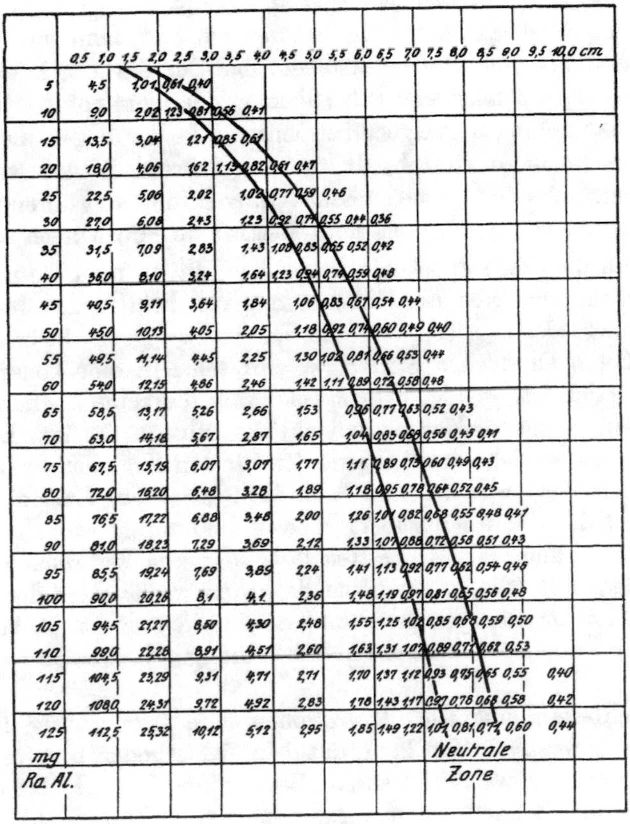

Abb. 8.

Verschwinden gebracht werden, als refraktäre die, welche überhaupt nicht im Sinne der Rückbildung auf die Strahlen antworten. Er fand nun, daß man berechtigt sei, eine Wirkung auf das Karzinom im Sinne der Einschmelzung noch in jener Tiefe zu erwarten, in der die primäre Impulsstärke irgend eines Radiumpräparates nicht unter jene von 1 mg Radiumelement gesunken ist; sinkt der Wert unter 0,7 mg, so erhält man eine Reizdosis. In vorstehender Tabelle ist zusammengestellt, wie groß die Impulswerte der Radiummengen von 5—125 mg für die Tiefe von 1—10 cm sind, berechnet unter der Annahme einer Absorption von 10 % pro Zentimeter und Abnahme der Werte mit dem Quadrate der Entfernung.

Es läßt sich aus vorstehender Tabelle ohne weiteres entnehmen, ob man mit den zur Verfügung stehenden Radiummengen die nötige Tiefenwirkung erreichen kann. Was die Beziehung von Karzinomdosis, Einschmelzdosis, Zeit und Impulsstärke anbelangt, so fand Kehrer empirisch, daß die Einschmelzdosis 800 Milligramm-Stunden beträgt, und daß sich folgende Formel aufstellen läßt: $E = J \times A$. (A = Zeit, I = Impulsstärke, E = Einschmelzdosis). Es läßt sich somit nach Kehrer bei gegebenen Präparaten jederzeit ausrechnen, wie lange man bestrahlen muß, um in einer bestimmten Tiefe die E.D. zu erhalten, z. B. mit 100 mg Radiumelement in 3 cm Tiefe. 100 mg haben in 3 cm Tiefe eine Impulsstärke von 8,1. Es besteht mithin die Gleichung $1300 = 8,1 \times X \cdot X = 160$ Stunden = rund 7 Tage.

Wenn die Radiosensibilität der Tumoren nicht so mannigfach wäre, könnte man ohne weiteres jene Dosis feststellen, bei der ein überhaupt beeinflußbares Karzinom einschmilzt und jeden Tumor, der nicht entsprechend reagiert, als für die Bestrahlung ungeeignet betrachten. Leider liegen die Verhältnisse in der Praxis nicht so einfach, da die angeführten Zahlen vielfach schon Überdosierungen darstellen, die zu Schädigungen führen, während andererseits manche Tumoren bei noch intensiverer Bestrahlung doch noch schwinden.

Was nun die Frage anbelangt, in welchen Fällen man die reine Radiumoder Röntgentherapie oder die Kombination von beiden anzuwenden hat, so wäre hierzu folgendes zu sagen. Bei oberflächlich gelegenen kleineren Tumoren und bei größeren an solchen Stellen, wo nur schlecht eine konzentrische Bestrahlung möglich ist, wendet man zweckmäßig die reine Radiumbestrahlung an, wofern man genügende Mengen radioaktiver Substanz besitzt. Es ist nämlich nicht nur sinnlos, sondern unter Umständen für den Kranken direkt gefährlich, mit zu geringen Mengen zu arbeiten, z. B. die Bestrahlung eines dicken Paketes von Drüsen in der Oberschlüsselbeingrube mit 50 mg zu wagen, da in diesem Falle kaum etwas anderes, als eine Reizdosis oder eine Verbrennung resultieren kann. Bei Tumoren, die in der Tiefe des Brustkorbes oder der Bauchhöhle gelegen sind, ist die Röntgenbestrahlung allein, oder wie z. B. beim Uterus-, Rektum- oder Ösophaguskarzinom in Verbindung mit lokaler Radiumeinlage angezeigt.

Als Nachbehandlung nach Operationen wird jetzt häufig die Strahlenbehandlung angewendet. Man kann dabei zwei Methoden unterscheiden. Bei der einen finden nur wenige intensive Bestrahlungen statt, bei der anderen erstreckt sich die Behandlung mit entsprechenden Pausen auf längere Zeit nach der Operation. Letzteres Verfahren wird zur Zeit im Samariterhaus angewendet.

II. Klinische Erfahrungen.

Da in den letzten Jahren die Mehrzahl der Berichte über Strahlenbehandlung von gynäkologischer Seite stammen und von Chirurgen nur verhältnismäßig wenige Veröffentlichungen über dieses Thema erschienen sind, so sehen wir uns gezwungen, die Darstellung des jetzigen Standes der Strahlentherapie bezüglich gewisser technischer Einzelheiten bei nicht gynäkologischen malignen Tumoren zum großen Teile auf unsere im Samariterhaus gesammelten Erfahrungen zu stützen und können nur verhältnismäßig wenige in der Literatur beschriebene Methoden und Resultate zur Ergänzung heranziehen. Daher wurde dieselbe Einteilung gewählt, die dem Bericht über die Ergebnisse der

Strahlenbehandlung im Samariterhause (vgl. Strahlentherapie Bd. 10) zugrunde gelegt wurden.

Infolge des Umstandes, daß wir vor dem Kriege, also gerade zu jener Zeit, die genügend lange zurückliegt, um über Dauerresultate berichten zu können, zahlreiche Ausländer in Behandlung hatten, über deren weiteres Ergehen nur äußerst spärliche Nachrichten vorliegen, sind wir gezwungen, vorläufig auf abgeschlossene statistische Tabellen zu verzichten.

Gehirntumoren.

Die relativ besten Ergebnisse der Strahlenbehandlung bei Gehirntumoren wurden bisher bei Geschwülsten der Hypophyse erzielt. Die ersten Berichte über günstige Erfolge bei ihnen stammen von Gramegna (23) und Beclère (24). Ersterer sah bei einem Fall eine allerdings nur vorübergehende Besserung, während letzterer über 5 Patienten berichtet, bei denen eine vollkommene Rückbildung erreicht wurde, die anscheinend länger anhielt. Beclère bestrahlte von der Stirn-Schläfenregion aus mit 4 Feldern, gab unter Anwendung eines 1 mm Aluminiumfilters auf jedes Feld 3 H und wiederholte die Bestrahlung anfangs wöchentlich, später in größeren Zwischenräumen. Sodann teilt Darier (25) 3 Fälle mit, bei denen allerdings nur bei einem Kranken eine Besserung des Gesichtsfeldes erzielt wurde. Gunsett (26) gibt an, daß bei einem Manne 4 Monate nach der Röntgenbestrahlung das Gesichtsfeld ganz und die Sehschärfe fast vollständig normal war. Er hatte bei Anwendung eines 4 mm Aluminiumfilters von 11 Stellen aus die Hypophyse unter Kreuzfeuer genommen. Wie lange der Erfolg anhielt, geht aus seiner Veröffentlichung nicht hervor. Küpferle und von Szily (27) sahen bei 4 Fällen ebenfalls weitgehende Hebung des Sehvermögens. Sie bestrahlten von 20 Feldern aus und empfahlen, außerdem vom Munde aus radioaktive Körper anzuwenden. Schäfer und Chotzen (28) berichten aus der Augenklinik in Breslau, daß von 7 Kranken mit Hypophysistumoren, die mit Röntgenstrahlen behandelt worden waren, einer fast geheilt und 3 erheblich gebessert wurden. Jüngling und Fleischer (29) erzielten bei einer Frau durch Bestrahlen mit dem Symmetrieapparat von 3 Feldern aus eine beträchtliche Besserung des Sehvermögens. Sänger (30) verfügt über 9 Beobachtungen von Gehirntumoren, die der Strahlenbehandlung unterzogen wurden. Von diesen war bei 3 Geschwülsten der Hypophyse und bei einem Tumor des Kleinhirns kein Erfolg erzielt worden. Bei einer Frau mit einem linksseitigen Okzipitaltumor, bei einem Manne mit einem Tumor des rechten Parietallappens und bei einem weiteren mit einem Balkentumor trat jedoch eine sehr erhebliche Verminderung der Beschwerden ein. Anhangsweise sei erwähnt, daß derselbe Autor bei einer Rückenmarksgeschwulst eines 25jähr. Mädchens — intramedulläres Gliom — eine anscheinend vollständige Heilung erreicht hat. Über einige sehr bemerkenswerte Heilungen berichtet Nordentoft (31). Er bestrahlte 17 Gehirntumoren mit Röntgenstrahlen nach der Vielfeldermethode und erzielte bei 9 Kranken vollständiges Verschwinden aller Beschwerden, das bei einzelnen zur Zeit des Berichtes schon bis $2^{1}/_{2}$ Jahre anhielt. Von 4 Kleinhirntumoren reagierten 2 gut auf die Bestrahlung und waren noch nach 1—2 Jahren gesund; ein dritter kam ad exitum; bei dem vierten, der auf die Bestrahlung keine Besserung aufwies, wurde durch die Operation eine Zyste als Ursache der Symptome klargelegt. Rovsing, der den Kranken operierte, nahm an, daß es sich nicht um eine primäre Zyste handelte, sondern daß sie durch Einschmelzen von Geschwulstgewebe entstanden war.

Im Samariterhause kamen Sarkome der Schädelbasis, ferner der Dura an der Konvexität, Gliosarkome, teratoide Geschwülste, sowie Hypophysentumoren zur Behandlung. Die Bestrahlungstechnik richtete sich nach dem Sitz der Geschwulst. Lag sie in der vorderen Schädelgrube, so wurde frontal, beiderseits parietal, sowie von oben und durch die Schädelbasis vom Mund her bestrahlt. War der Sitz dagegen nahe dem Kleinhirn oder in demselben, so wurde vom Hinterhaupt, von oben und von beiden Seiten je ein Feld gegeben, einige Male wurde der Tumor auch von der zunächst gelegenen Stelle der Oberfläche mit Radium bestrahlt, und es scheint dies auch die zweckmäßigste Kombination zu sein. Vollkommene, über 1½ Jahre sicher beobachtete Rückbildung sahen wir bei 2 Sarkomen der Schädelbasis, die in die Augenhöhle durchgebrochen waren und den Augapfel stark vorwölbten. Bei den Teratomen war ein Einfluß nicht zu bemerken. Gliosarkome bildeten sich zum Teil rasch zurück, rezidivierten jedoch regelmäßig nach einigen Monaten. Bei Hypophysentumoren wurde eine erhebliche Besserung des Sehvermögens, jedoch kein Dauererfolg erzielt.

Trotz der noch relativ geringen Zahl an Heilerfolgen verdient die Radiotherapie der Gehirntumoren unbedingt Beachtung und sollte häufiger versucht werden, vor allen Dingen im Hinblick auf die Gefährlichkeit der Operation.

Tumoren des Keil-Siebbeins, des Nasen-Rachenraums und der Kieferhöhle.

Über Bestrahlungserfolge bei malignen Tumoren der genannten Lokalisationen liegen bisher nur wenige Berichte vor. Hinsberg (32) verband bei malignen Nasengeschwülsten die Operation mit der Bestrahlung, bei der teils Radium, teils Röntgenstrahlen angewendet wurden. Die Röntgenbestrahlungen erfolgten mit dem Symmetrieapparat und als Filter wurden 4 mm Aluminium oder ½ mm Zink verwendet. Es wurden 2—3 „Normaldosen" sofort gegeben und nach 2 Wochen noch eine weitere auf jedes Feld hinzugefügt. Nach einem Monat wurde die Bestrahlung in derselben Weise wiederholt. Bei 25 so behandelten Kranken war der Befund einige Monate nach der Behandlung noch recht günstig, wie das Endergebnis sich voraussichtlich gestalten wird, darüber ließ sich nach der Angabe des Autors noch nichts sagen, da die Zeit der Nachbeobachtung noch zu kurz war.

Im Samariterhause erfolgte die Behandlung meist mit Röntgenstrahlen von 4—5 Feldern aus, eines von vorn, je eines von jeder Seite und eines vom Munde her. Gelegentlich wurde eines der äußeren Felder mit Radium bestrahlt. Bei der Nachbehandlung nach Operationen wendeten wir dieselbe Technik an und legten auch bisweilen 100—150 mg 10—24 Stunden lang in die Oberkieferhöhle ein. Regionäre Drüsen wurden selbstverständlich ebenfalls mit Radium oder Röntgen bestrahlt. Bis auf wenige Fälle handelte es sich um weit vorgeschrittene Kranke, die wohl temporär gebessert, jedoch nicht dauernd geheilt wurden. Günstiger waren die nachbehandelten operierten Fälle, auch wenn bereits ein Rezidiv eingetreten war, da sich dann die Geschwulst als besser zugänglich erwies. Es gelang mehrmals bei ihnen vollkommene Rückbildung zu erzielen. Die längste bisher beobachtete Heilung eines Oberkiefer-Karzinom-Rezidivs beträgt über 3 Jahre.

Geschwülste der Mundhöhle.

Obwohl die örtlichen Verhältnisse bei den Tumoren der Mundhöhle für die Strahlenbehandlung, vor allem für die mit radioaktiven Körpern eigentlich sehr günstig erscheinen, sind die bisher berichteten Erfolge recht bescheiden. Aus der Literatur wäre zu erwähnen, daß Abbé (33), Wickham und Degrais (34), Jungmann (35), Ranzi (36), Dominici (37), Barcat (38) und de Martel (39) je ein Fall von klinischer Heilung eines Zungenkarzinoms und Exner (40), Holzknecht (41), Lexer (42), Schindler (43) und Perugio (44) beim Karzinom der Mundschleimhaut mitteilen. Leider finden sich über den weiteren Verlauf derselben keine Angaben, so daß sich nicht sagen läßt, wie weit der Erfolg von Dauer war. Neuerdings berichtet Sticker (45) über 3 mehr als 3 Jahre während Dauerheilungen von Zungenkarzinomen. Er bestrahlte mit Radium und befestigte die Präparate durch besondere Halter, die selbst wieder an den Zähnen angebracht wurden. Die Dosen schwankten zwischen 200 und 1000 mg-Stunden, waren also außerordentlich schwach. Bemerkenswert ist, daß nach Sticker die Leukoplakien der Zunge, die ja als ausgesprochene präkanzeromatöse Stadien gelten, auf Radiumbestrahlungen recht günstig reagieren. Außerdem verfügt Sticker über 3 Unterkiefer-, 2 Oberkiefer- und ein Wangenkarzinom von über 3jähriger Heilungsdauer. Recht ungünstig sind die Erfolge der Strahlenbehandlung bei bösartigen Geschwülsten der Mundhöhle in der Chirurgischen Klinik zu Marburg (46). Von 19 bestrahlten Fällen waren 9 an Rezidiven gestorben, 6 an Rezidiven erkrankt, bei 3 war der Erfolg zweifelhaft und nur bei einem sicher. Darunter waren 11 nach der Operation mit Röntgen bestrahlte Kranke. Lediglich mit Radium wurden 3 Kranke behandelt. Von diesen ist ein Zungen- und ein Lippenkarzinom seit $4^1/_2$ Jahren rezidivfrei, während ein anderer Patient mit einem Lippenkrebs an einem Rückfall starb. Heimann (47) bestrahlte ein linksseitiges inoperables Tonsillenkarzinom mit 7 Serien Röntgen mit je 1000! X vom Munde aus und erzielte vollkommene Rückbildung. $1^3/_4$ Jahre nach Abschluß der Behandlung war der Patient noch rezidivfrei.

Im Samariterhause konnten selbst weit vorgeschrittene Zungenkarzinome zum Schwinden gebracht werden, doch setzte nach einigen Monaten erneutes Wachstum ein, das nicht mehr durch Strahlenbehandlung zu beeinflussen war. Dagegen sind fast alle in frühen Stadien operierten und dann nachbestrahlten Zungenkrebse gesund geblieben, der am längsten beobachtete seit 1911. Die Bestrahlung erfolgte meist mit Röntgenstrahlen, je ein Feld auf jede Wange, sowie von unten her durch den Mundboden, und eines durch den geöffneten Mund auf den Tumor. Jedes Feld erhielt die Hautvolldosis. Bei Karzinomen der Wangenschleimhaut wurde wiederholt von außen 100% der H.E.D. und von der Schleimhaut 150% ohne Schädigung des gesunden Gewebes gegeben. Selbst rasche Rückbildung schützte nicht vor Metastasen in die regionären Drüsen, obwohl diese regelmäßig mitbestrahlt wurden. Wurde bei nicht-reagierenden Zungen- oder Wangenschleimhautkarzinomen durch Überdosierung der Zerfall des kranken Gewebes erzwungen, so gingen die Patienten meist trotzdem an einer Blutung oder einer Sepsis zugrunde. Diese Erfahrungen lehren, daß beim Zungenkarzinom vorläufig die Frühoperation mit nach-folgender Bestrahlung die besten Ergebnisse verspricht. Beim Wangenschleimhautkarzinom ist die Bestrahlung vorzuziehen, da sie ohne Verstümmelung ungefähr dasselle leistet.

Sarkome reagierten überwiegend so günstig, daß sie binnen Kurzem verschwanden, doch kamen selbst nach 1—2 Jahren scheinbarer Heilung Rückfälle vor. Im Hinblick auf die meist gute Radiosensibilität der Sarkome der Mundhöhle kann in jedem Fall der Versuch mit Strahlenbehandlung gemacht werden.

Karzinome des Pharynx, Larynx und maligne Strumen.

Barcat (48) teilte als erster einen Fall von Epiglottiskarzinom mit, der bei Beginn der Behandlung inoperabel und 6 Monate nach Abschluß derselben vollständig rezidivfrei war. Die Bestrahlung wurde in der Weise durchgeführt, daß 50 mg Radium in einem $\frac{1}{2}$ mm starken Silberfilter in den Kehlkopf und 20 bzw. 15 mg in einem $\frac{1}{2}$ mm Bleifilter außen auf die Haut aufgelegt wurden. Jede Bestrahlung dauerte 4 Stunden, nach je 2 Tagen Pause wurde sie — im ganzen 9 mal — wiederholt. Schloffer (49) erreichte bei einem Patienten Sudeck (50) bei 2 Kranken und Rost (51) bei einer Kranken mit maligner Struma, durch Röntgenbestrahlung vollständige Heilung.

Im Samariterhause wurden bei Tumoren der hier in Betracht kommenden Lokalisationen in der Regel ein Feld von vorn und eines von jeder Seite gegeben. Auf diese Art wurden auch gleichzeitig die regionären Drüsen mitbestrahlt. Reichten die Tumoren weit in den Nasen-Rachenraum hinauf, so wurde öfter eine etwa 10 stündige lokale Bestrahlung mit 90—100 mg Radiumbromid unter Fixation durch einen Belloqueschen Tampons vorgenommen. Bei der Mehrzahl der nicht allzuweit vorgeschrittenen Fälle von Pharynxkarzinomen erfolgte rasche Rückbildung, doch konnte nur bei einigen länger dauernde Rezidivfreiheit beobachtet werden, da nicht selten Metastasen auftraten, die dann trotz lokalen Erfolges die Resultate vernichteten. Günstiger waren die Ergebnisse bei Larynxkarzinomen, von denen wir auch einige beginnende Fälle zur Behandlung bekamen. Wiederholt sahen wir ausgedehnte Infiltrationen und Ulzerationen spurlos verschwinden. Rezidivfreiheit wurde bis zu 2 Jahren verfolgt. Hier erwies sich die Strahlenbehandlung der Operation überlegen, da auch durch Drüsen inoperable Fälle der klinischen Heilung zugeführt werden konnten. Besonders wertvoll sind die Erfolge der Strahlenbehandlung bei den oberhalb des Stimmbandes gelegenen Larynxkarzinomen, da die operativen Resultate bei diesen sehr schlecht sind. Bei der Bestrahlung des Kehlkopfes besteht die Gefahr des Glottisödems, das starke Atemnot hervorrufen und die Tracheotomie nötig machen kann. Bei malignen Strumen konnten wir zweimal über 2 Jahre anhaltende Erfolge erzielen; meist handelte es sich jedoch um völlig aussichtslose Fälle, bei denen zum Teil erhebliche Besserungen beobachtet wurden, während bei anderen kein Rückgang der Symptome erreicht werden konnte. Die postoperative Nachbehandlung mit Strahlen bei Tumoren des Pharynx und Larynx sowie der malignen Strumen scheint bei den beiden ersten Lokalisationen ziemlich sicher zu wirken, weniger bei dem Krebs der Schilddrüse, doch steht uns hier eine zu geringe Erfahrung zu Gebote.

Speiseröhrenkrebse.

Die ersten Versuche, Karzinome der Speiseröhre durch intraösophageale Radiumbestrahlungen zu heilen, wurden schon sehr bald nach der Entdeckung der radioaktiven Substanzen unternommen. Die bisher erzielten Erfolge sind aber noch recht ungünstig. Guisez (52) gibt an, unter 35 Fällen 3 mal mehrere Jahre andauernde Heilung beobachtet zu haben. Über temporäre Besserungen, bestehend in einer Verringerung der Stenose und Erleichterung des Schluckens, konnten außer Exner (53), der 21 Fälle behandelte, auch Freudental (54), Czerny und Caan (55), Schindler (56) und einige andere berichten. Die Radiumbehandlung scheiterte zumeist daran, daß die Kranken den Druck der Bestrahlungskörper nicht lange genug aushielten, ferner, daß Komplikationen eintraten, z. B. Mediastinitis, Perforation in die Trachea oder Aorta. Neuerdings berichtet nun Wittmack (57) über eine mindestens $1^1/_2$ Jahre andauernde Heilung. Er bestrahlte 9 mal mit je 50 mg Radium in 2 mm Messingfilter je 8—9 Stunden lang in Pausen von einer Woche. Mittels des Ösophagoskopes wurde die Radiumtube genau an die kranke Stelle gelegt.

Im Samariterhause wurden die Speiseröhrenkrebse meist nur mit Röntgen (5—9 Felder) bestrahlt. Die Radiumbehandlung von der Stenose aus wurde, so weit es möglich war, versucht, aber meist von den Kranken nicht lange genug ausgehalten. Mit Ausnahme von einem Kranken, bei welchem über 1 Jahr vollständiger Rückgang aller Beschwerden erreicht werden konnte, wurden nur für kurze Zeit Besserungen erzielt. Allerdings kamen einige Fälle von karzinomverdächtigen Speiseröhren-Verengerungen, bei denen keine Probeexzision gemacht werden konnte, zur Ausheilung, doch bleibt es zweifelhaft, ob es sich um eine echte Neubildung gehandelt hat.

Magenkarzinome.

Zur Bestrahlung von Magenkarzinomen sind nicht nur die Röntgenstrahlen, sondern auch die radioaktiven Körper herangezogen worden. Es wurden im letzteren Falle bis zu 100 000 Milligrammstunden gegeben. Erhebliche Erfolge ließen sich durch dieses Verfahren jedoch nicht erzielen, trotz der anscheinend außerordentlich hohen Radiumdosen. Da nämlich nur wenige hundert Milligramm Radiumelementaktivität für die Bestrahlung zur Verfügung standen, ließen sich die angegebenen Zahlen nur dadurch erreichen, daß man von außerordentlich vielen Feldern aus bestrahlte, wobei man gleichzeitig auch, wenn man einigermaßen genügend distanzieren wollte, die Bestrahlungszeiten unverhältnismäßig ausdehnen mußte. Es wurde auf diese Weise immer nur ein Teil des Tumors bestrahlt und vermutlich auch immer mit unzureichender Tiefendosis. Man hat daher diese Methode jetzt vollständig aufgegeben und gebraucht augenblicklich nur die Röntgenbestrahlung. Es stehen hierbei zwei Wege offen, um die Behandlung durchzuführen: die diakutane Bestrahlung und sodann jene nach Vorlagerung der Geschwulst. Letztere Methode wurde von Beck angegeben und zuerst im Samariterhause in Heidelberg in einer größeren Anzahl von Fällen praktisch durchgeführt (58). Der Gang der Operation gestaltete sich bei ihr meistens so, daß der inoperable Magentumor, der aber noch gut umschrieben sein mußte, durch einige Serosanähte an das Peritoneum angeheftet wurde. Bei stärkerer Metastasierung ist der Eingriff im allgemeinen nicht angezeigt. Ein etwas radikaleres Verfahren hat Finsterer (59) angewendet. Er zerschnitt handbreit oberhalb des Nabels die beiden Rekti quer bis zum Rippenbogen. Dadurch entstand ein großer rhombischer Defekt, in dem der Magen frei zutage lag. Ein Nachteil ist bei diesem letzteren Verfahren darin

16

zu sehen, daß die Fähigkeit auszuhusten in hohem Grade erschwert wird. Die meist ohnedies in ihrer Widerstandskraft geschwächten Kranken bekommen leicht Pneumonien, denen sie häufig erliegen. Die Strahlenbehandlung ist nun dieselbe, gleichgültig ob der Tumor vorgelagert ist oder nicht. Durch Röntgenbestrahlung nach Vorlagerung konnten Finsterer, Lexer und Wilms (60) vollständiges Verschwinden der Tumoren erzielen. Decker und v. Bomhard (61) sahen dagegen bei den diakutan behandelten Fällen bessere Ergebnisse als bei den vorgelagerten.

In der Chirurgischen Klinik in Freiburg wurden nach einer Dissertation von Ebert (62) von 31 Kranken 10 gebessert bzw. vorläufig geheilt. Bei 2 Fällen betrug die Zeit, in der die betreffenden vollständig beschwerdefrei waren, und auch keine objektiven Symptome der Krankheit mehr hatten, 3 Jahre. Von diesen darf man daher mit einiger Berechtigung von Heilung sprechen, bei den anderen betrug aber die Zeit der Nachbeobachtung knapp 2 Jahre, so daß diese für die Frage des Dauererfolges zunächst ausscheiden müssen. Warnekros stellte 1918 in der Berliner Gynäkologischen Gesellschaft einen Fall von Magenkarzinomrezidiv vor, der seit 4—5 Jahren anscheinend vollständig geheilt war. Warnekros hatte damals mit außerordentlich hohen Dosen bis zur Blasenbildung auf der Haut bestrahlt.

Im Samariterhause wurden die Magenkarzinome sowohl diakutan, als auch nach Vorlagerung bestrahlt. Wir gaben 4—6 Felder von 8:10 cm Größe von vorn und 2 bis 4 von rückwärts. Bei den vorgelagerten Fällen wurde fast immer ein ganz erstaunliches oft überraschend schnelles Zurückgehen der Geschwulstmassen bewirkt. In einigen Fällen war die Rückbildung so stürmisch, daß es zur Einschmelzung der karzinomatös infiltrierten vorderen Magenwand kam. In einer größeren Anzahl der glücklich verlaufenen Fälle wurde mehrere Monate bis Jahre lang anhaltende Beschwerdefreiheit erzielt. Einem Patienten war es sogar möglich, seinen Beruf als Grobschmied wieder aufzunehmen. Der längste Erfolg hielt 3½ Jahre lang an. 2—3jährige Besserungen wurden mehrfach beobachtet. Bemerkenswert war dabei, daß der Tod meist nicht durch lokale Rezidive, sondern durch Metastasen herbeigeführt wurde. Auch bei der diakutanen Bestrahlung konnte eine größere Anzahl Kranker, die klinisch das Bild des Magenkarzinoms boten, so weit gebessert werden, daß die Patienten sich gesund fühlten und die Tumoren nicht mehr nachzuweisen waren. Da jedoch diese Fälle nicht durch den histologischen Befund sichergestellt werden konnten, weil kein Anlaß zu einem operativen Eingriff gegeben war, müssen sie bei der Beurteilung des Wertes der Strahlenbehandlung außer Betracht bleiben.

Wichtig ist, daß auch histologisch sichergestellte Magenkarzinome (Rezidive oder Probelaparatomierte) in gleicher Weise reagierten und zur klinischen Heilung kamen, deren längste Dauer bisher 7 Jahre beträgt. Auch bei einigen Karzinomen des Darmes, die nach denselben Grundsätzen wie die Magenkarzinome bestrahlt wurden, konnte ein ähnliches Resultat erzielt werden, nur daß der älteste Fall erst 3½ Jahre zurückliegt. Die Zahl der Magenkarzinome, die nach operativer Entfernung der Geschwulst einer systematischen Nachbestrahlung unterzogen wurden, ist noch zu gering, als daß sich ein Urteil über deren Wert fällen ließe. Dasselbe gilt von den radikaloperierten und nachbestrahlten Darmkrebsen, die bis auf einen alle gesund geblieben sind.

Mastdarmkrebse.

Obwohl die örtlichen Bedingungen für die Strahlenbehandlung beim Rektumkarzinom, wenigstens beim tiefsitzenden, anscheinend recht günstig liegen, sind die Erfolge bisher durchaus unbefriedigend gewesen. Der Grund zu diesem Versagen der Strahlentherapie dürfte wohl darin zu suchen sein, daß die normale Rektumschleimhaut zu radiosensibel ist, so daß eine genügende Bestrahlung des kranken Gewebes — vor allem durch intrarektal angewendete Radiumkörper — sich nur sehr schwierig durchführen läßt. Es ist daher um so bemerkenswerter, daß doch über einzelne Dauerheilungen in der Literatur berichtet wird. So stellte z. B. Warnekros (63) 1918 einige Patienten vor, die seit 4—5 Jahren geheilt waren. Ohne allerdings genaue Angaben über die Zahl der behandelten Fälle und über die Dauer der Beobachtung zu machen, faßt Chaoul (64) seine Auffassung über die Strahlenbehandlung von Rektumkarzinomen dahin zusammen, daß er bei inoperablen Fällen recht erhebliche Besserungen des lokalen Erfolges und des allgemeinen Kräftezustandes durch Röntgenbestrahlungen erzielt habe. Im Samariterhause wurden die Mastdarmkrebse mit Röntgenstrahlen von außen und mit lokaler Radiumeinlage von innen behandelt, und zwar wurden im letzteren Falle 150 mg Radiumbromid in 1 mm Messingfilter etwa 1 cm durch Gaze- und Gummiumwicklung distanziert bis zu 10 Stunden in das Rektum eingelegt. Häufig führten die Bestrahlungen zu recht schmerzhaften Reizzuständen. Die Nachbehandlung nach Operationen wurde lediglich mit Röntgenstrahlen durchgeführt und etwa 3 Felder von vorn und ebensoviele von rückwärts gegeben. In einigen Fällen, die nicht operiert waren, konnte mehrere Jahre andauerndes Verschwinden aller Krankheitssymptome erreicht werden. Die radikal operierten und systematisch nachbestrahlten Kranken sind fast alle, soweit eruierbar, rezidivfrei geblieben. Die Entscheidung, ob Operation oder Bestrahlung, wäre beim Rektumkarzinom nach unseren Erfahrungen so zu treffen, daß gut operable operiert und systematisch nachbestrahlt werden. Alle inoperablen und Rezidive sind prinzipiell der Strahlenbehandlung zuzuführen.

Uteruskarzinome.

Die weitaus größte Zahl der in den letzten Jahren erschienenen Berichte über Strahlenbehandlung betrifft solche des Uterus. Was zunächst die Indikationsstellung anbetrifft, ob man operable Uteruskarzinome mit Strahlen allein behandeln darf, so stehen sich in dieser Frage die Ansichten noch recht schroff gegenüber. Eine Anzahl von Klinikern, wie Döderlein, Bumm, Krönig, Menge, Flatau usw. bestrahlen auch operable Uteruskarzinome, während andere, wie z. B. Schauta, Franz, Küstner, Nagel, Krömer, Wertheim noch an der Operation festhalten. Auf Grund seiner an 400 bestrahlten Uteruskarzinomen gesammelten Erfahrung stellt Baisch (65) die Indikation jetzt so, daß er nicht mehr alle operablen Karzinome bestrahlt, sondern nur die ganz beginnenden, während er die etwas weiter vorgeschrittenen Fälle wieder operiert.

In der Technik der Strahlenbehandlung der Uteruskarzinome stehen noch 3 Methoden im Wettbewerb, nämlich die reine Radium- und Röntgenbehandlung und die Kombination von beiden. Die erstere wurde hauptsächlich von Döderlein, Krönig, Bumm und Heyman (Stockholm) angewendet, die kombinierte von Klein, Flatau, Seitz, Heimann (Breslau), sowie im Samariterhause, die reine Röntgenbehandlung von Bumm und auch von Seitz. Naturgemäß hat die Behandlung im einzelnen verschiedentlich gewechselt. Es ist nicht beabsichtigt, eine eingehende Darstellung der Entwicklung der verschiedenen Behandlungsmethoden zu geben, sondern es sollen nur kurz die einzelnen Verfahren der führenden Kliniken auf Grund der letzten Veröffentlichungen geschildert werden.

Döderlein (66) bestrahlte bei Uteruskarzinomen mit 100 mg Radium von der Scheide und mit 400 mg vom Bauch aus; er verteilte letztere auf mehrere Stellen der Bauchhaut und hielt einen Hautabstand von etwa 5 cm ein. Die Präparate blieben 12 bis 24 Stunden liegen. Als Filter verwendete er 0,3 mm dickes vernickeltes Messing. Damit er den in der Vagina liegenden Bestrahlungskörper distanzieren konnte, legte er ihn in einen Gummi-Kolpeurynter. Die Bestrahlung wurde durchschnittlich nach 3—4 Wochen wiederholt, wie viele Bestrahlungskuren durchgeführt wurden, richtete sich ganz nach dem einzelnen Falle. Zur Unterstützung entfernte Döderlein möglichst ausgiebig das kranke Gewebe, unter Umständen amputierte er auch die Portio.

Bumm (67) bestrahlte die erkrankte Partie mit 100 mg Radium in 0,2 mm starkem Goldfilter 24 Stunden lang. Nach je 2 bis 3 Wochen Pause wurde die Bestrahlung noch zweimal wiederholt, so daß die Kranke im ganzen 7200 mg Stunden erhielt. Ausnahmsweise wurde nach 2—3 Monaten noch einmal die gleiche oder eine geringere Dosis gegeben.

Heyman (68), Stockholm, skizzierte die von ihm bei Kollum- und Korpuskarzinomen angewendete Behandlungsmethode folgendermaßen: Große Radiummengen von 150—220 mg, 20—24stündige Applikationszeit; 3 Behandlungen im Laufe eines Monats, ungefähr eine Woche Pause zwischen der ersten und zweiten und ungefähr 3 Wochen zwischen der zweiten und dritten. Von Voroperationen, wie Exkochleation, Portioamputation und dgl. sah er grundsätzlich ab. Bei allen Kollumkarzinomen legte er 120—150 mg in die Vagina und 75 mg in den Uterus ein. Er wischte diesen sorgfältig mit Wattestäbchen, die mit Benzin getränkt waren, aus; dadurch glaubte er die sonst häufig bei uteriner Bestrahlung beobachteten Entzündungen des Beckenbindegewebes vermeiden zu können. Im ganzen bestrahlte Heyman jeden Fall 3—4mal, trat dann keine Heilung ein, so sah er von einer weiteren Behandlung ab, da er sich von einer nochmaligen Wiederholung keinen Nutzen versprach.

Weinbrenner (69) bestrahlte mit einem Präparat von 144 mg Radiumbromidaktivität, als Filter verwendete er ein Gold-Silber-Aluminiumröhrchen von 1 mm Wandstärke, oder ein Silberröhrchen von 0,5 mm oder auch ein Bleifilter von 1,3 mm. Die einzelnen Bestrahlungen dauerten 6—26 Stunden. Zwischen den jeweiligen Sitzungen lagen einige Tage Pause. Die Gesamtbestrahlung umfaßte 60—100 Stunden. Das Karzinom wurde nie abgetragen oder ausgekratzt.

Schweitzer (70) verwendete bei Uterusbestrahlungen 50—150 mg in 1—1,5 mm Messingfilter; die Dauer der Einzelbestrahlung betrug 8 bis höchstens 24 Stunden; unter Einhaltung einer Pause von mehreren Tagen wurde die Bestrahlung einige Male wiederholt und in der Regel in der ersten Bestrahlungsserie 3—4000 mg Stunden gegeben, worauf eine Pause von 3—4 Wochen eintrat; dann wurde die Bestrahlung noch 3—4mal wiederholt.

Nach ähnlichen Methoden bestrahlten Baisch, Rupp, Franz, Braude und Allmann; als erwähnenswerte Einzelheiten wäre bei diesen noch zu berichten, daß Braude (71) zum Befestigen der Radiumpräparate besonders konstruierte Schalenpessare benützte, Baisch (72) das Mesothorium in Paraffinkugeln von 1 cm Wanddicke einlegte, und daß Allmann (73) in einer Anzahl von Fällen die Art. il. int. unterband und zur Unterstützung der Strahlenbehandlung subkutan Arsen und Cholin- sowie innerlich Jodpräparate gab.

Eine ganze Anzahl von Klinikern verwendeten zur Behandlung des Uteruskarzinoms die Kombination der Radiumbestrahlung von der Scheide und der Röntgenbestrahlung von den Bauchdecken aus. Der leitende Gedanke bei diesen Verfahren war meist der, durch das Radium lokal die Geschwulstzellen zu vernichten und durch die Röntgenstrahlen entfernter gelegene Metastasen zur Ausheilung zu bringen. Ein Verfahren, das anscheinend an keiner anderen Klinik angewendet wurde, haben Füth und Ebeler (74) befolgt. Sie verabreichten in der ersten Sitzung nicht sogleich die volle Radiumdosis, sondern nur einen Bruchteil und ließen, wie sie sich ausdrückten, das Radium sich „einschleichen", um so unangenehme Nebenwirkungen am besten zu vermeiden. Die den kleinen Radiumdosen anhaftende Reizwirkung glaubten sie in Kauf nehmen zu müssen. Im einzelnen gestaltete sich die Behandlung folgendermaßen: Sie legten meist 26,5 mg zunächst 2—5 Stunden in 1—2 mm Silberfilter ein und steigerten die Bestrahlungsdauer allmählich bis auf 24 Stunden. Alle 10—14 Tage wurde eine mehrtägige Pause eingeschaltet und dann in der angefangenen Weise fortgefahren. Die Behandlung zog sich so über mehrere Wochen hin; sie wurde so lange fortgesetzt, bis an den der Untersuchung zugänglichen Stellen nichts mehr von Karzinom nachzuweisen war. Im ganzen haben sie durchschnittlich 4000—12 000 mg Stunden im einzelnen Fall verabfolgt. Die bei der Röntgenbestrahlung angegebene Technik ist in der Veröffentlichung nicht angegeben.

Klein (75) bestrahlte mit 100 mg Mesothorium 3—4 Tage lang an jedem Tage, je nach der Art der Erkrankung, bis zu 12 Stunden täglich. Als Höchstmenge überschritt er in einer Bestrahlungsserie nicht 4000 mg Stunden. Bei der Röntgenbestrahlung hielt er einen Fokus-Hautabstand von 40 cm inne und gab auf ein großes Bauchfeld mit dem Rosenthalschen Instrumentarium und der Ultradurröhre die Erythemdosis. Die Behandlung wurde nach 3 bis 4 Wochen Pause im allgemeinen so oft wiederholt, bis kein Karzinom mehr nachweisbar war. Dann begann die prophylaktische Bestrahlung, die alle 3 Monate vorgenommen wurde.

Verhältnismäßig recht gering — nur 50 mg — sind die Radiummengen, die Flatau und Heimann (Breslau) anwendeten. Flatau (76) gab alle komplizierten Voroperationen, die er anfangs versucht hatte, wieder auf, da häufig Exsudatbildungen und Fieber eintraten, nur hypertrophische Blumenkohlbildungen entfernte er mit der Kürette. Er kam ferner von allen ausgeklügelten Filtermethoden wieder ab, und applizierte das Radiumpräparat in einem 1 mm starken Goldfilter 48 Stunden lang direkt an das Karzinom. In unmittelbarem Anschluß daran gab er auf 6—8 Felder eine Röntgenbestrahlung mit dem Intens. Reformapparat, 0,5 mm Zinkfilter bei 23 cm Fokus Hautabstand; jedes Feld erhielt die Erythemdosis. Nach 3—4 Wochen Pause wurde die Behandlung so oft als nötig wiederholt.

Heimann (77) bestrahlte im Verlauf von 5—6 Tagen 3 mal je 12 bis 24 Stunden lang ebenfalls mit je 50 mg. Mastdarm und Blase schützte er durch Bleispekula. Außerdem fügte er noch recht intensive Röntgenbestrahlungen von der Scheide aus hinzu. Mit harter Duraröhre und 3 mm Aluminiumfilter wurden in 10 Sitzungen je 50—100 X, also im ganzen 500—1000 X, gegeben. Trotz dieser recht hohen Dosen sind anscheinend keine Schädigungen eingetreten.

In der Heidelberger Frauenklinik (78) wurden 100 mg intrazervikal und 50 mg vor die Portio gelegt. Das Uteruspräparat blieb 3 mal 24 Stunden liegen. Außerdem wurde noch eine Röntgenschwerfilterbestrahlung von außen hinzugefügt.

Opitz (79) bestrahlte in Abständen von 5 Tagen 3 mal mit 50 mg Radiumbromid; bei der Röntgenbestrahlung gab er 2 Felder, eines vom Bauch und eines vom Rücken; die Feldgröße betrug 15:15 cm, der Fokus Hautabstand 50 cm, das Filter war 1 mm Kupfer. Um jede Hautschädigung zu vermeiden, hielt er grundsätzlich eine Pause von einem halben Jahr zwischen den Röntgenbestrahlungen inne.

Seitz (80) legte 3 mal je 100 mg radioaktiver Substanz in größeren Zwischenräumen in die Vagina ein und ging im allgemeinen nicht über 6000 mg-Stunden hinaus. Bei der Röntgenbehandlung eines mittelgroßen Karzinoms bestrahlte er mit 3 Feldern von 6:8 cm Seitenlänge vom Leib und ebensovielen vom Rücken aus. War der Prozeß schon so weit vorgeschritten, daß er mit einem Strahlenkegel nicht mehr zu fassen war, so bestrahlte er in der ersten Serie den Primärtumor und nach 6 Wochen die anderen erkrankten Teile, vor allem die Parametrien.

Im Samariterhause wurde die Radiumbehandlung stets mit der Röntgenbestrahlung kombiniert; letztere erfolgte bei uns schon seit Jahren in der Weise, daß nicht nur der Uterus, sondern auch die Iliakaldrüsen mitbestrahlt wurden. Bei der vaginalen Applikation blieben 150 mg Radiumbromidaktivität in 1 mm Messingüberfilter meist 20 Stunden liegen. Die Pausen zwischen den Bestrahlungsserien betrugen 5—6 Wochen.

Die ersten Versuche, lediglich durch Röntgenbestrahlungen Uteruskarzinome zur Ausheilung zu bringen, wurden schon 1914 an verschiedenen Kliniken unternommen. Es gelang auch, einzelne Fälle klinisch zu heilen, doch traten dabei derartige Verbrennungen der Bauchhaut ein, daß eine Fortsetzung dieser Therapie zunächst aufgegeben werden mußte. Die Versuche wurden in der Universitätsfrauenklinik in Berlin wieder aufgenommen, als es durch den Bau neuerer Apparate und Röhren und durch Anwendung von Kupferoder Zinkfilter möglich war, durchdringungsfähigere Strahlen in genügender Menge zu erzeugen. Warnekros (81) ging dabei so vor, daß er aus den verschiedenen rechnerisch bestimmbaren Faktoren die Felderzahl festlegte, die notwendig war, um in der in Frage kommenden Tiefe die Karzinomdosis, die er etwa gleich der Hautdosis annahm, zu erreichen. Bei dem von ihm mitgeteilten Falle berechnete er, daß 6 Felder notwendig seien. Er bestrahlte aus äußeren Gründen jedoch nur von 4 Feldern aus und erreichte trotzdem infolge der Wirkung der im Körpergewebe sich bildenden Sekundärstrahlen, daß das Karzinom schwand.

Auch Seitz und Wintz (102) sind in den letzten Jahren dazu übergegangen, Karzinome und Sarkome des Uterus nur mit Röntgen zu behandeln.

Sie beschränkten sich dabei nicht bloß auf die Bestrahlung des Uterus und der Parametrien, sondern suchten auch die Iliakaldrüsen mit eigenen Feldern zu treffen, eine Methode, der sie den Namen Röntgen-Wertheim gaben. Später versuchten sie Fernbestrahlungen (aus 1 m Distanz). Sie waren mit den Resultaten, besonders mit letzterer Methode, die einen besseren Tiefenquotienten verbürgt, so zufrieden, daß sie auf die Kombination mit Radium fernerhin verzichten wollten.

Was nun die an den verschiedenen Instituten durch Strahlenbehandlung beim Uteruskarzinom erzielten Erfolge anbelangt, so sollen nur die Berichte der Kliniken erwähnt werden, die über die größte Erfahrung verfügen. Döderlein (82) gab 1917 an, daß nach 3—4 Jahren Beobachtungszeit von 40 operabeln 20, von 62 Grenzfällen 13, von 63 inoperabeln 8, von 40 desolaten 0 geheilt war. Ein Jahr später waren noch 40 Patienten rezidivfrei. Zu Beginn des Jahres 1919 konnte Bumm (83) über folgende Ergebnisse berichten. Von Kranken des Jahres 1913 waren von

14 operabeln Kollumkarzinomen 4 = 28% geheilt, von
22 Grenzfällen . . . . 5 = 23%, von
42 inoperabeln . . . . 2 = 4%.

Die entsprechenden Zahlen der Jahre 1914 und 1915 sind:

1914:

Kollumkarzinome, operabel 20, geheilt 4 = 20%,
Grenzfälle 21,   ,,   4 = 18%,
inoperabel 36,   ,,   2 = 5%,
Karzinomrezidive. 37,   ,,   5 = 13%.

1915:

Kollumkarzinome, operabel 40, geheilt 22 = 55%,
Grenzfälle 38,   ,,   15 = 39%,
inoperabel 49,   ,,   5 = 10%.

Von den Kranken Flataus (84), deren Behandlung abgeschlossen war, am 1. Juli 1915 blieben bis Mitte 1918 rezidivfrei von 25 Fällen 4 = 14%,
,, 1. ,, 1916 ,, ,, ,, 1918 ,, ,, 46 ,, 10 = 19%,
,, 1. ,, 1917 ,, ,, ,, 1918 ,, ,, 90 ,, 26 = 28%.

Baisch (65) gab an, daß nach 4½jähriger Beobachtung von 3 Frauen mit ganz beginnendem Karzinom alle, von 12 mit vorgeschrittenem, aber noch operabelm 3 = 25% und von 21 mit völlig inoperabelm 2 = 9% völlig gesund waren.

In der Frankfurter Frauenklinik waren nach den Mitteilungen von Eckelt (103) von den mit Radium behandelten Fällen nach 2—3 Jahren noch 22,5% am Leben

Seitz und Wintz (104) geben an, daß sie nach dreijähriger Beobachtung noch 24,5% der kombiniert bestrahlten Uteruskarzinome am Leben fanden; von den inoperablen Fällen, die mehr als vier Jahre zurückliegen, wurden 15% als überlebend festgestellt. Mit Hilfe des Röntgen-Wertheim erreichten sie 23mal unter 24 Fällen vorläufige klinische Heilung beim Uteruskarzinom. Von vier Uterussarkomen waren nach fast vierjähriger Beobachtung noch drei klinisch geheilt.

Von den im Samariterhaus behandelten operabeln Uteruskarzinomen ist noch kein Rezidiv zur Beobachtung gelangt; bei inoperabeln haben wir selbst bei weit vorgeschrittenen, vorläufig bis zu 5 Jahren, vollständige Heilungen erzielt. Ein großer Teil der Fälle war allerdings schon in so trostlosem Zustande, insbesondere in solchem Umfang metastasiert, daß kein Erfolg zu erreichen war.

Zum Vergleich sei noch mitgeteilt, daß nach Bumm die absolute Heilungszahl beim Kollumkarzinom 28% und nach Hüssy (85) 8% beträgt. Als Durchschnitt kann man wohl 20% annehmen.

Interessant sind die Ergebnisse, welche durch Operation mit nachfolgender Bestrahlung erzielt wurden. Nach Warnekros (86) traten bei einer Beobachtungsdauer von 3—6 Jahren ohne Nachbestrahlung in 55% Rezidive ein, mit Nachbestrahlung aber nur in 18%. Heimann (87) gibt etwa bei derselben Beobachtungsdauer an, daß die Rezidivfreiheit von 28 auf 68% stieg.

Die Entscheidung, ob man das Uteruskarzinom operieren und nachbestrahlen oder nur radiologisch behandeln soll, läßt sich gegenwärtig dahin formulieren, daß derjenige, der die momentane Gefahr der Operation höher bewertet, als eine größere Chance der Dauerheilung, letzteres Verfahren bevorzugen wird, während derjenige, welcher die größere Sicherheit des Enderfolges — selbst auf Kosten zeitweiser Gefährdung des Lebens — anstrebt, kombiniert vorgehen wird.

Mammakarzinom.

Während beim Uteruskarzinom trotz der großen Tiefenlage die Zuführung genügender Strahlenmengen infolge der Kreuzfeuermethode keinen besonderen technischen Schwierigkeiten unterliegt, ist das Mammakarzinom nur dann konzentrisch zu treffen, wenn es in einer stark prominenten Brustdrüse sitzt. Sonst ist nur eine Bestrahlung von einem Feld aus möglich. Die in der Kutis sitzenden Geschwulstknoten werden auf diesem Wege nicht selten zum Schwinden gebracht; bei den tiefer gelegenen ist es technisch dagegen kaum möglich, eine der H.E.D. nahekommende, oder sie gar übertreffende Strahlenmenge zu applizieren, ohne die Haut zu verbrennen. Es liegen daher nur wenige Berichte über Heilungen von Brustkrebsen durch Strahlenbehandlung vor. Klein (88) gibt 1915 an, über 3 Fälle zu verfügen, bei denen Rezidive durch Röntgenbestrahlungen zum Verschwinden gebracht werden konnten. Bei der einen Kranken, die $3^3/_4$ Jahre vollständig rezidivfrei blieb, nachdem vorher mehrere Male nach der Mammaamputation neue Hautknoten aufgetreten waren, wurde die Bestrahlung 1911 von Brügel und Kaestle in München durchgeführt. Eine Intensiv-Behandlung in heutigem Sinne war damals natürlich noch nicht möglich. Die beiden anderen Kranken waren von Klein in 2—3 Serien mit 120 bzw. 140 Lichtminuten Röntgen und 2100 bzw. 4300 mg-Stunden Mesothor bestrahlt worden. Warnekros (89) stellte 1918 in der Berliner Gynäkologischen Gesellschaft einige Kranken vor, die bei Beginn der Behandlung an einem inoperabeln, zum Teil mit der Brustwand verwachsenen Karzinom litten und seit 4—5 Jahren rezidivfrei waren; Warnekros hatte 1914 mit außerordentlich hohen Dosen — 300—800 X auf das Hautfeld — bis zur Blasenbildung (Verbrennung II. Grades) bestrahlt. Ebert (63) teilt aus der chirurgischen Klinik in Freiburg mit, daß von 39 Kranken 23 vorläufig geheilt bzw. gebessert seien. Es wurden mit dem Reformapparat, der Amrheinschen Röhre,

3 mm Aluminiumfilter, 25 X auf das Hautfeld gegeben. Gesamtdosis und Pausen sind nicht aus der Arbeit ersichtlich.

Im Samariterhause wird die Bestrahlung in der Weise vorgenommen, daß die erkrankte Brust von 4 Feldern aus, die sich so viel als möglich in der Tiefe durchkreuzen sollen, bestrahlt wird. Ist eine konzentrische Wirkung bei flachen Tumoren nur mangelhaft durchführbar, so wird auch ein Einheitsfeld bei 40 cm Distanz angewendet, oder auch nicht selten die Röntgenbehandlung durch eine entsprechende Radiumbestrahlung ersetzt. Es werden dann radioaktive Bestrahlungskörper von zusammen ca. 350 mg Radiumbromidaktivität in 5 cm Abstand in einem 4: 6 cm Bestrahlungsfläche umfassenden Paket 20—24 Stunden lang auf die erkrankte Partie aufgelegt. Drüsen der Axilla werden von vorn, unten und hinten, solche der Supraklavikulargruben je nach der Ausdehnung von 1—2 Feldern her bestrahlt. Die Nachbehandlung nach Operation wurde fast immer mit Röntgen durchgeführt, und zwar in einer Dosierung, als ob schon ein Rezidiv bestände. Die Felder wurden tunlichst so nebeneinander gelegt, daß keine unbestrahlten Zwischenräume blieben. Außer der Umgebung der Narbe wurde auch die entsprechende Ober- und Unterschlüsselbeingrube und die Achselhöhle bestrahlt. Bei den im Samariterhaus postoperativ bestrahlten Fällen konnte keine zuverlässige Verhütung der Rezidive erzielt werden. Der Nutzen der Strahlenbehandlung geht aber aus der Tatsache hervor, daß es möglich war, bereits aufgetretene Rückfälle wieder zum Verschwinden zu bringen und jahrelange Heilungen zu erzielen. Die längsten Beobachtungen erstrecken sich über 6 Jahre; darunter befindet sich eine Patientin, bei der supraklavikulare Drüsen aufgetreten waren, ferner eine zweite mit multiplen bis eigroßen Knoten an der vorderen Thoraxwand und in der Axilla; eine andere Frau z. B., bei welcher vor $3^1/_2$ Jahren eine diffuse Aussaat von Krebsknoten über die vordere Brustwand bestand, ist ebenfalls derzeit frei von allen Krankheitssymptomen. Bei der Mehrzahl der analogen Fälle ist die Zeit der Beobachtung noch zu kurz, als daß sich über die Dauer des Erfolges etwas Sicheres sagen ließe. Zur Frage, ob durch eine systematische Nachbestrahlung der operierten Fälle beim Mammakarzinom die Zahl der Rezidive vermindert werden kann, hat Perthes (90) neuerdings einen interessanten Beitrag geliefert. Aus seiner Statistik geht hervor, daß mit Nachbestrahlung in einem höheren Prozentsatz Rezidive auftreten, als ohne eine Nachbehandlung. Die oberflächlichen Metastasen entstanden bei den von ihm beobachteten Fällen häufig an der Stelle, die zwischen zwei Feldern lag und bei der Bestrahlung nicht getroffen wurde, sodann traten bei einigen Kranken, trotz lokal günstigen Befundes Fernmetastasen auf.

Auch wir haben ebenfalls in vereinzelten Fällen eine Reizung von latenten Karzinomzellen durch die Bestrahlung gesehen, und zwar bei Dosen, die genügen konnten, um bestehende Karzinomknoten zum Schwinden zu bringen. Zweifelsohne hängt somit der Erfolg der Nachbestrahlung vom biologischen Charakter des Karzinoms ab; von einer prinzipiell ungünstigen Einwirkung konnten wir uns nicht überzeugen. Das von Perthes beobachtete Auftreten von Rezidiven zwischen den Bestrahlungsfeldern läßt sich technisch wohl vermeiden. Bei uns waren die Versager in der Regel Fernmetastasen, nicht lokale Rezidive.

Für die Frage der Nachbestrahlung wäre zu erwägen, ob es am wirksamsten ist, nur wenige in kurzen (4—6 wöchentlichen) Pausen vorzunehmen, oder die Nachbehandlung über mehrere Jahre hinaus mit allerdings immer wachsenden Intervallen fortzusetzen. Im Samariterhause wurde das letztere Verfahren durchgeführt. Da aber eine Anzahl von Patienten nach den ersten Bestrahlungen wegblieb, konnte auch der Effekt der anderen Methode beobachtet werden. Im allgemeinen zeigte es sich, daß die regelmäßige Nachbestrahlung besseres leistet, aber nur dann, wenn man die Behandlungspausen, namentlich bei den späteren Bestrahlungsserien, so groß wählt, daß das Gesamtbefinden durch die Behandlung nicht gestört wird. Wenn man alle Erfahrungen zusammenfaßt, so erscheint es gegenwärtig als die rationellste Methode, gut operable Mammakarzinome gründlich zu exstirpieren und dann einige Jahre hindurch in kurzen, später, je nach dem Befinden, in zunehmenden Abständen, etwa im ersten Jahr 5—6 mal, im zweiten 3—4 mal und im dritten 2—3 mal nachzubestrahlen. Bei inoperablen Tumoren und Rezidiven ist vorläufig die Behandlung mit Radium der mit Röntgen noch überlegen

Epitheliome und Lippenkarzinome.

Wie allgemein bekannt, ist zur Zeit das dankbarste Gebiet der Strahlenbehandlung die Therapie der Hautkrebse. Sie reagieren nämlich in einem außerordentlich hohen Prozentsatz, sowohl auf Radium, wie auf Röntgenbestrahlung, und die erzielten Erfolge sind in kosmetischer Hinsicht recht befriedigend. Die Berechtigung des Standpunktes, auch gut operable Epitheliome lediglich zu bestrahlen, wird daher heute nicht mehr bestritten. Bei der Behandlung mit radioaktiven Körpern sind nun 2 Verfahren möglich, einmal aus größerer Entfernung mit relativ schwachem und sodann aus naher mit starkem Strahlenfeld zu behandeln. Letztere Methode erwies sich uns im Samariterhause bei oberflächlichen Kankroiden als außerordentlich ökonomisch und sicherer wirksam, als die Fernbestrahlung, so daß häufig auf die Nahbestrahlung zurückgegriffen wurde, wenn das Ergebnis des anderen Verfahrens nicht befriedigend war. In der Literatur finden sich nur verhältnismäßig wenig Arbeiten über die durch Röntgenbestrahlungen bei Epitheliomen erzielten Erfolge. Um so größer ist die Zahl derer, welche über durch Radiumbehandlung erreichte Heilungen Mitteilung machen. Ein älterer Sammelbericht von Schiff (97) umfaßt allein 1600—1800 Fälle. Von den in den letzten Jahren erschienenen Veröffentlichungen seien nur die beiden folgenden herausgegriffen. Barcat (92) verwendete etwa 30 mg Radium, als Filter bis zu 0,4 mm Blei und die Bestrahlungszeiten betrugen bis zu 48 Stunden. Kutznitzky (93) bestrahlte mit 20—25 mg Radium, das je nach der Ausdehnung des Epithelioms mehr oder weniger lang liegen blieb.

Im Samariterhause wurden mit Radium bzw. Mesothorium Hautkrebse in der Weise behandelt, daß die Bestrahlungskörper von 20—30 mg Radiumbromidaktivität ohne besondere Distanzierung mit einem $1/_2$ mm Messingfilter, 10—24 Stunden lang aufgelegt wurden. Bei Anwendung der Röntgenbestrahlung wurde ein Feld von der Ausdehnung des Infiltrates gegeben, meist die H.E.D. häufig aber auch bis zu 50% mehr. Die Ergebnisse waren bei uns zwar überwiegend gut, jedoch keineswegs absolut befriedigend. Gerade bei Epitheliomen zeigte es sich, daß einzelne Neoplasmen Dosen vertragen, ohne zerstört zu werden, bei denen sogar Bindegewebe und Knorpel zugrunde gehen. Ebenso sahen wir häufig, daß einzelne Teile eines Epithelioms sehr gut reagierten, andere hingegen nur wenig

Die Radiotherapie der Lippenkarzinome kann nach denselben Grundsätzen durchgeführt werden, wie die der Epitheliome. Es sind in der Literatur nur sehr spärliche Mitteilungen über Heilungen von Lippenkrebsen durch Strahlenbehandlung zu finden, was wohl hauptsächlich darauf beruhen dürfte, daß bisher nur selten ein Versuch mit ihr gemacht worden ist Barcat (92) erzielte bei 4 Fällen vollständige Heilung, Dominici (94) bei 12. Letzterer bestrahlte mit 10 mg, unter Anwendung von $1/2$ mm Bleifilter bis zu 140 Stunden Im Samariterhause wurden kleinere Lippenkarzinome wie Epitheliome behandelt, bei größeren wurde eine Mehrfelderbestrahlung angewendet. In letzterem Falle legten wir nicht selten 350 mg radioaktiver Substanz auf eine Fläche von 4:6 cm verteilt, in 5 cm Entfernung 20—24 Stunden lang auf den Tumor auf. Die regionären Drüsen wurden stets mit Röntgen bestrahlt. Die Ergebnisse waren überwiegend günstig, es kamen aber auch nach 3—5jähriger kosmetisch glänzender Rückbildung vereinzelte Rezidive vor. Nach einer vorläufigen Zusammenstellung beträgt bei den mit Radium behandelten Hautepitheliomen und kleineren Lippenkarzinomen der Prozentsatz der mehr als 3jährigen Heilung 72%. Auch bei den Epitheliomen ist unter sonst gleichen Bedingungen die Radiumbehandlung der Röntgenbestrahlung noch überlegen. Erweisen sich Hautkrebse ausnahmsweise als zu resistent, so ist die Exstirpation schonender, als die Erhöhung der Dosis über 200% der H.E.D.

Lupuskarzinome.

Die Lupuskarzinome werden je nach ihrem Sitz mit einer der Bestrahlung von Epitheliomen entsprechenden Technik behandelt. Charakteristisch für die auf der Basis eines Lupus entstehenden Hautkrebse ist die Tatsache, daß sie sich den Radium- wie den Röntgenstrahlen gegenüber meist als sehr resistent erweisen und zu erheblichen Überdosierungen zwingen. Im Samariterhause wurden bis zu 150% der H.E.D. direkt und bei Durchkreuzungen, wo solche möglich waren, 200% und mehr gegeben. Trotzdem wurde nur bei einem Teil der Fälle volle Rückbildung erzielt. Als besonders wirksam erwies sich die Nahbestrahlung mit großen Radiummengen und stärkster Filterung. Ein Patient, bei welchem ein über faustgroßer Tumor der linken Unterkiefer- und Halsgegend verschwand, kam an einer Pneumonie ad exitum und bei der Sektion konnte nachgewiesen werden, daß das Karzinom vollständig ausgeheilt war. Eine Kranke, bei der mehrere Lokalisationen vorhanden waren, bekam nach 4jähriger Heilung einen Rückfall im Gesicht, der auf Bestrahlung schwand, aber später wieder rezidivierte, während die Haut an den sonstigen Stellen seit 7 Jahren intakt geblieben ist.

Karzinome anderer Organe.

Die Karzinome der weniger zahlreich vertretenen Lokalisationen, wie branchiogene, Bronchial-, Leber-, Gallblasen-, Nieren-, Nebennierenkarzinome usw. lassen sich zu einer einheitlichen Gruppe zusammenfassen: sie werden so bestrahlt, wie es bei den anatomisch benachbarten Organen beschrieben wurde, nur mit entsprechender Verschiebung der Felder. Über Dauerheilungen bei derartigen Affektionen ließen sich in der Literatur keine sicheren Belege finden. Bei den im Samariterhaus behandelten Kranken mit Lebertumoren konnte in einigen Fällen vollständige klinische Heilung erzielt werden, die Patienten blieben auch jahrelang gesund, doch liegen hier keine histologischen Untersuchungen vor, da kein Anlaß zu einer Operation gegeben war. Darunter befindet sich ein kopfgroßer, höckeriger Tumor, der nach Uterusexstirpation wegen Karzinom aufgetreten war. Histologisch sichere Leber- und Gallenblasenkrebse schwanden niemals vollkommen, wenn auch erhebliche Besserungen erreicht wurden. Von Nebennierentumoren sahen wir einmal einen Narbenrezidivknoten verschwinden. Ein branchiogenes Karzinom, das inkomplett operiert und bereits rezidiviert war, ist seit 3 Jahren gesund. Die meisten der hier in Betracht kommenden Lokalisationen haben das gemeinsam, daß sie verhältnismäßig spät diagnostiziert werden. Bei dem Mangel an Erfahrung an weniger weit vorgeschrittenen Fällen kann über die Aussichten der Strahlenbehandlung bei ihnen noch kein Urteil abgegeben werden.

Sarkome.

Bei Sarkomen sind Erfolge manchmal verhältnismäßig leicht zu erzielen, da viele Tumoren dieser Art sehr radiosensibel sind; andere sind hingegen so resistent, wie z. B. die Chondrosarkome, daß die Strahlenbehandlung fast vollständig ergebnislos bleibt. In der Literatur sind eine ganze Anzahl von Mitteilungen über Heilungen bzw. Besserungen zu finden. Es sei aus den Jahren vor dem Kriege auf den Sammelbericht von Simonson (95) mit 20, den von Petersen (96) mit 48 und auf das 1913 in London von Kienböck (97) erstattete Referat verwiesen. Neuerdings teilt Steiger (98) einen Fall von einem Schädelsarkom mit, der sich sehr erheblich gebessert haben soll. Garenstrom (98) behandelte 1914—16 23 Fälle; 12 Rundzellensarkome wurden sehr günstig beeinflußt; nach zeitweiliger klinischer Heilung traten jedoch bei einigen Kranken Fernmetastasen auf, die den Tod herbeiführten. Tumoren mit polymorphen Zellen reagierten auf Bestrahlungen nur mangelhaft. Belot (100) brachte ein nach Operationen mehrfach rezidiviertes Schädelsarkom durch Röntgenbestrahlungen zum Ausheilen. Schellen (101) berichtet aus der Chirurgischen Klinik in Bonn, über eine etwa 3—4 Jahre sich erstreckende Heilung eines Lymphosarkoms der linken Tonsille und eines Rundzellensarkoms des Oberkiefers. Die Bestrahlung war bei diesen Kranken mit Hilfe der 1911 üblichen Technik nach der Vielfeldermethode durchgeführt worden. Ebert (63) gibt als Ergebnis aus der Chirurgischen Klinik in Freiburg an, daß von 26 Sarkomen 13 geheilt bzw. gebessert seien. Aus der Arbeit geht jedoch nicht hervor, wie lange die Beobachtung währte, und wie groß der Grad in der Besserung war, bzw. wie oft klinische Heilung eintrat. Seitz und Wintz (104) haben bei Sarkomen der verschiedensten Art, sowohl bei intraabdominellen als auch bei sonstigem Sitz, günstige Heilresultate von sogar mehrjähriger Beobachtungsdauer erzielt, wenn die Tumoren nicht Rezidive nach Operationen oder durch Metastasen multipliziert waren.

Bei den im Samariterhaus behandelten Kranken war die lokale Rückbildung oft überraschend gut. Es traten jedoch nach temporärer klinischer Heilung in der Mehrzahl der Fälle Fernmetastasen auf, die den ganzen Erfolg nach einigen Monaten vernichteten. Am besten waren die Ergebnisse bei den Lymphosarkomen, bei denen die längste Heilungsdauer bisher $5^1/_2$ Jahre beträgt, während andere klinisch geheilte Fälle 2—3 Jahre verfolgt werden konnten. Bei einer Kranken, bei der ein inguinales Drüsenpaket exstirpiert, aber ein iliakales zurückgelassen wurde, trat nach einiger Zeit eine Supraklavikularmetastase auf, die mit Röntgen bestrahlt wurde. Trotz der Fernmetastase ist die Frau seit $3^1/_2$ Jahren gesund geblieben.

Im allgemeinen läßt sich sagen, daß die Lymph- und Rundzellensarkome am sensibelsten, Spindel-, Chondro- und Osteosarkome am resistentesten sind. Doch finden sich zahlreiche Ausnahmen von dieser Regel. Eine einheitliche Sarkomdosis, wie sie von manchen Seiten aufgestellt wurde, vermögen wir ebenso wenig anzuerkennen, wie eine Karzinomdosis; immerhin ist richtig, daß die sensibeln Sarkome schon bei $^2/_3$ der H.E.D. reagieren. Besonders bemerkt zu werden verdient, daß, wie bereits erwähnt, auch bei anscheinend gutem, lokalem Befunde verhältnismäßig häufig, besonders bei Melanosarkomen, Fernmetastasen auftraten. Bei Lymph- und Rundzellensarkomen ist die Strahlenbehandlung die Methode der Wahl, namentlich wenn die Geschwülste schwer zugänglich oder aus sonstigen Gründen schlecht operabel sind. Bei diesen Formen ist der Wert der Nachbehandlung als Schutz gegen lokale Rezidive besonders eklatant. Dagegen läßt sich das Auftreten von Fernmetastasen auch dann nicht verhindern, wenn man versucht, Prädilektionsstellen prophylaktisch zu bestrahlen. Die auf Strahlen schlecht reagierenden Sarkomformen, besonders die Osteo- und Chondrosarkome, sind wie bisher, wenn irgend möglich, zu operieren. Eine Nachbestrahlung ist auch bei ihnen in jedem Fall angezeigt, doch ist der Effekt hier unsicher.

Nach den im Samariterhause unter häufiger Vornahme von Probeexzisionen supraklavikulärer oder axillärer Drüsenmetastasen gesammelten Erfahrungen sind Mediastinaltumoren in der überwiegenden Mehrzahl Lymphogranulomatosen und tuberkulöse Drüsen, seltener Lymphosarkome oder Sarkome des Mediastinums und intrathorakale maligne Strumen. Bei den Lymphosarkomen wurden sehr gute, anhaltende Besserungen erzielt; die anderen Arten der malignen Geschwülste erwiesen sich als schwerer beeinflußbar. Die in der Literatur beschriebenen Fälle lassen sich bei der Mangelhaftigkeit der diagnostischen Abgrenzung von chronischer Entzündung nur schlecht verwerten; sichere echte Blastome sind kaum erwähnt.

Zusammenfassung.

Die ungemein schwankenden und zum Teil widersprechenden Angaben in der Literatur erklären sich daraus, daß weder in der Technik der Bestrahlungen noch in der Bewertung der individuellen Differenz·bezüglich der Strahlenempfindlichkeit der Tumoren eine Einheitlichkeit erzielt ist. Die Anhänger der Begriffe „Karzinom- und Sarkomdosis" sehen in den Mißerfolgen nur noch im wesentlichen Mängel der Technik; demgegenüber haben unsere Versuche über die Beeinflußbarkeit von Tumoren unter ganz einfachen Bestrahlungsbedingungen (bei Wangen-, Ohrkarzinomen und dgl.) mit Sicherheit ergeben, daß nur die untere Grenze der Reaktionsfähigkeit des empfindlichsten Tumorgewebes ungefähr mit der von Krönig, Friedrich, Seitz und Wintz angegebenen Karzinom- und Sarkomdosis zusammenfällt, während eine sichere obere Grenze für die Resistenz des Geschwulstgewebes noch nicht feststeht.

Wir wissen, daß 200%, ja selbst 250% der H.E.D., eine Strahlenmenge, die das normale Gewebe vernichtet, in einzelnen Fällen nicht imstande war, Geschwulstgewebe zu zerstören; eine Erklärung für diese merkwürdige Tatsache wird in der vor kurzem erschienenen Publikation von Werner und Rapp (Strahlentherapie X.) gegeben. Es scheint sich darnach um eine Anpassung der Geschwulstgewebe durch die ätiologisch wirksamen Reize an die Strahlen zu handeln.

Zweifelsohne wird die Verbesserung der Technik noch weitere Fortschritte ermöglichen, aber es ist vorläufig noch nicht zu ersehen, wie die Ungunst der biologischen Verhältnisse auf diesem Wege überwunden werden soll.

Tatsache ist, daß gegenwärtig die reine radiologische Behandlung noch bei der weitaus überwiegenden Mehrzahl der Karzinome und Sarkome entweder machtlos ist, oder höchstens Heilerfolge von zeitlich beschränkter Dauer zu erzielen vermag. Immerhin ist jener Teil der positiven Ergebnisse sehr wertvoll, der inoperable Tumoren betrifft. Hier liegt eine beachtenswerte Erweiterung unseres therapeutischen Könnens vor. Als Konkurrenzverfahren gegenüber der Operation bei chirurgisch angreifbaren Tumoren kommt die Strahlenbehandlung vorläufig hauptsächlich bei Hautepitheliomen, Uterus-, Pharynx-, und Larynxkarzinomen „oberhalb des Stimmbandes" sowie beim Wangenschleimhaut- und Lippenkrebs, ferner beim Lymphosarkom in Betracht. Man wird jedoch auch schwer operable Sarkome anderer Art und, insbesondere beim Vorliegen bestimmter Kontraindikationen gegen die Operation, nicht zu tief liegende Karzinome mit Erfolg behandeln können: unter Umständen unter Zuhilfenahme großer Radiumdosen, die bei bestimmten, bereits früher besprochenen anatomischen Verhältnissen gegenüber den Röntgenstrahlen einen erheblichen Vorsprung besitzen.

Dabei ist jedoch zu beachten, daß die Prognose der Strahlenbehandlung selbst bei Sarkomen noch eine recht unsichere ist. Während einerseits bei nach jeder Richtung hin günstig gelegenen Fällen Mißerfolge auftreten, wurden gelegentlich scheinbare hoffnungslose Tumoren mit ausgedehnten Metastasen, rasch wachsende Rezidive, selbst solche, die bereits Zeichen beginnender Kachexie aufwiesen, auf lange Zeit klinisch geheilt. Daher ist bei den oben genannten Geschwulstarten, so lange sie operabel sind, die Indikation zur Bestrahlung oder zum chirurgischen Eingriff noch dem subjektiven Ermessen anheimgestellt. Bei den Tumoren des Magendarmtraktus und der Harnwege ist aber vorläufig, wenn irgend möglich, die Operation durchzuführen, ebenso wie bei den übrigen hier nicht speziell erwähnten Gruppen.

Zur Frage der Strahlennachbehandlung operierter Fälle ist zu bemerken, daß das vorliegende Material zu einer eindeutigen Beurteilung noch nicht ausreicht. Der Umstand aber, daß sichere Rezidive und zum Teil solche von erheblicher Ausdehnung durch radiologische Behandlung seit Jahren geheilt sind, ist ein wichtiger Wegweiser. Wahrscheinlich wird, wie ja auch aus der Publikation von Perthes über Mammakarzinome hervorgeht, und wofür auch manche unserer eigenen Beobachtungen sprechen, das Auftreten der Rezidive durch Reizung der zurückgebliebenen Keime manchmal beschleunigt werden, in vielen anderen Fällen ist aber der Nutzen ein ganz evidenter, insbesondere nach knappen, oder gar inkompletten Eingriffen. Es unterliegt keinem Zweifel, daß auch hier der biologische Charakter der Geschwulstzellen eine wichtige Rolle spielt.

deren Bedeutung im Einzelfalle leider erst am Resultate erkannt werden kann. Vorläufig ist unbedingt an der weiteren Prüfung der Nachbestrahlung operierter Fälle festzuhalten.

Ebenso wie bei der Bestrahlung manifester Tumoren ist bei der Nachbehandlung operierter Fälle der Dosierung eine doppelte Grenze gezogen. 1. Das Gesamtbefinden, insbesondere die Blutbeschaffenheit des Patienten, darf nicht oder doch nur vorübergehend leiden; das Eintreten allgemeiner Schwächezustände, Sturz der Leukozyten unter 2000, Sinken des Hämoglobins, Auftreten von Anisozytose der roten Blutkörperchen sind Alarmsignale, die zum Abbrechen der Strahlenbehandlung auffordern. 2. Es darf nicht zu einer schweren Schädigung des benachbarten Bindegewebes und seiner Kappillaren kommen, da dies zu schweren, oder gar nicht heilbaren Gewebsveränderungen führt, die zum Abbruch der Strahlenbehandlung zwingen, ehe die Geschwulst vollkommen beseitigt ist.

Heilbar sind nur diejenigen Geschwülste, deren Strahlenempfindlichkeit genügend groß ist, so daß das benachbarte Körpergewebe von der zur Resorption führenden Dose noch nicht geschädigt wird. Da es nach unseren Erfahrungen keinem Zweifel unterliegt, daß diese günstigen Vorbedingungen nur bei einem Teil der bösartigen Geschwülste gegeben sind, und da das histologische Verhalten über diesen Umstand keinen Aufschluß gibt, läuft jede Bestrahlung einer Geschwulst mehr oder weniger auf ein Experiment in dem angegebenen Sinne hinaus; ob weitere Erfahrungen imstande sein werden, diese Unsicherheit zu bannen, kann erst die Zukunft lehren.

Nachtrag:

Während der Drucklegung ist eine Mitteilung (Prospekt) der Firma Koch und Sterzel erschienen, aus dem die Konstruktion des Apparates ersichtlich ist. Sie bietet in mehrfacher Hinsicht Neues, doch kann hier nicht darauf eingegangen werden. Die Strahlung soll denen der anderen Instrumentarien zwar nicht qualitativ, aber quantitativ überlegen sein. Berichte über Bewährung im Dauerbetriebe fehlen.

IV. Das Magensarkom.

Von

Georg Ernst Konjetzny-Kiel.

Mit 21 Abbildungen.

Literatur.

1. Albu, Geschwülste des Magens einschließlich Syphilis und Tuberkulose. In: Krauß-Brugsch, Spezielle Pathologie und Therapie innerer Krankheiten. 5, 1915.
2. Alessandri, Über einen Fall von gestieltem Magensarkom, nebst Bemerkungen über einige Bindegewebsgeschwülste des Magens. Mitteil. a. d. Grenzgeb. d. Med. u. Chir. 12, 1903.
3. Amelung, Über primäre Myosarkome des Magens und die diagnostischen Schwierigkeiten der Magenwandtumoren. Bruns' Beitr. z. klin. Chir. 86, 1913.
4. Arnold, H. D., Report of a case of primary sarcoma of the stomach. Med. and surg. Reports of the Boston City Hospital 1900.
5. Back, Siegfried, Primäre Sarkomatose des Magens. Inaug.-Diss. München 1906.
6. Baldy, Removal of the stomach for sarcoma. Journ. of the Amer. Med. Assoc. 30, 1908.
7. Beck, Prager Zeitschr. f. Heilk. 1884.
8. Berger, Eine seltene Geschwulst des Magens. Zentralbl. f. Chir. 1907.
9. v. Bergmann, Multilokuläres Zystom des Netzes. Petersburg. med. Wochenschr. 1897.
10. Bertrand, Alfred, Le sarcome de l'estomac. Thèse de Montpellier 1908.
11. Boas, Diagnostik und Therapie der Magenkrankheiten. 1897. II. Teil.
12. Böhm, Über vorwiegend in der Schleimhaut des Magendarmkanals lokalisierte Lymphosarkome. Zentralbl. f. Pathol. 1912. 438.
13. Borrmann, Über Netz- und Pseudonetztumoren. Mitteil. a. d. Grenzgeb. d. Med. u. Chir. 4.
14. Brodowski, Ein ungeheures Myosarkom des Magens nebst sekundären Myosarkomen der Leber. Virchows Arch. 67, 227. 1876.
15. — Wiener med. Presse 1874.
16. Brooks, A case of primary multiple sarcoma of the stomach, following gunshot wound. Med. News 1898.
17. Burgaud, V., Le sarcome primitif de l'estomac. Thèse de Paris 1908.
18. Cantwell, F. V., Sarcoma of the stomach. Annals of Surg. 1899. 596.
19. Capelle, Netzsarkom. Bruns' Beitr. 66, 181. 1910.
20. Capello, P., und P. E. Capello, Über einen seltenen Fall von zystischem Myosarkom des Magens. Bull. delle r. accad. Med. di Roma 1897/98.
21. Carry, Sarcome mélanique généralisée. Lyon méd. 1876.
22. Cayley, Sarcoma of stomach. Transact. of the path. Soc. 20, 1869.
23. Clendening, Sarcoma of the stomach. The Amer. Journ. of the Med. Scienc. 1909.
24. Cohn, Max, Über die primären Myosarkome des Magens unter Beifügung eines selbst beobachteten Falles. Inaug.-Diss. Greifswald 1909.

25. Corner and Fairbank, Sarcomata of the alimentary canal. The Lancet 1904.

26. — — Sarcomata of the alimentary canal with the report of a case. Practitioner 1904. Juni.

27. Coupland, Sidney, Sarcoma of the stomach. Transact. of the Pathol. Soc. 18, 1877.

28. Mc Crae, John, A case of roundcelled sarcoma of the stomach with secondary manifestations in the already adenomatous thyreoid. New York Med. Journ. 1902.

29. Cruveilhier, Anatomie pathol. 1827—1842.

30. Dauve, Sarcomes primitifs de l'estomac. Journ. méd. de Bruxelles 1908. Nr. 27.

31. Delore et Leriche, Leiomyome malin de l'estomac. Ref. Zentralbl. f. Chir. 1906. Nr. 7.

32. Dickinson, Gastric sarcoma. Journ. of the Amer. Med. Assoc. 53, 2.

33. Dobromysslaw, W. D., Zur Lehre von den primären Magensarkomen. Russ. chir. Archiv. 1902. Ref. Zentralbl. f. Chir. 1903. 212.

34. Dock, G., Sarcoma of the stomach. Journ. of the Amer. Med. Assoc. 35, 156. 1900.

35. — Transact. of the Assoc. of Amer. Physicians. 1906. Sect. XV.

36. Donath, Kurt, Ein Beitrag zur Kenntnis der Sarkome und Endotheliome des Magens. Virchows Arch. 195, 341. 1909.

37. Dreyer, Arthur, Über das Magensarkom. Inaug.-Diss. Göttingen 1894.

38. Drost, Oskar, Über primäre Sarkomatose des Magens. Inaug.-Diss. München 1894.

39. Dupraz, Sarcome du pylore. Revue méd. de la Suisse romande. Séance de la Soc. méd. de Genève. 6 Févr. 1907.

40. Ebstein, F., Sarcome de l'estomac avec tendance à la généralisation et à marche très-rapide chez un homme de 22 ans. Archives de méd. et pharm. milit. Paris. 20, 1892.

41. Ehrendorfer, Unklarer Magentumor. Wien. klin. Wochenschr. 1900.

42. v. Eiselsberg, Zur Kasuistik der Resektionen und Enteroanastomosen am Magen- und Darmkanal. Arch. f. klin. Chir. 54, 599. 1897.

43. Erdmann, Sarcoma of the intestines and stomach. Annals of Surg. 51, 1910.

44. v. Erlach, Magenmyom. Wien. klin. Wochenschr. 1895. Nr. 15.

45. Ewald, Klinik der Verdauungskrankheiten. 1893.

46. — Magengeschwülste. Eulenbergs Realenzyklopädie 9.

47. Fenwick, W. S., Primary Sarcoma of the stomach. The Lancet 1901.

48. Feurer, G., Erfahrungen über Magenresektion. Deutsche Zeitschr. f. Chir. 116, 69. 1912. Festschr. für Th. Kocher.

49. Finlayson, James, Case of Sarcoma of the stomach in a child, aged three and a half years. With illustr. Brit. Med. Journ. 1899. 1535.

50. — Sarcoma de l'estomac chez un enfant de trois ans et demi. Annals de méd. et chir. infantiles. Année 4, 47. 1900.

51. Flebbe, G., Über das Magensarkom. Inaug.-Diss. Würzburg 1912.

52. — Über das Magensarkom. Frankf. Zeitschr. f. Path. 12, 1913.

53. Fleiner, Lehrbuch der Krankheiten der Verdauungsorgane. 1.

54. Fricker, E., Über ein primäres Myosarkom des Magens. Arch. f. Verdauungskrankh. 18, 1912.

55. Fritzsche, Robert, Über primäres Magensarkom im Kindesalter. Arch. f. Verdauungskrankh. 24, 1918.

56. Fuchs, A., Über ein primäres Sarkom des Magens. Virchows Arch. 183, 146.

57. Garrè, Im Handbuch von Pentzold u. Stintzing 6, 457. 1903.

58. Geymüller, E., Über Sarkome des Magens mit besonderer Berücksichtigung der Röntgenuntersuchung. Deutsche Zeitschr. f. Chir. 140, 1917.

59. Ghon, A., und B. Roman, Über das Lymphosarkom. Frankf. Zeitschr. f. Pathol. 19, 1916.

60. Gosset, A., Le sarcome primitif de l'estomac. La Presse méd. 20, 221. 1912.

61. Gouilloud et Mollard, Cancer musculaire de l'épiploon et de l'estomac. Lyon méd. 1889.

62. v. Graff, Primäres Sarkom des Magens. Wien. klin. Wochenschr. 1912. 1005.

63. Greenhow and Cayley, Sarcoma of stomach. Pathol. Transact. 20, 170. 1869.

17

64. Guyot, Sarcome de l'estomac ayant simulé pendant la vie l'évolution d'une maladie de Banti. Journ. de méd. de Bordeaux 41, 1911.

65. v Haberer, Ein seltener Fall von Stenose des Magens und des obersten Dünndarms. Mitteil. a. d. Grenzgeb. f. Med. u. Chir. 16, 371. 1906.

66. v. Hacker, Die nicht krebsigen Magenneubildungen. Wien. med. Wochenschr. 1900. 145.

67. Hadden, Lymphosarcoma of the stomach. Transact. of the path. soc. 37, 234. 1885.

68. Hardy, Tumeur sarcomateuse de la grande courbure de l'estomac. Gazette des hop. 1878.

69. Hartley, Sarcoma of the stomach. Annals of Surg. 1897.

70. Herxheimer, Sarkom des Magens. Berl. klin. Wochenschr. 1910. Nr. 17. Sitzungs-bericht des Vereins d. Ärzte Wiesbadens.

71. Hesse, F. A., Beitrag zur Diagnostik der aleukämischen Lymphomatosen (Lympho-sarkomatosen). Bruns' Beitr. 79, 1912.

72. Hesse, O., Dauerheilung eines Magensarkoms durch Resektion vor $7^1/_2$ Jahren. Therap. d. Gegenw. 1911.

73. — Das Magensarkom. Zentralbl. f. d. Grenzgeb. d. Med. u. Chir. 15, 1912.

74. Herman, G. E., Sarcoma of the stomach. Transact. of the Obstetr. Soc. 18, 1902.

75. Hinterstoisser, Zystisch erweichtes Sarkom der Magenwand. Wien. med. Wochen-schrift 1888.

76. Hintz, Über maligne Leiomyome des Intestinaltraktus. Zieglers Beitr. 45, 1909.

77. Hoffmann, Michael, Über Veränderungen des Magendarmkanals bei Leukämie und Pseudoleukämie. Inaug.-Diss. Halle 1905.

78. Hosch, Das primäre Magensarkom mit zystischer Lebermetastase. Deutsche Zeitschr. f. Chir. 90, 1907.

79. Karl, Fr., Magenkarzinom bei einem 9jährigen Knaben. Deutsche med. Wochenschr. 1915. Nr. 13.

80. Kaufmann, Lehrbuch der speziellen pathologischen Anatomie 1911.

81. Kaufmann, Maximilian, Ein Fall von primärem Sarkom des Magens. Inaug.-Diss. Kiel 1909.

82. Kehr, Eilers und Lücke, Bericht über 197 Gallensteinoperationen aus den letzten $2^1/_2$ Jahren. Arch. f. klin. Chir. 58, 470. 1899.

83. Koerte, Myosarkom des Magens. Berl. Gesellsch. f. Chir. Deutsche med. Wochen-schrift 1913. Nr. 48.

84. Kondring, Primäres Zystosarkom des Magens. Zentralbl. f. Gyn. 1913. Nr. 12.

85. Konjetzny, G. E., Spontanheilung beim Karzinom, insbesondere beim Magen-karzinom. Münch. med. Wochenschr. 1918. Nr. 11.

86. — Das Sarkom des Magens. Med. Gesellsch. Kiel. Münch. med. Wochenschr. 1920.

87. — Über Magenfibrome. Bruns' Beitr. 1920. 119.

88. Kosinski, Ein Fall von Myosarcoma ventriculi et omenti. Ref. Virchow-Hirsch' Jahresber. 2, 226. 1875.

89. Kundrat, Über Lymphosarkomatosis. Wien. klin. Wochenschr. 1893.

90. Lecène et Petit, Le sarcome primitif de l'estomac. Rev. de gyn. 1904, 1905.

91. Ledomski, W., Die chirurgische Behandlung des Magensarkoms. Ref. Zentralbl. f. Chir. 1914. Nr. 48.

92. Lenormant, Un cas de sarcome de l'estomac. Bull. et mém. de la Soc. anat. de Paris 1906.

93. Leo, Über Sarkome des Magens. Verhandl. d. niederrhein. Gesellsch. f. Natur- u. Heilk. in Bonn 1903.

94. Letule, Sarcome primitif de l'estomac. Bull. et mém. de la Soc. anat. de Paris 81, 1906.

95. Lexer, Magensarkom. Verhandl. d. Gesellsch. f. wissensch. Heilk. Königsberg 1910.

96. Lindemann, Ein Beitrag zum Carcinoma sarcomatodes. Zeitschr. f. Krebsforsch. 1908. 6, 419.

97. Löwit, Beitrag zu den Myomen und primären Sarkomen des Magens. Wien. klin. Wochenschr. 1912.

98. Lofaro, Philippo, Zwei Fälle von primärem Magensarkom. Deutsche Zeitschr. f. Chir. **101**, 478. 1909.

99. — Les sarcomes primitifs de l'estomac. Arch. génér. de chir. **4**, 8. 1909.

100. Maas, Lymphosarkom des Magens. Deutsche med. Wochenschr. 1895. B. N. 6. Verein f. inn. Med. Berlin.

101. Maier, R., Zur Kasuistik der Lymphome. Arch. f. Heilk. 1871.

102. Malmsten och Key, Fall of multipelt Melanosarcom. Hygiea 1875.

103. Manges, Primary sarcoma of the stomach. Report of three cases. Mount Sinai Hospital Reports 1907. Ref. Zentralbl. f. Chir. 1908. Nr. 44.

104. Maschke, Über zwei Fälle von primärem Magensarkom. Berl. klin. Wochenschr. 1910. 963.

105. Martini, Enrico, Un caso de sarcoma voluminoso dello stomaco. Giorn. de R. accad. di Med. di Torino 1907.

106. Matsuoka, Über primäre Magensarkome. Mitteil. a. d. med. Fakultät d. K. japan. Univ. Tokio **7**, 1906/08.

107. Maylard, Two cases. of primary sarcoma of the stomach. Glasgow Med. Journ. May 10.

108. — and Anderson, Primary sarcoma of the stomach. Annals of Surg. Oct. 1910.

109. Mayr, Georg, Über die Kundratsche Lymphosarkomatose des Magendarmtraktus. Inaug.-Diss. München 1909.

110. Mintz, W., Zur Kasuistik der primären Magensarkome. Berl. klin. Wochenschr. 1900. Nr. 32.

111. Miodowski, Drei bemerkenswerte Tumoren in und am Magen. Virchows Arch. **123**.

112. Mitchell, Primary sarcoma of the stomach with autopsie findings. Journ. of Amer. Med. Assoc. **56**. Febr. 1911.

113. Morton, Sarcoma of the stomach. Brit. med. Journ. **1**, 1338. 1901.

114. Moschkowitz, Three unusual tumours, sarcoma of the stomach etc. Proceedings of the New York Path. Soc. 1910.

115. Moser, Über Myosarkome des Magens. Deutsche med. Wochenschr. 1903. Nr. 8 u. 9.

116. Munk, Fritz, Über das Sarkom des Darmes. Bruns' Beitr. **60**, 197. 1908.

117. Muscatello, Di un grosso sarcoma cistico pedunculato dello stomaco. Communicazione alla Società med. chir. de Pavia. Milano 1906. Ref. Zentralbl. f. Chir. 1907. 411.

118. Nordmann, Zur Chirurgie der Magengeschwülste (Karzinom, Sarkom, Tuberkulose). Arch. f. klin. Chir. **73**, 1904.

119. Oberst, Zur Kenntnis des primären Magensarkoms. Bruns' Beitr. **45**, 477. 1908.

120. Poppert, Josef, Die primären Lymphosarkome des Magens.. Inaug.-Diss. Bonn 1910.

121. Pellnitz, Adolf, Über Sarkom des Magens. Inaug.-Diss. Leipzig 1907.

122. Perry and Shaw, An examination of fifty cases of malignant disease of stomach. Guys Hosp. Reports 48, 1892.

123. Philipp, Über das primäre Magensarkom und seine operativen Endresultate. Inaug.-Diss. Heidelberg 1904.

124. Pieri, Sarkom des Pylorus mit regionären tuberkulösen Lymphomen. Il Policlin., Sez. chir. **17**, 137. Nr. 3. 1910.

125. Pstrokonski, Zur pathologischen Anatomie und Klinik des primären Magensarkoms. Zeitschr. f. klin. Med. **46**, 1902.

126. Queckenstedt, Über Karzinosarkome. Inaug.-Diss. 1904.

127. Richter, Max, Zwei Fälle von Leiomyosarkom des Gastrointestinaltraktus. Deutsche Zeitschr. f. Chir. **102**, 1909.

128. Rieder, Münch. med. Wochenschr. 1889.

129. Riegel, Erkrankungen des Magens. Nothnagels Handbuch **13**.

130. Ringel, Resultate der operativen Behandlung des Magenkarzinoms. Bruns' Beitr. **38**.

131. Rosenheim, Krankheiten des Verdauungsapparates. 1896. II. Teil.

132. Roth, M., Lymphatische Wucherung nach Diphtherie. Arch. f. path. Anat. **54**.

133. Ruppert, L., Ein primäres, endogastrisches Lymphosarkom. Wien. klin. Wochenschrift 1912.

134. Ruff, E., Rückbildung des Lymphosarkoms auf nicht operativem Wege. Wien. klin. Wochenschr. 1906/08.

135. Salzer, Exstirpation eines Magensarkoms. Wien. med. Blätter 1887. Nr. 51. K. k.
     Gesellsch. d. Ärzte in Wien.
136. — Tabellarische Übersicht über die im Jahre 1887 an der Klinik Billroths aus-
     geführten Magenresektionen. Wien. med. Wochenschr. 1888.
137. Schepelern, Hospitals Tidende. 1. Jahrg.
138. Schiller, M., Über einen klinisch und histologisch eigenartigen Fall von primärem
     Magensarkom. Arch. f. Verdauungskrankh. 20, 1914.
139. Schlesinger, H., Klinisches über Magentumoren nicht karzinomatöser Natur.
     Zeitschr. f. klin. Med. 32, Suppl. 1897.
140. — Unterscheidet sich das Magensarkom klinisch vom Karzinom? Wien. klin. Wochen-
     schrift 1916. Nr. 25.
141. Schopf, Resektion des Magens wegen Lymphosarcoma ventriculi. Sitzungsber.
     d. k. k. Gesellsch. d. Ärzte in Wien. Wien. klin. Wochenschr. 1899. 671.
142. — Totalexstirpation des Magens. Zeitschr. f. Heilk., Abteil. f. Chir. 1906. 229.
143. Scudder, Sarcoma of the stomach. Annals of Surg. 58, II. 252. 1913.
144. Sherill and Graves, Haemangio-endothelio-blastoma of the stomach. Surg., Gyn.
     and Obst. 20, 1915. Ref. Zentralbl. f. Chir. 1915. Nr. 50.
145. Simerka, V., Sarcoma ventriculi. Ref. im Zentralbl. f. Chir. 1903. 616.
146. Simmonds, Über Lymphosarkom des Magens. Sitzungsber. d. ärztl. Vereins in
     Hamburg. Münch. med. Wochenschr. 1908. Nr. 21.
147. Souques et Chéné, Sarcome primitif de l'estomac. Bull. et mém. de la Soc. anat.
     de Paris 1909. 11.
148. Staehelin, August, Beitrag zur Kasuistik des primären Magensarkoms. Arch.
     f. Verdauungskrankh. 14, 123. 1908.
149. Steudel, Über Magenoperationen etc. Bruns' Beitr. z. klin. Chir. 23, 1899.
150. Sternberg, Über die sog. Pseudoleukämie. Zentralbl. f. Pathol. 1912. 434.
151. Stoerk, O., Lymphosarkom des Darmes. K. k. Gesellsch. d. Ärzte in Wien. Sitzg.
     vom 17. Mai 1895. Wien. med. Presse 1895. Nr. 20.
152. — Zur Pathologie des gastro-entestinalen Gewebes. Wien. klin. Wochenschr. 1904.
     Nr. 4.
153. Storch, Bruno, Über Magen- und Dünndarmsarkome. Deutsche Zeitschr. f. Chir.
     128, 1914.
154. Stort, R., Über das Sarkom und seine Metastasen. Inaug.-Diss. Berlin 1877.
155. Strauß, Sarkomatosis der Haut und des Magens. Inaug.-Diss. Würzburg 1896.
156. Tilger, Alfred, Mitteilungen aus dem pathologisch-anatomischen Institut zu Genf.
     Über primäres Magensarkom. Virchows Arch. 133, 183.
157. v. Török, Lymphosarkom der Magenwand. Resectio ventriculi. Heilung. Verhandl.
     d. Deutsch. Gesellsch. f. Chir. 21. Kongr. 1892. 99.
158. Thursfield, H., Roundcelled sarcoma of the stomach. Transact. of the Pathol.
     Soc. of London 52, 1901.
159. — The Lancet 5, 1652. 1900.
160. Umber, Zwei Fälle von Magensarkom. Sitzungsber. d. Hamb. ärztl. Vereins. Münch.
     med. Wochenschr. 1908. Nr. 21.
161. Virchow, Die krankhaften Geschwülste. Berlin 1864/65.
162. Vix, E., Auftreten multipler Sarkome und deren Verhalten auf der Darmwand.
     Arch. f. klin. Chir. 1862 II.
163. Weiß, Myosarkom des Magens. Jahrb. d. k. k. Wien. Krankenanstalten 3, 1896.
164. Weißblum, Über primäre und sekundäre Magentumoren. Inaug.-Diss. Greifs-
     wald 1886.
165. Weinberg, Rudolf, Über primäre Sarkome des Magens. Inaug.-Diss. Würzburg
     1901.
166. Welsch, Karl, Über Sarkom des Magens. Inaug.-Diss. München 1898.
167. Westphalen, Ein primäres Sarkom des Magens. St. Petersburg. med. Wochenschr.
     1893. 18.
168. Wickham Legg, Cases in morbid anatomy-sarcoma of the stomach. St. Bartholo-
     mews Hosp. Reports 10, 1874.
169. Wiltscher, Zur klinischen Diagnose des Sarkoms der inneren Organe. St. Petersb.
     med. Wochenschr. 1892. 121.

170. **Wittkamp**, **Franz**, Beitrag zur Klinik des Magensarkoms. Inaug.-Diss. Bonn 1910.
171. **Wolpe**, Inaug.-Diss. Gießen 1914.
172. **Wunderlich**, **Gottfried**, Zur Kasuistik des primären Magensarkoms. Inaug.-Diss. Berlin 1913.
173. **Yates**, Sarcoma and myoma of the stomach. Annals of Surg. 1906.
174. **Zesas**, **D. G.**, Das primäre Magensarkom und seine chirurgische Behandlung. Samml. klin. Vortr. Nr. 620.
175. **Ziesché**, **H.**, und **C. Davidsohn**, Über das Sarkom des Magens. Mitteil. a. d. Grenzgebieten d. Med. u. Chir. **20**, 1909.

Einleitung.

Noch im Jahre 1904 schrieb Leube in seiner „Speziellen Diagnostik der inneren Krankheiten": „Andere gelegentlich in der Magenwand vorkommende Geschwulstarten: Fibroide, Sarkome, Myome, Lymphadenome haben nur pathologisch-anatomisches, kein klinisches Interesse." Wenn wir von den übrigen genannten Geschwulstarten zunächst absehen und hier nur das Magensarkom betrachten, so muß heute auf Grund der vorliegenden Erfahrungen diesem Satz voll und ganz widersprochen werden. Dem steht nicht entgegen, daß die Kenntnis des Magensarkoms auch heute freilich noch nicht so verbreitet ist, wie es die Wichtigkeit des Gegenstandes erheischt, und daß in der ganzen Frage noch wesentliche Lücken ihrer Ausfüllung harren. Manche Punkte in der Pathologie und Klinik des Magensarkoms sind noch ungeklärt und fordern weitere kasuistische Beiträge, die zur Bereicherung unserer Kenntnisse dienen können.

Das Magensarkom ist allerdings im Vergleich mit dem Magenkarzinom relativ selten, aber das bedeutet vor allem für den Chirurgen, der sich im gegebenen Falle auch über die seltenen Magentumoren Rechenschaft geben muß, keine Erleichterung. Für den Chirurgen kann das Magensarkom also schon deswegen keine nebensächliche Rolle spielen. Die Besonderheiten der Pathologie und Klinik sarkomatöser Magengeschwülste müssen dem Chirurgen vollkommen geläufig sein, wenn er bei der heute so weit ausgebauten chirurgischen Behandlung der Magenkrankheiten auch diesen selteneren Magengeschwülsten in restloser Weise gerecht werden will. Eine gründliche Kenntnis der Magensarkome wird ferner zum Ausbau ihrer noch vielfach lückenhaften Diagnostik beitragen. Auch heute werden sicher noch eine Anzahl von Magensarkomen unserer Kenntnis entzogen, weil sie weder bei der klinischen Untersuchung, noch bei der autoptischen Erhebung während der Operation als solche diagnostiziert werden. Die klinische und grob anatomische Diagnose auf Magenkarzinom liegt ja bei gewissen Formen des Magensarkoms wegen der oft großen Ähnlichkeit mit einem Magenkarzinom sehr nahe. Wenn in solchen Fällen eine prinzipielle mikroskopische Untersuchung, die Aufklärung bringen könnte, unterlassen wird, so ist es klar, daß auf diese Weise manches Magensarkom übersehen werden kann und als Magenkarzinom definitiv in die Versenkung verschwindet. Daß uns damit gewisse wissenschaftliche und praktische Ausblicke verdunkelt werden, ist selbstverständlich. Das bezieht sich zunächst auf die heute noch schwer zu beantwortende Frage nach der Prognose der Magensarkome vor allem im Vergleich zum Magenkarzinom, dann auf den wichtigen Punkt der klinischen Einschätzung des sog. Lymphosarkoms bzw. der regionären aleukämischen Lymphomatose des Magens.

Es ist ein Verdienst Schlesingers, durch Sammlung der einschlägigen Kasuistik und Mitteilung eigener Fälle das Krankheitsbild des Magensarkoms dem Kiniker näher gerückt zu haben. In gleichem Sinne haben Ziesché und Davidsohn, Zesas und vor allem Hesse gewirkt. Vor allem Hesses sorgfältige Durcharbeitung der Kasuistik verdient alle Beachtung. Von den nach Hesse erschienenen Arbeiten sind wichtig die von Storch, v. Graff, Ruppert, Löwit, Amelung und Geymüller. Außerdem wird verwiesen auf meine ausführliche Darstellung des Magensarkoms in einer demnächst erscheinenden Monographie[1]).

1. Teil.

Allgemeine Pathologie und pathologische Anatomie.

Allgemeines.

Bis zum Anfang der neunziger Jahre sind nur wenige Fälle von Magensarkom mitgeteilt worden. In den folgenden Jahrzehnten haben sich die einschlägigen, in der Literatur niedergelegten Beobachtungen so gehäuft, daß heute die Zahl der für eine Studie verwendbaren Fälle von primärem Magensarkom über 200 beträgt. Die relativ zahlreichen Mitteilungen von primären Magensarkomen in den letzten Jahren dürfen natürlich nicht zu der oberflächlichen Schlußfolgerung Veranlassung geben, daß das Magensarkom in den letzten Jahrzehnten häufiger geworden ist. Diese Häufung der Kasuistik hat einzig und allein ihren Grund darin, daß durch die Arbeiten von Schlesinger, Ziesché und Davidsohn, Hesse das Interesse auch der Kliniker für das Magensarkom belebt worden ist. Man schenkt eben heute diesem Krankheitsbild mehr Beachtung als früher, wo Magensarkome mit der Diagnose Karzinom häufig der näheren Untersuchung entrückt wurden.

Häufigkeit des Magensarkoms.

Es interessiert uns weniger die absolute als die relative Häufigkeit des Magensarkoms. Zudem sind brauchbare Statistiken über die absolute Häufigkeit des Magensarkoms kaum vorhanden. Hier sind nur die Angaben von Donath, Tilger, Hosch, Schlesinger von Wichtigkeit.

Donath fand bei 6000 und Tilger bei 3500 Autopsien je nur ein Sarkom des Magens. Hosch konstatierte bei 13 387 Sektionen nur 6 primäre Magensarkome. Unter 1800 von Schlesinger verwerteten Greisenautopsien des Weichselbaumschen Institutes fanden sich 131 Magenkarzinome und 3 Sarkome.

Für den Chirurgen wichtiger sind die Angaben, welche über die Häufigkeit des primären Magensarkoms in Relation zum Magenkarzinom Aufschluß zu geben imstande sind.

Haberkahnt fand unter 505 operativ angegriffenen bösartigen Tumoren des Magens nur 5 (also 1,5%) Sarkome. Yates sah unter 800 Magentumoren 2% Sarkome, von denen aber nur 4 einwandfrei beschrieben werden, Lexer unter 179 nur 1 Sarkom, also etwa 0,5%. Perry und Shaw, desgleichen Wilson unter 50 Fällen 4, also 8% Magensarkome, Lofaro unter 75 Fällen 4,16%. Auch Fenwick gibt die relative Häufigkeit des Magen-

---

[1]) Anschütz und Konjetzny, Die Geschwülste des Magens. Deutsche Chir. Verl. Ferd. Enke, Stuttgart.

sarkoms im Vergleich zu Magentumoren auf 5—8% an. Eine Statistik aus der Billrothschen Klinik gibt an, daß auf 207 Magenresektionen wegen Tumor 3 Sarkome (ca. 1,5%) entfielen. Nach Storch kamen auf 225 Magenkarzinome 4 Magensarkome (1,6%).

Uns begegneten unter 387 in den Jahren 1907 bis einschließlich 1914 klinisch beobachteten Magentumoren 5 Magensarkome, also 1,3%. Nehmen wir nur die operativ angegriffenen Fälle, das sind 277, so steigt der Prozentsatz auf 1,8%.

Mit welcher Prozentzahl die Magensarkome unter den Sarkomen überhaupt zu buchen sind, darüber ist wenig bekannt. Während das Magenkarzinom nach Ewald 35—45% aller Karzinome ausmacht, nach Lofaro bei Beobachtung von 647 Krebsleichen nur 11%, spielt unter den Sarkomen des übrigen Körpers das Magensarkom eine geringe Rolle. Wild konnte unter 423 Sarkomen (1886—1889) kein Magensarkom feststellen, während Lofaro unter 252 Sarkomen 3 Magensarkome, also 1,9% fand.

Geschlecht und Magensarkom.

Nach den bisherigen Mitteilungen muß gesagt werden, daß beide Geschlechter ziemlich gleich häufig vom Magensarkom befallen werden.

Nach den Zusammenstellungen von Ziesché und Davidsohn, Lofaro, Wittkamp und Hesse ergeben sich folgende Zahlen:

Ziesché und Davidsohn: 59 Männer, 56 Frauen.

Lofaro:	59	„	56	„
Wittkamp:	61	„	63	„
Hesse:	69	„	61	„

Unter 12 von mir beschriebenen Fällen (8 Sarkome, 2 Karzino-Sarkome, 2 aleukämische Lymphomatosen) fanden sich 7 Männer und 5 Frauen.

Alter und Magensarkom.

Aus den Zusammenstellungen von Lecène und Petit, Hosch, Lofaro, Ziesché und Davidsohn, Wittkamp, Hesse geht hervor, daß das primäre Magensarkom in der Mehrzahl der Fälle im mittleren Lebensalter beobachtet worden ist.

Es wurde nach Hesse das primäre Magensarkom gefunden:

im	1.—10. Lebensjahr in	1,5%	der Fälle
„	20.	„	„	6,7%	„	„
„	30.	„	„	18 %	„	„
„	40.	„	„	13,4%	„	„
„	50.	„	„	24 %	„	„
„	60.	„	„	20,3%	„	„
„	70.	„	„	10,3%	„	„
„	80.	„	„	5,2%	„	„
„	90.	„	„	0,6%	„	„

Das mittlere Alter beträgt also nach dieser Zusammenstellung $44^1/_2$ Jahr. Die meisten vom Magensarkom befallenen Individuen standen im Alter von 40—60 Jahren. Die Frequenz nimmt bis etwa zum 50. Lebensjahr zu, von da stetig ab. Die Angabe Fenwicks, daß das primäre Magensarkom im Gegensatz zum Karzinom das jugendliche Alter vorziehe, eine Ansicht, der sich auch Matsuoka und Manges anschließen, besteht also nicht zu Recht.

In meinen 12 Fällen betrug bei den Sarkomen das Alter: 42, 50, 52, 58, 63, 68, 69 Jahre, bei den Karzino-Sarkomen beide Male 60 Jahre, bei den aleukämischen Lymphomatosen 31 und 54 Jahre. Auch diese kleine Statistik der eigenen Fälle spricht gegen die Ansicht von Fenwick, Matsuoka und Manges.

Der jüngste Fall ist wohl der von Finlayson mitgeteilte. Es handelte sich hier um ein hühnereigroßes Spindelzellensarkom. Thursfield berichtet über ein Rundzellensarkom des Magens mit Metastasen in Nieren und Querkolon bei einem 3³/₄ Jahre alten Knaben. Wunderlich beschreibt ein kegelkugelgroßes zystisches Myosarkom bei einem 12jährigen Mädchen, Perry und Shaw ein infiltrierendes Rundzellensarkom mit Metastasen in den Mesenterialdrüsen und Nieren bei einem 15jährigen Knaben, Fritzsche ein diffuses Lymphosarkom des Magens mit Durchbruch in den oberen Teil der Peritonealhöhle bei einem 13jährigen Mädchen. Der von Dalton bei einem 15jährigen Knaben als Lymphosarkom des Magens mitgeteilte Tumor ist nicht mit Sicherheit zu beurteilen. Es kann sich hier auch nach dem vorliegenden Befund um eine sekundäre Geschwulstentwicklung im Magen gehandelt haben.

Ätiologie und Histogenese.

Die Ätiologie und Histogenese des Magensarkoms ist noch fast gänzlich ungeklärt. Entsprechend der Virchowschen Reiztheorie ist vielfach ein Magenulkus bzw. eine Ulkusnarbe als Grundlage der Sarkombildung hingestellt worden. Diese Ansicht wird zwar von einzelnen Autoren (Lécène und Petit, Bertrand, Burgaud) verworfen, aber die Möglichkeit einer solchen Ätiologie ist doch nicht so ohne weiteres abzulehnen, wenn auch mit allem Nachdruck betont werden muß, daß diese Ansicht bisher durch nichts bewiesen worden ist. Dieser Beweis wird auch nicht dadurch geliefert, daß auf Grund der klinischen Beobachtung mit Bestimmtheit angenommen wird, daß der Sarkombildung ein Ulkus vorangegangen ist (Moser, Kehr). In solcher Annahme liegt eine Überschätzung der klinischen Diagnostik, die durchaus abgelehnt werden muß. Ferner ist nicht angängig, bei gleichzeitigem Vorhandensein eines Magensarkoms und peptischer Ulzera oder Narben in seiner Umgebung den sicheren Schluß zu ziehen, daß das Magensarkom auf der Basis eines Ulkus oder einer Ulkusnarbe entstanden ist. Eine solche Schlußfolgerung ist willkürlich, da ja nicht einzusehen ist, warum bei der Häufigkeit des Magenulkus nicht auch in einem mit einem Magensarkom behafteten Magen sekundäre Ulzera entstehen und ausheilen können, ohne daß diese irgend eine direkte Beziehung zur Sarkombildung haben. Klinisch anamnestische Angaben in der Frage der Ätiologie des Magensarkoms als entscheidenden Faktor allein ins Feld zu führen, kann zu einer sicheren Beweisführung nicht genügen.

Ebenso unsicher ist die Rolle, die das Trauma in der Ätiologie des Magensarkoms spielen soll. Die Tatsache steht ja heut sicher, daß die Entwicklung eines Sarkoms sich unmittelbar an eine vorausgegangene Verletzung anschließen kann. Für das Magensarkom ist diese kausale Beziehung zwischen Trauma und Geschwulstbildung bisher nicht bewiesen worden. Das gilt auch für den oft zitierten Fall von Brooks, in welchem sich das Magensarkom mehrere Jahre nach einer Schußverletzung des Magens entwickelt hatte. Wenn auch bisher der Beweis nicht erbracht ist, daß ein kausaler Zusammenhang zwischen einem Trauma des Magens und der Bildung eines Magensarkoms bestanden hat, so möchte ich keineswegs die Möglichkeit eines solchen Zusammenhanges in Abrede stellen. Nur möchte ich in dieser praktisch und wissenschaftlich wichtigen Frage bei der Beurteilung eines gerade vorliegenden

Falles Kritik und Ausschaltung willkürlicher Auslegung empfehlen. Bei aller Anerkennung der Möglichkeit einer gelegentlichen traumatischen Ätiologie des Magensarkoms muß mangels tatsächlicher Grundlagen diese Frage heute wissenschaftlich noch durchaus offen gelassen werden. Es muß im Interesse der wissenschaftlichen Klärung dieser Frage gefordert werden, daß bei jedem hier in Betracht kommenden Fall jede nicht wirklich durch tatsächliche Feststellung gestützte Schlußfolgerung auf strengste zu vermeiden ist. Hierbei ist auch zu berücksichtigen, daß ein Trauma unter Umständen geeignet ist, die Aufmerksamkeit auf ein bereits bestehendes, bisher unbemerkt gebliebenes Magensarkom zu lenken, oder ein bis dahin latentes Magensarkom plötzlich manifest zu machen.

Bedeutungsvoll für die Pathogenese des Magensarkoms ist die Tatsache der malignen Entartung eines primären Magenmyoms. Daß eine maligne Umwandlung eines Magenmyoms eintreten kann, ist durch zahlreiche in der Literatur niedergelegte Beispiele bewiesen. Sehr interessant ist nach dieser Richtung der von v. Eiselsberg mitgeteilte, von Nauwerck anatomisch untersuchte Fall. In diesem handelt es sich um ein $5^1/_2$ kg schweres, mannskopfgroßes knolliges Fibromyom, das inmitten des Geschwulstgewebes eine sarkomatöse Partie enthielt. Auch ich teile an anderem Orte einen Fall von Myosarkom des Magens mit, bei welchem der Nachweis geführt werden konnte, daß das Sarkom sich sekundär aus einem Myom entwickelt hatte.

Die spezielle Histogenese der sarkomatösen Metamorphose des Magendarmmyoms, wie der Leiomyome überhaupt, ist auch heute noch viel umstritten. Es stehen sich hier zwei Ansichten gegenüber, von denen die eine die Sarkomzellen von dem Bindegewebe der Myome herleitet, die andere eine sarkomatöse Wucherung der Muskelzellen selbst annimmt. Ich gehe auf diese Frage an anderer Stelle näher ein und kann daher hier auf eine ausführlichere Darstellung derselben verzichten.

Während die formale Genese des Magensarkoms in den Fällen der malignen Umwandlung eines Myoms klarliegt und auch im einzelnen einer Analyse zugänglich ist, wissen wir über die formale Genese des Magensarkoms sonst gar nichts im Gegensatz zum Magenkarzinom, bei welchem ja die formale Genese des Karzinoms sehr weitgehend studiert ist. Über die kausale Genese des Magensarkoms sind wir ebensowenig zu sagen in der Lage wie beim Magenkarzinom.

Die Magensarkome nehmen histogenetisch ihren Ausgang von der Submukosa, der Muskulatur und Subserosa, sehr selten von der Mukosa (Kaufmann).

Tatsächliche Angaben einzelner Autoren, wie sie Hesse in 94 Fällen zusammenstellt, ergeben den Ausgang von der

Submukosa . . . . in 65%,
Muskularis . . . . in 24%,
Mukosa, Muscularis mucosae . . . . in 7%,
Subserosa . . . . in 4%.

der Fälle. Hierbei ist zu bemerken, daß wir nur in den wenigsten Fällen in der Lage sein werden, eine präzise Antwort bezüglich der Frage nach dem Ausgangsort des vorliegenden Magensarkoms zu geben, weil in den vorgeschrittenen Fällen eine bestimmte Antwort naturgemäß unmöglich ist, mit Ausnahme bei den gestielten vorzugsweise exogastrisch und endogastrisch sich entwickelnden

Sarkomen. Die Art ihrer Entwicklung von einer ganz umschriebenen Magen-
wandstelle, ihr im wesentlichen nach einer Richtung erfolgendes Wachstum
gestatten hier meistens mit ziemlicher Sicherheit den Ausgangsort zu bestimmen.

Makroskopisches Verhalten des Magensarkoms.

Das primäre Magensarkom wächst entweder ausgesprochen tumorhaft
in Form einer umschrieben knolligen oder mehr kugeligen, gestielten oder breit-
basigen Geschwulst, oder flach infiltrierend die Magenwand partiell oder diffus
durchsetzend. Diese letzte Form kann bei der makroskopischen Betrachtung sehr
leicht mit einem Karzinom oder einer regionären aleukämischen Lymphomatose
verwechselt werden. In der ersten wie in der zweiten Form tritt das Magen-

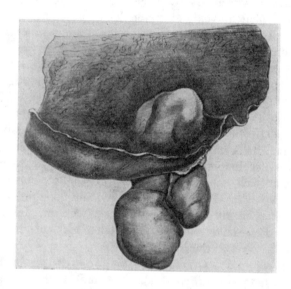

Abb. 1. Primäres Magensarkom, innere und äußere Entwicklung der Geschwulst.
(Nach Tilger.)

sarkom meist solitär, aber auch multipel in Erscheinung, wobei zu bemerken
ist, daß die multiple Geschwulstentwicklung in der Magenwand meist durch
Metastasenbildung eines Primärtumors zustande kommt, wenn nicht überhaupt
eine aleukämische Lymphomatose vorliegt (vgl. Abb. 17).

In ihrer Beziehung zur Magenwand können wir die Magensarkome nach
ihrer hauptsächlichsten Ausbreitung in äußere, innere und vorwiegend die Magenwand substituierende einteilen, wenn auch eine solche Einteilung manchmal
Schwierigkeiten machen kann, da sich oft Magensarkome nicht immer in diesem
Schema unterbringen lassen und sich z. B. nach zwei Richtungen entwickeln
können. Eine ausgesprochene äußere und innere Entwicklung des Magensarkoms von einer oft sehr beschränkten Stelle der Magenwand kann sich bei
ein und demselben Tumor finden (Tilger, Abb. 1). Gestielte innere Magensarkome, die den gestielten äußeren entsprechen, sind selten.

In den von Lofaro zusammengestellten Fällen war 53 mal ein einziger, 7 mal multiple
Geschwulstknoten vorhanden, 29 mal wuchs das Sarkom umschrieben infiltrativ, 29 mal

diffus infiltrierend. 62 mal ragte der Tumor in die freie Bauchhöhle, 45 mal in die Magen-
höhle hinein; in 18 Fällen hatte er sich zwischen die Netzblätter entwickelt.

Was die Lokalisation des primären Magensarkoms anlangt, so besteht
die vielfach geäußerte Behauptung, daß das Magensarkom im Gegensatz zum
Magenkarzinom die Magenostien verschonen soll, sicher nicht zu Recht. Nach
der Zusammenstellung von Lofaro ist der Sitz des Magensarkoms meist die
große Kurvatur. Die vollständigere Zusammenstellung von Hesse ergibt,
daß $1/_4$ aller Magensarkome durch diffuses Wachstum ausgezeichnet ist, $1/_4$ die
große Kurvatur und $1/_4$ den Pylorus zum Ausgangsort hat; die anderen Magen-
abschnitte sind selten oder sekundär ergriffen.

Lofaro und Hesse fanden das primäre Magensarkom lokalisiert:

	Lofaro	Hesse
an der großen Kurvatur	25,4%	25,5%
an der kleinen Kurvatur	13,2%	9 %
an der hinteren Magenwand	19,8%	11 %
an der vorderen Magenwand	9,4%	4 %
am Pylorus	18,8%	20,5%
an der Kardia	2,8%	3 %
am Fundus	0,9%	1,5%
diffuse Infiltration des ganzen oder fast des ganzen Magens	18,8%	25,5%

Fast allgemein gültig ist unter den Klinikern der Satz, daß das Sarkom
des Magendarmkanals mit einer Erweiterung des Magen- bzw. Darmrohres
selbst einhergeht. Besonders für die sog. Lymphosarkome des Magen-Darmkanals wird diese Eigenschaft als charakteristisch hingestellt. Für das Magensarkom besteht diese Ansicht nicht zu Recht. Zwar ist richtig, daß das Magensarkom nicht die dem Magenkarzinom fast immer eignende ausgesprochene
Neigung zur Schrumpfung besitzt. Wirkliche Erweiterungen des Magenschlauches
sind beim Magensarkom aber zum mindesten selten, dagegen sind Verengerungen desselben bei zirkulärem Sitz die Regel. Das gilt auch für die „Lymphosarkome" bzw. aleukämischen Lymphomatosen, wie das z. B. die Fälle von
Feurer, Schopf, Schlesinger zeigen. Außerdem ist hier noch an die beim
Lymphosarkom bzw. den aleukämischen Lymphomatosen häufigen Vernarbungsvorgänge zu erinnern, die an und für sich Schrumpfungen bedingen.

Formen des Magensarkoms und Einteilung derselben.

Hesse vertritt in seiner vorzüglichen Darstellung den Standpunkt, daß
sich die Magensarkome nicht in besondere klinisch und anatomisch wohl charakterisierte Gruppen einteilen lassen, und daß eine systematische Einteilung
nur vom histologischen Standpunkt durchführbar sei. Ich muß allerdings einräumen, daß die bisher vorliegenden Einteilungsversuche nach dem makroskopischen Verhalten weder für die anatomische noch für die klinische Auffassung eine wirkliche Förderung enthalten. Das ist nun nicht nebensächlich,
denn Unklarheit in der anatomischen Einschätzung der Magensarkome muß
naturgemäß auch die klinische Beurteilung des Krankheitsbildes auf sehr un-
sicherem Boden stehen lassen. Und es ist ja wohl nicht zufällig, daß die wenigsten
Sarkome des Magens als solche vorher diagnostiziert worden sind. Der Mangel
an Anhaltspunkten für die anatomische Beurteilung wird naturgemäß besonders für den Chirurgen sehr fühlbar werden, bei dem Unsicherheit bezüglich

des pathologisch-anatomischen Substrates auch Unsicherheit bezüglich der operativen Maßnahmen zur Folge haben muß. Daraus ergibt sich für uns die entschiedene Forderung, einen klaren Einblick in die Pathologie des Magensarkoms zu ermöglichen. Ich will versuchen, eine Darstellung zu geben, die für die anatomische und klinische Einschätzung ausreichende Anhaltspunkte gewährt.

Wenn wir als Einteilungsprinzip die Beziehungen der Magensarkome zur Magenwand nehmen, so können wir diese, wie schon gesagt, nach ihrer hauptsäch-lichsten Ausbreitung einteilen in:

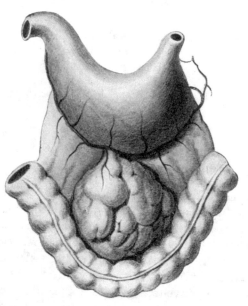

I. äußere (exogastrische) Magensarkome;

II. gestielte innere (endo-gastrische) Magensarkome;

III. flächenhaft die Ma-genwand substituierende (in-tramurale) Magensarkome.

I. Die ausgesprochen exogastrisch sich entwickelnden Magensarkome.

Diese Magensarkome bilden eine Gruppe, die anatomisch und kli-nisch wohl abgegrenzt ist. Sie lassen sich innerhalb dieser Gruppe noch-mals in drei Unterarten einteilen:

1. in gestielte, derbe Ma-gensarkome (zellarme Spindel-zellensarkome, Fibrosarkome);

2. in gestielte, weiche bis zystische Magensarkome (Myo-sarkome, zellreiche Spindelzellen-sarkome);

Abb. 2. Gestieltes derbes Magensarkom (Fibro-sarkom). (Nach Alessandri-Lofaro.)

3. in breitbasig dem Magen aufsitzende, weiche Magensarkome (zellreiche Spindelzellensarkome, Rundzellensarkome).

Die beiden ersten Formen können zunächst wegen einiger gemeinsamer Eigenschaften unter einem Gesichtspunkt betrachtet werden. Beide stellen allseitig gut begrenzte, knollige oder mehr rundliche Tumoren dar, die meist unverhältnismäßig dünn gestielt am Magen hängen und hier von einer meist sehr kleinen umschriebenen Magenfläche ihren Ausgang nehmen (Abb. 2, 3, 6 u. 7). Der Stiel dieser Tumoren sitzt gewöhnlich an der großen Kurvatur oder dieser benachbart an der hinteren bzw. vorderen Magenwand, selten an der kleinen Kurvatur (Fall Heller und Schiller). Sie entwickeln sich entweder oberhalb des Netzes in die freie Bauchhöhle oder zwischen die Blätter des kleinen und großen Netzes hinein (Abb. 7), oder hinter das Colon transversum. Auch eine Entwicklung in die Bursa omentalis zum Teil unter den Magen kommt vor (Miodowski). In dem von Heller beobachteten mir überlassenen, in Abb. 4 u. 5 schematisch gezeichneten Falle war der Ausgang des großen gestielten Tumors die kleine Kurvatur. Das Sarkom hatte sich hauptsächlich zwischen Magen und Leber entwickelt, den Magen schlauchförmig ausziehend und rinnenförmig umfassend. Das Netz kann diese Tumoren so einhüllen und mit ihnen verwachsen, daß auf den ersten Blick der Eindruck eines primären Netztumors erzeugt wird (Virchow, Mollard, Gouilloud; Pseudonetztumoren Bormanns). Bei einiger Größe bestehen meist leicht lösliche Verwachsungen mit den benachbarten Organen, Druckatrophien solcher durch Kompression, z. B. des Pankreas (Miodowski). Da diese Tumoren mannskopfgroß und sogar noch größer werden können, so ist es natürlich, daß sie vermöge ihrer Schwere und ihrer besonderen

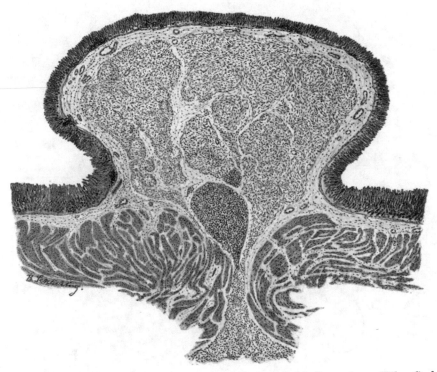

Abb. 3. Durchschnitt durch den Stiel eines primären Spindelzellensarkoms (Fibro-Sarkom) des Magens. Mannskopfgroßer, gestielter Tumor an der Vorderwand nahe der großen Kurvatur sitzend. 22jähriges Mädchen.

Beziehung zum Magen unter Umständen recht erhebliche Lageveränderungen des Magens bedingen. Eine Dislokation des Magens nach unten ist eine der üblichsten Folgeerscheinungen. Der Tumor kann den Magen oft recht weit in das Becken hinabziehen, starke Verzerrungen, ja Abknickungen (Virchow, Dreyer) desselben herbeiführen. In dem von Ehrendorfer mitgeteilten Falle hatte ein kindskopfgroßes Magensarkom der vorderen Magenwand die große Kurvatur bis ins Becken hinabgezogen. Daß in solchen Fällen das Magensarkom klinisch als Ovarialtumor angesprochen worden ist (Ehrendorfer, Feurer, v. Graff u. a.) kann gar nicht wundernehmen. Desgleichen ist bei der Natur dieser Magengeschwülste die Verwechslung mit einem Milztumor (Lofaro, Greenkow und Cayley), mit einer Pankreaszyste, Wanderniere, einem Nierentumor (Moser) naheliegend.

Oft ist die Magenwand am Ansatz der Geschwulst trichterförmig ausgezogen (Virchow, Durante, Abb. 6). Andererseits kommen, wie schon
gesagt, schlauchförmige, darmähnliche Ausziehungen des ganzen Magens durch
das Sarkom zustande (Abb. 4). Die Magenschleimhaut zeigt bei den Magensarkomen dieser Gruppe gewöhnlich wenig ausgesprochene pathologische Ver-

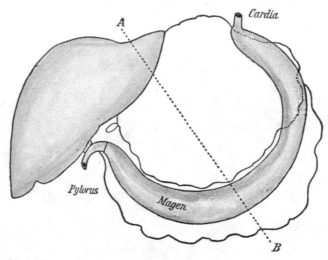

Abb. 4. Gewaltiges Myxosarkom des Magens von der kleinen Kurvatur gestielt ausgehend.
Darmähnliche Verziehung des Magens.

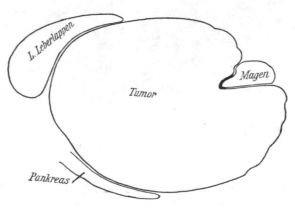

Abb. 5. Sagittalschnitt durch das in Abb. 4 skizzierte Präparat.

änderungen. In vielen Fällen ist sie völlig intakt, weist sogar mit der sarkomatösen Geschwulst keine enge Verbindung auf, so daß diese z. B. in dem Fall
von Kosinski u. a. ohne Eröffnung des Magenlumens entfernt werden konnte.
In Fällen, wie sie sehr schön durch die Abb. 3 repräsentiert werden und
in denen durch die Geschwulstentwicklung in der Submukosa die Schleimhaut an der Geschwulstbasis mehr oder weniger pilzförmig ins Magenlumen
vorgedrängt wird, ist die Schleimhaut etwas gedehnt und dadurch verdünnt.
Hier können sich Ulzerationen der Schleimhaut entwickeln, die meist

dadurch zustande kommen, daß die in das Magenlumen vorgewölbte Schleimhaut mechanischen und chemischen Insulten mehr ausgesetzt ist, als die Schleimhaut sonst, also Einflüssen, die überhaupt bei der Pathogenese des Magenulkus eine wesentliche Rolle spielen. Wie wir schon erwähnt haben, ist die Magenwand und mit ihr die Schleimhaut gelegentlich an der Basis des Tumors trichterförmig ausgezogen. Innerhalb dieses Trichters bleibt die Schleimhaut meist vollkommen intakt (Virchow, Fall Nauwerck, mein Fall), kann aber auch ulzerieren (Durante).

Diese Gruppe der Magensarkome scheint nach dem eben Angeführten durchaus einheitlich zu sein. Und doch stehen hier zwei anatomisch und klinisch sehr verschiedene Formen zusammen, die nur durch einige gleiche Eigenschaften rein äußerlich verbunden sind. Es bleibt uns jetzt die Aufgabe, diese beiden Formen in ihrer grundsätzlichen Verschiedenheit aufzudecken. Wir bedürfen hierbei keiner Spitzfindigkeiten, denn die Sonderung ergibt sich, wenn man nur näher zusieht, ganz von selbst.

1. Das gestielte, derbe Magensarkom.

Die erste Form habe ich als gestieltes, derbes Magensarkom bezeichnet. Es ist hier also auf die Konsistenz als Unterscheidungsmerkmal Wert gelegt. Und in der Tat ist die derbe, feste, dabei meist knollige, auf dem Durchschnitt sehnige Beschaffenheit zunächst das wichtigste Charakteristikum dieser Magensarkome. Sie entspricht ihrem histologischen Aufbau, nach welchem diese Tumoren als derbe Spindelzellensarkome oder besser als Fibrosarkome anzusprechen sind. Die letztere histologische Bezeichnung trifft wohl am ehesten zu, weil es sich hier meist um relativ zellarme Bindegewebsgeschwülste handelt. Typische Beispiele dieser Magensarkome sind die von Allesandro, Lofaro und von Nauwerck beobachteten Fälle (Abb. 2 u. 3). Die eigentliche Matrix dieser Magensarkome scheint vorwiegend die Submukosa zu sein. In dem von Nauwerck beobachteten Falle ist das Sarkom wohl vom submukösen Bindegewebe ausgegangen, hat die Muskularis mit sehr schmalem dünnem Stiel durchbrochen und sich erst außerhalb des Magens zu der enormen Größe entwickelt, ohne in der Magenwand selbst weiter vorzudringen. In solchen Fällen erfolgt an der Ursprungsstelle des Sarkoms meist auch ein freilich im Verhältnis zu der eigentlichen exogastrischen Entwicklung relativ sehr geringes Vorwachsen in das Magenlumen, ohne zunächst die Schleimhaut selbst zu verändern (vgl. Fall Nauwerck, Abb. 3 und Fall Tilger, Abb. 1). Das Verhalten des Stieles wird sehr schön durch Abb. 3 demonstriert, die nach dem mikroskopischen Präparat des von Nauwerck beobachteten mir überlassenen Falles gezeichnet ist. Wenn man bedenkt, daß es sich in diesem Falle um einen mannskopfgroßen Tumor (bei einem 22 jährigen Mädchen) handelte, so ist der auffallend schmale Stiel dieser Geschwulst um so bemerkenswerter.

Regressive Veränderungen wesentlicher Art, welche von Einfluß auf die Konsistenz werden können, kommen bei diesen Sarkomen nicht vor.

Die eben besprochenen Magensarkome können aber insofern von der typischen Struktur des Fibrosarkoms abweichen, als das Gewebe eine ödematöse Durchtränkung durch bei diesen Formen leicht erklärliche Stauungszustände erfahren kann. Diese ödematöse Durchtränkung kann leicht ein Myxosarkom vortäuschen. Daneben aber kommt es, wie der von Heller und von West-

phalen beobachtete Fall zeigt, gelegentlich zur Bildung von richtigem Myxom-
gewebe.

Metastasen sind bei den eben beschriebenen Sarkomen nicht beobachtet
worden. Sie haben also, da sie außerdem rein expansiv wachsen, klinisch durchaus gutartige Qualitäten.

2. Das gestielte, weiche bis zystische Magensarkom.

Anders verhält sich in diesem maßgebenden Punkt die zweite Unterart

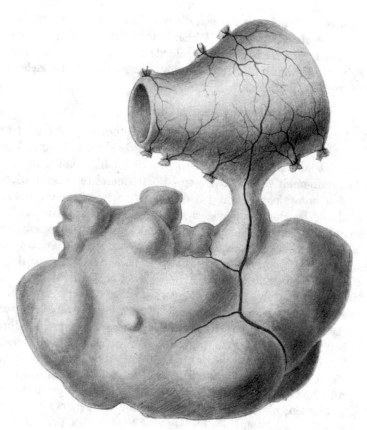

Abb. 6. Gestieltes Myosarkom der Pylorusgegend.

der ersten von mir aufgestellten Gruppe der Magensarkome, die ich als gestielte,
weiche bis zystische Magensarkome kurz bezeichnet habe.

Hierher gehören die von Virchow, Mollard, Gouilloud, Miodowski,
Brodowski, Kosinski, Durante, Cohn, Ehrendorfer, Kaufmann,
Hosch, Tilger, Moser, Maylard, Hinterstoisser, Capello, Musca-
tello, v. Graff, Kondring u. a. beschriebenen Magensarkome. Ich bringe
die ausführliche Beschreibung eines hierher gehörenden Falles an anderem
Ort[1]) (Abb. 6 u. 7).

---

[1]) l. c.

Die Sarkome dieser Gruppe sind gleichfalls meist nur mit einem dünnen Stiel mit dem Magen verbunden, selten sitzen sie dem Magen in breiterer Basis auf (Virchow), sind von mehr glatter oder knolliger Oberfläche, unterscheiden sich aber von den vorgenannten Sarkomen durch ihre weiche bis zystische Konsistenz (Abb. 6 u. 7). Diese Tumoren können erhebliche Größen erlangen. Gewaltige Exemplare stellen die von Brodowski und Kosinski mitgeteilten Myosarkome dar. In dem von Brodowski beschriebenen Falle war fast die ganze Bauchhöhle von einem ovalen Myosarkom eingenommen, das etwa 12 Pfund wog und eine Länge von 30—40, eine Dicke von 12, eine Breite von

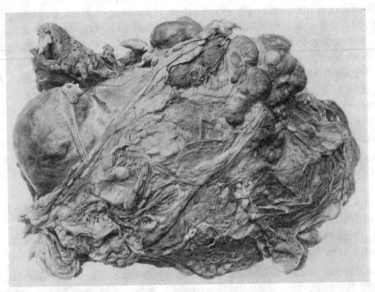

Abb. 7. Gestieltes Magensarkom (Myosarkom). 68jährige Frau. Der knollige, zum Teil zystische Tumor ist von Netz bedeckt, in dessen Blättern er sich entwickelt hat. Maße des Tumors: 17 : 15 : 12 cm, Gewicht 1020 g. Links oben = resezierter Pylorusteil des Magens, von dessen großer Kurvatur der Tumor ausgegangen ist. Lebermetastasen.

ca. 16 cm hatte. Dieser Tumor war von walnuß- bis kindskopfgroßen Zysten durchsetzt. Fast ebenso groß ist das von Kosinski, Capello, Muscatello, v. Graff beschriebene gestielte Zystosarkom des Magens. Im Falle von Kondring wog der Tumor $8^1/_2$ kg.

Die markige weiche Konsistenz dieser Sarkome ist auf ihren Zell- und Gefäßreichtum, die nie fehlenden zystischen Partien auf regressive Gewebsveränderungen innerhalb des Tumors zurückzuführen. Der große Gefäßreichtum des Tumors erklärt es, daß fast regelmäßig in ihnen oft sehr umfangreiche interstitielle Blutungen auftreten. Diese sind, abgesehen davon, daß bei den teleangiektatischen Sarkomen überhaupt eine eigentümliche Neigung zu Hämorrhagien vorhanden ist, im wesentlichen auf zwei Momente zurückzuführen. Einmal werden schon ganz geringfügige Traumen, die das Abdomen treffen, solche Gewebsblutungen auslösen, vor allem aber sind sie durch Stauungszustände infolge von Stieltorsionen zu erklären, die ja, der gestielten Form dieser gefäßreichen Geschwulst entsprechend, sehr leicht und bei vielen Gelegenheiten, so schon bei Lagewechsel, sich einstellen müssen. Solche Blutungen können an und für sich zur Bildung größerer, mit Blut gefüllter Hohlräume Veranlassung geben. Wenn man ferner in Betracht zieht, daß die oft kolossalen, an sehr reiche Blutzufuhr gewöhnten Tumoren von einem verhältnismäßig sehr kleinen Bezirk der Magengegend ernährt werden, so wird sich hieraus ohne weiteres ein Mißverhältnis zwischen der Ernährung und dem Nahrungsbedürfnis des Tumors ergeben, das zu degenerativen Veränderungen, atrophischen Prozessen, umfangreichen Nekrosen und damit zu autolytischem Gewebszerfall mit Kolliquation führen muß. Diese Geschwulstnekrosen, die auch durch Gefäßthrombosen innerhalb des Tumors auftreten können (Hosch), sind für die Hohlraumbildung innerhalb der Geschwulst verantwortlich zu machen. Daß bei der Vergrößerung dieser zystischen Hohlräume seröse Transsudation und Hämorrhagien, entweder auf Basis von Stauungszuständen oder durch traumatische entzündliche Einflüsse bedingt, eine Rolle spielen, geht wohl aus der Beschaffenheit des Inhaltes der so entstandenen solitären oder multiplen zystischen Höhlen hervor. Diese können im weiteren Verlauf eigroß bis mannskopfgroß (Kosinski) werden, so daß wie im letzteren Fall der Tumor überhaupt den Eindruck einer Zyste machen kann; der Inhalt dieser Hohlräume, der bis 6 l betragen hat, ist meist serös hämorrhagisch, alte und frische Blutbeimengungen enthaltend. Dieser Zysteninhalt erleidet mit der Zeit gewisse Veränderungen, Zerfall der Fibringerinnsel, Eindickung usw., so daß er dann eine braunrote ölige Schmiere darstellt. Durch Infektion vom Magenlumen kann es zu jauchigem Zerfall des Tumors oder zu jauchiger Infektion bereits vorhandener Zysten kommen. So beschreibt Cohn ein enormes höckeriges äußeres Myosarkom des Magens, das zum größten Teil verjaucht war und literweise Jauche enthielt. Auch Kaufmann hat ähnliches beobachtet.

Histologisch handelt es sich bei dieser Gruppe der Magensarkome wohl immer um Myosarkome. Für diese sprechen schon die erwähnten regressiven Gewebsprozesse, die für die Myosarkome durchaus typisch sind und ihr makroskopisches Verhalten zum Teil bestimmen. Dem widerspricht scheinbar, daß gestielte, zystische Magensarkome beschrieben sind (Moser, Kondring, v. Graff, Muscatello, Maylard, Amelung u. a.), die histologisch als Spindelzellensarkome bezeichnet werden. Die mikroskopische Untersuchung in diesen Fällen ist aber nicht erschöpfend. Der histologische Befund schließt nicht aus, daß ein Myosarkom vorgelegen hat. Daß hier Irrtümer in der histologischen Diagnose unterlaufen können, ist ohne weiteres verständlich, weil die histologische Unterscheidung zwischen einem Spindelzellensarkom und einem Myosarkom ja bekanntlich oft sehr schwierig ist und das ganze Rüstzeug mikroskopischer Technik und pathologisch-anatomischer Erfahrung erfordert. Ich habe bei der Beschreibung eines eigenen Falles den histologischen Aufbau dieser Magensarkome näher analysiert[1]).

Die eben beregten Magensarkome sind wohl immer entstanden durch bösartige Umwandlung eines primären Magenmyoms. Dafür sprechen z. B. die Fälle von Schiller, Wolpe, Konjetzny, Amelung u. a. Da die bösartige Wucherung bei der sarkomatösen Entartung eines Myoms sowohl von Muskelzellen

---

[1]) l. c.

als auch von den Bindegewebszellen des Myoms ihren Ausgang nehmen kann, so ist natürlich nicht von der Hand zu weisen, daß unter den Magensarkomen der besprochenen Gruppe auch Spindelzellensarkome vorkommen können. Es liegt daher im Interesse auch der allgemein pathologischen Frage, bei den gestielten weichen Magensarkomen eine möglichst einwandfreie histologische Untersuchung zu verlangen.

3. Die breitbasig dem Magen aufsitzenden weichen Magensarkome.

Die dritte Form der augenfällig und vornehmlich exogastrisch sich entwickelnden Magensarkome umfaßt Tumoren, die gleichfalls eine recht respektable Größe erreichen können, wenn sie auch hierin in der Regel hinter den gewaltigen

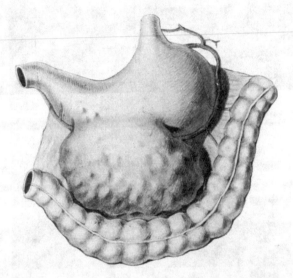

Abb. 8. Breitbasig dem Magen aufsitzendes weiches Sarkom. Substitution der Magenwand mit teilweiser Verjauchung des Tumors. Tödliche Magenblutung. 69jährige Frau. Zellreiches Spindelzellensarkom.

Volumina der oben beschriebenen gestielten Magensarkome weit zurückstehen. Die hierher gehörenden Magensarkome gehen in breiter Basis von der Magenwand aus und entwickeln sich meist in oder unter das Ligamentum gastrocolicum, gleichfalls zunächst hauptsächlich expansiv wachsend. Ihre Oberfläche ist glatt bis flachhöckerig; meist bestehen festere Verwachsungen mit den Nachbarorganen (Netz, Kolon, Pankreas, Bauchwand), in welche das Sarkom hie und da destruierend einbricht. Die Konsistenz dieser Tumoren ist entsprechend ihrem histologischen Aufbau (es handelt sich um oft sehr gefäßreiche, zellreiche Spindelzellensarkome) weich, markig. Am Magen selbst haben diese Sarkome in der Regel in breiter Fläche die Magenwand vollkommen substituiert; sie drängen sich in mehr oder weniger prominenten fungösen Massen in das Magenlumen vor. In diesem Teil des Tumors ist eine ausgedehnte Ulzeration mit jauchigem Zerfall vorhanden, der sich weit in das Innere des Tumors erstrecken kann. Ihre Malignität verraten sie durch die Neigung, in die Nachbarorgane einzubrechen und Metastasen zu machen.

18*

Ein schönes Beispiel dieser Magensarkome habe ich in Abb. 8 abgebildet. Trägerin dieses war eine 69jährige Frau, die aus dem verjauchten Sarkom sich in den Magen verblutet hatte.

Solche Sarkome können breit in die Nachbarschaft einbrechen. So war z. B. in einem von uns beobachteten Falle ein Einwachsen in die Bauchdecken

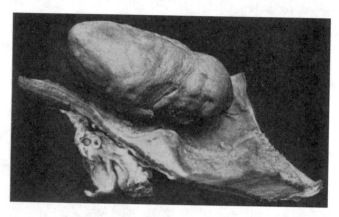

Abb. 9. Pilzförmiges endogastrisches Magensarkom. 42jähriger Mann. Spindelzellensarkom, von der Submukosa ausgehend.

erfolgt. Es handelte sich um einen 58jährigen Mann, der moribund in die Klinik eingeliefert wurde. In der Oberbauchgegend wurde eine Phlegmone mit zentraler Abszeßbildung festgestellt. Bei der Inzision entleerte sich massenhaft

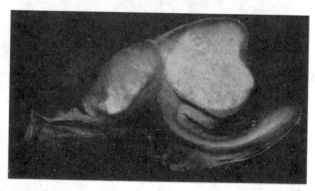

Abb. 10. Pilzförmiges endogastrisches Magensarkom. 42jähriger Mann. Spindelzellensarkom von der Submukosa ausgehend. Sagittalschnitt zu Abb. 9.

fötider Eiter und jauchige Gewebsmassen. Die starke Blutung machte feste Tamponade nötig. Die Autopsie ergab ein etwa kindskopfgroßes, breitbasig im Magen sitzendes Spindelzellensarkom, das zentral völlig verjaucht war, so daß die Inzisionswunde mit dem Magenlumen kommunizierte.

Die Magensarkome dieser Gruppe sind oft sehr gefäßreiche, teleangiektatische Sarkome. Das zeigten auch die beiden erwähnten eigenen Fälle. Daß bei solchen Sarkomen, welche die Schleimhaut einmal durchbrochen haben, unter Umständen tödliche Blutungen auftreten können, ist ohne weiteres verständlich. Diese Komplikation illustriert der erste der beiden erwähnten eigenen Fälle. Auch Robert hat einen Fall von apfelgroßem, sehr gefäßreichem Sarkom der großen Kurvatur mitgeteilt, das, ohne vorher irgendwelche Erscheinungen

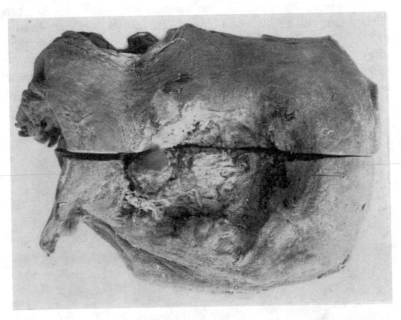

Abb. 11. Fungöses, jauchig ulzeriertes expansives Magensarkom (Spindelzellensarkom). 63jährige Frau.

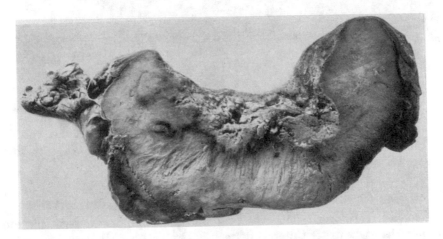

Abb. 12. Durchschnitt durch das in Abb. 11 abgebildete Präparat. Hier ist das expansive Wachstum sehr deutlich.

gemacht zu haben, durch profuse, sich wiederholende Blutungen in das Magen-lumen zum Exitus führte.

Aber es kann bei diesen Sarkomen nicht nur zu Blutungen ins Magen-lumen kommen, sondern auch durch Ruptur des Tumors in das Abdomen selbst.

II. Die gestielten inneren (endogastrischen) Magensarkome.

Gestielte innere Magensarkome, die etwa den äußeren entsprechen, sind selten. Einen solchen Fall beschreibt z. B. Moser. Diese Sarkome sitzen meist mit ziemlich breitem Stiel dem Magen auf und erstrecken sich in Form rundlicher Tumoren in das Magenlumen (Abb. 9 und 10). Sie nehmen ihren Ausgang von der Submukosa. Der ursprünglich vorhandene Schleimhautüberzug ulzeriert frühzeitig, wie wir das auch sonst bei submukösen Lipomen oder gestielten Magenfibromen sehen. Die Oberfläche dieser Tumoren ist im Gegensatz zum Karzinom glatt, regelmäßig (Abb. 9 und Fall Geymüller). Gerade diese

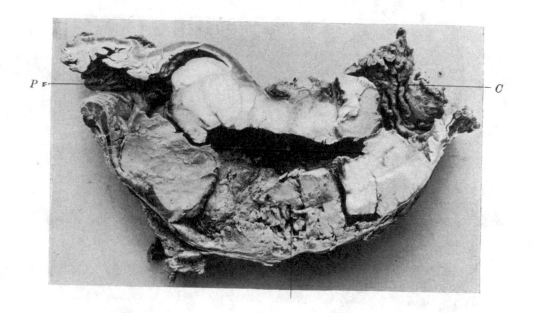

Abb. 13. Zirkuläres fungöses Rundzellensarkom des Magens.
P = Pylorus, C = Kardia.

Beschaffenheit unterscheidet die pilzförmigen inneren Magensarkome von den pilzförmigen Magenkarzinomen, welche eine unregelmäßige, oft zerklüftete zottige bis lappige Oberfläche aufweisen.

III. Die flächenhaft in der Magenwand sich ausbreitenden Sarkome.

Zu den vorwiegend flächenhaft in der Magenwand sich entwickelnden Sarkomen leitet die dritte Unterart der ersten Gruppe über. Während zur ersten Gruppe Sarkome gehören, die in ihrem grob morphologischen Verhalten ein Analogon in der Morphologie des Magenkarzinoms nicht haben, bieten die Magensarkome der jetzt uns beschäftigenden Gruppe anatomische Verhältnisse, die sich selbst bei einer sorgfältigen makroskopischen Betrachtung schwer oder gar nicht von dem Befund eines Magenkarzinoms unterscheiden. Diese Magensarkome werden daher leicht mit einem Magenkarzinom verwechselt werden können.

Auch diese Gruppe ist aber nicht einheitlich. Es fallen unter diese zwei vor allem anatomisch sich unterscheidende Formen:

1. eine mehr expansiv wachsende, meist fungöse,

2. und eine ausgesprochen infiltrative Form.

1. Die flächenhaften, fungösen, expansiv[1]) wachsenden Magensarkome.

Diese Magensarkome stellen eine Form dar, die gewissermaßen den Übergang der letzten Unterart der ersten Gruppe zu den ausgesprochen infiltrativen flächenhaften Magensarkomen vermittelt. Die flächenhaften fungösen, expansiv wachsenden Magensarkome substituieren die Magenwand vollkommen. Sie entwickeln sich nach Art von gewissen Magenkarzinomen in der Magenwand und weisen mehr die Neigung zu flächenhafter Ausbreitung als zu größerer Entfaltung nach innen oder außen auf.

Die Abb. 11 und 12 geben ein schönes Beispiel dieser Form des Magensarkoms wieder. Es handelt sich hier um Neubildungen, die sich nach außen durch eine mehr oder weniger knollige Beschaffenheit und, was klinisch von Wichtigkeit ist, durch eine allenthalben gute Abgrenzung auszeichnen. Die gebildete Tumormasse erreicht ziemliche Dicke und neigt, da die Schleimhaut frühzeitig in Ausdehnung der Geschwulst zerstört wird, zu jauchigem Zerfall. Gegen die umgebende Magenwand sind diese Sarkome makroskopisch ziemlich scharf abgesetzt; in ihrer äußeren Peripherie weisen sie eine deutliche Kapsel auf. Der peritoneale Überzug ist nicht durchbrochen, im Gegenteil deutlich verdickt. Solche Sarkome können sich in der Fläche so weit ausbreiten, daß sie zirkulär das Magenlumen umfassen (Abb. 13). Auch hier ist aber die Abgrenzung gegen die übrige Magenwand charakteristisch.

Diese Magensarkome stellen, vom Mageninnern aus gesehen, entweder ein mehr oder weniger umfangreiches und tiefes, von unregelmäßigen nekrotischen oder verjauchten Geschwulstfetzen ausgefülltes Ulkus mit aufgeworfenen oder fungös gewucherten Rändern dar (Abb. 11), oder es sind Sarkome, die zwar auch ulzeriert sind, aber sich in Form vielfach zerklüfteter fungöser Massen mehr oder weniger weit ins Magenlumen erstrecken (Abb. 13).

2. Die flächenhaften, ausgesprochen infiltrativ wachsenden Magensarkome.

Zu dieser Gruppe gehören Magensarkome, die zunächst flächenhaft in der Magenwand entstehen, aber bald destruierend nach allen Seiten weiterwachsen. Illustriert wird diese Gruppe durch einen von mir beobachteten Fall. In diesem handelte es sich um ein zellreiches, polymorphzelliges Rundzellensarkom, das infiltrierend in die Tiefe vordringend und mächtige Drüsenmetastasen bildend, eine gewaltige Geschwulstmasse produziert hatte, welche die benachbarten Organe (Pankreas, Duodenom, Kolon, Aorta, Vena cava) teils komprimiert hatte, teils in diese eingewuchert war. Außerdem fanden sich in der Magenwand und im Zwerchfell zahlreiche Metastasen.

---

[1]) Anmerkung: „Expansiv" natürlich grob deskriptiv genommen, nicht im Sinne des auch mikroskopisch nachweisbaren expansiven, d. h. nicht destruierenden Wachstums gutartiger Tumoren.

Ferner gehören hierher die Sarkomformen, die durch die Abb. 14 u. 15 repräsentiert werden. Es sind dies flach in der Magengegend gelegene Tumoren, die sich mehr kreisförmig (Abb. 14) oder blattförmig (Abb. 15) oder ganz unregelmäßig über große Strecken der Magenwand ausdehnen können. Diese Magensarkome zeigen bis an die Proliferationszone heran eine ulzerierte Oberfläche, die entweder mehr glatt ist oder unregelmäßig gewulstet wie ein

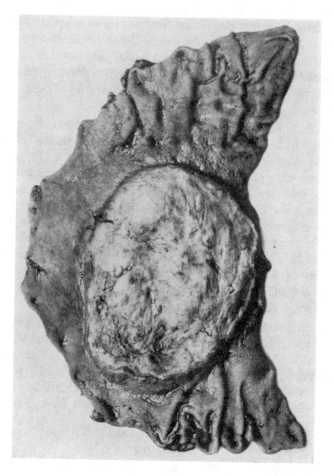

Abb. 14. Flächenhaftes infiltrierendes Magensarkom (Rundzellensarkom). 52jähriger Mann.

Gebirgsrelief. Auf dem Durchschnitt durch die Magenwand zeigt sich, daß diese Tumoren die Magenwand gleichmäßig substituieren und in der Peripherie gegenüber der gesunden Magenwand nicht deutlich begrenzt sind. Die Farbe des Geschwulstgewebes ist ein eigentümlich trübes Gelbbraun (bei Formalin gehärteten Präparaten), das Gewebe ist homogen, ohne jede Strukturzeichnung. Die Konsistenz ist ziemlich derb. Histologisch handelt es sich in diesen Fällen um Rundzellensarkome. Auf die histologische Besonderheit dieser Sarkome, die durchaus einen Typus darstellen, komme ich näher an der zitierten Stelle zu sprechen.

Das sog. Lymphosarkom des Magens und seine Beziehung zur aleukämischen Lymphomatose.

Ein großer Teil der als diffus infiltrierende Sarkome bezeichneten Magensarkome gehört zur Gruppe der sog. Lymphosarkome. Diese zeichnen sich oft durch gewaltige Produktion von Geschwulstmassen aus und können eine Dicke bis zu 3 cm erreichen (Kundrat), den ganzen Magen in ein starrwandiges Gebilde umwandeln und sich sogar auf das Duodenum und den Ösophagus fortsetzen Handfort). In manchen Fällen beschränkt sich die Tumorbildung auf den

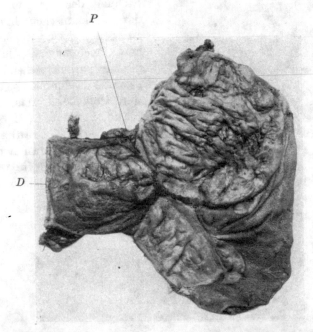

Abb. 15. Flächenhaftes zirkuläres, ausgesprochen infiltrativ wachsendes Magensarkom, aufs Duodenum übergreifend. Präparat an der großen Kurvatur aufgeschnitten. 50jähriger Mann. D = Duodenum, P = Pylorusgegend.

Pylorusteil. Die Mageninnenfläche hat bald ein grobwulstiges Aussehen (Abb. 17), bald entwickelt sich ein mehr gleichmäßiger glatter, ulzerierter Tumor (Abb. 16).

Auf diese durchaus geschwulstmäßigen Wucherungen des lymphadenoiden Systems, deren Stellung zu den echten Geschwülsten ja auch heute noch viel umstritten ist, muß ich daher noch kurz eingehen.

Bekanntlich hat ja Kundrat diese Gruppe der lymphatischen Neubildungen von den Sarkomen abgetrennt und überhaupt zu den Neubildungen im engeren Sinne gerechnet wissen wollen. Sie stehen, wie Kundrat betont, der pseudoleukämischen Infiltration näher als den Sarkomen, und Kundrat hat sie mit der Bezeichnung „Lymphosarkomatosis" als Systemerkrankung des lymphatischen Systems aufgefaßt. Neuerdings sind aber Ghon und Roman, obwohl sie in der Wiener Schule weitergearbeitet haben, durch umfangreiche Untersuchungen sehr für die echte Geschwulstnatur der sog. Lymphosarkome eingetreten, für welche sie, um Mißverständnisse zu vermeiden, die alte, schon

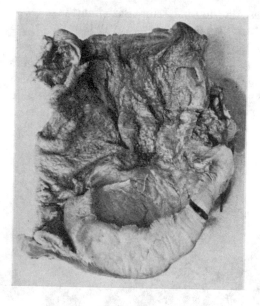

Abb. 16. Regionäre aleukämische Lymphomatose des Magens. 31jährige Frau.

von Ziegler gebrauchte Bezeich
nung „Sarcoma lymphadeno-
ides" vorschlagen. Vom klinischen
Standpunkt können wir den Ergebnissen, zu denen Ghon und Roman
gekommen sind, zustimmen, pathologisch-anatomisch läßt sich aber
vieles dagegen einwenden. Die
Stellung des Lymphosarkoms bzw.
der aleukämischen Lymphomatose
zu den echten Geschwülsten ist
heute noch unklar. Unsere Kenntnisse der pathologischen Wucherungs-
prozesse des lymphatischen Gewebes
sind trotz der Untersuchungen von
Kundrat, Paltauf, M. B. Schmidt,
Sternberg, E. Fränkel, Fabian,
Ghon und Roman noch sehr unvollständig. Es dürfte, wie Orth bemerkt, wenige Gebiete der patho-

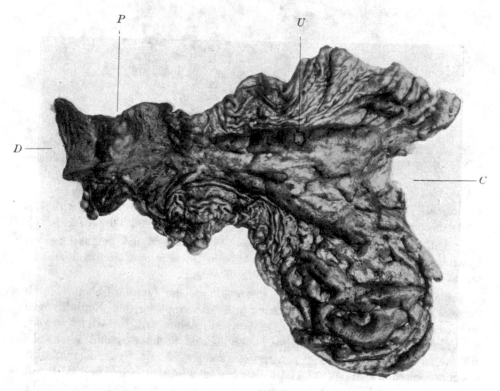

Abb. 17.   Ausgedehnte Lymphomatose des Magens bei generalisierter aleukämischer
Lymphomatose (Sektionspräparat). 54jähriger Mann.   C = Kardia,   D = Duodenum,
P = Pylorus,   U = Ulkus.

logischen Anatomie geben, in denen eine solche Unklarheit, ja geradezu Verwirrung herrscht, wo die Lücken in unserem Wissen so weit klaffen, wie gerade hier. Auf keinen Fall dürfen wir das „Lymphosarkom" — als eine Geschwulst, die den Typus des adenoiden oder lymphoiden Gewebes nachahmt (Kaufmann) und dadurch schon aus der großen Gruppe der Sarkome heraustritt — mit dem Rundzellensarkom schlechthin zusammenwerfen. Es empfiehlt sich daher das Wort: Lymphosarkom fallen zu lassen und hierfür die Bezeichnung „Lymphoblastom" (Ribbert) oder noch besser „Aleukämische Lymphomatose" (Orth) zu wählen.

Diese „aleukämische Lymphomatose" kann in regionärer (Abb. 16) und in generalisierter Form (Abb. 17) auftreten und echte Geschwülste vortäuschen.

Solche Tumoren kommen im Magen in Form linsengroßer, flacher Erhabenheiten bis plumper Wülste, ja auch gestielter Bildungen vor (Stoerk). Auf der Höhe dieser Wülste bzw. Infiltrate sind fast regelmäßig mehr oder weniger tiefgreifende Ulzerationen vorhanden. Die Verwechslung mit einem Sarkom oder Karzinom ist naheliegend.

Heilungs- und Vernarbungsvorgänge beim Lymphosarkom bzw. den aleukämischen Lymphomatosen.

Es ist von erheblichem klinischem Interesse, daß bei den Lymphosarkomen bzw. den aleukämischen Lymphomatosen gelegentlich ein an die Ulzeration sich anschließender Vernarbungsprozeß bisweilen in recht ausgedehnter Form zu beobachten ist. Dieser ist ein durchaus typisches Vorkommnis und wird beim Lymphosarkom immer wieder hervorgehoben (Kundrat, Paltauf, Chiari, Störk, Ruff, v. Haberer, Ghon und Roman u. a.). Durch ausgedehnten Zerfall können mehr oder weniger große Anteile der Infiltrate oder des Tumors unter Bildung vernarbender Geschwüre verschwinden (Paltauf). Wie Störk betont, führt dieser Vorgang in einzelnen Fällen dazu, daß fast sämtliche Knoten durch eingesunkene narbige Partien substituiert werden, die unter Umständen nur noch durch einen wallartig verdickten, Tumorreste enthaltenden Rand auf ihre Herkunft hinweisen. Freilich handelt es sich auch hier meist nur um partielle Vernarbungen, wie wir sie ähnlich auch beim Karzinom kennen (Konjetzny). Ob auf diesem Wege eine völlige Ausheilung eintreten kann, bleibt noch unentschieden.

Worin der eigentliche Grund für die erwähnten Heilungsprozesse zu suchen ist, darüber kommen wir über Vermutungen nicht hinaus. Wir wissen nur, daß nach den verschiedenen Mitteilungen dem Verschwinden oder Kleinerwerden meist besondere Umstände vorausgegangen sind. Zu diesen sind zu rechnen: Infektionskrankheiten (vor allem das Erysipel), medikamentöse Behandlung (Arsen), ganz indifferente chirurgische Eingriffe, Röntgenbehandlung. Über die histologischen Vorgänge hierbei liegen wenig Untersuchungen vor (Busch, Kaposi, Schkarin, Coley, Eisenmenger). Es wurde eine primäre fettige Degeneration der Neoplasmazellen mit Zerfall derselben gefunden. Anderseits können hier auch sekundäre entzündliche Veränderungen, die zur Eiterung und Nekrose führen, eine Rolle spielen.

Bezüglich der Lymphomatose oder des Lymphosarkoms des Magens liegen wenig einschlägige Beobachtungen von Heilungsvorgängen vor. v. Haberer berichtet über einen sehr interessanten Fall.

Bei einer 35jährigen Patientin wurde wegen eines auf den Pylorusteil des Magens und das oberste Jejunum lokalisierten, stenosierenden Lymphosarkoms (bei der Operation wurde die Diagnose auf Tuberkulose gestellt) eine Gastroenterostomia antecolica mit Entero- anastomose der ersten Jejunumschlinge unterhalb des Darmtumors angelegt. Im zugehörigen Mesenterium der erkrankten Darmschlinge fanden sich zahlreiche bis walnußgroße Drüsen- tumoren. Gelegentlich einer zweiten Operation, etwa $^1/_2$ Jahr später, zeigte sich, daß der Prozeß nicht nur keine Progredienz aufwies, sondern daß die Tumoren und namentlich die Drüsen wesentlich kleiner geworden waren. Die sorgfältige histologische Untersuchung des resezierten Darmtumors ergab, daß ein Lymphosarkom vorlag mit deutlicher teilweiser Abheilung des Prozesses.

In dem hier mitgeteilten Falle hat also eine nennenswerte Rückbildung bei dem sehr ausgedehnten Lymphosarkom Platz gegriffen und das im Anschluß an einen Eingriff, der zunächst den Tumor nicht in direkter Weise berührte, sondern nur als palliativer, symptomatischer zu bezeichnen ist. Er hatte ja nur den Zweck, die Patientin von ihrer Doppelstenose zu befreien. Eine andere, die Rückbildung etwa günstig beeinflussende Therapie (z. B. Arsen) wurde nicht eingeleitet. Dieser Fall ist auch deswegen interessant, weil hier das Lympho- entgegen seinem sonstigen typischen Verhalten zur Stenosierung von Magen und Darm geführt hatte. Auch für die ungewöhnliche Stenosenbildung ist der Grund in der an den Zerfall der Geschwulstmassen sich anschließenden Narben- bildung zu suchen.

Sehr zu warnen ist, diese beim Lymphosarkom gemachten Beobachtungen einfach für das Sarkom im eigentlichen Sinne in Anspruch zu nehmen. Das gäbe nur zu Verwirrungen Anlaß, von denen in der Literatur reichlich zu finden ist. Trotz der Untersuchung von Ghon und Roman bleibt dem sog. Lymphosarkom seine Sonderstellung. Es muß immer wieder mit Nachdruck darauf hingewiesen werden, daß einer Trennung der tumorhaften Wucherungen des lymphadenoiden Systems in Lymphosarkome und aleukämische Lymphomatosen vom patholo- gisch-anatomischen Standpunkte die größten Schwierigkeiten entgegenstehen.

Differentialdiagnose gegenüber dem Magenkarzinom.

Die anatomische Differentialdiagnose macht bei gestielten exogastrischen Sarkomen keine Schwierigkeit, weil das Magenkarzinom in so ausgesprochen expansiver gestielter Form nicht wächst. Die übrigen Magensarkome aber können sehr leicht mit einem Karzinom verwechselt werden. Bezüglich dieser Fälle hat auch Kaufmann in einer Anmerkung zu der Arbeit von Hosch die Unmöglichkeit einer sicheren makroskopischen Unterscheidung zwischen Sarkom und Karzinom betont. Ich muß Kaufmann ohne weiteres bei- pflichten, daß eine sichere Entscheidung hier nur die mikroskopische Unter- suchung bringen kann, aber ich möchte doch versuchen, aus meiner Erfahrung einige Anhaltspunkte schon für die makroskopische Diagnose oder wenigstens Wahrscheinlichkeitsdiagnose zu geben. Es ist dies ja wegen der Eigenarten des Sarkoms nicht nur klinisch bedeutungsvoll, sondern vor allem auch im Interesse der weiteren Entwicklung der Lehre vom Magensarkom von Wichtig- keit. Wie viele Magensarkome mögen wohl als Karzinom angesehen worden sein, weil man sich nicht weiter über das Präparat den Kopf zerbrach und es als Karzinom unbeachtet ließ!

Die Eigentümlichkeit mancher Sarkome, die Serosa im eigentlichen Sinne nicht zu durchbrechen, sondern sie nur vorzuwölben und durch schwielige Verdickung sie zu einer Kapsel zu gestalten, gibt schon den Sarkomen eine

Besonderheit gegenüber den Magenkarzinomen, bei denen dieses Verhalten seltener ist. Tritt das Magenkarzinom in Beziehung zur Serosa, so kommt in den meisten Fällen eine Ausbreitung des Karzinoms im subserösen Lymph- gefäßnetz und in der Subserosa, beim weiteren Fortschreiten mit Substi- tution der Serosa zustande. Dadurch entwickeln sich die ja bekannten krebsigen Plaques. Solche Plaques findet man beim Magensarkom nicht, weil, selbst wenn die Lymphgefäße der Subserosa primär befallen sind, von diesen fast gleichzeitig eine infiltrierende Ausbreitung des Sarkoms in der Subserosa erfolgt und dann nur der meist braunrötliche Farbton diese Stelle von der vom Sarkom noch nicht befallenen Serosa unterscheidet. Auffallend sind in der Umgebung solcher Stellen, wo das Sarkom die ganze Magenwand durch- setzt hat und bis zur Serosa vorgedrungen ist, oft sehr starke angioplastische Gewebsreaktionen, so daß diese Stellen von einem Hof dichter, prall mit Blut gefüllter Gefäßnetze eingerahmt werden.

Der Durchschnitt durch ein Magensarkom bietet aber weitere Anhalts- punkte für die Differentialdiagnose. Das Karzinom bietet im Gewebsdurch- schnitt immer eine gewisse Struktur, wenn diese auch bei den medullären Formen nur gerade angedeutet und nicht sehr augenfällig ist. Die Farbe geht ins Grau- rötliche und Grauweißliche. Sind Nekrosen vorhanden, so finden sich hier und da kleine, mit Zerfallsmassen gefüllte Höhlen nach Art von Abszessen. Das Sarkom weist ein völlig homogenes Gewebe ohne jede Strukturierung auf. Die Farbe ist bei den von uns beobachteten Fällen immer ausgesprochen weiß- lich oder hellbräunlich gewesen. Nekrosen im Geschwulstgewebe sind sehr häufig und bei Sarkomen sehr charakteristisch. Es handelt sich um scharf begrenzte, unregelmäßige Herde mitten im Gewebe von meist etwas speckiger Beschaffenheit (Abb. 12).

Auch die pilzförmigen endogastrischen Magensarkome (Abb. 9 und 10) unterscheiden sich schon makroskopisch deutlich von den pilzförmigen Kar- zinomen. Die pilzförmigen Magenkarzinome haben eine unregelmäßige, gelappte bis zottige Oberfläche. Der Übergang zur benachbarten Schleimhaut ist ein allmählicher. Die pilzförmigen endogastrischen Sarkome haben eine glatte Oberfläche, welche von Schleimhaut entblößtes Geschwulstgewebe darstellt. Die Schleimhaut schneidet am Tumorhals deutlich kragenförmig in scharfer Grenze ab. Auf dem Durchschnitt zeigen diese Magensarkome eine gleichmäßige homogene Beschaffenheit im Gegensatz zu den pilzförmigen Magenkarzinomen, die schon makroskopisch entsprechend ihrem adenomatösen bis papillären Auf- bau eine meist deutlich papilläre bzw. blätterige Struktur zeigen.

Kombination mit einem Magenkarzinom.

Dreyer beschreibt bei einem 43jährigen Manne ein Fibrosarkom mit teilweiser krebsiger Entartung des Magenpylorus und der epigastrischen Lymph- drüsen. Daneben bestanden multiple Fibrosarkome der Haut und eine Meta- stase in der Wirbelsäule, die, soweit es die Beschreibung vermuten läßt, karzino- matöser Natur war.

Das Carcinoma sarcomatodes oder Karzino-Sarkom des Magens.

Geschwülste des Magens, welche sowohl karzinomatöses als auch sarko- matöses Gewebe enthalten, sind außerordentlich selten. Solche Geschwülste sind von Lindemann, Queckenstedt und Konjetzny beschrieben worden.

In dem von Lindemann beschriebenen Fall handelte es sich um einen 46jährigen Mann, bei welchem die Autopsie einen großen Magentumor ergab, der mit der linken Seite der Bauchwand verwachsen war und diese durchbrochen hatte. In der Leber, in der Milz, in der rechten Lunge, in den Mesenterial- und Halsdrüsen fanden sich Metastasen. Die mikroskopische Untersuchung ergab, daß sich an dem Aufbau sowohl des Primärtumors als auch der Metastasen krebsiges und sarkomatöses Gewebe in inniger Beziehung beteiligte. Queckenstedt beschreibt ein Karzino-Sarkom der Pylorusgegend, das bei

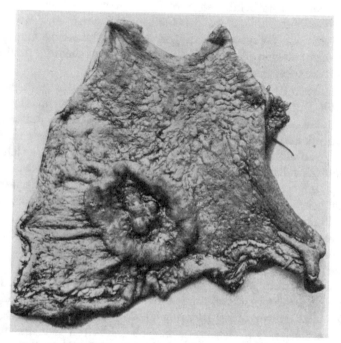

Abb. 18. Karzinosarkom der Pylorusgegend. 60jähriger Mann.

einer 54jährigen Frau durch Resektion gewonnen wurde. Die Frau starb 11 Monate nach der Operation. Eine Sektion ist unterblieben. Konjetzny berichtet über zwei Fälle von Karzino-Sarkom des Magens. Im ersten Fall (60jähriger Mann) fand sich ein fünfmarkstückgroßer schüsselförmiger Tumor in der Pylorusgegend (Abb. 18). Außer dem Primärtumor bestanden Metastasen in den regionären Lymphdrüsen und eine über kindskopfgroße Metastase im Netz (Abb. 19). Der Primärtumor zeigte zum größten Teil das Bild des hochdifferenzierten Adenokarzinoms mit zellarmem, grobfaserigem Stroma. An einer Stelle aber ging das zellarme Stroma in zellreiches, von polymorphen Spindelzellen gebildetes Gewebe über. Der metastatische Tumor zeigte zum größten Teil das Bild des polymorphzelligen Spindelzellensarkoms, an einzelnen Stellen aber waren in diesem sarkomatösen Gewebe adenomatöse Bildungen eingelagert, die ganz denen des Primärtumors entsprachen. Primärtumor und Metastase wurden operativ entfernt, die nachträgliche Autopsie ergab keine weiteren Metastasen. In einem zweiten Falle (Abb. 20 und 21) handelte es sich um eine 60jährige Frau, die mit den Erscheinungen

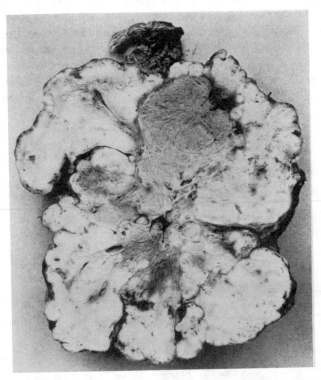

Abb. 19. Netzmetastase (Karzinosarkom) bei dem in Abb. 18 abgebildeten Tumor.

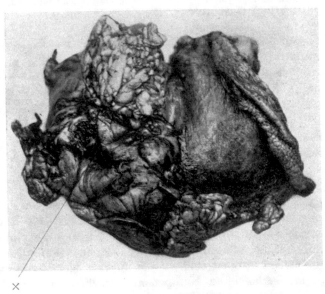

Abb. 20. Karzinosarkom der Pylorusgegend mit Magenperforation (×) in die freie Bauchhöhle. 60jährige Frau.

einer Perforationsperitonitis plötzlich erkrankt war. Die Laparotomie ergab
einen faustgroßen Tumor der Pylorusgegend mit Perforation der vorderen
Magenwand im Bereich des Tumors. Der Tumor wurde nach Kocher entfernt.
Metastasen wurden nicht gefunden. Histologisch setzte sich der Tumor zum
größten Teil aus zellreichem polymorphzelligem Spindelzellengewebe zusammen.
Außerdem fanden sich an einzelnen Stellen größere, an anderen spärlichere
Komplexe von unregelmäßigen adenomatösen papillären und soliden alveolären
Epithelzellenkomplexen, an deren krebsiger Natur kein Zweifel bestehen konnte.

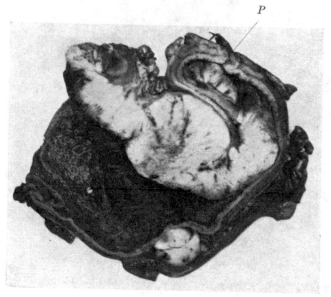

Abb. 21. Karzino-Sarkom der Pylorusgegend. Vordere Fläche des frontal durchschnittenen
Präparates (Abb. 20). *P* = Pylorus.

Beide Gewebskomponenten waren innig durchmischt. Die Diagnose Karzino-
Sarkom war sicher.

In diesen Fällen von Karzinosarkom wird das Stroma des Karzinoms
(meist nur zum Teil) von sarkomatösem Gewebe gebildet, die Metastasen enthalten entweder jede der beiden Gewebskomponenten für sich oder beide
zusammen. Diese Karzinosarkome sind nicht zu verwechseln mit einem rein
desmoplastischen Karzinom, wie es das durch eine ungewöhnliche Stroma-
entwicklung ausgezeichnete Carcinoma fibrosum ist, auch nicht mit den Karzinomen, in welchen unter dem Einfluß entzündlicher Vorgänge (wie z. B.
im Bereich von Ulzerationen) eine jugendliche Granulationsgewebsbildung im
Stroma vorliegt. Das Stroma des echten Karzinosarkoms ist von diesen Fällen
durch eine ausgesprochene Polymorphie der Spindelzellen mit Kernverände-
rungen im Sinne der Hyperchromatose, Kernteilungsfiguren usw. unterschieden,
d. h. durch Befunde, die weder im Stroma des Carcinoma fibrosum, noch im
Granulationsgewebe anzutreffen sind. Auch in den Metastasen kommt die
karzinomatöse und sarkomatöse Komponente deutlich zum Ausdruck, von
denen die eine oder andere mehr oder weniger oder ganz überwiegend hervortreten kann.

Was die Genese des Karzinosarkoms anlangt, so gibt es verschiedene Möglichkeiten. Es handelt sich entweder um eine Mischgeschwulst im Sinne von Wilms, die zurückzuführen ist auf einen embryonal aus der normalen Entwicklung ausgeschalteten Entoderm-Mesenchymkeim (Queckenstedt), oder die Geschwulst ist durch eine gleichzeitige Wucherung von Epithel und Bindegewebe im Sinne der Reiztheorie entstanden. Ferner ist möglich, daß ursprünglich ein Karzinom bestanden hat, in welchem eine sekundäre sarkomatöse Entartung des Stromas sich eingestellt hat (Konjetzny), oder es hat ein primäres Sarkom zu einer sekundären Krebswucherung Veranlassung gegeben. Die Annahme, daß ein Karzino-Sarkom durch metaplastische Umwandlung von Krebszellen zu Bindegewebs- bzw. Sarkomzellen entstehen kann, hat heute nur noch historisches Interesse.

Es ist mehrfach darauf hingewiesen worden, daß das Karzinosarkom klinisch sehr maligne ist. Ob das auch für Karzinosarkome des Magens zutrifft, ist deswegen nicht zu entscheiden, weil ja nur vier einschlägige Fälle bekannt sind. Der Fall von Lindemann könnte ja für diese Behauptung sprechen. Meine Fälle sprächen vielmehr für das Gegenteil. Die von mir kurz erwähnten Fälle werden in der zitierten Monographie ausführlich mitgeteilt.

Sekundäres Magensarkom.

Über das sekundäre Magenkarzinom, insbesondere das metastatische, sind nur spärliche Angaben in der Literatur zu finden (Beck, Brodowski, Carry, Legg Wickham, Otto, Rieder, Schepelern, Stort u. a.). Dementsprechend ist die Unklarheit schon in der Frage ihrer Häufigkeit groß.

Weißblum sammelte 1886 im ganzen 14 Fälle aus der Literatur, Welsch erwähnt 1898 nur 11 Fälle, Weinberg 12 im Jahre 1901, Ziesché und Davidsohn konnten in der Literatur von 1862—1908 im ganzen nur 18 metastatische Magensarkome auffinden, zu denen man das von Wickham Legg beschriebene, von anderen Autoren als primäres Sarkom angesehene noch hinzurechnen muß (Hesse).

Wir müssen Hesse vollkommen beipflichten, daß diese Angaben für die Häufigkeit des metastatischen Magensarkoms in noch erheblich geringerem Grade beweiskräftig sind als die Zahl der primären Magensarkome. Wenn aber auch alle Möglichkeiten zugegeben werden, welche zu einem Übersehen metastatischer Magensarkome führen können, so darf man sich doch keine übertriebenen Vorstellungen von ihrer Häufigkeit machen.

So fand Stort unter 100 Sarkomen nur fünfmal Magenmetastasen, dreimal handelte es sich hier um ein melanotisches Sarkom, der Primärtumor saß zweimal im Bulbus oculi, einmal am Oberschenkel), zweimal um ein Lymphosarkom. Otto stellte bei 39 Fällen ausgedehnter Sarkomatose nur einmal (also in etwa 3%) ein metastatisches Magensarkom fest.

Über die realtive Häufigkeit des primären und sekundären Magensarkoms finden wir differente Ansichten, was ja bei dem Mangel größeren statistischen Materials nach dieser Richtung vollkommen begreiflich ist.

Ziesché und Davidsohn halten die metastatischen Magensarkome für bei weitem seltener als die primären, wogegen Weißblum und Hosch die metastatischen Magensarkome für viel häufiger als die primären ansehen. Relativ häufig sind nach den bisherigen Mitteilungen von Sarkommetastasen im Magen meist multiple melanotische Sarkome. Solche beschreiben Malmsten och Key und Stort bei Hautmelanosarkomen, Carry, Stort u. a. bei Melano-

sarcoma chorioideae. Rundzellensarkome und Lymphosarkome, Spindelzellen-
sarkommetastasen sind nur vereinzelt beschrieben worden.

Ob beim Magensarkom, wie es nach diesen letzten Angaben scheinen könnte,
wirklich das Verhältnis der primären zu den sekundären Tumoren im Gegensatz steht zu dem Verhalten beim Magenkarzinom (Ely), darauf möchten wir
doch eine bündige Antwort nicht geben. Wir schließen uns Hesse vollkommen
an, wenn er davor warnt, aus den bisher vorliegenden kleinen Zahlen mit ihren
entsprechend großen Fehlermöglichkeiten schon heute einen allgemeinen Schluß
zu ziehen.

Die metastatischen Sarkome sitzen meist in der Submukosa, durchbrechen
aber auch die Mukosa. Sie stellen meist umschriebene, beetartige Magen-
infiltrate dar, die nach Kaufmann auf ihrer Oberfläche oft leicht muldenförmig
exkaviert sind.

Vielfach sind bei Lymphosarkomen bzw. malignen Lymphomen Metastasen im Magen beschrieben (Maier, Roth u. a.), doch sind hier die angenommenen Beziehungen nicht einwandfreie und klare, da die Entscheidung schwierig
ist, ob hier wirklich Sarkome oder nicht vielleicht eine generalisierte aleukämische
Lymphomatose vorgelegen hat.

Metastasen.

Im Gegensatz zum Magenkarzinom bleibt das Magensarkom im allgemeinen
lange Zeit stationär. Metastasen sind dementsprechend im Vergleich zum
Magenkrebs seltener, ja, von verschiedenen Seiten wird darauf aufmerksam
gemacht, daß die primären Magensarkome auffallend selten Metastasen
bilden. Diese Tatsache sieht Hesse nicht ohne weiteres als feststehend an.
Seine Begründung ist durchaus zutreffend. Wenn nämlich Ziesché und Davidsohn die Häufigkeit der Metastasen mit $37,5\%$ berechnen, so ist das nach
Hesse nur zutreffend, wenn man keine Metastasierung annimmt, wo in den
oft lückenhaften Mitteilungen keine erwähnt wird. Unter den von Hesse
zusammengestellten 179 Magensarkomen fanden sich bei solcher Beurteilung
nur 81 mit Metastasen, also immerhin schon 45%. Damit ist aber der tatsächliche Prozentsatz nicht angegeben. Das geht daraus hervor, daß Hesse bei
Berücksichtigung nur der Fälle (107), bei denen bei der Beschreibung von Metastasierung die Rede ist, Metastasen in 81 Fällen, also bei 76% fand. Fehlerquellen gibt Hesse auch bei dieser Rechnung zu, doch schätzt er sie hierbei
als nicht wesentlich ein. Nach den bisherigen Mitteilungen müssen wir also
damit rechnen, daß in etwa 75% aller Magensarkome Metastasen vorhanden
sind. Nicht unbeachtet darf hierbei bleiben, daß zweifellos eine Anzahl der
als Lymphosarkome beschriebenen Fälle zur aleukämischen Lymphomatose
zu rechnen sind, und daß bei deren generalisierten Form eine besonders
massige lymphomatöse Neubildung als Primärtumor, andere weniger augen-
fällige als Metastasen dieser aufgefaßt werden können. Was uns hier
aber als Metastasen imponiert, ist aber nichts weiter als eine autochthone
Geschwulstbildung einer Systemerkrankung des lymphadenoiden Gewebes.
Ferner ist zu berücksichtigen, daß es sich hier um Erhebungen zum allergrößten
Teil an Sektionsmaterial handelt, und daß die obige Feststellung daher nur
für das Magensarkom im Spätstadium Geltung hat. Aber selbst wenn wir
die angegebene Zahl als maßgebend ansehen, steht das Magensarkom mit seinen

75% Metastasierungen im Spätstadium doch noch weit besser da, als das Magenkarzinom, das, wie ich am bereits zitierten Ort ausgeführt habe, im fortgeschrittenen Stadium, ohne vom eigentlichen Spätstadium zu sprechen, in der Regel mit mehr oder weniger ausgedehnter Metastasenbildung einhergeht. Wie aber auch beim Magenkarzinom, das den Chirurgen ja vor allem interessierende Frühstadium glücklicherweise trotzdem doch recht oft ohne Metastasen oder wenigstens ohne Metastasen, die ein radikales operatives Vorgehen hindern würden, angetroffen wird, so verliert auch beim Magensarkom die oben angegebene Metastasierungsfrequenz für die Frühfälle jede Bedeutung. Unsere Erfahrungen sind ja beim Magensarkom im Verhältnis zum Magenkarzinom verschwindend klein, aber doch gestatten sie schon heute das Urteil, das wir auch bei Capelle und Hesse finden, daß die Fälle von Magensarkomen, bei denen ein kleiner Primärtumor zu wesentlichen Metastasen geführt hat, sehr selten sind. Bei gewissen Magensarkomen ist selbst bei größter Entwicklung (das sind vor allem die gestielten derben Fibrosarkome der ersten Gruppe) das Fehlen von Metastasen die Regel. Aus alledem geht hervor, daß vom klinischen Standpunkt die Bedeutung der Metastasen beim Magensarkom weit geringer ist, als beim Magenkarzinom.

Aufschluß über die Verteilung der Metastasen beim Magensarkom geben die Zusammenstellungen von Ziesché und Davidsohn, Wittkamp und Hesse. Nach diesen sind ähnlich wie beim Magenkarzinom Lymphdrüsen und Leber am häufigsten metastatisch affiziert. Besonders aus der Zusammenstellung von Hesse geht die große Bevorzugung intraabdominaler Organe bei der Metastasierung hervor, ebenso auch aus der Berechnung von Lofaro, der unter 121 Fällen 50 mal Metastasen in Bauchorganen feststellen konnte und zwar 12 mal in Drüsen, 25 mal in verschiedenen Eingeweiden, 13 mal in Darm und Drüsen.

Entgegen der Angabe von Hosch, daß von den in der Literatur beschriebenen Fällen Metastasenbildung in der Leber nur etwa in $1/10$ der Fälle vorkommt, weisen Ziesché und Davidsohn besonders auf die Häufigkeit der Lebermetastasen hin, die sie in 13,2% aller Magensarkome überhaupt und in 33,3% der metastasierenden Magensarkome allein gefunden haben.

In den einzelnen Fällen sind im allgemeinen nur wenig Metastasen gefunden worden. Eine Dissemination von Geschwulstkeimen in allen Organen ist sehr selten. Am bösartigsten sind, wie wir dies auch sonst vom Sarkom anderer Organe wissen, die Rundzellensarkome [1]), während die Spindelzellen- und Myosarkome zur Begrenzung und mehr expansivem Wachstum neigen, was schon aus der oft beobachteten kolossalen Größe dieser Formen bei vollkommener Lokalisierung oder mäßiger Metastasierung hervorgeht. Dies gilt aber cum grano salis und meist nur für das Frühstadium; denn wir haben ja gesehen, daß die Myosarkome bei langer Entwicklungsdauer schließlich doch meistens Metastasen bilden. Fast ausnahmslos gutartig sind dagegen die gestielten derben zellarmen Spindelzellen oder Fibrosarkome, die selbst bei kolossalen Dimensionen rein lokale Geschwulstbildungen darstellen.

---

[1]) Hierbei ist aber immer mit größter Kritik die Möglichkeit einer generalisierten Lymphomatose mit multipler autochthoner Geschwulstbildung im lymphadenoiden Gewebe zu berücksichtigen.

Zu typischen Metastasierungen, die wir als klinisch bedeutungsvoll beim Magenkarzinom kennen, scheint das Magensarkom im allgemeinen nicht zu neigen. Die Metastasierung erfolgt beim Magensarkom planloser. Metastasen im Cavum recto-uterinum oder recto-vesicale scheinen sehr selten beobachtet worden zu sein. Die Darmmetastasen, die auch multipel auftreten können, scheinen bestimmte Lokalisationen nicht zu bevorzugen (Ziesché und Davidsohn). Lofaro, Schlesinger u. a. machen darauf aufmerksam, daß die Darmmetastasen durch starrwandige Infiltrate ausgezeichnet sind, die sich durch das Ausbleiben jeder Stenosierung von den zu Schrumpfung und Stenosierung neigenden Magenkrebsmetastasen unterscheiden. Das sind Verhältnisse, die uns klinisch ja auch beim primären Darmsarkom geläufig sind. Wir sollen hierbei aber nicht zu schematisch denken, da häufig genug das Gegenteil gefunden wird.

Besonderheiten bieten manchmal, besonders infolge regressiver Veränderungen die Lebermetastasen. Die Leber kann durch metastatische Geschwulstknoten enorm vergrößert werden.

In dem von Hosch beschriebenen Falle wog die Leber 10 900 g. Die Metastasen boten in diesem Falle noch die Besonderheit, daß sie ausgesprochen zystisch waren und stellenweise mächtige Hohlräume darstellten; die insgesamt ca. 3500 cm eine trübe, dicke, dunkelbraunrote Flüssigkeit enthielten.

Auch Pappert beschreibt etwas Ähnliches. In seinem zweiten Falle war die Leber vergrößert. Auf dem rechten Leberlappen wölbten sich ziemlich zahlreiche, zum Teil hämorrhagische Tumorknoten vor. Der linke Leberlappen war in einen mächtigen Tumor fast ganz aufgegangen, der im wesentlichen von einem mit blutgefüllten, kindskopfgroßen, zystischen Hohlraum dargestellt wurde. Dieser war ausgefüllt mit teils frischgeronnenem Blut. An die Zyste grenzte nach rechts ein etwa faustgroßer Tumor, der aus schmierigem, fast zerfließlichem Gewebe bestand. Die übrigen Lebermetastasen wiesen markige Beschaffenheit auf. Im Falle Hosch lag ein Myosarkom, im Falle Pappert ein „Lymphosarkom" vor.

Über die Wege, auf welchen die Metastasierung des Magensarkoms erfolgt, ist nur weniges zu sagen. Diesbezügliche eingehende Untersuchungen, die sich auf ein größeres Material erstrecken, fehlen. Auch ist in den einzeln mitgeteilten Fällen dieser Frage so wenig gedacht worden, daß aus diesen ihre Beantwortung nicht versucht werden kann. Ich habe schon anderen Orts hervorgehoben, daß wir uns von dem vielfach immer noch als maßgebend aufgestellten allgemeinen Satze freimachen müssen: es metastasiere das Karzinom auf dem Lymphwege, das Sarkom auf dem Blutwege. Das trifft weder für das Karzinom noch für das Sarkom in dieser strengen Form zu und kann wie beim Karzinom bei den verschiedenen Sarkomen sehr verschieden sein. Beim Magensarkom gewinnt man den Eindruck, als ob bei der Metastasierung der Lymphweg die Hauptrolle spielt. Dafür spricht die außerordentliche Häufigkeit der Lymphdrüsenmetastasen, wie die obigen Angaben zeigen. Ich fand in einem meiner Fälle nur Metastasen in den suprapankreatischen und in den retroperitonealen Lymphdrüsen an der Mesenterialwurzel, die hier beträchtliche Pakete bildeten. In drei von meinen Fällen war die Ausbreitung auf dem Lymphwege histologisch deutlich durch den Nachweis von Tumorzellen in Lymphbahnen, ganz in der Form, wie wir sie beim Karzinom kennen. Hesse hat die Organmetastasen, die Stort in 100 Fällen verschiedenster Sarkome gesammelt und aus ca. 240 Organbefunden prozentual berechnet hat, mit den Organmetastasen, von primären Magensarkomen, aus 154 Organmetastasen berechnet, verglichen. Das Ergebnis dieser Untersuchung ist, daß Haut, Darm, Pankreas, ebenso auch Mediastinum, Geschlechtsorgane, Milz, Pleura u. a. annähernd gleichmäßig selten betroffen waren; Gehirn, Knochen, Lungen, Herz waren bei den übrigen Sarkomen viel öfter als beim Magensarkom Sitz von Metastasen, während Leber, Ovarien, Nieren und besonders die regionären Lymphdrüsen beim Magensarkom erheblich öfter befallen werden. Auch aus dieser Feststellung geht hervor, daß das Magensarkom bei der Metastasierung den Lymphweg relativ bevorzugt. Die Knochenmetastasen zeigen viel zu Sprunghaftes, als daß es sich lohnt, sie im besonderen zu vergleichen. Der Blutweg scheint für die Metastasierung des Magensarkoms erst in zweiter Linie in Betracht zu kommen, dafür spricht, daß die Häufigkeit der Lebermetastasen an zweiter Stelle steht. Hierbei ist außerdem noch zu bemerken, daß Lebermetastasen sehr wohl auch auf dem Lymphwege möglich sind. Ich fand in einem Falle größere Venenstämme der Submukosa deutlich mit Sarkomzellen vollgestopft. Metastasen wurden in diesem Fall bei der Operation nicht festgestellt. Die Patientin starb $1\frac{1}{2}$ Jahr nach der Operation an einer Pneumonie, die sie in bis dahin gutem Wohlbefinden akquiriert hatte. Eine Autopsie war leider nicht möglich.

Metastasen in der Bauchhöhle durch Implantation scheinen eine untergeordnete Rolle zu spielen. Es sind hierher vor allem die Ovarialmetastasen zu rechnen, die beim Magensarkom viel seltener sind als beim Magenkarzinom. Aber auch hier läßt sich gegen ihre Entstehung auf dem Wege der Implantation noch manches einwenden.

Histologie der Magensarkome.

Die systematische Einteilung der Magensarkome nach ihrem histologischen Aufbau macht einige Schwierigkeiten, da in den einzelnen kasuistischen Mitteilungen die histologische Diagnose vielfach durchaus nebensächlich behandelt ist.

Nach der vorliegenden Kasuistik ist folgende Einteilung vom histologischen Standpunkt gegeben:

1. Rundzellensarkome,
2. Lymphosarkome bzw. aleukämische Lymphomatosen,
3. Spindelzellensarkome (Fibrosarkome),
4. Myxosarkome,
5. Myosarkome.

Eine Berücksichtigung der aleukämischen Lymphomatosen ist bei der histologischen Diagnose fast nirgends zu finden, so daß es vielfach unmöglich ist, nach den vorliegenden Berichten zu einer bestimmten Auffassung des gerade beschriebenen Falles zu kommen, für eine Differentialdiagnose gegenüber den pseudoleukämischen Erkrankungen genügend sichere Anhaltspunkte zu finden. Die Schwierigkeit in der Beurteilung der Stellung des Rundzellen-, des Lymphosarkoms bzw. der pseudoleukämischen Erkrankungen des Magens zueinander ist groß. Es hängt dies mit der schon erwähnten Tatsache zusammen, daß wir hier einem noch nicht entwirrten Gebiet der pathologischen Anatomie gegenüber stehen. Ob es sich nicht in vielen als Lymphosarkom bezeichneten Fällen vielleicht um ein Rundzellensarkom gehandelt hat, soll dahingestellt bleiben, ebenso, ob nicht manches von den Rundzellensarkomen des Magens vielleicht ein Lymphosarkom war.

Über die Häufigkeit der bei den einzelnen Autoren beschriebenen Sarkomarten geben die Zusammenstellungen von Staehelin, Lofaro, Zesas, Ziesché und Davidsohn, Wittkamp und vor allem von Hesse Auskunft. Am zuverlässigsten, weil auf größter Vollständigkeit und guter pathologisch-anatomischer Basis beruhend, dürften die Angaben von Hesse sein.

Hesse fand unter 144 genau Untersuchten: 33 Lymphosarkome, 10 klein-, 5 groß- zellige Rundzellensarkome, dazu 2 nicht näher bezeichnete Rundzellensarkome, 30 Spindel- zellen- resp. Fibrosarkome. 15 Myosarkome, 3 Angiosarkome, 3 Lymphangiosarkome, 5 polymorphzellige, 1 alveoläres Myosarkom, 7 Rund- und Spindelzellensarkome, 1 Rund- zellenmyxosarkom, 11 Fibromyosarkome.

Nach der Berechnung von Hesse stehen die Rundzellensarkome inkl. Lymphosarkomen und regionären aleukämischen Lymphomatosen mit etwa 40% an erster Stelle, nächst ihnen kommen die Spindelzellen- und Fibrosarkome mit etwa 20%, je nach der engeren Umgrenzung; dem entspricht die einzige Abweichung, daß bei genauerer Durchsicht der histologischen Befunde die Fibro- myosarkome mit 7% auf Kosten der Fibrosarkome und reinen Myosarkome anzusetzen sind.

II. Teil.

Klinik der Magensarkome.

Es ist schon im pathologisch-anatomischen Teil betont worden, daß die Lehre vom Magensarkom relativ jung ist. Besonders die Klinik hat sich erst sehr spät mit dem Krankheitsbild des Magensarkoms befaßt. Es bleibt ein Verdienst Schlesingers, zuerst (1897) versucht zu haben, eine klinische Darstellung der Magensarkome zu geben. In der Folgezeit haben Davidsohn und Ziesché in der gleichen Weise gewirkt. Vor allem verdient hier die sorgfältige Arbeit von Hesse alle Beachtung. Der Einfluß dieser drei Arbeiten auf die klinischen Auseinandersetzungen im Anschluß an kasuistische Mitteilungen ist in den neueren Arbeiten unverkennbar. Einen wesentlichen Fortschritt in klinischer Hinsicht haben die Arbeiten der letzten Jahrzehnte aber nicht gebracht. Die Symptomatologie des Magensarkoms ist zwar erweitert worden. aber im ganzen ist man über das, was sich schon bei den genannten Autoren findet, nicht hinausgekommen. Vor allem ist der wichtige Punkt der Differential- diagnose nicht wesentlich ausgebaut worden, so daß wir auch heute noch das Magensarkom als nur relativ „diagnosenfähig" bezeichnen müssen. Hieran hat wohl in erster Linie die vielfach nicht immer klare Vorstellung von der patho- logischen Anatomie des Magensarkoms die Hauptschuld. Denn es ist verständ- lich, daß bei der Vielgestaltigkeit des Magensarkoms klare anatomische Vor- stellungen unerläßlich für die klinische Diagnose sind, weil es nur auf der Grund- lage solcher möglich ist, im gegebenen Falle unter Umständen doch zu einer bestimmten Diagnose zu kommen. In den allermeisten Fällen ist ja bei der klinischen Beurteilung der Gedanke an ein Magensarkom gar nicht erwogen worden, weil die Autoren mit einer gewissen Voreingenommenheit ihr Augen- merk nur auf die geläufigeren Krankheitsbilder gerichtet haben. Diese Fälle haben aber, wenn eine vollständige klinische Untersuchung vorliegt, trotzdem ihren Wert, da bei ihnen die epikritische Betrachtung im Anschluß an eine Autopsia in vivo oder in mortuo diagnostische Anhaltspunkte von mehr oder weniger großer Bedeutung herauszulösen imstande ist, die zusammengetragen der Allgemeinheit nutzbar gemacht werden können.

Beginn und zeitlicher Verlauf der Erkrankung.

Wenn wir die Anamnesen bzw. die Epikrisen der mitgeteilten Fälle durchmustern, so ergibt sich bezüglich des mutmaßlichen Beginns der Erkrankung eine völlige Unklarheit. Das überrascht zunächst deswegen nicht, weil sich ja der Beginn einer Geschwulstbildung der inneren Organe fast durchweg unserer Beobachtung entzieht und je nach Sitz und Art der Geschwulst Symptome, die mit der Erkrankung zusammenhängen, bald frühzeitig, bald relativ spät in Erscheinung treten. Diese Symptome sind zudem sehr vieldeutig und nicht mit Sicherheit nur für einen bestimmten pathologischen Zustand charakteristisch. Wenn man geneigt ist, Magenbeschwerden, die sich in der Anamnese eines später festgestellten Magensarkoms finden, epikritisch stets mit der Sarkombildung in Zusammenhang zu setzen, so ist diesem gegenüber zu halten, daß wir nicht, wenigstens nicht mit Sicherheit entscheiden können, ob z. B. lange Zeit vor evidenten klinischen Erscheinungen aufgetretene Magenbeschwerden direkt oder indirekt mit der Sarkombildung zusammenhängen. Daraus ergibt sich schon, daß die allzu sichere Einschätzung dieser „ersten Magenbeschwerden", ein durchaus falsches Bild vom Beginn und der Dauer der Geschwulstbildung geben kann und daß diese Magenstörungen, wie Hesse betont, die Verlaufsdauerberechnung über Gebühr belasten.

Trotzdem kann die Berechnung der Verlaufsdauer des Magensarkoms nach dem zeitlichen Auftreten von dauernden und sich verstärkenden Magenstörungen doch eine gewisse Geltung für sich in Anspruch nehmen und cum grano salis einen Maßstab für die klinische Beurteilung der geringen oder größeren Malignität gewisser Sarkomformen abgeben.

Berechnungen über die Verlaufsdauer der Erkrankung beim Magensarkom finden wir bei Schlesinger, Bach, Ziesché und Davidsohn, Zesas, Hesse.

Schlesinger fand eine Verlaufsdauer von einigen Monaten bis zu 3 Jahren, im Mittel 1—1$^{1}/_{2}$ Jahre, Bach im Mittel 2 Jahre, Ziesché und Davidsohn rechneten eine Durchschnittskrankheitsdauer von 1 Jahr 5 Monaten aus, und zwar bei den Spindelzellensarkomen 11 Monate, bei den Rundzellensarkomen 13 Monate, bei den Myosarkomen 3 Jahre und 4 Monate. Nach Wittkamp scheint die Entwicklungsdauer der Magensarkome, soweit sich das überhaupt feststellen läßt, für die Rundzellen-, Spindelzellen- und Lymphosarkome ca. 1 Jahr zu betragen. Nach Zesas führen auf Grund der vorliegenden klinischen Erfahrungen die endogastrischen Sarkome durchschnittlich in 1—1$^{1}/_{2}$ Jahren zum Tode. Die exogastrischen haben einen längeren Verlauf, der durchweg 2—3 Jahre betragen kann.

Diese Zusammenstellungen sind etwas summarisch. Vor allem lassen sie eine Berücksichtigung vermissen, wie die verschiedenen Sarkomformen im einzelnen in bezug auf die Verlaufsdauer sich verhalten. Diese Lücke hat Hesse in sehr sorgsamer Weise ausgefüllt. Hesse fand aus 85 Angaben der von ihm zusammengestellten 162 Magensarkomen im Mittel eine Verlaufsdauer von nicht ganz 2 Jahren, genauer von 22 Monaten. Neben sehr kurzer Verlaufsdauer (3 Wochen [Albu], 1 Monat [Cantwell, Handfort usw.]) bestanden in anderen Fällen die Beschwerden sehr lange (10 Jahre [Cohn], 20 Jahre [Staehelin, Moser]). Bezüglich der letzteren Fälle möchte ich aber auf die oben gegebene Kritik der Verwertung der Magenstörungen hinweisen, denn es ist ja der Versuch epikritischer Verknüpfung von Befund und anamnestischen Einzelheiten immer naheliegend, ohne daß er eben oft mehr bleibt als eine Spekulation. Damit ist aber nicht gesagt, daß ich die sehr lange Verlaufsdauer mancher Magensarkome bezweifeln möchte. Eindeutig spricht ja für die gelegentlich sehr lange Verlaufsdauer der gleich noch zu erwähnende Fall Schillers. Noch vorsichtiger sollte man meiner Ansicht nach mit der Verwertung sehr kurzer Anamnesen für ein Urteil über die Dauer der Geschwulstentwicklung, bzw. über den Beginn derselben sein. Hier mahnen die Zufallsbefunde großer Magensarkome (Kaufmann, Tilger, Pappert, Fleiner, Maschke) zur Vorsicht. Sehr lehrreich ist an dieser Stelle auch die Erinnerung an den von Roberts beschriebenen Fall. Roberts behandelte einen Offizier an einer Radiusfraktur, plötzlich starb der Patient unter heftigem Blutbrechen. Bei der Autopsie fand sich ein großes Magensarkom, das intra vitam gar keine Erscheinungen gemacht hatte.

Einen wesentlichen Unterschied in der Verlaufsdauer bei Rund- und Spindelzellensarkomen konnte Hesse nicht finden. Bei den Rundzellensarkomen berechnet Hesse aus 10 Angaben die mittlere Dauer der Erkrankung auf 11 Monate, bei den Fibrosarkomen aus 20 Beobachtungen auf $11\frac{1}{2}$ Monate, vorausgesetzt, daß man die offenbar nicht zum eigentlichen Krankheitsverlauf gehörenden Frühstörungen des Magens fortläßt, welche die Zeit im Einzelfall 8—20 Jahre verlängern können. Rechnet Hesse auch diese hinzu, so findet sich für das Rundzellensarkom ein Mittel von 18, für das Spindelzellensarkom ein solches von 22 Monaten. Aus dieser Zusammenstellung ginge hervor, daß die Rundzellensarkome nicht unbedingt, wie das ja fast allgemein geschieht, als die malignesten Sarkome aufzufassen wären. Dagegen spricht auch nicht die Angabe von Hesse, daß der schnellere Verlauf der Rundzellensarkome bei Gegenüberstellung aller anderen Sarkome mit Ausnahme der Myosarkome zutage tritt. Hesse findet bei dieser Gegenüberstellung aus 50 Angaben neben 11 Monaten beim Rundzellensarkom $13\frac{1}{2}$ Monate mittlere Dauer, bei den übrigen Sarkomen dagegen, bei Zurechnung aller Beobachtungen, auch der zeitlich aus dem Rahmen herausfallenden, bei allen Arten eine gleichmäßige Dauer von 18 Monaten.

Nur das Myosarkom nimmt eine Sonderstellung ein. Aus 5 Angaben ergibt sich eine Verlaufsdauer im Mittel von 25 Monaten. Nimmt man die Fälle von Cohn (Verlaufsdauer 10 Jahre) und von Moser (Verlaufsdauer 20 Jahre) hinzu, so ergibt sich aus 7 Angaben eine Zeit von 5 Jahren als Erkrankungsdauer.

Diese lange durchschnittliche Krankheitsdauer kann wohl mit Recht zur Stütze der Tatsache des Vorkommens der malignen Entartung primärer gutartiger Myome verwandt werden, mit welcher umgekehrt die langdauernde Entwicklung der Myosarkome (vgl. den Fall Schiller) einwandsfrei zu erklären ist. Außerdem ist in dieser langsamen Entwicklung auch die Erklärung gegeben für die anatomisch und auch klinisch augenfälligen regressiven Veränderungen (Nekrosen, aseptische Einschmelzung von Tumorgeweben, Zystenbildung auf der Basis solcher), wie sie nahezu regelmäßig in den Myosarkomen angetroffen worden sind.

Da bei Lymphosarkomen mehrfach anatomisch Narben etc. gefunden worden sind, so kann an die Möglichkeit partieller Verheilung und damit einer

Verzögerung im Krankheitsablauf der Lymphosarkome gedacht werden. Hesse weist hier auf den Fall von Haberer hin, auf welchen rekurrierend auch Ziesché und Davidsohn betonen, daß die Möglichkeit einer spontanen Rückbildung des Sarkoms außer Frage gestellt ist. Ich möchte aber warnen, diese Beobachtung Haberers, die ja nur das auch sonst bei Lymphosarkomen ziemlich häufige Vorkommen der spontanen partiellen Heilung bestätigt, generell für die Sarkome überhaupt zu verwerten. Ich habe bereits im pathologisch-anatomischen Teil diesen Punkt berührt. Wir dürfen eben nie vergessen, daß die Stellung der sog. Lymphosarkome im onkologischen System im allgemeinen, und den Sarkomen gegenüber im speziellen auch heute noch als sehr unsicher zu bezeichnen ist, daß sie auf jeden Fall aber eine besondere ist, so daß es falsch wäre, die bei den sog. „Lymphosarkomen" gemachten Beobachtungen einfach auch für das Sarkom im eigentlichen Sinne in Anspruch zu nehmen. Damit will ich aber die Möglichkeit einer spontanen, wenigstens partiellen Heilung auch der eigentlichen Sarkome nicht bestreiten, nur sind meiner Ansicht nach noch bis heute einwandfreie Mitteilung in dieser Hinsicht nicht gemacht worden, die rechtfertigen, hier wie mit einer Tatsache zu operieren.

Die Feststellung eines fühlbaren Tumors kann für die Frage des Krankheitsverlaufes von Wichtigkeit sein, wenn sie natürlich auch für die Frage des Beginns des Geschwulstwachstums ganz ohne Bedeutung ist. Aus einem Fall, wie ihn z. B. Schiller mitteilt, sind doch einigermaßen sichere Schlußfolgerungen zu ziehen.

Im Fall Schillers handelte es sich um einen 67 jährigen Mann, bei welchem vor 9 Jahren im Anschluß an eine Influenza vom Arzt eine hühnereigroße Geschwulst in der Unterbauchgegend festgestellt wurde. Im Laufe der nächsten Jahre hatte der Patient nie über Magenbeschwerden zu klagen. Der Appetit war gut, das Körpergewicht blieb konstant. Die einzigen Beschwerden bestanden in einem mäßigen Druckgefühl in der Oberbauchgegend. Erst drei Wochen vor der Aufnahme ins Krankenhaus und 7 Wochen vor dem Tode traten ernste Beschwerden auf: Schmerzen in der linken, später auch in der rechten Unterbauchgegend, einige Male Schüttelfrost, mäßiger Husten und Auswurf, Gewichtsabnahme. Die klinische Diagnose schwankte zwischen Leberabszeß und Echinokokkus. Die Autopsie ergab einen kindskopfgroßen, knolligen Tumor in der Mitte der kleinen Kurvatur. Pylorus frei. Magenschleimhaut durch haselnuß- bis hühnereigroße Knollen vorgewölbt, aber bis auf eine Stelle intakt. Mit anderen Organen, besonders mit der Leber ist der Tumor leichtlöslich verwachsen. Mikroskopisch handelte es sich um ein Leiomyoma sarcomatosum. Die im Vordergrund stehenden klinischen Erscheinungen waren durch eine teilweise Einschmelzung des Tumors durch Infektion von dem auf der Höhe eines Tumorknollens entstandenen Magenulkus zu erklären.

Dieser Fall Schillers ist nach zwei Richtungen wichtig. Er zeigt, daß ein palpabler Magentumor fast ein Jahrzehnt ohne nennenswerte Beschwerden ertragen worden ist; und daß wesentliche Erscheinungen erst kurz vor dem Tode eingetreten sind. In diesem Fall scheint auch die klinische Bestätigung für die pathologisch-anatomisch erwiesene Tatsache gegeben zu sein, daß ein ursprünglich gutartiger Magentumor (Myom) einen bösartigen Charakter annehmen kann. Die mikroskopische Diagnose lautete in diesem Falle auf Leiomyoma sarcomatosum. Die mikroskopische Beschreibung ist zwar nicht ausreichend, um zu entscheiden, ob dieser Tumor den von Wolpe und mir beschriebenen Magensarkomen zur Seite zu stellen ist. Nach dem Vorliegenden ist aber diese Annahme naheliegend. Auf dieser fussend müssen wir eine sekundäre maligne Entartung für sicher halten, da die hier in Frage kommenden Sarkome recht bösartig sind und ein solches Sarkom unmöglich 9 Jahre hindurch stationär bleiben konnte. Die Frage der sekundären malignen Entartung von Magen-myomen ist wichtig, wenn die Frage nach der Dauer der Geschwulstbildung bei einem gerade vorliegenden Magensarkom aufgerollt wird. Solche Fälle haben wegen der Art des Krankheitsablaufes ihre große praktische Bedeutung.

In dem Fall Schillers wird der Tumor 9 Jahre vor dem Tode zufällig vom Arzt anläßlich einer Influenza festgestellt. Beschwerden bestanden damals keine. Diese Latenz der Geschwulstbildung könnte man ja damit erklären, daß eben damals und während der nächsten Jahre nur ein Myom vorgelegen hat, das erst mit der malignen Umwandlung Beschwerden zu machen anfing. Aber es sind auch große Magensarkome beschrieben worden (Kaufmann, Tilger, Fleiner, Pappert, Maschke), die überraschende Zufallsbefunde bei der Autopsie darstellten. Bei einer so schweren Magenerkrankung ist es auffallend, daß intra vitam keine Allgemeinstörungen und keine Magensymptome bestanden haben.

Wenn wir die Berechnungen nach den von Hesse zusammengestellten Fällen zur Grundlage nehmen, so beträgt die Verlaufsdauer der Magensarkome im Mittel etwa 2 Jahre, nehmen wir die Fälle mit klinisch festgestellten Magen-tumoren, so sinkt die Verlaufsdauer auf etwa die Hälfte, auf ein Jahr. Setzen wir die Durchschnittsverlaufsdauer des Magenkarzinoms nach Ewald mit 3 Monaten bis 3 Jahren, nach Ziesché und Davidsohn mit 2—3 Jahren, so würde sich aus dieser Gegenüberstellung als klinisch wichtig ergeben, daß das Magensarkom und das Magenkarzinom gleich maligne, das Magensarkom nach Hesse vielleicht noch maligner als das Magenkarzinom ist. Dem ist aber entgegenzuhalten, daß Hesse in dieser Frage etwas summarisch verfährt. In diesem Punkt verlangen die verschiedenen Sarkomformen eine besondere Berücksichtigung, da z. B. die gestielten, derben, exogastrischen und endo-gastrischen Magensarkome, ferner die expansiv wachsenden klinisch ganz anders einzuschätzen sind als die gestielten weichen bis zystischen und die diffus infiltrierenden.

Ich kann daher der von Hesse gegebenen allgemeinen Beantwortung der Frage, wie sich Magenkarzinom und Magensarkom bezüglich ihrer Malignität im Vergleich zueinander verhalten, nicht ohne weiteres beipflichten.

Komplikationen.

Zu den wichtigsten Komplikationen beim Magenkarzinom gehört die Perforation des Magens im Bereich des Tumors. Diese Perforationen scheinen beim Magensarkom häufiger vorzukommen als beim Magenkarzinom. Die Perforation kann in den oberen Teil der Peritonealhöhle erfolgen und hier zu einer abgekapselten gangränösen Peritonitis führen. Dadurch war im Fall Staehelin eine jauchige Peritonitis entstanden. Im Fall Fritsche hatte die Perforation eines diffusen Lymphosarkom des Magens zu einer partiellen Gangrän der Milz, zu oberflächlichen Gangrän des linken Leberlappens und des oberen Pols der linken Niere, zu einer Gangrän der linken Zwerchfellkuppel und der Basis der linken Lunge geführt. Einen linksseitigen subphrenischen Abszeß im Anschluß an die Perforation beschreiben Weiß, Mr. Cormick und Welsh.

Die Perforation ins freie Abdomen führt zur Peritonitis, die von Wick-ham Legg, Kundrat, Schlesinger, Maschke, Howard, Fleiner, Krüger, Ewald beschrieben ist. Fenwick berechnet die Zahl der Magensarkome, die zur Perforationsperitonitis geführt haben, auf 11%, Ziesché und Davidsohn auf 6%, Wittkamp auf 8%. Eine beginnende Perforation der Magenwand sah Kehr bei der Laparotomie. Nur die Serosa war noch intakt. Ähnliches beschreibt Lofaro in einem seiner Fälle.

Einen Fall von Sepsis im Verlaufe eines Magensarkoms teilt Kundrat mit.

Wichtig für die klinische Kenntnis des Magensarkoms ist die von mir durch einen Fall erläuterte Tatsache, daß ein exogastrisches Sarkom zerfallen und bei gefäßreichem Geschwulstgewebe zu einer tödlichen Blutung ins Abdomen Veranlassung geben kann. Der von mir beschriebene Fall betrifft ein 24jähriges Mädchen, das moribund ins Krankenhaus eingeliefert wurde und dort alsbald verstarb. Die Autopsie ergab als Todesursache eine enorme Blutung ins Abdomen, deren Quelle in einem zerfallenen, vorwiegend exogastrisch entwickelten, teleangiektatischen Spindelzellensarkom des Magens zu suchen war.

In dem von Capelle beschriebenen Falle erfolgte eine Blutung aus den Netzmetastasen eines Magensarkoms.

Symptomatologie.

Den Versuch, eine Symptomatologie des Magensarkoms aufzustellen, hat man, wenn wir zum Vergleich die regen klinischen Studien nehmen, die sich seit langer Zeit mit dem Magenkarzinom beschäftigt und dessen Krankheitsbild zu einer im ganzen befriedigenden Klarheit herausgearbeitet haben, erst relativ spät unternommen. Ein Beweis, wie wenig Bedeutung von klinischer Seite dem Magensarkom beigemessen worden ist! Noch vor 20 Jahren waren die klinischen Erscheinungen des Magensarkoms kaum irgendwo näher berücksichtigt. Mit dem Begriff des Magensarkoms wurden meist nur recht unbestimmte und oberflächliche Vorstellungen verbunden. Dort, wo das Magensarkom erwähnt worden ist, wurde vielfach der Eindruck erweckt, als handele es sich hier um ein durchaus nebensächliches und praktisch kaum nennenswertes Krankheitsbild. So schreibt Leube noch 1904 in seiner speziellen Diagnostik der inneren Krankheiten, daß die Magensarkome nur pathologisch-anatomisches, kein klinisches Interesse haben.

Heute können wir diesen Standpunkt nicht mehr teilen, weil wir kennen gelernt haben, daß das Magensarkom keineswegs von so untergeordneter praktischer Bedeutung ist, wie man früher vielfach geglaubt hat. Die relative Seltenheit der Magensarkome ist vor allem für den Chirurgen kein Grund. die Magensarkome in ihrer klinischen Bedeutung gering einzuschätzen.

Die klinische richtige Bewertung des Magensarkoms nimmt eigentlich erst ihren Anfang mit der Arbeit Schlesingers (1897), welcher 33 der bis dahin veröffentlichten Fälle gesammelt, eigene klinisch und anatomisch beobachtete hinzugefügt und die Symptome des Magensarkoms, soweit das vorliegende vielfach für eine klinische Betrachtung recht unzulängliche Material es zuließ. zum erstenmal zusammenfassend geschildert hat. Die Publikation von Ziesché und Davidsohn und vor allem von Hesse haben weitere verdienstvolle Arbeit geleistet und wesentlich zur Kenntnis der Klinik des Magensarkoms beigetragen.

Gleichwohl ist es nicht möglich, ein einheitliches klinisches Bild des Magensarkoms zu entwerfen. Das hängt in erster Linie mit der Vielgestaltigkeit der anatomischen Formen des Magensarkoms zusammen, die wir in diesem Umfange beim Magenkarzinom nicht kennen. In zweiter Linie wird die Aufstellung einer Symptomatologie, die auf eine exakte Diagnose hinauslaufen könnte, dadurch wesentlich erschwert, daß sich gewisse Formen schon bei der anatomischen Betrachtung oft schwer, bei der bloßen klinischen Betrachtung gar nicht vom Magenkarzinom abgrenzen lassen. Aber so negativ diese Erkenntnis für die klinische Diagnose sein mag, so wichtig ist auch sie trotzdem für die Kenntnis des Magensarkoms überhaupt. Daß aber doch bei bestimmten Formen des Magensarkoms die Möglichkeit einer präzisen klinischen Diagnose besteht, das wird sich aus dem Folgenden ergeben.

Daß ein Magensarkom lange Zeit ohne allgemeine und lokale Symptome — also latent — verlaufen kann, das beweisen die schon angeführten Beobachtungen von Tilger, Kaufmann, Fleiner, Pappert, Maschke, Schiller.

In den meisten der mitgeteilten Magensarkome sind lokale und allgemeine Symptome in mehr oder weniger ausgesprochener Form vorhanden gewesen. Ein Typ in diesem Symptomkomplex, der für eine sichere Diagnose verwendbar wäre, läßt sich aber nicht aufstellen. Wir besprechen daher die lokalen und allgemeinen Symptome registrierend.

Lokale Symptome.

Wenn wir uns die Anatomie der Magensarkome vergegenwärtigen, so werden wir aus ihr nach den am Magenkarzinom tausendfältig gemachten Erfahrungen a priori gewisse klinische Symptome von seiten des Magens postulieren müssen. Dieses klinische Postulat bezieht sich auf die Eigenschaften des Magensarkoms als eines Tumors, der bald extraventrikulär entwickelt eine Zugwirkung am Magen ausübt, im Magen sich ausbreitend die Magenwand mehr oder weniger ausgedehnt substituiert, dabei meist ausgedehnter Ulzeration, oft tiefer Verjauchung verfällt, unter Umständen eine Verlegung des Pyloruslumens bedingt. Aus dieser Überlegung ergibt sich, daß die Symptomatologie des Magensarkoms in vielen Punkten sich mit der anderer wichtiger Magenerkrankungen (Magenkarzinom, Ulcus ventriculi usw.) deckt.

Von den Symptomen, die sich auf die durch die Geschwulstbildung bedingte Alteration der Magenfunktion beziehen, sind zunächst allgemeine Magenerscheinungen zu nennen, die etwas Charakteristisches nicht an sich haben: Anorexie, fader Geschmack, dauerndes Druckgefühl, Völlegefühl. Daneben werden sonstige, nicht näher zu bestimmende unangenehme Sensationen geschildert, die besonders bei großen Tumoren ebenso wie das Völle- und Druckgefühl vorhanden sind und auf die vorhandene Raumbeschränkung und den mechanischen Druck des Tumors auf den Magen und die Nachbarorgane zu beziehen sind. Dafür spricht, daß diese Symptome oft bei bestimmten Körperhaltungen in Erscheinung traten und besonders nach der Nahrungsaufnahme deutlich waren. Hier ist besonders auch als Ursache solcher Beschwerden an die Zugwirkung der gestielten exogastrischen Magensarkome zu denken.

Schmerzen im eigentlichen Sinne sind in sehr vielen Fällen erwähnt, diese Schmerzen werden als periodisch auftretend, oder in ihrer Intensität wechselnd, aber im großen und ganzen dauernd bestehend, angegeben. Sie waren nicht immer nur auf die Magengegend lokalisiert, sondern oft auch im Rücken und in den Lenden vorhanden, und strahlten in einigen Fällen gegen die Brust und die linke Schulter aus. In anderen Fällen (z. B. Dreyer, Hosch, Oberst) werden krampfartige und kolikartige Schmerzen beschrieben, die sogar ganz den Charakter von Magenkrisen aufweisen (Herman). Die Schmerzattacken setzen gewöhnlich bald nach der Nahrungsaufnahme ein und sind wohl in erster Linie auf Steifungsvorgänge, wie sie von Dreyer als peristaltische Magenunruhe gesehen wurden, in zweiter Linie auf peritoneale Reizerscheinungen zu beziehen. Keineswegs kommen diese kolikartige Schmerzanfälle nach Hesse nur bei den mit ausgesprochener Pylorusstenose einhergehenden Sarkomfällen zur Beobachtung.

Diese Schmerzen geben uns zwar, wie Hesse sagt, die diagnostische Sicherheit eines schweren organischen Leidens, sind aber, wie wir das noch besprechen werden, allein für eine präzise Diagnose ohne Wert.

Wichtig ist hier die Beantwortung zweier Fragen:

1. Ist der Schmerz ein Initialsymptom des Magensarkoms?
2. Ist der Schmerz ein regelmäßiges Symptom des Magensarkoms?

Was die erste Frage anlangt, so liegt ihre klinische Bedeutung auf der Hand. Leider ist hier eine eindeutige Antwort, die richtunggebend für die klinische Einschätzung, bzw. die Frühdiagnose sein könnte, nicht zu geben. So heben Ziesché und Davidsohn hervor, daß die Schmerzen eines der frühesten Symptome sind und sich monate- ja jahrelang vor allen anderen Krankheitserscheinungen bemerkbar machen. Ganz fehlen die Magenbeschwerden nur selten. Die Schmerzen sollen vor der Bildung der Tumoren am stärksten sein. Diese Ansicht ist nicht unwidersprochen geblieben. Wittkamp hält es nicht für wahrscheinlich, daß die Schmerzen, wie Ziesché und Davidsohn behaupten, monate- und jahrelang vor allen anderen Symptomen auftreten; es müßten da wohl andere Erkrankungen (Hyperazidität, Ulkus) zugrunde liegen. Auch Hesse betont, daß allerdings in fast allen Fällen monate-, selten auch jahrelang vor Auftreten eines palpablen Tumors allgemeine Magenbeschwerden ohne jede spezielle Färbung das Augenmerk auf dieses Organ lenkten, daß aber wirkliche und heftige Schmerzen ein ausgesprochenes Spätsymptom sind, zumeist erst unter den Augen des Arztes entstanden, der längst vor dem Vorhandensein eines malignen Tumors überzeugt war. Starke Schmerzen, die jahrelang vor dem Erscheinen der Geschwulst auftraten, führt Hesse ebenso wie Wittkamp auf Hyperazidität, Ulkus und ähnliches zurück, also auf Momente, die ev. indirekt ätiologisch mit wirksam waren, nicht aber auf das Magensarkom selbst. Dieser von Hesse präzisierte Standpunkt ist wohl nach den vorliegenden Beobachtungen als der allein berechtigte anzusehen. Für ihn sprechen Fälle, wie die von Schiller und Capelle u. a. beschriebenen. Hesse selbst fußt vor allem auch darauf, daß gerade die an interkurrenten Krankheiten, an einer Blutung usw. gestorbenen Kranken mit noch relativ kleinen Sarkomen keine Schmerzen angegeben hatten.

Die Beantwortung der zweiten Frage käme auf eine statistische Angabe über das Vorhandensein des Schmerzes beim Magensarkom hinaus. Das hat schon deswegen seine Schwierigkeit, weil vielfach entsprechende Angaben bei den einschlägigen Mitteilungen fehlen. Ferner ist hier auf die Unzuverlässigkeit anamnestischer Daten zu verweisen, die nach zwei Richtungen ungenau ausfallen können: einmal läßt die Indolenz des Kranken im Stich, das andere Mal gibt wieder die leichte Suggestibilität desselben ein falsches Bild. Und das besonders, wenn es sich um die Beurteilung von Beschwerden handelt, die jahrelang zurückliegen.

Hesse fand unter 63 Fällen mit Angaben über die Schmerzverhältnisse nicht weniger als 23, bei denen der Schmerz nicht im Vordergrund der Symptome stand. Etwas Charakteristisches bietet dieses Symptom also nicht. Vollständige Schmerzlosigkeit ist hervorzuheben in den Fällen von Ehrendorfer, Nordmann, Richter, Tilger, Cantwell, Malvoz, Maas, Letulle u. a. Auffallend gering im Vergleich zur Ausdehnung der Geschwulst war die Schmerzhaftigkeit in den Fällen von Schlesinger, v. Eiselsberg, Alessandri, Lofaro, Steudel, Fuchs, Welsch, Fleiner, Capelle u. a.

Am häufigsten findet man neben unbestimmten Klagen Appetitmangel und Dyspepsie das Erbrechen. Ziesché und Davidsohn geben an, daß Erbrechen etwa in 20% der Fälle erwähnt wird. Nach Wittkamp und Zesas kommt Erbrechen in 25% der Fälle vor. Hesse kommt auf Grund seiner sorgfältigen Zusammenstellung zu ganz anderen Zahlen. Unter den 162 sicheren Magensarkomen der Hesseschen Zusammenstellung, von denen aber ein großer Teil ausschließlich anatomisch untersucht ist, wird Erbrechen 46 mal (also in etwa 30% der Fälle) erwähnt. Abgesehen von der kleinen Zahl der Beobachtungen, in denen keinerlei Magenstörung bestand, war bei fast allen klinisch untersuchten Patienten mehr oder weniger reichliches Erbrechen angegeben. Ganz besonders die Rundzellensarkome neigen nach Hesse dazu, da bei infiltrativen Prozessen naturgemäß die Störung der Muskelmechanik am schwersten ist. Unter 58 Rundzellensarkomen ist nach Hesse 27 mal Erbrechen erwähnt. obwohl zum Teil klinische Daten fehlen. Dagegen fand Hesse Erbrechen bei allen übrigen Sarkomen nur 19 mal genannt. Danach schätzt Hesse die Häufigkeit des Erbrechens beim Magensarkom auf mehr als 40 bis 50% der Fälle. Wenn man zum Vergleich das Magenkarzinom heranzieht, bei dem Erbrechen nach Ewald für 88%, nach Lebert für 80% nach Fenwick für 87% der Fälle berechnet wurde, so steht das Magensarkom nach Hesse in bezug auf die Häufigkeit des Erbrechens noch erheblich hinter diesem zurück.

Exakte Motilitätsprüfungen des Magens bei Sarkom fehlen so gut wie ganz. Mit Bestimmtheit läßt sich nach Hesse angeben, daß ausgesprochene Stenosenmägen entsprechend dem auch anatomisch nicht häufigen Befund schwerer Pylorusstenose seltener sind als beim Magenkarzinom. Yates führt nur 7, Lofaro nur 9 an. Hesse erwähnt, daß man einige Male kopiöses Erbrechen stagnierender Massen, Retention von Speiseresten über Tage, Anschwellen des Abdomens durch den gefüllten, ektatischen Magen, Austrocknung des Organismus, Verringerung der Urinmenge, Durst beobachtet hat. Auch echte Tetanie ist als Folge dauernden Erbrechens aufgetreten (Fleiner, Dreidorf).

Wichtig ist es, in diesem Zusammenhange noch auf zwei Punkte zurückzukommen, die ich schon im pathologisch anatomischen Abschnitt besprochen habe. Ich habe dort schon betont, daß es nicht richtig ist, beim Magensarkom im Gegensatz zum Magenkarzinom der Vorstellung zu huldigen, daß es zum Wesen des Magensarkoms gehört, die Magenostien zu verschonen. Auch der unter den Klinikern fast allgemein als gültig anerkannte Satz, daß das Sarkom des Magen-Darmkanals mit einer Erweiterung des Magens bzw. des Darmrohrs im Bereich des Tumors einhergeht, besteht für das Magensarkom in dieser allgemeinen Form nicht zu Recht. Ich habe im Gegensatz hierzu darauf hingewiesen, daß bei zirkulärem Sitz des Magenkarzinoms Verengerungen des Magenlumens nahezu die Regel sind. Das gilt auch für die Lymphosarkome bzw. die aleukämischen Lymphomatosen, von denen als klinisches Merkmal meist angegeben wird, daß sie durch das Fehlen einer Stenosierung des Magen- bzw. Darmkanals ausgezeichnet sind. Die gerade bei Lymphosarkome bzw. Lymphomatosen häufigen Vernarbungsvorgänge, die an und für sich Schrumpfungen bedingen, habe ich schon erwähnt. Sehr lehrreich ist der Fall Haberers, in welchem es durch Heilungsvorgänge und narbige Schrumpfungen im Bereich des Lymphosarkoms zur Stenosierung sowohl am Magen als auch am Darm gekommen war. Aber auch sonst wird beim Lymphosarkom des Magens zum Teil eine sehr erhebliche Stenosierung des Magenlumens beschrieben (Schlesinger, Feurer, Schopf u. a.).

Das Erbrechen beim Magensarkom ist meist auf eine mechanische Beschränkung des Magenlumens zurückzuführen. Bei den gestielten Magentumoren der Pylorusgegend sind Pylorusspasmen sehr häufig. Diese scheinen ja auch gerade bei den kleinen Myomen oder Myoadenomen der Pylorusgegend, die an und für sich zu einer Verlegung des Pyloruslumens wegen ihrer Kleinheit nicht Veranlassung geben können, eine typische Erscheinung zu sein. Daß das Erbrechen beim Magensarkom gelegentlich auch reflektorisch bedingt sein kann von dem bei Pylorusinkontinenz dauernden Reizzuständen ausgesetzten Dünndarm oder durch Intoxikation des gesamten Organismus z. B. bei Autolyse des Geschwulstgewebes usw., soll nicht bestritten werden.

Blutige Beimengungen im Erbrochenen oder richtiger Blutbrechen wird von Ziesché und Davidsohn und Zesas im Gegensatz zu Bertrand, der die Häufigkeit der Magenblutungen beim Magensarkom betont, als auffallend selten bezeichnet. Es scheint jedenfalls seltener zu sein als beim Karzinom, was ja nicht verwundert, da eine bestimmte Gruppe der Magensarkome zu Schleimhautulzerationen nicht führt. Freilich ist hierbei zu bedenken, daß sich meist nur in den Fällen von Magensarkomen entsprechende Angaben finden, in welchem die Blutbeimengung im Erbrochenen schon bei bloßer Betrachtung evident war. Ähnliche sorgfältige auch mikroskopische oder chemische Untersuchungen wie beim Magenkarzinom sind nicht gerade häufig angestellt worden. Vergleiche mit dem Untersuchungsergebnis beim Magenkarzinom sind daher nach dem vorliegenden Material nicht ohne weiteres angängig. Bei den mit Schleimhautulzerationen einhergehenden Magensarkomen dürften die Verhältnisse bezüglich der Blutung ins Magenlumen wohl nicht anders liegen als beim Karzinom. Wir haben unter 6 beobachteten Magensarkomen in 3 Fällen das Erbrechen kaffeesatzartiger Massen feststellen können. In einem Fall ist sogar die Patientin dieser Hämatemesis erlegen. In einem Falle war Blut im Erbrochenen chemisch nachweisbar. Frisches rotes Blut wurde erbrochen in den Fällen von Harltey, Cohn, Robert, Oberst, Brooks. In den Fällen von Roberts und Cohn führte die mächtige Blutung direkt zum Tode. Im Falle Roberts waren sonstige klinische Erscheinungen von seiten des Magens nicht vorangegangen. Es handelte sich um einen Offizier, der wegen Radiusfraktur in Behandlung stand und bei dem erst durch die Autopsie ein Magensarkom festgestellt wurde. Im Falle Oberst wurde auf Grund der Hämatemesis die Diagnose auf Magenulkus gestellt.

Die Häufigkeit okkulter Blutungen beim Magensarkom durch chemischen Nachweis des Blutes im Stuhl entzieht sich unserer Beurteilung, weil eben entsprechende Angaben meist fehlen. In unseren Fällen war bis auf einen (gestieltes extraventrikuläres Myosarkom ohne Schleimhautulzeration) Blut im Stuhl regelmäßig nachweisbar. Bei Magensarkomen mit Schleimhautulzerationen dürfte der Blutnachweis im Stuhl wohl stets positiv ausfallen.

Eine sorgfältige makroskopische und im gegebenen Fall mikroskopische Untersuchung des Erbrochenen bzw. Ausgeheberten kann neben der chemischen Untersuchung wichtig sein. Es kann bei systematischem Vorgehen doch gelegentlich gelingen, Geschwulstgewebe zu fassen, das die präzise Diagnose ermöglicht. So gelang es Westphalen, bei der Magenaushebung ein Stückchen Geschwulstgewebe zu gewinnen, aus dem sich mikroskopisch die Diagnose stellen ließ.

Magenchemismus.

Was die Magensekretionsverhältnisse und überhaupt den Magenchemismus beim Magensarkom anlangt, so sind wir beim Vergleich mit dem Magenkarzinom wieder außerordentlich im unklaren. Unsere Kenntnisse in diesem wichtigen Punkte sind recht oberflächliche und primitive, jedenfalls gar nicht zu vergleichen mit dem, was wir über die Magensekretion und den Magenchemismus beim Magenkarzinom wissen. Es gibt in der einschlägigen Kasuistik nur relativ wenige Fälle, welche geeignet sind, Auskunft über den in Rede stehenden Punkt zu geben. Wenn überhaupt Angaben über den Magenchemismus gemacht werden, so erstrecken sich diese meist nur auf grobe Prüfungen bezüglich Salzsäure, Milchsäure, wie sie auf Grund einer einmaligen Aushebung möglich waren. Nach der Hesseschen Zusammenstellung stehen nur 28 Fälle mit Aziditätsbestimmungen zur Verfügung. 20 zeigten Fehlen freier HCl, 3 von ihnen verloren im Laufe einiger Wochen die anfangs normalen, gesteigerten oder leicht verringerten Säurewerte ganz (Pstrokonsky, Schlesinger, Wittkamp). In der Minderzahl bestand neben fehlender freier HCl noch eine geringe Gesamtazidität von 6,10 und ähnlich; so bei Maschke. In 13 Fällen ist neben Anazidität das Vorkommen mehr oder weniger großer Mengen von Milchsäure, durchweg zugleich mit Boas-Opplerschen Bazillen, hier und da auch mit Sarzinen beschrieben.

Bei den 8 von uns beobachteten Magensarkomen sind bei 5 die Aziditätsverhältnisse des Magensaftes untersucht worden; außerdem wurde in einem Falle mittels Kongo freie HCl nachgewiesen. Von den fünf genauer Untersuchten zeigt ein großes, verjauchtes Spindelzellensarkom nach Probefrühstück eine Gesamtazidität von 6, nach Probemahlzeit eine Gesamtazidität von 8, freie HCl und Milchsäure fehlten. Bei einem ausgedehnten infiltrierenden Rundzellensarkom ergab die Untersuchung nach Probefrühstück eine Gseamtazidität von 42, freie HCl 20. Bei einem zweiten Rundzellensarkom wurde nach Probefrühstück eine Gesamtazidität von 28, freie HCl 10, nach Probemahlzeit Gesamtazidität 23, freie HCl 8 gefunden. In einem Fall von regionärer aleukämischer Lymphomatose (Lymphosarkom) betrug nach Probefrühstück die Gesamtazidität 78, freie HCl 54. In einem Falle von pilzförmigem, ins Magenlumen hineinragendem ulzeriertem Spindelzellensarkom war im nüchtern ausgeheberten Mageninhalt eine Gesamtazidität von 15, nach Probefrühstück eine Gesamtazidität von 23 vorhanden; freie Salzsäure und Milchsäure fehlten.

Lofaro hat in seinen beiden Fällen auch noch Fermentprüfungen angestellt. In einem Falle mit Gesamtazidität von $3,1^0/_{00}$ und ziemlicher Menge freier Salzsäure und Milchsäure war mit dem nüchtern und nach Probefrühstück gewonnen Magensaft auch nach 12stündiger Einwirkung auf Eiweißwürfel im Brutschrank keine Spur von Eiweißverdauung wahrzunehmen. In diesem Falle handelt es sich um ein ulzeriertes, infiltrierendes Spindelzellensarkom des Magens. In dem zweiten Fall (extraventrikuläres, gestieltes Spindelzellensarkom ohne Schleimhautulzeration) mit einer Gesamtazidität von 2⁰/₀₀ und freier Salzsäure zeigte die an Eiweißblöckchen geprüfte Verdauungskraft schon nach einer Stunde deutliche, nach 3 Stunden vollständige Verdauung. Solche vereinzelte Untersuchungen sind natürlich von sehr geringem Wert.

Noch einen Punkt müssen wir hier kurz erörtern. Pstrokonsky betont, daß beim Magensarkom länger als beim Magenkrebs normale chemische Werte zu finden sind. Wir dürfen hierbei aber nicht übersehen, daß wir bei einem Vergleich mit den Magenkarzinomen eigentlich nur die infiltrativen Magensarkome, die mit mehr oder weniger ausgedehnter Schleimhautulzeration einhergehen, heranziehen dürfen. Die extraventrikulär entwickelten gestielten Magensarkome, die gewöhnlich zu einer schweren Schleimhautschädigung nicht führen, nehmen an und für sich schon eine Sonderstellung ein, für welche beim Magenkarzinom ein Analogon nicht anzuführen ist. Daraus erklärt sich ja auch ohne weiteres, daß bei großen palpablen Magensarkomen normale Säurewerte gefunden worden sind. Diese Säurewerte können jahrelang normal bleiben, wie der von Schiller beschriebene Fall zeigt, in welchem 9 Jahre vor dem Exitus bereits ein Magentumor festgestellt worden ist und noch kurz vor dem Tode normale Aziditäts- und Motilitätsverhältnisse des Magens gefunden wurden. Auch in diesem Fall lag ein vorwiegend extraventrikulär entwickeltes Magensarkom vor, das wohl erst kurz vor dem Tode zu einer Ulzeration der Schleimhaut mit entsprechender Änderung des Magenchemismus geführt hatte.

Eines können wir auf Grund dieser vorliegenden Mitteilungen doch feststellen, nämlich, daß die Anazidität kein Frühsymptom des Magensarkoms ist. Wichtig ist, daß selbst bei ausgedehnt flächenhaft ulzeriertem infiltrierendem Magensarkom noch freie HCl, wie in 3 Fällen meiner Beobachtung gefunden worden ist.

Tumorbildung.

Zu den wichtigsten Lokalsymptomen des Magensarkoms gehört natürlich die Tumorbildung. Der palpable Tumor kann lange Zeit hindurch das einzige Krankheitszeichen ausmachen (z. B. im Fall Schillers 9 Jahr hindurch). Diese Fälle scheinen aber im ganzen selten zu sein. In den meisten Fällen ist wohl der Tumor bei der durch schwerwiegende Magensymptome veranlaßten Untersuchung gefunden worden.

Von einer exakten, zahlenmäßigen Abgabe über die Häufigkeit eines palpatorisch feststellbaren Magenbefundes kann nach den vorliegenden Mitteilungen gar nicht die Rede sein, und zwar hauptsächlich deswegen nicht, weil sehr oft entsprechende Angaben fehlen. Von einigem Werte ist trotzdem die Berechnung Hesses. Hesse gibt an, daß unter 179 Fällen in 71 hervorgehoben wird, daß ein Tumor getastet worden ist. Diese Zahl sagt natürlich sehr wenig und ist nicht einwandfrei. Für genauer hält Hesse die Zahl der Angaben, die das Fehlen der Palpabilität eines Tumors, auch in Narkose, betonen. Hesse fand von solchen nur 11 und berechnet hieraus, daß in etwa 15¹/₂⁰/₀ der Magensarkome ein Tumor nicht getastet wurde. Wenn auch der aus dieser Rechnung gemachte Rückschluß Hesses, daß das Magensarkom in mehr als 85⁰/₀ intra vitam zu palpieren ist, nicht befriedigt, so dürfen wir doch wohl im allgemeinen wenigstens sagen, daß ein positiver Tastbefund beim Magen-

sarkom häufiger ist als beim Magenkarzinom, das nach Ewald in 20% nach
Mayo in 67% palpabel war. Daß im einzelnen Falle aus solchen Angaben
für die Diagnose wenig herausspringt, liegt auf der Hand.

Wichtiger ist es, sich auf Grund der pathologisch-anatomischen Tat-
sachen klarzumachen, welche Besonderheiten das Magensarkom in topischer
Hinsicht bietet. Die Kenntnis dieser ist unerläßlich, wenn bei diagnostischen
Erwägungen während einer palpatorischen Untersuchung des Abdomens das
Magensarkom eine einigermaßen begründete Stellung einnehmen soll.

Die infiltrierend wachsenden Magensarkome, die wir in der Gruppe IV
zusammengefaßt haben, ebenso die aleukämischen Lymphomatosen des Magens
werden, wenn ein Tumor palpabel ist, sich in nichts von einem palpablen Magenkarzinom unterscheiden. Wir werden im Epigastrium oder im Hypochondrium
einen in seiner Form schwer bestimmbaren oder einen rundlichen bis walzenförmigen Tumor fühlen, der nach seiner ganzen Lage als Magentumor ohne
weiteres anzusprechen sein wird.

Die endogastrischen polypösen Magensarkome werden bei einiger Größe
als kugelige harte Tumoren imponieren; diese Tumoren sind durch eine gute
Beweglichkeit innerhalb gewisser Grenzen ausgezeichnet, ebenso wie die großen
pilzförmigen Magenkarzinome.

Die ausgesprochen exogastrisch sich entwickelnden Magensarkome habe
ich in drei Untergruppen eingeteilt:

1. in gestielte, derbe Magensarkome,
2. in gestielte weiche bis zystische Magensarkome,
3. in breitbasig dem Magen aufsitzende weiche Magensarkome.

Diese Magensarkome, die ja, wie wir gesehen haben, enorme Größen erreichen, bis mannskopfgroße Tumoren darstellen können, besitzen Eigenschaften,
die sie unbedingt vom Magenkarzinom unterscheiden. Gestielte exogastrische
Magenkarzinome gibt es nicht, abgesehen davon, daß ein Magenkarzinom
die bei den besagten Magensarkomen gewöhnliche Größe nie erreicht. Auch
breitbasige, in Form von exogastrischen Tumoren sich entwickelnde Magenkarzinome sind außerordentlich selten. Ich habe bei mehreren Hundert
Magenkarzinomen nur einen einzigen Fall von überfaustgroßem, expansiv nach
außen wachsendem Magenkarzinom gesehen. Die Magensarkome dieser Gruppe
sind daher bei der klinischen Untersuchung nie als Magenkarzinome angesprochen
worden. Das topographische Verhalten dieser Magensarkome ist ein sehr ver-
schiedenes, je nach dem Ausgangspunkt vom Magen und der Breite der Basis.
Die gestielten Sarkome der kleinen Kurvatur, wie sie durch den Fall Hellers
und Schillers repräsentiert werden, sind vorwiegend im Epigastrium lokalisiert. Tumoren, wie z. B. der von Heller beobachtete, werden auch beide
Hypochondrien mehr oder weniger ausfüllen. Diese Tumoren sind wegen ihrer
Lage und bei einiger Größe kaum verschieblich und es wird schwer sein, auch
unter Hinzuziehung der Röntgenuntersuchung sie klinisch von retroperitonealen
hinter dem Magen gelegenen Geschwülsten zu unterscheiden.

Die von der großen Kurvatur, der Vorder- oder Hinterwand des Magens
ausgehenden exogastrischen Sarkome sinken infolge ihrer Schwere in das Hypo-
gastrium oder in das Becken. Daß sie bei Mannskopfgröße den Bauchraum
ziemlich ganz ausfüllen, ist selbstverständlich. Diese Sarkome können eine
ausgesprochene freie Beweglichkeit im Bauchraume zeigen. Die Fibrosarkome

sind glatt oder gelappt, von fester Konsistenz. Die Myosarkome, die bei einiger Größe regelmäßig regressive Veränderungen im Sinne einer zentralen Geschwulstautolyse aufweisen, die bis zur Pseudozystenbildung sich entwickeln kann, sind weich bis fluktuierend. Wie wir oben gesehen haben, können die Erweichungsherde, in welche außerdem noch sekundäre Blutungen erfolgen können, gewaltige Ausdehnung erreichen und mehrere Liter Flüssigkeit enthalten. Daß in diesen Fällen fast stets klinische Fehldiagnosen gestellt worden sind, daß man diese Tumoren für Ovarialzystome, Leberechinokokken, Pankreaszysten, Milztumoren, Netztumoren, Wandernieren, Nierentumoren gehalten hat, ist nicht verwunderlich, weil man sich über die pathologische Anatomie dieser Magensarkome nicht bei der klinischen Untersuchung, sondern erst bei der Autopsie in vivo oder mortuo Rechenschaft gegeben hat. Das Wichtigste für die Diagnose dieser Magensarkome ist, daß man bei kugeligen Bauchtumoren an die Möglichkeit ihres Vorhandenseins denkt. Liegt ein gestieltes exogastrisches Magensarkom vor, so wird sich die Beziehung desselben zum Magen heute wohl nachweisen lassen, wenn man nur eine exakte Röntgenuntersuchung vornimmt. Aber auch sonst kann die klinische Untersuchung wichtige Anhaltspunkte bieten, teils im negativen, teils im positiven Sinne. Am häufigsten scheinen die besagten Magensarkome mit Ovarialtumoren verwechselt worden zu sein. Auch der von mir beschriebene Fall ist mit der Diagnose Ovarialtumor zur Operation gelangt. In solchen Fällen dürfte sich häufig der Zusammenhang der Geschwulstbildung mit den Genitalien durch eine sorgfältige vaginale Untersuchung ausschließen lassen. Die Aufblähung des Magens kann in solchen Fällen wichtige Anhaltspunkte geben. Ihr Ergebnis wird aber nie so bedeutsam sein, wie das einer Röntgenuntersuchung des Magens, die in fraglichen Fällen nie unterbleiben sollte. Auch eine Untersuchung des Abdomens in Beckenhochlagerung nach der Empfehlung von Hartmann kann in solchen Fällen wichtig sein und zur Klärung der Diagnose führen.

Allgemeine Symptome.

Zu den allgemeinen Symptomen, die im Verlaufe des Magensarkoms beobachtet worden sind, gehören Aszites und Ödeme, Darmstörungen, Kachexie, Fiebersteigerung, Albuminurie, Ikterus, Milzschwellung, das Kundratsche Symptom, qualitative und quantitative Blutveränderungen. Aszites und Ödeme, Darmstörungen, Kachexie, Fiebersteigerung, Albuminurie, Ikterus wollen wir summarisch abtun, weil diese Symptome für das Magensarkom Charakteristisches nicht haben. Größerer Wert ist vom diagnostischen Standpunkt auf die Milzschwellung, das Kundratsche Symptom, die qualitative und quantitative Blutveränderung zu legen.

Aszites und Ödeme.

Der Aszites, der bei fortgeschrittenem Magenkarzinom mit Netz- und Peritonealmetastasen eine regelmäßige Erscheinung ist, scheint beim Magensarkom seltener in Erscheinung zu treten. Die Erklärung hierfür ist beim Magensarkom naheliegend, da das Magensarkom seltener Netz- und Peritonealmetastasen macht. Klinisch deutlicher Aszites wird in den Fällen von Habershon, Richter, Handfort, Weinberg, Hardly, Capelle erwähnt. In den Fällen von Handfort, Weinberg und Hardly bestanden außerdem Ödeme. Ödeme allein sind von Borrmann erwähnt. Worauf in diesen Fällen Ödeme und Aszites zurückzuführen sind, steht nach den vorliegenden Angaben nicht fest. Wir müssen es offen lassen, ob hier Kachexie, Metastasen, Leberstauung, Herzinsuffizienz oder Nephritis die Ursache war.

Darmstörungen.

Beim Magensarkom sind bald profuse Diarrhöen, bald Obstipationen beschrieben worden. Die meisten Autoren sprechen sich über diesen Umstand nicht näher aus. Einen Wechsel von Diarrhöe und Obstipation erwähnen v. Haberer, Cayley, Pstrokonski. Nach Hesse ist es wahrscheinlich, daß Diarrhöe und Obstipation Ausdruck gleichartiger Schädigungen sind, wie auch beim Magenkarzinom nach Ewald in ca. 95% der Fälle Obstipation mit oder ohne Diarrhöe beobachtet wird, hier Obstipation möglicherweise wegen häufiger Pylorusstenose vorherrschend.

Kachexie.

Auch das Magensarkom zeigt fast durchweg die Eigenschaft maligner Tumoren, zur Gewichtsabnahme des Trägers zu führen, trotzdem der Appetit gut bleiben kann (Rasch, Maaß). Sonst ist aber die Frage der Kachexie beim Magensarkom noch nicht vollständig geklärt, was auch Hesse betont. In der Zusammenstellung von Hesse bestand in etwa $1/4$—$1/5$ der Fälle Abmagerung und kachektisches Aussehen. Da es sich in diesen Fällen meist um Kranke handelt, die kurz vor dem Exitus standen, so ist mit dieser Zahl nicht viel gewonnen. Wichtiger wäre es, wenn man aus den vorliegenden Angaben erschließen könnte, ob die Abmagerung ein Frühsymptom des Magensarkoms ist und ob sie unter bestimmten Bedingungen erfolgt. Zur Beantwortung dieser Frage reichen aber die vorhandenen Angaben nicht aus, abgesehen davon, daß in der Diagnose einer Kachexie, wie Hesse bemerkt, viel Subjektives mitspielt.

Als Frühsymptom ist die Kachexie sehr selten (McCormish); meist war sie Folge der Appetitlosigkeit, was wohl daraus hervorgeht, daß sie einige Male durch entsprechende therapeutische Maßnahmen in augenfälliger Weise behoben werden konnte (Wittkamp). Für das Zustandekommen der Kachexie ist in den Fällen von großen extraventriklären Myosarkomen wohl allein die Geschwulstautolyse verantwortlich zu machen, deren Produkte toxisch wirken.

Fieber.

Temperatursteigerung ist öfter erwähnt, z. B. von Fleiner, Maschke. Auch hier kann es sich um die Folge toxischer Einflüsse durch Geschwulstautolyse handeln, da wir auch sonst bei Sarkomen Temperatursteigerungen beobachten. Als charakteristisch für Magensarkom können diese Temperatursteigerungen aber nicht gelten, da ja für diese mannigfaltige, nicht immer klinisch bestimmbare Ursachen vorliegen können. Zunächst treten Temperatursteigerungen sub finem auf und sind dann meist außer den infektiösen Zerfall des Neoplasmas, auf andere Komplikationen (Peritonitis, Bronchopneumonie usw.) zurückzuführen.

Albuminurie.

Auch die von Baasch, Moser, Fleiner erwähnte Albuminurie kann sehr verschiedene Ursachen haben, zu diesen kann aber die Metastasenbildung in den Nieren gehören.

Ikterus.

Ebensowenig spezifisch ist der Ikterus, der von Fleiner, Weinberg, Dreyer, Maschke festgestellt wurde. Dieser kann bedingt sein durch Druck großer Tumoren auf die Gallengänge oder durch Lebermetastasen. Andererseits kann er wie im Falle von Maschke seine Ursache in einer komplizierenden Cholelithiasis haben.

Milztumor.

Auf ein viel diskutiertes Symptom bei Magensarkom hat Schlesinger zuerst ausdrücklich hingewiesen: die Milzschwellung. In einem relativ hohen Prozentsatz der Fälle besteht sowohl beim primären als auch beim sekundären Sarkom und Lymphosarkom des Magens eine Milzschwellung, welche entsprechend der Zunahme der Magenerscheinungen zunimmt, ohne daß diese Vergrößerung durch Metastasenbildung hervorgerufen sein muß. Diese Milzschwellung war in den drei von Schlesinger beobachteten Fällen (1 Spindelzellensarkom, 1 Lymphosarkom, 1 Pseudoleucaemia intestinalis) vorhanden. Auch sonst in der Literatur ist sie öfter erwähnt. Fenwick und Howard legen großen Wert auf dieses Symptom. Hesse stellt fest, daß trotz der keineswegs immer exakten Untersuchungen nicht weniger als 18 Fälle mit großer Milz erwähnt sind, so beim Rundzellensarkom von Redtenbacher, Fleiner, Simmonds, Drost, Cayley, Krüger, bei den anderen Sarkomen von Tilger, Dreyer, Muscatello, Bruch, Arnold, Howard u. a.

Da beim Magenkarzinom zweifellos ein Milztumor ein viel selteneres Ereignis darstellt, so wäre ein solches Vorkommnis nach Schlesinger mit in die differentialdiagnostischen Erwägungen einzubeziehen. Inwieweit der Milztumor charakteristisch für das Magensarkom ist, das ist eine heute noch nicht genügend geklärte Sache. Zweifellos kann der Milztumor ein Residium einer früher durchgemachten Infektion oder indirekt abhängig sein von entzündlichen Zuständen im Magendarmkanal, die mit dem Sarkom nichts zu tun haben, ferner von Eiterungen im Sarkom usw. Ich möchte aber Hesse beistimmen, wenn er damit nicht alle Fälle ausreichend erklärt findet und fordert, daß man in Zukunft weiter sein Augenmerk auf diesen Punkt richten muß.

In den Fällen von Rundzellensarkom oder Lymphosarkom, in denen ein Milztumor gefunden worden ist, wäre doch daran zu denken, daß in diesen Fällen überhaupt aleukämische Lymphomatosen vorgelegen haben, die als Systemerkrankung des lymphadenoiden Gewebes eben auch zu einer gleichzeitigen Erkrankung der Milz geführt haben. Es würde dann in solchen Fällen der Milztumor ebenso einzuschätzen sein, wie das gleich noch zu besprechende Kundratsche Symptom. Auch in den drei von Schlesinger mitgeteilten Fällen wurde der Milztumor einmal bei einem Lymphosarkom und einmal bei einer Pseudoleucaemia intestinalis gefunden.

Der Milztumor kann aber auch, wie Hesse erwähnt, durch Blutveränderungen entstanden sein und in dieser Art indirekt vom Sarkom des Magens abhängen.

Kundratsches Symptom.

Das sog. Kundratsche Symptom, die Schwellung der Follikel am Zungengrund, ist von manchen als spezifisch für Magensarkom angesehen worden. Es ist nur selten gefunden worden (Kundrat, Schlesinger). Dieses Symptom ist sicher nicht beweisend für ein Magensarkom, aber es ist diagnostisch ver-

wendbar, weil bei gleichzeitigem Magentumor wohl immer eine regionär aleukämische Lymphomatose des Magens vorliegen wird. Das ist immerhin bedeutungsvoll, zumal wenig an die tumorbildende regionäre, aleukämische Lymphomatose des Magendarmkanals gedacht wird. In dem von uns beobachteten
Fall von regionärer aleukämischer Lymphomatose des Magens, die bei den autoptischen Erhebungen während der Operation als Karzinom angesprochen worden
ist und zur Magenresektion Veranlassung gab, entwickelte sich das Kundratsche
Symptom erst nach der Operation zugleich mit Drüsenschwellungen der Halsgegend. Sowohl die Follikelschwellung am Zungengrund, als auch die Drüsentumoren verschwanden nach Röntgenbestrahlung vollständig. Die Patientin
befindet sich seit 7 Jahren in gutem Zustand.

Blutbefunde.

Bei einer Anzahl von Autoren finden wir Angaben über den Blutbefund
beim Magensarkom. Diese Angaben erstrecken sich aber meist nur auf den
Hämoglobingehalt und die Zahl der Blutkörperchen. Genaue, den modernen
Ansprüchen gerechtwerdende Untersuchungen mit Berücksichtigung des histo-
logischen Blutbildes stehen noch aus. Die bisher vorliegenden Befunde hat
Hesse wie folgt zusammengestellt:

Autor	Hämoglobin	Erythro-zyten	Farblose Blutkörperchen	Histologischer Befund
v. Haberer . . .	55%	4 248 000	9 620 (5% Eosinophile-Übergangsformen, Mononukleäre 11%)	Lymphosarkom
Oberst	20%	—	—	Lymphosarkom
Bach	90%	3 985 000	6 200	Kleinzelliges Rund-zellensarkom
Maschke	30%	—	—	Rundzellensarkom
Ziesché und David-sohn	45%	2 100 000	8 000	Rundzellensarkom
Manges	30%	4 000 000	13 600	Lymphosarkom
Redtenbacher . .	35%	—	—	Lymphosarkom
Schopf	58%	2 000 000	Leukozytose	Lymphosarkom
Dock	75%	4 960 000	7 250	Lymphosarkom
Hosch	48%	3 060 000	14 400	Fibrosarkom
Lofaro	55%	4 500 000	10 200 (Normale Prozent-verhältnisse der Formen)	Fibrosarkom
Pstrokonski . . .	24%	1 500 000	18 000 (Lymphozyten-vermehrung)	Rund- und Spindel-zellensarkom
Schlesinger . . .	55%	2 100 000	Leichte Leuko-zytose	Ungenügend unter-sucht
Schlesinger . . .	25%	1 250 000	Lymphozytose	Fibrosarkom
Brooks	10%	—	—	Fibrosarkom
Yates	43%	4 000 000	13 000	Fibrosarkom
Dreyer	27%	1 087 000	8 000	Fibrosarkom
Finlayson	15%	1 812 000	Leukozytose	Fibrosarkom
Moser	10%	—	—	Myosarkom
Manges	18%	5 900 000	Geringe Leuko-zytose	Myosarkom
Muscatello . . .	75%	3 400 000	8 200	Spindelzellen-sarkom
Wittkamp	Normales Blutbild		—	Lymphosarkom

Aus dieser Zusammenstellung geht hervor, daß der Hämoglobingehalt in allen untersuchten Fällen mehr oder weniger herabgesetzt war und mehrfach extrem niedrige Werte von 10—20% erreichte. Eine Verminderung der roten Blutkörperchen ist ebenfalls häufig, aber nicht immer gleichsinnig der Hämoglobinverminderung. Echte chlorotische Zustände sind in den von Manges mitgeteilten Fällen vorhanden gewesen (Hämoglobin 30%, Erythrozyten 4 000 000 und Hämoglobin 18%, Erythrozyten 5 900 000 (hinter diese Zahl setzen wohl mit Recht sowohl Ziesché und Davidsohn als auch Hesse ein Fragezeichen). Daneben sind indifferente Anämien meist eng verbunden mit der allgemeinen Kachexie des Kranken beobachtet worden. Fleiner hat in einem seiner Fälle eine echte perniziöse Anämie mit Poikilozytose festgestellt. In der von Hesse gegebenen Zusammenstellung überwiegen aber die chlorotischen Zustände beträchtlich, soweit man aus einer einmaligen Blutuntersuchung einen Schluß zu ziehen berechtigt ist.

Die Leukozyten waren nach der Hesseschen Zusammenstellung in mehr als der Hälfte der mitgeteilten Fälle leicht vermehrt. Da es sich einerseits hierbei nicht häufiger um Rundzellensarkome als um andere Sarkome handelte, da auch die Vermehrung keineswegs den bei Blutkrankheiten zu fordernden nahesteht, so läßt sich nach Hesse der Gedanke an eine beginnende leukämische Systemerkrankung ausschließen. Einmal fanden sich nach Hesse Eosinophilie und Mononukleose, einmal normales Prozentverhältnis, bei Pstrokonski sowie bei McCormish und Welsh Lymphozytenzunahme. In einer ganzen Anzahl von Fällen lag eine entzündliche Leukozytose vor, hervorgerufen durch Zerfall des Tumors mit Ulzeration der Schleimhaut, so in den Fällen von Fleiner, Cayley, Schlesinger, Oberst, Pstrokonski, Finlayson, Hadden, Howard, Manges. Zu diesem Schluß kommen Ziesché und Davidsohn, weil in diesen Fällen die Leukozytose mit der Schleimhautulzeration zusammentraf. Cormish und Welsh betonen die diagnostische Bedeutung einer Lymphozytose. In einer Nachprüfung stimmt aber Dock diesen Angaben nicht bei. Hier liegen noch Fragen vor, die einer weiteren Aufklärung bedürfen.

Fenwick gibt an, daß beim Magensarkom die normale Verdauungsleukozytose fehlt. Wir möchten hier Ziesché und Davidsohn beistimmen, wenn sie dieser Angabe unter Hinweis auf unsere unvollkommenen Kenntnisse von der physiologischen Verdauungsleukozytose, wenig Wert beimessen.

Hämorrhagische Diathese wurde von Borrmann, Manges und Redtenbacher beobachtet.

Einigermaßen konstant ist beim Magensarkom also nur, wie Hesse betont, die oft sehr erhebliche Hämoglobinverminderung. Ich schließe mich Hesse an, wenn er die Blutveränderungen beim Magensarkom nicht als sarkomspezifisch, sondern als kachektische und toxische Zustände auffaßt, wofür spricht, daß auch beim Magenkrebs die gleichen Schwankungen vorkommen. Aus den Ausführungen von Ziesché und Davidsohn und Hesse geht also hervor, daß die Angaben von Tuffier und Milian, nach denen man das Sarkom vom Karzinom aus dem Blutbefunde unterscheiden könne, indem jenes mit einer Vermehrung der roten und weißen Blutkörperchen, dieses mit einer Verminderung der Erythrozyten einhergeht, beim Magensarkom nicht bestätigt werden können.

Metastasen.

Für die Diagnose können gelegentlich die Metastasen eines Magensarkoms von Wichtigkeit sein, wenn diese so gelegen sind, daß sie durch einen einfachen Eingriff entfernt und histologisch untersucht werden können. Das betrifft in erster Linie die Hautmetastasen. Auf Grund der histologischen Untersuchung hat Leube, Fleiner und Dreyer in je einem Fall die Diagnose auf Magensarkom gestellt. Voraussetzung für eine solche Diagnose ist natürlich. daß nach dem Verlauf und den klinischen Erscheinungen die Hauttumoren als Hautmetastasen eines nachweisbaren Magentumors aufzufassen sind. Daß aber auch dann Fehldiagnosen möglich sind, das zeigt ein zweiter Fall Leubes, in welchem Leube neben sarkomatösen Geschwülsten der Haut ein Karzinom des Magens fand. Man muß hier auch an die Möglichkeit denken, daß im Magen Sarkom und Karzinom nebeneinander vorkommen, wie das der Fall von Dreyer beweist.

Schlesinger konnte in einem Fall die Diagnose durch histologische Untersuchung einer Rektummetastase stellen.

Mit der Angabe Burgauds, auf welche Ziesché und Davidsohn Wert legen, daß nämlich beim Sarkom entfernte Drüsenschwellungen (Virchowsche Drüse) viel seltener sind als beim Magenkarzinom, ist aus leicht ersichtlichen Gründen diagnostisch nichts anzufangen.

Schlesinger hat ferner darauf hingewiesen, daß es mitunter keiner histologischen Untersuchung bedarf, um den Charakter des Neoplasmas aus der Metastase zu erkennen, und zwar vor allem bei den Darmmetastasen des Lymphosarkoms. Schlesinger beruft sich hier auf Kundrat, nach dessen Untersuchungen die Darmmetastasen beim Lymphosarkom nie zu Strikturen, sondern meist zur Erweiterung des Darmlumens führt. Wenn also Darmmetastasen vorhanden sind, die zu einer Darmstriktur nicht geführt haben, so ist die Diagnose Lymphosarkom wahrscheinlich, da karzinomatöse Darmtumoren fast immer Stenosenerscheinungen machen. Und das um so eher, je mehr Lymphdrüsenpakete geschwollen sind. Mir scheint diese Angabe Schlesingers eine wesentliche diagnostische Überschätzung der bekannten Tatsache zu sein, daß karzinomatöse Darmtumoren meist Strikturen machen, sarkomatöse Darmtumoren meist ohne solche verlaufen. Da auch ausgedehnte Darmmetastasen bei Magenkrebs ohne Stenose verlaufen können, wie ich an anderem Ort betont habe, so dürfen wir in der Angabe von Schlesinger kein sicheres diagnostisches Mittel sehen. Auch das Fehlen oder Vorhandensein von Lymphdrüsenpaketen kann für eine sichere klinische Diagnose nicht in Betracht kommen.

Diagnose und Differentialdiagnose.

Noch im Jahre 1904 konnte Leube in seiner „Speziellen Diagnose der inneren Krankheiten" schreiben:

„Andere gelegentlich in der Magenwand vorkommende Geschwulstarten: Fibroide, Sarkome, Myome, Lymphadenome usw. haben nur pathologisch-anatomisches, kein klinisches Interesse. Sie lassen sich meiner Ansicht nach nicht diagnostizieren, selbst dann nicht, wenn die Verhältnisse für eine von der gewöhnlichen Karzinomdiagnose abweichende, kühne Diagnose sehr günstig liegen, so z. B. bei allgemeiner, auch auf die Haut sich erstreckender Sarkomatose."

Daß der erste Satz des vorgestellten Zitates heute durchaus abzulehnen ist, das dürfte sich aus den vorangehenden pathologisch-anatomischen und klinischen Ausführungen ohne weiteres ergeben. Mit der zunehmenden Kenntnis des Magensarkoms ist auch die Überzeugung gereift, daß das Magensarkom klinisch keine so untergeordnete Rolle spielt, wie das z. B. noch Leube geglaubt hat. Die relative Seltenheit des Magensarkoms berechtigt nicht, dasselbe als eine Erkrankung hinzustellen, die praktisch vernachlässigt werden kann. Das ist vor allem, wie ich schon betont, für den Chirurgen nicht angängig, für den es im gegebenen Fall keine Erleichterung bedeutet, wenn er bei Zurateziehung der Literatur nur liest, daß dem Magensarkom wegen seiner Seltenheit keine Bedeutung zukomme. Der Chirurg, der allen Anforderungen in exakter Weise gerecht werden will, braucht für ein zielbewußtes Handeln auch die Kenntnis der seltenen Krankheitsbilder, die er auch vor der therapeutischen Entscheidung bei seinen diagnostischen Erwägungen vor Augen haben muß. Daß hier eine ausreichende pathologisch-anatomische Vorstellung die Grundbedingung für die Möglichkeit einer bestimmten Diagnose ist, darüber ist kein Wort zu verlieren. Nur gute pathologisch-anatomische Übersicht wird bei einem nicht ganz klarliegenden Falle alle Möglichkeiten in richtiger Abschätzung diagnostisch erwägen lassen. Das gilt auch für das Magensarkom. Daß dieses bisher nur in den seltensten Fällen klinisch diagnostiziert worden ist, beruht vielfach darauf, daß eine genaue pathologisch-anatomische Kenntnis des Magensarkoms fehlte. Wenn auch, wie wir hier noch sehen werden, selbst bei gründlicher Kenntnis des Magensarkoms in vielen Fällen, die klinische Diagnose im besten Falle kaum die Grenze einer Wahrscheinlichkeitsdiagnose überschreiten kann, so ist, um mit Ziesché und Davidsohn zu sprechen, schon viel gewonnen, wenn wir in gewissen Fällen an die Möglichkeit eines Sarkoms denken, die von den verschiedenen Autoren dafür angegebenen Kriterien sorgfältig prüfen und so an der Mehrung der Gesamtkenntnisse mitarbeiten. Nur so wird es möglich sein, die Diagnostik des Magensarkoms bis an die Grenzen der Möglichkeit auszubauen. Daß die Diagnose des Magensarkoms bei gewissen Formen durchaus in den Bereich der Möglichkeit gehört, will ich unten näher erörtern.

Wie ich schon erwähnt habe, ist die Diagnose des Magensarkoms nur in wenigen Fällen am lebenden Menschen gestellt worden, und dann auch in den sicher diagnostizierten Fällen, von denen nur sechs in der Literatur bekannt sind, nicht auf Grund der klinischen Untersuchung, sondern auf Grund der histologischen Untersuchung von Geschwulstgewebe. Dieses entstammte im Falle von Westphalen dem Primärtumor und war durch Aushebung gewonnen. Leube, Fleiner, Dreyer, Strauch kamen zu einer richtigen Diagnose durch histologische Untersuchung von Hautmetastasen, Schlesinger durch histologische Untersuchung einer Rektummetastase. Eine rein klinische Wahrscheinlichkeitsdiagnose ist von Weinberg und Bach gestellt worden.

Der geringen Zahl von richtigen Diagnosen, die in der Literatur niedergelegt sind, stehen zahlreiche Angaben gegenüber, welche die klinische Fehl- und Falschdiagnose erweisen. Das darf aber zu allzu pessimistischer Resignation in bezug auf die klinische Erkennungsmöglichkeit eines Magensarkoms nicht führen. Freilich ist nicht zu leugnen, daß die klinische Diagnose meist schwer ist, in manchen Fällen geradezu unmöglich sein kann. Das letztere darf aber nicht für alle Magensarkome gleichmäßig angenommen werden, wenn es auch für eine Gruppe derselben durchaus zutrifft. Ich muß hier noch einmal auf die von mir gegebene Einteilung der Magensarkome zurückkommen, die zwar eine pathologisch-anatomische ist, aber auch für die klinische Beurteilung ihre Bedeutung hat. Wenn wir die klinische Erkennungsmöglichkeit der Magensarkome erwägen, so tun wir gut, die Formen des Magensarkoms, welche sich morphologisch im Prinzip vom Magensarkom unterscheiden, zu trennen von denjenigen, welche in ihrem morphologischen Verhalten dem Magenkarzinom ähneln oder ihm gar völlig gleichen. Das ist wichtig, weil ja die Differentialdiagnose zwischen Magensarkom und Magenkarzinom die größte Rolle spielt.

Bei der Besprechung der Diagnose bzw. Differentialdiagnose des Magensarkoms wollen wir gemäß dem eben Gesagten die breitbasig in der Magenwand sitzenden, diese infiltrierenden, sowie die mehr oder weniger gestielten, in das Magenlumen sich entwickelnden Magensarkome und die exogastrischen mit mehr oder weniger dünnem Stiel mit der Magenwand zusammenhängenden Magensarkome gesondert betrachten.

Die zuerst genannten Gruppen des Magensarkoms weisen ein morphologisches Verhalten auf, das wir auch beim Magenkarzinom kennen. Auch das Magenkarzinom tritt in infiltrierenden Formen in Erscheinung, in dieser die Magenwand flächenhaft, zirkulär oder diffus substituierend. Auch das Magenkarzinom kann pilzförmig in das Magenlumen sich ausdehnen, mehr oder weniger gut gestielte Tumoren von oft beträchtlicher Größe bilden. Auch das Magenkarzinom kann ferner in seltenen Fällen breitbasig in der Magenwand sitzend, sich vorwiegend exogastrisch entwickeln, wenn es auch in dieser Form nicht zu der Größe heranwächst, die wir beim Sarkom finden.

Aus diesem kurzen Rückblick auf die pathologisch-anatomische Darstellung geht hervor, daß bei den eben erwähnten Gruppen des Magensarkoms die differentialdiagnostische Abgrenzung gegen das Magenkarzinom hin schon bei der anatomischen Betrachtung Schwierigkeiten machen muß. Ich habe schon erwähnt, daß in diesen Fällen selbst die Autopsie in vivo oder in mortuo die Diagnose vielfach offen lassen muß und daß oft erst eine genaue mikroskopische Untersuchung Aufklärung bringt. Bezüglich der Möglichkeit, das Magensarkom vom Magenkarzinom bei der Autopsie zu unterscheiden, was natürlich für den Chirurgen von Wert ist, möchte ich auf den entsprechenden Abschnitt im pathologisch-anatomischen Teil verweisen.

Wie steht es nun mit der rein klinischen Unterscheidungsmöglichkeit der uns hier zunächst beschäftigenden Magensarkome vom Magenkarzinom? Wenn wir oben kurz gezeichnete Symptomatologie des Magensarkoms zusammenfassend betrachten, so werden wir uns des Eindrucks nicht erwehren können, daß die zunächst besprochene Gruppe des Magensarkoms ziemlich den gleichen klinischen Verlauf wie des Magenkarzinom hat, gleiche Änderungen der Magenmotilität bedingt, zu gleichen Störungen der Magensekretion mit im wesentlichen gleichen Veränderungen des Magenchemismus führt. Das ist das Ergebnis, zu dem auch Ziesché und Davidsohn, Zesas und vor allem die gründliche Arbeit Hesses kommt. Bei den Gruppen des Magensarkoms, auf die wir zunächst unser Augenmerk richten, und beim Magenkarzinom bestehen wesentliche Verschiedenheiten im klinischen Symptomkomplex, die eine präzise klinische Diagnose erlaubten, nicht. Auch die vorhandenen Abweichungen in der Metastasenbildung, die wir beim Magensarkom im Vergleich zum Magenkarzinom pathologisch-anatomisch feststellen können, sind differentialdiagnostisch nur mit erheblichen Einschränkungen verwendbar. Das betrifft vor allem die multiplen Hautmetastasen, die keineswegs pathognomonisch für das Magensarkom sind. Auch beim Magenkarzinom sind multiple Hautmetastasen beobachtet worden (Schuhmann, Reverdin, Mazaud, Geipel, Daus, Roseler, Beitzke, Reitmann, Babes und Stoicesco) und sie dürften beim Magensarkom nach den vorliegenden Mitteilungen nicht häufiger sein als beim Magenkrebs. Im übrigen möchte ich in dieser Frage auf meine Ausführungen in der von Anschütz und mir herausgegebenen Monographie über die Magengeschwülste verweisen.

Schlesinger hat neuerdings im Anschluß an die Schilderung eines Falles von Lymphosarkom des Magens bei einem 17jährigen Mädchen darauf hingewiesen, daß bei jugendlichen Personen wesentliche Unterschiede in der Metastasierung beim Magensarkom und Magenkarzinom bestehen und daß hierin ein wertvolles Moment für die Differentialdiagnose liegt. ,,Die Metastasenbildung läßt bei jugendlichen Magenkarzinomen frühzeitige Aussaat und rasche Entwicklung der Knoten als charakteristische Erscheinungen erkennen. Nach meinen Erfahrungen und nach Mitteilungen in der Literatur, aus welchen diese Eigenschaften als wesentlich erschlossen werden können, ist auch eine große Zahl der Metastasen die Regel. Nicht ein einziger Fall ist mir in Erinnerung geblieben, in welchem nicht frühzeitige und reichliche Metastasenbildung jeden operativen Eingriff zu einem aussichtslosen gestempelt hätte" (Schlesinger). Ich kann dieser Ansicht Schlesingers aus eigener Erfahrung und aus dem in der Literatur niedergelegten nicht beistimmen. Ob das Magenkarzinom bei Jugendlichen wirklich so hervorstechend schneller verläuft als im späteren Alter, das ist eine Frage, die sich nach den vorliegenden Erfahrungen nicht so ohne weiteres in positivem Sinne beantworten läßt. Wir sollten nie vergessen, daß die Karzinome der Jugendlichen meist erst sehr spät in klinische Behandlung kommen, weil eben wegen des jugendlichen Alters leider häufig erst an ein Karzinom gedacht worden ist, als es sich bereits in den gröbsten Erscheinungen darbot. Auch die frühzeitige ausgedehnte Metastasierung beim Karzinom der Jugendlichen ist nicht die Regel und gehört nicht zu den wesentlichen Eigenschaften desselben. Ich möchte hier nur als Beispiel auf den von mir in der bereits zitierten Monographie kurz beschriebenen und durch eine Abbildung erläuterten Fall von Magenkarzinom bei einem 22jährigen Mädchen verweisen (Abb. 74 der zitierten Monographie). In diesem Fall hatte das hochgradig geschrumpfte, den Magen total einnehmende Magenkarzinom außer in den regionären Drüsen nirgends Metastasen gesetzt. Die Trägerin war an Inanition zugrunde gegangen. Im Fall Ruetimeyer, der ein Pyloruskarzinom bei einem 15½jährigen Knaben resezierte, waren erst von einem Rezidiv aus Lebermetastasen entstanden. Auch Franz berichtet über ein großes Magenkarzinom bei einem 9jährigen Knaben, das ohne Metastasen war und reseziert werden konnte.

Wenn ich also auch in dem eben erörterten Punkte Schlesinger nicht folgen kann, so möchte ich ihm doch darin beistimmen, daß in gewissen Fälle die zeitliche Aufeinanderfolge und die Gruppierung der Erscheinungen, das Abwägen des Wertes der einzelnen Symptome gegeneinander, kurz, die Entwicklung der Krankheit und das Gesamtbild des Zustandes bei bestehendem

Magentumor den begründeten Verdacht erwecken kann, daß kein Karzinom, sondern eine Geschwulst anderer Natur vorhanden sei. Wir brauchen uns hier z. B. nur den schon näher ausgeführten Fall Schillers vor Augen zu halten. Aber ein Verdacht ist noch keine Diagnose!

Im besonderen kann dies für die Lymphosarkome bzw. die aleukämischen Lymphomatosen des Magens zutreffen. Ich möchte auch hier die Meinung Schlesingers nicht teilen, daß sich diese durch klinische Besonderheiten von den Magenkarzinomen abheben. Weder der Magenchemismus noch das Erbrechen, noch der Schmerz, noch die Körpertemperatur, noch offenkundige und versteckte Blutung ist beim Magenkarzinom und beim Lymphosarkom im wesentlichen verschieden. Die Frage, ob der Blutbefund ausschlaggebend für die Differentialdiagnose sein kann, muß mangels exakter Untersuchungen noch offen gelassen werden.

Dagegen kann eine gewisse Wichtigkeit das Kundratsche Symptom erlangen, auf welches Schlesinger in diesem Zusammenhange zuerst hingewiesen hat. Bezüglich der diagnostischen Bedeutung des Milztumors bei gleichzeitig bestehendem Magentumor verweise ich auf das oben schon Gesagte.

Daß uns hier die Röntgendiagnostik weiterbringen kann, welche Schlesinger von besonderem differentialdiagnostischen Wert erscheint, möchte ich auf Grund pathologisch-anatomischer Erwägungen bezweifeln. Ich komme unten noch darauf zu sprechen.

Zusammenfassend ist also zu sagen, daß es klinisch kaum oder gar nicht möglich ist, die Magensarkome der oben besprochenen Gruppe vom Magenkarzinom differentialdiagnostisch zu unterscheiden.

Etwas anders liegen die Verhältnisse bei den exogastrischen gestielten Magensarkomen. Hier handelt es sich um ausgesprochen typische Tumoren, die ein Analogon beim Magenkarzinom nicht haben. Die Differentialdiagnose gegenüber dem Magenkarzinom wird also bei diesen Tumoren kaum eine Rolle spielen. Dagegen sind diese Sarkome, wie wir schon erwähnt haben, klinisch als Ovarialtumoren (v. Eiselsberg, Ehrendorfer, Richter, Capello u. a.) als Milztumor (Arnold, Durante, v. Török), als Milz- oder Nierentumor (Moser), als Echinokokkus der Milz (Kosinski), als Echinokokkus und Abszeß der Leber (Schiller), als Wanderniere (Hartley) diagnostiziert worden. Wenn auch zuzugeben ist, daß bei den großen exogastrischen Tumoren, die den Leib mehr oder weniger ausfüllen, der Zusammenhang der Geschwulstbildung mit dem Magen mit den einfachen klinischen Hilfsmitteln schwer nachzuweisen ist, so möchten wir doch die Fehldiagnose in erster Linie darauf zurückführen, daß an diese Form des Magensarkoms bei den differentialdiagnostischen Erwägungen nicht gedacht worden ist. Die Diagnose wird bei diesen Magensarkomen nur möglich sein, wenn man an diese Sarkomform denkt und dementsprechend alle diagnostischen Hilfsmittel anwendet, um den Zusammenhang mit dem Magen zu erweisen oder auszuschließen. Hierher gehört die Aufblähung des Magens, die Untersuchung in Beckenhochlagerung, die grundsätzliche genitale Untersuchung. Vor allem dürfte die Röntgenuntersuchung berufen sein, in solchen Fällen zu einer richtigen Diagnose zu verhelfen. Wenn wir hierbei noch andere Momente, vor allem die lange Krankheitsdauer, die wie in dem Fall von Schiller auch klinisch die feststehende anatomische Tatsache bestätigt, daß solche Magensarkome durch bösartige Umwandlung von Magenmyomen entstehen können, berücksichtigen, so dürfte eine klinische Diagnose wenigstens in nicht allzu kompliziert liegenden Fällen möglich sein.

Röntgendiagnostik.

Röntgenbefunde beim Magensarkom liegen nur in wenigen Fällen vor. Es sind dies die Fälle von Gosset, Löwit, Amelung, Schiller, Storch, Schlesinger, Geymüller.

Bei dem von Gosset beschriebenen, durch Operation sicher gestellten Spindelzellensarkom der kleinen Kurvatur und hinteren Magenwand, das ulzeriert war und sich zum Teil in den Magen vorbuchtete, teils sich nach außen entwickelt hatte, stellte der Magen im Radiogramm ein schmales, sichelförmig gebogenes Band dar, das sich mit seiner Konkavität um eine große, rundliche, ziemlich glattlinige Masse legte, deren Schatten in den Schatten des linken Leberlappens kontinuierlich überging.

Löwit beschreibt ein $1^1/_2$ faustgroßes, breitbasig von der großen Kurvatur ausgegangenes, in der Bursa omentalis gelegenes polymorphkerniges Sarkom, bei welchem „die zweimalige Röntgenuntersuchung keine nachweisbaren Beziehungen des Tumors zum Magen oder Darm ergab". Die Untersuchung des resezierten Magenstückes zeigte, daß die Magenwand nur mit der Serosa und Muskularis an der Neubildung beteiligt war, während in den übrigen Schichten sich nur entzündliche Veränderungen nachweisen ließen.

In dem Fall von Amelung lag ein gut kindskopfgroßes, von der vorderen Magenwand nahe dem Pylorus ziemlich dünngestielt ausgehendes zystisches Spindel- und Muskelzellensarkom vor. „Nach Eingabe von 800 ccm Wismutbrei sah man vor dem Röntgenschirm sich einen schwarzen Streifen außen rings um den Tumor legen und das Röntgenbild ergab das Colon ascendens nach außen vom Tumor, während sich das Colon transversum wie eine Girlande unten um den Tumor herumlegte." „Die Füllung des Magens mit Wismutbrei zeigte trotz der Größe und Schwere der Geschwulst auch nicht die geringste Gehaltveränderung an irgend einer Stelle, ebensowenig wie irgend welche Unschärheiten der Konturen an der Abgangsstelle, die man infolge der immerhin veränderten Wandung vielleicht auch erwarten könnte." Es fehlte hier also nach allem die nach der Geschwulstform zu erwartende trichterförmige Ausziehung der Magenwand.

Schiller teilt ein kindskopfgroßes, knolliges Leiomyoma sarcomatosum mit, das von der Mitte der kleinen Kurvatur ausgegangen war, das zum Teil hinter dem Magen lag. Die Schleimhaut war durch hühnereigroße Knollen vorgewölbt und an einer Stelle ulzeriert. Die Röntgenuntersuchung erweckt den Eindruck, daß der Magen durch einen Tumor nach abwärts gedrängt war, während der mittlere Teil des Colon transversum hinter dem Tumor zu liegen schien, der selbst einen intensiven Schatten gab.

Von den von Storch publizierten 4 Magensarkomen sind 2 röntgenologisch untersucht worden. Ein fausgroßes Rundzellensarkom ergab bei der Röntgenuntersuchung eine kleine Aussparung in der Pylorusgegend. Die einzelnen Darmabschnitte wurden in der normalen Zeit von Wismutbrei passiert. Klinische Diagnose: Carcinoma ventriculi (?). Ein zweites, gleichfalls klinisch als Karzinom diagnostiziertes handtellergroßes, infiltrierendes Rundzellensarkom, neben welchem sich außerdem ein gutartiger Schleimhautpolyp fand, ergab neben starker Retention im Röntgenbild eine Aussparung am Pylorus und an einer Stelle, die etwas links vom Pylorus lag.

Schlesinger befaßt sich eingehender mit der Radiographie des Magensarkoms und teilt zwei neue, von Freud radiologisch untersuchte Fälle von Lymphosarkom des Magens mit.

Im ersten Fall (Lymphosarkom der Pylorusgegend mit „höchstgradiger Striktur" des Pylorus) lieferte die Röntgenuntersuchung folgendes Ergebnis: Füllungsdefekt der Pars pylorica, welche auf einen schmalen Kanal reduziert ist. Erweiterung des kardialen Magenanteils, hochgradige Retention von Wismut und Flüssigkeit.

Im zweiten Fall (diffuse Lymphosarkomatose des Magens beiläufig in der Mitte zwischen Kardia und Pylorus, Metastasen in den Lymphdrüsen und in der kleinen Kurvatur, welche einen faustgroßen Tumor darstellen, ferner in der Leber und in der linken Nebenniere) lautete der Röntgenbefund: bis zum Nabel reichender Magen mit Verschmäle-

rung der Pars media durch zwei bogenförmige Einziehungen an der großen Kurvatur.
Jedoch fehlt jede Peristaltik im Bereich der Pars media. Auch bei Rückenlage ist die Ver-
schmälerung durch Ausdrücken des Inhaltes nicht zu beheben. Normale Peristaltik am
pylorischen Magenanteil. Pylorus offen. Der Tumor beeinflußt wesentlich die Form der
Pars media.

Röntgenologisch am sorgfältigsten untersucht ist wohl der Fall von Geymüller.
In diesem handelte es sich um ein walnußgroßes Fibrosarkom, das im präpylorischen Abschnitt von der hinteren Magenwand ausging und mit einem derben Knollen in das Magenlumen hineinragte. Im Bereich dieses Tumorknollens war die Schleimhaut ulzeriert. Die
Schleimhaut umfaßte den als glattes, hellrotes Gebilde sich darstellenden Tumorknollen
kragenförmig. Die Röntgenuntersuchung ergab folgendes: die beiden ersten Aufnahmen, die sofort nach Einnahme des Bariumsulfatbreies im Stehen und in Bauchlage hergestellt wurden, zeigten die Umrisse eines normalen Magens. Bei im Stehen
aufgenommenem Bilde wies der Magen Angelhakenform auf. Die große Kurvatur beschrieb einen gleichmäßigen Bogen ohne nennenswerte Einkerbungen, die kleine Kurvatur zeigte gute Faltbarkeit und unmittelbar vor dem Pylorus eine kleine spastische
Einziehung. Der Pylorus selbst war scharf markiert und im Momente der Aufnahme
geschlossen. Es folgte auf ihn eine gut ausgebildete Duodenalkappe. In dem im Liegen
aufgenommenen Bilde hatte der Magen die Form eines langgestreckten Posthornes, die
beiden Kurvaturen zeigten nahe am Pylorus einige Unregelmäßigkeiten, aus denen keine
Schlüsse gezogen werden konnten, die aber doch vielleicht zum Teil durch den Tumor
bedingt waren. Zwei Stunden nach der Einnahme der Kontrastmahlzeit wurde eine zweite
Aufnahme in Bauchlage gemacht zum Zwecke der Motilitätsbestimmung. Dieses Bild zeigte,
daß ungefähr die Hälfte des Breies in den Dünn- und Dickdarm entleert war, also normale
Motilität. Sehr in die Augen springend war dagegen ein der großen Kurvatur mehr ge-
näherter, präpylorischer, rundlicher, inselförmiger Füllungsdefekt, der zunächst als Zu-
fälligkeit angesehen wurde, bei Berücksichtigung des Operationsbefundes aber nachträglich
als durch den in das Lumen vorspringenden Tumor bedingt angesehen werden mußte.
Er kam erst nach teilweiser Entleerung des Magens dadurch zustande, daß jetzt der Tumor
den Kontrastbrei bis zur Berührung der gegenüberliegenden Magenwand mit seiner Kuppe
verdrängte. Die Aufnahme nach 6 Stunden zeigte den Magen völlig leer.

Ganz den gleichen Röntgenbefund habe ich bei einem gestielten innern Magen-
fibrom beschrieben.

Wir haben bei fünf der von uns beobachteten Magensarkome Röntgenuntersuchungen
zur Verfügung:

In den vier Fällen (Abb. 10 und 12, 14 und 15, 18), die nach Art des Magenkarzinoms
sich in der Magenwand ausbreiten, hat auch die Röntgenuntersuchung einen Befund ergeben,
wie er für das Magenkarzinom typisch ist: flache girlandenförmige Aussparungen an einer
oder beiden Kurvaturen. In dem in Abb. 9 und 10 abgebildeten pilzförmigen Sarkom
fand sich am Pylorus ein kleinapfelgroßer Füllungsdefekt, der von den beim Karzinom
üblichen Füllungsdefekten durch seine im ganzen glatte Kontur sich wesentlich unterschied. Gerade ein solcher Befund ist unter Berücksichtigung der anatomischen Darlegungen
wohl geeignet, bei der Röntgenuntersuchung wenigstens die Vermutung zu begründen,
daß ein Sarkom und nicht ein Karzinom vorliegt.

Wie aus dem eben Gesagten sich ergibt, liegen bisher nur 13 Magensarkome
mit Röntgenuntersuchung des Magens vor. In keinem der Fälle konnte auf
Grund des Röntgenbefundes die Diagnose auf Magensarkom gestellt werden.
In den Fällen von Gosset, Löwit, Amelung, Schiller schien sogar das
Röntgenbild gegen die Diagnose Magentumor überhaupt zu sprechen. Das
kann wohl daran liegen, daß die Röntgenuntersuchung nicht ganz exakt war.
Aber immerhin müssen wir aus diesen Fällen den Schluß ziehen, daß ein im
Röntgenbild zu erhebender negativer Befund nicht als Beweis dafür gelten kann,
daß ein in der Magengegend palpabler Tumor nicht in Beziehung zum Magen
steht. In solchen Fällen müßten aber Serienaufnahmen und exakte Schirm-
untersuchungen doch zu einem positiven Resultat führen. Bei der heute erreichten Höhe in der Röntgendiagnostik muß man mit Recht gegenüber nega-

t:ven Befunden bei so augenfälligen anatomischen Veränderungen der Magenwand, wie sie ein Magensarkom bedingt, recht skeptisch sein.

Wenn es auch als sicher gelten kann, daß negative Röntgenbefunde beim Magensarkom nicht ganz erschöpfenden Untersuchungen zur Last zu legen sind, so scheint es doch, als ob eine Abgrenzung des Magensarkoms gegenüber dem Magenkarzinom schwer oder gar nicht möglich ist.

Das letztere dürfte für die infiltrierenden Formen des Magensarkoms unbedingte Geltung haben. Schlesinger ist in diesem Punkte, soweit es sich wenigstens um die Lymphosarkome handelt, anderer Ansicht. Er meint, daß das Ergebnis der Röntgenuntersuchung wenigstens in typischen Fällen von Lymphosarkom, die anderen Merkmale an Dignität weitaus übertreffen dürfte, „da gewisse, dem Lymphosarkom eigentümliche Eigenschaften bei dem Studium der Schattenbilder erkannt werden müßten". Schlesinger stützt sich hier auf eine seiner Arbeit beigegebene theoretische, etwas sehr spekulative Darstellung der Röntgenologie des Lymphosarkoms des Magens von Haudek.

Haudek schreibt: „Ein am Pylorus sitzendes, denselben dilatierendes Lymphosarkom würde im Röntgenbild bei palpablem Tumor als Pylorusinsuffizienz imponieren, eventuell mit kontinuierlicher Sichtbarkeit des Speisendurchtrittes. Vom strikturierenden Pylorusskirrhus würde es sich durch die Breite des pylorischen Schattenbandes unterscheiden, da der Skirrhus den Pylorus stets verengt und das Bild der Insuffizienz nur durch die Starre des Ringes, das heißt durch den Ausfall der muskulären Kontraktionen herbeiführt. Beim Skirrhus ist der Pylorus abnorm durchlässig, trotz der organischen Stenose ist aber die Entleerung des Magens für den flüssig breiigen Inhalt, um den es sich bei der Röntgenuntersuchung des Magens handelt, beschleunigt. Auch ist eine universelle Verkleinerung des Magenlumens im Gegensatze zum Verhalten beim Lymphosarkom radiologisch nachweisbar. Hierzu kommt als für die Röntgendiagnose wichtiges Moment die seltene Palpabilität des auf den Pylorus beschränkten Skirrhus oder die Kleinheit der Geschwulst, sowie deren geringe passive Verschieblichkeit im Gegensatze zur relativ frühen Tastbarkeit des Lymphosarkoms. Das diffus den ganzen Magen oder dessen größten Teil ergreifende Lymphosarkom unterscheidet sich vom Faserkrebs durch die eben angegebenen Merkmale, wobei die universelle Verkleinerung des Magenlumens beim Skirrhus im prinzipiellen Gegensatze zur Erweiterung beim Lymphosarkom steht."

„Schwieriger wird sich die Differentialdiagnose gegenüber den sehr großen medullären Tumoren gestalten. Hier kommt der Erkennung zur Hilfe, daß das medulläre Karzinom in das Innere des Magens hineinwächst, zur typischen, „raumbeengenden Bildung" zum großen, unregelmäßig begrenzten Füllungsdefekt führt. Das Lymphosarkom bewirkt eine derartige hochgradige Reduktion des Magenlumens auch in den vorgeschrittenen Stadien nicht. Ein großer, sicher auf den Magen zu beziehender Tumor bei fehlender Magenschrumpfung und ohne nennenswerte Verminderung oder mit Erweiterung des Magenlumens (welche radiologisch nachgewiesen werden könnte), wäre demnach eher auf Lymphosarkom zu beziehen, als auf Karzinom. Das Verhalten der Faltenbildung könnte vielleicht noch insofern Aufschluß geben, als sie beim medullären Karzinom teilweise noch vorhanden ist, welches auf einen Magenabschnitt beschränkt ist. Beim Lymphosarkom, das den ganzen oder nahezu den ganzen Magen in Mitleidenschaft zieht, dürfte die Faltenbildung vollkommen fehlen. Der Magen befindet sich in solchen Fällen mit seinem starren weiten Lumen sozusagen in einem beständigen Entfaltungszustande."

Was sind zunächst typische Fälle von Lymphosarkom des Magens? Der Sitz in der Magenwand ist nicht typisch. Auch das Magenlumen wird bei zirkulärem Lymphosarkom nicht typisch im Sinne der fehlenden Stenosierung beeinflußt, wie ich schon betont habe. Schlesinger selbst beschreibt ja übrigens ein Lymphosarkom der Pylorusgegend bei einem 17jährigen Mädchen, welches zu einer „höchstgradigen Striktur des Pylorus" geführt hatte, die sich auch bei der Röntgenuntersuchung zeigte. Auch Feurer und Schopf beschreiben hochgradige Pylorusstenosen beim Lymphosarkom des Magens. Haudek sucht das Lymphosarkom des Pylorus vom „strikturierenden Pylorusszirrhus" bezüglich des röntgenologischen Verhaltens zu unterscheiden. Ich will hier nur auf einige Unstimmigkeiten hinweisen. Eine universelle Verkleinerung des Magenlumens beim „strikturierenden Pylorusszirrhus" soll im Gegensatz zum Verhalten beim Lymphosarkom radiologisch nachweisbar sein. Das ist wohl nicht zutreffend, und zwar deswegen nicht, weil wir beim fibrösen Karzinom des Pylorus eine oft recht beträchtliche Dilatation des Magens finden (Feldflaschenmagen), wie ich das in der oben zitierten Monographie hervorgehoben habe. Andererseits zeigt das „Lymphosarkom" des Magens, wie schon hervorgehoben, häufig Schrumpfungserscheinungen. Wenig beizupflichten ist Haudek, wenn er als wichtiges Moment für die Röntgendiagnostik auf die seltene Palpabilität des auf den Pylorus beschränkten Szirrhus oder die Kleinheit der Geschwulst, sowie deren geringe passive Verschieblichkeit im Gegensatz zur relativ frühen Tastbarkeit des Lymphosarkoms hinweist.

Ich glaube, die Andeutung dieser Schwächen der differentialdiagnostischen Darlegungen Haudeks dürften genügen, um zu überzeugen, daß die röntgenologische Untersuchung uns eine präzise Diagnose nicht bringen kann, ob ein Karzinom oder ein „Lymphosarkom" vorliegt. Das hat auch für die anderen Magensarkome Geltung, die flächenhaft in der Magenwand gelegen sind. Wenn ich daran erinnere, wie schwer oft solche Formen selbst bei der anatomischen Untersuchung vom Karzinom zu unterscheiden sind, so bedarf das Gesagte keiner weiteren Beweisführung.

Auch Hesse versucht auf Grund des anatomischen Verhaltens der Magensarkome die mutmaßliche Darstellung derselben im Röntgenbild theoretisch zu konstruieren. Hesse vermutet, daß den großen, grobhöckerigen und glatten, in das Mageninnere vorspringenden Sarkomen beträchtliche Schattenaussparungen zukommen, die gegenüber dem Krebs die ulzeröse Zerrissenheit vermissen lassen. Dieser Vermutung muß auf Grund der anatomischen Vergleiche zwischen den breit in der Magenwand sitzenden Sarkomen und dem Karzinom widersprochen werden. Die „ulzeröse Zerrissenheit" bei gewissen Formen des Magensarkoms ist nicht geringer als beim Karzinom. Andererseits können Karzinome häufig einen glatten Geschwürsgrund haben. Die Meinung von Hesse hat aber bei der Abgrenzung der pilzförmigen Magenkarzinome und -sarkome ihre Bedeutung. Die pilzförmigen Karzinome haben ja eine unregelmäßige, gelappte, bis zottige Oberfläche, die pilzförmigen endogastrischen Sarkome eine mehr regelmäßige glatte Oberfläche (Fig. 9). Diesem anatomischen Verhalten müssen die Konturen der Aussparung im Röntgenbild entsprechen, woraus gewisse differentialdiagnostische Anhaltspunkte zu gewinnen wären.

Geymüller betont, daß Magensarkome und andere Magentumoren, insbesondere der Magenkrebs sich im Röntgenbild ähnlich darstellen. Sichelförmige oder zentrale, besonders im Restbilde auftretende Aussparungen, wie er sie in seinem Fall von Magensarkom beschreibt, sind mehrfach bei Krebs beobachtet worden und werden besonders von umschriebenen mehr oder weniger polypösen Krebsformen der Vorder- und Hinterwand erzeugt. Wenn auch die ausgesprochen pilzförmigen Magenkarzinome selten sind, so dürfen wir diese Tatsache bei Röntgenbefunden, wie sie Geymüller beschreibt, nicht unbedingt zugunsten der Sarkomdiagnose verwenden, denn auch pilzförmige endogastrische Magensarkome sind selten.

Günstiger für die Röntgendiagnose dürften trotz des negativen Befundes von Amelung und Löwit die Verhältnisse bei den gestielten exogastrischen Magensarkomen liegen. Darauf hat schon Hesse und Schlesinger hingewiesen. Hesse und Schlesinger betonen die Wichtigkeit der anatomischen Erfahrung, daß bei den gestielten exogastrischen Magensarkomen an der Stelle des Tumorstieles in der Regel eine trichterförmige Ausziehung der Magenwand vorhanden ist. Diese dürfte bei einer exakten Röntgenuntersuchung nicht entgehen. Der Fall Amelung unterstützt aber die Forderung, sich in solchen Fällen nicht mit einer einmaligen Untersuchung zu begnügen, sondern sobald der Verdacht auf ein gestieltes Magensarkom vorliegt bei zunächst negativem Befund Serienaufnahmen eventuell in verschiedenen Körperstellungen anzuschließen und vor allem die wichtige Schirmdurchleuchtung nicht zu vergessen. Die bei solchen Magensarkomen vorhandenen Verzerrungen und Verlagerungen des Magens, ferner die durch den Tumor bedingte Beeinflussung des Ablaufes der peristaltischen Wellen werden sich bei der Röntgenuntersuchung nachweisen lassen müssen. Ob der vorhandene Tumor mit dem Magen zusammenhängt oder nicht, dafür werden vor allem durch Palpation und Verschiebung des Tumors vor dem Röntgenschirm Anhaltspunkte zu gewinnen sein.

Zusammenfassend kann man nach den bisherigen Erfahrungen wohl sagen, daß nur bei den gestielten exogastrischen Magensarkomen von der Röntgenuntersuchung eine Förderung der Diagnose bzw. Differentialdiagnose zu erwarten ist. Die übrigen Sarkomformen des Magens werden sich röntgenologisch wohl nie mit Sicherheit vom Karzinom bzw. anderen Magentumoren abgrenzen lassen.

Therapie und Prognose.

Die radikale Entfernung des Tumors auf operativem Wege ist auch beim Magensarkom die einzige Therapie, von der man eine Heilung erwarten kann. Noch nicht gelöst ist die Frage, ob nicht die sog. „Lymphosarkome", bei welchen, wie ich schon ausgeführt habe, sehr häufig spontane Heilungsvorgänge beobachtet worden sind, auch ohne radikale Operation durch andere Mittel (Röntgen-Radiumbehandlung, Arsen) zur Heilung geführt werden können. Spontanen Heilungsprozessen bei Lymphosarkomen hat man häufig besondere Umstände vorausgehen sehen: Infektionskrankheiten (besonders das Erysipel), medikamentöse Behandlung (Arsen), ganz indifferente chirurgische Eingriffe, Röntgenbestrahlung. Die angeschnittene interessante Frage bedarf noch weiterer Studiums. Heute ist die Antwort im wissenschaftlichen Sinne noch nicht spruchreif, trotz der vorliegenden Tatsachen, welche für die Möglichkeit einer Spontanheilung des „Lymphosarkoms" sprechen, auch nicht bezüglich der die Spontanheilung möglicherweise fördernden Mittel (Arsen, Röntgenbehandlung).

Ergebnisse über die chirurgische Behandlung des Magensarkoms sind von Mintz, Alessandri, Oberst, Lofaro, Staehelin, Ziesché und Davidsohn, Muscatello, Zesas und vor allem von Hesse zusammengestellt.

Die erste Magenresektion wegen Sarkom ist von Billroth im Jahre 1887 ausgeführt worden.

Von den Zusammenstellungen über die Operationserfolge sind die von Ziesché und Davidsohn und Hesse am maßgebendsten, obwohl die vorliegenden Angaben eine erschöpfende Darstellung nicht gestatten.

In den von Ziesché und Davidsohn gesammelten 52 operativ behandelten Fällen wurde in 32 Fällen die Resektion ausgeführt. Ziesché und Davidsohn trennen bei der Besprechung der Operationsergebnisse die exogastrischen Magensarkome von den übrigen. Sie berichten über 25 Resektionen bei exogastrischen Magensarkomen mit 7 Todesfällen 6 Stunden bis 9 Monate nach der Operation. Von diesen belasten 4 die Operationsmortalität (16%). In 18 Fällen wird Heilung durch Resektion angegeben. Bei 11 von diesen fehlen Angaben, wie lange die Patienten geheilt blieben. Bei 7 ist die Dauerheilung mit 3 Monaten bis 3 Jahren angegeben.

Palliative Eingriffe wurden bei exogastrischen Magensarkomen ausgeführt (3 mal Punktionen, 1 mal Probelaparotomie, 1 mal Enterostomie, 1 mal teilweise Exstirpation).

Von den im eigentlichen Sinne gastrischen Sarkomen berichten die Autoren über 12 Resektionen mit Operationsmortalität in 4 Fällen ($33\frac{1}{3}\%$), 1 Fall starb nach 3 Monaten, in 4 Fällen fehlen Angaben, 2 Fälle lebten 1 bzw. 4 Jahre. Bei 9 weiteren Fällen wurde 5 mal eine Probelaparotomie, 4 mal eine Gastroenterostomie ausgeführt.

Die 15 palliativ behandelten Fälle endeten sämtlich tödlich.

Hesse stellt 61 operativ behandelte Fälle zusammen und wählt als Einteilungsprinzip die histologische Beschaffenheit der Tumoren, um die gesonderte Stellung der Lymphomatosen deutlich zu machen.

Bei diesen 61 Fällen sind 42 Resektionen und 19 andere Eingriffe ausgeführt worden. Die Mortalität betrug bei den Resektionen ca. 31%; Heilung nach Resektion über Monate, 1, 3, 4 bis zu $8\frac{1}{2}$ Jahren beobachtet, wird in 33% der Fälle angegeben. In den übrigen Fällen (36%) liegen keine bestimmten Angaben über Besserung oder Heilung vor. Das obige Rechnungsresultat ist also ein wenig zuverlässiges, weil über $\frac{1}{3}$ der Fälle bei dieser Rechnung nicht untergebracht werden kann. Dauerheilung über 3 Jahre hinaus ohne Rezidiv ist nur in 4 Fällen beschrieben, von Philipp (über $3\frac{1}{2}$ Jahre), von Dock (über 4 Jahre), von Leo-Hesse (über $8\frac{1}{2}$ Jahre) und mir (7 Jahre). Bei dem von Schopf mitgeteilten Fall, der ein Jahr nach der Operation ohne Rezidiv war, wird von Zesas und Hesse irrtümlicherweise eine Dauerheilung von 6 Jahren angegeben. Es handelt sich hier wohl aber um denselben Fall, über den Ruppert 1912 berichtet, und der noch $14\frac{1}{2}$ Jahre nach der von Schopf ausgeführten Resektion fast des ganzen Magens wegen Lymphosarkom rezidivfrei war. Das ist wohl der bedeutenste Dauererfolg.

Die Zahl der Operationen bei den einzelnen histologischen Formen verteilt sich nach Hesse

auf das Rundzellensarkom mit 25 Fällen,
auf das Fibro- und Myo- und Fibromyosarkom mit 21 Fällen,
auf die übrigen Sarkome mit 16 Fällen.

Die Resektion war ausführbar:

bei den Rundzellensarkomen . . in 52% der Fälle,
bei den Fibro- und Myosarkomen   „ 90% „   „

Wir haben, wie schon oben erwähnt, 12 Fälle von Magensarkomen, einschließlich zweier Fälle von aleukämischer Lymphomatose des Magens beobachtet. 9 von diesen sind operiert worden: In 8 Fällen haben wir eine Magenresektion ausgeführt: 1 gestieltes Myosarkom (Abb. 7), 1 gestieltes inneres Spindelzellensarkom (Fig. 9 und 10), 1 expansives flächenhaftes Spindelzellensarkom (Abb. 11 und 12), 2 flächenhafte infiltrierende Rundzellensarkome (Abb. 14 und 15), 2 Karzinosarkome (Abb. 18 und 19 und 20 und 21), 1 aleukämische Lymphomatose (Abb. 16). 2 von diesen operierten Fällen sind im Anschluß an die Operation gestorben: 1 Rundzellensarkom (Abb. 15) an Lungengangrän, 1 Karzinosarkom (Abb. 18 und 19) durch Verblutung ins Abdomen. Die übrigen Fälle sind vorläufig geheilt entlassen worden. Über ihr weiteres Schicksal sind wir bis auf einen Fall, den wir gleich erwähnen werden, nicht orientiert.

In einem Fall (in die Bauchdecken eingebrochenes, verjauchtes Spindelzellensarkom des Magens) mit abszedierender Bauchdeckenphlegmone haben wir eine Inzision des phlegmonösen Abszesses vorgenommen. Exitus bald nach der Operation.

Sichere Heilungen nach Resektionen sind bei den Rundzellensarkomen in $31^0/_0$ der Fälle beschrieben, dazu noch mögliche Heilungen (ungenaue Angaben) in $30,5^0/_0$, bei den übrigen Sarkomen zusammengenommen sichere Heilung in $38^0/_0$ der Fälle, dazu noch mögliche Heilung (ungenaue Angaben) in $35^0/_0$. Daraus schließt Hesse, daß mit dieser Rechnung zahlenmäßig belegt ist, daß die operative Therapie bei ,,echten Magensarkomen" bessere Resultate hat als bei ,,regionären Lymphomatosen". ,,Wenn immerhin auch bei letzteren Dauerheilungen vorkommen, so legt das den Gedanken nahe, es habe sich bei einem Teil von ihnen dennoch um Sarkome sensu strictiore gehandelt, falls man nicht annehmen will, die Lymphomatose sei nach Entfernung des einzigen Herdes abgeheilt, eine Annahme, die auch nach den anatomischen Definitionen als möglich anzusehen ist." (Hesse).

Daß eine Dauerheilung nach Resektion des Magens wegen regionärer Lymphomatose möglich ist, das beweist der eine von mir näher beschriebene Fall.

Dieser betrifft ein 31jähriges Fräulein, bei welchem nach der Resektion des Magentumors Drüsentumoren am Hals und Follikelschwellung am Zungengrund (Kundratsches Symptom) auftrat. Nach Röntgenbestrahlung verschwanden die Drüsentumoren und die Follikelschwellungen am Zungengrund. Die histologische Diagnose war in diesem Falle mit Beistimmung von Herrn Geheimrat Lubarsch auf regionäre aleukämische Lymphomatose gestellt worden. Die Patientin befindet sich (jetzt 7 Jahre nach der Operation) im besten Wohlbefinden.

Ich glaube dieser Fall ist geeignet, die meist übliche pessimistische Prognosenstellung der aleukämischen Lymphomatosen bzw. Lymphosarkome als irrig zu erweisen.

Auch der von Schopf und Ruppert mitgeteilte Fall gehört hierher.

Ruppert berichtet 1912 über eine 72 Jahre alte Frau, bei welcher Schopf im Jahre 1898 wegen eines diffusen Lymphosarkoms fast den ganzen Magen nach der Methode von Billroth I reseziert hatte. Diese Patientin befand sich $14^1/_2$ Jahr nach dieser Operation noch im besten Wohlbefinden.

Ein endgültiges Urteil über die Dauerresultate bei Magenresektion wegen Sarkom ist heute noch nicht abzugeben und zwar deswegen nicht, weil die entsprechenden Angaben in der Literatur fehlen. Aus diesem Grunde können wir auch keinen Vergleich ziehen mit den uns ja reichlich zur Verfügung stehenden Statistiken über die Dauerheilungen bei Resektion wegen Magenkrebs.

In bezug auf die Heilungsaussichten dürften die infiltrierenden oder mehr expansiv die Magenwand einnehmenden Magensarkome (Gruppe 111 meiner anatomischen Einteilung) dem Magenkarzinom nahe stehen. Die sog. Lymphosarkome bzw. die aleukämischen Lymphomatosen, zu denen, wie ich schon betont habe, wohl auch eine ganze Anzahl der kurz als Rundzellensarkome in der Literatur beschriebenen Fälle gehören dürften, nehmen prognostisch eine Gruppe für sich ein. Wie der von mir beschriebene Fall zeigt, kann die Prognose gerade dieser Fälle günstig liegen. Sehr günstig ist die Prognose bei den großen derben gestielten Spindelzellensarkomen zu stellen, weil diese einmal entweder ohne Eröffnung des Magenlumens oder mit geringer Magenwandresektion radikal entfernt werden können und andererseits kaum Metastasen machen, im Gegensatz zu den gleichfalls gestielten, aber meist mit ausgedehnten Metastasen einhergehenden gestielten (weichen bis zystischen) Myosarkomen. Diese verschiedenen Formen des Magensarkoms sollte man in Zukunft genügend auseinander halten, weil sie eben, wie ich schon hervorgehoben habe, klinisch verschieden zu bewerten sind.

Die schon erwähnten spontanen Rückbildungen beim Lymphosarkom bzw. den aleukämischen Lymphomatosen, legen, wie auch Hesse erwähnt, die Annahme nahe, daß bei diesen Magentumoren eine Röntgen- oder Radiumbehandlung eine gute Heilwirkung haben könnte. Das würde besonders bei inoperablen Tumoren von Bedeutung sein. Erfahrungen liegen nach dieser Richtung nicht vor. Mein Fall zeigt aber, daß eine Röntgenbestrahlung als Nachbehandlung nach der Operation geeignet ist, außerhalb des Magens entstandene lymphomatöse Wucherungen zum Schwinden zu bringen und den Träger vor einer Generalisierung des lymphomatösen Prozesses zu bewahren. Daß bei den Lymphosarkomen des Magens auch die bewährte Arsenmedikation ihre Berechtigung behält, das soll nach den Erfahrungen auch beim Lymphosarkom sonst, besonders betont werden.

V. Die multiplen Myelome.

Von

S. Isaac - Frankfurt a. M.

Mit 2 Abbildungen.

Literaturverzeichnis.

1. Abderhalden, E., und O. Rostoski, Beitrag zur Kenntnis des Bence - Jonesschen Eiweißkörpers. Zeitschr. f. phys. Chem. **46**, 125. 1905.
2. — Ein Fall von Bence - Jonesscher Albuminurie. Zeitschr. f. phys. Chem. **106**, 130. 1919.
3. Abrikossoff, Über einen Fall von multiplem Myelom mit diffuser Verbreitung im Knochenmark. Virchows Arch. **173**, 335. 1903.
4. Allard, E., und S. Weber, Über die Beziehungen der Bence - Jonesschen Albuminurie zum Eiweißstoffwechsel. Deutsche med. Wochenschr. 1906. 1251.
5. Alloco, Sulla mallatia di Kahler. Arch. ital. di med. intern. **3**, Heft 1. 1900.
6. Anders-Boston, Bence - Jones Albuminuria with report of 3 cases. Lancet 1903. 93.
7. Arnold, I., Drei Fälle von primärem Sarkom des Schädels Virchows Arch **57**, 297. 1873.
8. Aschoff, L., Ein Fall von Myelom. Münch. med. Wochenschr. 1906. Nr. 7. 337.
9. Askanazy, S., Über die diagnostische Bedeutung der Ausscheidung des Bence - Jonesschen Eiweißkörpers durch den Harn. Deutsch. Arch. f. klin. Med. **68**, 34. 1900.
10. Barbacci, O., Sul mieloblastoma (Mieloma multiple della ossa a tipo mieloblastico). Verhandl. d. Soc. ital. patol. Modena **6**, 1909.
11. Barr, A case of myelopathic albuminurica. Liverpool Med. Chir. Journ. 1901.
12. Baumgarten, P., Myelogene Pseudoleukämie mit Ausgang in allgemeine Osteosklerose. Arb. a. d. path. Institut zu Tübingen. **2**, 499. 1899.
13. Bechtold, Über das multiple Myelom. Inaug.-Diss. Würzburg 1902.
14. Bence - Jones, H., On a new substance occuring in the urine of a patient with mollities ossium. Phil. Transactions of the Royal Soc. of London **1**, 55. 1848.
15. Benda, Multiple Myelome. Verhandl. d. Berl. Vereins f. inn. Med. Münch. med. Wochenschr. 1908. 2361.
16. Bender, Über ein periostales Rundzellensarkom und ein Myelom mit Kalkmetastasen. Deutsche Zeitschr. f. Chir. **63**, 370. 1905.
17. Berblinger, W., Multiple Myelome mit verschiedener Ausbreitung. Frankf. Zeitschr. f. Pathol. **6**, 112. 1911.
18. Bertoye, Contribution à l'étude de la maladie de Bence - Jones. Rev. de méd. **24**, 257. 1904.
19. Bessel-Hagen, Myelom. Berl. Chir. Vereinigung. Mai 1908.
20. Bevacqua, A., Über multiple Knochenperitheliome mit Lymphosarkom der Lymphdrüsen (Kahlersche Krankheit). Virchows Arch. **200**, 101. 1910.
21. Blair, A case of albumosuria. Brit. Med. Journ. 1901.

22. **Bloch, B.**, Über eine bisher nicht beschriebene, mit eigentümlicher Elastinveränderung einhergehende Dermatose bei Bence-Jonesscher Albuminurie. Arch. f. Derm. u. Syph. **99**, 9. 1910.

23. **Boggs, Th. R.**, und C. G. Guthrie, Bence-Jones' proteinuria, a report of 4 cases, with some chemical and biological notes. Amer. Journ. of the Med. Scienc. **144**, 803, 1912.

24. — The Bence-Jones' proteinuria in conditions other than myelomatosis: an instance associated with metastatic carcinoma. Bull. of the John Hopkins Hosp. **23**, 353. 1912.

25. **v. Bomhard, H.**, Ein Beitrag zum Myelom. Zeitschr. f. klin. Med. **80**, 506. 1914.

26. **Borrmann, R.**, Pathologie der Geschwülste. Ergebn. d. allg. Pathol. u. pathol. Anat. **7**, 853. 1902.

27. **Boston, Bence-Jones** Albumosuria with nervous phenomena. Amer. Journ. of Med. Scienc. **124**, 658. 1903.

28. **Bozzolo, C.**, Sulla malattia di Kahler. Riform. med. **4**, 355. 1897.

29. **Brown, W. L.**, A case of myelopathic albuminurie. Brit. Med. Journ. 1907. Ref. Fol. haem. **7**, 150. 1909.

30. **Bruce and Lund**, Notes on a case of myelopathic Albumosuria. Lancet 1904. 1045.

31. **Buch, H.**, Ein Fall von multipler primärer Sarkomatose des Knochenmarkes und eine eigentümliche Affektion der vier großen Gelenke. Inaug.-Diss. Halle 1873

32. **Buchstab und Schaposchnikow**, Über multiple Myelome des Rumpfskeletts verbunden mit typischer Albumosurie als charakteristisches, diagnostisches Kennzeichen. Russ. Arch. f. Pathol. 1899. Ref. Zentralbl. f. allg. Path. **10**, 589. 1899.

33. **Mc Callum, W. G.**, A case of multiple Myeloma. The Journ. of exper. Med. **6**, 53. 1905.

34. **Catheart, E. P.**, and I. Henderson, Bence-Jones' proteinura. Journ. of Path. and Bact. **17**, 238. 1912.

35. **Charles, J. R.**, and H. H. Sanguinetti, Multiple Myeloma. Brit. Med. Journ. **1**, 196. 1907. Ref. Fol. haem. **7**, 150. 1909.

36. **Christian, Henry A.**, Multiple Myeloma: a histological comparison of six cases. Journ. of exper. Med. **9**, 325. 1907. Ref. Fol. haem. **7**, 149. 1909.

37. **Cohn, I.**, Über Bence-Jonessche Albumosurie. Inaug.-Diss. Gießen 1911.

38. **Collins**, Multiple Myelome. Med. Record **67**, 1799. 1905.

39. **Conti**, Contributo alla conoscenza della mallatia di Kahler. Clin. med. ital. 1911. Nr. 7.

40. **v. Decastello, A.**, Beiträge zur Kenntnis der Bence-Jonesschen Albuminurie. Zeitschr. f. klin. Med. **68**, 319. 1909.

41. **Dechaume**, Recherches cliniques sur un cas d'albumosuria de Bence-Jones. Thèse de Lyon 1903/04.

42. **Dévée et Bénel**, Un cas de tumeurs multiples des os sans albumosurie. Rev. de chir. 1906. Ref. Zentralbl. f. allg. Pathol. u. path. Anat. **18**, 462. 1907.

43. **Dialti, G.**, Sul mieloblastoma (mieloma multiplo delle esse a typo mieloblastico). Arch. per la Scienze Med. 1910. Nr. 1.

44. **Dick, G. J.**, A case of multiple Myeloma. Transact. of the Chicago Pathol. Soc. **6**, 168. 1904.

45. **v. Domarus, A.**, Der gegenwärtige Stand der Leukämiefrage. Fol. haem. **6**, 1908.

46. — Über die Beziehungen der Leukämien zu den malignen Neoplasmen. Fol. haem. Arch. **13**.

47. — Ein Beitrag zur Frage der medullären Pseudoleukämie. Münch. med. Wochenschr. 1909. Nr. 23.

48. **Donetti**, Sulla malattia di Kahler. Rev. crit. di clin. med. Florence 1901. 789.

49. **Dubost**, Contribution à l'étude des tumeurs primitives et multiples des os. Thèse de Paris 1896.

50. **de Elizabalde, P. E.**, und I. Llambias, Multiple Myelome bei einem 5jährigen Knaben. Rev. de la soc. med. argent. **21**, 744. 1913. (Spanisch.) Ref. Zentralbl. f. d. ges. inn. Med. u. Grenzgeb. **9**, 428. 1913.

51. **Ellinger, A.**, Über das Vorkommen des Bence-Jonesschen Eiweißkörpers im Harn bei Tumoren des Knochenmarks und seine diagnostische Bedeutung. Deutsch. Arch. f. klin. Med. **62**, 255. 1899.

52. Ellinger, A., Der Bence-Jonessche Eiweißkörper. Handbuch der Biochemie, herausgegeben von C. Oppenheimer. **3**, I. 657. 1919.
53. Ewald, K., Ein chirurgisch interessanter Fall von Myelom. Wien. klin. Wochenschr. 1897. 169.
54. Fischer, B., Multiple Myelome. Berl. klin. Wochenschr. 1911. 2274. Nr. 50.
55. Fraenkel, E., Über die sogenannte Pseudoleukämie. Verhandl. d. deutsch. path. Gesellsch. **15**, 5. 1912.
56. — Über die Beziehungen der Leukämie zu geschwulstbildenden Prozessen des hämato-poetischen Apparates. Virchows Arch. **216**, 340. 1914.
57. Froboese, C., Ein neuer Fall von multiplem Myelom (Erythroblastom) mit Kalk-metastasen in Lungen, Nieren und der Uterusschleimhaut. Virchows Arch. **222**, 291. 1916.
58. Funkenstein, Ein Fall von multiplem Myelom. Inaug.-Diss. Straßburg 1900.
59. Ghon, A., und B. Roman, Über pseudoleukämische und leukämische Plasmazellen-hyperplasie. Fol. haem. **15**, 72. 1913.
60. Glaus, A., Über multiples Myelozytom mit eigenartigen, zum Teil kristallähnlichen Zelleinlagerungen, kombiniert mit Elastolyse und ausgedehnter Amyloidose und Verkalkung. Virchows Arch. **223**, 301. 1917.
61. Gluzinski, A., und M. Reichenstein, Das Myelom und Leucaemia lymphatica (plasmocellularis). Poln. Arch. f. biol. u. med. Wissensch. **3**, 1906 und Wien. klin. Wochenschr. 1906. Nr. 12.
62. Glynn, T. Rawdon, The urine in osteopsathyrosis and multiple myeloma. Liverpool Med. Chir. Journ. **65**, 82. 1914. Ref. Zentralbl. f. ges. inn. med. u. Grenzgeb. **10**, 204. 1914.
63. Grawitz, P., Maligne Osteomyelitis und sarkomatöse Erkrankungen des Knochen-systems als Befunde bei Fällen von perniziöser Anämie. Virchows Arch. **76**, 353. 1879.
64. Grosch, L., Multiple Myelome des Schädeldachs. Inaug.-Diss. München 1905.
65. Groves, E. W., Multiple myelomata with numerous spontaneous fractures and albumosuria. Ann. of Surg. **57**, 163. 1913. Ref. Zentralbl. f. d. ges. inn. Med. u. i. Grenzgeb. **51**, 444. 1913.
66. Grutterink, A., und C. J. de Graaf, Über die Darstellung einer kristallinischen Harnalbumose. Zeitschr. f. phys. Chem. **34**, 393. 1901 u. **46**, 472. 1905.
67. Haenisch, F., und E. Querner, Über Tumorbildung bei leukämischen Erkran-kungen, besonders im Skelettsystem. Zeitschr. f. klin. Med. 88, 28. 1919.
68. Hamburger, Two exemples of Bence-Jones Albumosuria associated with multiple myeloma. John Hopkins Hospital Bull. 1901.
69. Hammer, Primäre sarkomatöse Ostitis mit chronischem Rückfallfieber. Virchows Arch. **137**, 280. 1894.
70. Harbitz, Über multiple primäre Geschwülste des Knochensystems (Myelosarkome). Norsk. Magaz. for Lägevidenskaben 1903. Ref. Fol. haem. **1**, 184. 1904.
71. Hart, C., Über das sogenannte multiple Myelom. Frankf. Zeitschr. f. Path. **3**, 19. 1909.
72. Heldt, Beitrag zur traumatischen Entstehung von Tumoren im Anschluß an einen Fall von multiplen Myelomen. Inaug.-Diss. München 1902.
73. Henderson, I., Note on a case of Bence-Jones proteinuria. Lancet 1913. Nr. 8. 522.
74. Herrick, J. B., und L. Hektoen, Myeloma. Report of a case. The Med. News. **45**, 239. 1894.
75. Herz, A., Zur Kenntnis des Myeloms. Wien. med. Wochenschr. 1908. Nr. 23.
76. — Über die den Leukämien verwandten Krankheitsprozesse. Fol. haem. **13** (Arch.), 408. 1912.
77. v. d. Heyde, Ein Beitrag zur Kenntnis des multiplen Myeloms. Diss. München 1908.
78. Hirschfeld, H., Über die multiplen Myelome. Fol. hämat. **9**, 1. 1910.
79. — Die generalisierten primären und sekundären Geschwulstbildungen im Knochen-mark (primäre und sekundäre multiple Myelome). Kraus und Brugsch' Spez. Path. u. Therap. d. inn. Krankh. 8, 287. 1915.
80. Hoffmann, R., Über Myelomatose, Leukämie und Hodgkinsche Krankheit. Arch. f. klin. Chir. **79**, 384. 1906.

81. Hoffmann, R., Über das Myelom, mit besonderer Berücksichtigung des malignen Plasmoms. Zugleich ein Beitrag zur Plasmazellenfrage. Beitr. z. path. Anat. u. allgem. Path. **35**, 317. 1904.

82. Hopkins, F. G., and H. Savory, A study of Bence-Jones protein and of the metabolism in 3 cases of Bence-Jones proteinuria. Journ. of Physiol. **42**, 189. 1911.

83. Hueter, C., Ungewöhnliche Lokalisation der Amyloidsubstanz in einem Falle von multiplem Myelom. Zieglers Beitr. z. path. Anat. u. allg. Pathol. **49**, 1911.

84. Jellinek, S., Zur klinischen Diagnose und pathologischen Anatomie des Myeloms. Virchows Arch. **177**, 96. 1904.

85. Jochmann, G., und O. Schumm, Zur Kenntnis des Myeloms und der sog. Kahlerschen Krankheit. Zeitschr. f. klin. Med. **46**, 445. 1902.

86. Jores, L., Über einen Fall von Myelom. Niederrhein. Gesellsch. f. Naturk. Bonn 1906.

87. Kahler, O., Zur Symptomatologie des multiplen Myeloms. Wien. med. Presse 1889. 33.

88. Kalischer, Ein Fall von Ausscheidung des Bence-Jonesschen Eiweißkörpers durch den Urin (Albumosurie) bei Rippenmyelomen. Deutsche med. Wochenschr. 1901. Nr. 1. 4.

89. King, Multiple Myeloma. Journ. of Amer. Assoc. 1911.

90. Kischensky, D. P., Myelosarkomatosis (Aleucaemie myelogenica maligna). Festschr. f. Nikiforoff. Moskau 1911. Ref. Fol. haem. **13**, 228. 1912.

91. Klebs, E., Allgemeine Pathologie. **2**, 676. 1889. Zwei Fälle typischer multipler Myelome.

92. Kreibisch, C., Plasmomyelom der Haut. Fol. haem. Arch. **13**, 94. 1914.

93. Kudrewetzky, B., Zur Lehre von der durch Wirbelsäulentumoren bedingten Kompressionserkrankung des Rückenmarks. Zeitschr. f. Heilk. **13**, 300. 1892.

94. Kühne, W., und B. J. Stokvis, Über Hemialbumose im Harn. Zeitschr. f. Biol. **19**, 1883.

95. Lindemann, Zur Kenntnis des Bence-Jonesschen Eiweißkörpers. Deutsch. Arch. f. klin. Med. **81**, Heft 1. 1904.

96. Löhlein, M., Über Ausscheidung von Eiweiß in kristallinischer Form in der Niere. Verhandl. d. Gesellsch. deutsch. Naturf. u. Ärzte. **85**, Teil 2. 169. 1914.

97. Lubarsch, O., Zur Myelomfrage. Virchows Arch. **184**, 213. 1906.

98. Lunghetti, B., Spora alcune particolarita istologiche rilevata nello studio di un caso di mieloma multiplo delle ossa. Clin. med. ital. **51**, 359. 1912. Ref. Zentralbl. f. d. ges. inn. Med. u. ihre Grenzgeb. **3**, 465. 1912.

99. Macintyre, W., Case of mollities and fragilitas ossium. Med. Chir. Transact. 1850. 211.

100. Magnus-Levy, A., Über den Bence-Jonesschen Eiweißkörper. Zeitschr. f. physiol. Chem. **30**, 200. 1900.

101. Marchand, F., Ein Fall von allgemeiner Markhyperplasie mit Schwund der Knochensubstanz. Berl. klin. Wochenschr. 1886.

102. — Ein Fall von allgemeiner, fast über das ganze Skelett verbreiteter Sarkomatosis. Berl. klin. Wochenschr. 1886. 486.

103. Marckwald, Ein Fall von multiplem, intravaskulärem Endotheliom in den gesamten Knochen des Skeletts. Virchows Arch. **141**, 128. 1895.

104. Martelli, D., Contributo allo studio dei sarcomi multipli primitivi del midollo osseo. Bull. d. scienze med. **83**, 381. 1912.

105. Massini, R., Untersuchungen bei einem Falle von Bence-Jonesscher Krankheit. Deutsch. Arch. f. klin. Med. **104**, 29. 1911.

106. Matthes, M., Über Eiweißkörper im Urin bei Osteomalazie. Verhandl. des Kongr. f. inn. Med. **14**, 476. 1896.

107. Meltzer, Myelopathic albumosurica. Med. rev. 1904.

108. Menne, E., Zur Kenntnis der Myelomzellen. Virchows Arch. **183**, 115. 1906.

109. Meyer, A., Über einen Fall von sog. multiplem Myelom. Diss. Jena 1913.

110. Meyer, E., Das Myelom. Jahreskurse f. ärztl. Fortbild. **4**, 100. 1913.

111. Mieremet, C. W. G., Über Systemerkrankung und Tumorbildung der blutbildenden Organe. (Zugleich ein Beitrag zur Myelomfrage.) Virchows Arch. **219**, 1. 1915.

112. Naunyn, B., Deutsche med. Wochenschr. 1898. Vereinsbeilage 217.

113. Neckarsulmer, Über Plasmome des Knochenskeletts. Mitteil. a. d. Hamburger Staatskrankenanstalten 13, 175. 1913.

114. Nonne, Fall von multiplem Myelom. Münch. med. Wochenschr. 1906. 1439.

115. Norris, Ch., and Morgan Vance, Case of multiple myeloma. Proceed. of the New York Path. Soc. 12, 179. 1912.

116. Nothnagel, H., Lymphadenomia ossium. Festschr. f. Virchow. Berlin 2, 115. 1891.

117. Degli Occhi, C., Sul morbo di Kahler. Mielomi multipli con albumosuria. Milano 1907. Ref. Jahresbericht über die Leist. u. Fortschr. d. ges. Med. 42, II. 107. 1907.

118. Paltauf, R., Lymphosarkom (Lymphosarkomatose, Pseudoleukämie, Myelom, Chlorom). Lubarsch-Ostertags Ergebn. d. allg. Path. u. path. Anat. 3, 652. 1896.

119. Pappenheim, A., Über Pseudoleukämie und verschiedene verwandte Krankheitsformen. Arch. f. klin. Chir. 71, 271. 1903.

120. — Über den Begriff des Myeloms, seine Klassifizierung im nosologischen System der Erkrankungen des hämatopoetischen Apparates und seine Beziehungen zu verwandten Krankheitsprozessen. Fol. haemat. 4. Supplementband. 215. 1907.

121. — Die Stellung der Chlorome und Myelome unter den Primärerkrankungen des hämatopoetischen Apparates. Fol. haemat. 7, 439. 1909.

122. Pende, N., Sulle neoformazioni sistematiche primitive del midollo osseo. La medicina italian. 1909. Ref. Fol. haemat. 11, 262. 1911.

123. Permin, C. H., Über Myelom. Virchows Arch. 189, 439. 1907.

124. Pertik, O., Über multiple Myelome. Wien. med. Wochenschr. 1890. 1019.

125. Pförringer, Ein Fall von Leukämie mit tumorartigen zu Spontanfrakturen führenden Markwucherungen. Fortschr. a. d. Geb. d. Röntgenstr. 20, 405. 1913.

126. Quackenboß, A., und F. H. Verhoeff, Multiple Myeloma with involocment of the orbita. The Journ. of Medical Research. 15, 1906.

127. Raschke, A., Ein Fall von seniler Osteomalazie mit Albumosurie. Prag. med. Wochenschrift 1894. 649.

128. Reach, Ein Beitrag zur Kenntnis der Bence-Jonesschen Albuminurie. Deutsch. Arch. f. klin. Med. 82, 1905.

129. Ribbert, H., Über das Myelom. Zentralbl. f. allg. Path. 15, 337. 1904.

130. — Geschwulstlehre. II. Aufl. Bonn 1914.

131. Ribbink, H., En Geval von Albumosurie. Inaug.-Diss. Amsterdam 1892 (zit. nach Senator).

132. Roman, B., Zur Kenntnis der primären Tumoren des Knochenmarks. Zieglers Beitr. z. path. Anat. 52, 385. 1912.

133. Rosenbloom, J., Spontaneously praecipitated Bence-Jones protein in urine. Arch. of intern. med. 9, 255. 1912.

134. — Ossealbumoid as a posible precursor of Bence-Jones protein. Arch. of intern. med. 9, 236. 1912.

135. Runeberg, J. W., Ein Fall von medullärer Pseudoleukämie. Arch. f. klin. Med. 33, 629. 1883.

136. v. Rustitky, J., Multiples Myelom. Deutsche Zeitschr. f. Chir. 3, 162. 1873.

137. Scheele und G. Herxheimer, Über einen bemerkenswerten Fall von multiplem Myelom (sog. Kahlersche Krankheit). Zeitschr. f. klin. Med. 54, 57. 1904.

138. Schmidt, M. B., Allgemeine Pathologie und pathologische Anatomie der Knochen. III. Teil. Ergebn. d. Path. u. path. Anat., herausgegeben von Lubarsch-Ostertag. 7, 318. 1900.

139. — Die Verbreitungswege der Karzinome und die Beziehung generalisierter Sarkome zu den leukämischen Neubildungen. G. Fischer, Jena 1903.

140. — Multiples Myelom. Korrespondenzbl. f. Schweiz. Ärzte 1908. Nr. 15.

141. Schmorl, Fall von Myelom. Münch. med. Wochenschr. 1912. Nr. 52.

142. Schütz, H., Fall von multiplem Myelom mit Bence-Jonesscher Albuminurie und Metastase (bzw. homologer autochthoner Neubildung) in der rechten Tonsille. Arch. f. klin. Med. 113, 441, 1914.

143. Saltykow, S., Beitrag zur Kenntnis des Myeloms. Virchows Arch. 173, 531. 1903.

144. Scarlini, G., Sopra un caso di cosidetto „mieloma multiple". Lo sperimentale. 1908. H. 4. Ref. Fol. haem. 11, 262. 1911.

145. Seegelken, Über multiples Myelom und Stoffwechseluntersuchungen bei demselben. Arch. f. klin. Med. **57**, 267. 1897.

146. Senator, H., Asthenische Lähmung, Bulbärparalyse, Albumosurie. Berl. klin. Wochenschr. 1899. Nr. 8.

147. — Über lymphadenoide und aplastische Veränderung des Knochenmarks. Zeitschr. f. klin. Med. **54**, 1. 1904.

148. Sexsmith, G. H., Diagnostic value of Bence-Jones Albumin in the early stages of a case of multiple Myeloma. Med. record. 1915. Referat Zentralbl. f. inn. Med. **37**, 293. 1916.

149. Shennan, Th., Multiple Myeloma and its association with Bence-Jones' albumose in the urine. Edinbourgh Medical Journ. **10**, 321. 1913. Ref. Zentralbl. f. d. ges. inn. Med. u. ihre Grenzgeb. **6**, 494. 1913.

150. Simmonds, Multiples Myelom. Verhandl. d. ärztl. Vereins in Hamburg. 10. April 1906 in Münch. med. Wochenschr. 1906. 1459.

151. — Über sog. multiple Myelome. Münch. med. Wochenschr. 1911. Nr. 47. 2528.

152. Sorge, Über einen Fall von Bence-Jonesschem Körper bei Erkrankung des Rumpfskeletts. Inaug.-Diss. Jena 1900.

153. Spiegelberg, H., Beiträge zur Kenntnis der multipel auftretenden Knochenmarkssarkome. Inaug.-Diss. Freiburg 1894.

154. Sternberg, C., Pathologie der Primärerkrankungen des lymphatischen und hämatopoetischen Apparates. Wiesbaden 1905.

155. — Zur Kenntnis des Myeloms. Zeitschr. f. Heilk. **25**, 89. 1904.

156. Sternberg, M., Vegetationsstörungen und Systemerkrankungen der Knochen. Nothnagels spez. Path. u. Ther. **7**, II. 31. 1903.

157. Stumm, Surg. Gyn. and obst. **15**, 653.

158. Süßmann, Über einen Fall von multipler Myelombildung, verbunden mit hochgradiger Albumosurie. Inaug.-Diss. Leipzig 1897.

159. Tschistowitsch, Th., und H. Kolessnikoff, Multiples diffuses Myelom (Myelomatosis osseum) mit reichlichen Kalkmetastasen in Lungen und anderen Organen. Virchows Arch. **197**, 112. 1909.

160. Umber und Hueter, Fall von multiplem Myelom mit Amyloidose. Münch. med. Wochenschr. **1**, 811. 1907.

161. Versé, Über Plasmozytome und myelomartige Wucherungen des Knochenmarks. Verhandl. d. deutsch. Path. Gesellsch. **15**, 62. 1912.

162. v. Verebely, F., Über das Myelom. Beitr. z. klin. Chir. **48**, 614. 1906.

163. Vignard und Gallavardin, Du myélome multiple des os avec Albumosurie. Revue de chir. **27**, 91. 1903. Ref. Zentralbl. f. allg. Path. u. path. Anat. **15**, 64.

164. Voit und Salvendi, Zur Kenntnis der Bence-Jonesschen Albuminurie. Münch. med. Wochenschr. 1904. Nr. 29.

165. — Multiples Myelom. Berl. klin. Wochenschr. 1910. Nr. 7. 318.

166. Warstat, G., Über das multiple Plasmozytom der Knochen, zugleich ein Beitrag zur Myelomfrage. Zieglers Beitr. **55**, 235. 1913.

167. Weber, Parkes, A case of multiple myeloma with Bence-Jones Proteid in the urine. Med. Chir. transacrions 1903.

168. Weber, P., und J. C. G. Ledingham, A note of the Histology of a case of Myelomatosis (multiple Myeloma) with Bence-Jones Protein in the urine (myelopathic albumosuria). Proc. Royal. Soc. of Med. **2**, 6. 1909 u. Fol. haem. **8**, 14. 1909.

169. Weiß, Über einen Fall von Myelom des Darmbeins mit Metastasenbildung. Inaug.-Diss. München 1905.

170. Wieland, E., Primär multiple Sarkome der Knochen. Inaug.-Diss. Basel 1893.

171. — Studien über das primär multipel auftretende Lymphosarkom der Knochen. Virchows Arch. **166**, 103. 1901.

172. Williams, O. T., E. R. Evans and E. Glynn, A case of multiple myeloma with some observations on the nature of the Bence-Jones protein found in the urine. Lancet 1910. Ref. Fol. haemat. **11**, 261. 1911.

173. — Multiple Myeloma. Lancet 1910. Ref. Zentralbl. f. allg. Path. u. path. Anat. **22**, 696. 1911.

174. Winkler, K., Das Myelom in anatomischer und klinischer Beziehung. Virchows Arch. **161,** 252. 1900.
175. Wright, A case of multiple Myeloma. John Hopkins Hospital Reports **9,** 359. 1900.
176. Zahn, F. W., Über das multiple Myelom, seine Stellung im onkologischen System und seine Beziehung zur Anaemia lymphatica. Deutsche Zeitschr. f. Chir. **22,** 1. 1885.
177. Zinninger, Multiple Myelome. Am. med. ass. 1904.
178. Zuelzer, G., Über experimentelle Bence-Jonessche Albumosurie. Berl. klin. Wochenschrift 1900. Nr. 40.

I. Einleitung.

Mit dem Namen Myelom bezeichnet man multipel auftretende, primäre Geschwulstbildungen des Skelettsystems, die vom Knochenmark ihren Ausgangspunkt nehmen und histologisch aus Parenchymzellen des Markes zusammengesetzt sind. Es handelt sich dabei jedoch nicht — und darum ist die Bezeichnung Myelom vielleicht nicht ganz zutreffend — um eine vollkommene Nachbildung des Baues des Knochenmarkes, da in den Geschwülsten meist nur eine einzige, in den einzelnen Fällen verschiedene Zellart des Markes vorherrscht und seine übrigen Bestandteile fehlen können. Nach dem Vorgange C. Sternbergs unterscheidet man heute je nach dem dominierenden Zelltypus verschiedene Formen: myeloblastische, myelozytäre, lymphozytäre, plasmazelluläre und erythroblastische Myelome. v. Rustizki hat im Jahre 1873 den ersten, in diese Krankheitsgruppe gehörenden Fall beschrieben und auch die Bezeichnung Myelom eingeführt. Später (1889) hat Kahler das auf dieser anatomischen Basis sich aufbauende Krankheitsbild, in dessen Mittelpunkt die durch die Knochenmarksveränderungen bedingten klinischen Erscheinungen seitens des Skelettsystems stehen, in besonders prägnanter Weise geschildert und vor allem auf die pathognomonische Bedeutung des Auftretens des Bence-Jonesschen Eiweißkörpers im Harne hingewiesen. Bozzolo hat für den von Kahler beschriebenen Symptomenkomplex den seitdem häufig gebrauchten Namen „Kahlersche Krankheit" eingeführt. Es zeigte sich aber in der Folgezeit, daß das von Kahler geschilderte Syndrom keineswegs nur der multiplen Myelomatose im engeren Sinne zukommt, sondern auch bei einer anderen, primär und multipel auftretenden Geschwulst des Knochenmarks, dem sog. Endotheliom sowie auch gelegentlich bei der sekundären Karzinose des Markes beobachtet wird, weshalb man nach M. Sternberg den Namen Kahlersche Krankheit besser durch die Bezeichnung „Kahlerscher Symptomenkomplex" ersetzt. Sogar der bekannte Fall von Kahler, der den Anlaß zu seiner viel erwähnten klinischen Arbeit darbot, erwies sich bei der später von Chiari ausgeführten Sektion nicht als ein Myelom, sondern als ein Endotheliom des Knochenmarks. So ist es erklärlich, daß in der älteren Literatur vielleicht Fälle als Myelom verzeichnet sind, die jetzt nicht mehr als solche angesehen werden dürfen, anderseits aber sind früher eine Reihe von Fällen unter verschiedenen Namen „Mollities ossium" (Macintyre), „senile Osteomalazie" (Marchand), „Lymphadenia ossium" (Nothnagel), „multiple primäre Sarkomatose des Knochenmarks" (Buch), „multiple primäre myelogene Sarkome" (Wieland), „sarkomatöse Ostitis" (Hammer) usw. veröffentlicht worden, die nach dem heutigen Stande der Forschung wohl in die Gruppe der eigentlichen

Myelome eingereiht werden müssen. In einer im Jahre 1910 erschienenen Arbeit hat Hirschfeld die bis dahin publizierten Fälle in dieser doppelten Hinsicht einer eingehenden Kritik unterzogen, auf welche besonders verwiesen sei.

Die relativ niedrige Zahl der bekannt gewordenen Fälle von Myelom zeigt, daß es sich um eine seltene Erkrankung handelt, deren Stellung im nosologischen System bis in die jüngste Zeit stark umstritten war.

II. Pathologische Anatomie.

Das Myelom befällt meist zahlreiche Knochen des Skelettes, und zwar in Form zirkumskripter, multipler Tumorbildungen, oder — was bei weitem seltener ist — als eine das ganze Mark des betreffenden Knochens einnehmende diffuse Wucherung. Im ersteren Falle präsentieren sich die Geschwülste teils als weißliche, feste Knoten teils — und zwar in der Mehrzahl der Beobachtungen — als graurötliche, weiche, blutreiche Massen. Der Umfang der Tumoren wechselt sehr, von Stecknadelkopfgröße bis zu großen Geschwülsten; oft sind die Knochen ganz von Tumormassen erfüllt. Die einzelnen Geschwülste sind mehr oder weniger scharf gegen das übrige, meist hyperplastische Knochenmark abgegrenzt; aber auch bei den Knoten, die sich bei makroskopischer Betrachtung sehr scharf vom Mark absetzen, ist der mikroskopische Übergang ein sehr allmählicher.

Die Tumoren treten — wie man wohl annehmen muß — in vielen Knochen gleichzeitig auf, denn ein primärer Tumor ist nicht nachweisbar; doch gibt es unter den beschriebenen Fällen solche, bei denen eine besonders große Geschwulst irgend eines Knochens den Eindruck erwecken konnte, als handle es sich um den Primärtumor, von dem aus die anderen Knochengeschwülste sekundär entstanden wären.

In erster Linie werden die platten und kurzen Knochen, Rippen, Brustbein, Wirbelkörper, Becken- und Schädelknochen einschließlich der im Inneren des Schädels befindlichen (Felsenbein, Siebbein, Keilbein) betroffen, etwas weniger häufig die Röhrenknochen. In letzteren lassen die Geschwülste eine gesetzmäßige Lokalisation nicht erkennen; bald liegen sie im Diaphysenmark, bald in den distalen oder proximalen spongiösen Enden. Oft finden sich die Geschwülste in besonders großer Zahl am Schädel; im Falle Winklers wurden hier allein 28 Tumoren gezählt. Nach einer Zusammenstellung Hoffmanns fanden sich in 20 Fällen 8mal Geschwülste im Oberarm, 3mal im Femur und 1mal im Schulterblatt. Diese Zahlen sind wahrscheinlich zu niedrig, weil nicht bei jeder Sektion diese Knochen, wenn nicht etwas Besonderes auf sie hinwies, bloßgelegt und durchsägt wurden. Das aber doch wohl vorwiegende Befallensein der spongiösen Knochen erklärt sich durch die Tatsache, daß im höheren Lebensalter, in welchem die Myelome hauptsächlich beobachtet werden, die Stammzellen des Knochenmarks sich fast ausschließlich in diesen Teilen des Skeletts befinden. Immerhin sind die vorkommenden Kombinationen sehr variabel. In einem Falle Funkensteins waren Wirbel, Rippen und Becken frei und die großen Röhrenknochen betroffen, in anderen Fällen blieb der Schädel frei. Eine besondere Lokalisation beschrieb Verebély, der in der ossifizierten Cartilago cricoidea Myelombildung feststellte. Auch Mieremet fand in den verknöcherten Larynxknorpeln myelomatöses Gewebe, welches in die Mukosa hineingewuchert war.

Sehr schnell kommt es zu einem Schwund der Spongiosa in den platten und kurzen Knochen. Bei weiterer Ausdehnung der Wucherungen wird die Kortikalis mit der Zeit so stark verdünnt, daß sie auf eine dünne, pergamentartige Schale reduziert ist. Weiterhin kommt es zu Auftreibungen der Knochen, oft in Form flacher, ihre Kontinuität unterbrechender Prominenzen. Die Rippen zeigen keulenförmige Anschwellungen, spitzwinklige Abknickungen und sind infolgedessen häufig frakturiert. Manchmal weisen alle Rippen Frakturen auf. Allmählich tritt eine starke Kalkarmut der Knochen ein. Dieselben werden so weich und biegsam, daß sie mit dem Messer geschnitten werden können. Die Wirbelkörper werden infolge des Verlustes ihrer Festigkeit im Höhendurchmesser verkürzt, gleichsam komprimiert. Ist der Krankheitsprozeß sehr ausgedehnt, so resultieren hochgradige Gestaltsveränderungen des Skeletts.

Die Erkrankung bleibt nur in den wenigsten Fällen auf die Markhöhle beschränkt, und zwar ist dies vorwiegend bei der diffusen Markwucherung der Fall. Hier kann jegliche äußere Formveränderung der Knochen fehlen. Sonst durchwuchern die Tumoren meist die Tela ossea und durchsetzen häufig auch das Periost. Die Geschwulstknoten liegen dann entweder im Niveau der Knochen oder springen kugelig hervor und treten an der Oberfläche frei zutage. Die Geschwülste durchsetzen oft den Knochen so vollständig, daß er nach Entfernung der Tumoren in ihrem Bereiche wie mit einem Locheisen ausgeschlagen erscheint; diese durch die Geschwülste gesetzten Defekte haben meist dünne und weit unterminierte Ränder. Manchmal sind einzelne Skelettteile ganz geschwunden und vollständig durch die Neubildung ersetzt.

Sehr häufig gewinnen die Geschwülste nach Durchwucherung des Knochens Beziehungen zu den Nachbarorganen, dringen in die Muskulatur oder in die Dura des Gehirns und des Rückenmarks ein; am Schädel wuchern sie oft in den Nasenrachenraum oder die Orbita ein und bewirken hier Verlagerungen des Bulbus oculi oder sie füllen die Schädelgruben mit ihren Massen aus.

In allen Fällen hat, wie wir sahen, das Myelom die Fähigkeit, mit mehr oder weniger großer Intensität, die Knochensubstanz zu resorbieren und Osteoporose hervorzurufen. Der Knochenschwund geht teils mit lakunärer Resorption, teils mit Halisterese einher. Letztere kann gelegentlich so schnell und stürmisch vor sich gehen, daß die aus den Knochen frei werdenden reichlichen Mengen von Kalksalzen nicht schnell genug ausgeschieden werden. Infolgedessen kommt eine Überladung des Blutes und der Körperflüssigkeiten mit Kalksalzen zustande, die dann in bestimmten Geweben zur Abscheidung gelangen („Kalkmetastasen"). Bender, Parkes, Weber, Scheele und Herxheimer sowie Tschichtowitsch fanden solche Kalkablagerungen in Lungen und Nieren. Letzterer auch in der Magenschleimhaut und den Aortenklappen. Auch Glaus und Froboese haben in ihren vor einiger Zeit publizierten Fällen ausgedehnte Kalkmetastasen in den verschiedensten Organen gesehen.

Die Neigung des Geschwulstgewebes zu Knochenneubildung ist nur eine sehr geringe; neben überwiegender Knochenresorption ist meist nur eine Andeutung von Knochenneubildung, hauptsächlich an den Rippen nachweisbar; niemals finden sich die schaligen Knochenauftreibungen, wie sie manche

Knochensarkome machen. Befunde von ausgebreiteter Sklerosierung des Skeletts (Hammer) sind selten. Roman beobachtete in dem zweiten der von ihm mitgeteilten Fälle, der ein dreijähriges Kind betraf, in den Schädeltumoren eine so lebhafte Knochenneubildung, daß einzelne Geschwülste sich ganz hart anfühlten.

Veränderungen anderer Organe.

In einer allerdings kleinen Zahl von Fällen bleiben die myelomatösen Wucherungen nicht auf das Skelettsystem beschränkt, sondern finden sich auch in anderen Organen. Am häufigsten ist die Leber mitbeteiligt. Das Vorhandensein mehr oder weniger großer Myelomknoten in dieser ist z. B. von Grawitz, Kudrewetzky, Lubarsch, Norris, Sternberg, Hoffmann und Roman beobachtet worden. In den Nieren wurden Herde von Grawitz, Lubarsch und Fraenkel beschrieben. Ein ausgedehntes Ergriffensein des ganzen lymphatischen Apparates findet sich im Falle Romans; Schütz und Kreibich sahen myelomatöse Neubildungen der Tonsillen bzw. des harten Gaumens. Auch in den Ovarien (Herrick und Hektoen; E. Fraenkel) und Hoden (M. B. Schmidt), sowie in den Nebennieren (Elizabalde) wurden Infiltrate gefunden. Glaus beschreibt Knötchen auf der Serosa des Magens. Das häufige Ergriffensein der Pleura, des Mediastinums, sowie der Meningen infolge Wachstums per continuitatem haben wir bereits erwähnt. Auf die Frage, ob es sich bei den Lokalisationen des Myeloms in den inneren Organen um echte Metastasen handelt, kommen wir im letzten Teile dieser Arbeit zurück; es sei noch hervorgehoben, daß der histologische Aufbau der Myelomknoten in den Organen im wesentlichen mit dem gleich zu schildernden der Marktumoren übereinstimmt.

Von Veränderungen anderer Organe sei weiter die öfters gefundene, unspezifische Vergrößerung der Milz hervorgehoben, die zum Teil wohl durch interkurrente Krankheiten bedingt war.

Ein besonderer, allerdings bisher nur ganz selten erhobener pathologisch-anatomischer Befund ist die in einzelnen Myelomfällen festgestellte Amyloidose der inneren Oragne. Zuerst haben Askanazy, später Hüter, neuerdings Glaus eine solche beschrieben. In dem Myelomfalle Askanazys bestand eine lokale, knötchenförmige Amyloidbildung in der Darmmuskulatur. In Hüters Falle fand sich die Amyloidentartung bei völligem Freibleiben von Milz, Leber und Nieren im Darme und einzelnen Muskeln des Thorax; außerdem war ein parartikulärer Amyloidtumor des linken Schultergelenkes vorhanden. Besonders ausgedehnt war die Amyloidose in dem Falle von Glaus: Hier waren der ganze Intestinaltraktus mit den Mesenterialgefäßen, Herz, Lungen und quergestreifte Muskulatur sowie die Gefäße der Schilddrüse, des Pankreas und der Hoden schwer affiziert; in Leber, Milz und Lymphdrüsen fanden sich nur Gefäßdegenerationen geringeren Grades. Auch im Knochenmark, speziell im Myelomgewebe fanden sich amyloide Ablagerungen, zum Teil in kristallisierter Form und eigenartiger Anordnung. Glaus bringt dieses atypisch lokalisierte Auftreten des Amyloids in Verbindung mit der gleichzeitig vorhandenen ausgedehnten Degeneration elastischer Fasern; daneben spielen wohl auch vom Myelom ausgehende chemische Einflüsse eine Rolle, da sich das Amyloid besonders reichlich gerade im Knochenmark und in den Tumoren findet.

III. Die mikroskopischen Befunde.

Wie schon in der Einleitung kurz gesagt wurde, ist die histologische Zusammensetzung der Myelome eine sehr verschiedene. Es werden dementsprechend folgende Typen aufgestellt:

1. Das myelozytäre Myelom (Myelozytom).

Die hier vorhandenen Zellen stellen vorwiegend typische Myelozyten dar; daneben finden sich auch in mehr oder weniger großer Zahl die ungranulierten Vorstufen derselben. (Fälle von Hamburger, Parkes, Weber, Sternberg, Lubarsch, Umber, Saltykow, Herz, MacCallum, Charles und Sanguinetti, Glaus u. a.).

2. Das myeloblastische Myelom (Myeloblastom),

das im wesentlichen aus den ungekörnten Vorstufen der Myelozyten besteht (Fälle von Sternberg, Tschistowitsch-Kolessnikoff, Abrikossoff, Scheele-Herxheimer, Permin I, II, III, Winkler, Norris, Bender, Lunghetti, A. Meyer, Menne, Vignard und Gallavardin, Roman, Berblinger I, II, v. Bomhard u. a.). Die Zellen zeigen entsprechend ihrer Beschreibung in den neueren Arbeiten folgende Merkmale: Sie haben die Größe der Markzellen, ein ungranuliertes homogenes oder mehr wabenförmiges Protoplasma, welches den meist in der Mitte gelegenen Kern umgibt. Letzterer ist rund, bisweilen bläschenförmig, von gegitterter Struktur und enthält zwei bis vier Kernkörperchen, die bei Färbung mit Azur II-Eosin sehr deutlich hervortreten. Das Protoplasma ist basophil (polychromes Methylenblau), zeigt aber bei Färbung mit Methylgrün-Pyronin keine intensive Rotfärbung. Somit weisen diese Zellen die morphologischen und tinktoriellen Merkmale der Myeloblasten auf. Zu diesen gehört auch die für die ungekörnten Markzellen charakteristische Oxydasenreaktion. Diese wurde auch von Lunghetti in einem vor einiger Zeit veröffentlichten einschlägigen Falle mit positivem Resultate ausgeführt, ebenso von Mieremet; im Falle v. Bomhards war dieselbe negativ, trotzdem die Zellen die morphologischen Charaktere von Myeloblasten hatten; das Fehlen der Reaktion kann möglicherweise durch eine zu geringe Ausdifferenzierung der Zellen bedingt sein; in den älteren Beobachtungen ist nichts über die Reaktion vermerkt, weil dieselbe erst neueren Datums ist.

3. Das lymphozytäre Myelom (Lymphozytom)

aus kleinen runden Zellen vom Typus der Lymphozyten zusammengesetzt (Jellinek, Benda, Jochmann und Schumm, Voit und Salvendi u. a.).

4. Das plasmazelluläre Myelom (Plasmozytom)

aus Plasmazellen bestehend.

Wright hat 1900 den ersten Fall von plasmazellulärem Myelom beschrieben. Seitdem liegen gleiche Beobachtungen von Hoffmann, Aschoff, Verebely, Quackenboß und Verhöff, Glucinsky und Reichenstein, Christian, Degli Occhi, Parkes Weber und Ledingham, Berblinger, Simmonds, Neckarsulmer, Warstrat, Versé, Kreibisch u. a. vor.

Die mikroskopische Untersuchung ergab in diesen Fällen das Vorhandensein
eines einheitlichen Zelltypus, der mehr oder weniger vollständig alle Charaktere
der sog. Plasmazellen zeigte. Meist werden die Zellen als ziemlich groß geschildert,
von rundlicher oder, wo sie dichter liegen, von polyedrischer Gestalt. Der Kern
liegt exzentrisch, hat ein deutliches Chromatinnetz, in welchem das Chromatin
vorwiegend in den peripheren Kernabschnitten abgelagert ist, und weist mehrere
Kernkörperchen auf. Mehr oder weniger ist die Radspeichenstruktur des Kerns
sehr ausgeprägt. Sehr häufig werden Zellen mit zwei Kernen beschrieben,
die dann an entgegengesetzten Zellpolen liegen. Das ungranulierte Protoplasma
ist stark basophil und färbt sich mit Methylgrün-Pyronin intensiv rot. Vielfach tritt in der Zelle ein nicht gefärbter, juxtanukleärer Hof hervor. Oft zeigt
das Protoplasma eine ausgesprochene wabige Struktur, gelegentlich enthält es
Vakuolen.

5. Das erythroblastische Myelom (Erythroblastom),

aus großen hämoglobinhaltigen Zellen von Charakter der Megaloblasten be-
stehend. Lange Zeit war nur der von Ribbert im Jahre 1904 beschriebene
Fall bekannt. Pappenheim glaubte sogar, daß es sich in diesem Falle viel-
leicht um ein Plasmozytom gehandelt hätte, da sich bei der Ähnlichkeit der
Erythroblasten und Plasmazellen, namentlich wenn erstere noch wenig Hämoglobin enthalten, beide Zellarten schwer voneinander differenzieren lassen.
Später hat Schridde einen Fall von Erythro-Myeloblastom beschrieben.
Nachdem neuerdings auch Froböse aus dem Orthschen Institut einen in diese
Gruppe gehörigen Fall veröffentlicht hat, kann das Vorkommen des Erythro-
blastoms nicht mehr in Zweifel gezogen werden. Froböse charakterisiert die
von ihm gesehenen Zellformen folgendermaßen: Die Zellen besitzen einen meist
etwas exzentrisch gelegenen, runden Kern mit radspeichenartig angeordnetem
Chromatin. Das Protoplasma einzelner dieser Zellen ist ungefärbt, besonders
derjenigen mit sehr deutlich ausgeprägten Radspeichenkern; andere dagegen
zeigen eine deutliche Färbung des Zelleibs. Die Zellen färben sich je nach Stärke
des Hämoglobingehaltes schwächer oder stärker rot mit Eosin. Es handelt
sich also hier teils um Normoblasten, teils um noch hämoglobinarme Megaloblasten.

6. Das gemischtzellige Myelom (Myeloma mixtocellulare).

Während in den meisten Fällen das Myelom ganz vorwiegend nur aus
einer der eben beschriebenen Zellarten besteht, werden doch auch Tumoren
beobachtet, in denen alle Elemente des Knochenmarks inkl. der Megokario-
zyten sehr reichlich vertreten sind, so daß viele Stellen derselben den Eindruck
von Knochenmarksgewebe machen (Roman, Versé, Froboese).

Neben den zellulären Elementen spielen die übrigen in den Myelomknoten vorhandenen Gewebsbestandteile eine untergeordnete Rolle. Zwischen
den meist dicht aneinander liegenden Zellen findet sich ein feines fibrilläres
Maschwerk. Die Wucherungen sind mehr oder weniger stark vaskularisiert,
was auch in der wechselnden Farbe derselben schon makroskopisch zum Ausdruck kommt.

Klebs, der in seiner „Allgemeinen Pathologie" zwei eigene Beobachtungen
erwähnt, beschreibt als typisch für den Bau eines Myelomknotens weite einer

eigenen Wandung entbehrende Bluträume, welche dieselben durchziehen; solche weite wandungslose Bluträume hat auch Saltykow beschrieben. Vielfach werden die Venenwände von den Tumorzellen durchsetzt.

Zerfallsprozesse in den Tumoren werden seltener beschrieben. Eigenartige regressive Metamorphosen sah Roman: „Das veränderte Tumorgewebe erscheint als eine feine fibrilläre Masse, die manchmal wie geronnen aussieht, oft auch ein feineres oder auch grobes Maschenwerk bildet, in dem die zelligen Elemente eingelagert sind".

Die im vorigen Abschnitte beschriebene Rarefizierung der Knochen wird im wesentlichen durch die wuchernden Zellen bedingt; es findet aber auch ein Abbau der Knochensubstanz durch Osteoklasten statt, welche öfters in größerer Zahl gefunden werden. Im Innern der Tumoren finden sich häufig noch deutliche Spuren von Knochengewebe; es sind „an Sequester erinnernde mikroskopische Knochensplitter" (Wieland), deren scharfe Ränder vielfach rundliche Ausbuchtungen (Howshipsche Lakunen) zeigen. In diesen Ausbuchtungen sind an einzelnen Stellen Osteoklasten zu sehen. Manchmal findet vom Periost her eine Neubildung osteoiden Gewebes statt. Auch der im Entstehen begriffene Knochenmantel wird von der weiter wachsenden Geschwulst ergriffen.

Am Rande der Myelomknoten fehlt jede scharfe Abgrenzung gegenüber dem fast immer stark hyperplastischen Knochenmark; in diesem sind meist alle Zellarten gleichmäßig vertreten; oft überwiegen aber auch hier die den eigentlichen Knoten zusammensetzenden Zellen, so daß es, wie schon Grawitz betont hat, schwer sein kann, das hyperplastische Mark von den eigentlichen Geschwulstknoten zu unterscheiden. Diese letzteren Fälle sind wohl auch diejenigen, in welchen es infolge dieser Veränderung des Knochenmarkes zu schwerer Anämie kommt.

Was die Häufigkeit des Vorkommens der einzelnen histologischen Typen des Myeloms betrifft, so ergibt die im obigen aufgeführte Zusammenstellung der mit modernen Methoden untersuchten neuen Fälle, daß anscheinend die aus Myelozyten und Myeloblasten bestehenden Geschwülste am meisten beobachtet werden; nicht viel seltener scheinen die plasmazellulären Myelome zu sein, wie die relativ große Zahl gerade in jüngster Zeit publizierter Fälle zeigt.

So polymorph, was ihren zellulären Aufbau betrifft, die Myelome auch sind, allen ist aber gemeinsam, daß sie sich von Parenchymzellen des Knochenmarks in ihren verschiedenen Differenzierungsstadien ableiten lassen. Einzelne Pathologen, wie Hart, Berblinger u. a. äußerten früher allerdings Bedenken, ob dies auch für die Lymphozytome und Plasmozytome zutrifft, weil die Frage der autochthonen Entstehung von Lymphozyten im Knochenmark noch nicht völlig entschieden sei. Vieles spricht aber jetzt dafür, daß nicht nur bei den Myelomen, sondern auch bei den lymphatischen Leukämien eine Bildung von Lymphozyten im Knochenmark stattfindet, mag man nun diese aus präformierten lymphatischen Elementen erfolgen lassen, wofür die von Hedinger und Oehme gemachte Beobachtung des Vorkommens von Lymphfollikeln im Knochenmark bei Status lymphaticus sprechen würde, oder mag man im Sinne der besonders von Pappenheim vertretenen unitarischen Auffassung der Leukogenese den omnipotenten Stammzellen des Markes (Lymphoidozyten) unter dem Einfluß besonderer (lymphoblastischer) Reize die Fähigkeit zur Produktion echter Lymphozyten zuerkennen.

Hirschfeld glaubt neuerdings, daß es sich bei den sog. lymphozytären Myelomen vielfach gar nicht um echte Lymphozyten, sondern um Myeloblasten gehandelt hat, und hält daher die Frage des Vorkommens echter Lymphozytome, zur Zeit noch für unentschieden. Diese Auffassung ist sicher wohl ohne weiteres berechtigt für jene Fälle, in denen die Autoren die Zellen einfach als „große‘ Lymphozyten‘‘ charakterisierten, die sich bekanntlich nur durch besondere mikrochemische Methoden von den morphologisch ziemlich gleichartigen Myeloblasten differenzieren lassen. Soweit typische kleine Lymphozyten in Betracht kamen, könnten auch diese Zellen kleine Formen der Myeloblasten (Mikromyeloblasten) gewesen sein, deren Existenz seit der Kenntnis der mikromyeloblastischen Leukämien (Isaac und Cobliner u. a.) sicher gestellt ist. Ohne das tatsächliche Vorkommen echter kleinlymphozytärer Myelome unsererseits vorerst gänzlich bezweifeln zu wollen, muß doch mit der Möglichkeit gerechnet werden, daß es sich in den entsprechenden Fällen von Wieland, Jellinek u. a. um kleine, undifferenzierte Knochenmarkszellen gehandelt hat.

Auch das Plasmozytom wollen verschiedene Pathologen nicht in die Gruppe der eigentlichen Myelome einordnen wegen der noch bestehenden Unsicherheit über die Herkunft der Plasmazellen. Diese werden von manchen als umgewandelte lymphatische Elemente aufgefaßt. Stellt man sich auf den oben begründeten Standpunkt, daß echte lymphatische Elemente tatsächlich im Knochenmark gebildet werden, so bereitet natürlich das Auftreten von Plasmazellen in den Myelomen dem Verständnis keine besonderen Schwierigkeiten. Schridde hat ja auch ihre Entstehung aus perivaskulären Lymphozyten des Markes nachgewiesen. Nach Pappenheim, Sternberg u. a. können die Plasmazellen nun auch aus Myeloblasten hervorgehen. Dafür, daß die Plasmazellen in bestimmten Fällen Abkömmlinge myeloider Zellen in sensu strictiori sein können, spricht auch der von mir kürzlich in einem Falle von plasmazellulärer Leukämie festgestellte positive Ausfall der Oxydasereaktion bei den im Blute befindlichen Plasmazellen. Wir können daher, wofür auch E. Fränkel eintritt, die Plasmamyelome als homologe Knochenmarkshyperplasien betrachten und brauchen ihnen eine Sonderstellung nicht einzuräumen.

IV. Das klinische Bild.

Das klinische Bild des multiplen Myeloms ist ein recht wechselndes und im wesentlichen abhängig von der Art und dem Umfange der Skelettveränderungen. Die Erkrankung verläuft in ihren Anfängen meist schleichend; am häufigsten leiten unbestimmte Knochenschmerzen, die sich oft ganz plötzlich ohne äußeren Anlaß einstellen, die übrigen Symptome ein.

Die Schmerzen sind oft ganz uncharakteristisch, werden unbestimmt lokalisiert z. B. im Thorax, im Kreuz, in den Hüften und daher zunächst nicht auf einzelne Knochen bezogen, vielmehr lange Zeit für rheumatisch gehalten, bis besondere Vorkommnisse, Auftreten von Knochenerhebungen, Ausbildung von Deformitäten oder Spontanfrakturen auf ein ernsteres Leiden des Skelettsystems hinweisen. In anderen Fällen treten zu Beginn des Leidens an zirkumskripten Stellen einzelner Knochen, namentlich der Rippen und des Brustbeins spontan Schmerzen auf, welche das Krankheitsbild beherrschen können. In einem von v. Bomhard mitgeteilten Falle begann die Erkrankung mit Rückenschmerzen unter Entwicklung eines Herpes zoster. Einzelne Kranke, bei denen die Knochen der unteren Extremitäten in Mitleidenschaft gezogen sind, klagen zuerst neben Schwäche beim Gehen über starke, entweder als stechend, zuckend, oder auch als lanzinierend geschilderte Schmerzen in den Beinen. In vielen Fällen treten die Knochenschmerzen in Attacken auf, die mit fortschreitender Erkrankung durch immer kürzere Intervalle getrennt sind; aber auch in diesen Zeiten sind die Kranken meist niemals ganz frei von Schmerzen.

Sehr charakteristisch ist die Steigerung der Schmerzen durch Muskeltätigkeit; in späteren Stadien der Erkrankung sind sie auch in Ruhelage von großer Intensität und werden dann schon durch geringe Bewegungen zu schweren Paroxysmen gesteigert; Niesen, Husten, ja bei hochgradiger Beteiligung des Thoraxskeletts, schon jeder tiefere Atemzug kann von stärksten Schmerzen begleitet sein.

Neben den spontan auftretenden Schmerzen, auf die schon Kahler mit besonderem Nachdruck hinwies, ist in den meisten Fällen — wenn auch nicht immer — eine Druck- und Perkussionsempfindlichkeit des Sternums, der Wirbelsäule, des Kreuzbeins und der Rippen vorhanden; letztere ist häufig auch nachweisbar, wenn über Spontanschmerz nicht geklagt wird.

Die Veränderungen im Inneren der Knochen, welche die Ursache der eben geschilderten Schmerzen sind, können schon sehr hochgradig sein, ohne daß sie sich nach außen in irgend einer Weise manifestieren. Besonders in den Fällen, in welchen es sich um eine mehr diffuse Markwucherung handelte, z. B. den von Tschichtowitsch und Kolessnikoff, Hart, Glaus, Froboese, Mieremet u. a. beschriebenen deutete außer Schmerzen an den verschiedensten Stellen des Körpers lange Zeit nichts auf eine Erkrankung des Skeletts hin; das Krankheitsbild kann oft bis zum Tode unklar bleiben und erst die Sektion deckt den wahren Sachverhalt auf.

Hat jedoch der pathologische Prozeß eine weitgehende Verdünnung der Knochenschale bewirkt, so resultiert eine verminderte Festigkeit der Knochen. Der Kranke, über den Hart berichtet, hatte schon mehrere Jahre vor seinem Tode eine eigentümliche Weichheit seines Brustkorbs und Nachgiebigkeit desselben gegen Druck bemerkt, so daß er, um dem Thorax einen Halt zu geben, denselben beständig mit Flanellbinden umschnürte. Andere Patienten haben das Gefühl, als wenn die Beine sie nicht mehr recht tragen wollten. Weiterhin tritt eine abnorme Knochenbrüchigkeit ein, die sehr häufig zu Spontanfrakturen, meist der Rippen, aber auch der Röhrenknochen führt. Vielfach zeigt die Sektion an den Rippen eine viel größere Ausdehnung der Knochenbrüche als während des Lebens angenommen war. Ist die Fragilität der Knochen sehr hochgradig, so kann, wie bei einem Patienten Jellineks, schon das Auflegen des Stethoskops auf den Brustkorb Rippenfrakturen zur Folge zu haben; in anderen Fällen traten Brüche der Extremitäten beim Umbetten, Wäschewechsel oder Anlegen eines Verbandes auf. Diese Spontanfrakturen können aber auch als Frühsymptom auftreten, z. B. in den Fällen, in welchen ein leichtes Trauma mit Fraktur als Beginn der Erkrankung angegeben wird. Die verminderte

Festigkeit der Knochen kommt weiterhin in mannigfachen Gestaltsveränderungen des Skeletts zum Ausdruck. Besonders der Thorax wird oft sehr auffallend deformiert; die Schlüsselbeine werden plump und in ihrem Längsdurchmesser verkürzt; das Brustbein sinkt ein, wird S-förmig verbogen, die Rippen zeigen Verbiegungen und Abknickungen, an der Wirbelsäule treten gibbusartige Wölbungen auf. Vielfach resultiert aus der allgemeinen Verkürzung zahlreicher Skeletteile eine Abnahme der Rumpflänge; die Figur kann zwerghaft klein werden.

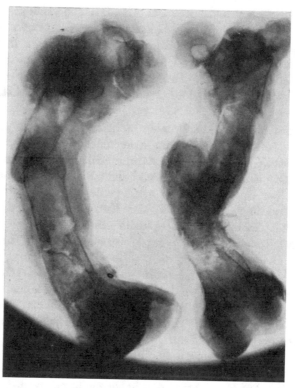

Abb. 1. Multiple Myelome beider Oberschenkel mit Spontanfrakturen und enormem Knochenschwunde.

Das Wachstum der Knochenmarkstumoren verrät sich weiterhin durch schmerzhafte Auftreibungen, vorwiegend der kurzen und platten Knochen. Durchbrechen die Myelome die Knochenschale, so entstehen mehr oder weniger konsistente, mit der Unterlage nicht verschiebliche Knoten, die besonders am Schädel oder an den Beckenknochen und vor allem am Sternum Rippen und Wirbelkörpern eine erhebliche Größe erreichen können. Ragen die Markgeschwülste nicht über den Knochen hervor, so bewirken sie häufig durch Usurierung napfförmige Vertiefungen mit zackigen Rändern. Oft bleiben aber die Geschwulstknoten im Niveau der Knochen und können dadurch der Beobachtung entgehen. Gelegentlich wird, z. B. von Meyer, eine auffallende Symmetrie der Knochengeschwülste erwähnt. In einzelnen Fällen (Verebely,

Bender) erreicht ein Tumor ganz besondere Größe, so daß ein chirurgischer Eingriff erwogen wird.

Bedeutsame Anhaltspunkte für die Schwere und Ausdehnung der Knochenprozesse ergibt das Röntgenbild[1]). Auf demselben zeigten sich oft Frakturen und Infraktionen, deren Diagnose ohne dasselbe nicht möglich war. Weiterhin enthüllt dasselbe wichtige Veränderungen in der Struktur der Knochen. Man erkennt die Verdünnung der Kortikalis, den Schwund der Spongiosa. Statt letzterer finden sich teils zirkumskripte, teils mehr diffuse, durch Tumoren bedingte Aufhellungen. Die Innenfläche der rarefizierten Kompakta ist zackig, sieht oft wie angefressen aus.

Erscheinungen von seiten des Nervensystems.

Nächst den durch die Knochenveränderungen an sich bedingten Erscheinungen sind im klinischen Bilde die Symptome seitens des Nervensystems von Bedeutung. An erster Stelle stehen hier die Neuralgien in Form lanzinierender oder ischiasartiger Schmerzen; sie sind die Folge des Druckes der von den Wirbelkörpern in die Foramina intervertebralia hingewucherten Tumoren auf die hinteren Wurzeln. Ganz besonders häufig kommt es weiterhin aus dem gleichen Grunde zu Kompressionen des Rückenmarks mit allen Folgeerscheinungen: Paraplegie der Beine, Parese der Bauchmuskulatur, Blasenlähmung, Veränderungen der Reflexe, Sensibilitätsstörungen usw. Bei nur partieller Druckwirkung aufs Mark können unklare Bilder entstehen, besonders wenn, wie es gelegentlich vorkommt, sonst nichts im klinischen Bilde auf das Vorhandensein von Myelomen hinweist und nur nervöse Symptome vorhanden sind.

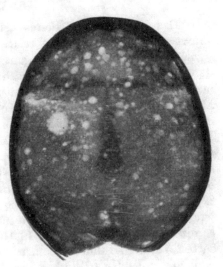

Abb. 2. Multiple Myelome des Schädeldaches.

So wurde im Falle von Jellinek wegen Schwerbeweglichkeit der unteren Extremitäten und Parästhesien in den Zehen, reißenden Schmerzen in den Beinen und schwerer Auslösbarkeit der Patellarreflexe zunächst die Diagnose Tabes gestellt. Bei dem Patienten Winklers, der eine Parese der unteren Extremitäten mit Areflexie und Anästhesie von den Brustwarzen an hatte, wurde eine Transversalmyelitis angenommen. In anderen Fällen wurde, wenn zuglich Veränderungen der Wirbelkörper nachweisbar waren, eine Spondylitis diagnostiziert und dem Kranken sogar ein Gipskorsett angelegt (Permin, Hart). Die häufige Mitbeteiligung der Schädelknochen macht die vielfach beschriebenen Symptome seitens des Gehirns verständlich, vor allem die Kopfschmerzen. E. Meyer

[1]) Die Röntgenogramme sind nach Präparaten des Senckenbergschen Pathologischen Instituts angefertigt. Für ihre Überlassung bin ich Herrn Professor B. Fischer zu besonderem Dank verpflichtet.

sah in einem Falle, in dem zahlreiche Myelomknoten in den Schädelknochen saßen und das innere Periost der Knochen durchwachsen hatten, Hirndrucksymptome, Hydrocephalus internus mit Ausdehnung des III. und IV. Ventrikels und infolge hiervon Diabetes insipidus auftreten. Außerdem kommt es zu Lähmungen der verschiedensten Hirnnerven in erster Linie derjenigen der Augenmuskeln. In vielen Fällen steht Protusio bulbi infolge des Vorhandenseins von Tumoren im Stirn- oder Keilbein oder in der Orbita (Quackenbohm, Elizabalde, Mieremet). In dem von dem letztgenannten Autor beschriebenen Falle zeigte sich Verwölbung des Augapfels als erstes Krankheitssymptom. Im Falle Senators bestand eine Bulbärparalyse. Für diese ließ sich jedoch keine anatomische Grundlage nachweisen, weshalb Senator sie als „asthenische" bezeichnete und die Vermutung aussprach, daß es sich um eine Schädigung der Ganglienzellen durch die Albumosämie oder durch infolge der Anämie auftretende toxische Stoffwechselprodukte gehandelt habe.

Die Blutbefunde.

Das Verhalten des Blutes beim Myelom hat natürlich ein besonderes Interesse. Die bisher nur in relativ wenigen Fällen vorgenommenen Untersuchungen ergeben noch kein ganz einheitliches Bild. Man sollte erwarten, daß infolge der meist sehr ausgedehnten Erkrankung des gesamten Knochenmarks, vor allem auch des für die Blutbildung vorwiegend in Betracht kommenden Markes der kurzen und platten Knochen, besonders schwere Veränderungen der quantitativen und qualitativen Blutzusammensetzung hervorgerufen werden. Das ist aber keineswegs immer der Fall. Bei einzelnen Kranken blieb der Hämoglobingehalt und die Zahl der roten Blutkörperchen bis zum Lebensende auf normaler Höhe (Wright, Bloch-Glaus). In den meisten Fällen jedoch besteht eine mehr oder weniger starke Anämie. Arneth fand in seinem Falle 42% Hb. und 2,4 Mill. Erythrozyten, Kreibich 3,6 Mill. Erythrozyten. Häufig erreicht die Blutarmut besonders hohe Grade. Schon Grawitz hat ein der perniziösen Anämie ähnliches Blutbild festgestellt. Der Kranke Ellingers hatte 1,5 Mill. rote Blutkörperchen. In einer neueren Beobachtung von Schütz sank in den letzten 6 Wochen vor dem Tode die Blutkörperchenzahl von 4,6 auf 2,6 Mill. Eine sehr beträchtliche Abnahme der Erythrozytenzahl (1,4 und 1,5 Mill.) war in beiden Fällen Romans vorhanden. Während der bis zum Tode der Patientin dauernden, viermonatlichen klinischen Beobachtung wurden in einem neuerdings von Mieremet mitgeteilten Falle von diffuser Myelomatose folgende Blutbefunde erhoben:

23. VI.	35% Hb.	2,8 Mill. Erythrozyten.	Färbeindex: 0,6
21. VII.	40% „	1,4 „ „	„ 1,4
2. VIII.	45% „	1,6 „ „	„ 1,4
14. VIII.	35% „	2,0 „ „	„ 0,8
25. VIII.	45% „	1,0 „ „	„ 2,2
9. IX.	50% „	1,3 „ „	„ 1,9
24. IX.	47% „	2,7 „ „	„ 0,8

In den Ausstrichpräparaten wird, sofern eine schwerere Anämie besteht, meist eine mäßiggradige Poikilozytose sowie Anisozytose gefunden. Normoblasten sind immer nur spärlich vorhanden; sie können aber, wie in einer Beobachtung Hirschfelds gelegentlich in größerer Zahl auftreten.

Was die Leukozyten betrifft, so ist ihre Zahl meist normal oder leicht vermehrt (Ellinger 8800, Wright 5000, Lunghetti 9000, Kreibich 4700 Leukozyten). In den beiden Fällen Romans betrugen die Werte 9400 und 9600; in den erwähnten Beobachtungen von Schütz und Mieremet schwankten die Leukozytenwerte zwischen 7 und 11000.

Die prozentuale Verteilung der einzelnen Leukozytenarten bot in vielen Fällen nichts Auffälliges; in anderen wurde eine relative Lymphozytose festgestellt. So fanden Lunghetti 37%, Mieremet 48%, Roman in seinen beiden Fällen 63,8 bzw. 65%, Voit und Salvendi 60% Lymphozyten. Saltykow fand — allerdings im Leichenblut — sehr zahlreiche Zellen vom Aussehen der Myelozyten; Sternberg zählte in einem seiner Fälle 22% Myelozyten. Über einen bisher einzig dastehenden, an Leukämie erinnernden Blutbefund berichten Gluzinski und Reichenstein bei ihrem Falle von Plasmomyelom: Gesamtzahl der Leukozyten 39 460. Polynukleäre: 7,5%, Lymphozyten und mononukluäre 18,5%, Plasmazellen 73%.

Zusammengefaßt handelt es sich also bei den Blutveränderungen um eine mehr oder weniger schwere Anämie, die nach Pappenheim als eine sekundär myelophthisische, d. h. durch Schwund des erythroblastischen Gewebes bedingte aufzufassen ist. Eine solche Anämie kann manchmal das einzige markante klinische Symptom der Erkrankung sein; selbst die Knochenschmerzen können fehlen oder nur angedeutet sein (Ellinger). Das weiße Blutbild zeigt als konstanteste Abweichung eine relative Vermehrung der Lymphozyten, die wohl auch durch die Schädigung des Knochenmarks zustande kommt. Das gelegentliche Auftreten von Myelozyten wird von Hirschfeld als eine durch mechanische Einwirkung der Tumoren aufs Knochenmark bedingte Reizungsmyelozytose aufgefaßt.

Blutungen oder Erscheinungen sog. hämorrhagischer Diathese spielen im Krankheitsverlaufe keine große Rolle. Hautblutungen fehlen völlig. In einzelnen Fällen (Ellinger, Jochmann und Schumm) wurden Retinalblutungen beobachtet, die wohl, da es sich hier um sehr blutarme Individuen handelte, durch die schwere Anämie bedingt gewesen sein dürften. In Hoffmanns Falle war heftiges, immer wieder rezidivierendes Nasenbluten vorhanden, bedingt durch einen Tumor, der von den inneren Schädelknochen in die Nasenhöhle durchgebrochen war.

Veränderungen der Nieren und des Harns.

Großes Interesse, vor allem in diagnostischer Beziehung, verdient das Verhalten des Harns. Mit demselben wird in einer großen Zahl von Fällen ein besonderer, von Bence-Jones im Jahre 1848 zuerst näher charakterisierter Eiweißkörper ausgeschieden. Dieser hat die Eigentümlichkeit bei einer Temperatur zwischen 40 und 60° (je nach Salzgehalt und Säuregrad des Urins) zu koagulieren und bei weiterer Erwärmung sich wieder zu lösen. Auch die durch Mineralsäuren, z. B. Salpetersäure erzeugten Niederschläge dieses Eiweißkörpers sind hitzelöslich. Außer im Harne ist er auch im Blutserum nachgewiesen worden (Ellinger, Abderhalden).

Lange Zeit wurde dieses Proteid von den verschiedensten Beobachtern für eine Albumose gehalten, bis Magnus-Levy (1900) auf Grund eingehender Untersuchungen, die später von Grutterink und de Graef u. a. bestätigt wurden, in ihm einen genuinen Eiweißkörper erkannte, welcher auch zur Kristallisation gebracht werden kann. In seltenen Fällen scheint es sogar schon intra vitam zu einer kristallinischen Ablagerung desselben in den Nieren zu kommen. So fand Löhlein in einem Falle von Myelom, in dem während des Lebens Bence-Jonessche Albuminurie vorhanden war, in der Niere nadel- und prismenförmige, zum Teil tafelartige Kristalle, die nach ihrem physikalischen und chemischen Verhalten als Proteinkristalle anzusehen waren.

Abderhalden und Rostoski haben durch Analyse der hydrolytischen Spaltungsprodukte des Bence-Jonesschen Proteins festgestellt, daß dasselbe in seiner qualitativen Zusammensetzung den Eiweißkörpern des Blutserums sehr nahesteht. Diese Verwandtschaft ließ sich auch in biologischen Versuchen nachweisen (Rostoski, Massini, Abderhalden).

Was nun die pathognomonische Bedeutung des Bence-Jonesschen Proteins betrifft, so findet es sich ausschließlich bei Erkrankungen des Knochenmarks, aber nicht nur, wie Kahler ursprünglich meinte, bei den uns hier besonders interessierenden Myelomen, sondern auch bei den multiplen Chondrosarkomen (Seegelken-Matthes) und den Endotheliomen (Chiari, Markwald) des Markes. Sehr selten wurde der Eiweißkörper bisher bei metastatischer Karzinose des Knochenmarkes festgestellt. v. Decastello konnte 1909 nur zwei hierhergehörige Beobachtungen auffinden; neuerdings berichten Boggs und Guthrie über Bence-Jonessche Albuminurie bei Knochenmetastasen im Gefolge eines Mammakarzinoms. In einem Falle von zahlreichen Knochentumoren bei Hypernephrom, den ich kürzlich sah, vermißte ich ebenfalls den Eiweißkörper im Harn. In theoretischer Hinsicht bemerkenswert ist das mehrfach festgestellte Vorkommen desselben bei Leukämie (S. Askanazy, v. Decastello, Boggs und Guthrie). Wenn gelegentlich — besonders in der älteren Literatur — das Auftreten des Bence-Jonesschen Eiweißes bei Osteomalazie erwähnt wird, so dürfte es sich hier um Verwechslungen mit Myelom gehandelt haben; in neueren Bearbeitungen wird gerade in differentialdiagnostischer Beziehung auf das Fehlen des Bence-Jonesschen Körpers bei Osteomalazie großes Gewicht gelegt.

Nach alledem ist, wie auch Hirschfeld hervorhebt, die Bence-Jonessche Albuminurie jedenfalls ein Symptom, das in allererster Linie auf das Bestehen eines multiplen Myeloms hinweist. Jedoch wird sie bei weitem nicht in allen Fällen gefunden. Aus einer Zusammenstellung Hirschfelds im Jahre 1909 ergibt sich, daß von 78 Myelomfällen nur 36 Bence-Jonessche Albuminurie hatten; sie war also nur in der Hälfte der Fälle vorhanden, wobei allerdings zu berücksichtigen ist, daß in manchen, auch neueren Fällen, die erst auf dem Sektionstisch erkannt wurden, besondere Angaben über den Harnbefund nicht vorliegen.

Das erste Auftreten der Albuminurie wird in den verschiedensten Stadien des Verlaufs der Myelomatosis beobachtet; manchmal ist sie ein Frühsymptom von größtem diagnostischen Wert (Sexsmith); in anderen Fällen erscheint sie mehrere Jahre nach den ersten Manifestationen der Krankheit. Öfters tritt die Albuminurie periodisch auf; in einzelnen Fällen verschwindet sie in der letzten Zeit vor dem Tode (Magnus-Levy, Ribbink, Örum, Conti u. a.).

Die mit der 24 stündigen Harnmenge ausgeschiedene Quantität des Bence-Jonesschen Eiweißkörpers schwankt in weiten Grenzen. Manchmal sind sehr große Mengen, bis zu 70 g pro die, gefunden worden. Im einzelnen Falle besteht oft während längerer Zeiträume eine Konstanz der Ausscheidung, die auch durch vorübergehende Schwankungen im Eiweißgehalt der Nahrung nicht beeinflußt wird (v. Decastello, Bradshaw, Parkes Weber, Allard und Weber u. a.). Im Gegensatz dazu haben andere Untersucher (Salvendi und Voit, Massini) eine gewisse Relation zwischen der Menge des ausgeschiedenen Eiweißes und der Höhe des Eiweißumsatzes festgestellt.

Der Mechanismus des Zustandekommens der Bence-Jonesschen Albuminurie ist noch nicht geklärt. Fraglos ist die Erkrankung des Knochenmarks Vorbedingung ihres Auftretens. Es lag daher nahe, eine unmittelbare Herkunft des Proteids aus den Tumorzellen anzunehmen. Zwar konnten Ellinger und Askanazy im Knochenmark, Reach in Myelomknoten der Milz Spuren desselben nachweisen, aber diese Befunde sprechen keineswegs zugunsten dieser Annahme, denn die Eiweißmengen, welche meist an einem Tage ausgeschieden werden, übersteigen oft das Gesamtgewicht der in den Knochen vorhandenen Tumoren um ein Vielfaches (Magnus-Levy). Außerdem ist zu berücksichtigen daß histologisch ganz verschiedenartige Markwucherungen Anlaß zum Auftreten des Eiweißkörpers geben. Magnus-Levy, v. Decastello, Hopkins und Savory u. a. sind daher geneigt in dem Bence-Jonesschen Körper das Produkt einer Störung des intermediären Eiweißstoffwechsels zu erblicken, die von der Erkrankung des Markes in irgend einer Weise abhängig ist. Möglicherweise bringen uns experimentelle Untersuchungen, wie sie Zuelzer vor einiger Zeit inauguriert hat, in dieser Frage weiter.

Nach v. Decastello ist das Erscheinen des Eiweißkörpers im Harn in erster Linie an eine vermehrte Durchlässigkeit der Nieren gebunden, welche durch die sehr häufig beim Myelom vorhandenen entzündlichen oder degenerativen Veränderungen des Nierenparenchyms bedingt ist. Infolgedessen wird auch manchmal echte Albuminurie ohne Bence-Jonessches Eiweiß beobachtet, oder letzteres findet sich neben einer nephritischen Albuminurie (Abderhalden). In solchen Fällen erfolgt beim Sieden des Harns keine völlige Auflösung des entstandenen Niederschlags, jedoch tritt in den vom Niederschlag befreiten, klaren Harnfiltraten beim Erkalten die charakteristische Trübung ein, die beim Erwärmen wieder verschwindet.

Ob gewisse, im Verlaufe der myelomatösen Erkrankung auftretende Erscheinungen toxischer Natur wie Fieber u. a. durch das im Blute kreisende Bence-Jonessche Proteid hervorgerufen werden, ist noch unklar; bei Tieren ist die intravenöse Injektion des Körpers oft von Giftwirkungen begleitet (Ellinger u. a.).

Veränderungen der Haut.

Beim Myelom wurden Hautveränderungen bisher nur ganz selten beobachtet. In dem von Bloch publizierten, später von Glaus anatomisch genauer untersuchten Falle von Myelozytom traten mehrere Jahre vor dem Tode eigenartige, immer wieder rezidivierende Effloreszenzen an verschiedenen Stellen der Haut auf. Diese begannen als kleine erythematöse Flecken, wurden zu Papeln, bedeckten sich mit Schuppen und Krusten und endigten schließlich als narbig-atrophische depigmentierte Stellen. Die anatomische Untersuchung der betroffenen Hautstellen ergab neben atrophischen, hypertrophischen und degenerativen Zuständen in der Epidermis als einen bisher noch nie beobachteten

Befund einen körnigen Zerfall des gesamten elastischen Gewebes der Haut. Bloch hält es für möglich, daß diese Dermatose durch toxische Stoffwechselprodukte, vielleicht durch den auch im vorliegenden Falle nachgewiesenen Bence-Jonesschen Eiweißkörper hervorgerufen wurde. Anders waren die Hauterscheinungen in einem kürzlich von Kreibich veröffentlichten Falle von Plasmozytom. Bei einer 78jährigen Frau entwickelten sich zuerst in verschiedenen Stellen der Gesichtshaut Infiltrate und kleine Tumoren; später traten letztere auch an Armen und Beinen auf. Erst 8 Wochen nach Erscheinen der ersten Hautveränderungen stellten sich Erscheinungen seitens der Knochen und Spontanfrakturen ein. Die Hautgeschwülste bestanden ebenso wie die Knochenmarksgeschwülste aus Plasmazellen.

Verhalten der Körpertemperatur.

Die Körpertemperatur ist meist nicht erhöht. Im Anfangsstadium der Erkrankung kommen Schüttelfröste vor. In einer Anzahl von Fällen bestand hohes Fieber, das manchmal einen remittierenden (Ellinger) oder einen ausgesprochenen rekurrierenden (Hammer, Nothnagel) Charakter hatte. Über die Ursache des Fiebers kann man nichts Sicheres äußern; früher wurde im Anschluß an die Krehl-Matthesschen Untersuchungen dem im Blute kreisenden Bence-Jonesschen Eiweißkörper eine pyrogenetische Bedeutung zugesprochen.

Dauer und Ausgänge der Erkrankung.

Die Krankheitsdauer schwankt zwischen wenigen Monaten und mehreren Jahren. Im Laufe derselben entwickelt sich meist eine hochgradige Kachexie. Insuffizienzerscheinungen seitens der Kreislauforgane mit konsekutiven Pneumonien sind die häufigsten Ursachen des Todes, sofern derselbe nicht schon früher infolge lokaler, durch die Geschwülste bedingte Prozesse herbeigeführt worden ist.

Alter und Geschlecht der Kranken.

Das Myelom ist vorwiegend eine Erkrankung des mittleren und höheren Lebensalters; doch kommt es auch in frühester Jugend zur Beobachtung, wie die beiden Fälle Romans sowie der Fall von Elizabalde zeigen, deren Kranke in einem Alter von 2 und 3 bzw. 5 Jahren standen. Über die Verteilung auf die Lebensalter gibt die folgende Tabelle, die 70 Fälle der neueren Literatur umfaßt, nähere Auskunft:

Lebensalter	Zahl der Fälle	Lebensalter	Zahl der Fälle
1—10 Jahre	3	40—50 Jahre	13
10—20 ,,	1	50—60 ,,	28
20—30 ,,	1	60—70 ,,	16
30—40 ,,	7	70—80 ,,	1

Das männliche Geschlecht scheint etwas häufiger betroffen zu werden; von diesen 70 Fällen waren 45 Männer und 25 Frauen.

Ätiologie.

Die Ätiologie des Myeloms ist noch gänzlich ungeklärt; jedenfalls lassen sich bis jetzt ätiologische Einzelmomente, insbesondere infektiöse Einflüsse nicht mit Sicherheit feststellen. Neben exogenen, auf das Knochenmark wirkenden Schädlichkeiten muß, wie besonders Hart betont, auch mit der

Möglichkeit des Vorliegens eines konstitutionellen Schwächezustandes des Markes gerechnet werden, welcher die Entwicklung eines Myeloms begünstigt. In diesem Sinne würde das gelegentliche familiäre Auftreten des Myeloms (Stokvis-Kühn) sowie das gleichzeitige Vorkommen von Myelom und perniziöser Anämie in der gleichen Familie sprechen.

Merkwürdig häufig findet sich in der Vorgeschichte ein der Erkrankung vorausgehendes Trauma verzeichnet; z. B. in den Fällen Winkler, Ewald, Gluzinski-Reichenstein sowie in den zwei von Versé im Jahre 1912 publizierten Beobachtungen. In dem zweiten Falle dieses Autors handelte es sich um einen 41jährigen Mann, der von einem anderen Manne einen heftigen Stoß mit dem Ellenbogen gegen den rechten Rippenbogen erhielt. Fünf Monate nach diesem Unfall machte sich an der Stelle dieses Stoßes eine größere Geschwulst bemerkbar, nach einem weiteren Monat starb er. Versé glaubt, daß in diesem Falle ein Zusammenhang zwischen Trauma und Tumorbildung bestanden hat. Daß ein Trauma auf die Entwicklung bew. Verschlimmerung von Erkrankungen des hämatopoetischen Apparates begünstigend einzuwirken vermag, kann nicht bezweifelt werden; sehen wir doch auch die myeloide Leukämien im Anschluß an Unfälle in die Erscheinung treten. Dennoch dürfte dem Trauma in der Ätiologie des Myeloms nur eine untergeordnete Bedeutung zukommen; Hirschfeld wird wohl mit seiner Annahme recht haben, daß die infolge der beginnenden Erkrankung schon weniger widerstandsfähigen Knochen durch Gewalteinwirkungen leichter als gesunde geschädigt werden und somit die ersten Krankheitssymptome häufig erst nach einem Trauma manifest werden.

Diagnose.

Die klinische Diagnose des Myeloms ist meist nicht leicht. Das gilt in erster Linie für jene Erkrankungsformen, bei denen Erscheinungen seitens der Knochen ganz fehlen oder wenig ausgesprochen sind und nur allgemeine Symptome, wie Anämie und Kachexie oder nervöse Erscheinungen das Bild beherrschen, so daß die Diagnose bis zum Lebensende unsicher bleiben kann. Aber auch in den Fällen, in welchen schwere Skelettveränderungen (Deformitäten, Spontanfrakturen, Tumorbildungen) oder bestimmte nervöse Syndrome von vornherein die Aufmerksamkeit auf die Knochen hinlenken, ergeben sich wegen der Möglichkeit des Vorliegens anderer, differentialdiagnostisch in Betracht zu ziehender Affektionen manchmal Schwierigkeiten. In dieser Hinsicht sind zunächst die eigentlichen malignen Neubildungen des Skeletts zu nennen, insbesondere die sekundären, metastatischen Karzinome des Knochenmarks, deren Lokalisation ziemlich die gleiche wie beim Myelom ist. Sind primäre Tumoren der Mamma, der Schilddrüse oder der Prostata nachweisbar, oder bilden sich längere Zeit nach der Entfernung solcher Geschwülste Knochensymptome aus, so kann die Auffassung des Krankheitsbildes nicht zweifelhaft sein; Verwechslungen mit Myelomen werden aber möglich, wenn im Gefolge kleiner, nicht ohne weiteres erkennbarer Karzinome etwa des Magens, des Rektums, des Uterus oder der Prostata multiple Knochenherde auftreten. Gelegentlich können auch multiple Knochenmetastasen eines klinisch nicht in die Erscheinung tretenden Hypernephroms zunächst ein Myelom vortäuschen. Einen derartigen Fall sah ich vor einiger Zeit.

Den wichtigsten differentialdiagnostischen Anhalt zur Unterscheidung solcher Fälle wie auch der metastatischen Knochenkarzinome vom Myelom gibt der Nachweis des Bence-Jonesschen Eiweißkörpers im Harne, der — wie schon früher erwähnt — bei sekundären Markgeschwülsten kaum vorkommt. Es setzt den diagnostischen Wert dieses Symptoms keineswegs herab, daß es in einer größeren Zahl auch echter Myelomfälle vermißt wird.

Was andere im Knochenmark sich entwickelnde primäre, multiple Geschwulstbildungen betrifft — es kommen nur die ganz seltenen sog. Endotheliome des Markes in Betracht — so ist ihre spezielle Diagnose nur post mortem auf Grund der mikroskopischen Untersuchung möglich. Klinisch verhalten sich die in gleicher Weise wie die Myelome; auch die Bence-Jonessche Albuminurie ist vorhanden. Infolgedessen wurde auch ein Teil der bisher bekannten Fälle intra vitam für Myelome gehalten, so z. B. die Fälle von Kahler und Markwald.

In der älteren Literatur werden öfters die Schwierigkeiten der klinischen Differenzierung der multiplen Myelomatosis von der Osteomalazie hervorgehoben. Zweifellos kann in manchen Fällen von Myelom, zumal Geschwulstbildungen an den Knochen nicht nachweisbar sind, das Krankheitsbild an Osteomalazie erinnern, wodurch schon häufiger diagnostische Irrtümer hervorgerufen wurden. Das Fehlen des Bence-Jonesschen Eiweißkörpers bei Osteomalazie und die Tatsache der meist günstigen therapeutischen Beeinflußbarkeit dieser neuerdings gehäuft auftretenden Erkrankung können hier vor Verwechslungen schützen.

Hier wie in allen sonstigen zweifelhaften Fällen wird man zur Sicherung der Diagnose das Röntgenverfahren heranziehen. Die Bilder, welche die Platte von den Veränderungen der Knochen gibt, sind schon früher besprochen worden. Es wird natürlich kaum gelingen, auf diese Weise Myelome auch von sekundären Geschwulstbildungen des Markes zu unterscheiden.

Therapie.

Die Therapie des Myeloms bietet bei der fortschreitenden Tendenz der Erkrankung von vornherein geringe Aussichten und kann im wesentlichen nur eine symptomatische sein.

Allerdings wäre in nicht zu vorgeschrittenen Fällen, ähnlich wie bei den Leukämien, zu versuchen, durch Röntgenbestrahlungen, intravenöse Injektionen von Thorium-X oder durch Verabreichung von Benzol die Knochenmarksprozesse zu beeinflussen. Entsprechende therapeutische Beobachtungen liegen jedoch bislang nicht vor.

V. Über die Beziehungen der Myelome zu den malignen Geschwülsten und zu den Systemerkrankungen des hämatopoetischen Apparates.

Die Myelome nehmen gleich anderen Erkrankungen des hämatopoetisch-lymphatischen Apparates z. B. dem Lymphosarkom eine eigenartige Stellung ein. In ihrem klinischen und anatomischen Verhalten haben sie in mancher Hinsicht Ähnlichkeit mit bösartigen Geschwülsten, andererseits bestehen, wie noch im einzelnen ausgeführt werden wird, auch enge Beziehungen zu den einfachen hyperplastischen Systemaffektionen der blutbildenden Organe, so daß die Myelome schon früher je nach dem Standpunkt der einzelnen Forscher bald als echte Geschwülste mit malignen Charakteren, bald als einfache Hyperplasien des Knochenmarks aufgefaßt wurden, und auch heute noch wird fast in jeder einschlägigen Arbeit die Frage ihrer nosologischen Zugehörigkeit eingehend erörtert. Über die Entwicklung und den jetzigen Stand der diesbezüglichen Anschauungen sei folgendes gesagt.

Rudolf Virchow hat den Namen Myelom rein deduktiv abgeleitet für den theoretisch zu fordernden Fall, daß sich aus rotem Knochenmark eine homologe, aus Myeloidgewebe bestehende Geschwulst entwickele. Die Gelegenheit, diese Bezeichnung zum ersten Male anzuwenden, bot sich v. Rustizky, der 1873 aus dem von Recklinghausenschen Institut einen Fall veröffentlichte, in welchem sich an mehreren Knochen Geschwülste befanden, welche dieser von Virchow aufgestellten Definition entsprachen. Nach v. Rustizky sind demnach die Myelome primär multipel auftretende, dem Knochenmarkparenchym homologe, auf das Skeletsystem beschränkte Tumorbildungen, die sich durch das Fehlen von Organmetastasen als relativ gutartig erweisen und demnach zu den hyperplastischen Bildungen des Knochenmarks zu rechnen sind. Grawitz hat bald nachher unter dem Bilde der perniziösen Anämie verlaufende Fälle „sarkomatöser" Erkrankungen des Knochensystems beschrieben, die wohl heute als Myelome aufgefaßt werden müssen, und trotzdem er letzteres nicht tat, aber schon die Vermutung ausgesprochen, daß die tumoröse Entartung nur eine Steigerung der ganzen Veränderung sei, die gewöhnlich als lymphoide Umwandlung bezeichnet wird. Für eine Verwandtschaft der „Sarkombildung" und der lymphoiden Umwandlung spreche auch die Tatsache, daß mikroskopisch ein Unterschied zwischen dem roten Mark der Röhrenknochen und den eigentlichen Geschwulstmassen, so auffallend er für das bloße Auge war, kaum festzustellen wäre. Zahn hat dann einige Zeit später im Jahre 1885, um diese hyperplastische Natur des Myeloms besonders zu betonen, den Namen „myelogene Pseudoleukämie" geprägt, im Sinne eines Korrelats zur hyperplastischen Pseudoleukämie der Drüsen, aber zugleich darauf hingewiesen, daß wegen des bösartigen Verlaufes und des Übergreifens auf die Umgebung auch Beziehungen zu den malignen Geschwülsten beständen. Er hebt jedoch hervor, daß es sich aber keineswegs um myelogene Sarkome handele, sondern eher um ein aufs Knochenmark beschränktes Lymphosarkom im Sinne Virchows. In ähnlicher Weise spricht sich auch Klebs aus.

So ist denn schon in diesen ersten Arbeiten die in der Folgezeit immer wiederkehrende Kardinalfrage berührt: Handelt es sich beim Myelom um eine echte, etwa sarkomatöse Geschwulstbildung oder um eine einfache, der leukämischen nahestehende Hyperplasie eines normalerweise präformierten Gewebes?

Die präzise Beantwortung dieser Frage hat deshalb solche Schwierigkeiten gemacht, weil einerseits die Myelome in sehr ausgesprochenem Maße, wie wir gesehen haben, gewisse Charaktere maligner Geschwülste aufweisen, andererseits natürlich in zellulärer und histogenetischer Beziehung den leukämischen Gewebswucherungen außerordentlich ähnlich sind.

Was zunächst die Histogenese anbelangt, so besteht eine gewisse einheitliche Auffassung darin, daß die Myelome, die aus einer Wucherung der Parenchymzellen des Knochenmarks hervorgegangen sind und dessen histologischen Aufbau in mancher Beziehung nachahmen, von den eigentlichen myelogenen

Knochensarkomen zu trennen sind. Sarkome sind sie nicht; dagegen spricht vor allem, wie auch Pappenheim betont, daß die Myelomzellen nicht zu Tumorzellen anaplasiert sind sondern lediglich normale unreife Blutzellen darstellen; ja vielfach finden sich auch, wie schon besprochen wurde, Myelome, die aus Myelozyten bestehen, also aus Zellen, die in ihrer Differenzierung schon recht weit vorgeschritten sind. Es muß aber überhaupt für sehr zweifelhaft gehalten werden, ob es echte primär und multipel auftretende myelogene Knochensarkome gibt, welche, entsprechend der allgemeinen Definition, vom Stroma, also dem nicht spezifischen Anteil des Marks ihren Ausgang nehmen müßten [1]). In ihrem histologischen Verhalten könnten allerdings solche Sarkome, namentlich wenn sie aus Rundzellen beständen, die weitgehendste Ähnlichkeit mit manchen Myelomformen haben, und es bedürfte erst des ganzen Rüstzeuges der modernen hämatologischen Untersuchungsmethoden, um diese Zellen von Abkömmlingen des Knochenmarkparenchyms zu unterscheiden. Einschlägige, diesen Anforderungen entsprechenden Beobachtungen aus neuerer Zeit liegen nicht vor. Es ist daher sehr fraglich, ob es sich in den von älteren Autoren (Arnold, Grawitz, Grosch, Marbitz, Hammer, Wieland, Buch, Spiegelberg u. a.). veröffentlichten Fällen sog. multipler Sarkombildung im Knochenmark tatsächlich um myelogene Sarkome im oben genannten Sinne gehandelt hat. Neuere Autoren, wie z. B. Hirschfeld, rechnen daher diese älteren Beobachtungen größtenteils zu den Myelomen. Indem wir uns dieser Ansicht anschließen, werden wir zugleich der Mühe enthoben, aufs neue in eine im Hinblick auf die früher vorhandene Unvollkommenheit der Untersuchungstechnik nicht mehr sehr fruchtbare Diskussion über die Zugehörigkeit älterer unter anderen Namen publizierter Fälle zur Gruppe der Myelome einzutreten. Trotzdem also die Myelome in histogenetischer Beziehung keine vom Stroma ausgehende sarkomatöse Wucherungen sind, so wird doch von manchen neueren Pathologen, auch solchen, die das Myelom nicht den Sarkomen zurechnen, die Frage seiner Zugehörigkeit zu den malignen Tumoren noch nicht für entschieden erklärt. Herxheimer z. B. bezeichnet in der letzten Auflage seines Lehrbuches das Myelom als eine „dem Sarkom nahestehende, aber scharf umrissene Tumorart." Schon Winkler hat dasselbe als eine mehr selbständige Geschwulstart bezeichnet, der eine Sonderstellung einzuräumen ist. Auch Borst bespricht das Myelom unter den Geschwülsten des blutbildenden Gewebes, ohne auf seine Beziehungen zu den leukämischen bzw. aleukämischen Prozessen einzugehen. Für diejenigen Autoren, welche wie Ribbert und Banti, allerdings in dieser Auffassung ganz allein stehend, auch die letzteren zu den Geschwülsten rechnen, besteht natürlich auch keine Schwierigkeit bezüglich der Rubrizierung der Myelome.

Wir müssen uns daher etwas näher mit der Frage beschäftigen, wie es sich bei den Myelomen mit den Merkmalen der malignen Geschwülste ver-

---

[1]) Als vom Stroma des Markes ausgehende primäre multiple Geschwulstbildungen sind bisher nur die sogenannten Endotheliome bzw. Peritheliome mit Sicherheit erkannt, bezüglich derer auf die in diesen Ergebnissen erscheinende Arbeit von W. V. Simon verwiesen sei.

Das gleiche, was oben bezüglich der fraglichen Existenz multipler primärer myelogener Sarkome gesagt wurde, gilt wahrscheinlich auch von den hier nicht näher zu besprechenden, sehr seltenen multiplen periostalen Sarkomen, die M. B. Schmidt in die Gruppe der lymphatischen Pseudoleukämien einreiht.

hält. Zunächst kommt hier das heterotope, destruierende Wachstum und die Metastasenbildung in Betracht. Bei der Besprechung der pathologischen Anatomie haben wir bereits gesehen, daß die Myelome sehr häufig nicht aufs Knochemark beschränkt bleiben und ein Hinüberwuchern auf die Umgebung keineswegs selten ist. Schon v. Rustizki erwähnt in seiner grundlegenden Beobachtung das Hineinwuchern des in der Schläfengegend befindlichen Tumors auf die Weichteile sowie das direkte Übergreifen der Rippenmyelome auf die Pleura nach Durchbrechung der Kompakta und des Periostes; in manchen anderen Fällen wurde ein solches Überwuchern auf Dura und Meningen beobachtet; in einem Falle von Lubarsch griff ein vom Brustbein ausgehender Tumor aufs Mediastinum über. Die Myelome besitzen also eine große Neigung zur Zerstörung des Knochegewebes und zu weiterem Wachstum über den Mutterboden hinaus, wenn auch die Intensität dieser Prozesse in den einzelnen Fällen eine sehr verschiedene ist. Inwieweit diese Tatsache zugunsten des Geschwulstcharakters der Myelome zu verwerten ist, wird weiter unten erörtert werden; es sei aber schon hier erwähnt, daß Lubarsch hierin kein grundsätzliches Argument erblickt, um diese mit malignen Tumoren schlechtweg identifizieren zu können.

Um so eher aber glaubte man dieses auf Grund des Vorkommens von „Metastasen" tun zu können. Schon ehe Fälle bekannt waren, in denen Myelomknoten auch in den inneren Organen sich fanden, wurde die Metastasenfrage gelegentlich von dem Gesichtspunkte diskutiert, daß die an den verschiedenen Stellen des Skelettsystems auftretenden Geschwülste Metastasen eines primären Tumors sein könnten. Es gibt unter den beschriebenen Fällen in der Tat solche, die sich durch das Vorhandensein eines großen, anscheinend primär entstandenen Tumors auszeichneten, worauf bereits an anderer Setlle hingewiesen wurde. Borrmann faßte denn auch die multiplen Geschwulstbildungen in den Knochen als Metastasen eines Primärtumors auf und äußerte die Ansicht, daß die verschleppten Myelomzellen gerade wegen ihrer besonderen Prädilektion zum Knochenmark vorwiegend in diesem sich ansiedelten. Demgegenüber weist z. B. Hart auf die Unmöglichkeit hin, einen Myelomknoten etwa wegen seiner Größe als den Ausgangspunkt der anderen Geschwülste zu bezeichnen, und v. Domarus hebt mit Recht hervor, „daß das merkwürdig elektive Verhalten der vermeintlichen Knochenmetastasen beim Myelom bezüglich ihrer Ausbreitung keine rechte Analogie in der übrigen Pathologie findet". Auch E. Fränkel hält es für unzulässig, die im Skelett zerstreuten Herde als Metastasen von einem bestimmten Knochenherd anzusehen und aus diesem Grunde den ganzen Prozeß dem geschwulstbildenden zuzurechnen. So kann man denn an der Auffassung festhalten, daß die in einem Falle vorhandenen Myelomknoten sämtlich primäre, multiple Bildungen sind, und die Multiplizität ihres Auftretens läßt sich, ähnlich wie wir es bei den leukämischen und pseudoleukämischen Wucherungen bereits tun, am besten erklären durch die Annahme einer zu gleicher Zeit an den verschiedensten Stellen des Knochenmarks systematisch angreifenden und die myelomatösen Wucherungen auslösenden, allerdings bisher unbekannten Noxe.

Als die sich allmählich mehrende Kasuistik nun auch Fälle kennen lehrte, in denen die Bildung von Myelomknoten nicht auf das Skelett beschränkt blieb, vielmehr sich auf andere Organe, z. B. Milz, Leber und andere Lymphdrüsen erstreckte, wurden derartige Beobachtungen im Sinne der von v. Rustizki gegebenen Definition, der gemäß das Myelom keine Organmetastasen macht,

als echte Sarkome (Myelosarkome, Harbitz) aufgefaßt, und insbesondere
Menne sieht nur diejenigen Fälle als „einwandfreie" Myelome an, bei denen
eine Metastasenbildung in den inneren Organen nicht vorhanden war.

Das Auftreten gleichartiger Herde außerhalb der Knochen braucht aber
keineswegs als Metastasierung aufgefaßt zu werden. Wie die histogenetischen
Untersuchungen bei den Anämien und Leukämien gelehrt haben, sind die
retikulo-endothelialen Gewebe der Organe unter pathologischen Bedingungen
weitgehend zur Bildung von Vorstufen der Blutzellen befähigt, und die bei den
genannten Erkrankungen in Leber, Milz, Lymphdrüsen und Nieren auftretenden
myeloiden Herde werden jetzt fast allgemein als autochthon entstandene angesehen. Da entsprechend dieser Anschauung die Stammzellen der Myelomzellen
in den genannten Organen ebenfalls präformiert sein müssen, so kann ihr Auftreten daselbst als myeloide Metaplasie gedeutet werden, ganz wie dies bei
den leukämisch-pseudoleukämischen Erkrankungen der Fall ist. Man darf
daher im Vorkommen solcher Herde eine weitere Stütze für die in neuerer Zeit
von einer Reihe angesehener Forscher (Lubarsch, Pappenheim, Sternberg,
Hirschfeld, v. Domarus, Herz, Fränkel u. a.) aus den oben angeführten
histo- und pathogenetischen Gründen vertretenen Auffassung der Myelome
als einer Systemerkrankung des hämatopoetischen Apparates
mit allerdings ganz vorwiegender Beteiligung des Knochenmarks
sehen. Ist die Ausbreitung der extramedullären Herde, falls sie vorhanden,
auch nicht so diffus wie bei den Leukämien, so liegen doch auch Beobachtungen
vor, in denen die Extensität der Wucherungen leukämischen nicht nachsteht. In
dem einen Falle Romans waren fast alle Lymphdrüsen des Körpers und die
Leber betroffen und charakteristischerweise fanden sich neben den eigentlichen
Myelomzellen (Myeloblasten) an vielen Stellen Myelozyten und Erythroblasten.
Sehr zugunsten einer Systemerkrankung spricht auch, wie Roman mit Recht
hervorhebt, der Umstand, daß in seinen Fällen viele, makroskopisch noch
ganz unveränderte Lymphdrüsen in myeloisches Gewebe umgewandelt waren.

Allerdings werden von v. Naegeli diese extramedullären Herde beim
Myelom wegen des Vorhandenseins von Erythroblasten keineswegs als den
Knochenmarkswucherungen koordinierte Bildungen angesehen, vielmehr als
kompensatorische Prozesse, wie sie auch sonst bei schweren Anämien gefunden
werden. Eine derartige Auffassung läßt sich nicht ohne weiteres widerlegen;
manche Forscher, unter anderem E. Fränkel, schließen sich ihr aber nicht an.
Rein teleologisch betrachtet muß es auch fraglich erscheinen, ob solche extramedullären Herde mit ihrer nur geringen Zahl von Erythroblasten tatsächlich
zur Verbesserung der Blutbildung beitragen können; eher dürften hierzu die
von Hart beobachteten isolierte Herde lymphoiden Markes im Fettmarke
sonst myelomfreier Röhrenknochen befähigt sein, wenngleich es nahe liegt,
auch in diesen Herden nicht vikariierende Bildungen, sondern die Anfangsstadien der Entwicklung eines neuen Myelomknotens zu erblicken.

Auch die in anderen, nicht zum hämatopoetischen Apparat gehörigen
Organen (Ovarien, Nebennieren, Nieren) beobachteten Myelomknoten sprechen
nicht gegen die Auffassung der Myelome als einer Systemerkrankung. Es sei
daran erinnert, wie sehr gerade die Niere zur Bildung myeloiden Gewebes befähigt
ist und auf die nicht mehr seltenen Fälle echter Leukämien bzw. Pseudoleukämien
hingewiesen, in denen in den verschiedensten Organen leukämische Wucherungen

gefunden wurden. Daß diese heterotopen Wucherungen lymphatischer oder myeloischer Natur nicht mit den Vorgängen der echten Metastasierung von Geschwulstzellen identifiziert werden dürfen, hebt auch Borst in der kürzlich erschienenen neuesten Auflage des Aschoffschen Lehrbuches hervor.

Ergeben sich aus den im vorstehenden besprochenen Eigenschaften der Myelome, vor allem in histogenetischer Hinsicht, schon weitgehende Beziehungen zu den Leukämien bzw. Aleukämien [1]), so wird die äußere Ähnlichkeit beider Erkrankungsformen noch größer in den Fällen, in welchen die myelomatösen Wucherungen das Knochenmark in ganz diffuser Weise befallen, ohne daß es zur Bildung größerer zirkumskripter Tumoren in den Knochen kommt. (Beobachtungen von Winkler, Abrikossoff, Jochmann und Schumm, Weber, Jores, Herz, Tschistowitsch und Kolessniskoff, Verebely, Sternberg, Ellinger, Berblinger, Mieremet u. a.). Solche Fälle erinnern, worauf besonders Pappenheim, Hirschfeld, v. Domarus, Herz u. a. hinweisen, in mancher Beziehung an die früher schon von Runeberg und Baumgarten, später wieder von Senator, Rubinstein und v. Domarus beschriebene sog. medulläre Form der Pseudoleukämie, bei der im Gegensatz zur gewöhnlichen generalisierten Pseudoleukämie der Drüsen, der Milz und des Knochenmarks letzteres allein oder ganz vorwiegend erkrankt ist. Während jedoch bei dieser Erkrankung niemals ein aggressives Wachstum der Markwucherungen mit Zerstörung der Knochensubstanz beobachtet wird, ist dies aber bei der diffusen Form der Myelomatose in hohem Maße der Fall.

Damit kommen wir auf die schon im Eingang dieses Kapitels kurz berührte Frage zurück, ob diese lokale Aggressivität und die klinische Malignität der myelomatösen Wucherungen — mögen sie nun diffus oder in Form multipler Tumoren auftreten — Eigenschaften des Myeloms sind, die es ohne weiteres aus der Reihe der Systemerkrankungen des hämatopoetischen Apparats herausheben und seine Einordnung in die Gruppe der malignen Geschwülste rechfertigen. Stimmt man auf Grund des oben Ausgeführten einer weitgehenden Analogisierung der Myelome und der pseudoleukämischen Affektionen überhaupt zu, so dürfte auch das aggressive Wachstum der ersteren keine grundlegende Differenz gegenüber diesen darstellen. Wird doch auch in manchen Fällen chronischer und akuter Leukämie bzw. Pseudoleukämie eine Aggressivität, z. B. der Drüsenwucherungen auf die Umgebung beobachtet. Es ist uns heute ganz geläufig, daß fließende Übergänge von der einfachen hyperplastischen Pseudoleukämie zum Lymphosarkom existieren, das trotz seiner klinischen Malignität nicht zu den echten Sarkomen gerechnet wird. Aber auch schwere destruierende Knochenprozesse werden, wenn auch seltener, im Verlaufe pseudoleukämischer Erkrankungen beobachtet. Schon vor Jahren hat M. B. Schmidt darauf hingewiesen. Neuerdings haben Pförringer sowie Hänisch und Querner Fälle von lymphatischer Leukämie bzw. Pseudoleukämie mit Beteiligung der Drüsen und des Knochenmarkes veröffentlicht, bei denen es zu Spontanfrakturen und großen subperiostalen Geschwulstbildungen mit Durchwucherung der Knochenwandungen gekommen war; ein weiterer Beweis, in wie stark aggressiven Formen auch diese Erkrankungen auftreten können.

---

[1]) Nach Pappenheim spricht auch das gelegentliche Vorkommen des Bence-Jonesschen Eiweißkörpers bei den Leukämien für eine Verwandtschaft beider Prozesse.

Pappenheim hat, um diese klinisch bedeutungsvollen Krankheitsbilder besonders zu charakterisieren, die Leukämien bzw. Pseudoleukämien mit infiltrativem bzw. aggresivem Wachstum als sarkoide Leukämien bezeichnet. Demnach wäre z. B. das aleukämische Lymphosarkom als die sarkoide Form der lymphatischen Pseudoleukämie aufzufassen. In analoger Weise sieht Pappenheim in den Myelomen das sarkoide Gegenstück zu den einfachen hyperplastischen medulären Pseudoleukämien; mit anderen Worten, die medulläre Pseudoleukämie steht zur Myelomatose in gleicher Beziehung wie die lymphatische Pseudoleukämie zum Lymphosarkom. In diesem Sinne kann man von einer Myelosarkomatose sprechen, wobei aber immer zu berücksichtigen ist, daß das Beiwort Sarkom nur eine klinische Analogie zum Ausdruck bringt und keineswegs eine Identifizierung mit dem echten Sarkom bedeutet, was bezüglich des Lymphosarkoms in neuerer Zeit besonders von Orth wieder scharf betont wurde.

Wenn wir nach allem das Myelom als eine aleukämische Systemaffektion mit vorwiegend medullärer Lokalisation auffassen, so soll damit keineswegs gesagt sein, daß Myelom und Pseudoleukämie auch in ätiologischer Hinsicht in enger Beziehung zueinander stehen. Hirschfeld sowie Fränkel halten dies trotz der Ähnlichkeit der Histogenese und der histologischen Struktur sogar nicht für wahrscheinlich. Trotzdem hat die von Pappenheim geäußerte Vorstellung, daß die tumorartigen Erkrankungen des hämatopoetisch-lymphatischen Apparates, wie wir sie im Myelom und Lymphosarkom kennen, auch ätiologisch den eigentlichen leukämisch-pseudoleukämischen Affektionen nahestehen und nur durch die besondere Lokalisation oder die individuelle Reaktion des befallenen Gewebes bedingte Abarten der Leukämien sind, manches Bestechende für sich.

Was im vorstehenden über die Myelome gesagt wurde, gilt in mancher Beziehung auch für die Chlorome. Auf sie an dieser Stelle einzugehen, erübrigt sich, da sie im VI. Band der im gleichen Verlag erscheinenden „Ergebnisse der inneren Medizin" eine eingehende Bearbeitung durch Lehndorff gefunden haben.

VI. Über die Behandlung der Trigeminusneuralgien mit Alkoholinjektionen.

Von

D. Kulenkampff-Zwickau.

Mit 19 Abbildungen.

23*

Literatur.

1 Abadie, Un cas de névralgie faciale traité par les injections profondes d'alcool cocainé. Bulletin médicale de l'Algérie **17**, 647. 1906.
2 — XXI Congrès français de Chirurgie à Paris, 5—10 Octobre 1908; Diskussionsbemerkung. Bericht: Semaine médicale 1908. Nr. 42. 504.

3. Abelmann, T. C. H., Behandlung der Trigeminusneuralgie durch oberflächliche Injektionen von Osmiumsäure und Alkohol. Journal of the Michigan State med. soc. 12, Nr. 5. 261—263. 1913.

4. Allard, Semaine médicale 1907. Nr. 45. 533.

5. — Archives d'électricité médicale 1907, 25 Septembre.

6. Alexander, Von der Injektion des 70—80%igen Alkohols. Sitzung d. Hufeland-Gesellsch. 8. Oktober 1908. Med. Klin. 1908. Nr. 47. 1812.

7. — Med. Klin. 1908. Nr. 17. 647.

8. — Zur Behandlung der Neuralgien mit Alkoholinjektionen. Berl. klin. Wochenschr. 1908. Nr. 48. 2131.

9. — Die Behandlung der Gesichtsneuralgien. Berl. klin. Wochenschr. 1909. Nr. 50. 2234.

10. — Behandlung von Neuralgien, besonders des Gesichtes, mit Alkoholinjektionen. Deutsche med. Wochenschr. 1910. Nr. 42. 1979.

11. — Über die Behandlung von Neuralgien des 2. und 3. Trigeminusastes mit Alkoholinjektionen. Deutsche med. Wochenschr. 1912. Nr. 6. 271.

12. — Verhandl. d. Berl. Gesellsch. f. Chir. 1912. 28.

13. — Die Fortschritte der physikalischen Therapie bei Trigeminusneuralgie, einschließlich der Injektionsmethoden. Zeitschr. f. phys. u. diät. Therap. 1913. H. 17.

14. — Was muß der Zahnarzt von der Trigeminusneuralgie wissen? Korrespondenzbl. f. Z. 1914. Jan.

15. — Über Quinkes Theorie der Neuralgie. Deutsche med. Wochenschr. 1919. Nr. 39. 1080.

16. — Deutsche Zeitschr. f. Nervenheilk. 41.

17. — und Unger, Zur Behandlung schwerer Gesichtsneuralgien. Alkoholinjektion ins Ganglion Gasseri. Berl. klin. Wochenschr. 50, 167—168. 1913.

18. — — Zur Behandlung schwerer Gesichtsneuralgien. Alkoholinjektion ins Ganglion Gasseri. Berl. klin. Wochenschr. 1913. Nr. 4. Nach einer Demonstration in der Berl. med. Gesellsch. am 13. November 1913.

19. — — Zeitschr. f. physik. Therap. 1913. Nr. 17.

20. Alleys, Ned. Tijdschr. v. Geneesk. 2. 1133. 1908. Ref.

21. Anschütz, Diskussion zu Ringel: Zur chirurgischen Behandlung schwerer Trigeminusneuralgien. Vereinigung nordwestdeutscher Chirurgen. Januar 1913. Hamburger Marienkrankenhaus.

22. — Injektionsbehandlung bei Trigeminusneuralgie. Münch. med. Wochenschr. 1911. Nr. 43. 2306.

23. Ball, Ohio State med. Journ. 1910, 15. Aug.

24. Bardenheuer, Wesen und Behandlung der Neuralgie. Grenzgeb. d. Med. 1909.

25. Baumgarten, Über die durch Alkohol hervorzurufenden pathologisch-histologischen Veränderungen (nach gemeinschaftlich mit Dr. Rumpel angestellten Versuchen). Berl. klin. Wochenschr. 1907. Nr. 42. 1331.

26. Becker, Neuralgiforme Erkrankungen ausgehend vom Zahnsystem. Korrespondenzbl. f. Zahnärzte 42, H. 4.

27. Beckmann, Observations on the diagnosis and treatment of trifacial neuralgia. Annals of surgery 1916. Nr. 2. August. Amer. surg. assoc. number.

28. Bergmann, Zur Frage der Neuralgie des N. trigeminus. Annalen d. K. Univ. Kijew. Jahrg. 53. 1913. Nr. 4. 255—278.

29. Bériel, Société médic. des hopit. de Lyon 1912. 17 Dez. Lyon médical 1912. 29 Dez.

30. Bérard, Lyon méd. 1911. Nr. 55.

31. Berzou, L'injection intra-tronculaire d'alcool dans les nerfs périphériques. Mem. couronnés de l'acad. roy. de méd. de B lg. Fasc. II. Brüssel 1913. 46.

32. Bialo (Moskau), Merzinskoje Oboszemji 1912. Nr. 14.

33. Bing, Med. Klin. 1912. Nr. 13.

34. Blair, Notes on trifacial neuralgia treated by deep injections. Journ. of the amer. med. assoc. 56, Nr. 5. 1911.

35. Bodine and Keller, Injections of alcohol for the relief of trigeminusneuralgia. Medical record. Oct. 1908.

36. Borchardt, Verhandl. d. Berl. Gesellsch. f. Chir. 1912. 30.

37. Braun, Über die Behandlung von Neuralgien des zweiten und dritten Trigeminus-astes mit Alkoholinjektionen. Deutsche med. Wochenschr. 1911. Nr. 52. 2414.

38. — Allgemeine Operationslehre. Operationslehre von Bier, Braun und Kümmel. 3. Aufl. 1920.

39. — Die örtliche Betäubung. 5. Aufl. 1919.

40. Brissaud et Sicard, Traitement des névralgies du trijumeau dites secondaires par les injections profondés d'alcool. Revue neur. 1907. 1157—1164.

41. — — Les suites des injections profondes d'alcool dans la névralgie faciale. Revue neurologique 1907, 30 Dec.

42. — — et Tanon, Névralgie du trijumeau et injection profonde d'alcool; Technique opératoire. Société médicale, Juillet 1906.

43. — — — Revue neurologique 1906. Nr. 14.

44. — — — Dangers des injections d'alcool dans le nerf sciatique au cours de névralgies sciatiques. Revue neurologique 1907, Juin.

45. — — — Société de neurologie 1907, 7 Mars.

46. Broekert, Zentralbl. f. d. ges. Chir. 3, H. 6.

47. Buchsbaum, Zeitschr. f. diät. u. physik. Therap. 16.

48. Bünte, Deutsche med. Wochenschr. 1909. Nr. 33.

49. Charles Metcalfe Byrnes, Clinical and experimentel studies upon the injection of alcohol into the Gasserian ganglion for the relief of trigeminal neuralgia. Bull. of the Johns Hopkins Hospital 26, Nr. 287. 1915. Januar. S. 1—9.

50. Carles, Neuralgie faciale traité avec succés par les injections d'alcool stovainé. Soc. méd. chir. de Bordeaux. Journ. méd. de Bordeaux 1908. Nr. 29.

51. Benjamin Brabson Cates, Eine neue Behandlungsmethode der peripheren Äste des Trigeminus beim Tic douloureux. Boston med. a. surg. journ. 168, 384—385. 1913.

52. Chiasserini, A., L'iniezione di alcool nei gangli spinali. Policlinico, sez. chir. 27, 1—4. 1915.

53. Chollin, Gesellsch. d. russ. Chir. Moskau. 1907. 29. Jan.

54. Corsy, F., Anatomische Betrachtungen über die neurolytischen Injektionen bei Trigeminusneuralgie. Gaz. des hop. 86, 421—424. 1913.

55. Cushing, Bull. Johns Hopkins Hospital 1910, Nov., S. 236.

56. — The surgical Aspects of major Neuralgia on the trigeminal Nerve. Journal of the Am. méd. Ass. 1905. März und April.

57. Courcelle, Traitement des Névralgies par des injections gazeuses. Thèse de Paris. 1905.

58. Dahmer, Zahnärztl. Rundsch. 1912. Nr. 17.

59. Denis, M., und Vacher, Anaesthesie du Ganglion Gasser. Soc. franç. d'otologie. 1912, 14. Mai.

60. Dieck, Über Trigeminusneuralgie dentalen Ursprungs. Jahreskurse f. ärztl. Fort-bildung 1913, Nov.

61. Dollinger, Die Behandlung der Trigeminusneuralgien mit den Schlösserschen Alkoholeinspritzungen. Deutsche med. Wochenschr. 1912. Nr. 7. 297.

62. — Comptes rendus du 20 congres de l'association française de chirurgie, 1908.

63. — Resultate der Alkoholbehandlung bei schweren Gesichtsneuralgien. Kongreß der ungarischen Gesellschaft für Chirurgie. Budapest, Juni 1911.

64. Donath, Mit Alkohol behandelte Gesichtsneuralgien. Budapesti orvosi ujsàg 1911. Nr. 25.

65. Edinger, Gibt es zentral entstehende Schmerzen? Deutsche Zeitschr. f. Nerven-heilkurde 1, 262. 1891.

66. Fejér, Julius, Abduzens-Lähmung nach Alkoholinjektion, ausgeführt wegen Neur-algia trigemini. Zentralbl. f. prakt. Augenheilk. 1913. 166. Jahrg. 37.

67. Finkelnburg, Diskussion. 24. Kongr. f. inn. Med. Wiesbaden 1907.

68. — Experimentelle Untersuchungen über den Einfluß von Alkoholinjektionen auf periphere Nerven. Deutsche med. Wochenschr. 1907. Nr. 40. 1665.

69. Fischler, Über Erfolge und Gefahren der Alkoholinjektionen bei Neuritiden und Neuralgien. Münch. med. Wochenschr. 1907. Nr. 32. 1569.

70. — 32. Wanderversammlung südwestdeutscher Neurologen in Baden-Baden 1907, 1. Juni.

71. Fischler, Semaine médicale 1907. Nr. 44. 522.

72. Flesch, Gesellschaft der Ärzte in Wien, Sitzung vom 21. Mai 1909. Referat: Wien. klin. Wochenschr. 1909. Nr. 21.

73. — Über den Wert von intraneuralen Alkoholinjektionen in der Behandlung von Trigeminusneuralgien. Monatsschr. f. physik.-diät. Heilmethoden. 1. Jahrg. H. 7.

74. Die Behandlung von Neuralgien mittels Schlössers Alkoholinjektionen. Zentralbl. f. d. Grenzgeb. 1909. Nr. 15 u. 16.

75. — Wien. klin. Wochenschr. 1913, Okt. S. 1821. (Protokoll der Gesellsch. d. Ärzte vom 24. Okt. 1913.)

76. — Die Behandlung von Neuralgien mit Alkoholinjektionen. Wien. med. Wochenschr. 1914. Nr. 7. S. 7 u. 9.

77. Franke, Die Neuralgien, ihre Diagnose durch Algeoskopie und ihre Heilung durch bestimmte Alkoholeinspritzungen. Würzb. Abhandl. 10, H. 4. 1910.

78. Fransen, Ober de Technik der inspruitingen in de trigeminustakken en hat Ganglion Gasseri. Nederl. Tijdschr. voor Geneesk. 1911. Nr. 7.

79. Frey, Warum wirkt gerade 70%iger Alkohol so stark bakterizid? Deutsche med. Wochenschr. 1912. Ne. 35. 1633.

80. Freund, Trigeminusneuralgie (Röntgenbehandlung). Deutsche med. Wochenschr. 1918. Nr. 52. 1456.

81. Frohse, Die oberflächlichen Nerven des Kopfes. Berlin-Prag 1895.

82. Fuchs, Die Therapie der Trigeminusneuralgie. Münch. med. Wochenschr. 1909. Nr. 19.

83. Pehr Gadd, Betrachtungen über Leitungsanästhesie am Unterkiefer. Odontologie 49, Nr. 10. 1913. 447—460.

84. Garrè, Über Nervenregeneration nach Exstirpation des Ganglion Gasseri als Ursache rezidivierender Trigeminusneuralgie. Kongr. d. deutsch. Gesellsch. f. Chir. 2, 256. 1899.

85. Gebele, Ärztlicher Verein in München, 9. Mai 1906. Referat: Deutsche med. Wochenschrift 2, 1517. 1906.

86. Gehuchten, van, Bull. acad. royal de méd. belg. 1903.

87. Genoff, Dissertation München 1911.

88. Gnesda, Beitrag zur Lehre des spinalen Ödems. Mitteil. a. d. Grenzgeb. 4, 738. 1899.

89. Alfed Gordon, Experimentelle Studie über intraneurale Alkoholinjektionen. Journ. of nerv. a. ment. dis. 41, Nr. 2. 81—95. 1914.

90. Gordon, Treatment of sciatica and neuritis of other peripheral nerves with hot saline solutions. Therapeutic gaz. 40, 6. Juni 1916.

91. Grinker, A new method of treatning neuralgia of the trig. by the injection of alcohol. Journal of the American Med. Association 60, 1913.

92 Gutmann, Zur experimentellen Chemotherapie der Pneumokokkeninfektion Zeitschrift für Immunitätsforschung und experimentelle Therapie 15, H. 6. 1912.

93. Hammerschlag, Behandlung der Trigeminusneuralgie mit Periosmiumsäure. Ursachen der Rezidive und deren Verhütung. Arch. f. klin. Chir. H. 4. 1050. 1906.

94. Harris, Proceedings. 5, Nr. 10. 1912. Febr.

95. — Journ. of amer. med. Assoc. 1912.

96. — Trigeminal neuralgia and its treatment by alcohol injection. Brit. med. Journ. 1910. June.

97. — Lancet 1913.

98. — Lancet 1911. 27. Januar.

99. — The alcohol injection treatment for neuralgia and spasm. Lancet 1909. May 8. 1310.

100. — Alcoholinjection of the Gasserian Ganglion for trigeminal neuralgia. Lancet. 1, Nr. 27. Jan. 1912.

101. Härtel, Intrakranielle Leitungsanästhesie des Ganglion Gasseri. Zentralbl. f. Chir. 1912. Nr. 21.

102. — Deutsche med. Wochenschr. 1913. Nr. 4. Demonstration.

103. — Über Dauererfolge der intrakraniellen Injektionsbehandlung der Trigeminusneuralgie. Deutsche med. Wochenschr. 1920.

104. **Härtel**, Die Leitungsanästhesie und Injektionsbehandlung des Ganglion Gasseri und der Trigeminusstämme. Arch. f. klin. Chir. **100**, 193. 1912.
105. — Freie Vereinigung d. Berl. Chir. 1912. 13. Mai.
106. — Berl. med. Gesellsch. 1912. 13. Nov.
107. — Behandlung schwerer Trigeminusneuralgien durch Alkoholinjektionen ins Ganglion Gasseri. Berl. Gesellsch. f. Chir. 1912. 25. Nov., Verh. S. 15.
108. — Die Behandlung der Trigeminusneuralgien mit intrakraniellen Alkoholeinspritzungen. Deutsche Zeitschr. f. Chir. **126**, H. 5, 6. 429—552. 1914.
109. — Lokalanästhesie großer Operationen im Trigeminusgebiet. Verhandl. d. Deutsch. Gesellsch. f. Chir. **1**, 234. 1911.
110. — Diskussion zu Härtels Vortrag: Trigeminusneuralgienbehandlung. Deutsche med. Wochenschr. 1913. Nr. 6. 289.
111. — Behandlung schwerer Trigeminusneuralgien durch Alkoholinjektionen ins Ganglion Gasseri. Zentralbl. f. Chir. 1913. Nr. 8. 272.
112. — Trigeminusneuralgie und Anästhesierung des Ganglion Gasseri. Münch. med. Wochenschr. 1917. Nr. 1.
113. — Behandlung schwerer Trigeminusneuralgien durch Alkoholinjektionen ins Ganglion Gasseri. Deutsche med. Wochenschr. 1913. Nr. 4. 196.
114. **Hartley**, Intrakranial-Neurektomie etc. New York med. Journ. **55**, Nr. 12. 1892.
115. **Hauck**, The treatment of neuralgias with injections of alcohol. St. Louis medical Rev. **54**, 505. 1906.
116. — The deep injection of alcohol in trigeminal and other neuralgias. St. Louis med. Rev. **55**, 474. 1907.
117. **Hecht**, Deep perineural injections for the relief of trifacial neuralgia (60 cases) and sciatica (33 cases). Medical Record. 1910. June 18.
118. — The methods and technic of the deep alcool injections for trifacial neuralgia. Journal of the American medical association. **49**, Nr. 19. 9. Nov. Chicago 1907.
119. **Heile**, Über chirurgische Behandlung von Neuralgien. Sonderabdruck aus: Ärztliche Festschrift zur Eröffnung des Städt. Kaiser-Friedrich-Bades in Wiesbaden.
120. **Herzog**, Klin.-therap. Wochenschr. 1912. Nr. 25.
121. **Heymann**, Verhandl. d. Berl. Gesellsch. f. Chir. 1912. 25.
122. **Hirschland**, Berl. klin. Wochenschr. 1910. 1256.
123. **Hirschel**, G. (Heidelberg), Die Heilung hartnäckiger Trigeminusneuralgien durch Injektion von Alkohol ins Ganglion Gasseri. Münch. med. Wochenschr. 1915. Nr. 1.
124. — Lehrb. d. Lokalanästhesie. Wiesbaden 1913.
125. **Horand**, Revue neurologique. Nr. 22. 543.
126. **Horsley**, Brit. med. Journ. 1891.
127. **Huller**, Beitrag zur Behandlung der Trigeminusneuralgie. Wien. klin. Wochenschr. 1909. Nr. 27.
128. **Jabulay**, Traitement chirurgical des nevralgies faciales. XXI Congrès français de Chirurgie à Paris, 5—10 Oct. 1908. Ref. Semaine médicale 1908. Nr. 42. 501.
129. **Jendrasik**, Über neurasthenische Neuralgien. Deutsche med. Wochenschr. 1902.
130. **Kaufmann**, Schmerzhafter Gesichtstic. Heilung durch Alkoholeinspritzurg in das Ganglion Gasseri. Arch. internat. de laryngol., d'otol et de rhinol. **35**, Nr. 3. 772—777. 1913.
131. **Kiliani**, Alcoholinjections in neuralgis. New-York med. record 1909. 5/6. Zentralbl. f. Chir. 1910. 1554.
132. — Statistik über 55 Fälle von Trigeminusneuralgien mit Schlössers Methode behandelt. Medical Record 1908. Nr. 3.
133. — Medical Record 1906. 29 Decembre.
134. — Schlössers alcoholinjection into the foramen ovale for recurrent trigeminal neuralgia, after exstirpation of the Gasserian Ganglion. The Journal of nerv. and mental diseases **34**, 777.
135. — Alcohol injections in neuralgia especially in tic douloureux. Med. record. 1903.
136. **Keller**, Alcoholinjection in trificial neuralgia. New York med. Journal 1911. Juli 1. 14. Ref. Zentralbl. f. Chir. 1913. Nr. 2. 66.
137. **Kocher**, Chirurgische Operationslehre. 1907. 5. Aufl. Jena.

138. **Koennecke, W.**, Amaurose nach Alkoholinjektion in das Ganglion Gasseri. Deutsche Zeitschr. f. Chir. **140,** H. 3 u. 4. 225—232. 1917. Mai.
139. **Köllner,** Die Gefährdung der Hornhaut durch Exstirpation des Ganglion Gasseri. Berl. ophthalm. Gesellsch. 1908. 22. Okt. Ref. klin. Monatsschr. f. Augenheilk. **2,** 482. 1908. Münch. med. Wochenschr. 1908. 2531.
140. **Krause,** Entfernung des Ganglion Gasseri usw. Deutsche med. Wochenschr. 1893. Nr. 15.
141. — Die Neuralgien des Trigeminus nebst Anatomie und Physiologie der Narben. Leipzig 1896. Vogel.
142. — Berl. med. Gesellsch. 1912. 13. Nov.
143. — Verhandl. d. Berl. Gesellsch. f. Chir. 1912. 31.
144. — Die Neuralgien des Kopfes. Handb. d. prakt. Chir. **1,** 1913.
145. — Exstirpation des Ganglion Gasseri in Lokalanästhesie. Zentralbl. f. Chir. 1912. Nr. 12.
146. — Resektion des Trigeminus innerhalb der Schädelhöhle. Verhandl. d. Deutsch. Gesellsch. f. Chir. **21,** 199. 1892.
147. — Münch. med. Wochenschr. 1910. Nr. 33.
148. — und **Heymann,** Lehrb. d. chir. Operationen. **1,** 31. 1912.
149. **Kramarenko,** Diskussion zu Radsiewski: Zur Frage der Neuralgien. XII. russischer Chirurgenkongreß Moskau. Dezember 1912.
150. **Krönlein,** Über eine Methode der Resektion des zweiten und dritten Astes des Nerv. trigem. usw. Deutsche Zeitschr. f. Chir. **20,** 484. 1884.
151. **Krynski, Leon,** Behandlung der Trigeminusneuralgie mit Alkoholinjektionen. Gaz. lekarska 48, 1—12. 1913.
152. **Küttner,** Exstirpation des Ganglion Gasseri. Deutsche med. Wochenschr. 1919. Nr. 38. 1061.
153. **Landete,** Tratamiento de las Neuralgias por las inyecciones de alcohol. Revista de med. y cir. practicas de Madrid **36,** Nr. 1212. 1912.
154. **Lang,** Operative Behandlung einer schweren Neuralgie nach intrakranialer Schußverletzung des Trigeminus. Zentralbl. f. Chir. 1918. Nr. 46. 825.
155. **Lapinsky,** Arch. f. Psych. u. Nervenkrankh. **51,** H. 2.
156. — Neurolog. Zentralbl. 1913. Nr. 11.
157. — Zeitschr. f. Neurol. u. Psych. **17,** H. 2 u. 3.
158. **Laporte,** Les injections d'alcool dans les neuralgies faciales. Thèse, Paris 1905.
159. **Laruelle,** Behandlung der Neuralgien und Spasmen mit intraneuralen Alkoholeinspritzungen. Annales de Policlinique centrale. **11,** 1912. Ref. Münch. med. Wochenschr. 1912. Nr. 27. 1513.
160. **Lesczynsky,** Med. record. New York 1910. Nr. 18.
161. **Lévy,** Gazette des hôpitaux 1906. Nr. 85. 1011.
162. — Le syndrome gassérien. Presse méd. 1912. Nr. 4.
163. — et **Baudouin,** Les injections profondes d'alcool dans le traitement de la névralgie faciale. La presse médicale 1906. Nr. 4. 108.
164. — — Société de neurologie 1906. Avril.
165. — — Bulletin médicale 1908, Février.
166. **Lexer,** Zur Operation des Ganglion Gasseri nach Erfahrungen in 15 Fällen. Arch. f. klin. Chir. **65,** H. 4. 1902.
167. **Loewy,** Ein Beitrag zur Behandlung schwerer Formen von Trigeminusneuralgie mit Alkoholinjektionen ins Ganglion Gasseri. Berl. klin. Wochenschr. 1913. Nr. 17.
168. **Lücke,** Deutsche Zeitschr. f. Chir. **4,** 231. 1874.
169. **Maes, Urban,** Die Behandlung der Trigeminusneuralgie durch intraganglionäre Alkoholinjektion (nach Härtel). Journal of the Arkansas med. soc. **10,** Nr. 7. 174—177. 1913.
170. — Die Behandlung der Trigeminusneuralgie mittels Alkoholinjektion in das Ganglion Gasseri. New Orleans med. a. surg. journal **66,** Nr. 3. 183—188. 1913.
171. **Maier,** Trigeminusneuralgie und Anästhesierung des Ganglion Gasseri. Münch. med. Wochenschr. 1916. Nr. 45.
172. **Mainzer,** Münch. med. Wochenschr. 1912.

173. **Mainzer**, Ärztl. Verein in Nürnberg, 17. Dez. 1908. Ref. Deutsche med. Wochenschrift 1909. Nr. 15. 694.

174. **Matas**, Transactions Louisiana State medic. soc. 1900. 329.

175. **May**, Wirkung der intraneuralen und intraganglionären Alkoholinjektionen. Brit. med. Journal 1912. 31. August.

176. **Mayerhofer**, Wien. klin. Wochenschr. 1912. Nr. 16. Demonstration.

177. **Maydansky, Wolff**, Beitrag zur chirurgischen Therapie der Trigeminusneuralgie. Dissertation Breslau 1914. 67. (Genoss.-Buchdr.).

178. **Meyer**, Münch. med. Wochenschr. 1910. 985.

179. **Morestin**, Traitement chirurgical des névralgies faciales. XXI. Congres français de Chirurgie à Paris, 5—10 Octobre 1908. Korreferat. Bericht: Semaine médicale 1908. Nr. 42. 503.

180. **Morgenroth** und **Ginsberg**, Über die Wirkung der China-Alkaloide auf die Kornea. Berl. klin. Wochenschr. 1912. Nr. 46.

181. — und **Kaufmann**, Zur experimentellen Chemotherapie der Pneumokokkeninfektion. Zeitschr. f. Immunitätsforsch. u. exper. Ther. 1913. 18. 2.

182. **Muskees**, Nederl. Tijdschr. voor Geneesk. 1907. Nr. 6. H. 2.

183. — Zentralbl. f. Chir. 1910. Nr. 40. ·:

184. **Nakizumi**, Recovery by alcoholinjections for Blepharospasms a symptom of facial clonus. Nippon Gankwa Gakukwai Zasshi **11**, 78—84.

185. **Neuber**, Über Osmiumsäure-Injektionen bei peripheren Neuralgien. Mitteil a. d. Chir. Klinik Kiel. Kiel 1883. 19.

186. **Noceti**, Trois cas d'hémispasme facial clonique guéris par les injections d'alcool. Archives d'Ophthalmologie 1907. Nr. 11. 730.

187. **Offerhaus**, Ned. Tijdschr. voor Geneesk. 1913. Nr. 21. H. 1.

188. — Die Technik der Injektionen in die Trigeminusstämme und in das Ganglion Gasseri. Arch. f. klin. Chir. **92**, H. 1. 1. 1910.

189. — Schmerzlose Operationen im Gebiet des Gesichtsschädels und Mundes unter Leitungsanästhesie. Deutsche med. Wochenschr. 1910. Nr. 33. 1527.

190. — Ned. Tijdschr. voor Geneesk. 1910. H. 1. Nr. 12.

191. **Oppenheim**, Neurolog. Zentralbl. 1910. 895.

192. — Lehrb. d. Nervenkrankh. Berlin 1913. 6. Aufl.

193. — Zum „Nil nocere" in der Neurologie. Berl. klin. Wochenschr. 1910. Nr. 5.

194. **Ostwald**, Über tiefe Alkohol-Kokain- oder Alkohol-Stovain-Injektionen bei Trigeminus und anderen Neuralgien. Berl. klin. Wochenschr. 1906. Nr. 1. 10.

195. — Académie de médecine 1905, 30. Mai.

196. — Über tiefe Alkoholinjektionen bei Neuralgien und Spasmen. Lancet 1906, 9. Juni.

197. — Über Kokain-Alkoholinjektionen bei Trigeminusneuralgien. XIII. Internationaler Kongreß in Lissabon 1906.

198. — Tiefgehende Injektionen von Kokain- oder Stovain-Alkohol. Revue de Thérapeutique médico-chirurgicale, 1 Février 1906.

199. — Noch einmal zur Einspritzungsbehandlung der Neuralgien. Berl. klin. Wochenschrift 1906. N. 7. 203.

200. **Otto**, Vergleichende Untersuchungen über die Erfolge der chirurgischen Behandlungsmethoden der Trigeminusneuralgie. Mitteil. a. d. Grenzgeb. **25**, H. 1. 1912.

201. **Partsch**, Über neuralgiforme Gesichtsschmerzen, deren Ursachen und Behandlung. Korrespondenzbl. f. Zahnärzte 1911. Okt.

202. **Patrick**, Further Report on deep injections of alcohol for trifacial neuralgia. Lancet Clinic 1907. 28 Déc.

203. — Journ. of americ. Assoc. 1910.

204. — The Technic and Resultates of deep injections of Alcohol for Trifacial Neuralgie. Journ. of the Amer. med. Assoc. **53**, 155—163. 1912.

205. — The treatment of trifacial neuralgia by means of deep injections of alcohol. Report of 16 cases. The journal of the American medical association. Chicago 1907, Nov. 9. **49**, Nr. 19.

206. — Journ. of nerv. and mental Disease **36**, Nr. 1. 1909.

207. — Journ. of the amer. med. Assoc. **53**, 1987—1992. 11. Dez. 1909.

208. Patrick, A new treatment for trifacial neuralgia with Report of cases; a preliminary report. Illinois med. Journal 11, 385—388. 1907.

209. Perthes, Über Nervenregeneration nach Extraktion der Nerven bei Trigeminusneuralgien. Deutsche Zeitschr. f. Chir. 1904.

210. Peter, F., Über den Austritt des N. trigeminus an der Hirnbasis. Zeitschr. f. angew. Anat. u. Konstitutionsl. 1, H. 3. 233—237. 1914.

211. Peukert, Beitr. z. klin. Chir. 66, 377. 1910.

212. — Beitr. z. klin. Chir. 9, H. 1. 1912.

213. Pitres et Vaillard, Gazette médicale de Paris 1887. 256.

214. — et Verger, Névralgie faciale traitée par les injections modificatrice d'alcool. Société de médecine et chirurgie de Bordeaux 1902, 25. Juli.

215. Prat, Sur la Résection du Ganglion de Gasser. Thèse de Paris 1903.

216. Prudhomme, J., et J. Bouvier, Erfolgreiche Behandlung dreier Fälle von Tic douloureux des Gesichts mit Hilfe von Alkoholinjektionen. Clinique (Bruxelles) 28. Jahrg. Nr. 5. 65—69. 1914.

217. Purves, Berl. klin. Wochenschr. 1909. 1872. (Referat.)

218. Pussep, Zentralbl. f. Chir. 1910. 252.

219. — Entfernung des Ganglion Gasseri wegen Trigeminusneuralgie mit Beleuchtung der Wundhöhle. Russki Wratsch 1911. Nr. 35.

220. — Die Behandlung der Neuralgien mittels Alkoholinjektionen in den Nervenstamm. Russki Wratsch 1909. Nr. 46 u. 47.

221. — Behandlung von Neuralgien mittels Alkoholeinspritzungen. Arch. f. Psych. 48, H. 2. 691. 1911.

222. Rasumowsky, Ein weiterer Fall von physiologischer Exstirpation des Gasserschen Knotens. Weljaminow. chir. Arch. 26, 864. Ref. Zeitschr. f. Neur. u. Psych. 1910. H. 2. 1037.

223. — Über die physiologische Exstirpation des Ganglion Gasseri. Arch. f. klin. Chir. 88, 1092. 1909.

224. Reinmöller, Deutsche Monatsschr. f. Zahnheilk. 1908. 427.

225. Reinhardt, Über Varizen des Nervus ischiadicus und ihre Beziehungen zu Ischias und phlebogenen Schmerzen. (Illustr.) S. 699. Münch. med. Wochenschr. 1918. Nr. 26. 699.

226. Réthi, Die elektrolytische Behandlung der Trigeminusneuralgien. Münch. med. Wochenschr. 1913. Nr. 6. 295.

227. Ricard, Traitement des névralgies du trijumeau par les injections superficielles d'alcool. Société de Chirurgie 11. Nov. 1918. Ref. Semaine méd. 1908. Nr. 47. 562.

228. Ringel, Zur chirurgischen Behandlung schwerer Trigeminusneuralgien. Vereinigung nordwestdeutscher Chirurgen. Januar 1913. Marienkrankenhaus Hamburg.

229. Salomonsen, Neuralgie und Myalgie, Neuritis und Polyneuritis. Lewandowskys Handbuch der Neurologie 2, 1911.

230. Schäffer, Diss. Breslau 1902.

231. Scherb et Ferrari, Un cas de tic douloureux de la face traité par les injections-profondes d'alcool cocainé. Bull. méd. de l'Algérie 17, 604—608. 1906.

232. Schleich, Schmerzlose Operationen. 1894. 191.

233. Schlösser, Verhandlungen des XXIV. Kongresses für innere Medizin in Wiesbaden 1907.

234. — Erfahrungen in der Neuralgiebehandlung mit Alkoholeinspritzungen. 24. Kongreß f. inn. Med. Wiesbaden 1907.

235. — Therap. d. Gegenw. 1907. 231.

236. — Bericht über die XXVI. Versammlung der ophthalmol. Gesellsch. Heidelberg 1913. 84. Wiesbaden 1904.

237. — Jahresbericht der Schlösserschen Augenheilanstalt 1905. München.

238. — Über die Behandlung der Neuralgien mit Alkoholinjektionen. Ärztl. Verein in München 1906, 9. Mai. Bericht: Deutsche med. Wochenschr. 11, 1517. 1906.

239. — Zur Behandlung der Neuralgien durch Alkoholeinspritzungen. Berl. klin. Wochenschrift 1906, 15. Jänner.

240. Schulz, Zur Klinik der Nachbehandlung Kopfverletzter. (Alkoholinjektionen bei 5 posttraum. Neuralgien). Monatsschr. f. Psych. u. Neurol. 42, H. 6. 1917.

241. Schuster, Zeitschr. f. ärztl. Fortbild. 1913. Nr. 4.

242. Simons, Verhandl. d. Berl. Gesellsch. f. Chir. 1913. 23.

243. — Über die Härtelsche Injektionsbehandlung des Ganglion Gasseri bei der Quintus-neuralgie. Zeitschr. f. d. ges. Neurol. u. Psych. 14, H. 4/5. 1913.

244. — Deutsche med. Wochenschr. 1913. Nr. 6. 289.

245. Spiller, Am. Journal of med. sciences 1898, November.

246. — und Frazier, The division of the sensory root of the trigeminus for the relief of tic doul. Univ. of Penns. Med. Bull. 14, 34. 1901.

247. Struyken, Die transantrale Alkoholeinspritzung bei Neuralgie des Trigeminus. Monatsschr. f. Ohrenheilk. u. Laryngol. 1912. Nr. 46.

248. Sharpe, Trigeminusneuralgie. Zentralbl. f. Chir. 1919. Nr. 22. 414.

249. Sicard et Poix, Compte rendu de Congres internat. de Méd. 16, 1909.

250. — Neuralgies faciales. La Presse méd. 1909. Nr. 32.

251. — Bulletin médical 1909, 4. Dez.

252. — Consultations medicales françaises 1911. Nr. 26.

253. — XXI Congrès français de Chirurgie à Paris, 5—10 Octobre 1908; Diskussions-bemerkung. Bericht: Semaine médicale 1908. Nr. 37. 289.

254. — Le traitement de la névralgie faciale par l'alcoolisation locale. La Presse médicale 1908. Nr. 37. 289.

255. — Comptes rendus de la section neuropathologique du 16 congres international de la médicine. Budapest 1910.

256. — Société médical des hopit. de Lyon 1912, 17. Dez. Lyon médical 1912.

257. — Le traitement de la névralgie faciale devant le congres de Chirurgie de 1908. La Presse médicale 1908. Nr. 86, 683.

258. Sluder, Transactions of amer. laryng. Assoc. 1912, 11. Mai.

259. — The Journal of amer. medic. Assoc. 1913, 27. Sept.

260. — Greenfield, Über anatomische und klinische Beziehungen der Keilbeinhöhle zu dem Sinus cavernosus und den Nervenstämmen des Okulomotorius, Trochle-aris, Trigeminus, Abduzens und Nervus vidianus. Arch. f. Laryngol. u. Rhinol. 27, 369—382. 1913.

261. — Annals of Otology, Rhinology 1912, März.

262. — NewYork medical Journal 1908, 23. Mai.

263. — NewYork medical Journal 1910, 23. April.

264. — Amer. Journ. med. Soc. 1910, Dez.

265. — Journ. of amer. Assoc. 1911, 30. Dez.

266. — NewYork medical Journal 1909, 14. August.

267. Smoler, Festschr. f. R. v. Jaksch. Prag 1912.

268. Stewart, Berl. klin. Wochenschr. 1909. 1872. (Referat).

269. — Tic douloureux: the technique and results of Schlössers method of treatment. Brit. med. Journ. 1909. Sept.

270. Stein, Die Behandlung des Heufiebers mit Alkoholinjektionen. Klin.-therap. Wochen-schrift 1908. Nr. 34. 910.

271. Taptas, D. N., Alkoholinjektion in das Ganglion Gasseri durch das Foramen ovale. Injektion in das Foramen rotundum. Arch. internat. de laryngol., d'otol et de rhinol. 36, Nr. 2. 1913. 423—426.

272. Testut et Jacob, Traité d'Anatomie topographique. Paris 1909.

273. Thiersch, Über Extraktion von Nerven. Verhandl. d. deutsch. Gesellsch. f. Chir. 1, 44. 1889.

274. Türk, Zur Operation des Ganglion Gasseri nach Erfahrungen an 15 Fällen (Anhang zu Lexer). Arch. f. klin. Chir. 65, 1902.

275. Turner, The result of section of the trigeminal nerve etc. Brit. med. Journ. 1895.

276. Unger und Alexander, Münch. med. Wochenschr. 1912, Nr. 47.

277. Vacher, Congres de la société française-d'otologie. Sitzung vom 14. Mai 1912.

278. Walker, Journ. Mich. State med. Soc. 1909, Mai.

279. Wichura, Vakzineurin zur Heilung von Neuralgie und Nervenentzündungen, ins-besondere bei intravenöser Anwendung. Münch. med. Wochenschr. 1917. Nr. 3.

280. Wiener, Die Injektionstherapie der Ischias und anderer Neuralgien. Deutsche Ärzte-Zeitung 1909. Nr. 24.

281. Wilbrand und Saenger, Die Neurologie des Auges. Wiesbaden **2,** 1901.
282. Wilms, Heilung der Trigeminusneuralgie durch Röntgenbestrahlung. Münch. med.
       Wochenschr. 1918. Nr. 1.
283. Windscheid, Freie Vereinigung f. inn. Med. im Königreich Sachsen. Sitzungs-
       bericht vom 25. Nov. 1906 in Leipzig. Vereinsbeilage der Deutsch. med. Wochen-
       schrift **1,** Nr. 7. 286. 1907.
284. Wolf, H. E., Diathermia in the treatment of trifacial neuralgia. Med. record **90,**
       H. 27. 1916.
285. Wright, Note on treatment of trigeminal neuralgia by injection of osmic acid into
       the Gasserian Ganfglion. Lancet 1907. Dec. 7. 1603.
286. Zander, Anatomisches über Trigeminusneuralgien. Ver. f. wissenschaftl. Heilk.
       Königsberg 1896. 6. Januar.
287. — Beiträge zur Kenntnis der Hautnerven des Kopfes. Anat. Hefte **9,** 1897.
288. Zimmer, A., P. Cottenot, et A. Dariaux, Die Röntgenbehandlung der Nerven-
       wurzeln bei Neuralgien (Ischias, Neuralgie des Plexus brachialis, des Trigeminus).
       Presse med. Jahrg. 21. 1913. Nr. 52. 518—520.

I. Einleitung.[1]

A. Die drei Entwicklungsstadien.

Betrachten wir die Entwicklung, die die Methode der Injektionsbehandlung der Trigeminusneuralgie bis jetzt durchlaufen hat, so können wir drei
Stadien unterscheiden. Das erste Stadium umfaßt eine Anzahl von oft
wiederholten Versuchen, durch periphere Einspritzungen an die Austrittsstellen des Trigeminus oder an schmerzhafte Druckpunkte diese Krankheit
zu beeinflussen. Sehen wir davon ab, daß dies die natürliche Entwicklungsstufe
war, auf der man aufgebaut hat, so haben diese Versuche nur noch historisches
Interesse.

In Fluß geriet diese Behandlungsart erst, als sie durch Schlösser weiter
ausgebaut und 1903 auf dem Ophthalmologenkongreß in Heidelberg veröffentlicht wurde. Sie trat damit in ihr zweites Stadium. Schlösser erkannte
die Unzulänglichkeit der peripheren Injektionen und folgte so den Nervenstämmen auf zum Teil neuen und von ihm erdachten Wegen bis zur Schädelbasis. Auch wendete er als erster, gestützt auf Tierversuche, konsequent Alkohol
an, um den Nerven zu zerstören.

An diese Veröffentlichungen von Schlösser schlossen sich rasch eine
ganze Anzahl von Arbeiten an, deren Zahl zunahm, nachdem Ostwald
in französischen, englischen und deutschen Zeitschriften wohl als erster durch
eine ausführliche Darstellung der Methoden ihrer Kenntnis und Erlernung
weitere Verbreitung verschafft hatte. Damit wurde die Sonderkunst Schlössers, die durch seine ungenügenden Beschreibungen bisher anderen verschlossen
war, auch den übrigen Ärzten zugänglich.

So hat Schlösser die Methode inauguriert, während Ostwald die Grundlagen für eine weitere Verbreitung geschaffen hat, was ich an dieser Stelle besonders im Hinblick auf die Kontroverse zwischen beiden festlegen möchte.

---

[1] Ich habe in diese Arbeit die Ergebnisse einer eigenen, zum Teil schon vor dem
Kriege fertig gestellten Arbeit verflochten. Die ursprünglich beabsichtigte gesonderte Ver-
öffentlichung scheint mir unter den augenblicklichen Zeitverhältnissen nicht am Platze.
Abschluß der Arbeit am 31. XII. 1919.

Im dritten Stadium, welches ich unterscheiden möchte, befinden wir uns noch jetzt. Es wird charakterisiert durch die Anwendung lokalanästhetischer Methoden auf diese Behandlungsart und die Versuche, durch die Ganglioninjektion das trophische Zentrum des Nerven zu zerstören. Diese Entwicklung, die sich in ihrem praktischen Ausbau hauptsächlich an die Namen von Braun und Härtel knüpft, hat die Grundlagen geschaffen, auf denen die Spezialkunst der Alkoholbehandlung jetzt zu einer der Kunstfertigkeit weniger entzogenen und typisch lehr- und lernbaren Methode geworden ist, die allerdings noch in vieler Hinsicht des Ausbaues bedarf. Braun und Härtel waren auch die ersten Autoren, die exakte klinische Grundlagen für die Beurteilung der Wirkungsweise an der Hand des erreichten Ausfallsbezirkes verlangten und so auch die Resultate kritikfähig machten. Es liegt ja in der Natur lokalanästhetischer Methoden, daß sie nur bei mit fast experimenteller Sicherheit eintretenden Ausfallserscheinungen in dem betreffenden Nervenbezirk als Methoden brauchbar sind. Haben wir diese Technik und Sicherheit in der Lokalanästhesie erlangt, so werden wir auch mit der Alkoholinjektionsbehandlung typische Resultate erzielen.

Ich möchte im Gegensatz zu einer Anzahl von Autoren, die sich von Leichenversuchen viel versprechen, schon an dieser Stelle betonen, daß ich es für den Angelpunkt der ganzen Frage halte, daß man, ehe man Alkoholinjektionen bei Trigeminusneuralgie macht, sich mit der Anästhesierung des Ganglions und der Äste an der Schädelbasis beschäftigt. Auch dann bleibt die Alkoholinjektion noch eine feine und stille Kunst, die mancherlei erfordert, was wir bei der einfachen Novokaininjektion missen können!

B. Die historische Entwicklung.

Auf die historische Entwicklung im einzelnen will ich nur ganz kurz eingehen. Sie geht zurück auf die Erfindung der subkutanen Injektion oder, wenn man so will, auf die Erfindung der Morphiumspritze durch Alexander Wood. Denn F. Rynd (1843) und Wood (1853) konstruierten ihre Spritze nicht zu dem Zwecke, eine Allgemeinwirkung durch die eingespritzten Arzeneimittel zu erzielen, sondern in der ausgesprochenen Absicht, Neuralgien durch Einspritzung von Morphium und anderen Mitteln an die schmerzhaften Stellen zu behandeln und zu heilen. So haben seit der Mitte des vorigen Jahrhunderts eine große Anzahl von Autoren die verschiedensten Mittel angewandt. Ich nenne neben dem Morphium nur das Kodein, das Atropin, Strychnin und Argentum nitricum. Bei allen diesen Versuchen handelte es sich aber im Grunde um etwas anderes, als wir heute beabsichtigen. Man dachte immer daran, daß diese Mittel den erkrankten Nerven im Sinne seiner Erkrankung beeinflußten. Am deutlichsten tritt das hervor in den Arbeiten von Luton, der zuerst örtlich reizende Substanzen (Meerwasser, Jod) in der Absicht injizierte, damit genau abstufbare, lokale Entzündungen hervorzurufen. Dabei erlebte man gelegentlich Neuritiden und bei gemischten Nerven Lähmungen, die natürlich von dem weiteren Gebrauch der stark wirkenden Mittel abschreckten. Zugleich wurde dadurch auch der richtige Weg verbaut, der in dem Gedanken bestand, durch diese Mittel den Nerven zu zerstören. Daß auch heute noch dieses Erbteil alter Zeit nicht überwunden ist, das zeigt sich noch in neueren Arbeiten. Nur so ist wohl das unwidersprochen gebliebene Urteil Finkelburgs auf dem 24. Kongreß für innere Medizin (1907) zu verstehen, wenn er sagt, daß diejenigen Autoren, die über gute Erfolge mit der Injektionsmethode berichten, gar nicht in den Nerven, sondern nur in seine Umgebung injiziert haben. Er läßt also, wie die meisten anderen Autoren, eine scharfe Unterscheidung zwischen Ischias und Trigeminusneuralgie vermissen. Ob wir aber die Ischias mit einer Alkoholinjektion heilen können, hat insofern nichts mit der Alkoholinjektion bei der Neuralgie rein sensibler Nerven zu tun, als wir nur bei diesen unsere ganze Technik und Vorkehrungen darauf richten können und müssen, möglichst den ganzen Nervenstamm zu zerstören. Nur bei diesen können wir auch durch den sensiblen Ausfall, der so erzeugt wird, den Beweis erbringen, daß dieses tatsächlich erreicht wurde; nur so können wir vollkritikfähige Resultate erzielen. Wer auf diesem Standpunkt steht, wird die beiden Affektionen nie zusammen besprechen, da Methode und Ziel andere sind.

Bemerkenswert ist nun, daß trotz dieser Sachlage der Gedanke, durch eine Injektion das Gleiche zu erzielen wie durch einen operativen Eingriff, schon früh und lange vor Schlösser auftaucht. Er findet sich zuerst in einer Arbeit von Pitres und Vaillard. Pitres und Vaillard wiesen durch Ätherinjektionen in die Oberschenkelmuskulatur von Kaninchen nach, daß sich dadurch monatelange Lähmungen ausbilden. Bei ihren anatomischen Untersuchungen fanden sie schwere Zerstörungen der Achsenzylinder. Sie schlagen deshalb auf Grundlage ihrer Versuche vor, Fälle, in denen eine Neurotomie oder Dehnung in Frage kommt, durch Ätherinjektion zu behandeln. Die Ätherisierung kann eine Neurotomie ersetzen.

Wie wirksam der Äther ist, mußte dann im Jahre 1884 Barbier erfahren, der ihn zur Behandlung einer Ischias benutzte. Er machte eine Injektion tief in die Hinterseite des Oberschenkels. Eine schwere Neuritis mit Sensibilitätsstörungen und mal perforant du pied folgte.

Kums injizierte Äther mit Alkohol $\overline{aa}$ und nach Edinger ist auch 90%iger Alkohol in Dosen bis zu 5 ccm verwendet worden.

Pitres und Verger verwandten im Jahre 1902 50%igen Alkohol zur Behandlung einer Zahnneuralgie. Auch die Osmiumsäure, die schon im Jahre 1883 von Neuber zur Behandlung der Trigeminusneuralgie empfohlen wurde und manche günstig und absprechende Nachprüfungen erfahren hat, gehört zu den Mitteln, die eine starke und elektiv zerstörende Einwirkung auf die Nervenfasern haben. Aber auch hier sah man mehr in der möglichen Einwirkung auf den erkrankten Nerven, die Neuber aus den histo-chemischen Erfahrungen bei der Markscheidenfärbung ableitete, als in der zerstörenden Wirkung das Ziel der Einspritzungen.

Auch bei Schlösser, der wohl als erster konsequent das Ziel der Injektionen in der einer Neurotomie gleichzusetzenden zerstörenden Wirkung des Alkohols auf den Nerven sah und somit den alten Gedanken von Pitres und Vaillard in die Tat umsetzte, findet sich eine in manchen Punkten noch recht unklare Vorstellung über den Wirkungsbereich der Injektionen. Nach seinen Darstellungen bleiben nur zwei Auffassungsmöglichkeiten, von der ich die erste ablehnen möchte. Er injiziert den Alkohol sowohl möglichst zentral an den Nerven als auch gleichzeitig an die peripheren Teile und ev. sogar noch an eine zwischen beiden Punkten liegende Stelle. Er begründet dieses Vorgehen damit, daß durch seine Einspritzung sozusagen eine mehrfache Durchschneidung, die in ihrer Wirkung einer ausgedehnten Nervenresektion gleichzusetzen sei, erzielt wird. Man könnte aus dieser Darstellung ableiten, daß Schloesser das Gesetz der Wallerschen Degeneration nicht kennt. Ich lehne wie gesagt diese Auffassung ab. Näherliegend scheint mir die Annahme zu sein, er injiziere häufig perineural, erzielt so nur unvollständige Degenerationen, die dann durch ein oder zwei periphär liegende Injektionen zum Teil oder ganz ausgeglichen werden können. Die dritte Möglichkeit, die bisher in der Literatur undiskutiert geblieben ist und erst durch sichere klinische Erfahrungen festgelegt werden müßte, wäre die, daß die Schnelligkeit der Regeneration des bei zentraler Durchschneidung degenerierten Nervenendes verlangsamt oder aufgehoben wird, wenn man in der Bahn für den neu auswachsenden Nerven durch Alkoholdepots Narben setzt. Es bleibt, selbst wenn sich das bestätigen sollte, noch die Frage, ob das überhaupt auf das Wiederauftreten der Schmerzen einen Einfluß haben würde. Für die zentralen Neuralgien wird man das ablehnen müssen. Freilich kann man ja gerne zugeben, daß von zahlreichen namhaften Autoren — ich nenne nur Wilms und Bardenheuer — für derartige Vorstellungen der Boden bereitet ist. Ich erwähne nur das Einflechten der Nervenenden, um ein Auswachsen zu verhindern. Der Nerv erreicht dann nicht die Peripherie, von der aus ja manche ständig wirkende Reize einströmen, die ein gesunder Nerv „verarbeitet", während vielleicht ein neuralgiekranker darauf mit neuralgischen Schmerzen antwortet. Auch der knöcherne Verschluß der Nervenkanäle, wie vielfach versucht ist, gehört hierher (Perthes). Schon klarer und zielbewußter tritt dann in den Ostwaldschen Arbeiten der Gesichtspunkt hervor, durch eine zentrale Injektion gewissermaßen auf elegante Weise dasselbe Resultat wie bei einer Neurotomie an der Schädelbasis zu erreichen. Aber auch er steht noch unter der Nachwirkung der früheren Vorstellungen, wie aus folgenden Worten hervorgeht: „Wie also der auf den Bewegungsnerven gebrachte Alkohol imstande ist, diesen Nerven derartig zu modifizieren, daß der chronische Reizzustand verschwindet, ohne daß das Leitungsvermögen des Nerven vernichtet wird, ebenso verschwindet nach unserer Alkoholeinspritzung der pathologische Reizzustand, d. h. die Neuralgie der sensiblen Nerven, ohne daß die physiologische Funktion dieser Nerven wenigstens auf die Dauer zerstört wird."

So zieht er auch die Ischiasbehandlung durch Alkohol ohne eine scharfe kritische Gegenüberstellung in den Kreis seiner Betrachtungen, kritisiert nicht die grundlegenden Unterschiede, ob nach Injektionen die Parese oder vielmehr „Hypästhesie" nur einige Stunden oder Tage, oder Wochen und Monate anhält. Weiter: „Die Alteration des Nerven ist stets eine vorübergehende, aber der uns in seinem Wesen unbekannte Reizzustand, der in der Neuralgie seinen Ausdruck findet, kehrt in der Mehrzahl der Fälle nicht zurück. So genügt auch selten eine Injektion, um den Nervenschmerz zu beseitigen." Auch diese Worte beweisen meines Erachtens, daß der Begriff der chemischen Neurotomie noch nicht in voller Schärfe erkannt oder wenigstens durch die von ihm erzielte Ausbildung der Injektionstechnik erreicht ist.

Kritischer spricht sich schon Sicard aus, der als zuverlässiges Kennzeichen einer richtig ausgeführten Injektion eine dauernde Anästhesie der von dem getroffenen Nervenast versorgten Hautpartie verlangt. Die Anzahl der hierzu notwendigen Injektionen hängt von der Sicherheit ab, mit der die Alkoholinfiltration des Nerven ausgeführt wird.

Nach Patrik wiederum wird die Injektion in der Regel nicht in die Nervenscheide, sondern in die Nachbarschaft des Nerven gemacht, ohne an Wirksamkeit einzubüßen. Sie muß so oft ausgeführt werden, bis die charakteristische Anästhesie eintritt.

Einen klar umschriebenen und durch die Art des Vorgehens der Kritik im einzelnen zugänglichen Begriff der chemischen Neurotomie brachten die Arbeiten von Braun und Härtel. Brauns Verhalten gegenüber der Alkoholinjektion wird grundlegend bestimmt durch seinen Ausgangspunkt von der örtlichen Betäubung der beiden Trigeminusstämme an der Schädelbasis. Wir erlernen diese, führen sie in typischer Weise aus, kontrollieren den Effekt unserer Einspritzung ob intra- oder perineural an der Art der Injektion, der dabei auftretenden Reizerscheinungen und dem zeitlichen Auftreten des Effektes und machen dann diesen erreichten Ausfall durch die anzuschließende Alkoholinjektion zu einem bis zur Regeneration des Nerven definitiven! Die prinzipielle Ablehnung einer Injektion in gemischte Nerven ist nur ein Ausdruck für die Sicherheit der Unterbrechungsmöglichkeit eines Nerven durch eine richtig ausgeführte Injektion. Der erreichte Effekt der Einspritzung ist durch einen entsprechenden Ausfallsbezirk im Verbreitungsgebiet des betreffenden Astes festzulegen.

Auch Härtel geht von der Lokalanästhesie aus, und zwar von der von ihm ausgebauten und zur Methode erhobenen Ganglioninjektion. Sie führt ihn auch folgerichtig in der Injektionsbehandlung der Trigeminusneuralgie zu dem Standpunkt, daß eine definitive chemische Zerstörung eines Nerven nur durch eine Zerstörung seines trophischen Zentrums gewährleistet wird. Können wir dies durch Alkohol erreichen, so ist auch die Rezidivfreiheit bis auf die Fälle mit zentraler Genese gesichert. Zugleich bringt er in einer mustergültigen Darstellung die für die Beurteilung einer Alkoholinjektion notwendigen Grundlagen und zu fordernden Krankengeschichten nebst Schemata über die erreichten anästhetischen Effekte zum Teil unter Kontrolle durch den Neurologen. Er hat damit meines Erachtens den Grund gelegt, der uns in einigen Jahren vielleicht gestatten wird, definitiv über eine Anzahl von Fragen zu entscheiden, die auch nach den bisherigen Erfahrungen, wie sich aus der weiteren Darstellung ergeben wird, noch nicht vollständig geklärt werden können.

Das etwa ist in großen Zügen die Entwicklung der Frage, wie sie sich mir nach den in der Literatur niedergelegten und unseren eigenen Erfahrungen darstellt.

II. Die Grundlagen der Methode.

Maßgebend für die Erlernung, die Sicherheit und die Erfolge der Methode sind 1. die chemischen, 2. die anatomischen, 3. die physiologischen und 4. die pathologischen Voraussetzungen, auf denen sie aufgebaut ist. Eine genaue Kenntnis derselben ist fast so wichtig, wie die Lehre von der Technik der Punktionen selbst. Denn gerade in diesen Ausführungen sind eine Reihe von Imponderabilien zu besprechen, die mehr als die Punktionstechnik selbst bei den Erfolgen und der Kunstfertigkeit einzelner ausschlaggebend sind.

A. Die chemischen Grundlagen.

Trotz mancherlei Arbeiten bedürfen die chemischen Grundlagen der Methode noch in mancher Hinsicht der Klärung. Ich habe schon kurz erwähnt, daß es neben dem Alkohol eine ganze Menge von schwer schädigenden Nervengiften gibt, die man zur Injektion benutzen kann und benutzt hat. Soweit bis jetzt bekannt geworden ist, scheint aber der Alkohol an Wirksamkeit allen anderen Mitteln überlegen zu sein. Er vereinigt mit dieser Eigenschaft eine in den angewandten Dosen vollständige Ungiftigkeit und die relativ geringen Schädigungen, die er in der weiteren Umgebung setzt. Ich verzichte deshalb auf eine Aufzählung der zahlreichen sonst verwendeten Mittel, wie sie Offerhaus, Pussep u. a. geben. Die Wirkungen des Alkohols auf die Gewebe und besonders das Nervengewebe beruhen wohl auf seinen physikalischen, wasserentziehenden und seinen chemischen, fettlösenden und eiweißfällenden Eigenschaften. Schlösser stellte Tierversuche an und fand als geeignete Konzentration den 80%igen Alkohol. Finkelburg zeigte, daß durch intraneurale Injektion von 60—80%igen Alkohol schwere Degenerationszustände im Nerven erzeugt werden. Die mikroskopische Untersuchung ergab hochgradigste Degeneration des Nerven unterhalb der Einspritzungsstelle. Aber auch wenn der Alkohol nur in die Umgebung des Nerven gespritzt wird, treten ausgesprochene Zerfallserscheinungen der peripherischen Nervenbündel mit starken Blutungen unter die Nervenscheide ein. Immer haben die Tiere aber Lähmungen bekommen, so daß der Widerspruch nicht erklärbar ist, daß man beim Menschen keine Lähmungen oder doch nur selten findet. Auch sind die Injektionen in den Nerven hinein sehr schwierig, so daß die Annahme gerechtfertig erscheint, die meisten Injektionen werden nicht in den Nerven, sondern in seine Nähe gemacht. Nach Baumgarten, der die Wirkung des injizierten Alkohols auf die Gewebe untersuchte, wirkt 96—100%iger Alkohol selbst bei einmaliger Injektion nekrotisierend. Auch 70%iger kann diese Wirkung haben. Von 50%igem abwärts wird das Gewebe selbst bei wiederholter Einspritzung weder makroskopisch noch mikroskopisch verändert.

Nach den Untersuchungen, die Frey über die bakterizide Kraft des Alkohols anstellte, liegt ein Maximum bei 70%, weil zwar die wirksame koagulierende Kraft des Alkohols mit höherer Konzentration noch wächst, die Einwirkung auf kolloide, lebenswichtige Stoffe aber abnimmt, weil die Verteilung des Alkohols auf sie sinkt. Da auch der Tod der Nervenzelle und Faser wohl im wesentlichen auf dieser koagulierenden Kraft beruht, wird man auch hier ein ähnliches Verhalten erwarten dürfen.

Sicard betont, daß die Neurolyse nur dann eintritt, wenn das Injektionsmaterial in den Nervenstamm eindringt, und daß es sich dann nicht bloß um eine einfache Modifikation der Leitungsfähigkeit des Nerven handelt, sondern um eine tiefgreifende Zerstörung der Achsenzylinder und des Myelins.

Bériel unterscheidet zwischen einer „physiologischen Sektion" und einer „Neurolyse oder Destruktion". Je nach dem Grade der Einwirkung wird bei erhaltener Leitungsfähigkeit nur die Reizfähigkeit des Nerven herabgesetzt, dann ist die Heilung nur eine vorübergehende, oder es kommt zu einer totalen chemischen Sektion, dann erzielen wir eine dauernde Heilung.

Gordon untersuchte experimentell den Einfluß des 80%igen Alkohols auf motorische, sensible und gemischte Nerven. Hiernach werden die motorischen Nerven erheblich weniger histologisch verändert, wie die sensiblen und gemischten. Histologisch zeigten die motorischen Nerven nur Veränderungen am Perineurium, während bei den sensiblen und gemischten Nerven auch nach langer Zeit noch Veränderungen der Nerven selbst und der zu ihnen gehörigen Ganglienzellen nachweisbar waren.

Brisaud und Sicard machten Alkoholinjektionen in das Ganglion Gasseri bei einem Hunde und fanden eine vollständige Degeneration.

May kam in einer sehr ausführlichen Arbeit zu einem anderen Resultate. Er stellte Untersuchungen bei Katzen an. Injektionen in (?) den Supraorbitalis ergaben nach drei Wochen eine Einbettung des Nerven in fibröses Gewebe; einzelne Nervenfasern waren stark degeneriert. Dabei fand sich in einer Zellgruppe im Ganglion Chromatolysis und Kernschwund. In einem anderen Fall war 17 Tage nach Injektion von 0,5 ccm kein Befund nachweisbar. Eine Injektion in den Nervus infraorbitalis ergab nach 19 Tagen nur eine stellenweise und geringgradige Degeneration. Nach seiner Ansicht dringt eben trotz Punktion des Nerven der Alkohol nicht recht in ihn hinein, sondern diffundiert in der Nervenscheide. Von aufsteigender Degeneration war nichts nachweisbar. Bei Injektionen ins Ganglion fanden sich nur lokale Veränderungen an den Stellen, an welche der Alkohol direkt kam. Das Ganglion mit einer einzigen Alkoholinjektion zu durchtränken und zur Nekrose zu bringen, gelang ihm nicht. In einem Falle fand sich eine geringe Veränderung im Ganglion, dagegen eine Degeneration in der spinalen Wurzel. May nimmt an, daß der Alkohol seinen Weg zwischen den Hüllen des Ganglions nahm und so die sensible Wurzel ergriff. Bei der Injektion in gemischte Nerven kam es zum Teil zur Parese, zum Teil zur totalen Degeneration. Die Regenerationsbedingungen des durch Alkoholinjektion geschädigten Nerven sind bessere wie nach der Durchschneidung, da trotz der starken Bindegewebsentwicklung sein anatomischer Verlauf gewahrt bleibt. Der Alkohol bewirkt eine lokale Nekrose, verbreitet sich aber mit Vorliebe unter der Nervenscheide.

Chiasserini sah nach Alkoholinjektion in die freigelegten Interkostalganglien des Hundes bindegewebige Veränderungen an der benachbarten Dura. Das Ganglion selbst schien, von einer leichten ödematösen Schwellung abgesehen, makroskopisch nicht verändert. Histologisch fanden sich schwere Degenerationserscheinungen in den Nervenzellen. In den Spinalwurzeln fand sich fortgeleitete Degeneration der hinteren Fasern, weniger konstant eine solche der vorderen, die auf direkte Alkoholwirkung zurückzuführen sind.

Zusammenfassend können wir also sagen: Tierversuche wie Erfahrungen am Menschen lehren, daß der 70—100%ige Alkohol am Nerven schwere Zerfallserscheinungen hervorruft, die seiner Durchschneidung gleichkommen. Vorbedingung für eine derartige Einwirkung, wenn wir zuverlässig auf sie rechnen wollen, scheint die intraneurale Applikation zu sein. Auch die Ganglienzellen erliegen der Alkoholeinwirkung, soweit sie getroffen werden. Die Wirkung des Alkohols besteht in einer Zerstörung der Nervenfasern mit einer entsprechenden sekundären Degeneration, die zentralwärts der Einspritzungsstelle nicht fortzuschreiten scheint. Wieweit eine intraneurale Injektion und eine Durchtränkung des ganzen Ganglions möglich ist, wird erst weiter unten zu besprechen sein. Ob es gerade so ungiftige und vielleicht noch stärker wirkende Mittel wie den Alkohol gibt, wissen wir nicht.

B. Die anatomischen Grundlagen.

Die anatomischen Grundlagen der Methode beruhen auf den festen Beziehungen, die der Nerv auf seinem Verlauf zum Knochensystem hat. Sie sind fördernde und hemmende. Sie hemmen unser Vorgehen, wenn gröbere Abweichungen im Bau des Schädels vorliegen. Sie erleichtern uns ein sicheres Treffen des Nervenstammes durch die festen Lagebeziehungen des Nerven zum Knochen, zugleich aber dadurch, daß der in einem Knochenkanal fixierte Nerv unserer Nadel nicht, wie an anderen Körperstellen, ausweichen kann. Eine genaue Kenntnis des Schädels und seiner Varietäten, soweit sie für den Trigeminus in Frage kommen, ist daher unerläßlich. Um unsere sinnlich-räumliche Vorstellung zu unterstützen, sind die Injektionen nie ohne einen neben den Patienten gehaltenen Schädel auszuführen (Braun, Dollinger). So kann man sich — und darauf kommt es an — am sichersten über die jeweilige Lage der Nadelspitze im Verhältnis zu den Durchtrittsöffnungen des Nerven orientieren. Auch das Verhältnis zu wichtigen benachbarten Gebilden und Knochenöffnungen (Karotis, Tube, Foramen spheno-palatinum usw.) klärt oft ein Blick auf den Schädel.

Weiter sind die Logenverhältnisse für die Beurteilung und Erklärung unerwünschter Nebenwirkungen und Reizerscheinungen wichtig. Leider sind hier unsere Kenntnisse noch sehr lückenhaft. Es sind also zu besprechen:

1. Die Lage und Knochenbeziehungen des Ganglion Gasseri und seiner Äste.

2. Die Lagenverhältnisse.

1. Die Lage und Knochenbeziehungen des Ganglion Gasseri und seiner Äste.
a) Das Ganglion Gasseri.

Die grundlegende Tatsache, die uns erlaubt, Alkohol ins Ganglion Gasseri einzuspritzen, ist von Haertel entdeckt: es ist die Lage des Ganglion zur Achse des dritten Astes. Die enge Nachbarschaft von Gebilden, die sicher geschont werden müssen und nach Möglichkeit auch von der Fernwirkung des Alkohols nicht getroffen werden dürfen, macht dies zum Angelpunkt bei der Frage der Alkoholisierung des Ganglions. Im Ganglion ist tatsächlich die Millimeterchirurgie, die wir treiben müssen, nicht nur maßgebend für den erreichten Effekt — das gilt für die Äste an allen Injektionsstellen in gleicher Weise — sondern auch dafür, seinen Patienten vor schweren Schädigungen zu bewahren. So ist eine genaue sinnlich-plastische Vorstellung von der Lage, der Dicke und den Nachbarschaftsbeziehungen des Ganglions unerläßlich.

Härtel gibt in seinen Arbeiten eine genaue Schilderung der in Frage kommenden Verhältnisse. Er stellt zunächst aus der Größe des Ganglion rechnerisch den ungefähren Rauminhalt auf etwa 1 ccm fest. Die Länge beträgt etwa 20, die Breite 7 und die Dicke 3 mm. Die Henlesche Zahl (Dicke des Ganglions 1,5 mm) ist nach seinen Untersuchungen an frischen Leichen entschieden zu niedrig. Die Pratschen Zahlen für das Ganglion mit 18 : 3 mm ergeben ungefähr den gleichen Wert. Auch die klinischen Erfahrungen bei Novokaininjektionen haben gezeigt, daß größere Mengen als 1 ccm Nebenerscheinungen verursachen. Er folgert daraus, daß die zu injizierenden Mengen 1 ccm nicht überschreiten dürfen und langsam eingespritzt werden müssen. Es ist klar, daß solche Rechnungen nur bedingten Wert haben. In Wirklichkeit ist eine Substitution des Ganglion durch die Flüssigkeit, wie sie solch eine Rechnung voraussetzt, ja gar nicht möglich, sondern wir füllen einen Raum von etwa 1 ccm mit 2 ccm (1 ccm Ganglion + 1 ccm Alkohol). Wir sind also, abgesehen davon, daß er ja nach allen Seiten hin Abflußwege besitzt, auf seine Erweiterungsfähigkeit angewiesen. Daraus folgt meines Erachtens die wichtige Tatsache, da die Erweiterungsfähigkeit durch Nachgiebigkeit der Dura, Kompression des anliegenden Sinus u. a. m. sicher größer ist als dieser Wert, daß der Abschluß eventueller Abflußwege ein schwacher ist. Darauf weist auch schon die Tatsache hin, daß brüske Injektion schon geringer Mengen ihn sprengen kann. Nach Härtels Untersuchungen dringt dabei die Lösung durch den Porus über die Kante des Felsenbeins in die hintere Schädelgrube. Ich habe die Härtelschen Untersuchungen nachgeprüft und kann sie nur bestätigen. Er fand nach Injektion von $^1/_2$—1 ccm Jodtinktur die intrakraniell gelegenen Teile der Trigeminusäste, das Ganglion und die zentrale Trigeminuswurzel, sowie das Bindegewebe des Cavum Meckeli tiefbraun gefärbt, während der Sinus cavernosus und die übrige Schädelhöhle frei bleibt. Man verwendet wohl besser noch Tusche oder Zinnober, um jede Diffusionswirkung zu vermeiden. Das immer wieder zu solchen Untersuchungen verwendete Methylenblau oder ähnliche Farbstoffe sind wegen der enormen Diffusionswirkung gänzlich ungeeignet und sollten endlich aus den Arbeiten verschwinden. Jedenfalls erscheint es mir wesentlich, sich einmal selbst bei Gelegenheit einer Sektion davon zu überzeugen, wie leicht der Verschluß des Cavum Meckeli auch schon durch geringe Mengen von $^1/_4$—$^1/_2$ ccm gesprengt werde kann.

Aus der Anatomie des Ganglions sind eine ganze Anzahl von Tatsachen von Wichtigkeit, so daß eine nähere Schilderung unumgänglich ist.

Der Trigeminus entspringt nach Deiters mit einer sensiblen Wurzel in der Medulla oblongata von einem Faserbündel, welches mit dem Corpus restiforme zusammenhängt und vollständig mit dem sensiblen Horn des Rückenmarkes übereinstimmt. So ist nach Deiters die sensible Portion vollständig als direkte Fortsetzung der Rückenmarksnerven aufzufassen. Der Faserzug durchsetzt die Brücke und tritt an ihrer Seitenfläche mit einer großen Anzahl von Bündeln hervor. Am Boden der Rautengrube entspringt die motorische Wurzel aus einer Zellmasse und zieht durch die Brücke, an deren Seitenfläche sie sich zur sensiblen Wurzel gesellt. Beide laufen, lose aneinanderliegend, in leichtem Bogen, gedeckt von dem Tentorium cerebelli, über die obere Kante der Felsenbeinspitze. An dieser Stelle überbrückt die harte Hirnhaut in Form eines Tentoriums einen Raum, das Cavum Meckeli, welcher der Aufnahme des Trigeminus und dessen Ganglion semilunare dient. Nur die sensible Wurzel bildet das halbmondförmige starke Ganglion, während die motorische an seiner inneren Fläche vorbeigelangt. Die Bündel der sensiblen Wurzeln teilen sich plexusartig in untergeordnete Zweige, welche in die Fortsätze der Ganglienzellen übergehen.

Die Konkavität des Ganglion Gasseri zieht nach oben und hinten, die Konvexität nach vorn und unten. In der Nähe seines konkaven Randes findet sich ein mit der äußeren Fläche der sensiblen Wurzel in Zusammenhang stehendes akzessorisches kleines Ganglion, welches häufig doppelt vorhanden ist, mitunter aber auch gänzlich fehlt. Während die Unterfläche des flachen halbmondförmigen Gebildes durch lockeres Bindegewebe vom Felsenbein getrennt ist, liegt es mit der oberen dicht der harten Hirnhaut an. Krause betont freilich, daß nach seinen Erfahrungen, die Ansicht, daß es fest mit der Hirnhaut verwachsen sei, wie besonders von Thiersch betont wurde, nicht durchgängig zutreffe. Eine feine Bindegewebslage bedeckt auch die Oberfläche, so daß man die Dura meist stumpf vom Ganglion ablösen kann. Das scheint mir nicht unwichtig, da es die Gefahr mit der Nadel die Dura zu durchbohren, herabsetzt. Wie man sich bei der Punktion an der Leiche leicht überzeugen kann, ist die Dura, die das Ganglion überspannt, nicht sehr dick und wird leicht von der Nadel durchstochen. In einem Falle konnte ich mich am Lebenden von

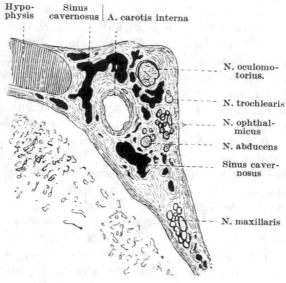

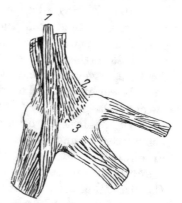

Abb. 1. Frontalschnitt durch die Mitte der Hypophyse und der Stella turcica. Arteria carotis int., Sinus cavernosus, Augenmuskelnerven, Nervus ophthalmicus und N. maxillaris (nach Corning).

Abb. 2. *1* Mot. Würfel, *2* sens. Würfel, *3* halbmondförmiges Ganglion (nach Rüdinger).

dem charakteristischen Gefühl überzeugen, was man bei ihrer Durchstechung hat: man fühlt wie die Nadel eine fest gespannte Membran durchbohrt! Daß die Dura an dieser Stelle nicht sehr kräftig entwickelt ist, hängt wohl damit zusammen, daß nur das eine Durablatt das Cavum Meckeli überbrückt, während das andere als Periost die Oberfläche der Impressio trigemini bedeckt. Genetisch hat man das wohl genau so aufzufassen wie bei den Spinalnerven: die Dura mater gibt dort, wo die Wurzel der Spinalnerven den Arachnoidalsack durchbrechen, eine Hülle an dieselben ab, die Wurzeln und Spinalganglion umscheidet, bis zu der Stelle, wo sie sich zur Bildung der Spinalnerven vereinigen, resp. auf den Trigeminus angewandt, durch die Knochenkanäle den Schädel verlassen. Mir scheint diese Auffassung wichtig für die Injektionstechnik, da sich mit dem Begriff Cavum Meckeli nur zu leicht die Vorstellung von einem Hohlraum verbindet.

Das Gleiche gilt von dem dem Ganglion anliegenden Sinus cavernosus, der nicht wie die anderen Hirnsinus einen einheitlichen Raum darstellt, sondern auf dem Querschnitt den Eindruck eines echten kavernösen Gewebes macht. Auch in seinen topographischen Beziehungen nimmt er eine Sonderstellung ein. Er ist zum Teil unter dem Ganglion gelagert (s. unten), umschließt die Carotis interna vom Canalis caroticus bis zur Spitze des Schläfenbeins, den Nervus oculomotorius und trochlearis nimmt er in seine Wand auf, den Nervus abducens umgibt er. Auch zwischen dem ersten Trigeminusast und dem Sinus bestehen enge Beziehungen.

Sie sind aus dem dem Corning entnommenen Querschnittsbild (Abb. 1) unmittelbar ersichtlich und erklären auch wohl durch die Lage des ersten Astes zum Abduzens die Tatsache, auf die Härtel hinweist, daß der Nervus abducens am leichtesten bei der Injektion geschädigt werden kann.

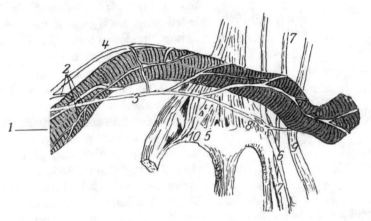

Abb. 3. Verbindungen des Plexus caroticus mit einigen Gehirnnerven (nach Rüdinger). 1 Carotis cerebralis, 2—4 Plexus caroticus, 5 Ganglion Gasseri, 6 Nervus abducens, 7 Nervus trochlearis, 8 Verbindung des Sympathikus mit dem Ganglion Gasseri, 9 Nervus oculomotorius, 10 motorische Trigeminuswurzel.

Endlich ist noch der Verlauf des Sinus petrosus superior für die Ganglioninjektion wichtig. Er verläuft in der Duralamelle, die das Cavum Meckeli überbrückt und kann auch bei richtiger Achsenführung der Nadel durch ein zu tiefes Einführen getroffen werden.

Gar nicht sind wir leider über die inneren Strukturverhältnisse des Ganglion orientiert, die uns für eine Lokalisierung und Verteilung des Alkohols im Ganglion wichtige Hinweise geben könnte. Manche Erfahrungen, die wir bei der Injektion gesammelt haben und die weiter unten zu besprechen sind, weisen darauf hin, daß die Faserbahnen der verschiedenen Äste eigenartige nicht immer unmittelbar verständliche Beziehungen zueinander haben.

Die Verbindungen des motorischen Astes zum Ganglion sind nur lose, jedoch nicht so lockere, daß es, bei der Exstirpation des Ganglions gelänge, ihn zu lösen und zu schonen (Krause). So ist auch bei der Alkoholinjektion eine Mitschädigung nicht selten. Sein Verlauf an der Hinterseite des Ganglion ist gut aus Abb. 2 zu ersehen.

Endlich ist noch der Beziehungen des Ganglion zum Sympathikus zu gedenken. Schon Wilms lenkt in seiner Arbeit über ,,Hyperalgetische Zonen bei Kopfschüssen" die Aufmerksamkeit darauf, ob nicht bei Ganglionexstirpationen gelegentlich ähnliche Schmerzzonen vorkommen. Er ist bekanntlich der Meinung, daß besonders bei Verletzungen in der Gegend des Sinus cavernosus das große, die Karotis umspinnende intrakranielle Sympathikusgeflecht in Mitleidenschaft gezogen wird, diesen Reizzustand durch Vermittlung des ersten Halsganglions auf die oberen Zervikalsegmente überträgt und eine Hauthyperästhesie meist im 2. und 3. Zervikalsegment hervorbringt. Abb. 3 zeigt die nahen Beziehungen dieser beiden Nervengebiete und mahnt uns, bei den gar nicht seltenen und oft nicht recht verständlichen Beschwerden und Schmerzen unbestimmter Art, über die die Patienten nicht selten klagen, unsere Aufmerksamkeit auf das Auftreten hyperästhetischer Bezirke zu richten. Ich werde unten noch auf die Mitbeteiligung des Sympathikus und die daraus resultierenden Pupillenstörungen zurückkommen.

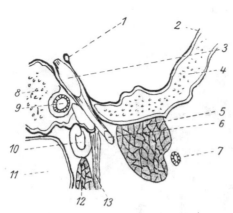

Abb. 4 zeigt einen Knochenschnitt nach Härtel, entsprechend der Ebene einer ins Ganglion eingeführten Nadel. *1* Sinus petrosus sup., *2* Dura, *3* Ganglion Gasseri, *4* großer Keilbeinflügel, *5* M. pterygoideus externus, *6* N. mandibularis, *7* Art. maxillaris int., *8* Felsenbein, *9* Carotis int., *10* Tuba Eustachii, *11* Pharynx, *12* Levator veli palatini, *13* M. tensor veli palatini.

Wie ich schon eingangs bemerkte, ist der Angelpunkt der Frage der Anästhesierung des Ganglion seine Lage zu den drei aus ihm austretenden Nervenstämmen, speziell zu dem dritten Ast. Es ist klar, daß wir ein nur etwa 3 mm in der Dicke messendes Organ nur mit Sicherheit in seiner Längsachse durchbohren können, wenn wir die Nadel auch genau in der Längsachse einführen. Härtel stellt deshalb die Forderung der ,,Einhaltung der sog. Trigeminusachse" auf. Das ist eine, von der Mitte der Impressio trigemini des Felsenbeins durch die Mitte des Foramen ovale gehende Grade. Wie diese Achse bestimmt und eingehalten wird, ist bei der Technik der Punktion zu besprechen. Wichtig ist an dieser Stelle die Schilderung der anatomischen Grundlagen. Sie beruhen nach Härtel auf der Tatsache, daß das Foramen ovale kein Foramen, sondern ein Kanal ist, der nach den Darstellungen von Testut und Jakob eine Länge von 1 cm besitzt. Härtel maß in einem Falle die Länge des dritten Astes im Kanal auf nur 4 mm. Krause fand gelegentlich eine Länge bis zu 14 mm. Da der Kanal die Form eines Zylinders mit schrägen Begrenzungsflächen hat, deren Endpunkte nicht scharf festzulegen sind, so handelt es sich nur um Näherungswerte. In gerader Verlängerung der Mittelachse dieses Kanals liegt nun die Hauptmasse des Ganglions, während zugleich die Hinterwand des Canalis ovalis in gerader Fläche in die Impressio Trigemini übergeht. Der Kanal stellt also eine Art von Tubus dar, der bis zu einem gewissen Grade eine richtige Lage der Nadelachse garantiert. Härtel gibt einen sehr instruktiven Knochenschnitt, für diese wichtigen anatomischen Grundlagen (Abb. 4). Er zeigt zugleich die Nachbarschaft des Canalis caroticus, der entsprechend der

Impressio trigemini am sog. Foramen lacerum nur von Bindegewebe verschlossen wird. Ich glaube, gewisse klinische Erfahrungen weisen darauf hin, daß es gelegentlich wie im Mittelohr Abnormitäten gibt. Es sind bekanntlich Fälle beschrieben, in denen die Karotis frei im Mittelohr pulsierte und sogar bei Parazentesen verletzt wurde. Bei einem analogen Verhalten an der Impressio trigemini kann, besonders wenn die Nadel entlang der hinteren Kanalwand eingeführt wird, die Karotis verletzt werden.

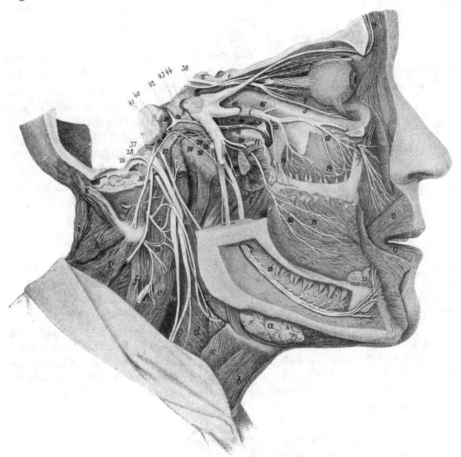

Abb. 5. Das Ganglion Gasseri und seine Äste. Nach Rüdinger, Die Anatomie der menschlichen Gehirnnerven. *l* und *m* Musc. pterygoideus int. und ext., *1* N. trochlearis, *2* N. oculomotorius mit *4* seinem Ramus inf. und *5* einem Ast zum Musculus obliquus inf., *9* erster Ast, *10* zweiter Ast mit dem Ganglion spheno-palatinum, *12* Nn. dent. post., *13* und *14* Nn. dent. med. et ant., *17* N. pterygo-palatinus, *18* N. Vividianus, *19* N. petrosus superficialis major, *20* N. buccinatorius, *24* N. lingualis, *27—31* Nervus IX, X, XI, VII, XII, *44* Ramus tubae Eustachii, *45* N. petrosus superficialis major, *46* N. petrosus profundus major.

Diese Gefahr liegt um so näher, als wir vom oberen und vorderen Rande des Foramen rotundum mit der Nadel in dasselbe eindringen, die Richtung der Nadelachse also besonders bei „konzentrischer Punktionstechnik" (s. unten) gegen die Hinterwand gerichtet sein muß.

b) Die drei Äste und ihre Knochenkanäle.

Der konvexe, d. h. also untere und äußere Rand des Ganglion Gasseri verliert sich unmerklich in die Anfänge der drei Stämme, die den Schädel durch die Fissura orbitalis superior, das Foramen rotundum und ovale verlassen. Einen vorzüglichen Überblick über die drei Trigeminusstämme und ihre peripheren Verzweigungen gibt die Abb. 5. Der dritte Ast ist nach K r a u s e 6 mm breit und der kürzeste, der zweite erreicht eine Länge von 8—11 mm. Der erste Ast lenkt sofort nach seinem Austritt aus dem Ganglion mit einer knieförmigen Abknickung in ein dem Sinus cavernosus anliegendes dünnes Durablatt ein, so daß eine Trennung der Sinuswand vom Nerven nicht möglich ist. Dabei ist nach H ä r t e l die Verbindung des Okulomotorius und Abduzens mit der lateralen Sinuswand eine ungleich lockere, als die des ersten Astes. S l u d e r weist darauf hin, daß der Okulomotorius, Trochlearis und erste und zweite

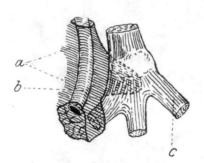

Trigeminusast oft nur durch eine papierdünne Knochenschicht von der Keilbeinhöhle getrennt sind. So begleiteten entzündliche Schwellungen der Keilbeinhöhle intermittierende Neuralgien. Alle drei Stämme sind, wie schon erwähnt, von einer Durascheide umgeben, die sie straff umschließt, so daß eine Flüssigkeit, die unter Druck in das Cavum Meckeli eingespritzt wird, sich nach den Stellen geringeren Widerstandes in das lockere Bindegewebe an der Unterseite des Ganglions und nach dem Porus trigemini zu entleert. Wichtig ist auch das Verhältnis des Sinus cavernosus zum zweiten und dritten Ast. Nach K r a u s e erstreckt sich ihrer lateralen Grenze beinahe bis zu einer des Canalis rotundus bis zur gleichen des Foramen ovale läuft. So ruht, wie schon erwähnt, auch das Ganglion in seinem inneren, vorderen Abschnitt nicht auf dem Knochen, sondern auf der äußeren Wand des Sinus (Abb. 6).

Abb. 6. Verhältnis des Sinus cavernosus zum Ganglion. Umrißzeichnung nach einem Präparat. *a* Sinus, *b* Karotis, *c* dritter Ast.

die untere Wand des Sinus mit Linie, die vom inneren Umfang Foramen ovale läuft. So ruht, wie schon erwähnt, auch das Ganglion in seinem inneren, vorderen Abschnitt nicht auf dem Knochen, sondern auf der äußeren Wand des Sinus (Abb. 6).

Man erkennt aus dieser Abbildung — einer Umrißzeichnung nach einem Präparat — wie richtig der H ä r t e l sche Standpunkt ist, der den queren Weg zum Ganglion von H a r r i s wegen der Gefahr der Sinusverletzung ablehnt.

Der erste Ast.

Der erste Ast tritt beim Verlassen des Schädels durch den lateralen Teil der Fissura orbitalis superior, nachdem er noch während seines intrakraniellen Verlaufes den Ramus recurrens zur Dura mater abgegeben hat. Er ist an dieser Stelle wohl der Anästhesierung zugänglich; für eine Alkoholinjektion kommt sie meines Erachtens wegen der bedrohlichen Nähe des Optikus und der Augenmuskelnerven nicht in Frage. Nur O s t w a l d, der die anatomische Lage des Nerven nach ihren Beziehungen zum Foramen rotundum bestimmt, hat Alkohol an die Durchtrittsstelle durch die Fissura orbitalis gespritzt und glaubt hier den Stamm treffen zu können. Auch die Foramina ethmoidalia geben keine sichere anatomische Grundlage für die Nadelführung. Weitere Einzelheiten siehe S. 381 ff. beim zweiten Ast. Dagegen ist der Supraorbitalis sicher mit der Nadel am Foramen oder Canalis supraorbitalis zu erreichen. Seine Lage wird durch Palpation bestimmt und ist zugleich auch durch eine Vertikale festgelegt, die man sich durch den medialen Hornhautrand beim Blick geradeaus gelegt denkt. Sie schneidet nach oben das Foramen supraorbitale, nach unten das Foramen infraorbitale (s. Abb. 7).

Ist die Incisura supraorbitalis nicht durchzutasten, so trifft man den Nerven nach Corsy, indem man die Nadel an der Grenze von mittlerem zum medialen Drittel dicht unterhalb des Orbitalrandes einsticht und 15—20 mm schräg nach außen in die Tiefe schiebt.

Für die Beurteilung eines Injektionserfolges ist bei diesem Nerven, eben wegen der sehr weit peripher liegenden Injektionsstelle, der Verlauf und die Abgangsstelle der einzelnen Äste wichtig.

Er tritt durch den oberen, lateralen Abschnitt der Fissura orbitalis superior und teilt sich hier oder schon kurz zuvor in drei Zweige. Der Hauptstamm, der Nervus supraorbitalis, verläuft mit der Arteria und Vena frontalis unter dem Periost des Orbitaldaches, aber über dem M. levator palpebrae superioris und näher der Nasen- wie der Jochbeinseite gerade nach vorn zum Foramen supraorbitale. Schon weit hinten in der Orbita trennen sich der Nervus nasociliaris, der entlang der inneren Orbitalwand verläuft und der dünne Nervus lacrimalis, der an der äußeren Wand entlang zieht, ab. Variabel ist der Abgang des Nervus frontalis, der den Supraorbitalis bald vor seinem Eintritt ins Foramen verläßt und dann medial von ihm zur Stirn tritt, bald überhaupt nicht als gesonderter Stamm auftritt.

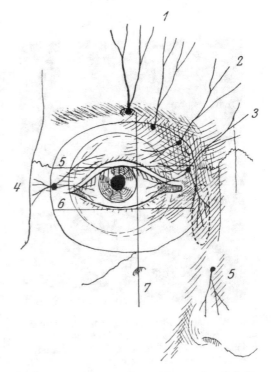

Abb. 7. Die Endäste des ersten Astes und die Lagebeziehungen des Foramen supra- und infraorbitale zum Auge. *1* N. supraorbitalis, *2* N. supratrochlearis, *3* N. infratrochlearis, *4* N. lacrimalis, *5* N. nasili externus (Endast des N. ethmoidalis), *6* obere und untere Horizontale Härtels, *7* Vertikale der beiden Foramina.

In der Orbita geht noch als gesonderter Stamm der Nervus supratrochlearis vom Supraorbitalis ab. Er überkreuzt den Musculus obliquus superior und gelangt an der inneren Seite der Trochlea vorbei zur Haut des Oberlides und der Stirn. Der Nervus nasociliaris tritt zwischen den Ursprungsschenkeln des Musculus rectus durch den sog. Zinnschen Ring in den Muskeltrichter, gibt die Radix longa zum Ganglion ciliare und die Nervi ciliares zum Bulbus und den Nervus infratrochlearis ab. Dieser verläuft gegen den inneren Augenwinkel, anastomosiert in der Gegend der Trochlea mit dem Supratrochlearis, tritt über dem Ligamentum palpebrale nach außen und versorgt den Tränensack, die Konjunktiva, die äußere Haut der Nasenwurzel und die Augenlider.

Als direkte Fortsetzung des Nervus naso-ciliaris kann man den Nervus ethmoidalis betrachten. Er unterkreuzt den Musculus obliquus inferior und tritt durch das Foramen ethmoidale anterius extradural auf die Siebbeinplatte und durch ein vorderes Siebbeinloch in die Nasenhöhle. Dort teilt er sich in die Nervi nasalis interni, die teils an der lateralen und teils an der medialen Wand der Nase die Schleimhaut versorgen (siehe auch S. 381) und den Nervus nasalis externus, der in einer Furche an der Innenfläche des Nasale bis zum äußeren Rand verläuft und auf die knorpelige Nase tretend die Haut der Nasen- spitze versorgt.

Er hat auch entwicklungsgeschichtlich keine Beziehungen zum Inneren der Nase, da er beim Embryo über der knorpligen Anlage der Ossa nasalia verläuft. Erst nach Schwund der knorpligen Unterlage, auf der die Nasalia entstehen, gewinnt er sie schein- bar. Das ursprüngliche Verhalten kommt aber noch darin zum Ausdruck, daß er zwischen Knochen und Periost verläuft.

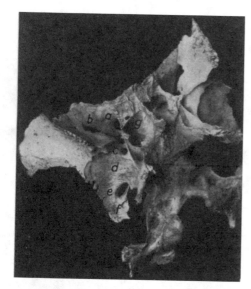

Der dritte und schwächste Ast: der Nervus lacrimalis, verläuft ebenfalls unter der Periorbita in lateraler Richtung über den Musculus rectus externus zur Tränen- drüse. Kurz bevor er sie erreicht, gibt er lateral einen Zweig ab, der sich mit dem Nervus subcutaneus malae verbindet. Darauf tritt das Ende des Nerven zur Tränendrüse. Teils sie durchsetzende, teils über sie verlaufende Zweige gehen zur Bindehaut des Auges und des Augen- lides. In der Nähe des lateralen Augen- winkels verzweigen sie sich als Ramus palpebralis.

Die Abb. 7 gibt uns eine schema- tische Übersicht über die Innerva- tionsverhältnisse. Es kommt da- bei ja nicht auf die Abgrenzung der Felder im einzelnen an, sondern nur darauf, zu zeigen, welche Äste überhaupt für ein Innervationsfeld in Frage kom- men, wenn wir nach Injektionen die Ausdehnung des anästhe- tischen Feldes prüfen wollen, um den erreichten Effekt ob- jektiv festlegen zu können.

Abb. 8. Das Keilbein schräg von rechts und unten gesehen (etwa in der Achse einer nach Härtel ins Ganglion eingeführten (Nadel). Da der verdeckende Oberkiefer fortfällt, übersieht man das Foramen opticum (a), die Fissura orbiatlis superior (b), das Foramen rotundum (c), das sich gegen die Facies in- fratemporalis (d) deutlich durch die Grenz- leiste absetzt, das Foramen ovale (e) und das Formen spinosum (f).

Allgemeines über den zweiten und dritten Ast.

Die gemeinsamen anatomischen Grundlagen für die Punktion des zweiten und dritten Astes sind in ihrem Verhältnis zum Pterygoid gegeben. Be- trachten wir das isolierte Keilbein mit dem Flügelfortsatz genau in der Achse einer nach Härtel ins Foramen ovale eingeführten Nadel, so übersehen wir, da die Überdeckung des Oberkiefers fortfällt, nicht nur die beiden Foramina, sondern auch die Fissura orbitalis superior und den Canalis opticus (Abb. 8). Der Ausgangs- punkt aller basalen Punktionsmethoden mit Ausnahme der gesondert zu besprechenden perorbitalen, ist nun die sog. Facies infratemporalis, eine gewölbe- artig gerundete, glatte Knochenfläche, die sich nach unten direkt in die Lamina externa des Pterygoids fortsetzt und sich mit einer scharfen Kante gegen das Foramen rotundum, mit einem wenig ausgesprochen etwas gerundetem Rande gegen das Foramen ovale zu abgrenzt. Ob wir nun den zweiten oder dritten

Ast punktieren wollen, ob wir entlang der Lamina pterygoidea oder schräg von außen und vorn oder vom Unterrande des Jochbogens aus oder endlich in querer Richtung unsere Nadel einführen, immer ist dieses Knochenfeld oder sein Übergang in die Lamina pterygoidea externa das Punctum fixum für unsere Nadelführung, wie die erste Rippe bei Plexusanästhesie! Deshalb ist auch eine genaue Kenntnis seiner Lage und Nachbarschaftsbeziehungen so wichtig.

Der zweite Ast.

Der zweite Ast verläßt durch das ziemlich genau kreisrunde Foramen rotundum, dessen Öffnung fast genau nach vorne gerichtet ist, den Schädel. Deshalb können wir es auch nur genau von vorne her durch die Orbita, — ein zuerst von Payr vorgeschlagener Weg —, mit einiger Regelmäßigkeit erreichen. Härtel berechnet in 89%, während für den Zugang durch die Fossa pterygopalatina nur in 33% Zugänglichkeit vorhanden ist. Die knöchernen Grundlagen für Orbitalpunktionen sind von Härtel einer genauen Untersuchung unterzogen. Um Verletzungen des Bulbus und der Nerven und Gefäße zu vermeiden, sind drei Dinge wesentlich. 1. Die Kenntnis der Planfelder, die wir zur Nadelführung benutzen müssen, um der Forderung Brauns genügen zu können, mit der Nadel stets in Knochenfühlung zu bleiben. 2. Die Tiefenmaße und 3. gewisse Richtungsangaben. Wir haben: ein mediales Planfeld, was zu den Foramina ethmoidalia führt, das laterale Planfeld zur Fissura orbitalis superior mit dem ersten Ast und das untere Planfeld zum zweiten Ast und Foramen rotundum.

Das mediale Planfeld ist in 80% völlig eben, in 20% nur gering gewölbt, ohne die Punktion zu behindern. Auf ihm liegen in einer Horizontalen die Foramina ethmoidalia anteriora, posteriora und der Optikus. Für die Alkoholisierung kommt, wenn man sie überhaupt wagen will, wohl nur das Foramen ethmoidale anterius in Frage, das nach Härtel in 2 cm Tiefe vom inneren Rand der Orbita liegt. Wir treffen da den Ethmoidalis anterior, der die oberen und vorderen Schleimhautpartien der Nase und die Haut der Nasenspitze versorgt.

Härtel konstruiert nun zwei Horizontale. Die obere läuft durch die Sutura zygmatico-frontalis, die untere durch die Mitte des Tränensackes. In der oberen Horizontalen liegen: der obere Teil der Fissura orbitalis mit der Eintrittsstelle des Nervus frontalis und lacrimalis in die Orbita, das Foramen opticum und die Foramina ethmoidalis, in der unteren das Foramen rotundum. Halten wir uns in dieser Ebene, so vermeiden wir das untere breite Ende der Fissura orbitalis superior, in dem die Augenmuskelnerven und große Venen verlaufen. Auf die Weichteile bezogen entspricht etwa der obere und untere Lidrand den beiden Horizontalen bei mäßig geöffnetem Auge. Während nun die medialen Planfelder fast in der Sagittalebene verlaufen, weicht das laterale Planfeld etwa um 45° nach außen ab.

Auch die laterale Orbitalpunktion kommt für die Alkoholisierung kaum in Frage. Wir gehen mit der Nadel unter steter Knochenfühlung an der Sutura zygmatico-frontalis in der Horizontalebene in die Tiefe und treffen in 27—40 mm Tiefe die Durchtrittsstelle des Supraorbitalis und Lakrimalis durch das laterale Ende der Orbitalfissur. Härtel rät, nie tiefer wie 30 mm einzugehen, und glaubt wegen der wechselnden Tiefe nicht, daß sie für eine Injektion bei Neuralgien jemals in Frage kommt.

Für die von Härtel als axiale basale Punktion des zweiten Astes ausgebaute Technik sind nun folgende anatomische Grundlagen gegeben. Betrachten wir die Orbita genau von vorne, so sehen wir, wie der untere scharfe Rand des großen Keilbeinflügels und die Orbitalplatte des Oberkiefers einen schmalen, etwas schräg nach außen verlaufenden Kanal abgrenzen, an dessen hinterem Ende das Foramen rotundum liegt. Baucht sich, durch starke Pneumatisation der Oberkiefer stark vor, so wird der gerade Weg schmal und stark gewunden. Er ist dann — und das ist nach Härtel in 11% der Fälle der Fall — nicht gangbar. Betrachten wir den Verlauf des Nerven von seinem Austrittspunkt her, so wendet er sich zunächst in einer leicht Sförmigen Krümmung in einer Furche des Pterygoids nach außen. Das ist für die Punktion sehr wichtig, da wir so beim Einführen der Nadel von vorne her nicht auf den Nervenstamm treffen, sondern zunächst auf ein unterhalb des Foramen gelegenes unregelmäßiges Knochendreieck, das Planum pterygoideum Härtels. Es wird nach außen und unten gegen das Planum infratemporale durch eine scharfe Knochenleiste die Grenzleiste Härtels abgegrenzt, nach oben und leicht medial geht es ohne scharfe Grenze in das Foramen rotundum über. Die Tiefe desselben berechnet sich nach Härtel auf 39—51 mm, im Mittel auf 45,4 mm. Da das Foramen rotundum sehr eng ist und ganz vom Nerven ausgefüllt wird, so haben wir beim Einführen der Kanüle auf einen sehr derben Widerstand, kräftige Parästhesien und bei der Injektion auf einen gewissen Druck zu rechnen. Gleitet die Nadel leicht in die Tiefe und fehlt dieser Widerstand, so sind wir in die Fissura orbitalis superior gekommen, können Parästhesien im ersten Ast bekommen, den Sinus cavernosus verletzen. Vor allem sind wir auch in gefährlicher Nähe der Augenmuskelnerven, die mit begleitenden Venen durch den unteren Anteil der Fissur verlaufen. So ist beim Einführen der Nadel unser nächster Anhalt das Planum pterygoideum, dem dann nur wenig tiefer das Eindringen ins Foramen folgt!

Härtel nennt seine Punktionstechnik eine axiale, d. h. er führt die Nadel in der Achse ein, in der der Nerv durch seinen Kanal die Schädelhöhle verläßt. Das hat gerade beim zweiten Ast unleugbare Vorteile, da der Nerv lateral ausbiegt und auf dem Weg der Nadel zum Foramen nicht vorher getroffen wird und durch störende Parästhesien ein ruhiges Arbeiten behindert. Eine gewisse Schwierigkeit, die andere Verfahren vermeiden, ist meines Erachtens die, daß man erst in etwa 3 cm Tiefe in den die Nadel leitenden Knochenkanal kommt.

Braun wählt einen etwas anderen Weg, der anatomisch durch den Verlauf der Fissura orbitalis inferior gegeben ist. Ihre Verlängerung schneidet den Übergang des unteren in den seitlichen Orbitalrand oder auch eine Stelle, an der eine Verlängerungslinie des oberen Jochbogenrandes den Orbitalrand trifft.

Hier liegt der Einstichpunkt, von dem aus zunächst das laterale Ende der Fissur mit der Nadel aufgesucht wird. Man punktiert also das Foramen in der Achse der Fissura orbitalis inferior und hat von vornherein feste Nadelfühlung. Der Nachteil dieser Methode ist der, daß man fast auf dem ganzen Wege in die Tiefe Parästhesien von seiten des Nerven bekommt, der ja etwas hinter und unter der scharfrandigen lateralen und oberen Begrenzung der Fissur durch den Keilbeinflügel liegt. Auch ist kein so tiefes Eindringen ins Foramen möglich, dafür aber die Gefahr geringer, in die Fissura orbitalis superior zu kommen.

Wird der Härtelsche Weg durch eine stärkere Ausbauchung der Oberkieferplatte erschwert, so hängt die Wegsamkeit des Braunschen Weges mehr von der Ausbildung des Unterrandes des großen Keilbeinflügels ab. Eine Engigkeit der Fissur beeinträchtigt beide Verfahren, das Härtelsche mehr bei starker Entwicklung der Oberkieferhöhle, die auch das untere Planfeld gegen die Orbita ausbaucht und den Weg zwischen Bulbus und diesem einengt, bei dem Braunsschen Weg mehr durch eine starke Entwicklung des großen Keilbeinflügels. Abb. 9 zeigt die Lage der Nadel bei beiden Methoden.

Der zweite Weg zur basalen Punktion des zweiten Astes führt durch die Fossa pterygo-palatina. Bei guter Ausbildung stellt sie einen Gewebsraum dar,

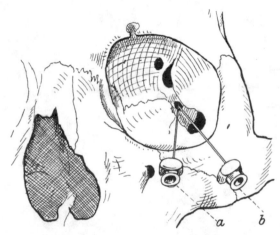

Abb. 9. Perorbitale Punktion des zweiten Astes nach Härtel und nach Braun.
a nach Härtel, b nach Braun.

der hinter dem Tuber maxillae liegt und in der Ansicht schräg von vorn und unten eine halbmondförmige Öffnung hat. Den Boden der Nische bildet das Gaumenbein mit dem großen Foramen spheno-palatinum, die hintere halbmondförmige Umrandung begrenzt mit scharfem Rande der Flügelfortsatz des Keilbeins. Das Dach hat nur zum Teil in dem breiten Rand des Keilbeinflügels eine knöcherne Begrenzung. Angrenzend liegt die mehr oder minder breite Fissura orbitalis. In Verlängerung derselben nach hinten liegt ganz in der Tiefe der Nische das Foramen rotundum. Seine Zugänglichkeit hängt stark von der Entwicklung der pneumatischen Räume ab. Bisweilen findet man nach Härtel die ganze Fossa in querer oder in Längsrichtung durch solch pneumatisierte Wälle, welche dem Keilbein und Gaumenbein angehören, vermauert. Sie versperren nicht nur der Nadel den Weg in die Tiefe, sondern können auch mit ihren papierdünnen Wänden von der Nadel perforiert werden und zu Täuschungen Anlaß geben. So erklärt sich gelegentlich wohl ein rätselhaftes Punktionsergebnis, wo man sich mit der Nadel nicht „zurecht finden" kann.

Starken Variationen ist weiter der halbmondförmige oder wie ihn die Franzosen nennen, sichelförmige Zugang zur Fossa unterworfen. Abb. 10

zeigt die der Härtelschen Arbeit entnommenen Haupttypen, den halbkreisförmigen Type ovalaire Chipaults und den hornförmigen Type cornue. So
variiert nach Härtel der Querdurchmesser zwischen 3 und 11 mm, im Durchschnitt 4,5 mm. Eine enge Fossa mit einer Weite unter 5 mm fand er in 40%
der Fälle. Weiter bedingt die verschiedene Entwicklung der Kaumuskeln
störende Abweichungen am Pterygoid. Der Flügelfortsatz springt oft mit einer
messerartigen Leiste gegen den Eingang der Fossa vor und trägt nicht selten
eine scharf vorspringende Zacke, die Spina pterygoidea anterior. Auch am
oberen Eingang in die Fossa kann vom Keilbein eine Erhabenheit vorspringen, die als Tuberculum spinosum bezeichnet wird. Zwischen beiden Vorsprüngen kann sich ein Band entwickeln.

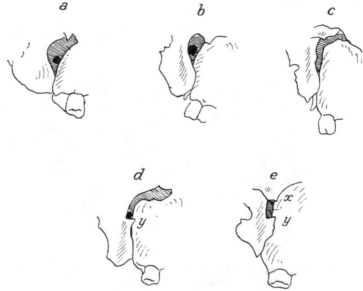

Abb. 10. Die verschiedenen Typen des sichelförmigen Zuganges zur Fossa pterygoidea
(nach Härtel). *a* weite Fossa mit Tuberculum spinosum (*x*), *b* mittelweite Fossa, *c* bis *e*
enge Fossa. Auf Abb. *d* Spina pterygoidea anterior (*y*). Auf Abb. *e* Tuberculum spinosum (*x*)
und Spina pterygoidea ant. (*y*).

Günstig für die relativ freie Beweglichkeit der Nadel in der Fossa ist der
Umstand, daß sie mit lockerem Fettgewebe erfüllt ist, wichtig ferner, daß trotz
zahlreicher Varietäten ihres Endteils die Arteria maxillaris interna, die in transversaler Richtung die Fossa durchzieht, unter dem Nerven liegt. Kommt also
bei der Punktion Blut, so können wir stets annehmen, daß die Lage der Nadel
eine zu tiefe ist.

Abgesehen von den erwähnten Varietäten haben wir also, wenn wir mit
der Nadel erst einmal in den Eingang der Fossa eingedrungen sind, zwei mögliche falsche Wege: die Punktionsrichtung ist zu weit medialwärts, dann kommen
wir mit der Nadel ins Foramen spheno-palatinum und in die Nase. Oder die
Nadel wird zu steil eingeführt, dann geraten wir in die Fissura orbitalis superior.
Besonders das erstere ist uns und anderen Autoren nicht so selten passiert.
Dem Patienten läuft dann das Novokain in die Nase resp. den Rachen! Die

etwas modifizierte Härtelsche Abb. 11 zeigt die geringe Achsenabweichung, die genügt, damit die Nadel in die Orbitalfissur oder in die Nase gerät. Nach Härtel ist der Zugang zum Foramen rotundum durch die Fossa pterygoidea nach dem von Matas, Braun und Schlösser gewählten Weg vom Unterrand des Jochbogens nur in 33% der Fälle möglich, nach dem von Offerhaus beschriebenen queren Weg vom Oberrand des Jochbogens nur in 12%, wobei die Nadel überhaupt nur in den oberen Teil der Fossa gelangt, ohne ins Foramen rotundum selbst einzudringen.

Das Gleiche gilt von dem von Ostwald gewählten Weg, der mit einer bajonettförmig gebogenen Nadel hinter dem letzten Molaren einsticht und nun auf der Außenseite des großen Keilbeinflügels seine Nadel in die Höhe aufs Planum pterygoideum führt und sich dann nach vorne über die Grenzleiste

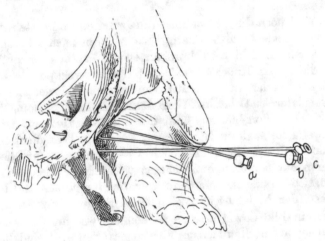

Abb. 11. Die beiden falschen Wege bei der Punktion des Foramen rotundum durch die Fossa pterygo-palatina. a Eindringen in die Orbita durch die Fissura orbitalis inferior. b richtige Lage. c Eindringen in die Nasenhöhle durch das Foramen spheno-palatinum.

in die Fossa pterygoidea arbeitet. Da das Foramen mit seiner Öffnung genau nach vorne gerichtet ist, die Nadel aber fast senkrecht gegen die Schädelbasis geführt wird, kann der Nerv besten Falles an seinem Austritt aus dem Foramen quer getroffen werden.

Welchen Weg wir aber auch wählen, stets ist das Planum infratemporale des Keilbeins resp. seine scharfe mediale Kante — die Grenzleiste Härtels (s. Abb. 8) — unser anatomischer Leitstern. Von dieser Grenzleiste aus dürfen wir nach Härtel höchstens noch 1 cm tiefer gehen; die Gesamttiefe beträgt 45—57 mm, im Durchschnitt 50 mm.

Die nächste anatomische Etappe zur Injektion in den zweiten Ast ist das Foramen infraorbitale. Es variiert etwas in seiner Lage, die ungefähr durch eine Vertikale bestimmt wird, die man sich durch den medialen Hornhautrand beim Blick geradeaus gelegt denkt. Während das Foramen supraorbitale fast ausnahmslos davon getroffen wird, liegt das Foramen infraorbitale meist etwas mehr lateral, etwa 1 cm unterhalb der Mitte des knöchernen Orbitalrandes und unter der Sutura zygomatico-maxillaris. Seine Ausbildung ist variabel, nach Frohse kann es doppelt, ja dreifach vorhanden sein. Wichtig ist weiter, daß die Achse des Kanals leicht schräg nach außen und oben in die Tiefe führt. Nach den Untersuchungen Corsys an 120 Schädeln liegt es auf einer Linie, die vom unteren Jochbeinwinkel zum unteren Rande des knöchernen Nasengerüstes verläuft. Teilt man sie in 5 Teile, so liegt es auf dem dritten Teilpunkt vom Jochbein aus gerechnet. Die Nadel ist stark nach oben und außen zu führen.

Sichere anatomische Grundlagen für eine, wohl allerdings nur seltene Injektion geben weiter das Foramen palatinum majus und das Foramen incisivum. Am ersteren treffen wir dicht neben der Alveole des letzten Molaren die Gaumenäste des zweiten Astes. Das letztere vereinigt sich in der Regel mit dem der anderen Seite und liegt direkt hinter der Alveole der mittleren Schneidezähne. Nach Bünte liegen die drei Foramina an den Eckpunkten eines gleichschenkligen Dreiecks.

Endlich sind noch die Verbindungen des zweiten und ersten Astes durch den Nervus subcutaneus malae wichtig. Sie erklären nach Flesch das nicht seltene, malare Schmerzfeld bei Erkrankungen des ersten oder zweiten Astes. Wir können die feinen Knochenkanäle nur durch Druckpunkte lokalisieren. In der Orbita, etwa in der Mitte zwischen dem äußeren Ende der Fissura orbitalis inferior und dem lateralen Orbitalrand liegt das kleine, zuweilen doppelte Foramen zygomatico-orbitale. Von hier aus läuft durch das Jochbein ein feiner Kanal, der sich in zwei Äste spaltet. Die Öffnung des einen liegt dicht lateral vom Orbitalrand auf der Gesichtsfläche des Jochbeins — Foramen zygomatico-faciale — die des anderen auf der Temporalfläche in wechselnder Tiefe und nahe der Sutura zygomatico-maxillaris, Foramen zygomatico-temporale. Schlösser u. a. haben an diese, der Nadel leicht zugänglichen Stellen Injektionen gemacht.

Um sich ein Bild davon machen zu können, was an den verschiedenen Injektionsstellen von den Stämmen des Nerven getroffen wird, sind die Abgangsstellen wichtig. Auch zur Beurteilung, wie man die bei der Punktion oder nach der Injektion auftretenden Reizerscheinungen aufzufassen hat, ist eine nähere Kenntnis der Nerven notwendig.

Noch vor dem Verlassen der Schädelhöhle zweigt lateral der Ramus recurrens ab, der mit einigen feinen Zweigen die Dura und den vorderen Ast der Arteria meningea versorgt. Als erster extrakranieller Ast zweigt schon in der Flügelgaumengrube der Nervus subcutaneus malae, von manchen Autoren auch Zygomatikus genannt, ab. Er verläuft über dem Stamm des Nerven zur unteren Orbitalspalte und zur lateralen Augenhöhlenwand. Er durchsetzt das Jochbein in den schon beschriebenen Kanälen und versorgt die Haut der Wange und vorderen Schläfenregion. Dabei anastomosiert der Zygmaticotemporalis mit dem N. lacrymalis. Gegenbauer fand ihn bis zum Ohre verzweigt. Auch greift er oft weit in das untere Gebiet des Nervus supraorbitalis über.

Auf seinem Verlauf nach vorne gibt der Infraorbitalis dicht vor seinem Eintritt in den Infraorbitalkanal mehrere Äste für die hinteren Zähne ab. Im Kanal selbst gehen meist zwei Äste ab, einer ziemlich weit hinten, einer meist dicht vor seinem Austritt, der den Eck- und die Schneidezähne versorgt. Zugleich gibt er einen Ast in die Nasenhöhle ab, der die Schleimhaut des Bodens und der Seitenwand des vorderen unteren Abschnittes versorgt. Bei seinem

Austritt aus dem Foramen infraorbitale liegt der Nerv zwischen dem Ursprung des Quadratus labii superioris und dem Levator anguli oris. Das ziemlich konstante Versorgungsgebiet erstreckt sich auf das untere Augenlid, auf den seitlichen Nasenrücken und die Oberlippe.

Durch eine kurze sensible Wurzel steht das Ganglion spheno-palatinum mit dem zweiten Ast in Verbindung. Es repräsentiert im Gegensatz zu den beiden anderen Trigeminusganglien den Typus eines sympathischen Ganglions, indem es sensibel viszerale Teile, d. h. die Kopfdarmhöhle und ihre Derivate, also Mund- und Nasenhöhle versorgt. Es liegt als flaches, dreiseitiges Gebilde von ungefähr 5 mm Durchmesser im Fett der Fossa pterygoidea dicht am Foramen spheno-palatinum. Durch dieses treten Äste zur medialen und lateralen Nasenwand. Ein größerer Ast läuft als Nervus palatinus Scarpae schräg auf dem Vomer abwärts und tritt durch das Foramen incisivum in die Mundhöhle zur Schleimhaut des harten Gaumens. Hintere Äste versorgen als Rami pharyngei bis zur Tubenmündung die Rachenschleimhaut. Durch den Canalis pterygopalatinus treten eine Anzahl von Nervenfasern abwärts und versorgen, nachdem sie ihn durch das Foramen palatinum majus und die Foramina minora verlassen haben, den harten und weichen Gaumen, die Gaumenbögen und die Tonsillengegend.

Der dritte Ast.

Bereits innerhalb der Schädelhöhle beginnt die Verflechtung des motorischen mit dem sensiblen Anteil in dem sog. Plexus Santorini. Sie setzt sich noch etwa 5—6 mm unterhalb des Foramen fort, so daß an dieser Stelle der Nerv als gemischter anzusehen ist. Noch im Foramen oder direkt nach dem Austritt gibt er seinen Ramus recurrens ab, der mit der Arteria meningea in den Schädel tritt. Der kurze gemeinsame Stamm wird von den Autoren als Nervus masticatorius bezeichnet. Ihn treffen wir bei allen queren Punktionsmethoden, bei denen der Canalis ovalis ja für unsere Nadel nicht entrierbar ist. Als anatomische Grundlage für die Punktion des dritten Astes und des Ganglions wurde schon oben das Planum infratemporale bezeichnet. An seiner medialen und hinteren Seite liegt das Foramen ovale. Härtel verdanken wir eine genaue Beschreibung seiner Größe und Form. Sie wechselt vom schmalen Längsspalt bis zur Kreisform; auch querovale, Semmel- und Nierenformen kommen vor. Die Länge beträgt im Mittel bei 116 Untersuchungen 6,9 mm und variiert zwischen 5 und 11 mm, die Breite zwischen 2 und $7^{1}/_{2}$ mm mit einem Mittel von 3,7 mm. Selbst bei den dünnen, von Härtel benutzten Kanülen (0,8 mm) bedeutet schon eine Breite unter 3 mm eine Erschwerung der Punktion (8% der Fälle). Das deutet nach meiner Meinung darauf hin, daß auch geübte Autoren die Nadel nicht immer „achsengerecht" einführen! Weiter kommt es vor, daß das Foramen nicht allseitig knöchern umschlossen ist und mit dem Foramen spinosum oder lacerum oder mit beiden in offener Verbindung steht. Häufig finden sich auch in der Nachbarschaft atypische Venenemissarien. Der Eingang zum Foramen ovale wird außen und hinten von der mehr oder minder weit vorragenden Spina angularis und vorn von dem vorderen Ende der Lamina lateralis des Flügelfortsatzes überragt. Bei starker Entwicklung können beide durch ein gelegentlich verknöcherndes Ligament verbunden sein (Ligamentum Civini s. pterygospinosum). Es entsteht dann zwischen diesem und der Schädelbasis ein Foramen, das bei seitlichen Punktionen, falls das Foramen ovale medial liegt, erst von der

Nadel passiert werden muß (Foramen Civini s. Abb. 12 x). Natürlich kann dadurch der Weg auch verlegt werden. Auch bei dem Eingehen von vorn und unten her kann ein gleichzeitig enges Foramen ovale von einem verknöcherten Ligament verdeckt werden. Härtel fand dieses Verhalten unter 134 Untersuchungen nur einmal.

Die Entfernung des Foramen spinosum von dem hinteren Rande des Foramen ovale variiert von 0—6 mm. Auch seine Lage im Verhältnis zum Foramen ovale ist nicht konstant. Nach Dollinger liegt es in 59% medial hinter dem Foramen ovale; in 35% liegt der vordere Rand des Foramen spinosum in der gleichen Ebene wie der Hinterrand des Foramen ovale und in 6% kann es hinter dem Foramen liegen. Härtel betont, daß wir die Gefahr einer Verletzung der Art. meningea media vermeiden, wenn wir uns von vorn her tastend dem Foramen ovale nähern.

Weiter ist anatomisch für die Orientierung mit der Nadel in dieser Gegend wichtig, daß das Planum infratemporale eine glatte Knochenfläche darbietet, auf der man sich mit der Nadel allmählich nach hinten tastet. Wir müssen, wie Härtel betont, das Gefühl einer harten, völlig glatten Knochenfläche haben. Die Nachbarschaft des Planum nach hinten und innen ist uneben und rauh, von fibrösem Gewebe und Knorpel bedeckt und gibt so der Nadel das charakteristische Gefühl eines rauhen und knirschenden Widerstandes. Man muß den Härtelschen Angaben vollständig zustimmen, wenn er sagt: „Wir müssen auf glattem, harten Knochenwege in das Foramen kommen; sowie wir die knirschende Unebenheit fühlen, sind wir falsch und müssen zurück nach vorn und außen." Der hintere Umfang des Foramen wird meist durch eine scharfe schmale Leiste begrenzt, die scharf zur Fissura sphenopetrosa, dem Lager der Tuba Eustachii abfällt. Hier warnen uns auch in das Ohr und den Rachen ausstrahlende Schmerzen. Aber nicht immer ist das der Fall und so kann es kommen, daß wir unter gleich zu besprechenden und wichtigen anatomischen Voraussetzungen zwischen der Lamina pterygoidea externa und dem Foramen hindurch mit der Nadel in ein weites Foramen lacerum fallen. Ohne Parästhesien oder einen knöchernen Widerstand zu fühlen, können wir nun die Nadel weit hinaufschieben bis Liquorfluß uns anzeigt, daß wir uns schon in der Schädelhöhle befinden. So erging es uns in einem Falle, bei dem sich dann bei einem neuen Punktionsversuch zeigte, daß das Foramen in ganz charakteristischer Weise weit lateral lag. Härtel hat auf diese Dinge und ihre Wichtigkeit in sehr instruktiven Darlegungen hingewiesen.

Man darf sich nämlich nicht einseitig an den Winkel zwischen Lamina pterygoidea externa und Foramen ovale halten, weil man nie weiß, wie weit das Foramen nach außen von diesem Winkel gelegen ist. Die Entfernung kann bis zu 8 mm betragen. Maßgebend ist die stark wechselnde Breite der Lamina pterygoidea externa, deren stark variable Typen die der Härtelschen Arbeit entnommene Abb. 12 zeigt.

Wir müssen uns also stets lateral von der Lamina pterygoidea halten und beschreiben beim Suchen des Foramens mit der Nadelspitze einen nach außen konvexen Bogen.

Die anatomischen Nachbarschaftsbeziehungen des dritten Astes an der Schädelbasis ergeben sich aus Abb. 13. Geraten wir medialwärts am Foramen vorbei, so durchstechen wir die Weichteile der Tube und des Pharynx und finden erst am Felsen- oder Hinterhauptsbein einen Knochenwiderstand. Der Patient äußert Schmerzen im Ohr und eine injizierte Lösung läuft in den Rachen.

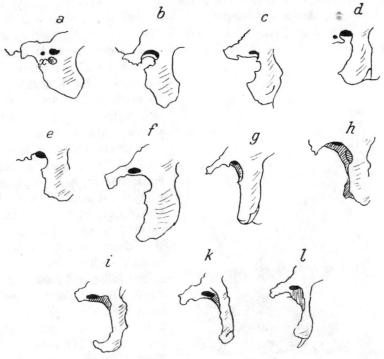

Abb. 12 zeigt das Verhältnis der Lamina pterygoidea externa zum Foramen ovale (nach Härtel). *a* Lamina externa und Spina angularis sind unter Umrahmung eines Foramen Civini verwachsen (*x*), *b—f* breite, *g—l* schmale Form der Lamina externa.

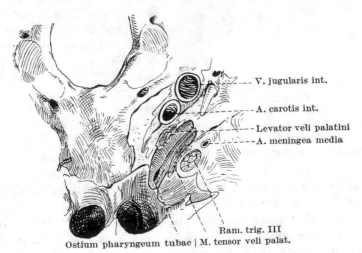

Abb. 13. Nachbarschaftsbeziehungen des dritten Astes zur Tube und den Gefäßen.

Zugleich sehen wir den normalen Verlauf der Arteria maxillaris interna auf dem Musculus pterygoideus externus. Sie bleibt also lateral und nach oben von einer nach Härtel in den dritten Ast eingeführten Nadel. Es ist auch ohne weiteres verständlich, wie bei dem selteneren Verlauf auf der Innenseite des Muskels wir mit ihr in Konflikt kommen können. Bei der Benutzung dünner Nadeln spielt das keine Rolle. Wir können durchaus diese Erfahrungen Härtels bestätigen, der nur gelegentlich kleine Verfärbungen an der Einstichstelle sah. Wie gering die Gefahr einer Verletzung ist, das zeigte sich auch bei einem Leichenversuch Härtels, bei dem sich der anormale Verlauf der Arteria maxillaris interna an der Innenseite des Musculus pterygoideus fand. Die Arterie war vom Schaft der am Planum infratemporale entlang geführten Nadel nach innen und zur Seite gedrückt.

Auch eine genaue Kenntnis entfernter liegender anatomischer Gebilde ist wichtig, wie Härtels Leichenversuche und uns selbst eine Erfahrung am Lebenden zeigte. Wir können mit der Nadel in den medialsten Teil des Foramen jugulare fallen und zwar in den Teil, durch den der Nervus Vagoaccessorius und Glossopharyngeus austritt. Die Nadelspitze erscheint dann an der Eintrittsstelle dieser Nerven in die Dura in der hinteren Schädelgrube. Charakteristisch ist die Tatsache, daß die scheinbar richtig eingeführte Nadel glatt in die Tiefe dringt und sich ohne knöchernen Widerstand zu finden, immer tiefer einführen läßt. Es ist in solchen Fällen der meist straffe Bindegewebsverschluß des Foramens nicht vorhanden resp. ist gegenüber dem übrigen Gewebe, was die Nadel durchdringt, nicht derber. Stutzig wird man durch die große Tiefe, bis zu der die Nadel vordringen kann.

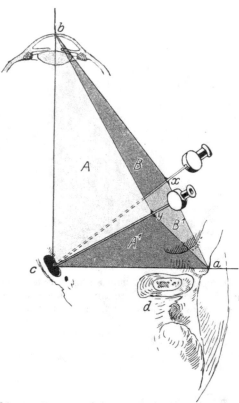

Abb. 14. Die anatomischen Grundlagen für die Richtungsebenen zur Ganglionpunktion: bei beliebigem Einstichpunkt (x, y) läßt sich durch eine ins Foramen ovale eingeführte Nadel je eine Ebene durch die Pupille (A, B) und durch das Tuberculum articulare legen (A', B').

Die Messungen Härtels über den Abstand des Foramen caroticum und jugulare vom Foramen ovale hat stark variable Werte ergeben. Für ersteres 8—17 mm, im Durchschnitt 12,7, für letzteres 15—28, im Mittel 20 mm.

Solche Irrwege zeigen die Wichtigkeit der Meß- und Richtungsbestimmungsmethoden für die Nadelführung, deren anatomische Grundlagen hier zu besprechen sind. Wir verdanken sie der Hauptsache nach den Arbeiten von Offerhaus und Härtel.

Die Härtelschen Zahlen sind empirisch durch Messung gefunden, seine Richtungslinien für die Lage der Nadelachse haben dagegen die zum Teil schon erwähnten anatomischen Grundlagen. Für die Richtungslinien am dritten Ast möchte ich hier die anatomische Grundlage geben, die sich bei ihm nicht erwähnt findet. Bekanntlich schneidet nach ihm in der Sicht von vorne eine Verlängerungslinie, die man sich durch die Achse einer ins Foramen ovale eingeführten Nadel gelegt denkt die gleichseitige Pupille, in der Sicht

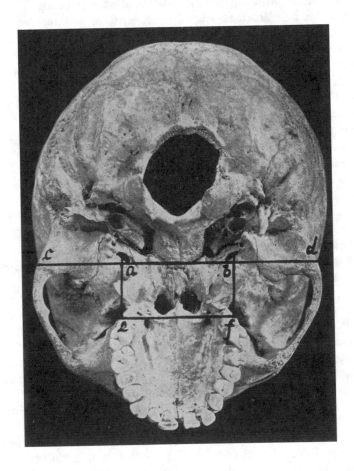

Abb. 15. Schädelmessung nach Offerhaus. Tiefe des Foramen ovale ist gleich der Hälfte von $c-d$ weniger $e-f$: $\dfrac{(c-d)-(e-f)}{2}$. $c-d$ = Distantia intertubercularis, $e-f$ = Abstand des Processus alveolares an der Außenseite hinter dem letzten Molaren gemessen.

von der Seite das Tuberculum articulare des Kieferköpfchens. Eine einfache mathematische Überlegung zeigt, daß das bei einem beliebig gewählten Einstichpunkt nur möglich ist, wenn zwei aufeinander senkrecht stehende Achsen, die durch die Pupille und das Kieferköpfchen gelegt werden, sich im Foramen ovale schneiden. Das ist nun in der Tat, wie man sich leicht durch die Betrachtung des Schädels überzeugen kann, der Fall. Kieferköpfchen, Foramen ovale und Pupille liegen nahezu in derselben Ebene und auf einem rechten Winkel, dessen Scheitelpunkt das Foramen ovale bildet (s. Abb. 14).

Die Grundlagen der Offerhausenschen Methoden beruhen auf einer allerdings praktisch nicht immer ganz erfüllten Lagekonstanz des Foramen ovale und rotundum zum Oberkieferbogen in der einen Ebene, zum Unterkieferköpfchen bzw. zur Mitte des Jochbogens in der anderen. Der Abstand der Foramina ovalia ist nach ihm gleich der Distantia interalveolaris externa, der der Foramina rotunda gleich der Distantia interalveolaris interna, gemessen hinter dem letzten Molaren. In der zweiten, dazu senkrechten Ebene liegen die Foramina ovalia in einer Verbindungslinie der Unterkieferköpfchen bzw. einige Millimeter dahinter (s. Abb. 15). Die Foramina rotunda liegen 2—4 mm hinter und über einer Linie, die die Mitte des Oberrandes der Jochbogen schneidet und durch die Foramina spheno-palatina läuft. Auf diesen anatomischen Grundlagen läßt sich leicht die Tiefe der beiden Foramina am Lebenden bestimmen. Mit einem dazu konstruierten Zirkel mißt er den Abstand der Kieferköpfchen, zieht von diesem Wert den Abstand der Processus alveolares nach außen und hinten vom letzten Molaren ab. Die Hälfte des gefundenen Wertes ist gleich der Tiefenlage des Foramen ovale hinter dem Kieferköpfchen. Die Tiefe der Foramina rotunda berechnet sich in gleicher Weise. Jochbögenabstand 3 cm vor dem äußeren Gehörgang, Abstand der Processus alveolares des Oberkiefers an der Innenseite hinter dem letzten Molaren. Die Hälfte des Differenzwertes ist gleich dem Abstand.

Anatomische Hindernisse für die Punktion des zweiten Astes sind: ein stark entwickelter Processus coronoideus und eine große Crista infratemporalis. Auch bei weit ausgebauchtem Oberkiefer wird der Spalt der Fossa pterygoidea so schmal, daß er für die Nadel schwer Eingang gibt; dann muß man nach Ostwald intrabukkal vorgehen. Bei der Punktion des dritten Astes durchstechen wir die Parotis, den Masseter, den Musculus pterygoideus externus. Ein stark verknöchertes Ligamentum pterygospinosum kann den Zugang verschließen. Die Verletzung der Arteria maxillaris interna, deren Bogen selten über das Niveau der Incisura mandibulae heraufgeht, vermeidet man, indem man sich mit der Nadel nahe der Schädelbasis hält. Gelegentlich teilt sich der dritte Ast schon innerhalb der Schädelhöhle und verläßt sie durch mehrere Öffnungen. Die anatomischen Grundlagen für die Erreichung des Ganglion sind nach Offerhaus gegeben in dem von dem Musculus pterygoideus ausgefüllten breiten Spalt zwischen den beiden Lamina pterygoidea. Am oberen Ende und etwas seitlich davon liegt das Foramen ovale. Der Winkel, in dem wir nach Ostwaldschem Vorgehen einstechen müssen, beträgt nach Offerhaus 130°. Die so abgebogene, bajonettförmige Nadel dringt lateral vom Hamulus pterygoideus auf der Innenseite der Lamina pterygoidea externa entlang tastend in die Höhe. Die Injektionstiefe ist nach Offerhaus gleich der des dritten Astes. Hinzuzurechnen sind 0,7 cm für die Höhe des letzten Molaren und 1 cm für die Entfernung des Foramen ovale bis zum Ganglion. Wir haben, wie auch Härtel, zahlreiche Messungen nach Offerhaus ausgeführt. Die Werte sind ziemlich konstant und schützen zweifellos vor groben Fehlern in Hinsicht auf die Tiefe, bis zu der wir die Nadel einführen dürfen. Über die Schwierigkeiten der Punktion im einzelnen helfen sie uns nicht hinweg. Es handelt sich da meist um Millimeterwerte, die im Bereich der Fehlerquellen liegen. Das Gleiche gilt von der Bestimmung der Richtung, in der wir die Nadel einführen müssen, die Offerhaus durch seinen sehr hübsch konstruierten Zirkel festzulegen sucht. Die Anwendung desselben und die anatomischen Grundlagen der Berechnung ergeben sich unmittelbar aus den Abbildungen (Abb. 16).

Die anatomischen Grundlagen der von Braun gefundenen Methode der Punktion des dritten Astes beruhen auf der Lagekonstanz der Lamina lateralis, des Processus pterygoideus zum Foramen ovale, sowie auf der Tatsache, daß der Unterrand des Jochbogens und das Foramen ovale in der gleichen Horizontalebene liegen. Sticht man also in der Mitte des Jochbogens und an seinem Unterrande in genau querer Richtung die Nadel ein, so kommt sie in 4—5 cm Tiefe auf die Lamina pterygoidea des Jochbogens. So findet man die Tiefe, bis zu welcher man vordringen darf. Führt man sie nun in derselben Horizontalebene aber etwas nach hinten gerichtet bis zur gleichen Tiefe, so muß man den Nerven treffen. Die Methode wird wenig durch die oben beschriebenen Lageverschiedenheiten des Foramen ovale zum Pterygoid, die durch dessen wechselnde Breitenentwicklung bestimmt wird, beeinträchtigt. Wir haben zahlreiche Alkoholinjektionen so ausgeführt. Im Wesen den gleichen Weg wählen: Dollinger, Levy-Baudouin, Patrik und Sicard. Der anatomische Leitweg Schlössers zum Foramen ovale ist, soweit sich das nach seinen Angaben beurteilen läßt, die Außenfläche der Lamina pterygoidea externa, auf der er mit einer geraden Nadel die Wange und die Mundhöhlenschleimhaut durchbohrend, sich in die Höhe tastet, bis er auf der Schädelbasis anstößt. „Dann muß ich mich einige Millimeter vor dem Foramen ovale befinden."

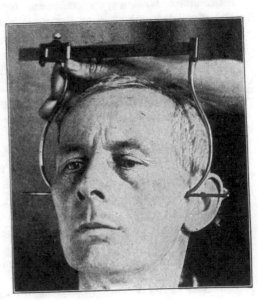

Abb. 16. Meßzirkel nach Offerhaus.

Die nächste Etappe für die Unterbrechung des dritten Astes liegt am Foramen mandibulare. Schon vorher gibt er wichtige Zweige ab, vor allem den Nervus buccinatorius (s. u.). Auf drei Wegen hat man ihn hier mit der Nadel zu erreichen gesucht: von vorne durch die Mundhöhle, vom Unterrande des Kiefers aus und endlich nach Schlösser von hinten her, wobei eine gebogene Nadel zwischen Mastoid und Kieferköpfchen auf die Innenfläche des Unterkiefers eingeführt wird. Die Methode den Nerven vom Munde aus zu erreichen, ist auf Grundlage der alten von Halstedt angegebenen Injektionsmethode von Braun ausgearbeitet. Wir müssen mit der Nadel auf das von ihm als Trigonum retromolare getaufte dreieckige Knochenfeld einstechen, sie am Kiefer entlangtastend 1—1$\frac{1}{2}$ cm in die Tiefe führen, um an der Lingula die Eintrittsstelle des Nerven in den Canalis inframaxillaris zu erreichen. Den Nervenstamm selbst zu treffen, gelingt, soviel uns aus zahlreichen Injektionen und aus den Literaturberichten bekannt ist, in der Regel nicht. Es kann sich also nur um

perineural wirkende Injektionen handeln, die ja allerdings für die reine Anästhesierung genügen. Alkoholinjektionen, wie sie von Schlösser, Sicard u. a.
dort ausgeführt sind, haben wir aus unten zu erwähnenden anatomischen Gründen
vermieden. Über die Lagekonstanz des Foramen mandibulare sind zahlreiche
Untersuchungen angestellt. Nach Richet liegt es auf dem Halbierungspunkt
einer Linie, die man vom Tragus zum unteren und vorderen Ansatzpunkt des
Masseter sich gezogen denkt. Bünte betont, daß das Foramen in der Jugend
am tiefsten, später höher und beim Greise wieder tiefer läge. Nach Henles
Untersuchungen, denen auch Stein auf Grundlage von 400 Messungen zustimmt,
ist für die Höhenlage des Foramens die Höhenlage des Zahnrades maßgebend.
Nach Stein liegt in 57% das Foramen in der Höhe des Alveolarrandes, in
35% in der Höhe der Kaufläche, in 6% unter dem Alveolarrande und in 2%
über der Kaufläche der Molaren. Die Tiefe, von der medialen Kante des Trigonum
retromolare Brauns an gemessen, betrug im Durchschnitt 1,3 cm (41%).
Gelegentlich kommen zwei Foramina vor. Die Lingula wechselt stark in ihrer
Entwicklung. Auch aus diesen anatomischen Angaben geht hervor, daß wir
nicht mit einer endoneuralen Injektion am Mandibularis rechnen können.
(Nach Härtel findet sie nur selten statt.) Das Gleiche gilt wohl von den beiden
anderen erwähnten Wegen, die nur selten beschritten zu sein scheinen.

  Sicher treffen können wir dagegen den Nervus mentalis an seinem Austritt am Foramen mentale. Wir können es von der Umschlagsfalte der Unter-
kieferschleimhaut oder besser noch von außen erreichen. Wichtig ist, daß die
Öffnung des Foramens nicht nach vorne, sondern nach hinten und seitwärts
gerichtet ist. Dementsprechend ist die Punktionsrichtung der Nadel zu wählen.
Nach Bünte liegt das Foramen mentale unter dem Eckzahn, beim Erwachsenen zwischen erstem und zweitem Prämolaren. Will man den Nerv hier
ausschalten, so ist die Beachtung der anatomischen Tatsache wichtig, daß
das Gebiet des Mentalis der andern Seite über die Mittellinie hinausreicht.

  Auch beim dritten Ast ist einiges aus der Anatomie seines Faserverlaufes
für die Beurteilung des Injektionseffektes und auftretender Reiz- und Lähmungserscheinungen wichtig.

  Wie bereits erwähnt, verflechten sich schon innerhalb der Schädelhöhle der motorische mit dem sensiblen Aste im Plexus Santorini. Dieser gemeinsame Stamm setzt
sich noch etwa 5—6 mm unterhalb des Foramen ovale fort. Wir werden daher stets mit
mehr oder minder deutlichen und langsamer oder rascher vorübergehenden motorischen
Störungen zu rechnen haben (s. unten). Noch im Foramen oder dicht unterhalb gibt er
den Ramus recurrens ab, der mit der Arteria meningea durchs Foramen spinosum wieder
in die Schädelhöhle tritt. Am Ende der Plexus Santorini splittert sich der Nerv rasch in
seine sämtlichen Zweige auf. Die motorischen Zweige versorgen die Kaumuskeln, den Tensor
veli palatini, den Mylohyoideus und Digastricus (vorderen Bauch) und den Tensor tympani.
Der erste sensible Ast ist der Nervus buccinatorius (Abb. 5), der zwischen Schläfenmuskel
und äußerem Flügelmuskel seitwärts zieht und die Schleimhaut der Wange und des
Mundwinkels versorgt. Gar nicht selten geht ein Zweig zur Unterlippe, gelegentlich auch
wohl zur Oberlippe (Krause). Der Nervus auriculo-temporalis umfaßt gewöhnlich mit
zwei Wurzeln die Arteria meningea media und gelangt, den Unterkieferhals an seiner
hinteren Seite umkreisend, in die Schläfengegend, wo er in variabler Ausdehnung die Haut,
einen Teil der Ohrmuschel und des äußeren Gehörgangs versorgt. Auch aufs Trommelfell greift er in seinen vorderen Abschnitten über.

  Flesch betont, daß das bei isolierten Neuralgien so häufige temporale
oder malare Schmerzfeld sich durch die schon erwähnten Anastomosen zwischen
ersten und zweiten Ast und zwischen zweiten und dritten Ast erkläre. Der

zweite und dritte Ast überschneiden sich in ihrem Innervationsfeld durch einen Ast des Nervus alveolaris superior, der den Musculus buccinatorius durchbricht und die Mundschleimhaut versorgt und durch den Nervus zyogmaticotemporalis, der mit dem N. auriculo-temporalis die Schläfenhaut innerviert. Dadurch sei reichlich Gelegenheit für reflektorische Vorgänge gegeben. Wichtig ist auch die Anastomose zwischen dem Facialis und dem Auriculo-temporalis: Nervus communicans facialis. Die dieser Anastomose entspringenden Zweige versorgen ein Hautgebiet, was bis über den Jochbogen, die Augenschließmuskeln und nach abwärts bis an den Kieferrand und fast bis zum Kinn reicht.

Der Hauptstamm des dritten Astes teilt sich bald in seine beiden Endäste: den Nervus lingualis und Nervus alveolaris inferior. Beide verlaufen durch das Ligamentum pterygo-spinosum getrennt zum Unterkiefer. Der medial liegende Lingualis nimmt bald nach der Trennung die Chorda tympani aus dem Fazialis auf. Er verläuft im Bereich der drei letzten Molarzähne dicht unter der Schleimhaut des Mundes. Der gelegentlich in zwei Wurzeln entspringende Nervus alveolaris inferior tritt nach Abgabe des nur selten sensible Fasern enthaltenden Nervus myelohyoideus, der den gleichnamigen Muskel und den vorderen Digastricusbauch versorgt, in den Unterkieferkanal, wo er seine Zahnäste abgibt. Als Nervus mentalis tritt dann der größte Teil am gleichnamigen Foramen zur Haut der Kinngegend. Konstant versorgt er, bei sonst stark variabler Ausbreitung, nur ein dreieckiges Feld zwischen dem mittleren Abschnitt der Unterlippe und dem Sulcus mento-labialis.

Das ganze Versorgungsgebiet des dritten Astes ist sehr stark variabel. Allgemein läßt sich nur sagen, daß er diejenigen Abschnitte der Gesichtshaut versorgt, welche vom ersten und zweiten Trigeminusaste keine Nerven empfangen. Weiter greifen der Nervus auricularis magnus und die tieferen Zervikalnerven in der Ohrspeichel- und Kieferrandgegend weit in sein Gebiet über.

2. Die Bedeutung der Logenverhältnisse.

Für die Lokalisierung der Alkoholwirkung ist nicht nur die anatomische Direktion der Nadelspitze in den Nervenstamm, sondern auch die gewebliche Einlagerung des Nerven in Bindegewebsräume wichtig, deren lockere Beschaffenheit bei der Lokalanästhesie gleichgültige, bei der Alkoholinjektion aber sehr unangenehme Fernwirkungen der eingespritzten Lösungen zur Folge haben kann. Leider ist darüber weder anatomisch noch klinisch viel bekannt. Ich habe schon seit Jahren auf die Wichtigkeit der sog. Parotisloge bei der Mandibularanästhesie hingewiesen. Aus der Abb. 17 ist ohne weiteres die Tatsache verständlich, daß es besonders dem Anfänger, wie ich häufig zu beobachten Gelegenheit hatte, nicht selten passiert, daß er bei der Mandibularanästhesie eine Fazialislähmung bekommt. Dringt die Nadel zu tief, so kommt sie in die Parotisloge, und eine nicht selten gute Fazialislähmung und schlechte Mandibularanästhesie ist die Folge. Ob die meist ja vorübergehenden Lähmungen, die man bei Injektionen in den zweiten Ast am Foramen infraorbitalis beobachtet hat, tatsächlich durch die Anastomosen mit dem Fazialis oder nicht vielmehr durch eine Verteilung in einer Bindegewebsloge erzeugt werden, erscheint mir sehr fraglich. Sicard glaubt, daß es durch Diffusion zur Fazialisparese kommt. Nicht selten ist verschiedentlich über Heiserkeit nach basalen Trigeminusinjektionen berichtet worden. Auch wir haben solche Fälle beobachtet. Nach Injektionsversuchen erscheint es mir zweifellos, daß es sich dabei um eine Verteilung der Lösung in der großen prävertebralen Loge handelt, die als Spatium parapharyngeum bezeichnet wird und die auch mit der Parotisloge kommuniziert. In ihm verlaufen X und XI, wie ebenfalls aus Abb. 17 zu ersehen ist. So werden auch die Einwirkungen auf den Glossopharyngeus sich erklären, für die die gelegentlich im Halse auftretenden Reizerscheinungen sprechen.

Auch die Fernwirkungen auf die Augenmuskelnerven bei der Ganglion-, besonders aber bei den orbitalen Punktionen entstehen so. Auf die „Logen-verhältnisse" der verschiedenen Äste, die z. B. den dritten Ast unter Über-springung des zweiten Astes durch die Straßen des peri- und endoneuralen Bindegewebes verbinden, werde ich noch weiter unten einzugehen haben.

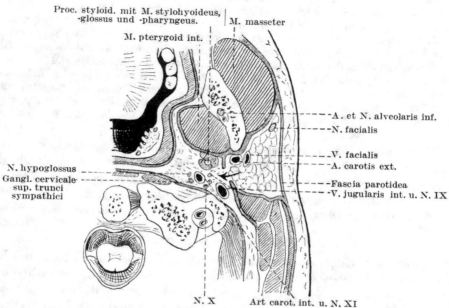

Abb. 17. Parotisloge und Spatium parapharyngeum (nach Corning).

C. Die physiologischen Grundlagen.

1. Das Gesetz der Parästhesien. Endo- und perineurale Injektionen.

Die anatomische Orientierung der Nadel würde nicht genügen, um mit Sicherheit den Nerven zu treffen. Es wurde schon bei den Meßmethoden erwähnt, daß die Fehlerquellen, wie sie die Dicke der Weichteile und anatomische Varie-täten mit sich bringen, größer sind als die Werte, um die wir bei der Punktion Nadelspitze und Richtung ändern müssen, um in den Nervenstamm einzudringen. Da kommen uns nun die beim Treffen eines Nerven mit der Nadel auftretenden Parästhesien, die nach dem Gesetze der exzentrischen Projektion im Verbrei-tungsgebiet des Nerven sich ausbreiten, zu Hilfe. Treten solche auf, so können wir sicher sein, daß die Nadel den Nerven berührt. Doch sind hier zwei Fälle denkbar: wir können in den Nervenstamm selbst mit der Nadel eingedrungen sein, oder die Nadel kann ihn sozusagen nur angespießt haben, oder in sein Neurilemm eingedrungen sein. Das eine Mal bekommen wir eine typische endo-neurale Injektion, das andere Mal nur eine perineurale. Spielt das schon bei der Lokalanästhesie eine nicht unwesentliche Rolle, so ist dieser Unterschied bei der Alkoholinjektion oft von ausschlaggebender Bedeutung. Es ist begreiflich, daß ein endoneurales Alkoholdepot eine ganz andere zerstörende Wirkung auf den Nerven haben muß, als wenn nur eine Diffusionswirkung von außen stattfinden kann. Schon bei der Lokalanästhesie sind zwei fast ausnahmslos deutlich hervortretende Unterschiede zu konstatieren: 1. tritt die perineurale Injektionswirkung später ein und 2. ist sie von kürzerer Dauer. Daß besonders der zweite Umstand bei einer Alkoholinjektion von ganz wesentlicher Bedeutung ist, liegt auf der Hand.

2. Die klinische Differenzierung. Tiefengrade der Unterbrechung.

Können wir nun beide Injektionsformen klinisch unterscheiden? In der Regel zweifellos. Erstens sind meist, wenn auch nicht immer, beim richtigen Eindringen der Nadel in den Nerven die Parästhesien stärker. Der Neuralgiker bekommt nicht selten einen Anfall. Dann ist uns seit langem aufgefallen, was man übrigens auch in eklatanter Weise bei der Plexusanästhesie beobachten kann, daß der Druck, unter welchem wir injizieren müssen, wesentlich höher ist.

Auch der Ausbreitungsbezirk der auftretenden Parästhesien gibt uns Hinweise. So verlangen wir beim zweiten Ast z. B. stets, daß Parästhesien in der Oberlippe, also dem am weitesten peripher liegenden Versorgungsgebiete, auftreten. Der Grund ist folgender. Ich habe schon in meiner Arbeit über die Plexusanästhesie darauf hingewiesen, daß wir aus dem Verlauf und dem Auftreten der anästhetischen Bezirke gewisse Schlüsse auf die topographische Lagerung der Nervenfasern ziehen können. Schon bei der Fingeranästhesierung beobachten wir in absolut gesetzmäßiger Weise, wie zuerst die basalen, dann fortschreitend die weiter peripher liegenden Partien anästhetisch werden. Zuletzt erlischt die Empfindlichkeit stets an der Fingerspitze. Da wir perineural injizieren, die Lösung also von außen nach innen in den Nervenstamm eindringt, sehen wir gewissermaßen experimentell am Nerven bestätigt, was die Entwicklungsgeschichte uns von der ganzen Extremität lehrt. Ihr Wachstum soll dem Ausschieben eines Tubus gleichen: die zentralsten Teile kommen am weitesten peripher. So auch am Nervenstamm: die zentralst liegenden Fasern versorgen die am weitesten peripher liegenden Partien. Ich erwähnte in meiner Arbeit schon, daß die Stoffelschen Untersuchungen diese aus dem Verlauf der örtlichen Betäubung abgeleiteten Anschauungen bis zu einem gewissen Grade bestätigen.

Wir haben also in dem Verbreitungsbezirk der auftretenden Parästhesien ein weiteres Kriterium über die Lage der Nadelspitze im Nervenstamm. Weiter ist ganz charakteristisch, daß während der Einspritzung die Parästhesien zunehmen, oft unter gleichzeitigem Auftreten eines starken Wärmegefühles oder der Empfindung des Elektrisiertwerdens. Den sicheren Beweis einer endoneuralen Injektion haben wir aber erst durch den Erfolg derselben in Händen: es ist die außerordentlich rasch eintretende anästhesierende Wirkung. Schon nach 1—3 Minuten ist das ganze in Betracht kommende Gebiet anästhetisch. Dabei können wir drei Tiefengrade der örtlichen Betäubung unterscheiden: der erste entspricht einem totalen Ausfall des betreffenden Körpergebietes, einem psychischen Verlust! Der zweite Grad zeigt bei völliger Aufhebung der Schmerzempfindlichkeit eine erhaltene Berührungsempfindlichkeit. Die geringste Tiefe der örtlichen Betäubung stellt der dritte Grad dar, bei dem es zwar zur vorübergehenden Schmerzfreiheit kommt, aber neben ausgedehnten Anästhesien auch hypästhetische Zonen vorhanden sind. Das sind natürlich Grenzfälle, in denen die Entscheidung: endoneurale oder perineurale Injektion schwierig ist. Ich werde unten bei der Besprechung der Parästhesien noch auf diese Frage zurückzukommen haben (s. S. 443). Endlich fehlen mit einer gleich zu erwähnenden Einschränkung bei einer jetzt nachfolgenden Alkoholinjektion jegliche Reizwirkungen. Wie eine endoneurale Novokaininjektion wesentlich länger anzuhalten pflegt, wie eine perineurale, so gilt ein gleiches von der Alkoholinjektion. Nach unseren Erfahrungen kommt es unter solchen Voraussetzungen stets zu einer vollständigen Zerstörung des Nerven, die bis zur Regeneration anhält. 3—4—6 Monate, ja nicht selten noch längere Zeit geht hin, ehe wieder eine teilweise oder vollständige Empfindung und ev. ein Rezidiv auftritt. Diese Zeitdauer deckt sich mit den zahlreichen in der Literatur niedergelegten Erfahrungen der verschiedenen Autoren (Härtel, Schlösser, Sicard, Ostwald usw.).

Im Gegensatz dazu sehen wir bei der perineuralen Injektion nicht selten zwei sich scharf charakterisierende Verlaufsweisen: die Parästhesien werden während der Injektion nicht stärker, sondern nehmen sehr rasch ab oder erlöschen fast momentan schon nach Injektion der geringsten Mengen von Novokain. Die in solchen Fällen vorgenommenen Alkoholinjektionen zeigen — und das ist das zweite Charakteristikum — nur eine ganz kurze Wirkungsdauer. Die Anästhesien sind unvollkommen oder wenn sie vollkommen waren, gehen sie sehr rasch zurück und Rezidive treten schon nach Tagen, oft schon nach Stunden ein.

Leider ist dieser grundlegende Unterschied bei Beurteilung der Wirkungsfähigkeit der Alkoholinjektion bisher in der Literatur nicht erkannt oder jedenfalls nicht klar betont worden und man muß Laruelle beistimmen, der meint, daß der Alkohol bei einer großen Anzahl von Fällen paravaginal eingespritzt wird.

3. Die Bedeutung der „Nervenlogen".

Ich wies schon in der Einleitung darauf hin, daß wir erst durch die Anwendung der bei der örtlichen Betäubung des Trigeminus erworbenen Erfahrungen auf die Alkoholinjektion in diesen Punkten weiter gekommen sind und einige wesentliche Klärungen gewonnen haben.

Dazu rechne ich auch folgende eigenartige Beobachtungen, die uns nötigen, den Satz von der Schmerzlosigkeit der Alkoholinjektion nach Novokaininjektion einzuschränken. Nicht selten erlebt man nach einer Alkoholinjektion im dritten Ast, daß der Patient noch während derselben oder sofort danach über Schmerzen im ersten Aste klagt. Wahrscheinlich dringt dabei der in den Stamm injizierte Alkohol zwischen den Nervenbündeln ins Ganglion und reizt dort die Fasern bzw. Ganglienzellen des ersten Astes. Seit ich auf diese Dinge geachtet habe, konnte ich verschiedentlich, auch wenn ausgesprochene Reizerscheinungen fehlten, Störungen im Gebiete des ersten Astes nachweisen: Hypästhesien, gelegentlich auch Anästhesien in verschiedener Ausdehnung. Auch wenn der nach solchen Reizerscheinungen auftretende anästhetische Bezirk groß war, habe ich bisher nur in einem Fall eine Kornealanästhesie nachweisen können. Immerhin mahnen derartige Dinge zur Vorsicht und man sollte nach einer basalen Injektion in den dritten Ast nie die Prüfung des Kornealreflexes versäumen. Ich bemerke extra, daß es sich in diesem, wie auch bei den meisten anderen Fällen um eine quere Injektion nach Braun gehandelt hat. Es muß sich also, wenn ich das so ausdrücken soll, um Nervlogen handeln, in denen der Alkohol vordringt. Auch Härtel hat dies Übergreifen auf den ersten Ast bei Injektionen in den dritten Ast nach seiner Methode beobachtet. Immerhin wäre da der Einwand möglich, daß es sich um Injektion ins Ganglion gehandelt habe, indem die Nadel gegen Erwarten tief eingedrungen ist. In einem Falle ging Härtel zwecks Lokalisation des Alkohols im Ganglion so vor, daß er nach Anästhesierung desselben die Nadel bis an die Schädelbasis zurückzog und nun nur wenige Millimeter ins Foramen einführte. Nach Injektion von $^1/_2$ ccm Alkohol trat Daueranästhesie im ganzen Trigeminusgebiet samt der Kornea auf. Härtel erklärt dies

Verhalten durch die Annahme, daß die vorher eingeführte Kanüle dem nachgespritzten Alkohol zum weiteren kapillären Vordringen den Weg gebahnt habe. Daß es dessen aber nicht bedarf, lehren zwei Erfahrungen Maiers. Er injizierte Alkohol fast genau sich dem Braunschen queren Wege anschließend ans Foramen ovale und sah nach der allerdings ungeheuer hohen Dosis von 5 ccm eine Totalanästhesie des ganzen Ganglions eintreten. Zur Erklärung nimmt er an, daß der Alkohol im perineuralen Bindegewebe bis zum Ganglion hinaufgepreßt wird. Daß er wie Harris ins Foramen eingedrungen sei, erscheint mir unwahrscheinlich. Harris legt seinen Einstichpunkt tiefer, kommt deshalb in einem größeren Winkel gegen die Schädelbasis und kann so in der Tat, wie man sich leicht am Schädel überzeugen kann, ins Foramen selbst eindringen. Jedenfalls zeigt diese

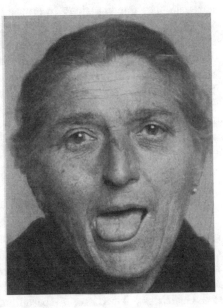

Abb. 18. Motorische Trigeminuslähmung nach Alkoholinjektion (eigene Beobachtung).

Beobachtung, daß man sehr vorsichtig sein muß und daß mit größeren Dosen die Gefahren unberechenbarer Fernwirkungen sich steigern.

4. Die motorischen Störungen und die angebliche Resistenz der motorischen Fasern.

Daß Störungen der Motilität auf Grundlage der engen Verpflechtung von motorischem und sensiblem Anteil des dritten Astes eigentlich bei jeder intraneuralen, basalen Injektion zustande kommen müssen, betonte ich oben schon. Wenn sie bisher nur selten erwähnt sind, so liegt das meines Erachtens hauptsächlich daran, daß man danach suchen muß, falls es sich nicht, wozu es offenbar selten kommt, um eine vollständige Paralyse der motorischen Anteile handelt. Seit ich diesen Dingen meine Aufmerksamkeit zugewandt habe, fand ich häufiger leichtere und schwerere Störungen, von der schwachen Parese bis zur Paralyse. Die Abb. 18 zeigt das Bild eines ausgesprochenen Falles. Die Diagnose ist nicht immer ganz einfach.

Ich muß es mir an dieser Stelle versagen, auf das auch neurologisch und diagnostisch höchst interessante Symptomenbild der isolierten motorischen Trigeminuslähmung näher einzugehen. Es bereitet einer genauen Analyse besonders in Hinsicht auf die Gaumensegellähmungen noch Schwierigkeiten, wie die spärlichen Literaturberichte zeigen. Gerade bei der Seltenheit der Bilder ist es gegebene Gelegenheit, in Zukunft das Bild völlig zu klären, wozu Alkoholinjektionen ja reichlich Gelegenheit geben. Die grobe Symptomatalogie ist ja einfach: subjektiv Kaumuskelschwäche, objektiv Abweichen des Kiefers nach der gelähmten Seite und mangelnde Anspannung des Masseter bei Kieferschluß. Nach Härtel blieb bisweilen eine fühlbare Schwäche des Masseter und Temporalis zurück.

Die Lehre, daß die motorischen Fasern weniger empfindlich gegen die Einwirkung des Alkohols sind, bedarf meines Erachtens einer Einschränkung oder besser einer Richtigstellung. Wenn man sieht, wie bei einer Plexusanästhesie, bei der vielleicht in erster Linie der Nervus radialis getroffen ist, oft im Laufe von 2—3 Minuten der mächtige motorische Anteil des Radialis vollständig gelähmt wird, wird man sehr skeptisch gegen die Richtigkeit der Deutung. Ich stehe deshalb seit langem auf dem Standpunkt, daß es sich nur um relative Werte dabei handelt. Die Masse der motorischen Nervenbündel ist eben eine sehr viel größere; so ist es kein Wunder, daß sie später und unvollständiger gelähmt werden. Die genaue Beobachtung bei der basalen Injektion am dritten Ast gab mir eine gewisse Bestätigung dieser Überzeugung. Leider sind wir ja trotz Stoffels Arbeiten noch sehr unvollständig über die topographische Anatomie der Nervenstämme und die Massenverteilung von sensiblen und motorischen Fasern informiert.

5. Sympathikusstörungen.

Nicht so selten sieht man auch Pupillenstörungen, und zwar sowohl bei der queren basalen als auch bei der Härtelschen Injektion an das Foramen oder in das Ganglion. Bei dieser wird die meist nur $\frac{1}{4}$ Stunde lang dauernde Erweiterung der Pupille, wie auch die Verengerung der Lidspalte von Härtel auf eine Sympathikusstörung bezogen. Auch sah er gelegentlich halbseitige Röte des Gesichtes. Ist diese Mitbeteiligung bei der Ganglioninjektion wohl verständlich, so mahnt sie uns bei der queren basalen, wo ich verschiedentlich eine Verengerung der Pupille beobachten konnte, zur Vorsicht und Beschränkung der Injektionsmengen. Wie bei den erwähnten Erscheinungen im ersten Ast dürfte es sich um ein unnötiges Weitertreiben der Injektionsflüssigkeit handeln. Sehr wichtig ist auch bei den Injektionen an den zweiten Ast, besonders bei den perorbitalen, stets die Pupille im Auge zu behalten und während der Injektion Prüfungen der Augenmuskeln durch Hin- und Hersehen vorzunehmen, um bei der geringsten Störung sofort mit der Injektion abbrechen zu können.

D. Bestehende pathologische Veränderungen.
1. Vorhergegangene Operationen und Alkoholinjektionen.

Alle Autoren, die sich mit der Alkoholinjektion beschäftigt haben, sind sich einig darüber, wie sehr durch pathologische Veränderungen die Wirkung der Injektion beeinträchtigt wird. Abgesehen von Narben, die von vorhergegangenen Operationen herrühren und von den schon erwähnten Anomalien im Knochenbau des Gesichtsschädels, sind es in erster Linie schon vorhergegangene Alkoholinjektionen, die ein exaktes Arbeiten und zuverlässige Erfolge erschweren oder unmöglich machen. In dem derben Narbengewebe, was besonders größere Alkoholdepots schaffen, leidet die freie Beweglichkeit der Nadel, und das Auslösen typischer Parästhesien ist erschwert. Gelingt es, Parästhesien auszulösen, so vermissen wir die rasche und glatte Wirkung unserer Novokaininjektion. Die Lösung verteilt sich ungenügend in dem von Narben durchsetzten Nervenstamm. Die Konsequenz ist häufig die, daß wir unsere Injektion eine Etappe weiter zurück verlegen, also bei einer vorhergegangenen basalen Injektion eine Ganglioninjektion machen müssen. Damit soll nicht gesagt sein, daß jedesmal unter solchen Voraussetzungen die Wirkung versagen muß. Immerhin wird dies als ein Grund angesehen, den Patienten, besonders in leichteren Fällen zunächst einmal peripher zu injizieren. Hat man durchgängig schweres Material, wie es uns in der Regel zugeht, so wird man freilich meist gleich zur basalen Injektion schreiten müssen, teils, weil schon draußen peripher injiziert ist, teils auch, weil operative Eingriffe in Gestalt von Neuro- bzw. Neurektomien voraufgegangen sind. Weiter wird auch die Ganglioninjektion durch voraufgehende basale Injektionen erschwert: Narbengewebe verschließt uns den Zugang. In solchen Fällen muß man wegen der Schmerzhaftigkeit nach einem Vorschlage von Braun die Narkose zur Hilfe nehmen, in der wir rücksichtsloser arbeiten können. Auch die Wiederholung einer Ganglioninjektion ist schwieriger. Wird doch selbst die operative Entfernung des Ganglions, wie Küttner berichtet, durch häufige Alkoholinjektionen sehr erschwert (Deutsche med. Wochenschr. 1919. Nr. 38). Ob, wie vielleicht zu erwarten steht, die Gefahren derselben durch Verschluß der Abflußwege geringere sind, steht noch nicht fest. Auch die gegenteilige Folge ist denkbar und auch in der Literatur diskutiert. Koennecke macht meines Erachtens mit Recht darauf aufmerksam, daß durch narbige Schrumpfungen die nächste Umgebung des Ganglions verändert werden kann. So hält er es für möglich, daß die Wand des Sinus cavernosus näher ans Ganglion herangezogen und so auch bei vorschriftsmäßigem Vorgehen der Sinus angestochen werden könne. Der Härtelsche Standpunkt, die Injektion gleich primär so oft zu wiederholen, bis sicher das ganze trophische Zentrum zerstört ist, hat ja sicherlich manches für sich. Ausgedehntere Erfahrungen von anderer Seite und eine genügend lange Beobachtungszeit, wie weit das gelingt, liegen noch nicht vor. Jedenfalls haben wir bei rascher Neuinjektion mit geringerer Narbenbildung und deshalb auch wohl sicherer Wirkung zu rechnen. Gar nicht ventiliert ist endlich die Frage, wieweit es gelingt, unter solchen Voraussetzungen durch tiefe Einführung der Nadel die sensible Wurzel direkt an ihrer Einmündung zu treffen und zu zerstören.

2. Bösartige Tumoren.

Daß bösartige inoperable Geschwülste, die durch schwere Neuralgien zur Injektion Anlaß gaben, dieselbe durch Knochenauftreibungen und -zerstörungen wegen mangelnder Orientierung erschweren oder unmöglich machen können, ist verständlich. Auch müssen wir wegen der stets vorhandenen Bakterien mit der Meningitisgefahr rechnen, die allerdings unter solchen Voraussetzungen wohl nicht zu schwer zu bewerten sein wird.

Brissaud und Sicard haben in vier Fällen von Nasen-, Oberkiefer und Zungenkarzinom Injektionen an das Foramen ovale und an periphere Stämme der in Frage kommenden Äste mit Erfolg ausgeführt.

Ob der oft prompt wirkende Einfluß einer Röntgenbestrahlung nicht der gefahrlosere und wirksamere Weg in solchen Fällen ist, müssen weitere Erfahrungen lehren.

III. Voraussetzungen für die Anwendung der Methode.

A. Die Diagnose.

Will man einwandfreie Resultate erzielen, so ist eine gesicherte Diagnose bei dieser Erkrankung mehr wie bei mancher anderen ausschlaggebend. Alexander hat zu diesem Zwecke eine genau ausgearbeitete Symptomatologie tabellarisch zusammengestellt, die ich bei der Wichtigkeit der Frage wiedergebe.

Differentialdiagnose der Trigeminusneuralgien nach Alexander.

1. Echte		2. Hysterische und neurasthenische
a) Idiopathische	b) Symptomatische	
1. Selten vor dem 30. Jahr	In jedem Alter	Gewöhnlich im 2. bis 4. Dezennium
2. Schlechter Ernährungszustand	Wie a)	Guter Ernährungszustand
3. Meist ungepflegt (Zähne)	Wie a)	Gut gepflegt
4. Oft halbseitig belegt	Wie a)	Zunge rein
5. Anamnese negativ. Mensch sonst gesund. Oft Arteriosklerose	In der Anamnese: Infektionen, Lues, Trauma, Nasen-, Ohrenleiden, Kieferleiden, Diabetes	Anderweitige hysterische oder neurasthenische Symptome
6. Fast nie doppelseitig	Bisweilen doppelseitig	Oft doppelseitig alternierend
7. Streng im Gebiet eines oder zweier Äste	Wie a); oft dreier Äste	Ausstrahlung ins Genick, Hals Schulter, Arme
8. Typische Anfälle mit freien Intervallen	Schmerz oft dauernd mit aufgepfropften Anfällen. Vorher Stadium von Parästhesien	Schmerzen dauernd, von wechselnder Intensität, durch Aufregungen verstärkt
9. Anfälle spontan oder durch Essen, Sprechen, Waschen, Berührung	Wie a)	Auslösung durch psychische Einflüsse
10. Entstehungsursache unbekannt	Siehe bei 5. Außerdem Tumoren, Zysten, Aneurysmen	Oft im Anschluß an harmlose Zahn- und Mundaffektionen
11. Vorsichtige Haltung, ohne Ablenkungsmöglichkeit	Wie a)	Bei Ablenkung freie Gesichtsmimik und Kopfbeweglichkeit
12. Hypersekretion von Tränen, Speichel; eventuell Schweiß, Erröten	Wie a)	Fehlt
13. Ödem, Herpes und (selten) Seborrhoe kommt vor	Wie a)	Allenfalls leichtes Ödem

1. Echte		2. Hysterische und neurasthenische
a) Idiopathische	b) Symptomatische	
14. Druckpunkte an den Austrittsstellen vorhanden oder fehlend	Wie a)	Druckpunkte überall im Gesicht und Hals. Durch Suggestion zu erfragen und zu beseitigen
15. Sensibilität stets ungestört	Gewöhnlich Hypalgesie oder Hypästhesie	Fast stets Hyperalgesie; selten Hypalgesie
16. Kornealreflex stets vorhanden	Oft früh einseitig erloschen	Oft beiderseitig aufgehoben oder stark herabgesetzt
17. Kaumuskeln stets intakt	Oft atrophisch oder paretisch	Stets intakt
18. Geschmack stets intakt	Oft einseitig aufgehoben oder herabgesetzt	Meist intakt
19. In frischen Fällen helfen Medikamente	Wie a)	Alles verschlimmert, auch Morphium
20. Suggestion unwirksam	Wie a)	Oft wirksam
21. Resektion oder Alkoholinjektion hilft fast stets sofort	Hilft oft zeitweise	Hilft gar nicht, auch Ganglionexstirpation versagt
22. Verlauf: Akute Fälle heilen; chronische verlaufen oft mit großen Pausen, aber stets progressiv	Hinzutreten weiterer Symptome von seiten des 2., 3., 4., 7., 8., 12. Hirnnerven oder des Zerebellum: Kopfschmerz, Schwindel	Verläuft wie die Hysterie

Wichtig ist weiter nach den schmerzerzeugenden Zonen Patriks zu suchen. Damit bezeichnet Patrik die seit langem bekannte Tatsache der Irradiation des Schmerzes, die so stark ist, daß der erkrankte Ast frei zu sein scheint. Auch Härtel hat häufig gesehen, daß die Ursache des Schmerzes in einem anderen Aste saß, als in dem der Anfall auftrat.

Bei der Differentialdiagnose zwischen idiopathischer und symptomatischer Neuralgie legt Lapinsky großen Wert auf die Headschen Zonen. Hyperästhetische Zonen sollen je nach Lage auf den primären Krankheitsherd hinweisen. So beschreibt er eine hyperästhetische Zone an der oberen Stirnhaargrenze, die mit großer Wahrscheinlichkeit auf eine Erkrankung des Genitalapparates hinweisen soll. Eine Lokalbehandlung hat in solchen Fällen zu unterbleiben. Valleixsche Druckpunkte können bei echter Neuralgie fehlen und trotz Headscher Zonen muß eine idiopathische Neuralgie diagnostiziert werden, falls die Schmerzen typischen, paroxysmalen Charakter tragen. Diese erhebliche Einschränkung schwächt die Bedeutung dieser an sich wertvollen Anregung stark ein. Grundlegend für die Diagnose ist ein genaues Untersuchungsschema, wie es Härtel in mustergültiger Weise aufgestellt hat.

Untersuchungsschema für Trigeminusneuralgien nach Härtel.

I. Anamnese.
  1. Beginn der Schmerzen.
  2. An welcher Stelle traten die Schmerzen zuerst auf?
  3. Weitere Ausbreitung der Schmerzen.

4. Häufigkeit und Dauer der Anfälle. Dauer der Intervalle?
5. Schilderung der Anfälle: Aura, in welchem Gebiet beginnt der Schmerz, wohin strahlt er aus?
6. Vasomotorische Begleiterscheinungen.
7. Sekretorische Begleiterscheinungen: Tränen, Nasensekret, Speichel, Schweiß.
8. Trophische Störungen: Herpes.
9. Mitbeteiligung motorischer Nerven: Fazialis, Kau-, Zungenmuskeln.
10. Störungen der Nahrungsaufnahme.
11. Störungen des Sprechens.
12. Verhalten der anfallsfreien Zeit.
13. Schlaf.
14. Allgemeinbefinden, Körpergewicht.
15. Arbeitsfähigkeit.

Ätiologische Momente.
16. Heredität. Neuropathische Belastung.
17. Frühere Krankheiten: Infektionskrankeiten, Malaria, Influenza usw. Lues, Gicht, Diabetes.
18. Erkältungen, Rheumatismus.
19. Toxische Schäden: Alkohol, Nikotin, Hg, Pb.
20. Trauma. Unfall.
21. Verdauungsstörungen, Obstipation.
22. Auslösende Ursachen: Berührung, Kälte, Wetter, Kauen, Sprechen, Erregungen.

Bisherige Behandlung.
23. Medikamentös, intern, lokal.
24. Physikalische Methoden: Wärme, Elektrizität usw.
25. Injektionsbehandlung: Zeitpunkt, Mittel, Wirkung.
26. Operationen: Zahnextraktionen, Nervenoperationen.
27. Wurde Morphium gegeben? Seit wann, in welcher Dosis?

II. Status.
1. Allgemeiner Habitus. Anämie, Arteriosklerose. Hysterische oder neuropathische Zeichen.
2. Körpergewicht.
3. Innere Organe.
4. Urin: Eiweiß, Zucker.
5. Blutuntersuchung: Wassermann.
6. Allgemeiner Nervenstatus. Spezieller Status.
7. Mundhöhle und Zähne.
8. Kieferhöhle.
9. Nasenhöhle, Stirnhöhle.
10. Augenmuskeln, Konjunktiva, Kornea, Pupillen.
11. Gehörorgane.
12. Gesichtsnerven außer Trigeminus.
13. Narben, Herpes. Vasomotorische, sekretorische Störungen.
14. Sensibilität des Gesichtes. Anästhesien, Hyperästhesien.
15. Druckpunkte. (Nach Krause.)
 I. Ast. Supraorbitalpunkt.
  Palpebralpunkt.
  Nasalpunkt. (Nervus supratrochlearis).
 II. Ast. Infraorbitalpunkt.
  Oberlippe, seitlich des Nasenflügels.
  Vorderer Teil der Schläfe.
  Wangenpunkt am Jochbein.
 III. Ast. Kinnpunkt.
  Temperomaxillarpunkt am Eintritt des Nervus mandibularis in den Unterkieferkanal.
  Punkt vor dem Tragus (Aurikulotemp.).
  Parietalpunkt am Tuber parietale. (Kann auch dem ersten Ast oder den Nervi occipitales angehören.)

16. Objektive Beobachtung der Anfälle:
Sitz, Dauer, Wiederholungen, vasomotorische, sekretorische, motorische Begleiterscheinungen, Beeinflussung des Allgemeinzustandes.

III. Diagnose: Trigeminusneuralgie.
1. Akut, chronisch, rezidivierend.
2. Leicht, mittelschwer, schwer.
3. Welcher Ast primär?
4. Welche Äste sekundär?
5. Bestehen gleichzeitig andere Neuralgien?
6. Bestehen gleichzeitig andere Erkrankungen?
7. Anhaltepunkte über die Ätiologie.
(Neuropathische Veranlagung. Erschöpfende Krankheiten. Anämie. Frühe Seneszenz. Arteriosklerose, Malaria, Lues. Intoxikationen. Gicht, Diabetes. Erkältung. Verdauungsstörungen. Weibliche Sexualerkrankungen).

Allen Untersuchern, die über ein größeres Injektionsmaterial verfügen, sind Fehldiagnosen mit hysterischen und nervösen Patienten passiert, und es werden trotz aller Vorsicht wohl immer wieder Fälle sich ereignen, in denen erst die „erfolgreiche-erfolglose" Injektionstherapie den wahren Sachverhalt im Sinne einer funktionellen Störung aufklärt. Auch kommen zweifellos Kombinationsformen vor. Härtel erwähnt drei solche Fälle. Stets ist die Wassermannsche Reaktion anzustellen, um eine luetische Grundlage auszuschließen. Wir haben, wie die meisten anderen Autoren, eine diagnostische Abführkur von mehreren Tagen bei den leichteren und mittelschweren Fällen der Alkoholinjektion vorausgeschickt. Fälle, die dadurch geheilt werden, dürften wohl nicht zur idiopathischen, sondern zur symptomatischen Trigeminusneuralgie gehören.

Wenig bekannt ist über zentralen (ganglionären) oder peripheren Sitz der Neuralgie und der Möglichkeit, beide zu differenzieren. Fast alle Autoren berichten über Fälle von sicheren Neuralgien, die durch eine einmalige, periphere Injektion dauernd geheilt wurden. Doch sind das immer nur Ausnahmefälle. Meist folgt in Tagen, Wochen oder Monaten, wie bei der Neurotomie und zum Teil auch bei der Neurektomie das Rezidiv. Was für die basalen und peripheren Operationen galt, gilt mit Einschränkung auch für die Injektionen. Je weiter zentral die Injektion einwirkt, um so sicherer wird ein Rezidiv vermieden resp. um so später trifft es ein. Weiteres zu dieser Frage folgt unten (S. 407 ff.). Solange wir noch so ungenügend über die Pathogenese der Trigeminusneuralgie unterrichtet sind, wie bisher, wird „der Sitz" der Erkrankung nur in Einzelfällen klar zu stellen sein. So hat man z. B. enge Knochenkanäle angeschuldigt. Neuerdings hat Quinke eine Ödemtheorie aufgestellt, die Alexander einer kritischen Besprechung unterzieht. Die eben angezogenen Erfahrungen bei der Alkoholinjektion bedürfen noch einer weiteren systematischen Verfolgung und versprechen dann vielleicht klärende Ergebnisse über die Frage des Sitzes.

Wie an anderen Stellen der Körperoberfläche, so sind natürlich auch im Trigeminusgebiet segmentale Sensibilitätsstörungen zentralen Ursprungs. Sensibilitätsstörungen gehören ja überhaupt nicht zum Bilde der Trigeminusneuralgie. Schlesinger weist nun darauf hin, daß solche Störungen auf Läsionen der Medulla, distalwärts des Pons, zurückzuführen seien. So stellen sie eine strikte Gegenanzeige gegen jeden chirurgischen Eingriff dar. Gnesda beschreibt eine solche segmentale Sensibilitätsstörung im Gebiete des zweiten Astes. Das Gebiet grenzte sich in bogenförmig, der Gesichtskontur paralleler Linie ab.

Die Ausschaltung zahlreicher bekannter Bedingungen, die neuralgische Zustände hervorrufen können, erwähne ich nur kurz: das Auge, die Nase mit ihren Nebenhöhlen und die Mundhöhle mit Zähnen und Wurzelresten. So gehört ein Röntgenbild der Nebenhöhlen und der Kiefer unbedingt zu den diagnostischen Hilfsmitteln. Auch zahnlose Kiefer sind mit Filmaufnahmen zu durchforschen. Man wird nicht so selten — diese Beobachtung kehrt in zahlreichen Arbeiten wieder — kleine Wurzelreste als Entstehungsbedingung aufdecken (Becker). Nicht selten wird man den Spezialisten in Anspruch nehmen müssen, um fragliche Fälle zu klären.

B. Die Indikationsstellung.

1. Ganglioninjektion.

Die Indikationsstellung ist besonders für die Ganglioninjektionen strengen Anforderungen zu unterwerfen. Härtel selbst, wie auch andere Autoren, die solche Injektionen vorgenommen haben, sind darüber einig, daß nur die schwersten Fälle intrakraniell gespritzt werden sollten. Er hat diesen Satz neuerdings etwas eingeschränkt (s. unten S. 442). Er betont gegen Maier, daß wegen der dem Auge drohenden Gefahren solche Injektionen nicht ambulant ausgeführt werden dürfen: „Selbst wenn der Alkohol nur eine kurze Strecke weit ins Foramen ovale eingespritzt wird, muß wegen der Gefahr des Ulcus corneae dringend vor ambulanter Behandlung gewarnt werden." Er faßt seine Indikationen wie folgt zusammen:

1. Frische Fälle von Trigeminusneuralgie behandeln wir mit Laxanten und Bierschen Heißluftapparaten besonders der Heißluftstrommassage. Auch periphere oder zentrale Novokaininjektionen leisten Gutes.

2. Chronische, auf einzelne Äste beschränkte Fälle werden mit peripheren oder basalen Schlösserschen Alkoholinjektionen behandelt.

3. Schwere, ausgedehnte und nach peripheren Eingriffen rezidivierende Neuralgien werden der intrakraniellen Alkoholinjektionen des Ganglion Gasseri unterzogen. Die Injektion ist eventuell zu wiederholen, bis vollständige Daueranästhesie eintritt.

4. In Fällen, bei denen auch die intrakranielle Alkoholinjektion bei mehrmaliger Anwendung keine bleibende Hilfe bringt, ferner in solchen schweren Fällen, wo die Punktion des Foramen ovale aus anatomischen Gründen trotz wiederholter Versuche nicht gelingt, ist die Resektion des Ganglion Gasseri nach Krause mit der nach Lexer modifizierten Technik angezeigt.

5. Sekundäre Neuralgien sind ätiologisch zu behandeln, nur bei inoperablen Tumoren, wo die Ursache nicht beseitigt werden kann, kommen periphere und zentrale Alkoholinjektionen in Frage.

6. Hysterische sind von Alkoholinjektionsbehandlung möglichst auszuschließen.

Wir haben ähnliche Indikationen befolgt. Nur haben wir Fälle, bei denen zwei oder alle drei Äste befallen waren, meist sofort der Ganglioninjektion unterzogen. Andere Autoren haben auch hier in einer Sitzung vielfache Injektionen ausgeführt. Bei Mitbeteiligung des ersten Astes scheint uns das wenig aussichtsreich. Sind wirklich alle drei Äste befallen, so müssen wir mit zentralem Sitz rechnen, wenigstens, wenn es sich um eine schwerere und schon behandelte Form handelt. Da muß eine periphere Injektion am ersten Ast wirkungslos bleiben und eine zentrale halten wir mit der Mehrzahl der Autoren für unzulässig. Sie dürfte das Auge zum wenigsten genau so gefährden, ja vielleicht noch mehr, wie die Ganglioninjektion. Ein Gleiches gilt von den basalen Injektionen an den zweiten Ast, die wir auch aufgegeben haben.

Als Kontraindikation gegen eine Ganglioninjektion betrachtet Härtel den Diabetes, da dabei die Gefahr einer destruktiven Keratitis besonders groß zu sein schiene. So war derjenige von seinen Patienten, der das Auge verlor, ein Diabetiker. Er selbst schränkt aber unseres Erachtens mit Recht diese Kontraindikation ein, indem er hinzufügt, in verzweifelten Fällen, die vor dem Selbstmord stehen, wird der Verlust des Auges vielleicht das geringere Übel sein. Man wird also bei Diabetes jedenfalls versuchen, durch mehrmalige basale Injektionen auch in.den Fällen auszukommen, in denen man sonst schon zur Ganglioninjektion geschritten wäre. Nach Wilms Meinung wäre auch noch eine Röntgenbehandlung vorauszuschicken, die er vor jeder Alkoholbehandlung fordert. Sie sollte erst herangezogen werden, wenn die Röntgenbehandlung versagt hat. Von 12 mit Röntgenstrahlen behandelten Fällen reagierten 3 weniger gut, 2 besserten sich, bekamen aber Rezidiv. Bei einem machte sich chirurgische Behandlung nötig.

2. Periphere oder basale Injektion?

Über die Frage: periphere oder basale Injektion ist folgendes zu sagen. Bei vielen Autoren besteht verständlicherweise, ganz allgemein gesagt, die Tendenz, zunächst peripher zu spritzen und erst, wenn sich das als wirkungslos erwiesen hat, zur zentralen Einspritzung überzugehen. So tritt besonders Alexander zunächst stets für die periphere Injektion ein. Auch Oppenheim ist Anhänger der peripheren Injektion rein sensibler Nerven. Bergmann beginnt seine Injektionen peripher mit Schleichscher Lösung. Tritt kein Erfolg ein oder ist er nur temporär, wählt er $1/_2$—1 ccm 80%igen Alkohol. Tritt auch dann keine Heilung ein, werden tiefe Injektionen gemacht. Harris beginnt stets mit der peripheren Injektion. Dollinger, der zunächst wenigstens beim zweiten Ast zentrale Injektionen gemacht hat, ist später dazu übergegangen, zunächst immer erst eine periphere Injektion zu machen. Braun hat nur am ersten Ast periphere Injektionen gemacht. Wir haben durchgängig ein sehr schweres Material und viele Patienten, bei denen schon periphere Injektionen oder Operationen vorher vorgenommen waren. So kommen in erster Linie basale Injektionen in Frage. Am dritten Ast halten wir zudem die Injektionen an die Lingula, wo die Injektion nur durch Diffusion wirken kann, für wenig zuverlässig, nicht ganz ungefährlich (s. unten) und zu stärkeren Kaustörungen anlaßgebend als die basale. Auch am zweiten Ast haben wir uns nur in seltenen Fällen zur peripheren Injektion entschlossen. Die basale Injektion ist ja leider oft schwierig und auch das Auge und vor allem die Augenmuskelnerven können in Mitleidenschaft gezogen werden. Das würde also sehr zugunsten der peripheren Injektion sprechen, wenn sie 1. gleich wirksam wäre und 2. nicht, gelegentlich allerdings wieder zurückgehende, Fazialislähmungen (Kiliani, Sicard) danach beobachtet wären. So sind wir neuerdings immer mehr zur Ganglioninjektion übergegangen. Wieweit der theoretisch sicher zu begründende Standpunkt Schlössers, dem auch Harris folgt, richtig ist, dem Nerven durch Injektion an alle möglichen kleinen Austrittskanälchen zu alkoholisieren und so empirisch gewissermaßen das eine oder andere noch schmerzende Ästchen auszuschalten, läßt sich aus den Veröffentlichungen nicht ersehen. In einzelnen Fällen ist man ja auch operativ so vorgegangen. Man kommt da in ein rein symptomatisches Handeln herein, für das sich klare und scharfe Indikationen kaum aufstellen lassen. Erst Klarheiten über peripheren oder zentralen Sitz der Neuralgie könnte hier weiter helfen. Der Versuch von Pitres und Verger periphere und zentrale Neuralgien durch Kokaininjektionen am Schmerzpunkt differenzieren zu wollen, dürfte bei der kurzen Wirkungsdauer solcher Injektionen keine zuverlässigen Schlüsse erlauben. Oswald hält die Zahl der peripheren Neuralgien für wesentlich größer, als es diese Forscher annehmen. Nur bei $1/10$ aller Neuralgien ist aller Wahrscheinlichkeit nach die Ursache im Inneren der Schädelhöhle gelegen. Eine eigenartige Auffassung in diesem Sinne vertritt Sicard. Er unterscheidet das Stadium der peripheren Neuritis, die Erkrankung sympathischer Fasern, die Erkrankung des Ganglions und die kortikalen Veränderungen. Man solle daher rechtzeitig mit tiefen Alkoholinjektionen beginnen. Flesch betont, daß vorher resezierte Kranke sich gegen periphere Injektionen refraktär verhalten, daß aber im übrigen die periphere Methode zuverlässig, wenig schmerzhaft und beliebig wiederholungsfähig sei.

Eine Anzahl von anderen Autoren neigen mehr wie wir zur basalen Injektion. Schlösser beginnt stets mit zentralen Injektionen, macht aber, wie schon oben erwähnt, häufig zugleich intermediäre und periphere. Auch Hecht empfiehlt die tiefen Injektionen. Patrick bespricht die nach der Methode von Levy und Baudouin ausgeführten tiefen Alkoholinjektionen in einer ausführlichen Studie. Daß Sicard die tiefen Injektionen bevorzugt, wurde schon erwähnt. Für den Chirurgen erscheint mir wesentlich und bis zu einem gewissen Grade für seine Stellungnahme maßgebend, daß er meist schon Gelegenheit gehabt hat, das Versagen der peripheren operativen Eingriffe selbst zu erleben. Die Neurotomie, die ja im wesentlichen in ihrer Wirkung einer solchen Injektion gleichzusetzen ist, mußte schon bald der Neurektomie Platz machen, deren Wirkungsbereich bei gutem Gelingen sicher weit über die peripherischen Injektionen hinausreicht. Erst so gelang es, eine ganze Anzahl von bis dahin refraktären Fällen dauernd oder wenigstens auf längere Zeit zu heilen. Er wird deshalb zur basalen Injektion neigen, zumal ihm meist nur das schwerere Material zugeht! Man darf zudem nicht vergessen, daß bisher auch technische Gründe sicher bei der Entscheidung zwischen peripherer und basaler Injektion eine Rolle gespielt haben. Die Methoden zur basalen Injektion waren wesentlich schwieriger zu erlernen. Es stellte sich ihnen die erst durch die Lokalanästhesie überwundene Scheu entgegen, Nadeln tief in die Gewebe einzustechen! Darauf weist eine Bemerkung Alexanders hin, die diesem Gefühl in charakteristischer Weise Ausdruck verleiht. Er sagt: „Auch aus didaktischen Gründen empfiehlt es sich, bei der Erlernung der Methode erst in der Peripherie zu arbeiten, um sich mit den eigenartigen Wirkungen des Alkohols und der Technik seiner Applikation vertraut zu machen." Man kann die begreifliche Scheu jedes „Nichtchirurgen", Nadeln tief in die Gewebe einzustechen, nicht treffender zum Ausdruck bringen. Hält er doch auch zum Einüben der Methode Leichenversuche für unumgänglich. So steht meines Erachtens zu erwarten, daß sich die Stimmen, die für basale und Ganglioninjektionen eintreten, in Zukunft mehren werden. Härtel will in seiner neuesten Veröffentlichung die basalen Injektionen zugunsten einer dosierten Ganglioninjektion, bei der der erste Ast durch eine besondere Punktionstechnik vermieden werden soll, einschränken. Er betont die Nachteile der basalen Injektionen durch die von ihnen erzeugten Narbenbildungen, die eine spätere Ganglioninjektion sehr erschweren. Gelingt es in der Tat, den ersten Ast sicher zu schonen, so würden auch wir uns diesem Vorgehen auch für den dritten Ast anschließen.

3. Injektion bei symptomatischen Neuralgien.

Ich habe schon oben die Versuche von Brissaud und Sicard erwähnt bei Tumoren, die zu unerträglichen Schmerzen führten, Alkoholinjektionen zu machen. Auch Härtel ist in einem Falle mit Erfolg so vorgegangen. Er machte eine Patientin mit inoperablem, reziediertem Sarkom der Orbita durch eine Ganglioninjektion schmerzfrei. Wir würden gegebenenfalls in gleicher Weise vorgehen. Freilich muß man sich darüber im klaren sein, daß solche Injektionen wegen der durch den Tumor verursachten Veränderungen an der Schädelbasis, denn solche werden meist vorliegen, schwierig sein können. Vor allem werden sie aber nie ungefährlich sein. Das Nachbargebiet maligner Tumoren des Gesichtsschädels dürfte wohl stets infektiöses Material in sich bergen, das in die Tiefe geschleppt werden kann. So ist es auch ganz charakteristisch, daß der, soweit ich weiß, einzige Fall, bei dem nach einer Ganglioninjektion eine Meningitis auftrat, ein Oberkiefersarkom betraf. Zu warnen ist endlich vor einer Ganglioninjektion bei diffusen Schmerzzuständen auf funktioneller Basis und Migräne, wo sie, was pathogenetisch wenigstens in Hinsicht auf die Migräne außerordentlich interessant ist, wirkungslos bleiben. Wir ersehen daraus jedenfalls, daß die Migräneschmerzen keine Trigeminusschmerzen sind, mit der Dura nichts zu tun haben.

IV. Die verschiedenen Punktionsmethoden.

Die Übertragung der bei der örtlichen Betäubung angewandten und an einem ungeheuren Material erprobten Methoden der Anästhesierung der Trigeminusstämme auf die Alkoholinjektionen hat zur Folge, daß die Kenntnis der zum Teil selbständig ausgebauten Injektionsmethoden für die Trigeminusneuralgie an Bedeutung und Interesse verloren hat. Anders ausgedrückt, man könnte dieses Kapitel mit dem Hinweis auf die örtliche Betäubung, in der alle erprobten Methoden beschrieben sind, abmachen. Dieser Standpunkt trägt auch den praktischen Bedürfnissen insofern Rechnung, als diese Methoden typisch und von der Mehrzahl der Autoren schon in mehr oder minder großem Umfange selbst erlernt und ausgeübt sind. An einem Beispiel: Wohl niemand, der die basale Injektion an den dritten Ast nach Matas oder Offerhaus bisher zur örtlichen Betäubung ausgeübt hat, wird auf den Gedanken verfallen, die Schlössersche Methode zu wählen, wenn er eine Alkoholinjektion machen will. Es kommt hinzu, daß, wie bei allen neuen Methoden, mancherlei kleine Modifikationen im Vorgehen die Sachlage nur verwirren. Schon die verschiedenen Spezialinstrumentarien sind überflüssig; wir können mit den gebräuchlichen geraden Nadeln alles erreichen, was man billigerweise überhaupt verlangen kann. So verweise ich auf die Lehrbücher der örtlichen Betäubung

von Braun und Härtel und beschränke mich auf einen kurzen historischen
Überblick und auf einige wesentliche Punkte.

Wir haben je nach dem Austrittspunkt der betreffenden Nerven 4 verschiedene Punktionsmethoden zu unterscheiden: 1. periphere, 2. intermediäre,
3. basale und 4. zentrale.

A. Die peripheren Punktionsmethoden.

Bei den peripheren Injektionen finden sich besonders für den ersten Ast
verschiedene Angaben über das einzuschlagende Vorgehen. Nach Dollinger
läßt sich das Foramen supraorbitale leicht fühlen. Auch löst der Druck auf
den Nerven heftigen Schmerz aus. Die Injektion geschieht mit einer dickeren,
nicht sehr spitzen Pravazschen Nadel. Man sticht sie unter dem oberen Rande
der Orbita durch die obersten Weichteile des oberen Augenlides ein, führt die
Nadelspitze vor dem Orbitalrande einige Millimeter hoch auf die Stirn, und
während man mit dem Daumen der linken Hand verhindert, daß der Alkohol
in die Augenhöhle dringt, wird 1 g Alkohol langsam unter die Weichteile gespritzt.

Alexander geht folgendermaßen vor: er benutzt das Schlöſſersche
Besteck. Der Einstichpunkt wird mit einer Schleichschen Quaddel unempfindlich gemacht. Sonst wendet er keine Anästhesie an, damit der Patient die gleich
zu schildernden Angaben mit möglichster Genauigkeit machen kann. Eine
kurze Nadel wird durch die Haut in der Richtung auf das Foramen supraorbitale, infraorbitale oder mentale gleich bis auf den Knochen gestochen und
versucht, ein Stückchen in den betreffenden Kanal einzudringen, was besonders
bei dem Canalis infraorbitalis leicht gelingt, wenn man seine Verlaufsrichtung
berücksichtigt. In diesem Moment gibt der Patient einen lebhaften Schmerz
an, der seinem Anfall entspricht und in das entsprechende Gebiet ausstrahlt.
Die Injektion beginnt erst dann, wenn die Ausstrahlung richtig angegeben
wird und festgestellt ist, daß kein Blut aus der Kanüle abtropft. Jetzt
werden 1—2 Teilstriche injiziert. Es entsteht sofort in dem Verbreitungsbezirk
des betreffenden Nerven ein lebhafter Schmerz, der nach kurzer Zeit wieder
nachläßt. Die nächsten 1—2 Teilstriche lösen schon einen kürzeren Anfall
aus. Nach der Injektion von 2—4 ccm ist bei gutem Gelingen das Gebiet des
getroffenen Nerven objektiv und subjektiv analgetisch.

Wir sind ähnlich vorgegangen. Über die anatomische Lage der drei Foramina habe ich mich schon S. 378 ff. geäußert. Ebenso über die Richtung der
Achse des Foramen infraorbitale und mentale (S. 386). Wir machen stets vorher
eine Hautquaddel und benutzen eine möglichst feine Nadel. Das Foramen supraorbitale ist häufig so schlecht ausgebildet, daß von einer Einführung der Nadel
keine Rede sein kann. Man muß dann versuchen, den Nerven zu punktieren
und in der eben beschriebenen Weise Parästhesien auszulösen. Man geht in
solchen Fällen mit der Nadelspitze etwa 1 cm weit in die Tiefe hinter den scharfen
Orbitalrand. Ist der Nervenstamm ,,angespießt", so injiziert man einige Tropfen
einer 4%igen Novokainlösung. Fast sofort tritt unter diesen Voraussetzungen
im Verbreitungsgebiet eine entsprechende Anästhesie ein. Jetzt werden, während
die Nadel unverrückt gehalten wird, $1/4$—$1/2$ ccm Alkohol eingespritzt. Mit
je weniger Lösung man auskommt, um so besser, da es in dem lockeren Gewebe
leicht zur Ödembildung kommt.

Die Injektion in das Foramen infraorbitale ist meist recht einfach. Auch hier wird zunächst etwas 4%ige Novokainlösung eingespritzt, um dem Patienten den ganz unnötigen und meist sehr heftigen Alkoholschmerz zu ersparen. Zeigt der rasch eintretende Ausfall an, daß wir mit der Nadel mitten im Nerven sind, so bekommen wir stets ein zuverlässiges Resultat. Man kann mit der feinen Quaddelnadel oft 1—2 cm tief in den Kanal eindringen. Die mentalen Injektionen sind wegen der Feinheit des Kanales nicht ganz leicht. Wir haben sie nur in seltenen Fällen versuchsweise ausgeführt. Sicard benutzt eine 4 cm lange Nadel, die er, wenn ein Canalis supraorbitalis besteht, nach hinten unten. wenn nur eine Delle besteht, nach hinten oben einführt. Der Bulbus wird mit mit dem Zeigefinger geschützt. Wegen des heftigen Ödems injiziert er nur 0,5 ccm. Bei Injektionen in den Canalis infraorbitalis soll die Nadel in der Richtung von vorn unten nach hinten oben nur $1/2$—1 cm tief eingeführt werden und bei einem fühlbaren Hindernis haltmachen. Sonst könne man leicht nach Durchstechung der Wand in die Orbita oder den Sinus maxillaris geraten.

Alexander und Schlösser haben Injektionen an den Nervus zygomatico-orbitalis, Harris an den Nervus zygomatico-facialis gemacht. Die Nerven sind für eine feine Nadel an der Hand des Schädels und der oben gegebenen Beschreibung ihres Verlaufes an ihren Antrittsstellen zugänglich. Da es sich nicht um ein exaktes Treffen des Stammes oder der feinen Foramina handeln kann, sind wir auf Diffusionswirkungen angewiesen, die für diese feinen Stämmchen genügen dürften. Offerhaus hat den Nervus nasalis externus, über dessen Verlauf oben (S. 386) das Nötige gesagt ist, an seiner Durchtrittsstelle durchs Nasenbein injiziert. Endlich hat Flesch in zwei Fällen von Neuralgie des Nervus zygomatico-facialis erfolgreich injiziert.

Nach den spärlichen Erwähnungen, die die Injektionen an diese kleinen Stämmchen finden, dürfte ihnen im allgemeinen keine große Bedeutung beizumessen sein. Wir selbst haben bisher keinen Anlaß gefunden, sie anzuwenden. Da man den Nervus zygomatico-orbitalis nicht so selten auch operativ angegriffen hat, wird man die Alkoholinjektion mit gleicher oder noch größerer Berechtigung ausführen können. Auch als Nachinjektion nach einer bis vielleicht auf einen feinen Ast gelungenen zentralen Injektion dürfte sie in Frage kommen. Besonders Schlösser macht ja, soweit sich das aus seinen Angaben ersehen läßt, häufigen Gebrauch von einem solchen Vorgehen.

B. Die intermediären Punktionen.

Die sog. intermediären Punktionen ordnen sich zwischen die peripheren und zentralen ein. In Frage kommen die Nerven der Orbita (Nervi ethmoidales), der Nasenhöhle und der Mundhöhle.

Schon im Jahre 1902 haben Pitres und Verger als erste eine intermediäre Injektion wegen Zahnneuralgie subgingival ausgeführt.

Die Punktion der Nervi ethmoidales geschieht nach Offerhaus in folgender Weise: Einstich dicht oberhalb des Ligamentum palpebrale mediale. Die Nadel wird unter steter Fühlung mit der medialen Orbitalwand etwa $2^{1}/_{2}$ cm in die Tiefe geführt. Auch Flesch hat in einem Falle an die Nervi ethmoidales eine Injektion gemacht. Stein hat bei Heufieber Injektionen an den Ramus naso-ciliaris und sphenopalatinus gemacht. Ersteren trifft er am Dach der Nasenhöhle dicht hinter dem Ansatz des Os nasale, wo 5 Tropfen Alkohol eingespritzt werden, letzteren mit gekrümmter Nadel oberhalb des hinteren Endes der mittleren Muschel.

Alexander injizierte nach Schlösser die Nervi alveolares posteriores: Einstichpunkt vor dem Masseteransatz am unteren Jochbogenrand. Fast genau queres Einstechen auf die Außenfläche des Oberkiefers. Leicht zu erreichen sind diese Nerven auch nach Braun, indem man die Nadel in der Umschlagsfalte der Schleimhaut hinter dem Jochbogenansatz einsticht und parallel dem Alveolarrande $1\frac{1}{2}$—2 cm in die Tiefe führt.

Sicard machte Injektionen an die Nervi palatini, die am Foramen palatinum relativ leicht erreichbar sind. Der Einstichpunkt liegt etwas hinter und 1—$1\frac{1}{2}$ cm medial des letzten Backzahnes. Will man wie Sicard in den Kanal eindringen, muß man die von ihm benutzte Sondernadel verwenden. Auch das Foramen incisivum, in das Harris injizierte, ist unter Leitung des Schädels leicht zu erreichen.

An den Nervus mandibularis und lingualis ist man meist intrabukkal herangegangen. Schlösser und Gadd haben ihn auch von außen zu erreichen versucht. Die intrabukkale Injektion ist einfach und typisch, wenn man sich an die von Braun zuerst genau geschilderte Methode hält. Der Einstichpunkt liegt 1 cm oberhalb und seitlich der Kaufläche der Unterkieferzähne. Dort wird die Nadel auf das Trigonum retromolare eingestochen, in Knochenfühlung um die mediale Kante desselben herumgeführt und etwa $1\frac{1}{2}$ cm in die Tiefe immer in Knochenfühlung eingestochen. Die Lage des dicht unter der Schleimhaut liegenden Lingualis und des Nervus alveolaris inferior zwischen Kiefer und Pterygoideus internus ist aus Abb. 16 unmittelbar ersichtlich. Daß es durch zu tiefes Einstechen zur Einwirkung auf den Fazialis kommen kann, wurde schon auf S. 395 erwähnt und begründet. Hält man sich nicht am Knochen, so sind Kaubeschwerden durch Injektion in den Musculus pterygoideus int. unmittelbar verständlich. Auch sonst ist die Injektion von Alkohol nicht ganz unbedenklich (s. unten S. 443). Die Injektion ist vielfach ausgeführt. Wir haben die basale vorgezogen.

Einen anderen Weg hat Schlösser in manchen Fällen gewählt. Er sticht mit einer gebogenen Nadel in der Höhe der Warzenfortsatzspitze um den Gelenkast des Unterkiefers herum an die Innenfläche desselben und tastet sich bis zur Lingula, wo der Nerv eintritt. Um eine Fazialisparalyse durch Zurückfließen der Lösung zu vermeiden, bedarf es besonderer Vorsichtsmaßregeln. Auch vom Unterkieferwinkel her hat Schlösser unter Durchstechung des Ansatzes des Musculus pterygoideus int. den Nerven zu erreichen gesucht. Gadd hat diesen Weg zur Mandibularanästhesie näher beschrieben. Er sticht zwischen Arteria maxillaris externa und Kieferwinkel, eher diesem noch etwas näher, die Nadel durch die Haut auf die rauhe Innenseite der Mandibel (Ansatz des Musculus pterygoideus int.). Die Nadel wird 30 mm in die Höhe geführt, indem man sich dicht am Knochen entlang tastet. Geht man noch ein wenig höher und medial, kommt man an den Lingualis. Gadd glaubt auf diesem Wege die Infektionsgefahr zu vermeiden, die, wie Erfahrungen bei Alkoholinjektionen lehren, vorhanden sind. Bei der einfachen Anästhesierung scheinen sie keine Rolle zu spielen. Das ist gut verständlich, da es dabei nicht wie bei der Alkoholinjektion zur Nekrose kommt.

C. Die basalen Punktionsmethoden.

1. Der erste Ast.

Nur wenige Autoren haben es gewagt, in die Tiefe der Augenhöhle Alkohol zu injizieren wegen Gefährdung des Optikus und der Augenmuskeln. Daß auch der Optikus leiden kann, was in der Neuralgieliteratur nicht erwähnt wird, wissen wir aus gelegentlichen Erfahrungen bei der Lokalanästhesie, wo es nach solchen Injektionen zu einer vorübergehenden Amaurose, gelegentlich auch nur zu leichten Lähmungs- und Reizerscheinungen kommt (Schleier, Verdunkelungen, Funkensehen).

Man hat zwei Wege beschritten. Lévy und Baudouin wählten fast den gleichen Weg, auf dem die laterale Orbitalinjektion nach Braun gemacht wird. Ihr Einstichpunkt liegt etwas höher als der Brauns, an der Sutura zygomatico-frontalis. Die Nadel wird unter steter Knochenfühlung 35—40 mm weit in die Tiefe geführt, der Mandrin entfernt und injiziert. Patrik warnt vor den intraorbitalen Injektionen. Lévy und Baudouin haben zwei Abduzensparalysen erlebt, die aber wie das begleitende Ödem des Oberlides und schmerzhafte Empfindungen im Auge vorübergehend waren. Ein zweiter Weg wurde von Schlösser betreten, von Ostwald näher beschrieben und auch von Dollinger benutzt. Er stellt nur eine kleine Änderung des Weges zum zweiten und dritten Ast dar und wird dort beschrieben. Die Gefahren sind die gleichen wie beim orbitalen Wege.

Die tiefen Orbitalinjektionen nehmen gegenüber den basalen Injektionen am zweiten und dritten Ast insofern eine Sonderstellung ein, als wir nicht wie bei diesen den Nervenstamm selbst treffen können, sondern nur auf perineurale Wirkungen angewiesen sind. So vereinen sie Unsicherheit in der Wirkung und Gefahren für die Nachbarschaft, und es ist begreiflich, daß nur wenige Autoren sich zu ihnen entschlossen haben.

2. Der zweite Ast.

Die gemeinsame anatomische Grundlage für die Punktionsmethoden des zweiten und dritten Astes wurde schon oben besprochen (s. S. 380).

Drei verschiedene Wege hat man zur Erreichung des Foramen rotundum beschritten: durch die Orbita, vom Jochbogen her und vom Munde aus. Gerade die Injektionen an den zweiten Ast gehören zu den schwierigsten, so daß die Kenntnis der einzelnen Wege doppelt wichtig ist. Nicht selten ist man gezwungen zwei oder gar drei verschiedene Wege zu versuchen.

a) Der perorbitale Weg.

Die anatomischen Grundlagen des von Härtel zur Lokalanästhesie ausgebauten perorbitalen Weges sind oben näher geschildert. Zur Alkoholinjektion wurde er, soweit ich aus der Literatur ersehe, wohl nur von Härtel und von uns benutzt. Gelingt es sicher mit der Nadelspitze ins Foramen rotundum zu kommen, so sind die Gefahren für das Auge und die Augenmuskelnerven nicht größere, wie bei den anderen Wegen. Wir haben auch den Braunschen Weg, allerdings in erster Linie für die Lokalanästhesie, benutzt. Da die Möglichkeit, in das Foramen selbst zu kommen und nicht nur bis in seine unmittelbarste Nähe, geringer ist wie bei der axialen Punktion Härtels, dürfte diese vorzuziehen sein. Das eventuelle Auftreten von Hämatomen müssen wir bei der Orbitalpunktion in den Kauf nehmen, um so mehr als wir nach Härtel in 89% der Fälle ins Foramen rotundum eindringen können, während er die Zugänglichkeit von der Fossa pterygopalatina nur auf 33% angibt.

Der Härtelsche Weg.

Der Einstichpunkt befindet sich nahe dem äußeren unteren Winkel des Orbitalrandes, etwas lateral von der Sutura zygomatico-maxillaris. Der Bulbus wird mit der linken Hand nach oben gedrängt, die Nadel in sagittaler Richtung in Knochenfühlung vorgeschoben, bis sie in 4—5 cm Tiefe die Orbitalfissur durchbohrt und auf die Vorderfläche des Processus pterygoideus auftrifft. Beim Tieferdringen nach oben innen treten Parästhesien auf, bis man im Durchschnitt in 45,4 mm Tiefe ins Foramen eindringt. Die Lage der Nadel ist jetzt so, daß in der Sicht von vorne eine Verlängerung der Nadelachse den oberen inneren Winkel der Orbita schneidet, während sie in seitlicher Ansicht durch den oberen Rand der Ohrmuschel geht.

Der Braunsche Weg.

Der Einstichpunkt Brauns liegt etwas höher: da wo der untere Rand der Orbita in den äußeren übergeht oder wo eine Verlängerung des oberen Jochbogenrandes den Orbitalrand schneidet. Man sticht die Nadel in fast vertikaler Richtung ein, um sofort in Knochenfühlung zu kommen. Beim Vorschieben dem Knochen entlang bemerkt man plötzlich, wie der knöcherne Widerstand aufhört: die Nadelspitze ist am lateralen Ende der unteren Orbitalfissur. Jetzt wird die Nadel in eine bei aufrechter Kopfhaltung fast horizontale Lage gebracht, wodurch sie in der Fissurebene liegt. Diese muß sie bewahren, damit man weder nach unten in die Fossa infratemporalis, noch nach oben in das Orbitalfett gerät. Beides macht sich an dem Nachlassen des Widerstandes bemerkbar, den die Nadel in dem straffen Gewebe der Fissura orbitalis findet. Weiter treten Parästhesien auf, die gelegentlich zwingen, einige Tropfen Novokain zu injizieren. In der Tiefe von etwa 5 cm gelangen wir ans Foramen ovale und stoßen auf den knöchernen Widerstand der Schädelbasis. Nach Braun ist besonders für die Alkoholinjektion der Weg durch die Orbita der bessere, da es weniger leicht zu Augenmuskellähmungen kommt. Wir führen zwar zunächst die Nadel in die Orbita, stechen sie dann aber wieder heraus!

b) Der Weg durch die Fossa pterygo-palatina.

Einstichpunkt und Punktionsrichtung bei den verschiedenen Wegen, die man beschritten hat, um in die Fossa pterygopalatina einzudringen, unterscheiden sich nur gering voneinander. Dem ursprünglichen Weg von Matas folgen Braun, Härtel und Schlösser. Der Einstichpunkt liegt nach Braun an einem Punkt, an dem eine Sagittallinie durch den äußeren Orbitalrand den Unterrand des Jochbogens schneidet, nach Härtel an der Sutura zygomatico-maxillaris. Diese Punkte entsprechen ungefähr dem vorderen Jochbeinwinkel. Levy und Baudouin, denen Hecht, Patrick, Sicard folgen, wählen ihn ½ cm hinter diesem Punkte. Bergmann bestimmt den Einstichpunkt nach der vorderen Kante des Processus coronoideus des Unterkiefers. Gleich neben derselben am Unterrande des Arcus zygomaticus liegt der Einstichpunkt. In 2 cm Tiefe kann man auf den Processus coronoideus treffen, in 4 cm auf den

Processus pterygoideus. Nach Taptas vermeidet man das Eindringen der Nadel in die Augenhöhle, wenn man den Einstichpunkt 2 cm unterhalb des Jochbogens zwischen diesem und der Incisura mandibulare wählt. Man sticht von unten nach oben und von hinten nach vorn gegen die Basis des Processus pterygoideus, vor dem die Nadel emporgleiten soll. Die Neigung der Nadel von hinten nach vorn darf nicht zu stark sein; von oben nach unten soll sie 45° betragen.

Die hauptsächlich durch die Ausbildung des Tuber maxillare bedingten Differenzen im Zugang zur Tiefe machen die oben wiedergegebenen Ausführungen Härtels über die Gestalt des halbmondförmigen Zugangsspaltes zum Angelpunkt der Frage (s. S. 384). So haben auch wir den Einstichpunkt häufig etwas weiter nach vorne oder rückwärts je nach Fall verlegt. Allgemein: beim Matasschen Einstichpunkt bleibt man von dem die Nadelführung beeinträchtigten Masseter frei, findet aber bei stärkerer Bauchung des Tuber keinen Zugang in die Tiefe — je weiter wir nach hinten einstechen, um so leichter finden wir Zugang, kommen dafür aber mit dem Processus coronoideus in Konflikt, werden durch den straffen Masseter in der freien Nadelführung beeinträchtigt und kommen in der Tiefe der Fossa pterygopalatina in Gefahr, zu weit medialwärts und durch das Foramen spheno-palatinum in die Nase zu geraten. Auch entfernen wir uns immer weiter vom Foramen rotundum, treffen also den Stamm des Nerven weiter peripher. Die zweite Gefahr, die beiden Methoden in gleicher Weise droht, ist die, daß man durch die Fissura orbitalis inferior in die Augenhöhle gerät, wenn die Nadel zu steil eingeführt wird (Abb. 11). Wir können Parästhesien im ersten Ast bekommen, den Sinus cavernosus verletzen und sind vor allem in gefährlicher Nähe der Augenmuskelnerven, die mit begleitenden Venen durch den hintersten Anteil der Fissur verlaufen. Wir stechen also im Gegensatz zum orbitalen Weg in die Augenhöhle hinein! Danach verläuft die Punktion wie folgt: Die Nadel wird vom Einstichpunkt so in die Tiefe geführt, als wenn man ihre Spitze hinter die Spitze des Orbitaltrichters bringen wollte, also nach innen, hinten und oben. Wir lassen uns stets einen Schädel neben den Patienten halten, in dem eine ins Foramen eingeführte Stricknadel steckt; man kann dann sehr gut an der langen und schlanken Achse die Einführungsrichtung der Punktionsnadel einrichten. Das Eindringen der Nadel ins Foramen erzeugt sehr kräftige Parästhesien und häufig auch einen Anfall. Wir fühlen einen ziemlich derben Widerstand, der bei einem gleichseitigen „Fixierungsgefühl" der Nadelspitze ganz charakteristisch ist. Es folgt die probatorische Novokaininjektion (s. S. 425). Läuft dabei Flüssigkeit in die Nase, wie es uns und anderen Autoren passiert ist, so sind wir ins Foramen spheno-palatinum geraten. Sehr wichtig und von den meisten Autoren betont ist eine genaue Beobachtung des Auges. Wir prüfen während der Injektion die Augenbewegungen, besonders die Abduzensfunktion und achten auf die Pupille, die sich nicht selten erweitert.

Kurz sei noch der Weg von Offerhaus zum zweiten Ast erwähnt. Der Einstichpunkt liegt 3 cm vor der Vorderwand des knöchernen Gehörgangs oder 1,5 cm hinter dem Kreuzungspunkt des aufsteigenden und horizontalen Astes des Jochbeins, in der Linea interzygomatica, die er mit seinem Zirkel zur Errechnung der Injektionstiefe bestimmt. In dieser Linie wird die Nadel am Unterrande des Jochbogens, ein wenig nach hinten und oben gerichtet, eingeführt. Sticht man oberhalb des Jochbogens ein, so kommt man nach Offerhaus zum Ganglion spheno-palatinum. Hinderlich sind bei diesem Punktionsweg ein stark entwickelter Processus coronoideus und Crista temporalis. Auch ein stark vorgebauchtes Tuber maxillae hindert uns, da sich dadurch der Zugang zur Fossa pterygoidea zu einem schmalen Spalt verengt. Der intrabukkale Weg nach Ostwald ist folgender. Er sticht mit einer bajonettförmigen Nadel hinter der Alveole des Weisheitszahnes in den Fornix auf die Außenfläche der Lamina pterygoidea externa, tastet sich auf derselben schädelbasiswärts bis auf das Planum infratemporale. Von dort bewegt er die Nadel nach vorn, bis an dem ziemlich scharfen vorderen Rande der knöcherne Widerstand aufhört. Jetzt befindet sich die Nadelspitze am Eingang der Fossa spheno-maxillaris. Schiebt man sie noch 6—8 mm in die Höhe. so ist man am Foramen rotundum. Drückt man jetzt die Nadelspitze etwas nach hinten, so fühlt man bei einiger Übung deutlich die das runde Loch gegen die Fissura orbitalis abgrenzende Knochenbrücke. 1—1$^1\!/_2$ ccm Alkohol werden hier in den zweiten Ast gespritzt. Ist zugleich der erste Ast erkrankt, so wird die Nadel unter Überschreitung der erwähnten Knochenbrücke noch 2 mm weiter nach oben geschoben. Man ist dann genau an der Stelle, wo der erste Ast aus der Schädelhöhle in die Fissura orbitalis eintritt. Um den dritten Ast zu erreichen, führt Ostwald die Nadel von der Ausgangsstellung auf dem Planum infratemporale nach hinten, bis der knöcherne Widerstand aufhört. Die Nadelspitze befindet sich dann gerade über dem Foramen ovale und braucht nur 2 mm in die Höhe geschoben zu werden, um den Kanal zu entrieren. Von dort kann man bis zum Ganglion vordringen. So schaltet er mit einer dreizeitigen Injektion die drei Trigeminusäste aus. Er erhält, wie er sagt, eine Art von Parese oder vielmehr von Hypästhesie sämtlicher drei Äste.

c) Der dritte Ast.

Außer dem eben erwähnten von Schlösser übernommenen Wege Ostwalts, dem auch Offerhaus folgt, stehen uns zum dritten Ast und zum Ganglion zwei verschiedene Punktionsmethoden zur Verfügung: der Weg von der Wange aus (Härtel und Schlösser) und der quere Weg vom Jochbogen aus (Braun, Offerhaus u. a.).

Schlösser durchsticht, während ein im Munde liegender Finger das untere Ende des Keilbeinflügels fühlt, die Wange, kommt unterhalb des im Munde liegenden Fingers in die Mundhöhle, durchbohrt die Mundschleimhaut und geht am Keilbeinflügel in die Höhe, bis er auf die Schädelbasis stößt. Dann befindet sich die Nadelspitze einige Millimeter vor dem Foramen ovale. Diese Methode wurde dann von Härtel unter bestimmten Modifikationen übernommen und weiter ausgebildet. Härtel machte aus der Kunstfertigkeit Schlössers eine lehr- und lernbare Methode: er entdeckte die oben (s. S. 390) beschriebenen, anatomisch begründeten Führungsachsen, vermied die die Asepsis gefährdende Durchstechung der Mundschleimhaut, gab genaue Maße und lehrte endlich auch auf diesem Wege das Ganglion punktieren. Der Verlauf der Punktion des dritten Astes gleicht dem der Ganglionpunktion und wird bei dieser abgehandelt.

Der quere Weg zum dritten Ast wird von Braun folgendermaßen beschrieben: Von einem Einstichpunkt unter der Mitte des Jochbogens wird

die Nadel in genau querer Richtung eingeführt. Sie stößt in 4—5 cm Tiefe
auf die Lamina pterygoidea externa. Die Nadelspitze befindet sich jetzt etwa
1 cm vor dem Foramen ovale. Man markiert durch einen kleinen übergeschobenen
Kork diese Tiefe, zieht die Nadel bis in das Unterhautzellgewebe zurück und
sticht sie in einem kleinen Winkel nach hinten bis in die gleiche Tiefe oder wenige
Millimeter darüber hinaus vor und erhält nun die charakteristischen Parästhesien.
„Das ist der kürzeste und zuverlässigste Weg zum Foramen ovale." Nach
Offerhaus, der zunächst mit seinem Zirkel die Tiefe des Foramens berechnet,
liegt der Einstichpunkt etwas weiter zurück am Tub. articulare. Hier wird
die Nadel in der durch die Ansatzstücke seines Zirkels angegebenen Richtung
in die Tiefe gestochen, bis Parästhesien auftreten.

D. Die Punktion des Ganglion Gasseri.

a) Nach Härtel.

Die Technik der Ganglionpunktion ist nach Härtel folgende: Die Ganglion-
kanüle wird auf 6 cm gestellt. Der linke Zeigefinger fühlt im Cavum oris bei
geschlossenem Munde des Patienten den Engpaß zwischen aufsteigendem
Unterkieferast und Tuber maxillare. Die Nadel wird gegenüber dem zweiten
oberen Molaren eingestochen und unter Fühlung des linken Zeigefingers submukös zwischen Unter- und Oberkiefer steil nach oben geführt, bis sie auf die
harte und glatte Fläche des Planum infratemporale aufstößt. Jetzt wird die
Hand aus dem Munde genommen: Handschuhwechsel. Der Schieber der Nadel
steht jetzt dicht an der Haut. Er wird um $1\frac{1}{2}$ cm zurückgeschoben: Tiefe des
Eindringens in den Schädel. Die Kanüle wird in Sicht genau von vorne nun
so eingestellt, daß die Verlängerung ihrer Achse die gleichseitige Pupille trifft.
Mit der Kanüle in Schreibfederhaltung tastet man sich mit ihrer Spitze nach
hinten. Man zieht sie dabei ab und zu etwas weiter zurück, um nicht mit der
Spitze im Gewebe hängen zu bleiben. Dabei geht man mit der Spitze nicht
weiter nach hinten, als bis bei seitlicher Betrachtung die Verlängerung der
Kanülenachse das Tuberculum articulare des Jochbogens schneidet. Jetzt
wird das bisher schmerzlose Vordringen schmerzhaft: wir kommen in die Nähe
des dritten Astes und seiner Zweige. Nach einigem Hin- und Hertasten hört
der Widerstand auf und wir führen die Kanüle über den vorderen rundlichen
Eingangswall des Foramen ovale in die Schädelhöhle.

Wir dürfen nun auf keinen Knochenwiderstand mehr stoßen, fühlen aber
bei langer Übung wohl den derb-weichen Widerstand der Nervenmasse. Treffen
wir doch auf Knochen, so sind wir entweder im Foramen ovale, aber in falscher
Achse, oder wir sind daran vorbei und auf die untere Felsenbeinfläche geraten.
(Tuba Eustachii). Wir ziehen die Kanüle sofort heraus und wiederholen die
Punktion mit veränderter Achse (Wechsel des Einstichpunktes), bis wir unser
Ziel erreicht haben. Beim Einführen treten in $\frac{1}{4}$ der Fälle Schmerzen über-
haupt nicht auf, sondern nur Parästhesien, in anderen Fällen kommt es zu heftigen
Schmerzen, die durch Novokaingaben kupiert werden müssen. Etwa $\frac{3}{4}$ der
Fälle vermag in dem peinlichen Moment genaue Angaben über den Sitz des
Schmerzes zu machen. Sind dagegen schon operative Eingriffe oder Alkohol-
injektionen vorausgegangen, so haben wir meist auch keine typischen Schmerz-
äußerungen. Auch ist es oft schwer, sich mit der Nadel zurechtzufinden. Überall

treffen wir auf eine derbe, knirschende Narbenschicht. Hier muß man sich oft lediglich auf die beiden Richtungsebenen verlassen und dieselben solange ändern, bis die Nadel in die richtige Tiefe von $6^1/_2$—$7^1/_2$ cm eindringt. Den Beweis, daß das Ganglion erreicht ist, liefert uns dann sofort eine Novokaininjektion.

Neuerdings hat Härtel seine Punktionsmethode insofern modifiziert, als er bei den Neuralgieformen, die den ersten Ast frei lassen, diesen durch die Art der Alkoholinjektion zu schonen versucht. Die Nadel wird dabei maximal nur 1 cm weit eingeführt, auf das betroffene Gebiet des 2. oder 3. Astes nach den auftretenden Parästhesien eingestellt und nicht mehr als 1 ccm Alkohol injiziert. Sind dagegen alle drei Äste befallen, so wird die Nadel 1,5 cm weit eingeführt und 1—$1^1/_2$ ccm Alkohol auf verschiedene Teile des Ganglions verteilt.

Wir sind im allgemeinen bei der Ganglioninjektion den Härtelschen Angaben gefolgt. Nur haben wir auf die Einführung des Fingers in den Mund verzichtet. Das bedeutet nicht nur eine kleine Vereinfachung, sondern ist auch wegen eines rein aseptischen Arbeitens sicherer. Wenn man es nicht besonders darauf anlegt die Schleimhaut des Mundes zu durchstechen, kommt man nicht in den Mund. Die Achsenführung der Nadel aber ist ja sowieso festgelegt. Die von Härtel beschriebene Erschwerung der Punktion, wenn schon Injektionen an der Schädelbasis voraufgegangen sind, haben auch wir sehr unangenehm empfunden. Härtel hat schon erwähnt, daß Braun in solchen Fällen die Narkose zu Hilfe genommen hat. Ich habe mir verschiedentlich durch kleine und wiederholte Injektionen von hochprozentigen Novokainlösungen ($4^0/_0$) geholfen, mit denen es gelingt in dem derben Narbengewebe der schmerzempfindlichen Partien Herr zu werden und die, für den Patienten und für sich selber nötige Ruhe zum Arbeiten zu bekommen. Denn die Alkoholinjektion ist eine stille ruhige Kunst, zu der oft viel Geduld und exaktes Arbeiten gehört! Das gilt schon für die basalen Injektionen, besonders aber für die Ganglioninjektion!

b) Nach Harris und Ostwald.

Ganz kurz möchte ich noch den queren Weg zum Ganglion erwähnen. Er wurde von Harris beschritten. Der Einstichpunkt liegt dicht über der Incisura mandibulae. Die Nadel wird in querer Richtung entlang der Schädelbasis zum dritten Ast und durch das Foramen ovale ins Ganglion eingeführt. Harris erzielte bei 7 Patienten gute Erfolge. Härtel macht darauf aufmerksam, daß auf diesem für das Ganglion nicht achsengerechten Weg der Sinus, der sich ja von medialwärts unter das Ganglion lagert, leicht angestochen werden könne. Einen ähnlichen Weg wie Harris benutzt Taptas, um zum Ganglion zu gelangen. Er sticht mit einer feinen, 5,5 cm langen Platinnadel etwa 1 cm unterhalb des Arcus zygomaticus, zwischen diesem und der Incisura mandibulae ein und schiebt sie in leichter Neigung von unten nach oben gegen die Schädelbasis ans Foramen ovale. Jetzt drückt er den äußeren Teil der Nadel stark nach abwärts und läßt den Mund öffnen. Man fühlt dann, wie die sich hebende Spitze der Nadel den knöchernen Widerstand verliert und in die Tiefe dringt. Hat man die ganze Nadellänge ausgenutzt, so befindet man sich im Ganglion.

Fast den gleichen Weg wie Braun zum 3. Ast hat Maier zur Ganglioninjektion eingeschlagen. Der Einstichpunkt liegt 1—2 cm hinter dem Winkel, den der vordere Rand des Processus coronoideus und der Jochbogen bilden. Man geht am hinteren Rande des Prozessus in die Tiefe, bis man auf die Lamina pterygoidea aufstößt, tastet sich bis zu ihrem Hinterrande und richtet die Nadel dann gegen die Schädelbasis. Jetzt wird sie noch 1—2 cm vorgeschoben und befindet sich dann in der unmittelbaren Umgebung des Foramen ovale. Er sucht also nicht wie Harris durch das Foramen in den Schädel einzudringen, sondern macht hier seine Injektion (5 ccm Alkohol!). Er hat die in manchen Fällen zutreffende Beobachtung gemacht, daß auch so sich der Alkohol im ganzen Ganglion verteilt, und glaubt gegen Härtel die Injektion so gefahrloser gestalten zu können.

Die Sicherheit dieses an zwei Fällen erprobten Weges erscheint uns fraglich, die hohe Alkoholdosis wegen der zu erwartenden starken narbigen Veränderungen bedenklich. Maier nimmt weiter an, daß die Flüssigkeit in dem perineuralen Bindegewebe bis zum Ganglion hinaufgepreßt wird, ohne die daraus sich ergebende Konsequenz zu ziehen, daß dann der Alkohol genau so wie bei dem Härtelschen Vorgehen durch den Porus trigemini in die Schädelhöhle fließen kann. Auch in diesem Sinne ist die Dosis viel zu hoch. Auch Härtel hält den von Maier gewählten Weg nicht für neu, dazu wegen der stark variablen Lage des Processus pterygoideus für unsicher und betont endlich die Möglichkeit der Verletzung des Sinus cavernosus. Die zur Anästhesierung empfohlene $1/_2$%ige Novokainlösung statt der 2%igen sei nicht zu empfehlen, da dadurch der Alkohol zu stark verdünnt würde. Die Alkoholdosis sei vierfach zu hoch.

Endlich sei noch erwähnt, daß die von Ostwald erwähnte Möglichkeit auf seinem Wege zum dritten Ast auch bis zum Ganglion vorzudringen, was Offerhaus wegen der Infektionsgefahr ablehnt, von Pussep in die Tat umgesetzt ist. Auch uns erscheint dieses Vorgehen bedenklich. Doch sind die schweren zerebralen Erscheinungen, die auftraten, wohl weniger der Methode als dem Umstand zur Last zu legen, daß Pussep offenbar die Nadel zu tief einführte oder zu brüsk injizierte, so daß in typischer Weise der Alkohol in die Schädelhöhle eindrang. Auch Härtel ist der Meinung, daß die zweitägigen Kopfschmerzen, die Zyanose, die Pulsverlangsamung und das Erbrechen Folge einer Injektion in die Zysternen der Schädelbasis sei. Wir können das an der Hand eines eigenen Falles belegen (s. unten).

Anhang.
Die Alkoholinjektion nach vorheriger Freilegung.

Nicht direkt zum Thema gehörig ist der Vorschlag, in das vorher freigelegte Ganglion Alkohol zu injizieren. Ich erwähne die alten Versuche, die gefährliche Ganglionexstirpation selbst durch eine Alkoholinjektion zu umgehen, nur deshalb, weil sie neuerdings von Alexander und Unger wiederaufgenommen sind. Wright, Brisaud, Sicard legten zu diesem Zwecke das Foramen ovale frei, Struyken drang durch die Highmorshöhle zum Foramen rotundum vor. Rasumowsky legte zur Resektion der hinteren Wurzel das Ganglion selbst frei und injizierte Alkohol hinein. Alexander und Unger schritten in der ausgesprochenen Absicht zur Freilegung des Ganglions nach Krause, um den injizierten Alkohol nur an bestimmte Stellen injizieren zu können und andere, speziell die Gegend des ersten Astes zu vermeiden. Sie glaubten so die Gefahr der Hornhautschädigung sicher vermeiden zu können. Wir sind mit Härtel der Meinung, daß man sich schwer entschließen wird, wenn man das Ganglion einmal frei gelegt hat, auf seine definitive Zerstörung zu verzichten. Hinzukommt, daß nach den neueren Erfahrungen Härtels auch perkutan dasselbe zu gelingen scheint, was Alexander und Unger auf operativem Wege versucht haben.

E. Tafel der Injektionsstellen.

Die Abb. 19 diene zur raschen Übersicht über die verschiedenen wichtigen Punktionsstellen und ihre anatomische Lage zum Knochengerüst. Manche kleine Variationen in der Lage des Einstichpunktes wurde aus oben erwähnten Gründen und um die Übersichtlichkeit nicht zu stören, weggelassen. Die Hauptsache ist und bleibt die Orientierung am Schädel!

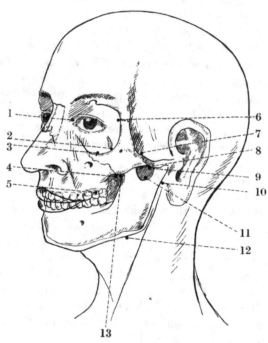

Abb. 19. Die verschiedenen Punktionsstellen für die drei Trigeminusäste. 1 mediale Orbitalpunktion zum Foramen ethmoidale, 2 und 3 perorbitale Punktion des zweiten Astes nach Braun und Härtel, 4 und 13 Punktion des zweiten Astes vom Jochbogen aus. 5 Ganglioninjektion nach Härtel, 6 laterale Orbitalpunktion zum ersten Ast, 7 Punktion des zweiten Astes, bzw. des Ganglion spheno-palatinum nach Offerhaus (s. S. 385). 8 Punktion des dritten Astes nach Braun, 9 Punktion des dritten Astes nach Offerhaus, 10 Einstich nach Schlösser zum N. mandibularis, 11 Ganglionpunktion nach Harris, 12 Punktionsstelle zum N. mandibularis nach Schlösser und Gadd.

V. Die Technik der Punktion.

Die Technik der Punktion umfaßt drei Dinge. Erstens die Vorbereitung, zweitens die Punktion selbst und drittens die Nachbehandlung. Auch wenn die Bedeutung dieser Dinge bei den peripheren Einspritzungen geringer ist, wie bei den basalen oder der Ganglioninjektion, so sollte man im großen und ganzen von den aufgestellten Vorschriften nicht abweichen. Es sind gerade die Kleinigkeiten, von denen der Erfolg oft abhängt.

A. Die Vorbereitungen.

1. Ambulante oder stationäre Behandlung.

Die Frage der Vorbereitung ist eng verknüpft mit der Frage: ambulante oder stationäre Behandlung. Es wurde oben schon der Härtelsche Standpunkt wiedergegeben. Ganz ohne Bedenken können wir wohl nur die peripheren Injektionen ambulant ausführen. Schon bei den intermediären Injektionen sind nicht ganz unbedenkliche Zwischenfälle passiert. Ich verweise auf einen Fall Dollingers, bei dem der Patient nach einer Injektion an den Mandibularis nur mit genauer Not einer Tracheotomie entging (s. S. 443). Solche Vorkommnisse mahnen zur Vorsicht. Auch im Interesse einer exakten Diagnose und Beobachtung dürfte eine stationäre Behandlung selbst bei den peripheren Injektionen vorzuziehen sein. Nur so können viele noch ausstehende Fragen geklärt werden und so teilen wir gegen Maier ganz den Härtelschen Standpunkt. Gewiß können wir vielen Patienten in der Sprechstunde eine Alkoholinjektion machen und so auch dankbare und rasche Erfolge erzielen. Ob aber letzten Endes dem Gros derselben damit genützt wird, das ist eine andere Frage. Wir haben uns jedenfalls nur in seltenen Fällen dazu entschließen können. Nach einer Ganglioninjektion verlangt Härtel, daß der Patient mindestens 10 Tage im Krankenhaus bleibt. „Ambulante Behandlung führt sicher zu Hornhautgeschwüren."

2. Vorbereitung.

Zur Vorbereitung gibt Dollinger am Abend vorher und am Morgen 0,5 g Veronal. Eventuell eine Stunde vorher noch eine Morphiuminjektion. Härtel gibt ebenfalls Veronal am Abend und Morphium oder Pantopon eine halbe Stunde vor der Einspritzung, um die Ruhe des Patienten während der Injektion zu sichern. Wir haben den an Narkotika meist schon stark gewöhnten Patienten meist durch eine kräftige Morphiumdosis eine ruhige Nacht zu verschaffen versucht, gelegentlich auch Morphium-Skopolamin verwendet. Harris empfiehlt vor der Injektion eine Morphium-Hyoszininjektion (0,02 + 0,0004). Vor einer Ganglioninjektion empfiehlt es sich, den Patienten hungern zu lassen, um ev. Narkose einleiten zu können.

3. Das Instrumentarium.

Die Frage des notwendigen Instrumentariums und von Spezialnadeln hat sehr an Bedeutung verloren, wenn man die Alkoholinjektionen nach den Prinzipien der bei der örtlichen Betäubung angewandten Methoden ausführt. So sind spezielle Nadelformen nach unserer Ansicht völlig zu entbehren.

Etwas anders liegt die Frage der Längeneinteilung derselben, da gerade auf einer genauen Beachtung der einzuführenden Tiefe viel, manchmal alles ankommt. Einen sehr einfachen Weg ist Braun gegangen: er schiebt über die Nadel einen kleinen Kork, um bestimmte Längen abzumessen. Kennt man zudem die Längen der verschiedenen Nadeln, so erscheint uns diese Abmessungsmethode genügend und sind wir mit dieser einfachen Improvisation bisher zufrieden gewesen. Die Braunschen Nadeln sind zudem sehr dünn (0,7 mm) und biegsam. Beides erscheint uns, wie bei der Lokalanästhesie, wichtig. Ersteres garantiert ein Minimum von Gewebsschädigung und Schmerzhaftigkeit für den Patienten, letzteres zwingt uns, mit sehr „weicher Hand" zu arbeiten. Wir können die Lage der Nadel in einer bestimmten Gewebsschicht nicht gewaltsam ändern, wenn wir sie nicht zurückziehen und ihre Einführungsrichtung ändern. Wir teilen ganz den kritischen Standpunkt, aus dem heraus man gesagt hat: wenn man die Schilderungen über die Nadelführung bei der Alkoholinjektion liest, so klingt es oft, als wenn man die Nadel wie in einer weichen Masse in beliebiger Weise „herumführen" könne. Weiter ist bei dicken und starren Nadeln die Bruchgefahr größer und sind auch Verletzungen größerer Gefäße eher zu fürchten und weniger leicht zu vermeiden!

Auch Sicard betont den Vorteil feiner Nadeln, da sie keine Gefäßverletzungen machen, wenig Schmerzen bereiten und eine leichte Handhabung erlauben. So halten wir die von Dollinger verwendete Lumbalpunktionsnadel Biers, aus der während eventuell notwendiger seitlicher Bewegungen der Troikar nicht herausgezogen werden darf, da sie sonst bricht, für unzweckmäßig.

Hecht verwendet die Levy-Baudouinsche Stahlnadel mit Mandrin. 10 cm lang, 1,5 mm dick bis 5 cm graduiert und mit abgestumpfter Spitze und vergoldet.

Härtel hat für die Ganglionanästhesie ein sehr hübsches Besteck zusammengestellt, mit 12 cm langer, vernickelter und 0,8 mm dicker Stahlnadel. Dazu ein verstellbarer Schieber, feine Quaddelnadeln und ein metallenes Zentimetermaß.

Offerhaus hat ein Besteck, das seinen Tasterzirkel und zwei lange, mit verschiebbarem Ring versehene Nadeln enthält, zusammengestellt. Eine gebogene Nadel mit einem Biegungswinkel von 130° und 6 cm Länge ist für die intrabukkale Punktion des Foramen ovale bestimmt.

Die Ostwaldsche Nadel zu gleichem Zwecke ist fein und bajonettförmig. Schlösser endlich benutzt dickwandige Nadeln ohne Mandrin mit stumpfer Spitze. Für den dritten Ast benutzt er knie- und kreisförmig gebogene Nadeln. Flesch hat für die quere Punktion des dritten Astes eine 10 cm lange und 1,5 mm dicke Nadel, die in ihrem distalen Drittel leicht aufwärts gebogen ist, angegeben. Zu Übungszwecken hat er ein Phantom aus einem Schädel, einer Trockenbatterie und Signalglocke herstellen lassen.

Als Spritzen werden 1 und 2 ccm enthaltende Spritzen verwendet. Ostwald benutzt Bajonettverschluß, Härtel eine 2 ccm enthaltende Rekordspritze. Wir haben vielfach eine 1 ccm Simplexspritze benutzt oder auch eine 1,5 ccm Luerspritze, die mit ihrem eingeschliffenen Kolben vorzüglich schließt, was bei einem starken Druck, unter dem man häufig injizieren muß, wichtig ist. Zu warnen ist vor der Benutzung größerer Spritzen, da durch den großen Stempeldruck, den sie erlauben, nicht ungefährliche brüske Injektionen, möglich sind.

4. Die Lösungen, Zusätze.

Die zu dem meist verwendeten 80%igen Alkohol von manchen Autoren gemachten Zusätze bezwecken, die Schmerzhaftigkeit der Injektionen herabzusetzen. So haben Hecht und Patrik einen Chloroform-Kokainzusatz gewählt, Ostwald benutzt Stovain, Alexander setzt 2%iges Novokain zu, Sluder 2—5%iges Acidum carbolicum, Schlösser erklärt den Zusatz von Kokain für zwecklos, Sicard hat teils 80%igen Alkohol ohne Zusatz, teils einen solchen

mit einem Novokain-Mentholzusatz benutzt. Wer eine vorherige Novokaininjektion macht, wie Braun und Härtel, bedarf natürlich keiner Zusätze. Härtel
empfiehlt die reinen Alkoholpräparate von Kahlbaum; der gebräuchliche
70%ige Alkohol enthält unreine Beimengungen. Ob der Alkohol 70—90%ig
oder noch konzentrierter ist, spielt nach seinen Erfahrungen keine Rolle. Die
stärkste eiweißfällende Kraft liege nach Frey bei 70%, doch werde der Alkohol
in den Geweben sicher verdünnt, ehe er zur Wirkung komme. Alexander
macht keine probatorische Novokaininjektion, da dadurch der Alkohol verdünnt werde. Das ist unseres Erachtens unzutreffend. Wir benutzen Alkohol
absolutus, dem wir zur Konzentrationsherabsetzung einige Tropfen Wasser
zusetzen.

5. Die Lagerung, Asepsis.

Nach Härtel liegt bei der Ganglioninjektion der Patient mit leicht
erhöhtem Oberkörper auf dem Operationstisch, eine Rolle unter dem Nacken,
die Haare mit einer Sublimatbinde umwickelt, bei Männern die Wange rasiert.
Die Wange wird mit Jodanstrich versehen, der nur bis 2 cm unterhalb des
Orbitalrandes geführt werden darf, um Reizungen der Konjunktiva zu vermeiden. Die Umgebung wird steril abgedeckt, der Arzt ist völlig desinfiziert
und steril eingekleidet. Wir haben statt des Operationstisches eine Fahrbahre
gewählt. Das hat den Vorteil, daß man sitzen kann, was die diffizile und oft
länger dauernde Punktion erleichtert. Sehr angenehm ist auch, wenn niemand
dabei zusieht, einem auf die Finger sieht! Wir benutzen im Gesicht das alte
Jodbenzin Heußner. Von einer sterilen Abdeckung und Einkleidung sehen
wir wie bei jeder örtlichen Betäubung ab. Wir halten es für sicherer, stets bei
Punktionen und Injektionen steril zu arbeiten, indem man prinzipiell nie den
Schaft der Nadel mit den Fingern berührt, als, wie das vielfach geschieht, mit
den sog. sterilen Händen die Nadel selbst anzufassen. Hat man Schwierigkeiten die Nadel vorzuschieben, so benutzt man eine anatomische Pinzette,
die das besser und einwandfreier macht wie der Finger. Basale und periphere
Injektionen haben wir meistens auf einem Zahnstuhl vorgenommen, auf dem
der Patient sehr bequem und mit entsprechender Kopfhaltung sitzt und man
selbst sitzend sehr guten und bequemen Zugang hat. Daß es zweckmäßig ist,
bei der Injektion sich zu setzen, darauf habe ich schon bei der Plexusanästhesie
hingewiesen — man muß eben in aller Ruhe suchen und immer wieder versuchen, bis es gelingt, und das geht im Sitzen besser als im Stehen.

6. Die Anästhesie.

Die Einstichstelle ist von der Mehrzahl der Autoren durch eine Quaddel
unempfindlich gemacht; das ist besonders dann wichtig, wenn man, wie bei
den basalen und bei der Ganglioninjektion mehrere Male einstechen muß. Für
die Ganglioninjektion anästhesiert Härtel intra- und subkutan eine Einstich-
linie vom Vorderrand des aufsteigenden Unterkieferastes bis zur Naso-labial-
falte in der Höhe der oberen Zahnreihe. Schmerzen, die beim Berühren des
dritten Astes entstehen, werden nach Bedarf durch Injektion kleinerer Dosen
Novokainlösung beseitigt. Maier infiltriert den ganzen Weg der Nadel mit
$\frac{1}{2}$%iger Novokainlösung. Braun hat bei sehr aufgeregten Patienten die Ganglioninjektion in oberflächlicher Narkose ausgeführt. Auch Härtel hält nach
diesbezüglichen Erfahrungen eine leichte Pantopon-Äthernarkose, die den

Schmerz aufhebt, ohne die Reflexe zum Verschwinden zu bringen, für zulässig. Sie setzt allerdings voraus, daß man seiner Technik so sicher ist, daß man auf die subjektiven Angaben des Patienten verzichten kann. Härtel rät, bei wiederholten Injektionen in solchen Fällen die etwa schon anästhetische Kornea vor den reizenden Ätherdämpfen durch einen Uhrglasverband zu schützen. Auch nach Ostwald kann die Injektion in Narkose ausgeführt werden, während Schlösser sie widerrät.

B. Die Punktion, die probatorische Novokain- und die Alkoholinjektion.

1. Die Punktion.

Die Punktion verläuft im wesentlichen immer nach den gleichen Prinzipien. Nach Durchstechung der Haut wird die Nadel vorsichtig und ohne Gewaltanwendung in die Tiefe geführt. Stößt man auf Knochen auf, so zieht man sie etwas ·zurück und versucht in geänderter Richtung in die Tiefe zu dringen. Zugleich kontrolliert man die Lage der Nadelachse an der Lage einer an einem neben gehaltenen Schädel in das betreffende Foramen eingeführten Nadel. Uns und anderen Autoren hat das schätzenswerte Dienste geleistet. So arbeitet man sich langsam in die Tiefe, bis die für den betreffenden Ast charakteristischen Parästhesien auftreten oder die richtige Tiefe der Nadelspitze z. B. am Mandibularis erreicht ist. Das Eindringen derselben in das Foramen ovale oder rotundum verläuft meist unter einem ganz charakteristischen Nadelgefühl. Während man bis dahin vielleicht überall auf Knochen stieß und immer wieder zurückziehend und vorschiebend wieder auf Knochen kam, gleitet auf einmal die Nadel unter einem mäßigen derb elastischen Widerstand in die Tiefe unter Auftreten von mehr oder minder heftigen Parästhesien. Häufig tritt ein typischer Anfall ein. Stechen wir ein größeres Gefäß an, so kommt plötzlich Blut aus der Nadel. Wenn man wie wir ohne Mandrin punktiert, ist es notwendig, das eingedrungene Blut aus der Nadel durch einige Tropfen Kochsalzlösung wieder herauszuspritzen, sonst kann es sich ereignen, daß man einige Augenblicke später bei gelungener Punktion vergeblich zu injizieren versucht: das in die Nadel eingedrungene Blut ist geronnen und man muß die Nadel wechseln und alle Arbeit ist vergeblich gewesen. Dieses ärgerliche Ereignis, was uns nicht so selten bei der Plexusanästhesie passiert ist, läßt sich durch diesen kleinen Kunstgriff leicht vermeiden. Abgesehen von den anatomischen Grundlagen und genauer Einhaltung der Punktionsregeln, geben uns auch Reizerscheinungen von seiten benachbarter Gebilde nicht selten Aufschluß, daß unsere Nadelspitze noch nicht an richtiger Stelle ist. So klagen Patienten bei der Härtelschen Punktion des dritten Astes gar nicht selten über Ohrschmerzen, die wahrscheinlich durch Anstechen der Tube erzeugt werden. Die Nadel muß dann steiler gestellt werden (Härtel). Die mancherlei oft rätselhaften Reizerscheinungen, die besonders bei den basalen Punktionen auftreten, lassen sich häufig nur bei genauer anatomischer Kenntnis der in Frage kommenden Nerven und stetem Vergleich mit dem Schädel richtig deuten und im Sinne einer Korrektur der Nadelführung verwerten.

Bevor man die Punktion beginnt, informiert man den Patienten. Er muß sofort melden, wenn in dem betreffenden Verbreitungsbezirk irgend

Empfindungen auftreten. Am besten wählt man entsprechend gestellte Fragen, die sich durch Handbewegungen beantworten lassen. (Heben der rechten Hand, sobald es in die Stirn, die Oberlippe, die Zähne „geht" usw.) Doch ist hier eine genaue Einwertung der Psyche der Patienten wichtig. Während es viele „vernünftige" Patienten gibt, bei denen man auch sofort den Eindruck hat, daß sie nur reagieren, wenn deutliche und klar lokalisierte Empfindungen auftreten, gibt es andere, die so ängstlich sind, daß sie bei der geringsten Empfindung reagieren. Man darf sich da nicht zu leicht zufrieden geben, sonst bekommt man leicht eine perineurale, statt einer intraneuralen Injektion. Man hat bei der Plexusanästhesie, die wir ja häufiger ausführen, besser Gelegenheit, in dieser Hinsicht reichliche Erfahrungen zu sammeln. An der Beurteilung der ausgelösten Parästhesien hängt ja oft der ganze Injektionserfolg, hängt die Frage: perineurale oder intraneurale Injektion. Die gleich zu besprechende probatorische Novokaininjektion gibt uns ja weitere Klarheiten in dieser Hinsicht, aber dann ist es leider meist zu spät.

2. Die probatorische Novokaininjektion.

Die probatorische Novokaininjektion, die von Braun und Härtel bei der Alkoholinjektion angewendet ist, bedeutet nicht nur einen wesentlichen Gewinn für den armen, schmerzgequälten Patienten, dem man einen ganz unnötigen, heftigen Schmerz erspart, sie hat nach meiner Meinung auch grundlegende Bedeutung für die kritische Bewertung unserer Injektionsresultate. Die Autoren, die nach Stunden oder am nächsten Tage schon ein Rezidiv bekommen, haben sicher keine intraneurale Injektion gemacht; eine vorausgeschickte Novokaininjektion würde das schon vorher klar stellen.

Alexander hat nun gegen ein solches Vorgehen eingewandt, daß dadurch die Wirksamkeit der Alkoholinjektion leiden müsse, da derselbe verdünnt würde. Das sind theoretische Bedenken, die nach zweierlei Richtung hin, einer Kritik nicht standhalten. Nimmt man hochprozentige Lösungen (2—4%ig), so bedarf es nur ganz geringer Mengen von $1/4$—$1/2$ ccm, die selbst, wenn es sich um eine tatsächliche Verdünnung des Alkohols handeln würde, ungenügend sein würden, um innerhalb der angewendeten Grenzen von 70-, 80- und höher prozentigen Lösungen genügend zu verdünnen. Außerdem würde ja die Verwendung von reinem Alkohol, der bei einem Verhältnis von $1/4$ ccm Novokain zu 1 ccm Alkohol eine 80%ige Konzentration ergäbe, genügen, um diese Fehlerquelle auszuschalten. Nun sind aber auch die Voraussetzungen nicht richtig. Es handelt sich gar nicht um eine Verdünnung, wovon man sich bei diesbezüglichen Versuchen leicht überzeugen kann. Ich habe schon vor Jahren Versuche angestellt, um klarzulegen, wie sich die Lösung bei intraneuraler Injektion in einen freigelegten Nerven verhält. Die Gelegenheit bietet sich ja dem Chirurgen nicht selten bei Oberschenkelamputationen. Ich ging so vor, daß ich vor der Operation durch einen kleinen Schnitt den Peroneus, freilegte und in ihn eine intraneurale Injektion machte. Der Verlauf dieses Versuches ist ganz typisch: noch während der Injektion bläht sich der Nerv kolbenförmig auf und gewinnt ein etwas glasiges Aussehen. Wartet man dann aber nur wenige Minuten, so sieht man, wie diese kolbenförmige Aufblähung wieder verschwindet und schon rasch der Nervenstamm seine frühere Gestalt wieder annimmt. Man kann ihm nichts mehr ansehen. Die Behauptung von Finkelburg, daß diese intraneurale Injektion nur bei schrägem Einstechen unter das Perineurium möglich sei, kann ich nach meinen Erfahrungen nicht bestätigen. Es mag ja auch sein, daß der Ischiadikus des Hundes, an dem er seine Versuche anstellte, sich anders verhält, wie der Peroneus des Menschen. Ich stelle mir vor, daß sich die Lösung zwischen den Fasern verteilt und peripher und zentralwärts abläuft. Bis wir zur Alkoholinjektion schreiten, ist also die größte Menge der Flüssigkeit lange abgelaufen und von einer Verdünnung kann keine Rede sein. In diesem Sinne sprechen auch die reichlichen praktischen Erfahrungen, die Härtel und wir gesammelt haben, und die nie etwas von einem derartigen Einfluß haben nachweisen lassen.

Der Versuch verläuft im einzelnen wie folgt: Man legt in Lokalanästhesie 1—2 Tage vor der beabsichtigten Oberschenkelamputation in Lokalanästhesie durch einen 10 cm langen Schnitt, der in leicht s-förmigem Verlauf 4 cm oberhalb des Wadenbeinköpfchens beginnt, den Peroneus frei. Am oberen Schnittende wird zunächst durch eine Injektion von einigen ccm 4%iger Novokainlösung der Nerv ausgeschaltet. Dann erfolgt der Einstich der Nadel mitten in den Nerv und die Injektion von 1 Tropfen Tusche, um die Injektionsstelle zu fixieren. Jetzt wird der Alkohol injiziert und dann die Wunde, wenn es der Zustand des Beines erlaubt, durch Naht geschlossen. In einem Fall von Ca. auf der Basis eines Unterschenkelgeschwüres machte ich vergleichsweise zwei Injektionen, einmal mit schrägem, einmal mit senkrechtem Einstich. Ein Einfluß im Sinne Finkelburgs ließ sich makroskopisch nicht erkennen.

Ich bin auf diese Dinge etwas ausführlicher eingegangen, weil sie mir von prinzipieller Wichtigkeit zu sein scheinen. Wollen wir klare und einwandfreie Erfahrungen über die Wirksamkeit der Alkoholinjektion sammeln, so ist die probatorische Novokaininjektion unbedingt erforderlich.

Die Vorteile der probatorischen Novokaininjektion sind demnach folgende:

Erstens erspart sie dem Patienten einen unnötigen Schmerz. Wir wollen nicht vergessen, daß sich wohl kaum ein Patient zu dieser Behandlungsmethode entschließen würde, wenn er nicht schon so furchtbare Schmerzen auszuhalten gehabt hätte, daß ihm „alles einerlei" ist. So nimmt er dies angeblich Unvermeidliche ruhig hin, wenn man ihm nur hilft.

Zweitens gibt sie uns den Beweis in die Hand, ob wir sicher, wahrscheinlich oder sicher nicht intraneural injiziert haben. Auch Härtel sieht gegen Alexander den Beweis, daß es sich nicht um eine perineurale Injektion handelt, darin gegeben, daß die Anästhesie stets sofort im ganzen Trigeminusgebiet schon bei Injektion geringer Mengen eintritt. Dieser Effekt wird bei einer perineuralen Injektion niemals erzielt. Die intraneurale Injektion erzeugt in der Regel starke Parästhesien, muß unter ziemlichem Druck ausgeführt werden und läßt schnell eine totale Anästhesie im ganzen Astgebiet auftreten. Oft fast momentan, meist nach 2—3 Minuten ist schon eine volle Unempfindlichkeit eingetreten. Das gilt nicht nur für die 4%ige, das gilt auch für die 2%ige Lösung. Selbst bei der 1%igen geht es bei dünneren Nervenstämmen ziemlich rasch. Sitzt die Nadel wirklich gut im Nerven, so werden nach meinen Erfahrungen die Parästhesien im allgemeinen während der Injektion stärker. Besonders ausgesprochen ist das am 2. Ast und bei der Plexusanästhesie im Medianus. Mit einer wahrscheinlich intraneuralen Injektion rechnen wir dann, wenn alle Erscheinungen weniger ausgesprochen sind, es aber doch noch nach etwa 10—15 Minuten zur vollen Anästhesie kommt. Mit einer perineuralen Injektion haben wir zu rechnen, wenn etwa auftretende Parästhesien fast sofort wieder erlöschen, die Anästhesie $1/4$ Stunde und länger auf sich warten läßt und überhaupt kein vollständiger Ausfall der Schmerzempfindlichkeit eintritt.

Drittens danken wir der probatorischen Injektion Warnsymptome. So prüfen wir während der Injektion am zweiten Ast die Augenbewegungen und können ev. eine auftretende Abduzensparese oder Störungen von seiten des Auges bemerken. So sah Härtel in einem Falle nach der probatorischen Novokaininjektion eine Okulomotoriuslähmung auftreten. Er brach die Punktion ab in der Annahme, daß er sich in bedenklicher Nähe des Sinus cavernosus befinde, und wiederholte sie nach einigen Tagen mit Erfolg. Bei der Ganglioninjektion schützt sie uns vor einer intrazerebralen Alkoholinjektion: es treten Übelkeit, Schwindel, Nystagmus usw. auf. Auch bemerken wir sofort, wenn wir statt ins Foramen rotundum ins Foramen spheno-palatinum gekommen sind. Dem Patienten läuft die Lösung in den Hals. Bei der Mandibulareinspritzung warnt uns eine auftretende Fazialisparalyse und zeigt, daß wir die Nadel zu tief eingeführt haben.

Viertens gibt uns die Injektion nicht selten Aufschluß über die Logenverhältnisse sowohl der Nachbarschaft — Fazialisparalyse — als auch der Nervenstämme selbst. So habe ich oben schon das Übergreifen vom dritten Ast auf den ersten erwähnt.

Endlich, auch davon haben wir gelegentlich Gebrauch gemacht, erlaubt uns die Novokaininjektion ohne nachfolgende Alkoholinjektion hin und wieder zweifelhafte Fälle klarzustellen: die schwer auszuschaltenden funktionellen „Neuralgien". Ein guter Effekt spricht meines Erachtens für funktionelle Störung. In gleicher Weise sind unzuverlässige Angaben über die Ausdehnung einer nach Ausfall der Injektion sicher zu erwartenden Wirkung zu verwerten. Auch starkes „Anstellen" bei der Injektion spricht gegen echte Neuralgie. Der echte Neuralgiker ist „Kummer gewöhnt" und benimmt sich meist recht vernünftig. Das alles sind ja zwar keine bündigen Schlüsse, aber oft wertvolle Bestätigungen, wie wir selbst in einem Falle, bei dem wir von der Alkoholinjektion Abstand nahmen, erfahren konnten.

Alles in allem ist also die probatorische Novokaininjektion ein wertvolles Hilfsmittel, das zu erreichen, was wir erstreben und was uns einen sicheren Erfolg verbirgt: die Nadel mitten in den Nervenstamm oder ins Ganglion einzuführen.

3. Die Alkoholinjektion.

Viel hängt besonders bei der Ganglioninjektion von der Art und Weise ab, wie wir den Alkohol injizieren. Wir müssen den Alkohol ganz langsam, tropfenweise einspritzen, um seine Einwirkungen nicht über den Injektionsort hinauszutreiben. Daß das besonders bei der Ganglioninjektion bedenklich werden und zur Sprengung der abschließenden Bindegewebsräume führen kann, wurde schon mehrfach erwähnt. Auch beim dritten Ast ist besondere Vorsicht geboten, um eine Einwirkung auf den ersten zu vermeiden. Schlösser spritzt etappenweise ein. Er injiziert erst etwa $1/2$ ccm. Dann wartet er, um nach etwa einer Minute wieder $1/2$—1 ccm zu geben. Härtel sagt: „Der Alkohol wird tropfenweise in ganz kleinen Schüben injiziert. Die Kanüle wird nach jedem Stempeldruck etwas verschoben, um möglichst viele Teile des Ganglion zu treffen. Alexander stellt dieselbe Forderung. Injiziert wird 1 ccm. Wie vorsichtig man bei der basalen Injektion an den dritten Ast sein muß, zeigen die oben erwähnten Resultate Maiers. Weiter haben wir folgende in gleichem Sinne sprechende Beobachtung gemacht: Anästhesierung des dritten Astes nach Braun. Nach Eintritt der Anästhesie wird Alkohol vollständig schmerzlos injiziert (1 ccm). Gegen Ende der Injektion klagt Patient plötzlich über Schmerzen im ersten Ast, die als kurzer, ziemlich heftiger Anfall von ihm geschildert werden.

In einem anderen Falle haben wir bei einer Injektion in den dritten Ast nach Offerhaus, wobei allerdings 2,5 ccm Alkohol eingespritzt waren, eine Daueranästhesie der Kornea gesehen. Natürlich war auch das Gebiet des ersten Astes anästhetisch, während der zweite frei blieb. Noch ein Jahr später war das 1. und 3. Astgebiet ausgedehnt an- und hypästhetisch. Von manchen Autoren (Alexander, Dollinger) wird empfohlen, bei den peripheren Injektionen durch den Druck des neben die Nadel gesetzten Fingers die Verteilung des Alkohols in die Nachbarschaft zu verhindern. Es erscheint uns fraglich. ob man sich von dieser Maßregel viel Erfolg versprechen kann.

Nach beendigter Injektion wird die Nadel rasch herausgezogen und die Einstichöffnung jodiert, oder mit einem kleinen Heftpflaster verklebt. Schlösser betont, daß der Alkohol im Stichkanal zurücksickern könne und daß auf diese Weise Fazialislähmungen entstehen können. Das ist jedenfalls nur möglich. wenn man, wie er, Nadeln mit starkem Kaliber verwendet.

War die probatorische Injektion gut, so verläuft die Alkoholinjektion in der Regel vollständig schmerzlos, es sei denn, daß sich Fernwirkungen bemerkbar machen, die uns sagen. daß wir sofort mit der Injektion abzubrechen haben (Schmerzen im ersten Ast bei basaler Injektion in den dritten). Das leitet uns zu der Frage: Wieviel Alkohol ist zu injizieren? Auch für diese Frage sind uns durch Härtel exakte Grundlagen gegeben. Ich habe oben die allerdings anfechtbare Berechnung der Gangliongröße erwähnt. Wichtiger ist, daß seine Injektionsresultate bei der Ganglioninjektion beweisen, daß 1 ccm in günstigen Fällen genügt, um das Ganglion zu zerstören. Auch wir haben solche Fälle beobachtet, in denen noch nach Jahren im wesentlichen das ganze Gebiet einen sensiblen Ausfall zeigte. Übertragen wir dies auf die Äste, so müßte also diese Menge für diese schon zu groß sein. Freilich wissen wir nicht sicher, ob die Nervenfaser weniger empfindlich gegen eine Alkoholwirkung ist wie die Ganglienzelle. Mir erscheint das wahrscheinlich, da diese einen regeren Stoffwechsel hat und auch höher organisiert ist, womit bei allen Geweben ihre Empfindlichkeit gegen mechanische und chemische Schädigung zuzunehmen scheint. Immerhin dürfte bei der wesentlich geringeren Masse 1 ccm auch für den dritten Ast einen Maximalwert darstellen. Wir haben verschiedentlich mit gutem Erfolge weniger injiziert. Je mehr man sicher ist, daß die Nadel mitten im Nerven sitzt, mit um so geringeren Mengen kann man auskommen. $^1/_4$—$^1/_2$ ccm dürfte im allgemeinen die untere Grenze darstellen. 5 ccm, wie sie Maier unter Berufung auf Schlösser injiziert hat, beschwören die Gefahr unberechenbarer Nebenwirkungen und schwerer Narbenstörungen herauf.

C. Die Nachbehandlung.

Die peripheren Injektionen bedürfen keiner eigentlichen Nachbehandlung. Die Schwellungen, die nach Injektionen am ersten Ast auftreten, gehen in wenigen Tagen zurück und verlangen höchstens, wie die nach basalen Injektionen besonders beim zweiten Ast gern auftretenden Tiefenschwellungen, einen Prießnitz. Vorsichtig müssen die Patienten bei Ausschaltung des dritten Astes beim Essen sein, um sich nicht ihre anästhetische Zunge zu verletzen. Leichte Kau- und Schluckbeschwerden gehen ebenfalls meist rasch zurück. Auch nach den basalen Injektionen sollte man wenigstens für einige Stunden Bettruhe einhalten lassen. Auf die Notwendigkeit, bei der basalen Injektion des dritten Astes auf eine ev. auftretende Kornealanästhesie zu achten, habe ich schon hingewiesen. Da es aber nur bei anästhetischer Kornea zum Ulkus kommt, ist eine weitere Beachtung des Auges nicht notwendig. Auch wenn es nach der Ganglioninjektion nicht zur vollen Korneaanästhesie kommt, erübrigt sie sich. Nach der Ganglioninjektion verlangt Härtel eine Stunde Rückenlage; der Patient muß streng angehalten werden, sich nicht aufzurichten. Sofort nach der Injektion erhält der Patient einen Einstrich von Borsalbe ins untere Augenlid. Härtel hält es weiter für zweckmäßig, schon jetzt einen Tropfen einer $^1/_2\,^0/_0$igen Atropinlösung ins Auge zu geben. Das Auge selbst wird durch einen Uhrglasverband geschützt, den man sich aus einem Filzring, einem großen Uhrglas und Heftpflaster herstellt. Dabei muß der Ring an der Innenseite mit Heftpflaster beklebt sein, damit nicht die Fasern des Filzes als reizende Fremdkörper ins Auge gelangen. Weiter verlangt er für die Nachbehandlung Zimmeraufenthalt und Ruhe. Freihaltung von aller Beschäftigung, besonders Lesen und Schreiben und Sorge für leichten Stuhlgang. Der Uhrglasverband wird täglich gewechselt. Salbe zweimal täglich eingestrichen. Bei stärkerer Sekretion Auswaschung mit Borwasser oder physiologischer Kochsalzlösung. Nach 8 Tagen kann der Uhrglasverband durch eine gutschließende Automobilbrille ersetzt werden (Firma Meßter, Berlin, Friedrichstr. 43/49). Später bekommt der Patient eine Schutzbrille mit Muschelgläsern, die ständig weiter zu tragen ist. Neu auftretende konjunktivale Reizungen machen sofort wieder einen Uhrglasverband und Atropin notwendig. Bei drohender Keratitisgefahr empfehlen sich prophylaktische Einträufelungen von Äthylhydrokuprein als Spezifikum gegen Pneumokokken.

Wir sind bei der Nachbehandlung etwas einfacher vorgegangen und haben uns, von der rein exogenen Entstehung der Hornhautschädigung überzeugt, damit begnügt, einen Uhrglasverband anzulegen, der nach Möglichkeit in den ersten 8 Tagen nicht gewechselt wird. Bei unseren letzten Fällen haben wir lediglich einen Monokulus angelegt, den wir uns nach Art einer Automobilbrille haben anfertigen lassen. Allerdings muß man seines Patienten sicher sein, sonst tut man besser, den dichtklebenden Heftpflasterverband anzulegen.

D. Die Beurteilung des Injektionserfolges.

Nach der Injektion erwächst uns noch die wichtige Aufgabe, den erreichten Effekt sofort festzustellen und ihn in ein Schema einzuzeichnen. Freilich können wir aus dem Ausfallsgebiet noch keine definitiven Schlüsse ziehen, da es sich zum Teil nur um eine vorübergehende Lähmung der Ganglien- oder Nervenzellen handeln kann. Erst in den nächsten Tagen entscheidet es sich, was vorübergehende, was Dauerlähmung ist. So hat auch Härtel bei seinen Ganglioninjektionen in vielen Fällen ein Zurückgehen der Anästhesie in mehr oder minder großer Ausdehnung gesehen. Wir können aber seine Erfahrungen bestätigen, die in dem Satz Ausdruck finden: was an Anästhesie einige Tage nach der Injektion noch besteht, bleibt bestehen, es tritt eine Daueranästhesie ein. Das kann man bereits durch die erste Injektion im ganzen Trigeminusgebiet erzielen. Häufiger sind aber dazu nach Härtel zwei und ev. noch mehr Injektionen notwendig. Bemerkenswert ist die von Härtel festgestellte Tatsache, daß der Kornealreflex, wenn er einmal fehlt, nie wiederkehrt. Auch nach den basalen und peripheren Injektionen tritt ein gewisses Zurückgehen des anästhetischen Bezirkes ein. Doch liegen hier natürlich die Dinge anders wie nach einer Ganglioninjektion, da wir nicht das trophische Zentrum zerstören. Hier kann ein zunächst definitiv erscheinender Ausfall nach Wochen und Monaten sich durch Regeneration des Nerven zurückbilden, wie wir das häufig an Patienten bei Nachuntersuchungen nachweisen konnten. Freilich ist hier das Urteil oft schwierig. Wir wissen aus den schönen Beobachtungen von Krause und durch die Untersuchungen von Zander und Frohse, daß das Versorgungsgebiet der Kopfnerven stark in seiner Ausdehnung wechselt, zahlreiche Anastomosen vorhanden sind, und daß die Innervationsgebiete ineinandergreifen. So wird die erloschene Trigeminussensibilität von den Nachbarnerven übernommen. Nach Härtel setzt dieser teilweise Ersatz schon wenige Tage nach der Ausschaltung ein. Er hat dies daraus gefolgert, daß seine sofort nach der Injektion aufgenommenen Anästhesiebefunde stets größere Ausdehnung zeigten als die erst am 18. Tage aufgenommenen Befunde Krauses. Im gleichen Sinne sprach eine Nachinjektion, die wegen noch bestehender Parästhesien ausgeführt wurde. Hier zeigte es sich, daß das nach der ersten Behandlung konzentrisch eingeengte Anästhesiefeld durch die sicher gelungene zweite Ganglioninjektion in seiner Größe unbeeinflußt blieb.

Zweckmäßig erhält also jeder Patient nach der Injektion sein Schema, in das wir in den folgenden Tagen den eventuellen Rückgang des anästhetischen Feldes mit Datum eintragen.

Auch über das Verhalten der verschiedenen Gefühlsqualitäten hat Härtel Untersuchungen angestellt. Er fand ein gesetzmäßiges Verhalten insofern, als bei aufgehobener Schmerzempfindung wohl die Berührungsempfindung erhalten sein kann, nie dagegen umgekehrt. Die Temperatur verhielt sich dabei wie die Schmerzempfindung. das Druckgefühl ähnlich wie die Berührungsempfindung.

VI. Die Nachinjektion und Rezidivinjektion.
A. Die Nachinjektion.

Die Nachinjektion ist notwendig, wenn unsere Technik versagt hat oder ungenügend war. Dadurch unterscheidet sie sich prinzipiell von einer Neuinjektion wegen Rezidiv. Noch ein zweiter wichtiger Faktor unterscheidet sie von dieser. Sie ist zweifellos leichter, da sich noch keine feste Narben ausgebildet haben. So hält auch Koennecke die Gefahren einer erstmaligen Ganglioninjektion wahrscheinlich für sehr viel geringer. Er glaubt, daß sich narbige

Verziehungen besonders des Sinus ausbilden können, der dann auch bei richtiger
Nadelführung bei der Rezidivinjektion getroffen werden könne. Aus diesem
Gesichtspunkte heraus ist die Härtelsche Forderung berechtigt und verständlich, sie auch dann vorzunehmen, wenn das Versagen nicht an der subjektiven
Wirkung, sondern an dem Ausfallseffekt gemessen wird. Er sagt: „Zeigt sich
nach einigen Tagen ein Rückgang der Anästhesie, so wird die Injektion wiederholt, auch wenn der Patient keine Schmerzen hat, bis volle Daueranästhesie
gegen Nadelstiche und gegen Berührung im ganzen Trigeminusgebiet oder mindestens in den von der Neuralgie betroffenen Ästen eintritt. Man kann mit
Einschränkung die Richtigkeit dieses Standpunktes zugeben und wird doch
praktisch nicht immer in der Lage sein, ihn zu befolgen. Ist der Patient einmal
schmerzfrei, so entschließt er sich schwer zu einer neuen Injektion. Weiter
müssen wir immerhin bedenken, daß praktisch die Dinge so liegen, daß wir
es mit einer genetisch noch recht rätselhaften Krankheit zu tun haben und
es sichere Fälle gibt, bei denen auch bei unvollständigem sensiblen Ausfall
dauernde Rezidivfreiheit eintritt. Weitere Erfahrungen müssen zeigen, ob das
Rezidiv so häufig und sicher und die Rezidivinjektion unsicherer und gefährlicher sind, um diesen Standpunkt auch gegenüber dem Patienten voll vertreten
zu können. Noch ein Punkt fällt dabei schwer ins Gewicht. Hornhautschädigungen treten nach den bisherigen Beobachtungen nur auf,
wenn eine Daueranästhesie der Kornea bestehen blieb. So ist sehr
wohl der Fall denkbar, daß ein Patient, dem man nach den Härtelschen Prinzipien nachinjiziert, bei dieser Gelegenheit eine Daueranästhesie der Kornea
bekommt und damit Gefahr läuft, eine Hornhautschädigung zu bekommen.
Daraus folgt, daß man leichter den Patienten zu einer Nachinjektion nach
Härtel bestimmen kann, wenn er schon eine Daueranästhesie hat.

In seiner neuesten Veröffentlichung ist Härtel selbst von einer „fanatischen
Erzwingung" der Totalanästhesie zugunsten der Hornhaut abgegangen und
läßt es lieber auf ein Rezidiv ankommen. Er betont mit Recht, daß es das
Wesen der Injektionsbehandlung gegenüber der operativen verkennen hieße,
auf ihren Hauptvorteil ihre Wiederholbarkeit verzichten zu wollen. Wir haben
uns bisher wie die anderen Autoren von der Schmerzfreiheit des Patienten leiten
lassen und verschiedene Rezidivinjektionen in das Ganglion ausgeführt (s. unten).
Für die peripheren und basalen Injektionen liegen die Dinge insofern
im Prinzip anders, als wir hier ja nicht das trophische Zentrum zerstören,
also aus der ev. nicht auftretenden Daueranästhesie auch keine Schlüsse und
Indikationen für eine Neuinjektion ableiten können: der Prozeß kann ja weiter
zentral sitzen und dann nützt dem Patienten die periphere Daueranästhesie
nichts. Hier wird man sich also auch in erster Linie von den subjektiven Symptomen leiten lassen. Wechselnd sind die Angaben, wann man auf keinen Erfolg
mehr hoffen könne. Flesch läßt auf die erste periphere Injektion eine mehrtägige
Pause eintreten und injiziert dann aufs neue peripher oder intermediär. Den
tiefen Injektionen soll eine mehrwöchentliche Pause folgen. Laporte wiederholt gewöhnlich die Injektion nach 8 Tagen. Nach Ostwald sind zu einer
Kur meist 2—4 Injektionen nötig; Wiederholung nach 5—7 Tagen. Patrik
wiederholt gelegentlich nach 24 Stunden, meist nach 5—7 Tagen. Wir haben
Nachinjektionen gewöhnlich schon nach 2—3 Tagen vorgenommen und nur
bei der Ganglioninjektion länger (3—4 Tage) gewartet. Man wird sich um

so eher zu derselben entschließen, je weniger abgesehen von neuen Anfällen ein Ausfall eingetreten ist oder um so rascher bestehende Ausfälle zurückgehen. Die Hoffnung, daß vielleicht die Schädigung, die der Alkohol gesetzt hat, noch zu einem weiteren Untergang von Nervengewebe führen könne, bestätigt sich leider nicht. Ich habe verschiedentlich bei Nachprüfungen besonders darauf geachtet, aber wie andere Untersucher immer nur gefunden, daß das anästhetische Feld sich einengt. Wir lassen uns also nicht nur von den subjektiven Angaben leiten. Auch aus dem Verlauf und den Beobachtungen während der Injektion kann man Schlüsse ziehen. Hat man sicher eine intraneurale Injektion gemacht, wobei dann allerdings stets nach unseren Beobachtungen zunächst volle Anästhesie besteht, so wird man aus neuen Anfällen den Schluß ziehen dürfen, daß der Prozeß weiter zentral sitzt. Da ist also schon nach 2—3 Tagen eine Neuinjektion an der nächsten Etappe geboten. Bestehende Schwellungen und Hämatome machen naturgemäß ein längeres Abwarten notwendig, da solche selbstverständlich Reizerscheinungen auslösen können. Hat man schon während der Injektion den Eindruck, perineural injiziert zu haben, so wird man sich rasch zu einer Neuinjektion am gleichen Ort entschließen. Hier bietet ein Abwarten unseres Erachtens weder für den Patienten noch für den Arzt einen Vorteil.

Man muß also sagen, daß gerade die Frage der Nachinjektion noch eingehender Studien bedarf, um an der Hand genau kontrollierter Fälle klare Indikationen zu gewinnen.

Die Technik derselben gleicht im wesentlichen der der Erstinjektion. Oft geht sie leichter, in anderen Fällen wieder haben wir mehr Schwierigkeiten. Die Literatur bietet in dieser Hinsicht keine Ausbeute. Wir selbst haben selten Nachinjektionen am gleichen Ort gemacht.

B. Die Rezidivinjektion.

Von den Nachinjektionen sind die Rezidivinjektionen zu scheiden. Zunächst bedarf der Begriff des Rezidivs einer kurzen Besprechung. Wir müssen die echten Rezidive von den Scheinrezidiven Lexers und den Fernrezidiven Härtels trennen. Beim echten Rezidiv kommt es durch Regeneration zum Wiedereintritt der Leitfähigkeit und damit zum Auftreten erneuter Schmerzanfälle. Beim Scheinrezidiv treten trotz erhaltener Anästhesie aufs neue wieder Schmerzen in demselben Gebiet auf. Die Ursache ist entweder eine psychogene, oder sie liegt weiter zentralwärts von der Zerstörungsstelle, nach Ganglionzerstörung also in krankhaften Veränderungen der zentralen Bahnen. Bei den Fernrezidiven bleibt zwar das Gebiet des ursprünglich erkrankten Nerven frei, es kommt aber zum Übergreifen auf benachbarte Gebiete (Zervikalnerven), oder der Prozeß springt auf den Trigeminus der Gegenseite über. Endlich hat Garrè eine Form des Rezidivs beschrieben, bei dem es trotz vollständiger Exstirpation des Ganglions zur Regeneration der peripheren ebenfalls schon vorher resezierten Äste kam. Er nimmt an, daß die Schmerzreize durch anastomosierende Nerven (Fazialis, Glossopharyngeus) vermittelt werden. Einen ähnlichen Fall beobachtete auch v. Saar.

Die Rezidivinjektionen verlaufen wie die Erstinjektionen. Nur muß man sich von vornherein auf größere Schwierigkeiten gefaßt machen. Sehr häufig hat sich Narbengewebe ausgebildet, in dem wir vergebens die charakteristischen

Parästhesien auszulösen versuchen. Doch ist das durchaus nicht immer der Fall. Immer muß man darauf gerichtet sein, den Injektionsort eine Etappe weiter zurückzuverlegen, muß also nach basaler Injektion mit einer Ganglioninjektion rechnen und seine Vorkehrungen danach treffen.

Die Hoffnung, durch rücksichtsloses Injizieren größerer Alkoholmengen in die Narbenmassen herein eine Wirkung zu erzielen, ist trügerisch und überläßt nicht selten — ev. nach einem rasch vorübergehenden Scheinerfolg — nur dem nächsten Operateur, an den sich der verzweifelte Kranke wendet, die Aufgabe, mit der dann noch schwierigeren Situation fertig zu werden. Wir haben das „zweifelhafte Vergnügen" gehabt, verschiedene solche Kranke behandeln zu müssen.

Man wäge also genau ab, ob eine erneute Injektion an gleicher Stelle indiziert ist, und ob man nicht besser tut, sofort die nächste Etappe zu wählen.

VII. Gefahren und ihre Vermeidung.

A. Die Gefahren der Ganglioninjektion.

Nach zwei Richtungen hin drohen uns bei der Ganglioninjektion direkte Gefahren: 1. die Lösung kann in die Schädelhöhle dringen — aus der extraduralen Injektion wird eine intradurale — und 2. wir können mit dem Sinus cavernosus in Konflikt kommen. Beides kann schwere Folgen nach sich ziehen, wie Literaturberichte zeigen. Es erscheint uns aber nicht richtig, daraus weitgehende Folgerungen gegen diese noch junge Methode abzuleiten.

1. Intradurale Injektionen.

Die jetzt ausgebaute und reichlich studierte Methode schützt wohl gegen Komplikationen von seiten der Meningen. Der eine von Härtel beschriebene Meningitisfall ereignete sich bei der Lokalanästhesie, wo die stark bakterizide Kraft des Alkohols nicht einwirken konnte. Vor allem aber handelte es sich hier um ein unseres Erachtens nicht einwandfreies Operationsgebiet, wie ich schon oben erwähnte (malignen Tumor). Entschließen wir uns also in solchen Fällen wegen unerträglicher Schmerzen zur Injektion, so müssen wir damit rechnen und werden ja auch letzten Endes damit unserem Kranken nur einen Dienst erweisen. Einen zweiten, gleichgearteten Fall hat nach brieflicher Mitteilung an Härtel Coenen erlebt. Schwerere meningeale Reizerscheinungen, wie Härtel, Pussep und auch wir sie gelegentlich gesehen haben, sind vermeidbar, wenn man 1. stets eine probatorische Novokaininjektion macht, 2. nur ganz langsam, tropfenweise injiziert und 3. nicht über ein Maximum von 1—1$^{1}/_{2}$ ccm Alkohol hinausgeht. Treten schon bei der Punktion Blutung oder nach der Novokaininjektion leichte zerebrale Reizerscheinungen auf, so wird man gut tun abzuwarten und ev. die Injektion zu verschieben. Unsere Fälle, bei denen es zu solchen Reizerscheinungen kam, sind Fälle der ersten Zeit, wo wir bis zu 2 ccm Alkohol injiziert haben. Härtel erlebte unter 25 Ganglioninjektionen nur einmal, daß Liquor aus der Nadel kam; Folgen für die Injektion hatte das nicht. In einem anderen Falle trat nachmittags einmaliges Erbrechen und Kopfschmerzen auf. Es muß sehr zweifelhaft erscheinen, ob das Folge einer intrakraniellen Reizung ist. Während der Injektion bot Patient keine darauf hinweisende

28

Erscheinungen. Nur trat eine Hyperämie der ganzen Kopfseite auf, so daß
man immerhin mit der Möglichkeit rechnen muß, daß Spuren der Lösung eingedrungen sind. Dagegen scheint es mir nicht zweifelhaft, daß das oben erwähnte
Auftreten von Nystagmus, was wir nach der probatorischen Novokaininjektion
erlebten, auf eine Vestibularisreizung hindeutet. Ein „unheimliches" derartiges Ereignis erlebte Flesch anläßlich einer Injektion ins Foramen ovale
von der Incisura coronoidea aus. Er versuchte möglichst tief ins Foramen ovale
einzudringen, überschritt die Injektionstiefe und injizierte 2 ccm 90%igen Alkohols. Plötzlich trat ein recht intensives Schwindelgefühl mit der Neigung nach
rechts zu stürzen auf. Dabei deutlicher Nystagmus horizontalis nach links,
nebst vorübergehender Amaurose und Pulsbeschleunigung. Nach 10 Minuten
schwanden die Erscheinungen und Patientin wurde von ihrer Neuralgie ohne
üble Folgeerscheinungen geheilt. Flesch glaubt, daß es durch brüske Injektion
zu einer Durareizung, die diese Erscheinungen reflektorisch ausgelöst habe,
gekommen sei. Nach unseren heutigen Kenntnissen müssen wir wohl annehmen,
daß er eine Ganglioninjektion gemacht hat, bei der der Alkohol durch den
Porus trigemini in die Schädelhöhle getrieben wurde und den rechten Nervus
vestibularis getroffen hat. Auch der Optikus scheint ja in Mitleidenschaft
gezogen zu sein.

Ich möchte bei dieser Gelegenheit erwähnen, daß sich in unseren Krankengeschichten in zwei Fällen verzeichnet findet, daß bei der Nachuntersuchung
die Patienten die Angabe machten, auf der injizierten Seite sei seit der Zeit
der Injektion das Augenlicht schwächer geworden. Ich lasse dahingestellt,
ob es sich tatsächlich um ein in-Mitleidenschaft-Ziehen des Optikus handelt
oder um zufällig auf diesem Auge eher hervortretende Alterserscheinungen,
da es sich in beiden Fällen um alte Patienten gehandelt hat.

Über die Erscheinungen, die eine intradurale Novokaininjektion macht,
sind wir ja schon seit der ersten Veröffentlichung Härtels informiert: es treten
Übelkeit, Erbrechen, Schwindelgefühl, Ohnmacht, Pulsbeschleunigung, leichte
Benommenheit, Somnolenz, heftige Kopfschmerzen auf. Wir sahen in einem
Fall leichten und rasch vorübergehenden Nystagmus. Auch hohes Fieber mit
leichter Nackensteifigkeit und geringer Trübung des Liquors sind beobachtet.
Härtel faßt diese Erscheinungen als Ausdruck einer aseptischen Meningitis
auf durch unvorsichtige oder zu häufige Punktionen. Er hält sie für vermeidbar,
wenn man eine Injektion nicht forciere, mehrmaliges und zu tiefes Eingehen
ins Ganglion sowie Nachinjektionen bei unvollständiger Anästhesie vermeide.
Weiter sind die Injektionen im Liegen vorzunehmen und Aufrichten ist während
der nächsten Stunde zu vermeiden. Die Novokainmenge darf 1,5 ccm 2%iger
Novokainsupratreninlösung, die des Alkohols 1 ccm nicht übersteigen, plötzlicher Überdruck ist durch tropfenweises Injizieren zu vermeiden. Auch plötzliches Aufrichten ist gefährlich, da dadurch die Lösung durch den Porus trigemini in die hintere Schädelgrube angesaugt werden könne, wodurch Intoxikationserscheinungen und durch eine Vagusreizung Erbrechen erregt werden könne.
Welch eigenartige Erscheinungen eine intradurale Novokaininjektion auslösen
kann, sah Härtel bei seinen Vorversuchen zur Ganglionanästhesierung.

Es wurden einem Patienten in das freigelegte Ganglion 4 ccm einer 2%igen Novo-
kain-Suprareninlösung eingespritzt. Nach einigen Minuten trat Übelkeit und Brechreiz
auf. Dann verfiel Patient in einen Schlafzustand, aus dem er erst eine halbe Stunde nach
Operationsbeendigung erwachte.

Bemerkenswert ist, daß dieser Zustand nicht von der Art des Injektionsmaterials abhängt, wie die Beobachtungen Breslauers lehren, der sie im Tierexperiment auch nach Kochsalzinjektionen auftreten sah. Wir haben in einem Fall auf Injektion von 1 ccm 4%iger Novokainlösung einen eigentümlichen Zustand von leichter Bewußtlosigkeit und Krampferscheinungen in Arm und Bein der Gegenseite gesehen. Nach 2 Minuten war alles wieder vorüber. Die Alkoholinjektion verlief ohne Zwischenfall. Ebenso die nach 2 Tagen wegen ungenügenden Erfolges notwendige neue Ganglioninjektion. In einem anderen Fall hatten wir 3 Tage lang anhaltende Kopfschmerzen und Erbrechen. In einem Falle trat 2 Tage lang Übelkeit und Erbrechen auf. Zugleich gab Patient an, daß er seit der Injektion nicht mehr so gut auf dem Ohre hören könne und an subjektiven Geräuschen leide. Daß diese Störung Folge einer zentralen Akustikusschädigung sei, ist möglich aber vielleicht deshalb wenig wahrscheinlich, weil bei der kurz vorher ausgeführten ersten, queren Injektion infolge außergewöhnlicher Schwierigkeiten offenbar die Tube angestochen wurde, da Patient aus dem Ohre blutete und Ohrenschmerzen und Ausfluß bekam.

Die Frage, welche Störungen dem Novokain, welche dem Alkohol zuzuschreiben sind, ist meiner Meinung nach dahin zu beantworten, daß vor allem lang anhaltende Beschwerden dem Alkohol zur Last zu legen sind. Gewöhnlich dauert es einige Tage, bis die Störungen zurückgehen. So in dem erwähnten Falle von Pussep und in unserem. Geklärt ist die Frage noch nicht.

2. Schädigungen des Sinus, des Auges und der Augenmuskeln.

Wie steht es nun mit der Verletzung des Sinus cavernosus? Härtel hat schon darauf hingewiesen, daß sie bei dem queren Vorgehen nach Harris leicht erfolgen könne, und hält sie bei achsengerechter Einführung der Nadel nach seiner Methode für unwahrscheinlich. Betrachtet man jedoch die oben beschriebenen anatomischen Grundlagen, nach denen der Sinus unter das Ganglion herunterreicht, so wird man sich sagen müssen, daß, wenn die Nadel dicht entlang der Unterwand des Canalis ovalis gleitet, es sehr wohl zu einem Anstechen kommen kann. Auch Loewy hält auf Grund seiner Leichenversuche eine Sinusverletzung für möglich. Koenecke betont, wie schon erwähnt, daß auch vorhergehende Einspritzungen durch narbige Verziehungen des Sinus Bedingung zur Verletzung abgeben können. Er glaubt, daß sich so eine von ihm beobachtete Amaurose erkläre. Er nimmt an, daß der in den Sinus eingedrungene Alkohol eine Thrombose erzeugt habe. Der Fall ist kurz folgender:

Ganglioninjektion wegen Rezidiv nach Ganglioninjektion. Einführung der Nadel nach den Härtelschen Vorschriften. Bei 6 cm mäßige Schmerzen im Unterkiefer. ½ ccm 1%ige Novokainlösung. Der Schieber wird 1½ cm zurückgestellt und die Nadel unter geringem Widerstande vorgeschoben: heftiger Schmerz im Gebiet des zweiten Astes. ½ ccm Novokain-Suprarenin: die rechte Gesichtshälfte wird anästhetisch, der Korneareflex ist aufgehoben, was allerdings erst nach einigen Minuten eintritt. Injektion von ½ ccm Alkohol 80%ig. Kein Blut aus der Nadel. Nachmittags bestehen heftige Kopf- und Augenschmerzen. Am nächsten Morgen ist die Konjunktiva injiziert, tränt und ist stark entzündlich verändert. Es besteht völlige Amaurose. leichter Exophthalmus, Bewegungsbeschränkung des Auges nach allen Richtungen und Unmöglichkeit, die Lidspalte zu öffnen. Im weiteren Verlauf gehen die Reizerscheinungen allmählich zurück, so daß der Befund ½ Jahr später folgendes ergibt: rechtes Auge blaß, Hornhaut klar, Iris stark atrophisch und mit massenhaften, feinen Pigmentpunkten besät. Pupille unregelmäßig und von organisiertem Exsudat vollkommen ausgefüllt.

Diese Erscheinungen sind nach Koenecke schwer zu deuten. Eine direkte Verletzung der Sehbahn ist anatomisch ausgeschlossen. Eine Embolie der Arteria centralis retinae ist an sich unwahrscheinlich und erklärt das Krankheitsbild nicht. Eine Diffusion der an sich geringen Menge Alkohols in den Arachnoidealraum erklärt die isolierte Augenstörung nicht. Eine starke Blutung durch Verletzung der Arterie oder Vene erklärt wohl die Erblindung, hätte aber zerebrale Symptome, besonders Druckerscheinungen machen müssen. Auch würde sie nicht den heftigen Reizzustand des Auges erklären. Er nimmt also eine Injektion von Alkohol in den Sinus oder auch seine Wand an und weist darauf hin, daß schon Winiwarter die stark koagulierende und entzündungserregende Eigenschaft des Alkohol in der Blutbahn beschrieben habe.

Er glaubt nicht, daß dieser Unglücksfall geeignet ist, das Härtelsche Verfahren in Mißkredit zu bringen. Wählt man, wie auch Härtel will, nur die schwersten Fälle von Trigeminusneuralgie aus, so ist selbst der Verlust des Auges in Kauf zu nehmen, zumal diese Gefahr bei erstmaliger Injektion viel geringer ist. Auch sind die Gefahren der Ganglionexstirpation ungleich größer. Einen zweiten, in mancher Hinsicht ähnlichen Fall von Erblindung beschreibt Neugebaur.

Hier erfolgte aus der Kanüle bei der Punktion eine starke, hellrote, in starken Stößen spritzende Blutung. Die Kanüle wurde etwas zurückgezogen, worauf die Blutung stand und nach Einspritzung von Novokainlösung der Kornealreflex verschwand. Darauf wurde 1 ccm 80%iger Alkohol eingespritzt. Unmittelbar nach Entfernung der Nadel ist der Bulbus stark vorgetrieben, beide Augenlider sind mächtig und prall geschwollen. Am nächsten Tage ist die Pupille weit und reaktionslos, das Auge fast erblindet, der Bulbus bewegungslos und von starken konjunktivalen Hämatomen bedeckt. Dazu war der rechte Abduzens völlig gelähmt. Während diese Lähmung wieder schwand, blieb die Amaurose bestehen. Nach augenärztlicher Meinung handelt es sich um eine Kompression des Sehnerven durch eine schwere Blutung in die Optikusscheide.

Verfasser glaubt, daß es sich um eine, von Härtel beschriebene Anomalie im Verlauf der Trigeminusachse gehandelt habe. Ist die Achse des Foramen ungewöhnlich flach oder die hintere, innere Umrandung derselben sehr niedrig, so kann die Nadel auch bei vorschriftsmäßigem Weg in die Karotis an der Stelle eindringen, an welcher dieselbe das Felsenbein in der Richtung nach dem Schädelinnern oben verlassen hat. „Die große anatomische Variabilität dieses Gebietes hat somit den falschen Weg und damit den unglücklichen Ausgang verschuldet. Gegenüber dem Koeneckesschen Fall, der auf der gleichen anatomischen Grundlage beruhe, sei die Pathogenese der Erblindung eine ganz verschiedene. Koenecke verletzte nur den Sinus, hier wurde auch die darin verlaufende Karotis angestochen. Bei Koenecke bildeten sich die Erscheinungen langsam und unter starken Schmerzen und Entzündungserscheinungen aus. Hier kam es zu einer relativ reizlosen, akuten Erblindung Eine schwerste Neuralgie rechtfertigt nach Neugebaur trotz der Gefahr fürs Auge die Alkoholinjektion, verbiete jedoch die Ganglioninjektion zum Zwecke der Anästhesierung.

Auch wenn man diese letzte Konsequenz nicht ziehen will, wird man aus diesem Fall doch vielleicht die strikte Befolgung der oben schon erwähnten Regel ableiten, auch im Falle einer Blutung aus der Nadel die Punktion abzubrechen und jedenfalls erst einmal zuzuwarten, ob sich irgend bedenkliche Erscheinungen bemerklich machen. Vielleicht hätte die traumatische, arteriovenöse Fistel, die hier durch die Punktion anscheinend erzielt wurde, weniger schwere Folgen für das Auge gehabt, wenn weitere Eingriffe unterblieben wären.

Eine weitere nach Härtels und unseren Beobachtungen anscheinend bedeutungslose Störung ist die Einwirkung auf den Sympathikus, die sich meist recht rasch wieder ausgleicht. So kommt es zu einer leichten Miosis mit Verengerung der Lidspalte, in ausgeprägten Fällen zur Hyperämie der Konjunktiva. Letztere, die vielleicht bedeutungsvoll für die Genese der Hornhautschädigung werden könnte, sahen wir bei der Ganglioninjektion nie, dagegen noch kürzlich bei einer Injektion an den zweiten Ast Härtel hat auch eine vorübergehende Mydriasis gesehen.

Endlich können, wie Literaturberichte zeigen, Augenmuskellähmungen auftreten. Meist wird der Abduzens befallen. Wir sahen einen Fall, der wie zehn von Härtel beobachtete und in einigen Tagen bis Wochen zurückgehende Fälle, in Heilung auslief. Einmal veranlaßte eine bei der probatorischen Novokaininjektion auftretende Okulomotoriuslähmung Härtel, von der Alkoholinjektion abzusehen und die Punktion zu wiederholen.

Die Bedeutung dieser Störung, die man ja auch bei der operativen Behandlung und vor allem auch bei den basalen Injektionen gesehen hat, ist also bei der anscheinend guten Prognose keine große. Immerhin waren es gerade Störungen von seiten der Augenmuskeln, besonders aber von seiten des Auges, die immer wieder den Anlaß zu Lokalisierungsversuchen gaben.

B. Die Lokalisierung des Alkohols im Ganglion.

Da bei der operativen Therapie seit langem Versuche unternommen sind, durch partielle Resektionen die Gefahren einer Hornhautschädigung zu vermeiden oder auf Grund irriger Voraussetzungen, wie Krause schon gezeigt hat, durch Durchschneidung der sensiblen Wurzel unmöglich zu machen — nichts spricht mehr zugunsten der traumatischen Theorie der Keratitis als dieser erfolglose Versuch — war es nur folgerichtig, wenn man auch bei der Alkoholinjektion eine Lokalisierung erstrebte. Schon Harris, der über die erste erfolgreiche Ganglioninjektion berichtete, hat sich mit dieser Frage beschäftigt. Er ging empirisch vor, indem er tropfenweise solange den Alkohol injizierte, als noch der Kornealreflex vorhanden war. Doch konnte er selbst in einem seiner Fälle eine Kornealschädigung nicht vermeiden. Härtel betont, daß dieses Vorgehen schon daran scheitert, daß bereits nach dem ersten Tropfen Alkohol eine Daueranästhesie auftreten kann. Weiter hat Grinker Versuche unternommen, um eine Hornhautschädigung zu vermeiden. Er führt die Nadel statt $1\frac{1}{2}$ nur 1 cm weit in den Schädel ein. Ob das einen sicheren Erfolg gewährleistet, bleibt abzuwarten. Kann es doch schon nach Injektionen in den dritten Ast zur Mitbeteiligung des ersten Astes kommen.

Daß trotzdem schon bei nur mechanischer Reizung durch die Nadel eine gewisse Lokalisation im Ganglion nachweisbar ist, lehrten die Beobachtungen Härtels. Er zeigte, wie bei allmählichem Hochschieben der Nadel Schmerzen oder Parästhesien der Reihe nach im dritten, zweiten, ersten Ast auftraten. Auch bei der Alkoholinjektion wechselten die Schmerzäußerungen des Patienten beim Vorschieben und Zurückziehen der Nadel oft in ganz kleinen Bezirken. So wurden der Reihe nach z. B. Stirn, Auge, Nase, Oberkiefer, Unterkiefer angegeben. Auch konnte man an der auftretenden Anästhesie das Gleiche feststellen. Auch die von ihm, uns und anderen beobachteten isolierten Anästhesien sprechen in gleichem Sinne. Byrnes stellte bei partiellen Ganglion-injektionen die interessante Tatsache fest, daß die obere und untere Hornhaut-hälfte eine gesonderte Innervation besitzen. Er glaubt die Kornealfasern durch eine fraktionierte Injektion schonen zu können. So hält er auch unter Schonung der motorischen Fasern eine doppelseitige Injektion für möglich. Anderenfalls müsse man ihnen Zeit zur Regeneration geben. Auch wir haben gesehen, daß bei einer Injektion nach Härtel, wobei wir, um nur den dritten Ast zu treffen, die Nadel ein wenig zurückzogen, nur der zweite und dritte durch die Novokaininjek-tion ausgeschaltet wurde. Leider fielen dann aber durch die nachfolgende Alkohol-injektion alle drei Äste aus. Systematisch und methodisch verwertbare Resul-tate daraus abzuleiten, war aber auch Härtel trotz seiner Versuche nicht gelungen. Es ist ja theoretisch klar, woran sie scheitern müssen: wir kennen trotz der Untersuchungen von Simons zu wenig von der inneren Struktur des Ganglions. Noch wichtiger aber ist, daß wir weder die mechanischen noch die physikalischen Bedingungen kennen, unter denen sich der Alkohol im Ganglion verteilt. Nach May nimmt wie erwähnt der Alkohol seinen Weg zwischen den Hüllen des Ganglions, wobei weniger die Zellen des Ganglion selbst, als die Trigeminuswurzel der Wirkung ausgesetzt sei. So fand er besonders hier Degenerationserscheinungen. Härtel glaubt, daß es vielleicht einmal mit stärker als Alkohol wirkenden Mitteln gelingen könne, lokale Zerstörungsherde im Ganglion zu erzeugen. Dabei bleibe es aber immer noch fraglich, ob eine solche partielle Zerstörung Rezidivfreiheit gewährleiste. Zwar habe er eine Anzahl von Patienten, bei denen trotz partieller Zerstörung bisher kein Rezidiv eingetreten sei. Da aber nach den Erfahrungen von Garrè, Perthes u. a. die Regenerationskraft zerstörter Trigeminusstämme eine außerordentlich hohe sei, erscheine es ihm zweifelhaft, ob diese Fälle auch dauernd rezidivfrei bleiben würden. Da man den Ganglioninjektionen meines Erachtens gegenüber den basalen und peripheren keine Sonderstellung einräumen kann, ist diese Frage durch Literaturberichte schon im positiven Sinne entschieden. Auch wir haben Fälle, die trotz unvollständiger Zerstörung lange Jahre rezidivfrei geblieben sind. Das gilt sowohl für die peripheren, als auch für die basalen und intra-kraniellen Injektionen. In seiner neuesten Arbeit ist Härtel zu einem anderen Resultat gekommen. Er hat seine Versuche fortgesetzt und glaubt jetzt durch geeignete Punktionstechnik eine Einzelanästhesie des dritten und zweiten Astes erzielen zu können. Nur in den ja nicht häufigen Fällen, in denen auch der erste Ast an den Schmerzen teilnimmt, ist ohne Rücksicht auf die Kornea eine volle Anästhesierung des Ganglions anzustreben. Daraus ergibt sich die oben beschriebene Modifikation seiner Punktionstechnik je nach dem erstrebten Endziel.

Ganz indiskutiert bleibt bei der Rezidivfrage der Standpunkt von Krause, der auf die Bedeutung der Wurzel für die Rezidive hinweist. Er entfernt stets ein möglichst großes Stück derselben bei der Ganglionexstirpation, und wenn ihm dies einmal nicht ganz gelungen sei, so halte er auch ein Rezidiv für möglich. Mit diesem Standpunkt ist nach zweierlei Richtungen hin nichts gewonnen. Erstens wissen wir nichts darüber, wieweit bei den Alkoholinjektionen die Wurzel in Mitleidenschaft gezogen wird. Härtel weist mit Recht in der Diskussion darauf hin, daß gerade die Untersuchungen von May gelehrt haben, daß sich an ihr besonders starke Degenerationserscheinungen fanden, jedenfalls stärkere, wie im Ganglion selbst. Zweitens aber, und das scheint mir noch wichtiger, schiebt das die ganze Rezidivfrage nur ein Stück weiter zurück. Krause entfernt bestenfalls auch immer nur ein Stück des zentralen Endes und die Behauptung, daß jenseits einer beliebigen Stelle bis zur Großhirnrinde Rezidive nicht ausgelöst werden könnten, entzieht sich des Beweises, besonders seit wir wissen, daß es zentral ausgelöste Schmerzen gibt. Ich kann hier auf die noch durchaus ungeklärte Literatur dieses Punktes nicht eingehen und weise nur wegen des hohen theoretischen, diagnostischen und pathogenetischen Wertes solcher Beobachtungen darauf hin.

C. Die Keratitis neuroparalytica.

Eng mit der Lokalisationsfrage verknüpft ist die Frage der Hornhautschädigung. Die zahlreichen Erfahrungen, die man durch die Alkoholinjektionen sammeln konnte, haben auch zur Klärung dieser Frage beigetragen. Härtel hat sich hier in einer ausführlichen Besprechung der Theorien und in der Festlegung einer Anzahl Tatsachen verdient gemacht. Unter seinen Fällen kam es nur dann zur Hornhautstörung, wenn eine Daueranästhesie der Hornhaut erzielt wurde. Auch Fälle mit Hypästhesie der Kornea blieben stets frei von dieser Komplikation. Daraus erhellt die hohe Bedeutung, die der Anästhesie bei der Entstehung der Hornhautschädigungen zukommt. In gleichem Sinne sprechen seine weiteren Erfahrungen. Seine sämtlichen ambulant behandelten Fälle, die zum Teil ungenügenden, zum Teil unzweckmäßigen Schutzmaßregeln (Salbenverband!) unterzogen waren, bekamen leichtere oder schwerere Erscheinungen von Keratitis (5 Patienten). Im Gegensatz dazu bekam von 9 Patienten, die in der Klinik nachbehandelt waren, keiner eine Keratitis mit Ausnahme eines, der zu früh die stationäre Behandlung verließ und eine lange Eisenbahnfahrt antrat (ausgeheilt). Charakteristisch ist auch der Verlauf bei den 5 Keratitisfällen: Zwei, die von Anfang an in sachgemäßer Behandlung standen, heilten einmal zur Norm, einmal mit geringfügiger Makula aus. Drei Fälle, die die Behandlung ihres beschwerdefreien Leidens vernachlässigt hatten, nahmen einen ungünstigen Ausgang, zweimal Leukom, einmal bei komplizierendem Diabetes Hypopyonkeratitis, die die Enukleation nötig machte.

Härtel folgert daraus, daß die Nachbehandlung einen Hauptfaktor in der Prophylaxe der Hornhautschädigungen darstellt. Unsere Erfahrungen sind völlig gleichlautend. Wir standen von Anfang an auf dem Standpunkte, daß das Hornhautgeschwür eine traumatische und nicht eine trophische Genese habe. Wir haben daher stets stationär und mit sofort angelegtem Uhrglasverband behandelt, und zwar als einzigstem Behandlungsfaktor. Dabei sahen wir nie eine Hornhautaffektion auftreten. Nur in einem Fall kam es in ganz charakteristischer Weise zu einer stärkeren Konjunktivitis. Die Patientin hatte sich eigenmächtig ihren Uhrglasverband entfernt. Gegen Spätschädigungen ist natürlich die Hornhaut immer gefährdet, weil sie anästhetisch ist und kleine Verletzungen unbemerkt bleiben. Immerhin nimmt die Empfindlichkeit nach der ersten Woche ab. Kommen aber die Patienten aus dem Krankenhause heraus und unter ungünstige äußere Verhältnisse und vernachlässigen den Schutz ihres Auges, so kommt es sekundär, wie wir es in einem Falle erlebten, zur Schädigung.

Krause erwähnt eine Müllersfrau, die in ihrer staubigen Mühle blieb und ihr Auge verlor. Hier war allerdings eine begleitende Fazialislähmung Mitbedingung. Es ist klar, daß ein mangelhafter Lidschluß eine neue und wesentliche Schädigung darstellt.

Die Bedeutung der Daueranästhesie für die Entstehung der Hornhautschädigung beleuchtet auch eine Untersuchung von Köllner, der die operativ behandelten Fälle der Berliner chirurgischen Klinik nachuntersuchte und fand, daß von 12 Fällen 10 mit Daueranästhesie alle eine Hornhautschädigung hatten, während 2 mit nicht anästhetischer Kornea dauernd gesund blieben. Köllner schließt deshalb, daß sie auf traumatischer Basis durch Epithelläsionen entstehen, daß diese vermeidbar und wenn sie aufgetreten, heilbar sind.

Ich kann hier nicht in die Besprechung der acht von Härtel aus der Literatur zusammengestellten Theorien über die Genese der Hornhautschädigung eingehen. Nur die von Simons auf der Wilbrand-Saengerschen Theorie aufgebauten Anschauungen muß ich erwähnen, da sie enger mit dem Thema zusammenhängen. Simons glaubt, zum Teil auf Grund der an dem Härtelschen Material angestellten Nachuntersuchungen, daß gerade unvollständige Zerstörungen des Ganglions durch die Erzeugung von Reizzuständen in den erhalten gebliebenen Nervenfasern die Entstehung der Keratitis begünstigen. Härtel hat auf Simons Rat seine Alkoholdosen erhöht, um dadurch eine vollständigere Zerstörung des Ganglions zu erzielen. Als Stütze dieser Anschauung lag die Tatsache vor, daß der einzige Fall einer Untersuchungsreihe, der eine vollständige Zerstörung des Ganglions nachweisen ließ, keine Keratitis bekommen hatte. Die Beweiskraft dieses Falles fällt aber, da er, wie Härtel erwähnt, 9 Monate später eine schwere Keratitis bekam. Weiter sind doch viele Fälle von unvollständiger Trigeminusanästhesie von der Keratitis verschont geblieben und alle Fälle, bei denen es nur zu einer Hypästhesie der Kornea gekommen war. Das sind sehr wesentliche Faktoren, die gegen die Wilbrand-Saengersche Theorie sprechen. In diesem Sinne spricht auch, daß Härtel kein gesetzmäßiges Auftreten der Hornhautschädigung nachweisen konnte, sondern daß sie sich ganz gewöhnlich auf Gelegenheitsursachen zurückführen läßt. Besonders bedenklich sind in diesem Sinne Eisenbahnfahrten. Wie schon Krause betont hat, sind allerdings die ersten 8 Tage die gefährlichsten. Dem Auftreten des Ulkus gehen heftige objektive Reizerscheinungen in Gestalt von hochgradiger Injektion, schleimig-eiteriger Sekretion und Pupillenveränderung voraus. Dazu kommt es zur Austrocknung der Hornhaut und gelegentlich trotz bestehender Anästhesie zu Klagen über Augenschmerzen. Meist fehlen subjektive Störungen.

Endlich möchte ich noch einmal darauf hinweisen, daß man nicht im Vertrauen auf die trophische Theorie bei basalen Injektionen die Beachtung des Auges vernachlässigen darf. Auch hier kann es zur Kornealanästhesie kommen und es ist nur eine Frage der Zeit, bis der erste Patient mit einer solchen Daueranästhesie sein Ulkus bekommen und als erster in der Literatur mitgeteilt werden wird.

Über die Behandlung habe ich mich schon oben geäußert. Wer mit Härtel, Krause, Turner u. a. von der traumatischen Genese der Hornhautschädigung überzeugt ist, wird in Schutzmaßnahmen gegen äußere Schädigungen den Hauptfaktor vorbeugender Behandlung sehen. Ich verweise noch besonders auf die Gefährlichkeit einer gleichzeitig bestehenden Dakrozystitis, auf die Krause aufmerksam gemacht hat. Die Behandlung der ausgebrochenen Hornhautentzündung besteht nach den Vorschriften der Berliner Augenklinik, denen Härtel gefolgt ist, in zweimaligem Borsalbeeinstrich, lauen Auswaschungen, Uhrglasverband. Dazu muß das Auge dauernd unter Atropin gehalten werden. Kommt es zum Ulkus, so empfiehlt sich die stündliche Einträufelung von einer 1%igen Lösung von Aethylhydrocupreinum hydrochloricum, das fast mit Sicherheit die gefährliche Pneumokokkeninfektion zu verhindern und ihrem Fortschreiten Einhalt zu gebieten vermag.

D. Die Gefahren bei den basalen, intermediären und peripheren Injektionen.

Den basalen, wie den Ganglioninjektionen gemeinsam sind die Gefahren, die sich aus der Verletzung oder Schädigung der den Austrittsstellen benachbarten Gebilden ergeben. Relativ harmlos sind Gefäßverletzungen, die zu mehr oder minder großen Hämatomen führen. Wir sind mit Sicard der Meinung, daß diese Gefahren um so geringer sind, je feiner die verwendeten Nadeln, und halten abgestumpfte Spitzen und dicke Kanülen praktisch für gefährlicher. So haben wir auch nur einmal ein größeres Hämatom gesehen, von der Orbita, wo es offenbar durch Venenverletzung dazu kommt, abgesehen. Gefährdet sind besonders bei Injektion an den dritten Ast die Maxillaris interna und die Meningea. Härtel macht darauf aufmerksam — eine Beobachtung, die wir nur bestätigen können — daß besonders die Spitze der flach abgeschliffenen Kanülen sorgfältig geprüft werden muß, ob sie auch nicht, was häufig vorkomme, durch Lädierung widerhakenförmig abgebogen sei. Daß bei der Ganglioninjektion nicht selten, bei der gut gelungenen basalen Injektion aus anatomischen Gründen stets der motorische Anteil des dritten Astes mitgetroffen wird, habe ich schon erwähnt. Die Störung ist ohne große Bedeutung, da sie sich stets wieder zu verlieren scheint. Unangenehm ist, wenn man mit der Tube in Konflikt kommt. So sahen wir in einem Fall eine Blutung aus dem Ohre auftreten, an die sich ein länger dauernder Ausfluß anschloß. Härtel empfiehlt zur Vermeidung dieser Verletzung die Nadel steiler zu stellen, wenn der Patient über Schmerzen im Ohr klagt. Einmal gerieten wir offenbar durch ein weites Foramen lacerum in die Schädelhöhle, worauf sich Liquor entleerte. Die große Tiefe, in der anscheinend erst die Nadel ins Foramen ovale eindrang, klärte die Sachlage auf. Nach einigen weiteren Versuchen gelang dann die äußerst schwierige Ganglionpunktion doch noch.

Weiter kann der IX. und X. Hirnnerv in Mitleidenschaft gezogen werden. So sahen wir einen in diesem Sinne beweisenden Fall, bei dem es zu einer allerdings wieder zurückgehenden Rekurrenslähmung kam. Dreimal sahen wir einige Tage anhaltende Schluckbeschwerden, die sich wohl am ungezwungensten durch eine Mitbeteiligung des Glossopharyngeus erklären. Solche Störungen sind allerdings wohl nur bei basalen Injektionen möglich. Das gleiche gilt von den ausgedehnten Narbenbildungen, die meist vorübergehend zu Kaustörungen Anlaß geben, wie sie vielfach von den verschiedensten Autoren beschrieben sind. Schlösser sah Fazialis- und Okulomotoriuslähmungen, sowie Pupillenstörungen, die er auf Okulomotoriusreizung bezieht, dazu Kieferklemme und Karotisverletzung. Sicard betont die Gefahr der Gefäßverletzungen und bei

der Injektion an den zweiten Ast die Gefahren für die Augenmuskelnerven.
Wiederholte basale Injektionen, besonders bei Zusatz von Chloroform, führen
zur Kieferklemme. Weiter sah er eine vorübergehende Okulomotoriusparese,
gelegentlich auch Miosis der anderen Seite. Levy und Baudouin sahen zweimal
eine Abduzensparese. Auch Bergmann betont die Gefahr für den Abduzens,
hält aber die basalen Injektionen an den dritten Ast für gefahrlos. Fejér
beschreibt eine Abduzenslähmung. Auch wir haben verschiedentlich vorübergehende Augenmuskellähmungen gesehen, dagegen keine Kieferklemme.
Ich glaube wohl deshalb, weil wir fast stets nur kleine Dosen verwendet
haben, vor allem aber bei Rezidiven nicht aufs neue basal injiziert haben,
sondern dann gleich die Ganglioninjektion nach Härtel ausführten. Verschiedentlich hatten wir trotzdem bei der Ganglioninjektion Schwierigkeiten
durch voraufgegangene basale Injektionen. Es ist das eine sehr unangenehme Beigabe der basalen Injektionen, die zudem noch durch Rezidive
belastet sind. So haben auch wir schon vor dem Kriege einen vergeblichen
Versuch unternommen, beim dritten Ast an Stelle der basalen eine Ganglioninjektion mit Schonung der anderen beiden Äste zu machen.

Härtel glaubt nach seinen neuesten Erfahrungen, nachdem ihm wie
oben berichtet gelungen war, eine gewisse Lokalisation im Ganglion zu erreichen,
daß man die basalen Injektionen am zweiten und dritten Ast künftig wird entbehren können. Sie können nach seiner Meinung an Sicherheit mit der Punktion
des Foramen ovale nicht wetteifern, besonders da sie nicht frei von Gefahren
sind und als Endeffekt ausgedehnte Narben machen, die eine eventuelle spätere
Ganglionpunktion hochgradig erschweren. Auch wir neigen dieser Ansicht zu
und sind von den basalen Punktionen des zweiten Astes wegen der Gefährdung
des Auges zugunsten der Ganglioninjektion schon seit längerem ganz zurückgekommen. So hat man doch wenigstens eine größere Gewähr einer Rezidivfreiheit und, wenn die Härtelschen Ergebnisse sich bei weiteren Erfahrungen
bestätigen, zugleich eine geringere Gefahr fürs Auge.

An dieser Stelle ist noch kurz der Genese der Fazialislähmungen zu gedenken,
die sich auf Grundlage der beschriebenen Fälle nicht klarstellen läßt. An drei
verschiedenen Stellen kann der Fazialis durch Injektionen in Mitleidenschaft
gezogen werden. Ich erwähnte schon einen Fall, in dem wir mit einer zentralen
Genese rechnen zu müssen glaubten. Dringt Alkohol durch den Porus trigemini,
so trifft er in nächster Nachbarschaft auf den Fazialis-Akustikus. Trotz des
Mittelohrkatarrhs, der sich in diesem Fall an die Tubenverletzung anschloß,
bleibt es doch immerhin verdächtig, daß langdauernde subjektive Ohrgeräusche
auftraten, die eigentlich mehr für eine zentrale Genese sprechen. Zweitens
kann er an der Schädelbasis von der sich oft weit verteilenden Lösung wie
IX und X getroffen werden. Wenn man bei Injektionsversuchen sieht, wie
enorm weit sich oft schon 1 ccm Tusche dort in der großen prävertebralen Loge
verteilt, wird man in dieser Hinsicht sehr skeptisch und hat wenig Glauben
an ein Zurücksickern durch den feinen Stichkanal, das bsonders Schlösser
zur Erklärung heranzieht. Die dritte Stelle ist an der Lingula, wo er bei zu tiefem
Einführen bei einer intermediären Injektion durch Verteilen der Lösung in der
Parotisloge gefährdet ist, worauf ich schon oben hinwies (s. S. 395). Endlich
sind Fazialislähmungen bei Injektionen ins Foramen infraorbitale beobachtet,
die man wohl ungezwungen durch eine Fernwirkung des Alkohols auf die feinen

Fasern erklärt. Der Alkohol verteilt sich ja nicht nur zentralwärts, sondern auch noch peripher, wo die Trigeminusfasern ja so eng mit den Fazialisfasern zusammenhängen, daß sie sogar nicht selten bei der Evulsion des Nerven in Mitleidenschaft gezogen werden.

Endlich muß ich noch einer sehr unangenehmen Komplikation gedenken, die Dollinger bei einer Injektion an die Lingula beobachtete. Er sagt: „Die Einspritzungen zum Foramen mandibulare ebenso wie in die Plica glosso-pharyngea geschehen vom Munde aus, und die eingespritzte Alkoholmenge sammelt sich hier unmittelbar unter der Mundhöhlenschleimhaut an. Ich sah in solchen Fällen Abszeßbildungen und in einem Falle trat ein ziemlich heftiges Ödem auf, das nahe an die Glottis reichte. Es traten Atmungsbeschwerden auf, die zwar ohne Tracheotomie bekämpft werden konnten, aber zur Vorsicht mahnen." Er rät deshalb basal zu injizieren, intermediär nur dann, wenn sich die Neuralgie auf Lingualis und Mandibularis beschränkt, und nur $1/2$ ccm Alkohol zu verwenden.

Eine ähnliche üble Komplikation erlebte Flesch. Er injizierte in einem Falle, der schon reseziert war, deshalb die allerdings sehr hohe Dosis von 4 ccm 90%igen Alkohols an die Lingula nach Braun. Es entwickelte sich eine retro-mandibuläre Phlegmone, die gespalten werden mußte und eine prophylak-tische Tracheotomie nötig machte. Es entleerte sich eine große Menge gangrä-nösen Gewebes; die Neuralgie heilte aus.

Endlich hat man Haut- und Schleimhautgangrän beobachtet. In einem Falle soll sich eine solche durch Zurücksickern des Alkohols an eine basale Injektion angeschlossen haben.

VIII. Nebenwirkungen.

Es sind noch eine Reihe von Erscheinungen zu besprechen, deren Kenntnis nach zweierlei Richtung hin wesentlich ist. Erstens müssen wir unserem Patienten vorher sagen, welche Folgeerscheinungen mit der Alkoholinjektion, besonders einer solchen ins Ganglion verknüpft sind, und zweitens ist ihre Kenntnis wichtig für die Beurteilung und Kritik des Erfolges und die Rezidivfrage.

A. Die Parästhesien.

Es gibt eine Anzahl von Beobachtungen beim Ablauf der Leitungs-anästhesien größerer Nervenstämme, die ich hier verwerten möchte. Man kann sie in besonders klarer und eindeutiger Weise bei der Plexusanästhesie beobachten. Drei „Tiefengrade" der örtlichen Betäubung können wir unterscheiden, die wir alle, wenn auch weniger klar klassifizierbar, bei der Trigeminusanästhesie wiederfinden. Die vollständige Unterbrechung des Armnervengeflechtes führt kurz gesagt wie mit einem Schlage zum „psychischen Verlust" des Armes. Der Patient weiß nichts mehr von seinem Arm, der wie ein Stück Holz vom Rand des Tisches herunterfällt, Berührungs- und Lageempfindung sind voll-ständig verloren gegangen. Dieser Zustand hat zur Voraussetzung, daß neben den motorischen und schmerzempfindlichen Nerven auch diejenigen Fasern ausfallen, die die Berührungs- und Lageempfindung vermitteln. Nicht immer kommt es zu einer solch vollständigen Unterbrechung. Es gibt nicht selten Fälle.

in denen die Berührungsempfindung bei vollständig erloschener Schmerzempfindlichkeit erhalten ist. Endlich gibt es Fälle, wo es nur zu Hypästhesien kommt, bei denen wir während des Eingriffes gezwungen sind, die Narkose meist in Gestalt eines kurzen Rausches zu Hilfe zu nehmen. Ganz charakteristisch sind dabei die spontanen Schmerzen, die Patient etwa durch eine Sehnenscheidenphlegmone hat, vollständig oder so gut wie vollständig erloschen.

Allen diesen Stadien einer mehr oder minder vollständigen Unterbrechung der Nerven begegnen wir nach der Alkoholinjektion in die Trigeminusstämme. Nur der „psychische Verlust" des ganzen vom Trigeminus versorgten Gebietes oder eines seiner Äste bedeutet eine subjektive, vollständige Heilung für den Patienten. Die Beschwerden, die er dann noch behält, sind lediglich mechanischer Natur: er beißt sich in die Schleimhaut, die Bissen bleiben unbemerkt in der Wangentasche liegen und er verschluckt sich gelegentlich. Solche Patienten geben auch ganz charakteristisch an, daß ihre halbe Gesichtshälfte „wie ein Stück Holz sei".

Damit kann sich der Patient abfinden und tut es auch erfahrungsgemäß ruhig und ohne Klagen. Leider erreichen wir nicht immer eine solch tiefgreifende Zerstörung. In manchen Fällen bleibt die Berührungsempfindung erhalten bei, wie oben schont erwähnt, vollständig erloschener Schmerzempfindlichkeit. Solche Patienten haben nicht selten ein pelziges Gefühl und leiden an Parästhesien: Rieseln, Laufen, Kribeln, Brennen usw. Ich trage in Analogie zur Plexusanästhesie kein Bedenken, darin den Ausdruck einer nicht ganz vollständigen Unterbrechung des Nerven zu sehen, da ich es nie bei der ersten Gruppe der Plexusanästhesien gesehen habe. Es muß also irgend einem Reizzustand zugängliches Nervengewebe erhalten geblieben sein. An welcher Stelle, darüber vermögen wir allerdings nichts zu sagen. Hat es doch auch Krause nach der Ganglionexstirpation gesehen. Wir werden an die zentrale Wurzel zu denken haben. Das liegt bei der Alkoholinjektion besonders deshalb sehr nahe, weil wir wissen, daß gerade auf diese Partie der Alkohol besonders intensiv einwirkt. Dringen geringe Mengen von Alkohol ein, so kann dadurch sehr wohl ein Reizzustand des Nerven erzeugt werden, der sich in solchen Erscheinungen äußert. Auf ähnliche Weise dürfte sich die von Härtel und auch von uns beobachtete Erscheinung erklären, daß die Patienten gelegentlich ruckartige Ansätze, wie Härtel es ganz charakteristisch nennt, verspüren, die sie auch früher bei Beginn ihrer Anfälle wahrnahmen. Es kommt aber nicht zum Schmerzanfall. Man hört da die merkwürdigsten Schilderungen von seinen Patienten, die besonders nachdem sie schmerzfrei sind, sich sehr gut beobachten. Härtel glaubt, daß diese Beobachtungen vielleicht ein Licht auf die Ursache der Neuralgie werfen: die auslösende Ursache besteht weiter, aber durch die Unterbrechung der sensiblen Leitung kommt der die Anfälle begleitende Reizeffekt nicht als Schmerz zur Wahrnehmung des Patienten.

Der Versuch, diese Parästhesien durch erneute Injektionen zu beseitigen, scheint nach den Härtelschen Erfahrungen in ganz charakteristischem Gegensatz zu den Rezidiven wenig erfolgversprechend. Auch das weist meines Erachtens auf die zentrale Wurzel als Entstehungsbedingung hin.

Nicht so selten sehen wir endlich auch Störungen vom dritten Typ. Das sind Patienten, die zwar anfallsfrei sind, aber gegenüber allen äußeren Einwirkungen (Wind, Kälte usw.) überempfindlich. Hier besteht zweifellos ein

Reizzustand. Härtel beschreibt diese beiden Gruppen nach dem von Salomonsen aufgestellten Begriff als „Lähmungsparästhesien" und „Reizparästhesien". Dabei werden die Lähmungsparästhesien z. B. den entotischen Gehörswahrnehmungen gleichgesetzt und als hölzernes, taubes Gefühl geschildert. Die Reizungsparästhesien, ein Symptom beginnender Neuritis, werden als pelziges Gefühl, Kriebeln, Prickeln, Ameisenlaufen, Brennen und Kälteempfindung geschildert.

B. Sekretorische und trophische Störungen.

Das regelmäßige Versiegen der Tränensekretion nach der Ganglionresektion, das Krause auf die Mitverletzung des unter der Dura verlaufenden Nervus petrosus superficialis major bezieht, kommt anscheinend, wie das ja auch gut verständlich ist, bei der Alkoholinjektion nicht vor. Wenigstens haben weder Härtel noch wir das jemals beobachtet. Auch sonst konnte ich in der Literatur darüber keine Angaben finden. Eher müßten wir, wenn die Krausesche Annahme zutrifft, es bei der basalen Injektion gelegentlich erwarten. Ich habe keine diesbezüglichen Angaben finden können.

Über die trophische Genese des Hornhautulkus habe ich mich oben schon geäußert (s. S. 439). Simons hat nun den gelegentlich nach Injektionen auftretenden Herpes ebenfalls auf Reizung der Ganglienzellen durch unvollständige Zerstörung bezogen. Härtel konnte das nach seinen Beobachtungen nicht bestätigen. Er beobachtete 6 mal Herpes, der stets einige (2—8) Tage nach der Injektion auftrat und nach wenigen Tagen wieder abheilte, während die Hornhautstörung unabhängig von der Zeit der Einspritzung nach zufälligen Läsionen des Auges auftrat. Nur einmal griff der Herpes auch auf das Gebiet des ersten Astes über. Er glaubt vielmehr, daß eine traumatische Läsion des Ganglion oder Nervenstammes — er sah ihn auch bei peripheren Injektionen — durch die Nadel verantwortlich zu machen sei. Auch nach reinen Novokaininjektionen hat er ihn beobachtet. Auch wir haben Herpes in einem Falle, und zwar im Gebiet des zweiten und dritten Astes gesehen. Dagegen nie im ersten Astgebiet und nie auf der Kornea. Die Genese dieser rätselhaften Erkrankung ist ja noch völlig unklar. Ich erinnere an die merkwürdige Bevorzugung der Kornea bei den Malariaerkrankungen, wie wir sie im Kriege kennen gelernt haben und die mir gerade in Erinnerung an diese Frage bei der Trigeminusanästhesierung äußerst interessant war, da bekanntlich die sog. Malarianeuralgien im Gegensatz zu den echten mit besonderer Vorliebe den ersten Ast ergreifen. Der Holländer Augenarzt Straub hat uns ja im Fluoreszin ein Mittel in die Hand gegeben, auch feinste Eruptionen in sehr einfacher und eleganter Weise sichtbar zu machen.

C. Sympathikus-Störungen.

Die zu beobachtenden Sympathikusstörungen sind mehr klinisch interessante und rasch wieder schwindende Nebenwirkungen als für den Patienten bedeutungsvoll. Härtel beobachtete 8 mal eine rasch vorübergehende, starke Pupillenerweiterung, wie auch wir sie gesehen haben (2 Fälle). Manchmal ist nach der Injektion die Lidspalte verengert, 2 mal sah Härtel eine vorübergehende leichte Ptose. In einigen Fällen sah er eine Hyperämie des Auges mit starker konjunktivaler und ziliarer Injektion; gelegentlich war die halbe Gesichtshälfte in scharf medianer Abgrenzung gerötet. Daß das alles Sympathikussymptome sind, lehrt uns vor allem die Anästhesierung des Hals- und Armplexus, bei der wir das gleiche Bild oft in typischer Ausbildung sehen. Nie habe ich dagegen bei der Ganglioninjektion das bei diesen Einspritzungen gar nicht seltene halbseitige Schwitzen gesehen.

IX. Die Erfolge der Alkoholbehandlung.
A. Die Erfolgswertung.
Das Härtelsche Schema zur Nachuntersuchung.

Die Besprechung der Erfolge der Behandlung stößt auf große Schwierigkeiten. Ich habe schon in der Einleitung erwähnt, daß erst Braun und Härtel die Grundlagen geschaffen haben, auf denen wir uns von der reinen „Erfolgswertung", die überall und besonders in der Medizin ihre unheilvolle und Fortschritte retardierende Rolle spielt, lösen können. Am weitesten ist in dieser Hinsicht Härtel gegangen, der die subjektiven Seiten der Methode ganz auszuschalten versuchte. Er hat, wie erwähnt, diesen an und für sich gewiß rationellen Standpunkt etwas eingeschränkt. Grundlage aber bleibt für ihn wie für uns das Erstreben eines der Kritik zugänglichen anatomischen Ausfalls des Nerven. Auch Sicard nimmt einen ähnlichen Standpunkt ein. So ist auch Härtels Arbeit eine der wenigen, die sich nicht auf Angaben über die Technik der Injektion und „geheilt" oder „nicht geheilt" beschränkte, sondern mit unermüdlichem Fleiß alles sammelte, was uns ermöglicht, zu klaren Einblicken über die Grundlagen unserer Erfolge zu kommen. Ganz lösen kann sich die Medizin als praktische Wissenschaft ja nicht von der Erfolgswertung. Immerhin zeigen gerade die vielen Arbeiten über die Injektionsbehandlung der Trigeminusneuralgie, die alle mehr oder weniger auf den „guten" oder „schlechten" Erfolg aufgebaut sind, wie sehr das auf den Fortschritt hemmend wirkt. Der über ein halbes Jahrhundert alte Gedanke der „Section chemique" wurde von allerhand Hypothesen überwuchert und letzten Endes war immer die Frage: wieviel Heilungen habe ich, anstatt: wurde eine Unterbrechung auf chemischem Wege erreicht und konnte dementsprechend ein Resultat erwartet werden oder nicht. So fehlt es zur Zeit auch noch an den literarischen Grundlagen, um die peripheren und basalen Injektionserfolge einer kritischen und sichtenden Besprechung zu unterziehen; das ergibt sich aus dem Gesagten ohne weiteres.

Nach Härtel hat die durch periphere Operationen oder Injektionen erzielte Daueranästhesie nur einen geringen Grad und beschränkt sich zumeist auf eine Hypalgesie in geringer Ausdehnung, die mit der durch eine Ganglioninjektion erzielten nicht zu vergleichen ist. Meist fehlen in den Arbeiten genaue Aufzeichnungen, wenn auch betont wird, daß der Erfolg von der erzielten Anästhesie abhänge.

Jedenfalls versprechen genaue, in langen Jahren festgestellte Befunde für die Folgezeit noch mancherlei interessante Resultate, vor allem die Klärung der Frage nach dem peripheren oder zentralen Sitze der Neuralgien, über die wir noch wenig wissen, wie oben erwähnt ist. Erst dann werden wir auch genaue Regeln über den Injektionsort aufstellen und die Rezidivfrage einer kritischen

Sichtung unterziehen können. Wichtig ist in diesem Sinne die von Härtel eingeführte Frage nach der Daueranästhesie im Verhältnis zum Rezidiv. Trotz der großen Regenerationsfähigkeit des Trigeminus sind zweifellos Daueranästhesien auch bei peripheren Injektionen zu erreichen, wie auch uns eine Injektion an den ersten Ast lehrte, wo nach Jahren das Ausfallsfeld fast unverändert bestand. Nach Patrik hielt laut brieflicher Mitteilung an Härtel die Anästhesie maximal $2\frac{1}{2}$ Jahre an. Sicard gibt die Dauer auf 4—10 Monate an. Aus diesen Gründen scheint es mir wenig erfolgversprechend, eine kasuistische Zusammenstellung der Erfolge und Rezidive bei diesen Injektionsmethoden zu geben. Man würde ohne Kritikmöglichkeit perineurale, intraneurale, ein- und mehrmalige Injektionen, Früh- und Spätresultate usw. zusammenstellen müssen und ein klares Bild könnte sich nicht daraus ergeben. So beschränke ich mich auf eine Wiedergabe der mit der Ganglioninjektion erreichten Resultate und einige wenige größere Zahlenangaben, da sich aus dem bisher Gesagten ohne weiteres ergibt, daß darin durchaus keine abfällige Kritik an den Resultaten der anderen Injektionsmethoden liegt, über die ja auch alles Nötige im vorstehenden gesagt ist. Welche Dauererfolge sind nun erreicht worden? Nur jahrelange Nachbeobachtung kann darüber Klarheit verschaffen. Härtel hat zu diesem Zwecke ein Untersuchungsschema angegeben, das ich bei der Wichtigkeit, die es für den Ausbau der Methode hat, hier wiedergebe.

Name:	Datum der Untersuchung: ....
Trig. Neur. ....Ast.	Letzte Injektion:.....................
Anfälle:..............................	Essen: ....
	Sprechen: ....
	Schlaf:...............................
	Beruf: ....
Parästhesien:	
Störungen:	Körpergewicht: ....
Sensibilität:	Konjunktiva oben: ....
	Konjunktiva unten:....................
Kornea: r. .... l.	Nasenhöhle oben: ....
	Nasenhöhle unten: ....
! Watte ! Nadel !	Gaumen hart: ....
Haut: 1. Ast: ..!..........!..........!..	Gaumen weich: ....
! ! !	Zahnfleisch oben innen: ....
2. Ast: ..!..........!..........!..	Zahnfleisch oben außen: ....
! ! !	Zahnfleisch unten innen: ....
3. Ast: ..!..........!..........!..	Zahnfleisch unten außen: ....
	Zunge: ....
Pupillen: Weite r. .... l.	Reaktion: r. .... l. ....
Augenmuskeln:	
Kaumuskeln:	
Druckpunkte:	
Veränderungen der Kornea:	....
Gehör:	....
Sonstige Veränderungen:	....
....	
... .	

B. Die Erfolge der Ganglioninjektion.

Die Grundlage einer allen Anforderungen entsprechenden Nachuntersuchung und Verarbeitung des Materials geben uns die Härtelschen Arbeiten,
besonders in ihrer neuesten Darstellung.

Seine Untersuchungen ergaben, daß bei richtiger Ausführung der Ganglioninjektion sofort in allen drei Ästen Anästhesie auftritt. Das beweist jedoch
nichts über ihre Dauer. In den ersten 2 Tagen entscheidet sich im wesentlichen, was dauernd unempfindlich bleibt. In den nächsten 10 Tagen treten
dann nur noch unbedeutende Rückgänge auf. Im nächsten Vierteljahr sind
die Änderungen nur noch qualitativer Natur: aus der vollen Anästhesie wird
Hypästhesie oder die taktile Empfindung kehrt bei bleibender Analgesie ein
wenig zurück. Nur in einem Fall sah er nach einem Vierteljahr noch einen
weiteren Rückgang der Empfindung; — von konzentrischer Einschränkung durch
Übergreifen der Innervation aus den Nachbargebieten abgesehen. So kann
man am dritten Tage von einer wahrscheinlichen, nach einem Vierteljahr von
einer endgültigen Daueranästhesie sprechen. Dabei macht es keinen Unterschied, ob volle Anästhesie gegen Nadelstich und Berührung vorhanden ist,
oder ob die Berührungsempfindung nur teilweise herabgesetzt ist. Daueranästhesie in allen drei Ästen verbürgt Dauerheilung, das ist ein
wichtiges Ergebnis der 7jährigen Beobachtungen Härtels.

Fälle, die nur eine partielle Daueranästhesie in einem oder zwei Ästen
haben, können rezidivieren, wobei das Rezidiv meist in den ersten 2 Jahren
auftritt. Je ein Rezidiv trat noch nach 4 und 5 Jahren auf. Wir können also
nach 5 Jahren von einer Dauerheilung sprechen.

Daueranästhesie wird erzielt: bisweilen durch eine Injektion, meist aber
erst durch mehrere Alkoholinjektionen, wie es auf Grundlage der Mayschen
Untersuchungen wahrscheinlich war.

Die von Härtel erzielten Dauerresultate sind folgende: Von 50
behandelten Fällen wurden 41 über ein halbes Jahr beobachtet. Davon behielten
21 totale Daueranästhesie, in 16 Fällen wurde nur partielle Daueranästhesie
erzielt, 4 sind fraglich. Rezidivfrei blieben 25 Fälle in einer Beobachtungszeit
von über $1/_2$—$7^1/_2$ Jahren. Rezidive traten auf in 12 Fällen; in all diesen Fällen
war nur Partialanästhesie erzielt worden, davon 2mal beabsichtigt, 5mal infolge
schwieriger Punktion; 5mal wurde wegen Schmerzfreiheit auf Erzwingung der
Totalanästhesie verzichtet. Von den Rezidiven wurden noch 4 durch Wiederholung der Injektion geheilt. Hinzu kommen noch 4 Scheinrezidive, davon 2
gebessert, 2 ungeheilt.

Die Zahl unserer Ganglioninjektionen beträgt 25, die an 19 Patienten
ausgeführt wurden. Der Erfolg war 12 mal als gut zu bezeichnen. Die Neuralgie
war geheilt und es bestanden nur zum Teil noch unbedeutende Beschwerden.
Die längste Zeit der Nachuntersuchung war 6 Jahre. 5mal wurde eine zweite
Ganglioninjektion vorgenommen, entweder primär, wenn der Erfolg der ersten
unvollständig gewesen war: zweimal, beide Male mit gutem Erfolg, oder sekundär,
wenn nach längerer Zeit ein Rezidiv auftrat (dreimal). Viermal war ein teilweiser
Erfolg zu verzeichnen; es bestanden noch stärkere Beschwerden, gelegentlich
auch in größeren Zwischenräumen noch leichte Anfälle. Zweimal mußte bei dem
gleichen Patienten das Resultat als fraglich angesehen werden, zweimal bestanden,

angeblich bald nach der Injektion wieder auftretend, Anfälle wie früher. Leider hat der Krieg und ungünstige äußere Verhältnisse eine genaue Nachuntersuchung unserer Patienten sehr erschwert und zum Teil unmöglich gemacht. Wir haben ein durchweg auswärtiges Material, was bei den erschwerten Verkehrsverhältnissen nicht erscheinen konnte. Schriftliche Anfragen, wie wir sie aussandten, liefern nur ein ungetreues und oft auch nicht zuverlässiges Bild. Manche der 70—80jährigen Patienten waren während des Krieges verstorben, manche aus Großstädten — Berlin, Dresden — nicht auffindbar. So bleiben uns nur 7 Fälle, über die anatomische Angaben gemacht werden können, die sich allerdings vollständig mit den Härtelschen decken. Bei 7 Patienten, die zum Teil nach mehrfachen Injektionen eine Daueranästhesie hatten, war kein Rezidiv eingetreten. Zweimal lag die Injektion 6 Jahre, zweimal 4 Jahre und je einmal $1^1/_4$, 1 und $^1/_4$ Jahr zurück. Dreimal findet sich eine partielle Daueranästhesie verzeichnet; einmal kam es zum Rezidiv, zwei blieben bisher ($1^1/_2$ und 1 Jahr) frei.

Byrnes hat in 14 Fällen die Ganglioninjektion nach Härtel ausgeführt und hat gute Erfolge damit gehabt. Er unterscheidet dabei die physiologische Zerstörung von der anatomischen. Eine einzige Injektion genügt um die erste zu erreichen, den Patienten schmerzfrei zu machen. Eine anatomische Zerstörung kann durch sie nicht erreicht werden.

Taptas berichtet über 8 Fälle, in denen er die Härtelsche Ganglioninjektion mit gutem Erfolge ausführte. Einmal kam es zum Auftreten von Schwindel und Erbrechen, das nach einigen Tagen wieder schwand (2 ccm Alkohol). In 3 Fällen kam es zur Konjunktivitis und Iritis. Einmal kam beim Zurückziehen der Nadel Alkohol unter die Haut, wodurch eine Fazialislähmung entstand. Anschließende Hornhautgeschwüre machten die Blepharoraphie nötig. Die 8 von ihm gespritzten Fälle sind bisher rezidivfrei, einer seit 3 Jahren, ein zweiter seit $2^1/_2$ Jahren.

Hirschel hat in 7 Fällen die Ganglioninjektion nach Härtel ausgeführt. Er folgt genau den Härtelschen Angaben. Der Kornealreflex erlischt oder ist nur herabgesetzt und kehrt manchmal nach 1—2 Tagen zurück. Er sah kein dauerndes Erlöschen. Ist der erste Ast nicht betroffen, muß er geschont werden. In zwei von seinen sieben Fällen trat die Schmerzfreiheit erst nach einigen Tagen ein. Rezidive traten bisher nicht ein. Er hält die Ganglionexstirpation für überflüssig.

Kaufmann berichtet über einen Fall, bei dem die Heilung seit 5 Monaten anhält. Er sah im Gebiet des zweiten und dritten Astes neuritische und trophische Störungen.

C. Basale, intermediäre und periphere Injektionen.

Schlösser glaubt, daß sich meist ein Dauererfolg nicht erzielen lasse. Bei seinem Bericht über 123 Fälle gibt er die durchschnittliche Rezidivzeit auf 10,2 Monate an. Gegen Ostwald mit seinen $90^0/_0$ Heilungen betont er, daß er $100^0/_0$ primäre Heilungen habe.

Patrik berechnet auf 150 Patienten, die er mit 500 tiefen Injektionen behandelt hat, $30^0/_0$ geheilte, $43^0/_0$ gebesserte und $26^0/_0$ ungeheilte.

Harris berichtet über 80 Fälle von Alkoholinjektion Rezidivfreiheit auf mehrere Monate bis zu einem Jahre. Versagen ist technischer Fehler, wenn der Nervenstamm nicht getroffen wird. Sonst werden die Nervenfasern sofort durch den Alkohol zerstört und Rezidive entstehen nur durch Regeneration. Zur Verhütung derselben wurde der Alkohol ins Ganglion gespritzt. Der Weg führt durch das Foramen ovale. Zunächst wird der Mandibularis aufgesucht und durch 1,5 ccm 90%igen Alkohols zerstört. Erst nach vollständiger Anästhesie im Mandibularisgebiet wird die Nadel nach oben an das Foramen ovale geführt, etwas vorgeschoben und nun 2—3 Tropfen in das Ganglion injiziert. Beim Verfehlen der Richtung tritt Ausfließen von Zerebrospinalflüssigkeit und Kopfschmerz auf. Sofortige Entfernung der Nadel. Der motorische Ast, der bei der Ganglionexstirpation wegfällt, wird von der Alkoholinjektion verschont. Indikation für die Ganglioninjektion gaben Neuralgien des zweiten und dritten Astes. Richtige Ausführung der Ganglioninjektion äußert sich in Unempfindlichkeit des Kinnes und der Unterlippe.

Offerhaus hatte 82% Heilungen. Zweimal lag die Injektion 3 Jahre, je einmal 2½ und 2 Jahre zurück.

Ostwalt berichtet über 45 Fälle, bei denen er zum Teil schon seit einem Jahre dauernde Heilung erzielte.

Dollinger berichtet über erfolgreiche Behandlung an 43 Kranken, bei denen die Heilung zum Teil schon über 1½ Jahre anhielt. Seit 3 Jahren hat er keine Gasserektomie mehr nötig gehabt.

Alexander hat etwa 100 Fälle gespritzt. Ein sachliches Urteil über die erreichten Erfolge läßt sich mangels der nötigen Grundlagen nicht abgeben. Er betont, daß man bei prinzipieller peripherischer Erstinjektion in zahlreichen Fällen die tiefen Einspritzungen nicht nötig habe resp. für die Rezidivinjektionen aufsparen könne. Im Gegensatz zu anderen Autoren, nach denen echte, isolierte Neuralgien des ersten Astes selten sein sollen, weist er gerade auf die Häufigkeit dieser Formen hin. Wir haben sie, wie andere Autoren, selten gesehen oder in manchen Fällen auch ihre funktionelle oder symptomatische Grundlage festgestellt.

Flesch hat an 86 Patienten 262 Injektionen gemacht; davon 102 Injektionen wegen Rezidiv, also in rund 40% der Fälle. 62 Fälle konnte er genauer verfolgen. Nur 8 blieben rezidivfrei und zwar, wie er sagt, merkwürdigerweise 6 peripher und 2 intermediär gespritzte. Von den restierenden 56 Kranken bekamen ihr Rezidiv: 3 Kranke nach 23—26 Monaten, 16 nach 16—18 Monaten, 18 Kranke nach 8—12 Monaten, 10 Kranke nach 6—8 Monaten, 4 Kranke nach 2—4 Monaten und 2 Kranke nach 4—6 Wochen.

Diese letzte, verdienstliche Zusammenstellung von Flesch wirft mit ihren wenigen Zahlen schon ein Licht auf die Schwierigkeiten, denen wir bei der Beurteilung dieser Injektionen ausgesetzt sind. Rund 40% Rezidivinjektionen waren nötig und dabei erstreckt sich die Beobachtungszeit im Durchschnitt nur auf 1 Jahr. Dabei scheint mir ganz charakteristisch, daß von 8 rezidivfreien Fällen 6 periphere und 2 intermediäre Injektionen an den Lingualis betrafen, daß also alle tiefen Injektionen von einem Rezidiv gefolgt wurden, was uns ja wie gesagt veranlaßte, als Rezidivinjektion bei diesen Formen die Ganglioninjektion zu wählen. Härtel scheint dieselben Erfahrungen gemacht zu haben, wenn er neuerdings, wie erwähnt, die basale Injektion zugunsten der Ganglioninjektion in manchen Fällen verlassen hat. Auf Rezidivfreiheit können wir ja ein bei basalen Injektionen rechnen und müssen in Rechnung setzen, daß nach häufigeren Injektionen eine dann später eventuell doch noch

notwendige Ganglioninjektion wegen der starken Narbenbildung auf enorme
Schwierigkeiten stößt. Wir selbst haben eine Anzahl solcher Patienten, die
von berufener Seite mit zahlreichen peripheren und basalen Injektionen behandelt
waren, injiziert und dabei die Schattenseiten dieses Vorgehens deutlich kennen
gelernt. So scheint uns kurz gesagt die Entwickelung der Frage dahin zu drängen,
bei Rezidiven an Stelle der basalen Injektion die Ganglioninjektion womöglich
unter Schonung des ersten Astes zu setzen.

Zusammenfassung.

Schälen wir aus dieser Darstellung, die teils einen historischen, teils
einen systematischen Charakter tragen mußte, das Wesentliche heraus, so ergibt
sich ungefähr folgendes Bild:

Die echte Trigeminusneuralgie ist eine ganglionäre oder postganglionäre
Erkrankung. Ob es neben den symptomatischen, präganglionären Erkrankungen, die zum Teil das gleiche Bild erzeugen können, auch eine idiopathische
präganglionäre gibt, wissen wir nicht. Jedenfalls ist sie selten, wie sowohl
die Ganglionexstirpationen als auch die Alkoholzerstörungen des Ganglions
nach Härtel beweisen. Vielleicht stellen die relativ geheilten Fälle, bei denen
noch allerhand sog. Parästhesien zurückbleiben, Reizerscheinungen in der zentralen Wurzel dar.

Ganglionäre und postganglionäre Erkrankung können wir auf Grundlage
der vorliegenden Erfahrungen nicht trennen. So kann vorläufig eine Kritik,
ob eine Heilung definitiv ist, nur auf die Zerstörung des trophischen Zentrums
aufgebaut werden. Ob eine solche erzielt ist, läßt sich etwa $1/4$ Jahr nach der
Injektion durch Feststellung einer dann noch vorhandenen Daueranästhesie
beweisen. Bei nur partiell vorhandener Daueranästhesie schnellt der Zeitpunkt, zu dem wir von einer Heilung sprechen können, gleich auf 5 Jahre
in die Höhe.

Bei den basalen und peripheren Injektionen fehlt uns bisher außer der
subjektiven Angabe der Schmerzfreiheit jedes Kriterium, ob ein Patient dauernd
geheilt ist. Die ziemlich einheitlichen Angaben, daß etwa nach $1/2$ Jahr nach
diesen Einspritzungen ein Rezidiv auftritt, sprechen sehr zugunsten einer
ganglionären Genese. Immerhin gibt es zweifellos Fälle, die durch eine periphere
Injektion, (Neurotomie, Neurektomie) dauernd geheilt wurden. Ob diese jedenfalls selteneren Formen: ,,als eine symptomatische Erkrankung mit peripherer
Genese'' von der echten Neuralgie abzutrennen sind, wissen wir nicht. Genaue
Verfolgung der Fälle und anatomische Grundlagen über den nach Monaten
und Jahren noch vorhandenen Funktionsausfall in Gestalt entsprechender
anästhetischer Felder könnten hier Klarheit schaffen.

Wichtig ist zu diesem Ziele weiter, daß man prinzipiell durch intraneurale
Injektionen eine bis zur Regeneration vollständige Zerstörung des Nerven
anstrebt. Daß eine solche sowohl im Ganglion wie an den peripheren Stämmen
möglich ist, beweisen die schon vorliegenden Erfahrungen. Perineurale Injektionen sind unzuverlässig in ihrer Wirkungskraft, zwingen zu häufigen Nachinjektionen, machen Störungen durch starke Narbenbildung und erschweren
dadurch auch eine Injektion bei auftretendem Rezidiv. Endlich berauben

wir uns durch einen unvollständigen Ausfall der Möglichkeit festzustellen, daß der Prozeß weiter zentral sitzt, können also nicht die in solchem Falle nötige Zurücklagerung der Injektionsstelle vornehmen. Dazu ist ein bei Injektion an gleicher Stelle doch noch eintretender subjektiver Erfolg nicht zugunsten der peripheren oder basalen Injektion auszuwerten, da der Alkohol häufig weit über die Injektionsstelle zentralwärts getrieben wird und wir so z. B. bei basaler Injektion eine Wirkung auf das Ganglion bekommen.

Aus diesen Betrachtungen ergibt sich die Notwendigkeit eines anatomischen und physiologischen Arbeitens. Ein solches ist bei der Millimeterchirurgie, die wir treiben müssen, nur einigermaßen sicher gewährleistet, wenn wir eine probatorische Novokaininjektion machen, die uns über intra- oder perineurale Injektion aufklärt. Wir müssen also die Alkoholinjektionen auf die hauptsächlich von Braun und Härtel ausgearbeitete örtliche Betäubung des Ganglions und der Trigeminusstämme aufbauen. Dazu gehört eine genaue Kenntnis der Punktionsmethoden der großen Nervenstämme und der bei ihrer Anästhesierung auftretenden Erscheinungen (Parästhesien, Schnelligkeit des Auftretens und der Tiefe der erzielten Lähmung).

So war eine ausführliche Besprechung der anatomischen, physiologischen und pathologischen Grundlagen notwendig. Sie sind wie bei jedem therapeutischen Eingriff der Eckstein unseres Handelns.

VII. Humanol (ausgelassenes Menschenfett).

Von

A. Nußbaum - Bonn.

Literatur.

1. Holländer, Berl. klin. Wochenschr. 1909. 816.
2. — Ibidem 1917. 20.
3. — Ibidem 1918. 343.
4. — Münch. med. Wochenschr. 1910. 1794.
5. — Zentralbl. f. Chir. 1918. 334.
6. Kausch, Deutsche med. Wochenschr. 1917. 712.
7. Lange, Bruns' Beitr. **101**, 404, 1916.
8. Löffler, Ibidem **116**, 593, 1919.
9. Makkos, Ibidem **77**, 523, 1912.
10. Spitzy, Münch. med. Wochenschr. 1916. 622.
11. Wederhake, Berl. klin. Wochenschr. 1918. 46.

Im Jahre 1909 hat Holländer zum ersten Male über Humanol berichtet. Das Präparat wird aus menschlichem, bei Operationen gewonnenem Fett hergestellt. Die betreffenden Patienten müssen gesund und in ihrem Blut die Wassermannsche Reaktion negativ sein (Löffler). Die Fettstücke werden zerkleinert, von derbem Bindegewebe befreit, 1 Stunde gewässert und drei Stunden im Wasserbad gekocht. Darauf wird die Masse steril durch Mull filtriert. Man erhält eine klare, neutral reagierende, gelbe Flüssigkeit (nach Wederhake kann die Konsistenz auch talgartig sein); zuweilen trübt sich dieselbe durch Ausscheidung von Fettsäurenadeln, die aber nach Erwärmen wieder verschwinden. Im übrigen ist das Fett 5 Jahre haltbar. Zur Sicherheit kann es jedoch vor dem Gebrauch nachsterilisiert werden.

Da die Injektion des so gewonnenen Humanols leichte Reizerscheinungen macht, hat Löffler es mit Äther versetzt. Dadurch fällt ein flockiger, wahrscheinlich aus Eiweiß bestehender Niederschlag aus, und man erhält ein Fett, das wegen Fehlens jeder fremdartigen Eiweißbeimischung völlig reizlos eingespritzt werden kann.

I. Ursprünglich hatte Holländer das ausgelassene Menschenfett zur subkutanen Ernährung benützt, jedoch keine objektiven Zeichen der Besserung feststellen können, trotzdem das Humanol sehr schnell resorbiert wurde. Er gab diese Anwendungsweise daher wieder auf. Ob es mit Recht geschehen ist, müßten weitere Versuche zeigen. Zur subkutanen Ernährung steht uns nämlich nur die Einspritzung von Trauben- oder Invertzucker (Kalorose) zur Verfügung. Will man einem Kranken 2000 Kalorien zuführen, so müßte man 488 Gramm Zucker dem Körper einverleiben. Zur subkutanen Anwendung nimmt man nach Kausch eine 10%-, zur intravenösen eine 5%-Lösung. Es wären also 4,38 bzw. 9,76 Liter Flüssigkeit erforderlich, um die notwendige Zuckermenge in den Körper zu bringen. Das ist eine enorme Belästigung für den Patienten, und außerdem kann die große Menge von Wasser für den Organismus nicht gleichgültig sein. Ganz anders ist es beim Fett. Von ihm würden am Tage 215 g genügen. Diese ließen sich auf mehrere Portionen verteilt ohne größere Beschwerden für den Patienten subkutan injizieren. Ob die Schnelligkeit der Resorption genügend ist, müßte noch erprobt werden. Löffler berichtet, daß 5 ccm Humanol innerhalb von 8 Tagen spurlos resorbiert werden. Neben der Fettinjektion müßte man natürlich für Zuführung der nötigen Wasser- und Salzmenge sorgen.

II. So günstig eine schnelle Resorption auch für die subkutane Ernährung wäre, so unvorteilhaft ist sie für Plastiken. Das Humanol wurde daher von Holländer in verschiedener Menge mit Schweinefett oder Hammeltalg, von Löffler mit 1 Teil Paraffin (50—60⁰) versetzt. Die Injektion dieser Mischung macht eine leichte Reizung entzündlicher Art, welche jedoch ausnahmslos nach 6 Tagen verschwindet (Löffler). Im weiteren Verlauf flacht sich die Masse mehr und mehr durch Resorption des Humanols ab. Holländer stellt sich vor, daß Bindegewebe das Transplantat durchwachse. Er will gute Resultate erzielt haben. Löffler lehnt dagegen die Verwendung zu Plastiken ab, weil er die entzündliche Reaktion fürchtet und einmal einen Abszeß gesehen hat

III. Ebenfalls als Füllmaterial hat Holländer das Humanol nach der Säuberung von aseptischen und fistelnden Knochenhöhlen benutzt. Das heiße Fett wird in die ausgeschabte und mit Dakin gespülte Höhle eingefüllt. Darüber werden die Muskeln mit Katgut und die Haut mit Seide vernäht. Auf diese doppelte Naht legt Holländer besonderen Wert. Die Heilung soll sich innerhalb von 3 Wochen meist unter geringer Sekretion einer fade riechenden Flüssigkeit vollziehen. Diese Methode wäre gegenüber der bisher besten Plombierung mit autoplastischem Fett nach Makkas von Vorteil, da ein zweiter Schnitt zur Gewinnung des Füllmateriales entbehrlich wäre.

Löffler bedeckte die Höhle nach der Humanolfüllung mit einer Salbenplatte. Da der Höhleninhalt bei jedem Verbandwechsel geringer wurde, machte er keine weiteren Versuche.

IV. Brauchbar erscheint auch die Anwendung des Humanols bei operativer Narbenlösung, um erneute Verwachsungen zu verhüten. Es handelt sich dabei um Verlötungen der Haut mit den Muskeln oder den Knochen und um Verbackensein der Muskeln, Sehnen und Nerven nach Verletzungen und Eiterungen. Durch sorgfältige Präparation werden die einzelnen Gebilde freigelegt und das Humanol durch die mit Situationsnähten geschlossene Wunde injiziert. Man muß dabei beachten, daß kein Fett in die Nahtstelle gelangt, da es eine I. Heilung stören könnte (Löffler). Jedoch scheint mir diese Gefahr bei Verwendung von Menschenfett, das schnell resorbiert wird, nicht allzu groß zu sein. Auf die Injektion folgt dichte Hautnaht und 8 Tage später medikomechanische Nachbehandlung.

Ob bei dieser Anwendung das Fett wirklich die ganze Oberfläche der mit wässeriger Flüssigkeit durchtränkten Gewebe benetzen kann, erscheint fraglich. Die Verhütung von Verwachsungen wäre aber dadurch in Frage gestellt. Der Erfolg scheint mir vielmehr darauf zu beruhen, daß man frühzeitige Bewegungen vornimmt. Dies wird wohl dadurch möglich, daß durch das Humanol, welches als Gleitmittel wirkt, die Schmerzen auf ein Mindestmaß beschränkt werden. Und gerade die Schmerzen haben bisher manchen Erfolg bei der medikomechanischen Nachbehandlung operativer Narbenlösungen unmöglich gemacht.

Ob die schnelle Resorbierbarkeit des injizierten Fettes von Vorteil ist, kann nicht ohne weiteres entschieden werden. Es macht jedoch den Eindruck, daß ein längeres Erhaltenbleiben desselben nur von Vorteil sein könnte. In diesem Falle wäre die Spitzysche Methode des Einstreichens von Schweineschmalz, das erst nach 4 Wochen resorbiert wird, vorzuziehen. Bei ihm muß, das sei nebenbei erwähnt, sicher peinlichst darauf geachtet werden, daß es nicht in die Naht kommt, um eine Heilung per secundam zu verhüten (Spitzy). Bei der Verwendung von Schweinefett muß außerdem bedacht werden, daß ein fremdartiges Fett leichter zu Entzündungserscheinungen und damit zu neuen Verwachsungen führen könnte.

Einfacher als die operative Lösung ist die von Wederhake empfohlene Methode der Injektion ohne jeden andern Eingriff. Er nimmt an, daß durch das eingespritzte Fett die Narbenmassen gelöst werden. Es erscheint jedoch unverständlich, warum arteigenes Fett diese Wirkung haben sollte.

Andere narbige Prozesse hat Wederhake ebenfalls mit Humanol behandelt. Bei einer Dupuytrenschen Fingerkontraktur spritzte er 1 ccm Fett in die Sehnenscheide der Fingerbeuger und erzielte mit nachfolgender Übungsbehandlung in 10 Tagen eine völlige Heilung, die noch nach $\frac{1}{2}$ Jahre bestand. Zu diesem Bericht muß bemerkt werden, daß die Injektion in die normale Sehnenscheide nicht ganz einfach erscheint. Außerdem kommt dabei das heilende Medikament gar nicht an den Sitz der Krankheit heran. Denn dieser liegt in der Palmaraponeurose. Es müßte daher nachgeprüft werden, ob das Humanol auch Narbengewebe in der weiteren Umgebung zu lösen vermag.

Ähnliche gute Wirkung berichtet Wederhake bei dem traumatischen Ödem des Handrückens, bei abgelaufenen Sehnenscheidenentzündungen und Nervenlähmungen durch Verwachsungen. In allen diesen Fällen soll eine Heilung durch einfache Einspritzung möglich sein.

V. Im Gegensatz zu dieser lösenden Wirkung scheint das Humanol bei der Arthritis deformans eine das Gleiten befördernde zu haben. Löffler hat beginnende Fälle damit injiziert. Die Dosis betrug 2 ccm und wurde nach 14 Tagen und 3 Wochen wiederholt. Die Erfolge waren gute. Die Schmerzlosigkeit ist eine relativ lange, da die Resorption in den Gelenken wenig schnell vor sich geht (Braun, Kroh). Dauerresultate sind jedoch noch nicht bekannt. Aber auch wenn sie ausbleiben, wäre es ein großer Vorteil, daß man durch einfache Injektion die Patienten mit deformierender Gelenkentzündung von ihren Schmerzen befreien kann. Löffler meint, daß körpereigenes Fett vielleicht noch günstiger wirkt, da es ohne Reaktion im Gelenk verweilen könne.

Auch nach Gelenkmobilisationen, die Löffler in Blutleere (Lange) vornimmt, hat Holländer Gutes von Fettinjektionen gesehen. Schon am folgenden Tag sind wenig schmerzhafte Bewegungen möglich (Löffler). Diese frühe

Möglichkeit der Vornahme von Bewegungen ist ein großer Vorteil; allerdings scheint die Punktion eines pathologischen Gelenks, welches keinen Erguß enthält, recht schwierig zu sein.

Zur Schlüpfrigmachung eines anderen serösen Hohlraums hat Wederhake das Humanol noch benutzt, und zwar bei der Tendovaginitis crepitans des Vorderarms. Er injizierte $1/4$—$1/2$ ccm Fett in die Sehnenscheide und sah sofort Schmerzen und Reiben verschwinden. Das befremdet etwas, da der Hauptsitz dieser Erkrankung in den zugehörigen Muskeln liegen soll und diese unmöglich von der Sehnenscheide aus momentan beeinflußt werden können. Außerdem würde diese Anwendung keine wesentliche Bereicherung unseres therapeutischen Könnens bedeuten, da die erwähnte Erkrankung durch einfache Mittel in allerdings etwas längerer Zeit sicher zu heilen ist.

VI. Endlich hat Löffler das Humanol als Ersatz für das Glyzerin in der Kombination mit Jodoform empfohlen. Er rühmt dieser Mischung nach, daß sie weder Fieber noch Schmerzen mache und daher öfter eingespritzt werden könne.

VII. Der Vollständigkeit halber muß noch erwähnt werden, daß Wederhake auch bei Pruritus ani et vulvae Humanolinjektionen mit Erfolg angewendet hat.

VIII. Die Kriegsverletzungen der Beckengegend.

Von

Hans Burckhardt-Marburg.

Mit 21 Abbildungen.

Inhaltsverzeichnis.

I. Literaturverzeichnis.

1. Adler, A., Über den Druck in der Harnblase. Mitteil. a. d. Grenzgeb. **30**, Heft 4 u. 5.
2. Adrian, Urethraverletzung. Deutsche med. Wochenschr. 1915. Nr. 2.
3. Albarran, Operative Chirurgie der Harnwege.
4. Albers - Schönberg, Röntgenatlas der Kriegsverletzungen des Krankenhauses St. Georg. Hamburg 1916.
5. Albrecht, Operativ geheilter Fall von schwerer Pfählungsverletzung der Blase. Deutsche med. Wochenschr. 1915. 90.
6. — Kriegschirurgische Erfahrungen aus dem Feldlazarett. Münch. med. Wochenschr. 1915. Nr. 12.
7. — Durch Operation geheilter Fall von schwerer Pfählungsverletzung der Blase. Sitzung. Münch. med. Wochenschr. 1914. Nr. 26.
8. v. Angerer, Zwei tödlich verlaufene Fälle von Schußverletzungen des kleinen Beckens. Deutsche med. Wochenschr. 1915. Nr. 1.
9. — Ersatz eines Harnröhrendefektes durch den Wurmfortsatz. Beitr. z. klin. Chir. **83**.
10. Arnd, Beitrag zur Therapie der Blasenmastdarmfisteln. Beitr. z. klin. Chir. **109**. Heft 1.
11. Axhausen, Über die Aussichten der Appendixüberpflanzung bei Hypospadie-operation. Berl. klin. Wochenschr. 1918. Nr. 45. 1065.
12. Baezner, Die Kriegsverletzungen der Harnorgane. Zeitschr. f. Urol. **13**, 1919. Heft 3.
13. Bartels, Die Traumen der Harnblase. Arch. f. klin. Chir. **22**, 519—628, 715—794. 1878.

14. v. Baumgarten, Kriegspathologische Mitteilungen. Münch. med. Wochenschr. 1918. Nr. 7 u. 8.

15. Berg, Zur Hämaturie nach Kriegsverletzungen. Med. Klin. 1916. Nr. 17.

16. Bertlich, Ein bemerkenswerter Fall von Blasenverletzung mit gleichzeitiger Harnröhrenzerreißung. Deutsche med. Wochenschr. 1915. Nr. 35.

17. Biedermann, Ein Beitrag zur operativen Behandlung der Bauchschüsse im Felde. Deutsche med. Wochenschr. 1917. Nr 19.

18 Bisping, Schwere Blasen- und Mastdarmverletzungen mit sehr günstigem Ausgang Med. Klin. 1915. 43.

19. Bloch, Vielfache Verletzung durch ein Geschoß. Münch. med. Wochenschr. 1914. Nr. 47.

20. Blum, Vesikale Harnblutung. Wien. klin. Wochenschr. 1918. Nr. 10. Zit. nach Knack, Zeitschr. f. Urol. **12**.

21. — Typische Verletzung, wenn Projektil die Geldbörse trifft. Wien. klin. Wochenschr. 1917. Nr. 49.

22. — Geldbörsenschüsse — Münzsteckschüsse der Harn- und Geschlechtsorgane. Zeitschrift f. Urol. **12**. 10. 1918.

23. Böhler, Erfrierungen und Verbrennungen des männlichen Gliedes und des Hodensackes. Münch. med. Wochenschr. 1917. Nr. 13.

24. Bonn, Beitrag zur Technik usw. Deutsche Zeitschr. f. Chir. **135**.

25. Bonne, Über die Behandlung und Prognose ausgedehnter Harnröhrenzerreißungen. Deutsche med. Wochenschr. 1915. Nr. 24.

26. Borchard, A., Bauchschüsse. Med. Klin. 1915. Nr. 12.

27. v. Brahmann und Rammstedt, Die Chirurgie des Hodens und seiner Hüllen. Bruns, Garré, Küttner, Handb. d. Chir. 4, 1914. 4. Aufl.

28. Bracht, Über den Ersatz des Blasenschließmuskels. Monatsschr. f. Geb. u. Gyn. **48**, 6.

29. Breslauer, Der Hauptverbandsplatz. Deutsche militärärztl. Zeitschr. 1917. Jan.-Febr.

30. v. Brunn, Zur Behandlung der Bauchschußverletzungen im Felde. Deutsche med. Wochenschr. 1915. Nr. 35.

31. Budde, Demonstration von Röntgenbildern und Vorstellung von zwei Kranken mit Beckenfrakturen. Verein der Ärzte in Halle a. S. 19. Jan. 1916. Ref. Münch. med. Wochenschr. 1916. Nr. 11.

32. Burckhardt - Socin, E., Die Verletzungen und Krankheiten der Prostata. Deutsche Chir. **53**, 1902.

33. Burckhardt, E., Die Verletzungen und chirurgischen Erkrankungen der Harnröhre in: Frisch u. Zuckerkandl, Handb. d. Urol. 3, 1906.

34. Burckhardt, Hans, Die Bedeutung der Kriegserfahrungen für die Chirurgie im allgemeinen. Berl. klin. Wochenschr. 1916. Nr. 31 u. 32.

35. — Innere Verblutung in den Oberschenkel. Beitr. z. klin. Chir. **97**, 1915.

36. — Über Schock. Zentralbl. f. Chir. 1919. Nr. 51.

37. — und Landois, Pathologische Anatomie und Behandlung der Bauchschüsse. Beitr. z. klin. Chir. **103**.

38. Caesar, Schußverletzungen der Blase. Diss. Bonn.

39. Carl, Bauchschüsse. Deutsche med. Wochenschr. 1915. Nr. 4.

40. Casper, Mittel und Wege, die Prostatektomie möglichst ungefährlich zu gestalten. Berl. klin. Wochenschr. 1919. Nr. 24.

41. Chiari, Deutsche med. Wochenschr. 1914. Nr. 49.

42. — Anatomische Präparate usw. Deutsche med. Wochenschr. 1916. Nr. 24.

43. Coenen, Rückblick auf 20 Monate feldärztlicher Tätigkeit. Beitr. z. klin. Chir. **103**, 1916.

44. Danielsen, Kriegschirurgische Erfahrungen in der Front. Münch. med. Wochenschr. 1914. Nr. 47.

45. Danziger, Harnröhrenverletzungen infolge Verschüttung ohne Beckenbruch. Beitr. z. klin. Chir. **107**, Heft 4.

46. Demmer, Zwei Fälle von geheilten Beckenbrüchen mit Zerreißung der Blase und der Harnröhre. Sitzung. Ref. Münch. med. Wochenschr. 1916. Nr. 29.

47. Dietrich, Über Kontusionsverletzungen innerer Organe. Med. Klin. 1916. Nr. 50.

48. Dittel, Die Strikturen der Harnröhre. Deutsche Chir. **49**, 1880.
49. Dobbertin, Der Verschluß der Eingeweidefisteln nach Schußverletzungen. Münch. med. Wochenschr. 1916. S. 28.
50. Dobrowolskaja und Wiedemann, Zur Frage der intraperitonealen Harnblasenrupturen. Beitr. z. klin. Chir. **89**, 2. 3.
51. Dunker, Hüftgelenksluxation nach Gewehrschußverletzung des Beckens. Zeitschr. f. orthop. Chir. **36**, 1.
52. Ekehorn, Zur operativen Behandlung größerer Harnröhrendefekte. Arch. f. klin. Chir. **97**, Heft 2.
53. Enderlen, Erfahrungen eines beratenden Chirurgen. Beitr. z. klin. Chir. **98**, 4.
54. — Pfählungsverletzung. Sitzung. Ref. Münch. med. Wochenschr. 1914. Nr. 41.
55. — und Sauerbruch, Die operative Behandlung der Darmschüsse im Kriege. Med. Klin. 1915. 30.
56. Engel, Über intraperitoneale Schußverletzungen des unteren Abschnittes der Ampulla recti. Berl. klin. Wochenschr. 1918. Nr. 46.
57. Erkes, Zur Bekämpfung der Nachblutung aus der Art. glut. sup. bei Schußverletzungen des Bauches. Münch. med. Wochenschr. 1916. Nr. 33.
58. Esser, Deckung von Harnblasendefekten. Deutsche Zeitschr. f. Chir. **147**, Nr. 1—2.
59. — Penisplastik bei einem Kriegsverletzten. Wien. med. Wochenschr. 1917. Nr. 9.
60. Exner, Kriegschirurgie in den Balkankriegen 1912/13. Neue Deutsche Chir. **14**.
61. Federschmidt, Über die Prognose der Bauchschüsse im Felde usw. Münch. med. Wochenschr. 1918. Nr. 5.
62. Fehling, Über die Behandlung der Bauchschüsse. Beitr. z. klin. Chir. 12. Kriegschir.-Heft 1916.
63. Fielitz, Demonstration von zwei Kriegsverletzten. Sitzung Halle. Münch. med. Wochenschr. 1917. Nr. 9.
64. Finsterer, Beckenfraktur mit gleichzeitiger Blasenruptur und totaler Abreißung der Harnröhre. Sitzung. Ref. Münch. med. Wochenschr. 1916. Nr. 26.
65. Fischer, Handbuch der Kriegschirurgie. 1882.
66. Fischer, B., Abszesse des Penis. Sitzung Frankfurt. Münch. med. Wochenschr. 1917. Nr. 21.
67. Flechtenmacher, Beitrag zur Kriegschirurgie der Blase. Wiener klin. Wochenschr. 1916. Nr. 27.
68. Flörcken, Zur Bekämpfung der Nachblutung aus der Art. glutaea sup. durch Unterbindung der Art. hypogastrica. Münch. med. Wochenschr. 1916. Nr. 42.
69. Freerichs, Über Pfählungsverletzungen usw. Diss. Heidelberg, Juli/Sept. 1919.
70. Frangenheim, Zur operativen Behandlung der Inkontinenz der Harnblase. Festschrift zur Feier des 10jährigen Bestehens der Akademie usw. Bonn 1915. Marcus u. Weber.
71. Frankental, Die Folgen der Verletzung durch Verschüttung. Beitr. z. klin. Chir. Kriegschir.-Heft 53. S. 572.
72. Franz, Zwei typische Operationen bei extraperitonealer Schußverletzung der Blase und des Mastdarms. Deutsche med. Wochenschr. 1917. Nr. 40.
73. Fritsch, Ein Fall von Durchschuß des Ureters mit gleichzeitiger Verletzung des Rektums. Wien. klin. Wochenschr. 1916. Nr. 35.
74. Galaktionoff, Zur Frage der intraperitonealen Rupturen der Harnblase. Deutsche Zeitschr. f. Chir. **110**, 449. 1911.
75. Gamper, Schußverletzungen der Cauda equina. Wien. klin. Wochenschr. 1915. Nr. 5.
76. Garrè, Anzeigen für operatives Handeln in und hinter der Front. Kriegschirurgentagung Brüssel. Beitr. z. klin. Chir. **96**, 1915.
77. Geiges, Schußverletzungen der Blase. Beitr. z. klin. Chir. **105**, Heft 3.
78. Goldberg, Harnblasenschüsse. Sitzung Köln. Ref. Münch. med. Wochenschr. 1916. Nr. 34.
79. — Schwierigkeiten bei der Durchführung starrer Instrumente durch die Harnröhre. Deutsche Zeitschr. f. Chir. **137**. Heft 5/6.
80. — Beitrag zur Kenntnis der Blasenschüsse. Zeitschr. f. Urol. 1915. 10.
81. Goldstein, Verletzung des Urogenitaltraktus. Berl. klin. Wochenschr. 1915. Nr. 13.

82. v. Graf, Beckenfraktur und Zerreißung der Harnröhre und des distalen Randes der Prostata. Wien. klin. Wochenschr. 1916. Nr. 45. 1449.

83. v. Graff, Hufschlag auf die Gegend der Schamfuge. Wien. klin. Wochenschr. 1917. Nr. 37.

84. Grün, Georg, Beitrag zur Kenntnis der subkutanen Blasenrupturen. Diss. Berlin 1918.

85. Grisson, Fall von schwerer Blasen- und Mastdarmverletzung. Ref. Deutsche med. Wochenschr. 1915. Nr. 53.

86. — Schußverletzungen des Beckens mit Zerstörung der Urethra. Sitzung. Ref. Münch. med. Wochenschr. 1915. Nr. 22.

87. Gröbel, Erfahrungen über Bauchschüsse und ihre Behandlung in der Divisionssanitätsanstalt. Militärarzt. 1916. Nr. 27.

88. Guleke, Durchschießung des 2. Sakralwirbels. Deutsche med. Wochenschr. 1915. Heft 2.

89. — Zentralbl. f. Chir. 1916. 660.

90. Gundermann, Kriegschirurgischer Bericht aus der Gießener Klinik. Bruns' Beitr. **97,** 479.

91. v. Haberer, Projektil in der Blase. Wiener klin. Wochenschr. 1918. Nr. 10.

92. — Demonstration. Wien. klin. Wochenschr. 1915. Nr. 27.

93. v. Hacker, Distensionsplastik mittels Mobilfsierung der Harnröhre. Beitr. z. klin. Chir. **48.** 1906.

94. — Ein Beitrag zu den Schußverletzungen der Harnblase. Mitteil. d. Vereins d. Ärzte Steiermarks. 1916. Nr. 6. Zit. nach Geiges.

95. Haenel, Über Bauchschußverletzungen. Beitr. z. klin. Chir. **100,** Heft 3.

96. Haga, Arch. f. klin. Chir. **55.**

97. Hagedorn, Ein Jahr Kriegschirurgie im Heimatlazarett. Deutsche Zeitschr. f. Chir. **135.**

98. — Schußverletzungen im Frieden. Deutsche Zeitschr. f. Chir. **128.**

99. Hahn, Becken-Hüftgelenksschußverletzung. Sitzung. Ref. Münch. med. Wochenschrift 1916. Nr. 4.

100. Haim, Emil, Schußverletzungen der Lunge und der Harnblase. Deutsche med. Wochenschr. 1915. Nr. 19. Red. aus Prag. med. Wochenschr. 1915. Nr. 13.

101. Haim, Über Schußverletzungen im Bereiche des Urogenitalapparates. Wien. klin. Wochenschr. 1916. Nr. 3.

102. Halpern, Kriegschirurgische Erfahrungen aus Rußland. Deutsche Zeitschr. f. Chir. **150,** Heft 3, 4. 1919.

103. Hanc, Granatsteckschuß in der Blase. Münch. med. Wochenschr. 1916. Nr. 3. 95.

104. Härtel, Über Schußverletzungen der Bauchhöhle. Beitr. z. klin. Chir. 17. Kriegschir.-Heft.

105. Häsner, Pathologische Anatomie im Felde. Virch. Arch. **221.** 3.

106. Hasse, Gewehrkugel in der Blase. Wien. med. Wochenschr. 1915. Nr. 51. Zit. nach Kielleuthner.

107. Heinlein, Harnblasenschußverletzung. Sitzung. Ref. Münch. med. Wochenschr. 1915. Nr. **33.**

108. Hellendal, Über retrograde Spülung bei Schußverletzungen der Harnorgane, insbesondere zur Bekämpfung der Urininfiltration. Münch. med. Wochenschr. 1919. Heft 3.

109. Herzog, Fall von Kreuzbeinschuß. Sitzung Leipzig. Ref. Münch. med. Wochenschr. 1915. Nr. 30.

110. Hesse, Intraperitoneale Blasenschußverletzung. Ref. Deutsche med. Wochenschr. 1915. 391.

111. Hildebrandt, A., Beobachtungen über die Wirkungen des kleinkalibrigen Geschosses aus dem Burenkriege. 1899—1900. Arch. f. klin. Chir. **65,** 800. 1902.

112. Hinterstoisser, Kriegschirurgische Beobachtungen im Heimatkrankenhaus. Beitr. z. klin. Chir. 54. Kriegschir.-Heft 1918.

113. Hinze, Paul, Über die isolierte Luxation der Kreuzdarmbeinfuge. Diss. Berlin 1918.

114. Hirschmann, Die operative Behandlung der lippenförmigen Harnröhrenfisteln und einer Schußhypospadie. Berl. klin. Wochenschr. 1918. Nr. 34.

115. Hoerschelmann, Akute infektiöse Skrotalgangrän. Beitr. z. klin. Chir. 111, 3.
116. v. Hoffmann, E., Geheilter Beckendurchschuß mit Verletzung der Blase und Zertrümmerung der Symphyse. Wien. klin. Wochenschr. 1918. Nr. 3. 90.
117. Hofmann, Zur Behandlung der totalen Harnröhrenzerreißungen. Zentralbl. f. Chir. 1913.
118. Holländer, Subkutane Harnröhrenzerreißung bei einem Hämophilen. Deutsche med. Wochenschr. 1918. Nr. 10.
119. Hotz, Zur Chirurgie der Blutgefäße. Beitr. z. klin. Chir. 97, 177.
120. Ingianni, Über die Regeneration der perinealen Harnröhre. Deutsche Zeitschr. f. Chir. 54.
121. Jäger, Demonstration. Ref. Deutsche med. Wochenschr. 1916. Nr. 1.
122. Jäger, H., Spätbilder von Schußverletzungen der retrovesikalen Region; aus: „Zur Diagnose und Behandlung der Spätfolgen von Kriegsverletzungen". Verlag Roscher & Co., Zürich. V. Lief.
123. Janssen, Die Begutachtung der Folgen von Kriegsverletzungen der Harnorgane. Münch. med. Wochenschr. 1918. Nr. 4.
124. Joseph, Primäre Heilung einer ausgedehnten Harnröhrenresektion. 42. Chirurg.-Kongreß.
125. — Schußverletzungen der Harnorgane. Zeitschr. f. Urol. 13, Heft 9.
126. K. k. 2. Armee-Kommando, Chirurgie im Felde, Bericht herausgegeben vom ...... Braumüller, Wien-Leipzig 1918.
127. Kaposi, Feldbrief usw. Münch. med. Wochenschr. 1915. Nr. 18.
128. Kappis, Ein bemerkenswerter Fall von Blasenschuß. Münch. med. Wochenschr. 1915. Nr. 5.
129. Karer, Einige Erfahrungen über die operative Behandlung der Bauchschüsse. Wien. klin. Wochenschr. 1916. Nr. 26.
130. Kaufmann, Verletzungen und Erkrankungen der männlichen Harnröhre. Deutsche Chir. 50a, 1886.
131. Kayser, Erfahrungen des Feldlazaretts 6 des VI. Armeekorps. Deutsche med. Wochenschr. 1915. Nr. 15. S. 434.
132. Kehl, Anatomische Gesichtspunkte zur Behandlung der Blutungen der Regio glutaea. Beitr. z. klin. Chir. 119, Heft 3.
133. Keppich, Fall von Resektion geheilter impermeabler Urethralstriktur nach Schußverletzung. Ref. Wien. med. Wochenschr. 1917. Nr. 7.
134. Kielleuthner, Über Schußverletzungen der Harnblase im Kriege. Beitr. z. klin. Chir. 100, Heft 5. 1916.
135. Kirchmayr, Wien. klin. Wochenschr. 1918. Nr. 24. 687.
136. — Zur Pathologie und Therapie der Ampullenschüsse des Rektums. Münch. med. Wochenschr. 1917. Nr. 51.
137. Knack, Die deutsche Urologie im Weltkriege. Zeitschr. f. Urol. 12 u. 13, 1918/19.
138. Kocher, Th., Die Krankheiten der männlichen Geschlechtsorgane. Deutsche Chir. 50b.
139. — Eindrücke aus deutschen Kriegslazaretten. Korr. Schweiz. 1915. 15.
140. Koerber, Erfahrungen über Schußverletzungen der Harnblase und der inneren Harnorgane. Arch. f. Neue Chir. 111, Heft 3.
141. Köhler, Die Chirurgie im Felde. Med. Klin. 1914. 38. 39.
142. Kolb, Über Schußverletzungen der Harnwege usw. Münch. med. Wochenschr. 1915. Nr. 5.
143. — Über die ersten Kriegsverletzungen im Vereinslazaret Schwenningen. Münch. med. Wochenschr. 1914. Nr. 43.
144. König, Über die Versicherung (Verlötung) unzuverlässiger Nahtlinien an Bauchwand, Harnröhre usw. Deutsche Zeitschr. f. Chir. 100.
145. — und Hagemann, Untere Extremität in Borchard-Schmieden, Lehrbuch der Kriegschirurgie. 1917.
146. Körbl, Sphinkterplastik bei Incontinentia alvi. Arch. f. klin. Chir. 108, 1.
147. Körte, Über die Behandlung der Bauchschüsse. Med. Klin. 1915. 12. 346.
148. — Kriegserfahrungen über Verletzungen der Harnblase und Harnröre. Zeitschr. f. ärztl. Fortbildung 1916.

149. Körte. Bauchschüsse. Kriegschir. Tagung Brüssel 1915. Ref. Münch. Med. Wochenschr. Nr. 17. 1915.
150. — Über Kriegsverletzungen der Arteria glutaea. Arch. f. klin. Chir. **112,** 607.
151. Kötzle, Die Pfählungsverletzungen in der Armee. Deutsche militärärztl. Zeitschr. 1915. Jan. Heft **3.**
152. Krabbel, Kriegschirurgische Tätigkeit an der Somme. Deutsche med. Wochenschr. 1917. Nr. 40.
153. Kraske, Über Bauchschußverletzungen. Münch. med. Wochenschr. 1915. Nr. 39.
154. — Münch. med. Wochenschr. 1914. Nr. 22.
155. Krecke, Beobachtungen über Schußverletzungen. Münch. med. Wochenschr. 1914. Nr. 45.
156. Kreuter, Über Hodenimplantation beim Menschen. Zentralbl. f. Chir. 1919. 954.
157. — Isolierter Blasenschuß mit suprapubischer Urinfistel und Heilung. Münch. med. Wochenschr. 1915. Nr. 8.
158. Kroh, Kriegschirurgische Erfahrungen einer Sanitätskompagnie. Beitr. z. klin. Chir. **97,** 4. 1915.
159. Küttner, Die spontane infektiöse Gangrän des Penis und Skrotums bei Kriegsteilnehmern. Berl. klin. Wochenschr. 1916. Nr. 33.
160. — Kriegschirurgische Erfahrungen aus dem südafrikanischen Kriege. Beitr. z. klin Chir. **28,** 717. 1900.
161. — Beitr. z. klin. Chir. **20,** 187. 1898.
162. — Weitere Beiträge zur Kenntnis der spontanen Genitalgangrän bei Kriegsteilnehmern. Berl. klin. Wochenschr. 1917. Nr. 10.
163. — Kapitel über Geschlechtsorgane in Borchard-Schmieden, Lehrbuch der Kriegschirurgie. Leipzig 1917.
164. Kyrle, Über spontane infektiöse Gangrän des Penis und Skrotums bei Kriegsteilnehmern. Berl. klin. Wochenschr. 1917. Nr. 2.
165. Lachmann, Seltener Verlauf eines Bauchschusses. Münch. med. Wochenschr. 1915. Nr. 8.
166. Lang, Nachblutungen. Beitr. z. klin. Chir. **116,** Heft 1.
167. Lauenstein, Zur Operation lippenförmiger Penisfisteln. Deutsche Zeitschr. f. Chir. **32.**
168. Läwen, Intraperitoneale Ruptur der Harnblase. Sitzung. Ref. Münch. med. Wochenschrift 1914. Nr. 10.
169. — Erfahrungen zur Pathologie und operativen Behandlung der Bauchschußverletzungen. Münch. med. Wochenschr. 1915. Nr. 39
170. — Erfahrungen über Bauchschußverletzungen und ihre Frühoperation im Feldlazarett. Beitr. z. klin. Chir. **97.** 1915.
171. — Die Schußverletzungen des Bauches und der Nieren. Ergebn. d. Chir. u. Orthop. **10.**
172. Leischner, Harnröhrenzerreißung. Wien. klin. Wochenschr. 1918. Nr. 16. 458.
173. Levi, William, Extensionsverband bei Verletzungen der Beckengegend. Zentralbl. f. Chir. 1915. Nr. 8.
174. Levy, Behandlung der Hodenschüsse. Münch. med. Wochenschr. 1916. Nr. 7.
175. Lexer, Die freien Transplantationen. Neue deutsche Chir. **26 a.**
176. Lichtenstern, Einige Kriegsverletzungen der Urogenitalorgane. Wien. med. Wochenschr. 1915. 356.
177. — Einseitige Pyonephrose nach Schußverletzung der Blase. Wien. med. Klin. 1918. Nr. 16.
178. — und Steinach, Münch. med. Wochenschr. 1918. Nr. 6.
179. Lieblein, Extraperitoneale Schußverletzungen des Mastdarms usw. Wien. klin. Wochenschr. 1917. Nr. 23.
180. Ljunggren, Über die Wiederherstellung der hinteren Harnröhre aus den Weichteilen des Damms. Deutsche Zeitschr. f. Chir. **47.** 398.
181. Lohnstein, Die deutsche Urologie im Weltkrieg. Zeitschr. f. Urol. **9, 10, 11, 12.**
182. — Beiträge zur Ätiologie, Diagnose und Therapie der Fremdkörper der Blase usw. Beitr. z. klin. Chir. **109,** 2.
183. Lüken, Erfahrungen über Bauchschußverletzungen. Beitr. z. klin. Chir. **106,** 3.

184. **Martens**, Verletzungen und Verengerungen der Harnröhre. Bibliothek von Coler. 12, 1902.
185. **Madelung**, Kriegsärztliche Erfahrungen in England und Frankreich. Münch. med. Wochenschr. 1915. Nr. 11.
186. — Deutsche med. Wochenschr. 1915. Heft 2.
187. **Merek**, v., Demonstration. Wien. med. Wochenschr. Dez. 1914.
188. **Matti**, Kriegschirurgische Erfahrungen und Beobachtungen. Korr. Schweiz. 1915. 812.
189. **Matyas**, Über Bauchschüsse. Münch. med. Wochenschr. 1915. Nr. 39.
190. **Meissner**, Beckenschüsse. Beitr. z. klin. Chir. **103**. Zwei eigenartige Schußverletzungen. 2. Traumatischer Prolaps des Hodens. Ebendort.
191. **Melchior**, Tamponade eines extraperitonealen Blasenrisses, durch das die Ruptur verursachende Beckenfragment. Zeitschr. f. Urol. **11**, 1917.
192. — Kriegschirurgisch-therapeutische Erfahrungen aus einem Heimatlazarett. Therap. Monatshefte 1915. 397.
193. — Kapitel über Harnorgane in Borchard-Schmieden, Lehrbuch der Kriegschirurgie. Leipzig 1917.
194. **Mertens**, Bauchschüsse im Felde. Beitr. z. klin. Chir. **100**, 2.
195. **Metzker**, H., Rupturen der Harnröhre. Diss. Breslau. Juli-Aug. 1919.
196. **Meyer**, A. W., Die Behandlung der Bauchverletzungen im Felde. Münch. med. Wochenschr. 1915. Nr. 34.
197. **Meyer**, C., Über einen Fall von Beckenbruch mit isolierter Zerreißung der Vena iliaca. Deutsche Zeitschr. f. Chir. **138**, 3. 4.
198. **Meyer**, Curt, Heilung eines 16 cm langen, durch Schußverletzung gesetzten Harnröhrendefektes durch Mobilisation des Restes von 8 cm und Vernähung an die Blase. Arch. f. klin. Chir. **112**, 358.
199. **Mönckeberg**, Pathologisch-anatomische Beobachtungen aus Reservelazaretten. Münch. med. Wochenschr. 1915. Nr. 2.
200. **Moro**, Stumpfe Bauchverletzungen. Wien. klin. Wochenschr. 1915. Nr. 40.
201. **Most**, Zur Prognose und Behandlung der Bauchschüsse im Kriege. Beitr. z. klin. Chir. **100**, 2.
202. **Mueller**, Arthur, Dreifache Harnröhrenverletzung. Münch. med. Wochenschr. 1915. Nr. 5.
203. **Mühsam**, Schluß einer Blasenmastdarmkreuzbeinfistel. Med. Klin. 1918. Nr. 32.
204. **Müller**, A., Über die Deckung von Harnröhrendefekten mittels Thierschscher Transplantation. Deutsche med. Wochenschr. 1912. Nr. 49.
205. **Müller**, L. R., Beiträge zur Histologie und Physiologie der Blaseninnervation. Münch. med. Wochenschr. 1919. Heft 3. (Sitzungsbericht Würzburg.)
206. — Die Blaseninnervation. Deutsch. Arch. f. klin. Med. **128**, 2.
207. **Mutschenbacher**, Über Späteiterungen nach Schußverletzungen. Militärarzt 1917. Heft 4/5.
208. **Naber**, Über den temporären Anus praeternaturalis. Diss. Bonn 1918.
209. **Neuhäuser**, Kriegsverletzungen im Urogenitaltraktus. Deutsche med. Wochenschr. 1915. Nr. 3.
210. **Neupert**, Schußverletzungen. Deutsche med. Wochenschr. 1915. Nr. 1. 29.
211. **Nigst**, Kriegsverletzungen von Knochen und Gelenken im Röntgenbilde. Korr. Schweiz. 1915. 43.
212. **Nobe**, Fall von subkutaner intraperitonealer Blasenruptur. Deutsche militärärztl. Zeitschr. **44**, Nr. 19/20.
213. **Nobiling**, Spontaner Abgang eines in die Harnblase eingedrungenen Granatsplitters. Münch. med. Wochenschr. 1914. Nr. 45.
214. **Nordmann**, Kriegschirurgische Erfahrungen im Feldlazarett. Med. Klin. 1915. Nr. 2.
215. **Oberst**, Beobachtungen bei frühzeitig eingelieferten Bauchschüssen. Münch. med. Wochenschr. 1916. Nr. 48.
216. **Odelga**, Erfahrungen an 500 Steckschußoperationen. Arch. f. klin. Chir. **110**, Heft 3, 4.
217. **Oppenheimer**, Urologische Erfahrungen im Kriege. Med. Klin. 1915, Nr. 33. Münch. med. Wochenschr. 1915. Nr. 33.
218. **Otis**, The medical and surgical history of the war of rebellion. Surgical part II. Washington 1876.

219. v. Öttingen, Leitfaden der praktischen Kriegschirurgie.

220. Paschkis, Urologisch-kasuistische Mitteilungen. Med. Klin. 1918. Nr. 31.

221. Payr, Vorschlag zur Behandlung der Bauchschüsse im Kriege. Münch. med. Wochenschrift 1914. Nr. 33. 1825.

222. — Über Blutungen und Nachblutungen. Münch. med. Wochenschr. 1915. Nr. 1.

223. Payr, Über konservative Operationen am Hoden und Nebenhoden. Verhandl. d. deutsch. Gesellsch. f. Chir. 1901. II. 47.

224. Pegger, Ein Beitrag zu den Schußverletzungen der Harnblase. Med. Klin. 1917. Nr. 32.

225. Pels - Leusden, Harnröhrenplastik. Ref. Deutsche med. Wochenschr. 1917. Nr. 46.

226. Perthes, Einige Winke für das Operieren im Felde. Münch. med. Wochenschr. 1914. Nr. 47.

227. — Beitrag zur Prognose und Behandlung der Blasenschüsse im Kriege. Württ. med. Korr. 1915. 26, 27.

228. — Bauchschüsse. Med. Klin. 1915. Nr. 12. 346.

229. — Beitrag zur Prognose und Behandlung der Bauchschüsse im Kriege. Münch. med. Wochenschr. 1915. Nr. 13.

230. Petermann, Über Bauchverletzungen im Kriege. Med. Klin. 1917. Nr. 11.

231. Philipowicz, Beitrag zu den Kriegsverletzungen der unteren Harnwege und der Geschlechtsorgane. Arch. f. klin. Chir. **110**, 957.

232. Pitzner, Zwei Blasenverletzungen durch Schrapnellkugeln. Münch. med. Wochenschrift 1914. Nr. 45.

233. Pleschner, Zweiter Bericht über die urologische Abteilung der k. k. 2. chirurgischen Universitätsklinik in Wien. Wien. klin. Wochenschr. 1918. Nr. 20.

234. — Fall von extraperitonealer Blasenruptur mit Luxation der rechten Beckenhälfte nach oben. k. k. Gesellsch. d. Ärtze, 20. April 1917. Sitzungsbericht Wien. Münch. med. Wochenschr. 1917. Nr. 21. Wien. med. Wochenschr. 1917. Nr. 19.

235. Polya, Ein Fall von Penisplastik. Wien. med. Wochenschr. 1915. Nr. 28.

236. Posner, Verletzungen der Harn- und Geschlechtsorgane im Kriege. Zeitschr. f. ärztl. Fortbildung 1915.

237. Potpechnigg, Vom galizischen Kriegsschauplatz. Münch. med. Wochenschr. 1915. Nr. 4.

238. Prätorius, Vorsicht bei Lithotrypsien Kriegsverletzter. Münch. med. Wochenschr. 1917. Nr. 38.

239. Pribram, Die operative Behandlung der Bauchschüsse im Spätstadium. Wien. klin. Wochenschr. 1917. Nr. 1.

240. Prigl, Demonstration einer Schußverletzung der Blase und einer Schußverletzung des Ureters. Sitzung. Ref. Wien. med. Wochenschr. 1916. Nr. 27.

241. Propping, Bauchschüsse. Beitr. z. klin. Chir. **112**, 2.

242. Rammstedt, Die Chirurgie der männlichen Harnröhre. In Bruns-Garrè-Küttner-Handbuch. 1914. 4. Aufl.

243. Reeb, Verletzungen des Beckens durch Schußwaffen. Deutsche med. Wochenschr. 1915. Nr. 2.

244. Rehn, Bauchschüsse. Beitr. z. klin. Chir. **96**, 1915.

245. Reichenbach, Zur Bauchschußfrage. Deutsche med. Wochenschr. 1917. Nr. 52.

246. Remete, Behandlung schwerer, insbesondere durch Kriegstrauma entstandener Harnröhrenstrikturen. Med. Klin. 1916. Nr. 41.

247. — Vier Fälle von Urethralplastik. Wien. med. Wochenschr. 1918. Nr. 18. 806.

248. — Durch Plastik geheilter Fall von großem Defekt der Genitalorgane. Ebendort.

249. — Über die Behandlung der hochgradigen entzündlichen und traumatischen Strikturen der Harnröhre im Lichte der Kriegschirurgie. Folia urol. **6**, 1917.

250. Resch, Bericht aus dem Vereinslazarett bei Tolz usw. Münch. med. Wochenschr. 1916. Nr. 18.

251. Riedel, Granatschußverletzung von Becken und Harnröhre. Sitzg. d. naturwiss.-med. Gesellsch. zu Jena. 6. 5. 1915. Ref. Münch. med. Wochenschr. 1915. Nr. 22.

252. v. Rihmer, Zur Chirurgie der Harnröhren- und Blasenschußverletzungen in Manninger u. Parassin 1. Jahrb. des Kriegsspitals der Geldinstitute in Pest. Berlin Springer 1917.

253. v. ¡Rihmer, Schußverletzungen [des prostatischen Anteiles der Harnröhre [mit Urethrorektalfistelverschluß. Wien. med. Wochenschr. 1915. 352.

254. — Über Schußverletzungen der Harnröhre. Wien. med. Wochenschr. 1916. 478.

255. Rosenberger, Zwei Fälle von Schußverletzung des Harnapparates. Deutsche Zeitschr. f. Chir. 143, Heft 3—6.

256. Rosenstein, Über Steckschuß der Blasenwand. Zeitschr. f. Urol. 14, Heft 2. 1920.

257. — Beckenschuß. Deutsche med. Wochenschr. 1915. Nr. 13.

258. Rost, Woran sterben die Patienten bei intraperitonealer Blasenruptur? Münch. med. Wochenschr. 1917. Nr. 1.

259. — Über Blutungen und Aneurysmen bei Schußverletzungen. Med. Klin. 1917. Nr. 19.

260. v. Rothe, Chirurgie im Kriegslazarett. Beitr. z. klin. Chir. 96, 181.

261. Rothschild, Harnröhrenverwundungen und Verweilkatheter. Med. Klin. 1916.

262. — Urologisches vom Kriegsschauplatz. Zeitschr. f. Urol. 1915.

263. — Ersatz eines durch einen Schuß zerstörten Teiles der Harnröhre durch den Wurmfortsatz Deutsche med. Wochenschr. 1915. Nr. 23.

264. Rothschild, Alfred, Plastischer Verschluß größerer Harnröhrenfisteln. Sitzungsbericht. Ref. Münch. med. Wochenschr. 1918. Nr. 5.

265. Rotter, Prognose und Therapie der Bauchschüsse. Münch. med. Wochenschr. 1914. Nr. 49.

266. Rumpel, Die Operationen an der Harnblase usw. Chirurgische Operationslehre Bier, Braun, Kümmell. 3.

267. Rupprecht, Wilhelm, Hüftgelenksschuß. Sitzung. Ref. Münch. med. Wochenschr. 1915. Nr. 19.

268. Sauer, K., Über Harnröhrenresektionen und -plastiken. Zeitschr. f. urol. Chir. 4, Nr. 1.

269. Sauerbruch, Ausgänge der Bauch- und Brustschüsse. 2. Kriegschirurgentagung in Berlin. Beitr. z. klin. Chir. 101, 1916.

270. Schäfer, Freie Transplantation der Vena saphena zum Ersatz eines Harnröhrendefektes. Deutsche militärärztl. Zeitschr. 1916.

271. Schäffer, Diskussion zu Reeb, Penisverletzungen. Deutsche med. Wochenschr. 1915. Nr. 2.

272. Schambacher, Steckschuß der Blase. Sitzung. Ref. Deutsche med. Wochenschr. 1915. Nr. 2.

273. Schlange, Die Chirurgie der Prostata. Bruns-Garrè-Küttners Handbuch der Chir. 4. Aufl. 1914.

274. Schlatter, Die Behandlung der Wirbelsäulen- und Beckenverletzungen. Deutsche med. Wochenschr. 1918. Nr. 38.

275. Schickele, Operativer Verschluß seltener Blasenscheidenfisteln. Beitr. z. klin. Chir. 102, Nr. 2.

276. Schleinzer, Zwei Blasenschüsse. Wien. klin. Wochenschr. 1915. Nr. 28, 29.

277. Schmieden, Über Sphinkterplastik am Damm. Ergebn. d. Chir. u. Orthop. 4.

278. — Bauchschüsse. Beitr. z. klin. Chir. 96.

279. — Die Behandlung der Bauchschüsse im Felde. Zeitschr. f. ärztl. Fortbild. 13—15, 1916.

280. — Kapitel über „Bauch" in Borchard-Schmieden, Lehrbuch der Kriegschirurgie. Leipzig 1917.

281. Schönberner, Über Genitalverletzungen. Wien. klin. Wochenschr. 1916. Nr. 43.

282. Schwarzwald, Schrapnellkugel in der Blase. Sitzung. Ref. Münch. med. Wochenschrift 1914. Nr. 44.

283. Simon, Einhundert Operationen im Feldlazarett. Beitr. z. klin. Chir. 98, 312.

284. Sonntag, Erfahrungen in den Feldlazaretten. Münch. med. Wochenschr. 1915. Nr. 40/41.

285. — Eine eigenartige Penisschußverletzung. Münch. med. Wochenschr. 1916. Nr. 8.

286. Stark, Beitrag zur Kasuistik der Blasenverletzungen. Med. Korr. württ. ärztl. Vereins 7. IV. 1917.

287. Steinthal, Die Chirurgie des knöchernen Beckens. Handb. der prakt. Chir. (Bruns, Garrè, Küttner) 4, 1914.

288. Sternheim, Eine seltere Verletzung des Hodens. Med. Klin. 1917. Nr. 14.

289. Stolz, Behandlung der Schußverletzungen des Mastdarms. Beitr. z. klin. Chir. 101, Nr. 4.

290. — Verletzungen von Magen und Darm durch Schußwaffen. Deutsche med. Wochenschrift 1914. Nr. 49.

291. Stratz, Zur Behandlung der Beckeneiterungen. Zentralbl. f. Gyn. 1916. Nr. 41.

292. Stutzin, Zwei Jahre kriegschirurgischer Tätigkeit in der Türkei. Beitr. z. klin. Chir. 106, 5.

293. — Experimentelle u. klinische Beiträge zu den Verletzungen der Harnblase. Deutsche Zeitschr. f. Chir. 146, Heft 1/2.

294. — Zur Klinik der Schußverletzungen der Harnblase. Beitr. z. klin. Chir. 107. 1.

295. — und Gundelfinger, Kriegsverletzungen des Urogenitaltraktus. Deutsche med. Wochenschr. 1915. Nr. 7.

296. Thelen, Über bemerkenswerte Nieren- und Blasenschußverletzungen. Zeitschr. f. Urol. 10, 3. 1916.

297. Tilmann, Harnblasenschüsse. Münch. med. Wochenschr. 1916. Nr. 34.

298. Türschmid, Schußwunde der Harnblase, des Uterus, der Scheide und des Mastdarms (Selbstmordversuch). Przegl. lek. 1917. 27. Ref. Zentralbl. f. Chir. 1919. Nr. 10.

299. Ullmann, Blasenschußverletzungen nach Beckenschuß. K. k. Gesellsch. der Ärzte Wiens, 18. Jan. 1918. Ref. Münch. med. Wochenschr. 1918. Nr. 7.

300. Ultzmann, Die Krankheiten der Harnblase. Deutsche Chir. 52, 1890.

301. Vinar und Lazek, Vgl. Lohnstein, Zeitschr. f. Urol. 10, 206.

302. Weißenberg, Über offene Wundbehandlung. Deutsche med. Wochenschr. 1915. Nr. 40.

303. Wichert, Schußverletzungen der Harnröhre und ihre Behandlung. Diss. Berlin 1917.

304. Wieting, Zur voraus- oder nachgeschickten Unterbindung der Art. hypogastrica bei Blutungen aus den Glutäalgefäßen. Münch. med. Wochenschr. 1918. Nr. 41.

305. — 120 Bauchschußverletzungen aus dem Balkankriege. Beitr. z. klin. Chir. 92, 4.

306. Wilmanns, Zur Behandlung der Bauchschüsse. Deutsche med. Wochenschr. 1916. Nr. 14.

307. v. Winiwarter, A., Die Erkrankungen des Penis, des Hodens und der Hüllen des Hodens. Handb. d. Urol. von Frisch u. Zuckerkandl. 3, 1906.

308. Wolf, Wilh., Über operative Behandlung der Bauchschüsse im Stellungskrieg. Münch. med. Wochenschr. 1916. Nr. 11.

309. Zimmermann, Über eigenartige Sprengwirkung bei Schüssen in der Gegend des Beckenausganges. Beitr. z. klin. Chir. 101.

310. — Kriegsverletzungen der Blase und Harnröhre. Beitr. z. klin. Chir. 117, Heft 3.

311. Zondek, Demonstration. Deutsche med. Wochenschr. 1915. Nr. 8.

312. — Entfernung einer russischen Maschinengewehrkugel aus der Blase durch die Urethra. Berl. klin. Wochenschr. 1914. Nr. 49.

313. — Harnfisteln. Berl. klin. Wochenschr. 1919. Nr. 45.

314. — Demonstration. Deutsche med. Wochenschr. 1915. Nr. 8.

315. Zubrzycki, Seltener Ausgang einer Schußverletzung der Blase. Gyn. Rundschau 11, Heft 13/14.

316. Zuckerkandl, Chirurgie der männlichen Harnblase. Bruns, Garrè, Küttners Handb. 4, 1914.

317. — Die Erkrankungen der Harnblase in Frisch-Zuckerkandls Handb. d. Urol. 1905.

318. — Steckschuß des prostatischen Teiles der Harnröhre. Sitzung. Münch. med. Wochenschrift 1915. Nr. 8. Wien. med. Wochenschr. 1915. Nr. 5.

319. — Über Schußverletzungen der unteren Harnwege. Wien. med. Wochenschr. 1916. Nr. 15.

320. — Demonstrationen. Wien. klin. Wochenschr. 1918. Nr. 23. 649.

Während des Drucks erschien:

321. Berger, H., Über Beckenschüsse (einschließlich Verletzungen des Mastdarms, der Blase, Harnröhre und Geschlechtsorgane) während der Kriegsjahre 1914—1918. Diss. Heidelberg 1920.

II. Einleitung.

Die Verletzungen der Beckengegend bieten keinerlei klinische Einheit. Sie tun dies noch weniger als etwa die Verletzungen des Bauches, denen die Peritonitis oder die Blutung in die Bauchhöhle etwas Charakteristisches verleihen, oder die Verletzungen des Brustkorbs, bei denen die Blutung im Vordergrunde steht, oder die Verletzungen des Schädels, die durch die dominierende Rolle des Gehirns etwas Gemeinsames erhalten.

5 verschiedene anatomische Momente spielen eine Rolle bei den Verletzungen der Beckengegend, und man könnte so 5 verschiedene Gruppen aufstellen.

Zuerst die Beckenknochen. Sie stellen nur deskriptiv anatomisch eine Einheit dar. Für die Frage der Kriegsverletzungen steht die Funktion des knöchernen Beckens, das gewissermaßen das statische Zentrum des menschlichen Körpers darstellt, sehr im Hintergrund. Höchstens der Umstand, daß ausgedehnte Beckenschußfrakturen, die sich infizieren, in hohem Grade die Gefahr der tödlichen Allgemeininfektion in sich schließen, könnte einen gemeinsamen Gesichtspunkt für die Klinik abgeben. Aber die uninfizierten und die unbedeutenden Beckenverletzungen fallen dann ganz aus diesem Rahmen heraus.

Das zweite ist das Bauchfell. Ist es bei Verletzungen der Beckengegend mitgetroffen, so wird meist dadurch die Eigenart und Schwere der Verwundung bestimmt. Aber solche Fälle gehören dann eben gerade zu den eigentlichen Bauchschüssen, sie können hier also nur andeutungsweise behandelt werden.

Die dritte und vierte anatomische Gruppe ist klinisch noch am ehesten als etwas Abgerundetes zu betrachten. Es sind die extraperitonealen Verletzungen der Organe des kleinen Beckens, also insbesondere der Blase, des Mastdarms und der Harnröhre und dann die Verletzungen der Geschlechtsteile.

Die erstgenannte dieser beiden Gruppen hat das gemeinsam, daß die der Verletzung ausgesetzten Organe Behälter oder Kanäle sind, die die Aufgabe haben, Schlacken des Körperhaushaltes bis zu ihrer Entfernung aus dem Körper weiter zu leiten. Der nicht indifferente Inhalt dieser Organe wird durch eine Verletzung daran gehindert, den Körper auf normale Weise zu verlassen. gelangt statt dessen ins Gewebe und ruft gefährliche Störungen hervor.

Die Genitalien bilden klinisch durch ihre oberflächliche Lage und ihre Beziehungen zur Geschlechtsfunktion eine Einheit.

Die fünfte Gruppe endlich ist die allerheterogenste. Es sind dies die Verletzungen der übrigen Weichteile des Beckens: Nerven, Gefäße, der breiten Muskelmassen, welche das knöcherne Becken umgeben. Die Erörterung der Verletzungen dieser Organe gehört vorwiegend in die Spezialkapitel der Gefäß- und Nervenverletzungen und in das ganz allgemeine Kapitel der Wundbehandlung, so daß sie hier nur in solchen Fällen erwähnt werden, wenn sie zusammen mit den Verletzungen anderer Teile der Beckengegend etwas Typisches darstellen, dessen Bild nicht auseinandergerissen werden darf, so z. B. die Infektion der Gesäßmuskeln bei Kot- oder Harnphlegmone oder eine „septische" Nachblutung aus dem Schußkanal, etwa in den Darm usw. Die Verletzungen der fünften Gruppe werden also nebenbei je nach Bedarf kurz gestreift werden.

Diese Einteilung in die genannten 5 Gruppen gewährt einigermaßen einen Überblick über die hervorstechendsten Tatsachen der Klinik der Beckenverletzungen. Sie eignet sich aber in dieser Form für die Darstellung aus praktischen Gründen nicht.

Insbesondere empfiehlt es sich, die zweite Gruppe der Verletzungen, die des Bauchfells aufzuteilen, und bei den einzelnen Organen, welche zugleich mit dem Bauchfell getroffen sind, unterzubringen. Das ist um so gerechtfertigter, als die Art und Intensität der Mitbeteiligung der Bauchhöhle sich in weitgehendem Maße nach der Eigentümlichkeit des mitverletzten Hohlorgans, z. B. der Blase oder des Mastdarms, richtet. Weiterhin ist es das Gegebene, an die Blase die Harnröhre, an diese den Penis anzuschließen, worauf gewissermaßen von selber als Nächstes die übrigen Genitalien sich ergeben. Es bleibt nun noch der Mastdarm. Dieser soll hier nur als Anhängsel betrachtet werden, da er einer besonderen Besprechung in den „Ergebnissen" vorbehalten ist. Ganz beiseite bleiben darf er indes bei einer Darstellung der Beckenverletzungen nicht, da diese sonst unvollständig wäre und eine Behandlung der Mastdarmverletzungen von anderer Seite nicht ohne weiteres sich in den Rahmen der hier niedergelegten Anschauungen einfügt. Für die Verletzung der Weichteile, Muskeln, Nerven usw. genügt ein kurzes Kapitel, das auf einige Eigentümlichkeiten der Beckengegend hinweist. Wir kommen daher zu folgender Einteilung:

1. Beckenknochen,
2. Blase extra-, intraperitoneal,
3. Harnröhre,
4. Penis,
5. Hoden und Hodensack (Prostata, Samenblasen),
6. Mastdarm extra-, intraperitoneal,
7. Weichteile und ergänzende Bemerkungen.

III. Becken.

Entsprechend der Größe des Beckens sind dessen Verletzungen außerordentlich häufig, aber in ihrer Dignität je nach ihrer Ausdehnung natürlich sehr verschieden. Es ist bemerkenswert, daß die Verletzungen des statischen Zentrums des Körpers, als welches wir das Becken zu betrachten haben, niemals dadurch bedenklich werden, daß das Becken seine Funktion nicht mehr erfüllen kann, sondern durch andere Momente, welche teils in der großen Masse des Beckens, teils in seiner Topographie begründet sind. Erstens kann bei schweren Beckenverletzungen im Anschluß an das Trauma der Tod infolge der Gewebszertrümmerung, also durch Verwundungsschock erfolgen. Zweitens können lebenswichtige Organe darin, Blase, Rückenmarkskanal, große Gefäße mitverletzt sein. Drittens kann eine Infektion, welche sich bei schweren Frakturen im Becken einstellt, schnell oder allmählich zum Tode führen.

1. Geschosse.

Infanterie-Geschosse, kleine Granatsplitter, große Granatsplitter können leichte Beckenverletzungen machen, wenn sie vorstehende Teile des Beckens eben noch treffen oder absprengen.

An der Darmbeinschaufel können die verschiedensten Formen von Lochschüssen entstehen; sowohl durch Infanteriegeschosse, als durch Granatsplitter.
In der Umgebung des Lochs können sich Sprünge zeigen, wie z. B. in Abb. 1
oder diese können fehlen (Abb. 2). Endlich kann eine erhebliche Splitterungszone wie am Schädel beobachtet werden (Abb. 3).

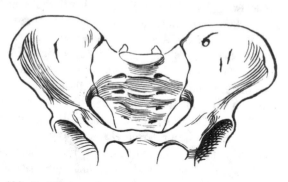

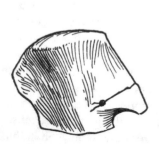

Abb. 1. Präparat der K. W. A.
(Path. Inst. Freiburg i. B.). Granat-
splitterdurchschuß durch die linke
Darmbeinschaufel. (Bauchschuß.)

Abb. 2. Präparat der K. W. A. Beckenschaufeldurch-
schuß durch franz. Minensplitter.

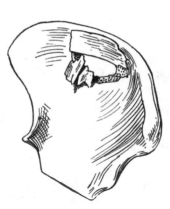

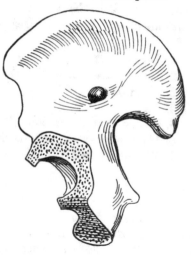

Abb. 3. Präparat der K. W. A. (Path.
Inst. Freiburg i. B.). Granatsplitterdurch-
schuß durch die linke Beckenschaufel mit
weitgehender Zertrümmerung der Tabula
interna. Das Geschoß steckte im Musculus
ileopsoas.

Abb. 4. Präparat der K. W. A. (Prof.
Benda). Unterleibsschuß. Einheilung der
Schrapnellkugel in die Knochengrube der
Darmbeinschaufel.

Verhältnismäßig häufig bleiben Geschosse in den Beckenknochen stecken.
So zeigt Abb. 4 eine Schrapnellkugel, welche eingekeilt im Darmbein sitzt,
Abb. 5 einen Granatsplitter im Darmbein hinter der Kreuzdarmbeinfuge.
Abb. 6 stellt einen Teil eines Beckens dar, in dem hinter der Kreuzdarm-
beinfuge ein mit Tuchfetzen beladener Granatsplitter steckt. Dieser hatte ein
tüchtiges Stück des Beckens von den dicken Knochenmassen abgesprengt, in
denen er schließlich sitzen blieb. Sehr originell ist die in Abb. 7 wiedergegebene
Durchspießung des Randes der Beckenschaufel durch ein Infanteriegeschoß.

Infanteriegeschosse können Teile des Beckens, so die Beckenschaufel, die vordere Kreuzbeinfläche aufpflügen. Man sieht dann eine bald breitere,

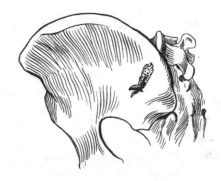

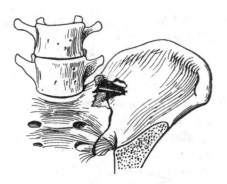

Abb. 5. Präparat der K. W. A. (Reserve-lazarett Garnisonlazarett Berlin). Granat-splittersteckschußverletzungen der linken Darmbeinschaufel.

Abb. 6. Präparat der K. W. A. (Path. Inst. Freiburg). Granatsplittersteckschuß des Beckens mit großen Tuchfetzen im Schußkanal. (Tod an Verblutung aus dem Darmgekröse.)

bald schmälere Furche, in einer Länge bis zu 15 cm, im Knochen verlaufen. Ihre Ränder bestehen aus zackigen, nach außen umgebogenen Knochenlamellen, in ihrem Grunde liegt die Spongiosa bloß.

Wir beobachteten einen Fall, dessen Prä-parat leider verloren ging, bei dem ein In-fanteriegeschoß von oben kommend, lateral am Darmbeinkamm entlang rutschte, diesen in 8 cm Länge ankratzend, schließlich an der Krümmung des Knochens in diesen eindrang und dort fest verkeilt stecken blieb.

Querschläger, kleine Granatsplitter können die Beckenschaufel eindellen, ohne sie zu durch-setzen. Sie werden dann bei der Wundrevision — ähnlich wie am Schädel — zwischen den Knochensplittern liegend gefunden. Gelegent-lich sind sie nicht mehr auffindbar, sind also offenbar aus der Wunde herausgefallen.

Große Granatsplitter, Infanteriegeschosse aus der Nähe, können mächtige Splitterungen des Darmbeins, der Hüftpfanne, des Kreuzbeins einer Symphysis sacroiliaca hervorrufen, so daß ganze Partien des Beckens ihren Halt verlieren. Wir kommen darauf sofort näher zu sprechen.

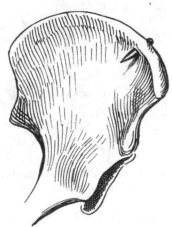

Abb. 7. Präparat der K. W. A. (Path. Inst. Freiburg i. B.). Schuß durch das Becken (franz. M.-G.). Entfernung 1200 m. Steckschuß mit Umkehrung des Geschosses in der linken Beckenschaufel. Krankheitsdauer 6 Tage.

2. Anatomie der Beckenverletzungen.

Es werden zweckmäßig unterschieden: leichte, mittelschwere und schwere Beckenverletzungen.

Zur ersten Gruppe rechnen die außerordentlich häufigen Läsionen unbedeutender Knochenmassen des Beckens, also Absprengungen der Spina a. s., eines Stückes des Darmbeinkammrandes, Fraktur des Steißbeins, einzelner Dornfortsätze des Kreuzbeins, unbedeutende Lochschüsse, z. B. des Darmbeins usw.

Solche Läsionen des Beckens stellen fast ausschließlich Nebenbefunde bei Verletzungen dar.

Unter den mittleren Verletzungen wären besonders hervorzuheben: Aufpflügungen des Außenrandes der Darmbeinschaufel, Abbrüche des Darmbeinkamms, wie sie z. B. vorkommen, wenn große Granatsplitter gegen das Becken fliegen oder wenn ein sehr rasantes Infanteriegeschoß der Länge nach den platten Knochen einfach abtrennt. Weiter sind zu erwähnen Splitterungen der Schamfuge, der Schambein- und Sitzbeinäste.

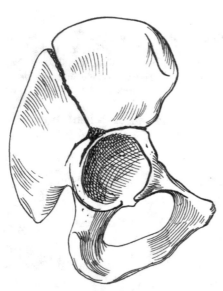

Diese Fälle können ungünstig sein, wenn andere Organe mit verletzt sind. Im Falle sie infiziert werden, läßt sich die Infektion wegen des oberflächlichen Sitzes der Verletzung und der geringen Ausdehnung der Fraktur meist beherrschen.

Endlich die ganz schweren Zerstörungen: Schuß durch die Pfannengegend (Abb. 8), Zertrümmerung der Gegend der Symphysis sacroiliaca, des Kreuzbeins und Aufpflügungen der Innenfläche der Darmbeinschaufel, mehrfache Beckenverletzungen, z. B. doppelte Verletzung des vorderen Teils des Beckenringes bei Schüssen, die mehr oder weniger in sagittaler Richtung erfolgen (vgl. Abb. 9). Neben der Möglichkeit der Mitbeteiligung innerer Organe sind diese Verletzungen dadurch charakterisiert, daß sie entweder akut zum Tode führen, oder, wenn der Verwundungsschock überwunden wird, im Falle des

Abb. 8. Präparat der K. W. A. (Armeepathologe III.). 1 Monat alte A. G.-Splitterschußfraktur der rechten Beckenschaufel mit Vereiterung des Hüftgelenks.

Eintritts einer Infektion durch diese den Patienten meist, bald schneller, bald langsamer, dahinraffen.

Der folgende Fall ist recht instruktiv, weil er zu einer Zeit zur Beobachtung kam, wo man die primäre Freilegung, zumal ausgedehnter Verletzungen, noch wenig übte.

Landois und ich hatten einen Patienten, der am 2. XII. 1914 verwundet worden war. Einschuß 5 cm über der linken Gesäßfalte nahe am Steißbein. Ausschuß links zwischen Skapular- und hinterer Axillarlinie, markstückgroß in Höhe der 11. und 12. Rippe. Mastdarmverletzung wurde nicht angenommen. Frühzeitig traten Zeichen von allgemeiner Infektion auf, z. B. Metastasen im Handgelenk. Mehrere Operationen wurden gemacht, bis schließlich fast der ganze Schußkanal freilag, mit Ausnahme des Teiles, der vor dem Kreuzbein verlief. Am 21. XII. trat eine heftige Blutung aus dem Mastdarm auf. Um sie beherrschen zu können, wurden Steißbein und unterster Kreuzwirbel reseziert. Hierbei wurde ein großer, vor dem Kreuzbein liegender Abszeß aufgedeckt. Patient starb am 14. I. 1915. Der Mastdarm war völlig intakt. Der Knochenschußkanal begann etwa am

4. Kreuzwirbel rechts, verlief von dem Kreuzbein nach oben, am oberen Rand der Incisura isch. maj. vorbei und hatte die ganze Innenfläche der Darmbeinschaufel aufgerissen.

Auf die engen Beziehungen einerseits einer Verletzung des Beckens, andererseits einer solchen der Blase, des Mastdarms, der Harnröhre, wird an anderer Stelle eingegangen.

In seltenen Fällen kann ein Schußbruch des Beckenknochens eine Verletzung des Darms durch einfache Kontusion zur Folge haben.

So beobachteten wir einen Patienten mit unbedeutender Fraktur der Darmbeinschaufel (Einschuß linke Bauchseite nahe Spina iliaca a. s., Ausschuß markstückgroß linke Gesäßgegend). Der Schußrichtung nach mußte das Geschoß außen an der Darmbeinschaufel vorbei gefahren sein. Nur die Unsicherheit darüber, ob das Geschoß nicht vielleicht doch in die Bauchhöhle eingedrungen sei, veranlaßte uns zu laparotomieren. Die Operation zeigte, daß das Bauchfell unversehrt war, daß aber trotzdem eine Dünndarmschlinge ein

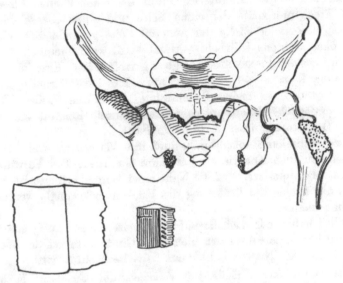

Abb. 9. Präparat der K. W. A. Multiple Granatsplitterverletzung des Beckens mit völliger Zertrümmerung beider absteigenden Schambeinäste und Abschuß des linken Trochanters. Zerreißung der Harnröhre. Daneben Granatsplitter, natürliche und relative Größe.

Loch hatte. Offenbar war diese im Momente des Schusses dem Becken angelegen und durch das gegenschlagende Frakturstück beschädigt worden. Durch das Bauchfell hindurch fühlte man bei der Operation viele außerhalb liegende Knochensplitter.

Auch extraperitoneale Dickdarmschüsse mit Beckenfrakturen, meist solchen des Darmbeinkamms, vergesellschaftet, kommen vor.

Wir sahen einen Fall von Steckschuß des Darms, bei dem das Geschoß die Darmbeinschaufel durchschlagen hatte und im Kolon ascendens liegen geblieben war.

Landois hat auf der Kriegschirurgentagung in Berlin auf diese extraperitonealen Darmschüsse hingewiesen und betont, daß diese rechts viel häufiger sind als links, da das meist stark gefüllte Kolon aszendens ein größeres Treffobjekt ist, als das meist leere Deszendens. Das gilt auch für die mit Beckenverletzungen vergesellschafteten oder durch solche mittelbar entstandenen Darmläsionen. Natürlich kommen auch linksseitige Verletzungen vor.

So teilt Hinterstoisser einen linksseitigen und einen rechtsseitigen Fall mit. Beim linksseitigen entleerte sich etwa 11 Tage nach der Verwundung aus der Bauchwunde

in der linken Lende oberhalb des Darmbeinkammes Stuhl. Später wurde ein Abszeß inzi-
diert unterhalb der Wunde, dort ein Granatsplitter herausgeholt. Nach Entfernung eines
Stücks Darmbein heilte schließlich die Wunde des Kolon deszendens unter Dauerbädern aus.
Der andere Patient war am 15. III. 1915 verwundet worden. Einschuß beim Nabel.
Ausschuß rechts hinten unterhalb des Darmbeinkamms. Es entleeren sich Eiter und Kot.
23. III. Operation. Wunderweiterung: Schußwunde im Kolon aszendens oberhalb des
Zökums, Einstülpungsnaht. Um den erweiterten Ausschuß ist der Schußkanal im Darm-
bein zu tasten. 8. IV. retroperitoneale eitrige Zellgewebsentzündung. Einschnitt in der
Lendengegend. Geheilt entlassen. 20. XI. 1915.

Weiter ist der Verletzungen des Rückenmarkskanals bei Kreuzbeinschüssen
zu gedenken. Hierbei wollen wir die Durchtrennung von Nerven der Cauda
equina mit ihren oft recht üblen Ausfallserscheinungen (insbesondere Blasen-
und Mastdarmstörungen) nur kurz erwähnen. In anatomischer Hinsicht ist
bemerkenswert, daß ein Infanteriegeschoß, das einen kleinen Einschuß an der
hinteren Trochanterpartie der einen Seite und einen ebensolchen Ausschuß
an korrespondierender Stelle der anderen Seite gemacht hat, ohne daß der
Oberschenkel und das Hüftbein verletzt sind, wahrscheinlich das Kreuzbein
oder wenigstens den Plexus dieser Gegend getroffen hat. Eine flüchtige Nerven-
untersuchung klärt sofort endgültig auf. Ich bekam zufällig verschiedene
solche Verwundete in meine Behandlung. In Zeiten großen Verwundeten-
andrangs ermöglicht die Kenntnis solcher Einzelheiten oft eine rasche ausreichende Orientierung über vorliegende Fälle.

Einen frontalen Rückendurchschuß mit Verletzung dreier Sakralnerven
(Harnretention, Incontinentia alvi) erwähnt Gamper. Der Verwundete wurde
von v. Haberer operiert. Auf die Naht einer Wurzel erfolgte Besserung.

Auf die Folgen der Eröffnung des Rückenmarkskanals werden wir noch
zu sprechen kommen.

Endlich haben wir noch darauf hinzuweisen, daß häufig eine Verletzung
des Beckens, kombiniert mit einer solchen der Glutäalarterien, der A. obturatoria,
der Vasa iliaca, des Nervus ischiadicus usw. beobachtet wird.

So sahen wir einen Patienten mit Verletzung des Schambeins durch Schrapnellkugel und zugleich einer Zerreißung der Vena iliaca. Aus dieser verblutete sich der Verletzte in die Bauchhöhle. Der Darm war unverletzt.

3. Stumpfe Beckenverletzungen

kommen im Kriege naturgemäß häufiger noch als im Frieden vor. Sie unterscheiden sich aber prinzipiell in nichts von den Friedensverletzungen und treten
gegenüber den Schußverletzungen so erheblich zurück, daß wir sie hier nur kurz
behandeln und im übrigen auf die Friedenschirurgie verweisen.

Als Ursachen sind zu nennen Quetschungen (z. B. zwischen Eisenbahn-
puffern), Überfahrungen (besonders durch die schweren Artilleriefahrzeuge),
Prellungen durch matte große Sprengstücke oder Blindgänger oder durch weggeschleuderte Steine, Fliegerabsturz, Explosionswirkungen, besonders aber
Verschüttungen.

Bei Einwirkung der komprimierenden Gewalten stellen sich meist Becken-
ringbrüche ein, d. h. Brüche, durch die die Kontinuität des Beckenrings unterbrochen wird. Wird der Beckenring an 2 Stellen unterbrochen, etwa vorn
und hinten, so ist Dislokation möglich, wenn nur an einer Stelle, bleibt die
Konfiguration des Beckens im ganzen erhalten. Es besteht nur eine beschränkte

abnorme Beweglichkeit. Bei mehr breit, sagittal von vorn und hinten, einwirkender Gewalt entstehen Durchbiegungen des ganzen Beckens, und zwar so, daß der sagittale Durchmesser verkleinert wird. Zunächst brechen die schwächsten Teile des Beckens: Scham- und Sitzbeinäste unter Durchbiegung mit Konvexität nach hinten, bei weiter wirkender Gewalt entsteht ein Vertikalbruch durchs Kreuzbein oder durchs Darmbein ins Foramen ischiadicum, majus (vgl. Abb. 10) unter Durchbiegung mit Konvexität nach vorn. Bei schmal und sehr kräftig von vorn in sagittaler Richtung einwirkender Gewalt kann die Gegend der Schamfuge nach hinten aus dem Beckenring ausgesprengt werden. Dies kann gerade durch Sprengstücke, Granatsplitter, matte Blindgänger usw. erfolgen, ohne daß die Haut verletzt ist.

Bei Kompression des Beckens in frontaler Ebene entsteht eine Durchbiegung des Beckens mit Verkürzung des transversalen Durchmessers. Es

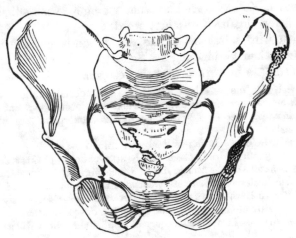

Abb. 10. Präparat der K. W. A. (Reservelazarett Garnisonlazarett Berlin). Beckenbruch bei Fliegerabsturz.

brechen hier aber wieder meist die Scham- und Sitzbeinäste unter Durchbiegung mit Konvexität nach vorn und das Kreuzbein, das Darmbein, vertikal unter Durchbiegung mit Konvexität nach hinten.

Bei seitlicher Kompression des Beckens soll auch eine Art Scherenwirkung der sich nähernden aufsteigenden Schambeinäste zustande kommen können.

Durch heftigen Stoß gegen einen Trochanter können die verschiedensten Frakturen der Pfannengegend zustande kommen. Meist sind das sehr plötzlich einsetzende Gewalten, die dem Trochanter keine Zeit lassen, auszuweichen, so daß die Gewalt den Oberschenkelkopf gegen die Pfannengegend treibt, wie ein Hammer einen Nagel in ein Brett. Daher entsteht hier keine Durchbiegung des ganzen Beckenrings, sondern eine mehr örtliche Einwirkung. Bekanntlich kann die Zerstörung so weit führen, daß der Oberschenkelkopf ins Becken eingetrieben wird (Luxatio centralis).

Endlich ist noch auf die seltenen Fälle von Beckenluxationen aufmerksam zu machen, wie sie ebenfalls durch stumpfe Gewalt entstehen können. Wir können hierauf nicht näher eingehen. Neuerdings hat Budde einen solchen Fall besprochen.

In einer Dissertation von Hinze wird eine nach Schußverletzung entstandene Luxation der rechten Beckenhälfte nach oben im Kreuzdarmbeingelenk beschrieben. Wie die Luxation zustande gekommen ist, ob allein durch den Schuß oder, wie wahrscheinlicher, durch nachträglichen Fall vom Pferde, ist nicht klar. Jedenfalls ist die Verletzung mit der genannten Deformität ausgeheilt.

Die Frakturen der Pfannengegend können den Beckenring vollständig durchtrennen oder nur Sprünge darstellen.

Bei den Beckenrandbrüchen ist der Beckenring nicht unterbrochen, sondern nur Teile des Beckens sind abgebrochen oder gesprungen. Wir erwähnen nur den Abbruch des Darmbeinkamms, wie er verhältnismäßig häufig durch Gegenschleudern massiger Gegenstände gegen das Becken auch im Kriege vorkommt.

Die Hauptgefahr bei den Beckenringbrüchen besteht bekanntlich in der Mitverletzung der Harnröhre und insbesondere der Blase. Wir verweisen auf die entsprechenden Kapitel. Weit seltener ist eine Mitbeteiligung des Mastdarms oder anderer Organe beobachtet worden.

Im übrigen wird selbst bei Bruch der Schambeinäste infolge stumpfer Gewalt trotz der nahen Verbindung des Schambeins mit der Harnröhre nicht immer die Harnröhre in Mitleidenschaft gezogen.

Frankental, der die verschiedenartigsten Veränderungen bei Verschüttung beobachtet hat, sah einmal eine Beckerfraktur, Bruch des unteren und aufsteigenden senkrechten Schambeinastes; aber eine Verletzung der Beckenorgane, vor allem der Blase, war nicht nachweisbar.

Eine interessante Beobachtung teilt Meyer mit.

Infolge Biegungsbruchs des Beckens mit hauptsächlicher Fraktur des rechten horizontalen (oberen) Schambeinastes wurde die V. iliaca verletzt. Es entstand ein riesiges, Blase und Blinddarm hoch nach oben verschiebendes Hämatom. Dies war von außen nicht sichtbar, führte aber zu Harnverhaltung (trotz klaren Katheterharns) und peritonitischen Symptomen. Eine Laparotomie stellte die Diagnose des Hämatoms klar. Freilegung der Vene von einer Inzision in der Leistengegend ermöglichte die seitliche Naht der Vene. Heilung.

4. Nächste Folgen der Verletzung.

Kleine Beckenverletzungen können an sich ganz harmlos sein. Selbst wenn sie infiziert werden, entstehen nur beschränkte Infektionsherde, deren der Körper Herr wird. Bilden sich infizierte Sequester, so können diese zu Fisteln Veranlassung geben, die aber lange Zeit ohne direkte Lebensgefahr vertragen werden.

Küttner beobachtete im südafrikanischen Kriege eine Absprengung an der Spina a. s., die $2^1/_2$ Monate nach der Verwundung als haselnußgroßer beweglicher Körper unter der Haut fühlbar war.

Anders bei ausgedehnten Frakturen. Hier kommt für den weiteren Verlauf Alles darauf an, ob die Infektion ausbleibt oder nicht. Uninfiziert können die schwersten Beckenfrakturen, so nach Infanteriegeschossen, glatt heilen. Infektion kann durch das Geschoß selber erfolgen. Meist sind es dann Granatsplitter. Oder aber die Gewebszertrümmerung, sei es durch das Geschoß direkt, sei es sekundär durch Knochensplitter, schafft einen günstigen Nährboden für die wenigen, an sich nicht sehr virulenten Bakterien, die auch „saubere" Geschosse, wie z. B. Infanteriegeschosse und Schrapnellkugeln, mit sich führen. Auch ist gerade bei Beckenverletzungen sehr zu beherzigen, daß eine Sekundärinfektion der Wunde von außen erfolgen kann. Die gewöhnlichste Infektionsquelle der Beckenschüsse ist natürlich der infektiöse Inhalt mitverletzter Beckenorgane, also der Blase, der Harnröhre, des extraperitoneal gelegenen Dickdarms. Die extraperitonealen Verletzungen dieser Hohlorgane können an sich bei geeigneter Therapie lebensungefährlich sein. Schwere Beckenfrakturen infizieren sich aber, und die Folgen dieser Infektion treten mehr und mehr in den Vordergrund. Bei der Heilung operativ behandelter intraperitonealer Blasen- und Darmschüsse wird die Prognose durch gleichzeitig vorhandene ausgedehnte Beckenfrakturen ebenfalls fast absolut infaust. Auf diese Tatsachen haben schon Enderlen und Sauerbruch in ihrer bekannten Arbeit über die Operation der Bauchschüsse hingewiesen.

Die übelsten Fälle von Beckenschußzertrümmerungen, denen sich natürlich stets entsprechende Schädigungen der Weichteile hinzugesellen, führen zu einer ganz rapide verlaufenden Infektion. Diese tritt zu den Schädigungen des Verwundungsschocks und des Blutverlustes hinzu. Beides zusammen führt am Tage der Verwundung oder am darauffolgenden zum Tode, ehe irgendwelche lokale Reaktion des Körpers beobachtet werden kann. Nur treten rasch die Erscheinungen der Zersetzung des Gewebes — schon in den ersten 12 Stunden — auf und meist eine recht erhebliche Temperatursteigerung, vor dem Tode bis über 40°, wofern der Körper noch imstande ist, eine solche aufzubringen.

Einer unserer Patienten wurde mit einem riesigen Durchschuß der rechten Flanke eingeliefert. Ohne daß der Darm verletzt war, hatte das Bauchfell einen 6 cm langen Schlitz. Ein Teil des Beckens war weggeschlagen und besonders die Weichteile, Trochanter, Spina a. s. und Hüftgelenk zerrissen. Das Hüftgelenk war offen, der Oberschenkelkopf lag bloß. Die Schenkelgefäße waren unverletzt, vollkommen frei durch die Wunde ziehend, zu sehen. Patient starb am Tage nach der Verwundung.

Viel häufiger hat man es im Kriege zu tun mit den langsam sich einstellenden Infektionen der Beckenknochen. Wir halten uns nicht mit der Schilderung solcher Infektionen bei unbedeutenden, oberflächlich liegenden Schußbrüchen des Beckens auf; sie können zu Sequestern und Fistelbildung Veranlassung geben. Es sind vor allem die schweren Eiterungen der Beckenknochen und des Beckenzellgewebes nach Schußverletzungen, die uns hier beschäftigen sollen. Sie gehen bald aus weniger umfangreichen, aber tief liegenden Infektionsherden, bald aus weit greifenden Frakturen, ja Trümmerhöhlen der Beckenknochen und entsprechenden Verletzungen der Weichteile hervor.

Maßgebend für den Verlauf in der ersten Zeit und für das Einsetzen der Infektion ist der Kräftezustand des Patienten, in dem er aus der Verwundung hervorging. In einem Körper mit gut erhaltenen Funktionen kann sich die Eiterung abkapseln, wenn nicht zu ausgedehnte Knochen- und Weichteilverletzungen vorliegen. Es können dann lang dauernde Fieberbewegungen und die sonstigen Erscheinungen tiefer Abszesse auftreten. Aber das Allgemeinbefinden hält sich gut. Schließlich kommt man der Eiterung auf die Spur, oder sie bricht nach außen durch. Dann tritt Heilung ein oder bei Vorhandensein von Sequestern Fistelbildung, Vorkommnisse, die nichts Besonderes bieten, und die wir nicht weiter verfolgen wollen.

Anders im geschwächten Körper.

Auch geringfügige Beckenschußbrüche können hier, wenn sie nicht oberflächlich liegen, der Ausgangspunkt schwerster fortschreitender Eiterungen werden, die sich im weiteren Verlauf nicht erheblich von den nunmehr zu

besprechenden, für infizierte Beckenschüsse so charakteristischen Krankheitsbildern unterscheiden.

Bei weitgehenden Sprüngen der Beckenknochen entsteht auch im
kräftigsten Körper, der durch keinerlei Blutverlust oder sonstige schädliche Einwirkungen, wie Abkühlung, Unterernährung, Gasvergiftung geschwächt ist,
eben durch Infektion eine immer weiter greifende Verelendung des Kräftezustandes. Gerade am Becken kommt scheinbar unbedeutenden anatomischen
Differenzen oft eine große Wichtigkeit zu. Liegt die Knochenverletzung so,
daß die sich einstellende Eiterung in unzugänglicher, unlokalisierbarer Tiefe
liegt, z. B. vor dem Kreuzbein, an der Innenseite der Beckenschaufel, in der
Gegend nach innen vom Foramen ischiadicum majus, vorwiegend aber oberhalb
des Diaphragma pelvis, so greift die Eiterung in den Weichteilen immer weiter
um sich. Zugleich setzt sich die Infektion in den Knochensprüngen fest. Da das
infektiöse Sekret nicht genügend abfließen kann, wird es mit der Zeit auch in
die feinsten Ausläufer der Fraktur getrieben, ja es entsteht schließlich eine
Osteomyelitis der Beckenknochen, die erst nach wochenlangem Siechtum
durch den Tod beendet wird. Neben der tiefen Lage solcher Eiterungen ist
vielleicht in den sonstigen anatomischen Verhältnissen des Beckens die Ursache
für den schweren Verlauf solcher Beckeneiterungen zu suchen. Nach Steinthals Darstellung ist das lockere Zellgewebe an der Innenseite des kleinen
Beckens besonders geeignet zur Eiterverbreitung, das Venennetz der Spongiosa
der Beckenknochen steht in ausgedehnter Verbindung mit den großen Unter-
leibsvenen, so daß Thrombophlebitis und Pyämie auch ohne Mitbeteiligung
der Beckenhohlorgane die größte Gefahr bringt.

Es soll zunächst ein Fall eigener Beobachtung mit dem in seiner Trost-
losigkeit typischen Verlauf dieser im einzelnen so ganz verschiedenen Ver-
wundungsfolgen mitgeteilt werden.

Ich überrahm im Feldlazarett einen Patienten, der am 8. I. 1917 durch Infanteriegeschoß in der rechten hinteren Axillarlinie in Höhe der 11. Rippe einen markstückgroßen
Einschuß bekommen hatte. Im Verlauf des Krankenlagers bei mehrfachen Operationen
stellte sich heraus, daß der rechte Darmbeinkamm ausgedehnt zersplittert war, dabei ein
Sprung durch die Pfanne bestand, der das ganze vordere Stück des Beckens, die beiden
vorderen Darmbeinstachel enthaltend, abgetrennt hatte. Bei einer der zahlreichen Operationen zeigte sich ferner, daß der Oberschenkelkopf völlig verschwunden war, die Pfanne
usuriert. Später bekam Patient mehrere Dekubitusse, so daß er schließlich völlig unhand-
lich wurde; aber erst nach über zweimonatlichem Siechtum machte der Tod seinen Leiden
ein Ende.

Bei der unerschöpflichen Mannigfaltigkeit der einzelnen Fälle ist es am
zweckmäßigsten, einige wichtige Mitteilungen aus der Literatur heraus-
zugreifen.

Nach dem Sanitätsbericht der deutschen Heere aus dem Jahre 1870/71 starben
von 698 Verletzungen der Beckenknochen mit äußerer Wunde 228 = 32,6%, an Pyämie
allein 63, an sekundärer Peritonitis dagegen nur 20.

Über ein Material von 41 Beckenschüssen verfügt Meißner. Es stammt aus einem
Heimatlazarett, enthält also gesiebtes Material, vorwiegend mittelschwere Fälle.

Unter 41 Verletzungen betrafen 24 das große, 17 das kleine Becken. 22mal war
nur das Becken verletzt, 19mal auch noch andere wichtige Organe: 10mal Darm, 4mal
Blase, 3mal Hüftgelenk, 1mal Wirbelsäule, 1mal Ischiadikus.

Lokale Abszesse traten in 17 Fällen auf, 4 blieben lokal; bei den restierenden 13
Fällen entstanden 1mal Aneurysmabildung, 12mal Beckenhöhlenabszesse, 5mal Allgemeininfektion, 7mal Nekrosen und Sequesterbildung.

Meißner teilt seine Fälle ein in solche mit Lokalisation an den seitlichen extra-peritonealen Beckenpartien, im Douglasschen Raumes und im Cavum Retzii.

Von der ersten Gruppe wurden 7 Fälle beobachtet. Die Abszesse traten 2—12 Monate nach der Verwundung auf, brachten hohes Fieber, Delirien usw. und brauchten zur Heilung mehrere (über 3) Monate. Diese Abszesse standen mit den lokalen Wundabszessen durch die Lücken im Knochen in Verbindung. Diese Knochenlücken waren 6mal durch das Geschoß verursacht. Einmal waren es die physiologischen Foramina sacralia, welche den Eiter nach innen in die Beckenhöhle weiter leiteten. (Der Abszeß konnte eröffnet werden.)

Douglasabszesse kamen 3mal vor, 2mal erst nach 3 Monaten.

7mal mußten Sequester operativ entfernt werden. 1mal lag ein Sequester genau vor der Schamfuge.

Einmal wurde der Verschluß einer hartnäckigen Fistel des Colon aszendens nötig. Etagenweise Übernähung des freigelegten Darms brachte Heilung. In 6 der genannten Fälle erfolgte der Tod (2 Fälle von Hüftgelenksverletzung). Die Blasenverletzungen schlossen sich in 4—6 Wochen von selbst.

Reeb beobachtete unter 48 Beckenknochenschüssen 9 Todesfälle = 20% Sterblich-keit. In 9 Fällen vollständige Durchschießung des Beckens mit kleinen Ein- und Ausschuß-öffnungen. Heilung nach etwa 3 Wochen. In 3 Fällen Fraktur des Schambeins mit Kom-plikationen von seiten der Harnröhre. In 9 Fällen Schuß durch Beckenschaufel mit Zer-trümmerung derselben. Auftreten von Osteomyelitis mit Senkungsabszessen. In 3 Fällen wurde Resektion der Beckenschaufel gemacht. In 14 Fällen Frakturen des Kreuzbeins und der Symphysis sacroiliaca.

Mönckeberg sezierte einen Fall mit 3 Schüssen der linken Hüftgegend, mit jauchigen Abszessen an der Außen- und Innenfläche der linken Darmbeinschaufel.

In drei Fällen von Schüssen der Beckengegend, die Baumgarten sezierte, fanden sich in einem Falle keine Knochenverletzungen. Ein anderer ist interessant, weil sich an die Beckenschußverletzung und die ihr folgende Eiterung eine allgemeine amyloide De-generation anschloß. Baumgarten fügt hinzu, daß er in seinem kriegspathologischen Material keine weiteren Fälle von Amyloidose gesehen hat, und betont, daß es nicht häufig ist, daß sich Amyloidentartung an gewöhnliche, nicht spezifische Wundeiterung anschließt. Im genannten Fall war wohl die lange Dauer der Eiterung (9 Monate) maßgebend; während sonst, wie Baumgarten sagt, Wundeiterungen entweder bald heilen oder zum Tode führen.

Hagedorn macht aufmerksam auf eitrige Thrombose der im Knochensplitter-bereich liegenden V. iliaca. Durchwandern des retrorektal sitzenden Geschosses durch die Rektalwand auf dem Wege der Eiterung wird von Hagedorn auf Grund von Röntgen-beobachtungen angenommen.

Einer besonderen Erwähnung bedarf die Mitbeteiligung des Hüftgelenks. Es ist dies eine der schwierigsten und leider eine sehr häufige Komplikation der Beckenschüsse. Die Infektion kann in der allerersten Zeit nach der Ver-wundung erfolgen, aber auch recht spät, wenn die Bakterien erst ganz allmählich in die feinen, bis ins Hüftgelenk sich erstreckenden Sprünge der Becken-fraktur sich verschieben. Die Mitbeteiligung des Hüftgelenks an der Infektion kann sehr früh in den Vordergrund des ganzen Krankheitsprozesses treten. Häufig ist sie aber nur eine besonders schwerwiegende Teilerscheinung des weit ausgebreiteten Infektionsprozesses. In einer ungemein großen Zahl der üblen Ausgänge von Beckenschüssen war das Hüftgelenk beteiligt.

In einem Falle von Mönckeberg war das Geschoß an der rechten Seite des Penis eingedrungen. Der Schußkanal verlief neben der Harnröhre in einen jauchigen Abszeß, der sich vom Damm bis ins Hüftgelenk fortsetzte. In dem Abszeß lagen Trümmer des linken Scham- und Sitzbeinastes. Trotz Eröffnung desselben vom Damm her trat der Tod ein.

In einem weiteren Fall von Mönckeberg, der unter ruhrartigen Erscheinungen zu Tode kam, war der Einschuß neben dem Kreuzbein. Er führte in einen großen peri-proktitischen Abszeß, der an der rechten Beckenwand sich aufwärts erstreckte. In den Abszeß ragte durch die zertrümmerte Gelenkpfanne der Kopf des linken Oberschenkels. In der Abszeßhöhle fand sich außer Knochenstücken der Granatsplitter.

Bei einem Verwundeten, den Rupprecht sah, war das Geschoß oberhalb der Schambeinfuge eingetreten und hatte, an der Innenwand des kleinen Beckens hinfahrend, den Pfannenboden zertrümmert. Tod durch Vereiterung des Beckenzellgewebes und des Hüftgelenkes.

Ein Patient von Landois und mir hatte rechts, unmittelbar über der Schamfuge, einen dreimarkstückgroßen Einschuß. Das Röntgenbild ergab einen großen Granatsplitter am For. obturatorium. Bei der sofortigen Operation wurden Knochensplitter des Schambeins entfernt bis zur Eminentia ileopectinea. Der Granatsplitter wurde herausgeholt. Die Schenkelgefäße lagen frei. Es bestand eine mächtige Höhle zwischen Blase und Bauchfell. Patient starb 14 Tage nach der Verwundung. Er wies eine alte Hydronephrose, jetzt mit eitrigem Inhalt links, in der rechten Niere zahlreiche Abszesse, und schwere Zystitis auf. Große, schmierige Eiterwundhöhle. Eröffnung des Hüftgelenks, die vermutet war, bestätigt sich.

Bei einem Verwundeten Hinterstoissers war eine Thrombose der V. iliaca entstanden. Der Patient, der einen Einschuß unter der Spina a. s., einen Ausschuß am Kreuzbeinrande hatte, bekam einen Abszeß unter dem vorderen Darmbeinstachel und daran anschließend eine eitrige Thrombophlebitis der V. iliaca communis sin. mit Lungeninfarkt — 1 Monat nach der Verwundung.

Zweimal — von Hahn und Demker — wurden nach Hüftschüssen pathologische Luxationen beobachtet. Der Fall von Demker ist besonders beachtenswert, weil hier anscheinend die Luxation nicht durch Pfannenschwund infolge der Eiterung hervorgerufen war, sondern primär durch die Schußverletzung.

Im Falle Hahns bestand langdauernde Eiterung mit Erscheinungen von Allgemeininfektion. Sekundär pathologische Luxation des Hüftgelenks. Resektion des Schenkelkopfes brachte Heilung, die aber noch durch eine Osteomyelitis des Schulterblatts kompliziert war.

Demkers Beobachtung betrifft einen Neger. Einschuß querfingerbreit nach innen und unten von dem oberen vorderen Darmbeindorn links, Ausschuß in der Größe eines Markstücks fast genau an der Kreuzbeinspitze. Linker Oberschenkel in Flexion von 135°, mäßiger Adduktion und Innenrotation fixiert. Die Sektion ergab, daß das Geschoß die linke Beckenhälfte dicht über dem Hüftgelenk ganz durchschlagen hatte. Der Schußkanal begann unterhalb der Spina a. s., trennte das Darmbein vom Pfannenteil ab, dicht oberhalb des Pfannenrandes laufend. Lig. teres und ileofemorale waren zerrissen, das Gelenk vereitert, der Schenkelkopf, völlig intakt, war auf das Darmbein luxiert. Das Sitzbein mit Hüftpfanne war leicht beweglich und nach vorn verschoben.

Die Verletzungen des Kreuzbeins bieten die doppelte Gefahr des Eintritts einer Eiterung auf die schwer zugängliche vordere Kreuzbeinfläche und ins Innere des Rückgratkanals. Dieses kann auf dem Wege über Knochensprünge oder durch den Schußkanal selber infiziert werden, oder das Geschoß bleibt im Kanal stecken. Bekanntlich reicht der Duralsack bis zum 2. oder 3. Kreuzwirbel, kann also bei Beckenschüssen direkt eröffnet werden. Die Eiterung kann aber auch extradural im Wirbelkanal sich etablieren. Sie bleibt dann längere Zeit dem Innern des Duralsacks fern, greift aber schließlich wohl sicher auf ihn über. Wenigstens habe ich an der Hals- und Brustwirbelsäule 2 extradurale Eiterungen nach Schußverletzungen gesehen, bei denen das Ende eine Meningitis war. Auf die Einwirkung der Eiterung auf die Kaudanerven sei nur hingewiesen.

Ich führe zwei von Landois und mir gemachte Beobachtungen an, die beide an der Infektion der Meningen starben, der eine ein Steckschuß, der andere ein Durchschuß. Der eine Fall hatte einen akuten, der andere einen subakuten Verlauf.

Im ersten Falle war der Einschuß hinten an der oberen Kante des rechten Darmbeins, 10 cm von der Mittellinie, der Ausschuß etwa in der Mitte der Linie Spina a. s.-Trochanterspitze. Es bestand Lähmung des Ischiadikus und Inkontinenz. Vier Tage nach der Verwundung trat hohes Fieber auf. Patient starb am 7. Tage. Die Bauchhöhle war frei. Im Retroperitoneum war ein großer flacher Bluterguß. Die linke Beckenschaufel war frakturiert; der Wirbelkanal in Höhe des linken Kreuzbeinwirbels und der Plexus lumbalis waren durchschossen.

Im zweiten Falle wurde bei der Sektion ein erbsengroßer Granatsplitter im Duralsack in Höhe des 1. bis 2. Kreuzwirbels gefunden. Unter dem Zeichen der Meningitis war
Patient 3 Wochen nach der Verwundung gestorben. Bei der Sektion lief aus dem Rückenmarkskanal und dem Subduralraum des Gehirns Eiter in Strömen ab.

Auf die Folgezustände der Blasenmastdarmstörungen nach Verletzungen
des Plexus sacralis und der Cauda equina mit anschließender aszendierender
Pyelonephritis einzugehen, ist hier nicht der Ort. Es sei nur erwähnt, daß
Hertzog einen solchen Fall, der zu Tode kam, mitteilt. Solche Fälle sind
seltener, weil für gewöhnlich eine Infektion der Frakturstelle das Leben des
Verwundeten früher beendigt.

Hertzogs Patient starb 5 Monate nach der Verletzung. Der Schußkanal im Kreuzbein, ebenso der im Rückenmarkskanal verlaufende Teil des Schußkanals war von einer
derben, mit Knochensplittern durchsetzten Narbenmasse erfüllt.

5. Symptome und Diagnose.

Unbedeutende Beckenverletzungen machen geringe Erscheinungen. Wir
können sie hier füglich übergehen. Bei tiefen Schüssen der Beckengegend
mit einem bekannten Geschoßverlauf ist aber gerade die Schwierigkeit
die, herauszubringen, ob unbedeutende Beckenverletzungen vorliegen oder
nicht.

Während bei der Frage der Verletzung innerer Organe die Schußrichtung
nur sehr vorsichtig zur Diagnosenstellung verwertet werden darf, kann am
Becken die Schußrichtung bei Infanteriegeschoß-Durchschüssen oder Schrapnell-
steckschüssen (unter der Haut jenseits des Einschusses) oft zu einer ungefähren
Vorstellung führen, wie ausgedehnt die Beckenverletzung ist. Dabei ist wertvoll,
außer der Schußrichtung Größe des Ein- und Ausschusses zu berücksichtigen,
besonders ein Mißverhältnis zwischen kleinem Ein- und großem Ausschuß.
Dies weist auf Knochensplitterung hin. Hierbei ist aber im Auge zu behalten,
daß weitab vom Schußkanal sich noch Knochensprünge finden können. Besonders sind es zwei Gegenden, bei deren Verletzung der Arzt das Opfer einer
Täuschung werden kann: die Pfannengegend und die Kreuzbeingegend. Es
kann nicht genug betont werden, wie sorgfältig man erwägen soll, ob nicht
das Hüftgelenk bei infizierten Beckenfrakturen, etwa durch einen Sprung,
der bis in die Pfanne führt, beteiligt ist. Der Schußkanal verläuft oft in beträchtlicher Entfernung vom Gelenk. Geht die Infektion auf die Pfanne über,
so stellt sich ein rapider Verfall der Kräfte ein, und es ist hohe Zeit, einzugreifen. Meist läßt sich aber die Diagnose über Mitbeteiligung des Hüftgelenkes
schon kurz nach der Verwundung an der Schmerzhaftigkeit auch schonender
Rotationsbewegungen des Beines feststellen. Ähnlich gefahrvoll liegen die
Verhältnisse, wenn durch Sprung des Kreuzbeins eine Infektion des Duralsackes
droht. Diese läßt sich aber leider, wo ausgesprochene Kaudaläsionen fehlen,
meist nur vermuten. Erst wenn meningitische Erscheinungen auftreten, ist
die Diagnose möglich, dann aber zu spät.

Im allgemeinen wird man am Becken durch Betasten von 2 Seiten, Komprimieren, Rütteln an vorspringenden Knochenteilen (Darmbein, Sitzbein,
Schambein) abnorme Beweglichkeit oder wenigstens ausgesprochene Bruch-
schmerzen festzustellen suchen, um damit in einzelnen sonst zweifelhaften Fällen
zum Ziele zu gelangen.

Schwere der Verletzung hilft selten zur Diagnose, daß das Becken mitgetroffen ist, denn bei der Menge wichtiger Organe, die alle in der Gegend des
Beckens zusammengepackt liegen, sind so viele Möglichkeiten denkbar, drängen
sich oft Symptome von seiten anderer Organe so in den Vordergrund, daß hieraus
für die Beckenverletzung nichts hervorgeht.

Etwas anderes ist dies für die ganz ausgedehnten Beckenbrüche bei
stumpfer Gewalt, bei denen andererseits die Komplikationen vonseiten anderer
Organe zurücktreten. Hier ist es möglich, durch genaue Untersuchung der
Druckschmerzhaftigkeit, abnormer Beweglichkeit in der Regel zu einer
gesicherten Diagnose zu kommen. Die Untersuchung vom Mastdarm her sollte
nie unterlassen werden (vgl. Steinthal). Das Röntgenbild beseitigt schließlich
alle Zweifel.

In Fällen, in denen zunächst Symptome von seiten des Darmes, der Blase,
der Harnröhre im Vordergrund stehen, erkennt man meist an dem allmählichen
Einsetzen von Fieber und zunehmendem Kräfteverfall, daß eine Beckenfraktur
vorliegt und sich infiziert hat. Allmählich drängt sich nun die Beckenverletzung
in den Vordergrund und wenn es nicht — wie so oft — glückt, operativ mit Erfolg
einzugreifen, kommt es, bald rascher, bald langsamer, zu einer vollständigen
Prostration des Körpers, und der tödliche Ausgang ist nicht abzuwenden.

Auf die Diagnose der Beckeneiterungen im einzelnen einzugehen ist
zwecklos. So einförmig die Erscheinungen in Hinsicht auf die Infektion im
ganzen sind, so mannigfaltig sind die Symptome, die die verschiedenen Lokalisationen der Eiterung machen können. Wo der Fall es erlaubt, sind natürlich
alle Hilfsmittel der chirurgischen Diagnostik heranzuziehen: Katheterismus,
rektale Untersuchung, Zystoskopie, Lumbalpunktion, Röntgenaufnahmen,
Punktionen, Leukozytenzählung usw.

6. Behandlung.

Ganz besonders wichtig ist es, wie aus dem Vorhergehenden erhellt,
gerade bei Beckenverletzungen die Infektion zu verhüten. Wo eine radikale
Freilegung des Schußkanals nicht in Frage kommt, soll jedes Herumschnipseln
an den Wunden — das wir bedauerlicherweise immer und immer wieder erlebt
haben — jede Tamponade und Drainage unterbleiben und ein ausreichender,
nicht zu dünner, steriler Verband gemacht werden. Des weiteren ist absolute
Ruhe indiziert. Bei geringstem Verdacht einer Mitbeteiligung des Hüftgelenks
ist das Bein in eine Volkmannsche Schiene zu legen.

Levi empfiehlt bei allen Schüssen der Beckengegend das Bein der verletzten Seite
zu extendieren, auch bei bloßen Weichteilverletzungen, um eine möglichste Ruhigstellung
zu erzielen.

Leider ist über die meisten Infektionen schon der Stab gebrochen, ehe
der Arzt zum Eingreifen kommt. Macht es sich also bemerkbar, daß eine Infektion
im Gange ist, so ist jedenfalls jetzt sofortiger operativer Eingriff angezeigt,
wenn man glaubt, den Schußkanal freilegen zu können. In schweren Fällen,
mit ausgedehnten und tiefen Verletzungen, ist aber von einem Eingriff zu diesem
Zeitpunkt abzuraten und unbedingt konservativ zu verfahren, bis etwa die
Infektion ins chronische Stadium eingetreten ist. Hier wird man dann durch
kleine Operationen etwaige Abszesse zu drainieren suchen, bis man allmählich
immer günstigere Verhältnisse schafft. Kommt man so nicht zum Ziel, so ist

überhaupt in solch schweren Fällen nichts mehr zu erwarten, in denen die Infektion bereits manifest ist. Jetzt zu radikalen Freilegungen schreiten zu wollen hat sich uns stets als schwerer Fehler erwiesen. Entweder man erkennt, daß man die Operation unvollendet abbrechen muß, oder sie wird so ausgedehnt, daß die Resorption der Toxine aus den großen Wundflächen in kürzester Zeit dem Patienten den Rest gibt.

Allerdings ist hier eine Einschränkung zu machen, wenn sich herausstellt, daß eine Infektion des Hüftgelenks im Mittelpunkte der Erkrankung steht. Ist es möglich, das Hüftgelenk zu eröffnen, zu resezieren, und breit nach hinten zu drainieren, ohne daß man durch allzu viel infiziertes Gewebe hindurch muß, so schaltet man die Hauptgefahr aus und kann vielleicht den Patienten noch retten. Gerade hier darf man also nicht die Zeit zu einem Eingriff vorübergehen lassen, solange die Kräfte des Patienten noch ausreichen.

Ist einmal die Infektion eingetreten, so besteht die Chirurgie der Beckenverletzungen hauptsächlich in der Freilegung von Eiteransammlungen, Resektion von infizierten frakturierten Teilen des Beckens, Bekämpfung sog. septischer Nachblutungen.

Was zunächst die letzteren betrifft — Nachblutungen aus der A. glutaea, der A. abturatoria oder Ästen derselben — so ist hiervon an anderer Stelle noch kurz die Rede. Obgleich vielfach der schwere Zustand der Allgemeininfektion, in der sich ein Beckenverletzter befindet, der einer Nachblutung anheimfällt, an sich jedes Arbeiten in dem infizierten Gewebe überaus gefährlich erscheinen läßt, ist gerade hier unerläßlich, die Quelle der Blutung aufzufinden und zu verstopfen. Kein Verwundeter verträgt weniger eine erneute Nachblutung oder die Behinderung des Abflusses der Sekrete durch Tamponade als einer, der eine infizierte Beckenfraktur hat. Man muß sich entschließen, durch das infizierte Gewebe große glatte Schnitte zu machen, bis man die Gegend, in der die Quelle der Blutung liegt, frei zu Gesicht bekommt.

Wir waren zu einer ausgedehnten Trepanation der Beckenschaufel bei einem Patienten genötigt, der einen extraperitonealen Steckschuß des Kolon aszendens hatte und eine Nachblutung in den Darm bekam. Nach Freilegung des Darms fand sich die blutende Arterie. Sie lag innen dem Becken an und konnte unterbunden werden. Der Patient wurde nach längerem Krankenlager geheilt und ist heute so ziemlich beschwerdefrei.

Des weiteren kommt die Entfernung von Geschossen, die im Duralsacke liegen oder in der Nähe desselben bei offener Verbindung des Geschoßbettes mit dem Duralsack durch den Schußkanal. Ist bereits Infektion eingetreten, so macht man den Eingriff mehr zur Beruhigung des eigenen Gewissens, als in der Erwartung, dadurch dem Verwundeten wirklich helfen zu können.

Zahllos sind die verschiedenen Eingriffe, welche durch Eiterungen im Bereiche der Beckenknochen bei solchen Verwundeten nötig werden, die noch bei gutem Kräftezustand sind, und bei denen die Eiterung sich einigermaßen begrenzt hat. Besonders in den Reservelazaretten mußten solche Abszeßoperationen, in späteren Stadien Entfernungen von Sequestern, in großer Zahl ausgeführt werden.

Wir teilen einige Beobachtungen mit, die von der Mannigfaltigkeit der in Betracht kommenden Operationen einen Begriff geben sollen.

In einem Falle Frangenheims (persönliche Mitteilung) fand sich eine starke Eiteransammlung auf der Innenseite der Beckenschaufel. Operative Entfernung des Geschosses und zahlreicher Knochensplitter. Heilung.

Bei einem Falle der Stichschen Klinik (persönliche Mitteilung) mit Einschuß über der linken Crista iliaca wurde Resektion der Beckenschaufel gemacht. Die Wunde schloß sich und war noch nach zwei Jahren geheilt.

Wir selber resezierten einem Verwundeten einen Teil der Beckenschaufel und konnten dadurch die Eiterung zum Stillstand bringen.

Matti empfiehlt für die Mehrzahl der Fälle zur Freilegung von Eiterherden an der Beckenschaufel einen großen Bogenschnitt längs des Beckenschaufelrandes, von dem aus man die Vorderfläche des Beckens freilegen kann, ohne das Bauchfell zu eröffnen. Nach Entfernung des kranken Knochens heilt die Eiterung aus und der große Weichteil-lappen legt sich in die Wunde. Weitgehende Regeneration des Knochens erfolgt vom er-haltenen Periost aus.

Von Reebs 45 Beckenschüssen wurde in 3 Fällen Resektion der Beckenschaufel gemacht. Am Damm können sich nach Reeb bei Mastdarmverletzungen große jauchige Höhlen, mit Harn und Kot gefüllt, bilden.

Kayser hat einen Fall von Beckenverletzung geheilt nach Drainage mehrerer Abszesse durch das Geschoßloch in der linken Darmbeinschaufel hindurch. 1 Fall ging zugrunde nach wochenlanger Eiterung an profuser Blutung aus den Venen des Becken-bodens in den Darm.

Stratz eröffnete einen retrovesikalen Abszeß von erheblicher Größe, in dem ein Granatsplitter, der sich frei bewegte, lag, von hinten her nach Resektion des Steißbeins und Umgehung des Mastdarms. Schon vorher war ein Abszeß eröffnet worden, worauf die bisher vorhandene Stuhlverhaltung zurückging. Infolge der 2. Eröffnung besserte sich auch rasch die Harnverhaltung.

Moritz (persönliche Mitteilung) hat unter 20 Beckenschüssen im Krankenhaus in Chemnitz 12 Fisteln gesehen, die vom Becken ausgingen und meist in kleine Zertrümmerungs-höhlen führten. Nach Entfernung der Sequester und Auskratzen der Granulationen trat ausnahmslos Heilung ein.

Landois und ich sahen eine Beckenverletzung, bei der das Geschoß 5 cm hinter der linken Spina a. s. eingedrungen war und die Beckenschaufel durchschlagen hatte. Es trat weiterhin Fieber auf. Nun wurde breite Trepanation der Beckenschaufel notwendig. Hierbei wurde eine große Abszeßhöhle sichtbar und in ihr schließlich der Granatsplitter gefunden. Heilung.

Endlich sei hier ein Fall aus der Stichschen Klinik (persönliche Mitteilung) genauer mitgeteilt, weil aus dem Bericht hervorgeht, mit welch hartnäckigen Erkrankungen man es hier bisweilen zu tun hat.

Patient war am 18. III. 1916 am linken Oberarm und Rücken verwundet. Sofort nach der Verwundung kam Urin aus einer Fistel, die sich erst nach 5 Monaten ganz schloß. Bei der Aufnahme 10 Monate nach der Verwundung bestand an der linken Darmbein-schaufel eine quer verlaufende Narbe mit einer Fistel in der Mitte. Im Röntgenbild war die linke Beckenschaufel im hinteren Teil zertrümmert. Operative Freilegung einer großen Sequesterhöhle und partielle Resektion des Darmbeins. Keine Heilung. Bei erneuter Operation weitere Resektion des Beckens, völliges Offenlassen der Wunde. Auch diesmal Verkleinerung der Wunde zu kleinerer Granulationsfläche, jedoch weiteres Bestehen der Fistel. 9 Monate später hatte sich wiederum eine Knochenspange in dem Beckendefekt gebildet; daher erneute Operation: Ausmeißelung der neu gebildeten Knochenhöhle. Abmeißeln eines weiteren Teiles des Beckenrandes, Mobilisation und Einschlagen eines Weichteillappens in den Knochendefekt, auch diesmal nur Heilung unter Zurücklassung einer Fistel. Die Zystoskopie ergab normale Funktion beider Ureteren. Auch Blase intakt. Im Röntgenbild 2½ Jahre nach der Verwundung zeigten sich wiederum neue Knochenspangen, von denen angenommen wurde, daß sie die Heilung verhindern. Neue Operation. Freilegung der Beckenschaufel, von der der hintere Teil fast völlig zerstört war, und nur noch einige Knochenspangen bestehen. Es wurde abermals eine große, mit stinkendem Eiter gefüllte Abszeßhöhle festgestellt. Absägen der oberen Darmbeinschaufel unter Bildung eines hinteren Lappens, teilweise Deckung der großen Wundhöhle. Die Wundhöhle schloß sich schließlich und es entstand eine große Narbenplatte, in der jedoch eine zentrale Fistel nicht zur Ausheilung gebracht werden konnte.

Die trostlosen Aussichten, die manche Beckenschüsse bieten, haben uns in der letzten Zeit des Krieges die Frage aufgedrängt, ob man nicht auch bei ausgedehnten Beckenschußbrüchen, bei denen eine Infektion mit großer Wahrscheinlichkeit zu erwarten steht, primär einen radikalen Eingriff machen soll. Dieser Ansicht scheint auch Härtel zu sein, wenn er sagt, auch Beckenfrakturern müssen revidiert werden.

In dem folgenden Fall eigener Beobachtung wurde ein primärer Eingriff gemacht. Der Einschuß war in der rechten Gesäßgegend am unteren Rand der Symphysis sacroilioca. Bei der Operation fand sich das Darmbein zum Teil zertrümmert. Das Gelenk wurde vollständig eröffnet. Es trat aber trotzdem Fieber auf, so daß später noch ein größeres Stück Darmbein entfernt wurde, dabei entleerte sich Eiter. Man gelangte in einen fingerlangen Kanal. Nunmehr ging der Patient der Heilung entgegen. Er schrieb $1^1/_2$ Jahre später, er sei völlig gesund.

Ich glaube, daß wir hier ohne die primäre Operation, die ja den Zertrümmerungsherd nicht völlig entfernte, wohl aber ein Sicherheitsventil schuf, eine schwere Becken- und Weichteilphlegmone erlebt hätten, der der Patient erlegen wäre.

Bei Steckschüssen des Beckens, insbesondere da, wo man den Sitz des Geschosses im Duralsack vermutet, oder Gründe zur Annahme hat, daß der Schußkanal durch den Duralsack läuft, ist unter allen Umständen das Geschoß primär zu entfernen.

Wir haben aber hier noch weitergehende primäre Eingriffe im Auge. Ist einmal eine ausgedehnte Beckeneiterung eingetreten, so verbieten sich aus den angeführten Gründen nachträgliche radikale Operationen. Ist man bestenfalls zur etappenweisen Ausführung kleiner Operationen genötigt, so hat man bei jedem solchen Eingriff das peinliche Gefühl, daß er dem fortschreitenden Infektionsvorgang nachhinkt. Was man heute tut, hätte man schon vor einer Woche tun sollen, und was man eine Woche später tun wird, sollte man heute tun. Das Mißliche ist aber, daß man bei der Lage solcher Eiterungen die Stellen des Weiterschreitens erst erkennt und in Angriff nehmen kann, wenn die Eiterung einen gewissen Umfang erreicht hat. Dann haben die vordersten Ausläufer schon die nächste Etappe erreicht. Die primäre Radikaloperation drängt sich also heute demjenigen geradezu auf, der sich die im Kriege gewonnenen Erkenntnisse einigermaßen zunutze gemacht hat. Daß man an die Radikaloperation von Beckenschußbrüchen erst herangehen konnte, nachdem die Beobachtungen der ersten Zeit des Krieges die trostlosen Aussichten mancher Beckenschußbrüche zeigten, nachdem man die nötige Erfahrung in der Beurteilung der Fälle gesammelt hatte, nachdem man erst kennen lernte, was die radikale Operation an Vorteilen und Nachteilen bringt, kurz, daß man sich an dieses Gebiet zuletzt wagen konnte, liegt auf der Hand. Ich habe in der letzten Zeit des Krieges einige Fälle ausgedehnter primärer Hüftresektionen vorgenommen mit schwerer Zerschmetterung des Hüftgelenks — Exzision alles Toten und Drainage — und davon gute Erfolge gesehen, so daß ich unbedingt für breiteste primäre Freilegung eventuell mit Resektion eines erheblichen Teils einer Beckenhälfte eingetreten wäre, hätte der Krieg noch länger gedauert. Daß der Arzt hier im einzelnen Falle vor sehr schwierigen Entschlüssen steht, eine sehr große Anzahl von Verwundeten gesehen und behandelt haben muß, um hier das Richtige zu treffen, braucht wohl nicht besonders betont zu werden.

IV. Verletzungen der Blase.

Es erscheint zweckmäßig, einige für die Verletzungen der Blase wichtigen Punkte aus der Anatomie und Physiologie voranzustellen. Dadurch lassen sich verschiedene Kapitel im folgenden sehr abkürzen.

1. Zur normalen Anatomie und Physiologie.

Für die Blasenverletzungen sind einige Momente von Wichtigkeit: die Lage der Blase bei verschiedenem Füllungszustand, die Beziehungen der Blase zum Bauchfell, die Lage der Blase zum Mastdarm und zur Schamfuge.

Der bestfixierte Teil der Blase ist der Blasengrund, wo die Blase auf der Prostata ruhend mit dieser durch die Lamina visceralis fasciae pelvis indirekt am Diaphragma pelvis urogenitale befestigt ist. Die innere Harnröhrenmündung liegt hinter der Mitte der Schamfuge. Während die Blase in leerem Zustande, wo die obere Wand auf der unteren liegt, die Schamfuge nur wenig überragt, steigt sie während der Füllung allmählich über diese empor, verbreitert sich nach den Seiten und nach hinten. Indem der Blase bei ihrem Emporsteigen der Weg durch die Nabelbänder gewiesen wird, rückt sie zwischen Bauchfell und Fascia transversa, immer der vorderen Bauchwand anliegend, empor. Dabei wird der Blasenscheitel, der in leerem Zustande höher als die dahinter gelegenen dellenförmig eingesunkenen Partien steht, allmählich von diesen letzteren überholt, so daß die Blase sich halbkugelig in den Bauchraum vorwölbt. Der Blasengrund ändert beim Emporsteigen der Blase nur wenig seine Lage. Ist die Blase stark gefüllt und die Mastdarmampulle leer, so kann sich die Blase direkt gegen das Kreuzbein stützen. Dieser Umstand ist wichtig für die Erkenntnis der Entstehung mancher subkutanen Blasenrupturen und spielt wohl auch bei Schußverletzungen gelegentlich eine Rolle. Ist andererseits die Mastdarmampulle stark gefüllt, so dehnt sich die Blase weniger als sonst nach hinten, mehr nach oben; dabei kann sie sogar die Vorsteherdrüse ein wenig in die Höhe ziehen, so daß diese den oberen Rand der Schamfuge etwas überragt (Garson). Auf der Delle der leeren Blase liegen Dünndarmschlingen. Hebt sich die Blase, so bildet sich zwischen ihr und dem Mastdarm eine Tasche des Bauchfells, der Douglassche Raum, in dem bei leerer Mastdarmampulle sich Dünndarmschlingen finden. Bei voller Ampulle und voller Blase werden die Därme indes vollständig aus dem Douglasschen Raum hinausgedrängt. Bei perivesikalem Hämatom können ebenso die beiden Blätter des Douglasschen Raumes fest aneinander gepreßt sein. Zwischen beiden Seiten der gefüllten Blase finden sich ebenfalls Mulden im Bauchfellsack, in welchen Dünndarmschlingen liegen.

Das Bauchfell ist der Blase leicht verschieblich aufgelagert. Während es bei leerer Blase vorne fast die Schamfuge erreicht, wird es durch die sich füllende Blase von der vorderen Bauchwand verdrängt und bildet nur an der vorderen oberen Fläche eine seichte Mulde, in der wiederum Därme sich lagern können. Es entsteht hier also ein bis zu 10 cm von oben nach unten messendes Feld, im Bereich dessen eine Verletzung der Blase möglich ist, ohne daß Bauchfell und Baucheingeweide getroffen werden.

Adler hat an der Leiche bei herausgenommenen Eingeweiden in Rückenlage Versuche über den Stand der Blase bei verschiedenem Füllungsgrad gemacht; es stand der obere Rand des Blasenscheitels bei

100 ccm Füllung 8—9 cm unterhalb des oberen Schamfugenrandes,
200— 300 „   „   5—7 „   „   „   „   „
400— 500 „   „   2—3 „   „   „   „   „
650 „   „   etwa am oberen Schamfugenrande,
800 „   „   etwa 2 cm über dem Schamfugenrande,
1000—1200 „   „   4—6 cm über dem Schamfugenrande.

Nach Corning wird ein Inhalt von 40—510 ccm Blaseninhalt angegeben, bei dem Harndrang auftritt.

Wichtig sind schließlich die Beziehungen der Blase zum Mastdarm. Die hintere Wand des Blasengrundes liegt dem Mastdarm direkt an, beide sind nur getrennt durch das viszerale Blatt der Faszia pelvis und unten und seitlich durch Samenblase und Samenleiter.

Eine ausführliche Darstellung der Faszienverhältnisse des Beckens kann hier nicht gegeben werden. Es sei hier direkt auf das Corningsche Buch verwiesen und hieraus nur so viel mitgeteilt, als für unsere Zwecke unentbehrlich ist zum Verständnis der Ausbreitung von Blutergüssen und Infektionen, wie sie sich besonders an Verletzungen der Blase und des Mastdarms anschließen.

Das Diaphragma pelvis wird hinten und in der Mitte durch Levator ani, vorne durch das Trigonum urogenitale gebildet, wird oben bedeckt von der Faszia pelvis, und zwar ihrer Lamina viszeralis. Diese geht von dem parietalen Blatt an der seitlichen Beckenwand an der Stelle des Arcus tendineus, also dem Ursprung des Levators, aus, überzieht diesen und schlägt sich auf Prostata und Blase, Samenblasen und Samenleiter, sowie Mastdarm über (vgl. Corning S. 541). Durch eine frontale von derselben Faszie gelieferte Scheidewand [Fascia prostatoperitonealis (Cuneo), s. bei Kielleuthner], welche die Samenblasen von der Blase trennt und seitlich mit der Lamina parietalis verschmilzt, grenzen sich um die Blase zwei Räume ab: der prävesikale Raum und der retovesikale Raum (vgl. Corning S. 531). Ersterer wird im Bereich des Beckens nach außen von der Lamina parietalis der Faszia pelvis begrenzt, vom Levatoransatz an nach abwärts auch von der Lamina viszeralis; nach innen von der Lamina viszeralis. Er hängt oben mit dem lockeren Gewebe zwischen Bauchwand und Urachus zusammen (Abb. von Farabeul bei Kielleuthner). Dieser Raum ist das Cavum Retzii. Er erstreckt sich also von vorne her noch nach hinten zu beiden Seiten der Blase. Der zweite in Betracht kommende Raum ist der retrovesikale, in dem die Samenblasen und Samenleiter liegen und der nach hinten vom Mastdarm begrenzt wird.

Mit einem Worte sei hier noch auf den Schließmuskelapparat der Blase eingegangen. Die tieferen Lagen der Blasenmuskulatur ordnen sich gegen den Blasengrund zu einer (nicht immer deutlichen) zirkulären Schicht an, dem Sphinkter vesicae (internus) (Gegenbaur). Die Fasern des Sphinkter internus gehen nach unten über in die des M. prostaticus, d. h. des muskulösen Teils der Vorsteherdrüse, der zum größeren Teil aus glatten Fasern besteht, dem sich von vorne besonders nach weiter unten hin bereits quergestreifte beimischen. Mit dem M. prostaticus hängt weiter nach distal wieder unmittelbar zusammen der M. sphinkter urethrae membranaceae (M. compressor urethrae, constrictor urethrae, sphincter vesicae externus), der in seinen wesentlichsten, nämlich den äußeren Teilen quergestreift ist. Nur dicht um die Harnröhre ist eine Schicht

glatter Muskelfasern. Den Sphinkter urethrae membr. rechnet Gegenbaur
zur Muskulatur des Beckenausgangs.

Für die Beurteilung von Verletzungen der Blase und der Harnröhre ist
die Kenntnis der Funktion des Muskelapparates von großem Interesse. Hierzu
ist zugleich ein kurzes Eingehen auf die Blaseninnervation erforderlich,
obgleich die Verletzungen der Blasenzentren nicht Gegenstand dieser Arbeit sind.

Die folgende Darstellung lehnt sich an die Arbeiten L. R. Müllers an.

Die Harnblase steht hauptsächlich unter der Wirkung zweier Nerven-
gruppen, nämlich der autonomen Nn. pelvici (N. erigens) und der dem Sympathikusgebiet angehörenden Nn. hypogastrici. Zwischen Sphinkter internus
und Detrusor besteht ein Antagonismus, der in der einen oder anderen Richtung
in Tätigkeit gesetzt wird. Reizung der Nn. pelvici führt Erschlaffung des Sphinkters und Zusammenziehung des Detrusors, somit Ausstoßung des Harns
herbei, Reizung der Hypogastrici Zunahme des Sphinktertonus und Nachlassen
des Detrusortonus, somit Harnverhaltung.

Im Lendenmark und Sakralmark sind zwei verschiedene Blasenzentren,
und zwar ist das letztere (nach Adler wichtigere) das des Pelvikus, das erstere
das des Hypogastrikus. Nach Müller steht das sakral-autonome System im
Gegensatz zu dem sympathischen System. Von dem einen wird über die Nn.
pelvici der Entleerungsreflex der Blase ausgelöst, von dem anderen über die
Fasern des Grenzstrangs und der Plexus hypogastrici der Blasenschluß und
damit die Harnverhaltung herbeigeführt.

Nach Frankl-Hochwarth stellt das Gefühl von Detrusordehnung
oder -kontraktion die Empfindung dar, die wir Harndrang nennen. Der Harndrang wird verstärkt, wenn die ersten Tropfen Harn in die Pars prostatica der
Harnröhre treten.

Nach Adlers Darstellung kontrahiert sich der Detrusor um den Blaseninhalt, entsprechend kontrahiert sich der Sphinkter, um die Entleerung zu verhüten. Je weiter der Detrusor durch zunehmende Blasenfüllung gedehnt wird,
um so mehr kontrahiert sich der Sphinkter. An einem gewissen Punkt wird der
Reiz so stark, daß der Sphinkter dem sich andrängenden Harn weichen möchte.
Dieser Zustand des Sphinkters wird dem Großhirn durch sensible Bahnen
mitgeteilt und bedingt die Empfindung des Harndrangs. Beim Erwachsenen
ist nun für die Harnentleerung der direkte Willensimpuls vom Großhirn her
notwendig.

Harndrang kann, wie jedermann weiß, bei verschiedener Füllung der
Blase auftreten, tritt bei verschiedenen Individuen, bei verschiedenen Graden
der Blasenfüllung und bei demselben Individuum zu verschiedenen Zeiten
ebenfalls bei verschiedener Größe des Blaseninhalts auf, nimmt aber im allgemeinen mit dem Grade der Detrusorkontraktion zu.

Über die Bahnen, welche die sensiblen Impulse von der Blase zum Großhirn führen, wissen wir nach Müllers Ansicht noch so gut wie nichts Sicheres.
Adler meint, sie verlaufen im Pelvikus.

Die Harnentleerung des Erwachsenen wird nun eingeleitet durch
einen vom Großhirn ausgehenden Willensimpuls. Müller glaubt, daß durch
die willkürliche Innervierung der im Blasenboden gelegenen quergestreiften
Muskulatur und durch den Nachlaß des Tonus des quergestreiften M. compressor urethrae der Reflex im vegetativen Nervensystem ausgelöst wird, welcher

der Harnentleerung zugrunde liegt. Adler glaubt, daß der N. pelvicus die willkürliche Bahn zur Blase für die Harnentleerung enthält. Jedenfalls wird durch den Willensimpuls vom Großhirn der Tonus des Sphinkter internus aufgehoben und der des Detrusor kann seine Wirkung ausüben oder wird sogar noch verstärkt.

Die Beendigung der Harnentleerung, welche, wie jeder von sich selbst weiß, auch willkürlich bei noch nicht entleerter Blase erfolgen kann, wird nach Müller durch willkürliche Innervation des Ischio- und Bulbokavernosus und des Kompressor urethrae herbeigeführt, also über den N. pudendus. Auf diesen Impuls hin tritt der Sphinkter internus wieder in Tätigkeit.

Hierzu ist nun noch zu bemerken, daß nach Müller weder die Fasern des Pelvikus noch die des Plexus hypogastricus direkt an die Blasenmuskulatur herangehen, sondern sie lösen an dem Ganglienapparat der Blase die Blasenentleerung oder Harnverhaltung aus, Vorgänge, die aber auch ohne den Einfluß der zur Blase ziehenden Nerven zustande kommen können.

Wichtig ist, daß der äußere Schließapparat der Blase nur Hilfsmechanismus ist (Adler). Man kann ihn, wie bekannt, bei Operationen spalten, ohne daß Inkontinenz eintritt.

Bei Störungen des Blasenmechanismus beobachten wir nun hauptsächlich zwei Typen: Retention und Inkontinenz. Die Retention bedeutet eine Hyperfunktion des Sphinkters oder Detrusorerschlaffung (bzw. Lähmung der direkten spinalen Fasern des N. pelvicus oder Reizzustände des N. hypogastricus). Inkontinenz bedeutet eine ungenügende Funktion des Sphinkters (bzw. Reizzustand im N. pelvicus oder Lähmung des Hypogastricus). Unter Hypotonie begreift Adler die mangelnde Kontraktionsfähigkeit der Blase.

Unter automatischer Blasenentleerung versteht man eine solche, wie sie erfolgt bei Störung der Innervation, sie kann mehr dem Typus der Retention oder mehr dem Typus der Inkontinenz zuneigen. Häufig geht der erste Typus in den zweiten über, oft kommt es dazwischen zur Ischuria paradoxa.

Wer auch nur einige Erfahrung über Verletzungen der Blase und der Harnröhre gesammelt hat, dem wird nach dem eben Gesagten die außerordentlich merkwürdige Tatsache auffallen, daß bei den nach solchen Verletzungen beobachteten Störungen der Harnentleerung die rein mechanische Verlegung der Abflußwege des Harns durchaus im Vordergrund esteht, daß die Schädigung der Blasen- und Harnröhrenmuskulatur demgegenüber sehr zurücktritt und daß der funktionelle Ausfall bei Verletzungen der einzelnen Teile der Blasen- und Harnröhrenmuskulatur sehr schwer zu beurteilen ist.

2. Anatomie der Blasenverletzungen.

Verletzungen der Harnblase haben immer als etwas Seltenes gegolten.

Im Jahre 1878 hat Bartels 504 Fälle von Blasenverletzungen sammeln können. Dies waren 50 Stichverletzungen, 169 Rupturen und 285 Schußverletzungen. Gewiß kleine Zahlen, wenn man berücksichtigt, daß Bartels die gesamte Literatur des Krieges und des Friedens seit den ältesten Zeiten mit seltener Gewissenhaftigkeit durchgemustert hat. Im amerikanischen Sezessionskrieg belief sich der Prozentsatz der beobachteten Fälle von Blasenverletzungen auf 0,04, im deutsch-französischen Kriege auf 0,05%.

Bornhaupt berichtet aus dem russisch-japanischen Kriege über 182 Fälle penetrierender Bauchverletzungen, worunter 9 Blasenverletzungen; Haga fand unter 1105 in Behandlung gewesenen Verwundeten — worunter 47 perforierende Bauchschüsse mit 70,2% Sterblichkeit — die Blase einmal, die Geschlechtsorgane zweimal verletzt.

Aus dem großen Kriege liegen bis jetzt natürlich nur einzelne Angaben über kleines Material voi.

So sah z. B. Federschmidt unter 91 Bauchschüssen 2 Blasenverletzungen, die tödlich verliefen.

Lichtenstern beobachtete unter 26 Fällen extraperitonealer Schußverletzung 20 Beckenschüsse mit Blasenverletzung und 6 Blasensteckschüsse, 4 Fälle mit ausgedehnter Harninfiltration.

Pegger sah unter 9530 Verwundungen 6 mal Verletzungen der Blase = 0,06 %. Von 6 Blasenverletzungen waren 5 intraperitoneal, davon starben 3. Es blieben leben zwei ohne Darmverletzung.

Halpern hat aus den Aufzeichnungen von 29 Hauptverbandplätzen der russischen Front und aus verschiedenen Kriegsperioden (Stellungs- und Bewegungskrieg) Tabellen zusammengestellt. Von 98 764 Wunden entfielen auf das Urogenitalsystem 998 = 1,01 %. Von diesen starben 42 = 4,2 %.

Landois und ich haben während einer bestimmten Zeit, in der uns alle Bauchschüsse — also ausgesuchte Fälle — zugingen, unter 146 durch Operation oder Sektion verifizierten Bauchschüssen nur 7 Verletzungen der Harnblase überwiesen bekommen.

Wenn Kielleuthner schon im Jahre 1916 seine Studien an 47 Blasenschüssen veröffentlichen konnte, so ist das ein ganz gewaltiges Material.

Nicht nur die geringe Ausdehnung der Blase, auch der Umstand, daß sie hinter der Schamfuge einigen Schutz findet, ist die Ursache dafür, daß Blasenverletzungen relativ selten sind. Die Lage eines großen Teils der Blase hinter der Schamfuge macht es erklärlich, warum Stichverletzungen so besonders große Raritäten sind, wie schon aus den Bartelsschen Zahlen hervorgeht. In der Literatur aus der Zeit des Weltkrieges konnte ich keinen Fall finden, wenn man von den Pfählungsverletzungen absieht. Umgekehrt hängt natürlich mit der Lage der Blase hinter der Schamfuge zusammen, daß die Blase schwerer leidet, wenn ein Geschoß so kräftig ist, daß es den schützenden Knochen zersprengt und die Knochensplitter in die Blase hineintreibt. Das wurde öfter bei Infanteriegeschossen beobachtet.

Der Füllungszustand und damit die Lage der Blase, über die wir im anatomischen Teil einige Worte gesagt haben, ist natürlich bei Blasenverletzungen von großer Bedeutung.

Über die stumpfen Blasenverletzungen soll unten im Zusammenhang gesprochen werden.

Im Kriege beim Gefecht sind stark gefüllte Blasen selten. Die Aufregung vor dem Gefecht duldet in der Regel keine übermäßige Füllung. Auch scheint die Kriegskost, die leichte Beeinflußbarkeit der Blasenentleerung durch Temperatureinflüsse mit daran schuld zu sein, daß die Soldatenblase im Felde meist nur mäßig gefüllt war.

Aber eine ganz leere Blase scheint noch viel seltener zu sein als eine maximal gefüllte. Wie Kielleuthner von ihm bekannten Frontoffizieren und Truppenärzten erfahren hat, ist die Harnsekretion während der einem Angriffe vorangehenden Zeit eine ganz auffallend starke, so daß die Blase häufig entleert werden muß. Ist der Angriff dann im Gange, so denkt niemand daran, Wasser zu lassen, und die Blase füllt sich wieder.

Nicht nur dadurch, daß sich die Blase bei stärkerer Füllung über die Schamfuge erhebt und überhaupt ein größeres Treffobjekt darstellt, ist der Füllungszustand von Bedeutung. Die stark gespannte und ausgedehnte Wand wird anders auf ein Trauma reagieren, als die schlaffe, kontrahierte.

Betrachten wir kurz die verschiedenen Läsionen, die die Blase nach Schußverletzungen aufweisen kann.

Fährt ein Geschoß außen an der Blase vorbei, so kann eine Hämorrhagie der Schleimhaut entstehen, ohne daß die Blase eröffnet ist.

So fand Kielleuthner an der Hinterwand der Harnblase, in der Gegend des Trigonums, eine braunrote, 8 cm lange, etwa 2 cm breite, parallel dem Lig. interuretericum verlaufende Zone, in deren Bereich die Schleimhaut blutunterlaufen und die Gefäße eröffnet waren. Natürlich war der Harn ebenfalls blutig.

Tangentiale Streifschüsse von größerer Länge bei Infanterie-Geschossen sind selten beobachtet worden.

Das Gewöhnliche bei kleinen Geschossen sind rundliche, ovale oder schlitzförmige Löcher. Die Schlitzform erklärt Kielleuthner durch die Verlaufsrichtung der Muskulatur.

Bei den Löchern, die ohne Reißwirkung zustande gekommen sind, fanden wir, ob größere oder kleinere, einen leicht gewulsteten, etwas blutimbibierten Rand, und in der weiteren Umgebung sonst nichts Besonderes. Die Fernwirkung bei glatten Schüssen auf die Blasenwand ist also außerordentlich gering.

Schon auf Grund seiner Beobachtungen in früheren Kriegen machte Küttner auf den verschiedenen Füllungszustand der Blase aufmerksam, der die Folge davon ist, daß anscheinend ganz gleichartige Schußverletzungen das eine Mal harmlos, das andere Mal, infolge Blasenverletzung, tödlich verlaufen.

Trifft ein kleines Kaliber, also ein Infanteriegeschoß oder ein kleiner Granatsplitter, eine stärker gefüllte Blase mit mäßiger Geschwindigkeit, so ist natürlich der Gewebsdefekt weniger umfangreich als bei einer fast leeren Blase. Auf diese Weise kann scheinbar ein Mißverhältnis zwischen Schußöffnung und Dicke des Geschosses entstehen, wenn man die Blase später in leerem Zustand besichtigt. Kielleuthner zeigt in Abbildung einen Granatsplitter, der kaum halb so groß war wie das Loch, das er in die Blase geschlagen hatte. Naturgemäß verschieben sich auch noch bei der Entleerung der Blase die Schichten der Wand, so daß eine Sondierung am Präparat unmöglich ist (Läwen). Es kann zugleich das Loch sich so schließen, daß nur wieder bei stärkerer Füllung Harn aus der Blase tritt (Burckhardt und Landois).

Etwas Ähnliches meint wohl Häsner, wenn er sagt, bei einfachen Lochschüssen hat die Blase die Tendenz, sich stark zu kontrahieren. Ich hatte häufig den Eindruck, man kann, wenn man das Kaliber des Geschosses kennt, aus der Größe der Löcher einen ziemlich sicheren Schluß auf den Füllungszustand der Blase sich erlauben, in dem sie vom Geschoß getroffen wurde. Je kleiner die Löcher — von außen oft nicht auffindbar — um so stärker gefüllt war die Blase gewesen.

Bei Querschlägern, Infanterie-Geschossen mit zerrissenem Mantel, größeren Granatsplittern, gleichzeitigen Knochenverletzungen (besonders der Schamfuge) tritt neben dem größeren Substanzverlust die Rißwirkung deutlich zutage. Die Ränder der Defekte sind fetzig, werden oft bald nekrotisch, das Gewebe ist weit über den Defekt hinaus blutunterlaufen.

Große Granatsplitter oder erhebliche Knochenzertrümmerungen rufen manchmal ganz abenteuerliche Formen der Blasenzerreißung hervor.

Burckhardt und Landois fanden einmal durch einen an Ort und Stelle liegenden Granatsplitter die ganze Vorderwand aufgerissen; in einem anderen Falle fehlten beide

Seitenwände. In der Mittelebene verlief noch ein schmales Band, so daß die bei der Sektion herausgenommene Blase wie ein Henkelkorb aussah.

Oberst fand bei gleichzeitiger Zertrümmerung des linken Schambeinastes die Blase in eine vordere und hintere Hälfte gespalten. (Zugleich bestanden zwei kleine Löcher im Dünndarm.)

Läwen erwähnt einen Fall, bei dem durch Infanteriegeschoß infolge der Wirkung der Knochensplitterung die Blase aufgerissen war.

Die bekannte Sprengwirkung mit Flüssigkeit gefüllter Hohlorgane bei Nahschüssen ist bei der Blase recht selten. Die Häufigkeit dieser Sprengwirkung bei Infanteriegeschoß-Nahschüssen infolge des plötzlich erhöhten hydrostatischen Druckes scheint überhaupt im umgekehrten Verhältnis zu dem breiten Raum zu stehen, den solche Sprengwirkungen in der Literatur eingenommen haben.

Ich habe eine solche nur ein einziges Mal an einem gefüllten Magen gesehen, wo das Organ förmlich auseinandergeplatzt war, an der Blase nie.

In praxi handelt es sich bei den großen Zerreißungen von Hohlorganen meist um ganz banale Wirkungen zackiger, grober Geschosse oder Knochentrümmer. Dabei mag der Umstand mitspielen, daß maximal gefüllte Hohlorgane im Gefecht überhaupt nicht gerade häufig sind, mit anderen Worten, daß die Bedingungen des Experiments, unter dem solche Berstungen hauptsächlich beobachtet wurden, selten gegeben sind.

Allerdings erwähnt Tilmann, daß große Zerreißungen „nur" bei Infanteriegeschoß-Nahschüssen bis 200 m (und Granatsplittern) beobachtet wurden. Wahrscheinlich haben bei den ersteren aber auch meist Knochensplitter mitgewirkt.

Dagegen sah Lichtenstern eine Harnblase mit fast vollständiger Sequestierung der Schleimhaut, hervorgerufen durch explosiv wirkende Schußverletzung.

Ebenso beschreibt Kielleuthner einen Fall: Einschuß zwei Querfinger oberhalb der Schamfuge, 1 cm links von der Mittellinie, bohnengroß. Ausschuß rechts hinten neben dem Kreuzbein in gleicher Höhe wie der Einschuß, so groß wie eine Billardkugel unregelmäßig zerfetzt. Schamfuge unverletzt. Die Blase in der Nähe des Scheitels breit eröffnet, die Ränder der Wunde stark gequetscht, blutig sugilliert. Zwei große Risse ziehen von der Scheitelgegend bis gegen das Trigonum und vom Scheitel nach dem rechten hinteren unteren Quadranten. Die Schleimhaut ist an verschiedenen Stellen eingerissen. Überall submuköse Blutextravasate. Blase leer. Großer Defekt im Bauchfell. Im Bauch etwa $3^{1}/_{2}$ l einer blutigen, nach Harn riechenden Flüssigkeit. Dünndarm an 12 Stellen angerissen. Der Tod erfolgte 10 Stunden nach der Verwundung.

Die Steckschüsse der Blase seien einem besonderen Abschnitt vorbehalten.

Bei der weiteren Besprechung der Blasenschußverletzungen empfiehlt es sich, aus klinischen Rücksichten eine Scheidung der Fälle in extraperitoneale und intraperitoneale Blasenverletzungen zu machen.

Ist bei einer Blasenverletzung das Bauchfell mit eröffnet, so bekommt der Fall ein ganz anderes Gesicht, da die Gefahr der Peritonitis droht. Diese Unterscheidung ist darum auch so alt, wie die wissenschaftliche Bearbeitung der Blasenverletzungen überhaupt.

In Bartels' 285 Fällen von Schußverletzungen war 28 mal das Bauchfell eröffnet — alle sind gestorben. Bartels selber betont, daß mit Tod endigende Fälle geringere Aussicht haben, veröffentlicht zu werden, als in Heilung ausgegangene. In der Tat ist das Verhältnis der intra- zu den extraperitonealen Blasenverletzungen ein viel größeres, als aus Bartels' Zahlen hervorzugehen scheint.

Nach den Mitteilungen der Literatur insbesondere Kielleuthners und nach meinen eigenen Erfahrungen möchte ich das Verhältnis von intra- und extraperitonealen Verletzungen auf etwa 1:2 bis 1:3 schätzen.

Die Blasenverletzung selbst kann extraperitoneal sein. Setzt sich aber der Schußkanal ins Bauchfell fort, so rechnen wir aus klinischen Rücksichten einen solchen Fall zu den intraperitonealen Blasenverletzungen, wenn auch dann die Bezeichnung nicht ganz einwandfrei ist.

A. Extraperitoneale Blasenverletzungen.

a) Verletzungen der Blase im allgemeinen.

Wie aus unserer anatomischen Übersicht hervorgeht, liegt die Harnblase in gefülltem Zustande breit der vorderen Bauchwand an, kann also oberhalb der Schamfuge bequem extraperitoneal von einem Geschoß erreicht werden. Damit die Verletzung eine extraperitoneale bleibt, muß das Geschoß entweder in der Blase liegen bleiben, oder seinen Weg nach unten oder nach unten seitlich fortsetzen.

Um die wenig gefüllte Blase von vorn her zu erreichen, muß das Geschoß erst die Schamfuge zertrümmern.

Bei extraperitonealen Verletzungen der Blase ohne gleichzeitige Verletzung anderer Organe wie des Mastdarms, der Prostata, der Harnröhre, der Beckenknochen muß das Geschoß seinen Weg von vorn nach hinten unten und seitlich nehmen, um sowohl Mastdarm als Kreuzbein zu schonen, und an einer Gesäßbacke, unter Umständen am Damm austreten.

Bei kleinen Kalibern (Infanteriegeschossen) sind das die leichtesten Blasendurchschußverletzungen.

Häufiger sind isolierte extraperitoneale Verletzungen der Blasesteckschüsse, sei es, daß das Geschoß in der Blase selbst liegen bleibt oder mitten in den Weichteilen, oder daß es an den Beckenknochen Halt macht.

Verhältnismäßig zahlreich sind die Fälle, bei denen ein kleines Kaliber von vorn in die mäßig gefüllte Blase eindrang. Interessant ist aber, daß auch für recht ansehnliche Granatsplitter Platz genug ist, extraperitoneal in die Blase zu gelangen, ohne daß sie zugleich andere Organe (allenfalls die Samenblase und die Prostata) verletzen.

Bei dem oben erwähnten Fall von Burckhardt und Landois, wo die ganze Vorderwand der Blase aufgerissen war, war ein großer Granatsplitter ($3^1/_2 \times 2^1/_2$ cm) $2^1/_2$ cm rechts vom Steißbeinansatz durch die Glutäalmuskulatur gefahren und in der Blasengegend liegen geblieben. Und in dem anderen Fall, bei dem beide Seitenwände der Blase fehlten, war das Geschoß durch ein talergroßes Loch der rechten Gesäßbacke eingedrungen. Es hatte dabei Baumäste (und allerdings auch einige Knochensplitter des Sitzbeins) mitgenommen. Alles zusammen: Blasenrest, Geschoß, Äste und Knochensplitter lagen in einer großen buchtigen Höhle hinter der Schamfuge. In beiden Fällen war weder Mastdarm und Harnröhre, noch Bauchfell verletzt (vgl. Abb. 11).

b) Verletzungen des Trigonums und des Blasenhalses.

Eine besondere Berücksichtigung verdienen die Schüsse der Harnleitermündungen und des Blasenhalses.

Läwen hat einen Patienten behandelt, bei dem sich bei der Operation (siehe unten Genaueres) herausstellte, daß das Geschoß im Bereich der linken Harnleitermündung in die Blase drang.

Fritsch operierte einen Verwundeten, bei dem der Harnleiter nahe seiner Einmündung in die Blase verletzt war.

Goldberg fand zystoskopisch eine Ausschußnarbe in der Nähe der rechten Harnleitermündung. Diese war wahrscheinlich unwegsam geworden, daher Fieber. Das Fieber wurde durch Harnleiterkatheterismus beseitigt.

Heinlein sah eine Schrapnellkugel in der hinteren Blasenwand neben der Harnleitermündung.

Thelen fand zystoskopisch die Einmündung einer Blasenmastdarmfistel einige
Zentimeter oberhalb des Trigonums.

Jäger beschreibt einen Fall, in dem ein Geschoß dicht hinter der Einmündungsstelle des rechten Harnleiters saß. Der Sitz gab sich durch Ödem der Blasenwand zu erkennen, später öffnete sich der Abszeß, in dem das Geschoß lag, in die Blase. Nachdem
das Geschoß entfernt war, funktionierte der Harnleiter normal.

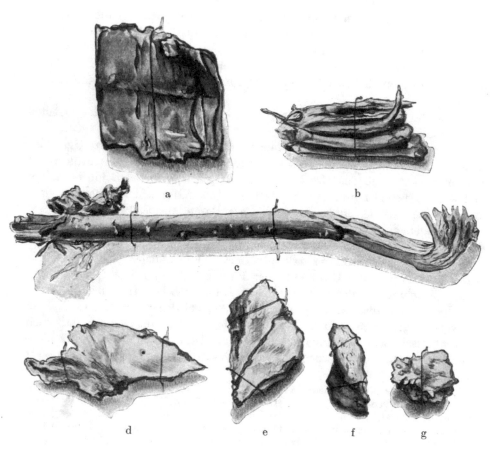

Abb. 11. Fremdkörper aus einer weiten, teilweise vom Blaseninneren gebildeten extraperitonealen Wundhöhle: Geschoß (großer Granatsplitter) a, Baumästchen b, c, Knochensplitter d—g (eigene Beobachtung.)

In einem Falle von Burckhardt und Landois mit Einschuß in der linken Gesäßbacke war das Infanteriegeschoß neben dem Promontorium unter der Linea terminalis
ins Becken gefahren und hatte den Dünndarm an 7 Stellen verletzt. Der linke Harnleiter
war dicht an der Blase zur Hälfte durchtrennt und ein großer Ast der A. hypogastrica
zerrissen. Ein englisches Infanteriegeschoß steckte neben der Blase oberhalb der Schamfuge. Patient war an den Folgen der Blutung gestorben.

Endlich verweisen wir auf den unten im Abschnitt über die Diagnose der Blasenverletzungen mitgeteilten Fall von Kielleuthner.

Die Folgen der Verletzung des Bereiches der unteren Enden der Harnleiter
sind entweder Harnfisteln, wie in dem Falle von Fritsch, oder Stenosen, oder

aber es kann, wie Lichtenstern meint, die Schlußfähigkeit der Harnleitermündung aufgehoben werden.

Bei zwei Fällen Lichtensterns kam es zur Vereiterung der Niere, die exstirpiert
werden mußte.

Ein Unikum ist der Fall von Grisson, bei dem gerade die Gegend des Trigonums
als Einziges erhalten war. After, Mastdarm und Blase waren zerstört, nur das Trigonum
war noch unversehrt. Zweifaustgroße Jauchehöhle, aus der Eiter, Harn und Stuhl abflossen.
Nach fünf Tagen war es möglich, einen künstlichen After anzulegen mit völliger Durchtrennung des Darms im Bereich des absteigenden Kolons. Die Höhle reinigte sich, überzog sich
allmählich von den Resten der Blase aus mit Schleimhaut, so daß schließlich wenige Nähte
genügten, um die Reste der Blase mit dem Mastdarm zu vereinigen. Patient ist völlig
kontinent für Harn, harnt etwa alle 3 Stunden am Tage. Der künstliche After funktioniert gut.

Die Verletzungen des Blasenhalses nehmen deswegen eine besondere
Stellung ein, weil bei ihnen fast stets Störungen der Harnentleerung eintreten.
Schon ein einfacher Durchschuß kann infolge eintretenden Ödems zu Harnverhaltung führen. Weit übler sind die Fälle, in denen erheblichere Zerstörungen vorliegen. Die Blase kann völlig von der Harnröhre abgetrennt
sein. An der Trennungsstelle liegt eine große mit Blut gefüllte Höhle. Da der
Sphinkter internus mitverletzt ist, ergießt sich auch der Harn in die Höhle,
und auch wenn ein Teil desselben auf natürlichem Wege nach außen gelangt,
ist die Infektion des zertrümmerten Gewebes unvermeidlich.

Wir kommen auf diese Verletzungen mehrfach zurück, führen hier nur
zur Erläuterung einen Fall von Dobbertin an, bei dem der Blasengrund zerfetzt war.

Hoher Blasenschnitt. Zwischen zerschmetterter Blase und Rektumwand, dem Damm
und der abgerissenen Harnröhre eine mit Blut und stinkendem Harn gefüllte Trümmerhöhle. Harnleiteröffnungen nicht mit Sicherheit auffindbar. Kornzange wird von der
Blase her gegen den Damm vorgeschoben; auf die Kornzange wird inzidiert. Diese nimmt
beim Zurückziehen den in die Höhle vorgeschobenen Dauerkatheter in die Blase. Drain.
Primäre Blasennaht. Schnelle glatte Heilung.

c) Kombinationen der Blasenverletzungen mit Verletzungen anderer Organe.

Wir haben im vorhergehenden einen Überblick über die Arten der extraperitonealen Verletzungen der Blase selber gegeben, haben aber hinzugefügt,
daß isolierte Blasenverletzungen die Minderheit der Fälle ausmachen. Meist
bestehen gleichzeitig Verletzungen der Beckenknochen, des Mastdarms, der
Harnröhre, der Prostata usw.

α) Blase und Beckenknochen.

Einer gleichzeitigen Verletzung der Beckenknochen kann verschiedene
Dignität zukommen. Wir können die Fälle füglich übergehen, in denen das Becken
irgendwo gerade noch angeeckt wurde. Hier steht die Blasenverletzung und
unter Umständen auch die Weichteilverletzung durchaus im Vordergrund.

Aber 2 andere Momente verdienen hervorgehoben zu werden. Das erste
sind ausgedehnte Beckenverletzungen.

Der Schußkanal, der mit der Beckenspongiosa kommuniziert, wird so
gut wie immer durch den Harn infiziert, und wir bekommen in der Folgezeit
die schweren Infektionen der Frakturhöhlen und Frakturspalte der Becken-

knochen, denen gegenüber dann die Blasenverletzung vielfach zurücktritt. Da häufig zugleich der Mastdarm eröffnet ist, ist die Infektionsgefahr besonders groß.

Das zweite ist die Zerstörung, die durch die Knochensplitter hervorgerufen wird. Trifft ein Geschoß erst den Knochen und dann die Blase, so können mitgerissene Knochensplitter ihrerseits die Blase verletzen, ja zu erheblichen Zerreißungen führen. Die Größe der Beckenverletzung braucht dabei nicht gefahrdrohend zu sein.

Solch schwere Verletzung der Blase durch Knochensplitter kommt vorwiegend bei Schüssen vor, die von vorne her kommend die Schamfuge treffen. Die Knochensplitter dringen in die Blase ein, können dort liegen bleiben oder weitere Zerstörungen an der Hinterwand der Blase und in den extraperitonealen Räumen machen, natürlich ebenso gut die Bauchhöhle eröffnen und damit die Verletzung zu einer intraperitonealen machen. Bei einem von hinten kommenden Schuß kann an der Austrittstelle des Geschosses die Schamfuge schwer verletzt werden. Hierdurch entsteht eine breite Öffnung, durch die sich aller Harn aus der Blase entleert. Solche Fälle sind übrigens nicht ungünstig. Auch von dem Sitzbein, vom Kreuzbein her können Knochensplitter mit in die Blase gerissen werden. Auf ihrem ganzen Wege das Gewebe zerfetzend, die Blase schwer verletzend, können sie vorne mächtige Ausschußlöcher hervorrufen oder in einer Trümmerhöhle hinter der Schamfuge stecken bleiben, wenn ihre Kraft an dieser Stelle erschöpft ist.

Läwen weist darauf hin, daß durch die Mithilfe von Knochensplittern die Wundhöhle auch bei extraperitonealen Verletzungen der Beckenorgane so groß werden kann, daß sie bis ans Bauchfell heranreicht, unter Umständen durch Einrisse mit der Bauchhöhle in Verbindung gelangt, wodurch natürlich wieder eine intraperitoneale Verletzung zustande kommt.

β) Blase und Harnröhre.

Ein Blick auf einen Sagittaldurchschnitt der männlichen Beckenorgane belehrt ohne weiteres, daß eine gleichzeitige Verletzung von Blase und Harnröhre (der letzteren meist in der Pars membranacea) möglich ist. Indes sind solche Fälle selten.

Zuckerkandl berichtet, daß Oppenheimer einen Schuß beobachtet hat, mit Durchschuß der Harnröhre und Einschuß in die Blase.

Hinterstoisser beobachtete einen Fall, bei dem eine große Bauchdeckenblasenwunde links von der Schamfuge war. Beide linksseitigen Schambeinäste waren gebrochen. Der Ausschuß war am Mittelfleisch. Die Harnröhre war in der Pars membranacea durchschossen.

Während des Krieges wurde in der chirurgischen Klinik der Charité der folgende Fall beobachtet, bei dem allerdings die Verwundung schon zwei Monate zurücklag. Zweifingerbreit oberhalb des Penisansatzes war eine handtellergroße Blasenfistel mit fünfmarkstückgroßer granulierender äußerer Wundöffnung (Einschuß). Aus der Fistel entleerte sich dauernd Harn. Patient trug einen Dauerkatheter. Hinter der Peniswurzel war eine markstückgroße Wunde, durch die die Harnröhre freigelegt war (Ausschuß), und zwar auf 6 cm, an der Pars pendula beginnend. Es fehlte die vordere Blasenwand, statt dessen fühlte man stark inkrustierten Knochen. Großer periurethraler Abszeß in der Blasengegend. Die Blasenfistel heilte von selbst. Es wurde noch eine Lappenplastik aus dem Skrotum gemacht, und Patient konnte geheilt entlassen werden.

γ) Blasenmastdarmschüsse.

Die wichtigste, häufigste und zugleich sinnfälligste Komplikation der extraperitonealen Blasenverletzungen ist die Mitverletzung des Mastdarms.

Aus unserer anatomischen Einleitung haben wir ersehen, in welch nahen räumlichen Beziehungen Mastdarm und Blase zueinander stehen. Hier ist aber besonders des Umstandes zu gedenken, daß eine gefüllte Mastdarmampulle ein recht ausgedehntes Treffobjekt bildet. Sind nun Blase und Mastdarm zugleich getroffen, so verschieben sich, wenn der Schußkanal eng ist, bei jeder Füllungsänderung von Blase und Mastdarm die einzelnen vom Geschoß durcheilten Schichten, so daß nicht einmal der Harn in den Mastdarm einzudringen braucht. Dagegen ist es bei etwas größeren Löchern unvermeidlich, daß wenigstens vorübergehend eine Verbindung zwischen Blase und Mastdarm bestehen bleibt, also zum mindesten Harn in den Mastdarm läuft. Nur wenn bei vorher gefüllter Mastdarmampulle diese — oft unter dem Einfluß der durch die Verletzung bedingten Tenesmen — entleert wird, können auch etwas größere Kommunikationen entweder ganz aufgehoben werden oder einer baldigen Heilung zugeführt werden. Insofern kann es also auch beim Mastdarm ein Vorteil sein, wenn der Schuß das Organ in gefülltem Zustande trifft. Meist aber findet wenigstens der Harn den Weg für längere Zeit in den Mastdarm, wir erhalten eine Blasenmastdarmfistel. Diese braucht keineswegs dauernd zu funktionieren, sondern nur bei einem gewissen Füllungsgrade der Blase.

Thelen fand bei einer allerdings nicht mehr ganz frischen Blasenmastdarmfistel, daß sich der Harn bei stärkerer Füllung der Blase explosionsartig in den Mastdarm entleerte.

Bei großen Löchern läuft der Harn dauernd, meist sogar ausschließlich in den Mastdarm. Es können aber auch umgekehrt Kot und Darmgase in die Blase gelangen. Gelegentlich ist das Loch so groß, daß man vom Mastdarm her mit dem Finger ins Blaseninnere eindringen kann.

Endlich wären noch die Fälle zu erwähnen, in denen große Zertrümmerungshöhlen an der Stelle entstehen, wo normalerweise Blase und Mastdarm zusammenliegen. In einem Matsch von Harn, Blut, Kot und zertrümmertem Gewebe flottieren die Ränder der Wände von Blase und Mastdarm.

In einem Falle Läwens fand sich ein Minensprengstück zwischen Mastdarm und Blasenrückwand in einer extraperitonealen Zertrümmerungshöhle, die mit Mastdarm und Blaseninnerem in Verbindung stand. Im Bauchfell waren 4 kleine Löcher unterhalb der Blasenkuppe, eines führte in die Blase.

Ich selber hatte Gelegenheit, einen ähnlichen Fall zu sehen.

Eine Beobachtung von Härtel sei ausführlicher mitgeteilt. Handtellergroßer Einschuß in der Gegend des linken Foramen ischiadicum. In der Wunde liegt der von einer großen Öffnung durchbohrte Mastdarm vor. Operation unmöglich. Tod. Weitere Perforation an der Hinterwand der Blase, in deren Innerem sich ein walnußgroßer Granatsplitter nebst einer großen Menge von Schmutz und Tuchfetzen findet, welche die Blase förmlich ausstopfen. Außerdem Verletzung der A. hypogastrica.

Bei diesen Schußverletzungen, welche zugleich Mastdarm und Blase betreffen, verläuft die Schußrichtung vorwiegend in einer Ebene, welche sagittal liegt oder der sagittalen Richtung nahekommt. Die eine Schußrichtung ist bei Durchschüssen in der vorderen Unterbauchgegend, die andere im Bereich des Kreuzbeins, des Steißbeins oder seitlich von beiden, am Damm, am After.

Über die verschiedenen Stellen, an denen der Harn austreten kann, ist unten nachzulesen.

Steckschüsse, besonders solche großer Granatsplitter, können, von vorne herkommend, die Blase durchschlagen und am Kreuzbein stecken bleiben, oder den Mastdarm durchschlagen und an der Schamfuge Halt machen. Seltener sind die Fälle, in denen durch mehr frontalen Verlauf der Schußrichtung das „Septum rectovesicale" aufgerissen ist.

δ) Andere Organe.

Mitbeteiligung weiterer Organe bei Blasenverletzungen spielen keine große Rolle, entweder sie sind selten oder treten gegenüber der Blasenverletzung zurück.

Bei Schüssen des Blasenhalses ist immer die Prostata beteiligt. Sicher sehr häufig sind die Samenblasen und die Samenleiter bei Blasenmastdarmschüssen in Mitleidenschaft gezogen. Bei glatt heilenden Verletzungen dieser Art mag manche gleichzeitige Verletzung dieser kleinen Organe der Beobachtung entgehen.

B. Intraperitoneale Blasenverletzungen.

Wir kommen zur zweiten Gruppe der Blasenverletzungen, den intraperitonealen. Die intraperitonealen Verletzungen der Blase (und des Mastdarms) gehören eigentlich mehr in das Gebiet der Bauchschüsse. Sie dürfen aber natürlich bei Besprechung der Verletzungen der teilweise intraperitoneal liegenden Organe des Beckens nicht übergangen werden. Eine zweckmäßige Einteilung der intraperitonealen Beckenschüsse gibt Läwen:

1. intraperitonealer Beckendurchschuß ohne Verletzung von Blase und Darm.

2. Intraperitoneale Schußverletzungen der Blase ohne Verletzung des Darmes oder eines anderen Bauchorganes.

3. Intraperitoneale Verletzung des Mastdarms.

4. Intraperitoneale Schußverletzung von Blase und Mastdarm, meist an der tiefsten Stelle der Rektovesikaltasche.

5. Intraperitoneale Schußverletzung der Blase, extraperitoneale des Mastdarms.

6. Intraperitoneale Schußverletzung der Blase und höher gelegener Darmabschnitte (z. B. Kolon sigmoideum und Ileum oder Bauchorgane).

7. Extraperitoneale Schußverletzung des Mastdarms und intraperitoneale von Darm oder Bauchorganen.

Schmieden unterscheidet 3 Gruppen von Verletzungen bei Bauchschüssen.

1. Perforierende Bauchfellverletzungen ohne innere Verletzung (Glücksschüsse).

2. Perforierende Bauchfellverletzungen mit Organ- oder Gefäßverletzung (Blutungsgefahr).

3. Perforierende Bauchfellverletzungen mit Hohlorganverletzung inkl. Blase (Infektionsgefahr).

Die uns hier interessierenden Verletzungen gehören also sämtlich in die 3. Gruppe.

Perthes weist in seiner 6 Gruppen umfassenden Einteilung den Bauchschüssen mit Blasenverletzung eine besondere Rolle zu.

In der Tat nehmen die intraperitonealen Verletzungen der Blase ohne gleichzeitige Verletzung des Darms wegen der Beschaffenheit des Blaseninhaltes, des Harns, wie wir sehen werden, eine Sonderstellung gegenüber den Verletzungen des Darmkanals ein.

Die Harnblase kann, zumal in gefülltem Zustande, sowohl durch Frontalschüsse, als durch Sagittalschüsse, intraperitoneal getroffen werden. Sie kann auch extraperitoneal getroffen sein, der Schußkanal setzt sich aber ins Bauchfell fort.

Bei großen Zerreißungen, besonders unter Mithilfe von Knochensplittern (Läwen), kann das Bauchfell einreißen und Harn und Kot in die Bauchhöhle treten.

Überhaupt spielen bei intraperitonealen Blasenverletzungen Knochensplitter eine große Rolle.

In einem Falle Läwens war der Einschuß drei Querfinger hinter dem After, die Flexura sigmoidea war verletzt. Oberhalb des medialen Drittels des linken Leistenbandes, wo die Blase seitlich aufgerissen war, lagen zahlreiche Knochensplitter.

Bei der Sektion eines anderen Verwundeten fand Läwen neben einer Blasenverletzung Knochenteile des ebenfalls zertrümmerten Kreuzbeins im Netz liegen.

Viel häufiger als reine Blasenverletzungen sind solche Fälle, in denen außer der Blase auch der Darm verletzt ist. Bei Schüssen, welche die Beckenregion verlassen, kann natürlich alles Mögliche noch getroffen sein. Bleibt der Schußkanal in der Beckengegend, so ist der Darm — Dünndarm, Kolon sigmoideum, Colon transversum — sowohl in den Räumen seitlich des Blasenscheitels, als insbesondere im Douglasschen Raum der Verletzung ausgesetzt. Im letzteren Falle kann eine im Grunde des Douglas liegende Dünndarmschlinge gerade noch gestreift sein. Wir haben das mehr als einmal auch bei Operationen gesehen.

Besonders übel erschienen uns aber von jeher die gleichzeitigen intraperitonealen Verletzungen von Blase und Mastdarm.

Ist der Douglas leer von Darmschlingen, so findet sich nur ein intraperitoneales Blasen- und ein intraperitoneales Mastdarmloch. Oder aber es ist eben noch der tiefste Teil des Douglas getroffen. Der eigentliche Schußkanal liegt extraperitoneal, zu einer oft mächtigen, Blut, Kot und Harn enthaltenden Höhle ausgedehnt. Das Bauchfell hat nur einen Schlitz, der gar nicht durch die direkte Einwirkung des Geschosses entstanden zu sein braucht. Trotzdem läuft hier Harn und Kot in die Bauchhöhle, zum mindesten Spuren davon, die genügen, eine tödliche Peritonitis zu machen.

Diese Löcher des tiefsten Teiles der Douglas mit oder ohne größere Zerstörung haben fast etwas Typisches wegen ihres Verlaufes und der Schwierigkeiten, die sie bei der Operation bieten.

Läwen beschreibt vier solche Fälle, Burckhardt und Landois haben ebenfalls mehrere gesehen.

Außer den komplizierten Darmverletzungen wäre bei intraperitonealen Blasenschüssen noch zu erwähnen, daß nicht ganz so selten die Vasa iliaca oder hypogastrica getroffen vorgefunden wurden (Läwen, Burckhardt und Landois).

In Läwens Fall 3 trat eine Schrapnellkugel einige Zentimeter links unterhalb des Nabels in den Bauch, riß zwei Löcher in den Dünndarm, verletzte die linke Arteria hypogastrica und in gleicher Höhe die Blase, trat extraperitoneal aus der Blase heraus, weiter durchs rechte Foramen obturatorium und verließ den Körper in der rechten Gesäßfalte. Im Bauch viel Harn und Blut.

Burckhardt und Landois sahen einen Patienten, dessen Blasenscheitel durchschossen war und bei dem der Schußkanal nach der V. iliaca zu verlief. Der Harn war aus der Ausschußwunde am linken Oberschenkel gelaufen. 5 Tage nach anfänglich günstigem

Verlauf gab ein Krankenwärter dem Patienten auf eigene Faust Rizinusöl. Darauf sofort rapide Verschlimmerung. Am anderen Tag starb Patient. Die lebhaft einsetzende Darm-peristaltik hatte offenbar zur Lösung von Verklebungen einer Verletzung der Vena iliaca geführt. Im Bauch fand sich massenhaft Blut. Auch hier war der Darm nicht ver-letzt.

3. Die unmittelbaren Folgen der Blasenverletzungen.

Unter den 47 Fällen von Blasenverletzungen, die Kielleuthner gesehen hat, starben im ganzen 15. Von den 13 intraperitonealen gingen 10, von den den 34 extraperitonealen 5 zugrunde. Die übrigen wurden geheilt.

A. Extraperitoneale Verletzungen.

Wie wir gesehen haben, können kleine Blasenlöcher durch Verschiebung der darüber liegenden Schichten sich rasch schließen (Enderlen und Sauer-bruch, Läwen, Kielleuthner, Burckhardt und Landois).

Wir dürfen also erwarten, daß Blasenschüsse solcher Art, bei denen weitere Komplikationen fehlen, ohne alle Behandlung zur Heilung kommen, ja auch ohne daß der Harn etwa durch den Schußkanal abfließt. Das ist nun in der Tat der Fall. Es sind genugsam Blasenschußverletzte im großen Kriege und auch früher beobachtet worden, die eine rasche und ungestörte Rekonvaleszenz ohne jede besondere Therapie durchgemacht haben (z. B. Kielleuthners Fall 6).

Wenn kleine Mengen sterilen Harns in das Gewebe gelangen, schadet das sicherlich nichts. Es mag also vielleicht auch bei solchen Schußlöchern, die noch Harn durchlassen, in einzelnen Fällen genügen, wenn der Patient angehalten wird, in regelmäßigen kurzen Abständen Wasser zu lassen und vor dem Schlafengehen sich jeder Flüssigkeitszufuhr zu enthalten. Eine unsichere Sache wird das immer bleiben. Bei größeren Löchern, weitem Schußkanal wird der Harn auch dann dauernd ins Gewebe treten, wenn der Blaseninhalt nicht unter großem Druck steht. Hier besteht nun für den weiteren Verlauf ein gewaltiger Unterschied der einzelnen Fälle, je nachdem der Schußkanal beschaffen ist. Ist er genügend durchgängig, wird er nicht durch sich ver-schiebende Weichteile verlegt, so läuft der Harn durch den Schußkanal ab, ohne nennenswerten Schaden zu tun. Man sollte meinen, die Kommunikation der Blase mit dem Mastdarm wäre eine besondere Erschwerung des Falles, da der Harn sofort durch den Kot infiziert wird. Nach unseren Erfahrungen gehören aber gerade glatte Blasenmastdarmschüsse großenteils zu den ohne alle Therapie gutartig verlaufenden Fällen, die Fistel schließt sich in der Regel von selber. Zu meinem Erstaunen fand ich diese Ansicht klipp und klar schon bei Bartels ausgesprochen, der überhaupt in seiner Arbeit — wenn man von der Therapie absieht — das meiste bereits bringt, was jeder einzelne von uns im Kriege bezüglich der Blasenschüsse neuentdeckt zu haben glaubte. Bartels ist der Ansicht, daß der verhältnismäßig günstige Verlauf so vieler Blasen-mastdarmschüsse dem Umstand zu danken ist, daß der Harn auf kurzem Wege in den Mastdarm gelangt.

Über die Lokalisation der Blasenfisteln soll unten im Zusammenhang gesprochen werden.

Ganz anders ist der Verlauf, wenn der Harn wohl aus der Blase heraustritt, durch die Schußöffnungen aber dann nicht weiter kann, sondern sich im Gewebe verbreitet. Hier entsteht über kurz oder lang mit Sicherheit eine Infektion des Harns und damit des harninfiltrierten Gewebes, worüber wir später noch Näheres zu berichten haben werden. Dieser unerwünschte Verlauf kann nun allerdings vielfach durch rechtzeitige Sorge für anderweitigen Harnabfluß (Dauerkatheter, Zystostomie) unterbrochen werden.

Die Verletzungen des Blasenhalses führen fast immer zur Harninfiltration, wenn nicht rechtzeitig Kunsthilfe eintritt, weil hier stets der normale Abfluß des Harns unmöglich gemacht ist.

Bei großen Defekten der Blasenwand, buchtigen Höhlen im Bereich des Schußkanals wird aber auch durch einen Dauerkatheter die Infektion des Beckenzellgewebes nicht vermieden. Man darf das um so weniger erwarten, als unter solchen Wundverhältnissen die Infektion auch an anderen nicht durch Harnaustritt disponierten Stellen des Körpers nicht ausbleibt. Es kommt in solchen Fällen gar nicht zu einer typischen Harninfiltration, sondern zu jener aus den zertrümmerten Gewebsmassen rapide sich in die bisher gesunde Nachbarschaft fortsetzenden Infektion, die im Becken mit seinen mächtigen Weichteilmassen bei der schwierigen Übersicht, der schlechten Zugänglichkeit besonders häufig zu einem fatalen Ende führt. Hinzu tritt die besondere Gefahr der Infektion von Knochenverletzungen, die um so größer ist, je ausgedehnter diese sind. Während nun aber bei den Knochenverletzungen die Infektion meist unaufhaltsam, aber schleichend sich einstellt und langsam sich weiterentwickelt, sehen wir bei den ausgedehnten Weichteilzertrümmerungen in der Nachbarschaft eines Blasenloches entweder, daß der Verwundete mit der Infektion so weit fertig wird, daß einige Abszeßinzisionen ihn der Heilung zuführen, oder daß er binnen wenigen Tagen an der Masse der resorbierten Toxine zugrunde geht. Solche Fälle rein extraperitonealer Blasenverletzungen habe ich, wie auch viele andere Autoren, mehrfach beobachtet. Ich verweise hier nur auf die Fälle 270 und 284 der Arbeit von Burckhardt und Landois.

Natürlich ist in solchen Fällen eine gleichzeitige Mitverletzung des Mastdarms eine große Gefahr, d. h. überhaupt dann, wenn die Kommunikation zwischen Blase und Mastdarm nicht eine einfache Fistel darstellt, sondern ausgedehnte Quetschungen und Zertrümmerungen des Gewebes vorliegen. Als die Folge solcher schweren Infektionen erwähnt Läwen außer der Harninfiltration Kotabszesse in der Gesäßmuskulatur, Bildung einer jauchigen Höhle zwischen Mastdarm und Kreuzbein, Gasbrand der Gesäßmuskulatur, Thrombophlebitis und Pyämie, Sepsis, Pyelonephritis, Nachblutungen in den Mastdarm, Blutungen aus anderen Beckenarterien.

Kayser sah bei einem Blasenmastdarmschuß den Patienten einer bis zur rechten Niere emporsteigenden Phlegmone erliegen.

In den leichten Fällen, die der Heilung entgegengehen, ist eine häufige Folge der Blasenverletzung die Zystitis, von der im nächsten Abschnitt noch die Rede sein soll. Sie schließt sich meist an eine Infektion von seiten des Mastdarms, an die Gegenwart von Fremdkörpern (Knochensplittern oder Geschossen) oder massigen Blutgerinnseln in der Blase an, die sich dort zersetzen.

Narben der Blasenwand nach Heilung der Löcher sind in leichten Fällen sicher vorausgegangener Blasenverletzung zystoskopisch oft überhaupt nicht zu finden. Im übrigen beobachtet man als Residuen der Verletzung je nach deren Ausdehnung bald mehr flache Narben, bald trichterförmig tief eingezogene, ja ganze Divertikalbildungen, wenn die Blase mit der Nachbarschaft schwielig verwachsen ist. Solche Fälle bedürfen unter Umständen einer Nachoperation und sollen später nochmals berührt werden.

Die Folgen der Verletzungen des Blasenhalses bestehen im wesentlichen in der Harninfiltration und den sich daran schließenden Schädlichkeiten. Meist ist vollständige Harnverhaltung vorhanden. Es kann aber auch ein Teil des Harns auf normalem Wege nach außen gelangen. Wenn an Stelle des Blasenhalses sich eine Höhle befindet, in der Harn sich ansammelt, so kann sich deren Inhalt teilweise durch die Harnröhre entleeren. In keinem Falle wird eine schwere Infektion ausbleiben, wenn nicht rechtzeitig operative Hilfe eintritt.

B. Intraperitoneale Verletzungen der Blase.

Diese galten früher für absolut tödlich. Von Bartels' Material starben alle Patienten mit Ausnahme von einem, bei dem eine Operation gemacht wurde. Hier lag überdies eine stumpfe Blasenverletzung vor. Heute sind wir in der Therapie bedeutend weiter gekommen. Aber eine äußerst ernste Gefahr bedeutet eine intraperitoneale Verletzung der Blase auch in unseren Tagen noch. Dabei sind die vielen Komplikationen, wie sie bei Kriegsverletzungen vorliegen können, noch nicht einmal mitgerechnet.

Die Möglichkeit, daß auch ein intraperitonealer Schuß heilt, ist indes gegeben. Ist nur die Blase verletzt, und zwar durch ein modernes Infanteriegeschoß, so kann es gewiß vorkommen, daß bei frühzeitig eingelegtem Dauerkatheter nur geringe Mengen Harn in die Bauchhöhle gelangen, und dann sind die Wege zur Heilung geebnet.

Aber unter besonderen, nicht immer ganz klaren Umständen, kann auch eine Heilung ohne Operation eintreten, selbst wenn der Patient ganz sich selbst überlassen bleibt.

So erwähnt Zuckerkandl, daß intraperitoneale Blasenverletzungen reaktionslos heilen können, und beruft sich auf einen Fall von Makins aus früherer Zeit.

Blum beobachtete ein traumatisches Divertikel nach Schußverletzung, bei dem eine Kommunikation von Blase und Dünndarm entstanden war. Das hauptsächlichste klinische Symptom hatte in einer vesikalen Harnblutung bestanden.

Pitzner teilt zwei Schrapnellsteckschüsse der Blase mit, die hier zu erwähnen wären.

Burckhardt und Landois sahen einen Patienten, dessen Krankengeschichte etwas ausführlicher mitgeteilt werden soll, da über den Endausgang der Verwundung Genaueres bekannt ist.

Einschuß 2 cm rechts vom Steißbein. Ausschuß Mittellinie 4 cm unterhalb des Nabels. Patient war bei der Aufnahme sehr schwach, brach mehrmals, Operation schien aussichtslos und unterblieb. Wider Erwarten Besserung. Aus dem Ausschuß kamen Blutgerinnsel, später massenhaft Harn. Der Bauch, anfangs druckempfindlich, wurde ganz weich. Mit Perthesscher Saugbehandlung wurde der Harn aus der Bauchwunde abgeleitet. Schließlich erholte sich Patient vollkommen. Nach zwei Jahren schrieb Patient, er sei in der Tübinger Klinik mehrmals operiert worden. Die Harnfistel kam am Ende zur Ausheilung (s. u.).

Besonders bemerkenswert ist ein Fall von Zondek, weil der Verwundete auch noch eine Dünndarmverletzung hatte. Granatsplitterverletzung an der vorderen unteren Bauchwand, wobei Harn und sogar Dünndarminhalt aus der Wunde floß, der Fall heilte unter Dauerkatheterbehandlung.

Einen ähnlichen Fall beschreibt Potpeschnigg.

Wir müssen unterscheiden, ob nur die Blase verletzt ist oder noch andere Organe.

Die reinen Blasenverletzungen sind natürlich an sich günstiger zu beurteilen. Das schädliche Moment ist hierbei das Einfließen von Harn in die Bauchhöhle.

Wie Kielleuthner feststellt, läuft nun der Harn fast nie restlos in die Bauchhöhle. Ein kleiner Rückstand kann in der Blase fast immer nachgewiesen werden.

Nach Läwen kann man bei der Laparotomie finden, daß noch kein Harn in die Bauchhöhle gelaufen ist. Man muß also annehmen, daß das bei unoperierten Fällen ebenso vorkommen kann, daß der Harn dann aber später immer noch in die Bauchhöhle sich ergießen kann.

Es braucht aber nicht in jedem Fall intraperitonealer Verletzungen sich Harn in die Bauchhöhle zu ergießen. Dies ist in verschiedenen Fällen, so von Enderlen und Sauerbruch, Läwen und Kielleuthner konstatiert worden.

Die gewöhnliche Todesursache ist zweifellos die Peritonitis. Der Harn wird bei Verletzungen nur allzu leicht infiziert. Ein paar Keime finden sich fast in jedem Schußkanal. Beinahe immer ist Veranlassung zum Katheterismus gegeben, der unter diesen Umständen gewiß seine Schattenseiten hat. So ist auch die Gefahr einer nachträglichen Infektion sehr groß. Das Geschoß selbst (Granatsplitter) kann die Infektion in die Bauchhöhle bringen (Läwen). Daß bei großen Zerreißungen der Blase oder der Bauchdecken von hier die Infektion ausgehen kann, ist selbstverständlich. Meist ist also reichlich Gelegenheit zur Peritonitis gegeben, zumal wenn der Harn keine Möglichkeit des Abflusses nach außen hat (Burckhardt und Landois).

Der Verlauf einer solchen Peritonitis ist weniger stürmisch als der nach Darmverletzungen.

Ich hatte leider Gelegenheit, solche Fälle zu beobachten, als unter schwierigen Transportverhältnissen Verwundete zu einer Zeit eingeliefert wurden, die mir für eine Operation zu weit vorgeschritten erschien. Die Sektion zeigte, daß nur die Blase verletzt war. Die Symptome hatten sich auf Druckempfindlichkeit in der Unterbauchgegend beschränkt. Erbrechen hatte gefehlt, Aufstoßen war gering gewesen, so daß ich gehofft hatte, durch Einführen eines Dauerkatheters — es handelte sich um Gewehrschüsse — ein weiteres Einfließen von Harn in die Bauchhöhle zu verhüten. Die Peritonitis aber hatte ihren Fortgang genommen.

Ein Fall von Oppenheimer, wie auch unser oben angeführter Fall beweist, daß die Peritonitis zurückgehen kann.

In Oppenheimers Fall war sogar eine größere intraperitoneale Zerreißung der Blase entstanden. Es trat lediglich eine lokale peritoneale Reizung auf. Diese klang nach Ausheilung einer Harnfistel allmählich ab.

Das sind aber Ausnahmen. Meist führt die Harnperitonitis, wenn sie einmal aufgetreten ist, zum Tode.

Es braucht nun aber keineswegs immer eine Peritonitis zu entstehen, wenn Harn in die Bauchhöhle fließt. Muß man das schon aus einem Teil der bisher hier angeführten statistischen Mitteilungen schließen, so haben wir dafür auch vollgültige Beweise.

In einem Falle Oppenheimers von Harnleiterverletzung kam es zu starker Harnansammlung in der Bauchhöhle. Der Fall genas.

Albrecht sah eine Granatverletzung mit Vorfall einer Schlinge der Flexura sigmoidea, die fest verbacken war, und einem gleichzeitigen breiten Loch in der Blase. Der Verwundete war ohne peritonitische Erscheinungen am vierten Tage nach der Verwundung in auffallend gutem Allgemeinzustand eingeliefert worden.

Chiari erwähnt einen Fall von Schuß durch Blase, Bauchfell, die rechte Beckenbucht, eine Ileumschlinge und den Mastdarm. Die Ileumschlinge war vollkommen mit dem Mastdarm verklebt. Keine Peritonitis, dagegen Tod infolge der periproktalen jauchigen

Zellgewebsinfektion. Drei Tage lang war der Harn in der Bauchhöhle gewesen, das Bauchfell aber war ganz unversehrt geblieben.

Trotzdem sterben die Patienten schließlich, deren Bauchhöhle mit Harn dauernd überschwemmt ist.

Madelung machte darauf aufmerksam, daß Tierexperimente bewiesen haben, daß lange dauernde Ansammlungen von Harn in der Bauchhöhle zu Urämie führen. Eine ausführliche Arbeit über diesen Gegenstand verdanken wir Rost.

Rost hat zwei Fälle intraperitonealer Blasenruptur beobachtet (einen bei gesunder Blase, den anderen bei gelähmter Blase). Beide starben in den ersten 3 × 24 Stunden ohne oder ohne nennenswerte Peritonitis (keine Bauchdeckenspannung, auch anatomisch keine Zeichen ausgesprochener Peritonitis). Todesursache Urämie.

Rost hat daraufhin Versuche an Hunden gemacht.: durch Bauchschnitt weite Eröffnung der Blase nach der Bauchhöhle zu. Keine Peritonitis. Dagegen war der Reststickstoff des Blutes gewaltig erhöht. Die geringe Menge des in der Bauchhöhle vorgefundenen Harns bewies ebenfalls, daß das meiste resorbiert war. Bei einem Versuch heilte die Blasenwunde spontan. Das Tier genas. Die Tiere hatten auf natürlichem Wege stets noch 50—100 ccm Harn entleert.

Rost weist auf Rovsings Beschreibung der Symptome des „Harnperitonitis" hin. Die Symptome decken sich mit denen der Urämie.

Stutzin experimentierte an Hunden und brachte einem sieben Jahre alten Tier eine intraperitoneale Blasenwunde von 3 cm bei. Das Tier genas, wies später bei der Autopsie einen weißen Narbenstreifen (also offenbar ohne Verwachsungen?) auf. Bei größeren Wunden trat der Tod an Peritonitis ein. Urämische Erscheinungen waren nicht wahrzunehmen. Das ausgetretene Harnquantum ist nicht dafür maßgebend, ob Peritonitis eintritt. Tritt sie ein, so erfolgt der Tod viel früher als ohne solche, d. h. rein infolge Resorption des Harns durch die Bauchhöhlenserosa.

So können wir denn zusammenfassend sagen: Treten bei einer Schußverletzung geringe Mengen Harns vorübergehend in die Bauchhöhle, so kann dies ohne Schaden für den Patienten bleiben. Hat der Harn nach außen Abfluß, so kann sich sogar eine lange bestehende Harnfistel durchs Bauchfell hindurch bilden. Wird der Harn infiziert, so kann eine leichte peritoneale Infektion wohl ebenfalls zurückgehen, wenn der Einfluß von weiterem Harn in die Bauchhöhle aufhört. Andernfalls entsteht tödliche Peritonitis. Der Harn braucht aber nicht in jedem Falle infiziert zu werden. Bei dauerndem Einfluß von Harn in die Bauchhöhle sterben die Patienten in diesem Falle an Urämie.

Der Verlauf der intraperitonealen Blasenschüsse, bei denen gleichzeitig eine Verletzung des Darmkanals besteht, wird noch weit mehr als der der reinen Blasenschüsse von der Infektion beherrscht, und seine Schilderung gehört im wesentlichen in das Kapitel der Bauchschüsse.

Daß in seltenen Ausnahmen Blasendarmschüsse spontan heilen können, zeigt der oben mitgeteilte Zondeksche Fall. Er zeigt ebenso wie der gleichfalls oben angeführte Chiarische Fall, daß bei rechtzeitig infolge durch irgend einen überaus glücklichen Zufall eingetretener Verklebung die Infektion der Bauchhöhle ausbleiben kann.

Daß aber die Beseitigung der augenblicklichen Lebensgefahr nicht immer die Rettung des Patienten bedeutet, wissen wir aus dem Verlauf mancher Bauchschüsse. Das sind jene fürchterlichen Fälle, bei denen sich eine Reihe abgekapselter unzugänglicher Abszesse im Bauch bilden, die noch nach Wochen den Patienten unter unsäglichen Leiden dahinraffen können.

Läwen teilt eine Beobachtung Reinhardts mit. Ein Mann mit Schuß durch Mastdarm, Blase, Dünndarm und Blinddarm hatte noch 33 Tage nach der Verwundung gelebt. Die Perforationsstellen der Hohlorgane kommunizierten miteinander durch die Abszeßhöhlen, welche sich zwischen den verklebten Darmschlingen gebildet hatten. Hier war also keine allgemeine Peritonitis entstanden, wohl aber mehrere abgekapselte Abszesse, die zum Tode geführt hätten, wenn der Patient nicht einem interkurrenten Gasödem erlegen wäre.

Zweifellos bedeutet eine intraperitoneale Blasenverletzung und gleichzeitige Darmverletzung eine schwere Komplikation. Wie steht es aber umgekehrt? Bedeutet gegenüber der Tatsache, daß der Darm getroffen ist, der Umstand, daß auch die Blase eröffnet ist und Harn in die Bauchhöhle fließt, eine Erschwerung des Falles oder fällt die Mitbeteiligung der Harnblase nicht so sehr ins Gewicht?

Die Darmverletzung allein genügt ja, den Menschen ums Leben zu bringen. Mehr als sterben kann der Mensch nicht, und doch sind fast alle Autoren darüber einig, daß, wie Läwen sagt, der in die Bauchhöhle eintretende Harn rasch zur Verbreitung der vom Darm stammenden Bakterien beiträgt, wenn Blase und Darm gleichzeitig verletzt sind. Die Peritonitis pflegt in solchen Fällen ganz besonders schwer und rasch zu verlaufen.

Dieselbe Ansicht haben Enderlen, Burckhardt und Landois angedeutet, wenn sie auf die ungünstigen Aussichten der Operation bei Blasendarmschüssen hinweisen.

Massenhaft in die Bauchhöhle ergossener Harn verhindert jede Begrenzung der Peritonitis. Auch dürfen wir nicht vergessen, daß der Harn ein guter Nährboden für Bakterien ist, und daß er keinesfalls einem entzündlichen bakteriziden Exsudat gleich zu achten ist. Schließlich dürfte auch noch die Resorption der Harnbestandteile schädigend wirken.

Die übelsten Fälle sind aber gewiß die, in denen die Peritonitis von einer Eröffnung der Blase und des Mastdarms ausgeht, wenn sich zugleich unterhalb der verletzten Rektovesikaltasche eine große mit Harn, Kot und Blut gefüllte extraperitoneal liegende Höhle befindet. Das Bauchfell wird von dieser Höhle aus mit schwer infiziertem Harn überschwemmt. Zugleich breitet sich die Infektion retroperitoneal aus, so daß der Tod fast immer unausbleiblich ist, selbst wenn frühzeitig eingegriffen wird.

4. Symptome.

Die Empfindungen, die ein Mensch hat, der durch die Blase geschossen wird, hängen vorwiegend von der Ausdehnung der Verletzung ab. Ist das Kaliber klein und geht der Schuß ohne Zerreißungen des Gewebes vonstatten, so spüren die Leute einen intensiven, plötzlichen, schneidenden Schmerz in der Unterbauchgegend. Vielfach sinken sie dabei zusammen oder stürzen zu Boden, um sich nach einiger Zeit wieder zu erholen. Sie erheben sich und können mit ihrem Blasenschuß oft noch weite Strecken zurücklegen. Je größer die Reißwirkung, je größer der Defekt in der Blase ist, um so mehr bekommen wir, unmittelbar an die Verwundung sich anschließend, das Bild des Schocks.

Wie ich in einer Notiz über Schock auseinandersetzte, hat aber diese Art, nämlich der Verwundungsschock, mit dem Schock im Goltzschen Sinne nichts zu tun, sondern beruht wohl auf Resorption irgendwelcher Stoffe aus dem zerrissenen und gequetschten Gewebe.

Nägeli hat dahingehende Versuche gemacht und eine toxische Wirkung zertrümmerter Muskelmassen auf den Organismus feststellen können.

In der genannten Notiz berichtete ich über einen Verwundeten, der im Revier angab, er sei beim Springen im Maschinengewehrfeuer gefallen, dabei sei ihm ein Kamerad in den Rücken getreten, worauf er einen intensiven Schmerz verspürte. Im Revier wurde er einen Tag wegen „Kontusion" behandelt, kam dann ins Feldlazarett, hatte nunmehr eine offenkundige Peritonitis. Die Sektion stellte ein Loch im S Romanum und einen Steckschuß der Blase fest.

Hier verlief also ein Blasendarmschuß ohne alle Schocksymptome, weil eben schwere Gewebszerstörungen fehlten. Und das ist nach unseren Erfahrungen in analogen Fällen durchaus die Regel. Wo wir dagegen anamnestisch Schock im Anschluß an die Verwundung feststellen konnten, waren für gewöhnlich schwere Gewebszerstörungen anzunehmen gewesen oder nachzuweisen. Das gilt insbesondere auch für Fälle, in denen die Blase mitverletzt ist.

In den leichten Fällen von Blasenverletzung ohne Verwundungsschock stellen sich im Verlauf der ersten Stunden, bald früher, bald später zunehmendes Schmerz- und Druckgefühl in der Unterbauchgegend ein, die „mit einer gewissen Regelmäßigkeit gegen Penis, Hoden, Oberschenkel und Mastdarm hin ausstrahlen" (Kielleuthner, ebenso Bericht des K. K. 2. A.-K.).

Eine weitere Folge der Blasenverletzung ist der Harndrang.

Kielleuthner schildert dieses Symptom sehr anschaulich so: „Trotz heftigen Pressens gelingt es den Verwundeten nicht, die Blase ihres Inhalts zu entleeren, nur einige Tropfen blutigen Harns werden unter den heftigsten kolikartigen Schmerzen aus der Harnröhre mühselig herausgepreßt. Der Ausdruck „blutige Anurie" faßt in charakteristischer Weise die genannten Symptome zusammen.

Ebenso bezeichnet Thelen den frequenten Harndrang als charakteristisches Symptom der Blasenverletzung. Er nennt das „Pseudoanurie".

Diese Erscheinung bei Blasenschüssen hat übrigens schon Bartels festgestellt. „Nicht selten folgt dem Schusse ein unwiderstehliches Bedürfnis, den Harn (und wohl auch Kot) zu lassen, jedoch gehen meist nur geringe Mengen blutigen Harnes oder reinen Blutes durch die Harnröhre ab."

Die Annahme ist nicht von der Hand zu weisen, daß das Eindringen von Blut in den Blasenhals, der ja schon bei der Benetzung mit normalem Harn ein besonderes Alarmsignal, den Harn zu entleeren, nach dem Großhirn sendet (s. o.), einen abnormen Reiz abgibt und damit gelegentlich zu abnorm gesteigertem Harndrang führt. Vielleicht wird auch in manchen Fällen direkt durch die Schußverletzung der nervöse Apparat in der Blase gereizt; dieser veranlaßt Detrusorkontraktionen, auf welche mangels genügenden Inhalts in der Blase nicht die normale Entspannung durch die Entleerung erfolgt.

Die blutige Anurie ist nach unseren Erfahrungen keineswegs „durchweg" vorhanden. Hierin sind wir anderer Ansicht als Kielleuthner.

Bisweilen — bei kleinen Löchern — ist die Harnentleerung, vom Blutgehalte des Harns abgesehen, fast als normal zu bezeichnen.

Auf die Unmöglichkeit, Harn zu lassen trotz gefüllter Blase — was auch gelegentlich nach Blasenverletzungen vorkommt — weist Melchior hin. Sie beruht nach Melchiors Ansicht auf einem spastischen Sphinkterkrampf.

Meist ist die Unmöglichkeit, Harn zu lassen, darauf zurückzuführen, daß die Blase leer ist, sei es daß der Harn auf normale Weise entleert wurde, sei es daß er durch eine Schußöffnung der Blase nach außen oder in die Bauchhöhle ablief. Wie wir aber sahen, ist es eine große Seltenheit, daß der Harn durch ein Loch der Blase sich restlos in die Bauchhöhle ergießt.

Bei Verletzungen in der Nähe oder im Bereich des Blasenhalses ist die Harnverhaltung leicht zu erklären. Sie tritt bald infolge Reizung des noch funktionsfähig gebliebenen Sphinkters, bald durch mechanische Verlegung des Abflußweges ein und steigert sich allmählich zur Unerträglichkeit.

Kayser sah zwei Schüsse des Blasenhalses mit 12—24 Stunden anhaltender Anurie. Nach Ablauf dieser Zeit stellte sich dann eine Harnflut ein. Kayser glaubt, vielleicht seien die Harnleiter durch ein hinter der Blase emporsteigendes Hämatom komprimiert worden, vielleicht handelte es sich auch um reflektorische Anurie.

Druckempfindlichkeit ist meist vorhanden, richtet sich aber ebenfalls nach der Ausdehnung der Gewebszerstörung.

Anders kann die Sache schon nach Ablauf einiger Stunden werden, wenn eine Reizung der Gewebe durch ergossenen Harn sich geltend macht oder peritonitische Symptome sich einstellen. Im ersten Falle nimmt die Druckempfindlichkeit der Blasengegend bedeutend zu, im zweiten Falle beginnt sich die Druckschmerzhaftigkeit auf die übrigen Teile des Bauches auszudehnen. Insbesondere auch die Flankengegend unterhalb der Nieren ist beim Eindrücken von hinten druckschmerzhaft. Es stellen sich auch ohne Darmverletzung langsam die Symptome der Peritonitis ein.

Fast immer ist der Harn blutig, bei kleinen Löchern oft nur leicht gefärbt, bei größeren oder bei Blutung aus dem Schußkanal in die Blase erhält man anscheinend reines Blut, dem man aber doch meist eine gewisse Verdünnung und Veränderung durch den Harn sofort ansieht.

Bisweilen entleert sich auch reines Blut arterieller Natur, selten werden Gerinnsel zutage gefördert. Häufig sind die ersten Portionen wenig bluthaltig, der Rest stärker, oder besteht aus reinem Blut.

Wir haben stets bei Blasenverletzungen Blut im Harn gefunden. In vereinzelten Fällen der Literatur gaben die Verwundeten an, sicher normalen Harn von Anfang an entleert zu haben.

Bezüglich des Blutgehalts des Harns sind die anatomischen Verhältnisse zu berücksichtigen. Bekanntlich ist der Plexus vesicalis sehr stark entwickelt. Während es bei rasch sich schließenden kleinen Blasenlöchern nur aus der Schleimhaut und der Submukosa blutet, ergießen in anderen Fällen die verletzten Plexusvenen ihr Blut in die Blasenhöhle. Ja das Blut kann aus der ganzen Länge des Schußkanals kommen. Wenn größere Arterien verletzt sind, erfolgt eine mächtige Blutung in die Blase. Im ganzen ist das selten. Aber sogar Verblutungen aus der Blase sind bekannt geworden.

Läwen hat auch bei Blasenverletzungen reines Blut sich aus dem Katheter entleeren sehen.

Körte fand die Blase mit Blutgerinnseln vollgestopft.

Burckhardt und Landois konnten einen Verwundeten durch Operation am Leben erhalten, dem ein englisches Infanteriegeschoß in die Blase gedrungen war. Die Blase wurde bei der Operation enorm erweitert, mit Blutgerinnseln vollgestopft, ihre Wand blutig imbibiert gefunden.

Die Dauer des Blutharnens ist ganz verschieden. In den leichtesten Fällen ist das Blut schon am Tage nach der Verwundung aus dem Harn verschwunden. In schwereren Fällen kann der Harn tage-, ja wochenlang blutig sein.

Aus dem Schußkanal dem Harn sich beimischende Sekrete, Teile von in der Blase noch zurückgebliebenen Blutgerinnseln geben dem Harn oft mit der Zeit eine bräunliche Farbe und trübe Beschaffenheit.

Unter dem Einfluß infektiöser Prozesse können auch Nachblutungen aus der Blase entstehen. Sie sind, verglichen mit Mastdarmblutungen, selten.

Auch Geschosse, die in der Blase liegen, können zu wiederholten Blutungen Veranlassung geben, ja sogar in Fällen, in denen gleich nach der Verwundung überhaupt kein Blut im Harn vorhanden gewesen sein soll.

Kielleuthner hat rezidivierende Harnblutungen infolge Läsion der Blasenwand durch ein Steckgeschoß beobachtet.

Das wichtigste Symptom für Blasenverletzung ist natürlich der Abgang von Harn aus der Wunde. In frischen Fällen kann nur eine gleichzeitige Blutung aus der Wunde diese Erscheinung verdecken. Wenn man aber Verdacht geschöpft hat und genau zusieht, läßt sich meist Klarheit gewinnen.

Größere Schwierigkeiten bestehen oft in älteren Fällen, in denen bereits eine erhebliche seröse Sekretion aus dem Wundkanal kommt. Ist der Verband dauernd durchnäßt und tritt wenig Harn auf normalem Wege zutage, so ist die Sache klar. Bei geringen Mengen können Zweifel entstehen, zumal der Geruch von Harn oft durch Wundsekrete vorgetäuscht wird.

Ist gleichzeitig mit der Blase der Mastdarm verletzt, und läuft der Harn in diesen, so klagen die Patienten über „häufigen dünnen Stuhlgang", wofern der Harn nicht durch die Fortsetzung des Schußkanals wieder aus dem Mastdarm hinausläuft. Gelegentlich können die genannten Klagen dazu führen, eine nicht erkannte oder nur vermutete Mastdarmverletzung sicherzustellen.

Weit seltener als Harn aus dem Mastdarm entleert sich Kot oder kotiger Harn aus der Blase. Das sind dann meist Verletzungen mit breiter Kommunikation zwischen Blase und Mastdarm. Gerade aber bei den letzteren ist das Nächstliegende und für gewöhnlich in der Tat auch zu Beobachtende, daß durch die Harnröhre überhaupt nichts kommt oder nur wenig, und somit der ganze Blaseninhalt in den Mastdarm läuft. Daher die verhältnismäßige Seltenheit der Fälle, in denen reichlichere Kotmengen sich aus der Blase entleeren. Das ist anders, wenn die Blase selbst breit eröffnet ist. Dann kann der Kot gelegentlich direkt aus der Blase mit dem Harn zur Wunde herauslaufen.

In einem Falle von Gottstein — Einschuß rechte Glutäalgegend, Ausschuß drei Finger breit über der Schamfuge — lief anfänglich aller Harn und Kot durch die Blasenwunde ab.

Leichter treten Darmgase in die Blase über und werden dann durch die Harnröhre entleert. Dies wurde besonders in den Reservelazaretten beobachtet, in denen die alten Blasenmastdarmfisteln lagen, die sich nicht schließen wollten. Im Felde selber wurden solche Beobachtungen unter der größeren Zahl der Blasenmastdarmfisteln verhältnismäßig seltener gemacht.

Jäger (Zürich) hält die Pneumaturia spuria, d. h. den Abgang von Darmgasen aus der Harnröhre für eines der markantesten Zeichen der Kommunikation zwischen Blase und Mastdarm.

Wenn eine Verbindung zwischen Blase und Mastdarm besteht, können so reichliche Darmgase in die Blase eindringen, daß die Harnblase sich sehr auffallend auf dem Röntgenbild abzeichnet.

Die Mitteilung einer interessanten Beobachtung verdanke ich Prof. Frangenheim. Der Harn war sehr trübe. Die Kommunikation mit der Blase war vom Mastdarm aus zu fühlen. Der Harn lief zum Teil auf normalem Wege, zum Teil durch den Mastdarm ab. Frangenheims Röntgenbild ist in Abb. 12 wiedergegeben. Das Bild zeigt die Blase stark ausgedehnt und mit Darmgasen erfüllt.

Bei gleichzeitigen Mastdarmverletzungen wird der Harn allmählich zystitisch. Die Symptome der Reizblase treten ein, d. h. es entsteht schmerzhaftes Brennen in Blase und Harnröhre, häufig frustraner Harndrang, frustran, da ja die Blase durch die Mastdarmfistel meist leer läuft.

Bei lange bestehenden Mastdarmfisteln, die dann meist auch eine beträchtliche Größe haben, treten schließlich die Zeichen aszendierender Pyelo-

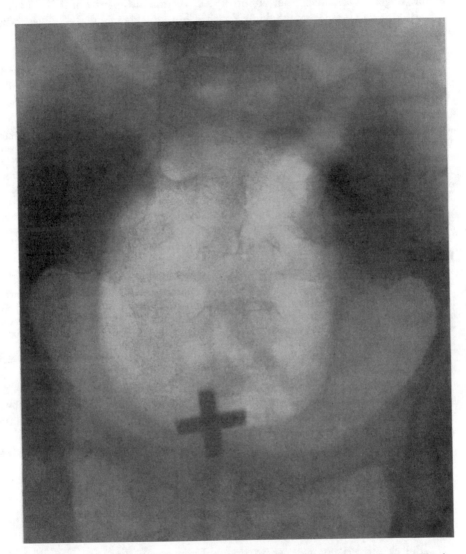

Abb. 12. Röntgenbild eines Falles von Frangenheim, Blasenmastdarmkommunikation. Blase stark ausgedehnt mit Darmgasen erfüllt.

nephritis auf, eine letzte Mahnung, nun um jeden Preis einen operativen Verschluß der Fistel zu versuchen.

Es muß noch kurz darauf eingegangen werden, welche Rolle die Zystitis bei Blasenschüssen spielt, die nicht mit gleichzeitiger Mastdarmverletzung kombiniert sind. Wir lassen außer acht, daß natürlich hier, wie unter anderen Verhältnissen, ein unsauberes Katheterisieren zur Infektion der Blase führen kann.

Im allgemeinen kann man sagen, daß in den meisten der einfach liegenden Fälle von Schußverletzungen der Blase eine Zystitis ausbleibt oder rasch wieder verschwindet. Kommuniziert die Blase mit einem Wundkanal, aus dem sich tote Gewebsmassen in größerer Menge abstoßen, so bleibt die Zystitis natürlich mindestens so lange bestehen, bis der Schußkanal sich gegen die Blase schließt. In der Regel treten auch hier keine üblen Komplikationen auf.

Häufig zeigt eine hartnäckige Zystitis ein Steckgeschoß der Blase oder einen Knochensplitter oder sonstige durch die Schußverletzung in die Blase gelangte Fremdkörper an.

Sind reichliche Blutgerinnsel durch die Verletzung in die Blase gekommen, so können diese Veranlassung geben, daß sich eine schwere Zystitis einstellt, die noch weiter besteht, auch wenn die Gerinnsel längst die Blase verlassen haben.

Berendes in Reichenbach (Schlesien) sah (nach einer persönlichen Mitteilung) einen Verwundeten, der im Oktober 1914 einen Nierenschuß erlitten hatte. Der Katheterismus mißlang, da die Blase mit Blutgerinnseln vollgestopft war. Es stellte sich eine heftige Zystitis ein. Im November 1914 wurde von Berendes die im Hilus durchschossene Niere entfernt, zwei Tage später die Blase eröffnet. Es entleerte sich die ganze nekrotische Blasenschleimhaut. Nachdem später wegen Narbenbildung die Fistel operativ geschlossen worden war, genas Patient vollständig. Er ist wieder ins Feld gerückt und später gefallen.

Hier lag zwar kein Blasenschuß vor. Aber zweifellos könnte sich an eine Blasenverletzung eine ähnlich schwere Zystitis anschließen.

In dieser Hinsicht ist noch folgender Fall bemerkenswert.

Hugel-Landau (persönliche Mitteilung) entfernte nach Schußverletzung durch hohen Schnitt ein inkrustiertes Knochenstück, das von dem frakturierten Schambein abgesprengt war. Patient litt an einer jauchigen Zystitis, die im Verlauf der nächsten vier Jahre zweimal in schwerster Weise rezidivierte, ohne daß eine neues Konkrement gefunden werden konnte.

Übrigens betont Melchior, daß langwierige Zystitiden ohne nachweisbare Ursache nach Blasenschuß beobachtet wurden.

Es mag dahingestellt bleiben, ob bei solchen Vorkommnissen dem Blasenschuß eine spezifische Bedeutung zukommt und nicht die Zystitis irgendwelchen äußeren Zufälligkeiten oder einer besonderen Disposition ihre Entstehung verdankte.

Von den Erscheinungen, die durch die Harninfiltration des Gewebes hervorgerufen werden, soll unten die Rede sein.

5. Diagnosenstellung.

Es erheben sich 2 Fragen: Ist die Blase getroffen worden oder nicht? Liegt eine intraperitoneale Verletzung vor?

Bei Schußverletzungen ist in erster Linie genau die Lage der Wunden zu berücksichtigen. Man gewinnt aus dieser aber stets nur Anhaltspunkte, ob eine Blasenverletzung in den Bereich der Überlegung zu ziehen ist.

Bei Abgang von Blut mit dem Harn ist zunächst die Harnröhrenverletzung auszuschließen. Kann der Patient im Strahl Wasser lassen, so ist eine Harnröhrenverletzung sehr unwahrscheinlich. Jedenfalls würde der Harn in diesem Falle nur bei Beginn des Harnens blutig sein. Besteht Harnverhaltung, so ist durch den Katheter festzustellen, wo das Hindernis liegt. Ist eine Verletzungsstelle der Harnröhre für den Katheter durchgängig und gelangt dieser in die

Blase, so muß sich wieder ungefärbter Harn entleeren. Ist der Harn weiterhin blutig, so kann er nur aus Blase, Harnleiter oder Niere stammen.

Hier hilft nun zunächst die Besichtigung der Schußwunden weiter. Kommt danach eine Nierenverletzung außer Frage, so könnte nur noch eine Läsion des unteren Teiles des Harnleiters vorliegen. Ist der Harn stark blutig, so liegt in diesem Falle wohl immer eine Blasenverletzung vor. Ist der Blutgehalt nur sehr gering, so wird die Entscheidung, ob das Blut aus dem Harnleiter oder der Blase stammt, unter Umständen recht schwierig. Bei Blutung aus dem Harnleiter ist der Blutgehalt des Harns während der verschiedenen Phasen der Harnentleerung meist gleichmäßig, bei Blasenblutung oft gegen Ende der Entleerung stärker.

Bei Bauchschüssen sind es gelegentlich Steckschüsse mit unbekannter Richtung des Schußkanals, die erhebliche Schwierigkeiten machen können für die Entscheidung, ob das Blut aus Blase oder Niere stammt. Auch hier ist der BluthIHarn, der aus der Niere stammt, meist gleichmäßiger in seiner Konzentration. Rührt das Blut von einer Blasenverletzung her, so kann bald fast klarer Harn, bald, besonders gegen das Ende der Harnentleerung, stark bluthaltiger Harn abfließen. Wir empfehlen in Zweifelsfällen die sonst verpönte Sondierung des Anfangsteils des Schußkanals, damit man sich über seine Richtung orientieren kann, unter Umständen Freilegung desselben in Lokalanästhesie.

Es ist nicht ganz ohne Bedeutung zu wissen, daß der Harn blutig sein kann, und daß das Blut aus der Blase stammt, ohne daß das Geschoß die Blase perforiert hat.

Dietrich erwähnt einen Fall, bei dem blutiger Harn vorlag, ohne daß Einrisse in der Blasenschleimhaut vorhanden waren. Verblutung aus der A. glutaea.

Über Kielleuthners Beobachtungen wurde schon oben berichtet.

Kielleuthner gibt ferner noch eine sehr schöne Abbildung des Inneren einer Harnblase, in der sich in der Umgebung des linken Harnleiters eine blutunterlaufene Zone der Schleimhaut von Bohnengröße fand. Diese war ebenfalls entstanden durch ein außen an der Blase vorbeifahrendes Geschoß. Auch hier war Blut im Harn gewesen. Der Verwundete starb an Verblutung aus retroperitonealen Gefäßen. Eine ähnliche Blutungszone wie in der Harnblase war auch im Harnleiter.

Ein für die Verletzung der Harnwege absolut beweisendes Symptom ist der Ausfluß von Harn aus dem Schußkanal. Hierüber unten mehr.

Man versäume nie, in zweifelhaften Fällen die Schußöffnungen daraufhin anzusehen. Am Anfang unserer feldärztlichen Tätigkeit ist es uns vorgekommen, daß wir uns nachträglich überzeugen mußten, daß wir die richtige Diagnose einer Verletzung der Harnwege wohl hätten stellen können, wenn wir auf den Abfluß des Harns aus einer Schußwunde geachtet hätten.

Meist verschwindet die Blasendämpfung, wenn der Harn seinen Weg durch die Schußöffnung nach außen nimmt.

Indessen fand Oppenheimer bei Perkussion in vielen Fällen eine scheinbare Füllung der Blase. Es war anzunehmen, daß die Blase durch Entzündungsprozesse im kleinen Becken nach oben fixiert war, denn Harn lief durch den Katheter nur wenig ab. Wahrscheinlich handelte es sich um Entzündungserscheinungen im perivesikalen Gewebe.

Was hier bei älteren Fällen vorkam, könnte sich auch bei frischen, etwa infolge Anhakens der Blase durch Knochensplitter ereignen.

Ferner kann eine beginnende Harninfiltration auf Blasenverletzung hinweisen (s. u.).

In jedem Fall, wo der Patient nicht spontan klaren Harn entleert, ist der Katheterismus auszuführen. Bei Verletzungen des Blasenhalses bleibt der Katheter meist dort stecken. Liegt in der Gegend des Blasenhalses eine große Wundhöhle, so kann die irrige Ansicht aufkommen, als liege sein Ende bereits in der blutgefüllten Blase. Dem einigermaßen Geübten wird wohl meist auffallen, daß beim Katheterismus nicht alles so ist wie sonst, und er wird sich genauer zu orientieren suchen, ob nicht in der Tat das Katheterende sich noch außerhalb der Blase befindet.

Steht die Blase durch ein großes Loch mit der Bauchhöhle in Verbindung, so kann es vorkommen, daß das Katheterende durch dieses in die Bauchhöhle gelangt. Man hat das „Katheterismus der Bauchhöhle" genannt. Es entleert sich also unter Umständen zunächst wenig Harn. Bei einer Bewegung, die man mit dem Katheter macht, läßt sich dieser plötzlich weit vorschieben, und nun kommt eine Flut von Harn heraus. Zugleich verschwindet langsam die Dämpfung in der Unterbauchgegend. Diesen Katheterismus der Bauchhöhle, der besonders bei stumpfen Blasenzerreißungen in Frage kommt, soll man nicht mit List und Tücke herbeizuführen suchen, ihn vielmehr tunlichst vermeiden, da man sonst Gefahr läuft, das Bauchfell zu infizieren, und im übrigen nichts gewinnt. Denn meist liegt der Fall derart, daß man so oder so zur Operation schreitet.

Aus demselben Grunde ist auch die an sich naheliegende früher viel beliebte Probefüllung der Blase in Mißkredit geraten. Es wird heute fast allgemein davor gewarnt (z. B. E. Burckhardt). Man füllte die Blase und überzeugte sich, daß weniger abfloß als eingelassen war. Diese Probefüllung der Blase, die hauptsächlich bei stumpfen Blasenverletzungen geübt wurde, ist überflüssig, bei Schußverletzungen mit kleinen Löchern überdies sinnlos, da sie da versagen kann.

Von der Zystoskopie wird man bei frischen Blasenschüssen nur selten Gebrauch machen. Selbst wo ein Zystoskop zur Hand ist, ist die Gefahr, durch die Blasenfüllung Unheil anzurichten, groß genug. Bei größeren Löchern wird man ohnedies nicht zum Ziele kommen, da die Flüssigkeit abläuft. Zu dem Zeitpunkt, wo man Nutzen von der Zystoskopie hätte, sind außerdem die Verwundeten stets in einem Zustand, der alles überflüssige Untersuchen verbietet.

Immerhin berichtet Kielleuthner, daß er, und vor ihm schon Fjodoroff, eine Blasenverletzung zystoskopisch festgestellt hat.

Goldberg beschreibt eine Verkürzung des Ligamentum suspensorium penis infolge Narbengewebes bei Schußverletzung, welches ein Senken des Instrumentes bei der Zystoskopie unmöglich machte. Das Instrument einzuführen gelang durch einfaches Vorschieben bei erhobenem Penis.

In älteren Fällen, in denen man nicht mehr zu fürchten braucht, daß eine Peritonitis eintritt, in denen auch der Schußkanal nicht mehr gefährdet ist, wird man natürlich von der Zystoskopie Gebrauch machen, wo man sich von ihr Nutzen verspricht.

Bezüglich der Diagnosenstellung einer intraperitonealen Verletzung verweisen wir im allgemeinen auf die Abhandlung über Bauchschüsse. Es soll hier nur erörtert werden, inwieweit eine Unterscheidung möglich ist, ob intra- oder extraperitonealer Blasenschuß vorliegt, zu einer Zeit, zu der noch keine manifeste Peritonitis zu erwarten ist.

Wo die Differentialdiagnose erstmals ernstlich in Frage kommt, nämlich im Feldlazarett, kann man in den meisten Fällen mit ziemlicher Wahrscheinlichkeit sagen, es liegt eine Mitbeteiligung des Bauchfells vor. Dabei sehe ich von den Fällen ganz ab, bei denen schon ein größerer Harnerguß im Bereich perkussorisch nachgewiesen werden kann.

Hierzu hat übrigens Payr geraten, den Verwundeten längere Zeit auf eine Seite zu legen, um so den Erguß sich ansammeln zu lassen und ihn dann besser durch Perkussion nachweisen zu können.

Hier sind nun aber meistens die peritonitischen Symptome schon deutlich genug. Wo aber noch wenig Harn ausgetreten ist, findet man bei intraperitonealen Verletzungen meist doch schon eine Stunde nach der Verwundung bei tiefem Eindrücken, besonders in den seitlichen Bauchgegenden, deutliche Druckempfindlichkeit, also an Stellen, die bei extraperitonealer Blasenverletzung nicht druckempfindlich sind. Man muß nur den Patienten sehr genau befragen, ob etwaige Schmerzen, die er empfindet, beim Eindrücken an den genannten Stellen nicht in der Blasengegend selbst lokalisiert sind. Das spricht dann gegen Beteiligung des Bauchfells. Diese Untersuchung kann indes bei extraperitonealem Hämatom eine beginnende Peritonitis vortäuschen, worauf Läwen und Burckhardt u. Landois hingewiesen haben. Es ist andererseits nicht zu verkennen, daß die Differentialdiagnose immer eine unsichere Sache bleibt.

Ich habe mich leider einmal eines Besseren belehren lassen müssen, als ich noch glaubte, beim Fehlen gewisser Symptome eine intraperitoneale Verletzung ausschließen zu können. Was Läwen sagt, ist sicher richtig: „Die Symptome der intraperitonealen Verletzung der Blase brauchen keineswegs immer so ausgesprochen zu sein, daß sie ohne weiteres die Diagnose der Bauchblasenschüsse gestatten. Der Harn kann erst später (in den zweiten 12 Stunden) in die Bauchhöhle treten."

Nach Härtels Erfahrungen können Ergüsse und beginnende Entzündungen, die im kleinen Becken sich abspielen, unter Umständen nur sehr geringe Bauchdeckenspannung machen. In solchen Fällen besteht die Gefahr, daß eine intraperitoneale Verletzung anfänglich übersehen wird.

Läwen charakterisiert die Symptome der extra- und intraperitonealen Verletzungen folgendermaßen:

1. Bei extraperitonealen Blasenschüssen mit und ohne Kombination mit extraperitonealer Mastdarmverletzung können heftige Schmerzen in der Unterbauchgegend, große Unruhe des Patienten, ausgedehnte Dämpfung in der Blasengegend und starke Bauchdeckenspannung bestehen. (So in einem Falle von Perthes mit Verletzung von Blase und Mastdarm, in einem Falle von Läwen selber, zugleich mit retroperitonealem Hämatom.) Bei reinen extraperitonealen Blasenschüssen tritt Schmerzhaftigkeit, Erbrechen, Druckempfindlichkeit mehr zurück.

2. Bei intraperitonealen Verletzungen der Blase und des Mastdarms kann Erbrechen anfänglich fehlen. Puls war in einem Falle von Läwen 88, Bauch nicht gespannt, leicht oder nicht druckempfindlich. In zwei Fällen Läwens traten erst 12 Stunden später peritonitische Erscheinungen zutage.

Nach unseren Beobachtungen können wir zusammenfassend sagen: Bei reinen Blasenverletzungen ist die Unterscheidung intra- und extraperitonealer Verletzung einige Stunden nach der Verwundung in den meisten Fällen möglich, aber Irrtümer sind nicht ausgeschlossen. Daher ist in jedem Falle zu operieren, wo die Blase verletzt zu sein scheint. Nur wenn man äußerer Umstände halber eine Auswahl unter den zu Operierenden treffen muß, kann man diejenigen Verwundeten zurückstellen, bei denen man zu der Überzeugung gelangt, daß eine extraperitoneale Verletzung vorliegt.

Bei gleichzeitiger Verletzung des Darmes wird das Bild meist von dieser beherrscht. Aber auch hier muß hervorgehoben werden, daß eine Perforation im Bereich der Rektovesikaltasche sich gelegentlich erst spät durch peritonitische Symptome kenntlich macht (Läwen), obgleich solche Verletzungen sich durch besondere Bösartigkeit auszeichnen. Dasselbe gilt nach unserer Meinung von einer Darmschlinge, die tief im Douglas verborgen liegt.

Also nicht einmal im Falle einer Darmperforation kann man bei Beckenschüssen damit rechnen, rechtzeitig sichere Anhaltspunkte für gleichzeitige Darmverletzung zu gewinnen.

6. Behandlung.

A. Extraperitoneale Verletzungen.

Der Umstand, daß eine extraperitoneale Schußverletzung spontan heilen kann, darf uns nicht veranlassen, die Heilung grundsätzlich nur der Natur zu überlassen. Sowie der Harn aus der Blase abfließen kann, ist die Gefahr, daß er unter Druck in den Schußkanal gelangt, erheblich herabgemindert. Kleine Löcher sind unter Umständen, wie wir gesehen haben, bei leerer Blase überhaupt nicht mehr durchgängig. Darum ist das Einlegen eines Dauerkatheters in allen Fällen geboten, wo Verdacht auf Blasenverletzung besteht.

Nach Bartels hat schon der alte Larrey bei Blasenverletzungen das Prinzip des möglichst freien Abflusses des Harns für die Behandlung der Blasenverletzungen aufgestellt. Er hat sogar gelegentlich einen Dauerkatheter eingelegt, insbesondere hat er aber alle mit der Blase in Verbindung stehenden Wunden sofort blutig erweitert. Auf diese Weise hat er seine sämtlichen extraperitonealen Blasenschüsse durchgebracht. Nur ein Verwundeter starb ihm. Dieser hatte sich der Wunderweiterung widersetzt.

In der dem großen Kriege unmittelbar vorhergehenden Zeit ist das Einlegen des Dauerkatheters bei Blasenverletzungen eine chirurgische Regel gewesen. So wird dies auch von E. Burckhardt im Handbuch der Urologie empfohlen.

Auf Grund seiner Erfahrungen im Burenkriege sprach sich Küttner bei Blasenverletzungen für konservative Therapie mit Dauerkatheter aus.

Während des Krieges haben sich wieder Stimmen gegen den Dauerkatheter erhoben. Aber mit Recht fand es O. Zuckerkandl im Jahre 1916 auffällig, daß über eine so selbstverständliche Sache, wie das Einlegen eines Dauerkatheters, noch Meinungsverschiedenheiten herrschen können. Jetzt ist der Streit wohl endgültig zugunsten des Dauerkatheters entschieden. Der Katheterismus in Intervallen, der noch von v. Öttingen empfohlen war, ist allgemein verlassen.

Dabei wies Körte auf die Gefahr des Harnausflusses in den Schußkanal beim Fehlen eines Dauerkatheters hin, wie sie während des Schlafes oder beim Eintritt von Schwellungszuständen der abführenden Wege entsteht.

Durch ähnliche Erwägungen ließen sich Kielleuthner, Läwen, Enderlen, Sauerbruch, Haim, Hinterstoisser, Burckhardt und Landois leiten. Philippowicz macht den beachtenswerten Vorschlag, in den Katheter mehrere Löcher zu schneiden, um den Abfluß zu sichern.

Die Gefahr der Urethritis und Epididymitis durch den Verweilkatheter bei frischen Blasenverletzungen ist gering.

Hinterstoisser hat in einem Falle erst eine linksseitige, später eine rechtsseitige Epididymitis erlebt. Der Patient wurde aber geheilt. Kielleuthner empfiehlt, den Katheter alle 2—3 Tage zu wechseln, um diesen Vorkommnissen vorzubeugen.

Es ist selbstverständlich, daß das Abfließen des Harns stets überwacht werden muß. Gelegentlich verstopft sich der Katheter mit Blutgerinnseln und muß' gewechselt werden.

Läuft nach einigen Tagen aller Harn trotz Verweilkatheters durch die Wundfistel ab, so kann man den Katheter fürs erste weglassen, um ihn erst später wieder einzulegen, wenn der Wundkanal sich zu verengern beginnt.

Funktioniert der Katheter am Anfang nicht, weil sich immer wieder Gerinnsel vorlegen, so zögere man nicht, eine suprapubische Fistel anzulegen, wenn der Harn nicht sonst genügend Abfluß hat.

Körte empfiehlt den hohen Schnitt, wenn sich der Katheter durch Blutgerinnsel verstopft, um zugleich die Blutung möglichst zu stillen.

Von einigen Seiten wird bei extraperitonealen Blasenverletzungen prinzipiell die Zystostomie verlangt, oder wenigstens empfiehlt (Kreuter).

Durch eine solche wird ja die Blasenverletzung der Autopsie zugänglich und die Ableitung des Harns ist die denkbar vollständigste. Das scheint mir aber, zur Methode erhoben, in Fällen, in denen nicht gleichzeitig der Mastdarm verletzt ist, zu weitgehend, wofern man sich sicher glaubt, es mit einer extraperitonealen Verletzung zu tun zu haben.

Hinterstoisser hat in mehreren Fällen von extraperitonealer Blasenverletzung die Doppeldrainage nach Dittel-Ultzmann gemacht, wobei er eine der Schußöffnungen zur Drainage benutzen konnte.

Bei frischen Fällen bleibt der einfache Dauerkatheter 8—14 Tage liegen. Kleine Löcher haben sich in dieser Zeit geschlossen. Jedenfalls ist die Gefahr, daß eine Harninfiltration erfolgt, sehr gering geworden. Ob man den Katheter noch länger liegen läßt, hängt davon ab, ob man hoffen darf, dadurch den Schluß einer Harnfistel zu beschleunigen. Ist keine vorhanden, so kann der Katheter wegbleiben. Läuft fast aller Harn zur Fistel heraus, so läßt man den Katheter zweckmäßig zunächst auch weg, um der Harnröhre Gelegenheit zu geben, sich zu erholen.

Hat man begründete Hoffnung, daß sich die Harnfistel demnächst schließt, so kann man den Katheter noch liegen lassen, wenn ihn die Harnröhre verträgt.

Die Behandlung der extraperitonealen Blasenschüsse mit Dauerkatheter allein genügt unseres Erachtens für alle Fälle, in denen kleine extraperitoneale Löcher vorhanden sind. Aber immer unter der Voraussetzung, daß man überzeugt ist, von der Art der Verletzung, insbesondere von dem Fehlen einer Beteiligung des Bauchfells sich die richtige Vorstellung zu machen. Und da kommt eben der Pferdefuß bei der konservativen Therapie zum Vorschein.

Wir wiederholen, was im Abschnitt über die Diagnose der Blasenverletzungen gesagt wurde:

Obgleich wir bei geeigneten extraperitonealen Fällen so gut wie sicher sind, diese mit einfachem Dauerkatheter zur Heilung zu bringen, obgleich es uns an sich widerstrebt, solche Patienten zu operieren — wir raten doch dazu in allen Fällen, in denen die Umstände es erlauben und dem Patienten die wenig eingreifende Operation zugemutet werden kann, und zwar hauptsächlich, um unsere Diagnose zu sichern. Wir empfehlen dann aber die Laparotomie. Bei dieser kann man in der Regel viel sicherer entscheiden, ob das Bauchfell eröffnet wurde, als beim hohen Schnitt. Im Zweifelsfalle läßt man sich die Blase füllen und komprimiert sie leicht. ·Fließt nichts in die Bauchhöhle, so läßt man das Wasser wieder ab. Man soll nun nicht etwa in dem Bestreben, ganze Arbeit zu tun, noch die Blase öffnen, um die extraperitonealen Löcher zu versorgen. wo dazu nach Lage des Falls keine Veranlassung liegt, sondern sich mit dem Dauerkatheter begnügen. Erachtet man es für nötig, die Blase zu öffnen, so geschieht dies unter Umständen besser vor Schluß der Bauchhöhle. Man sichert diese durch Tamponade und braucht in frischen Fällen keine Peritonitis zu fürchten. Oft nämlich bedauert man sonst, nach Schluß der Bauchhöhle nicht sich noch von dieser aus genauer orientieren zu können, je nach dem Befund. den man in der Blase erhebt. Nach Erledigung der intravesikalen Operation wird die Bauchhöhle vernäht.

Hat man sich zur Eröffnung der Blase aus irgend einem Grunde entschlossen, so verliere man mit der Naht extraperitonealer Löcher keine Zeit. Liegen sie bequem, so kann man sie mit ein paar Katgutnähten schließen, wenn nicht. verzichte man auf die Naht. Sie hält meist doch nicht. Je gründlicher man näht, um so sicherer geht die Naht auf. Man schließe die Blase wieder, wenn die Verletzung harmlos erscheint, oder man drainiere die Blase. In jedem Falle wird ein Dauerkatheter eingelegt.

Den Schußkanal zu drainieren, ist meist nutzlos, wenn man damit etwa den Zweck verfolgt, ihn vor der Benetzung mit Harn zu schützen. Der Harn ist weniger gefährlich als das Drain. Ist der Schußkanal unsauber und zerklüftet, so ist es besser, ihn breit freizulegen und zu erweitern. Dann wird man allerdings wohl meist ein Drain einführen.

Kielleuthner warnt davor, die Blase lange durch den Schußkanal zu drainieren, da sehr häufig persistierende Fisteln sich bilden oder wenigstens die Heilung des Defekts ganz bedeutend verzögert wird.

Philippowicz legt die Blase frei und sucht von außen das Loch zu finden, umgeht nötigenfalls vom Cavum Retzii aus stumpf die Blase usw. Erst wenn sich das Loch von außen nicht schließen läßt oder sich überhaupt nicht finden läßt, eröffnet er die Blase.

Der Vorschlag von Franz, bei Verdacht auf extraperitoneale Blasenverletzung das Cavum Retzii freizulegen, geht weniger weit. Er sucht durch die Freilegung der Bildung von Harnabszessen im Cavum Retzii und dem seitlichen Beckenbindegewebe vorzubeugen.

Ebenso hat Läwen einige Male die extraperitoneale Blasenwunde durch Schrägschnitt parallel dem Leistenbande freigelegt, genäht und drainiert, um einer Harninfiltration vorzubeugen. Es kam meist zu temporären Harnfisteln.

Wir haben den Eindruck, daß es bei noch nicht manifester Harninfiltration einfacher und schonender ist, die Zystostomie auszuführen, als die Löcher in der Blase von außen freizulegen. Die Zystostomie beseitigt in der Regel die Gefahr der Harninfiltration. Die breite Eröffnung des Raumes um die Blase, besonders nach dem sehr gründlichen Vorgehen von Philippowicz gibt zu unerwünschten ausgedehnten Narben Veranlassung. Zudem weiß man bei dem Versuch, die Verletzung der Blase extraperitoneal freizulegen. vorher nicht. ob der eingeschlagene Weg zum angestrebten Ziele führt, die Löcher aufzufinden.

Kommuniziert die Blase durch den Schußkanal mit dem Mastdarm, so ist bei frischen Fällen dann, wenn man einen engen Schußkanal annehmen darf, der einfache Dauerkatheter bestimmt ausreichend. Zur Sicherheit mag man den Mastdarm reinigen und den Patienten einige Tage auf flüssige Diät setzen.

Auch ohne daß wir diese Vorsichtsmaßregel gebraucht haben, sahen wir eine ganze Reihe Blasenmastdarmschüsse anstandslos heilen. Nach einer persönlichen Mitteilung hat Flörcken an mehreren Fällen dieselbe Erfahrung gemacht. Es ist aber zuzugeben, daß man auch Mißerfolge haben könnte, indem eine Fistel persistiert. Dann hat man aber immer noch die Möglichkeit energischer, d. h. operativ vorzugehen.

Gewiß läßt sich auch ein primär operatives Vorgehen rechtfertigen. So tritt z. B. Kielleuthner warm für Anlegen einer Zystotomie und Blasendrainage bei Blasenmastdarmschüssen ein. Die Blase wird des weiteren regelmäßig von der Zystostomiewunde aus durchgespült.

Für solche Durchspülung trat in gleicher Weise Hellendal ein. Grisson knüpft nach einem bekannten Prinzip einen Seidenfaden an beide Enden des Katheters, um ihn bequem wechseln zu können.

Bei Blasenmastdarmfisteln empfiehlt Körte vom perinealem Schnitt aus die Harnröhre dicht an der Prostata zu eröffnen, ein dickes Drain in die Blase einzulegen und noch zur Ableitung des Kots entweder vorne oder hinten den Afterschließmuskel zu spalten.

Ähnliche Vorschläge haben Dobbertin, Haim u. a. gemacht. Noch weitergehend ist die Empfehlung bei Blasenmastdarmfisteln eine Kolostomie oder einen widernatürlichen After zu machen (Körte, Reeb, Joseph, Stolz, Franz).

Nach unserem Dafürhalten ist das nur angezeigt in Fällen, in denen man größere Löcher vermutet, oder in etwas älteren, in denen bereits unliebsame Komplikationen, insbesondere Zeichen einer Infektion vorliegen. Ein derartig eingreifendes Vorgehen darf für Blasenmastdarmschüsse nicht zum Prinzip erhoben werden.

Bei schweren Verletzungen der Blase mit und ohne Mastdarmverletzungen, also solchen durch Granatsplitter, Querschläger, durch das Geschoß weggeschleuderte Knochensplitter muß überhaupt grundsätzlich ganz anders vorgegangen werden. Ist der Verwundete zu schwach für eine eingreifende Operation, so wird man sich allerdings mit einem Dauerkatheter begnügen, sonst aber viel radikaler sein. Auch hier gilt der Grundsatz, zu dem sich allmählich in diesem Kriege die Chirurgie durchgerungen hat: „Entweder gar nichts oder gründlich und sofort!" Allgemeine Regeln lassen sich nicht aufstellen.

Glaubt man, daß der Verwundete eine eingreifende Operation aushält, so wird man mit der Eröffnung der Harnblase beginnen, wofern man eine rein extraperitoneale Verletzung vermutet, da die Defekte groß sind und alsdann eine wider Erwarten vorhandene Eröffnung der Bauchhöhle von der Blase her meist leicht festzustellen wäre. Extraperitoneale Löcher kann man durch einige Situationsnähte verkleinern, wenn man will. Finden sich Knochenverletzungen, besonders der Schamfuge, so wird man diese revidieren und möglichst freilegen, sich genau über den Verlauf des Schußkanals orientieren, nun den Patienten nötigenfalls umlegen, um den Schußkanal, der etwa nach dem Gesäß zu führt, in ganzer Ausdehnung breit freizulegen und auszuschneiden. Ist der Mastdarm mitverletzt, so geht man auf die Verletzungsstelle vom Damm her ein, um das zerrissene Gewebe wenigstens so weit zu entfernen, daß ein freier Abfluß gewährleistet ist. Man reinigt den Mastdarm. Wenn man kann, näht man ihn zu. Vielfach wird ein Eingehen von hinten in Völckerscher Bauchlage vorteilhafter sein. Unter Umständen wird man eine Spaltung des Sphinkters vornehmen. Oder man wird zum Schluß nach gründlicher Reinigung und erneuter Desinfektion die Bauchhöhle eröffnen und einen widernatürlichen After anlegen.

Ein solches Vorgehen ist bei schweren Zerreißungen das einzige, was Aussicht auf Heilung bietet. Andernfalls geht der Verwundete rapide seinem Ende entgegen oder es entstehen nicht mehr zu beherrschende fortschreitende, tiefsitzende Phlegmonen, an denen der Patient nach langem Leiden elend zugrunde geht.

Die Schüsse des Blasenhalses erfordern in jedem Falle ein aktives Vorgehen. Im großen und ganzen dasselbe, das bei den Verletzungen des obersten Teiles der Harnröhre geübt wird und dort näher ausgeführt ist, also Eingehen vom Damm her, Drainage der Blase nach der Dammwunde zu, unter Umständen hohen Schnitt.

Trotz Zerreißung, oft geradezu Vernichtung des inneren Schließmuskels und der Prostata werden die Patienten voll kontinent. Wie bei der Prostatektomie epithelialisiert sich die Höhle von der erhaltenen Schleimhaut aus.

Kielleuthner teilt einen solchen Fall mit, Burckhardt und Landois ebenso. Bei letzteren war die Blase an der Harnröhre völlig abgerissen. Bei der Eröffnung der Blase kam aus dem Cavum Retzii blutige Flüssigkeit. Unter Dauerkatheter trat völlige Heilung ein.

B. Die Therapie der intraperitonealen Blasenschüsse

kann erschöpfend nur in einer Abhandlung über Bauchschußverletzungen erörtert werden. Hier bloß einiges Allgemeine und das Nötigste, was speziell die Beckenschüsse betrifft.

Früher stand man den intraperitonealen Blasenverletzungen machtlos gegenüber.

In Bartels' Zusammenstellung findet sich zweimal der Versuch einer Operation notiert. Einmal in einem Falle Walters (stumpfe Verletzung) war er von Erfolg. Dabei war die Operation höchst primitiv und bestand eigentlich nur in Feststellung der Verletzung, Reinigung der Bauchhöhle von Blut und Harn und Bauchnaht. Die Blasenwunde wurde nicht genäht. Es wurde aber ein Dauerkatheter eingelegt (offenbar dadurch weiteres Einfließen von Harn verhütet), und der Verletzte genas.

Heute kommt es uns hauptsächlich auf die Naht der Blasenwunden an. Über die Notwendigkeit der Operation bei intraperitonealen Blasenschußverletzungen besteht wohl keine Meinungsverschiedenheit mehr. Hat doch Körte zu einer Zeit, wo man noch das Für und Wider der Operation der Bauchschüsse erörterte, gerade die Blasenschüsse für die Operation bestimmt.

Schmieden faßt die Erfahrungen des Krieges bezüglich der Operationsanzeige für Bauchschüsse dahin zusammen: Nach der 12. Stunde post trauma ist die Operation prognostisch zu ungünstig. Dabei nähert sich die operative Mortalität der der konservativen Behandlung oder übersteigt diese. Hieraus folgt die Regel, den primären Bauchschnitt so früh wie möglich, aber nur innerhalb der ersten 24 Stunden auszuführen.

Nun gilt das vorwiegend für die Darmschüsse. Bei Blasenschüssen kann man, wie Perthes sagt, auch am 2. Tage noch erfolgreich operieren. Sie geben im allgemeinen eine sehr gute Prognose.

Ähnlich urteilt Borchard.

Wir haben gesehen, daß die Peritonitis bei reinen Blasenschüssen langsamer einsetzt, und so ist es in der Tat gerechtfertigt, wenn man die Zeit nach der Verwundung bei reinen Blasenschüssen weiter bemißt, als bei Verletzungen des Darmes.

Bei der Laparotomie kann es vorkommen, daß man die intraperitonealen Löcher nicht findet, weil sie zu unbedeutend sind, obgleich nach ihnen gesucht wird.

In einem Falle Läwens war das so: erst bei der Sektion wurden die Löcher gefunden.

Man kann sich das Auffinden, wie oben schon erwähnt, erleichtern, wenn man sich die Blase füllen läßt und dann auf diese von der Bauchhöhle aus einen sanften Druck ausübt (Enderlen und Sauerbruch). War kein Harn in der Bauchhöhle, so kann man sicher ohne besondere Gefahr ganz kleine intraperitoneale Löcher unversorgt lassen, wenn etwa ihre Naht Schwierigkeiten machen sollte. Selbstverständlich muß aber nach der Operation ein Dauerkatheter eingelegt werden. Es ist unter Umständen bei der Operation unmöglich, ohne weiteres, z. B. mit der Sonde durch ein kleines Loch in die Blase zu kommen. Mit anderen Worten, man sieht wohl den kleinen Defekt im Bauchfell aber nicht den in der Blase selber. In solchen Fällen haben wir uns begnügt, das Bauchfell durch eine Lembertnaht zu schließen. Bei größeren Löchern oder Rissen wird die Blase zweireihig genäht. Bei der 2. Reihe wird zugleich das Bauchfell nach Art der Lembertnaht eingestülpt.

In einem besonders schweren Fall ist es Körber gelungen, auf eigenartige Weise Heilung zu erzielen. Infanteriegewehr-Verletzung mit Einschuß in der Mitte des rechten Gesäßes, Ausschuß oberhalb der linken Spina a. s. 8 Stunden nach Verwundung operiert unter Zeichen schwerster innerer Blutung. Es lag ein talergroßer intraperitonealer Ausschuß in der Blase vor. In der Tiefe des Blaseninneren wird nach hinten rechts von der Prostata der extraperitoneale Einschuß gefühlt, aus dem offenbar die abundante Blutung kommt. Wegen des bedrohlichen Zustandes des Patienten wurde ein Verweilkatheter durch die Harnröhre eingeführt, die Blase durch den Ausschuß tamponiert und hinter die Blase über den Ausschuß ein Mikulicztampon gelegt. Der obere Teil des Bauchschnitts wurde genäht, zum unteren Teil wurden die Tampons herausgeleitet. Im Laufe der ersten 4 Wochen entleerten sich reichliche Nekrosen aus der Blasenausschußstelle. Die Blasenwunde heilte schneller zu als die Bauchhöhlenwunde. Nach 44 Tagen konnte der Patient mit geschlossener Fistel abtransportiert werden.

Die Versorgung der übrigen Verletzungen soll hier übergangen werden. Nur über die Schüsse der Rektovesikaltasche sei ein Wort gesagt.

Wir hatten anfänglich einmal bei einer Schußverletzung im tiefsten Teil des Douglasschen Raumes das Bauchfell über der verletzten Stelle genäht und dann das kleine Becken von der Bauchhöhle her fest austamponiert, da uns wegen der Unklarheit der Verhältnisse unterhalb der Bauchfellnaht diese nicht zuverlässig genug erschien. Trotzdem trat der Tod ein, aber nicht an Peritonitis, sondern an der Infektion des Beckenzellgewebes.

Die Infektion des Beckenzellgewebes wird von dem geschwächten Körper nicht vertragen. Auch ist in solchen Fällen der Verschluß des Bauchfells allein in der Tat nicht genügend, wie ein Fall von Läwen beweist.

Hier war aus dem Blasenloch Harn unter das genähte Bauchfell getreten, hierdurch die Naht insuffizient geworden und Harn in die Bauchhöhle getreten.

Das Richtige in solchen Fällen ist also das Vorgehen, das Läwen in einem Fall geübt hat.

Die Operation wurde $3^{1}/_{2}$ Stunden nach der Verwundung gemacht. Von der Laparotomiewunde aus fand sich an der tiefsten Stelle des Douglas ein Riß, sowie ein Loch im Mastdarm. Ein Loch in der Blase war zu fühlen. Läwen schloß die Bauchhöhle und resezierte von hinten Kreuz- und Steißbein und vernähte darauf die Löcher in Blase und Mastdarm.

Es ist dies meines Wissens der einzige Fall ähnlicher Art, der durch Operation gerettet wurde.

Nach Versorgung der Verletzungen innerhalb der Bauchhöhle wird man von Fall zu Fall verschieden sich entscheiden, ob man eine angenommene weitere Verletzung, die außerhalb der Bauchhöhle liegt, noch in Angriff nehmen will. Es ist darüber schon oben gesprochen worden.

Läwen hat gelegentlich nach der Laparotomie die Blase noch durch Schrägschnitt parallel dem Leistenbande freigelegt und das Loch von außen vernäht. Es kam meist trotzdem zu zeitweisen Harnfisteln. Haim empfiehlt, auch wenn das Bauchfell mitverletzt ist, die Blase breit zu eröffnen.

Die Resultate der Laparotomie sind gewaltig verschieden, je nachdem die Blase allein oder auch der Darm verletzt ist. Im ersteren Falle ist ein günstiges Ergebnis bei rechtzeitiger Operation die Regel, im zweiten die Ausnahme.

Über Heilungen reiner intraperitonealer Blasenverletzungen durch Operation berichten Läwen, W. Wolf, Wilmanns (drei Fälle), Hesse, Gundermann, Körber u. a. Petermann hat fünf Fälle gehabt, vier sind durch die Operation geheilt worden. Geiges fand bei der Operation, die zu einem günstigen Ergebnis führte, 2 l klaren Harns in der Bauchhöhle.

Was die Blasendarmschüsse betrifft, so ist es Perthes schon im Chinafeldzuge geglückt, einen Patienten durch Operation zu heilen. Es mußte sogar außer der Blasennaht wegen mehrfacher Darmverletzung eine Resektion gemacht werden. In diesem Kriege ist die operative Heilung in je zwei Fällen von Enderlen, Läwen (bei einem Verwundeten zugleich 8 Löcher im Dünndarm) und Kielleuthner gelungen.

Körber erwähnt ebenfalls zwei mit Glück operierte Fälle von intraperitonealer Verletzung der Blase und des Darmes. Das eine Mal war der Mastdarm intraperitoneal getroffen, das andere Mal waren mehrere Löcher im Dünndarm. Wilmanns und Fischer teilen je einen Fall mit.

Im übrigen sind in der Literatur zahlreiche Blasendarmschüsse erwähnt, die trotz Operation starben. Fast alle Autoren betonen die erheblich ungünstigere Prognose der Operation bei Blasendarmverletzungen nicht bloß gegenüber den Fällen reiner Blasenverletzung, sondern auch reiner Darmverletzung (Enderlen, Läwen, Lüken, Burckhardt und Landois).

Hämatome, seien es retroperitoneale oder solche, die sich um die Blase gebildet haben, sind natürlich bei der Laparotomie in Ruhe zu lassen, ob sie nun durch den Schußkanal mit der Bauchhöhle in Verbindung stehen oder nicht. In ersterem Falle haben wir das Schußloch im Bauchfell zugenäht oder mit Netz bedeckt. Jedenfalls ist in solchen Fällen doppelt vorsichtig zu erwägen, ob nicht eine gründliche extraperitoneale Inangriffnahme der Verletzung der Laparotomie folgen soll. Im Zweifelsfalle ist gerade hier die Eröffnung der Blase und Ableitung des Harns angezeigt, oder es ist, wenn es sich um gleichzeitige Mastdarmschüsse handelt, einer der oben angegebenen Wege zu beschreiten. So sehen wir von der Laparotomie unter Umständen großen Nutzen bei Hämatomen, auch wo das Bauchfell nicht verletzt war. Sie orientiert am besten, ob eine eingreifende extraperitoneale Operation am Platze ist. Gewiß ist es aber viel Glückssache, ob man das Richtige trifft, einen nachfolgenden extraperitonealen Eingriff auszuführen oder zu unterlassen.

So bekam ich einen Patienten zur Behandlung mit Einschuß (Schrapnellkugel) dicht links vom ersten Kreuzbeinwirbel. Empfindlichkeit nur bei Druck auf die Blasengegend. Blase wahrscheinlich nicht verletzt. Mastdarmverletzung ungewiß. Puls gut. Bei der sofortigen Operation zeigte sich die Blasengegend durch ein Hämatom kolossal nach oben und hinten aufgetrieben, so daß der Douglas zu einem Spalt zusammengedrückt war. Die Schenkelarterien und Iliakalarterien pulsierten. Durch Einführen eines Silberkatheters wird festgestellt, daß die Blase vollkommen nach rechts und vorne gedrängt ist. Schluß der Bauchwunde, Dauerdrainage. Glatte Heilung. Nach zwei Jahren schreibt

Patient, er habe noch Beschwerden im linken Bein. Beim Harnlassen sei ihm, als fließe nicht alles ab. Geschlechtlicher Verkehr sei in Ordnung.

Wenn hier auch wahrscheinlich keine Blasenverletzung vorlag, so mußte um somehr mit einer solchen des Mastdarms gerechnet werden. Wäre das Hämatom vereitert, so hätte der Patient dies kaum überstanden. In solchen Fällen würde ich heute übrigens der Empfehlung Schmiedens folgen und den Mastdarm mit Spekula gründlichst untersuchen, selbst um den Preis einer leichten Sphinkterschädigung.

Der Fall ist übrigens auch deswegen von Interesse, weil sich an das kolossale Hämatom keinerlei Blasenbeschwerden, wie man sie durch Narbenschrumpfung vielleicht hätte befürchten können, angeschlossen haben.

C. Verletzungen des untersten Teiles der Harnleiter.

Ist es möglich, die Diagnose einer extraperitonealen Verletzung zu stellen, so wird man natürlich versuchen, an den Harnleiter extraperitoneal heranzugelangen. Meist wird der Weg von hinten, am Mastdarm vorbei, nicht in Frage kommen, da von dort aus nur ein kleines Gebiet zugänglich wird und man stets mit Verletzungen rechnen muß, die von hinten nicht zu erreichen sind. In der Regel wird man mangels einer ausreichenden Diagnose mit der Laparotomie beginnen müssen und den Bauchschnitt schließen, wenn man sich überzeugt hat, daß das Bauchfell nicht verletzt ist. Die Operation kann übrigens recht schwierig werden, da eine sichere Orientierung im Verletzungsgebiet fast unmöglich ist, wenn das untere Harnleiterende in die stark zerfetzte Wundhöhle einbegriffen ist. Bei der Seltenheit solcher Operationen führen wir am besten die Operationsberichte zweier Fälle an.

Bei tiefem Harnleiterabschluß hat Läwen mit Erfolg den Harnleiter in die Blase neu eingepflanzt. Kleiner Einschuß zwei Querfinger breit rechts von der Mittellinie in Höhe des oberen Randes der rechten Gesäßhälfte. Ausschuß im oberen Teil des Hodensacks ca. einen Querfinger nach links von der Mittellinie. Starker Bluterguß in der rechten Seite des Penis. Aus der stark gefüllten Blase wird reines Blut entleert. Operation 3$^1/_2$ Stunden nach der Verwundung. Auf der rechten Seite der extraperitonealen Blasenhinterwand Loch von etwa 6 cm Länge. Loch zweireihig mit Knopfnähten vernäht. Der rechte Harnleiter ist an seiner Einmündungsstelle in die Blase abgeschossen. Extraperitoneal wird ein kleines Loch in die Blase gemacht und in diesem das Harnleiterende durch mehrere Nähte fixiert. Dritte Nahtreihe über die genähte Blasenstelle. Harn entleert sich durch Dauerkatheter, bald aber auch durch Drains. Später entleert sich nahezu der ganze Harn aus einer das Kreuzbein durchsetzenden Fistel. Sechs Wochen nach der ersten Operation wird in Lokalanästhesie die Urethrotomia externa gemacht und ein neuer Verweilkatheter eingelegt. Spontane Harnentleerung stellte sich wieder ein. Schluß aller Fisteln. Offenbar ist die Blasenwundnaht aufgegangen, während die Harnleiterwunde gehalten hat. Durch die Blasenwunde lief der Harn in den Schußkanal, daher hatten Knochensplitter enthaltende Gesäßabszesse gespalten werden müssen.

Der andere ist ein Fall, den ich selbst behandelt habe: Einschuß 2 cm links vom Steißbein, Ausschuß unterhalb und nach innen von der rechten Spina a. s. Bei der Operation, die mit Laparotomie beginnt, zeigt sich das Bauchfell unverletzt. Dagegen ein riesiges Hämatom der Blasengegend, das den ganzen Douglas zu einem Spalt zusammengedrückt hat. Nach Schluß der Bauchhöhle zeigt sich in der eröffneten Blase 1 cm oberhalb der rechten Harnleitermündung ein zehnpfennigstückgroßes Loch. Deswegen wird der Harnleiter von außerhalb der Blase freigelegt. Er scheint hinter dem Loch zu verlaufen. Das Loch wird genäht, Orientierung in der stark blutenden zerfetzten Höhle ist sehr schwierig. Eine schwere Beckenfraktur wird festgestellt. 2 Tage nach der Operation kommt Harn aus der Wundöffnung trotz Dauerkatheter. Patient stirbt am 3. Tag an Peritonitis, ausgegangen von dem durch Kot infizierten Harn (Mastdarm ebenfalls verletzt), der durch eine feine Öffnung des Bauchfells aus der Wundhöhle in die Bauchhöhle gelangt war. Außerdem war durch die Beckenfraktur das Hüftgelenk eröffnet. Es zeigte sich nun, daß das Blasenloch doch im Bereich des Harnleiters gelegen war. Dieser war stark erweitert, sein unteres Ende in die Blasennaht einbegriffen.

7. Stichverletzungen der Harnblase.

Unter 504 Fällen von Blasenverletzungen der gesamten Literatur bis 1878 hat Bartels 50 Stichverletzungen gefunden, davon kamen nur 27 auf wahre Stichwaffen. Ein großer Teil des Restes sind sog. Pfählungsverletzungen. Nicht ein einziger Bajonettstich befand sich unter den ersteren.

Im Kriege sind Verletzungen durch blanke Waffen überhaupt sehr selten. Enderlen sagte einmal, er habe überhaupt nur vier gesehen. Auch ich kann mich nur an ein paar Fälle erinnern. Kein Wunder, daß die an sich seltenen Harnblasenverletzungen ganz ausfallen.

Die sog. Pfählungsverletzungen sind nichts für den Krieg Spezifisches, gehören aber in einer Abhandlung über Kriegsverletzungen wenigstens erwähnt, um so mehr als von unten eindringende Geschosse z. B. Granatsplitter ganz ähnliche Wunden machen.

Bekanntlich entstehen solche Pfählungsverletzungen dadurch, daß ein Mensch mit dem Mittelfleisch auf einen spitzen Gegenstand auffällt. Dieser kann am Damm oder auch durch den After eindringen. Im ersten Falle wird Harnröhre, Prostata, Blase angespießt, im zweiten Falle kann der Pfahl durch den Mastdarm in die Harnröhre oder in die Blase dringen.

Unter 18 Pfählungsverletzungen des Friedens, die der deutsche Sanitätsbericht seit 1888 erwähnt, war nach Kötzle die Blase einmal verletzt. Kötzle selber beschreibt einen Fall, bei dem ein Gewehr vom Mastdarm her in den Blasenhals eingedrungen war (Heilung).

Je nach der Beschaffenheit des Pfahles kommt es bald zu mehr glatten, bald zu wüst zerrissenen Wunden. Besonders übel sind auch hier die Fälle, in denen die Bauchhöhle mit eröffnet wird.

Für die Behandlung solcher Verletzungen haben wir durch den Krieg für die Friedenschirurgie viel gelernt. Sie ergibt sich eigentlich von selbst aus dem oben Angeführten. In allen einigermaßen zweifelhaften Fällen ist mit Probelaparotomie zu beginnen und daran die ausgiebigste extraperitoneale Freilegung der zerrissenen Teile zu schließen. Die Gefahr einer Beckenzellgewebsphlegmone ist bei der Natur der verletzenden Gegenstände enorm.

8. Die stumpfen Blasenverletzungen[1])

sind wieder ein Gebiet, das uns aus der Friedenschirurgie bekannt ist. Aber wie zu allen Verletzungen, so insbesondere zu diesen liefert der Krieg ein größeres Kontingent als der Frieden. Nur finden im Kriege die einzelnen Fälle unter der Masse der Schußverletzungen weniger Beachtung. Darum sind wir mit der Literatur fast ausschließlich auf die des Friedens angewiesen. Eine kurze Besprechung der stumpfen Verletzungen ist aber um so mehr angezeigt, als diese in klinischer Hinsicht sehr zahlreiche Berührungspunkte mit den Schußverletzungen haben.

O. Zuckerkandl spricht sehr zweckmäßig von subkutanen im Gegensatz zu den offenen Blasenverletzungen.

Wieder verdanken wir der ausgezeichneten Arbeit von Bartels die wichtigsten Aufschlüsse. Unter 504 Fällen von Blasenverletzungen fanden sich 169 stumpfe, unter

---

[1]) Aus diesem Kapitel sind mir einige Literaturauszüge durch einen unangenehmen Zufall abhanden gekommen. Sie zu ergänzen hätte über Gebühr lange Zeit beansprucht und ist unterblieben, da die Fertigstellung der Arbeit drängte und dieses Kapitel ohnedies für das eigentliche Thema nur nebensächliche Bedeutung besitzt.

diesen bestanden 65 mal zugleich Frakturen des Beckens. Bartels trennt die ursächlichen Hergänge in drei Gruppen: 1. der verletzende Gegenstand stößt gegen den Bauch; 2. der Mensch stößt mit dem Bauch etwa bei einem Fall gegen einen Gegenstand und 3. es findet eine eigentliche Kompression des Beckens statt. In seinem Material fand Bartels alle drei Vorkommnisse ungefähr gleich häufig.

In den Arbeiten von Dobrowolskaja und Wiedemann, sowie von Galaktionoff war die Ursache meist eine Mißhandlung, z. B. Fußtritt gegen den Bauch, Fall auf den Bauch. Der Leidtragende war für gewöhnlich sinnlos betrunken, als er die üble Traktierung erfuhr. Es ist dies kein Zufall. Der Trunkene hat oft eine übervolle Blase, von der wir aus den anatomischen Vorbemerkungen wissen, daß sie in sehr nahen Kontakt mit der hinteren Wand des Beckens kommen kann. Die Blase wird daher gegen das Becken gequetscht, bis sie platzt.

Die häufigsten Ursachen stumpfer Blasenverletzungen sind aber Beckenbrüche, und zwar kamen bei Bartels Zusammenstellung 31 Fälle auf einen Bruch des Schambeins, 72 auf eine Zerreißung der Schamfuge.

Auch hier ist vom klinischen Standpunkte aus die wichtige Unterscheidung in intra- und extraperitoneale Verletzungen zu machen.

Bei der direkten Gewalteinwirkung entstehen vorwiegend intraperitoneale Verletzungen, bei indirekter, durch zertrümmerte Beckenknochen, vorwiegend extraperitoneale.

In den Fällen von Dobrowolskaja und Wiedemann (meist direkt) war denn auch der Riß überwiegend in den oberen Partien unterhalb des Scheitels. Bartels betont die Möglichkeit, daß nur die Blasenwand einreißt und sich der Harn unter dem Bauchfell ansammelt.

Nach O. Zuckerkandl ist die Wunde in der Regel linear, selten unregelmäßig, die Ränder meist reaktionslos, gelegentlich blutig suffundiert.

Galaktionoff hat Risse bis zu 13 cm Länge beobachtet.

Die subkutanen extraperitonealen Verletzungen sind meist gefährlicher als die entsprechenden, durch glatte Schüsse hervorgerufenen, weil dort die Möglichkeit des Harnabflusses durch den Schußkanal fehlt und sehr häufig gleichzeitige Beckenfrakturen bestehen. Andererseits fehlen hier die Komplikationen von seiten des Mastdarms.

Die Gefahr der Harninfiltration bedarf bei den subkutanen Blasenverletzungen der sorgfältigsten Berücksichtigung. Sie ist die hauptsächlichste Todesursache. Besonders häufig entsteht hier eitrige Thrombophlebitis im Beckenzellgewebe.

Bartels erwähnt Fälle, in denen der Harn sich ins umgebende Bindegewebe einwühlte, dort eine große Höhle machte, die mit einer pyogenen Membran ausgekleidet war und infolgedessen wie eine zweite Blase aussah.

Bei den intraperitonealen Fällen läuft natürlich massenhaft Harn in die Bauchhöhle.

Über einen eigenartigen Fall berichtet indes Nobe. Der Patient war auf eine Eisenkante gefallen. Katheterismus förderte 300 ccm blutigen Harn zutage. Die Operation ergab einen 12 cm langen Riß der Blase an der Hinterwand, der durch eine Sigmaschlinge tamponiert war. Daher die große Menge des Harns in der Blase. 11 Tage nach der Operation starb Patient an Lungeninfarkt. Blasennaht, Bauchfell in Ordnung.

In einzelnen Fällen können sich — bei mehrfachen Rissen — Peritonitis und extraperitoneale Infektion kombinieren (Bartels).

Im Anschluß an Anspießung von intraperitonealen Gefäßen durch Knochensplitter können zugleich intraabdominale Blutungen entstehen.

Finsterer sah einen Soldaten, dem ein schwerer Baumstamm auf den Bauch gefallen war. Der Patient hatte deutlich peritonitische Symptome. Bei der Operation zeigte sich ein 3 cm langer Riß in der Blase, Blut und Harn im Bauch. Die Schamfuge klaffte, die horizontalen Schambeinäste waren gebrochen. Knochensplitter hatten das Bauchfell durchgespießt, eine große Vene verletzt und dadurch die Blutung verursacht. Patient ist genesen.

Die Symptome sind verschieden. Der Patient hat vielfach im Momente der Verletzung das Gefühl der Zerreißung eines Organs, er empfindet das Gefühl des Schwindens der Blasenfüllung. Folge ist ein schwerer Kollapszustand. Manche Verletzte konnten aber nach dem Unfall noch weite Strecken zu Fuß gehen. Betrunkene wissen sich an den Unfall oft überhaupt nicht zu erinnern. Der Harn ist fast immer blutig, aber doch sind Fälle bekannt, in denen klarer Harn aus der Blase entleert wurde. Häufig besteht blutige Anurie. Einzelne Verletzte konnten aber den Harn ganz ungestört entleeren. Vom Mastdarm aus fühlt man nach Schlange gelegentlich bei intraperitonealen Verletzungen, daß die vordere Wand des Mastdarms vorgewölbt ist infolge der Harnansammlung in der Bauchhöhle. Bei den subkutanen intraperitonealen Verletzungen wurde die Erscheinung des Katheterismus der Bauchhöhle zuerst beobachtet (Symptom von Theden). Es können sich alsdann durch den Katheter enorme Mengen Harn bis zu 6 l entleeren (Seldowitsch, Zuckerkandl).

Die Therapie der subkutanen Blasenverletzungen ist im wesentlichen dieselbe wie die der Schußverletzungen. Sie zeitigt heute wesentlich bessere Erfolge, besonders die der intraperitonealen. Von Bartels 94 Fällen starben 93; Schlange hat 50, Nobe 85,7% durch Operation heilen sehen.

In Fällen, deren Verwundung eine kurze Zeit zurückliegt, ist nicht einmal eine Drainage der Bauchhöhle erforderlich.

So operierte Läwen mit Erfolg einen überfahrenen Schmiedegesellen eine Stunde nach der Verletzung. Der Patient hatte eine Schambeinfraktur und einen 4 cm langen intraperitonealen Riß an der Hinterwand der Harnblase.

Bei extraperitonealen subkutanen Verletzungen gilt heute wohl stets eine Eröffnung und Drainage der Blase als indiziert. Die Sterblichkeit ist heute nur etwa 27% (Zuckerkandl).

9. Harninfektion des Gewebes und Abszeßbildung nach Blasenverletzung.

Von der Gefahr der sog. Harninfiltration bei extraperitonealen Blasenschüssen war schon wiederholt die Rede. Wir müssen dieser Erscheinung hier eine eingehendere Besprechung widmen.

An sich ist der Harn für gewöhnlich steril. Er ist aber ein guter Nährboden für Bakterien und wenn er ins Gewebe gelangt, setzt er dessen bakterizide Kraft dadurch herab, daß er es schädigt. Staut sich der Harn irgendwo, so tritt bekanntlich über kurz oder lang stets eine Bakterieninvasion ein. Sie kann bei Schußverletzungen vom Geschoß herrühren. Sie kann der Einführung des Katheters ihre Entstehung verdanken. Sie kann vom Mastdarm her erfolgen, wenn dieser mitgetroffen ist.

Wir müssen bei den Infektionen in der Umgebung der Harnwege, die mit dem Harn zusammenhängen, unterscheiden zwischen solchen, die nach Verletzungen im Anschluß an eine Infiltration des Gewebes mit Harn auftreten, und solchen, die bei älteren Verletzungen infolge von Harnstauung bei ungenügendem Abfluß entstehen. Eine scharfe Grenze ist indes nicht zu ziehen.

Zunächst beschäftigen wir uns vorwiegend mit der sog. Harninfiltration bei frischen Verletzungen. Es sei hier gleich vorweggenommen, daß diese bei Kontinuitätstrennungen der Harnröhre eine viel regelmäßigere Komplikation ist als bei Verletzungen der Harnblase, da ja bei diesen der natürliche Abfluß für gewöhnlich gewährleistet ist. In beiden Fällen kann der Harn, unter einem gewissen Druck stehend, ins Gewebe dringen. Wir finden bei Einschnitten dieses ödematös, die austretende Flüssigkeit riecht nach Harn. Wie lange das Gewebe in diesem Stadium verharrt, hängt von dem Harnnachschub und von dem Zeitpunkt des Eintritts der Infektion ab. Hört der Harnnachschub auf, so verschwindet das Harnödem. Tritt aber Infektion dazu, so bekommen wir die Zeichen der Entzündung, das Ödem nimmt den bekannten scharfen Geruch des sich zersetzenden Harns an. Es wird trübe, unter Umständen sanguinolent und schließlich kann es zur Eiterbildung kommen.

Nicht alle Fälle — und das sind gerade die schwersten — erreichen dieses Stadium der manifesten Eiterung. Vorher noch kommt es zum Gewebszerfall. Die nekrotischen Massen liegen in Fetzen in größeren oder kleineren Räumen des oft zundrig morschen Gewebes. Dies hat bald eine gelbweiße, bald schmutziggraue oder — infolge gleichzeitigen Zerfalls von ausgetretenem Blut — grauschwarze Färbung. So entstehen ausgedehnte putride Infektionen und, wenn nicht eingegriffen wird, bildet der Tod den Endausgang des Prozesses. In milderen Fällen, zumal wenn inzwischen der Harn einen Abfluß gefunden hat, bildet sich, wie gesagt, Eiter. Die Eiterung hat zunächst für gewöhnlich den Charakter der Phlegmone. Unrichtigerweise wird für die Infektion des Gewebes bei Harninfiltration allgemein der Ausdruck Harnphlegmone gebraucht. Er paßt für das Anfangsstadium und für die ganz schweren Fälle nicht.

Auch die eigentliche Phlegmone kann sich, und zwar selbständig, sogar wenn inzwischen die Harninfiltration aufgehört hat, in den unzugänglichen Tiefen des Beckenzellgewebes weiter verbreiten. Sie kann sich aber auch zu einer oder mehreren Abszeßhöhlen abgrenzen. Diese Abszeßhöhlen sind dann von solchen nicht mehr zu unterscheiden, die in späten Fällen vorkommen und etwa mehr dem Umstand ihre Entstehung verdanken, daß zentral von einer verengten Stelle der Abflußwege oder in einem schlecht sich entleerenden, durch die Verwundung entstandenen Hohlraum sich Ulzerationen bilden, die zu Abszessen führen. Umgekehrt, aber verhältnismäßig selten, kann in späterem Verlauf einer Schußverletzung von solchen Harnabszeßhöhlen eine neue Harnphlegmone ausgehen.

Die Unterscheidung in Harninfiltration — wobei man Infektion durch Harninfiltration meint — und Abszeßbildung wird von den meisten Autoren, so z. B. auch von Albarran, gemacht, weil sie klinisch wertvoll ist.

Die Harninfiltration im Anschluß an die Verletzung breitet sich je nach Größe des Defekts in der Blase oder der Harnröhre und je nach dem Druck, unter dem der Harn steht, verschieden schnell aus. Der Eintritt der Infektion beschleunigt die manifesten Erscheinungen infolge der zunehmenden Schwellung und auftretenden sonstigen Infektionsfolgen. Auch er ist zeitlich ganz verschieden, kann sich schon in den allerersten Stunden zeigen, kann erst nach einigen Tagen erfolgen, kann bei Rückgang der Infiltration, wie oben ausgeführt, ganz ausbleiben. Ist der Harn einmal infiziert, so kommt außer der rein mechanischen die infektiöse Komponente bei der Weiterverbreitung hinzu.

Bei Blasenschüssen gelangt die Harninfiltration von Cavum Retzii aus unter die vordere Bauchwand, kann sich oberhalb des Diaphragma pelvis seitlich der Blase oder zwischen Mastdarm und Blase ausbreiten, sie kann dem Samenstrang folgen und über dem Leistenband zum Vorschein kommen. Bei Verletzungen der Harnröhre oder bei unterhalb des Diaphramas verlaufendem Schußkanal einer Blasenverletzung kann sie nach dem Damm zu sich erstrecken, von dort nach dem Hodensack, sie kann durchs Foramen obturatorium in den Bereich des Oberschenkels kommen. Sie kann in den Mastdarm bis vors Kreuzbein gelangen oder von einem Schußkanal aus die Gesäßmuskulatur durchsetzen. Extreme Ausdehnungen sind heute selten, weil stets vorher eingegriffen wird. Aber hören wir, was darüber bei Bartels berichtet wird! Die Harnansammlung kann das Bauchfell von der Blase kugelig abheben, durchsetzt das ganze Beckenzellgewebe, umspült den Mastdarm, ihn von seinen Verbindungen mit den Nachbarorganen losschälend, steigt an den Bauchdecken in die Höhe bis zum Nabel und selbst noch höher, am Rücken bis weit über die Hinterbacken und zuweilen selbst bis zu den Schultern hinauf. In einem Falle reichte das Infiltrat bis ans Knie.

Mertens sah einmal die Infiltration sich bis in die Achselhöhle erstrecken.

Aber auch die Harnblase selbst kann durch die Infektion in Mitleidenschaft gezogen werden.

So fand Thelen in einem Fall von Harninfiltration der ganzen Bauchwand bei suprasymphysärem Eingehen eine Gangrän der Vorderwand der Blase. Bis zur völligen Verheilung der Blasenwunde vergingen drei Monate.

Kielleuthner spricht von der Möglichkeit, daß paravesikale Abszesse sich bis unter das Bauchfell ausdehnen und damit sekundär die Gefahr einer Peritonitis heraufbeschwören.

Auch auf die gefährliche Mitbeteiligung von Frakturhöhlen und Frakturspalten des Beckens an der Harninfiltration muß hingewiesen werden, denn sicher erfolgt die Infektion auch hier unter dem Einfluß des in die Spalten eingepreßten infektiösen Harns. Ob allerdings die Infektion im Knochen auch durch eine Art Harninfiltration weiterschreitet, wissen wir nicht. Es liegt dies aber durchaus im Bereich der Möglichkeit.

Uns ist es nicht geglückt, einen Patienten durchzubringen, der eine Blasenverletzung hatte und gleichzeitig eine ausgedehnte Beckenfraktur.

Die Häufigkeit des Auftretens der Harnphlegmone hängt sehr wesentlich von Sitz und Art der Verletzung ab. Bei Verletzungen des Blasenhalses oder der Harnröhre stellt sie sich fast immer ein und bietet die vitale Indikation zur Operation.

Bei Schüssen des Blasenkörpers hängt das Eintreten der Harninfiltration davon ab, ob der Schußkanal oder ein früh eingelegter Verweilkatheter genügend Abfluß schafft. Hinzu kommt die verschiedene Beschaffenheit des Schußkanals je nach der Art des Geschosses.

Die Verschiedenheit der Fälle und der Verhältnisse ist es wohl vorwiegend, die erklärt, warum einzelne Autoren Harninfiltration bei Beckenschüssen nur äußerst selten, andere recht häufig sahen. Bei schlechten äußeren Verhältnissen, z. B. bei den Offensiven in Rußland, ist sie sicher viel häufiger beobachtet worden.

Landois und ich haben Harninfiltrationen nach Blasenschüssen verschwindend selten gesehen. Wir haben allerdings vom ersten Fall an, den wir bekamen, den Verweilkatheter konsequent angewandt. Das allein erklärt natürlich die Seltenheit unserer Beobachtung der Harninfiltration nicht.

Kielleuthner beschreibt unter 37 Krankengeschichten von Blasenverletzungen, Harninfiltrationen über 7 mal. Mustert man die Protokolle der Krankengeschichten Kielleuthners durch, so findet man, daß meist der Verweilkatheter gefehlt hatte, als Kielleuthner die Fälle in die Hände bekam, oder daß der Katheter aus irgend einem anderen Grunde nicht eingelegt werden konnte.

Schleinzer hatte in acht Fällen, allen seinen operierten Blasenschüssen, als Indikation zur Operation die Harninfiltration gefunden.

Nordmann erwähnt zwei Fälle von Blasenschüssen, in denen sich der Harn aus einer Schußwunde oberhalb der Schamfuge entleerte. Bei der Einlieferung ins Feldlazarett bestanden bereits Symptome einer Harninfiltration. Ein Fall ist trotz Operation gestorben. Der andere ging nach Zystostomie und mehrfachen Einschnitten in Heilung aus.

Nicht bei jeder Infektion nach Blasenschüssen kommt der Infiltration durch den Harn die wesentlich ursächliche Bedeutung zu. Die Beschaffenheit des Schußkanals an sich erklärt oft ausreichend das Auftreten einer Infektion.

Landois und ich verloren einen Fall, bei dem die Blase am Scheitel zerrissen, die Bauchhöhle aber bei der Operation intakt war. Der Patient starb hauptsächlich an einer schweren Muskelinfektion der Glutäalgegend. Der Schußkanal war von der Blasenverletzung durchs Becken nach den Gesäßmuskeln verlaufen.

Die Symptome der Harninfiltration sind Schwellung und Druckempfindlichkeit. Bei Blasenschüssen zeigen sich diese in der Regel zuerst oberhalb der Schamfuge. Die Druckempfindlichkeit der Harnblasengegend bei ganz glatten Verletzungen wird zum Teil vielleicht durch milde Harninfiltration erklärt. Nimmt die Infiltration zu, so stellt sich nach Kielleuthner eine fächerförmig nach beiden Seiten oberhalb der Schamfuge sich ausbreitende Dämpfung ein, die sich allein durch ihre Ausdehnung von der normalen Blasendämpfung unterscheidet. Im übrigen läßt sie sich von der Blasendämpfung durch einfaches Katherisieren, wo dieses möglich ist, trennen.

Am Damm macht sich die Harninfiltration ebenfalls durch eine elastische Schwellung geltend. Hodensack und Glied schwellen unförmig an. Zugleich finden sich, zumal bei Verletzungen des Sphinkterteils der Blase und bei Harnröhrenschüssen, häufig ausgedehnte Blutextravasate, die zusammen mit dem gespannten glasigen Aussehen der Haut oft ein eigentümliches Bild geben.

Nach Körte kann der Hodensack in eine bis kindskopfgroße, blauschwarze Geschwulst verwandelt werden.

Vom Douglas her ist gelegentlich Druckschmerzhaftigkeit auf Harninfiltration zurückzuführen, welche im retrovesikalen Raume sich ausbreitet (Kielleuthner, ebenso Bericht des k. k. 2. A.-K.).

In der Regel zeigt Temperaturerhöhung die Infektion des Zellgewebes an, meist besteht sogar sehr hohes Fieber. Wird nicht oder zu spät eingegriffen, so können Zustände von Benommenheit auftreten, die keineswegs durch das Fieber allein erklärt werden, sondern teilweise urämischer Natur sind.

Die abgekapselten Abszesse machen natürlich meist mildere Erscheinungen und können gelegentlich überall, so z. B. am Oberschenkel, vorwiegend aber auch am Damm und oberhalb der Schamfuge sich darbieten.

Es seien nur einige Beispiele aus der Literatur werähnt.

Geiges hat unter 7 extraperitonealen Blasenverletzungen dreimal Abszesse eröffnen müssen. O. Zuckerkandl sah einen Fall, bei dem nach der Verwundung schmerzhaftes Wasserlassen mit Bluthartn bestand. Zeitweise Retention. Am Oberschenkel bildete sich ein Abszeß, der bei der Inzision als apfelgroße Höhle sich erwies, die mit einer Splitterungszone an der Schamfuge zusammenhing. Nach der Inzisior. Heilung. Hinterstoisser sah unter 7 Fällen von Blasenverletzungen einen (Einschuß: oberhalb des rechten horizontalen Schambeinastes und Ausschuß: nahe dem 4. K. D.) mit großem Bauchdecken-

abszeß, aus dem sich bei der Inzision übelriechender Eiter entleerte Ein vereitertes Hämatom
am Blasenhals beschreibt Oppenheimer. Es führte zu bullösem Ödem der Blasenschleimhaut, brach später durch und heilte aus.

Recht häufig bildet sich um Geschosse, welche die Harnblase durchbohrt
haben und außerhalb dieser im extraperitonealen Gewebe liegen, ein Abszeß.
Wir gehen wohl nicht fehl, wenn wir hier den Ausgangspunkt der Infektion
in einer ehemaligen Harninfiltration suchen. Klinisch bemerkenswert ist, daß
solche in Abszessen liegenden Geschosse bei mehrfachen Röntgenaufnahmen
ihre Lage wechseln, da sie sich in der Eiterhöhle hin und her bewegen können.

Geiges fand ein Geschoß in einem Abszeß des Cavum Retzii liegend.

In einem Falle, der in dem Röntgenatlas von Albers-Schönberg erwähnt ist,
zeigte das Röntgenbild ein Infanteriegeschoß etwas oberhalb des Steißbeins, 4 cm von der
Rückenhaut entfernt. Das Geschoß erwies sich als beweglich. Es wurde angenommen,
daß es vielleicht im Gekröse liege. Aber bei der Laparotomie fand sich nichts. Als dann
daraufhin das Pararektalgewebe (wie?) eingeschnitten wurde, entleerte sich massenhaft
Eiter und zugleich das Geschoß. Es war also in einem Abszeß am Mastdarm gelegen.

In dem schon erwähnten Falle Jägers saß ein Infanteriegeschoß in einem Abszeß
hinter dem rechten Harnleiter. Das Geschoß veränderte im Abszeß seine Lage, wie aus
Röntgenbildern hervorging.

Interessant ist die lange Krankengeschichte eines anderen Falles, den Jäger mitteilt. Einschuß: in der Mitte der Synchondrosis sacroiliaca. Kein Ausschuß. 5 Tage Harnverhaltung. Während einiger Wochen Blutharnens Abszeß vor der Blase durch Einschnitt
entleert. 5 Monate nach der Verwundung Einschuß heil. Mehrmals waren darauf vergebliche Versuche gemacht, das Geschoß zu entfernen, einmal durch Bauchschnitt (hierbei
entleerte sich ein großer Abszeß), dann durch den Mastdarm. Die Folge war, daß eine
Verbindung zwischen Blase und Mastdarm entstand, wie sich am Abgang von Darmgasen
aus der Harnröhre zu erkennen gab. Schließlich gelang es Brun, die Spur des Geschosses
durch Bauchschnitt zu finden. Das Blasenbauchfell wurde abgelöst, um später an das
Bauchfell der vorderen Bauchwand behufs Extraperitonealisierung angenäht zu werden.
Hierbei wurde ein Fistelgang gefunden. Nun wurde das Bauchfell geschlossen und die
Fistel bis ins seitliche Cavum Retzii verfolgt. Von dort konnte das Geschoß entfernt werden.

Ein wichtiges Kapitel ist die Behandlung der Harninfiltration. Wir
selbst konnten über diese, soweit sie sich an Blasenverletzungen schließt, keine
Erfahrungen sammeln, mußten nur einmal einen Abszeß am Gesäß spalten,
der in der Nähe einer Harnfistel sich entwickelt hatte. Den Patienten, die ohne
Dauerkatheter mit leichten Anzeichen der Harninfiltration in unsere Behandlung
kamen, haben wir einen Dauerkatheter eingelegt und danach gesehen, daß
die Infiltration zurückging. Die Infiltration als solche ist eben noch keine Anzeige zur Operation, sondern erst die Infektion oder wenigstens bei größerer
Ausdehnung der Infiltration die Gefahr, daß eine Infektion eintritt.

Wir folgen bei der Beschreibung des Vorgehens bei Harninfiltration der
Darstellung Kielleuthners. Ich glaube allerdings, daß unter Kielleuthners
Fällen der eine oder andere war, der ohne Inzision geheilt wäre.

Zunächst kommt nach Kielleuthner ein Querschnitt oberhalb der
Schamfuge in Frage, wodurch der vordere und seitliche paravesikale Raum
eröffnet werden kann. Es ist aber wünschenswert, den Abfluß der infektiösen
Sekrete an tiefster Stelle herbeizuführen, also die Fascia pelvis von unten zu
eröffnen. Dies geschieht am besten durch einen Bogenschnitt zwischen After
und Hodensack oder einen seitlich neben After und Dammraphe geführten Längsschnitt (Schnitte von Zuckerkandl und Wilms zur Prostatektomie). Endlich
kommt der parasakrale Weg, den Völcker für die Operation der Samenblasen
angegeben hat, in Betracht.

Gelangt man bei der Inzision in das infiltrierte Gewebe, so sprudelt in frischen Fällen (die wir bei Einlegen eines Dauerkatheters zum Teil für spontan rückbildbar halten) der Harn aus dem Gewebe hervor, und man kann, ihm folgend, z. B. bei Operationen von oben das Loch in der Blase aufsuchen. In weiter vorgeschrittenen Fällen findet sich ein zersetztes oder bereits jauchiges Sekret. In wieder anderen Fällen eröffnet der Schnitt bereits manifeste Eiteransammlungen.

Stutzin empfiehlt bei Harninfiltration den hohen Schnitt neben breiten lokalen Einschnitten. In einem der Fälle von Stutzin (Fall 3) wurde erst 10 Tage nach der Verwundung oberhalb der Schamfuge eine Dämpfung bemerkt; diese wurde inzidiert und eine große Abszeßhöhle unterhalb des Cavum praevesicale freigelegt. Bei einem anderen Verwundeten (Fall 4) bestand Harnphlegmone am rechten Oberschenkel (Einschuß: rechter Trochanter major).

Geiges nahm die suprasymphysäre Eröffnung eines Abszesses im Cavum Retzii vor; hier lag das Geschoß. Danach Abgang des Harns durch die Operationswunde. Gundermann sah einen Blasenschuß, offenbar mit Beckenverletzung. Trotz operativer Eröffnung von Abszessen trat Tod ein an Allgemeininfektion. Bei einem anderen Falle Gundermanns (Verletzung der hinteren Blasenwand) kam es von der Harnfistel aus zu multipler Abszeßbildung in der Umgebung. Die Eiterung führte zum Tode.

Die Symptome der Mitbeteiligung der Beckenknochen wurden schon erörtert.

10. Blasenfisteln.

Nach Schußverletzungen der Blase läuft der Harn sehr häufig nicht auf normalem Wege, sondern durch den Schußkanal ab. Eigentlich ist das etwas ganz Selbstverständliches. Trotzdem waren uns diese Harnfisteln mit ihren oft seltsamen Lokalisationen am Anfange des Krieges, so bekannt sie auch schon früher waren, immer wieder überraschend und ein Gegenstand besonderen Interesses. Es kann sein, daß der Schußkanal sich für den Durchtritt des Harns erst sekundär öffnet, wenn Nekrosen sich abstoßen, Blutgerinnsel allmählich herausgeschwemmt werden oder erweichen. Aber meist treten diese Harnfisteln gleich nach der Schußverletzung auf. Die Mündung des Schußkanals, welcher zur Harnfistel wird, kann eine beliebige Lage haben, oft ziemlich weit von der Blase entfernt sein.

Sehr selten entleert sich der Harn bei Durchschüssen aus beiden Wundöffnungen, meist nur nach der Richtung, in der der geringere Widerstand besteht, dies ist häufig die mehr vorne gelegene, weil der Weg nach hinten durch die dicken Weichteilmassen leichter verlegt wird. Führt dagegen der Schußkanal in den Mastdarm, so ist hier für den Harn der bequemste Abfluß geschaffen. So sehen wir denn Blasenmastdarmfisteln verhältnismäßig sehr häufig.

Die verschiedenen Lokalisationen der nach Blasenschüssen sich einstellenden Harnfisteln waren fast alle schon Bartels bekannt. Der jetzigen Chirurgengeneration sind sie aber auch erst durch den Krieg so geläufig geworden. Von den Scheidenfisteln abgesehen fand Bartels die Mündung des Harnkanals: im Mastdarm, am Gesäß, Hodensack, Damm, Oberschenkel, oberhalb der Schamfuge, im Bereich des Kreuz- und Steißbeins. Im letzteren Fall lief der Harn erst durch den Mastdarm. Kurz gesagt, es sind das dieselben Befunde, die während des Krieges hundertfach erhoben wurden. Die ganz überwiegende Mehrzahl der Fälle sind extraperitoneale Verletzungen. Doch sind sichere Beobachtungen mitgeteilt, bei denen der Harn erst durch die Bauchhöhle lief. Wir haben schon oben eine Anzahl Fälle erwähnt. Ich selber habe zwei gesehen.

Bei einem Italiener fand ich einen Einschuß (Infanteriegeschoß links hinten) 2 cm neben dem 5. Lendendorn. Aus dem Ausschuß, 4 cm links von der Mittellinie, 2 cm unterhalb der Verbindungslinie der Spinae a. s., rann Harn. Auch rechts, also abseits der Fistel, war der Bauch druckempfindlich. Wenn der Patient auf der Seite lag und man ihm leicht auf die rechte Bauchseite drückte, floß der Harn im Strom ab, bei Rückenlage nur bei tiefem Eindrücken. Dabei äußerte der Patient an der Stelle, wo eingedrückt wurde, heftige Schmerzen. Puls war 90. Patient hatte angeblich etwas Erbrechen gehabt, der Bauch war indes nicht aufgetrieben. Eine fulminante Peritonitis bestand nicht. Trotzdem hatte man den sicheren Eindruck, daß der Harn aus der Bauchhöhle floß. Eine Operation kam nicht mehr in Frage, da die Verwundung schon mehrere Tage zurücklag. Während meiner achttägigen Behandlung besserte sich der Patient zusehends, und ich möchte annehmen, er ist durchgekommen.

Wahrscheinlich bilden sich in solchen Fällen Verklebungen, ehe der Harn schwer infiziert ist. Was von Harn in die übrige Bauchhöhle gelangt war, wird resorbiert und die allgemeine Peritonitis kann ausbleiben.

Der Umstand, daß der Harn aus dem Schußkanal läuft, ist weit davon entfernt, ein ungünstiges Moment darzustellen. Vielmehr verdanken dem gerade viele Verwundete, daß sie von einer Harninfiltration verschont bleiben, im Falle einer intraperitonealen Verletzung, daß eine allgemeine Peritonitis oder eine Urämie ausbleibt. Daß die Blasenmastdarmfisteln nach Schußverletzungen trotz der sofort erfolgenden Infektion des Harns eine besonders günstige Prognose geben, weil der Weg kurz ist, den der Harn nimmt, hat ebenfalls Bartels schon ausgesprochen, und auch das konnten wir im Kriege bestätigen.

Wenn das Gewebe im Bereich des Schußkanals nicht stark zertrümmert ist, wenn keine ausgedehnten Knochenfrakturen vorhanden sind, und wenn der Harn wirklich sich nirgends staut, geben diese Harnfisteln eine gute Prognose. Wo starke Gewebszertrümmerungen vorhanden sind, scheinen mir diese allein auszureichen, daß eine schwere Infektion entsteht. Der über die Wundflächen rieselnde Harn kommt kaum in Betracht. Dagegen habe ich den Eindruck gewonnen, daß im Falle einer ausgedehnten Knochenfraktur, etwa durch Infanteriegeschoß, diese mit Sicherheit allmählich infiziert wird, wenn der Harn in alle Spalten des Knochenbereichs läuft, während ohne dieses Vorkommnis eine ähnlich ausgedehnte Knochenfraktur aseptisch heilen kann. In diesem Falle also ist die Harnfistel eine sehr ernste Komplikation.

Die große Mehrzahl von Harnfisteln, welche aus dem ehemaligen Schußkanal hervorgegangen sind, schließt sich spontan, je nach der Weite des Kanals, in 2—4 Wochen. Einzelne persistieren länger. Ein kleiner Teil schließt sich überhaupt nicht von selber.

Nach dem offiziellen Bericht des amerikanischen Sezessionskrieges blieben die Fisteln: bei 20 Verwundeten länger als 1 Jahr; in 5 Fällen wurden sie beobachtet nach 1—2 Jahren, in 6 nach 3—6 Jahren, in 4 nach 8 Jahren, in 2 nach 9 und in 1 Falle nach 10 Jahren.

Wir haben in etwa 10% unserer Fälle die Patienten mit den Fisteln abtransportieren müssen. Die Beobachtungszeit betrug indes längstens zwei Monate. Wir selber haben — soweit wir Gelegenheit hatten, unsere Fälle entsprechende Zeit zu beobachten — nur dann gesehen, daß sich die Fistel nicht schloß, wenn besondere Komplikationen vorlagen: Knochensequester oder sehr weite Blasenmastdarmfisteln. Von einem unserer Verwundeten mit Blasenmastdarmfistel habe ich Nachricht erhalten, daß noch nach $3^1/_2$ Jahren die Fistel sich nicht völlig geschlossen hatte, trotz mehrfacher Operationen. Wir werden auf ähnliche Fälle bei den „Endausgängen" zurückkommen.

In der Regel aber ist der Verlauf bei engem Schußkanal so, daß einige Tage der Harn durch die Fistel abfließt, dann kommt zuerst wieder eine geringe Menge auf normalem Wege, allmählich tritt die abnorme Harnentleerung immer mehr zurück, versiegt zuweilen für kurze Zeit, um wieder aufzutreten, bleibt aber schließlich ganz aus. Nur selten sahen wir in solchen Fällen Abszesse oder Harninfiltration auftreten, die einen Eingriff erforderten.

Dagegen können bei länger bestehenden Blasenmastdarmfisteln sich allmählich sehr unangenehme Komplikationen einstellen. Gelegentlich, wie in einem Falle Hoffmanns, besteht eine Kloake, ein Raum in der Nachbarschaft von Blase und Mastdarm, der mit Harn und Kot gefüllt ist. Es entleert sich kotiger Harn auch durch die Harnröhre aus der Blase. Bei Verwundeten mit Blasenmastdarmfisteln, die wochenlang bestehen bleiben, entsteht schließlich eine aufsteigende Pyelonephritis, die zum Tode führt. Oder es können allmählich nachträglich noch von Ulzerationen des Schußkanals Eiterungen ausgehen.

So beschreibt Kayser, wie schon erwähnt, eine Blasenmastdarmverletzung, an die sich eine bis zur rechten Niere emporsteigende, zum Tode führende retroperitoneale Phlegmone schloß.

Was die Häufigkeit des Harnabflusses aus dem Schußkanal betrifft, so stellte Kielleuthner einen solchen in etwa einem Drittel seiner Fälle fest.

Das Abfließen von Harn aus dem Schußkanal kann erfolgen bei einer Verletzung der Harnröhre, der Blase oder eines Harnleiters. Eine Verletzung der Harnröhre ist durch den Katheterismus meist leicht zu erkennen. Schwieriger ist die Unterscheidung zwischen Blasen- und Harnleiterschüssen. In frischen Fällen, wo die Zystoskopie unmöglich ist, wird man sich gelegentlich mit einer Wahrscheinlichkeitsdiagnose begnügen müssen, wenn eine Autopsie durch Operation nicht erfolgt.

Bisweilen kommt es vor, daß man einem Irrtum verfällt und glaubt, aus der Schußwunde entleere sich Harn, während es sich nur um ein dünnes, trübes Wundsekret handelt. Es sind das einige Tage alte, häufig schwer infizierte Fälle. Eine sorgfältige Beobachtung, unter Umständen auch der Geruch des ausfließenden Sekrets, führt auf die richtige Diagnose.

Neben diesen primär durch den Schußkanal entstehenden Fisteln gibt es bekanntlich solche, die nach der Operation einer Harninfiltration oder nach Inzision eines Abszesses sich einstellen. Sie kommen indes nach Blasenverletzungen seltener als nach Harnröhrenverletzungen vor. Wir werden bei den Harnröhrenschüssen von ihnen noch zu reden haben.

Bekommt man ältere Fälle zur Behandlung, so leistet die Zystoskopie zur Feststellung, ob eine Blasenfistel vorliegt und wo diese sitzt, unter Umständen Ausgezeichnetes. Es ist aber nicht in allen Fällen möglich, die Fistelöffnung in der Blase zystoskopisch nachzuweisen.

Ich erinnere mich eines Falles aus der Payrschen Klinik in Königsberg (der, soweit ich noch weiß, keine Schußverletzung erlitten hatte), bei dem die Fistelöffnung nicht zu finden war. Der Harn entleerte sich zeitweise mit dem Stuhl. Es wurden mehrere Operationen extraperitoneal gemacht — ohne Erfolg. Schließlich wurde zur Laparotomie geschritten, und es fand sich eine enge Kommunikation der Blase mit einer adhärenten Schlinge des Colon sigmoideum, die sich dann mühelos trennen und versorgen ließ.

Die einfachen Blasenfisteln, die im Anschluß an Schußverletzungen auftreten, bedürfen meist keiner besonderen Behandlung. Wenn die Fistel

die Tendenz zeigt, sich zu schließen, beschleunigt das Einlegen eines Dauerkatheters gelegentlich den Schluß derselben. Meist heilt sie wohl auch ohne
einen solchen, wenn sie überhaupt derart ist, daß Heilung ohne Operation
möglich ist. Die operativen Eingriffe bei persistierenden Fisteln seien einem
späteren Abschnitt vorbehalten.

11. Fremdkörper.

Fremdkörper können durch Verletzungen in die Harnblase gelangen.
In erster Linie sind es Geschosse, die in der Harnblase vorgefunden werden.
In der ersten Zeit des Krieges haben solche Fälle ziemliches Aufsehen erregt.
Aber nach den Mitteilungen von Bartels war schon im 16. Jahrhundert bekannt,
daß in der Harnblase Steine gefunden wurden, deren Kern ein Geschoß war.
Bartels selber konnte 87 Fälle von Fremdkörpern in der Harnblase sammeln.

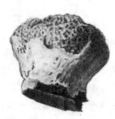

Abb. 13. Präparat der
K. W. A. (Res.-Laz.
Nordhausen). Granat-
splitter mit Blasen-
stein durch Sect. alta
gewonnen. Verletzung
von Mastdarm und
Blase durch A.-G. vor
7 Monaten. Ein Gra-
natsplitter einige Tage
nach der Verwundung
durch Mastdarmbla-
senfistel abgegangen.

Es waren Geschosse, Knochenstücke, Kleiderfetzen, Holz-
splitter. Nicht nur durch Schuß, sondern auch durch
Stich, insbesondere Pfählung, waren die Fremdkörper
in die Harnblase gelangt.

Ganz dieselben Sorten von Fremdkörpern fand man
nun auch bei den Verletzungen des großen Krieges in der
Harnblase, vorwiegend aber Geschosse und Knochensplitter.

So haben Schrapnellkugeln in der Blase Kielleuthner,
Pitzner, v. Haberer, Krecke u. a. vorgefunden, Infanteriegeschosse wurden von Kielleuthner, Kappis,
Stark, Zondek, Burckhardt und Landois u. a. nachgewiesen.

Bekanntlich inkrustieren sich Fremdkörper in der
Blase leicht, offenbar hauptsächlich dann, wenn sie eine
rauhe Oberfläche haben, also Schrapnellkugeln und intakte Infanteriegeschosse weniger schnell und leicht als Granatsplitter und insbesondere Knochensplitter (s. Abb. 13).

Allerdings fand sich in einem Falle von Blum ein Granatsplitter uninkrustiert, der $2^1/_2$ Jahre in der Blase gelegen war.
Prätorius dagegen sah einen taubeneigroßen weißen Stein, der als
Kern den Mantel eines Infanteriegeschosses enthielt. Kielleuthner
beobachtete zweimal Granatsplitter in der Blase unter 47 Blasenverletzungen, Burckhardt
und Landois unter 15 Fällen einmal einen kleinen und bei zwei Fällen von Blasenzerreißung je einen großen. Bertlich fand einen Granatsplitter in der Blase, ein zweiter
hatte die Harnröhre verletzt.

Häufig sind, wie gesagt, als Kerne von Steinen Knochensplitter festgestellt worden.

So entfernte Lohnstein durch hohen Schnitt einen taubeneigroßen Phosphatstein,
dessen Kern ein etwa kirschgroßer Knochensplitter bildete. Der Patient war 9 Monate
vorher verwundet worden. Prigl heilte einen Patienten durch Lithotrypsie eines Phosphat-
steines, der ebenfalls ein Knochenstückchen enthielt. Janssen entfernte einen 32 g schweren
Stein, der sich um Granatsplitter entwickelt hatte, nach einer 10 Monate zurückliegenden
Verletzung. Der Mann wußte nichts von dem Stein. Er entleerte seinen Harn selbst mit dem
Katheter. Wegen Verengerung der Harnröhre war er d.u. geschrieben worden. In einem
Falle Lohnsteins hatte sich um Baumwollfetzen von der Unterhose, die durch eine
Pfählungsverletzung in die Blase getrieben waren, ein taubeneigroßes Konkrement gebildet.

Endlich ist von Blum ein durch den Oberschenkel in die Blase getriebenes italieni-
sches 20-Centesimistück in der Blase liegend beobachtet worden.

Die Fremdkörper gelangen meist direkt bei der Schußverletzung in die Blase.

In einem Falle von Burckhardt und Landois hatte der Granatsplitter, nachdem er in die Blase eingedrungen war, die Schleimhaut noch auf eine Strecke weit angerissen, ehe seine Kraft erschöpft war.

Einmal sah ich einen Fall, in dem das Geschoß von hinten eingedrungen war, gegen die Blasenwand an der Schamfuge geschlagen hatte und dann in die Blase zurückgefallen war. Die Stelle des Anschlags war durch submuköses Hämatom gekennzeichnet (s. Abb. 14).

Vielfach aber finden sich Fremdkörper in der Wand eingekeilt oder sie wandern erst sekundär durch Eiterung in die Harnblase ein.

Lohnstein behandelte einen Mann, der am 3. V. 1916 durch Granatsplitter am Gesäß verwundet war. Am 16. IX. wurde zystoskopisch ein in Durchwanderung durch die Blasenschleimhaut begriffener Fremdkörper nachgewiesen, der an der freien Oberfläche inkrustiert war. Unter mehrmaliger Zystoskopie wurden nun die einzelnen Etappen des Durchwanderns beobachtet. Sie sind in der Arbeit durch sehr instruktive farbige Reproduktionen wiedergegeben. Nachdem sich der Knochensplitter gelöst hatte, wurde er durch die Harnröhre entfernt. Während der Durchwanderung hatten sich um den Fremdkörper Granulationen gebildet, die nach erfolgter Durchwanderung allmählich verschwanden.

Goldberg stellte röntgenologisch einen Schatten in der Blasengegend fest, ohne daß anfänglich ein Fremdkörper zystoskopisch in der Blase nachgewiesen werden konnte. Bei später gemachter Zystoskopie wurde in der Gegend des Trigonums ein Granatsplitter sichtbar.

Hagedorn entfernte mittels hohen Schnittes einen in der Durchwanderung durch die Blasenwand begriffenen Knochensequester des horizontalen Schambeinastes. Der Zertrümmerungsherd im Knochen wurde von weiteren Sequestern befreit und die Blase von außen freigelegt und drainiert.

Jäger fand einen an der Hinterwand der Blase fest in schwielige Massen eingekeiltes Geschoß, welches dauernde Blasenbeschwerden und Zystitis verursacht hatte.

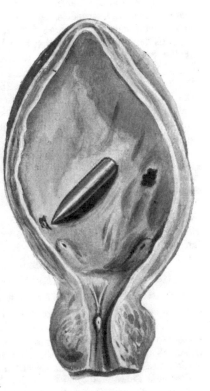

Abb. 14. Blasensteckschuß, I.-G., Einschuß in die Blase, Schleimhauthämatom an der Stelle des Anpralls des Geschosses. (Eigene Beobachtung. Präparat in der Sammlung der K.W.A.)

Rosenstein bekam einen Patienten in Behandlung, der durch ein Infanteriegeschoß getroffen war, das vor dem Eindringen in den Körper die Feldflasche durchschlagen hatte und dann von rückwärts durch das Kreuzbein eingedrungen war. Längere Zeit hindurch entleerte sich der Harn in den Mastdarm. Zystoskopie ergab, 9 Monate nach der Verletzung, daß oberhalb der linken Harnleitermündung durch die Schleimhaut ein Geschoßstück hindurchschimmerte, das offenbar in der Submukosa der Blase saß. Es wurde oberhalb des linken Leistenbandes extraperitoneal auf die Blase eingegangen und eine Höhle an der Blasenwand freigelegt, die Eiter und zahlreiche kleine Metallsplitter enthielt. Am Grunde der Höhle in sehr erheblicher Tiefe saß ein Stück eines Infanteriegeschosses in der Blasenwand. Drainage. Hautnaht. Heilung. Spätere zystoskopische Untersuchung ergab eine geringfügige Veränderung der Schleimhaut an der Stelle des ehemaligen Sitzes des Geschosses.

Flechtenmacher beschreibt aus der Habererschen Klinik einen Fall von Steckschuß der Blase. Ein Infanteriegeschoß lag in einer Nische der Blasenwand gegen den

Mastdarm zu. Patient hatte leichtes Unlustgefühl beim Wasserlassen. Vom Mastdarm her fühlte man vorne eine druckempfindliche Stelle.

Ein Patient von Fielitz war im Herbst 1915 verwundet worden. Im Frühjahr 1916 d.u. entlassen, hatte Blasenstörungen. Zystoskopie war unmöglich, da Blase stark verkleinert. Röntgenbild ergab großen Blasenstein mit Geschoßsplitter (Infanteriegeschoß) als Kern. Hoher Schnitt. Völlige Heilung.

Zwei bemerkenswerte Fälle teilt Zondek mit. Er entfernte aus der Blase 9 Fremdkörper. Ein Infanteriegeschoß hatte eine metallene Zigarettenschachtel getroffen, außerdem die Schamfuge zerschmettert. Es bestand eine linksseitige suprapubische Fistel, aus der sich Harn entleerte. Die Fistel wurde gespalten. Man kam in eine apfelgroße Höhle neben der Blase und von dort in diese durch ein pfennigstückgroßes Loch. Aus der Höhle und aus der Blase selber wurden Knochensplitter, inkrustierte Blechstücke und ein pfirsichgroßer Stein entleert. Nach 3 Wochen Heilung.

In einem zweiten Falle Zondeks sah der entfernte Stein wie ein Kalbsauge aus. Die Schrapnellkugel hatte offenbar mit einem kleinen Segment in der Blasenwand gesteckt. Die übrige Zirkumferenz war inkrustiert. Als der Fremdkörper frei wurde, kam die Stelle nach unten, wo die schwere Schrapnellkugel hervorschaute. Auf diese Weise wurden weiterhin die Harnsalze nur an den bereits inkrustierten Stellen angesetzt. Der Patient konnte übrigens nur im Liegen harnen.

Garré entfernte, wie in einer Dissertation von Caspar berichtet wird, einen walnußgroßen Blasenstein 8 Monate nach der Verwundung. Ähnlich wie in dem 2. Zondekschen Fall schaute das Geschoß — hier ein Granatsplitter — an einer Stelle aus der Steinmasse heraus.

Einen ungewöhnlichen Fall teilt Melchior mit. Ein Fragment des horizontalen Schambeinastes einer Beckenfraktur war von vorne in die Blase eingedrungen bis zur Berührung mit der Hinterwand, hatte dort ein Dekubitalgeschwür gemacht. Das Loch in der vorderen Blasenwand war durch den Knochensplitter völlig tamponiert.

Unter 9 Fällen von Blasenfremdkörpern, die Kielleuthner beobachtet hat, ließ sich nur 3mal sicher feststellen, daß das Geschoß primär in die Blase gelangt war. Bei den übrigen Fällen schien das Geschoß auf dem Wege der Eiterung in die Blase gekommen zu sein.

Zweimal war der Einbruch einwandfrei zu verfolgen: einem zystoskopisch festgestellten umschriebenen bullösen Ödem folgte ganz plötzlich starke Eiterung ohne zystitische Symptome; Fieberabfall, Schmerzentlastung; dazu gesellten sich früher nie bemerkte Steinbeschwerden, die durch eine der Mündung der Blase bei der Harnentleerung vorliegende Schrapnellkugel hervorgerufen waren. Im zweiten Fall war sogar im Zystoskop ein Teil einer Gewehrkugel, eingebettet in das typische Bläschenödem, zu erkennen.

Bei den meisten der beobachteten Fälle von Steckgeschossen in der Blase ist das Geschoß extraperitoneal eingedrungen, da die intraperitonealen Schüsse ja ohne Operation meist zum Tode führen.

Dagegen erwähnt Pegger einen Fall von intraperitonealer Blasenverletzung, der hierher gehört. Der Verwundete wurde mit Harnretention eingeliefert. Der Katheterharn war blutig. Die Laparotomie wurde am Tage nach der Verwundung gemacht. Es fanden sich 3 l Harn in der Bauchhöhle, die Blase war von harninfiltriertem Bindegewebe umgeben. Seitlich links in der Tiefe saß ein $1/2$ cm langes Eisensprengstück fest in die Blase eingekeilt. Nach Herausnahme desselben zeigte sich ein hellergroßes Loch in der Blasenwand. Naht in zwei Etagen. Genesung (nach Verweilkatheter) in 14 Tagen.

Ein Teil der Geschosse oder Fremdkörper wurde von den Autoren bei primären Operationen, ein Teil bei der Sektion, ein Teil endlich bei späteren Untersuchungen gefunden.

Unmittelbar nach der Verletzung sind Symptome von seiten des Fremdkörpers in der Regel nicht vorhanden, teilweise weil sie zunächst gegenüber den allgemeinen Erscheinungen der Blasenverletzung zurücktreten, teilweise weil die Patienten liegen und doch in der Regel sehr früh einen Dauerkatheter bekommen. Wenn die Patienten dann aufstehen und sich geheilt glauben, tritt das bekannte Fremdkörpersymptom, das plötzliche Sistieren des Harnstrahls, auf. Oft bleibt dieses Symptom aber gänzlich aus. Es zeigen sich nur unbestimmte Beschwerden.

Ein Patient der Stichschen Klinik mit Schrapnellkugel in der Blase (persönliche Mitteilung) konnte niemals im Stehen harnen, er mußte sich dazu immer hinlegen.

Treplin - Hamburg (persönliche Mitteilung) entfernte durch hohen Schnitt einen inkrustierten Granatsplitter aus der Blase. Patient klagte über Schmerzen in der Eichel beim Harnlassen.

Es können aber auch Symptome ganz ausbleiben.

So lief ein Patient v. Haberers zwei Jahre mit einem Geschoß in der Blase herum, bis es zufällig bei der Zystoskopie entdeckt wurde.

Das Gewöhnliche ist allerdings, daß sich bei den Patienten, zumal wenn sie wieder auf die Beine kommen, die bekannten Steinbeschwerden einstellen (Krecke), also insbesondere plötzliches Abbrechen des Harnstrahls oder Nötigung beim Harnen eine besondere Lage einzunehmen.

Interessant sind in dieser Hinsicht zwei Beobachtungen von Pitzner. Im ersten Falle wurde eine Schrapnellkugel in der Blase gefunden. Patient hatte unmittelbar nach dem Schuß keine Beschwerden gehabt, nur blutigen Harn entleert. Er hatte noch nach drei Tagen über zeitweise leichte Schmerzen, die er in die Eichel verlegte, geklagt. Nur ganz geringe Druckempfindlichkeit in der Blasengegend. 6 Tage nach der Verwundung war kein Blut mehr im Harn, dagegen bestand Zystitis. 18 Tage nach der Verwundung plötzliches Abbrechen des Harnstrahls. Zystoskopie. Hoher Schnitt. Heilung. In einem zweiten Falle, wo ebenfalls eine Schrapnellkugel in der Blase lag, hatten überhaupt nie Harnbeschwerden bestanden, war nie blutiger Harn bemerkt worden. Erst als Patient aufstand, plötzliches Absetzen des Harnstrahls usw. In beiden Fällen war keine Narbe zystoskopisch mehr zu sehen.

Bartels berichtet von einigen Fällen, wo die Verwundeten deutlich das Gefühl hatten, daß ein Fremdkörper in der Blase umherrolle.

In einem Falle v. Hoffmanns kam es zu vollständiger Harnretention. Bei Eröffnung der Blase saß ein kleinwalnußgroßes Konkrement an der inneren Blasenmündung. Einen ähnlichen Fall teilt Hanc mit.

Gelegentlich legen leichte Symptome von Zystitis oder unregelmäßige Abgänge von Blut den Verdacht auf einen Fremdkörper in der Blase nahe.

Ein Patient von Goldberg bemerkte erst am zweiten Tage nach der Verwundung Bluttropfen bei der Schlußportion des Harns. Das Bluten verschwand, stellte sich aber einen Monat später nach Aufnahme der Arbeit wieder ein. Patient hatte dann immer nur Blut im Harn, wenn er einige Zeit auf den Beinen gewesen war. Schmerzen waren bald in der Blasengegend, bald im After; bei Bettruhe waren sie gering. Es ist dies der oben erwähnte Fall, bei dem das Geschoß allmählich in die Blase einwanderte.

Auch schwere Zystitiden können sich an den Aufenthalt von Geschossen im Blaseninneren schließen (vgl. Abb. 15).

Mehrere Beobachtungen aus dem Weltkriege sind mitgeteilt, in denen das Geschoß oder ein Knochensplitter auf natürlichem Wege abging. (Dieses Vorkommnis wird übrigens bereits von Bartels eingehend besprochen.)

Stark berichtet über ein russisches Infanteriegeschoß, das durch die Harnröhre entleert wurde.

Kappis sah einen Franzosen, der aus der Harnröhre ein deutsches Infanteriegeschoß von sich gab.

Goldberg erwähnt einen Verwundeten mit Verletzung der Schamfuge, der mit dem Harn Knochensplitter aus der Harnröhre herausbrachte.

Eine weitere Beobachtung von spontanem Abgang eines in die Blase eingedrungenen Geschosses teilt Zubrzycki mit.

Meist erfolgte der Abgang des Geschosses ziemlich plötzlich.

Bei einem Patienten Nobilings bestand lange Zeit unwiderstehlicher Harndrang. Die Harnentleerung erfolgte erst nach längeren Bemühungen und nur tropfenweise. Zugleich waren starke Schmerzen in der vorderen Harnröhre vorhanden. Erst 8 Tage nach der Verwundung ging unter heftigem schmerzhaftem Ruck ein Granatsplitter ab.

Nicht immer scheinen übrigens die durch Schußverletzungen in die Blase gelangten Fremdkörper harmlose Bewohner des Blaseninneren zu sein.

Wenigstens macht Zuckerkandl auf die Möglichkeit aufmerksam, daß ein Geschoß durch ulzeröse Zerstörung der Wand aus der Blase auswandern kann, z. B. in den Mastdarm durchbrechen.

Die Diagnose wird in den späten Fällen, in denen man auf Fremdkörper fahndet, mittels der Zystoskopie leicht gestellt werden können.

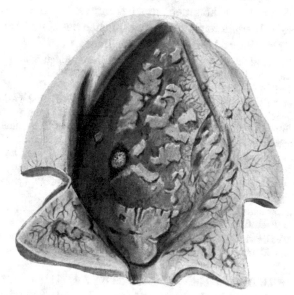

Abb. 15. Präparat der K. W. A. (Armeepathologe II.). A. G. Splittersteckschuß der Harnblase. Splitter an der hinteren Blasenwand sitzend. Schwere diphtherische inkrustierende Zystitis. (3½ Monate alt.)

Interessant ist hier, was v. Haberer mitteilt. Nach dem Röntgenbild und der vorhandenen Zystitis erschien kein Zweifel, daß bei einem Patienten, den v. Haberer in seine Klinik bekam, ein Steckschuß der Blase vorlag. Um das zystoskopische Bild desselben Studenten vorzuführen, wurde der Patient zystoskopiert. Die Schrapnellkugel fand sich aber nicht in der Blase, sondern sie lag, wie die Operation ergab, in einem bis auf den Beckenboden reichenden großen Abszeß, der eine Durchwanderungszystitis gemacht hatte.

Die Behandlung in frischen Fällen von Steckschüssen der Blase besteht natürlich in der Entfernung des Geschosses durch Eröffnung der Blase. Zu diesem Vorgehen wird man ja von selbst geführt, wenn man Blasenschüsse prinzipiell operiert, die einen Rest von Zweifel übrig lassen, daß die Verletzung eine solche sein könnte, bei der man durch Nichtoperation mehr riskiert als durch Operation.

Ich konnte in einem Falle drei Stunden nach Verwundung ein Infanteriegeschoß aus der Blase entfernen und den Patienten der Heilung zuführen.

Auch zur Entfernung der Fremdkörper in späten Fällen wird man wohl vorwiegend sich zur Ausführung des hohen Schnittes entschließen.

Oppenheimer erreichte indes durch Bougiedilatation, daß ein in der Blase befindliches Geschoß schließlich spontan abging.

Nur selten wird man sich durch besondere Umstände veranlaßt sehen, extravesikal vorzugehen.

Über den Fall Rosensteins, bei dem das in der Blasenwand submukös sitzende Geschoß durch Schnitt oberhalb des Leistenbands entfernt wurde, ist oben schon berichtet worden.

Bei einem Verwundeten, dessen Krankengeschichte mir von Prof. Steinthal zur Verfügung gestellt wurde, bildete sich zwei Monate nach der Verwundung oberhalb des Leistenbandes eine druckempfindliche Stelle. Dies nötigte zur Inzision, die von Dr. Grundler gemacht wurde. Die Blase war bis hinauf zum Scheitel von einer mit Harn gefüllten Höhle umgeben. In der Blase fand sich ein Loch. Es gelang, durch dieses eine Kornzange einzuführen, die in der Blase liegende Schrapnellkugel zu fassen und durch das Loch herauszuziehen.

Man kann wohl, wie Zondek es mit Erfolg getan hat, versuchen, ein glattes Geschoß durch die Harnröhre zu entfernen — Zondek hatte dazu eigens einen Kugelfänger konstruiert —, aber Knochenstücke, kantige Granatsplitter werden besser nicht endovesikal entfernt. Ebenso ist die Lithotrypsie nach Schußverletzungen der Blase gefährlich, da der Kern des Steins meist ein zackiges Metall- oder Knochenstück ist.

So suchte Prätorius einen taubeneigroßen Stein mit dem Lithotryptor zu entfernen. Das Instrument ließ sich indes nicht vollständig schließen, erst in Narkose konnte der Stein bis in die Harnröhre gebracht und mußte von dort durch Einschnitt entfernt werden. Er enthielt als Kern ein Geschoßstück. In einem Falle von Prigl, in dem der Stein ein Knochenstück enthielt, gelang die Entfernung durch die Harnröhre.

Schließlich sei darauf hingewiesen, daß gelegentlich mehrfache Steinextraktion nötig wird, sei es daß kleine Konkremente zurückgeblieben waren, die nachwuchsen, oder wahrscheinlicher, daß ein Blasenkatarrh zurückblieb, der zu erneuter Steinbildung Veranlassung gab.

So behandelte v. Rihmer einen durch Infanteriegeschoß Verwundeten, dem er mehrere Monate nach der Verwundung einen walnußgroßen Stein aus der Blase, ein halbes Jahr später wieder zwei walnußgroße Steine aus der Blase, einen dritten aus der Pars prostatica durch Zystostomie entfernte. Von den drei letztentfernten waren die zwei ersten Phosphatsteine, der dritte hatte sich um einen Knochensplitter gebildet.

V. Harnröhre.
1. Anatomie der Harnröhren-Verletzungen.

Verletzungen der Harnröhre durch Geschosse oder blanke Waffen galten von jeher als sehr große Seltenheiten. So wurden z. B. im deutsch-französischen Kriege nur 22 notiert, 18 des hinteren Teils, 4 der Pars pendula.

Im Weltkrieg sind natürlich die Zahlen wieder viel größer geworden.

Wir unterscheiden zweckmäßig Streifschüsse, welche die Harnröhre nur seitlich eröffnen, Durchschüsse, welche zwei Löcher in die Harnröhre machen, und vollständige Durchtrennungen mit oder ohne erheblicher Zertrümmerung des Gewebes in der Nachbarschaft.

Die Durchschüsse kommen am häufigsten durch Infanteriegeschosse zustande, seltener durch kleine Granatsplitter.

Betrachtet man die Harnröhre im Zusammenhang mit ihrem muskulösen Mantel und dem sie umgebenden Schwellkörper, so können sowohl solche

Verletzungen, welche als Rinnenschüsse, wie solche Verletzungen, die als Durchschüsse imponieren, die Schleimhaut vollständig durchtrennen, so daß eine
völlige Kontinuitätsunterbrechung vorliegt, wir also bezüglich des wichtigsten
Teiles der Harnröhre, nämlich des Schleimhautkanals, nicht mehr einen Rinnenschuß – ein Streifloch – oder einen Durch-
schuß, sondern eine komplette Unterbrechung vor uns haben (s. Abb. 16 u. 17).

Verletzungen der Harnröhre ohne
Eröffnung ihrer Lichtung durch
Schüsse, welche in nächster Nähe vor-
beigehen, kommen natürlich auch vor.
Die Verletzung beschränkt sich dann
auf Ruptur einiger kleiner Venen oder
auf sonstige unbedeutende Einrisse, ohne

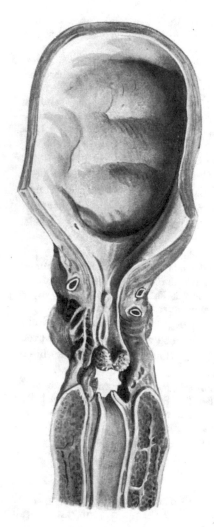

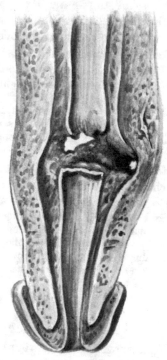

Abb. 16. Präparat der K. W. A. (Path.
Inst. Freiburg). Rinnenschuß durch die
Harnröhre.

Abb. 17. Rinnenschuß der Harnröhre mit
vollständiger Kontinuitätsunterbrechung der
Schleimhaut. (Eigene Beobachtung, Präparat
in der Sammlung der K. W. A.)

daß die kleine Harnröhrenverletzung mit dem Schußkanal kommuniziert.

Philippowicz sah einen Fall von Kontusion der Harnröhre in der Mitte der Pars
bulbosa. Ein Granatsplitter war gerade bis zur Harnröhre gelangt und hatte hier nur eine
Quetschung verursacht, die aber die Folge hatte, daß der Harn blutig wurde.

Andererseits kann die Harnröhre eröffnet sein, ohne daß das Geschoß
selbst dies gemacht hat, sondern Knochensplitter. Es wird z. B. die Schamfuge getroffen und ein Knochensplitter dringt in die Harnröhre ein.

Bei Granatsplitterverletzungen können weite Strecken der Harnröhre vollständig vernichtet werden.

So sah Schönberner einen Fall, bei dem die Harnröhre in 8 cm Ausdehnung von der Mitte der Pars pendula nach hinten hin zerrissen, die Schwellkörper zerfetzt und der Penis bis auf eine schmale Hautbrücke abgeledert war. Zugleich bestand eine Verletzung des Hodensacks und Hodenprolaps.

Meyer veröffentlichte einen Fall, bei dem ein großer Defekt am Damm bestand. Der zentrale Teil der Harnröhre fehlte, vom peripheren Teil waren nur noch etwa 8 cm vorhanden (s. u.).

Einige weitere Beispiele folgen später.

In ganz seltenen Fällen kann die Harnröhre mehr als einmal getroffen sein.

In einem Falle Jägers, der allerdings erst in einem späteren Stadium beobachtet wurde, war nach Verletzung durch Infanteriegeschoß eine doppelte Harnröhrenstriktur entstanden. Jäger glaubt, daß das Geschoß an der vorderen Krümmung der Harnröhre eingetreten, durch die Lichtung der Harnröhre zentralwärts gefahren und an der hinteren Krümmung ausgetreten ist, und sowohl am Eintritt als am Austritt eine Striktur sich gebildet hat. Zwischen den beiden Strikturstellen war keine Veränderung.

Gleichzeitige Verletzungen anderer Organe kommen entsprechend der Lage und der geringen Breitenausdehnung der Harnröhre seltener als bei der Blase vor. Häufig findet sich zugleich mit der Verletzung der Harnröhre eine solche des Beckens. Seltener als bei Blasenverletzungen sind schwere Beckenzertrümmerungen. Dies gilt aber nicht für die Traumen durch stumpfe Gewalt.

Über gleichzeitige Verletzung von Harnröhre und Blase ist oben schon gesprochen. Eine Beteiligung der Prostata bei Schüssen durch die Pars prostatica der Harnröhre ist bei den engen Beziehungen der beiden Organe stets vorhanden. Sehr häufig ist außer der Harnröhre der Hodensack und einer oder beide Hoden verletzt. Die Harnröhre kann dabei in der Pars pendula oder am Damm getroffen sein.

Eine besondere Bedeutung hat auch hier wieder die Mitbeteiligung des Mastdarms an der Verletzung. Sie ist allerdings relativ erheblich seltener als bei Blasenverletzungen, da die Harnröhre nur ein schmales Kontaktfeld mit dem Mastdarm hat. Dazu kommt nun noch die größere Seltenheit der Harnröhrenverletzungen überhaupt, so daß die absolute Zahl der Harnröhrenmastdarmverletzungen nicht groß ist.

Es kann hier wieder ein einfacher enger Kanal durch die Schußverletzung zustande kommen, so daß der Harn in den Mastdarm läuft. Von da bis zur Bildung einer großen Höhle, einer Art Kloake, gibt es wieder alle Übergänge. Es kann schließlich diese gemeinsame Wundhöhle sich nach außen öffnen, d. h. es fehlt ein Teil der Harnröhre, die Vorderwand des Mastdarms und der vordere Teil des Sphinkters.

Außer einigen an anderer Stelle angeführten Fällen seien hier folgende erwähnt.

Jäger veröffentlicht vier Fälle von Harnröhrenmastdarmfisteln. Im ersten Fall war vom Mastdarm her die Fistelöffnung 2 cm oberhalb des Afterrings zu tasten, in einem zweiten Fall 6 cm oberhalb desselben, in einem dritten unterhalb der Prostata. Harn wurde zum Teil durch den Mastdarm entleert, bis zur Hälfte der Gesamtmenge. Blasensphinkter und After hielten dicht.

Einem Patienten von Dr. Berendes-Reichenbach i. Schles. (persönliche Mitteilung) war durch Infanteriegeschoß die ganze vordere Hälfte des Afters mit Damm und Harnröhre weggerissen. In der fetzigen Wunde sah man die Prostata. Penis, Hoden unverletzt. Harn entleerte sich mit dem Kot aus einer gemeinsamen Kloake. Harn wurde gehalten, Kot nicht.

Hugel - Landau behandelte (nach einer persönlichen Mitteilung) einen Patienten, dem ein Granatsplitter in die rechte Gesäßbacke eingedrungen war, der weiterhin den Mastdarm durchsetzte, die Harnröhre von der Blase abriß, die vordere Blasenwand durchschlug und schließlich noch den linken horizontalen Schambeinast verletzte. Aller Harn ging mit dem Kot durch die zerfetzte Afteröffnung ab. Nach Versiegen der Eiterung und Heilung der äußeren Wunden wurde der After wieder kontinent.

Fast etwas Typisches ist die Kombination eines Schusses der Arteria femoralis und der Harnröhre.

Burckhardt u. Landois haben drei Fälle beobachtet. Beim ersten (Anfang 1915) war ein Infanteriegeschoß durch den linken Oberschenkel und den Damm gegangen und in der rechten Gesäßbacke nahe der Gesäßfalte zu einer markstückgroßen Ausschußwunde herausgekommen. Da Wasserlassen und Katheterismus unmöglich, wurde zunächst die Blase punktiert und der Troikart liegen gelassen. Erst nach vier Tagen wurde wegen eingetretener Infektion die Pars cavernosa freigelegt und dort ein kleiner länglicher Schlitz der Harnröhre festgestellt. Am Gesäß mußte ein großes Hämatom inzidiert werden, auch weiterhin waren Inzisionen nötig. Patient starb 10 Tage nach der Verwundung an der Infektion. Die Arteria femoralis hatte ein seitliches Loch, die Vene hatte zwei Löcher. Das Hämatom in der Umgebung war sehr gering. Heute würden wir einen ähnlichen Fall anders behandeln und vermutlich durchbringen.

Der zweite Fall hatte einen kleinen Infanterieeinschuß an der rechten Gesäßbacke, starken Bluterguß am Damm, Hodensack und linken Oberschenkel. Über letzterem deutliches Schwirren. Bei der von Geh.-Rat Braun ausgeführten Operation erwiesen sich beide Schenkelgefäße unterhalb des Abgangs der Vena profunda vollkommen durchschossen. Am Knochen stak ein englisches Infanteriegeschoß. Die Gefäße wurden unterbunden. In Steinschnittlage wird darauf die Harnröhre freigelegt. Sie ist nahe der Blase abgerissen und mündet in eine große Zertrümmerungshöhle. In das zentrale Ende kommt ein Katheter. Vier Wochen später ist die Dammwunde heil, die Harnröhre gut durchgängig. Das Bein anfänglich stark schmerzend und geschwollen, hat sich gebessert und ist dünner geworden. 5 Wochen nach der Verwundung wird Patient entlassen. $3^{1}/_{2}$ Jahre später schreibt Patient, nachdem vorübergehend für kurze Zeit noch Blut und Eiter aus der Harnröhre abgegangen waren, sei jetzt die Harnentleerung vollkommen in Ordnung. Die geschlechtliche Funktion dagegen sei gestört (siehe unten unter „Endausgänge"). Das Bein hat dem Patienten 6 cm unterhalb des Knies abgenommen werden müssen, da der Fuß bis über das Fußgelenk hinaus brandig geworden war.

Der dritte Verwundete wurde in sehr elendem Zustand eingeliefert. Einschuß: Außenseite des rechten Oberschenkels zwischen oberem und mittlerem Drittel. Das Geschoß (Handgranatensplitter) hatte den Oberschenkel an der Übergangsstelle in den Hodensack verlassen, war durch die Harnröhre gegangen und weiter durch die linksseitigen Schenkelgefäße. Ausschuß war unterhalb der linken Spina a. s. Hodensack stark geschwollen, mit Blut und Harn imbibiert. Hoher Schnitt, Blase ganz leer. Inzisionen ins Cavum Retzii und den Hodensack. Patient stirbt anderen Tages. Die Harnröhre ist durchschossen. Die Arteria femoralis ist 2 cm unterhalb der Profunda durchschlagen; in der Umgebung ist ein großer Bluterguß. — Auch eine Verwundung dieser Art würden wir heute anders behandeln (siehe unten).

Sehr selten sind Stichverletzungen der Harnröhre.

Zimmermann beschreibt eine Bajonettstichverletzung der Harnröhre, die am Damm zustande gekommen war, indem der Patient von rechts nach links erst durch den Oberschenkel, dann durch den Damm gestochen war. Es bildete sich eine Harnfistel, später nach deren Schluß eine mäßige Striktur.

2. Folgen der Harnröhren-Verletzungen und Symptome.

Fast immer entleert sich etwas Blut aus der Harnröhre. Gelegentlich kann ein blutiger Schorf die Harnröhrenmündung verschließen. Die Blutung ist bald sehr gering, wie z. B. bei bloßen indirekten Verletzungen, bald recht erheblich bei Verletzungen der Schwellkörper, selten bedrohlich bei schweren

Zerreißungen von Arterien und Eröffnungen desselben in den Schußkanal. Bei gleichzeitiger Verletzung der Arteria femoralis könnte die Blutung einmal recht erheblich sein, immerhin aber kaum je so, daß nun die Arteria femoralis ihr Blut im Strome in die Harnröhre ergösse. Dazu ist der Weg zu lang und bei weiten Schußkanälen tritt natürlich binnen kurzem Verblutungstod ein, so daß solche Fälle nicht mehr in ärztliche Behandlung kommen.

Die Blutung kommt bei Harnröhrenverletzungen in der Regel rasch, in einem, spätestens einigen Tagen zum Stillstand. Sehr selten wurde längerdauernder Blutabgang beobachtet.

So behandelte Hildebrandt im Burenkriege einen gefangenen Engländer, der 3 Monate blutigen Harn durch die Harnröhre entleerte. Offenbar waren hier die Schwellkörper getroffen worden. Trotzdem bleibt das ein sehr ungewöhnliches Vorkommnis.

Payr beobachtete in einem Fall von erheblicherer Blutung, daß diese erst nach der Harnröhrennaht stand.

Holländer berichtet über eine allerdings durch stumpfe Gewalt erfolgte Harnröhrenverletzung bei einem Hämophilen, die zur Heilung kam.

Die Blutung ins Gewebe kann ziemliche Dimensionen annehmen, ohne einen ins Gewicht fallenden Blutverlust darzustellen. Wir beobachten dann mächtige Hämatome am Damm. Der Hodensack kann zu einem schwarzblauvioletten Ballon anschwellen, der Penis zu einer unförmigen Wurst sich vergrößern. Vielfach wird das Bild durch die gleichzeitig einsetzende Harninfiltration verwischt.

Das wichtigste Vorkommnis bei Harnröhrenverletzungen sind die Störungen bei der Harnentleerung. Nur in den seltensten Fällen geht die Harnentleerung trotz nachgewiesener Verletzung der Harnröhre anstandslos vonstatten. Meist empfinden die Verwundeten wenigstens ein Brennen, wenn der Harnstrahl die verletzte Stelle passiert, bei Verletzungen der Pars fixa in der Gegend des Damms. Wo auch das fehlt, ist damit zu rechnen, daß nur eine sehr unerhebliche Verletzung, unter Umständen nur eine Kontusion vorliegt, die zur Blutung in die Harnröhre geführt hat. Läuft der Harn im Strahl ab, so kommt in der Regel zuerst ein Stoß stark blutigen Harns, später weniger blutiger Harn. Viel häufiger aber empfinden die Patienten ein Hindernis. Der Harn fließt nur tropfenweise oder in dünnem Strahl ab, ist gleichmäßig mit Blut untermischt. In den meisten Fällen kommt überhaupt nichts, höchstens Blut, das durch Harn verdünnt ist. Die Patienten stehen, zumal sie heftige Schmerzen haben, von dem Versuch zunächst ab, ihre Blase zu entleeren, solange sie der Harndrang nicht zu sehr quält.

Der Störung der Harnentleerung können die verschiedensten anatomischen Verhältnisse zugrunde liegen.

Daß bei völligem Abriß die Harnröhre unwegsam wird, ist ohne weiteres klar. Aber auch hierbei braucht die Harnentleerung nicht vollständig unmöglich zu sein. Es kann sein, daß der Harn sich erst in die Wundhöhle ergießt und von dort tropfenweise, mit Blut untermischt, wieder abfließt. Meist aber tritt nachträglich doch noch vollständige Verhaltung ein, wenn die Gewebe entzündlich schwellen. Das ist nun die Ursache, warum auch bei nicht vollständiger Unterbrechung der Kontinuität der Harnröhre im Falle einer Verletzung meist eine Erschwerung, ja die vollständige Unmöglichkeit sich einstellt, Harn zu lassen. Auch hier erzählen uns die Verwundeten, daß sie anfänglich noch Harn hätten lassen können, nachher sei dies nicht mehr gegangen.

Seltener ist der umgekehrte Fall, daß zuerst die Harnentleerung — etwa infolge eines auf den Sphinkter wirkenden Reflexes — unmöglich war und später einige Tropfen blutigen Harns zutage gefördert werden. Bei den meisten Verwundeten trat nach Verletzung der Harnröhre sofort Harnretention auf. Ausgenommen sind nur leichte Verletzungen, Streifschüsse, Kontusionen, die dauernd ohne nennenswerte Beschwerden bleiben. Es ist übrigens klar, daß umgekehrt die Harnverhaltung kein Beweis dafür ist, daß eine erhebliche Harnröhrenverletzung vorliegt. Die Harnverhaltung kann sehr wohl bei Verletzungen lediglich der Umgebung der Harnröhre eintreten.

Im allgemeinen suchen nun die Verwundeten den Harn solange in der Blase zu halten wie sie können, wenn sie sehen, daß ihre Bemühungen, ihn los zu werden, fruchtlos sind. Harndrang pflegt sich erst bei gefüllter Blase einzustellen, ausgenommen vielleicht bei den sehr hoch sitzenden Verletzungen der Harnröhre. Es wird mehrfach berichtet, daß die Verwundeten das Gefühl gehabt haben, als sie endlich den Harn losließen, daß dieser sich in die inneren Teile ergieße. Wieder bei anderen kommt es mehr allmählich zu Harninfiltration. Ob hier die Selbstbeobachtung geringer entwickelt ist, ob eine Sphinkterlähmung hinzukommt, wissen wir nicht.

Im Gegensatz zu Blasenschüssen ist es bei Schüssen der tiefer liegenden Teile der Harnröhre seltener, daß der Harn aus dem Schußkanal abläuft. Wenn das geschieht, z. B. am Damm oder in dem Mastdarm, so geschieht es natürlich, im Gegensatz zu den Blasenverletzungen, in Intervallen. Vielleicht gerade deswegen kommt es leichter zur Harninfiltration und damit auch zur Unwegsamkeit der Fistel, indem plötzlich unter Druck eine Menge Flüssigkeit ins Gewebe gepreßt wird. Die Harnröhrenverletzung scheint aber vermöge der Retraktionsfähigkeit der Harnröhre, vielleicht auch weil leichter durch Lappen ihrer Wand die Lichtung verlegt wird, wenig zur Fistelbildung, dafür mehr zur Harninfiltration zu neigen.

Geschieht für den Verwundeten nichts zur Ableitung des Harns, so treten allmählich die mehrfach geschilderten Symptome der Harninfiltration auf: Schwellung und Schmerzen am Damm, am Glied, am Hodensack, zunehmende Erscheinungen der Infektion. Differentialdiagnostisch von Bedeutung ist, daß Schwellungen und blutige Suffusion am Hodensack, Glied, Damm, Oberschenkel auch bei Schüssen dieser Gegend ohne Harnröhrenverletzung auftreten können, rein infolge Blutergusses.

So ist mir einmal eine sehr bedauerliche Fehldiagnose unterlaufen. Wir mußten ein überfülltes Feldlazarett zur Zeit übernehmen, als die Offensive noch in vollem Gange war. An eine eingehende Untersuchung der bereits im Bett befindlichen Patienten war wegen der großen Zahl der neuen Zugänge nicht zu denken. Bei einem Patienten nahm ich infolge der Schwellung und blutigen Unterlaufung des Hodensacks, und weil ich den Verwundeten richtig versorgt glauben mußte, einfaches Hämatom des Hodensacks an. Als zwei nach Tagen eine genauere Untersuchung der alten Patienten vorgenommen werden konnte, stellte sich heraus, daß eine Verletzung der Harnröhre vorlag mit Harninfiltration. Sofortige Operation war leider zu spät. Patient starb an den Folgen der Allgemeininfektion. Nach dieser Erfahrung dürfte mir etwas Ähnliches ein zweites Mal nicht mehr vorkommen.

Am ehesten kommt es bei Verletzungen, die vom Damm her die Pars fixa treffen, dazu, daß der Harn aus dem Schußkanal abläuft, oder bei solchen, bei denen der Schußkanal direkt von der Harnröhre zum Mastdarm zieht.

Dagegen sah Breslauer zwei Tage lang den Harn zur Oberschenkelwunde abfließen, Hildebrandt beobachtete, daß sich eine solche Fistel 14 Tage lang hielt und allen Harn durchließ. Darauf schloß sie sich spontan in wenigen Tagen.

In einem Falle v. Hoffmanns bestand eine Kommunikation zwischen Pars membranacea und Mastdarm.

Demgegenüber entstehen bei Schüssen des beweglichen Teiles der Harnröhre natürlich sehr leicht abnorme Abflußwege für den Harn, weswegen hier wieder die Harninfiltration selten ist.

Die Gefahr der Harninfiltration ist bei Harnröhrenverletzungen der Pars fixa eminent groß schon deswegen, weil wir in sehr vielen Fällen nicht in der Lage sind, wie bei Blasenverletzungen einen Dauerkatheter einzulegen. Sitzt also die Verletzung im Bereiche des fixen Teiles der Harnröhre, so findet sich, wie erwähnt, zuerst Druckempfindlichkeit und leichte Schwellung am Damm. Da daselbst meist auch eine ausgedehnte Blutunterlaufung ist, so gibt das ein ganz charakteristisches Aussehen. Allmählich geht die Schwellung auf Penis, Hodensack und Oberschenkel über, wie wir das bei dem Kapitel über Blasenverletzung schon besprochen haben.

Bei Schüssen der Pars pendula schwillt erst der Penis, später der Damm und Hodensack, ja sogar die Gegend oberhalb der Schamfuge an. Solche Fälle sind aber selten.

Bei der überwiegenden Zahl der Harnröhrenverletzungen gelingt es nicht, einen Katheter bis in die Blase einzuführen, da er an der Verletzungsstelle stecken bleibt. Selbst wo man ihn in die Blase hineinbekommt, nimmt man bei dem Passieren der Verletzungsstelle ein Hindernis wahr. Daß der Katheter bei Harnröhrenverletzungen anstandslos durch die Harnröhre geht — zum mindesten äußert der Patient beim Berühren der verletzten Stelle Schmerzen — ist eine große Seltenheit. Aber für die Diagnosenstellung ist wichtig zu wissen, daß auch solche Fälle vorkommen, und dabei besteht doch eine Harnröhrenverletzung.

Man muß sich übrigens hüten, einer Täuschung zum Opfer zu fallen. Oft besteht eine recht ausgedehnte Wundhöhle, besonders bei Verletzungen der Pars prostatica. Sogar die Lichtung des Mastdarms kann mit dieser Wundhöhle in Verbindung stehen. Man glaubt, mit der Spitze des Katheters bis in die Blase vorgedrungen zu sein, sie liegt aber erst in der Wundhöhle. Der einigermaßen Geübte schöpft Verdacht, aber es ist oft die Entscheidung doch schwer, ob der Katheter in der Blase liegt. Untersuchung vom Mastdarm her hat uns in einem Falle sehr gute Dienste geleistet.

E. Burckhardt macht darauf aufmerksam, daß sich in solchen Fällen der Katheter in der Wundhöhle dreht.

Nach alledem ist die Diagnose der Harnröhrenverletzung meist leicht. Im Vordergrund stehen die zwei Symptome: Abgang von Blut und Behinderung oder Unmöglichkeit zu harnen. Die Berücksichtigung der Schußrichtung liefert weitere Anhaltspunkte. Nimmt man nun noch den Katheter zu Hilfe, so wird man fast stets zu voller Klarheit kommen. Eine Schwierigkeit kann eigentlich nur dann vorliegen, wenn der Patient vor der Verletzung eine Striktur gehabt hat, die eben an der Grenze der Durchgängigkeit war und nun aus irgendeinem Grunde völlig unwegsam geworden ist. Man wird also gut tun, die Patienten gegebenenfalls zu befragen. Für die Behandlung ändert das wenig. Denn man ist nun eben auch genötigt, die alte Striktur zu beseitigen.

Kommt man mit dem Katheter unter Überwindung eines Hindernisses in die Blase und fließt nunmehr stets ungefärbter Harn ab (nachdem vielleicht die ersten Tropfen noch blutig gewesen waren), so weiß man, daß das Blut nicht aus der Blase, sondern aus der Harnröhre kam. Allerdings ist nun noch ungewiß, ob das Hindernis für die Harnentleerung eine Geschoßperforation der Harnröhre war oder nur eine Verletzung durch einen aus der Nachbarschaft kommenden Bluterguß. Das ist aber auch zunächst ziemlich gleichgültig, wenn nur der Katheterismus gelingt. Gelingt er nicht, so hat man gleich eine zuverlässige Auskunft darüber, wo das Hindernis sitzt.

3. Der weitere Verlauf der Harnröhren-Verletzungen.

Wenn der Harn, trotz der Verletzung, dauernd auf natürlichem Wege sich entleeren kann, so heilt die Harnröhrenverletzung sehr rasch. Das kommt auch bei Verletzung der Harnröhre selber, etwa Infanteriegeschoß-Durchschüssen, vor. Trotzdem kann sich später eine Striktur einstellen, die dann wohl aber leicht durch rechtzeitige Bougierung beseitigt werden kann.

Harnröhrenfisteln, die primär aus dem Schußkanal entstehen, können sich spontan oft in erstaunlich kurzer Zeit schließen; sie bleiben natürlich bestehen, wenn sich unterhalb eine Striktur ausbildet. Die Striktur kann aber auch noch nachträglich — nach erfolgter Heilung der Schußkanalfistel — sich bilden.

Patienten mit ausgedehnter Harninfiltration, die nicht einer chirurgischen Behandlung zugeführt werden, sind selbstverständlich alle verloren. Nur wo der Harn wenigstens teilweise Abfluß hat, kann die Harninfektion sich begrenzen. Es entstehen dann Abszesse, die am Damm oder in den Mastdarm durchbrechen und zu sekundären Harnfisteln werden können. Auch sie können sich spontan schließen, oder sie persistieren, wenn der Abfluß des Harns auf natürlichem Wege infolge der Narbenschrumpfung immer kümmerlicher wird oder wenn die narbige Abszeßwand keine Tendenz zur Verkleinerung mehr hat. Hiervon wird später noch die Rede sein.

Im übrigen hängt der Verlauf einer Harnröhrenverletzung durchaus von der rechtzeitig und sachgemäß eingeleiteten Therapie ab.

4. Behandlung.

Die Behandlung der Harnröhrenschüsse hat in erster Linie die Aufgabe, für einen ausreichenden Abfluß des Harns zu sorgen. Wir beschreiben im folgenden zunächst das Vorgehen bei Verletzung der Pars fixa, um am Schluß des Kapitels noch einige modifizierende Bemerkungen über Besonderheiten in der Behandlung der Pars pendula zu machen.

A. In frischen Fällen,

bei denen trotz anstandsloser Entleerung des Harns eine Verletzung der Harnröhre angenommen werden muß, wird man sich darauf beschränken können, den Patienten zu überwachen, ob nicht nachträglich infolge Schwellung eine Behinderung der Harnentleerung eintritt, unter Umständen beim Abtransport ihm einschärfen, sich zeitig beim Arzt zu melden, wenn Störungen eintreten. Ist zu gewärtigen, daß beim Transport nur ungenügende ärztliche Hilfe zur Verfügung steht, so lege man lieber einen Katheter ein. Riedel betrachtet den Verweilkatheter bei Harnröhrenverletzungen als unnütz, da bei nicht völliger Durchtrennung der Harnröhre der normale überfließende Harn nichts schade und bei völliger Durchtrennung die Striktur durch Verweilkatheter nicht verhindert werden könne. Bei frischen Fällen wird man aber besser tun, den Katheter dann als Verweilkatheter liegen zu lassen, wenn man beim Katheterismus auch nur ein unbedeutendes Hindernis wahrnimmt. Es kann sonst leicht sein, daß man später bedauert, den Katheter entfernt zu haben, wenn nachträglich Störungen eintreten und nun der Katheterismus Schwierigkeiten macht.

Jedenfalls katheterisiert man immer zuerst mit dem weichen Katheter, damit man ihn gleich liegen lassen kann. Fängt man mit dem Metallkatheter an, will dann einen weichen als Verweilkatheter einlegen und sieht man, daß das nicht gelingt, dann muß man erneut zum Metallkatheter greifen und kann erleben, daß man ein zweites Mal auch diesen nicht mehr hineinbekommt. Daß man übrigens den Verwundeten nicht mit einem metallenen Verweilkatheter abtransportiert, ist selbstverständlich. Hier muß auf andere Weise für Abfluß des Harns gesorgt werden.

Läßt sich ein Katheter nicht einführen, ist aber der Harnabfluß genügend (was wohl selten vorkommt), so mag man abwarten, wenn der Verwundete in ärztlicher Beobachtung bleibt. Darunter verstehe ich, daß der Arzt genügend Zeit für den einzelnen Verwundeten behält. In Perioden großen Andrangs soll man daher lieber einen Eingriff vornehmen. Es ereignet sich sonst nur allzu leicht, daß man den richtigen Moment versäumt.

Ist Harnverhaltung da oder ist man im Zweifel, ob nicht vielleicht der Katheter bloß in eine Höhle unterhalb der Blase gelangt ist, gar nicht in die Blase selber, so muß für anderweitigen Abfluß des Harns gesorgt werden. Das einfachste Verfahren ist die Blasenpunktion. Durch einen genügend weiten, oberhalb der Schamfuge eingestochenen Troakar kann man leicht einen dünnen Schlauch einschieben und den Troakar zurückziehen. Man wird nach den äußeren Verhältnissen verschieden verfahren. Wo die Vorbedingungen zu einem größeren Eingriff gegeben sind, ist ein solcher wohl vorzuziehen.

Die Blasenpunktion ist in der ersten Zeit des Krieges von Garrè bei Harnröhren- und Dammverletzungen empfohlen worden. Die Punktionsnadel kann unter Umständen liegen bleiben. Garrè umgeht damit unter ungünstigen äußeren Umständen die technischen Schwierigkeiten, die in der anatomischen Orientierung in dem zerrissenen und blutig imbibierten Gewebe liegen. Zur Punktion benutzt man am besten eine gewöhnliche, ungefähr 10 cm lange, etwa stricknadeldicke Kanüle, die sich leicht mit Heftpflaster fixieren, leicht mit einem Schlauch verbinden läßt. Sie ist handlicher als der Blasentroakar.

Enderlen konnte sich zur alleinigen Blasenpunktion nie entschließen. Es wurde öfter Urethrotomia externa notwendig.

Es stehen zur Verfügung die Eröffnung der Harnröhre vom Damm her oder die Drainage der Blase. Eine der beiden Eingriffe wird man auch dann wählen, wenn trotz ausreichenden Harnabflusses bereits die Zeichen der Harninfiltration bestehen. Im allgemeinen ist es wünschenswert, die Verletzungsstelle selber freizulegen. In Steinschnittlage wird ein Metallkatheter soweit eingeführt, als es möglich ist, und dann vom Damm aus die Verletzungsstelle sichtbar gemacht. Ist die Kontinuität der Harnröhre nicht unterbrochen, so gelingt es vielleicht jetzt, einen weichen Dauerkatheter durch die ganze Harnröhre bis in die Blase zu bringen, ohne die Lichtung weiter zu eröffnen. Wenn

nicht, muß man versuchen, den Katheter durch eine Wundöffnung oder eine
besondere, zentral von der Verletzungsstelle gemachte Öffnung von der Dammwunde aus einzuführen. Nach Befestigung des Katheters und Tamponade
der Wunde ist die Operation beendet. Ist die Verletzung wenig ausgedehnt
und sind die Gewebe nicht stark gequetscht, ist sachgemäße Nachbehandlung
möglich, so steht nichts im Wege, in ganz frischen Fällen die Harnröhrenwunde
zu nähen, eventuell zirkulär nach Resektion.

Zuckerkandl hat zur Ableitung des Harns zentral eine kleine Urethrotomie gemacht und durch die neue Öffnung für 8 Tage einen Katheter in die Blase geführt. Später
kam dann der Katheter durch die ganze Länge der Harnröhre zu liegen. In allen Fällen
Zuckerkandls trat nach 3 Wochen fistellose Heilung ein.

Statt dessen kann man auch den Harn durch eine Zystostomiewunde
ableiten.

Stutzin widerrät Dauerkatheter und leitet den Harn direkt durch die Blase ab.
Darauf schneidet er auf den Damm ein, macht womöglich die Harnröhrennaht und
drainiert bis zum periurethralen Gewebe. Nach 14 Tagen wird das Blasendrain entfernt.
Meist ist dann Heilung per primam eingetreten.

Jedenfalls ist nicht zu empfehlen, eine vollständige Harnröhrennaht
auszuführen, ohne den Harn oberhalb irgendwie abzuleiten. Tut man das aber,
so kann man in geeigneten Fällen auch ohne Bedenken die Operationswunde
am Damm durch einige Nähte verkleinern. Es ist wohl selbstverständlich,
daß man sich unter prekären äußeren Umständen nicht auf eine komplizierte
Operation, wie es die Harnröhrennaht, besonders die zirkuläre ist, einlassen darf.

Nordmann hat ganz recht, wenn er auf die Gefahr des unerwarteten vorzeitigen
Abtransportes eines Verwundeten aufmerksam macht, bei dem die Harnröhre genäht ist.

Ist die Harnröhre ganz durchgerissen, so gilt es, das zentrale Ende
erst zu finden. Bekanntlich glückt dies am ehesten, wenn man peinlich die
Mittelebene im Auge behält. Bei hoch oben sitzender Verletzung ist es von
Vorteil, sich beim Suchen nahe an die Schamfuge zu halten. E. Burckhardt
empfiehlt, wenn Schwierigkeiten beim Aufsuchen bestehen, aus der Blase einige
Tropfen Harn auszupressen zu versuchen.

Martens macht darauf aufmerksam, daß das Auffinden des zentralen
Endes deswegen bisweilen so große Schwierigkeiten macht, weil sich die Blase
samt dem Harnröhrenstumpf ganz erheblich retrahiert. Es ist mehrfach im
Kriege berichtet, daß nach Schußverletzungen das obere Ende der Harnröhre
erst nach Katheterismus von der Blase her gefunden wurde (z. B. Adrian,
Bonn, Brüning [persönliche Mitteilung], Dobbertin).

Dem Patienten von Bonn fiel es auf, daß er kein Wasser lassen konnte. Ein Knochen-
fragment des Sitzbeines lag in der Harnröhre. In diesem Falle war primär eine Urethrotomie gemacht worden, Katheter eingeführt. Später stellten sich wieder Beschwerden
ein. Daher erneute Urethrotomie. Man kam in einen Hohlraum, von dort wurde durch
das vermeintliche zentrale Harnröhrenende der Katheter, wie man glaubte, in die Blase
eingeführt. Wegen mangelnden Harnabflusses hoher Schnitt: Der Katheter liegt in einem
Hohlraum hinter der Blase. Nunmehr retrograde Einführung des Katheters. Sondierung
ohne Ende. Heilung.

A. Hofmann hat zur Behandlung der totalen Harnröhrenzerreißungen besondere
Katheter konstruiert. Der von unten her einzuführende Metallkatheter trägt an seiner
Spitze eine Halbrinne, in die ein Köpfchen des von oben her eingeführten weichen Katheters
paßt, so daß letzterer folgt, wenn ersterer aus der Harnröhre herausgezogen wird.

Brüning (persönliche Mitteilung) empfiehlt, keine Zeit mit langem Suchen zu verlieren, sondern rasch die Blase zu eröffnen und den Katheter von oben einzuführen. Ich
kann dem nur beistimmen, seit ich in einem Fall — zum Schaden des ziemlich elenden

Patienten, dem ich die Zystotomie ersparen wollte — trotz eifriger Bemühungen das zentrale Ende nicht fand und dann doch noch die Blase von oben eröffnen mußte.

Bei der mangelhaften Beleuchtung, unter der man im Felde oft zu leiden hat, gelingt manchmal auch das Einführen von oben nicht sofort. Man halte sich dabei wieder nach vorn gegen die Schamfuge. Im allgemeinen ist zu widerraten, bei Verletzungen der Harnröhre nur die Blasendrainage zu machen und von der Blase her den Katheter in die Harnröhre einzuführen zu suchen. Die Gefahr der Infektion der Dammgegend ist nicht vollständig abgewendet. Man muß aber außerdem sehr damit rechnen, daß man von oben her die Verletzungsstelle ebensowenig wie von unten mit dem Katheter passieren kann.

v. Hoffmann war so in einem Falle genötigt, der Zystotomie noch die Eröffnung der Harnröhre vom Damm her folgen zu lassen. Beim Versuche, von oben her den Katheter einzuführen, gelangte dieser, wie sich bei der Urethrotomie herausstellte, durch eine Wunde des Mastdarms in diesen.

Das zentrale Harnröhrenende muß in frischen Fällen grundsätzlich unbedingt aufgesucht werden. Um so dringlicher ist diese Indikation, je schwieriger das Auffinden ist. Denn gerade in komplizierten Fällen riskiert man die gefährlichste Harninfiltration trotz aller Freilegung der Wunde vom Damm aus, es sei denn, daß man die Blase drainiert. Dann wird man aber nicht davon Abstand nehmen, den Katheter durch die Blase einzuführen und wird damit eben das zentrale Ende leicht finden.

Hat man so oder so das zentrale Ende erwischt, so muß mindestens ein Dauerkatheter zur Dammwunde herausgeleitet werden. Damit kann man sich begnügen, muß es sogar, wenn eine Naht wegen großen Defekts der Harnröhre unmöglich oder wegen starker Gewebsquetschung untunlich ist.

Man kann das freie Ende des Katheters auch durch den peripheren Teil der Harnröhre ziehen und in die Dammwunde einen Drain einlegen. Bei starker Gewebsquetschung ist aber eine rasche Heilung doch nicht zu erwarten. Es ist dann besser, die periphere Harnröhre nicht durch ein Katheter zu belasten und so die Wundverhältnisse zu komplizieren. Der Katheter kann in der Regel später immer noch durch die ganze Harnröhre gelegt werden.

Simon hat in einem Fall von Durchschuß der Pars cavernosa am Damm 25 Stunden nach der Verwundung operiert und einfach einen Dauerkatheter eingelegt.

Glaubt man eine Naht ausführen zu können, so bevorzugen es manche Autoren, diese auf die hintere Wand mit einigen Katgutstichen zu beschränken, andere sind auch hier mehr für die zirkuläre Naht. Das periphere Ende zu mobilisieren zwecks Annähung an das zentrale ist angängig, wenn die Wundverhältnisse es erlauben. Ich glaube, man kann bei frischen Verletzungen in dieser Hinsicht eine ganze Menge ohne Schaden riskieren, dadurch eine zu starke Retraktion der Enden vermeiden und die Behandlungsdauer sehr abkürzen. Daß man bei der zirkulären Naht in der Regel durch die ausgiebigere Anfrischung mehr Harnröhre opfert, auch die augenblickliche Heilung etwas mehr gefährdet, liegt auf der Hand. Die zirkuläre Naht muß über dem Dauerkatheter ausgeführt werden oder besser: der Harn wird oberhalb auf eine der angegebenen Weisen abgeleitet.

Ist der Mastdarm mitverletzt, so näht man ihn natürlich zu und verzichtet auf alle Finessen bei der Versorgung der Harnröhre. Bei großen Wundhöhlen, in die Harnröhre und Mastdarm münden, ist entsprechend den bei den Blasenverletzungen dargelegten Grundsätzen vorzugehen.

An Stelle der Urethrotomie bei Harnröhrenverletzungen primär die Blase zu eröffnen, ist, wie gesagt, im allgemeinen nicht zweckmäßig, da die Urethrotomie ja meist zum Ziele führt und zugleich die Verwundungsstelle zugänglich macht. Dagegen können äußere Verhältnisse sehr wohl dazu veranlassen, grundsätzlich bei frischen Verletzungen die Zystostomie auszuführen.

Coenen legte bei Harnröhrenschüssen wegen der schwierigen Abtransportverhältnisse in Rußland nie eine Urethrotomie an, da der Verweilkatheter bei der Ungunst der äußeren Umstände doch nicht in Funktion blieb, sondern immer eine suprapubische Fistel.

Bei gleichzeitiger Verletzung der Harnröhre und einer Arteria femoralis würden wir nach unseren früher gemachten oben mitgeteilten Beobachtungen und der inzwischen vorgeschrittenen Erfahrung der Kriegschirurgie folgendermaßen zu behandeln vorschlagen. Zuerst sollte man die Arterienverletzung freilegen, erstens um die Asepsis besser wahren zu können und eventuell die Naht der Arterie ausführen zu können, zweitens um bei der Versorgung der Harnröhre nicht eine gefährliche Blutung zu bekommen, dann die Verletzungsstelle der Harnröhre angehen und die Blase drainiren. Darauf müßten breite Inzisionen im Bereiche alles durchbluteten Gewebes in der Ausdehnung des Schußkanals folgen.

B. Etwas ältere Fälle.

Sehr häufig kamen die Verwundeten zur Behandlung, als bereits die manifesten Zeichen der Harninfektion vorlagen, sei es, daß sachgemäße ärztliche Hilfe nicht rechtzeitig zur Stelle gewesen oder daß der Fall ursprünglich so gelegen hatte, daß man ohne größere Operation auszukommen glaubte. In erster Linie ist auch hier für den Abfluß des Harns zu sorgen, wobei man nach denselben Grundsätzen wie in den frischen Fällen vorgeht. Kann man bei Blasenverletzungen und beginnender Harninfiltration noch versuchen, durch Einlegen eines Dauerkatheters einen Rückgang der Harninfiltration zu erzielen, so ist dies bei Harnröhrenverletzungen meist nicht möglich. In der Regel bekommt man gar keinen Katheter in die Blase hinein. Glückt das einmal, so ist das trotzdem riskanter als bei Blasenverletzungen, weil der Katheter zweifellos die Infektion der Harnröhrenwunde beschleunigt. Man tut also wohl besser, in jedem Falle die Verletzungsstelle vom Damm her freizulegen. Ist Katheterismus unmöglich, so muß natürlich erst recht operiert werden. Meist ist das gegebene Verfahren, durch die Wunde oder durch eine besondere Öffnung ein Drain in die Blase einzuführen. Ist die Harnröhre abgerissen oder infolge bereits eingetretener Nekrose zerfallen, so ist es oft noch schwieriger als in frischen Fällen, das zentrale Ende zu finden.

Eine zirkuläre Naht verbietet sich immer, wo bereits ausgesprochene Infektion besteht. Bekommt man die Enden zusammen, so kann man sie durch einige Katgutsituationsnähte der hinteren Wand aneinanderlegen, im übrigen muß man das Blasendrain zur Dammwunde herausleiten und diese breit offen lassen. Eröffnung der Blase ist nur angezeigt, wenn man das zentrale Ende nicht anders findet.

Nach E. Burckhardts Erfahrungen hält die Naht in infizierten Fällen nicht und ist daher besser zu unterlassen.

Im Falle weitgehender Harninfektion des Gewebes folgt dann als zweiter Akt die ausgiebige Spaltung der harninfizierten Stellen bis ins Gesunde nach den im Kapitel über Blasenverletzung angegebenen Grundsätzen. Wir fügen hier nur noch einige Fälle aus der Literatur an.

Krecke besprach im ärztlichen Verein München einen Fall von Harnröhren- und Mastdarmzerreißung mit ausgedehnter Harninfiltration. Harnröhrenschnitt und breite Spaltungen.

Nordmann hat 8 Zerreißungen der Harnröhre gesehen. 6 mal bestand gleichzeitige Verletzung der Beckenknochen. Alle hatten eine vorgeschrittere periurethrale Phlegmone (Skrotum, Leistenbeuge), Urethrotomie und ausgiebige Spaltungen. Trotzdem gingen 5 zugrunde.

A. Mueller gelang die Naht zweier Verletzungen der hinteren Harnröhre über dem Katheter (zwei Reihen Katgut) von einer wegen Harninfiltration gemachten Inzisionswunde am Damm aus.

In einem Falle Hinterstoissers, der schon erwähnt wurde, fand sich eine große Bauchdeckenblasenwunde links von der Schamfuge und Bruch beider linker Schambeináste. Ausschuß: am Mittelfleisch. Auswärts war hoher Schnitt gemacht, Einführung des Katheters durch die Harnröhre war nicht gelungen. Zerreißung der Harnröhre in der Pars membranacea. Jetzt wurde Urethrotomia externa gemacht. Doppelte Drairage der Blase nach Dittel-Ultzmann. Sehr schwierige Nachbehandlung, wiederholte Entfernung abgestorbener Knochensplitter aus den Fisteln. Heilung in einem Jahr.

Reeb führt den Dauerkatheter von der Urethrotomiewunde aus nach der Eichel durch. Nach 5—6 Tagen wird er entfernt. Patient harnt durch die Urethrotomiewunde und bekommt Sitzbäder mit H_2O_2. Nach 8 Tagen wird bougiert und dann regelmäßig in kleinen Zwischenräumen weiter bougiert. Nach 2—3 Wochen kommt der Harn gewöhnlich zur normalen Öffnung wieder heraus. In 9 Fällen von Harnröhrenverletzung genügte 2 mal Dauerkatheter, 6 mal wurde Urethrotomie gemacht, 2 Fälle sind an Sepsis und Urämie gestorben.

C. Verletzungen der Pars pendula.

Bei Verletzungen der Pars pendula hat man seltener Veranlassung, primär einzugreifen, weil hier viel früher der Harn aus der Wunde abläuft.

So ist es z. B. Rothschild gelungen, eine Schußverletzung der Pars pendula ohne Katheter, ohne Bougierung zur Heilung zu bringen. Die Harnentleerung auf dem widernatürlichen Wege versiegte allmählich.

Läuft der Harn nicht spontan ab, so versucht man zunächst, einen Katheter einzuführen; da dieser Teil der Harnröhre zugänglicher ist, kommt man bei einiger Geschicklichkeit gelegentlich auch dann noch zum Ziel, wenn sich zunächst an der Verletzungsstelle ein Hindernis darbietet.

Enderlen faßt seine Erfahrungen dahin zusammen, daß in der Pars pendula in der Regel ein Verweilkatheter genügt.

Zimmermann beschreibt einen Fall, bei dem die Eichel durch Granatsplitter zum großen Teil vom übrigen Glied abgetrennt und die Harnröhre eröffnet war. Nach Anlegen einiger Situationsnähte und Einführen eines Dauerkatheters heilte die Eichel wieder an. Die Harnröhre verheilte unter leichter Strikturbildung.

Manchmal ist es auch möglich, durch eine Schußöffnung einen Katheter für 1—2 Tage einzuführen. Sind diese Bemühungen fruchtlos, so steht man vor der Wahl, die Harnröhre am Damm oder an der Verletzungsstelle zu eröffnen. In frischen Fällen erscheint der letztere Weg als der natürliche.

Bei einem Falle von Landois und mir (Infanteriegeschoß-Einschuß: rechter Oberschenkel Vorderfläche handbreit unterhalb der Spina ant. sup., daneben Ausschuß. Das Geschoß ist weiterhin durch die rechte Hodensackhälfte, dann durch die Pars pendula penis gegangen, $2^1/_2$ cm oberhalb des Sulc. coron.) Einführen eines Katheters unmöglich. Operation (Landois). Anfrischung und Naht der Hodenkapsel. Haut auf der Hinterseite des Penis gespalten. Der Schuß ist durch die Schwellkörper gegangen, hat die Harnröhre getroffen. Nach Ausräumung des Hämatoms kann Katheter eingeführt werden. Nach Heilung keine Verkrümmung des Penis. Bericht nach 3 Jahren: zweimal Abszeß-

inzisionen am Penis. Jetzt gelegentlich krampfartige Schmerzen im Hoden. Keine Störungen beim Wasserlassen. Bei der Erektion stellen sich oft Schmerzen vorne links an der
Eichel ein. Zugleich zieht sich der verletzt gewesene Hoden bis in die Mitte des Gliedes
vor. Dies sei um 3 cm kürzer als früher. Patient „verzichtet oft lieber auf den Genuß"
des geschlechtlichen Verkehrs, fragt übrigens, ob er wohl Aussicht auf Rente habe.

Auch die Naht wurde bei Verletzungen der Pars pendula ausgeführt.

Schönberner nähte eine auf 3 cm zerrissene Harnröhre (Wunde oberhalb der
Fossa navicularis). Die Naht ging am 3. Tag wieder auf, wurde am 12. Tage wiederholt
und führte nunmehr (Dauerkatheter für 5 Tage) zur Heilung. In einem zweiten Fall war
die Harnröhre in 8 cm Ausdehnung von der Mitte der Pars pendula nach hinten hin zerrissen, die Schwellkörper zerfetzt und der Penis bis auf eine schmale Hautbrücke abgeledert.
Zugleich bestand infolge Verletzung des Hodensacks ein Hodenprolaps. Harnröhre und
Schwellkörper wurden genäht, die Penishaut reponiert, die restierende Haut über dem
Hodensack zusammengezogen. Unter viertägigem Einlegen eines Dauerkatheters heilte
die Harnröhre.

Bei einem Verwundeten mit Durchschuß der Harnröhre und der Peniswurzel nähte
Sonntag die Harnröhre, trotzdem eine beginnende Harnphlegmone Spaltungen notwendig machte.

In einem von Landois und mir Anfang 1915 gemeinsam beobachteten Falle mit
vollständiger Zertrümmerung des rechten Hodens und völligem queren Durchbriß der Harnröhre in der Mitte des Penisschaftes wurde die Harnröhre primär über dem Katheter zirkulär
genäht. Nach $2^{1}/_{2}$ Monaten hatte Patient eine gut durchgängige Harnröhre, aber noch
eine kleine Fistel an der Nahtstelle. Weiteren Verlauf siehe unten unter „Endausgänge".

Erstreckt sich die Harninfiltration bis in die Dammgegend, so wird zweckmäßig dort inzidiert und durch einen Einschnitt in die Harnröhre ein Drain
bis in die Blase geführt. Man mag versuchen, von der Dammwunde her den
Katheter bis durch die äußere Harnröhrenmündung vorzuschieben, wie das
Schambacher in zwei Fällen von Durchtrennung des Penisschaftes getan
hat. Glückt das nicht, so kann man abwarten, ob die Harninfiltration am peripheren Teil nunmehr zurückgeht.

Sind bereits Zeichen gefährlicher Harninfiltration an der Verletzungsstelle zu sehen, so wird man sofort diese freilegen und dann erst je nach Bedarf
mit Rücksicht auf bereits eingetretene Infektion am Damm auch hier inzi-
dieren. Unter Umständen wird man genötigt sein, den Hodensack zu spalten,
wobei man die Skrotalhaut zur Bedeckung der Hoden jederseits durch einige
Situationsnähte in der Mittelebene fixiert.

5. Harnröhrenfisteln.

Läuft der Harn durch den Schußkanal ab, so wird wohl allgemein das
Vorgehen geübt, daß man in frischen Fällen versucht, durch die Länge der
Harnröhre einen Katheter zu legen, weniger um einer Harninfiltration vorzubeugen, als um zu vermeiden, daß der normale Weg durch eine Narbe ungangbar
wird. Auch wo sekundär z. B. nach Inzision eines Harnabszesses eine Harnfistel entsteht, ist aus demselben Grunde ein Verweilkatheter einzulegen.
Doch können sich Harnröhrenfisteln der ersten wie der zweiten Art spontan
vollständig schließen. Die Gefahr der Striktur bleibt auch dann noch bestehen.
Kann man keinen Katheter einführen, so sind die Aussichten auf Spontanheilung der Fistel gering. Zum mindesten wird man dann eine Striktur mit
großer Wahrscheinlichkeit erwarten können.

Rothschild sah in einem Falle von Verletzung der Pars membranacea den Harn
sich durch die Gesäßwunde entleeren. Es trat Spontanheilung ein. Jedoch war Bougieren
notwendig. Bei einem anderen Verwundeten war die Fistel am Damm nach Urethrotomie

wegen Harnphlegmone entstanden. Sie schloß sich, nachdem es gelungen war, einen Dauerkatheter einzuführen. Dieser blieb 6 Wochen liegen. In vier (älteren) Fällen dagegen hatte Rothschild Mißerfolge bei dem Bemühen, die Harnfistel durch Dauerkatheter zum Verschwinden zu bringen. Er empfiehlt daher den Dauerkatheter vorwiegend bei frischen Verletzungen.

Zondek rät, den zur Heilung von Harnröhrenfisteln eingeführten Dauerkatheter kurz vor angenommenem völligen Verschluß der Fistel zu entfernen, da er sonst den vollständigen Schluß der Fistel verhindert. Man soll also den Katheter nach einiger Zeit entfernen und kann gelegentlich nunmehr die Fistel sich spontan schließen sehen.

Da der Dauerkatheter manchmal eine Eiterung in der Harnröhre herbeiführt, so kann er sogar zu entzündlichen periurethritischen Infiltraten Veranlassung geben.

Bei einem Verwundeten Zondeks war eine Harnröhrendammfistel durch einen Granatsplitter entstanden. 5 Tage nach der Verwundung war ein Dauerkatheter eingelegt worden. Es hatte sich an der Peniswurzel ein Abszeß gebildet, nach dessen Inzision eine zweite Harnfistel entstand. Erst nachdem beide Fisteln breit gespalten waren, trat Heilung ein.

Hagentorn teilt 3 Harnröhrenschüsse durch Browningpistole mit. 1. Fall Verletzung des unteren Teils der Harnröhre. Eröffnung eines Abszesses am unteren Pol der 1. Skrotalhälfte. Schon vorher mit Verweilkatheter behandelt. Nach Inzision floß Harn aus der Wunde. Fisteln schlossen sich spontan, nachdem der Katheter weggeblieben war. 4 cm unterhalb der inneren Harnröhrenmündung bildete sich eine 1 cm lange Striktur, passierbar für Charrière 14. In einem 2. Falle trat die Heilung auch ein nach Einlegen eines Verweilkatheters. (Anfänglich Harndrang, Unmöglichkeit, Harn zu lassen.) Der Seidenkatheter dringt nur mit Mühe über ein Hindernis im hinteren Teil der Harnröhre. Später noch heftige Blutung aus der Harnröhre, die unter Fingerkompression stand. Noch Bougierkur für 17 Charrière durchgängig. Auch der 3. Fall (Verletzung der vorderen Harnröhre) heilte unter Verweilkatheter vollständig aus.

Unter Umständen genügt die Ableitung des Harns von der Fistel, um die Harnröhrenfistel zur Heilung zu bringen.

Nach einer persönlichen Mitteilung sah Kümmell einen Durchschuß des freien Teiles der Harnröhre, der erst nach Anlegen einer Blasenfistel heilte. Es entstand eine leichte, für Nr. 20 noch gut durchgängige Striktur.

Auch bei Harnröhrenfisteln kann das Ausbleiben der Heilung durch kariöse Prozesse am Knochen bedingt sein (Zondek). Diese müssen natürlich zuerst beseitigt werden. Unterhält ein Fremdkörper in oder an der Harnröhre die Fistel, wie in den unten erwähnten Zondekschen Fällen, so ist dieser zuerst zu entfernen (s. u. unter Fremdkörpern der Harnröhre).

Bei Harnröhrenmastdarmfisteln ist prinzipiell ebenso vorzugehen wie bei den nach außen mündenden Fisteln.

In einem Fall Zondeks heilte die Harnröhrenmastdarmfistel nach Beseitigung einer paravesikalen Eiterung aus. Hier war die Harnröhre dicht unterhalb der inneren Mündung und zugleich der Mastdarm verletzt. Solange der Dauerkatheter lag, war der Harn klar, es bestand aber hohes Fieber. Sowie der Katheter entfernt wurde, verschwand das Fieber und der Harn wurde trüb. Zugleich war die linke Blasengegend bei tiefem Eindrücken stark empfindlich. Dies alles ließ vermuten, daß links eine parazystitische Eiterung bestand, die bei offener Kommunikation mit der Harnröhre genügend entleert wurde, beim Einlegen eines Dauerkatheters aber zurückgehalten wurde. Es wurde links von der Blase operativ eingegangen und ein übelriechender Abszeß eröffnet. Nunmehr heilte der Prozeß allmählich aus.

Die Harnröhrenmastdarmfisteln neigen an sich mehr als die nach außen mündenden Fisteln dazu, sich nicht zu schließen, auch wenn keine besonderen „Hindernisse" vorliegen. Sie müssen dann operativ beseitigt werden. Davon wird noch unten unter „Spätoperationen" zu sprechen sein.

6. Nachbehandlung.

War noch keine Infektion eingetreten, so wird der in der Harnröhre liegende Verweilkatheter entfernt, wenn man glaubt, daß die Wunden verheilt sind, also nach etwa 7 Tagen. Waren größere Lücken in der Harnröhre vorhanden, so läßt man den Katheter länger liegen. Hat man ihn zur Dammwunde herausgeleitet, so kann man in einfachen Fällen nach etwa 7 Tagen, eventuell schon vorher, versuchen, von der äußeren Mündung zu katheterisieren, nachdem man den am Damm liegenden Katheter entfernt hat.

Reeb behandelt bei Urethrotomia externa folgendermaßen nach: Verweilkatheter wird nach 5—6 Tagen entfernt. Der Harn läuft durch die Wunde ab. Nach 8 Tagen wird mit regelmäßigem Bougieren angefangen. Nach 2—3 Wochen kommt der Harn gewöhnlich an der normalen Stelle wieder heraus. Längeres Bougieren ist weiterhin noch nötig. Reeb hat sechsmal die Urethrotomie gemacht. 2 Fälle sind an Allgemeininfektion und Urämie gestorben.

War eine Zystostomie gemacht und ein Katheter in die Harnröhre gelegt, der behufs Sondierung ohne Ende mit einem Seidenfaden armiert war, so kann man versuchsweise den Katheter über Nacht durch den Seidenfaden ersetzen und am anderen Tage wieder den Katheter nachziehen und sich so überzeugen, wie die Tendenz zur Verengerung ist.

In den Fällen, in denen eine Naht nicht gemacht wurde oder in denen die Harnröhre nur teilweise genäht wurde, erfolgt eine vollständige Regeneration der Harnröhre. Wird die Lichtung des Kanals durch einen Dauerkatheter offen gehalten, so wächst das Harnröhrenepithel über das Granulationsgewebe hinweg und deckt den Defekt.

Ingianni hat an Hunden Versuche gemacht und gezeigt, daß selbst ausgedehnte Defekte der Harnröhre sich regenerieren können. Beim Hund entsteht nach zirkulärer Resektion der Harnröhre von den Stümpfen aus nicht bloß eine Regeneration des Epithels, sondern auch der kavernösen Räume. Ja es bildet sich in einem Hautkanal, in dessen eines Ende ein Stück der Harnröhre hineingezogen wird, eine vollständige neue Harnröhre (bis zu 14 cm lang).

Wir werden auf den Vorgang der Regeneration der Harnröhre kurz bei der Behandlung der Strikturen zurückkommen, wo der Heilvorgang nach Exzision des Narbengewebes analog ist.

Einen überaus interessanten Fall von Neubildung der Harnröhre nach Schußverletzung teilt Bonne mit. Einschuß rechter Glutaeus max., Ausschuß zweifaustgroße Höhle am Damm mit Jauche, Knochentrümmern und Gewebsfetzen ausgefüllt. Der Hodensack war im unteren Drittel fortgerissen. Der Katheter fing sich im zerquetschten Gewebe des unteren Harnröhrendrittels, kam aber schließlich zum Vorschein. Es wurde auch der Blasenhals gefunden und der Katheter in ihn eingeführt. Die Schamfuge war zerschmettert. Mehrere Abszesse mußten gespalten werden, darunter einer mit Sequestern am Schambein, einer an der Unterfläche des Penis. Inmitten der Granulationsmasse wurde des weiteren über dem etwa 15 cm freiliegenden Katheter die Bildung einer Rinne beobachtet als „erste Anlage" der künstlichen Harnröhre. Schließlich schloß sich die Wunde vollkommen. Es hatte sich hier also ein Stück von 15 cm Harnröhre vollkommen regeneriert. Patient konnte später seinen Harn halten, ohne Schwierigkeiten Harn lassen, bougierte sich täglich zweimal, um eine Striktur zu verhüten.

In dem oben erwähnten Falle, wo die Harnröhre im Bereich des Damms weggerissen war, so daß die Prostata sichtbar war und der vordere Teil des Afterschließmuskels fehlte, hat Berendes (persönliche Mitteilung) nach Eröffnung der Blase einen 1 m langen Schlauch, der ein Auge hatte, in die Harnröhre eingeführt. Das Auge lag in der Blase und konnte behufs Reinigung jederzeit vorgezogen werden. Der Schlauch blieb 3 Wochen liegen. In der Zeit hatte sich um ihn eine neue Harnröhre gebildet. Regelmäßige Bougierung. Eine kleine Fistel nach dem After zu wurde operativ geschlossen. Der After wurde von selber kontinent. $^3/_4$ Jahre nach der Verwundung wurde Patient entlassen. Er ist nicht mehr bougiert worden, war 1 Jahr später völlig in Ordnung.

Wie lange der Katheter liegen bleiben soll, wenn die Harnröhre wegen zu großen Defekts nicht genäht wurde, dafür ist keine allgemeine Vorschrift zu geben.

In allen Fällen, auch in den leichtesten, selbst solchen ohne Durchtrennung der Harnröhre, ist eine längere Bougierkur erforderlich, anfänglich täglich, später mehrmals in der Woche, schließlich durch Monate hindurch mindestens wöchentlich einmal.

Nach E. Burkhardt, der seine große Erfahrung aus der Friedenszeit im Handbuch der Urologie niedergelegt hat, kann eine Verengerung der Harnröhre eintreten auch dann, wenn primär keine bestanden hatte. Die Verengerung bleibt eher aus im Falle einer exakt gemachten zirkulären Naht, als im Falle nur die hintere Wand genäht ist. Sie bleibt eher aus im letzteren Falle, als wenn gar keine Naht gemacht ist. Sie braucht aber selbst dann nicht einzutreten, wenn ein großes Stück der Harnröhre fehlte und der Verweilkatheter lange genug gelegen war.

7. Steckschüsse und Fremdkörper der Harnröhre.

Das Geschoß kann durch den Schuß selber in die Harnröhre zu liegen kommen, es kann in die Harnröhre hineineitern. Es kann aus der Blase auswandern und in der Harnröhre stecken bleiben. Bei Schußverletzungen können ebenso Knochensplitter in die Harnröhre gelangen. Zunächst ein Bericht, den ich einer persönlichen Mitteilung von Professor Stich verdanke.

Patient am 26. IV. 1915 durch Artilleriegeschoß verwundet. Beckensteckschuß. Einschuß breitklaffend, mit tiefer Wundhöhle in der linken Gesäßbacke außen. Die Sonde führt in der Tiefe auf gesplitterten Knochen. Auf natürlichem Wege wurde kein Urin entleert. Im Felde Sectio alta. Ankunft in der Klinik mit Katheter in der Sectio alta-Wunde. Aufnahme 11 Tage nach der Verwundung. Die Bougierung der Urethra ergibt unterhalb der Symphyse einen nicht zu überwindenden Widerstand. Operation 4 Wochen nach Verwundung. Knopflochschnitt: großes Loch in der Urethra, in der ein doppelt pflaumengroßer, zackiger Granatsplitter steckt. Einführung eines Katheters bis zur Verletzungsstelle und von dort in die Blase. Exkochleation zahlreicher kleiner Sequester aus der Einschußwunde am Foramen ischiadicum. Nach der Operation hohe Temperaturen. Noch 3 Wochen lang Bestehen einer Blasenfistel von der Sectio alta aus, einen Monat nach der Operation Beginn mit Bougierung. Der Harn fängt an, sich durch die Harnröhre zu entleeren. Nach einem weiteren Monat Schluß der beiden Fisteln. Harnentleerung im Strahl. 4 Monate nach der Operation Bougie 23. Man fühlt noch deutlich mit dem Bougie an der verletzten Stelle eine Schleimhautfalte.

In einem Falle Zuckerkandls saß eine Schrapnellkugel im prostatischen Teil der Harnröhre. Katheter konnte daneben eingeführt werden. Durch Blasenschnitt wurde die Kugel entfernt.

Kolbs Fall war wahrscheinlich ein Steckschuß der Harnröhrenwand (im Bereich der Wurzel des Penis). 11 Tage nach Verwundung Harnretention. Mit Katheter wurde das Geschoß gefühlt. Passage möglich. Später wegen erneuter Harnretention Urethrotomie. Ein französisches Infanteriegeschoß wurde entfernt. Vermutlich war das Geschoß durch den Harnstrom mitgerissen worden. Patient hatte das Gefühl gehabt, als ob etwas in die Harnröhre vorfahre. Darauf war die erstmalige Harnretention eingetreten.

Küttner gibt ein Röntgenbild des Penis wieder, auf dem man den Schatten eines in der Harnröhre der Eichel stecken gebliebenen Knochenstückchens sieht. Der Patient hatte eine Blasenverletzung gehabt. Schon mehrmals waren Knochenstückchen unter großen Schmerzen durch die Harnröhre spontan abgegangen. Dieses letzte mußte durch Urethrotomie entfernt werden.

Zondek sah 3 Fälle, bei denen die Anwesenheit von Fremdkörpern im Bereiche der Harnröhre eine Harnfistel unterhielt und zugleich eine starke Eitersekretion aus der

Harnröhre und der Fistelöffnung herbeiführte. In zweien dieser Fälle hatten scharfkantige Granatsplitter die Harnröhre verdrängt und zusammengedrückt. Beim dritten fand sich ein am freien Rand inkrustiertes Knochenstück in die Wand der Harnröhre eingespießt. In den beiden ersten Fällen brachte die Ausschneidung der Fistelwandungen und die Entfernung der Fremdkörper Heilung. Im dritten Fall war die Harnröhre besonders stark verengt, dazu war sie durch breite Narbenmassen, welche mit einem Knochendefekt des Schambeins zusammenhingen, verzerrt. Erst nach mehrfachen Operationen und vollständiger Entfernung des Narbengewebes wurde die Harnröhre genügend wegsam. Aber eine feine Fistel blieb trotzdem zurück.

8. Stumpfe Verletzungen der Harnröhre.

Die stumpfen Verletzungen der Harnröhre kennen wir vom Frieden her genügend. Im Kriege ist noch reichlicher Gelegenheit zu denselben Traumen gegeben, die solche Verletzungen im Frieden herbeiführen. Nicht bloß Sturz aus der Höhe auf den Boden, Überfahrenwerden spielen im Kriege eine Rolle, sondern ebensosehr Verschüttungen, stumpfe Verletzungen durch Geschosse oder weggeschleuderte Gegenstände usw. Ich muß übrigens bemerken, daß ich in der ganzen Kriegszeit nur einen einzigen Fall von Harnröhrenzerreißung nach stumpfer Gewalt gesehen habe, und zwar bei einem Eisenbahner, der zwischen die Puffer zweier Wagen gekommen war und einen Beckenbruch erlitten hatte.

Wir können hier nur wieder einen Überblick geben und einige neuere Arbeiten anführen.

In der Regel sind bekanntlich die Beckenbrüche die unmittelbare Ursache der Harnröhrenzerreißung. Nach Steinthals Darstellung wird die Harnröhre entweder bei frontaler Gewalteinwirkung durch die frakturierenden Schambeinäste abgequetscht oder bei sagittal von vorne oben kommender Gewalt durch das fest sie umschließende Trigonum urogenitale einfach durchgeschnitten. (Ich würde annehmen, daß die fest am Becken haftenden Fetzen des Trigonums die Harnröhre mitreißen.) Endlich kann bei Gewalteinwirkung von unten mit oder ohne Verletzung der Haut die Harnröhre gequetscht und dann erst eine Schambeinfraktur herbeigeführt werden.

Ohne Beckenfrakturen kommen, wie wir auch aus der Friedenszeit wissen, Verletzungen der Harnröhre vor bei Stoß gegen den Damm: Fall auf einen Balken, ein Geländer, Fall auf den Sattel beim Radfahren auf holperiger Straße. Es ist über solche Vorkommnisse aus der Kriegszeit wenig bekannt geworden. Wahrscheinlich schienen sie gegenüber den ungewohnteren Schußverletzungen nicht der Veröffentlichung wert.

Zwei bemerkenswerte Fälle von Harnröhrenverletzung ohne Beckenfraktur, aber auf die gewöhnliche Weise zustande gekommen, teilt Danziger mit. 1. Fall verschüttet, und zwar nur durch Erdmassen. Unmöglichkeit zu harnen, Blut aus der Harnröhrenöffnung. Katheter stößt auf Hindernis, gelangt aber schließlich doch in die Blase. Patient muß mehrmals erneut katheterisiert werden. Schließlich Heilung mit Neigung zu Striktur. Diagnose: Harnröhrenverletzung mit Erhaltung der Kontinuität. Zweiter ähnlicher Fall. In beiden Fällen war kein Beckenbruch vorhanden. Danziger nimmt an, daß infolge von Beckenkompression eine Zerrung des Trigonum urogenitale eingetreten war, bei deren Nachlassen die Harnröhre an ihrer schwächsten Stelle vor dem Trigonum einriß.

Im übrigen liegen aus früherer Zeit (Beck zitiert nach Martens) Berichte vor, daß Sprengstücke dem Soldaten gegen den Damm flogen und so eine Harnröhrenverletzung ohne Verletzung der Haut machten.

In einer sehr fleißigen Dissertation aus dem Jahre 1919 berichtet Metzker über 12 von Partsch behandelte Fälle von Rupturen der Harnröhre. Besonders beachtenswert ist eine Beobachtung, bei der der Harn aus einer durch die Verletzung getroffenen Partie des Oberschenkels herauslief, in deren Bereich die Haut gangränös geworden war. Die Harnröhrenläsion selber befand sich in der Gegend des Damms. Die Operation (Blaseneröffnung und Urethrotomie) wurde 3 Monate nach dem Unfall gemacht. Das periphere Harnröhrenende war nach der Oberschenkelfistelöffnung hin verzogen, das zentrale in dichtes Narbengewebe eingebettet und blindsackartig erweitert. Nach Exzision der Narben konnte der 3 cm betragende Defekt durch zirkuläre Naht vereinigt werden. Nachdem einige Störungen überwunden waren und Bougiebehandlung eingesetzt hatte, erfolgte vollständige Heilung.

Ein weiterer Fall von Metzker verdient hervorgehoben zu werden. Drei Monate, nachdem der Patient, ein 10 Jahre alter Knabe, überfahren und kurze Zeit darauf mit Blasendrainage behandelt worden war, wurde der äußere Harnröhrenschnitt gemacht und festgestellt, daß an der Stelle der Kontinuitätstrennung der Harnröhre eine Eiterhöhle war, in die das zentrale Ende mündete und in deren Nähe das periphere blind verschlossen war. Nach teilweiser Vereinigung der freigemachten Enden erfolgte vorübergehende Heilung. Es entstand aber wieder eine Fistel. Innerhalb der Harnröhre, die zu einer Höhle erweitert war, hatte sich entlang der vorderen Mastdarmwand ein großes Konkrement gebildet. Dieses wurde entfernt. In einer weiteren Operation wurde die Harnröhre genäht. Schließlich wurde der Patient vollständig geheilt.

Graff beobachtete während des Krieges eine Zerreißung der Harnröhre in der Pars membranacea nach Hufschlag.

Die Folgen der stumpfen Harnröhrenzerreißungen sind analoge wie bei Schußverletzungen. Es kommt sehr schnell zur Harninfiltration und — in dem gequetschten Gewebe — zur Harninfektion, die besonders bei Beckenbrüchen gefährlich wird.

Einen besonders eklatanten Fall aus der Zeit des Krieges teilt Schleinzer mit. Er behandelte über einen Monat lang einen Patienten mit Beckenfraktur und Ruptur der Harnröhre mit periurethralem Abszeß. Bei der Aufnahme bestand eine bis an den Rippenbogen reichende Harninfiltration. Die Weichteilwunden granulierten, aber die Beckenosteomyelitis kam nicht zum Stillstand trotz Resektion des frakturierten horizontalen Schambeinastes und des Sitzbeins. Bei der Obduktion fand sich ein Fistelgang hinter der Schamfuge, der nach der anderen Seite führte, auch hier war Eiterung aufgetreten.

Die Behandlung ist ganz analog wie bei den Schußverletzungen. Im einzelnen mag sie in den Lehrbüchern der Friedenschirurgie nachgelesen werden. Es sei nur hervorgehoben, daß E. Burckhardt bei Harnröhrenverletzungen, die durch Beckenbruch kompliziert sind, vor dem Dauerkatheter dringend warnt und schleunige Eröffnung des Quetschungsherdes anrät.

Die Prognose der Harnröhrenrupturen ist gut. Unter dem von Martens veröffentlichten Königschen Material von 16 Fällen starb einer, die anderen wurden geheilt, meist operativ.

9. Strikturen nach Schußverletzungen.

In dem Abschnitt über Nachbehandlung wurde schon erwähnt, daß nach jeder Harnröhrenverletzung, selbst einer solchen ohne Zerreißung der Schleimhaut, eine Striktur eintreten kann, daß aber die Wahrscheinlichkeit ihres Eintretens sukzessive größer wird, je nachdem die Harnröhre leicht eingerissen war oder schwerer verletzt ist, ebenso bei erfolgtem Eingriff, je nachdem seitliche Wunden exakt genäht, bei totaler Zerreißung die Harnröhre zirkulär genäht, nur an der hinteren Wand genäht, endlich gar nicht genäht wurde und nur ein Katheter eingelegt war. Es wurde aber auch betont, daß in jedem der genannten Fälle bei geeigneter Bougiebehandlung eine Striktur ausbleiben kann.

Nach den Mitteilungen bei Rammstedt (Reybard, Kaufmann, Hägler) heilen Längswunden ohne Anlegen der Naht unter aseptischen Kautelen ausnahmslos ohne Striktur. Querwunden hinterlassen stets Strikturen, bei Naht zunächst dagegen nicht; Strikturen sind aber später immer noch zu fürchten.

Die traumatischen Strikturen, mit denen wir es hier zu tun haben, legen einen Vergleich mit den gonorrhoischen nahe.

Im Frieden kommen nach Thompson, wie bei E. Burckhardt zu lesen ist, auf 164 gonorrhoische 28 traumatische Strikturen. Nach Wassermann und Halle ist das Verhältnis 4 : 1. Traumatische Strikturen bilden sich rascher aus als gonorrhoische. Sich selbst überlassen, führen Traumen der Harnröhre meist zur Striktur, gelegentlich erst nach Jahren, so in einem Falle von Berthier und Routier 6 Jahre nach Beckenbruch. Nach Thompson sind Strikturen im Bereich der Pars prostatica immer traumatischen Ursprungs. Ausnahmen sind aber von E. Burckhardt gesehen worden.

Der häufigste Sitz der gonorrhoischen Striktur ist die Pars bulbosa und die Grenze der Pars bulbosa und membranacea, selten letztere allein.

Traumatische Strikturen, sind meist in der Einzahl, anders die gonorrhoischen.

In dem oben erwähnten Falle Jägers mit zweimaliger Verletzung der Harnröhre an verschiedenen Stellen durch dasselbe Geschoß war es zu zwei Strikturen gekommen. Ein Tripper war nicht vorausgegangen. Heilung durch Bougieren. In einem zweiten Fall Jägers, wo ebenfalls zwei Strikturen vorhanden waren, war die vordere durch den Schuß, die hintere durch eine überstandene Gonorrhö verursacht worden.

Der Sitz der traumatischen Strikturen ist natürlich beliebig.

Dittel unterscheidet bei gonorrhoischen Strikturen das kallöse Stadium und das der narbigen Schrumpfung. Im ersten Stadium besteht eine entzündliche Infiltration der Submukosa (auch ohne vorausgehende Geschwürsbildung), die besonders auf den Schwellkörper weit in die Tiefe übergreift, aber auch bereits die Lichtung der Harnröhre einengen kann. Im zweiten Stadium entsteht aus dem Kallus die zell- und gefäßarme, zu weiterer Verengerung führende Narbe.

Die Untersuchung traumatischer Strikturen ist besonders von Martens aus dem Material der Königschen Klinik in zwei Fällen gemacht worden.

Es liegen histologisch ganz ähnliche Verhältnisse vor wie bei gonorrhoischen Strikturen. Bei einem der genannten Fälle fand sich die ovale Lichtung für eine Myrthenblattsonde eben durchgängig und nur in ihrem halben Umfang vom Epithel umsäumt. An einer kleinen Stelle lag das Epithel in mehreren Lagen übereinander und bestand aus kubischen, nach der Lichtung zu platter werdenden Zellen, die jedoch nicht verhornt waren. Das Epithellager wurde von hier aus nach beiden Seiten schmäler und hörte dann ganz auf. An der Oberfläche lag hier zellarmes, nach der Lichtung zu glattes Bindegewebe. Dies bildete auch die tieferen Schichten der herausgeschnittenen Narbenmasse. Von den übrigen Teilen der Schleimhaut war auch dort, wo noch Epithelreste sich fanden, nichts erhalten. Das Bindegewebe war im ganzen sehr gefäß- und zellarm, nur im zweiten Fall nahm es an einigen Stellen nach der Lichtung zu mehr den Charakter von Granulationsgewebe an. An der Schnittfläche des herauspräparierten Stückes fanden sich einige in Narbenmassen eingebettete Reste von Muskeln und vom Schwellkörper.

Interessant ist hier besonders das Fehlen des Epithels auf größeren Strecken bei erhaltener Lichtung der Harnröhre. Offenbar hängt das mit dem narbigen Substrat zusammen, über das das Epithel nicht hinüberwächst. Daher der Erfolg der Strikturoperation durch Ausschneiden der Narbenmasse. An Stelle dieser tritt weiches Granulationsgewebe.

Die größere Zahl der gonorrhoischen Strikturen ist zylindrisch mit unregelmäßig weiter gewundener Lichtung. Während also bei gonorrhoischen Strikturen nach E. Burckhardt die Kontinuität der Harnröhre meist nicht unterbrochen ist, ist dies bei traumatischen Strikturen naturgemäß häufig der Fall.

Oberhalb der Striktur können sich sekundär Infektionen durch Stauung, Taschen, Erweiterungen bilden. In diesen kann sich der Harn zersetzen. Abszesse können entstehen. Es kann zu Zystitis, Pyelitis, Hydro- und Pyonephrose kommen. Die intrakallösen Abszesse (Dittel) können weiterhin zu tiefergreifenden Eiterungen und zu Fistelbildungen führen. Es treten Schmerzen bei Passieren der Striktur durch den Harnstrahl, insbesondere durch den Samen auf. Der letztere kann in die Blase regurgitieren (Impot. generandi). Pollakisurie kann auftreten.

Nach Albarran ist ein wesentlicher Unterschied der traumatischen und gonorrhoischen Strikturen: der Übergang vom gesunden zum erkrankten Teil ist bei ersteren unterhalb der Striktur plötzlich, bei letzteren allmählich; oberhalb der Striktur können auch in traumatischen Fällen große Veränderungen sein. Die Harnröhre kann sich erweitern und entzünden, wie bei gonorrhoischen Strikturen. Es entstehen Abszesse, Phlegmonen, Fisteln. Diese können bei traumatischen Strikturen unmittelbare oder mittelbare Folgen der Verletzung sein, letzteres im Anschluß an die Entzündung oberhalb der Striktur.

Guyon hat darauf hingewiesen, daß die Blase bei den traumatischen Strikturen nicht so stark hypertrophiert wie bei den gonorrhoischen. Das Hindernis in der Harnröhre entwickelt sich bei ersteren sehr schnell. Es kommt rasch zur Harnverhaltung und aufsteigender Infektion: Pyelonephritis.

Zuckerkandl konnte gelegentlich Schwielenbildungen an den Fisteln sehen, doch nie jene ausgedehnten Bildungen von Hohlgängen, wie sie bei gewissen genorrhoischen Strikturen vorkommen.

Häufig ist gerade im Anschluß an eine Kriegsverletzung eine Striktur der Harnröhre mit Fistelbildung vergesellschaftet. Die Fistel kann, wie schon erwähnt, ihre Entstehung dem Schußkanal verdanken oder einer operativen Freilegung der Verletzungsstelle oder endlich der Bildung eines Abszesses oder Infektionsherdes, der operativ eröffnet wurde oder auch von selber aufbrach. Zur Beseitigung der Fistel genügt dann vielfach die Beseitigung der Striktur. Wo die Harnröhre durchgängig ist, kann eine Fistel dadurch persistieren, daß ihre narbigen Wandungen keine Tendenz zur Verheilung haben. Die operative Therapie entspricht aber auch dann im wesentlichen der zur Beseitigung der Strikturen geübten.

Zur Behebung der Striktur nach Schußverletzungen in vernachlässigten Fällen ist in erster Linie wieder die Bougiebehandlung zu versuchen.

Remete bevorzugt im allgemeinen konservatives Vorgehen bei Behandlung der traumatischen Strikturen. Radikaloperation ist nur dann indiziert, wenn Narbendeviation dies unbedingt erfordert.

Bei der Operation der Strikturen sowie der Fisteln mit narbigen Wandungen (sogenannter Gangfisteln nach E. Burckhardt im Gegensatz zu den Lochfisteln der Pars pendula) ist das Prinzip, alle Narben bis in gesundes weiches Gewebe rücksichtslos auszuschneiden. (Nur bei einfachen Fisteln mit wenig ausgedehnter Vernarbung der Umgebung ohne Striktur kann man Versuche mit partiellen Exzisionen und Auskratzungen machen.)

Wir richten unser Augenmerk zunächst wieder vorwiegend auf die Strikturen der Pars fixa.

Pars fixa.

Nach Beseitigung der Narben erheben sich behufs Regeneration der Harnröhre dieselben Fragen wie nach Operationen der primären Schußverletzungen: Soll man bloß einen Dauerkatheter einlegen, soll man nähen, wie weit soll man die Harnröhre nähen, soll man auch die Dammwunde zunähen,

soll man nach der Naht einen Dauerkatheter einlegen, soll man eine Blasendrainage hinzufügen? Im einzelnen verweisen wir auf das oben Gesagte und
teilen hier nur die Erfahrungen einzelner Autoren, die uns beachtenswert
erscheinen, mit, da wir über eigene Erfahrungen mit der Operation von Strikturen nach Schußverletzungen nicht verfügen.

O. Zuckerkandl empfiehlt bei narbigen Zerstörungen infolge perinealen Harn-
röhrendurchschusses Resektion des ganzen bulbösen Harnröhrenabschnittes und der Pars
membranacea bis in ihren pelvinen Anteil. Nach vorausgehender Anlegung einer suprapubischen Blasenfistel Schnitt am Damm durch die Mittellinie und Bogenschnitt vor dem
After. Der gesamte narbige Anteil wird bloßgelegt. Freipräparieren der Schwellkörper.
Am unveränderten Teil der Pars membranacea wird quer durchtrennt, die Harnröhrenenden werden mobilisiert und über einem eingeführten Katheter genäht. Der Katheter
wird entfernt. Es folgen versenkte und oberflächliche Nähte. Nach 2 Wochen ist in der
Regel Heilung eingetreten.

Remete behandelte 138 Strikturen, darunter 18 traumatische. Bei ausgedehnter
Narbenbildung führt er die eben geschilderte Dittel-Zuckerkandlsche Perineotomie
aus, die er Perineotomia lata nennt.

v. Rihmer hat eine ganze Reihe von Operationen wegen Striktur nach Schußverletzungen ausgeführt. Wir teilen hier einige seiner Beobachtungen kurz mit.

Ein Patient war im Mai 1915 durch Granatsplitter verwundet worden. Der Granatsplitter saß im Hodensack. Es waren Inzisionen gemacht worden und Fisteln entstanden.
Juli 1915 wurde die Zystotomie mit Drainage der Blase ausgeführt, im August die zirkuläre
Resektion der Harnröhre mit Naht angeschlossen. Die Harnröhre wurde für Bougie Nr. 17
durchgängig.

In einem anderen Falle war der Einschuß am Damm rechts der Raphe. Ausschuß
3 Fingerbreit über der Leistengegend, 2 Finger von der Mittellinie entfernt. Harnentleerung durch die Wunde. Harnröhre bis zur Fistel durchgängig. Zystostomie, Ausschneidung der Fistel. Naht der Dammweichteile über einem Drain, das mit einem Ende aus der
Mündung der Harnröhre, mit dem anderen aus der Zystotomie herausgeleitet wurde. Der
Defekt der exzidierten Fistel wird mit zwei seitlichen Hautlappen bedeckt. Heilung p. p.
Entfernung des Drains nach 23 Tagen.

Ein dritter Verwundeter v. Rihmers hatte im Oktober 1914 einen Einschuß rechts
der Crena ani auf der Glutäalfalte und Ausschuß über der Schamfuge erhalten. Harn
lief durch Ausschuß ab. März 1915 impermeables Hindernis der Pars prostatica. Operation:
pararektaler Schnitt, Bloßlegung der Pars prostatica, wodurch der Mastdarm von dieser
getrennt wird. Einführung von Katheter durch Blasenfistel (Ausschußöffnung) und Harnröhre. Obliteration liegt im vorderen Teil der Pars prostatica. Drain mit Faden ohne
Ende. Bildung der Harnröhre aus den „prostatischen Faszien". Zurückschlagen des Mastdarms. Drain. Schluß der Wunde bis auf Drain. Katheter blieb mehrere Wochen liegen.
Nach 3 Monaten wird der Katheter endgültig entfernt. 10 Tage spontaner Schluß der Blasenfistel. Schwierige Nachbehandlung mit Bougie. Zum Schluß Charrière 20.

Keppich exzidierte eine $1^1/_2$ cm lange traumatische Striktur. Nach „Urethralplastik" am Damm reaktionslose Heilung. Tadelloser Erfolg.

In drei Fällen Jägers wurde die Harnröhre genäht, zweimal nach zirkulärer Resektion, einmal bloß wandständig. In einem Fall trat primäre Heilung ein, in zwei Fällen
stellten sich erneut unbedeutende Fisteln ein, die sich später wieder schlossen. Die Naht
war stets über dem Dauerkatheter ausgeführt worden.

Flörcken teilt mir persönlich mit, daß er einen Patienten mit absoluter kallöser
Harnröhrennarbe des membranösen Teiles (operative Blasenfistel war vorausgegangen)
mit Erfolg durch Exzision der Narbe, Harnröhrennaht und Bougierkur behandelt hat.
Der Mann hat $1^1/_2$ Jahre später günstig über seinen Zustand berichtet.

Brüning behandelte (nach persönlicher Mitteilung) 4 Fälle von Striktur nach
Schußverletzung. In einem entleerte sich der Gesamtharn aus einer zentral von der Striktur
abgehenden Fistel, in zwei Fällen nur ein Teil des Harnes. In allen vier Fällen wurde die
narbige Stelle der Harnröhre reseziert und über dem Katheter zirkulär genäht. Die Resektion ließ sich bedeutend leichter ausführen als bei gonorrhoischen Strikturen. Der
Katheter blieb 10—21 Tage liegen. In einem Falle erfolgte primäre Heilung, bei den drei

anderen entstanden kurzdauernde Fisteln am Damm. Sie schlossen sich während der Bougiebehandlung. Bei der Entlassung war die Harnröhre für Nr. 26 gut durchgängig. Die Patienten blieben noch 3 Monate unter Kontrolle.

Beachtenswert ist das Vorgehen von A. Müller. Nach Resektion der Striktur deckt A. Müller die obere Wand der Harnröhre durch einen Thierschschen Lappen, der in 8 Tagen anheilt. Der Harn wird durch einen in den zentralen Stumpf der Harnröhre eingeführten Katheter abgeleitet, der Lappen durch Tampon angedrückt. Um auch den oberhalb des Hodensackes gelegenen Teil der Harnröhre zugänglich zu machen, spaltet Müller den Hodensack in der Raphe und vernäht die Haut der beiden Hälften über den beiden Hoden.

Es sei hier noch bemerkt, daß Albarran bei Resektion der Harnröhre wegen traumatischer Striktur, wenn irgend möglich, einen Streifen der oberen Wand stehen läßt.

Zwei Beobachtungen von Ljungren aus der Friedenszeit sind so bemerkenswert und für die Behandlung auch der Kriegsverletzungen von solchem Interesse, daß sie hier mitgeteilt werden sollen. Sie illustrieren die außerordentliche Regenerationsfähigkeit der Harnröhre ebensosehr wie der oben mitgeteilte Fall von Bonn aus der Kriegszeit.

Ljungren beschreibt zwei Fälle von Neubildung der Harnröhre aus den Weichteilen des Dammes. Der erste Fall betraf einen Patienten, der sich $3^1/_2$ Jahre vor Aufnahme ins Krankenhaus eine Ruptur der Harnröhre zugezogen hatte und nun mit verschiedenen Fisteln und Abszessen ankam. Nach Eröffnung und Heilung der letzteren wurden die kallösen Massen vom Damm aus exzidiert, wobei ein 6 cm langer Defekt der Harnröhre resultierte. Verweilkatheter. Naht der Dammwunde bis auf Tamponlücke. Als der Katheter nach einem Monat entfernt wurde, konnte der Patient normal Harn lassen. Um die noch bestehende Fistel zu heilen, wurde der Damm nochmals freigelegt und zu seiner Überraschung fand Ljungren eine vollständig neugebildete, d. h. epithelialisierte, über normal weite Harnröhre. Nach Exzision der Fistel, Naht der Dammwunde und 14 tägigem Liegenlassen des Verweilkatheters kam es zu dauernder, nach $4^1/_2$ Jahren noch anhaltender vollständiger Heilung ohne Bougierung. Der zweite Fall lag ähnlich. Ljungren empfiehlt daher die Naht der Dammweichteile nach dem Vorgang Guyons, selbstverständlich unter sorgfältiger Exzision aller kallösen Massen. Er rät jedoch für die ersten Tage einen kleinen Tampon einzulegen. Der Verweilkatheter ist die Hauptsache, er soll möglichst lange (bis zu einem Monat) liegen bleiben, wird meist gut vertragen. Bougieren bei Anzeichen beginnender Striktur. Eine solche braucht aber keineswegs immer einzutreten, wenn der Verweilkatheter lange genug liegen bleibt, wie eben Ljungrens beide Beobachtungen (u. a.) beweisen.

In einigen Fällen wurde mit Erfolg von der Urethrotomia interna Gebrauch gemacht.

Bei einem Verwundeten, den Geiges behandelte, hatte sich nach zirkulärer Naht einer Schußverletzung der Harnröhre im Bereiche des Bulbus und nach erfolgter Primärheilung eine Striktur gebildet. Diese wurde erfolgreich mit dem Albarranschen Urethrotom durchtrennt.

Ein Patient v. Rihmers war Juli 1915 am Damm verwundet. Ein Hode war zertrümmert und entfernt worden. Es bestand eine 7 cm lange granulierende Wunde am Damm. Nach Schluß der Wunde und schließlich der Fistel trat eine lineäre Striktur (Charrière 17) auf. Innere Urethrotomie, 7 Tage lang Verweilkatheter. Dann bis zu Charrière 23. Die vor der Strikturdurchschneidung vorhandene Pyurie besserte sich. Hier war die Schußrichtung tangential zur Harnröhre verlaufen.

Pars pendula.

Weniger zahlreich sind die Mitteilungen über Operation von Strikturen des Pars pendula.

Unter v. Rihmers Fällen finden sich folgende: Durchschuß der Eichel, verwundet September 1915, operiert November 1915. Hochgradige Striktur $^1/_2$ cm von der äußeren Harnröhrenmündung entfernt. Zirkuläre Naht nach Mobilisation der Harnröhre nach

Beck. Vorher Blasendrainage durch Damminzision. Katheter nach 10 Tagen weggeblieben. Zweiter Fall: August 1914 verwundet, 24. November Operation. Durchbohrung
der Harnröhre im Peroskrotalwinkel. An der Peniswurzel Fistel. Nach Exzision der Fistel
Schluß derselben, aber mit Striktur. Urethrotomie und Drainage. Nach Resektion klafft
die Harnröhre von der Eichel bis zur Peniswurzel: Hypospadie. Zwei Lappen, seitlich
vom Penis entnommen, werden mit ihren nach innen gekehrten Wundflächen über einem
Katheter in der Mittellinie vernäht. Endgültige Heilung mit 20 Charrière.

VI. Hoden.

Das Material über Verletzungen der Geschlechtsorgane, das die Ärzte
der Feldformationen zu sehen bekommen, ist je nach den Umständen sehr
verschieden groß. Solche Verletzungen passieren wohl regelmäßig die Sanitäts-
kompanie, aber nicht immer die Feldlazarette. Insbesondere bekommen
Feldlazarette, die vorwiegend mit Schwerverwundeten bedacht werden, Genitalverletzungen selten, da es sich trotz der schweren Verletzung vielfach um marsch-
fähige Verwundete handelt.

Danielsen sah unter 4500 Verwundeten 17 mit Verletzungen des Hodensackes
oder seines Inhalts. Während $4^1/_4$ Jahren beobachtete ich etwa 15—20 Fälle.

Weiter rückwärts zerstreuen sich die Fälle sehr, so daß die Gelegenheit,
sie hauptsächlich in der ersten Zeit gründlich zu beobachten, recht selten ist.

Vinar und Lazek bekamen unter 4902 chirurgisch Kranken eines Heimat-
lazaretts nur 5 Fälle zur Behandlung.

Immerhin muß die Zahl der an Hoden oder Hodensack Verletzten erheblich größer sein, als aus diesen Zahlen hervorgeht.

Erwähnt doch Otis aus dem amerikanischen Sezessionskriege 586 Fälle. Chénu
notierte nach Küttner im Orientkriege 205 Fälle von Verletzungen der Geschlechtsorgane
auf 34 306 Verwundungen, also 0,6%.

1. Anatomie der Hodenverletzungen und nächste Folgen.

Durchschüsse des Hodens mit kleinen Kalibern machen in der Albuginea
meist kleine Löcher. Wie schon Graf und Hildebrandt nach Beobachutngen
aus früheren Kriegen hervorgehoben haben, ist die Schußwunde im Hoden
meist ausgedehnter als der Kalibergröße entspricht. Ähnlich wie bei der Milz
und bei der Niere, besonders aber bei der Leber, platzt das Gewebe in der
Umgebung des Schußkanals auseinander. Die außerordentliche Weichheit
des Hodengewebes begünstigt diese Erscheinung noch sehr.

Granatsplittersteckschüsse des Hodens kommen ziemlich häufig vor. Wir
selber haben mehrere gesehen. Man findet den kleinen Splitter oft mit allerlei
Unrat beladen in einer bluterfüllten Höhle, deren Wandungen meist starke
Quetschungen aufweisen, inmitten des Hodenparenchyms liegen. In der Regel
ist gerade in solchen Fällen die Schwellung des Hodensackes besonders stark.

Neupert berichtete über einen Verwundeten, bei dem die Köpfe beider Nebenhoden und die Pars pendula des Penis in ihrer dorsalen Hälfte zugleich mit der Harnröhre
verletzt waren. Es bestand Harninfiltration, durch welche Penis und Hodensack jauchig
infiltriert waren. Nach Inzision erfolgte schneller Rückgang der Infektion.

Größere Kaliber führen zu ausgedehnten Zertrümmerungen der Hodensubstanz, die in Fetzen in den Schußkanal hineinragt oder teilweise nach außen
vorfällt. Die Blutung ist meist erheblich, aber selten lebensbedrohlich, selbst
nicht in den Fällen, in denen eines der Organe halb oder ganz zertrümmert

oder abgerissen ist. Bald ist der Hoden vollständig verschwunden, vom Geschoß mitgerissen, bald ist die Tunica propria zersprengt und Reste des Hodenparenchyms liegen noch in der Wunde.

Küttner hat in dem Lehrbuch der Kriegschirurgie zwei solche zertrümmerte Hoden abgezeichnet. Wir bilden hier ein instruktives Präparat der Kaiser-Wilhelmsakademie ab (Abb. 18).

Vollkommene Abschüsse eines, ja sogar beider Hoden kommen vor.

In einem Fall von Geiges war der Einschuß markstückgroß auf der rechten Gesäßbacke, der Ausschuß an der Schamfuge. Das Becken war nicht gesplittert. Der Hodensack, beide Hoden und der Penis waren abgerissen. Schwere Zerreißung des Blasenbodens.

Jäger beschreibt zwei Fälle von Abschuß beider Hoden. In einem war ein Teil, im andern der ganze freie Teil des Gliedes mit abgerissen. Bei einem dritten Soldaten war in französischer Gefangenschaft nach rechtsseitigem Hodenabschuß auch der linke Hoden, angeblich wegen totaler Vereiterung des Hodensackes, operativ entfernt worden.

Landois und ich hatten einen Verwundeten, der außer einer Zerschmetterung einer Hand eine ungeheure Wunde am Damm aufwies. Sie reichte von der Peniswurzel bis an den Mastdarm und links noch bis auf den Oberschenkel. Der linke Hoden fehlte, der rechte lag von seinen Hüllen (mit Ausnahme der Haut) umgeben vor. Vom Penis war die Haut auf der linken Seite in $2/3$ seines Umfanges abgeledert. Die Harnröhre war unterhalb der Prostata abgerissen, auch die Schwellkörper des Penis in ihrem hinteren Teil waren zertrümmert. Die Adduktorenmuskeln des linken Oberschenkels waren größtenteils zerstört. Patient ist gestorben.

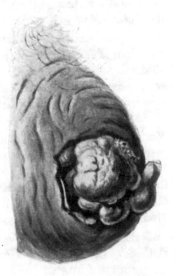

Abb. 18. Präparat der K.W. A. (Armee-Path. beim Feld-San.-Chef). Handgranatverletzungen der rechten Hodensackhälfte. Austritt des zertrümmerten rechten Hodens aus dem Hodensack. Tod an innerer und äußerer Verblutung gleich nach der Verwundung

Verhältnismäßig häufig kommt es nach Schußverletzungen zum Prolaps eines Hodens. Der Hoden tritt durch eine Öffnung im Hodensack heraus und hängt dann am Samenstrang wie an einem Stiel. Das kann geschehen, ohne daß der Hoden verletzt ist. Meist hat er aber eine Kleinigkeit abgekriegt. Auch doppelseitiger Prolaps wurde beobachtet, so z. B. von Paschkis. Ist der Hoden nicht infolge von gleichzeitiger Gefäßverletzung nekrotisch, so leidet das Organ keinen Schaden.

Bemerkenswert bei Verletzungen des Hodens in den Fällen, wo das Organ nicht völlig freigelegt ist, ist die Blutung in die verschiedenen, den Hoden umschließenden Hüllen und spaltförmigen Räume. Besonders aus Kochers Darstellung wissen wir, daß Blutergüsse — zunächst bei stumpfen Verletzungen, das gilt aber ebenso mutatis mutandis für Schußverletzungen — sich vorwiegend in zwei Räumen ausbreiten: zwischen Tunica dartos und Tunica vaginalis communis und zwischen letzterer und Tunica vaginalis propria. Im ersten Fall spricht man von extravaginalem Hämatom, im zweiten vom Hämatom der Tunica vaginalis.

Im ersten Falle, dem extravaginalen Hämatom, erstreckt sich der Bluterguß bei kleineren Mengen des ergossenen Blutes nur über eine Hodensackhälfte, bei größeren Mengen kann er auf den Schamberg, Damm und Oberschenkel übergehen. Meist ist dann, gerade bei Schußverletzungen, auch die andere Hodensackhälfte betroffen. Doch überwiegt die Auftreibung auf der verletzten Seite. Die Haut kann mächtig gespannt sein, sie zeigt die Verfärbung ergossenen Blutes. Auch der Penis kann unförmig anschwellen und ausgedehnte blutige Unterlaufung zeigen.

Das Hämatom der Tunica vaginalis communis, das die Neigung hat, sich unter der gemeinsamen Scheidenhaut bis an den Leistenkanal, ja bis in die Bauchhöhle auszubreiten, tritt gegenüber dem extravaginalen Hämatom bei Schußverletzungen erheblich zurück, da ja zwischen den Räumen, in denen die Hämatome sich bilden, eine Verbindung besteht.

Nach unseren eigenen Erfahrungen wühlt sich das Blut vorwiegend zwischen Tunica dartos und gemeinsamer Scheidenhaut weiter, da hier die Widerstände geringer sind. Deswegen ist auch das Bild der birnförmigen Anschwellung einer Hodensackhälfte, wie es das Hämatom der Tunica vaginalis communis für sich allein liefert, nach Schußverletzung selten zu sehen.

Bekanntlich führt Verletzung des Hodens zu dem sehr unerwünschten Vorfall der Hodenkanälchen, wofern die Öffnung in der Scheidenwand groß genug ist und nicht rasch eine Verklebung eintritt. Bei weitergehender Zerstörung entsteht die Gangrän der vorgefallenen Massen. Auch Totalgangrän des Hodens nach Schußverletzungen wird beobachtet, in der Regel aber direkt als Folge der ausgedehnten Zertrümmerung des Organs, wobei die Neigung des Hodenparenchyms auseinander zu quellen sehr entscheidend mit ins Gewicht fällt.

Etwas anderes ist die Hodengangrän nach Verletzung der ernährenden Gefäße. Während beim Hunde (vgl. v. Winiwarter) der Unterbildung der A. spermatica interna (testicularis) die Gangrän des Hodens folgt, genügt beim Menschen in der Regel das Erhaltensein der A. deferentialis, um den Hoden vom Absterben zu bewahren. Bei schweren Zertrümmerungen wird es oft nicht leicht sein, zu entscheiden, ob die Gangrän durch Verletzungen der zuführenden Arterien und welcher derselben hervorgerufen ist. Immerhin spricht manches dafür, daß bei Schußverletzungen eine Hodengangrän durch Schädigung der zuführenden Hauptgefäße, also ohne die direkte Wirkung der Zertrümmerung zustande kommen kann.

So sah Reeb Fälle, in denen der Hoden, vollständig nekrotisch, nur am Samenleiter hängend, vor der Skrotalwunde lag.

Daß im Falle starker Gewebsquetschung, ebenso bei Steckschüssen innerhalb der Hodensubstanz, die Infektion nicht ausbleibt, Abszesse des Hodens, Infektion der Scheidenhäute entstehen, liegt auf der Hand. Dagegen ist zu bemerken, daß der Hoden bei Verletzungen, die ohne ausgedehnte Nekrosen bestehen, eine bedeutende Resistenz gegen Infektion besitzt. Damit ein Hodenabszeß entstehe, ist Voraussetzung, daß die Albuginea den Hoden noch genügend umschließt, anderenfalls kommt es eben zum Vorfall des Parenchyms und nicht zur Ausbildung eines eigentlichen Abszesses. Das ist auch ein Grund, warum Hodenabszesse nach Schußverletzungen sehr selten sind.

Interessant ist der folgende Fall v. Mutschenbachers.

Nach Extraktion eines Geschosses aus dem Hoden heilte die Wunde aus. $1/2$ Jahr nach der Verwundung erhielt der Mann einen Stoß gegen den Hoden. Es bildete sich ein Abszeß, darauf eine Fistel, aus dieser quollen geschwulstartige Massen heraus

$1^1/_2$ Monate später war ein tumorähnliches Geschwür entstanden. Die Hodensackhälfte war beinahe leer. 20 Tage später wurde das Krankhafte vollends entfernt. In dem Präparat fanden sich keine Hodenkanälchen mehr vor, nur noch entzündliches Gewebe. Wir müssen also annehmen, daß hier eine latente Infektion bestanden hatte, die durch das sekundäre stumpfe Trauma zu manifester Eiterung führte.

Tritt Infektion ein, so entsteht eine mächtige Schwellung des Hodensackes, die zum größten Teil Folge des entzündlichen Ödems der Hüllen ist. Die Infektion schreitet dann im ganzen Bereiche des Blutergusses fort, der sich nach dem Damm, Penis und Oberschenkel hin erstreckt. Insbesondere der Penis pflegt außerordentlich stark zu schwellen, so daß gelegentlich Katheterismus notwendig wird, ja sogar Gangrän eintreten kann, wenn nicht rechtzeitig inzidiert wird.

In ganz seltenen Fällen hat auch eine Gasphlegmone den Hoden ergriffen. Coenen teilt einen Fall mit, wo das Geschoß durch den rechten Oberschenkelknochen in den Hoden gegangen war. Die Gasphlegmone ging auf den Hodensack über. Der Hoden wurde nekrotisch und mußte entfernt werden. Der Patient wurde abtransportiert.

Stumpfe Hodenverletzungen kommen im Kriege auch sicher vor, wurden aber wohl weniger beachtet.

Sternheim hat über einen solchen Patienten berichtet, über den hier einiges mitgeteilt werden soll, obgleich es sich nicht um eine Kriegsverletzung handelt. Der Mann stieß sich an eine Schranktür. Die Hautverletzung heilte bis auf eine tumorartig vorspringende Stelle, deren bloße Berührung schon Brechneigung und Schweißausbruch hervorrief. Verfasser glaubt, daß Hodensubstanz durch einen Riß der Alburginea sich hindurchgezwängt und abgeschnürt hat.

2. Symptome und Diagnose.

Bei glatten Schüssen ist der Schmerz meist nicht größer als nach Verletzung anderer Organe. Bei großen Zertrümmerungen dagegen beobachten wir die Erscheinungen richtigen Schocks im Goltzschen Sinne, die aber meist nicht lange anhalten.

Bei stumpfen Hodenverletzungen können bekanntlich die schwersten Kollapszustände zustande kommen. Man spricht von Commotio testis. Fischer und Schlesier haben nach Brahmann sogar plötzliche Todesfälle nach (stumpfen) Hodenverletzungen gesehen. Aus der Kriegsliteratur ist mir ähnliches nicht bekannt geworden. Das liegt wohl in der Natur der Umstände, daß im Krieg solche Fälle einwandfrei nicht zur Kenntnis des Arztes kommen.

Bei der oberflächlichen Lage des Hodens ist unter Berücksichtigung der Schußrichtung die Diagnose meist leicht. Schwierig ist bei starker Schwellung des Hodensackes oft die Frage zu entscheiden, ob ausgedehnte Zertrümmerung des Hodens vorliegt oder ob die Blutung vorwiegend aus den Hüllen stammt. Große Druckempfindlichkeit spricht für ersteres. Insbesondere ist oft nicht mit Sicherheit herauszubringen, ob ein Granatsplitter im Hoden selber steckengeblieben ist oder in seinen Bedeckungen oder ob gar das Geschoß weiter in den Bauch gefahren ist. An diese Möglichkeit ist immer zu denken und daher nach Verletzungen der Harnröhre und der Bauchorgane zu fahnden. In dieser Hinsicht ist die Diagnose um so schwieriger, als sich das Hämatom, wie ausgeführt, oft entlang dem Samenstrang nach dem Bauch zu erstreckt, auch ohne daß das Geschoß diesen Weg genommen hat. Erst der operative Eingriff schafft hier Klarheit. Da er so gut wie immer angezeigt ist, kann man eines Röntgenbildes meist entraten.

3. Behandlung.

Am Anfange des Krieges wurden die meisten Hodenschüsse konservativ behandelt und ein großer Teil derselben ist geheilt.

Neuhäuser berichtet über 10 Fälle, die durch Infanteriegeschoß verletzt waren und ohne Operation heilten.

Reeb konnte bei 9 Hodenschüssen 5 mal konservativ verfahren. Es trat völlige Heilung ein. Dreien Verwundeten mußten die Hoden abgetragen werden.

Für glatte Infanteriegeschoß-Schüsse empfiehlt sich auch heute noch konservative Behandlung. Die Wundexzision sollte beim Hoden auf die dringlichsten Fälle beschränkt bleiben. Es bleibt sonst oft vom Hoden nicht viel übrig. Dies gilt besonders für tief verlaufende Durchschüsse. Bei mehr oberflächlich verlaufendem Schußkanal, insbesondere wenn die Albuginea tangential aufgerissen ist, ebenso bei Schüssen am unteren oder oberen Pol empfiehlt es sich, den Schußkanal zu exzidieren und die Albuginea sorgfältig zu nähen.

Läßt sich wegen des Blutergusses kein Urteil über die Hodenverletzung gewinnen, so ist es zweckmäßig, den Hoden freizulegen und nun die Exzision des Hodenparenchyms zu machen oder einfach die Albuginea zu nähen.

Die Naht der Albuginea wurde mehrfach ausgeführt, so von Schönberner, ferner aut Bericht des k. u. k. 2. A.-K. usw.

Am besten wird deutlich, wieviel man der Heilkraft des Hodengewebes zutrauen kann, wenn wir 3 Fälle eigener Beobachtung anführen.

Im ersten Falle war die Erhaltung des einen noch vorhandenen, aber ebenfalls verletzten Hodens von größter Bedeutung. Der Patient war durch Infanteriegeschoß aus 200 m Entfernung verwundet. Der linke Hoden fehlte. Die untere Fläche der Penishaut war aufgerissen. Die Harnröhre hatte ein kleines Loch oberhalb der Eichel. Die Substanz des rechten Hodens prolabierte in seinem unteren Pol. Die Haut am Damm war in Ausdehnung zweier Handteller abgeledert. Zwischen den linksseitigen Adduktoren erstreckte sich eine Tasche bis unters Gesäß. Der unbedeutende rechtsseitige Hodenprolaps wurde abgetragen, die Scheidenhaut angefrischt und durch Kopfnähte verschlossen. Der Rest der Skrotalhaut wurde von rechts her an die Faszie des Damms angenäht. Im übrigen Tamponade. Die riesige Wunde schloß sich rapid. Nach 3 Monaten war alles bis auf die Penisfistel verheilt. Drei Jahre später schrieb Patient, die Fistel sei operiert worden, das Glied sei etwas nach links verkrümmt, geschlechtlicher Verkehr sei unmöglich. Morgens beim ersten Wasserlassen habe Patient noch etwas Beschwerden. Er sei jetzt wieder bei der Truppe voll dienstfähig. Als ich den Patienten entlassen hatte, hatte ich durchaus den Eindruck, daß der rechte Hoden voll erhalten blieb. Die Unmöglichkeit des geschlechtlichen Verkehrs scheint mir hier durch die Gestalt des Penis bedingt zu sein.

Der zweite Fall ist bemerkenswert, weil hier während des Heilverlaufs ein Skrotalabszeß hinzutrat und trotzdem die Hodennaht glatt verheilte. Es handelte sich um einen Durchschuß des rechten Hodens. Im Schußkanal fanden sich der Operation Haare und Kleiderfasern. Nach Anfrischung des Hodens wurde die Albuginea vollständig genäht. Aus dem Hodensack wurden Granatsplitter entfernt. Später bildete sich ein' Abszeß im Hodensack. Der Hoden war ganz verheilt. Patient konnte nachher völlig wieder hergestellt zur Truppe entlassen werden.

Bei einem dritten Verwundeten war bereits Infektion eingetreten. Er kam 5 Tage nach der Verwundung zur Behandlung. Es bestand Eiterung im Hodensack. Der Schußkanal im Hoden, dessen Wände ebenfalls schon eitrig belegt waren, wurde exzidiert. Zur Deckung der Hodensubstanz wurde das parietale Blatt der Tunica vaginalis propria oben durchtrennt und derart mobilisiert, daß es nach außen umgeschlagen und über dem Hoden vernäht werden konnte. Die Weichteile der Umgebung, der Wundhöhle und der genähte Hoden werden mit Vuzin 1 : 5000 eingespritzt. Nach einigen Störungen, die hauptsächlich vom Hodensack ausgingen, und vorübergehender Schwellung des Hodenrestes gingen die entzündlichen Erscheinungen zurück und der ganze vernähte Rest des Hodens blieb wenigstens makroskopisch erhalten.

Ich will dahingestellt sein lassen, welche Rolle dem Vuzin bei der Heilung zukam. Auch ist es nicht sicher, ob das Hodenparenchym funktionsfähig geblieben ist. Immerhin zeigen solche Beobachtungen die Berechtigung, mit der Hodennaht sehr weit zu gehen, und sie stimmen mit den guten Erfahrungen Payrs bei der Naht nach Hodenabszessen, von denen unten noch kurz die Rede sein soll, völlig überein.

Ein eigentümliches Verfahren übt Levi, offenbar um die Infektion der Skrotalhöhle zu verhüten. Er vereinigt um die Hodenschußöffnung herum Albuginea und viszerales Blatt.

Ist der Hoden stark zertrümmert, insbesondere die Albuginea zerfetzt, so zögere man nicht, den Hoden ganz zu entfernen.

Sonntag erwähnt, daß er mehrfach einseitige Kastration hat ausführen müssen.

Infiziert sich das Hodenparenchym in Fällen, wo es erheblich vorgefallen ist, so ist alle Liebesmüh umsonst. Die Hodenkanälchen treten aus dem Hoden heraus und was übrig bleibt, atrophiert.

Handelt es sich um geschlossene Abszesse des Hodens, die übrigens, wie schon erwähnt, nach Schußverletzungen sehr selten sind, so empfiehlt sich, den Versuch zu machen, in der Art Payrs vorzugehen.

Payr hat bekanntlich bei einem bereits einseitig kastrierten Patienten mit Orchitis im Anschluß an alte Gonorrhöe durch den erkrankten stark geschwollenen, äußerst schmerzhaften Hoden einen Sektionsschnitt gelegt. Von der Schnittfläche lief trübe Flüssigkeit ab, die mikroskopisch Staphylokokken enthielt. Die Wunde wurde durch loses Knüpfen schon vorher gelegter Katgutnähte geschlossen. Der Hoden blieb völlig erhalten von normaler Größe. Die geschlechtlichen Funktionen kehrten wieder. Das Sperma enthielt die normalen Mengen Samenzellen.

Ebenso wurden alte Abszesse im Nebenhoden nach abgelaufener Gonorrhöe exstirpiert und darüber die fibröse Hülle des Nebenhodens vernäht.

Ob es möglich ist, einen nach Schußverletzung entstandenen richtigen Abszeß, der doch wohl Strepto- oder Staphylokokken enthält, durch einfache Entleerung und nachfolgende Naht zu heilen, muß dahingestellt bleiben. Im Anschluß an unseren oben mitgeteilten Fall, in dem freilich noch kein eigentlicher Abszeß bestanden hatte, würde sich vielleicht empfehlen, den Teil des Hodens, der den Abszeß enthält, auszuschneiden und dann die Naht der Albuginea zu machen.

Daß sonst der Hoden jedenfalls verloren ist, beweist aufs neue eine Beobachtung von Paschkis.

Aus dem kaum erbsengroßen Einschuß am oberen Pol des rechten Hodens (Ausschuß: linke Gesäßhälfte, Infanteriegeschoß) ist nekrotisches Hodengewebe prolabiert. 19 Tage nach der Verwundung zeigte sich ein Abszeß im rechten Hoden. Er wurde gespalten. Nekrotische Hodenmassen wurden entfernt. Nach der Heilung war der Hodenrest kaum erbsengroß.

Über das Vorgehen bei Hodenprolaps s. bei Hodensack.

VII. Hodensack.

Das Wichtigste über die Verletzung des Hodensackes: Hodenprolaps, Hämatombildungen ist schon oben erwähnt.

Unter 588 Schußverletzungen des Hodensackes fand Otis in nahezu $^2/_3$ der Fälle den Hoden mitverletzt.

Isolierte Verletzungen des schlaffen Hodensackes sind ziemlich häufig: Streifschüsse am unteren Pol, Durchschüsse oberhalb des Hodens. Ausgedehnte Zerreißungen, förmliche Schindungen kommen vor. Die Ablederung der Haut kann sich aber auch noch auf die andere Hodensackhälfte und auf den Damm oder auf den Penis erstrecken. Der Defekt erscheint meist viel größer, als er in Wirklichkeit ist, da die Hodensackhaut sich stark retrahiert.

Wir haben stets die zerfetzten Ränder abgetragen, die Haut möglichst vereinigt, dabei ausgiebig drainiert. Nach sauberem Arbeiten ist die Heiltendenz oft eine erstaunliche. Auch bei offener Behandlung ohne Naht schließen sich breite Wundflächen überraschend schnell, indem die Haut, auch die des Dammes, allmählich herangezogen wird. Bei jedem Verbandwechsel beobachtet man eine in die Augen fallende Verkleinerung der Wunde. Kaum je werden daher Plastiken zur Deckung eines Hautdefektes nötig sein. Bekannt ist ja auch, daß der durch einen Schlitz prolabierte Hoden mit Schrumpfung der ihn bedeckenden Granulationen allmählich in den Hodensack wieder hineinrückt. Im allgemeinen wird man nicht abwarten, bis der Hoden von selbst zurückgeschlüpft ist, um so mehr als man damit nicht mit aller Sicherheit rechnen kann. In frischen Fällen umschneidet man das Loch im Hodensack, reinigt den Hoden sorgfältig, reponiert ihn und drainiert die Höhle. Die Drainage muß ausgiebig sein, da meist Eiterung eintritt. In alten Fällen umschneidet man die Haut nahe der Grenze zur Granulationsfläche, exzidiert das narbige Gewebe an der Prolapspforte samt dem stehen gebliebenen Hautsaum und reponiert den Hoden. Die Granulationen vorher abzukratzen, ist überflüssig, sogar meist schädlich. Aber auch hier ist ausgiebig zu drainieren. Das Prolapsloch kann durch einige Nähte verkleinert werden.

Der Hodensack neigt sehr zu Abszessen. Die Eiterung sitzt nach Schußwunden vorwiegend zwischen Tunica dartos und Tunica communis, besonders nach Harninfiltration, kann aber bei Hodensackschüssen auch innerhalb der Tunica communis und in der Skrotalhöhle liegen. Die Unterscheidung, ob nur ein Abszeß des Hodensackes vorhanden ist oder zugleich eine Infektion des Hodens, ist oft schwierig, ja unmöglich. Da stets sofort Inzisionen zu machen sind, kann man sich leicht überzeugen, wie tief die Infektion geht. Man muß sich insbesondere hüten, die Albuginea zu eröffnen, solange man nicht sicher ist, daß der Hoden wirklich an der Infektion beteiligt ist.

Bei großen Substanzverlusten der Haut kann es vorkommen, daß nach erfolgter Heilung und Heranzerrung der Skrotalhaut zur Deckung des Defektes der Hodensack mit dem Oberschenkel (Reeb, Stutzing und Gundelfinger, oder mit dem Penis verwächst. In diesem Falle ist natürlich später plastische Operation notwendig.

Die Gangrän des Hodensackes, die nach Küttner schon Thukydides bekannt war, berührt uns hier nur insofern, als wir die Eigentümlichkeit des Hodensackes kennen müssen, gelegentlich einer fortschreitenden Gangrän zu verfallen. Diese Erscheinung ist in den Arbeiten von Hörschelmann, Küttner, Coenen, Przedborski, Böhler, Kyrle u. a. behandelt. Nach Coenen und Przedborski ist die Gangrän des Hodensackes Folge von Allgemeinerkrankung, von physikalischen und chemischen Schädlichkeiten, aber auch von lokalen infektiösen Prozessen und von Harninfiltration. Nach Hörschelmann rührt diese Eigentümlichkeit der Skrotalhaut von der besonderen Struktur des Hodensackes her. Im Unterhautzellgewebe entstehen mächtige sulzige Einlagerungen infolge Bildung einer dünnflüssigen leukozytenarmen Jauche, welche das Gewebe durch Druck nekrotisieren. Die Folge ist, daß fast der ganze Hodensack, auch Teile der Penishaut nekrotisch werden können und sich abstoßen. Meist sind Streptokokken mit im Spiele. Besonders häufig sieht man die Erkrankung daher im Gefolge von Erysipelen. Nach Küttner und v. Winiwarter kann die Gangrän auf die Hoden, die Schwellkörper des Penis, die Samenstränge und die Haut des Rumpfes übergehen. Man wird mit der Möglichkeit rechnen müssen, daß eine solche Gangrän sich auch einmal an eine Schußverletzung anschließt.

VIII. Penis.

1. Anatomie und Folgen der Penisverletzung.

Das Wichtigste über die Verletzungen des Penis ist bereits im Kapitel über die Harnröhre abgehandelt. Aber natürlich kann der Penis auch verletzt sein, ohne daß die Harnröhre getroffen ist, also insbesondere seine Haut und die Schwellkörper.

Verletzungen des Penis durch schneidende Waffen sind sehr selten. Küttner konnte in der Literatur nur 2 Fälle finden. Enderlen beobachtete eine fast vollständige Abtrennung der Eichel durch Lanzenstich. Die Harnröhre wurde primär genäht und heilte ohne Störung. Dabei hat Enderlen überhaupt im ganzen nur 4 Fälle von Verletzungen durch blanke Waffen während des Krieges gesehen.

Schußverletzungen sind natürlich weit häufiger beobachtet worden.

Von leichten oberflächlichen Hautverletzungen abgesehen, kommen merkwürdigerweise teilweise, ja vollständige Schindungen des Penis vor. Es hängt dies wohl in erster Linie mit der großen Verschieblichkeit der Haut des Penis auf der derben Unterlage zusammen. Man wird wohl aber noch nach einer anderen Ursache suchen müssen und vielleicht annehmen können, daß sie in der Beweglichkeit des Gliedes besteht. Der Mechanismus ist damit freilich nicht erklärt.

Küttner sah eine solche durch Fliegerbombe verursachte Ablederung der Haut des Penis. Sie war vollständig vom übrigen unversehrten Peniskörper angestreift, dabei war der rechte Hoden nach oben luxiert und intakt, der linke größtenteils zerstört.

Einen anderen Fall beschreibt Sonntag: Die Haut des Dorsums war von der Wurzel bis an die Eichel in Form eines Brückenlappens abgehoben und über die Eichel weg an die untere (hintere) Penisfläche disloziert. Nach Reposition erfolgte Heilung unter unbedeutender Nekrosenbildung.

Der Penis kann von kleinen Kalibern durchschossen sein, wobei weder die Harnröhre, noch die Schwellkörper verletzt sind.

Bei Verletzungen der Schwellkörper, insbesondere Aufpflügung derselben, entstehen heftige Blutungen, die zu sofortigem Eingreifen drängen.

Küttner sah mehrfach sehr tiefe dorsale Rinnenschüsse, bei denen der Penis bis in die Nähe des Harnröhrenschwellkörpers durchtrennt war und Neigung zum Klaffen zeigte. Kayser beobachtete einen Durchschuß durch die Schwellkörper des Penis ohne Harnröhrenverletzung. Die Folge war eine ungeheuerliche Auftreibung des Gliedes und Harnverhaltung. Aber auch nach Einführung eines Katheters blieb die Harnverhaltung bestehen. Es war also eine echte reflektorische Anurie entstanden.

Verletzungen der Schwellkörper führen zu schweren Veränderungen des Penis (s. Abb. 19).

Mehr als eine Beobachtung ist mitgeteilt, wonach ein Geschoß den Penis in ganzer Länge durchmessen hatte.

Schon aus der Zeit vor dem großen Kriege stammt eine solche Mitteilung von Graf und Hildebrandt. Das Geschoß war zwischen Vorhaut und Eichel eingedrungen und subkutan bis zur Wurzel des Gliedes verlaufen, ohne die Schwellkörper zu verletzen.

Bei einem Verwundeten, den Schäfer behandelte, war der Penis von der Eichel bis zum Becken in ganzer Länge durchschossen. Es wird vermutet, er sei in erigiertem Zustand getroffen worden.

Guleke besprach einen Fall von Längsdurchschießung des Penis von hinten her. Er ist wohl identisch mit dem in der gleichen Sitzung erwähnten Fall Madelungs, wo die Harnröhre vom Hodensack bis zur Eichel längsgeschlitzt war.

Endlich teilt Körte einen hierher gehörenden Befund mit: der Penis war vom Damm nahe dem After bis an die Eichel vom Geschoß durchbohrt worden. Hier war die Harnröhre intakt. Es erfolgte schnelle Heilung.

Schließlich ist noch an jene bedauerlichen Vorkommnisse zu erinnern, bei denen Teile des Penis oder der ganze Penis abgeschossen sind. Meist sind zudem einer oder gar beide Hoden zertrümmert oder eine A. femoralis verletzt.

Steckschüsse des Penis wurden schon von Otis aus dem amerikanischen Sezessionskrieg erwähnt.

Küttner sah bei einer tödlichen Minenverletzung multiple kleinste Splitter im Penis.

Über die spontane Gangrän des Penis s. bei Hodensack.

Die Infektion des Penis kommt selten vor. Es kann eine Harninfiltration, die von der Pars pendula ausgeht oder von weiter her sich ausgebreitet hat, gelegentlich zu einer diffusen Infektion führen. Die Folge ist wieder eine enorme Anschwellung des Gliedes. Die Infektion breitet sich hier wohl vorwiegend im Gewebe um die Harnröhre und unter der

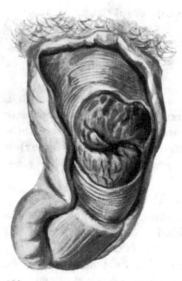

Abb. 19. Präparat der K. W. A. (Path. Inst. Freiburg i. B.). Streifschuß durch die Schwellkörper des Gliedes ohne Verletzung der Harnröhre. (Durchschuß durch den linken Oberschenkel. Tetanus.)

Haut aus. Ob dabei eine infektiöse Kavernitis entstehen kann, ist nicht bekannt.

Sehr große Seltenheiten sind Abszesse des Penis. Fischer erwähnt einen solchen Fall, der angeblich nach Säureverbrennung entstanden war und mit schwerer Pyämie einherging. Ob nach Schußverletzungen des Penis, etwa nach Steckschüssen, Abszesse beobachtet wurden, kann ich nicht angeben.

Über eine schwere Penisinfektion berichtet Coenen. Ein Infanteriegeschoß war durch Penisschaft und Oberschenkel gegangen. Ersterer war in beginnender Gangrän, blau und blutrünstig. Der Hodensack war unversehrt. Im rechten Skarpaschen Dreieck war eine handtellergroße, mißfarbene Hautstelle mit Gasknistern. Die Venen der rechten Wade waren thrombosiert. Durch Inzisionen wurde der Patient gebessert. Er ist vermutlich geheilt.

2. Behandlung.

Verletzungen ohne starke Gewebszertrümmerung heilen ohne alle Behandlung.

Große Hautdefekte erfordern u. U. plastische Operationen, wobei von der Benutzung der Vorhaut und der Haut des Hodensackes ausgiebig Gebrauch gemacht werden kann. Es ist aber oft erstaunlich, welch große Defekte sich spontan durch Heranziehen insbesondere der Skrotalhaut schließen. Doch darf man der Natur mit Rücksicht auf zu gewärtigende Narbenbildung nicht zu viel überlassen.

Nach v. Winiwarters Ausführungen wird bei Schindungen des Penis mit Erhaltung des inneren Vorhautblattes das letztere zweckmäßig über die Wundfläche heraufgezogen, die Haut vom Damm und Bauch herunter, so daß eine völlige Bedeckung zustande kommt. Narbenkontrakturen bedingen ein verschiedenartiges funktionelles Resultat.

Schüsse der Schwellkörper sind sorgfältig auszuschneiden, die Blutung zu stillen, dann soll womöglich die Naht der Schwellkörper gemacht werden. Hierbei wird man, wo mit Erhaltung eines Restes von Funktionsfähigkeit zu rechnen ist, für die Zeit bis zur erfolgten Heilung daran denken müssen, Brom und Morphium zu verabreichen.

Bei sehr starker Schwellung des Penis ist es auch ohne Harnröhrenverletzung häufig nötig, einen Katheter einzuführen. Es macht dies meist keine Schwierigkeit. Die Schwellung bei starken Blutungen kann indes so stark werden, daß man eine Gangrän des Penis befürchten muß, zumal wenn mit dem Eintreten einer leichten oder schweren Infektion zu rechnen ist. Man muß sich dann rechtzeitig zur Vornahme von Inzisionen entschließen. Dasselbe gilt selbstverständlich für die Fälle, in denen eine Infektion bereits manifest geworden ist.

IX. Prostata und Samenblasen.

Über Schüsse der Prostata sind nur einzelne kasuistische Mitteilungen bekannt, soweit diese Verletzungen nicht unter denen der Pars prostatica der Harnröhre abgehandelt gehören. In der Regel steht nämlich die Verletzung der Harnröhre so sehr im Vordergrund, daß in frischen Fällen die Tatsache der Mitbeteiligung der Prostata und unter Umständen der Ausmündungen der Samenleiter eine spätere Sorge ist. Auch bei den Verletzungen des Blasenhalses ist die Prostata meist beteiligt.

Otis fand im amerikanischen Sezessionskrieg die Prostata unter 3174 Fällen 8 mal getroffen. Stets trat die Verletzung der Prostata gegenüber den anderen Verletzungen zurück. In einem Falle fand sich bei der Sektion das Geschoß in der Prostata liegend. Zugleich war die A. pudenda interna verletzt. Diese Verletzung hatte zu Blutungen aus der Harnröhre und aus der Wunde geführt. In einem anderen Falle war die Prostata vom Blasengrunde abgetrennt.

Kielleuthner teilt einen Fall mit, bei dem ein Granatsplitter vom Damm eingedrungen war und die Prostata vollkommen zerrissen hatte. Im übriggebliebenen Prostagewebe waren Blutextravasate. Trotz der Prostataverletzung hatte ein Katheter eingeführt werden können. Das Geschoß war durch die Blase in den Darm gefahren. Der Patient starb an Peritonitis.

In einem zweiten Falle desselben Autors war ebenfalls vom Damm ein Granatsplitter eingedrungen, hatte die Prostata zertrümmert und die Harnröhre abgerissen und zugleich den Mastdarm eingerissen. Der Granatsplitter saß in der Gegend der Prostata. Heilung mit Kontinenz nach suprapubischer Drainage und Verweilkatheter.

Philippowicz hat einen Granatsplitter am Damm eingetreten gefunden und er glaubt, ihn aus der Prostata entfernt zu haben (rektal Druckempfindlichkeit der Prostata). Vor Eröffnung des Abszesses um den Splitter war das Harnlassen erschwert gewesen.

Lichtenstern hat mit Erfolg ein Geschoß aus der Prostata durch hohen Schnitt entfernt.

Bei einem Fall v. Rothes fand sich die Prostata vollkommen zertrümmert. Zugleich war der Mastdarm verletzt. Es wurde die Blase eröffnet und die Harnröhre am Damm freigelegt. Patient wurde abtransportiert, ist aber wahrscheinlich durchgekommen.

Ähnliche Fälle sind mehrfach beobachtet worden, sie sind hier teilweise an anderen Stellen erwähnt.

Haim fand bei einem Verwundeten die Harnröhre an der perinealen Seite von der Prostata abgerissen. Die rechte Hälfte der Prostata und die Harnblasenwand in der Größe eines Zweikronenstückes waren so abgetrennt, daß nur die Schleimhaut im Zusammenhang geblieben war. Der Patient starb an Pneumonie.

Eine lange Krankengeschichte eines Falles von Steckschuß der Prostata teilt Rosenberger mit. Der Mann war am 28. 10. 1914 am rechten Gesäß verwundet worden, hatte eine Blasenmastdarmfistel. Aus der Harnröhre kam der Harn mit Kot vermischt. Ein widernatürlicher After wurde angelegt. In einer weiteren Operation war der Mastdarm reseziert worden und der Stumpf zum After herausgeleitet — ohne Erfolg für die Harnfistel. Die Fistel ist unmittelbar unterhalb der Blase. Trotzdem träufelt ständig Harn ab. Nur wenn der Verweilkatheter liegt, fließt kein Harn ab. Trotz erneuten Versuches, die Fistel zu schließen, stirbt Patient an Pyelonephritis. Die Pars prostatica der Harnröhre zeigt an ihrer Hinterfläche etwa 2 cm von der inneren Mündung entfernt ein ovales Loch von 1 cm Länge und $\frac{1}{2}$ cm Breite. Dies führt in eine pfirsichkerngroße Höhle in der Prostata, von dort geht der Schußkanal weiter bis zu seiner Mündung außen in der Nähe des Afters, wo das Geschoß eingedrungen ist.

Bei Pfählungsverletzungen kommen Verletzungen der Prostata nicht ganz selten vor. Doch ist sie nach Schlange doch häufiger unverletzt, als man das bei solchen Verwundungen erwarten sollte.

E. Burckhardt beschreibt eine Pfählungsverletzung, bei der ein Stab vom After her durch die Prostata bis in die Harnröhre eingedrungen war. Der Harn konnte spontan entleert werden, lief aber aller durch den After ab. Schon nach 12 Tagen war vollständige Heilung eingetreten, ohne daß ein besonderer Eingriff nötig gewesen wäre. Die Heilung hielt 3 Monate später noch an.

Nach Kötzle waren unter 18 Pfählungsverletzungen des deutschen Sanitätsberichtes (vor dem Kriege) Harnröhre und Prostata je zweimal, Blase einmal verletzt.

Von Pfählungsverletzungen erwähnt Enderlen einen Fall aus der Friedenszeit. Ein 46jähriger Mann setzte sich auf eine spitze Wurzel, die in den After eindrang, dabei den Sphinkter zerriß, die vordere Mastdarmwand durchbohrte und durch die Prostata drang. Harn floß aus dem Mastdarm ab. Der Patient wurde durch Operation geheilt.

Recht spärlich sind Mitteilungen über Verletzungen der Samenblasen. Ob mit Recht oder Unrecht — wahrscheinlich das letztere — erscheinen den meisten Autoren die Samenblasen so unwichtig, daß sie sie gänzlich unbeachtet gelassen haben.

Ich fand nur eine Angabe Philippowiczs über zwei Patienten mit Mastdarm- und Blasenverletzung, bei denen auch die Samenblasen beteiligt waren.

Endlich seien noch zwei Fälle mitgeteilt, in denen der Samenstrang bzw. Samenleiter erwähnt wird.

Einem Verwundeten von Philippowicz war der eine Samenleiter durchschossen worden. Philippowicz invaginierte das zentrale Ende ins periphere. Was schließlich bei der Operation herausgekommen ist, sagt der Autor nicht.

Als differentialdiagnostische Schwierigkeit nennt Philippowicz die Unterscheidung zwischen einer Verletzung des Samenstrangs und einer solchen der Vasa epigastrica.

Derselbe Autor hat ein Aneurysma der A. epigastrica beobachtet.

In Rosensteins Fall war das Geschoß in das Gesäß eingedrungen, hatte das Becken durchschlagen. Starke Durchblutung der Leistenbeuge und des Hodensackes. Das Geschoß lag in den Hüllen des Samenstranges.

In einem Falle Jägers (Fall 8) war der rechte Samenstrang verletzt worden. Der rechte Hoden war atrophisch.

Die Verletzung der Prostata und der Samenleiter sind leider, wie sich bei kritischer Durcharbeitung des Materials der Kriegsverletzungen herausstellt, zu kurz weggekommen. Insbesondere dürfte eine Zerstörung des Samenhügels, die gewiß bei Harnröhrenverletzungen nicht ganz selten war, die übelsten Folgen für den Verwundeten haben. Wir wissen darüber gar nichts. Nur soviel läßt sich sagen, daß wohl manche schwere Störungen der Geschlechtsfunktion nach anfänglich sehr befriedigendem Resultat, das die Harnröhrenverletzung ergab, durch Schädigung der Samenleiter hervorgerufen sein mögen.

X. Mastdarm.

Bei den Verletzungen des Mastdarms werden wir uns etwas kürzer fassen. Es kommt hier im wesentlichen darauf an, das Gemeinsame und das Trennende gegenüber den Verletzungen der übrigen Beckenorgane zu erkennen. Nicht bloß die nahe räumliche Beziehung zu den übrigen Beckenorganen legt es uns nahe, die Mastdarmverletzungen nicht ganz zu übergehen. Auch das fällt ins Gewicht, daß der Mastdarm in ähnlicher Beziehung zum Bauchfell steht wie die Blase und daß auch er wie diese ein Behälter für Stoffe ist, welche bestimmt sind, den Körper zu verlassen.

1. Anatomie der Mastdarmverletzungen.

Wie bei der Blase ist auch beim Mastdarm der Füllungszustand des Organs von Wichtigkeit. Die Ampulle des Mastdarms, die bekanntlich auf dem Musculus levator ani ruht, ist, wenn leer, ein enger Schlauch. Sie kann aber, wenn gefüllt (nach Corning), mehr als die Hälfte der Beckenlichtung einnehmen. Nach hinten kann sich die Ampulle nicht ausdehnen, wohl aber nach den Seiten und nach vorn. Dehnt sie sich nach vorn aus, so werden Prostata, Harnblasengrund und innere Harnröhrenmündung verlagert, sie rücken nach oben (Garson zit. nach Corning). Darmschlingen, die sonst in den Fossae pararectales oder im Douglasschen Raume liegen, werden beiseite geschoben.

Der unter dem Musculus levator liegende Abschnitt wird im Gegensatz zur Ampulle als Pars perinealis recti bezeichnet. Die Ampulle reicht nach oben bis zum 3. Kreuzwirbel. Ihre oberen zwei Drittel werden vorne vom Bauchfell überzogen. Hinten liegt sie annähernd in ganzer Ausdehnung extraperitoneal.

Ein Schußkanal, der bezüglich der Beckenknochen eine bestimmte Lage hat, kann sich zum Mastdarm, zum Bauchfell und zu intraperitoneal gelegenen Darmschlingen ganz verschieden verhalten, je nachdem man sich vorstellt, daß der Schuß erfolgt sei in diesem oder jenem Füllungszustand des Mastdarms. Ändert sich dieser, so wird aus der geraden Linie des Schußkanals eine gebrochene, unter Umständen eine unterbrochene Linie. Manche z. B. bei Autopsien rätselhaft erscheinenden Verhältnisse werden hierdurch in einfachster Weise erklärt. Eine Dünndarmschlinge, welche bei leerer Ampulle in der Tiefe des Douglas gelegen hatte und dort verletzt war, rückt aus der Schußrichtung vollkommen heraus nach oben, wenn sich später die Ampulle füllt. War der Schuß bei stark gefüllter Ampulle erfolgt und durchsetzte er intraperitoneal eine Fossa pararectalis, so wurden Darmschlingen nicht mehr getroffen, die sich später nach entleerter Ampulle über das intraperitoneale Loch in der Fossa pararectalis lagern.

Ähnliche Verschiebungen treten auch in den Beziehungen des Mastdarms zu den extraperitoneal gelegenen Gebilden ein.

Ein enger Schußkanal kann sich durch Wandverschiebung wie bei der Blase vollkommen schließen.

Im allgemeinen wird die Mastdarmampulle an Kampftagen wenig gefüllt sein. Die bekannte Wirkung der Aufregung auf die Stuhlentleerung macht sich wohl auch hier geltend. Insbesondere bei Angriffen, in denen Infanteriegeschosse eine große Rolle spielen, dürften wir eher mit einer geringen Füllung des Mastdarms rechnen. Im übrigen ist heute bei der langen Dauer der Kampfhandlungen, bei der Häufigkeit unerwarteter Beschießung, bei dem dauernden Aufenthalt des Soldaten im Schußbereich sonst keinerlei Regel zu erwarten.

Wie bei der Blase finden wir auch beim Mastdarm zwei Extreme: die ganz kleinen Löcher, wie sie durch Infanteriegeschosse oder kleine Granatsplitter hervorgerufen werden, und die ausgedehnten Zerreißungen, die vorwiegend durch Granatsplitter oder Infanterie-Nahschüsse mit Knochenzertrümmerungen bedingt sind.

Auch beim Mastdarm empfiehlt sich, sofort die Scheidung in extra- und intraperitoneale Verletzungen vorzunehmen. Wir nennen wieder eine extraperitoneale Schußverletzung eine solche, bei der der Schußkanal in ganzer Ausdehnung außerhalb des Bauchfellsacks läuft.

Burckhardt und Landois fanden unter 269 Verletzungen der Bauchgegend (also nicht allein Bauchschüssen im engeren Sinn) 13 mal den Mastdarm verletzt, 7 mal extra-, 6 mal intraperitoneal.

Betrachten wir zunächst die extraperitonealen Verletzungen. Die nahen räumlichen Beziehungen der Mastdarmampulle zu den verschiedensten Organen erklären, warum bei Infanterie-Durchschüssen nur selten der Mastdarm allein verletzt ist. Am häufigsten ist dies noch der Fall bei Schüssen, die in einer Frontalebene, und zwar nach unten von der Incisura ischiadica verlaufen. So kann die Hinterwand des Mastdarms durch einen Frontalschuß vor dem Kreuzbein aufgerissen werden. Meist ist bei solchen Durchschüssen das Steißbein oder Kreuzbein durchbohrt oder der hintere Ast des Sitzbeins getroffen.

Unter 12 Fällen extraperitonealer Mastdarmverletzung von Kirchmayr lag 7 mal keine Knochenverletzung vor. 2 mal war ein Sitzhöcker rechts und gleichseitiger großer Rollbügel, einmal Sitzhöcker und Oberschenkelschaft, einmal das untere Drittel des Kreuzbeins zertrümmert.

Das Geschoß kann im Mastdarm haltmachen und dann auf entzündlichem Wege entleert werden.

Ein ausgeheilter Fall, der in der Marburger Klinik beobachtet wurde, zeigte im Röntgenbild ein Loch im Kreuzbein. An dieser Stelle war der Mastdarm adhärent. In der Haut fand sich der Einschuß über dem Kreuzbein vernarbt. Ein Geschoß war im Körper nicht mehr nachzuweisen. Offenbar war es im Mastdarm liegen geblieben und dann abgegangen (Röntgenbild s. Abb. 20).

Auf die häufige Mitbeteiligung der Blase wurde schon hingewiesen. Isolierte Mastdarmschüsse entstehen leichter, wenn das Geschoß stecken bleibt, etwa nahe dem Kreuzbein oder irgendwo im extraperitonealen Gewebe oder schließlich im Darm selbst. In letzterem Falle kann es mit dem Kot entleert werden.

Die Pars perinealis wird dagegen sehr häufig isoliert von Infanteriegeschossen getroffen. Insbesondere kann der Sphincter ani teilweise unterbrochen, ja sogar ganz abgerissen werden.

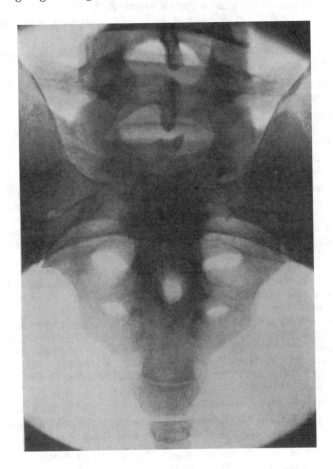

Abb. 20. Lochschuß durch das Kreuzbein; Geschoß in den Mastdarm gelangt, hat vermutlich auf natürlichem Weg den Körper verlassen.

Wie bei der Blase, kann auch beim Mastdarm eine Blutung unter oder in die Schleimhaut entstehen, ohne daß die Lichtung eröffnet ist.

Most erwähnt eine Handgranatenverletzung: querer Durchschuß durch den Beckenteil der Bauchhöhle ohne Darmverletzung mit blutiger Sugillation des Mastdarms. Der Verletzte ging an einer Gasphlegmone in der Umgebung des am rechten Hüftkamm gelegenen Einschusses zugrunde. Körte konnte einen in der Mastdarmwand steckenden Granatsplitter, der die Schleimhaut nicht perforiert hatte, durch parasakralen Schnitt entfernen.

Bei größeren Zerstörungen durch große Granatsplitter oder bei Infanterie-Nahschüssen, besonders mit Knochensplitterung, entstehen ausgedehnte Wundhöhlen. Diese können mit Knochensplittern angefüllt sein (Läwen). Außerdem kann das Geschoß in ihnen liegen.

Läwen sah einmal den extraperitonealen Mastdarm oberhalb des Sphinkters bis auf eine der rechten Wand angehörige $2^1/_2$ cm breite Schleimhautbrücke vollständig rings durchtrennt. Oberhalb war ein weiteres talergroßes Loch. In einem anderen Falle beobachtete Läwen eine vollständige zirkuläre Abreißung des Mastdarms oberhalb des Sphinkters. Ferner sah Läwen einen Fall, bei dem ein Infanteriegeschoß einen engen Schußkanal bis in den Mastdarm machte, dort offenbar sich drehte und nun im ferneren Verlauf des Schußkanals eine weite Zertrümmerungshöhle verursacht hatte, in die Kot eindrang. Endlich fand Läwen einmal den Schußkanal nach dem Gesäß zu mit unverdauten Linsen ausgestopft.

Die Wundhöhle kann insbesondere vor dem Kreuzbein liegen. Kreuz- oder Steißbein können weggeschlagen sein und der Mastdarm sich breit nach hinten öffnen. Das Geschoß kann von unten her eindringen und den Sphinkter teilweise oder ganz zerstören.

Burckardt und Landois sahen bei einem englischen Hauptmann eine breite Eröffnung des Mastdarms von der linken Gesäßbacke aus durch Granatschuß. Der Patient starb an Gasödem. Die Glutäalmuskulatur war aber wohl sicher nicht durch den Kot, sondern wie auch sonst durch das Geschoß infiziert worden.

Drei eigenartige Fälle teilt Zimmermann mit.

Hier war im Bereiche des Ausschusses am Damm dieser breit geplatzt, der Mastdarm weit hinauf — ohne selbst verletzt zu sein — freigelegt und hatte sich mit dem After in die Wundhöhle retrahiert. In 2 der 3 Fälle (2 von Guleke operiert) war die Harnröhre verletzt. Die Behandlung bestand in Freilegung und Einführen eines Verweilkatheters. In einem Falle blieb Inkontinenz für Blähungen zurück. Der After kam bei der Wundheilung allmählich wieder an die Oberfläche.

Lieblein beobachtete einen ähnlichen Fall von Abreißung des Mastdarms mit dem Afterring von der äußeren Haut und Retraktion. Für extraperitoneale Mastdarmschüsse empfiehlt Lieblein Freilegung des Mastdarms und des präsakralen Raumes durch Parasakralschnitt.

In einem Falle Frangenheims (persönliche Mitteilung) war der Einschuß (Infanteriegeschoß) lateral am rechten Bein an der Grenze des mittleren und oberen Drittels. Daselbst bestand eine Kotfistel. Die linke Hälfte des Afterschließmuskels war von der Haut abgerissen. Es war kein Sphinkterwiderstand festzustellen. Patient fühlte nicht, wenn Winde oder Kot kamen. Der Mastdarm war weit zurückgezogen in eine große, oberhalb des normalen Sitzes des Afters gelegene Höhle.

Die intraperitonealen Verletzungen seien nur kurz erwähnt. Liegt ein Durchschuß mit kleinen Löchern vor, so ist meist ein Loch im Mastdarm intra-, das andere extraperitoneal. Es können auch beide extraperitoneal liegen, aber der Schußkanal sich weiterhin ins Bauchfell fortsetzen.

Bei Verletzungen am Grunde des Douglasschen Raumes kann außer dem Mastdarm aber noch das Bauchfell eröffnet sein. Je nach der Schußrichtung, ob sagittal, ob quer, ist die Blase mitverletzt oder nicht.

Hat das Geschoß große Zerreißungen gesetzt, so kann natürlich der Riß, überwiegend extraperitoneal liegend, sich bis in den vom Bauchfell bekleideten Teil des Mastdarms fortsetzen. Zwischen einer großen, mit dem Mastdarm kommunizierenden extraperitonealen Wundhöhle und dem Bauchfellsack kann ferner durch Einreißen der letzten trennenden Membranen in der Tiefe des Douglas sekundär eine Kommunikation entstehen. Wir haben ähnliches schon in Fällen gesehen, in denen gleichzeitig die Blase getroffen war. Es gibt aber auch reine Mastdarmverletzungen dieser Art.

Engel beschreibt einen Fall von Granatsplittersteckschuß. Loch im Rektum von Linsengröße unterhalb des oberen Randes der Prostata. In derselben Höhe lag im Mastdarm das Geschoß. Das Bauchfell hatte aber einen kleinen Schlitz, der bei der Operation übersehen war und zu tödlicher Peritonitis führte.

Als Seltenheiten erwähnt Schmieden solche Fälle, bei denen durch eine große Öffnung Dünndärme in den Mastdarm und schließlich zum After heraustraten.

2. Folgen.

Es ist gewiß auch für den weiteren Verlauf ein Unterschied, ob ein Infanteriegeschoß den Mastdarm extraperitoneal in gefülltem oder in leerem Zustande trifft. Während bei der Blase, die gefüllt getroffen wird, die Löcher sich rasch schließen können, wenn der Harn entleert wird, sei es durch den Schußkanal oder binnen kurzem auf natürlichem Wege, ist das erstere, die Entleerung des Mastdarminhalts in den Schußkanal, weit gefährlicher, führt nur zur Infektion, nicht zum Kollabieren des Organs und zur Verkleinerung der Löcher; das andere, die Entleerung auf natürlichem Wege, läßt meist viel länger auf sich warten als bei der Blase. Sitzt die Verletzung oberhalb des Levators, so wird nach Schmieden bei jedem Versuch der Stuhlentleerung blutiger und fäkulenter Darminhalt aus der seitlichen Wunde heraus in das Nachbargewebe eingepreßt. Immerhin kann es bei einfachen Infanterieschüssen nicht die Regel sein, daß Kot ins periproktale Gewebe tritt, vielleicht weil doch meist die Ampulle zur Zeit des Schusses leer war. Denn wir haben eine ganze Reihe von extraperitonealen Mastdarmschüssen anstandslos heilen sehen, nur ein kleiner Teil führte zur Infektion. Ähnliche Erfahrungen hatte Kraske.

Mit Recht betont Schmieden den großen Unterschied, der zwischen Verletzungen mit kleinen Kalibern und großen Zerreißungen besteht. In letzterem Fall tritt stets Kot über kurz oder lang ins Gewebe, und wenn die Wunde sich nicht frei nach außen öffnet, ist Infektion in der Regel unvermeidlich.

Daß Kot nach außen gelangt durch die Schußöffnung, ist bei kleinen Kalibern nur möglich, wenn der Weg sehr kurz ist, so z. B. durchs Steißbein geht, bei großen Wunden selbstverständlich an jeder Stelle. Sogar ausgedehnte Verletzungen dieser Art können anstandslos ausheilen, wenn für den Kot genügend Abfluß besteht.

Hinterstoisser teilt einen Fall von querem Durchschuß vor der Kreuzbeinmitte mit. Einschuß und Ausschuß handtellergroß mit zerfetzten Rändern, Zerreißung des oberen Mastdarms. Stuhl läuft durch beide Wunden ab. Dauerbäder. Darmfisteln von selbst geschlossen. Dienstfähig zur Truppe.

Ein sehr seltenes Vorkommnis ist bei extraperitonealen Mastdarmverletzungen ein Emphysem, das von der Schußverletzung ausgeht. Es entsteht dadurch, daß Darmgase in die Mastdarmwunde eintreten und von dort ins Beckenzellgewebe, schließlich unter die Haut gelangen. Natürlich darf mit einem solchen Zustand nicht etwa eine Gasphlegmone verwechselt werden.

Ich verdanke Dr. Dobbelmann-Heilbronn einen sehr interessanten Befund dieser Art.

Der Patient hatte einen Infanteriedurchschuß mit Einschuß dicht unter dem linken großen Rollhügel und Ausschuß am Damm rechts vom After. Patient litt an hartnäckiger Verstopfung. Die Ampulle des Mastdarms war von Kotmassen gefüllt. Trotz mehrfacher Einläufe 6 Tage lang kein Stuhlgang. Kein Abgang von Winden. Es bildete sich ein Emphysem des Damms, dann des Gesäßes, endlich der ganzen linken Rumpfhälfte bis zur Achselhöhle. Der Diagnose Emphysem, ausgehend von einem Mastdarmloch schloß sich der konsultierende Chirurg, Prof. Sultan-Berlin, an. Nach gründlicher digitaler Ausräumung der Ampulle kommt regelmäßige Stuhlentleerung in Gang. Das Emphysem geht im Verlauf von 8 Tagen zurück. Da kein Rektoskop zur Verfügung stand, konnte die offenbar sehr kleine Wunde im Mastdarm nicht sichtbar gemacht werden, sie konnte aber später in der linken Wand des Mastdarms gefühlt werden. Sie hat keine weiteren Störungen hervorgerufen. Wegen der übrigen Verletzungen (Oberschenkelfraktur, Ischiadikusverletzung) war Patient noch lange invalide. Er kam in der Heimat wieder in Dr. Dobbelmanns Behandlung. Eine Lungenverletzung hat bestimmt nicht vorgelegen, auch keine Zeichen schwerer Infektion.

Die Blutung in den Darm aus der Umgebung ist bald beträchtlich je nach der Größe der verletzten Gefäße, bald gleich Null bei kleinen Löchern.

Tritt eine Infektion des Schußkanals vom Mastdarminnern aus ein, so verläuft sie in der Regel wieder sehr verschieden, je nachdem ein einfacher, kleinkalibriger Durchschuß vorliegt oder eine schwere Zerreißung. Im letzten Fall ist die Gefahr der Entstehung einer fulminanten Infektion in dem stark durchbluteten Gewebe sehr groß. Der Venenreichtum des ganzen Gebietes macht diese Verletzungen besonders gefährlich und disponiert zur Allgemeininfektion (Schmieden). Es gibt Fälle, die so schwer verlaufen, daß es gar nicht zur Eiterung kommt, sondern nur zur massenhaften Resorption von Toxinen, wohl auch Bestandteilen des Kots. Diese erliegen der Verletzung innerhalb der ersten Tage.

Von 24 beobachteten und operierten Mastdarmschüssen Pribrams sind 10 an glutäaler Gasphlegmone zugrunde gegangen. Wir selbst sahen einen Fall von echter Gasphlegmone, der oben schon erwähnt wurde. Die Eröffnung des Mastdarms spielt unter Umständen gar keine Rolle für das Entstehen der Gasphlegmone. Dagegen sahen wir öfter in der Glutäalmuskulatur eine stinkende Phlegmone mit gashaltigem Eiter, vermutlich war dabei Koli mit im Spiele. Aber als Gasphlegmone konnten wir das nicht auffassen.

Die breite Kommunikation der Infektionshöhle mit dem Mastdarm und die indirekte Entleerungsmöglichkeit nach außen schafft immerhin ein gewisses Sicherheitsventil, so daß auch hier die fulminanten Infektionen, die vom Kot ausgehen, nicht so häufig sind, als man eigentlich erwarten sollte.

Sehr viel mehr bekommt man allmählich sich ausbreitende Infektionen zu sehen, wie sie auch gelegentlich bei ganz kleinen Mastdarmlöchern auftreten können.

Die Infektion kann ihren Ausgang nehmen von dem Raume zwischen Mastdarm einerseits und Blase, Samenblase und Prostata andererseits oder von den seitlich am Mastdarm gelegenen Partien oder endlich von dem Spalt zwischen Mastdarm und Kreuzbein. Die letztere Lokalisation hat fast etwas Typisches.

Man findet hier das Beckenbindegewebe eitrig infiltriert. Die Infektion ist an der Stelle des Lochs (oder der Löcher) hauptsächlich nach unten und hinten, weniger nach oben gekrochen. Um die Löcher haben sich kleinere oder größere Abszesse gebildet. Dies kommt hauptsächlich bei Schüssen vor, bei denen sich keine Kotfistel gebildet hat. Wir haben das in der späteren Zeit des Krieges 3 mal nach Infanterieschüssen erlebt.

In einem Falle von Burckhardt und Landois bestand ein Durchschuß des Mastdarms (Einschuß 5 cm oberhalb und etwas nach hinten von der rechten Trochanterspitze, Ausschuß 3 cm oberhalb der linken Trochanterspitze). Die Mastdarmverletzung war anfänglich nur vermutet worden. 6 Tage nach der Verwundung trat plötzlich starke Blutung aus der Ausschußöffnung auf. Da die Blutung nicht aus einer Glutäa, sonderntiefer herkam, wurden die Wundöffnungen tamponiert. Gleich darauf entstand eine neue Blutung, nunmehr ausdem Mastdarm. Tamponade der Mastdarmampulle. 15 Tage nach der Verwundung starb Patient an wieder auftretender Blutung. Die Sektion ergab zwei Löcher im Mastdarm, Gangrän eines Stückes der Hinterwand, Jauchehöhle vor dem Kreuzbein und Blutung wahrscheinlich aus der Arteria haemorrhoidalis media. Über einen anderen Fall, der ähnlich lag, ist unten berichtet.

v. Baumgarten hat einen Fall seziert, bei dem der Mastdarm quer durchschossen war. Daran hatte sich eine fortschreitende jauchige Phlegmone des Beckenzellgewebes geschlossen.

Diese beiden genannten Formen der Infektion, die ganz akut verlaufende ohne Eiterbildung und die subakute eitrige Form, tragen den Charakter der diffusen Infektion. In der Regel kommt auch die zweite gutartigere Form ohne Operation nicht zum Stillstand, sondern endet mit dem Tode. Nur selten geht sie in Bildung eines begrenzten Abszesses über. Solche periproktitischen Abszesse entstehen wohl in der Regel aus lokalen, von Anfang an wenig intensiven Infektionen. Sie können als eine dritte Form der periproktitischen Infektion aufgefaßt werden.

Schmieden stellt zwei Haupttypen des späten periproktitischen Abszesses auf den ischiorektalen außerhalb des Levator ani und den pelvisakralen oberhalb des Levators. Solche Abszesse können gelegentlich spontan in den Mastdarm durchbrechen und ausheilen.

Besonders bei der zweiten Form, den eigentlichen Phlegmonen, also Eiterungen in der Umgebung des Mastdarms oder auch entfernter davon, die nicht deutlich abgegrenzt sind, kommen schwer stillbare Blutungen in die Darmlichtung vor.

Läwen erwähnt die Beobachtung einer Nachblutung aus der Gesäßmuskulatur in den Mastdarm. Wir haben soeben einen Fall von Nachblutung aus der A. haemorrhoidalis mitgeteilt.

Intraperitoneale Verletzungen des Mastdarms halten wir für sehr bösartig. Es mag bei leerer Ampulle des Mastdarms (und leerem Darm!) und bei engem, in die Bauchhöhle führendem Wundkanal und Fehlen anderer intraperitonealer Organverletzungen dies- und jenesmal vorkommen, daß eine Infektion der Bauchhöhle ausbleibt, eventuell schleichend ein Douglasabszeß entsteht, der nachher geöffnet werden kann. Das werden immer große Raritäten sein, wenn sie überhaupt in ihrer anatomischen Natur erwiesen werden können. Fast immer ist — ohne chirurgischen Eingriff — Peritonitis die Folge. Wo chirurgische Hilfe rechtzeitig zur Stelle ist, mag es aber einen großen Unterschied bedeuten, ob Kot aus der gefüllten Ampulle oder einer prärektalen Höhle in die Bauchhöhle ausgeflossen war oder nicht. Das gehört aber des weiteren schon in das Gebiet der eigentlichen Bauchschüsse.

Einen eigentümlichen Fall erlebten Landois und ich. Der Patient hatte mehrere Schrapnellkugelsteckschüsse, darunter einen Einschuß seitlich und etwas oberhalb der Peniswurzel ohne Blasenverletzung. Bei der Operation 5 Tage nach der Verwundung zeigte sich, daß diese Einschußöffnung in einen nach medial und hinten durch eine Schambeinfraktur verlaufenden Kanal führt, wahrscheinlich zwischen verklebten Darmschlingen hindurch bis an die Mastdarmwand. Diese wird vollends perforiert und ein Drain zum After herausgeleitet. Es trat später Kot und Eiter aus der Wunde. Schließlich heilte sie zu. Patient war zwei Jahre später gesund und sehr zufrieden. Wenn dieser Fall richtig gedeutet ist als intraperitoneale Verletzung, so stellt er sicher ein sehr ungewöhnliches Vorkommnis dar.

Symptome und Diagnose.

Bei Schüssen kleinen Kalibers sind die Beschwerden nach Verwundung des Mastdarms durchaus unspezifisch. Bei größeren Verletzungen entstehen in der Tiefe des Beckens, im Kreuz, am After dumpfe Schmerzen.

Bei kleinen Kalibern bleibt der Mastdarm von der Verletzung oft scheinbar ganz unberührt, seine Funktion wird nicht beeinträchtigt, der Stuhlgang ist nicht schmerzhaft. Ist die Verletzung erheblicher, so können einmal qualvolle Tenesmen auftreten, auch wenn kein Kot mehr im Darm sich befindet, dann aber die Entleerung des Kotes als solche mit heftigen Schmerzen verbunden sein. Ist der Sphinkter erhalten, der Mastdarm aber oberhalb ernstlich verletzt, hauptsächlich die Levatorfunktion gestört, so ist eine regelrechte Defäkation unmöglich.

Bei kleinen Löchern ist häufig kein Blut im Mastdarm, bei großen immer. Wie bei der Blase, ist mit heftigen Blutungen zu rechnen, wenn in der Nachbarschaft eine Arterie getroffen ist. Nach Schmieden können bei Mastdarmverletzungen eine große Menge geronnenen Blutes mit dem Stuhlgang entleert werden. Blut im Mastdarm ist nicht durchaus beweisend für Schußperforation. Es kann sich um eine Kontusion handeln. In späten Fällen kann auch eine septische Blutung vorliegen.

Wir erlebten einen solchen Fall, bei dem eine Mastdarmverletzung durchaus im Bereich des Möglichen lag und auf die erfolgte Blutung hin nun auch angenommen wurde. Die Sektion ergab, daß keine Durchschießung des Mastdarms vorgelegen hatte, die Blutung aber aus den untersten Abschnitten des Darmkanals gekommen war. Es war eine diffuse, „septische" Blutung aus der Schleimhaut gewesen.

Die Verletzungsstellen sind in der Regel der Tastung zugänglich. Kleine Löcher werden, zumal bei nicht ganz leerer Ampulle, unter Umständen nicht gefunden. Schmieden empfiehlt bei jedem Verdacht auf Mastdarmverletzung Untersuchung mit dem Spekulum in Lokalanästhesie oder Narkose. Dieser Rat ist sehr beherzigenswert. Wird dabei doch auch zugleich die notwendige Reinigung des Mastdarms vorgenommen. Man wird allerdings gut tun, mit Rücksicht auf intraperitoneale Verletzungen mit Spülen vorsichtig zu sein. Liegen stärkere Zerreissungen vor, so fühlt man nicht bloß den Defekt, sondern unter Umständen kann man sogar die Wundhöhle austasten, Knochensplitter oder Geschoßteile im Beckenbindegewebe fühlen, ja mit dem Finger bis in die Blase gelangen.

Mit der Konstruktion des Schußkanals aus Ein- und Ausschußöffnung läßt sich bei Mastdarmverletzungen wegen seiner wechselnden Füllung wenig anfangen. Immerhin waren wir in einzelnen Fällen auf eine Mastdarmverletzun gefaßt, in der zunächst nichts Positives festgestellt werden konnte, und fanden sie dann später bestätigt.

Über Ausfließen von Harn in den Mastdarm, von Kot in die Blase ist oben gesprochen worden.

Druckempfindlichkeit der unteren Bauchgegend kann bei unbedeutenden Verletzungen natürlich vollständig fehlen, bei stärkeren Zerstörungen ist sie wohl immer vorhanden. Dabei denke man auch daran, die Druckempfindlichkeit vom Damm und von der Umgebung der Afteröffnung aus zu prüfen.

Peritoneale Symptome fehlen bei extraperitonealen Schüssen des Mastdarms bald ganz, bald sind sie andeutungsweise in Form leichter Empfindlichkeit der Unterbauchgegend vorhanden. Auch Aufstoßen und Übelkeit kann natürlich vorkommen. Retroperitoneale Hämatome bei Mastdarmverletzungen, besonders wenn sie hoch hinaufreichen, können ganz ausgesprochene peritonitische Erscheinungen machen. Und bei vielen der schweren Verletzungen entstehen solche Hämatome.

Aus alldem erhellt, daß wir auch bei den Mastdarmverletzungen, wie bei der Blase, in Einzelfällen auf große Schwierigkeiten stoßen, wenn wir wissen wollen, ob eine extra- oder intraperitoneale Verletzung vorliegt. Wir sind aber beim Mastdarm in etwas günstigerer Lage. Wir können uns die Verletzung meist zu Gesicht bringen, wenn sie extraperitoneal ist. Aber wir müssen daran denken, daß bei Infanteriegeschossen ein Loch extra-, das andere hoch oben intraperitoneal sitzen kann, bei Granatsplitterverletzungen müssen wir uns erinnern, daß in zerklüfteten Höhlen Risse im Bauchfell unter Umständen verdeckt liegen können.

Im allgemeinen treten bei intraperitonealen Mastdarmverletzungen die ausgesprochenen Bauchsymptome unheimlich früh auf. Landois und. ich hatten den Eindruck, daß Mastdarmverletzungen besonders bösartig verliefen. Wir suchten die von uns angenommene größere Gefährlichkeit in einer höheren Infektiosität des Mastdarminhalts. Von anderen Autoren wird dieser keine besondere Bedeutung beigelegt. Wieder andere stellen die anatomischen Verhältnisse in den Vordergrund. So sagt Kraske, Fälle mit Durchlöcherung des Mastdarms in der Umschlagfalte geben schlechte Prognose.

Daß die Peritonitis bei intraperitonealen Mastdarmverletzungen besonders früh und heftig einsetzt, kann jedenfalls nicht als ausschließliche Regel gelten. Bemerkenswert ist, was Läwen sagt: „Die perforierenden Verletzungen am tiefen Kolon sigmoideum und am Rektum pelvinum nahe am Beckenboden brauchen in den ersten Stunden keine deutlichen Bauchsymptome, kein Erbrechen, keine oder unbedeutende Bauchdeckenspannung zu machen. Zur Entscheidung bleibt dann nur die Probelaparotomie übrig." Wir schließen uns diesen Worten vollinhaltlich an.

Die Erklärung liegt übrigens auf der Hand, warum einerseits die vom Mastdarm ausgehende Peritonitis sehr bösartig ist und trotzdem in Ausnahmefällen auffallend lange auf sich warten läßt. Ist z. B. der tiefste Teil des Douglas eröffnet, so kann die Perforationsstelle vorübergehend durch Darmschlingen von der übrigen Bauchhöhle wie abtamponiert werden.

Im übrigen sei bezüglich der intraperitonealen Verletzungen auf die Abhandlung über Bauchschüsse von Läwen verwiesen.

4. Behandlung.

Bei extraperitonealen Infanterieschüssen des Mastdarms ist nach unserer Ansicht unbedingt konservativ zu verfahren. Die Aussichten, solche Patienten ohne alle Eingriffe durchzubringen, sind recht große. Die anfängliche Zurückhaltung von Eingriffen ist in der letzten Zeit des Krieges bei manchen in einen Furor operativus und ein Suchen nach primären Operationsmethoden umgeschlagen, und davon ist gerade das Gebiet der extraperitonealen Mastdarmschüsse nicht verschont geblieben.

Burckhardt und Landois haben in der ersten Zeit des Krieges von 7 extraperitonealen Mastdarmschüssen einen verloren, er starb an einer schweren Granatverletzung, die übrigen, teilweise vorübergehend mit Kotfisteln behaftet, sind ohne jeden Eingriff glatt abgeheilt.

Wenn man annehmen darf, daß nur kleine Löcher im Mastdarm sind, was sich meist aus den Schußwunden ergibt, ist es zweckmäßig, den Darm, wie oben angegeben, in Narkose oder Lokalanästhesie zu reinigen, am besten mit feuchten Tupfern und erst dann mittels einer Eingießung, wenn man sich überzeugt hat, damit keinen Schaden zu stiften. Des weiteren kann man Opium geben.

Im übrigen geht es auch ohne alle diese Maßnahmen. Grundsätzlich bei extraperitonealen Mastdarmverletzungen operativ einzugreifen, wie das z. B. Franz tut, halten wir für zu weitgehend. Franz legt den Mastdarm von hinten frei, eventuell nach Resektion des Steißbeins. Solche Operationen sind doch recht eingreifend. Sie können auch später noch gemacht werden, wenn sich Infektion einstellen sollte.

Ganz anders, wenn erhebliche Defekte der Mastdarmschleimhaut vorliegen, ohne daß zugleich ein genügender Abfluß nach außen vorhanden ist. Auch eine starke Blutung aus einem Infanteriegeschoß-Schußkanal kann zu radikalem Vorgehen veranlassen.

Man wird nach den im Kapitel Blase angegebenen Grundsätzen verfahren. Selbstverständlich beginnt man auch hier mit der genauen Spekulumuntersuchung. Danach kann man je nach dem Sitz der Verletzung (vorne bzw. unten) den Weg vom Damm her vor dem After oder (hinten unten und oben, vorne oben) den parasakralen Weg meist mit Resektion des Steißbeins oder der zwei unteren Kreuzbeinwirbel wählen (Franz, Pribram). Schlägt man den Weg vom Damm ein, so soll man sich vorher klar geworden sein, daß man von dort aus nur eine sehr beschränkte Übersicht gewinnt und der Eingriff nicht schonender ist als von hinten, das um so weniger je höher die Verletzung liegt.

Kirchmayr hat 12 Fälle extraperitonealer Mastdarmverletzungen von einem paraanalen Schnitt aus operiert, die Löcher wurden, ohne daß Schleimhaut gefaßt wurde, genäht.

In allen Fällen von Zerreißungen, erheblicher Durchblutung des Gewebes ist zu überlegen, ob man die Naht des Mastdarms ausführen kann und, wenn dies möglich ist, ob man sie ausführen soll. Jedenfalls sollte man ausgiebig tamponieren und außer der Mastdarmnaht, die oft nur einen vorläufigen Wert hat, alles weit offen lassen.

Für ganz schwere Fälle ist es sicher das beste, sofort einen widernatürlichen After anzulegen, wie unter Blase besprochen. Man soll diese Operation aber auf wirklich schwere Fälle beschränken; denn die Beseitigung des widernatürlichen Afters ist keine gleichgültige Operation.

Hinterstoisser teilt einen Beckenmastdarmschuß (verwundet 23. VIII. 1915) mit. Im Feldspital war dem Verwundeten links eine Kolostomie gemacht worden. Am 20. IX. kam er zur Aufnahme. Einschuß am linken Kreuzbeinrand, Ausschuß am Damm. Hintere Mastdarmwand zerrissen. Wiederholt wurden Knochensequester aus dem Mastdarm herausgezogen. 9. III. 1916 Verschluß der Kolostomie durch Resektion der Flex. sigm. Abbindung und Versenkung des zuführenden Darmstücks. Einpflanzen des peripheren Darmteils in den zentralen End zu Seit. Heilung. Dienstfähig 13. V. 1916.

Körte und andere empfehlen für gewisse Fälle Sphinkterspaltung. Nach Schmieden soll der Sphinkter hinten durchtrennt werden, da die Wiederherstellung sicherer ist als bei vorderer Durchtrennung. Die Sphinkterspaltung soll einer Kotstauung vorbeugen, sie soll aber auch ermöglichen, tiefsitzende Mastdarmverletzungen zugänglich zu machen. Ich habe mich zu der Operation nie entschließen können. Wo aber eine Ableitung des Kotes dringend erwünscht ist und der Patient eine größere Operation nicht mehr verträgt, mag die Sphinkterspaltung am Platze sein.

In frischen Fällen, in denen der Sphinkterring durch eine Schußverletzung unterbrochen ist, sonst aber keine Mastdarmverletzung vorliegt, steht nichts im Wege, ihn nach gründlicher Reinigung des Mastdarms und unter gleichzeitiger Verabreichung von Opium primär anzufrischen und die Stümpfe zu vernähen. Zu dieser Operation habe ich allerdings selber nie Gelegenheit gehabt.

Bei Behandlung der späteren Fälle haben wir hauptsächlich den Kampf mit der Infektion zu führen. Die fulminante Infektion, die im weithin zertrümmerten Gewebe auftritt und in deren Symptome kontinuierlich die des primären Verwundungsschocks übergehen, kann nur prophylaktisch durch primäre Wundrevision bekämpft werden. Ist sie manifest, so ist jede Therapie nutzlos. Anders die zweite Form der periproktitischen Infektion, von der wir oben gesprochen haben. Das wichtigste ist eine genaue Diagnose, wo die Infektion sitzt, und eine sichere Indikationsstellung, wann eingegriffen werden soll. Die Infektion offenbart sich meist durch allmählich eintretendes Fieber, das sehr häufig einen intermittierenden Typus aufweist. Die Gefahr einer Allgemeininfektion ist recht groß, wenn man zu lange wartet. Delirien und septische Zustände stellen sich ziemlich rasch ein. Dagegen kann man eben durch rechtzeitige Operation hier sehr gute Resultate haben, wenn nicht gerade gleichzeitig üble Beckenfrakturen vorhanden sind. Man ist dadurch, daß man die Verletzung im Mastdarm direkt der Besichtigung zugänglich machen kann, eher in den Stand gesetzt, dem Infektionsherd auf die Spur zu kommen, als bei anderen Beckeneiterungen.

Wir haben hier wieder dieselben Methoden der Freilegung der Infektionsherde, wie sie oben für die frischen Fälle geschildert wurden. Das Eingehen vom Damm her empfiehlt sich hier nur, wenn die Infektion sehr tief sitzt.

Insbesondere für die Fälle, in denen eine Phlegmone vor dem Kreuzbein sich ausbreitet, ist der Weg von hinten der gegebene.

In einem Falle (Infanteriegeschoß) vermutete ich eine intraperitoneale Verletzung und laparotomierte primär, fand aber keine Bauchfellverletzung. 10 Tage nach der Verwundung war klar, daß vom Mastdarm eine extraperitoneale Infektion ausgegangen war. Steißbein und Teile des Kreuzbeins wurden entfernt und durch Herabziehen des Mastdarms 2 Löcher in diesem festgestellt und mit Tampons bedeckt. Die üblichen Unterbindungen und Durchtrennungen wie bei der typischen Mastdarmresektion erwiesen sich als unnötig, da die Stränge in dem vereiterten Gewebe meist durchrissen, ohne zu bluten. Patient schrieb zwei Jahre später aus der Heimat, er leide noch an leichter Verstopfung und leichten Beschwerden beim Sitzen und Gehen. Er sei sonst völlig gesund.

Wählt man den Weg nach dem Mastdarm von hinten her, so hat man den großen Vorteil, nach Belieben auch die vordere Wand zugänglich zu machen. Ist man sich über die Ausdehnung und den Sitz der Infektion (vor der Operation) noch im Zweifel, so wird man während derselben stets darüber ins Klare kommen, in welcher Richtung man weiter gehen soll. Der Weg von hinten ist auch gangbar für die Eröffnung von Douglasabszessen. Er wird sogar für gewisse Fälle von Payr empfohlen, damit der Mastdarm herabgezogen und die Bauchfelltasche bequem eröffnet werden kann. Es liegt auf der Hand, daß man zu diesem Vorgehen geradezu gedrängt wird, wenn außer einer extraperitonealen eine alte abgekapselte intraperitoneale Verletzung vorliegt, wie ja derartige Komplikationen bei Schußverletzungen so häufig sind und oft ganz überraschend sich darbieten können.

Auch zur Bekämpfung und Zugänglichmachung von Infektionen wird von verschiedenen Seiten die Sphinkterspaltung empfohlen.

Von den bereits in diesem Zusammenhang an a. O. genannten Autoren abgesehen, hat Dobbertin sehr früh schon (1916) bei extraperitonealen Mastdarmschüssen den Sphinkter ani durchtrennt, die Mastdarmverletzung so von innen zugänglich gemacht und dadurch Blutstillung und Beherrschung septischer Prozesse ermöglicht. Ob der Afterschluß sich wieder hergestellt hat, konnte nicht abgewartet werden. Nordmann mußte wiederholt bei Mastdarmschüssen den Sphincter ani opfern, um dem noch im periproktitischen Gewebe sitzenden Eiter Abfluß zu verschaffen.

Bei sehr schweren, immer weiterschreitenden periproktitischen Infektionen ist schließlich die Anlegung eines widernatürlichen Afters das Gegebene. Oft hört dann die Infektion erstaunlich schnell auf. Für einige Chirurgen ist diese Operation der letzte Ausweg, andere entschließen sich sehr früh dazu.

Für Anlegung eines künstlichen Afters ist besonders Stolz eingetreten. Bei einem 13 Tage nach der Verwundung operierten Fall mit Mastdarmverletzung 6 cm über dem Sphinkter, mit folgenden Abszeßinzisionen in der Umgebung des Afters, Kot und Eiterentleerung aus der Ausschußwunde in der rechten Leistengegend, endlich mit Erscheinungen zunehmender Allgemeininfektion wurde an der untersten Ileumschlinge ein künstlicher After angelegt und dadurch Heilung herbeigeführt. — In einem zweiten Falle mit fünfmarkstückgroßer Öffnung im Mastdarm und Entleerung des Stuhlganges durch die Gesäßwunde wurde ein After an der Flex. sigm. angelegt mit bestem Heilerfolg. — In einem dritten Fall wurde der künstliche After angelegt, ehe Infektion erfolgt war. Stolz empfiehlt dies Vorgehen ganz allgemein bei extraperitonealen Mastdarmverletzungen.

Naber teilt in einer Dissertation aus der Garrèschen Klinik zwei Fälle von Mastdarmverletzungen mit, bei denen ein widernatürlicher After die Heilung von langwierigen, in einem Falle sogar lebensbedrohlichen Eiterungen herbeiführte. In beiden Fällen wurde nach einer Methode von Wildt bei einer einfachen seitlichen Kolostomie die gegenüberliegende Wand des Darmes vorgezogen und als künstlicher Sporn durch einige Nähte befestigt. Erst nachdem so aller Kot abgeleitet war, versiegte die Eiterung. Die Kotfisteln schlossen sich ohne Nachoperation.

Kirchmayr empfiehlt Anus praeter bei allen Mastdarmschüssen, die mit Verletzung der Blase, Harnröhre, Harnleiter einhergehen.

Schließlich haben wir noch der Fälle zu gedenken, in denen Kotfisteln sich lange nicht schließen. Bisweilen liegen besondere Verhältnisse vor, die ohne operativen Eingriff einen Dauerzustand darstellen und noch besonders besprochen werden. Die meisten Kotfisteln verschwinden von selbst in dem Maße, als die Granulationen die Öffnung verschließen. Jedoch scheint gelegentlich die dauernde Benetzung mit Kot die Heilung zu verzögern. Offenbar kommt hier die Infektion des Gewebes nie ganz zum Stillstand und dies verhindert den Schluß der Fistel. Auch hier kann es am Platze sein, einen widernatürlichen After zu machen, wie dies z. B. von Pribram empfohlen wird. In den meisten Fällen wird aber diese Operation entbehrlich sein, wo es den Schluß einer Kotfistel gilt.

In dieser Hinsicht ist eine Beobachtung Kümmells interessant, die ich einer persönlichen Mitteilung verdanke. Zwei Wochen nach der Verwundung durch Granatsplitter war in der linken Gesäßgegend in Höhe des hinteren Darmbeinkammes eine handtellergroße, trichterförmige Einschußwunde, aus der sich reichlich Kot entleerte. Das Röntgenbild zeigte ziemlich erhebliche Zertrümmerung der rechten Beckenschaufel. In der Folge waren mehrfach sehr ausgiebige Inzisionen am Gesäß und der Leistengegend, besonders am Oberschenkel notwendig. In der Tiefe der Gesäßwunde sah man gleichsam wie bei einem widernatürlichen After die Schleimhaut eines zu- und abführenden Mastdarmschenkels. Patient lag ein Vierteljahr im Wasserbad. Schließlich erfolgte rasche Besserung.

Zwei Jahre nach der Heilung zeigte sich der Patient (Jurist) in tadellosem Zustand. Die Kotfistel ist verheilt geblieben.

Die Behandlung der intraperitonealen Mastdarmverletzungen gehört wieder in das Gebiet der Bauchschüsse. Auf die Schwierigkeit, gelegentlich Unmöglichkeit, die Differentialdiagnose zu stellen zwischen intra- und extra-peritonealen Verletzungen, haben wir schon hingewiesen. In Zweifelsfällen wird man sich zur Operation entschließen und stets mit der Laparotomie beginnen. Rein intraperitoneale Löcher werden natürlich von oben genäht. Besteht außerdem ein extraperitoneales Mastdarmloch, so mag man dies in Ruhe lassen, wenn man weiß, daß es klein ist und Aussichten bestehen, daß eine periproktale Infektion ausbleibt. Diese tritt allerdings bei den geschwächten Leuten, welche eine Bauchschußoperation durchgemacht haben, leichter ein. Betrifft die Verletzung den tiefsten Punkt des Douglasschen Raumes, ist unter diesem gar eine große Wundhöhle, so darf man keinesfalls mit der Naht des Bauchfells sich begnügen. Wir haben im Kapitel Blase bereits die Gründe hierfür dargelegt. Nicht bloß, daß es unmöglich ist, die sich infizierende Wund-höhle zuverlässig von dem Bauchfellsack abzuschließen, auch wenn der Über-tritt infektiösen Materials aus der Wundhöhle in den Bauchfellsack vermieden werden kann, die Verwundeten überstehen die Bauchoperation bei Gegen-wart einer periproktalen Infektionshöhle nicht. Es muß also die Gefahr, die von der letzteren droht, möglichst ausgeschaltet werden. Jedenfalls ist in solchen Fällen die kombinierte Methode die einzige, die einen Erfolg verspricht.

Ich habe sie zweimal ausgeführt, leider damit kein Glück gehabt. Das eine Mal fanden sich kleinere extraperitoneale Verletzungen und die Operation gestaltete sich etwa wie eine kombinierte Mastdarmresektion. Das andere Mal war sowohl intraperitoneal als extraperitoneal ein großer Riß, so daß ich mich entschloß, den Darm unterhalb des S Romanum durchzutrennen und vorzulagern, den Mastdarmstumpf zu vernähen und nachher von unten herauszuleiten. Im Bereich des Ausschusses an der rechten Gesäß-backe war eine große Weichteiltrümmerhöhle, die noch inzidiert wurde. Darauf folgte ausgiebige Tamponade. Patient starb 5 Stunden nach der Operation.

Der einzige Fall intra- und extraperitonealer Mastdarmverletzung, der meines Wissens operativ geheilt wurde, ist der oben erwähnte Läwensche Fall mit Verletzung von Blase und Mastdarm im Bereich der Rektovesikal-falte. Auch wenn man berücksichtigt, daß er insofern günstig lag, als der Mast-darm weiter oberhalb intakt war, also die Bauchhöhle nach Klärung des Sach-verhaltes gleich wieder geschlossen und die Operation im wesentlichen sakral ausgeführt werden konnte, bedeutet die Heilung einer so schweren Verwundung einen selten schönen Erfolg. Meist sind aber in analogen Fällen die Eingriffe, die allein Genesung herbeiführen könnten, zu groß, als daß der geschwächte Körper sie noch aushalten könnte.

XI. Verletzungen der übrigen Beckenweichteile.

Der Leser wird nicht erwarten, im Rahmen dieser Arbeit eine vollständige Besprechung der Verletzungen und ihrer Folgen zu finden, die in den Weich-teilen der Beckengegend vorkommen können. Es sind diesbezüglich die Abhand-lung über Wundverlauf, Wundinfektion, Muskelinfektion, Gefäßverletzungen einschließlich Aneurysmen, Nervenverletzungen u. a. nachzusehen. Was aber billigerweise verlangt werden kann, ist, daß hier ein Überblick über die möglichen frischen Verletzungen und ihre nächsten Konsequenzen gegeben wird. Denn solche Einzelverletzungen gehören anatomisch, diagnostisch und nach dem klinischen Verlauf aufs engste mit den Verletzungen der eigentlichen Beckenorgane zusammen. So haben wir denn auch schon im Vorangehenden das wichtigste, besonders aus dem Kapitel über die Infektion der Weichteile, abgehandelt und können uns auf einige ergänzenden Bemerkungen beschränken.

Es gibt Gewehrdurchschüsse des ganzen Beckens in den verschiedensten Richtungen, die anstandslos heilen und keinerlei Symptome von Verletzung irgendeines wichtigen Beckenorganes, auch nicht der Beckenknochen darbieten.

Küttner beobachtete drei Fälle, in denen das Geschoß am Foramen ischiadicum majus ein- und an der Peniswurzel ausgetreten war und in denen keine lebenswichtigen Organe geschädigt waren.

Reeb sah 9 Beckendurchschüsse, die ohne besondere Symptome verliefen und im Verlauf von etwa 3 Wochen heilten.

Naturgemäß sind solche Fälle besondere „Glücksschüsse". Es wäre ganz interessant, an der Hand anatomischer Präparate die verschiedenen möglichen Wege anzugeben, auf denen ein Infanteriegeschoß die Beckengegend durcheilen kann, ohne Knochen, Blase, Harnröhre, Mastdarm oder Bauchfell zu treffen. Der verschiedene Füllungszustand der Hohlorgane müßte berücksichtigt werden und es würde sich herausstellen, daß eine unerschöpfliche Mannigfaltigkeit der Schußrichtungen denkbar wäre. Trotzdem sind solche Verletzungen sehr selten. Jedenfalls zeichnen sie sich eben durch ihren Verlauf als leichte Fälle aus.

Schwere Weichteilzerreissungen ohne andere komplizierende Verletzungen kommen eigentlich nur in der Glutäalgegend vor. Immerhin ist hier die Masse der Weichteile, die etwa durch einen Granatsplitter zertrümmert werden kann, so groß, daß schwere Symptome von Verwundungsschock entstehen.

Die gefährlichste Komplikation von Verletzungen der banalen Beckenweichteile, wenn wir hierunter die Weichteile mit Ausschluß der Beckenhohlorgane verstehen, ist die Blutung; hiervon soll sofort noch die Rede sein. Nervenverletzungen treten bei frischen Fällen an Bedeutung fürs erste gänzlich zurück. Die wichtigste unmittelbare Folge der Weichteilverletzungen ist die Infektion.

Wir haben in den vorausgehenden Kapiteln gesehen, welche verhängnisvolle Bedeutung die Infektion der Beckenweichteile hat und daß sie in Zusammenhang stehen kann mit Verletzungen der Beckenknochen, der Blase, der Harnröhre, des Mastdarms. Ist eines der Hohlorgane eröffnet, so geht meist davon die Infektion aus. Bei Mitverletzung der Beckenknochen haftet in der Regel die Infektion zuerst am Knochen, wird durch die Knochenverletzung unterhalten und breitet sich von dort weiter aus. Nur selten liegt der Fall so, daß die Knochenverletzung unbedeutend ist und der Weichteilschußkanal den primären und hauptsächlichen Infektionsherd darstellt. Wir haben daher das wesentliche über die Infektion der Beckenweichteile schon in den Spezialkapiteln erledigt, haben nur noch auf einige besondere Fälle aufmerksam zu machen.

Eine Beckenphlegmone kann ausgehen von Schußlöchern des extraperitoneal gelegenen Teils des Dickdarms, also des Kolon aszendens, selten des Kolon deszendens.

Pribram weist darauf hin, daß bei den Zökum- und Sigmaschüssen oft eine retroperitoneale Kotphlegmone längs der Darmbeinteller gegen das Kreuzbein sich ausbreitet, das ganze Beckenbindegewebe jauchig infiltrierend. Sie kann durch die Lacuna vasorum in den Zwischenmuskelräumen des Oberschenkels weiterschreiten. Frühzeitige Aufmeißelung des Darmbeintellers, Freilegung des Darmloches und Drainage ist erforderlich.

Des weiteren kann ein Steckgeschoß in der Tiefe des Beckens der Ausgangspunkt einer gefährlichen Eiterung werden. Aber es entstehen hier doch auffallend häufig Abszesse, die freilich mit der Zeit gewaltig anwachsen, aber infolgedessen denn auch schließlich irgendwo zum Vorschein kommen; viel seltener als bei der Mitbeteiligung der Knochen oder der Eröffnung von Hohlorganen entstehen jene bösartigen schleichend sich ausbreitenden, kaum zu beherrschenden Phlegmone.

Landois und ich verloren einen Patienten, der mehrere Einschüsse an einer Gesäßbacke hatte. Bei der primären Freilegung wurden einige Granatsplitter am Promontorium entfernt, die sehr starke Blutung gestillt. 11 Tage darauf trat plötzlich Nachblutung ein, der der Patient erlag. Der Schußkanal reichte durch die ganze Länge der Weichteile hindurch vom Gesäß bis zwei Finger breit unterhalb des Promontoriums. Das periphere Ende der A. glutaea war verletzt. Der Schuß verlief medial vom Ischiadikus durch die untere Partie des M. piriformis.

Karer erwähnt einen Fall von Steckschuß mit sekundärem Durchbruch des Eiters in den Mastdarm.

Von den Steckschüssen außerhalb und in der Nähe der Blase wurde schon gesprochen. Ob hier nicht vielfach eine Blasenverletzung vorher ausgeheilt war, mag dahingestellt bleiben.

Es sei hier noch ein Fall von Stratz erwähnt. Stratz eröffnete einen retrovesikalen Abszeß von erheblicher Größe, in dem ein Granatsplitter lag, der sich frei bewegte, von hinten her nach Resektion des Steißbeins und Umgehung des Mastdarms. Schon vorher war ein Abszeß eröffnet worden, worauf die bisher vorhandene Stuhlverhaltung zurückgegangen war. Infolge der zweiten Eröffnung besserte sich auch rasch die Harnverhaltung.

Einen eigentümlichen Fall hatte ich zu beobachten Gelegenheit. Ein Verwundeter hatte einen großen Einschuß in der linken hinteren Axillarlinie. Es bestand nur rechts dicht über dem Leistenband eine ausgesprochene Druckempfindlichkeit, keine ganz deutlichen peritonitischen Symptome. Bei der sofort ausgeführten Operation ließ sich der Schußkanal nach vorne und medial verfolgen. Sein Ende wurde nicht mit Sicherheit erreicht. Es trat weiterhin hohes Fieber auf, stärkere Empfindlichkeit oberhalb der Leistengegend, so daß an Appendizitis gedacht wurde. Am 4. Tag nach der Verwundung, am 2. Tag nach der Operation trat über dem rechten Leistenband eine braune Verfärbung der Haut, ähnlich wie bei Gasphlegmone auf. Es wurde nun in Narkose ein Schnitt etwa wie zur Freilegung des Harnleiters gemacht und in die Tiefe durch sulziges Gewebe vorgegangen. Dabei riß plötzlich eine dünne, medial von der operativen Wundhöhle gelegene Membran ein, und nun stürzten mächtige Mengen graubraunen stinkenden Eiters hervor. In einer buchtigen Höhle fand sich ganz hinten rechts neben der Wirbelsäule ein zackiger Granatsplitter. Gegeninzision. Der Patient erholte sich vortrefflich, starb leider plötzlich am 12. Tage nach der Verwundung an einer Lungenembolie. Wie die Sektion ergab, war diese von der rechten V. iliaca ausgegangen. Der Weg, den das Geschoß genommen hatte, war nicht mehr festzustellen. Wahrscheinlich ist es hinter der Wirbelsäule nach rechts gefahren (dort waren Dornfortsätze abgebrochen) und hatte rechts der Wirbelsäule den großen Abszeß an der Beckenschaufel verursacht, der sich nach vorne ausbreitete.

In seltenen Fällen können tiefe Beckenphlegmonen ohne erhebliche Knochenverletzungen, ohne Eröffnung von Beckenhohlorganen, ohne Anwesenheit tiefliegender großer Steckgeschosse entstehen.

Bei einem Patienten von Landois und mir, der durch eine Mine verwundet war, fand sich am Übergang von der rechten Lende auf die Hinterbacke eine markstückgroße

Weichteilwunde. Von hier aus war eine starke Infektion des Retroperitoneums ausgegangen, die trotz Freilegung zum Tode führte. Vorher Zeichen schwerer Allgemeininfektion, u. a. septisches Exanthem. Die Sektion ergab außer einer unbedeutenden Absprengung an der Beckenschaufel die genannte schwere Infektion des Retroperitoneums, Schwellung der Ileumschleimhaut, der Zökaldrüsen und der Drüsen längs der Wirbelsäule. Zugleich eitrige Bronchitis.

Gefährliche tödliche Infektionen der Beckenweichteile kommen schließlich auch bei oberflächlichen schweren Granatverletzungen vor.

Mönckeberg erwähnt einen Fall, wo eine große Einschußwunde 8 cm schräg nach unten und hinten von der linken Spina a. s. in eine große verjauchte taschenförmige Weichteilwunde an der Hüfte führte.

Daß Gasphlegmonen in der Glutäalmuskulatur auftreten und zum Tode führen können, ist bekannt, soll uns hier aber nicht weiter beschäftigen.

Die Behandlung all dieser Verletzungen ist teils in Spezialkapiteln erledigt, teils folgt sie den Regeln der allgemeinen Wundbehandlung.

Mit ein paar Worten müssen wir auf das Besondere der Blutungen bei Beckenschüssen eingehen.

Eine Blutung kann im unmittelbaren Anschluß an die Verletzung sich manifestieren, sie kann später als sogenannte Nachblutung erfolgen. Beides spielt bei Beckenschüssen eine sehr große Rolle.

Meist haben wir es mit arteriellen Blutungen zu tun. Indes weist Kehl gerade bei den Verletzungen der Glutäalgegend auch venösen Blutungen Bedeutung zu.

In den frischen Fällen entleert sich das arterielle Blut nicht immer nach außen. Es sind die Fälle, aus denen später die Aneurysmen hervorgehen. Wo man sich dann aber in der letzten Zeit des Krieges bei Granatschüssen primäre Wundrevision und womöglich Exzision zum Grundsatz macht, stößt man gelegentlich bei der Operation in Verfolgung des Schußkanals auf reichliche Blutgerinnsel und kann nun fast mit Sicherheit sagen, daß beim Tieferdringen plötzlich weitere massenhafte Blutgerinnsel von selbst hervordringen und nun ein Schwall hellroten Blutes nachstürzt. Der einigermaßen Bewanderte wird also meist noch rechtzeitig gewarnt und kann seine Vorkehrungen (passende Schnittführung, Sorge für genügende Assistenz, eventuell Momburgsche Blutleere, s. u.) treffen.

Solche arteriellen Hämatome, in denen das Blut teils flüssig, teils geronnen ist, können in der Beckengegend unheimliche Dimensionen annehmen.

Rost beschreibt eine Verletzung der linken A. glutaea, die zu einem riesigen Hämatom führte, das sich nach dem Oberschenkel zu erstreckte. Ohne daß das Blut nach außen gelangte, erlag der Patient dem Blutverlust. Ich habe, wie ich glaube, zuerst, an der Hand einer eigenen Beobachtung auf die Möglichkeit hingewiesen, daß ein Mensch sich nach einer Schußverletzung in die Wundhöhle verbluten kann, und habe den genannten Fall als innere Verblutung in eine nicht präformierte Höhle — sie lag in meinem Fall nicht im Becken, sondern im Oberschenkel — bezeichnet. Als Vorbedingung für das Zustandekommen dieser Erscheinung gab ich u. a. an, daß die Blutung in einer Gegend erfolgen muß, in der die Weichteile massig genug sind, um überhaupt die Bildung einer genügend großen Wundhöhle zuzulassen. Diese Verhältnisse sind nur am Oberschenkel und Becken gegeben. Daß diese innere Verblutung auch von der Glutäa ausgehen kann, beweist der Rostsche Fall. Kennt man solche Vorkommnisse, so kann man u. a. durch rechtzeitiges Eingreifen das Leben des Verwundeten retten.

Ergießt sich das Blut in frischen Fällen nach außen oder in ein Hohlorgan, so haben wir dieselben Verhältnisse wie bei den Nachblutungen, so daß beides zusammen besprochen werden kann.

Die Nachblutungen kennt jeder, der längere Zeit im Feldlazarett tätig gewesen ist und hat vor ihnen den größten Respekt. Nirgends sind sie unangenehmer als im Bereich des Beckens. Fast möchte man hinzufügen, nirgends sind sie häufiger. Die tiefe Lage der Infektionsherde, mit denen die Nachblutung zusammenhängt, scheint eine solche nach Beckenschüssen zu begünstigen. Bekanntlich kann die Nachblutung so etwa vom 5. Tage ab nach der Verwundung, sehr selten früher, entweder durch Erweichung eines Blutpfropfs, der ein bei der Verwundung getroffenes Gefäß zunächst verschlossen hatte, oder durch Usur eines intakten Gefäßes entstehen. Sehr interessant sind die neuerlichen Mitteilungen von Lang. Dieser hat gefunden, daß in 74% von 47 Fällen die Ursache der Nachblutung nicht die Erweichung eines Thrombus im durch den Schuß verletzten Gefäß, sondern Arrosion der Gefäßwand gewesen ist. Diese Tatsache ist gerade für die tieferen Beckeneiterungen von großer Bedeutung. In beiden Fällen ist es die Toxinwirkung, der die Infektion verursachenden Bakterien, welche die Gefäßlichtung eröffnet. Tritt die Nachblutung verhältnismäßig früh auf, so liegt immer Erweichung eines Thrombus vor, und bei der Operation findet man das blutende Gefäß von der Verwundung her abgerissen oder man bemerkt ein scharf begrenztes seitliches Loch. Dieses Vorkommnis hatte bisher als das bei weitem häufigere gegolten als die sekundäre Usur der intakten Wand.

Was nun die Blutungen, ob sie frische oder sekundäre sein mögen, im Bereiche des Beckens besonders peinlich macht, ist, daß sie keineswegs immer durch die äußere Öffnung des Schußkanals oder einer Inzisionswunde erfolgen, sondern vielfach in Hohlorgane. Wir haben im vorangehenden davon wiederholt gesprochen. Das Blut kann sich in die Blase, in den Mastdarm, ins Kolon aszendens (oder deszendens), ja in die Harnröhre entleeren. Es werden hierdurch bisweilen recht schwierige Operationen notwendig.

Läßt sich aus dem Verlauf des Schußkanals entnehmen, wo das blutende Gefäß etwa zu finden ist, so wird man versuchen, es freizulegen.

Körte hat z. B. einen Fall beobachtet, bei dem zugleich eine A. glutaea und der Mastdarm verletzt war. Hier blutete es nach außen und die Mastdarmverletzung kam erst bei der Unterbindung der A. glutaea zum Vorschein.

Es kann aber auch mal der Fall anders liegen, daß sich das Blut in den Darm ergießt. So sahen wir, wie schon erwähnt, eine Nachblutung in den Mastdarm und eine Nachblutung in das aufsteigende Kolon. Tamponade des Mastdarms nützt nichts. Sie hält nicht. Sind überdies zwei Löcher vorhanden und stopft man eines vom Mastdarm aus zu, so blutet es aus dem anderen oder aus einer der äußeren Wundöffnungen. Bei Blutungen in den Dickdarm oder in die Blase ist man ohnedies zur Operation genötigt. Kennt man die blutende Arterie nicht, so muß das Hohlorgan freigelegt werden. Beim Mastdarm, wo man von hinten nach Resektion des Steißbeins eingeht, findet man die Richtung, aus der die Blutung kommt, ehe man den Darm eröffnet. Ist es eine A. haemorrhoidalis, so kann man sie sofort unterbinden. Ist es eine Glutäa, so muß man einen neuen Schnitt anlegen.

Für heftige Blutungen in die Blase empfiehlt Körte hohen Schnitt und Tamponade des Blaseninnern. Das kann natürlich nur für Fälle gelten, in denen man nicht weiß, welches das blutende Gefäß ist. Wir haben oben bei der Besprechung der Behandlung der intraperitonealen Blasenverletzungen den Fall

Körbers ausführlich mitgeteilt, bei dem es geglückt ist, durch Tamponade der Blase und der intraperitonealen Blasen-Ausschußwunde Heilung zu erzielen. Im übrigen sind die Blutungen in die Blase, wie schon erwähnt, nur selten lebensgefährlich, ganz im Gegensatz zu denen in den Darm.

Glücklicherweise treten aber diese inneren Blutungen im ganzen doch zurück gegen die nach außen erfolgenden. Hier sind es besonders die Glutäalarterien, die von Bedeutung sind. Die übrigen Beckenarterien, die ihr Blut nach außen ergießen könnten, sind in den Publikationen fast gar nicht erwähnt, weil sie seltener bluten oder anatomisch wenig Besonderes bieten. Aber über die Glutäalarterien haben die Kriegserfahrungen schon eine ganze Literatur gezeitigt. Wir verweisen auf die Arbeiten aus der letzten Zeit von Körte und Kehl und besprechen nur einige Punkte, die für unser eigentliches Thema von Wichtigkeit zu sein scheinen.

Wenn irgend möglich, darüber sind sich alle Autoren einig, muß die Verletzungsstelle der Glutäalarterie selber gefunden und unterbunden werden. So wenig erfreulich bei Nachblutungen das Arbeiten in dem schwer infizierten Gewebe im Hinblick auf die Gefahr der Allgemeininfektion und den Zustand des Patienten ist, man muß die Blutung direkt angehen. Tamponade hilft kaum für den Augenblick, befördert die Infektion und führt mit Sicherheit zu erneuter Blutung. Für gewisse Fälle wurde neuerdings, so von Erkes, Flörcken und besonders von Wieting bei frischen Blutungen und bei Nachblutungen die Unterbindung der A. hypogastrica vorgeschlagen. In Körtes Arbeit sind die verschiedenen Anastomosen der Glutäalarterien angeführt. Sie sind so reichlich, daß die Hypogastrikaunterbindung schon aus diesem Grunde eine sehr unbefriedigende und nur für Notfälle geeignete Methode der Blutstillung erscheint. In dem Maße, als sie wirksam ist, wird außerdem bei Nachblutungen das ganze infizierte Gebiet blutleer gemacht und damit das Gewebe in seiner Widerstandskraft gegen die Infektion schwer beeinträchtigt. Darauf ist bis jetzt noch nicht genügend hingewiesen worden. Wieting empfiehlt die Hypogastrikaunterbindung bei Verletzungen innerhalb des knöchernen Beckens (dann kann man aber u. U., wie unten an einem Fall Körtes gezeigt ist, statt des Stamms der Hypogastrika den blutenden Ast selber unterbinden) und bei sehr ausgebluteten Menschen (gerade da erscheint sie mir ungenügend, sowie der Blutdruck sich erholt, geht die Blutung von neuem los). Körte stellt anheim, die Hypogastrikaunterbindung bei Nachblutungen aus eiternden Wunden zu machen, wenn jeder weitere Blutverlust auf ein Mindestmaß beschränkt werden soll. Ich möchte sie gerade bei Infektionen aus dem oben angegebenen Grunde vermieden wissen. Die Hypogastrikaunterbindung sollte bei frischen und septischen Blutungen nur gemacht werden, wenn man anders der Blutung nicht Herr wird. Das kommt sicher sehr selten vor.

Lang sah 3 Blutungen aus einer der Glutäalarterien. Die Unterbindung konnte ohne besondere Mühe gemacht werden und kam sicher zum Stehen. In einem dieser Fälle, der „offen" behandelt wurde, lag eine sehr ausgedehnte Weichteilzertrümmerung der Gesäßgegend vor, der sinkende Eiter drang durch das Foramen ischiadicum in das Becken. Der Patient erlag dem Fortschreiten der Eiterung.

Die verschiedenen Methoden zur anatomischen Freilegung der Arteria glutaea sind teils älteren Datums und in anatomischen und chirurgischen Lehrbüchern mitgeteilt, teils stammen sie aus der letzten Zeit, so aus den Mitteilungen von Guleke, Hotz, Krische, Goldammer, v. Haberer u. a. und dienen meist der Aneurysmenoperation. Es ist zweckmäßig, sie zu kennen, nicht als ob man häufig bei frischen Fällen und bei Nachblutungen Gelegenheit hätte, eine solche Methode restlos auszuführen, sondern um sich je nach Bedarf teils an die eine oder an die andere zu halten.

Wir können sie hier nicht im einzelnen anführen. Neuerdings hat Kehl auf Grund anatomischer Studien einen Weg angegeben, auf dem beide Glutäalarterien einer Seite zu Gesicht gebracht werden können und der auch für solche frischen Schußverletzungen geeignet ist, bei denen das Geschoß — meist Infanteriegeschoß — keine großen Zerreissungen gemacht hat.

Kehl führt einen Schnitt parallel der Längsachse des M. piriformis, also von der Höhe des 3. Kreuzwirbels bis zur Spitze des Tr. major. Darauf wird ein bogenförmiger Querschnitt auf das sakrale Ende des 1. Schnittes aufgesetzt, der die Fasern des Glutaeus maximus durchdringt. Hierdurch werden sowohl die oberhalb wie die unterhalb des M. piriformis austretenden Gebilde sichtbar. Zugleich bietet die Schnittführung die Gewähr für günstigen Ablauf der Wundsekrete.

Meist ist die Schnittführung durch die Wundöffnung gegeben, man folgt dem Schußkanal und findet alles so zerfetzt, daß von einem typischen Vorgehen nicht mehr die Rede sein kann. Die Hauptsache bei frischen oder septischen Blutungen, und dies gilt besonders für die Arteria glutaea, schien mir immer ein ganz systematisches Vorgehen in folgender Weise. Nach Freilegen des meist recht tiefen Wundtrichters wird dieser von dem Grunde an mit einer im Zickzack gelegten Binde peinlich genau ausgelegt, dabei die einzelne Lage der Binde fest angedrückt. Ist die Blutung gestillt, so wird Lage für Lage vorsichtig abgehoben. Sowie die blutende Stelle frei wird, ist der Blutsee wieder da. Nun faßt man mit möglichst vielen Fingern zugleich in die Wunde und drückt die Finger an der Grenze der Tamponade gegen die Wände der Wundhöhle an, läßt austupfen und hebt nun einen Finger um den anderen. Sowie die Blutung wieder erscheint, weiß man, daß sie unter dem letzten abgehobenen Finger zu finden ist.

Dieses Vorgehen, sorgfältig ausgeführt, garantiert fast den Erfolg und reduziert den Blutverlust auf ein Mindestmaß. Ich habe immer ohne Momburgsche Blutleere auskommen können. Sie mag für Aneurysmenoperationen sehr am Platze sein. Zur Stillung von frischen und septischen Blutungen scheint sie mir entbehrlich und kaum geeignet, den Blutverlust zu verringern.

In seltenen Fällen liegt die Verletzung in sehr großer Tiefe, so bei Körte hart am Knochenrand, Hotz mußte gar, um den Stamm der Arteria glutaea sup. unterbinden zu können, den Knochenrand des Beckens abtragen, um den die Arterie nach außen herumbiegt.

Für vollständig innerhalb des Beckens liegende Verletzungen von Arterien bleibt nun allerdings nur der Weg übrig, der von vorne her zur Unterbindungsstelle der Hpyogastrika führt.

So behandelte Körte einen Soldaten, dessen Verwundung 14 Tage zurücklag und der einen derben, etwas hervorragenden Tumor in der linken Unterbauchgegend neben der Blase hatte. Der Einschuß, bereits verheilt und sehr klein, war an der linken Gesäßbacke. Sichere Anzeichen eines arteriellen Hämatoms fehlten. Bei der Operation wurde neben dem linken Rektus eingegangen, da eine Arterienverletzung festgestellt. Unter Kompression der blutenden Stelle in der Tiefe mit Stiltupfen wurde der Schnitt erweitert, das Bauchfell abgeschoben und vorläufig die A. iliaca communis mit einem Faden versehen.

Die A. hypogastrica wurde in die Tiefe verfolgt und jetzt die blutende Stelle in einem großen Ast — vermutlich war es die Arteria glutaea superior — gefunden und unterbunden.

XII. Endausgänge.

Während wir uns bisher mit der frischen Schußverletzung, ihrem Verlauf und ihrer Behandlung beschäftigt haben, liegt es uns jetzt noch ob, uns zu fragen, was wird aus den Patienten, nachdem sie von der Schußverletzung „geheilt" sind. Man spricht von Heilung, wenn der an die Verletzung sich schließende Regenerationsprozeß zu einem gewissen Abschluß gekommen ist. Dabei kann eine mehr oder weniger völlige Wiederherstellung des ehemals Verwundeten eingetreten sein, oder es können nunmehr dauernde Defekte bestehen, die eine bald schwerere, bald leichtere Einbuße für den Patienten bedeuten; ja es kann der Abschluß des sogenannten Heilprozesses zu einem Zustand geführt haben, der die Gefahren weiterer Komplikationen in sich schließt (z. B. die einer aszendierenden Infektion des uropoetischen Systems bei Mastdarmfisteln). Immer aber muß ein Zustand erreicht sein, in dem die Folgen der Verletzung vom Körper fürs erste als überwunden zu bezeichnen sind und eine spontane Besserung ausgeschlossen ist.

Von diesen Endausgängen der Schußverletzungen soll nun hier die Rede sein und im Anschluß daran besprochen werden, was in den einzelnen Fällen \therapeutisch zur Besserung der durch die Schußverletzung herbeigeführten körperlichen Defekte und zur Abwendung etwa von ihnen noch drohender Gefahren getan werden kann. Lexer hat für diese ganz eigenartige Disziplin der Chirurgie den passenden Namen Wiederherstellungschirurgie gebraucht.

Die Endausgänge der Schußverletzungen bieten die Fülle des Interessanten. Ihre Behandlung ist vielfach eine sehr lohnende Aufgabe. Leider sind die Mitteilungen in der Literatur, verglichen mit der Wichtigkeit des Gegenstandes, sehr spärlich. Das Material, das dem einzelnen Chirurgen zur Verfügung steht, ist in der Regel so gering, eine lückenlose Verfolgung der oft über Jahre sich erstreckenden Krankengeschichten dem einzelnen Arzt so selten möglich, daß wir gerade in den wichtigsten Kapiteln nur ein sehr unvollständiges Bild entwerfen können. Ich habe im „Zentralblatt für Chirurgie" eine Umfrage gemacht und außerdem an etwa 250 Krankenhäuser diesbezügliche Anfragen gerichtet. Daraufhin habe ich zwar von vielen Seiten sehr dankenswerte Antworten erhalten, trotzdem ist das Gesamtergebnis noch ziemlich unbefriedigend, und viele sehr interessante Probleme bleiben fürs erste ungelöst wegen der Unmöglichkeit, an das ungeheure vorhandene Material heranzukommen, das uns der Krieg hinterlassen hat.

Wir besprechen die Endausgänge in derselben Reihenfolge, die wir bei der Darstellung der frischen Schußverletzungen eingehalten haben.

1. Anatomische und klinische Befunde.

Deformitäten, die sich an Schußverletzungen des **knöchernen Beckens** schließen, sind höchst selten derartige, daß sie dauernde Beschwerden hinterlassen. Wir sehen hier davon ab, daß irgendein Organ wie Blase oder Mastdarm oder etwa ein Nerv durch Narben oder Knochenkallus mit dem Becken verwachsen ist, sondern haben nur die Störung der Funktion des Beckens selber im Auge.

Nach ausgedehnteren Beckenfrakturen, besonders solchen mit Durchtrennung des Beckenrings, also z. B. der Scham- oder Sitzbeinäste oder der Gegend des Symphysis sacroiliaca bleiben längere Zeit auch nach vollständiger grob-anatomischer Heilung Belastungsschmerzen zurück, ferner die üblichen Beschwerden, die fast jeder überstandenen Fraktur eigen sind und sich in ziehenden Schmerzen oder Stichen äußern und je nach der Disposition des Patienten in der Art rheumatischer Affektionen an Witterungswechsel, Strapazen, Exzesse sich anschließen können, aber wohl im Laufe der Monate und Jahre stets mehr und mehr verblassen. Man wird aber kaum fehlgehen, wenn man die Erwartung ausspricht, daß der Rentenhysterie und Neurasthenie ein weites Feld eingeräumt ist und daß hierdurch die Beschwerden zu dauernden, ja zu fortschreitenden werden können.

Sehr viel seltener bleiben als Residuen einer Verletzung Beeinträchtigungen der eigentlichen Funktion des Beckens als des statischen Zentrums des Körpers oder der knöchernen Stütze mancher Organe zurück. Was das erste betrifft, so kommen nach doppelten Beckenringbrüchen, wie sie fast nur durch stumpfe Gewalt hervorgerufen werden, so starke Veränderungen der Konfiguration des Beckens vor, daß Gehstörungen resultieren. Bekannt ist, daß nach doppelter Unterbrechung der Kontinuität des Beckenrings die eine (kleinere) Partie des Beckens mitsamt der Hüftpfanne hochrutschen und in falscher Stellung anheilen kann, wodurch neben allerlei sonstigen Störungen eine Verkürzung des Beins eintritt. Im Handbuch der Chirurgie gibt Steinthal die Abbildung eines solchen deform geheilten Beckens wieder. Die Folgen einer Verletzung des Hüftgelenks berühren uns hier nicht. Dagegen könnte das zweite oben genannte Moment, der Verlust der Stütze des Beckenknochens, nach ausgiebiger Resektion der Beckenschaufel im Anschluß an eine Schußverletzung die Folge haben, daß eine Schwäche der Bauchwand mit ähnlichen Beschwerden eintritt, wie sie Hernien eigen sind. Sehr ausgesprochen können diese Erscheinungen nach Defekten des Kreuzbeins werden.

Moritz teilt mir persönlich aus dem Krankenhaus in Chemnitz einen Fall mit, bei dem infolge Schußverletzung eine Lücke im Kreuzbein von 3 × 4 cm bestand. Beim Pressen wölbte sich der Mastdarm hernienartig durch die Kreuzbeinlücke vor. Die Störung wurde durch Operation beseitigt. (s. u.)

Mannigfaltig sind die Störungen, welche nach Verletzung der **Blase** zurückbleiben.

Über Fremdkörper in der Blase haben wir schon oben berichtet.

Zystitiden, welche nicht durch irgendwelche Fisteln erhalten werden, heilen meist vollständig aus. Dagegen klagen manche Patienten, die einen Blasenschuß durchgemacht haben, über Schmerzen bei der Harnentleerung, über Schmerzen bei stärkerer Füllung der Blase, über geringe Kapazität der Blase gegenüber der Zeit vor der Verletzung, über Schmerzen beim Bücken, bei schwerer Arbeit usw. Soweit solche Zustände nicht neurasthenischer Natur sind oder durch narbige Verwachsungen sensibler Nerven bedingt sind, ist ihre Ursache wohl meist in Narbenbildungen und teilweisen Verwachsungen der Blasenwand mit der Umgebung zu suchen. Zystoskopisch braucht man dabei gar nichts zu finden. Wie wir sahen, heilen Blasenlöcher oft so voll-

ständig, daß eine Narbe mit dem Zystoskop gar nicht mehr aufzufinden ist
Trotzdem kann ein narbiger Strang von außen eine Zerrung der Wand der
Blase herbeiführen, wenn sich ihr Volumen verändert. In einzelnen Fällen mag
es auch dem geübten Zystoskopiker glücken, eine Deformität der Blase bei verschiedenen Füllungszuständen nachzuweisen. Es ist mir nicht bekannt geworden,
ob nach derartigen Vorkommnissen je systematisch geforscht worden ist.

In einem Falle von Landois und mir war durch Zystotomie ein Granatsplitter
aus der Blase entfernt, die Blase drainiert und ein Dauerkatheter eingelegt worden. Die
Blasenwunde heilte langsam zu. Wahrscheinlich war auch der Mastdarm verletzt gewesen.
Patient schrieb 1 Jahr später, die Wunde sei heil, er leide aber dauernd an Harndrang,
könne sich weder bücken, noch sonst schwere Arbeit tun, fürchte, er müsse seinen Beruf als
Obstzüchter aufgeben. Geschlechtlichen Verkehr habe er nicht gehabt.

Bei Verletzung der Harnleiter nahe der Blaseneinmündungsstelle können
Stenosen der Harnleitermündung mit anschließender Hydronephrose oder
Vereiterung der Niere die Folge sein. Es können Harnleitermastdarmfisteln
auftreten, die, wie in einem Fall von Fritsch einen operativen Eingriff (s. u.)
notwendig machen.

Gelegentlich findet sich in der Umgebung der Blase ein Geschoß,
nach dessen operativer Entfernung die Beschwerden aufhören.

In einem Fall Schleinzers von Schrapnellsteckschuß zwischen Blase und Mastdarm, welche dem Patienten heftige Beschwerden machte, mußte die Kugel entfernt werden.
Dagegen konnte bei einem Verwundeten von Moritz (persönliche Mitteilung) ein Infanteriegeschoß der Blasengegend im Körper belassen werden, da es wenig Schmerzen, nur leichten
Druck beim Wasserlassen hervorrief.

Wir haben gesehen, daß die weitaus größere Zahl der Blasenfisteln
nach Schußverletzungen sich von selbst schließt. Ein Teil aber bleibt bestehen
und stellt einen definitiven Zustand dar, wenn er nicht durch Operation beseitigt
wird. Es ist indes zu bemerken, daß gelegentlich in scheinbar ganz verzweifelten
Fällen sehr einfache Maßnahmen genügen, um eine Blasenfistel doch noch
zur Heilung zu bringen. Einen sehr interessanten Fall verdanke ich einer persönlichen Mitteilung von Dr. Treplin-Hamburg.

Einem Sergeanten wurde am 6. VI. 1918 durch Granatsplitter Hüftgelenk und Blase
verwundet (mit Einschuß in der rechten Hüftgegend). Im Kriegslazarett wurde Schenkelkopf und -hals entfernt und die Blase wegen Harninfiltration freigelegt und das Cavum
Retzii drainiert, dabei der Granatsplitter entfernt. 3½ Monate später stellte Treplin
fest: Narbe über der Schamfuge verheilt. Faustgroße, stark eiternde, Harn entleerende
Wunde in der rechten Hüftgegend. Starkes Ödem des rechten Oberschenkels. Eitriger
Harn. Nierenschmerzen. Zystoskopie ergab Blasenverletzung fingerbreit entfernt von
der rechten Harnleitermündung. Das Blasenloch stand offenbar mit der Hüftwunde in
Verbindung.

Nunmehr wurde Dauerkatheter eingelegt. Die Harnmenge stieg von 600 auf 2500 ccm.
Es lief bald kein Harn mehr aus der Hüftwunde, die eitrige Sekretion besserte sich im Verlauf von 14 Tagen rapide. Die Blasenfistel schloß sich. Das Ödem am Oberschenkel verschwand. Es treten indes noch Schüttelfröste auf. Deswegen wurde die als stärker erkrankt angenommene linke Niere freigelegt und dort mehrere Abszesse gespalten.

Februar 1919 konnte der Patient, nachdem er etwa 5 Wochen fieberfrei gewesen,
in seine Heimat abtransportiert werden. Der Harn enthielt immer noch etwas Eiter. Die
Nierenwunde war bis auf eine noch etwas Harn sezernierende Fistel geschlossen. Trotzdem
war der Allgemeinzustand sehr gut. Weiteres Schicksal blieb unbekannt.

Sehr bemerkenswert ist der enorm günstige Einfluß, den der Dauerkatheter auf den
Krankheitsverlauf gehabt hat, sowie die glückliche Bekämpfung der Komplikationen.

Größere Kommunikationen der Blase mit der Außenwelt, besonders
vorne an der Schamfuge, können einer Spontanheilung trotzen. Solche Fälle

wurden von Geiges, von Moritz und v. Lorentz, Perthes, Treplin erwähnt und sind unten genauer mitgeteilt. Häufig ist ein Knochensplitter des Schambeins die Ursache, daß sich die Blasenfistel nicht schließen will. Ein Sequester kann eine Entzündung aufrecht erhalten, oder die mit dem Schambein verwachsene Blasenwand ist an der Fistelstelle ausgezogen, das Gewebe narbig verändert und dadurch eine Heilung unmöglich geworden. Wahrscheinlich genügt, wie unten mitgeteilte Operationsbefunde zeigen werden, der Umstand, daß die Blase durch Narbenmassen irgendwie fixiert ist oder daß die Wand im Bereich der Fistel starr und das Gewebe torpide geworden ist, schon vollständig, daß der Schluß der Fistel ausbleibt.

Weit seltener persistieren solche Blasenfisteln, deren Mündung weiter ab von der Blase liegt, also etwa am Damm, da hier entweder die Weichteile sich aneinanderlegen und verheilen können oder sich sekundäre Abszesse bilden, die dann keinen endgültigen Zustand involvieren, sondern durchbrechen oder eröffnet werden müssen. Bei kleinen Harnfisteln ist es manchmal schwierig festzustellen, ob die Fistel von einer Verletzung der Blase oder der Harnleiter herrührt, unter Umständen sogar, ob überhaupt eine Harnfistel vorliegt. Der folgende Fall von Harnleiterfistel möge das illustrieren.

Aus der Göttinger Klinik wurde mir von Prof. Stich die Krankengeschichte eines Patienten mitgeteilt, der von einer Granatverletzung her 12 cm links der Mittellinie, 4 cm unterhalb des Beckenkamms eine sternförmige, eingezogene Narbe mit zentraler Fistel hatte; außerdem bestand Schußbruch im hinteren Teil des linken Darmbeins. Mehrmalige subkutane Injektion von Indigkarmin färbte das Fistelsekret nicht. Harnleiterkatheterismus war unmöglich. Daher wurde ein Harnleiterkatheter in die Fistel eingeführt und durch ihn Indigkarmin eingespritzt. Nunmehr war die erste Harnentleerung schwach blaugefärbt. Es handelte sich um eine Fistel des Harnleiters oder der Nieren. Man muß etwa annehmen, daß durch das Sekret des Fistelgangs die Blaufärbung des Harnes nach subkutaner Injektion der Farblösung so verdünnt wurde, daß die Fistelflüssigkeit nicht mehr blau war, oder daß die linke Niere nicht mehr ordentlich funktionierte. Operation ist hier nicht gemacht worden.

Am häufigsten zeigen sich Blasenmastdarmfisteln renitent gegen Spontanheilung. Das hat zwei Ursachen. Einmal ist der Weg von der Blase nach dem Mastdarm sehr kurz. Daher ereignet es sich verhältnismäßig häufig, daß der Fistelgang epithelisiert wird. In diesem Fall kann auch eine sehr enge Fistel einer Spontanheilung trotzen. Weiterhin ist aber zu berücksichtigen, daß infolge des stark infektiösen Inhaltes des Mastdarmes, infolge der für den Harn rein physiologisch günstigen Abflußbedingungen nach hinten die Blasenfisteln längere Zeit bis zur Heilung brauchen als Fisteln mit anderer Lokalisation und also hier sowohl für Epithelisierung als für Bildung eines indolenten Narbengangs günstige Bedingungen geschaffen werden.

Dazu kommen nun noch solche Fälle, in denen nach der Ausdehnung der Kommunikation zwischen Blase und Mastdarm an eine Spontanheilung gar nicht zu denken ist. Der Defekt ist so groß, daß die Narbenschrumpfung eintritt, ehe er mit Granulationsgewebe ausgefüllt ist und infolge der Narbenretraktion nur größer und größer wird. Durch Abszedierungen und Jauchungen und daran sich schließende Vernarbungen können sekundäre Höhlen entstehen, in welche Blase und Mastdarm münden. Auch kann durch die Schußverletzung die direkte Kommunikation so breit geworden sein, daß Blase und Mastdarm eine gemeinsame Höhle zu bilden scheinen oder in eine solche einmünden. Einige Autoren sprechen direkt von Kloakenbildung.

In einem Falle Bispings fand sich ein breiter Durchschuß der Blase und des Mastdarms mit Ausschußwunde von der Größe einer Faust. In dieser sah man durch den Mastdarm hindurch das Blaseninnere vorliegen. Bei einem Verwundeten, über den Arnd
berichtet, fand sich 5 cm über dem Afterring in der vorderen Mastdarmwand ein Loch nach
der Blase zu, das für die Kuppe des Zeigefingers durchgängig war. Der Patient entleerte
abwechselnd Kot und Harn aus der Harnröhre. v. Hoffmann sah einen 5 cm langen Riß
im Mastdarm mit großer Jauchehöhle im ischiorektalen Raum. Aus Ein- und Ausschußöffnung entleerte sich Harn und Kot. In Mühsams Fall fand sich eine dreimarkstück-
große Verbindung zwischen Blase und Mastdarm, die sich nach dem Kreuzbein hin fortsetzte. Von dieser „Kloake" ging eine aszendierende Nierenentzündung aus. Aus der
Friedenszeit berichtet Albarran über eine Kommunikation zwischen Blase und Harnröhre
einerseits, Mastdarm andrerseits, welche bis in die Gegend des Afterschließmuskels ging.

Daß Blasenfisteln, die dauernd bestehen bleiben, eine immer zunehmende
Gefahr für den Körper bilden, ist selbstverständlich. Dies gilt besonders für
die Blasenmastdarmfisteln. Ihre Beseitigung ist darum ein dringendes Gebot.
Andernfalls führt die Zystitis zu einer aszendierenden Infektion einer und
schließlich beider Nieren.

Bei kleineren Blasendarmfisteln kann die Diagnose gelegentlich Schwierigkeiten machen, wo die Kommunikation zwischen Harnorganen und Darmkanal zu suchen ist. Auch die Zystoskopie läßt hier manchmal, zumal bei weniger
Geübten im Stich. Bei vorsichtiger Injektion, z. B. Methylenblau, durch einen
sicher in der Blase liegenden Katheter, fließt die gefärbte Flüssigkeit in den
Mastdarm ab, nicht dagegen, wenn die Fistel von der Harnröhre ausgeht.
Harnleitermastdarmfisteln können wohl nur durch Harnleiterkatheterismus
festgestellt werden. In seltenen Fällen kann aber auch, wie wir aus dem
oben mitgeteilten Fall aus der Friedenszeit, den Heller in der Payrschen
Klinik behandelt hat, eine Verbindung zwischen Blase und intraperitonealem
Anteil des Darmkanals bestehen und große diagnostische Schwierigkeiten
machen. Derlei mag auch bei Schußverletzungen gelegentlich vorkommen.

Ein recht interessantes Thema ist das der Inkontinenz nach Ver-
letzungen des muskulären Schließapparates der Blase, und ich habe in meiner
Rundfrage dies besonders erwähnt, leider ohne dadurch viel Neues zu erfahren.
Das Merkwürdige ist nämlich, daß Inkontinenz wohl nach Nervenverletzung
des nervösen Apparates sehr häufig auftritt, nach Verletzung des muskulären
Schließapparates dagegen meines Wissens so gut wie nie.

So berichtet auch Voelcker in einer persönlichen Mitteilung, daß er dauernde
Inkontinenz des muskulären Schließapparates bei Verletzungen der Blase nicht sah, auch
nicht bei Prostataschüssen, dagegen ziemlich regelmäßig bei Schußverletzungen des Afterschließmuskels.

Aber irgendwie muß doch der Blasenverschluß zustande kommen. In
den anatomischen und physiologischen Vorbemerkungen zum Kapitel über
Blasenschüsse haben wir gesehen, daß verschiedene Abschnitte der Ringmuskelschicht des Blasenausgangs und des Anfangsteils der Harnröhre bei der Zurückhaltung des Harns beteiligt sind, daß aber den einzelnen Teilen, besonders
was das Spiel der Innervation betrifft, eine wesentlich verschiedene Rolle zukommt. Die beträchtliche Ausdehnung der Ringmuskelschicht erklärt einigermaßen, daß nach Blasen- und Harnröhrenverletzungen Inkontinenz ausbleibt,
die verschiedene Funktion der einzelnen Abschnitte läßt es aber andererseits
sehr wunderbar erscheinen, daß die Störungen trotzdem nicht erhebliche sind.
Da doch sicher durch Verletzung ein ganzer Abschnitt völlig unbrauchbar

gemacht wird, so müssen wir in der Tat annehmen, daß der übrig bleibende
Teil vikariierend eintritt. Von Operationen her wissen wir z. B., daß man
den Sphincter externus ohne Gefahr der Inkontinenz durchschneiden kann.
Daß bei Prostatektomie der Schließmuskelapparat stark gefährdet ist, ist ohne
weiteres einleuchtend. Nun findet man häufiger nach der perinealen Methode
als nach der suprapubischen, daß Inkontinenz zurückbleibt. Ganz instruktiv
ist, was neuerdings Casper darüber sagt.

Nach Anwendung der perinealen Prostatektomie kommt es gelegentlich zu 2 bis
3 Monaten während dem Harnträufeln, gelegentlich zu dauerndem. Man muß daraus folgern,
daß auch der Sphinkter externus vesicae eine wichtige Rolle beim Blasenverschluß spielt.
Denn der Internus wird auch bei der suprapubischen Operation zerstört. Nach der suprapubischen Prostatektomie war zuweilen unfreiwilliger Harnabgang zu bemerken. Er verlor
sich in allen Fällen spätestens in 3 Monaten.

Ferner hat Hyman durch Kollargolfüllung der Blase nachgewiesen, daß 1. normal
bei Prostatahypertrophie der Sphinkter internus der eigentliche Schließmuskel der Blase
ist, daß 2. nach Prostatektomie für gewöhnlich das Bett der Prostata im Röntgenbild als
kugliger Anhang des Blasenschattens nach unten hin sichtbar ist, daß also die Funktion
des Spinkter internus nur sehr selten erhalten bleibt, die Kontinenz daher durch weiter
unten gelegene Muskelschichten, d. h. im wesentlichen durch den M. sphinkter externus
erzielt wird und daß 3. dieses Verhalten sich auch in Jahren nicht ändert.

Hierdurch ist nun in der Tat sehr wahrscheinlich gemacht, daß die einzelnen
Abschnitte der ringförmigen Muskulatur des Blasenausgangs und der oberen
Harnröhre weitgehend füreinander eintreten können. Nur sehr selten wird
der Ringmuskelapparat in ganzer Ausdehnung geschädigt. Im Gegensatz
dazu können Verletzungen der nervösen Zentren mit einem Schlage den ganzen
Verschlußmechanismus lähmen. Vielleicht kann auch durch eine falsche
Innervation der Detrusor so das Übergewicht bekommen, daß der geschwächte
Sphinkterapparat relativ insuffizient wird. Ich konnte nur einen Fall finden,
bei dem nach Verletzung eine Inkontinenz auftrat.

Frangenheim berichtet über einen 28 jährigen Mann, der aus der Höhe auf den
Damm fiel und eine vollständige Inkontinenz davontrug. Bei Eröffnung der Blase (siehe
unten) wurde eine Schlaffheit des Schließmuskelapparats festgestellt. Freilich bleibt auch
hier noch ungewiß, ob nicht Nervenschädigung die Hauptursache der Inkontinenz war.
Immerhin kann man sich vorstellen, daß die quetschende Gewalt den ganzen Ringmuskelapparat in seiner Funktion vernichtet hat.

Wir dürfen nun aber nicht vergessen, daß bei intakten Nervenverhält-
nissen vielleicht schon allein elastische, also rein physikalische, nicht biologische
Kräfte ausreichen, um eine bescheidenen Ansprüchen genügende Kontinenz
zu erreichen. Hierfür sprechen die Erfahrungen der Gynäkologen mit der
Freundschen Operation. Zur Heilung von Blasenscheidenfisteln wird die
Gebärmutter durch einen Einschnitt in der Scheide hervorgewälzt und gewissermaßen als Pelotte gegen die Fistelöffnung genäht.

Bracht ist es in einem Falle gelungen, bei einer Frau, die infolge Epispadie zeitlebens absolut inkontinent gewesen war, eine völlige Kontinenz für mäßige Füllungsgrade
der Blase zu erreichen.

Auf jeden Fall bleibt es erfreulich, daß die Natur den Blasenverschluß
so günstig gestaltet hat, daß Inkontinenz des Harnes nach Schußverletzungen
keine Rolle spielt.

Dieser Gegenstand wurde etwas ausführlicher besprochen. Es böte sich
heutzutage gewiß noch reichlich Gelegenheit, die Verhältnisse an der großen
Zahl der dazu geeigneten Kriegsverletzten zu studieren und durch genauere

Untersuchungen festzustellen, wie sich etwa bei ihnen seit der Verwundung die Kapazität der Blase, die Empfindung des Harndrangs, der Mechanismus der Blasenentleerung und der Sistierung des Harnstrahls verändert hat.

Inwieweit die Verletzungen der **Prostata** Störungen hinterlassen, ist schwer zu sagen, da zunächst die Frage der Harnröhrenverletzung im Vordergrund steht. Wir kommen unten darauf zurück und weisen dort zugleich auf die große Bedeutung einer Zerstörung der Ausführgänge der Samenleiter hin.

Über Strikturen der **Harnröhre**, Harnröhrenfisteln, wurde schon an anderer Stelle gesprochen.

Persistierende Fisteln zwischen **Harnröhre** und **Mastdarm** sind zwar weit weniger häufig als Blasenmastdarmfisteln, aber es sind doch eine Reihe von Beobachtungen veröffentlicht. In der Regel besteht die Kommunikation zwischen Mastdarm und der Pars prostatica, seltener dem Anfangsteil des Pars bulbosa. Auch hier wie bei Blasenfisteln epithelisiert sich der Fistelgang leicht oder eine narbige Retraktion seiner Wände macht einen spontanen Verschluß unmöglich. Solche Fälle sind u. a. von v. Rihmer, v. Hoffmann, Enderlen (persönliche Mitteilung) und Jäger, ferner aus der Friedenszeit von E. Burckhardt und Albarran mitgeteilt.

Jäger hat bei der von Brun ausgeführten Operation direkt feststellen können, daß der ganze feine Fistelkanal mit Epithel ausgekleidet war. v. Lorentz fand (nach einer persönlichen Mitteilung) die Mastdarmwunde der Fistel zu einer Zyste erweitert.

Daß solche Fisteln unbedingt beseitigt werden müssen, ergibt sich aus ihren üblen Folgen durch die Infektionsgefahr des Harnkanals von selber, ganz abgesehen davon, daß für den Träger einer solchen Fistel es außerordentlich lästig ist, wenn sich dauernd der Mastdarm mit Harn füllt.

Noch viel unangenehmer für den damit behafteten Patienten und noch viel gefahrbringender ist auch hier das Bestehen einer „Kloake", d. h. ein Zustand, wo ähnlich wie bei den analogen Blasenverletzungen die Harnröhre sich in eine zwischen ihr und dem Mastdarm liegende Höhle öffnet oder wenigstens ihren Inhalt vollständig in den Mastdarm ergießt.

Man kann nicht mehr von bloßen Fisteln reden, wenn ausgedehnte Strecken der Harnröhre eröffnet bloßliegen, auch nicht mehr von bloßen Strikturen, wenn die Harnröhre auf eine beträchtliche Länge vernichtet und durch eine breite Narbe ersetzt ist. Daß solche Zustände naürlich nur mit dem Leben vereinbar sind, wenn der Harn oberhalb der Defektstelle in den Mastdarm oder nach außen abfließt, ist selbstverständlich.

Meyer berichtet über einen von Katzenstein operierten Soldaten, der durch Infanteriegeschoß aus unbekannter Entfernung verwundet, einen großen Defekt am Damm erhalten hatte. Dabei war die Harnröhre zerrissen. Die Möglichkeit, Harn und Stuhl zu halten, die erst verloren gewesen war, stellte sich spontan wieder ein. Von der Harnfistel am Damm gelangte man direkt in die Blase. Das distale Stück der Harnröhre war nur noch 8 cm lang. Der ganze zwischenliegende Teil war zerstört.

Hier gehören auch solche Fälle erwähnt, wie wir sie oben mitgeteilt haben (besonders der Fall von Bonn), bei denen frühzeitig eingegriffen wurde und das Eintreten des üblen Endresultates nicht erst abgewartet wurde, ferner die aus besonderen Gründen schon oben mitgeteilten Fälle von Ljunggren aus der Friedenszeit, bei denen allerdings eine Schußverletzung nicht vorlag.

Ebenfalls aus der Friedenszeit, aber durch Schuß verursachte Fälle teilt Ekehorn mit. Im ersten Fall war der untere Teil des Mastdarms mit After und ein großer Teil des

Damms mit Harnröhre weggerissen. Nach der Vernarbung fand sich an Stelle des Damms eine bis hinter die Schamfuge reichende Höhle, in die der Mastdarm und die in der Pars membranacea abgerissene Harnröhre mündete. In einem zweiten Fall, der ganz ähnlich lag, waren auch noch die Schwellkörper vernichtet.

Trotz der Ausdehnung und Schwere solcher Verletzungen läßt sich, wie wir noch sehen werden, in den meisten Fällen durch sachgemäße Operationen die Kontinuität der Harnröhre wieder herstellen, wenn wenigstens nach der Blase zu noch ein Stück unveränderter Harnröhre erhalten ist. Geht die Zerstörung sehr weit nach peripher und außerdem bis an die Blase, so sind die Aussichten recht trübe. Da solche Fälle selten mitgeteilt werden, dürfte eine Beobachtung Frangenheims, die mir persönlich zuging, von Interesse sein.

Glatter Abschuß der Harnröhre an der Prostata. Im Feldlazarett sofort Urethrotomia externa. Dauerkatheter. Patient kommt später mit Striktur zur Aufnahme. Mehrfache Versuche, zentrale und periphere Harnröhrenwunde zu vereinigen, sind mißlungen. Plastik nicht ausführbar, da zentrales Harnröhrenende aus der narbig veränderten Prostata nicht auszulösen ist. Patient wird wohl zeitlebens Dauerkatheter und Urinal tragen müssen, wenn auch die Behandlung noch nicht beendet ist. Beim Fortlassen des Katheters wurde die Striktur jedesmal unwegsam, so daß in anderen Lazaretten mehrfach die Zystotomie gemacht worden war.

An der Pars pendula der Harnröhre entstehen bekanntlich sehr leicht sog. Lippenfisteln, d. h. kurze, lochförmige Kommunikationen mit der Außenwelt, die mit Epithel ausgekleidet sind und ohne Operation niemals, leider auch oft nicht mit einer solchen zur Heilung kommen. Daß größere Aufreißungen der Harnröhre im hängenden Teil erst recht nicht spontan heilen, ist klar. Wir kommen auf diese Dinge bei den Operationen zurück.

Am **Penis** bleiben als Residuen von Schußverletzungen, von den eben genannten Harnröhrenfisteln abgesehen, Defekte der Haut zurück, welche den Penis an dem Oberschenkel oder dem Hodensack fixieren.

Einen sehr hochgradigen Fall dieser Art beschreibt Esser. Der Fall ist unten genauer mitgeteilt.

Einer meiner eigenen Patienten schreibt, daß ihm bei Ausübung des Geschlechtsaktes sehr hinderlich sei, daß der teilweise mit dem Gliede verwachsene Hoden (soll wohl heißen Hodensack) bei der Erektion mit nach vorn gezogen wird.

Solche Schäden sind natürlich leicht zu beseitigen.

Viel schlimmer sind narbige Defekte der Schwellkörper, sei es des freien oder des fixen Teils des Penis. Der Penis erhält dadurch bei der Erektion bestenfalls eine sehr störende Krümmung. Schon geringe Grade können den Beischlaf unmöglich machen, weil vielfach ein zweites, noch schwereres Moment hinzukommt, nämlich das, daß infolge narbiger Verödung der zu- und abführenden Bluträume und Gefäße auch die nicht direkt betroffenen Teile ihre Erektionsmöglichkeit teilweise oder ganz verloren haben. Dies gilt besonders auch für den fixen Teil der Schwellkörper. Dazu kommt eine Zerstörung der Mm. bulbocavernosi.

Ein von Moritz in Chemnitz behandelter Fall wies infolge Schußverletzung vom 19. IV. 1916 an der linken Seite des Penis eine stark zusammengezogene strangförmige Narbe auf, die den Penis torquierte und stark nach links und oben zog, so daß der Harn gegen den Oberschenkel lief. Patient, 24 Jahre alt, hatte seit der Verletzung keine Erektion und keinen Samenerguß gehabt. Am 3. V. wurde die Narbe, die bis in die Schwellkörper ging, ausgeschnitten und durch einen Hautlappen gedeckt. Die Gestalt des Penis war nach der Heilung normal. Er hing freipendelnd herab. Patient hatte aber bis zum 16. VIII. noch keine Erektion gehabt.

Ist das ganze Glied abgeschossen, so kann die äußere Mündung der Harnröhre so eng werden, daß eine Operation dringend angezeigt ist. Zugleich tritt eine überaus lästige Benässung ein. (Vgl. den unten mitgeteilten Fall Jägers.)

Über die **Hoden** ist nicht viel zu sagen, was nicht selbstverständlich wäre. Daß nach Hodeninfektion und Eröffnung der Albuginea der Hoden meist atrophiert, bald zu einem kleinen bindegewebigen Knötchen, bald zu einem etwas größeren, aber nicht minder nutzlosen Körper zusammengeschrumpft, ist schon erwähnt. Auch einer stärkeren Quetschung und Durchblutung kann Atrophie folgen, ebenso einer traumatischen Verlegung des Samenleiters. Doch scheint letzteres nicht regelmäßig einzutreten. Wenigstens kann unter gewissen Umständen die innere Sekretion aufrecht erhalten bleiben.

In einem Falle Jägers war ein Hoden nach Verletzung des zugehörigen Samenstranges atrophiert.

Nach v. Mutschenbacher entsteht im Anschluß an die Hodenverletzung eine Bindegwebsentwicklung, die in der Regel zur Atrophie der Hodensubstanz führt.

Sehr traurig sind die Fälle, in denen ein Hoden abgeschossen, der andere nachträglich noch verloren ging.

So berichtet Jäger von einem in Frankreich gefangenen Deutschen, dem ein Hoden durch den Schuß verloren gegangen war und bei dem in der Gefangenschaft wegen Vereiterung des ganzen Hodensackes auch der andere Hoden geopfert werden mußte (???).

Sehr wichtig, aber sehr schwierig zu beurteilen ist die Frage der **Potenz** und der **Libido** nach Schußverletzungen. Bei dem großen Einfluß der Genitalsphäre auf die Psyche des Menschen und umgekehrt seiner Stimmung auf die geschlechtlichen Funktionen ist einerseits funktionellen Störungen Tür und Tor geöffnet. Andererseits ist der geschlechtliche Apparat mit seinen komplizierten Kanälen und dem komplizierten Erektionsmechanismus den mannigfachsten Störungen nach Verletzungen der Damm- und Genitalgegend ausgesetzt. Dazu ist häufig nicht zu übersehen, ob nicht durch die Verwundung oder durch Narbenbildung irgendwelche Nerven verletzt sind, die für die Ausübung der geschlechtlichen Funktionen bedeutungsvoll sind. Wir denken hier nicht bloß an motorische oder sekretorische Nerven, sondern auch an sensible. Es genügt wohl schon eine Läsion der sensiblen Nerven des Penis, eine erhebliche Herabminderung der Potenz herbeizuführen. Um über solche Fälle ins klare zu kommen, müßte die genaueste neurologische und psychiatrische Untersuchung vorgenommen werden.

Wir führen im folgenden einige Fälle an, deren wir habhaft werden konnten, wo Verletzungen der Genitalgegend bestanden und über die geschlechtlichen Funktionen einiges bekannt wurde. Es ist wenig genug, und es wäre sehr zu begrüßen, wenn etwa von Reichs wegen alle solche Verletzten unter sachverständiger neurologischer und chirurgischer Leitung, möglichst von ein und derselben Stelle nach genau festgelegten Gesichtspunkten nachuntersucht würden. Die Gelegenheit, daß auf diese Weise die wertvollsten Aufschlüsse über die Physiologie der männlichen Genitalfunktionen gewonnen würden, ist bei dem relativ großen Material überaus günstig und würde wohl, wenn ungenützt, nicht mehr wiederkehren.

In einem schon eben kurz erwähnten Fall von Landois und mir, bei dem der Einschuß in der rechten Gesäßbacke war, das Geschoß darauf den rechten Hoden zertrümmert hatte und durch die Mitte des Penisschafts gegangen war, war die Harnröhre zirkulär genäht worden. Nach 3½ Jahren schrieb Patient, das Wasser laufe bis heute noch „im Strahle" ab (?). Geschlechtlicher Verkehr sei unmöglich.

Den Schluß des Briefes, den Patient auf meine Anfrage schrieb, wollen wir dem Leser nicht vorenthalten. Er ist für die Beurteilung der Psyche des Patienten von Interesse: „wen ich an meine Gesundheit denke vordem ich ins Feld gezogen bin und jetzt, da mich der Ingrimm so hin reist möchte ich die alte Bamten Welt dort hinsetzen, wo man sich nicht mehr sehen würde. — — somit will ich nun schließen in der Hoffnung daß Sie mich verstehen — — — —."

Hier ist die Ursache der angeblichen Unmöglichkeit des geschlechtlichen Verkehrs nicht ersichtlich. Ein Hoden ist erhalten, die Verletzung des Penis durch den Schuß war unbedeutend. Aber ich würde nicht wagen zu behaupten, daß die Störung funktionell ist.

Jäger berichtet über einen Patienten, der einen Schuß des Blasenkörpers und des Mastdarms mit Blasenmastdarmfistel erhalten hatte. Ein früher im Becken festgestelltes Geschoß ist offenbar auf natürlichem Wege abgegangen. Im Blasengrund fand sich eine strahlige Narbe; Mastdarm glatt verheilt, auch sonst war alles normal. Trotzdem fehlte die Libido.

Es handelte sich nach Jägers Ansicht hier wohl um eine funktionelle Störung. Diesem Urteil kann ich mich nicht ohne weiteres anschließen. Einen ähnlichen Fall beobachtete ich selber.

Ein Patient erhielt am 30. VI. 1916 einen Infanteriegeschoßschuß durch Blase und Mastdarm. Einschuß zwischen Nabel und Schamfuge 3 cm oberhalb der letzteren. Ausschuß talergroß im Bereich der rechten Gesäßbacke in Höhe der Steißbeinspitze. Aller Harn samt Kot lief aus der Ausschußöffnung. Nach mannigfachen Störungen wurde Patient mit ungeheilter Fistel, aber in vollem Wohlbefinden abtransportiert. Am 21. IX. 1919 schreibt er, er sei noch zweimal operiert worden (nach Bericht von Prof. Zeller, Stuttgart wurden vom Damm aus Blase und Mastdarm genäht), von zwei Wunden sei eine geheilt, die andere laufe von Zeit zu Zeit noch. Beim Wasserlassen habe er keine Beschwerden. Dagegen könne er die Frage nach der Ausführbarkeit des geschlechtlichen Verkehrs nicht beantworten, da er noch keinen gehabt habe.

Bei den letzten beiden Fällen ist auffällig, daß die Libido fehlt oder zum mindesten stark herabgesetzt ist, sonst wäre wohl im zweiten die Antwort etwas anders gefaßt worden. Ähnlichen Bescheid, in dem sich ein Manko in der Genitalsphäre ausdrückt, erhält man oft bei Nachforschung nach den Folgen von Blasenverletzungen. Wo, wie im ersten Falle, im Falle Jägers, deutlich gesagt ist, daß nicht bloß die Libido, sondern auch alle Erektionen fehlen, ist meines Erachtens doch sehr damit zu rechnen, daß Nervenbahnen getroffen sind oder die Samenleiter vernarbt sind, wozu gerade bei Verletzungen, die mit Blasenmastdarmfisteln einhergehen, Gelegenheit gegeben ist.

Sehr bemerkenswert ist in dieser Hinsicht der Bericht über unseren zweiten Fall von Harnröhrenfemoralisschuß.

Der Mann, dessen Krankengeschichte wir oben ausführlich mitgeteilt haben, hatte einen Schuß durch die Prostatagegend erlitten. Er berichtet jetzt auf meine Anfrage, die Harnentleerung sei vollkommen in Ordnung. Nur sei der Strahl vielleicht etwas weniger stark als früher. Dagegen habe der Geschlechtstrieb erheblich nachgelassen, was ihn oft sehr schwermütig mache. Der Trieb stelle sich höchstens alle 2—3 Wochen nachts ein; wenn Patient in weiblichem Verkehr stehe, sei es besser, der Same gehe aber vorzeitig ab. Schmerzen bestünden dabei nicht. Wie ihm gesagt wurde, sei der rechte Samenleiter zerstört.

In einem weiteren Fall, der von Landois und mir im Jahre 1915 behandelt wurde (große Höhle im Bereich der Prostata und des Blasenhalses, Urethrotomie, Dauerkatheter, Heilung mit voller Kontinenz) lautete der $4^1/_2$ Jahre später eingeholte Bescheid des Verwundeten auszugsweise folgendermaßen: Es traten in der Folgezeit nach der Entlassung aus dem Feldlazarett noch allerhand Beschwerden auf: Brennen, blutiger Harn; im Jahre 1917 wurde dem Patienten in der chirurgischen Klinik in Halle die Blase eröffnet und vier

Steine entfernt. Ein Stein hatte sich im Blasenhals festgesetzt. Nach dieser Operation hatte der Patient fast keine Beschwerden mehr. „Dagegen hat die Erektion sehr gelitten. Geschlechtsverkehr ist mir nur zeitweilig möglich, auch dann nur mangelhaft." Patient hat sich bei verschiedenen Ärzten untersuchen lassen, zystoskopisch war die Blase normal. Auch Yohimbin nützte nichts. „Der Same tritt überhaupt nicht aus, obwohl ich, nachdem eine gewisse Höhe im Koitus erreicht ist, das höchste Wollustgefühl empfinde. . . . Dieser Zustand raubt mir oft jede Lebensfreude."

In dem erwähnten Katzensteinschen Falle, wo sich der große Harnröhrendefekt von der Blase an abwärts mit Verlust der Prostata fand, war die Libido seit der Verwundung völlig erloschen und Meyer, der den Fall veröffentlicht, sieht die Ursache hierin eben in dem Verlust der Prostata.

Anders lautete der Bericht in folgendem Fall, den ich selbst behandelt habe.

Patient war am 19. VIII. 1917 durch Granate verwundet. Mehrfache sonstige Verletzungen an den Genitalien: 1. an der vorderen Fläche der Peniswurzel zehnpfennigstückgroße Wunde, an der Hinterseite des Penis im unteren Drittel gleichgroße Wunde (Durchschuß). 2. Am Dammansatz des Hodensackes Aufreißung des Penis von Handtellergröße, Bulbus cavernosus durchschlagen. Der ganze Penis ist blutunterlaufen und rotblau verfärbt, stark geschwollen. Hodensack hinten vollständig aufgerissen. Die Hoden hängen aus der tiefgelappten Wunde heraus. Die Tunica vaginalis des linken Hodens ist zerrissen. Patient hat Harndrang, kann aber keinen Harn lassen. Bei der Operation wurde ein Metallkatheter in den Penis eingeführt. Er gelangte durch die erste Verletzung ins Freie. Durch eine der Verletzungswunden (1) gelingt es, den Katheter durch die Harnröhre bis in die Dammwunde vorzuschieben. Nach Säuberung der Wunde von Blutgerinnseln wird das zentrale Harnröhrenende zwischen den zerrissenen Schwellkörpern des Penis gefunden. Einführung eines Gummikatheters. Klarer Harn. Der Gummikatheter wird retrograd durch den distalen Teil der Harnröhre geführt und mit Seidenfäden am Tampon in der Wunde (2) befestigt. Ich habe den Patienten verlassen, als die Wunden gut granulierten. Er schreibt zwei Jahre nach der Verletzung, er sei noch vielmals operiert worden, habe große Schmerzen noch aushalten müssen, sei zwar noch nicht wieder ganz so kräftig wie vor der Verwundung, er könne aber das Wasser genau so lassen wie früher. Der geschlechtliche Verkehr sei auch wie vorher.

Hier lag eine Zerreißung des zentralen Teils der Schwellkörper mit doppelter Harnröhrenverletzung vor. Trotzdem das günstige Ergebnis.

Es ist schließlich eine vielfach konstatierte Tatsache, daß Verlust eines Hodens mit voller geschlechtlicher Potenz vereinbar ist. Und das hat sich nach den Kriegsverletzungen auch stets wieder bestätigt.

So fand Schäfer (nach Küttner), als er die Invaliden eines Armeekorps nachuntersuchte, unter etwa $1/2$ Dutzend Leuten mit Hodenschüssen keinen, der nicht voll potent war.

Man wird in großen Zügen folgendes sagen dürfen. Verlust eines Hodens allein bringt keine Störung der geschlechtlichen Funktionen. Verlust beider hat selbstverständlich das Aufhören des Libido und Potenz zur Folge, wenngleich die Erektionsmöglichkeit des Penis in einzelnen Fällen (wie auch ein Fall von Jäger zu beweisen scheint) noch andeutungsweise erhalten bleiben kann. Bei Narben der Schwellkörper stellen die Mißgestalt des Gliedes und etwaige Verwachsungen ein Hindernis des Beischlafes dar und wirken seelisch niederdrückend, können also psychische Impotenz neben einer rein mechanisch bedingten Impotentia coeundi zur Folge haben. Narben der Schwellkörper können aber auch den Erektionsapparat so schädigen, daß die Erektion ungenügend zustande kommt oder ausbleibt. Sie brauchen es aber bei anscheinend beträchtlicher Ausdehnung nicht immer zu tun. Dagegen scheinen nach Verletzungen der Prostatagegend schwere Störungen der Potenz und Herabsetzung oder Verringerung des Libido vorzukommen, die man wohl als anatomisch bedingt ansehen darf.

Außerdem können allerlei unkontrollierbare Nervenläsionen für Störungen der geschlechtlichen Funktion in vielen Fällen verantwortlich gemacht werden. Je weiter unsere Kenntnis der Verletzungsfolgen fortschreiten wird, um so mehr wird das Gebiet der rein funktionellen Störungen nach Schußverletzungen der Gegend des untersten Blasenabschnittes, der Harnröhre und des Penis eingeschränkt werden, ohne daß man das Vorkommen rein funktioneller Störungen nach Schußverletzungen ganz wird leugnen können. Es wird aber in den meisten Fällen unmöglich sein, die funktionelle Natur einer Störung anders zu beweisen als durch den Erfolg einer psychischen Therapie.

Nach Verletzungen der Gegend des **Mastdarms** können Störungen zurückbleiben durch die Defekte, welche die Verwundung gesetzt hat, sehr häufig aber als Folge von therapeutischen Eingriffen, wie Abszeßeröffnungen, Kreuzbeinresektion, Spaltung des Mastdarms, Sphinkterdehnung, Sphinkterdurchschneidung.

Nach weniger ausgedehnter Verletzung, die leidlich geheilt ist, bleiben oft längere Zeit Beschwerden beim Stuhlgang, Verstopfung leichte Stenosenerscheinungen.

Verhältnismäßig häufig sind Kotfisteln, die nicht heilen wollen.

Bei einem Verwundeten Frangenheims (persönliche Mitteilung) reichte die Mastdarmöffnung vom Kreuzbein bis in die Gegend der ursprünglichen Afteröffnung, die zerstört war. Man konnte bequem die Hand in den Mastdarm einführen.

Ein Patient der Marburger Klinik, der von Guleke behandelt war, war am 22. IX. 1918 durch Granatsplitter am Gesäß verwundet worden. Es war im Feldlazarett eine 20 × 15 cm große Wunde in der linken Gesäß- und Kreuzbeingegend festgestellt worden. Der Mastdarm lag in großer Ausdehnung frei und hatte ein 5 cm langes Loch, im Bereich dessen die Schleimhaut vorgefallen war. Es mußten hier weitere Inzisionen gemacht werden. Am 4. X. wurde am S Romanum ein künstlicher After angelegt. Nach der Aufnahme in die Klinik fand sich noch eine 15 × 5 cm messende Wundfläche im Bereich des Kreuz- und Steißbeins vor. Der Mastdarm lag in Kleinhandtellergröße frei. Er hatte zwei Löcher, das untere 10 cm vom After entfernt. Das andere, etwas höher gelegene, war eine lange, schlitzartige Öffnung. Im Röntgenbild fehlte das Steißbein und ein Teil des Kreuzbeins (siehe Abb. 21).

In einem Fall Jägers war ebenfalls der Afterschließmuskel erhalten. Das Steißbein und ein Teil des Kreuzbeins war weggerissen. Nach Ausbildung einer ausgedehnten Kotphlegmone (Spaltungen) blieb eine fingerdicke Kotfistel zurück (Operation siehe unten).

Ein ähnliches Bild sah Albrecht.

Manchmal heilen selbst aussichtslos erscheinende Fälle unter sorgfältiger Pflege, besonders Bäderbehandlung, wie der oben mitgeteilte Fall von Kümmell zeigt. Besonders weitgehende Zerreißungen bedürfen natürlich operativer Beseitigung. Aber auch kleine Fisteln trotzen oft jeder konservativen Behandlung. Manchmal sind Knochensequester die Ursache für eine Persistenz der Fistel, ähnlich wie bei der Blase. Instruktiv in Hinsicht auf die Hartnäckigkeit solcher pathologischer Zustände ist ein Fall aus der Stichschen Klinik (persönliche Mitteilung).

Patient erhielt am 15. IX. 1918 einen queren Beckendurchschuß. Im Felde 19 Tage nach der Verwundung Anlegen eines Anus praeter. Darnach bedeutende Besserung des Allgemeinzustandes und der Wunden. 4¹/₂ Monate nach Verwundung Aufnahme. Schußöffnungen verheilt. Im Mastdarm mehrere freie, nicht sehr große Sequester. Röntgenbild ergibt eine alte Sequesterhöhle in der Mitte des Kreuzbeins. 4¹/₂ Monate nach Verwundung Schluß des Anus praeter. Anlegen einer Zökalfistel. 7 Tage nach der Operation zum ersten

Male seit der Verwundung Stuhlgang aus der natürlichen Afteröffnung. 14 Tage nach
der Operation sind die Nähte teilweise aufgegangen, an der alten Einschußöffnung hat sich
unter Abstoßung eines Knochensplitters eine Fistel gebildet, aus der sich ständig reichlich
Kot entleert. Im Laufe der nächsten Woche schließt sich diese Kreuzbeinfistel so weit,
daß sich nur noch ganz spärliches, leicht kotiges Sekret aus ihr entleert. Der Stuhlgang
geht insgesamt auf natürlichem Wege ab. Die Zökalfistel hat sich gleichfalls geschlossen,
die Kreuzbeinfistel ist schließlich nur noch ganz klein, kann aber durch keine Behandlungs-

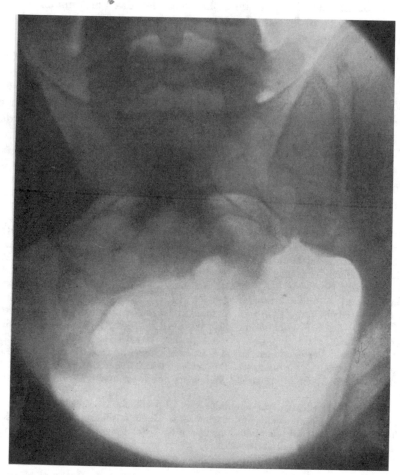

Abb. 21. Beckenschuß: Defekt des Steißbeins und Kreuzbeins. Fall der Marburger Klinik.
(Breite Mastdarmkotfistel von Guleke operiert.)

methode zum völligen Schluß gebracht werden. Von einer Radikaloperation wird bei der
Größe des notwendigen Eingriffes abgesehen. Patient wird in bestem Allgemeinzustand,
mit Schutzpelotte über der Fistelöffnung entlassen.

Nach großen Zerreißungen, langwierigen Eiterungen können verschiedene
Grade von Stenose entstehen (Schmieden). Diese können heftige Beschwerden machen. Ich konnte keine solchen Fälle aus der Literatur des Krieges
finden. Sie sind wohl als solche auch nicht häufig, da in der Regel der Mastdarm schon im Anschluß an die Verwundung oder infolge einer operativen
Spaltung sich nach außen öffnet und eine Heilung der Fistel nicht zustande

kommt, solange die Stenose besteht. Solche Fälle laufen dann als Kotfisteln. Vielleicht ist die Stenose dann ein Hindernis für den Fistelschluß. Man müßte also in solchen Fällen erst die Stenose dilatieren, unter Umständen behufs Beseitigung der Fistel erst die Stenose durch Operation beheben.

Nach Verletzung des Sphinkters ist Inkontinenz ebenso häufig, wie sie an der Blase selten ist. Der Inkontinenz liegen oft Nervenverletzungen zugrunde (Schmieden), meist aber im Gegensatz zur Blase Verletzungen des Schließmuskels.

Nach einer persönlichen Mitteilung Körbls führen auch unwesentliche Verletzungen des Sphinkters zu Inkontinenz, offenbar solche, bei denen der Sphinkter nicht ganz unterbrochen ist. Solche Fälle heilen nach Körbls Erfahrungen ausnahmslos durch Elektromassage. Körbl gibt daher den Rat, vor jeder Operation sich genau zu überzeugen, in welchem Ausmaße der Sphinkter verletzt ist.

Bekanntlich ist der Schlußmechanismus des Mastdarms ein äußerst komplizierter Apparat von wunderbarer Präzision. Eine vortreffliche Schilderung desselben findet sich in Schmiedens Arbeit in den ,,Ergebnissen''.

Nach Körbls Darstellung hat Verletzung des oberflächlichen Bündels des äußeren Sphinkters keinen Funktionsausfall zur Folge, Verletzung des tiefen Bündels vollständige Inkontinenz, Verletzung des inneren Sphinkters selten teilweise, meist vollständige Inkontinenz.

Bei leichten Verletzungen des Sphinkters, auch mit Kontinuitätstrennung kann die folgende Narbenstenose wieder zu Kontinenz für geformten Stuhlgang führen.

In dem oben erwähnten Fall von Berendes, wo neben der Harnröhre der vordere Teil des Afterschließmuskels verletzt war, heilte dieser von selber so weit aus, daß Patient nur bei Durchfall einige Mühe hatte, den Stuhl zu halten.

Wichtig ist, ob der Sphinkter nur durchtrennt ist, einen größeren oder kleineren Substanzverlust erlitten hat oder endlich ganz zerstört ist.

Körbl hat zwei Fälle gesehen, in denen nicht bloß vom Sphinkterapparat nichts mehr erhalten, sondern der ganze untere Teil des Mastdarms so weit vernichtet war, daß keine Versuche einer Wiederherstellung gemacht wurden.

Endlich kann auch am After nach schwerer Verletzung eine Stenosierung eintreten. Die Verengerung kann in Wochen allmählich einen stärkeren Grad annehmen, durch Bougieren zeitweise aufgehalten werden, schließlich aber doch dazu nötigen, dem Kot operativ einen Ausweg zu verschaffen. Meist wird dann die Stenose am After rasch eine vollständige, wenn die Öffnung durch den Kot nicht mehr benutzt wird (Jäger). Die Folgen einer Analstenose sind Kotstauung, Meteorismus, Darmspasmen (Jäger), so daß der Zustand der Patienten ein recht kläglicher werden kann.

2. Spätoperationen.

Nach Defekten des **Beckens,** infolgedenen die Beckeneingeweide etwa ihren Halt verlieren, kämen Faszien-, Knochen-, auch Fett- oder Muskel-transplantationen oder Plastiken in Frage,

In dem Falle herniöser Vorwölbung des Mastdarms durch einen Defekt des Kreuzbeins hat Moritz (Chemnitz, persönliche Mitteilung) auf den Mastdarm einen gestielten Fettlappen und darüber einen gestielten Knochenlappen aus dem Darmbein gelegt. Die Heilung wurde vollständig.

Veranlassung zu Spätoperationen können Narben und Knochensplitter geben, welche den Wirbelkanal erfüllen und Nervenstörungen veranlassen.

So teilt Guleke einen Fall von Durchschießung des 2. Kreuzwirbels mit Blasenlähmung mit. Der Sakralkanal wurde freigelegt, Knochensplitter wurden entfernt, darauf
ging die Lägmung zurück.

Bei unerträglichen Schmerzen, die von narbigen Verwachsungen der
Blase ausgehen, ist in Fällen, wo der Sitz der Narbe festzustellen ist, an eine
Freilegung und Lösung der Narbe und Interposition gestielter oder freier Fett-
lappen oder gestielter Muskellappen zu denken.

In einem Fall von Geiges wurde 5 Monate nach Verwundung die Exzision einer
großen Narbe im Bereich der Ausschußöffnung über der Schamfuge vorgenommen. Naht
der Blasenschleimhaut, darüber Hautlappenplastik nach Anfrischung und Naht der Mm.
recti. Heilung.

Die Beseitigung von Blasenfisteln oberhalb der Schamfuge ist im allgemeinen nicht schwierig. Es ist besonders darauf zu achten, ob nicht ein
Knochensequester die Fistel offenhält.

Moritz (persönliche Mitteilung) beschreibt eine Fistel oberhalb der Schamfuge nach
hohem Schnitt infolge Blasenschusses. Diese heilte nach Entfernung eines Knochenstückes.

Nach einer persönlichen Mitteilung behandelte v. Lorentz einen Patienten, der
im Anschluß an einen Nahschuß zwei suprapubische Blasenfisteln bekommen hatte. Es
fanden sich 3 cm oberhalb des Schambeins inmitten der ausgedehnten alten Narbe zwei
mit Schleimhaut ausgekleidete Fistelöffnungen. Operation, Abpräparieren des zipfel-
artig ausgezogenen Blasenteils usw. brachte Heilung.

Ein Fall, den ich Dr. Treplin in Hamburg verdanke, ist fast typisch.
Er sei darum etwas ausführlicher mitgeteilt.

Der Patient war im April 1918 durch Granatsplitter in der rechten Unterbauchgegend verwundet. Es floß Harn aus der Öffnung. Juli 1919 kam Patient in sehr elendem
Zustand aus englischer Gefangenschaft zurück. In der rechten Leistengegend, etwa der
medialen Hälfte des horizontalen Schambeinastes entsprechend, war eine tief eingezogene,
teilweise mit schmutzigen Granulationen durchsetzte Narbe. Das Röntgenbild zeigte einen
Defekt des oberen Schambeinastes. Im zystoskopischen Bild war rechts vorne oben eine
tiefe, trichterförmige Einziehung in der Blasenwand. Operation Anfang August 1919. Exzision der fistulösen Narbe. Ein Knochensprung des Schambeinastes sprang scharf nach
der Blase zu vor. Um ins Cavum Retzii zu gelangen, mußten noch breite Narbenmassen
ausgeschnitten werden. Es wurde ein linsengroßes Loch in der Blase sichtbar. In dieser
Gegend war die Blasenwand mit dem Schambein verwachsen. Wegen der narbigen Beschaffenheit der Blasenwand war die Naht schwierig und nur in einer Schicht möglich.
Drainage, Hautnaht. Die Hautnaht mußte des weiteren größtenteils wieder geöffnet
werden. Trotzdem war alles nach 3 Wochen fast verheilt, die Blasenkapazität normal,
Patient beschwerdefrei.

Treplin hält für die Ursache des Fortbestehens der Fistel die Verwachsung der
Blasenwand mit der spitzen Knochenspange und die narbige Verzerrung. Daher erscheint
wichtiger als die Blasennaht in solchen Fällen 1. Entfernung störender Knochenteile,
2. möglichst ausgiebige Mobilisierung der Blasenwand.

Auch im folgenden Fall scheint die narbige Beschaffenheit der Umgebung
der im übrigen kleinen Fistel die Heilung verhindert zu haben.

Bei unserem Verwundeten, über den schon oben berichtet war und der einen Schuß
durch das Bauchfell und die Blase ohne Darmverletzung erlitten hatte, war eine Fistel
an der vorderen Bauchwand zurückgeblieben, aus der sich Harn entleerte. Patient kam
später in die chirurgische Klinik in Tübingen. Von dort stammt der folgende zystoskopische
Befund 3 Monate nach der Verwundung: „Blasenschleimhaut im allgemeinen nicht wesentlich gerötet, vom Blasenscheitel zieht eine Narbe rechts seitlich herab. Im Blasenscheitel
selber ist eine tiefe, trichterförmige Einziehung, in der eine Luftblase sich befindet. In ihrer

Nähe, aber von ihr getrennt, ein geschwüriger Schleimhautdefekt." 4 Monate nach der Verwundung wurde der Patient von Prof. Perthes operiert. Die Fistel wurde umschnitten, die Vorderwand der Blase abgelöst. Die Umschlagsstelle des Bauchfells wurde unter scharfem Präparieren etwas nach oben zurückgeschoben, war nicht sehr deutlich zu erkennen. Über der für einen Sondenknopf eben passierbaren Fistelöffnung in der Blase wurden die benachbarten Teile der Blasenwand mit Katgut zusammengenäht. $1^1/_2$ Monate später konnte Patient geheilt entlassen werden.

Er schreibt später, er müsse öfter als früher Wasser lassen, fühle sich zwar nicht so gesund wie früher, obgleich sonst besonders auch bezüglich des geschlechtlichen Verkehrs alles in Ordnung sei.

Viel zu schaffen machen dem Chirurgen die Fisteln zwischen Mastdarm und Blase. Natürlich muß der Operation eine möglichste Beseitigung der Zystitis durch tägliche 1—2malige Blasenspülung vorangehen. Ob es zweckmäßig ist, vorher Harn oder Kot abzuleiten, soll später noch erörtert werden. Zu lange warte man bei heruntergekommenen Patienten nicht mit der Operation.

Es stehen hier verschiedene Wege offen. Die Entscheidung, welchen zu betreten am besten ist, ist oft nicht leicht und kann erst nach sorgfältiger Untersuchung des Falles getroffen werden. Es kann von oben durch das Blaseninnere eingegangen werden, weiterhin von außen vom Cavum Retzii her, dann von hinten durch den sakralen Weg, endlich vom Damm her vor der Aftermündung.

Die transvesikale Methode empfiehlt besonders Kielleuthner. Sie ist wohl im allgemeinen schwieriger als die sakrale. Man muß sich aber sehr überlegen, ob sie nicht doch, zumal bei kleineren Fisteln, die schonendere ist.

Kielleuthner führt, wenn möglich, in die Harnleiter zwei Katheter ein, da die Fisteln häufig in der Nähe des Trigonums liegen. Die Blase wird breit eröffnet, die Fistel umschnitten, das Narbengewebe, das gewöhnlich in der Blase nicht sehr stark ist, entfernt. Nun werden aus Schleimhaut und Muskularis gut ernährte dicke Lappen gebildet. Ist eine Harnleitermündung in der Nähe, so ist besondere Vorsicht geboten. Doch gelingt es durch Aufschneiden des intramuralen Teils, 1—2 cm zu gewinnen. Zunächst wird der rektale, also tiefe Teil der Fistel durch Knopfnähte oder Tabaksbeutelnaht geschlossen. Über dieser Naht wird mit Katgut der Schleimhautmuskularislappen der Blasenwand vernäht. Dieser Naht fällt die Hauptrolle beim Verschluß zu. Sie soll hauptsächlich nicht durch einen Hohlraum von dem dahinterliegenden Mastdarm getrennt sein. Zur Nachbehandlung empfiehlt Kielleuthner Dauerkatheter und Blasendrainage. Er hat mit dieser Methode nach einem anfänglichen Mißerfolg drei Fälle anstandslos zur Heilung gebracht.

Diese Methode zeichnet sich durch ihre Sauberkeit und Exaktheit sowie die sichere Vermeidung von Nervenschädigungen aus, ist aber wohl deswegen weniger im Gebrauch, weil sie sich nur für kleine Fisteln eignet und gerade diese seltener die Anzeige zu einem operativen Eingriffe geben.

Der extraperitoneale Weg von der Außenseite der Blase und von oben durch die seitliche Partie des Cavum Retzii ist weniger zu empfehlen. Er gewährt weder Übersicht, noch ist er ungefährlich. Nur bei Verletzungen des vesikalen Harnleiterendes kann eine extraperitoneale Freilegung der Blase von oben in Frage kommen.

Fritsch hat bei einer Harnleitermastdarmfistel den Harnleiter durch den Mackenrodtschen Schnitt freigelegt und die Fistel nahe der Mündung des Harnleiters in die Blase gefunden. Einpflanzung des oberhalb der Fistel gelegenen Harnleiterteils in die Blase. Kurze Zeit später entleerte sich Kot aus der Fistelöffnung, trotzdem trat Heilung ein.

Den bequemsten Zugang bietet der sakrale Weg. Er ist darum für alle schweren Fälle und besonders für solche Verletzungen zu empfehlen, deren

Ausdehnung nicht zu übersehen ist. Nach Resektion des Steißbeins und, wenn nötig, der untersten beiden Kreuzbeinwirbel kann man den Mastdarm in der Mittellinie spalten und so bequem an die Fistelöffnung herankommen. Das hat den Vorteil, daß man den Mastdarm nicht auszulösen braucht und die Fistel sehr übersichtlich vor sich hat, aber den Nachteil, daß man ein zweites u. U. mächtiges Loch in den Mastdarm zu schneiden genötigt ist, dessen Heilung seinerseits Schwierigkeiten machen kann. Löst man dagegen den Mastdarm von einer Seite oder von beiden Seiten her, am besten nach den Voelcker-schen Vorschriften aus, so hat man fast ebenso bequemen Zugang und vor allem auch den Vorteil bei größeren Defekten, den Mastdarm in der üblichen Weise mobilisieren und herunterziehen zu können.

Nach den in der Literatur mitgeteilten Fällen haben alle die verschiedenen Arten des Vorgehens zum Ziel geführt.

v. Hacker hat (zitiert nach Geiges) nach Spaltung der Mastdarmwand die Blasennaht von der Lichtung des Mastdarms her ausgeführt. Nach vorübergehender Fistelbildung erfolgte Heilung.

In Arnds oben erwähntem Fall bestand eine dem Zeigefinger zugängliche Fistelöffnung. Anlegung eines Anus mußte wegen Weigerung des Patienten unterbleiben. Nach mehrfachen vorausgegangenen Operationen wurde die endgültige Operation $2^1/_4$ Jahre nach der Verwundung gemacht. Resektion des Steißbeins, Spaltung des Mastdarms, beginnend drei Finger oberhalb des Afterrandes, 10 cm lang, genau in der Mittellinie. Nun wurde die sich darbietende Fistel weit umschnitten bis in das gesunde Gewebe von Mastdarm und Blase. Schluß der Blasenwand durch eine Reihe Katgutknopfnähte und der Mastdarmwand durch eine zweietagige Naht. Dauerkatheter. Haut bleibt vollständig offen. Trotz vorübergehender leichter Undichtigkeit der Blasennaht am 11. Tage nach der Operation schloß sich die Fistel vollständig. Spontaner Schluß von Mastdarm und Haut.

Bisping teilt einen Fall von breitem Durchschuß der Blase und des Mastdarms mit Ausschußwunde von der Größe einer Faust mit. In dieser sah man durch den Mastdarm in die Blase. Von Dr. Robbers wurde der Mastdarm durch Operation $3^1/_2$ Monate nach der Verletzung mobilisiert und genäht. Die Blasenwunde wurde nicht verschlossen. Im Douglas wurde eine verwachsene Dünndarmschlinge eröffnet und versorgt. Auf die Blasenwunde kam ein Tampon; Hautnähte. Opium. Am 9. Tag Entfernung der Nähte, glatte Heilung.

Ein Fall v. Rihmers war 5 Tage nach Verwundung eingeliefert. Im Mastdarm knapp über dem Rande der linken Prostatahälfte ist eine Öffnung fühlbar, die in das Blaseninnere führt. Erst Dauerkatheter. Besserung. Anus sigmoid. Mastdarmhautfistel bald geschlossen. Blasenfistel schließt sich im Verlauf eines Monats nicht. Es wird daher operiert: Steißbeinresektion, Loslösung des Mastdarms. Verschluß der Mastdarmfistel. Es bestand noch die Blasenfistel über der Prostata. Wegen Kollaps wurde die Operation abgebrochen und ein Drain zwischen Blase und Prostata, sowie ein Drain in die Blase gelegt. Harn ging durch prärektales Drain ab. 24 Tage nach der Operation zweite Operation durch Epizystotomie: Naht der Blasenfistel und der Naht der Blase über Pezzerkatheter, Heilung. Ähnlich wurde in dem erwähnten Fall v. Hoffmanns vorgegangen.

Die vierte Methode ist die, welche von einem perinealen, vor dem After gelegenen Bogenschnitt ausgeht. Man dringt zwischen Mastdarm und Harnröhre bis an die Prostata. Meist findet man hier schon narbige Ausläufer der Fistel, wofern nicht bereits die Prostata an der Verletzung beteiligt ist. Nach Isolierung des Mastdarms und der Blase bzw. Harnröhre wird jedes Organ wie üblich sorgfältig für sich vernäht.

Einer persönlichen Mitteilung zufolge operierte Enderlen eine alte Schußverletzung: Prostata, Blase (markstückgroßer Defekt), Fistel zum Mastdarm, Anus praeternaturalis. Am Damm Dittelscher Schnitt. Naht der Blase, Verbindung der Blase mit der Harnröhre. Naht des Mastdarms, glatte Heilung. Leider ist über das weitere Schicksal nichts mehr bekannt.

Es sei hier noch eine Pfählungsverletzung des Friedens, ebenfalls von Enderlen operiert, kurz angeführt. Ein 46jähriger Mann setzte sich auf eine spitze Wurzel, die in den After eindrang. Seitdem floß Harn durch den Mastdarm ab. Drei Tage nach der Verwundung aufgenommen: Zerreißung des Sphinkters an der Rückseite, Perforation der vorderen Rektalwand und Prostata, Rektovesikalfistel. Dauerkatheter 1 Monat nach der Verwundung, Naht der Vorderwand des Mastdarms vom perinealen Bogenschnitt aus. Mit guter Kontinenz und völlig klarem Harn entlassen.

Ebenfalls den perinealen Weg hat Enderlens Schüler Hotz gewählt. Zur Heilung einer Blasenmastdarmfistel führte Hotz einen bogenförmigen Schnitt oberhalb des Afters, ging zwischen Mastdarm einerseits und Harnröhre und Blase anderseits in die Höhe, löste die beiden Organe voneinander und vernähte beide für sich. Unter Einlegen eines Drains wurde die Wunde verschlossen. Verweilkatheter.

Bei solchen verhältnismäßig noch bescheidenen Verletzungen wurde in der Regel weder Blasendrainage noch Anus praeternaturalis vorausgeschickt. Man wird aber besonders bei heruntergekommenen Leuten und bereits sehr stark entzündlichen Erscheinungen der Blase sich fragen müssen, ob man nicht besser Harn und Kot vorher ableitet.

Zur Ableitung des Kots ist die Anlegung eines Anus praeternaturalis angezeigt. Die Sphinkterspaltung bietet die große Gefahr, daß man den Teufel mit Beelzebub austreibt, und leistet dazu nicht dasselbe.

Was die Art des Verschlusses der beiden Hohlorgane anlangt, so wäre für einen Chirurgen hier nur Banalitäten zu sagen. Wichtiger ist die Frage, ob man die Naht irgendwie durch Fett oder Muskellappen decken soll. Wir führen hier gleich die Vorschläge an, die Schmieden und in ähnlicher Weise Brun insbesondere für die Harnröhrenmastdarmfistel gemacht hat, die aber auch bis zu einem gewissen Grade für Blasenmastdarmfisteln passen.

Für die Heilung der Mastdarmblasen- und Mastdarmharnröhrenfisteln empfiehlt Schmieden die Zwischenlagerung eines großen gestielten Fettlappens zwischen die genähte Harnröhre und den genähten Mastdarm. Man macht einen breiten Querschnitt am Damm und präpariert den Mastdarm von der Harnröhre los, wodurch beide Lichtungen eröffnet werden. Man geht bis in gesundes Gewebe nach oben, vernäht die Fisteln und schlägt einen großen gestielten Fettlappen der Gesäßbacke oder des Oberschenkels bis über die Fistelstelle zwischen Mastdarm und Harnröhre hinauf und fixiert ihn mit einigen Katgutnähten.

Bei zwei von Jäger mitgeteilten, durch Brun operierten Fällen von Harnröhrenmastdarmfisteln wurde zur Abdichtung der genähten Fistelöffnungen ein gestielter Muskellappen aus dem Levator ani interponiert. In beiden Fällen trat Heilung ein, in einem per primam, im anderen nach vorübergehend wieder aufgetretener Undichtigkeit.

Solche Methoden bieten gewiß manches Verlockende, aber wie die oben angeführten Beispiele zeigen, sind sie nicht unbedingtes Erfordernis des Gelingens.

Ob man die Dammwunde verschließen soll oder nicht, darüber lassen sich gerade bei alten Schußverletzungen keine allgemeinen Regeln aufstellen, zumal ohnedies jeder Chirurg hier nach eigenem Gutdünken handeln muß. Man ist häufig überrascht, daß man bei diesen nie ganz aseptischen Operationen nach Naht Heilungen per primam selbst in bedenklichen Fällen erlebt. Im allgemeinen wird man durch Situationsnähte den Hohlraum unter der Fistelgegend möglichst verkleinern und die darunter liegenden Hautränder aneinanderbringen, aber zugleich durch Drainage für einige Tage einen ausreichenden Abfluß des Wundsekrets und der Exkremente besonders des Harns für den Fall einer Inkontinenz der Fistelnaht herbeiführen.

Es bleiben nun noch die ganz schweren Verletzungen zu besprechen, die eine Herstellung eines den normalen Verhältnissen sich nähernden Zustandes nicht mehr oder nur unvollkommen erlauben. Hier ist es nicht möglich, die Blase wieder abzuschließen, weil der Defekt zu groß ist; so muß der Patient dauernd einen widernatürlichen After tragen.

In Mühsams oben erwähntem Falle mit Kloakenbildung wurde so vorgegangen und das Colon descendens blind verschlossen. In wiederholten Operationen gelang es, die Blase und die Kreuzbeinfistel zu verschließen. Es bestand jetzt jedoch noch eine Blasen-mastdarmfistel. Blase und Mastdarm faßten 250 ccm. Aller Harn entleerte sich aus dem Mastdarm.

Schließlich sei noch eine interessante Operation Albarrans hier kurz wiedergegeben, weil sie vielleicht für Kriegsverletzte auch in Frage kommt. Zur Behandlung einer breiten Kommunikation zwischen Blase und Mastdarm hat Albarran den After umschnitten, aus der vorderen Rektalwand einen Lappen gebildet, der die Blasenfistel enthielt, und aus diesem Lappen zunächst eine neue Harnröhrenmündung geschaffen, die vor die Rektal-mündung zu liegen kam. Letztere wurde durch Vereinigung der Rektalränder (nach Heraus-fallen des zur Harnröhrenplastik verwandten Lappens) rekonstruiert. (Näheres in Albar-rans Buch.)

Betreffs der Operation bei Harninkontinenz sei auf den erwähnten Fall von Frangenheim verwiesen.

Bei der Operation nahm Frangenheim einen langen Streifen aus der vorderen Rektusscheide, der in seinem untersten Teil einen M. pyramidalis enthielt, darauf wurde der Blasenhals tunneliert, der Streifen samt Muskel durchgezogen und vor dem Blasen-hals vernäht. Das Ergebnis war vollständige Kontinenz.

Die Therapie der nach außen mündenden **Harnröhrenfisteln** haben wir schon oben im Zusammenhang erledigt.

Bei der Behandlung der **Harnröhrenmastdarmfisteln** kommt nur das parasakrale und das perineale Vorgehen in Betracht. Das letztere wird im allgemeinen vorgezogen, da es für Harnröhrenmastdarmfisteln so gut wie immer ausreicht. Im übrigen verweisen wir auf das bei der Operation der Blasenmastdarmfisteln Gesagte, besonders bezüglich der Frage der vorher-gehenden Drainage der Blase, des Anlegens eines Anus praeternaturalis, der Deckung der Fistelnähte durch Fett, Faszien oder Muskellappen, der Naht und Drainage der Wundhöhle und der Haut.

Bei einem Patienten v. Rihmers, der im Juni 1915 verwundet wurde, lief aller Harn durch den After ab. Oktober wurde erst die Zystostomie ausgeführt, dann ein para-rektaler Einschnitt bis in die linke Fossa ischiorectalis gemacht, der dann am Perineum umbog und bis zur Mittellinie führte. Der Mastdarm wurde von der Pars prostatica gelöst unter gleichzeitiger Durchtrennung der Fistel. Das Harnröhrenende der Fistel wurde an-gefrischt und vernäht. Vom anderen Ende der Fistel aus wird eine Sphinkterotomie vor-genommen, die vordere Mastdarmwand wurde herabgezogen, in den Sphinkter eingenäht und zuletzt der Sphinkter wieder vereinigt. Nach Vernähen der Wunde (bis auf ein Drain im pararektalen Raum) wurde der Harnröhrenkatheter entfernt. Nach vorübergehender pararektaler Eiterung schloß sich die Fistel sekundär 24 Tage nach der Operation.

Zondek sah eine Harnröhrenmastdarmfistel, die neben einer zweiten Harnröhren-fistel bestand. Die letztere mündete am Damm und wurde in üblicher Weise beseitigt. Die erstere konnte erst durch Indigkармineinspritzung festgestellt werden. Sie wurde operativ vom Damm her freigelegt. Blase und Mastdarm wurden je für sich verschlossen, das Wundbett tamponiert. Es trat Heilung ein.

In dem schon erwähnten Fall Hugels (Landau) (Schuß durch Mastdarm; Blase von der Harnröhre abgerissen, vordere Blasenwand verletzt, Sphinkter eingerissen, später wieder kontinent) wurde der Harn alle $1/_2$ bis $1^1/_2$ Stunden aus dem After entleert. Etwa $1/_2$ Jahr nach der Verwundung wurde, nachdem schon früher gelungen war, einen Katheter in die Harnröhre einzuführen, der Mastdarm — offenbar vom Damm her — von der Harnröhre abgelöst. Die Prostata erwies sich als geschrumpft. Die Fistel lag sehr hoch. Daher wurde die ganze vordere Mastdarmwand bis durch den Sphinkter gespalten. Nunmehr wurde der Blasenhals mit der Harnröhre über dem Katheter vernäht, die Harnröhrenfistel dabei geschlossen. Die Mastdarmnaht wurde mit Knopfnähten ohne Mühe ausgeführt, die Sphinkterenden vereinigt. Auf die Nahtstellen kamen Reste des Levator ani zu liegen. Kleiner Gazedocht, Verweilkatheter. Vollständige Heilung mit Kontinenz. Erektionen traten ein. „Samenergüsse zweifelhaft, da über späteres Schicksal nichts bekannt."

Brun hat nach Jäger drei Harnröhrenmastfdarmisteln operiert, dabei die Harnröhre über dem Dauerkatheter sowie den Mastdarm in drei Schichten genäht. Er hat in zwei Fällen den oben erwähnten Lappen aus Levator und Narbengewebe zwischen die Fistelnähte interponiert. In allen drei Fällen wurden Situationsnähte gemacht. Bei zweien trat vorübergehende Inkontinenz der Fistelnähte auf. Alle drei Fälle sind schließlich geheilt.

Mit ähnlichen Vorgehen haben u. a. nach persönlichen Mitteilungen Enderlen und v. Lorentz gute Erfolge gehabt.

Bei ausgedehnten Zerstörungen der Harnröhre am Damm sind größere Operationen erforderlich. Der Operationsplan muß von Fall zu Fall ganz individuell gemacht werden. Es stehen aber prinzipiell zwei Methoden zur Verfügung. Erstens auch hier eine Erweiterung der Mobilisationsmethode.

Nach v. Hacker läßt sich die mobilisierte Harnröhre bekanntlich auf das $1^1/_2$fache ihrer Länge dehnen. Es reicht das aber selbst bei ausgiebiger Loslösung der Harnröhre nicht aus. Deswegen muß entweder die ganze distale, die Harnröhre enthaltende Partie an die Blase herangebracht werden oder die Blase an den distalen Teil. Den ersten Weg hat Ekehorn beschritten, den zweiten Katzenstein. Die Befunde vor den Operationen sind oben schon kurz mitgeteilt.

In Ekehorns Fall war der untere Teil des Mastdarms mit After und ein großer Teil des Damms mit Harnröhre weggerissen. Es fand sich an Stelle des Damms eine bis hinter die Schamfuge reichende Höhle. In diese mündeten der Mastdarm und die Harnröhre, die in der Pars membranacea abgerissen war. Es wurde nun hinter dem Hodensack, da, wo das proximale Ende des distalen Harnröhrenteils mündete, ein Bogenschnitt gemacht und dieser zu beiden Seiten des Hodensacks etwa entsprechend dem Verlauf der Samenstränge nach oben bis an die Bauchhaut geführt. Dieser so gebildete, Penis und Hodensack enthaltende Lappen wurde von unten her bis an den vorderen Rand der Schamfuge vom Knochen abgelöst, so daß auch das Aufhängeband des Penis durchschnitten wurde. Vom unteren Rande der Schamfuge und der Schambeinäste wurde noch 1 cm weggenommen. Nun ließen sich die Harnröhrenenden über einem angelegten Dauerkatheter glatt vereinigen. Durch einige schräg angelegten Nähte wurde der Lappen an seinem neuen Platz befestigt. Heilung p. p. Dauerkatheter nur die ersten Tage. Dann vorsichtiger Katheterismus zur Entleerung der Blase während der nächsten Tage. Dauerheilung. In diesem Falle waren die Schwellkörper schon durch die Verwundung vernichtet. Wo das nicht der Fall ist, kann man sie aber bei der Operation erhalten, wie eine zweite ähnlich ausgeführte, ebenfalls in Heilung ausgegangene Operation des Verfassers beweist.

Bei der Operation des Katzensteinschen Falles, wo die Harnröhre nur noch 8 cm lang war, wurde nach Meyer der Hodensack durchtrennt und die Blase vom Schambein, den Sitzbeinästen und dem Mastdarm abgelöst. Die Prostata fehlte. In zwei Sitzungen wurde die bis zum Sulcus glandis völlig freipräparierte Harnröhre an die Blase genäht. Es entstand eine Blasenfistel, die sich spontan schloß. Völlige Heilung.

Eine zweite Methode bestünde in Ausführung einer Plastik. Zunächst wird wie bei der Beseitigung einer Striktur alles Narbengewebe exzidiert. Dann wird in das Bett der ehemaligen Harnröhre ein gestielter Hautlappen geschlagen und dort zur Anheilung gebracht, darauf der Stiel durchtrennt, der Lappen zur Röhre geschlossen, die beiden Enden der Röhre mit den Harnröhrenstümpfen oder oben mit der Blase vereinigt und darüber ein zweiter Hautlappen gelegt. Das Mißliche hierbei ist allerdings die Behaarung der neuen Harnröhre. Daher wird man zweckmäßigerweise versuchen, die Wundhöhle durch einen Thierschschen Lappen zu decken, der dann wieder zur Röhre

geschlossen wird usw. Bei der geringen Zahl von Erfahrungen, die mit derartigen Operationen vorliegen, wird jeder solcher Eingriff den Charakter eines
Experiments haben. Mit Rücksicht auf den bedauerlichen Zustand, in dem
sich die Patienten befinden, sind aber solche Experimente erlaubt und sogar
geboten. Für den Ersatz des obersten Stückes der Harnröhre käme auch die
oben angedeutete Plastik Albarrans aus einem Mastdarmlappen in Betracht.
Wir werden übrigens über Harnröhrenplastik bei Besprechung der Pars pendula
sogleich noch einiges zu sagen haben, was auch beim Ersatz des oberen Teils
der Harnröhre Berücksichtigung finden kann.

Wir kommen damit zur Behandlung der Folgen von Schußverletzungen
der Pars pendula der Harnröhre. Die Beseitigung der Harnröhrenfisteln,
die sich als Lochfisteln leicht epithelialisieren und damit zu Lippenfisteln
werden, macht oft große Schwierigkeiten. Für kleine Fisteln ist am beliebtesten
die Lauensteinsche Methode. Sind gleichzeitig Narben vorhanden, so kommt
natürlich zirkuläre Resektion der Harnröhre, Mobilisation und zirkuläre Naht
in Betracht. Bei der Schwierigkeit, solche Fisteln zur Heilung zu bringen,
kann nicht genug empfohlen werden, daß man vorher den Harn oberhalb ableite:
wo die Operationsstelle genügend weit entfernt ist, durch Urethrotomie, sonst
durch Blaseneröffnung. Dieses Vorgehen ist bei weitem sicherer, als einen
Dauerkatheter durch die Nahtstelle nach der Blase hin einzulegen. Wir verweisen im übrigen auf die Lehrbücher der operativen Chirurgie.

Sind im Anschluß an eine Schußverletzung größere Defekte der Pars
pendula der Harnröhre entstanden, so steht zum Ersatz der Harnröhre das
ganze Heer der Methoden zur Verfügung, die bei Hypospadie, Epispadie, ausgedehnten gonorrhoischen, auch traumatischen Strikturen schon aus der Friedenszeit bekannt geworden sind. Wer darangeht, einen Harnröhrendefekt nach
Schußverletzung der Pars pendula zu operieren, sollte sich daher zuerst durch
Studium der einschlägigen Lehrbücher mit dem ganzen Rüstzeug der operativen
Therapie versehen, um vor der Operation das für den Fall aussichtsreichste
Vorgehen sich zurecht legen zu können und von diesem während der Operation
nach Bedarf abweichen zu können. Wir können hier nur die Hauptgruppen
der Operationsmethoden in großen Zügen andeuten und wollen zum Schluß
noch einige mit Glück operierten Fälle anführen, die Verletzungen dieses Krieges
betreffen oder wenigstens, aus neuerer Zeit stammend, analoge Verhältnisse
wie alte Kriegsverletzungen darbieten.

In erster Linie sind auch hier wieder die Lappenplastiken zu nennen.
Der Hautlappen wird am besten vom Penis selber, insbesondere von der Vorhaut genommen, wegen der geringen Behaarung dieser Teile. Weiterhin kommen
Damm, Hodensack, Bauch, Oberschenkel in Betracht. Meist entstehen zunächst
an solchen Stellen Fisteln, an denen die Lappen zum Rohr geschlossen sind
und besonders wo die neue Harnröhre sich mit den Stümpfen der alten verbinden soll. Darum sind oft zahllose Nachoperationen erforderlich.

König empfiehlt solche Nähte mit Fasercienstücken oder aufgeschnittenen Venen
zu decken. Er hat bei einem Harnröhrendefekt der Pars pendula nach Bildung einer Röhre
aus der vorhandenen Harnröhrenrinne die Nahtstelle der neuen Röhre mit der längsauf-
geschnittenen Vena saphena bedeckt und erst über dieser die Hautränder vereinigt.

Weiterhin wurde die Harnröhre durch Röhren aus Thierschschen
Lappen ersetzt. Die Röhren müssen eine Weite haben, die ganz enorm über

den augenblicklichen Bedarf hinausgeht. Denn sie oder vielmehr das Bett, in dem sie liegen, und damit auch sie selber schrumpfen ganz ungeheuerlich.

Endlich ist die freie Transplantation zum Ersatz der verlorengegangenen Harnröhre herangezogen worden. Bekanntlich haben Lexer und Streißler zum Ersatz der Harnröhre den Wurmfortsatz, Tanton u. a. die Vena saphena, Schmieden einen homoplastisch zu verpflanzenden Harnleiter empfohlen. Das Epithel des Wurmfortsatzes geht nach Axhausen und Lexers eigenen Beobachtungen zugrunde. In einem Fall Lexers wurde es durch Harnröhrenepithel ersetzt. Dasselbe geschieht nach Cuturi mit der Intima der überpflanzten Vene. Wir können auf diese neueren Bestrebungen des Harnröhrenersatzes nicht näher eingehen, verweisen auf Lexers Buch und Schäfers Abhandlung und beschränken uns darauf, die wenigen Fälle mitzuteilen, die kriegschirurgisches Interesse bilden. So schön erdacht und so vielversprechend diese Operationen sind, die Resultate sind noch zu unsicher, als daß man sie bereits als Normalmethoden ansprechen könnte. Zur Zeit bleiben die Methoden der Lappenbildung die hauptsächlichsten, welche zur operativen Besserung von Schußverletzungen der Harnröhre in Betracht kommen.

Es folgen also jetzt noch einige kasuistische Mitteilungen über verschiedene Versuche, Fisteln und Defekte, besonders der Pars pendula der Harnröhre zu heilen.

Nach einer persönlichen Mitteilung hat Böhm in Schleswig einen 4 × 2 cm messenden rautenförmigen Defekt der Mitte der Pars pendula der Harnröhre 7 Monate nach der Verwundung operiert. Nach Ausschneiden von Fistel und Narbe vergrößerte sich der Defekt aufs Dreifache. Durch Mobilisation des hinteren Harnröhrenendes wurde Naht über dem Katheter möglich. Die Nahtstelle wurde durch Hautplastik gedeckt. Es bildeten sich zwei Fisteln, die unter Höllensteinbehandlung rasch heilten. Bougierung. Bericht ein Jahr nach der Operation: der Penis ist noch leicht bogenförmig konkav nach hinten verbogen. Harnentleerung erfolgt in kräftigem Strahl. Trotzdem tritt keine Libido, keine Erektion auf.

Bei einem Patienten Leppins war nach mehrfachen Abszeßinzisionen und mehrfachen Plastikenversuchen die Eichel nur noch in ihrem vorderen Teil vorhanden, die hintere Hälfte fehlte. Der letzte Rest bestand aus Narbengewebe. Die Harnröhre mündete hinten etwa im Bereich des ehemaligen Sulcus coronarius. Chronisches Ekzem der Umgebung. Nach Ausschneidung der Harnröhrenmündung, Exzision der Narbenmassen, Freilegung und Mobilisierung der Harnröhre auf 4 cm, wird eine typische Becksche Plastik mit Durchbohrung der Eichel gemacht. Glatte Heilung.

Nach einer persönlichen Mitteilung von Kümmell gelang es in einem Fall von Aufreißung der Hinterfläche des Penis und Eröffnung der Harnröhre eine daran sich schließende langwierige Harnröhrenfistel durch plastischen Verschluß zu decken und genügende Weite zu erzielen.

Pels-Leusden stellte einen Patienten vor, der einen Defekt der Harnröhre vom Skrotalansatz bis in die Mitte der Eichel durch Schrapnellschuß akquiriert hatte. Die vordere Schleimhaut der Harnröhre war als schmale Rinne erhalten gewesen, die äußere Haut stark retrahiert. Aus der Vorhaut wurde ein zungenförmiger Lappen gebildet mit Stiel am äußeren Blatt. Dieser wurde mit der Schleimhautrinne so vernäht, daß die wunde Seite nach außen kam. Darüber wurde die mobilisierte Penishaut durch Nähte geschlossen. Nach Ausführung einiger kleiner Nachoperationen hatte der Patient eine völlig wegsame Harnröhre.

Sauer (Assistent von Voelcker) hält das Anlegen einer perinealen Fistel als Voroperation bei Harnröhrenplastiken für unzweckmäßig, da diese oft selbst schlecht zu schließen ist. An deren Stelle soll eine suprapubische Fistel gemacht werden. Gonorrhoische Strikturen sind wegen der ausgedehnteren narbigen Veränderungen sehr viel schwieriger operativ zu behandeln als traumatische. Verfasser teilt 5 von Voelcker operierte Fälle mit, zunächst zwei gonorrhoische. Bei der ersten fehlte ein etwa 1 cm

langes Stück der Harnröhre. Zum Ersatz wurden zwei gestielte Lappen aus dem Hodensack heraufgeschlagen. Es blieben aber drei Fisteln übrig, deren Beseitigung große Schwierigkeiten machte, schließlich aber gelang. Die zweite gonorrhoische Striktur lag ebenfalls
im Penisteil der Harnröhre. Es wurde ein Hautschlauch aus der Vorhaut frei transplantiert. Die neue Harnröhre wurde mit Katgutnähten an die Stümpfe zirkulär angenäht.
Die Hautnaht wich am 6. Tag auseinander. Ein Stück der neuen Harnröhre wurde nekrotisch abgestoßen. „Gegen die Eichel zu scheint sich ein Stückchen zu erhalten." In den
nunmehr granulierten Defekt im Penis wurde ein Thierschscher Lappen gelegt. 3 Wochen
später wird ein inguinaler Hautlappen, der schon vorher präpariert war, eingepflanzt.
Das Ende des Lappens wurde gangränös. Schließlich wurde ein Lappen aus der Skrotalhaut genommen. Zweimal retrahierte sich dieser. Der Erfolg trat erst ein, als zwei gestielte
Lappen doppelt genommen wurden und so auch von innen das Loch mit Epithel ausgekleidet wurde.

In den drei weiteren Fällen traumatischer Genese wurde einmal nach Exzision
der Narbe seitlich (?) genäht, zweimal zirkulär.

Bei dem ersten der Fälle von Schußverletzung bestand 4 cm hinter der Eichel ein
erbsengroßes seitliches Loch. Es wurde zunächst eine suprapubische Blasenfistel gemacht.
Zwei Monate nach Verwundung wurde die Harnröhrenfistel umschnitten, die Harnröhre
freigelegt und selbst teilweise ausgelöst. Die Harnröhre war rinnenförmig angeschossen.
Die Ränder wurden geglättet und vernäht, darüber wurde eine Hautnaht gelegt. Nach
kleiner Störung trat Heilung ein. Nachdem noch einige Zeit bougiert war, wurde Patient
dienstfähig zur Truppe entlassen.

Der zweite Fall war eine Striktur nach Granatverletzung mit drei nässenden Fisteln
am Hodensack. Suprapubische Fistel. Später Exzision der Narbenmassen. Mobilisation
des zentralen Teils der Harnröhre und zirkuläre Naht. Haut blieb offen. Drei Monate
nach Operation konnte Patient geheilt entlassen werden.

Im dritten Fall war wie auch im zweiten eine vergebliche Bougierkur vorausgegangen,
auch hier wurde erst die Blase eröffnet und dann die zirkuläre Naht nach Mobilisation
beider Harnröhrenstümpfe gemacht.

Hirschmann hat in zwei Fällen nach dem Vorgang Königs auf die Naht ein Stück
Vene aufgesteppt und darüber die Haut verschlossen mit gutem Erfolg. Bei einem größeren
Harnröhrendefekt ist eine als Harnröhrenersatz frei transplantierte Vene abgestorben.
Der Defekt, der die ganze Pars pendula umfaßte, wurde nach Art der Hautplastik zum
Ersatz der Speiseröhre gedeckt. Aus der Penishaut wurde nach Führung zweier langer
Längsschnitte und zweier Querschnitte ein Hautschlauch gebildet, indem die Ränder der
beiden durch die Schnitte gewonnenen Lappen vernäht wurden. Die Bedeckung des
Hautschlauchs geschah durch Haut vom Hodensack. Trotz leichter Infektion voller Erfolg.
Die neue Harnröhre, die sich auch gut bougieren ließ, mündete an der Unterfläche des
Gliedes. Der Patient konnte sich durch Dirigieren des Gliedes beim Harnen vor Benässung
schützen.

Rothschild behandelte zwei Fälle von 2½ cm langem Defekt der Harnröhre.
Nach Narbenexzisionen wurden türflügelähnliche Hautlappen aus der Haut des Gliedes
seitlich der Fistel über einem Katheter zusammengenäht. Darüber kamen gestielte Hautlappen vom Oberschenkel.

Eine Transplantation, und zwar der Vena saphena, wurde zur Heilung einer Schußverletzung von Schäfer, anscheinend mit Erfolg, ausgeführt. Es handelte sich um Durch-
schießung des Penisschaftes. Nach Exzision der Narben wurde eine Vena saphena (Klappen-
richtung!) über einen Katheter gestülpt und in den Defekt eingepflanzt. Die Enden der
Vene wurden durch feinste Seidennähte mit den Stümpfen der Harnröhre vereinigt. Der
Katheter wurde in die Blase vorgeschoben. Über die neue Harnröhre kamen gestielte
Hautlappen. Nach vorübergehender unbedeutender Fistelbildung trat vollkommene
Heilung ein. Sechs Monate nach der Saphenaimplantation war die künstliche Harnröhre
noch durchgängig.

Rothschild hat bei einer traumatischen Striktur den Wurmfortsatz eines anderen
Patienten eingepflanzt. Erst guter Erfolg, später Beeinträchtigung des Kalibers der
Harnröhre (?!).

Ist die Gestalt des **Penis** lediglich durch Hautnarben verändert, so lassen
sich diese wohl leicht durch Plastik beseitigen. Ebenso, wenn der Penis teil-

weise mit dem Oberschenkel verwachsen ist oder wie in einem unserer Fälle mit dem Hoden, so daß er bei der Erektion den Hoden in störender Weise nachzog.

Esser teilt einen Fall mit, bei dem die ganze Hinterfläche des Penis bis auf die Eichel nach hinten in einem festem Bindegewebsbett festgewachsen war, das sich durch den Hodensack hindurch nach hinten fortsetzte. Der Mann bemerkte niemals eine Spur von Erektion seit der Verwachsung, die nach einer heftigen Eiterung der Schußverletzung entstanden war. Es wurde nun der Penis aus dem Bindegewebsbett ausgeschält, was ohne große Verletzung der Schwellkörper und der Harnröhre gelang, darauf eine Plastik aus dem Hodensack gemacht, durch die zugleich das Bindegewebslager überdeckt wurde. Patient bekam nach der Heilung wieder normale Erektionen und wurde koitusfähig (?).

Bleiben nach der Exzision von Narben oder Auslösung des Penis aus solchen große Hautdefekte, so empfiehlt sich die Methode von Bessel-Hagen (zit. nach Brahmann). Oberhalb der Peniswurzel wird ein Horizontalschnitt durch die Haut des Damms geführt, weiter oben parallel der zweite, zwischen beiden Schnitten wird die Haut tunnelliert und der geschundene Penis durchgesteckt. Nach Anheilung werden die Ränder der angeheilten Haut über dem Dorsum des nach unten geklappten Penis longitudinal vernäht. Deckung des Defektes durch gestielte Lappen.

Bei Narben der Schwellkörper kann die Narbe exzidiert werden, wie das in dem oben genannten Fall von Böhm geschah. Die vor der Operation vorhandene Krümmung ist dort nicht ganz beseitigt worden.

Eher als durch bloße Exzision würde man wohl durch Einfügen eines gestielten, überreichlich bemessenen Hautlappens, der viel Fettgewebe enthält, zum Ziele kommen. Ob bezüglich der Kohabitationsmöglichkeit bei dem komplizierten Bau der Schwellkörper durch Operationen viel gebessert werden kann, ist noch fraglich. Wo Libido und Samenproduktion in Ordnung sind und das Übel im wesentlichen nur in der mangelnden Erektionsfähigkeit der distalen Penispartien begründet ist, würde allen Ernstes die Implantation eines Knochenspanes in den Penis in Frage kommen. Das etwas abenteuerliche Aussehen, das der Penis dadurch bekäme, würde der Träger gewiß gern in Kauf nehmen, wenn ihm durch die Operation geholfen wäre.

Bei Abschüssen des Penis läßt sich der Zustand des Patienten wenigstens insoweit bessern, als man die lästige Benässung beseitigen kann. Wenn man der Operation, die dabei in Frage kommt, ähnlich wie der Bessel-Hagenschen den pompösen Namen Phalloplastik beilegt, so ist von einer Wiederherstellung der Funktion des Penis natürlich keine Rede.

Bei einem von Jäger mitgeteilten Patienten, der beide Hoden und das Glied verloren hatte, war eine fast völlige Vernarbung der Ausmündung der Harnröhre in der Mitte zwischen Skrotalrest und Oberschenkel entstanden, so daß sich der Harn nur noch als feiner Spray entleerte. Durch Brun wurde eine „Phalloplastik" gemacht, der fixe Teil, der Schwellkörper freipräpariert, in den Rest der Hodensack geschoben und dort die Harnröhre rings an die Haut genäht. Auf diese Weise wurde ein 4 cm langer, allseitig frei beweglicher Penis erzielt.

Die Hautplastiken bei abnormen Verwachsungen des **Hodensackes** bedürfen keiner besonderen Besprechung.

Bei Defekten des **Hodens** läßt sich natürlich außer kosmetischen Operationen nichts machen. Es haben zwar Lichtenstern und Steinach bei Defekt beider Hoden Hodensubstanz von anderen Individuen implantiert und danach einen phänomenalen Erfolg gesehen. Auch Kreuter glaubt eine gute Wirkung von der Überpflanzung fremder Hodensubstanz bemerkt zu haben. Es müssen darüber noch weitere Untersuchungen vorliegen, ehe man über den Wert solcher Überpflanzungen ein Urteil fällen kann.

Bei der Behandlung der vom **Mastdarm** ausgehenden Kotfisteln müssen wir eine Scheidung in leichte und schwere Fälle vornehmen. Die ersteren wären solche, bei denen eine kleine Fistel sich aus irgendeinem Grunde nicht schließt, die zweiten solche, in denen erhebliche Defekte des Mastdarms selber vorliegen. Gelegentlich mag freilich während der Operation eine Verletzung, die der ersten Gruppe anzugehören schien, als der zweiten zugehörig sich entpuppen.

Handelt es sich um eine kleine Fistel, so wird diese umschnitten und ihr entlang auf den Mastdarm eingegangen. Sehr häufig wird aber auch hier schon eine Resektion des Steißbeins oder von Teilen des Kreuzbeins nötig werden, damit man an den Mastdarm heran kann. Der Mastdarm wird von allen Narben befreit; etwaige Knochensplitter, die man auf dem Wege trifft, werden entfernt, Knochenhöhlen ausgekratzt und geglättet. Die kallösen Ränder der Fistel werden ausgeschnitten und die Mastdarmwand in zweifacher Reihe vernäht. Darüber kann man eine Faszie oder, wie Schmieden vorschlägt, einen Fettlappen legen.

J. Albrecht behandelte eine Kotfistel am Kreuz-Steißbein ca. drei Monate nach der Verwundung: Umschneidung der Fistel, die unmittelbar in den Mastdarm führt. Naht. Faszie aus der direkten Nachbarschaft. Dicker, gestielter Hautlappen. Später erneute Kotfistel unter dem Lappen. Inzision eines Abszesses, Tamponade, dann Heilung.

Bei den schweren Fällen muß man von vornherein damit rechnen, nicht bloß daß ein Teil des Mastdarms bereits fehlt, sondern auch daß ein weiterer Teil infolge Narbenbildung geopfert werden muß. Man muß sich also auf eine große Operation gefaßt machen.

Eine genaue Untersuchung des Mastdarms wird darüber schon vor der Operation teilweise Aufklärung bringen, insbesondere auch Klarheit schaffen, ob etwa unterhalb oder oberhalb der Fistel **Strikturen** sind, die beseitigt werden müssen. Sehr wichtig ist, sich von der **Schlußfähigkeit** des Afterschließmuskels zu überzeugen. Fehlt diese, so muß die Herstellung der Kontinenz in den Operationsplan aufgenommen werden und, wenn in dieser Hinsicht von der Operation kein Erfolg zu erwarten ist, so ist es unter Umständen besser, daran zu denken, ob man nicht einen Anus abdominalis machen will.

Es muß nun der Mastdarm freigelegt und aus dem Narbengewebe herauspräpariert werden. In vielen Fällen wird es nötig sein, die **Bauchfelltasche** zu eröffnen, um den Mastdarm herunterziehen zu können. Des weiteren wird nach Bedarf von den Methoden der Friedensoperationen am Mastdarm Gebrauch zu machen sein. Nach der Naht des Mastdarms und eventueller Sicherung desselben durch Transplantation muß die oft fehlende Haut durch Plastiken gedeckt werden.

Bei dem oben erwähnten Patienten der Marburger Klinik, der 9 Monate nach der Verwundung am 31. VI. 1919 von Guleke operiert wurde, wurde die Mastdarmwand vom Narbengewebe der Umgebung getrennt und die Lichtung des Darms durch Naht in zwei Reihen verschlossen. Darüber kam noch eine Naht des umgebenden Gewebes. Die Hautlücke wurde im unteren Teil durch einfache Naht, im oberen durch eine Visierlappenplastik gedeckt. Drain, Tampon. Anstandslose Heilung. Leichte Verengerung der unteren Mastdarmpartie. Später wurde der widernatürliche After verschlossen. Patient ist jetzt, Februar 1920, ganz gesund. An der Stelle des Anus praeter am Bauch ist noch eine unbedeutende Fistel, aus der sich noch ganz geringe Mengen Kot ab und zu entleeren. Stuhlgang regelmäßig ohne Beschwerden.

In dem Jägerschen Fall, den Brun operierte, wurde die fingerdicke Fistel nach Resektion des Steißbeins und Kreuzbeinendes durch Naht verschlossen. Es bildete sich aber eine neue Fistel an der alten Stelle. Der Fall wurde nicht zu Ende behandelt. Hier war vor der Hauptoperation ebenfalls ein widernatürlicher After angelegt worden. Trotzdem der Mißerfolg.

Frangenheim eröffnete bei seinem Fall, in dem auch der Afterschluß fehlte, die Bauchfelltasche, mobilisierte den Mastdarm und zog ihn durch ein Loch an der Stelle der früheren Afteröffnung. Der Patient ist noch inkontinent; es soll demnächst eine Sphinkterplastik folgen.

Sollte einmal eine traumatische Stenose des Mastdarms operatives Eingreifen erheischen, so wird man ähnlich verfahren wie in der Friedenschirurgie gegenüber analogen, auf chronischer Entzündung basierenden Zuständen.

Bei Inkontinenz des Afters führt in einfachen Fällen Ausschneidung der Narbe, Anfrischung der durchtrennten Sphinkterfasern und Wiedervereinigung durch Naht oft zu vollem Erfolg.

Körbl hat (nach persönlichen Mitteilungen) 4 Fälle — Axhausen (Krankengeschichte der Charité) einen — operiert und komplette Kontinenz erreicht.

Zur Behandlung der Inkontinenz bei teilweisen Defekten des Sphinkters hat Körbl eine sehr sinnreiche neue Methode angegeben, die hier etwas ausführlicher mitgeteilt werden soll, weil sie gerade den Kriegsverletzungen ihr Entstehen verdankt.

Körbl hat einen Fall von völliger Stuhlinkontinenz behandelt. Am Sphinkter externus läßt sich eine oberflächliche und eine tiefe Schicht unterscheiden. Der für die Funktion wichtige Teil ist die tiefe Schicht. Von beiden Schichten war ein Drittel bis zur Hälfte auf der linken Seite in eine Narbe verwandelt. Es kam Körbl im wesentlichen nur darauf an, die tiefe Schicht wieder zu einem muskulösen, vollständigen Ring zu ergänzen, und dazu benutzte er die oberflächliche Schicht der gesunden rechten Seite. Er verlagerte sie so nach links, daß die Enden der ehemals oberflächlichen Schicht mit den Stümpfen der in ihrer Lage gebliebenen tiefen Schicht vernäht wurden und letztere so wieder zu einem Ring geschlossen werden konnte. Nerven und Gefäße konnten mit dem verlagerten Muskelstrang der oberflächlichen Schicht im Zusammenhang bleiben. Einzelheiten sind im Original nachzulesen. Der Erfolg war ein vollständiger.

Seit seiner Veröffentlichung hat Körbl (nach persönlicher Mitteilung) nach diesem Vorgehen einen weiteren Patienten operiert mit dem Ergebnis, daß für dicken Stuhlgang, nicht für dünnen Kontinenz erreicht wurde.

Zander hat zum Ersatz der Sphinkterfunktion die Levatormuskulatur herangezogen (zit. nach Schmieden). Er macht zu diesem Zweck nach ihrer Freilegung eine operative Nahtvereinigung der V-förmigen Schenkel des M. levator ani, und zwar legt er sowohl an der Vorderseite des Mastdarms die beiden vorderen Levatorschenkel übersichtlich frei, um sie mit einer Reihe sicherer Knopfnähte zu vereinigen, wie auch hinter dem After in gleicher Weise an den hinteren Rändern, unter Umständen mit Exzision des Steißbeins.

Wo keiner dieser verhältnismäßig einfachen Wege zum Ziele führt, muß man nach anderen Methoden suchen, die die Kontinenz einigermaßen herbeiführen. Wir verweisen zu diesem Behuf auf die erschöpfende Arbeit von Schmieden über Sphinkterplastik am Damm und wollen nur noch ein paar uns bekannt gewordene Operationen erwähnen, die an Kriegsverletzten ausgeführt wurden.

Frangenheim hatte einer persönlichen Mitteilung zufolge in letzter Zeit zwei Fälle von Mastdarmverletzungen wegen Inkontinenz in Behandlung. Im ersten Falle wurde die Sphinkterplastik nach Schoemaker gemacht. Der Patient merkte fast unmittelbar nach der Operation, wenn Kot ankam. Er kann festen Stuhl halten. In einem zweiten Fall erwies sich das Einlegen eines Faszienringes als wenig befriedigend.

Körbl berichtet mir persönlich über einen nach Gersuny operierten Fall. Becken-mastdarmschuß vor zwei Jahren, Zerstörung der Schließmuskulatur durch den Schuß, die Eiterung und Einschnitte. Vollständige Inkontinenz seit zwei Jahren. Auslösung des unteren Mastdarms aus dem Narbengewebe; das Kreuzbein war teilweise zerstört. Drehung des mobilisierten Darmes, Fixation der Drehung durch Nähte und Anheftung der Darmenden unter leichter Knickung am Kreuzbeinrest. Wegen Stenosenerscheinungen mußte Patient einige Zeit bougiert werden. Er ist jetzt völlig kontinent.

Schließlich bleibt uns noch ein Wort über das operative Vorgehen bei Stenosen des Afters zu sagen.

Zunächst wird man hier natürlich mit Dilatation des Narbenrings einen Erfolg herbeizuführen versuchen, muß sich aber sofort eingestehen, daß in demselben Maße wie die Stenose beseitigt wird, die Gefahr der Inkontinenz wächst. Aus demselben Grunde ist bei einem operativen Eingriff wegen Stenose stets sofort das Augenmerk auf die Erreichung der Kontinenz zu richten. Wer an eine solche Operation herangeht, muß sich im Besitze der Kenntnis aller der Methoden, Hilfsmittel und Kunstgriffe wissen, die erfahrungsgemäß zu Erfolgen in der Bekämpfung der Inkontinenz führen. Wir gehen hierauf im einzelnen nicht ein, sondern beschränken uns darauf mitzuteilen, wie es in zwei Fällen, die Brun operiert hat, geglückt ist, ein befriedigendes Ergebnis zu erzielen.

Die beiden Fälle sind von Jäger mitgeteilt. Beide Male war vorher ein Kunst-after angelegt worden. Nach Ausschneiden des Narbengewebes, Freimachen und Herunter-ziehen des Mastdarms bis 2 cm vor die Hautoberfläche wurde aus den Resten des Sphinkter-gewebes und aus Narbengewebe oder unter Zuhilfenahme des Levator ani ein künstlicher Sphinkterring gebildet. In einem der beiden Fälle trat vollkommene Heilung, im anderen Falle „fast totale Kontinenz" ein.

IX. Über den Wundschlag (traumatischen Shock) und von ihm zu scheidende Zustände nach Verletzungen.

Von

J. Wieting - Sahlenburg.

Mit 3 Abbildungen.

Literaturverzeichnis [1].

1711. Bohn, De renunciatione vulnerum lethalium. Lipsiae.
1754. van Swieten, Commentaria in H. Boerhave Aphorismos de cognoscendis et curandis. T. I. Hildburghausae.
1784. John Hunter, Treatise on the blood, inflammation and gunshot wounds. London (übersetzt von Palmers 1837).
1795. James Latta (s. Groeningen).
1815. Guthrie, On gunshout wounds of the extremities. London.
1818. Hennen, Principles of military surgery.
1836. Astley Cooper, The principles and practise of surgery. London.
1847. Boyer, Traité des maladies chirurgicales.
1855. Strohmeyer, Maximen der Kriegsheilkunst.
1858. Copland, Medical dictionary.
„   Medical and surgical history of the british army, which served in Turkey and the Crimea during the War against Russia.
1861. Demme, Allgemeine Chirurgie der Kriegswunden.
1862. Zenker, Beiträge zur Anatomie der Lungen.
1863. v. Bergmann, Zur Lehre der Fettembolie. Inaug.-Diss. Dorpat.
„   Goltz, F., Reflexlähmung des Herzens nach Reizung sensibler Nerven. Virch. Arch. **26**.
1864. — Über den Tonus der Gefäße und seine Bedeutung für die Blutbewegung. Virch. Arch. **29**.
„   — Reflexlähmung des Tonus der Gefäße. Med. Zentralbl. Nr. 40.
„   Pirogoff, N., Grundzüge der allgemeinen Kriegschirurgie. Leipzig.
1865. Weir - Mitchell, Morehouse and Keen, Gunshout wounds and other injuries of nerves. Philadelphia.
1867. Billroth, Verletzungen der Weichteile. Pitha - Billroth I. 2.
„   Jordan, F., On shock after surgical operations and injuries. Brit. Med. Journ. **1**.
„   Otis, A report on amputations at the hip-joint in the milit. surgery. Washingt. War. depart.
1868. Steinthal, Über das Sterben. Deutsche Klinik **20**.
„   Morris, E., A practical treatise on shock etc. London.
1869. Goltz, F., Beiträge zur Lehre von den Funktionen der Nervenzentren des Frosches. Berlin.

---

[1] Abgeschlossen 29. 2. 1920.

1870. Fischer, H., Über den Shock. Volkmanns Vorträge. Nr. 10.
„ Le Gros Clark, Lectures on the principles of surgical diagnosis especially in relation to shock and visceral lesions.
„ Bardeleben, A., Lehrbuch der Chirurgischen Operationslehre.
„ Diction. encyclopéd. des sciences médicales: Synkope. Paris.
„ Leyden, E., Über Reflexlähmungen. Volkmanns Vortr. Nr. 2.
1871. Fischer, H., Über Commotio cerebri. Volkmanns Vortr. Nr. 27.
„ Berger, Berl. klin. Wochenschr.
1872. Neudörfer, Handbuch der Kriegschirurgie und Operationslehre (1864—72). Leipzig.
„ Redard, De l'abaissement de la température dans les grands traumatismes par armes à feu. Arch. gén. d. méd.
1873. Lauder Brunton, On the patholog. and treat. of shock and syncope. Practitioner l.
1875. Leyden, E., Klinik der Rückenmarkskrankheiten. 2. Berlin.
„ Thum, Syncope, Epilepsia acuta vasomotor. und Angina pectoris vasomotor. bei den Soldaten. Deutsche militärärztl. Zeitschr. Nr. 11.
1876. Schwan, Ein Fall von Reflexlähmung. Deutsche militärärztl. Zeitschr.
„ Blum, Du shock traumatique. Arch. gén. de méd. Paris.
1877. v. Nußbaum, Über den Shock großer Verletzungen und Operationen etc. Wien. med. Presse Nr. 15/18.
„ Richter, E., Allgemeine Chirurgie der Schußverletzungen im Kriege etc. Breslau.
„ Longmore, Gunshot injuries. London.
1879. Scriba, Untersuchungen über Fettembolie.
1880. Schede, M., Allgemeines über Amputationen und Exartikulationen. In Pitha-Billroth II 2.
„ Gussenbauer, Die traumatischen Verletzungen. Deutsche Chir. Lief. 15.
„ Schneider, Der Shock, insbesondere nach Exarticulatio femoris. Inaug.-Diss. Berlin.
„ Samuel, Schock in Eulenburgs Realenzyklop. 16.
1881. Seabrook, The pathology of shock. Transactions of the med. soc. of Pennsylvania.
1882. Jordan, F., Surg. injuiries including the Hastings essay of shock etc. London.
„ Fischer, H., Handbuch der Kriegschirurgie. Stuttgart. (Hier ausführliche Literatur bis Mai 1881.)
„ Mansell-Moullin, Shock. The international encyklop. of surgery. London.
1885. Groeningen, Über den Shock. Wiesbaden. (Ausführliche Literatur bis 1885.)
„ Rose, E., Das Delirium traumaticum. Deutsche Chir. Lief. 7.
1886. v. Bruns, Die Lehre von den Knochenbrüchen.
1887. v. Mosettig-Moorhof, Vorlesungen über Kriegschirurgie.
1890. Loebker, Nervenverletzungen. Eulenburgs Realenzyklop. 16.
1895. Pels-Leusden, Gewebsembolie. Virch. Arch. 142.
1897. Lühe, Vorlesungen über Kriegschirurgie.
1898. Maximow, Fettembolie. Virch. Arch. 151.
1899. Crile, On experimental inquiry into surgical shock. Philadelphia.
1900. Küttner, H., Kriegschirurgische Erfahrungen (Burenkrieg).
„ Payr, E., Zur Kenntnis und Erklärung des fettembolischen Todes etc. Zeitschr. f. orthop. Chir. 7. Siehe auch Arch. f. klin. Chir. 1907.
„ Ribbert, Zur Fettembolie. Deutsche med. Wochenschr.
1901. Schmorl, Fettembolie. Erlangen. Deutsche Gesellsch. f. Gyn.
„ Herhold, Über die während der ostasiatischen Expedition im F. L. IV beobachteten Schußverletzungen.
„ Hirsch, G., Über den Schock. Inaug.-Diss. Halle.
1902. Rodmann, Diagnostische Irrtümer bei Schußverletzungen. Münch. med. Wochenschrift.
1903. de Quervain, Shock. In Kocher-Quervains Enzyklop. d. Chir.
„ Crile, Blood pressure in surgery. Philadelphia.
„ Jellinek, Elektropathologie. Stuttgart.
1903. Bürger und Curschmann, Bedeutung des Plexus coelicus und mesenteriacus beim Abdominalshock. Grenzgeb. d. Med. u. Chir. 16.

1904. König, Franz, Lehrbuch der speziellen Chirurgie.
1905. Seydel, Lehrbuch der Kriegschirurgie. 2. Aufl. (1907. 3. Aufl.).
   „   Pal, J., Gefäßkrisen. Leipzig.
1907. Malcolm, Verhalten der Blutgefäße bei Shock. Lancet. 23. Febr.
1908. Crile, G., Chirurgical shock. Boston Med. and Surg. Journ.
   .,   Mummary, Lockhardt and Symes, Valvular atony of surgical shock. Brit.
        Med. Journ.
   „   — — Some points on the experimental production and control of the vulvular
        atony of surg. shock. Ibid.
   „   Fisher, Mecanism of shock in acut disease. South Californ. practis. Mai.
   „   Henderson, Acapnia and shock. Americ. Journ. of Physiol. XXI.
   „   Schuhmacher, Unfälle durch elektrische Starkströme. Wiesbaden.
1909. Köhler, Über das Wort „Shock". Zentralbl. f. Chir.
   „   Nagel, Handbuch der Physiologie des Menschen. 1.
1910. Fritzsche, Experimentelle Untersuchungen zur Frage der Fettembolie. Deutsche
        Zeitschr. f. Chir. 107.
   „   Bergemann, Die traumatische Entstehung der Fettembolie. Berl. klin. Wochenschr.
1911—1914.
        Albrecht, H., Die erstmalige Einrichtung eines Feldlazaretts. Münch. med. Wochen-
          schrift Nr. 10. 1914.
        Beneke, R., Die Embolie. In Marchand-Krehls Handb. 1913.
        Benestad, Drei Fälle von Fettembolie etc. Norsk. Mag. of Laegevid. 1911. Nr. 3.
        Beitzke, Sur l'embolie graisseuse. Rev. méd. de la Suisse normande. 1912.
        Brauer, Handbuch der Tuberkulose (künstlicher Pneumothorax). 1914.
        Centralkomitee vom Roten Kreuz, Beiträge zur Kriegschirurgie aus dem italienisch-
          türkischen Krieg (1912) und dem Balkankrieg 1912/13. 1914.
        Cooke, The prevertissement of surg. skock and postoperative pain. Journ. of Amer.
          Med. Assoc. 62. 1914.
        Edgeromb, Low blood pressure. Brit. Med. Journ. 1911.
        Geigel, R., Der Blitzschlag. Würzburger Abhandl. 1914.
        Gröndahl, Untersuchungen über Fettembolie. Deutsche Zeitschr. f. Chir. 111.
          1911.
        Hercher, Kochsalzinfusionen aus Brunnenwasser etc. Münch. med. Wochenschr.
          Nr. 7. 1914.
        Janeway und Ewing, Über das Wesen des Shocks. Annals of Surg. Philadelph.
          Nr. 2. 1914.
        Kohnstamm, Nervenkrankheiten in Mohr-Staehelins Handb. d. inn. Med. 5, 1912.
        Krehl, Pathologische Physiologie. 1914.
        Lexer, Allgemeine Chirurgie 2, 1914.
        Malcolm, Über den Zustand der Blutgefäße bei Shock. Lancet. 8. XI. 1913.
        Matyas, Über Bauchschüsse. Münch. med. Wochenschr. Nr. 39. 1914.
        Meyer-Gottlieb, Die experimentelle Pharmakologie als Grundlage der Arznei-
          behandlung. 1914.
        Oberst, Über Verletzungen durch den elektrischen Strom. Münch. med. Wochen-
          schrift 1911.
        Schlange, Chirurgische Beobachtungen und Erfahrungen im Felde. Münch. med.
          Wochenschr. 1914.
        Short, The nature of surg. shock. Brit. Journ. of Surg. 1, 1911.
        — Die Blutveränderungen bei Entstehung des chirurgischen Shocks. Lancet 1914.
        Tillmanns, Lehrbuch der allgemeinen Chirurgie. 1913 (auch 1901).
        Vollbrecht-Wieting, Kriegsärztliche Erfahrungen (Balkankrieg). Berlin 1914.
1915. Albrecht, Kriegschirurgische Erfahrungen aus einem Feldlazarett. Münch. med.
        Wochenschr. Nr. 13.
   „   Berger, Trauma und Psychose. Berl. klin. Wochenschr. Nr. 33.
   „   Bürger, L., Die Bedeutung der Fettembolie für die Kriegschirurgie. Med. Klin.
        Nr. 36.
   .,   Delorme, Handbuch der Kriegschirurgie. Paris 1915.
   „   Exner, A., Kriegschirurgie in den Balkankriegen 1912/13. Neue Deutsche Chir. 14.

1915. Garré, I. Kriegschirurgentagung Brüssel.
„ Hürthle, Über Blutdruck und seine Messung. Berl. klin. Wochenschr. Nr. 51.
„ Haberland, Vielseitige Schußverletzungen. Deutsche med. Wochenschr. Nr. 12.
„ Jacobi, Erschöpfung und Ermüdung. Münch. med. Wochenschr. Nr. 14.
„ Kager, Erfahrungen des F. L. 6 VI. A.-K. Deutsche med. Wochenschr. Nr. 14.
„ Karplus, Erkrankungen und Granatexplosionen. Wien. klin. Wochenschr. Nr. 6.
„ Kleinschmidt, Experimentelle Untersuchungen über Luftembolie. Deutsche med. Wochenschr. Nr. 34.
„ Mautner und Pick, Durch Schockgifte erzeugte Zirkulationsstörungen. Arch. f. klin. Chir. 108. Münch. med. Wochenschr. Nr. 34.
„ Mc Medan, The americ. yearbook of anaesthesia and analgesia.
„ Meyer, Psychogene Störungen. Deutsche med. Wochenschr. Nr. 11..
.. Myers, On shell-shock. Lancet (siehe auch Quénu 1918).
„ v. Oettingen, Leitfaden der praktischen Kriegschirurgie.
„ Posner, Zur Chirurgie der Bauchschüsse. Berl. klin. Wochenschr. Nr. 51.
„ Ravant, Indirekte Verletzung des Nervensystems durch Erschütterung der Luft. Presse méd. 26. Aug.
„ Retzlaff, Beeinflussung des Blutdruckes durch hypertonische NaCl-Lösung. Zeitschrift f. exper. Path. u. Ther. Heft 2.
„ v. Sarbó, Über den sog. Nervenshock und Granatshock. Wien. klin. Wochenschr. Nr. 4 und Umschau.
„ Tintner, Zur Frage des Verwundetentransports in der ersten Linie. Wiener klin. Wochenschr. Nr. 44.
„ Tschmarke, Die Verbrennungen und die Erfrierungen. Neue Deutsche Chir. 17.
„ Wieting, Zur Frage der Bauchschüsse. Deutsche med. Wochenschr. Nr. 33.
1916. Boruttan, Der Tod durch Elektrizität etc. Berl. klin. Wochenschr. Nr. 33.
„ Burckhardt, Die Bedeutung der Kriegserfahrungen für die Chirurgie im allgemeinen. Berl. klin. Wochenschr. Nr. 31.
„ Dreyer, L., Kriegschirurgische Tätigkeit.
„ Egan, Über das Schicksal heißer und kalter Getränke im Magen. Münch. med. Wochenschr. Nr. 2.
„ Erlenmeyer, Der Shock, seine Bedeutung und Behandlung im Felde. Münch. med. Wochenschr. Nr. 27.
„ Frankenthal, L., Zur Frage der Verschüttung. Kriegspathologentagung.
„ Freund, P., Anaphylaktischer Schock bei Tetanusbehandlung. Beitr. z. klin. Chir. 98.
„ Gumpertz, Einiges über Nervenschock. Berl. klin. Wochenschr. Nr. 19.
„ Hercher, Die Behandlung der Gefäßatonie mit hypertonischen Kochsalzlösungen. Münch. med. Wochenschr. Nr. 49.
„ Hirschberg, O., Shock, Blutung, Peritonitis. Deutsche med. Wochenschr. Nr. 47.
„ Konjetzny und Weiland, Diabetes bei chirurgischen Erkrankungen. Mitteil. a. d. Grenzgeb. 28.
„ Landois - Rosemann, Lehrbuch der Physiologie des Menschen.
„ Lonhard, Beitrag zur Bekämpfung des Kollapses der Ausgebluteten. Münch. med. Wochenschr. Nr. 14.
„ Milligan, Treatment of shell-shock. Brit. Med. Journ. 15. Juli.
„ Nowakowski, Beiträge zur Bekämpfung des Kollapses bei Ausgebluteten. Münch. med. Wochenschr. Nr. 4.
„ Oberst, Beobachtungen und Resultate bei frühzeitig eingelieferten Bauchschüssen. Münch. med. Wochenschr. Nr. 48.
„ Orth, Kasuistisches über Verletzung durch Verschüttungen. Münch. med. Wochenschrift Nr. 39.
„ Porter, Shock at the front. Boston Med. Surg. Journ.
„ Roger, Le shock nerveux. Presse méd. Nov.
„ Sauerbruch, Kriegschirurgische Erfahrungen. Vortrag und Deutsche med. Wochenschrift Nr. 27.
„ Stumpf, Beitrag zu Kampfgaserscheinungen. Münch. med. Wochenschr. Nr. 36.
„ Thannhauser, Traumatische Gefäßkrisen. Über Schock und Kollaps. Münch. med. Wochenschr. Nr. 16.

1916. Volckhardt, Über den Eintritt der Totenstarre am menschlichen Herzen. Zieglers Beitr. **62**.

„ Wieting, Über den ersten Transport Verwundeter und seine Vorbereitung. Münch. med. Wochenschr. Nr. 38.

1917. Bayliss, The treatment of shock by intravenous injections. Archives médicales.

„ Borchard und Schmieden, Lehrbuch der Kriegschirurgie. Siehe dort: Axhausen und Cramer (Kopfverletzungen), Borst (Pathologische Anatomie), Stieda (Allgemeinwirkungen).

„ Bing, Kompendium der topischen Gehirn- und Rückenmarksdiagnostik.

„ Cannon, The physiolog. factors in surgical shock. Boston Med. Surg. Journ.

„ Capelle, Über Prognose und Therapie der Schädelschüsse. Münch. med. Wochenschrift Nr. 8.

„ — Behandlung des gesunkenen arteriellen Blutdruckes. Bericht aus Paris. Münch. med. Wochenschr. Nr. 4.

„ Comité de recherches réuni à Londres. Févr.

„ Conférence chirurgicale interalliée. Compt. rend. belg. (Tuffier, Sir Bowlby, Depage).

„ de Desconts, La stupeur des nerfs périphériques traumatique etc. Presse méd.

„ Geigel, R., Herzschwäche und Ohnmacht. Münch. med. Wochenschr. Nr. 11.

„ Gildemeister, Schädigung durch starke elektrische Ströme. Münch. med. Wochenschrift Nr. 11.

„ Govaerts, Einige klinische, durch die Blutuntersuchung nach Verletzungen geleistete Lehren. Presse méd. Nr. 18.

„ Gräfenberg, Gibt es einen Shock bei Bauchschußverletzungen? Therap. d. Gegenw. Nr. 7.

„ — Über die Ursachen der hohen Sterblichkeit der Bauchschüsse. Med. Klin. Nr. 23.

„ Haedicke, Über die Zweckmäßigkeit der künstlichen Atmung etc. Münch. med. Wochenschr. Nr. 26.

„ v. Hering, H. E., Der Sekundentod, mit besonderer Berücksichtigung des Herzkammerflimmerns.

„ Hügelmann, Der Herztod als Folge von Shock. Münch. med. Wochenschr. Nr. 36.

„ Lehmann, Über Starkstromverletzungen. Berlin.

„ Lewin, Essigsäuredämpfe als Wiederbelebungsmittel bei Ohnmachten. Münch. med. Wochenschr. Nr. 29.

„ Merrem, Die besonderen Aufgaben der Feldchirurgie. Berlin.

„ Menge, C., Zur Therapie der akuten bakt. Peritonitis. Monatsschr. f. Gyn. u. Geb.

„ Moser, H., Atropin statt Morphium bei Bauchschüssen. Wiener med. Wochenschr. Nr. 3.

„ Müller, Unterwärme des Körpers. Münch. med. Wochenschr. Nr. 32.

„ Payr, Fettembolie. Zeitschr. f. orthop. Chir. 7.

„ Plehn, Zur Kenntnis des nervösen Kriegsherzens. Münch. med. Wochenschr. Nr. 52.

„ Petzsche, Bekämpfung des Shocks durch Dauerhalsstaubinde. Münch. med. Wochenschr. Nr. 15.

„ Reichenbach, Zur Frage der Bauchschüsse. Deutsche med. Wochenschr. Nr. 52

„ Rosenfeld, Shockwirkungen bei Schußverletzungen des Rückenmarks. Bruns' Beitr. **101**.

„ Roger, Le shoc est un reflexe inhibitoire etc. Revue de méd. Nov.

„ Townsend, Über die Ursachen des traumatischen Shocks. Ref. Münch. med. Wochenschr. Nr. 41.

„ Ujlaki, Beobachtungen bei Gasvergiftungen. Münch. med. Wochenschr. Nr. 1.

„ zur Verth, Rettungswesen im Seekrieg. Berl. klin. Wochenschr. Nr. 10.

„ Viets, A digest. of the english litterature. Journ. Amer. Med.

„ Volkmann, J., Subnormale Temperaturen bei Verwundungen und Verschüttungen. Münch. med. Wochenschr. Nr. 10.

„ Weil, S., Über Untertemperaturen bei Verletzten. Münch. med. Wochenschr. Nr. 37.

1917. **Wieting**, Die Klinik und Pathogenese der Gasbazilleninfektionen. Deutsche Zeitschr. f. Chir. **141**.

„ **Winterstein**, Wiederbelebung bei Herzstillstand. Münch. med. Wochenschr. Nr. 5.

„ **Witzel**, Das Zustandsbild der schweren Shockpsychosen im Felde. Deutsche med. Wochenschr. Nr. 9 und Berl. klin. Wochenschr. Nr. 19.

1918. **Berthelot**, Comptes rendus de l'académie des sciences.

„ **Boruttan**, Der plötzliche Tod durch Herzkammerflimmern. „Umschau".

„ **Chirurgie** im Felde. K. u. k. 2. Armeekommando.

„ **Delbet**, De la toxicité des autolysats musculaires au point de vue du choc. Acad. de méd.

„ **Desplat** et **Millet**, La réputation choquante de l'anesthésie rhachidienne est-elle juste? Presse méd. Heft 26.

„ **Ferrari**, Traitement du choc par l'huile camphorée. Progrès méd. Nr. 40.

„ **Frankenthal**, Die Folgen der Verletzung durch Verschüttung. Bruns' Beitr. **109**.

„ **Gaupp**, Über die Neurosen und Psychosen des Krieges. Münch. med. Wochenschr. Nr. 18.

„ **Fleissig**, Feldspitalchirurgie und Stellungskrieg 1915—1917. Kriegschir. Hefte Nr. 54.

„ **Gatelier**, Contribution à l'étude du shock etc.

„ **Guthrie**, The Pennsylvania Med. Journ. April.

„ **Holfelder**, Die Frühtracheotomie im Rahmen truppenärztlicher Tätigkeit. Deutsche med. Wochenschr. Nr. 21.

„ **Kohlhaas**, Die Bedeutung der zerebralen Luftembolie etc. Münch. med. Wochenschrift Nr. 9.

„ **Küttner**, H., Die Verschüttungsnekrose ganzer Extremitäten. Bruns' Beitr. **112**.

„ **Melchior**, Kriegschirurgische Erfahrungen und Eindrücke bei der Sanitätskompagnie. Berl. klin. Wochenschr. Nr. 50.

„ **Nanta**, Durch den Shock veranlaßte Alteration des Lebergewebes. Paris. Acad. 15. April.

„ **Prince**, A., Observation d'acidose dans le shock. The Med. Bullet.

„ **Quenu**, E., Du shoc dans les blessures de guerre. Presse méd. Heft 8.

„ **Rehn**, Ed., Gegen die wahllos aktive Behandlung der Schädelschüsse. Münch. med. Wochenschr. Nr. 25.

„ **Roux**, **Berger** et H. **Vignes**, Le shoc. Progrès méd. Nr. 6.

„ **Schöne**, G., Über den Zeitpunkt des Ausbruchs der Wundinfektion etc. Bruns' Beitr. **143**.

„ **San.-Depart.** der K. M., Über künstliche Atmung. Deutsche militärärztl. Zeitschr. Nr. 17, 18.

„ **Siegmund**, H., Fettembolie als Ursache von Shockerscheinungen. Münch. med. Wochenschr. Nr. 39.

„ **Schultze**, Über Fettembolie. Arch. f. klin. Chir. **111**.

„ **Wieting**, Einiges über Wundverhältnisse, Wundversorgung und Wundinfektionen. Deutsche Zeitschr. f. Chir. **146**.

1919. **Breslauer**, Die Gehirnerschütterung. Deutsche med. Wochenschr. Nr. 33.

„ **Burckhardt**, Über Schock. Zentralbl. f. Chir. Nr. 51.

„ **Erlanger** and **Gasser**, Hypertonia, gum arabic and glucose in the treatment of secundary traumatic shock. Annals of Surg. Nr. 4.

„ van **Eysselstejn**, Die Methoden der künstlichen Atmung etc. Wiesbaden.

„ **Ganter**, Über Mittel bei Vasomotorenschwäche. Deutsche med. Wochenschr. Nr. 3.

„ *****Gray**, The early treatment of war wounds. Annals of Surg. Nr. 4.

„ **Herhold**, Neuere Anschauungen über das Wesen des Shocks. Zentralbl. f. Chir. Nr. 32.

„ **Hughes**, War surgery from firing line to base. New York World.

„ **Jellinek**, Mechanismus des Todes durch Starkstrom und die Rettungsfrage. Vierteljahrsschr. f. gerichtl. Med. **56**. 18.

„ **Kruif**, Experimental research on the effect of cutanous of injection of gum salt solutions. Annals of Surg. Nr. 3.

1919. Läwen, Intravenöse Dauerinfusion bei peritonealem Kollaps. Münch. med. Wochenschrift Nr. 42.

„ Mautner, Wirkung der Chockgifte in ihren Beziehungen zur Klinik. Deutsche med. Wochenschr. Nr. 28.

„ Michels, Berichte aus den Lazaretten unserer Feinde. Münch. med. Wochenschr. Nr. 52.

„ Nenda, Frühtod bei Verbrennungen. Wien. med. Wochenschr. Nr. 45.

„ Oulié, L'étude du shock chez les blessés pendant la guerre. Journ. de méd. et chir. pratique. Jan.

„ Quénu, E., De la toxémie traumatique à syndrôme dépressive (shock traumatique dans les blessures du guerre. Revue de chir. 1918/19. Nr. 9—12. (Ibid. Fabre, Wertheimer, Clogne, Grégoire, Daudin, Clavant, Gatelier, Moulinier, Sauty, Marquin, Villechaise, Lacroix, Duval et Grigant, Bertem et Nimier, Rouhier, Descomps, Priqué, Heitz-Roger, Nimier, Soubegran, Vallée et Bazy, Desplas, Duval et Grigant.)

„ Naegeli, Ph., Die Bedeutung des aseptischen Gewebszerfalls nach schweren Verletzungen für die Beurteilung gewisser Krankheitsbilder bzw. Todesfälle. Zentralbl. f. Chir. Nr. 49.

„ Rautenberg, Ein bemerkenswerter Fall von Scheintod. Deutsche med. Wochenschrift Nr. 46.

„ van Schelven, Trauma und Nervensystem. Berlin.

„ Schiffner, Über Strychninanwendung bei Kreislaufsschwäche. Med. Klin. Nr. 39.

„ v. d. Velden, Die intravenöse hypertonische Kochsalzlösung verursacht histogene Gefäßfüllung. Zentralbl. f. Herz- u. Gefäßkrankh. Nr. 5.

„ Viannay, La stupeur artérielle traumatique. Presse méd. Nr. 12.

„ Wieting, Weiteres über Wundverhältnisse und Wundinfektionen. Deutsche Zeitschrift f. Chir. 146.

„ Zuntz, Wiederbelebung durch intrakardiale Injektionen. Münch. med. Wochenschrift Nr. 1.

1920. Fränkel, O., Die Diagnostik des Scheintodes. Zeitschr. f. ärztl. Fortbild. Nr. 3.

„ Reichardt, Die seelisch-nervösen Störungen nach Unfällen. Deutsche med. Wochenschrift Nr. 4.

„ Straub, W., Das Problem der physiologischen Salzlösung in Theorie und Praxis. Münch. med. Wochenschr. Nr. 9/10.

„Νᾶφε καὶ μέμναϑ' ἀπιστεῖν,
ἄρϑρα ταῦτα τᾶν φρενῶν."

„Denk nüchtern
und sei stets prüfend auf der Hut:
das ist Gelenkigkeit des Geistes."

Epicharmos XIX.

Der Krieg ist ein gestrenger Lehrmeister auf allen Gebieten der Wissenschaft und Technik. Seine Lehren sich für den Frieden nutzbar zu machen, ist ein Gebot der Stunde, ist eine ganz wesentliche Aufgabe derer, die im Felde und in der Heimat mitarbeiteten. Die Lehren, die der Krieg uns Chirurgen gab, gehen einmal auf eine Erweiterung unserer Kenntnisse in klinischer und therapeutischer Beziehung hinaus; zum andern sind sie der Prüfstein für manche Anschauungen und Auffassungen von Krankheitsbegriffen und Zuständen in theoretischer und praktischer Beziehung. Daß die Verletzungschirurgie in erster Linie durch den Krieg befruchtet und bereichert wird, liegt in der Natur der Dinge. Daß auch in ihr manche Anschauungen noch der Klärung bedürfen, kann nicht zweifelhaft sein. Die ungeheure Zahl, die Massenverletzungen, geben uns eine Unterlage für unsere Beobachtungen an die Hand von solcher Bedeutung, daß, wenn sie auch naturgemäß nicht im einzelnen überall so durchgearbeitet sein können wie im Frieden, sie doch von

größeren Gesichtspunkten aus der eingehendsten chirurgischen Bewertung
bedürfen.

Ich habe den sog. „Shock" und ihm ähnliche Zustände zu solcher Durcharbeitung gewählt. Diesen Begriff zu klären, schien mir wünschenswert angesichts der Unklarheit, die gegenüber dieser Erscheinungsform nach traumatischen Verletzungen fast überall herrscht.

Ich stelle die Begriffserklärung voran, so, wie sie sich nach und nach
aus den Kriegserfahrungen heraus mir ergab, ohne über die Häufigkeit des
eigentlichen Wundschocks schon jetzt etwas aussagen zu wollen. Doch setze
ich sogleich statt „Shock" das Wort **Wundschlag**, die Begründung dazu mir
nach einigen Ausführungen vorbehaltend.

Begriffserklärung.

Unter „Wundschlag" im kriegs- und verletzungschirurgischen
Sinne verstehen wir den schlagartig einsetzenden, völligen Zusammenbruch des Organismus in physischer wie psychischer Beziehung,
ausgelöst durch und auftretend in unmittelbarem Anschluß an
eine mechanische Gewalteinwirkung. Die tiefe Störung aller Funktionen
kennzeichnet sich nach außen hin durch das Herausgerissensein aus dem
Zusammenhang mit der Außenwelt und die Einstellung diesbezüglicher Betäti-
gungen bei erhaltenem Bewußtsein; nach innen durch das schwere
Darniederliegen aller Organ- bzw. Zellfunktionen. Die vorangegangene
Verletzung, blutiger oder unblutiger Art, muß für den Organismus eine
schwere gewesen sein, um ihn solchergestalt aus dem Gleichgewicht zu werfen.
Der Begriff schwer ist aber ein Verhältnisbegriff: was für den kräftigen wohl-
ausgeglichenen Organismus eine glatt zu verwindende Einwirkung darstellt,
das kann für einen geschwächten Menschen oder für ein allzufein abgestimmtes
Zellsystem eine schwer oder gar nicht auszugleichende Hemmung sein (= Disposition). Darin liegt die Erklärung, warum bei gleicher Gewalteinwirkung,
bei gleicher Verletzungsart dieser in schwerstem Wundschlag darniedergebrochen,
jener kaum nennenswert gestört ist und auch in der Folge mit Gleichmut über
den Hergang berichtet, während der andere in fast völliger Amnesie darüber
verharrt oder „noch in der Erinnerung daran erschauert". Immerhin läßt sich
sagen, je schwerer die Verletzung, desto eher sind die Bedingungen
für den Wundschlag gegeben und desto schwerer wird sein Verlauf.

Wandlungen des Begriffs und der Benennung.

Der Begriff des „Shocks" hat im Laufe der Zeit recht mannigfache
Wandlungen erfahren, ist besonders durch Verallgemeinerung und Mißdeutung
seiner Eigenart auf Zustände angewandt, die ihm wohl in einzelnen Symptomen
nahe kommen mögen, doch aber mit seinem eigentlichen Wesen kaum etwas
zu tun haben. Es ist Brauch geworden, allerlei solche klinischen Zustände,
die plötzlich über den Organismus hereinbrechen, mit Shock zu bezeichnen.
So ist von Shockgiften die Rede, so ist der anaphylaktische Shock
in unsere Fachsprache eingebürgert und hat doch mit dem eigentlichen Shock
nichts zu tun, zumal auch das Krankheitsbild ein ganz anderes ist: Aufregung.
Krämpfe, Somnolenz, Dyspnoe sind seine Erscheinungen. Der „Kulturmensch"

bekommt im täglichen Leben einen Shock, wenn ihm etwas Ungewohntes aufstößt oder er eine aufregende Mitteilung empfängt. Im Kriegsleben aber ist der „Nervenschock" etwas ganz Alltägliches, auch dann, wenn es sich nicht um eine besonders aufregende Begebenheit als auslösende Ursache gehandelt hat. Eine Fliegerbombe in mehr oder weniger großer Ferne, das Miterleben eines Eisenbahnunfalles ohne eigentliche Schädigung, das Verweilen in Schützengräben oder Unterständen während der Beschießung u. a. m. sind ja zwar schon etwas persönlichere Erlebnisse, doch wird das Auftreten nervöser Erregungszustände danach kaum zu Recht mit „Schock" bezeichnet werden dürfen, wie es vielfach geschieht. Nun werden sich diese Ausdrücke wohl kaum mehr ganz ausmerzen lassen.

Die Verletzungschirurgie aber sollte sich den ihr ureigenen Begriff, wie er oben gefaßt wurde, nicht verwischen lassen. Ich meine nun, daß wir den Fremdling „Shock", der sich erst später eingenistet hat (s. u.), ganz gut wieder heimschicken könnten. Shoc ist englisch und heißt nichts anderes als Schlag oder Stoß, Choc oder Chock ist falsche französische Schreibweise und darum nicht zu schreiben; wollen wir den Ausdruck beibehalten, so schreiben wir ihn entweder mit Billroth in deutscher Schreibweise „Schock" oder behalten mit Gröningen der Wortentstehung gerecht bleibend „Shock" bei.

Doch kannten wir, wie später ausgeführt wird, das Krankheitsbild schon vor der englischen Bezeichnung: Pirogoff nannte es Wundstupor, v. Bardeleben Wundschreck. Die zahlreichen anderweitigen deutschen und fremdsprachlichen Bezeichnungen möchte ich, um Verwirrung zu vermeiden, nicht wiederholen. Gröningen nennt sie zumeist und kritisiert die willkürliche Anwendung des Wortes „Shock" wie sie namentlich in England gebräuchlich ist (s. S. 132). Köhler beschäftigt sich in einem Aufsatz eingehender mit dieser Namengebung.

Ich wüßte keinen besseren Namen als einfach **„Wundschlag".** Wie die Engländer ihren „shoc", die Franzosen ihren „coup" (coup de soleil etc.), so haben wir Deutsche unseren „Schlag" für plötzlich einsetzende Erkrankungen: Hitzschlag, Herzschlag u. a. m. Ich werde also diesen Namen grundsätzlich wählen, werde aber den einzelnen Autoren ihre Schreibweise lassen, schon um die Verwirrung auf diesem Gebiete zu zeigen. Durch Beibehaltung des Wortes „Wundschlag" scheiden wir uns auch vor allem von dem Nervenshock und werden uns gewöhnen müssen, dort wo Shock fälschlich gebraucht wurde, Wundschlag aber unmöglich ist, den klinisch richtigen Ausdruck zu suchen und einzusetzen.

Nach eingehenderer historischer und klinisch-physiologischer Klärung des Begriffes und Krankheitsbildes des Wundschlags, die in erster Linie wichtig ist, wird es unsere Aufgabe sein, die dem Wundschlag differentialdiagnostisch nahe stehenden Zustände gegen ihn abzugrenzen, was andererseits für die Erkenntnis des Wortbegriffes von großem Werte sein muß.

Allgemeines Krankheitsbild des Wundschlags.

Das Krankheitsbild des Wundschlags bedarf einer besonders scharfen Heraushebung, denn dies allein kann seinem Wesen gerecht werden; liegt es nicht vor, darf auch die Diagnose nicht gestellt werden.

Ich wähle die Form einer Krankengeschichte:

Ein vorher geistig und körperlich gesunder, im besten Alter stehender Mann erleidet durch einen Granatsplitter eine schwere Zertrümmerung des rechten Oberschenkels, die mit Zerreißung der großen Gefäße und Nerven einhergehend, einem Abschuß gleich zu bewerten ist. Die Blutung ist ganz gering, der stattgehabte Blutverlust so unerheblich, daß er für die Erklärung des schweren Zustandes nicht in Frage kommt.

I. Stadium des Wundschlags.

Zehn Minuten nach der Verletzung, als der Mann gefunden wird, zeigt das Antlitz tiefe Verfallenheit: die Augen liegen tief und glanzlos, die Pupillen sind weit, die Haut ist fahlblaß, die Schleimhäute blaßbläulich, die Haut des Körpers und der Extremitäten zeigt ebenfalls fahl-blasse Färbung. Der Gesichtsausdruck ist schlaff, müde, teilnahmslos, ein leidender schmerzlicher Zug umspielt die Mundwinkel. Die Züge sind versteinert, „wie schmerzlich in Marmor gehauen" und bleiben es auch beim Sprechen. Leichtes Wimmern, unruhiges Umherwerfen einzelner Glieder oder des ganzen Körpers unterbricht bisweilen den allgemeinen Erschlaffungszustand. Dabei ist das Bewußtsein erhalten. Antworten auf eindringlich gestellte Fragen werden, soweit Teilnahmslosigkeit es zuläßt, gegeben, wenn auch müde und aus sichtlich verlangsamtem Denkprozeß. Die Sprache ist matt, belegt. Aufforderungen zu irgend einer Betätigung werden richtig verstanden, wenn auch aus Teilnahmslosigkeit nicht immer befolgt. Erfolgen sie, so geschieht es in matter kraftloser Bewegung. Die Sensibilität der Haut ist sichtlich herabgesetzt, Abwehrbewegungen werden träge ausgeführt.

Besonders charakteristisch ist der Befund am Herzen und den Gefäßen. Die peripheren Pulse sind klein, aber gespannt, der Blutdruck nicht gesunken, sondern eher leicht erhöht, der Herz- und Pulsschlag ist nur wenig oder garnicht beschleunigt oder gar verlangsamt, die Schlagfolge ist regelmäßig, die Herztöne sind leiser als in der Norm, die Hautvenen sind nicht gefüllt und es zeigen sich keinerlei Stauungserscheinungen an den sichtbaren Organen. Die Atmung ist meist verflacht, oft kaum wahrnehmbar, doch regelmäßig in der Folge; nur bisweilen unterbrochen von tiefen Seufzern. Spontanes Erbrechen besteht nicht. Die Urinmenge ist vermindert, Stuhl und Urin gehen bisweilen unvermerkt ab. Die Temperatur in der Achselhöhle ist herabgesetzt.

Das ist das erste Stadium des Wundschlags. Es kann in seiner Zeitdauer und Stärke ganz verschieden lang und tief sein. Es kann nur einige Augenblicke, d. h. Minuten dauern und dann durch tiefsten Kollaps unter schnellster Erlahmung der Herzkraft mit stärkster Beschleunigung und fadenförmiger Verkleinerung des Pulses bei selbst dann noch erhaltenem Bewußtsein, aber Versagen aller geregelten Hirntätigkeit in den Tod übergehen. Es kann auch nach kurzer, nach Minuten bemessener Dauer, nicht selten durch ein leicht erregtes („erethisches") Stadium zur Norm zurückkehren oder eine geraumere Zeit in diesem erregbaren Stadium verharren. Oder es kann — und das ist die größere Mehrzahl der Fälle — nach kurzem, kaum stundenlangem Bestehen in das Stadium des Wundschlag-Kollapses übergehen.

II. Stadium des Wundschlags.

·Dies zweite Stadium, der Wundschlagkollaps, kann mehrere Stunden, selbst Tage dauern, kann unter zunehmender Herzschwäche, zumal wenn unzweckmäßige Maßnahmen es verstärken, zum Tode führen, oder es tritt über dies Stadium hinweg die mehr oder weniger langsame Genesung ein. Das Stadium des Kollapses zeigt gegenüber dem ersten Stadium vor allem die Zeichen der Erschlaffung des Gefäßsystems; der Puls bleibt oder wird klein, leicht unterdrückbar, stark beschleunigt, oft kaum fühlbar, die Herztätigkeit erlahmt, die Töne sind leise, die Schlagfolge stark beschleunigt, bleibt aber zumeist regelmäßig, der Blutdruck sinkt, die Extremitäten bleiben kalt, werden livider wie auch die Schleimhäute. Das Sensorium bleibt auch in diesem Stadium klar, falls keine Komplikationen hinzutreten; es können sich schon mehrfach hier und da erregbare Zustände bemerkbar machen, die meistens die Besserung einleiten, aber auch unter weiter Schwächung des Herzens plötzlich tödlich enden können.

Die beiden Stadien des Wundschlags würden sich wohl, wenn wir im richtigen Augenblick dazu kämen, in vielen Fällen klinisch voneinander scheiden lassen. Doch ist, wie angedeutet, wohl zu bedenken, daß sie und damit die einzelnen Organsymptome nach Zeit und Stärke außerordentlich verschieden sind. Darum entgeht das erste Stadium recht häufig der Beobachtung, zumal wenn man es nicht kennt oder nicht genau beachtet. Das, was dem Kriegsarzt auch in den vordersten Sanitätsstellen zu allermeist entgegentritt, ist also des eigentlichen Wundschlags zweites Stadium, der Kollaps.

Ich möchte also nicht Wundschlag und Kollaps so scharf trennen, wie Thannhauser es tut, sondern beide zu einem Krankheitsbilde vereinen, das beide Phasen zeigen kann, nicht muß. Im Grunde liegt das ja auch eigentlich in Thannhausers Worten enthalten, der sagt: „Daß ein Erklärungsversuch des Shocks unbedingt auch dem Krankheitsbilde des Kollapses gerecht werden muß". Er faßt also mit mir den Shock als den Krampfzustand, den Kollaps als den Erschlaffungszustand des Gefäßsystems auf. Nur möchte ich eben den Kollapszustand (natürlich den ohne Blutung, Infektion oder andere Komplikation) als eines der Ausgangsstadien des Wundschlags, und zwar das häufigste und unmittelbar zu seinem Krankheitsbilde gehörend betrachtet wissen.

Der Wundschlag eine Gefäßkrise.

Das klinische Bild, das wir bei dem Wundschlag vor uns haben, ist letzten Endes das einer schweren Gefäßkrise. Es setzt ein mit der Reizung und geht über in die Erschlaffung mit Ausgang in Genesung oder Tod. Dem Reiz entspricht die wenn auch ganz vorübergehende Verlangsamung der Herztätigkeit mit dem erhöhten Blutdruck, die peripheren Gefäße sind gleichzeitig kontrahiert, die Organe in ihrer Funktion schwer geschädigt oder doch behindert. Das Blut weicht in das Splanchnikusgebiet, in den Pfortaderkreislauf, die Venen der Bauchorgane sind gefüllt. Im folgenden Erschlaffungsstadium sind Herz und Gefäße nicht fähig, den Kreislauf gehörig in Gang zu bringen, die mangelhafte periphere Durchblutung bleibt bestehen bei nunmehr sinkendem Blutdruck; das Blut wird auch jetzt nicht aus dem Pfortaderkreislauf herausgepumpt.

Es ist diese Gefäßkrise der Ausdruck einer plötzlichen schweren Leitungsstörung: wie ein überstarker elektrischer Schlag durchschlägt der gewaltige Reiz, die mechanische Erschütterung, die zentripetalen Nervenelemente mit ihren Sicherungen und springt teils ganz unmittelbar auf das Sympathikussystem über, teils gelangt er in der Medulla oblongata zur eindrucksvollen Entladung und schlägt seine Wellen zentralwärts bis zum Großhirn (s. Schemata S. 649/650). Daß das ganze Nervensystem in der Erschütterung mitklingt, ist wohl verständlich; ein so fein aufeinander abgestimmtes System, wie es das zentrale, periphere und sympathische Nervensystem darstellen, muß in Unordnung geraten, wenn ein derartig überstarker Reiz es durchschlägt (s. auch Leyden).

Historische Entwicklung der Anschauungen über den Wundschlag in der Kriegs- und Friedenschirurgie.

a) Ältere Kriegschirurgie.

Das klinische Bild des Wundschlags war schon den älteren, namentlich den Kriegschirurgen bekannt, ehe der Name Shock ihm gegeben wurde. Bohn beschreibt 1711 einschlägige Beobachtungen. Boerhave, van Swieten und andere machten gelegentlich Bemerkungen über schwer depressive Zustände nach Verwundungen, doch formten sie ihre Beobachtungen noch nicht zu einem einheitlichen Krankheitsbilde. John Hunter (1762) spricht schon bestimmter von einer Allgemeinwirkung der Schußverletzungen als plötzlichen Gewaltakten, die den Körper treffen und derart erschüttern, daß die einzige dadurch hervorgerufene Wirkung in einer Schwächung der Tätigkeit oder Funktion des gesamten Körpers oder des verletzten Teiles besteht. „Sie können sowohl als Gelegenheitsursachen als auch durch Ausartung eine Quelle von einer Menge krankhafter Affektionen werden, die in das Gebiet der Chirurgie oder Medizin gehören".

Der erste medizinische Schriftsteller, der das Wort „Shock" in unserem Sinne gebrauchte, ist nach Gröningen, auf dessen eingehendere historischen Erörterungen ich hier zum Teil zurückgreife, James Latta (1795) gewesen, Guthrie gebraucht 1815 den Ausdruck schon als einen ganz und längst geläufigen, er führt mehrere einschlägige Fälle an und warnt dringend vor Vornahme von Operationen in diesem Zustande. Ausführlicher geht Copland (1858) auf den Shock ein und erklärt ihn für eine äußerst wichtige und gefährliche Affektion, die die gesamten Funktionen mehr oder weniger in Mitleidenschaft zieht und der zahlreiche Verwundete zum Opfer fallen.

Die Amerikaner übernahmen im wesentlichen die Anschauungen der Engländer, sie hatten im nordamerikanischen Freiheitskriege reichlichere Gelegenheit, sie auszubauen. Namentlich Jordan suchte die klinischen Beobachtungen durch experimentelle Untersuchungen zu stützen (1867), nahm Temperatur- und Blutdruckmessungen vor, faßte aber den Begriff noch ebenso weit, wie es seine englischen Vorgänger getan hatten.

Die Franzosen brachten nach 1870 trotz mehrerer eingehender Arbeiten wenig neue Bausteine zu unserem Thema zusammen, so daß ich mich mit dem Hinweis auf Gröningens kurz referierende Angaben begnügen kann; Einzelheiten werden an gegebener Stelle herangezogen werden, soweit sie besonderer Beachtung verdienen.

Während nun die Engländer sich noch im und nach dem Krimkriege mit ziemlich vagen Vorstellungen über den „Shock" behalfen und mit dem einmal geprägten Namen das Allerverschiedenste belegten, steht Pirogoff im Krimkriege (1854) diesen Dingen mit weit klarerem Blick gegenüber, und zwar ohne das Wort „Schock" zu kennen.

Pirogoff schildert den allgemeinen „Torpor" oder „Stupor", wie er den Zustand benennt, vortrefflich in seinen klinischen Erscheinungen und hebt im besonderen hervor, daß er ganz unabhängig von Entkräftung oder Anämie infolge von großen Blutungen eintrete, da dergleichen Verletzungen nicht selten mit nur geringem Blutverluste verbunden sind und weil die durch große Blutungen erschöpften Kranken entweder bewußtlos liegen oder in Krämpfe und Zuckungen verfallen. Er betont die Auslösung des Stupors vornehmlich durch Verwundungen durch grobes Geschoß bei Belagerungen, wenn Arm oder Bein abgerissen sind und der große Nerv heraushängt. „Der vom traumatischen Torpor ergriffene Kranke vermißt nicht das Leiden, sondern er ist so zu sagen, in seinem Leiden erstarrt". Pirogoff sieht in der „traumatischen Erschütterung der Atome", die sich bis zu den Zentralorganen fortpflanzen kann, eine wesentliche Wirkung auf den betroffenen Organismus, die das wesentliche Element des Traumatismus bildet. Unter diesem Traumatismus wird der traumatische Schmerz, der, individuell und national verschieden, an und für sich zu einer lebensgefährlichen Erschöpfung, ja zum Tode führen kann, sodann Krampf, Paralyse, Hirnerschütterung und Torpor zusammengefaßt.

Vor Pirogoff sagte Strohmeyer (1851) vom Wundschlag etwa folgendes aus: „Ziemlich konstant sind die Zufälle der Erschütterung (durch Schußverletzungen), teils in dem getroffenen Gliede, teils im ganzen Körper. Das Glied ist manchmal kalt, gefühl- und bewegungslos, manchmal ist die Kälte und Ermattung über den ganzen Körper ausgedehnt, der Patient ist ganz oder halb ohnmächtig, zittert, hat Schwindel oder Erbrechen und einen kleinen Puls. Nicht selten vermag sich die Konstitution von dieser Erschütterung nicht wieder zu erholen und der Patient kämpft nur noch einige Stunden mit dem Tode, ehe er erliegt. Die Wirkungsweise der Kugel muß eine Rolle spielen, indem die Erschütterung eher durch matte breit auftreffende Projektile verursacht wird, als durch durchschlagende".

Strohmeyer und auch Demme (1861), der in der Allgemeinwirkung der Schußverletzungen im wesentlichen eine Erschöpfung und Anämie sieht, stehen in der Klarheit der Auffassung Pirogoff nach.

Es zeigt sich nun im allgemeinen, daß die Kriegschirurgen deutscher Zunge von vornherein den so wenig scharf umrissenen Anschauungen der Autoren englischer Zunge, ohne sie in ihrem ganzen Umfange zu kennen, klarer gegenüberstehen und sie weit mehr einschränken, wie sie noch späterhin z. B. Otis, Le Gros Clark u. A. ausdehnen.

Inzwischen sind denn doch Benennung und Anschauungen der Engländer auch in der mitteleuropäischen Chirurgie bekannt geworden und schon Billroth (1867) stellt sich dem damals bereits ziemlich willkürlich gewordenen Begriff des „Shocks" einschränkend gegenüber: „Beim Schock pflanzt sich die molekulare Erschütterung der Nerven bis zum Hirn fort und hier, besonders im Respirations- und Herzbewegungszentrum zur Geltung kommend, veranlaßt sie eine plötzliche Paralyse der Herz- und Respirationsbewegung. Schock wird im engeren Sinne nur der Zustand von plötzlichem Kollaps genannt. welcher durch Verletzungen hervorgerufen wird, und zwar (theoretisch) mit Ausschluß der Schmerzempfindung und der Wirkung des Blutverlustes. Die Wirkung des Schocks muß sich auch bei den chloroformierten Operierten äußern. Es gibt also traumatische Nervenreize, welche für sich ohne alle Komplikationen einen bedeutenden Einfluß auf die Nervenzentren und von diesen aus aufs Herz ausüben." Später bringt dann Billroth den Schock mit dem Goltzschen Klopfversuch in Beziehung.

Neudörfer nimmt, ohne neues zu bringen, den Schock in seine „Kriegschirurgie" auf und verwertet ihn namentlich zur Begründung seiner Lehre und Vorliebe für die Spätamputation.

Wesentlich tiefer in das Dunkel des Schocks dringt H. Fischer (1870 bzw. 1882) ein. Er stellt der allgemeinen Paralyse, der Depression [1]) des Nervensystems den umschriebeneneren Begriff der reflektorischen Gefäßparalyse gegenüber, namentlich im Gebiet des Splanchnikus und erklärt die Commotio cerebri in gleichem Sinne als Schock des Gehirns. Dieser Auffassung Fischers über die Pathogenese des Schocks fand vielfach Beifall, so bei Loreta, Richter und Lauder Brunton. Später nähert sich Fischer wieder mehr, wenigstens in der klinischen Darstellung, Pirogoff: „Der Schock ist ein Depressionszustand, der lokal in einem Gliede sich abspielen kann oder sich steigernd zum allgemeinen Wundstupor führt. Es gibt leichtere Grade mit Blässe, Teilnahmslosigkeit, nervösem Zittern („traumatic hysterical state" nach Keen) und schwerere mit tiefen Störungen des Allgemeinzustandes bei klarem Bewußtsein. Besonders sind es Wirkungen des groben Geschosses mit stumpfer Erschütterung, weniger das scharfe Durchtrennen. Bestimmte Organe sind bevorzugt (Bauchorgane, Genitalien, Finger, Zehen). Die Berechnung, daß unter 100 Todesfällen an der Front im Krimkriege 22 auf Shock zurückzuführen seien, ist natürlich bei der bestehenden Unklarheit des Begriffes bzw. seiner weiten Fassung namentlich auf englischer Seite, ganz irreführend bezüglich der Häufigkeit des Shocks, doch immerhin interessant hinsichtlich der Beobachtung darauf.

Ihm gegenüber d. h. gleichzeitig halten die Engländer namentlich Mansell Moullin (1882) an der reflektorischen Hemmung der Funktionen des Nervensystems fest und lehnen die Hypothesen. die sich auf das Herz- oder Gefäßsystem beziehen, ab.

b) Ältere Friedenschirurgie.

Naturgemäß waren gleiche oder ähnliche Krankheitsbilder, wie sie den Kriegschirurgen in so großer Menge vorlagen, auch in der **Friedenschirurgie** Gegenstand wissenschaftlicher Erörterung, experimenteller Untersuchungen und praktischer Maßnahmen geworden.

v. Nußbaum (1877) sagt aus seinen Kriegs- und Friedenserfahrungen heraus: „Shok entsteht durch gewaltsame und heftige plötzliche Erregung peripherer sensibler Nerven. Vieles wird als Shock bezeichnet, was es nicht ist. Wenn ein längeres Intervall zwischen Einwirkung und Shock nachweisbar ist, so ist das nicht Schock, wie Czerny betont; dies findet

---

[1]) Depression ist hier wie später nicht auf die Psyche zu beziehen.

sich oft nach schweren Operationen wie Zerfetzung größerer Gewebsteile, bei Infektionen, Sepsis— und der Kollaps ist fertig." Auf v. Nußbaums Anschauung der Selbstvergiftung durch zerrissenes Gewebe komme ich unten zurück.

Löbker sagt 1898: Die Zerreißung vieler sensibler Nervenfasern bedingt durch reflektorische Lähmung des Herzens infolge Überreizung Schock.

Die eingehendste kritische Studie über den Shock, die wir besitzen, stammt von Gröningen. Sie ist eine Fundgrube historischer, physiologischer und klinischer Taten, doch fehlt der Theorie die Praxis, namentlich eingehende und ausgedehnte kriegschirurgische Beobachtungen, und alle Kritik kann diese nicht ersetzen. Gröningen lehnt alle Hypothesen, die sich an den Gefäßapparat und seinen Inhalt wenden, ab, da „sie von einer befriedigenden Erklärung des Wesens des Shocks weit entfernt sind. Der Shock ist eine durch heftige Insulte bewirkte Erschöpfung der Medulla oblongata. und des Rückenmarks. Das Wesen der Erschütterung besteht nicht allein in einer Vibration der Massenteilchen der Gewebe, sondern in vielen Fällen summiert sich zu dem hierdurch gesetzten Effekt die unmittelbare Wirkung der mechanischen Nervenerregung durch den Insult". Gröningen läßt ein Zwischenstadium von 2—4 Stunden bis zum Auftreten der ersten Shockerscheinungen nach der Verletzung zu, dem ein Vorbereitungsstadium von 20 Stunden folgen kann. „Wenn 24 Stunden nach dem Insult kein Schock aufgetreten ist, so erfolgt er überhaupt nicht mehr." Auf Gröningens Anschauungen und Ausführungen werde ich noch mehrfach zurückkommen.

Sie stellen im wesentlichen einen Ausbau der v. Leydenschen Ausführungen dar, der, um mit Gröningen zu reden die „neuropathologische" Hypothese im Gegensatz zur „hämopathologischen" ausbaute, wie sie vor ihm schon Astley Cooper und namentlich v. Billroth ausgesprochen hatte. v. Leyden betrachtet den Schock als Folge einer Erschütterung oder einer Verletzung des Rückenmarks mit so starker Reflexhemmung, daß sämtliche Funktionen des Rückenmarks gelähmt oder wenigstens auf ein minimales Maß herabgesetzt werden. Zu diesen Funktionen sind nicht allein die Motilität und die Sensibilität, sondern auch der Einfluß auf das Herz und die Respiration zu rechnen, während das Gehirn in der Regel nicht teilnimmt. Dieser Theorie schließen sich in der Folge dann auch viele Autoren an, so Lühe in seinen ausgezeichneten viel zu wenig bekannten Vorträgen über Kriegschirurgie. Auch Seydel gibt die Erklärungen Gröningens wieder.

Hoffmann versteht unter Schock den Stillstand des Herzens (Herzlähmung), der auf reflektorischem Wege durch intensive Reizung peripherer Endigungen sensibler Nerven erzeugt wird.

De Quervain sagt in Kochers Realenzyklopädie 1903: „Shock nennt man die reflektorische Herabsetzung der Lebensfunktionen infolge einer heftigen Einwirkung auf das periphere Nervensystem. Er ist nicht mit dem Kollaps zu verwechseln, welch letzterer die verschiedenen Formen plötzlicher Herabsetzung der vitalen Funktionen zusammenfaßt und also einen allgemeineren Begriff darstellt als der Shock. „De Quervain erklärt den Shock für eine primäre Gefäßlähmung, „da die Shockerscheinungen den vorliegenden Experimenten nach sich durch sofortige Verminderung des Blutdrucks kundgeben ohne Reizerscheinungen desselben" (?). Er schließt sich damit der Anschauung Fischers, Criles und anderer an, die eine **Reflexwirkung auf das Herz und die Vasomotoren** im allgemeinen, besonders aber den Vagus annehmen, die zur Erweiterung der großen Gefäße, namentlich der Bauchhöhle" führen; alle anderen Symptome sind dem Herz- und Gefäßreflex untergeordnet. Das Krankheitsbild des sog. erethischen und das des torpiden Shocks, als einander gegenüberstehend, lehnt er mit Recht ab.

Tillmans spricht von einer reflektorischen Herabsetzung bzw. Erschöpfung des vasomotorischen Zentrums in der Medulla oblongata, vergleicht den Shock mit dem Goltzschen Klopfversuch und betont, daß „die Herzaktion deutlich verlangsamt, unregelmäßig, aussetzend (?), der Puls fadenförmig oder gar nicht fühlbar, die Respiration unregelmäßig, sei, indem tiefe und langsame Atembewegungen abwechseln mit oberflächlichen. Die Commotio cerebri ist nach ihm der Shock des Gehirns mit Ausfall aller Erinnerungsbilder. Der Schock kann schließlich in Ohnmacht und zuweilen in Tod übergehen, besonders bei neuropathischen Menschen.

Hirsch (1901) gibt der Anschauung den Vorzug, nach der Shock aus gewissen Veränderungen des Zentralnervensystems sich erkläre. Er führt als interessant die Theorie Rogers an, daß der Stillstand des Stoffwechsels zwischen Blut und Gewebe, die innere Atmung, herabgesetzt sei. Breite Angriffsflächen der verwundenden Objekte bewirken leichter Shock als spitze und kleine.

Fishers (1908) Ausführungen sind insofern von Belang, als er die schweren Shockerscheinungen bei Schwellung und Blutung des Pankreas durch Druck auf die Bauchganglien, das „abdominal brain", erklärt, indem der Druck sich fortpflanze durch die Sympathikusfasern auf das Herz und die vasomotorischen Fasern auf die Med. obl.; dadurch erweitern sich die Gefäße der Eingeweide, das venöse System erschließt sich und die Kranken verbluten sich in die eigenen Eingeweide.

c) Letzte Kriegs- und Friedensanschauungen.

Was nun in den letzten Kriegen und auch der neueren Friedenschirurgie über den Wundschlag geleistet ist, ist, abgesehen von wenigstens auf deutscher Seite manchmal hervortretendem Bestreben, den Shockbegriff möglichst aufzulösen, herzlich wenig. In den dem Weltkriege vorausgegangenen Kriegen, dem Burenkriege, dem Russisch-japanischen und dem Balkankriege ist es von dem Wundschlag auffallend ruhig geworden. v. Oettingen äußert sich nur ganz allgemein und offenbar ohne klare Vorstellung über den Shock und seine Beziehungen zur Wundinfektion. Vollbrecht und Wieting glauben eine Abnahme des allgemeinen Shocks verzeichnen zu können und führen sie auf eine bessere Wundversorgung und namentlich auf die Abnahme artilleristischer Schußverletzungen zurück. Exner erwähnt in seiner Zusammenstellung der Balkankriegserfahrungen, die freilich auf Vollständigkeit keinen Anspruch machen kann, den Shock anscheinend überhaupt nicht und in den „Beiträgen zur Kriegschirurgie aus den Balkankriegen", herausgegeben vom Roten Kreuz, wird nur hier und da der Name genannt, mit Nervenerschütterung gleichgesetzt. Vollbrecht-Wieting kommen auf den lokalen Wundshock näher zurück (s. u.).

d) Ergebnisse aus dem Weltkrieg.

Der Weltkrieg brachte auf deutscher Seite außer einer Arbeit Thann-hausers, die auf Wietings Anregung entstand, und einer Abhandlung Erlen-meyers keine eingehendere Darstellungen des Wundschlags unter neuen Ge-sichtspunkten. Stiedas Ausführungen im „Lehrbuch der Kriegschirurgie" (Bo-chard-Schmieden) entbehren der Abklärung und eigener Stellungnahme. Alle die vielen Autoren, die sonst in ihren Arbeiten einmal den Wundschlag streiften, besonders in seiner Beziehung zur Wundinfektion, sprechen vom Shock als etwas ganz Bekannten, haben aber offenbar alle nur das Kollaps-stadium vor sich und wissen wenig von einer Abgrenzung gegen andere ähn-liche Zustände. Die Meisten haben wohl aus der Friedenschirurgie eine dunkle Vorstellung von dem organisch-depressiven Zustand nach Verwundungen, wissen aber kaum etwas damit anzufangen oder greifen zu abliegenden Erklä-rungen. — Namentlich die Pathologen glauben in der Fettembolie den Untergrund für alle die klinischen Erscheinungen gefunden zu haben, ohne diese aber selbst zu kennen. Ich komme darauf noch eingehender unten zurück. Einheitliche Gesichtspunkte und Leitgedanken wurden nicht aufgestellt. Jeden-falls haben die gegnerischen Ärzte sich systematischer und wissenschaft-licher mit der so überaus wichtigen Frage des Wundschlags beschäftigt, als es auf deutscher Seite geschah. Namentlich die Franzosen suchten den Begriff zu klären, wenn es ihnen auch ebensowenig wie den Engländern gelang, da sie in den alten Fehler der Vieldeutigkeit fielen (Quénu, Gray). An gegebenem Orte werde ich die neueren Arbeiten, besonders auch die gegnerischen, berühren.

Zusammenfassung der bisherigen klinischen Anschauungen.

Übersehen wir noch einmal kurz die bisherigen Anschauungen der Kliniker aus Krieg und Frieden, so ergibt sich kurz folgendes:

Gemeinsam ist die Anschauung über die Ursache des Wundschlags als eine bedeutende mechanische Einwirkung auf, sei es individuell oder funktionell empfindliche sensible, also zentripetale Nerven, die als End-erfolg den Zusammenbruch des ganzen Organismus auslöst. Der Vorgang ist ein Reflex auf dem Weg der Nervenbahnen. Dabei wird von einzelnen Autoren das psychische Moment betont.

Auseinander gehen die Anschauungen im wesentlichen darin, wie die Auslösung des Wundschlags vor sich gehe: ob es sich um eine reflek-torische Erschöpfung des Rückenmarks insbesondere der Medulla oblongata, oder ob es sich um eine reflektorische Reizung mit Läh-mung des Herzens oder ob es sich um eine vorwiegend reflektorische Lähmung des peripheren Vasomotorensystems selber unter Betei-ligung des Herzens handele. Wie ich schon andeutete, lassen sich diese Dinge gar nicht so scharf voneinander scheiden, ich komme näher darauf unten zurück.

v. Nußbaum war der erste, der in diese, sagen wir funktionellen Theorien, den Gesichtspunkt der Vergiftung hineintrug: „Alles Leben ist an die chemische Beschaffenheit des Zellinhalts gebunden; wird diese auf irgend eine Weise vergiftet oder abnorm zusammengesetzt, so läßt die Funktion der wich-tigsten Organe, namentlich des Herzens, sofort nach und hört bei Steigerung dieses krankhaften Verhältnisses sofort auf. Eine solche Zellvergiftung tritt aber nach schweren Verletzungen und Operationen sehr oft und recht bald ein." Zu Anfang nimmt v. Nußbaum eine Intoxikation durch Autolyse des zertrümmerten Gewebes an, die dann freilich leicht in septikhämische Prozesse übergeht. Die Autolyse wurde dann auch neuerdings wieder herangezogen, so von Borst, von Sauerbruch u. a., freilich weniger zur Erklärung des Wundschlags als zu der für die Erscheinungen der Gasbazilleninfektion. Namentlich aber waren es die Franzosen und unter ihnen in erster Linie Quénu, der die Autolyse als eine der Hauptursachen des Wundschlags auffaßt (s. u.).

Autolyse und Infektion sind entschieden Gesichtspunkte, die im Zusammenhange mit dem Wundschlag betrachtet werden müssen, sie bilden neben der Fettembolie u. a. eine Handhabe, den eigentlichen traumatischen Wundschlag von seinen Anhängseln zu befreien oder sie als eine Komplikation desselben aufzufassen. Sie gehören aber nicht zu dem eigentlichen Wundschlag, den ich als eine traumatische Reflexwirkung auffasse. Daher gehe ich zunächst auf die mechanisch-funktionelle Erklärung ein.

Physiologische Betrachtungen und Klärungsversuche.

Sehen wir, ob die Physiologie oder die experimentelle Pathologie uns Klärung bringen kann.

Hier nun ist in erster Stelle zu betonen, daß gleiche Umstände, wie sie eine Artillerieverwundung mit sich bringt, experimentell am Tiere nicht erzielt werden können, daß ferner die Art der Verletzung bei der Verwundung vorwiegend grob mechanischer, beim Experiment meist elektrischer, thermischer oder feiner mechanischer Art ist, und daß im Tierversuche klinische Beobachtungen außer bestimmten objektiven Messungen so gut wie ganz fehlen. Es bleibt also die Beobachtung am schwer verletzten Menschen in jedem Falle als traumatisches Experiment das Entscheidende.

Nagel (1907) führt aus: Starke sensible Reizung, und zwar sowohl der Nervenendigungen als auch der Nervenstämme bewirkt in der Regel — mit gewissen Ausnahmen — Steigerung des Blutdrucks, einen sog. **pressorischen Reflex.** Besonders stark und auffällig ist diese Drucksteigerung bei Reizung der sensiblen Hinterwurzeln der Dorsal- und ersten drei Lendennerven. Bei erhaltenem Bewußtsein ist die Frage berechtigt, ob nicht diese Steigerung als Affektsymptom zu betrachten ist, das nur unter Beteiligung der Großhirnrinde zustandekommt = emotiver Reflex, Schreckreflex."

H. Meyer und Gottlieb (1914) sprechen von dem Antagonismus in dem Verhalten der beiden großen Gebiete, einerseits der Eingeweide, andererseits der Körperperipherie wie der Haut, den Muskeln, dem Gehirn. Er zeigt sich z. B. bei der Depressorwirkung, da sich bei der Erregung dieses Nerven die Eingeweidegefäße erweitern, die Gefäße der Peripherie aber gleichsam blutleer werden. Umgekehrt haben wir bei Reizung Verengerung im Splanchnikusgebiet und Erweiterung der peripheren Gefäße.

Am häufigsten herangezogen für die Erklärung der „Shock"erscheinungen wird der bekannte Goltzsche Klopfversuch. Es steht außer Frage, daß durch ein Trauma, das dem Goltzschen Klopfversuch ähnliche Verhältnisse bietet, wie starker Schlag gegen das Abdomen mit überstarker Vagusreizung schwerster Kollaps und selbst der Tod herbeigeführt werden kann. Das aber ist kein Wundschlag, sondern Tod durch reflektorische Herzläh- mung. Auch die von Goltz selbst angeführten Nebenwirkungen des Klopf- versuches, die gewöhnlich von den Autoren gar nicht gewürdigt werden, wie das Aufhören der Atmung und der willkürlichen Bewegungen, Betäubung u. a. m. passen nicht in das Bild des Wundschlags. In richtiger Erkenntnis dieser wider- sprechenden Erscheinungen beim Wundschlag und Klopfversuch, auf die Blum seine Theorie von dem ,,Schock als einer Herzparalyse'' aufbaute, ging H. Fischer auf die weiteren Folgen des Goltzschen Klopfversuches ein: ,,Steht das Herz nach dem Klopfversuch in der Diastole still infolge reflektorischer Vagusreizung und hört man dann mit dem Klopfversuch auf, so fängt das Herz nach einiger Zeit wieder an, schwach und leer zu arbeiten; es besteht eine allgemeine Lähmung des Gefäßtonus, veranlaßt durch Erschütterung der Bauch- eingeweide und diese reflektorische Gefäßlähmung hat die mangelhafte Durch- blutung und damit Funktionsbeeinträchtigung aller Organe zur Folge.''

Diese Theorie Fischers hat nun manches für sich und ist nicht so einfach abzulehnen, wie Gröningen es in seinen Ausführungen tut. Denn die Theorie wird zweifellos den meisten der dem Wundschlag zukommenden Erscheinungen gerecht, sofern eben eine solche Verletzung, Schlag gegen den Bauch mit reflektorischer Lähmung des N. vagus bzw. splanchnicus zu- trifft. Da aber liegt meines Erachtens auch ihre schwache Stelle: Wir dürfen nicht von den Bauchverletzungen ausgehen zur Erklärung des Wundschlags, ebensowenig wie von denen des Gehirns, da beide bezüglich der nervösen Ver- sorgung zu eigenartige Verhältnisse bieten. Sie erklären uns nicht die depressiven Erscheinungen des Wundschlags z. B. nach Extremitätenverletzungen, bei denen weder Vagus noch Splanchnikus noch Zentralnervensystem unmittelbar be- troffen werden. Wir müssen also eine Erklärung suchen, die patho- genetisch allen mit Wundschlag verbundenen Verletzungen ge- recht wird.

In diesem Sinne bedeutet die Auslegung Schneiders, der durch über- starken Reiz sensibler Fasern eine starke reflektorische Erregung des Rücken- marcks mit anfänglicher Verengerung und dann Erweiterung der Gefäße unter Herabsetzung des Gefäß- und Herztonus annimmt, einen wesentlichen Fort- schritt. Doch erklärt sie, sich im wesentlichen gründend auf die Erscheinungen nach schweren Verbrennungen und dem ihnen folgenden Schockzustand, doch nicht alles.

Nekroptischer Befund.

Daß Veränderungen der Blutbeschaffenheit beim Wundschlag keine Rolle spielen können, darauf brauchen wir nicht weiter einzugehen. Blutge- rinnungen im Herzen, Kontraktionszustand der Ventrikel u. a. m. können uns keinen Aufschluß geben, wie denn die makroskopische Autopsie beim echten Wundschlag völlig negativ ausfällt (s. u.). Tut sie es nicht, sondern finden sich Veränderungen, die wohl für den Tod verantwortlich gemacht werden könnten, dann liegt eben kein Wundschlag vor. Von mikroskopischen Befunden am Nervensystem oder Ähnlichem verlautet leider in der Literatur nichts. Degenerative Zellenveränderungen müßten auch mit Vorsicht bewertet werden, ihrer großen Vieldeutigkeit wegen.

Neuere mechanisch-experimentelle „Shock"versuche.

Mommery, Lockhart und Symes (1908) machten Versuche unter Narkose an Tieren und fanden, daß durch elektrische Reizung ein Symptomenkomplex des „Shock" mit niederem Blutdruck, niedriger Gefäßspannung entsteht, hervorgerufen durch verlängerte Reizung verschiedener sensibler Nerven. An voll anästhesierten Tieren rufen nicht destruierende Verletzungen der Baucheingeweide eher den Shock hervor als grobe destruierende (?), Chloroform begünstigt ihn mehr als Äther. Subkutane Einspritzungen werden im Shock nur sehr langsam, wenn überhaupt aufgesaugt, daher sind sie intravenös vorzunehmen.

G. Crile stellte 1903 sehr zahlreiche und in ihrer Art wertvolle Untersuchungen an Tieren „über den Blutdruck in der Chirurgie" an, gleichzeitig eigene und Anderer Erfahrungen am Menschen zum Vergleich heranziehend. Er ging gewöhnlich so vor, daß er die Tiere tief narkotisierte und dann in tiefer Narkose eingreifende Manipulationen an der Haut, den Pfoten und besonders den Eingeweiden vornahm, bis mehr oder minder tiefes Sinken des Blutdrucks z. B. von 150 auf 50 mm Hg erreicht war. „In allen Experimenten, in denen reiner (?) Shock erreicht war, zeigte sich, daß dazu eine beträchtliche Zeit benötigt wurde, gewöhnlich eine halbe Stunde und mehr". Bei diesen Experimenten wurden dann verschiedene Medikamente verabreicht, Nervendurchschneidungen oder -reizungen u. a. m. vorgenommen, um die Wirkung dieser auf den Shock zu prüfen. Erwähnenswert ist, daß Reizung des N. ischiadicus Blutdrucksteigerung zur Folge hatte. Crile kommt dann zu folgenden Schlüssen: „In mancher Beziehung ist die Kontrolle des Blutdrucks gleichbedeutend mit der Kontrolle des Lebens. Chirurgischer Shock ist eine Erschöpfung des Vasomotorenzentrums, weder der Herzmuskel noch die Herzzentren noch das Atemzentren sind anders als sekundär beteiligt. Kollaps wird bedingt durch eine Aufhebung des kardialen oder vasomotorischen Mechanismus oder durch Blutung". Crile setzt also den Shock gleich mit einem tiefen Sinken des Blutdrucks, und zwar an tief narkotisierten Tieren, bei denen nach gleichzeitig vorgenommenen eingreifenden Manipulationen nach frühestens einer halben Stunde „echter Shock" eintrat. Irgendwelche klinische Erscheinungen sind natürlich nicht gegeben. Die Vielheit und Vielfachheit der künstlichen Schädigungen, das späte Eintreten des Shocks lassen es sehr zweifelhaft erscheinen, ob wir die tiefe Blutdrucksenkung ohne weiteres mit dem traumatischen Wundschlag gleichsetzen dürfen. Es liegen in vielen Fällen zudem Manipulationen am Splanchnikus, Vagus, den Akzelerantes vor, deren Reflexwirkung mit dem traumatischen Wundschlag nicht in allzu enge Beziehung gebracht werden darf. Immerhin sind Criles Untersuchungen sehr wertvoll für die Vorgänge beim sog. Operationsshock und bestärken mich in der Anschauung, daß zwischen ihm und dem Wundschlag ein Unterschied zu machen ist, daß jener mehr in das Gebiet der Synkope fällt.

Janeway und Ewing (1914) schlossen aus ihren Tierversuchen (Manipulationen in der Bauchhöhle), daß die Frühstadien des Shocks nach Eviszeration und Anfassen der Gedärme durch inhibitorische afferente Impulse hervorgerufen werden, ohne Erschöpfung irgend eines Nervenzentrums. Die vollständig splanchnische Paralyse lokal peripheren Ursprungs führt den nachfolgenden verhängnisvollen Fall des Blutdrucks herbei. Der wichtigste Faktor ist der Verlust der Kontrolle der Vasomotorennerven.

Rendle Short (1914) erklärt es für falsch, die Ursache des Shocks in einer primären Erschöpfung des Vasomotorenzentrums zu suchen, wenn auch das Absinken des Blutdrucks zu den häufigsten Symptomen des Shocks gehört. Shock existiert oft bei guter Herzkraft und kontrahierten peripheren Arterien. Nach Short geht der Vorgang folgendermaßen: Die nozizeptiven Impulse erreichen das Gehirn und inhibieren gewisse Kerne in der Nähe des IV. Ventrikels und im Kleinhirn, welche kontinuierliche Impulse zur Erhaltung des Muskeltonus nach der Peripherie senden. Die unmittelbare Folge ist eine Erschlaffung der Muskulatur und ein Fallen des Blutdrucks. Der Tod ist verursacht durch Akkumulation des Blutes in den großen Venen und ungenügender Füllung des Herzens. Vom Gesichtspunkte dieser Theorie aus müssen die moderne Diagnose und Therapie des Shocks als unzulänglich erwiesen werden. Am meisten Aussicht auf Erfolg haben Einwicklung der Extremitäten und des Körpers mit elastischen Binden und Füllung der Bauchhöhle mit Kochsalzlösung.

Malcolm lehnt eine Lähmung der Splanchnikusgefäße beim Shock ab. Nach klinischen Beobachtungen liegt im Gegenteil eine Kontraktion der Arterien vor, die progressiv zunimmt, bis Besserung oder Tod eintritt.

Es ist klar, daß die physiologischen Versuche und die klinischen Ergebnisse nicht völlig einander gleichzusetzen sind, wenn sie nicht unter gleichen Bedingungen stehen. Es kommt sehr darauf an, welches Nervengebiet das primär gereizte und den Reflex auslösende ist. Es geht darum nicht an, die Erscheinungen des peritonealen Shocks, sofern er durch Reizung des Splanchnikus oder der Bauchganglien erzeugt wurde, mit denen auf gleiche Stufe zu stellen, die durch Reizung peripherer Extremitätennerven entstehen. Sie müssen also dementsprechend voneinander abweichen, sowohl in den Anfangserscheinungen wie im Reflexverlauf, während sie sich in den Enderscheinungen, sobald die Lähmungen am Gefäßsystem auftreten, gleichen können.

Sichtung der klinischen Erfahrungen.

Unter diesen Gesichtspunkten müssen wir unsere klinischen Erfahrungen sichten. Es erscheint darum, weil wir ja zunächst einmal auf die Klärung des Wundschlagbegriffs hinarbeiten, zweckmäßiger, alle diejenigen Verletzungen beiseite zu lassen, die die Deutung der Erscheinungen komplizieren, ohne damit aber besagen zu wollen, daß Wundschlag bei diesen nicht vorläge und ohne sie ganz von unseren Betrachtungen auszuschalten. Im wesentlichen würden die schweren Extremitätsverletzungen wohl das reinste Bild bieten, wenn wir den Einwänden der Anhänger der Fettembolie und der Gewebsintoxikation zu begegnen wissen.

Operationsschock.

Zuvor möchte ich den sog. **Operationsshock** aus unseren Betrachtungen herausnehmen. Er ist eine auch den alten, namentlich den Kriegschirurgen bekannte Erscheinung. Pirogoff äußert sich z. B. folgendermaßen darüber: „Der allgemeine traumatische Stupor kann auch nach großen chirurgischen

Operationen eintreten; wenigstens verfallen sehr zarte und nervöse Individuen nach schmerzhaften Operationen bisweilen in einen dem traumatischen Stupor ähnlichen Zustand; jetzt, nach der Einführung des Anästhesierens in die chirurgische Praxis ist diese Erscheinung, d. h. der Stupor infolge eines starken Schmerzes, kaum möglich."

Der Operationsshock spielt denn auch dauernd eine große Rolle in Theorie und Praxis, wie gerade auch die oben angeführten englischen Versuchsansteller zeigen. Nun scheinen mir die Dinge beim Operationsschock doch nicht so einfach zu liegen wie vielfach angenommen wird. Eine Operation ist einer Verwundung nicht ohne weiteres gleichzusetzen. Einerseits fehlt ihr das Plötzliche, Unerwartete, sie trifft keinen ahnungslos bei vollem Bewußtsein in voller Tätigkeit sich befindenden und gesunden Menschen, andererseits haften ihr Zugaben an, die beim Trauma fehlen: sie ist ein länger dauerndes und stetig sich steigerndes Trauma, sie erfolgt in Narkose, = gewollter Vergiftung, mit genügender psychischer und physischer Vorbereitung, zumeist an einem vorher schon kranken Organismus, in seelischer Aufregung in Form der Erwartung oder Furcht. Demnach müßten wir alle Einwirkungen oder Zugaben, namentlich die Narkotisierung, den Blutverlust, die lange Dauer der künstlich herabgesetzten Lebensfunktionen u. a. m. ausschalten; ihre Wirkung kann nur die ihr eigentümlichen Folgen haben: es kann natürlich ein etwaiger „Shockzustand" nicht plötzlich auftreten, sondern muß sich ganz im Einklang mit Criles Experimenten nach und nach unter Zunahme der Gefäßerschlaffung entwickeln, muß also klinisch ein ganz anderes Bild zeigen, bis er ganz ausgelöst ist. Das Bild des sog. Operationsshocks gleicht von vornherein mehr dem des Kollapses, selbst wenn wir alle die Fälle, die eigentlich der Sepsis oder der Ausblutung angehören, unberücksichtigt lassen.

Dennoch gibt es einen „Operationsschock", und zwar dann, wenn im Verlaufe einer Operation ein dem intensiven Trauma gleichwertiges Moment eingeschaltet wird: eine heftige Erschütterung des peripheren oder splanchnischen Nervensystems. Dahin gehört die einfache Abtragung einer Extremität mit Durchschneidung eines oder mehrerer großen Nervenstämme, in erster Linie des N. ischiadicus, sodann des Plexus brachialis, vielleicht auch die gleichzeitige Unterbindung größerer Gefäßrohre. Dieser Auffassung entspricht die Erfahrung, daß namentlich hohe Oberschenkelamputationen oft, ohne daß man eine sonst annehmbare Ursache fände, tödlich enden, ohne Blutung, ohne Sepsis. Die Durchschneidung des N. ischiadicus, um bei dieser zu bleiben, ist immer ein gewaltiger Eingriff mit zentripetaler Reflexwirkung; ihr kann der Wundschlag folgen; wenngleich dessen erstes Stadium durch die Narkose verdeckt wird, tritt der Wundschlagkollaps entsprechend dem oben geschilderten Krankheitsbilde ein. Die Erfahrung hat mich gelehrt, daß die Gefahren der Oberschenkelamputation ganz wesentlich herabgemindert werden kann durch Blockierung der sensiblen Leitung mittels der Medullaranalgesie (s. u.); es wird durch sie offenbar nicht nur die Schmerzempfindung, die rein sensible Leitung zum Gehirn, unterbrochen, sondern das gesamte zentripetale Leitungsvermögen, so daß die reflektorische Auslösung der Gefäßkrise nicht zustandekommt, ein auch physiologisch interessanter Vorgang.

Zum echten „Operationsschock" möchte ich auch die plötzlich auf große Flächen wirkenden thermischen Einflüsse wie die Kältewirkung auf die Pleura bei Öffnung der Pleurahöhle nach Brustschüssen, die plötzlichen Druckschwankungen in den lebenswichtigen Organen des Mediastinums, wenn schon diese auch andere Deutung zulassen, rechnen (s. u.). Ich möchte also den echten „Operationsshock, vergleichbar den Wundschlag, nur da anerkennen, wo wirklich plötzliche Insulte stattfinden, die schweren Traumen gleichen, nicht aber da, wo langsam präparatorische Daueroperationen zur Erschöpfung führen. Verstehen wir so den Operationsschock, so verstehen wir auch, daß dieser durch zentrale Narkose, d. h. Ausschaltung des Bewußtseins nicht verhindert wird, wohl aber durch periphere Unterbrechung der zentripetalen Leitung, sofern diese ausreichend möglich ist.

Es bedarf nicht weiterer Ausführung, daß ein echter Operationsschock nicht stundenlang nach einer Operation, selbst wenn sie die geforderten Bedingungen erfüllte, eintreten kann: er muß sich unmittelbar an sie anschließen und den klinischen Verlauf des Wundschlags nehmen.

Werdegang des Wundschlages.

Verfolgen wir also den Werdegang des Wundschlags in seinen einzelnen Phasen: Die Reizung der peripheren Nerven pflanzt sich zentripetal fort und kann so stark sein, daß augenblicklicher oder doch fast augenblicklicher Zusammenbruch durch die überstarke reflektorische Reizwirkung schlagartig einsetzt. Ob die subjektive Empfindung des Schmerzes dafür nötig ist, dürfte zweifelhaft sein, da der Tod eintreten kann, ehe das Großhirn die Empfindung aufgenommen hat. Kommt sie aber zum Bewußtsein, dann können die gewaltigsten Abwehrreflexe ausgelöst, sie können aber auch unmittelbar, nach kaum wahrnehmbarer Reizung, sofort durch Erschöpfung gelähmt sein und somit der Beobachtung entgehen.

Schmerz.

Ich stimme der Anschauung Gröningens in diesem Punkte bei, daß, wenn der Reiz von gewaltiger maximaler Stärke ist, eine adäquate Empfindung, auch Schmerzempfindung, nicht ausgelöst wird. Die Schmerzwahrnehmung setzt einen adäquaten Reiz voraus, ein überstarker schaltet die spezifische Energie der sensiblen Nerven aus und stumpft sie ab. Schmerz als Leistung des Großhirns ist also nicht für den Wundschlag von auslösender Bedeutung.

Es erhebt sich hier von selbst die Frage, ob denn bei Ausschaltung der Schmerzempfindung vor Eintritt einer schweren Verletzung diese Erscheinungen des Wundschlags auftreten können oder nicht. Würde ein in Operationsnarkose Liegender plötzlich durch eine schwere Verletzung betroffen, und würden sich dann bei ausgeschaltetem Großhirn Wundschlagserscheinungen zeigen — ein Ausbleiben würde nichts beweisen — dann wäre diese Frage gelöst. Ein solches Ereignis ist aber aus leicht begreiflichen Gründen kaum beobachtet. Möglich wäre es schon bei dem Bewerfen der Hospitäler durch Flieger. Ich habe nur von einem Fall gehört, bei dem eine in den Operationssaal explodierende

Fliegerbombe den Operateur und die Assistenten in Stücke riß, dem auf dem Tisch liegenden Verwundeten aber nichts passierte, jedenfalls bekam er keinen Wundschlag; er ward aber auch nicht verwundet! Pirogoff meint zwar, daß „nach der Einführung des Anästhesierens in die Chirurgie die Erscheinung des Wundstupors infolge starken Schmerzes kaum möglich sei". Das geht aber auf den vorhin erwähnten sog. Operationsshock und wäre für den Wundschlag nicht maßgebend. Andererseits meint Pirogoff, „daß der Schmerz selbst schon eine Erschütterung darstelle, die bei reizbaren Individuen schon an und für sich zu einer lebensgefährlichen Erschöpfung, zu tetanischen Erscheinungen, ja zum Tode führen kann". Wenn wir uns in die Zeiten der Absetzung großer Gliedmaßen ohne Narkose zurückversetzt denken, dann wird es uns nicht schwer fallen, diesem Gedankengange zu folgen: Schmerz, psychische Aufregung, Blutverlust usw. können durch Summation sehr wohl zum Tode führen. Es ist das aber doch ein komplizierterer Vorgang als der reine Wundschlag als Reflex in dem oben beschriebenen Sinne und darum nicht zur Klärung zu verwerten.

Der Schmerz stellt also an und für sich eine manchmal sehr starke Erschütterung dar und kann darum einen im wirklichen Wundschlag Liegenden sehr wohl im ungünstigsten Sinne beeinflussen. Einzelne Autoren, z. B. Gray, sprechen denn auch von einem „sekundären Schock", was aber nur zu Unklarheiten führt: es ist das eben ein sekundärer Kollaps. Es ist natürlich, daß die Befreiung von diesen Schmerzen z. B. durch Amputation, wie das Pirogoff und nach ihm viele andere (s. auch Quénu) geraten haben, lebensrettend wirken kann, falls es schonend gemacht wird. Der Schmerz stellt dann aber nur eine Komplikation dar und ist gleichbedeutend einem angreifenden Transport, einem unzweckmäßigen operativen Eingriff, einer drohenden Infektion, einer Autointoxikation u. a. m.

Aus den experimentellen Untersuchungen zur Erzeugung des Wundschlags in Narkose möchte ich nochmals die interessanten Ergebnisse Criles hervorheben. Selbst in tiefer Narkose ergab Reizung des N. ischiadicus auch an kollabierten Tieren jedesmal Steigerung des Blutdrucks, die Durchschneidung des Nerven wird es im Augenblick der Verletzung auch tun, aber der Blutdruck geht ziemlich rasch wieder nieder, und nach dem Erwachen haben wir es mit des Wundschlags zweitem Stadium, dem Kollaps zu tun: und dieser ähnelt natürlich nach Absetzung großer Gliedmaßen sehr dem eigentlichen traumatischen Wundschlag bei gleicher traumatischer Verstümmelung.

Überstarke Reizung sensibler Nerven.

Eine Art physiologischen Experimentes (im Sinne des Traumas) bilden die Hodenquetschungen. Schon unerhebliche Reizung der Hodennerven (Spermaticus) kann die wahnsinnigsten Schmerzen auslösen, mit Erbleichen, Atemstockung und anderen depressiven Erscheinungen. Pirogoff, der diese Wirkung als traumatischen Erschütterungsschmerz bezeichnet, berichtet einen Fall von absichtlicher Quetschung beider Hoden, auf die der Tod rasch folgte, ohne daß im Hodengewebe außer leichten Blutergüssen besondere Veränderungen festzustellen gewesen wären. H. Fischer berichtet gleichfalls rasch eintretenden Tod durch Biß in einen Testikel. Ich habe freilich unter den zahlreichen Hodenschußverletzungen dieses Krieges einen eigentlichen Wundschlag nicht gesehen, bezweifle aber nicht dessen Vorkommen. Sind es hier besonders stark sensible Nerven, so ist es an anderen Stellen die größere Angriffsfläche, die Summation des Reizes auf viele Nerven, die den Reflex auslöst, seien sie nun örtlich massenhafter und feiner wie etwa in der Hohlhand, oder zusammengeflochten zu einem dicken Bündel, wie etwa dem N. ischiadicus oder dem Plexus bracchialis.

Grobes Geschoß und Vielfachverletzung.

Es entspricht das unseren jetzigen Kriegserfahrungen und erklärt andererseits die Häufigkeit des Wundschlags gegenüber den letzten Kriegen, daß vornehmlich Artilleriewirkung, also grobes Geschoß den Wundschlag auslöst; entweder sind es örtlich starke Gewebstrennungen wie Zerschmetterungen der Glieder, Abreißung ganzer Extremitäten, wobei die großen Nervenstämme stark gequetscht oder in gewaltigem Zuge abgerissen werden, oder es ist eine oft ungeheure Multiplizität der Angriffspunkte, eine Übersäung des Körpers mit mehr oder weniger großen Granatsplittern, die uns entgegentritt. Jedenfalls sind es vorwiegender mit stumpfer Quetschung angreifende Gewalten als scharfe spitze, während scharfe spitze und kleine, zumal in der Einheit verletzende Objekte, selbst wenn sie mit größter Kraft den Körper treffen, wie die Gewehrgeschosse, weit seltener den Wundschlag auslösen, dann auch meistens nur, wenn ihre lebendige Kraft sich durch großen Widerstand im Ziel, wie am Schaftknochen, mehr in Breitenwirkung, also Erschütterung, umsetzt.

Es ist aber wohl zu bedenken, daß bei mancher Form der Artilleriewirkung noch andere Faktoren im Spiele sind, denen ein Einfluß auf den Organismus nicht abzusprechen ist. Das ist die bedeutende Erschütterung des Organismus durch eine in nächster Nähe, zumal im geschlossenen Raum explodierende Granate oder ähnlichem Geschoß mit ihrer Einwirkung auf das Gehörorgan, Labyrinth und anderen Gehirnteile, der Luftdruckveränderung und seiner mechanischen Kraft, der Gasvergiftung, und nicht zum wenigsten auch die Einwirkung auf die Psyche, die der mit Urgewalt an, in und um das Einzelwesen sich vollziehenden Katastrophe ausgesetzt wird.

Es soll damit aber nicht etwa gesagt sein, daß der Wundschlag als solcher etwas Psychisches ist, wie das von anderer Seite (Erlenmeyer) behauptet ist, sondern nur, daß neben dem rein traumatischen Reflex sich tief den Organismus erschütternde Einwirkungen abspielen, die einerseits die regulatorische Tätigkeit des Großhirns hemmen und das Zustandekommen tiefer Reflexwirkung begünstigen, andererseits die Erholung aus ihr zu verzögern vermögen (s. u.).

Extremitätenverletzungen.

Die von mir selber beobachteten Wundschlagfälle fielen zum größten Teil unter jene Verletzungsgruppen der Extremitäten. Es ist klar, daß eine Ausreißung des N. ischiadicus eine gewaltige Nervenreizung darstellt, die nur mit einer pathologisch gesteigerten Rückäußerung beantwortet werden kann.

„The loss of a limb is more than any cann bear", das ist John Hunters praktische Schlußfolgerung und diese ist richtig, wenn er sie auch nicht erklärt. Und die den Verlust eines Gliedes nicht vertragen können, bleiben als Opfer auf der Stätte ihrer Verwundung, sterben im echten Wundschlag, ohne einen Tropfen Blut zu verlieren!

Kopf- und Rückenmarksverletzungen.

Verwundungen am Kopf geben zu wenig eindeutige Krankheitsbilder, als daß wir sie für den reinen Wundschlag verwerten könnten. Zermalmungen der Hirnsubstanz, Blutungen mit Hirndruck, Hirnerschütterung komplizieren das Bild. Es ist wohl (s. Fischer) gesagt worden, daß die „Commotio cerebri einem Schock des Gehirns gleichzusetzen" sei als eine Reflexlähmung des vasomotorischen Zentrums, doch handelt es sich bei den Gehirnverletzungen um eine direkte Schädigung der Zentralorgane, so daß das Reflektorische nicht rein in Erscheinung tritt. Desgleichen ist nicht gut zu erweisen, ob schwere Verletzungen des Rückenmarks besonders auch Erschütterungen desselben, wie Leyden will, mit Shockwirkung einhergehen können. Es soll aber die Möglichkeit, daß von ihm aus Reflexwirkung auf das Vasomotorensystem ausgelöst werden könne, wenn es auch selbst nicht sensibel im eigentlichen Sinne des Wortes ist, durchaus nicht von der Hand gewiesen werden (Rosenfeld). Ich habe persönlich trotz reichster Beobachtung bei Rückenmarksverletzungen keinen eigentlichen eindeutigen Fall von Wundschlag gesehen. Es mag aber sein, daß gerade diese so schwer reflektorisch erschüttert sind, daß sie auf der Stelle der Verletzung erliegen. Andererseits habe ich Fälle so ausgedehnter breiter Zertrümmerung der Hüllen und Zerreißung des Markes gesehen, schwerste Defektschüsse, daß mir das Gebiet der sog. Rückenmarkserschütterung wenigstens in seinen Beziehungen zum Wundschlag noch ganz ungeklärt erscheint.

Halsverletzungen.

Daß Verletzungen im Bereiche des Halses, an den Plexus der oberen Brust-Schultergegend (und im Becken) zum Wundschlag führen können, ist leicht erklärlich. Die Angabe, daß Kehlkopfverletzungen besonders leicht Wundschlag auslösen sollen, kann ich nicht bestätigen, will mir auch nicht recht einleuchten: hier liegen wohl unmittelbar reflektorische Einwirkungen auf die Atmung (Rekurrens) oder das Herz (Vagus) vor.

Brustverletzungen.

Bei den Verletzungen des Brustkorbes und seines Inhalts sind es wohl weniger die rein sensiblen Nervenschädigungen, die den Wundschlag auslösen als die überstarke Reizung der in der Pleura verteilten Nervenendigungen, die dem sympathischen System angehören und die Reizung ist neben der rein mechanischen nicht selten eine thermische. So sehen wir den Wundschlag verhältnismäßig häufig bei den sog. Defektschüssen der Thoraxwand, wenn kalte Luft das Brustfell trifft und es die von ihm überzogenen Mediastinalorgane derartig reizt, daß Tod durch Reflex eintritt. Einen solchen Reflextod kennen wir ja auch aus der Friedenschirurgie, wenn kalte Flüssigkeit beim Ausspülen der Brusthöhle die Pleura trifft. Daneben

kommen aber, besonders bei den Defektschüssen die mechanischen Lageveränderungen der Thoraxorgane durch den Pneumothorax, das Flattern
der so hoch empfindlichen Mediastinalorgane u. a. m. in Betracht. Es werden
dadurch, wie auch durch die Beeinflussung der Atmung die Verhältnisse so
kompliziert, daß wir auch bei den Brustverletzungen den echten
Wundschlag nicht studieren können, ohne aber sein Vorkommen bei
ihnen in Abrede stellen zu wollen. Daß der Tod bzw. schwerer Kollaps nach
einfacher Thoraxpunktion wie bei Anlegung des künstlichen Pneumothorax oder der Plexusanalgesie nichts mit dem eigentlichen Wundschlag zu
tun hat, liegt auf der Hand, sofern man sein oben gezeichnetes klinisches Bild
und die Pathogenese aufrecht erhalten will; Luftembolie, psychische Aufregung,
unmittelbarer Vagus- oder Sympathikusreflex kommen da je nach dem Fall in
Frage und es wird der guten anatomischen Untersuchung von Fall zu Fall
nicht selten gelingen, Klärung zu bringen.

Bauchverletzungen.

In ganz besonderer Weise werden nun Bauchverletzungen von Depressionserscheinungen begleitet. Es kann hier wohl weniger die Einwirkung auf
die sensiblen Nervenfasern als die auf die sympathischen bzw. die Vagusausbrei-
tungen in Frage kommen, die den depressorischen Reflex auslöst. Die Kontusion mit und ohne blutige Verletzung des Bauchinhalts gibt manchmal
jenen Symptomenkomplex, wie ihn Goltz in seinem oben besprochenen Versuche beschreibt. Der Reflextod danach ist ja gar nicht selten. Gröningen
berichtet über eine ganze Reihe einschlägiger Beobachtungen aus der älteren
Literatur. Ganz typisch erlebte ich sie an einem kräftigen mutigen Knaben,
der mit dem Bauche in vollem Laufe gegen einen Pfahl rannte, im Augenblick
unter aussetzendem Puls, dann mit deutlicher Verlangsamung und äußerster
Hautblässe, unter Stocken der Atmung mit schwerer Beklemmung, aber bei
erhaltenem Bewußtsein niederbrach, so eine halbe Stunde verharrte und sich
dann schnell erholte. Aus unserer operativen Tätigkeit wissen wir, daß Bauch-
operationen, die mit größeren Vorwälzungen der Eingeweide und Abkühlung,
Zerrung an den Organen, namentlich am Magen, nicht selten jenes Bild des
operativen „Shocks" mit Herzstillstand bieten, der das Überstehen solcher
Eingriffe recht in Frage stellen kann. Freilich sollten damit nicht jene Fälle
entschuldigt werden, die offenkundig auf Sepsis oder Nachblutung zurückzuführen sind und für die der „Shock" nur einen Deckmantel bildet.

Auf diese Reflexerscheinungen nach stumpfer Gewalt ging ich
schon früher bei Ausdeutung des Goltzschen Klopfversuches ein. Die Vasomotorenlähmung, die Goltz selbst als Nebenwirkung neben dem Herzstillstand in der Diastole beschreibt, braucht hier ja nicht den Weg über das Rückenmark nehmen, sondern kommt unmittelbar reflektorisch zustande. Es ist das
also nicht der eigentliche Wundschlag, so nahe auch die Enderscheinungen
liegen und ich stimme hier der Forderung Burckhardts bei, daß Fälle „Schock-
wirkungen im Goltzschen Sinne d. h. nach ausgedehnter Gewebszertrümmerung,
durch die gewöhnlichen Schußverletzungen äußerst selten hervorgerufen werden".
Es geht natürlich nicht an, solchen Betrachtungen nachzugeben, wie es Tintner
tut: „Mehr als sonst wird durch den Transport jener Zustand hervorgerufen,

wie ihn Goltz in seinem Klopfversuche herbeizuführen imstande war: denn nie hat der Körper eine solche Reihe ununterbrochener ruckartiger Stöße zu erdulden, wie bei einem schlechten Transport." (!)

Eine andere Frage ist es nun, ob die glatten Schußverletzungen des Bauches diesen stumpfen Einwirkungen gleichzusetzen sind, denn auch bei jenen beobachten wir bisweilen so schwere Erscheinungen des Niederbruches bzw. der Depression, daß sie sich durch die geringfügigen Darmdurchlochungen nicht erklären lassen. Das ist schon dem trefflichen Beobachter Pirogoff aufgefallen. Er nennt es „eine peinliche, unausdrückliche Beängstigung oder auch ein intensives nicht lokalisierbares, Mark und Bein durchdringendes Weh; die entstellte Physiognomie, das aus dem tiefsten Innern kommende Stöhnen, das beständige Hin- und Herwerfen, die Atemlosigkeit, der kleine Puls und der Angstschweiß: dies alles beweist, daß das subjektive Gefühl kein lokales, sondern ein allgemeines Leiden ist, das die Darmwunde allein nicht erklären kann". Ich muß nun feststellen, daß die Erscheinungen nicht die des reinen Wundschlags sind. Es ist aber auch nicht die reine Infektion, die solches zu vollbringen pflegt, wenn auch namentlich anaerobe Infektionen sehr rasch nach der Verletzung auch im Bauche einsetzen können; denn oft bessert sich dieser Zustand und es tritt ein Zwischenraum dieser Besserung ein, ehe die Infektion des Peritoneums einsetzt. Wir haben es hier neben rein sensiblen Reflexwirkungen mit flächenhaft angreifenden Reizungen im Splanchnikusgebiet wohl in erster Linie durch austretenden flüssigen und gasförmigen Darminhalt, verbunden mit Blutverlust, sodann auch rasch einsetzenden Intoxikationen durch Resorption von der weiten Serosafläche her zu tun. In gewissem Sinne vergleichbar ist der Zustand mit dem der Synkope nach plötzlichen Magen-Darmperforationen wie wir ihn nach Magengeschwür oder Typhusgeschwür oder nach Uterusdurchbohrungen zu beobachten gelernt haben; dann aber haben wir es auch gar nicht mit einem traumatischen Wundschlag, sondern mit einem echten Kollapszustand zu tun und dem entspricht denn auch das klinische Bild weit mehr als dem Wundschlag.

Aber wie gesagt, sind die Bauchverletzungen zu kompliziert um zur Klärung des Bildes des reinen Wundschlages herangezogen werden zu können, wenn sie auch eine Klärung von Fall zu Fall fordern.

Auch Gröningen geht auf die Bauchverletzungen näher ein, verwirrt aber durch komplizierte Hypothesen den Begriff des eigentlichen Wundschlags mehr als daß er ihn klärt, denn seine Betrachtungen über eingeklemmte Hernien, über den Kollaps nach einfachen Bauchpunktionen u. a. m. können für den traumatischen Wundschlag nicht wohl verwertet werden.

Einwirkungen auf die Psyche und die Sinnesorgane.

Mehrfach wurde im vorstehenden die **Beteiligung der Psyche** für das Zustandekommen des Wundschlags gestreift. Ich konnte diesem Moment nur darin eine Rolle zuschreiben, daß die psychische Erschütterung mit dem Sitz im Großhirn, wie oben angedeutet, das Eintreten der Reflexlähmung begünstigt und die Rückkehr zur Norm hemmend beeinflußt. Sodann aber glaube ich, daß eine so grundsätzliche Scheidung zwischen psychisch und physisch, wie sie in der Bewertung beider Momente vielfach aufgestellt wird, und auch Thannhauser sie will, gar nicht durchzuführen ist.

Freilich hat der sog. „Nervenschock" mit dem Wundschlag nichts gemeinsam, er ist wie auch Thannhauser bemerkt, eine rein psychische Störung
der „Vorstellung". Näheres darüber findet sich in der neurologischen Literatur
z. B. bei Gaupp, Reichardt. Wenn letzterer von „vegetativen" Erscheinungen
im Anfang eines schweren Shockzustandes spricht, so ist damit wenig gewonnen,
da er sie nicht beschreibt. Klar sind seine Ausführungen bezüglich der seelischen
nervösen Erscheinungen und längerer Dauer, die ganz in die Psychopathologie
spielen. Der sog. „Granatschock" („shell-shock") auf den z. B. auch in der
„Chirurgie im Felde" des k. und k. II. Armeekommandos so großer Wert gelegt
wird, fällt in dies Gebiet; diese Begriffsaufstellung wirft aber vieles zusammen
anstatt zu klären.

Die Vermittlung mit der Außenwelt, die Wirkung aller in der Außenwelt
vor sich gehenden Ereignisse geschieht durch die perzeptorischen Nervenendigungen, zu denen in erster Linie die **Sinnesorgane** zu rechnen sind. Sofern eine
solche Einwirkung in übermächtiger Weise geschieht, vermag sie auch übergroße
Wirkung zu erzielen, doch nur insofern sie reine Reizwirkung ist. Für das Auge
ist eine solche übergroße Reizung nicht gut denkbar, es könnte sich nur, wie
z. B. bei Blitzschlag bekannt, um grellste Lichteffekte handeln, die die Netzhaut
treffen, während das Sehen d. h. das bewußte Sehen bereits eine Tätigkeit
des Großhirns darstellt; furchtbare Erlebnisse, soweit sie mit dem Auge
wahrgenommen werden, können also nicht zu dem eigentlichen Wundschlag
führen. Anders möchte es um den N. acusticus und vestibularis stehen.
Ihre Reizung ist mehr mechanischer Art und es mag sehr wohl möglich sein,
daß überstarke akustische Reize, wie gewaltige Detonationen besonders
in geschlossenen Räumen, zur reflektorischen Vasomotorenlähmung, also dem
wirklichen Wundschlag führen können, doch dann wohl kaum ohne Großhirn-
betäubung!

Das psychische „Erlebnis" und der Wundschlag.

Die einzige Arbeit, die sich außer der Thannhausers auf deutscher Seite
mit der Pathogenese des Shocks beschäftigte, wenigstens während des Krieges,
ist die Erlenmeyers. Er verlegt sie ganz in das Gebiet der Psyche.
Seine Beobachtungen entstammen zum Teil den Schützengräben, zum Teil
dem Hauptverbandplatz, sind also wohl zu berücksichtigen. Nach ihm ist „das
Primäre des Shocks ein psychisches Erlebnis, das mit äußerster
Heftigkeit und Raschheit — man möchte sagen mit äußerster Rasanz — zur
Wirkung kommt. Das psychische Trauma in Form des Erlebnisses heftigster
Sinneseindrücke wie „Krach, Flamme, schwerster Erschütterung, Verschüttung,
Zerschmetterung, Verwundung des eigenen Körpers und auch wohl das Erleben
der höchsten Lebensgefahr" erzeugt den psychovasomotorischen Symptomenkom-
plex. Der Ort des Empfanges ist das Großhirn. In ihm nimmt der vaso-
motorische Lähmungsvorgang seinen Anfang und kommt in der körperlichen
Sphäre als Lähmung des Splanchnikus zur Wirkung. Nach Erlenmeyer
setzen zuerst ganz akut psychovasomotorische Störungen ein, und zwar
„Bewußtseinstrübungen aller Art bis zur völligen Bewußtlosigkeit, depressive
Zustände sind selten angedeutet, die Willenssphäre ist meist erheblich gedämpft.
Kühle und Blässe der Haut sind die Regel, doch kommt auch lebhafteste Rötung
der Haut mit psychischer und körperlicher Erregung vor. Der Blutdruck
erscheint bei leichten Fällen auch bei Kleinheit des Pulses, wenig verändert,

die Atmung beschleunigt. Außer dieser akuten Shockform glaubt Erlenmeyer noch eine zweite, die chronische, annehmen zu müssen, die auftritt,
wenn das Trauma eine Stelle des Körpers trifft, „die ihrer anatomischen Eigenart
nach die allerheftigsten Schmerzen auslöst". Das ist also eine Shockform,
bei der das auslösende Moment nicht während eines Augenblickes wirkt, sondern
ein Zustand, bei dem wir das Trauma gewissermaßen noch bei der Arbeit treffen.
Erlenmeyer behandelt die ganze Erkrankung mehr vom Stand-
punkt des Psychiaters, wird aber darum auch mit seiner Erklärung den einzelnen Symptomen gar nicht gerecht. Er hatte zum großen Teile wohl überhaupt
den psychischen und den Nervenschock vor sich, wie einzelne Angaben besagen.
Vergleiche der von ihm angegebenen Symptome mit dem den eigentlichen Wundschlag zukommenden Erscheinungen lassen die Verallgemeinerung seiner
Anschauung als verfehlt erscheinen, aber seine Ausführungen beweisen, wie
die verschiedenen Krankheitsbilder ineinander greifen und sich vielfach berühren, und wie schwierig eine Differenzierung ist.

Es ist aber wohl nötig, die psychischen Einwirkungen eines elementaren Ereignisses, das selbst mit dem plötzlichen Tode enden kann, zu
streifen. Gröningen geht auf diese Dinge näher ein. „Gemütsaffekte allein
werden vorwiegend von den Engländern und Amerikanern, sodann aber auch
von den Franzosen als Ursache des Shocks bezeichnet". Leyden schließt
sich dem an und beschreibt einen psychischen Shock, der durch Schreck,
Furcht, Freude entstehen kann. Auf diesem Gebiet gibt es nun meines
Erachtens eine Menge noch unaufgeklärter Dinge, die der Klärung von Fall
zu Fall bedürfen, wenn sie sie schon nicht immer finden werden. Hier zeigt
auch Gröningen trotz aller versuchter Objektivität eine gewisse Verwirrung
in seinen Vorstellungen, indem er sagt: „Es muß nach unserer Auffassung des
Shocks als vollkommen gleichgültig angesehen werden, ob die überwälti-
gende Erregung gewisser Zentralteile einem äußeren Reiz oder einem aus dem
Individuum selbst hervorgehenden ihren Ursprung verdankt." Ein solcher
Ausspruch wirft alle schärfere Heraushebung des traumatischen Wundschlags
über den Haufen. Dann ist Schock eben soweit gefaßt, „so lax", wie Gröningen
sich ausdrückt, „wie die Engländer es tun", daß eben Schock jeder plötzlichen
Einwirkung mit Zusammenbruch gleichkommt.

Wir wollen aber doch eben den Begriff exakter fassen und
abziehen vom Shock, was sich anders und klarer fassen läßt.
Es ist unter dem psychischen Shock auch soviel zusammengefaßt, daß
ein Eingehen auf Einzelheiten gar nicht möglich ist. Grundlegend müssen
immer die klinischen Erscheinungen sein, die der traumatische
Wundschlag darbietet. Was davon abweicht, bedarf einer anderen Erklärung
und gehört zum großen Teile nicht zum Wundschlag: Todesfälle durch Schreck
vor einer fingierten Enthauptung, durch Angst vor einer Operation, ehe noch die
Narkose eingeleitet wurde, durch Freude wie beim Hund des Odysseus, im
Lachkrampf, Schrecklähmung der Tiere z. B. vor einer Schlange, freiwilliger
Shock der indischen Fakire sind so andersartiger Natur, daß wir sie ernsthaft
nicht in den Rahmen unserer Betrachtung ziehen können. Es sind psychogene
Vorgänge, die sich in der Vorstellung abspielen, mit dem Wundschlag aber haben sie gar nichts zu tun. Sie lassen sich auch gar nicht
analysieren, da sie kein anderes Symptom aufweisen als meistens den

Tod. Es ist wohl anzunehmen, daß bei den mit psychischer Erregung einhergehenden Vorgängen, den Emotionsparalysen, unmittelbare Einflüsse
vom Großhirn auf das Herz sich geltend machen, die wir ja auch bei
ähnlichen nicht selbst zum Tode führenden Erregungen kennen, bei denen die
Regulation des Herzens verloren geht, die Herzinnervation unkoordiniert arbeitet
und unter Auftreten des von v. Hering so trefflich geschilderten Herzkammerflimmerns der Tod eintritt (s. u.).

Blitzschlag und Starkstrom.

Es liegt nahe, hier aus anderen den menschlichen Körper plötzlich treffen-
den Gewalteinwirkungen und ihren Folgen Aufklärung zu suchen. Es ist
da in erster Linie an Blitzschlag und Starkstromentladungen zu denken.
Gröningen berührt auch dies Thema bezüglich des Blitzschlages und zweifelt
nicht daran, daß durch Blitzwirkung Shock entstehen könne. Ich möchte
aber nochmals betonen, daß elektrische und mechanische Reize physiologisch
nicht gleichgesetzt werden dürfen und ich stimme R. Geigel bei, daß der
Blitz ganz unberechenbar auf den Körper wirkt, daß er vor allem sich
durchaus nicht an die physiologischen, sondern ganz allein an die
physikalischen Leitungsverhältnisse hält. Blut und Gewebsflüssig-
keiten leiten besser als Nerven. Vielfach hält sich die elektrische Entladung
auch nur an die Oberfläche des Körpers, macht dort Verbrennungen. Der
Funke tritt ein und aus, unbekümmert um irgendwelche Nervenbestandteile,
sondern hält sich an die Leitfähigkeit der Gewebe, der Oberfläche und der
Umgebung. Dennoch ist die Wirkung auf den menschlichen Körper natürlich
mehr eine physiologische als eine mechanische. Wie immer die Schlagwirkung
sein mag, so beteiligt sie, sofern sie sich nicht auf ein Glied oder die Oberfläche
beschränkt, leicht Großhirn oder Rückenmark durch wirksame Stromfäden.
Wichtig sind die pathologischen Erscheinungen am Körper. Wenn der Tod
nicht augenblicklich eintritt, dann bleibt das Leben erhalten,
falls nicht Infektion von den Brandwunden erfolgt; also in den allermeisten
Fällen stirbt man am Blitzschlag entweder sofort oder gar nicht (Geigel). Der
Tod erfolgt durch Erstickung, d. h. durch Lähmung des Atemzentrums
in der Med. oblongata, doch ist meistens gleichzeitig in stärkstem Maße das Großhirn beteiligt. Bei stillstehender Atmung hat man beobachtet, daß das Herz
noch 30 Minuten lang fortschlug. Die nicht zu Tode Getroffenen sind blaß,
die Extremitäten kalt, die Pupillen weit, die Atmung stertorös, das Bewußtsein geschwunden. Kehrt das Bewußtsein zurück, so bleiben wohl Lähmungen
oder funktionell neurotische Störungen zurück.

Es ist also nach allem das Krankheitsbild des Blitzschlages ein
anderes als das des Wundschlages, schon weil das Großhirn und
das Atemzentrum vorwiegend beteiligt sind, eine Gefäßparalyse als
Kollapsstadium aber fehlt. Herztod kann vorkommen. Man kann von einer
Desorganisation des Nervensystems sprechen, aber echter Wundschlag ist
das nicht, so sehr sich auch hier und da die Erscheinungen berühren mögen
in einzelnen Stadien.

Aus gleichem Grunde wie den Blitzschlag können wir die elektrischen Starkstromwirkungen dem traumatischen Wundschlag nicht
gleichsetzen, sie mögen ihm wohl in einzelnen Punkten ähneln, aber sie sind

durch die gleiche Wirkung auf das Großhirn und das Atemzentrum so ganz anders, daß ihre klinische Analyse nicht schwer fällt. Beim traumatischen Wundschlag ist es die Gewebserschütterung, an einem Orte angreifend und von da aus sich auf physiologischen Bahnen auf den Organismus fortpflanzend, bei der elektrischen Kraftentladung ist es die den physikalischen Gesetzen folgende Gewalteinwirkung, die natürlich auch in ihren Stromfäden das Nervensystem beteiligen und hier physiologische Wirkung entfalten kann, aber doch eben in anderer Form als der des traumatischen reflektorischen Reizes. Bei der Starkstromentladung erfolgt der Tod auch durch Herzkammerflimmern wie Jellinek annimmt (s. auch Boruttau). Auf die thermische Wirkung (sog. Joulesche Wärme infolge der inneren Kalorienentwicklung) und die elektrolytischen Vorgänge in den Geweben will ich hier nicht weiter eingehen.

Vorgänge im Körper des vom Wundschlag Betroffenen und ihre Symptome.

Nachdem die allgemeine mechanische Erschütterung insbesondere mit überstarker Reizung sensibler Nerven als auslösende Ursache des Wundschlages erkannt ist, werden die **Vorgänge im Organismus selber,** die bei dem Zustandekommen des Wundschlags sich abspielen, klarzulegen sein. Es stehen uns dafür in erster Linie die klinischen und physiologischen Symptome zu Gebote, in zweiter Linie vergleichsweise solche Symptomkomplexe, die dem Wundschlag zwar ähnlich sind, doch aber eine andere Erklärung verlangen.

Die Gefäßreflextheorie.

Übereinstimmend, auch von Gegnern der Gefäßreflextheorie, wird dem Darniederliegen des Gefäßsystems im Bilde des Wundschlags, die wesentlichste Rolle zugeteilt. Tillmanns sagt: „Es handelt sich um eine Verminderung oder Lähmung des Gefäßtonus, besonders der Arterien, die zu einer Herabsetzung des Blutdrucks im ganzen Gefäßsystem führt. Dem Blutstrom fehlt ein Teil seiner treibenden Kraft; er ist verlangsamt, der Blutdruck vermindert, die Blutverteilung ist unregelmäßig, das arterielle System ist leer, Lungen und Gehirn sind anämisch, in den Venen dagegen, besonders in der Bauchhöhle, häuft sich das Blut an. Schließlich kann die Zirkulationsstörung einen solchen Grad erreichen, daß die Herzaktion aufhört." Das Herzhemmungssystem spielt beim Wundschlag primär wohl nur eine Rolle, wenn, wie beim Goltzschen Klopfversuch, die Endäste des Vagus durch die einwirkende Gewalt selbst direkt betroffen sind (s. o.). Nach Tillmanns Ansicht handelt es sich um eine Erschöpfung der vasomotorischen Zentren und die dadurch bedingte beträchtliche Verminderung des Blutdrucks.

Die Frage dreht sich im wesentlichen darum, ob der übermächtige Reiz direkt auf das Vasomotorensystem überspringt oder ob die Zentralganglien für Zirkulation und Atmung in der Medulla oblongata die Vermittlerin spielen. Zur leichten Orientierung über die physiologischen Vorgänge setze ich hierher ohne weitere Erörterung das von Bing in seinem „Kompendium der topischen Gehirn- und Rückenmarksdiagnostik" gegebene Schema zum Mechanismus der Vasomotilität, etwas ergänzt, und zum Verständnis der komplizierteren Innervationsverhältnisse der Organe das Schema, das O. Kohnstamm in Mohr und Staehelins „Handbuch der inneren Medizin" Bd. V, 1912 vom viszeralen Nervensystem gibt. Er unterscheidet vom cerebro-spinalen Nervensystem das viszerale und innerhalb des letzteren das sympathische, das autonome-parasympathische System und schließlich die peripheren Plexus.

Ich muß hier kurz auf die Deutung des Shocks durch Gröningen, den Vertreter der „neuropathologischen" Entstehungsweise, zurückkommen und, aus einer anderen Stelle zitierend, zeigen, wie auch er nicht um die Gefäß-

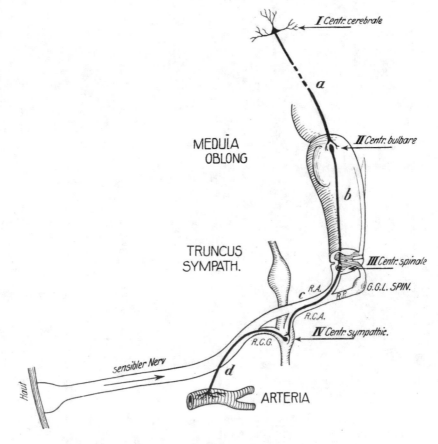

Abb. 1. Schema zum Mechanismus der Vasomotilität. Nach Bing.

paralyse herumkommt: „Kurz resumierend kommen wir im ganzen zu dem Ergebnis, daß heftige Reizung sensibler Nerven der Peripherie oder der sympathischen Fasern fähig ist, einen Ermüdungszustand des Rückenmarks zu erzeugen, der sich in Abschwächung der Motilität, Sensibilität und des Reflexvermögens kund gibt; daß derselbe Ermüdungszustand auch erzeugt werden kann durch heftige Erschütterung, welche die Zentralorgane direkt oder indirekt trifft, daß dieselben Reize gleichzeitig **lokale** und **zentrale Störungen am Gefäßapparat** hervorbringen, daß sie endlich von depressorischen Wirkungen auf Herzaktion und Respiration gefolgt sind. Die Störungen der letzteren Art sind die bekanntesten und seit lange geläufigsten, weil sie am meisten in

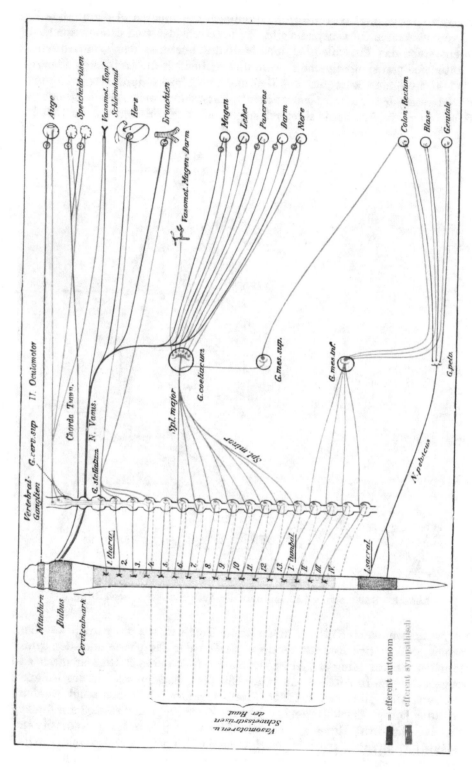

Abb. 2. Schema zum Mechanismus der Vasomotilität. Nach O. Kohnstamm.

die Augen fallen und in der Tat die für das Leben des Individuums unmittelbar gefährlichsten sind". Wenn ich besonders die letzten Sätze, deren Inhalt mehr vom physiologischen Standpunkt ausgehend zum klinischen Bilde gelangt, mit der von mir vertretenen Anschauung vergleiche, die aus der klinischen Anschauung heraus gewonnen ist, so dürfte der Unterschied beider Anschauungen kein so wesentlicher sein, wie es im ersten Augenblick den Anschein hat. Vermittelnd muß die Erkenntnis sich Bahn brechen, daß die „neuropathologische" sich gar nicht so scharf von der „hämatopathologischen" (der Name dürfte nicht eben gut gewählt sein) Anschauung trennen läßt, da beide Einwirkungen nur auf dem Nervenwege zustande kommen können durch Reflex.

Nach meinen eigenen Beobachtungen und den von Thannhauser in einer Sanitätskompagnie (s. o.) ausgeführten genaueren Untersuchungen bin ich, wie oben ausgeführt, zu der Anschauung gelangt, daß es sich bei dem **reinen Wundschlag im wesentlichen um eine Gefäßkrise handelt**, die ausgelöst wird auf dem Wege der sensiblen zentripetalen Nerven, und im Centrum sympathicum oder auch im Rückenmark auf die sympathischen Fasern überspringt. Ich nehme aber gleichzeitig an, daß der mächtige Schlag, den das sensible und sympathische Nervensystem empfängt, auch auf der Rückenmarksbahn vom Centrum spinale direkt zum Centrum bulbare sich fortpflanzt und hier wieder auf Vagus (Herz, Atmung) übergreifen kann, und zwar unmittelbar wie mittelbar durch Gefäßwirkung.

Die klinischen Erscheinungen.

Die klinischen Erscheinungen lassen sich allein durch einen rein vasomotorischen Symptomenkomplex erklären, dem die andere Organerscheinungen in der Entstehung dann untergeordnet, nicht beigeordnet sind.

Reizperiode.

Nach unseren Beobachtungen geht, wie oben bereits angedeutet, der Erschlaffung des Herz-Gefäßsystems eine mehr oder weniger ausgesprochene Reizperiode voraus, die dem oben geschilderten ersten Stadium, des Wundschlages entspricht: die peripheren Gefäße ziehen sich zusammen, es entsteht zunächst eine aktive Blutleere der Haut und Schleimhaut, das Blut geht in die viszeralen Organe, besonders den Pfortaderkreislauf (s. H. Meyer-Gottlieb).

Pulsverlangsamung und Blutdrucksteigerung.

Der Blutdruck ist in diesem Stadium leicht erhöht, der Puls klein, aber eher etwas verlangsamt, gemäß dem verlangsamten Herzschlage. Diese Verlangsamung des Herzschlages kann direkte Reizung vom Sympathikus über das Ganglion stellatum sein (s. Schema II), sie kann aber auch Folge einer direkten oder indirekten Reizung vom bulbären Zentrum sein. Die der Lähmung der Vasomotoren vorangehende Reizung entspricht ja auch einem physiologischen Gesetze, daß einer lähmenden Wirkung fast stets eine, wenn auch noch so kurze reizende vorausgehe.

Auf die anfängliche Pulsverlangsamung und auf die Blutdrucksteigerung ist mehrfach hingewiesen und ich kann sie, ohne davon vorher

Kenntnis gehabt zu haben, nur bestätigen. Die widersprechenden Ansichten über die Verlangsamung bzw. Regelmäßigkeit des Pulses und über seine Beschleunigung andererseits erklären sich zwanglos aus der Verschiedenheit der Beobachtungsstadien der Autoren. Schon Morris sprach von „langsamen Puls" und Jordan vertritt ganz besonders scharf die Anschauung, daß beim Shock der Puls nicht beschleunigt, sondern im Gegenteil verlangsamt sei. Gröningen will diese Gegensätze mit der Mannigfaltigkeit der Wirkung des Shocks auf das Herz erklären, eine Erklärung, die aber kaum aufrecht zu erhalten sein dürfte, weil sie nichts besagt. Neuere Autoren sprechen bald von einer Verlangsamung bald von einer Beschleunigung des Pulses, ohne diese Unterschiede aufzuklären, sprechen auch wohl von Ermüdung des Herzens; doch macht Ermüdung des Herzens ja keine Verlangsamung, sondern Beschleunigung seiner Tätigkeit. Thannhausers Aufmerksamkeit war gerade auf diesen Punkt gerichtet und wir glauben die beobachtete Verlangsamung, die manchmal freilich nur ganz kurz dauerte, auf eben jenen primären Verletzungsreiz zurückführen zu müssen.

In gleicher Weise wie die Pulsverlangsamung ist die Erhöhung des Blutdrucks im Anfang, so flüchtig sie auch sein mag, anzusprechen. Thannhauser verzeichnete Werte von 140—80 R. R. Ich muß indessen betonen, daß weitere besonders exakt durchgeführte Puls- und Blutdruckuntersuchungen, die ja naturgemäß im Kriege und gerade da, wo sie vorzunehmen wären, nicht gut vorgenommen werden können, recht wünschenswert wären; sie bleiben den Friedensbeobachtungen, der Verletzungschirurgie, besonders des Krieges im Frieden, vorbehalten.

Daß Nervenreizung auch im schweren Kollaps den Blutdruck auch für kurze Zeit zu erhöhen vermag, zeigen die oben angeführten Versuche Criles (Reizung des N. ischiadicus in tiefer Narkose). Der Physiologe kann uns wenig Aufschluß darüber geben, da nicht leicht künstlich zu erzeugende pathologische Verhältnisse zum Studium vorliegen. Pulsverlangsamung und Blutdrucksteigerung bei Vagusreizung haben mit unserem peripher ausgelösten Wundschlag nichts zu tun. Der Widerspruch mit der Angabe der tiefen Senkung des Blutdrucks erklärt sich ebenfalls aus der Verschiedenheit des Beobachtungsmaterials der Beobachtungsstadien und darum haben auch die Autoren recht, die die tiefe Senkung des Blutdrucks für den Wundschlag charakteristisch halten, weil die Reizung ihnen entging. Daß, wie de Quervain will, sofort Blutdrucksenkung eintritt, trifft nicht zu, aber es ist zuzugeben, daß in schweren Fällen von Wundschlag das Reizstadium kaum angedeutet sein kann.

Jenem Reizstadium entspricht nun nicht etwa die von einzelnen Klinikern aufgestellte sog. erethische Form des Wundschlags. Diese ist vielmehr eine zentral bedingte Erscheinung und entspricht einem späteren Stadium, das bisweilen als Übergang zum Ausgleich zu beobachten ist; wir kennen ein solches Stadium ja auch bei der eigentlich Commotio cerebri, wo es ebenfalls den Übergang zur endlichen Besserung darstellt. Es sind solche zerebralen Aufregungszustände, die sich dem Bilde des Wundschlags beimischen, stets verdächtig auf anderweitige Schädigungen, namentlich Fettembolie, Anämie usw. Wir sahen, daß beim Wundschlag das Bewußtsein stets vorhanden und nicht getrübt ist, bei allerdings verlangsamter Hirntätigkeit (s. u.).

Lähmung der Vasomotoren und Blutdrucksenkung.

Der meistens sehr kurzen und darum klinisch oft gar nicht bemerkten Reizung folgt bald die Lähmung der Vasomotoren bzw. starke Verminderung ihres Tonus und aus ihr entspringen nun die weiteren Symptome. Für die peripheren Organe bleibt die Blässe und Zyanose bestehen, denn das Herz vermag nicht das Blut aus dem Pfortadersystem herauszupumpen, die Eigentätigkeit der Arterien und Kapillaren liegt danieder, wodurch die Fortbewegung des Blutes weiterhin in Frage gestellt wird, der Puls bleibt klein, und der Blutdruck sinkt, die Herzschlagfolge wird beschleunigt, aber ihre Leistung bleibt unvollkommen.

Temperatur.

Die Temperatur sinkt. Thannhauser gibt leichte Temperatursteigerung im Beginne des Wundschlages an und führt sie auf eine zum Wärmezentrum in der Med. oblongata fortgeleitete Reizung zurück. Ich kann dem nicht beipflichten und glaube, daß solche Temperatursteigerungen, die sich doch immer erst nach einigen Stunden werden feststellen lassen, durch Resorption und frühe Infektion hervorgerufen sind. Bei dem eigentlichen Wundschlag und zumal im Kollapsstadium ist die Temperatur stets erniedrigt. Es ist indessen nicht zulässig, wie auch Krehl betont, Kollaps und tiefe Temperaturen zu identifizieren. Denn es kann Tiefstand der Temperatur eintreten ohne Kollaps, und es kann Kollaps eintreten ohne Absinken der Temperatur, zumal wenn Komplikationen vorliegen. Indessen ist, wie gesagt, die Senkung der Temperatur die Regel beim Wundschlag, das ist eine alte Erfahrung. Ob nun die Herabsetzung der Lebensfunktionen also des inneren Stoffwechsels dafür maßgebend ist oder ob eine unmittelbarere reflektorische Beeinflussung durch die Sympathikusparalyse in Betracht kommt, wird schwer zu entscheiden sein. Die tiefen Temperaturabfälle namentlich nach Halsmarkverletzungen, falls keine Komplikation hinzutritt, sind ja bekannt (Volkmann). Jedenfalls hängt mit dem Tiefstand der Temperatur der Stillstand des Stoffwechsels zwischen Blut und Gewebe eng zusammen und damit wiederum schwere Wirkungen des Ausfalls von lebenswichtiger Organtätigkeit, auch die der sog. inneren Sekretion, die gar nicht zu analysieren sind (s. a. Rogers, G. Hirsch).

Atmung.

Neben dem Verhalten des Pulses, aber von weit geringerer Bedeutung, ist das der Atmung beim Wundschlag zu vermerken. Niemals besteht eigentliche Dyspnoe; wenn sie besteht, ist der Wundschlag als alleinige Erkrankung auszuschließen. Manche Autoren erwähnen das Verhalten der Atmung gar nicht oder streifen es nur flüchtig. Im Augenblick der schweren Verletzung mag die Atmung wohl stocken als Reizreflex oder als psychische Reaktion. Dann aber setzt sie wieder ein und bleibt in der reinen Form stets ganz oberflächlich, leise, regelmäßig bis auf eingeschaltete tiefere Atemzüge, Seufzer, Stöhnen. Da der ganze innere Stoffwechsel, die innere Respiration, darniederliegt, bedarf der Organismus nur ganz geringer Sauerstoffzufuhr, die Gewebe sind zum Austausch gar nicht imstande. Stertoröses Atmen, Sheyne-

Stokessches Atmen usw. sind vorkommenden Falles Endstadien und gehören nicht zum Bilde des eigentlichen Wundschlags. Gerade dies Verhalten der Atmung läßt eine tiefere Beteiligung des verlängerten Markes ausschließen, wenn es auch durch die Vasomotorenparalyse mittelbar beteiligt ist. Hier ist der Gegensatz zur Blitzwirkung, zur Fettembolie, zum sog. anaphylaktischen Schock u. a. m. bemerkenswert, bei denen tiefere Störungen der Atmung die Regel bilden, während das Herz noch weiterarbeitet.

Bulbäre Symptome sind auch sonst wenig zu erheben. Thannhauser gibt das Auftreten reduzierender Substanzen im Urin beim Wundschlag an und führt es auf bulbäre Reizung zurück wie auch die leichte Steigerung der Temperatur. Ersteres erscheint als Reizwirkung verständlich, doch bedürfen diese Angaben weiterer Bestätigung.

Verhalten des Großhirns.

Von größter Wichtigkeit betreffs der Pathogenese des Wundschlags ist nun das Verhalten des Großhirns bzw. der Großhirnrinde. Das Bewußtsein ist die Funktion des Großhirns und es ist für den Wundschlag pathognomonisch, daß das Bewußtsein bei ihm selbst in schwersten Fällen erhalten ist. Die allgemeine Vasomotorenlähmung kann auch im Großhirn eine Functio minima erzeugen, aber das Bewußtsein ist niemals aufgehoben. Ist es aufgehoben, dann liegt kein Wundschlag oder doch kein unkomplizierter Wundschlag vor. Diese Tatsache wird von früheren Autoren schon manchmal hervorgehoben mit mehr oder weniger großer Deutlichkeit. Ich ging auf die klinischen Erscheinungen der Funktionseinengung schon früher ein. Wohl mag die Welle des Wundschlags auch unmittelbar ohne Vasomotorenvermittlung, das Großhirn erreichen, es manchmal auch im Sinne Erlenmeyers in Mitleidenschaft ziehen, aber den Hauptangriffspunkt bildet es offenbar ganz und garnicht. Ich habe reinen allerschwersten Wundschlag mit tödlichem Ausgang gesehen (s. auch Krankengeschichte), bei dem bis zuletzt eine Vita minima bestand, bei dem aber das Großhirn doch nur in Form tiefsten Darniederliegens der Aufnahme und Abgabetätigkeit beteiligt war: tiefste Teilnahmlosigkeit, erloschene Augen — sie sind ja der Spiegel der Großhirntätigkeit, ihr sichtbarer vorgeschobener Posten — mattes Wimmern, aber sicher feststellbares Verständnis für die Geschehnisse der Umgebung, keine Bewußtlosigkeit. Es ist dabei gleichgültig, ob wir mit Breslauer den Sitz des Bewußtseins in den Hirnstamm verlegen oder es als den Ausdruck der Gesamttätigkeit des Großhirns auffassen wollen und seine Aufhebung als Ausschaltung dieser. Ich komme darauf bei der Commotio cerebri noch einmal zurück.

Sonstige Symptome.

Da der Wundschlag nicht auf ein bestimmtes Organ lokalisiert ist, wiegen die Allgemeinsymptome vor und sind strenger örtlich begrenzte Erscheinungen bezüglich ihrer Verwertung unbestimmt oder sie hängen, wenn vorhanden, von der Allgemeinwirkung der Vasomotorenlähmung ab. Heisere belegte Stimme, Ptosis, kalter Schweiß, Übelkeit bis zum Erbrechen, Singultus, versagender Sphinkterenschluß, Pupillenweite u. a. m. sind gelegentliche Beigaben, die in den Vordergrund treten, aber auch fehlen können, jedenfalls keine pathognomonische Bedeutung besitzen. Singultus schwerster Art, über Tage anhaltend, sah ich mehrfach einige Stunden nach dem Wundschlag eintretend, konnte ihn dann aber nur als Ausdruck schwerster Infektion deuten. Urinretention, Anurie, Sekretionsanomalien, Auftreten von Eiweiß und Zucker sind beschrieben und habe auch ich beobachtet (s. K. G.), doch gehören sie ebenfalls nicht zum eigentlichen Krankheitsbilde des Wundschlags. Paresen bis zur Paralyse, Herabsetzung der Sensibilität bis zur Unempfindlichkeit und Abschwächung oder Erlöschen der Reflexe erklären sich aus dem allgemeinen Erschöpfungszustand, dem Darniederliegen aller Funktionen.

Hier drängt sich die Frage auf, ob denn in leichteren Fällen oder unter bestimmten Umständen die Vasomotorenlähmung — eine Reizung würde uns kaum auffallen — nicht auch lokal bleiben, beispielsweise sich auf die verletzte Extremität beschränken kann. Wenn das anerkannt würde, so fiele die Theorie der zentralen Shockentstehung z. B. im Sinne Erlenmeyers von vornherein in sich zusammen. In der Tat kommen nun solche Zustände vor. Sie werden unter dem Namen „Lokalshock" oder

örtlicher Wundschlag

zusammengefaßt. Es ist von diesem örtlichen Schock in der Kriegschirurgie der letzten Jahrzehnte recht still geworden. Die Engländer scheinen solche Zustände überhaupt nicht gekannt zu haben. Der Weltkrieg brachte kaum eine Bereicherung unserer Kenntnis über diesen Gegenstand, der in der älteren Kriegschirurgie eine nicht unwesentliche Bedeutung spielte. Zuletzt erwähnte Seydel ihn (1907) in seiner „Kriegschirurgie" mit etwa folgenden Worten. „Nach geschehener Verletzung schwächt sich die Empfindung im Schußkanal und dessen Umgebung ab, der Schußkanal selbst ist unempfindlich. Diese Erscheinung kann sich steigern bis zum sog. Lokalstupor, ein Shock, der nun isoliert die verletzte Körperregion allein befällt und welcher nach Köhler durch direkte Läsion zahlreicher Nervenstämme zu erklären ist. Derselbe kann entweder nach einiger Zeit wieder verschwinden oder in den allgemeinen Stupor oder Shock übergehen. Der lokale Schock ist mit der Einführung des Kleinkalibers entschieden seltener geworden. „v. Mosettig beschreibt den Lokalshock folgendermaßen. Die betroffene Gliedmaße ist kühl, die Haut blaß oder bläulich verfärbt, der Körperteil wie gelähmt, gefühl- und bewegungslos, so daß die Verletzten seiner Gegenwart oftmals nicht bewußt sind und den Glauben hegen, er sei nicht mehr vorhanden; ein andermal bestehen abnorme Empfindungen von Ameisenkriechen, Kribbeln usw. Ähnliche Befunde bei Verwundungen: Eingeschlafensein der Glieder, Kälte, Schwere, Blaufärbung, Gefühllosigkeit waren schon lange bekannt, wie die Beschreibungen Boerhaves, van Swietens, usw. beweisen, doch läßt sich nicht mehr genau feststellen, was vorlag.

Es muß natürlich immer der unmittelbare Insult peripherer Nerven, auch ohne daß sie anatomisch verletzt sind, ausgeschlossen werden, ehe wir zur Klärung des örtlichen Wundschlags greifen. Ein augenfälliger Unterschied wird schon dadurch gegeben, daß Verletzungen bestimmter Nerven auf das Gebiet dieser Nerven beschränkt sind, während der Wundschlag sich nicht an einen Nerven hält, sondern von der Wunde aus sich verbreitet und z. B. eine Extremität im ganzen befällt.

Pirogoff widmete dem Lokalstupor oder der „Lokalasphyxie" eine längere Betrachtung. Es ist zwar ohne weiteres klar, daß wenigstens ein Teil der von Pirogoff und Anderen geschilderten Zustände nichts anderes sind als Vorstadien einer schweren Infektion, und zwar der Gasbazillen- infektion: wird doch von ihm selber der Übergang in den „mephitischen Brand" mit Gasbildung als ein häufiger Ausgang angesehen. Es ist ferner in dem älteren Begriff des lokalen Wundschlags der Frostbrand enthalten, wobei ihm die Schädigungen der Zirkulation, die nicht auf den „brandigen Teil allein beschränkt sind", im Vordergrunde stehen, doch verlieren die aus- gezeichneten Beobachtungen Pirogoffs nicht an Wert, da sie klinisch richtig sind, wie ich im Gegensatz zu Gröningen feststellen möchte, nur sind sie eben nicht genügend differenziert.

Ich glaube nun, daß im Weltkriege dem „Lokalshock" nur von den wenigsten Kriegschirurgen einige Aufmerksamkeit geschenkt wurde, da sie das Bild nicht kannten, andererseits vielleicht unter beginnenden Formen der Gasbazilleninfektion sich solcher Lokalshock verschleiert gehalten haben mag, der dann als zur Gasbazilleninfektion gehörig gerechnet wurde, zumal es als sicherstehend angenommen werden muß, daß im örtlichen Wund- schlag sich befindende Glieder mit ihrer mangelhaften Zirkulation außerordent- lich prädisponiert für die Gasbazilleninfektion anzusehen sind (s. u. Infektion).

Vollbrecht-Wieting schilderten aus dem Balkankriege einen Fall, der ein so auffälliges Krankheitsbild bot, daß es aus dem Rahmen der bekannten Beobachtungen herausfällt. Es handelte sich um eine Gewehrschußverletzung und zwar anscheinend Querschläger durch die Weichteile des rechten Vorder- arms mit großen Ein- und Ausschuß: Der Mann lag mehrere Stunden nachts auf dem Felde, ehe er gefunden wurde. Eingeliefert etwa 18 Stunden nach der Verletzung zeigt sich die in der Wunde bloßliegende Muskulatur eigenartig trocken, glänzend, wie totes frisches Fleisch, nicht blutend. Der ganze Unterarm mit Hand und zentral bis zum Ellenbogen ist bläulich livide, unbeweglich. Der Arm ist schlaff, paretisch unempfindlich. Das Allgemeinbefinden ist stark herabgesetzt, apathisch, stumpf, etwas ängstlich, die Radialpulse fehlen, das Herz schlägt beschleunigt, doch schwach, die Temperatur ist mit Thermometer nicht meßbar, jedenfalls unter 34 Grad, die Hautfarbe blaß. Trotz Anwendung von Exzitantien trat nach wenigen Stunden der Tod ein. Der deutlich erkenn- bare Ausgang von der Wunde mit den Erscheinungen der lokalen Gewebs-. lähmung und im Anschluß daran die Ausbreitung in den nächsten 24 Stunden auf den Gesamtorganismus, bilden ein ganz eigenartiges Krankheitsbild. Wir glaubten damals die Möglichkeit einer infektiös-toxischen Grundlage des Krank- heitsbildes, das gewissermaßen umgekehrt wie der Tetanus verliefe, in Erwägung ziehen zu müssen. Indessen, wenn ich es heute mit meinen Erfahrungen an der Gasbazilleninfektion vergleiche, paßt es doch nicht zu einer ihrer Formen.

Örtlicher Wundschlag und Verschüttungen.

Eine gewisse Ähnlichkeit besteht indessen mit dem Krankheitsbild, das sich bisweilen nach länger dauernden schweren Verschüttungen entwickeln kann. Ich habe davon eine ganze Reihe von Fällen gesehen, merkwürdigerweise fast alle in den gebirgigen Vogesen (1915/16). Die ersten Fälle konnte ich mir nicht erklären. Es handelte sich um Leute, die mehrere Stunden mit einer oder beiden Unterextremitäten verschüttet unter Steinen oder Holzstämmen gelegen hatten, bei denen es also zu einer erheblichen Quetschung der Gewebe gekommen war. Örtlich bestanden einige Stunden nach der Aufnahme weiße brettharte Schwellung der Weichteile, namentlich der Waden- und Oberschenkelmuskulatur; in einem Falle war letztere so hart, daß ich bei dem gleichzeitigen schweren Allgemeinzustand an eine schwere innere Blutung, eine Verblutung in den Oberschenkel dachte. Die Glieder waren unbeweglich, Pulse dort nicht fühlbar, freilich bei der Schwellung auch nicht zu erwarten. Bezüglich der Schwellung stimmt also dies Bild nicht zu dem oben beschriebenen Fall, wohl aber zu den Beobachtungen Pirogoffs. Da äußere Wunden nicht bestanden, war eine Infektion so gut wie ausgeschlossen. Der Allgemeinzustand war der eines schweren Wundschlags im Stadium des Kollapses, doch mit verhältnismäßig kaum beschleunigtem Pulse: Sensorium frei, doch apathisches stumpfes Wesen, bisweilen leichte Erregungen und Unruhe. Nach einigen wenigen Tagen, meist innerhalb der ersten 48 Stunden trat unter zunehmender Herzschwäche mehrfach der Tod ein. Die Leichenöffnung war bezüglich der inneren Organe völlig negativ. An den Muskeln der gequetschten Extremitäten hingegen fanden sich jene schweren Veränderungen, wie sie zuerst Frankenthal und Orth, dann besonders Küttner beschrieben: Ausgedehnte fleckige Degeneration der Muskulatur mit weißlichen und hämorrhagischen Herden, diffuse Schwellung der Muskulatur usw. Fettembolie fand sich nicht in nennenswertem Maße in den inneren Organen. Es ist wohl möglich, daß hier autolytische Gewebsveränderungen und Aufsaugung mit ihren Intoxikationserscheinungen eine Rolle mitspielen, worauf ich unten zurückkomme. Nicht alle Fälle starben. Einige selbst schwere Fälle kamen durch und gingen bisweilen über ein Stadium der Erregung in Genesung über. Einen solchen Fall setze ich hierher.

Fall Iw. (Rethel). Am 12. VII. 17 11.30 Uhr nachmittags durch Verschüttung verletzt.

Befund.

14. VII. Vorgestern verschüttet, kommt in schwerem Kollaps, Puls fast unfühlbar, 120, Erbrechen, Hände und Füße kalt und blau. Temperatur 35,9°, motorische Unruhe. Rechtes Bein bis zur Leiste gelähmt, fast unempfindlich.

Am rechten Bein, besonders an der Innen- und Vorderseite des Unterschenkels, Haut durch kleine Blutungen und größere fleckenhafte Blutungen verfärbt. Die große Zehe ist nach oben luxiert.

Hat bisher noch keinen Urin entleert, Leib weich, Winde gehen ab, Blase nicht gefüllt, wenigstens ergibt sie keinen Perkussionsschall.

15. VII. Puls langsamer, 76, ziemlich klein, Bauch eingesunken, weich, keine reflektorische Bauchdeckenspannung, keine Dämpfung, angeblich seit drei Tagen Anurie (siehe Anurie Vincents, Retentio urinae Jordans).

Es werden mit dem Katheter etwa 300 ccm sehr stark konzentrierten Urins entleert. Das rechte Bein ist stärker geschwollen, der Urin ist dunkelbraun, wie nach Karbolvergiftung. Es besteht Brechreiz, heftiger Durst.

17. VII. Die Allgemeinsymptome sind vollkommen zurückgegangen. Die Voraussetzung einer Schenkelhalsfraktur wird durch das Röntgenbild widerlegt.

Der rechte Oberschenkel und Gefäßgegend sind stark geschwollen und ebenso wie der Unterschenkel stark druckschmerzhaft. Puls gebessert, aber immer noch sehr klein.

21. VII. Allgemeinzustand ist gut. Das Bein beginnt abzuschwellen. Puls kräftig, 90, bei 36° Temperatur.

22. VII. Im Urin kein Eiweiß. Das rechte Bein liegt noch immer in starker Außenrotation und ist stark geschwollen. Es besteht offenbar eine Paralyse des ganzen rechten Beines, nur die große Zehe ist bei Mitbewegung der linken Zehen zu innervieren.

25. VII. Unter Massage schwillt das Bein rasch ab, auch die Bewegungen in Ober- und Unterschenkelmuskulatur kehren langsam zurück.

27. VII. Nach dem Röntgenbild ist die große Zehe luxiert; da unblutige Einrenkung nicht gelingt, wird blutig unter Entfernung einiger zertrümmerter Teile des Metatarsuskopfes eingerenkt. Dann rasche Genesung.

Entstehung des örtlichen Wundschlags.

Es ist in diesem und ähnlichen Fällen ein Zwischenzustand manchmal auch ein Übergangszustand zum allgemeinen Wundschlag deutlich erkennbar. Schließen wir die unmittelbare mechanische Läsion mit Funktionsstörung eines oder mehrerer größerer Nervenstämme aus, was, wie gesagt, immer geschehen muß und auch fast immer möglich ist, so bleiben die örtlichen Störungen der Motilität, Sensibilität und Zirkulation als lokaler Depressionszustand, als eine Folge der örtlichen Erschütterung der peripheren Nerven bestehen, für die eine Erklärung zu suchen ist. Gröningen meint, daß der periphere Schock jeden im Anschluß an eine äußere Läsion auftretenden Allgemeinschock begleiten müsse, daß er sich nur nicht wegen seiner Geringfügigkeit ohne weiteres bemerkbar mache. Es geht aus seinen Ausführungen nicht ganz klar hervor, ob der Lokalschock lokal entstehe. Ich halte nun dafür, daß auch für seine Entstehung eine reflektorische Auslösung über das Rückenmark nötig sei: Die Erschütterung trifft das periphere Nervengebiet im ganzen Querschnitt der Extremität und pflanzt sich auf dem Wege der Nervenstämme zum Rückenmark bzw. dem sympathischen Grenzstrang fort, ohne dann weiter auf entferntere Gebiete überzuspringen. Aber die Elemente des Reflexbogens sind gestört, „erschüttert" und damit erklärt sich auch die Gefäßparalyse. Genauere neurologische Untersuchungen über die Verteilung z. B. der Sensibilitätsstörungen existieren meines Wissens nicht, außer der ständig wiederholten Beobachtung, daß die Herabsetzung der Sensibilität von der Wundumgebung ausgehe. Es handelt sich auf keinen Fall um eine Störung im Gebiete eines **einzelnen** etwa betroffenen Nervenstammes, immer ist schließlich Querschnittsbeteiligung zu beobachten und das ist ja auch nicht verwunderlich.

Trotz allem gebe ich aber zu, daß noch nicht alles den örtlichen Wundschlag Betreffende geklärt ist. Insbesondere scheint mir noch ungeklärt, wie denn das Fortschreiten des örtlichen Wundschlags zum allgemeinen sich vollziehe, wie die örtlich wohl erklärliche Gefäßparalyse zur allgemeinen werden kann, nachdem der Reiz abgeklungen ist. Man kann sich wohl mit der Theorie behelfen, daß der schwere Insult den Organismus tief, zu tief schädigte, um reparatorische Vorgänge hochkommen zu lassen, auch daß in solchen Fällen, wie es tatsächlich der Fall ist, weil sie nicht früh erkannt werden, weitere Schädigungen wie die des Transportes oder unzweckmäßiger Eingriffe das Fortschreiten des Wundschlagkollapses bis zur Allgemeinheit begünstigen müssen, aber so recht befriedigend sind diese Erklärungen nicht. Weitere Studien werden diese Zustände, an deren Vorhandensein indessen kein Zweifel sein kann, lichtvoller gestalten müssen (s. u. Desconts, Viannay).

Wundschlag und Synkope (Kollaps).

Wenn der Wundschlag in sein zweites Stadium, in dem wir ihm gewöhnlich begegnen, wie oben ausgeführt, getreten ist, dann haben wir den Wundschlagkollaps vor uns. Den Kollaps oder die Synkope bezeichnet de Quervain als den weitest gefaßten Ausdruck für die mit Verminderung der Lebensäußerungen zusammenhängenden Zustände, die plötzlich eintreten. Er ordnet den Shock dem Kollaps als besondere Form unter. Eine gewisse Berechtigung mag dazu vorliegen, wenn man eben den Kollaps als einen ganz weitgefaßten Begriff des Zusammenbruchs nimmt und damit jeden Zustand bezeichnet, der mit plötzlicher Verminderung oder dem Versagen aller Organfunktionen einhergeht. Klinisch werden wir die Bezeichnung Kollaps in diesem Sinne auch nicht ganz entbehren können, doch müssen wir uns bewußt sein, daß über die Art und das Zustandekommen der vorliegenden Symptome gar nichts gesagt ist, als daß sie eben plötzlich eingetreten sind.

Ein Gift, ein Schlangenbiß, ein Blitzschlag, eine Kugel, Blutverlust und Infektion bewirken den Kollaps in jenem weitgefaßten Sinne. Aber doch werden wir uns darüber klar zu werden suchen müssen, daß die Erscheinungen, die den Kollaps einleiten, ihrem Wesen nach verschieden sind, und diese Verschiedenheit auch im Rahmen des Kollapsbildes nicht ganz verleugnen. Kollaps ist also ein Bequemlichkeitsbegriff in mancher Beziehung, keine klinische Einheit, so wenig wie er eine ätiologische und pathogenetische ist.

Wundschlagkollaps.

Der Kollaps des Wundschlages ist die Folge der Vasomotorenerschlaffung, der eine solche des Herzens mit seinen automatischen Zentren parallel läuft. Naturgemäß können andere Erkrankungen, die ebenfalls zur Gefäßparalyse führen, wie etwa eine schwere Infektion, ein ganz ähnliches Symptomenbild zeigen und in diesem Stadium wäre eine Unterscheidung schwer, wenn nicht unmöglich: Das tiefe Absinken der Körperwärme, die schnelle Steigerung der Pulsfrequenz bei gleichzeitigem Kleinerwerden bis zum Flattern oder gar zur Unfühlbarkeit, die tiefe Senkung des Blutdrucks, die Verflachung und meistens auch Beschleunigung der Atmung, kalte Schweiße bei Zyanose der Haut und Schleimhäute, Erschlaffung der Glieder in tiefster Prostration, das sind Erscheinungen, die den Kollaps im allgemeinen kennzeichnen. Aber die Anfangserscheinungen, der weitere Verlauf, die Nebenerscheinungen und sonstige Merkmale werden uns zumeist doch die richtige Erkenntnis der Ursache und damit eine schärfere Trennung der einzelnen Formen ermöglichen. Geben wir uns die Mühe, die Kenntnis dieser Zustände vorausgesetzt, so werden wir die Synkope nach Ausblutung, auch der inneren, nach Infektion, bei Fettembolie u. a. m. sehr wohl in den allermeisten Fällen vom Wundschlagkollaps scheiden können und damit entfällt für uns die Aufstellung eines Shocks bei Verblutung, bei Infektion usw., wie sie z. B. Quénu, Gray u. a. noch jetzt wieder für angebracht halten (s. u.).

Ob beim Kollaps Herzschwäche oder Gefäßlähmung im Vordergrunde stehen, werden wir nicht immer sagen können. Denn die Herzschwäche kommt, wie H. Meyer und Gottlieb betonen, wohl niemals allein zur Beobachtung, sondern immer in Kombination mit allgemeiner Gefäßlähmung. „Bei der eigentlichen Herzschwäche fehlt es dem Herzen an Arbeitsfähigkeit, bei der Gefäßlähmung aber, weil das Herz mit schlechter Füllung arbeitet, an Arbeitsmaterial."

Diagnostisch könnte vielleicht von einiger Bedeutung werden, die nach allen schweren Verletzungen eintretende starke Leukozytose, die 1—2 Stunden nach der Verletzung beginnt und bis zu 30—50 Tausend überwiegend polynukleären Zellen steigen kann. Govaerts hat auf belgischer Seite seine Aufmerksamkeit darauf gerichtet, freilich anscheinend ohne sie zum Shock in Beziehung zu setzen (s. Michels). Es ist darum auch nicht klar, ob nicht die aus der Friedenschirurgie bekannte posthämorrhagische Leukozytose oder eine einsetzende Infektion neben dem Trauma, der Erschütterung, eine Rolle spielt.

Differentialdiagnose des Wundschlags von ähnlichen Zuständen.

Für die Differentialdiagnose des Wundschlagkollapses von anderen Formen des Kollapses oder ähnlichen Zuständen ist die Charakterisierung der in Betracht kommenden anderen Erkrankungen also notwendig. Die Differentialdiagnose kann deshalb äußerst schwierig, ja ganz unmöglich werden, weil der Wundschlag namentlich eben in seinem zweiten Stadium sich recht häufig mit anderen schweren Läsionen vergesellschaftet findet, zum anderen aber auch seinerseits den Boden für sie abgibt, die, einmal aus ihm erwachsen, nun die primäre Schädigung verschleiern. Erschwerend wirkt hierbei wie auf anderen Gebieten der Verletzungs-, insbesondere der Kriegschirurgie, der Umstand, daß wir den Verletzten selten vom ersten Augenblick der Verletzung an unter Augen haben, daß wir ihn vielmehr oft, selbst wenn wir die zuerst hinzukommenden Ärzte sind, erst Stunden nach der Verletzung zu Gesicht bekommen und also über Vergangenes nichts wissen.

Wichtigkeit des freien Intervalls.

Von ganz besonderer Wichtigkeit ist die Feststellung, ob der Zustand sich unmittelbar an eine verhältnismäßig schwere Verletzung angeschlossen hat oder nicht. Schon Nußbaum wies darauf hin, daß „wenn ein längeres Intervall zwischen Einwirkung und Shock nachweisbar sei, dies nicht Schock sei" und fügt hinzu, daß von einem Tode durch Shock nicht die Rede mehr sein könne, wenn zwischen Verwundung und Tod viele Stunden oder selbst Tage guten Wohlbefindens eingeschaltet gewesen seien. Auf der anderen Seite hebt Lexer hervor, daß in jedem Falle, wenn ein Shock über längere Zeit anhalte, an eine schwere Komplikation, etwa innere Blutung oder Infektion zu denken sei. Dies ist richtig, doch darf damit nicht gesagt sein, daß ein Wundschlag über den Kollaps nicht noch nach mehreren Tagen zum Tode führen könne; er kann das dann, wenn eben keine anderen Komplikationen vorlagen.

Reflexe pflegen schnellstens ausgelöst zu werden. Wenn nun der Wundschlag ein Reflexvorgang ist, ausgelöst durch überstarke Reizung sensibler peripherer Nerven und zur Wirkung kommend im Sympathikusgebiet, dann muß dieser Vorgang auch mit dem Augenblick der Verletzung einsetzen, schlagartig, wie es z. B. beim Biß in den Hoden der Fall ist.

Schlagartig setzt er auch ein in seiner schweren Form nach einer Gliedabreißung durch schweres Geschoß. Damit verträgt sich nicht die Annahme eines freien Intervalls: Der **schwere Wundschlag** setzt also unmittelbar mit der Verwundung ein und führt **nicht selten zum Tode**. Diese Anschauung möchte ich gegenüber Gröningen, Le Gros Clark, Morris u. a. vertreten, die „den tödlichen Schock zu den wahren Raritäten" zählen. Ich bin mit Richter vielmehr der Meinung, daß „der schnelle Tod durch Schock im Belagerungskriege (d. h. durch grobes Geschoß) nicht zu den Ausnahmen gehört" und bin der Ansicht, daß der schwere Wundschlag mit tödlichem Ausgange im letzten Kriege mit seinen schweren und multiplen Artillerieverletzungen wieder weit häufiger geworden ist, als er in den letzten mit leichteren Schußwaffen geführten Kriegen war: Das habe ich aus dem Vergleich zwischen Weltkrieg und Balkankrieg gelernt.

Auch der **leichtere Wundschlag** kann als Reflexwirkung kaum ein eigentliches Latenzstadium haben, wie Gröningen ihm auch nur für sehr beschränkte Dauer „welche über 2—3 Stunden nicht hinausgehen darf" zugesteht. Die Depression ist also nach mehr oder weniger ausgesprochenem Reizstadium auch hier sofort vorhanden. Doch kann eine Entwicklung der Symptome ad pejus stattfinden, wenn die Wirkung der Depression durch Anschwellung der Funktionsbeeinträchtigung aller Organe in ihren biologischen Beziehungen zueinander sich geltend macht, und das zumal, wenn weitere Schädigungen, die schwächend wirken, hinzutreten. Und das ist ja gerade bei den leichteren Formen z. B. in Gestalt eines raschen und angreifenden Transportes um so eher möglich als solche Fälle anfangs nicht den schweren Eindruck des völligen Zusammenbruches machen, und darum eher abgeschoben werden als die schweren Fälle.

Ein Stadium freien Intervalles zwischen Verletzung und Wundschlagerscheinungen gibt es also nicht, wohl aber eine Steigerung der Symptome des Kollapses durch weitere Schädigungen oder mangelnde Fürsorge. Wo ein freies Intervall einwandsfrei festgestellt wurde, da ist der Verdacht auf anderweitige Veränderungen, wie rasch einsetzende Infektion, Fettembolie u. a. m. begründet. Ich muß das auch Melchior gegenüber betonen, der auf das allmählich sich Entwickelnde des Shocks Gewicht legt. Wenn solche Komplikationen zum Wundschlag hinzutreten, dann wird das Bild freilich oft unentwirrbar. Wir können dann auch nicht einmal von einer Verstärkung des Wundschlags sprechen, sondern eben von neuen Schädigungen und neuen Komplikationen, die den allgemeinen Kollaps erhöhen. Charakteristisch ist ja, daß jeder schwierige Transport jeden im Wundschlag Liegenden einerseits durch Verstärkung der Herzschwächung, andererseits durch Hinzutreten einer Fettembolie ungeheuer schwächen und nicht selten den Ausschlag zum tödlichen Ende bringen kann.

Prädisposition.

Diese Anschauung festgehalten, können gewisse Zustände, die vor Eintritt der Verletzung bestanden, wohl zum Wundschlag prädisponieren, nicht aber, nach der Verletzung entstanden, sein Eintreten begünstigen, da er dann schon bestand, als unlösbar mit der Verletzung verbunden. Prädisponierend sind alle den Körper schwächende Momente, wie

Überanstrengung, Ermüdung, Hunger und Durst, Alkoholmißbrauch, überstandene Erkrankungen, namentlich das Gefäßsystem angreifender Infektionskrankheiten u. a. m. Daß die gleichen Momente, wenn sie nach der Verwundung weiterbestehen, die Entwicklung des Wundschlags ungünstig beeinflussen, indem sie die gesundende Reaktion hintanhalten, ist leicht zu verstehen. Es liegen in diesen Betrachtungen zum Teil unsere therapeutischen Maßnahmen enthalten.

Ebenso entfällt damit die Annahme eines chronischen Wundschlags (!) u. dgl. m. wie z. B. Jordan ihn will, der einen Verletzten noch zehn Wochen nach der Verwundung am Shock zugrunde gehen läßt.

Wie sehr der Wundschlag mit seiner schweren Gefäßparalyse, dem Darniederliegen aller Lebensbetätigungen, also auch der Abwehr gegen neue Insulte gerade in den ersten Stunden das Eintreten anderer Komplikationen, wie namentlich der Infektion (Gasbazilleninfektion!), Intoxikation durch Autolyse, Störung der Innensekretion usw. begünstigt, liegt auf der Hand, wie auch die Tatsache, daß ein solcher Zustand einer reinen Analyse nicht mehr fähig ist.

Es ist diese meine Auffassung vom Wundschlag nicht nur von theoretischem Belange, sondern sie hat für die Behandlung durchaus ausschlaggebende Bedeutung, wie wir später sehen werden.

Die Folge von Verletzung und Wundschlag muß also eine ganz oder doch fast unmittelbare sein. Das schließt aber andererseits nicht aus, daß im Falle eines sehr schnellen Kollapses nicht auch einmal andere Ursachen dem vorgefundenen Kollaps oder ihm ähnlichen Zustande zugrunde liegen können als der Wundschlag.

Schwere Blutungen und Kollaps.

Statistische Angaben über Verblutungen auf dem Kampfplatz entbehren der sicheren Grundlage. Aus dem Sanitätsbericht 1870/71 entnehmen wir die Angabe, daß 7000 Deutsche, also die Hälfte aller an ihren Verwundungen Verstorbenen, den Verblutungstod erlitten. Das sind ganz unsichere Angaben, und wir werden aus diesem Kriege keine sichereren erhalten. Ich will hier auf den Wert der Statistik und ihre Vernachlässigung und oberflächliche Handhabung in der sog. Berichterstattung nicht eingehen, kann aber mit Pirogoff nur den Satz wiederholen, daß „der Wert der kriegschirurgischen Statistik — und ich füge hinzu auch der friedenschirurgischen — höchst mangelhaft ist, sofern sie nicht auf einheitlicherer Grundlage aufgebaut ist als bisher" — und einheitlich war wirklich nicht die Grundlage unserer diesmaligen kriegschirurgischen Statistik. Ich möchte auf diese Dinge nicht weiter hier eingehen, möchte aber für unser Thema die Ablehnung jeder Zahlenangabe betreffend Wundschlag oder Tod durch Verblutung usw. rechtfertigen. Nur vorurteilsfreie Arbeit in beschränkten Bezirken unter ganz bestimmten Fragestellungen, verbunden mit autoptischen Feststellungen kann da Wandel schaffen. Immerhin läßt sich sagen, daß die Zahl derer, die auf dem Kampfplatze den Verblutungstod erlitten, eine ganz erhebliche gewesen sein muß.

Wir aber haben es mit denen zu tun, die lebend in ärztliche Beobachtung kamen und wollen sie differentialdiagnostisch von den Wundschlagerkrankten zu trennen suchen. Es können hier nur die wichtigsten Punkte gestreift werden.

Die Erscheinungen einer Blutung entstehen einmal aus einer sich steigernden mangelhaften Füllung des Herzens und der Gefäße, einem Leerarbeiten derselben, und zum andern aus dem zunehmenden Sauerstoffmangel des Blutes, der Behinderung des respiratorischen Stoffwechsels. Eine Blutung, sei sie offenkundig oder verborgen, also etwa in eine der beiden großen Körperhöhlen erfolgend, kann schneller oder langsamer zur Verblutung werden. Schwere Blutungen enden, wie gesagt, meist rasch tödlich auf dem Kampfplatz. In der Mehrzahl der Fälle wird dem Arzt der Verwundete zugeführt, nachdem die Frischblutung zum Stehen gekommen ist oder während eine nicht gerade bedeutende aber dauernde Blutung nach innen weiter besteht.

Hier kann die Diagnose schwanken, ob Wundkollaps, Fettembolie, schwere Infektion oder dgl. verbunden mit einer Blutung oder auch ohne eine solche vorliegt. Sind objektive Zeichen eines Blutverlustes (sichtbare Blutung nach außen oder in eine Körperhöhle, Hämothorax, Hämabdomen, Verdrängungserscheinungen usw.) nicht vorhanden, sind wir auf die rein klinischen Erscheinungen angewiesen.

Schwerste Blutungen führen unter zunehmenden Erscheinungen unter den gleich zu erwähnenden Enderscheinungen einer Verblutung rasch zum Tode. Langsame Verblutung — und um diese handelt es sich fast allein bei der Differentialdiagnose gegenüber dem Wundschlag — macht wohl stets erst nach mehr oder weniger langem Intervall die ersten Erscheinungen, setzt nicht schlagartig ein: Müdigkeit, Gähnen, Ohrensausen, Schwindel, Flimmern vor den Augen, trockene Zunge, Durst, Angstgefühl, Lufthunger, sind die subjektiven Zeichen zunehmender Anämie. Blaßwerden der Haut und Schleimhäute, zu marmorartiger glänzender Blässe im Gegensatz zur fahlgelben stumpfen Blässe beim Wundschlag und zur meist nur angedeutet ikterischen bei der in Frage kommenden Anaerobentoxhämie, kalter Schweiß, Schwinden des Kornealreflexes, Unruhe, dann Somnolenz, Augenrollen, Ohnmacht, Zuckungen, schwere allgemeine Konvulsionen, Untersichlassen, Übergang vertiefter Atmung zu beschleunigter oberflächlicher, Kleinerwerden des Pulses bis zur Fadenförmigkeit, weite Pupillen, Erbrechen, führen sich steigernd zum Tode, der unter letzten schnappenden Atemzügen erfolgt.

Der Vergleich mit den dem Wundschlag eigenen Symptomen zeigt, daß Wundschlag und langsame Verblutung nur wenig Gemeinsames haben und nur beim Zusammenfallen bestimmter bzw. Ausfallen charakteristischer Symptome miteinander verwechselt werden können. Es ist darum, um mit Gröningen zu reden, ,,eine große Mißachtung alles Tatsächlichen, wenn Le Gros Clark und die meisten Engländer erklären: The immediate consequences of sudden and copious loss of blood are in effect, those of shock; man kann sie eben nur einem Engländer zugute halten, dem Shock und akute Krankheit fortwährend in Eins zu verschwimmen drohen.'' Diese 1885 geübte Kritik besteht auch jetzt noch zu recht, denn auch jetzt noch gehen die Ansichten der gegnerischen Ärzte, mit wenigen Ausnahmen, wie schon gezeigt, denselben Weg. Ich kann mich also frei von unwissenschaftlichem Vorurteil, ganz Gröningen anschließen.

Die Verblutung ist auch nicht eine einfache Synkope, sondern ein ganz besonderes Krankheitsbild, bedingt eben durch das Leerarbeiten des Gefäßsystems und den Sauerstoffmangel des Gewebes. Es ist auch eine längst bekannte, schon von Pirogoff ausgesprochene Tatsache, daß der Wundschlag gar nicht selten ohne oder bei kaum nennenswertem Blutverlust entsteht, also ganz unabhängig von solchem ist. Gliedabreißungen, die besonders häufig vom Wundschlag gefolgt werden, vollziehen sich oft ohne jede Blutung.

Eine andere Frage ist nun die, ob Blutverlust zum Wundschlag prädisponiert, eine Frage, die auch Gröningen bejaht. Ich muß sie, in dieser Form gestellt, verneinen. Denn wenn der Wundschlag im Augenblick der Verletzung entsteht als eine Reflexwirkung, dann geht diese Wirkung jedem Blutverlust voraus, hat also ätiologisch nichts mit ihm zu tun. Etwas anderes aber ist es, wenn wir den Blutverlust, der zum Wundschlag hinzutritt, ihn in seinem Verlauf ungünstig beeinflussen, den Kollaps verstärken und den tödlichen Ausgang mit herbeiführen lassen wollen. Das ist zweifellos der Fall und leicht verständlich gleich wie die Tatsache, daß ein Blutverlust auch jede Infektionsgefahr ganz wesentlich erhöht. Wir können und müssen aber diese Dinge auseinander halten.

Fettembolie.

Es ist den pathologischen Anatomen wohlbekannt, und die Kliniker haben es bestätigen gelernt, daß fett- und gewebsembolische Vorgänge weit häufiger vorkommen als man vielfach geglaubt hatte und daß sie vorkommen nicht nur nach Knochenbrüchen mit Fettmarkzertrümmerung, sondern fast ebenso oft und ausgesprochen bei Zertrümmerung anderweitigen namentlich des Unterhautfettgewebes. Es ist aber zu betonen, daß, falls solche Befunde an den inneren Organen Verstorbener, besonders den Lungen, im Gehirn, den Nieren usw. erhoben werden, sie nicht immer gleichbedeutend mit der Todesursache sein brauchen, sondern daß unter Umständen der Tod auf andere Ursachen zurückgeführt werden kann und muß. Es wäre aber ebenso verkehrt leugnen zu wollen, daß schwere Fettembolien schwere Erscheinungen machen und aus sich allein zum Tode führen können. Die kürzlich mehrfach ausgesprochene Harmlosigkeit fettembolischer Prozesse ist ein Ausschlag aus der gegenteiligen Annahme ihrer Gefährlichkeit in jedem Falle. Fettembolien also können in alle inneren Organe bei allen möglichen Gewebszertrümmerungen statthaben und um aus den Lungen z. B. in das Gehirn zu geraten, bedarf es durchaus nicht des von einigen Autoren geforderten offenen Foramen ovale, sondern die feinen Tröpfchen durchschlüpfen die Lungenkapillaren und gelangen nach deren Überfüllung bzw. Überwindung in die entfernteren Organe auf dem Wege des arteriellen Blutstroms. Hier wie dort können sie rein mechanisch verstopfend als Embolie wirken und so die Funktion in weitestem Maße schädigen. Bezeichnend für diese Schädigung erscheint mir gerade ihre Diffusion z. B. über das ganze Gehirn, so daß selten örtlich begrenzte, sondern fast stets allgemeine Symptome zustande kommen. Fibiger will zwar einmal Hemiplegie beobachtet haben und ist solches Vorkommen durchaus einmal möglich. Sodann aber können die Emboli auch dadurch schädlich wirken, daß sie das Gewebe gegen sekundäre Schädigungen empfindlicher machen und namentlich Infektionen in ihrer Ansiedlung und Auskeimung begünstigen. In diesem Sinne darf ich mit Beitzke wohl darauf hinweisen, daß gerade auf Grund von Fettembolien sich Bronchopneumonien manchmal mit einer Schnelligkeit und Virulenz entwickeln, wie wir sie sonst kaum kennen.

Meine eigenen recht zahlreichen Erfahrungen haben mich zu der Überzeugung geführt, daß fettembolische Vorgänge in der Verletzungschirurgie, namentlich der Kriegschirurgie, eine recht große Rolle spielen, besonders seitdem die groben Verletzungen mit Zertrümmerung ausgedehnter Gewebsmassen und die Mehrfachverletzungen so häufig geworden sind. Es kommt hinzu, daß es sich da meist nicht allein um Fett-, sondern, wenn auch in weniger ausgedehntem Maße, um Gewebsembolie aus Muskelgewebe, Blutkoagulis, Hirntrümmer u. a. handelt, die jene Wirkung verstärken, und zudem festere Pfröpfe abgeben, als es das schmiegsame Fett vermag.

Es ist mir auch kein Zweifel, daß aus den größeren Trümmerhöhlen, sofern sie mit der Außenwelt in Verbindung stehen oder standen, und Luft angesaugt oder eingepreßt enthielten, durch zerrissene offen liegende Venenlumina Luft angesaugt werden kann, die ihrerseits den Symptomenkomplex verstärkt (s. u.).

Und schließlich läßt die Embolie zertrümmerter mehr oder weniger flüssiger Gewebsbestandteile als solche in ferne Organe und ihre Aufnahme in den Kreislauf vermuten, daß ihnen außer der mechanischen auch eine chemische Bedeutung zukommt, indem unabgebaute oder in Abbau begriffene Bestandteile, namentlich Eiweißkörper, toxisch wirken können, als deren harmlosen Ausdruck wir ja seit langem das Resorptionsfieber kennen; darauf komme ich weiter unten zurück.

Zencker war der Entdecker der Fettembolie und die Pathologen haben uns die sicheren Grundlagen für die Klinik geschaffen. Es seien hier die Anschauungen einzelner jetztzeitiger Untersucher angeführt, die sich besonders mit diesem Gegenstand beschäftigten und den Stand der Dinge wiederspiegeln.

Beneke äußert sich etwa folgendermaßen: Weitaus die meisten Fälle von Fettembolie sind klinisch bedeutungslos, da die Verstopfung selbst sehr zahlreicher Lungenkapillaren noch keine respiratorischen Schädigungen bedingt. Im Experiment töten erst sehr erhebliche Quantitäten injizierten Fettes durch akutes Lungenödem (Virchow). Indessen ist doch eine Anzahl von Fällen bekannt gegeben, in welchen der Tod nach Verletzung der Fettembolie zugeschrieben werden mußte. Für die Pathogenese ist wesentlich, daß ein Intervall von mehreren Stunden bis Tagen den Eintritt der Symptome von dem Augenblick der Verletzung trennt; hierdurch ist eventuell die Differentialdiagnose gegenüber Gehirnerschütterung u. ä. möglich. Die Fettembolie kann aber auch nach schwerem Verlauf noch in Heilung übergehen. Die Symptome seitens des Herzens und der Nieren sind gering. Neben bedeutungslosen lokalen Herden in diesen Organen spielt dagegen die allgemeine Herzschwäche eine Rolle, insofern sie das Lungenödem steigert und dadurch den tödlichen Ausgang erleichtert.

Beitzke, der sich auch besonders in diesem Kriege mit der Fettembolie beschäftigte, führte 1912 folgendes aus: Eine leichte Vermehrung der Atemfrequenz und des Pulses, ein wenig Oppressionsgefühl und vage Schmerzen in der Brust ist gewöhnlich alles, was der Kranke zeigt. Aber man kennt wohl Fälle, in denen die Fettembolie nicht harmlos verläuft. Die Abhandlungen in der Chirurgie zeigen uns, daß der Tod nach Fettembolie in das Gehirn drei oder vier Tage nach einer Fraktur eintreten kann, aber dieser Zufall wird als sehr selten betrachtet. Im allgemeinen ist es nicht die Fettembolie allein, die den Tod verursacht. Oft verschlimmert sie nur einen Zustand, z. B. wenn ein Alkoholiker mit geschwächtem Herzen im Delirium sich ein Bein bricht, oder auch sie begünstigt den Ausbruch einer Pneumonie und führt so zu tödlichem Ausgange durch Schwächung der Lungenzirkulation. Die Fettembolie ist dann nur die indirekte Todesursache.

Aber neuere Untersuchungen haben doch gezeigt, daß die Fettembolie allein häufiger tödlich ist, als man bisher glaubte. Bei der respiratorischen Todesart sterben die Verletzten entweder im Verlauf einer Stunde oder weniger nach dem Unfall unter den Zeichen der Atemnot und des Kollapses. Das sind die Fälle, in denen man mangels einer anderen Ursache früher vom Tod durch sog. Shock gesprochen hat; aber die Untersuchung der Lungen enthüllt die Anwesenheit ganz erstaunlicher Fettmengen in den Lungenkapillaren und kleinen Arterien. Diese Todesart hat man beobachtet bei Leuten, die das Opfer eines sehr heftigen Unfalls geworden sind, besonders nach ausgedehnter Zerreißung des subkutanen Fettgewebes. Anders ist es bei der zerebralen Form; sie verläuft häufig nach anfänglichem Wohlergehen durch rasch sich entwickelnden Stupor oder auch ruhigen Schlaf und anderen zerebralen Erscheinungen nach etwa 24 Stunden tödlich, oder sie geht nach anfangs beunruhigenden Symptomen in Heilung über.

Im Sinne Beitzkes, aber in seinen Schlüssen weitergehend, spricht sich sein Schüler Siegmund aus. Seine Schilderung der klinischen Erscheinungen (Bewußtseinsstörungen, Blutdrucksenkung, erstes Auftreten nach Stunden usw.) entspricht so wenig den echten Wundschlagerscheinungen, daß ich wohl annehmen darf, daß Siegmund den „echten traumatischen Wundschlag" kaum gesehen hat, sondern eben Fettembolie, oder doch beide nicht genügend auseinander zu halten vermochte. So kommt es, daß er den echten traumatischen Wundschlag mit kapillaren Fettembolien identifiziert. „Bei echten Shocktodesfällen ergab die Sektion als Todesursache hochgradige Fettembolie, vorwiegend pulmonale bei einfachen Shockfällen, zerebrale bzw. allgemeine Fettembolie bei protrahiertem Shock." Siegmunds Ausführungen beweisen wieder die alte Lehre, daß Krankheitsbilder sich nicht allein aus anatomischen Befunden zusammenstellen lassen!

Das Zustandekommen der Fettembolie bedingt zertrümmertes Fettgewebe und zerrissene aufnahmefähige Lymph- oder Blutgefäße; ihre Gefährlichkeit hängt im wesentlichen von der absoluten Menge des aufgenommenen Fettes ab und ist daher a priori um so größer, je fettreicher das verletzte Gewebe ist. In dieser Hinsicht bilden unsere Verwundeten keine besonderen günstigen Vorbedingungen für die Fettembolie, denn wir haben es meist mit knochengesunden Menschen zu tun, nicht mit fettatrophischen Knochen, wie sie orthopädische Fälle bieten, bei denen z. B. nach einfachen Gradrichtungen Fettembolie beschrieben wurde. Auch stehen große komplizierte Knochenbrüche nicht unter so hohem Druck wie manche subkutane Frakturen. Die Schwere der Zertrümmerung und die Gewalt der Erschütterung erhöhen dafür wieder die Gefahr der Fettembolie, denn ausgedehnte Zerstörungen fetthaltigen Knochen oder sonstigen Gewebes lassen naturgemäß eine Fettembolie eher zustande kommen als anscheinend geringfügige Verletzungen. Es soll aber gerade bei diesen die Möglichkeit einer Fettembolie unter besonders günstigen Umständen nicht ausgeschlossen werden und darum sind gerade sie es, die die reinsten klinischen Bilder der Fettembolie liefern, während bei den schweren Verletzungen andere komplizierende Schädigungen primärer oder sekundärer Art das Bild trüben.

Während auch vor Payr ein mehr oder weniger deutlicher Unterschied zwischen der pulmonalen und der zerebralen Form der Fettembolie gemacht wurde (Scriba, Hämig u. a.), stellte doch dieser zuerst 1900 klarer einen zerebralen und einen respiratorischen Tod durch Fettembolie auf. Wenn nun auch in praxi sich diese beiden Formen nicht immer klinisch und auch nicht anatomisch werden auseinanderhalten lassen, schon weil der zerebralen Gefäßverstopfung immer eine pulmonale vorausgegangen sein muß, so können wir doch an ihnen als Grundtypen festhalten.

Nils Backer Gröndahl erweiterte und vertiefte 1911 durch experimentelle, namentlich aber durch klinische Beobachtungen die Pathogenese und Symptomatologie der Fettembolie. Er hält die zerebrale Form für die klinisch wichtigste, da sie in ihrem Verlauf weit langsamer und mit ausgeprägteren Symptomen aufträte, während die pulmonale Form schneller und mit unsicheren Symptomen einsetze und darum schwerer und weniger sicher zu diagnostizieren und noch weniger zu beeinflussen sei. Folgen wir aber dem Werdegang der Fettembolie, so muß, wie gesagt, doch die pulmonale Form vorangehen. Gehen die Verletzten in diesem Stadium zugrunde, so ist eben das Krankheitsbild besonders schwer und schnell im Verlauf, so daß zerebrale Erscheinungen außer den agonalen kaum noch zustande kommen.

Der rasche Verlauf bei pulmonalem Tode hat zur Aufstellung der apoplektiformen Fettembolie unter dem Bilde des Herzkollapses geführt, dem die langsam verlaufenden Fälle mit oder ohne hervortretende Lungensymptome gegenüber gestellt werden, wie es Gröndahl auch tut.

Immer aber findet sich auch bei den apoplektiformen Fällen ein freies Intervall zwischen Verletzung und ersten Erscheinung; wo es fehlt, dürfen wir die Diagnose auf Fettembolie berechtigt bezweifeln. Dies freie Intervall erscheint mir als eins der wesentlichsten Unterscheidungsmerkmale zwischen der Fettembolie, der es zukommt, und dem Wundschlag, dem es nicht zukommt. Das freie Intervall bei der Fettembolie deutet darauf hin, daß erst nach und nach das Fett in den Kreislauf eintritt und in den Lungenkapillaren sich sammelt, wenn die Herzkraft schwächer zu werden beginnt und es nicht mehr durchzutreiben vermag. Die Länge dieses Intervalls wird verschieden angegeben. Lexer sagt: „Naturgemäß erkrankt die Lunge zuerst und zwar meist schon in den ersten Tagen nach der Verletzung, da ihr die Fettmasse mit dem venösen Blut zugeführt wird." Gröndahl spricht von Stunden und Tagen und betont besonders, daß das Bild des Shocks durch diese Lungensymptome nicht beeinflußt werden könne, „da die Erscheinungen der Fettembolie dazu zu spät auftreten".

Die ersten Symptome der pulmonalen Form sind dann Unruhe, Angstgefühl, gesteigert bis zur vollständigen Verwirrtheit, schnell tritt Dyspnoe hinzu, oft auch Husten, manchmal mit Blut vermischter Auswurf. An der Dyspnoe können die Verletzten sterben. Daß manchmal auch ohne ausgesprochene Hirnbeteiligung Bewußtlosigkeit auftritt, läßt sich zwanglos durch die mangelhafte Durchblutung des Gehirns mit sauerstoffarmen Blut erklären. Alles das: Dyspnoe, blutiger Auswurf, Bewußtlosigkeit sind aber Symptome, die dem Wundschlag gänzlich fehlen. Tritt Erhöhung der Körpertemperatur hinzu, so ergibt sich ein weiteres Unterscheidungsmerkmal gegenüber dem traumatischen Wundschlag, der für gewöhnlich Untertemperatur zeigt. Doch ist das Verhalten der Temperatur nicht verläßlich, denn gerade schwerste Fälle von Fettembolie können wie der Wundschlag deutliche Herabsetzung der Temperatur zeigen.

Bei der zerebralen Form der Fettembolie ist das Stadium des freien Intervalls, in dem wohl einzelne Lungen- oder Herzsymptome untergeordneter Bedeutung beobachtet werden, noch ausgesprochener als bei der pulmonalen Form. Gröndahl rechnet 4—10 Stunden, Halm wenige Stunden bis zu neun Tagen. Dann treten die ersten Hirnerscheinungen ein und zwar gewöhnlich als eine allgemeine Herabsetzung der Gehirnfunktionen. Unruhe, Angst, Desorientierung, Gedächtnisschwäche, Schläfrigkeit, Verlangsamung der Geistesfunktionen bezeichnen das soporöse Stadium, das mehr oder weniger deutlich in das komatöse übergeht, wenn nicht eine Wendung zum Besseren eintritt. Schwere Hirnerscheinungen, epileptiforme Anfälle, tonische und klonische, nicht lokalisierbare Krampferscheinungen, Lähmungen usw. führen schließlich unter Versagen der Herz- und Atmungsfunktion zum Tode. Alle diese Symptome fehlen dem Bilde des reinen Wundschlags und eine Verwechslung mit ihm könnte wohl nur in komplizierten Fällen unterlaufen.

Ich führe hier einen reinen Fall Gröndahls an:

21 jähriger Mann, komminutiver Bruch des Unterscherkels durch stumpfe Gewalt. Kranker hausaufnahme 1¼ Stunde nach der Verletzung, fühlt sich völlig wohl, abgesehen von örtlichen Schmerzen, ebenso nachmittags. Erst etwa 8 Stunden später leichte Benommenheit, Vergeßlichkeit bei gutem Appetit, Temperatur 38,5⁰, guter Schlaf. Nach weiteren 5 Stunden Erwachen, Wohlbefinden, nach weiteren 6 Stunden reagiert der Kranke nicht mehr auf Anruf, kein Erbrechen, keine Krämpfe. Puls 116, Temperatur 38⁰, leichte Kontraktur der unteren Extremitäten. Am selben Tage Atmung oberflächlich, keine Reaktion mehr, Schleimröcheln, schlechter Puls. Nach abermals 24 Stunden Zeichen des völligen Komas, Pupillen eng, keine örtlichen Erscheinungen. Temperatur 39,7⁰. Exitus 76 Stunden nach der Verletzung. Die Autopsie ergibt blutreiche Lunge ohne entzündliche Infiltration, punktförmige subseröse Blutungen. Gehirn ödematös, zahlreiche kleinste punktförmige Blutungen, besonders in den Hirnstamm. Alle Organe ergeben „sehr viele Fettembolien".

Ich bin deshalb auf diese Erscheinungen der Fettembolie etwas ausführlicher eingegangen, weil ich selbst in der kriegschirurgischen Praxis vielfach auf das Bestreben stieß, beides in einen Topf zu werfen. Sicherlich ist vieles, was Fettembolie war, als Wundschlag durchgegangen. Eine genaue Kenntnis der Erscheinungen hätte das wohl vermeiden können. So sehr also die Fettembolie das Gebiet des eigentlichen traumatischen Wundschlags einzuengen vermag, wenigstens in seinem Kollapsstadium, so folgerichtig muß ich doch der zu weitgehenden Identifizierung der Fettembolie mit dem Wundschlag entgegentreten. Daß das nur auf Grund klinischer Erfahrung geschehen kann, liegt auf der Hand.

Ich möchte aber immer wieder betonen, daß es sich um die Herausschälung eines klinischen Bildes für den Wundschlag aus der Fülle ähnlicher Erscheinungen hier handelt. In Wirklichkeit werden Wundschlag und Fettembolie, falls letztere so schwer ist, daß sie rasch tödlich verläuft, zusammenbestehen und ihre Bilder übereinander zeichnen. Kommt aber ein auch nur kurzes Intervall des Wohlbefindens zwischen Verletzung und ersten Erscheinungen zur Beobachtung, dann liegt kein Wundschlag vor, es sei denn, daß es sich um eine Steigerung eines anfangs leichten Wundschlags durch weitere Schädigungen, z. B. angreifenden Transport zu einem schweren handelt. Diese aber wird gerade durch fettembolische Vorgänge, durch das Rütteln beim Transport, herbeigeführt (s. u.).

Wie kompliziert die Fälle manchmal liegen können und nur einer vorsichtigen Analyse bei hinreichender Zeit und Beobachtung zugänglich sind, möge folgender Fall dartun:

Fliegerleutnant W. stürzte mit seiner Maschine aus angeblich 50 m Höhe ab. Eine Stunde nach seiner Aufnahme von mir gesehen. Anatomische Diagnose: Fractura basis cranii mit Bluterguß unter beide Augenlider. Commotio cerebri. Fraktur beider Oberschenkelknochen mit starker Gewebszertrümmerung und Blutergüssen, Fraktur der beiden Unterschenkelknochen rechts, Zerreißung des inneren Kniegelenksbandes links, Fraktur des linken Unterarms. Bei der Aufnahme ist Patient bei Bewußtsein, antwortet richtig auf an ihn gestellte Fragen, aber langsam; kann das Zustandekommen des Unfalls gut erzählen und es besteht auch später keine retrograde Amnesie. Blutverlust nach außen gering, trotz mehrfacher äußerer Kontusionen des Rumpfes besteht kein Anhalt für eine innere Blutung. Der Puls ist mäßig beschleunigt, verhältnismäßig kräftig, kein Erbrechen. In der Nacht beginnt Patient trotz Morphium unruhiger zu werden, am andern Morgen besteht die Unruhe weiter und besteht durch drei Tage, das Bewußtsein bleibt verschleiert erhalten, indem auf Fragen geantwortet und ärztliche Aufforderungen richtig befolgt werden, doch fällt Patient sofort wieder in die Verschleierung zurück: starke innere Unruhe, die sich nach außen in laute Schimpfereien auf das Wartepersonal, das aber zeitweilig mit Flugmannschaften verwechselt wird, Luft macht. Während lokale Hirnsymptome nicht bestehen, weisen die vorhandenen Störungen doch auf solche der Großhirnrinde hin, die teilweise den Charakter akuter Verwirrtheit tragen. Die Höhe der Erscheinungen ist am dritten Tage erreicht, an dem die Aufregungszustände auch motorischer Art, wie Herumwälzen auf dem Lager, Herumwerfen des Kopfes mit Irrereden besonders ausgesprochen sind, ohne daß besondere Ursachen dafür gefunden werden können. Die Temperatur steigt auf 38,5°, um dann rasch wieder abzufallen, wofür als örtlich feststellbare Ursache wohl leichte bronchopneumonische Erscheinungen beschuldigt werden könnten; keine Hirndruckerscheinungen, keine meningitischen Störungen, der Puls bleibt dauernd leidlich kräftig bei mäßiger, die Temperaturerhöhung übersteigender Beschleunigung, kein Erbrechen, Urinmengen vermindert unter Hochstellung des abgesonderten. Am Ende der ersten Woche sind die Erscheinungen ziemlich alle zurückgegangen und macht Patient nunmehr einen recht wohlerzogenen Eindruck, besonders im Gegensatz zu den ersten Krankheitstagen (siehe Beitzke, Charakterveränderung durch Fettembolie). Erst jetzt können Zugverbände an die Extremitäten angelegt werden, vorher erscheinen diese auch wegen der Gefahr stärkerer Einpressung zertrümmerten Gewebes in die Blutbahn einerseits und der Erhöhung des Druckes auf die Gefäße mit drohender Gangrän andererseits gegenangezeigt.

Daß hier Wundschlag und Commotio cerebri bei gleichzeitiger Basisfraktur eine wesentliche Rolle gespielt haben, liegt auf der Hand, doch erklären diese allein den Symptomenkomplex nicht. Es sind namentlich für die sich hinziehenden eigenartigen Hirnstörungen bei nur verschleiertem Bewußtsein fettembolische Vorgänge mitschuldig.

Gewebsembolie, Autotoxhämie und Wundschlag.

Das Fett bei der Fettembolie ist mehr oder weniger flüssig, es entstammt den zertrümmerten Fettzellen. Wie das Fett als Fremdkörper in den Kreislauf eintreten kann, können in gleicher Weise mehr oder weniger erhaltene andere

Zellen und Gewebstrümmer in die Gefäßbahn, zunächst natürlich in die
Lunge geraten. Physiologisch ist ein solcher Vorgang bekannt bei den syn-
zytialen Zellen der Gebärmutter, namentlich während des Geburtsaktes
(Schmorl, Pels-Leusden). Pathologisch treten solche Arten der Embolie
namentlich bei Leber-, Milz- oder Knochenmarkzertrümmerung auf,
besonders bei heftiger Erschütterung. Die Embolie ganzer Gewebsballen,
Parenchym mit Stroma, bei Einwirkung stumpfer Gewalt, kommt namentlich
bei Geweben mit verhältnismäßig dünnen und weiten Gefäßen, wie leicht zer-
reißbarem Parenchym vor. Embolie von Leberstückchen in die Lungenkapillaren
hinein und auch zwischen die Herzmuskelfasern ist nach Beneke eine sehr
häufige Folge von Leberzerreißungen. Noch häufiger ist das von Lubarsch
entdeckte Vorkommen ganzer Fettgewebstrümmer der lymphoiden
Gewebsteile aus dem Knochengewebe als Lungenembolie. Diese Verschleppung
erfolgt beim Menschen und im Experiment in wenigen Sekunden nach der
Knochenerschütterung, wie die Erschütterungsversuche Maximows beweisen.
Über die Lungen hinaus werden solche größeren Gewebstrümmer wohl kaum
verschleppt werden. Inwieweit nun diese Gewebstrümmerverschleppungen in
die Lunge durch Verlegung der Kapillare eine Rolle in der Symptomatologie der Verletzungen spielen, darüber liegen klinische und anatomische
genauere Beobachtungsreihen noch nicht vor. Denkbar ist immerhin, daß die
massige Kapillarverstopfung bei umfangreicher Zertrümmerung schwerere
Symptome macht, sofern diese nicht als solche durch Wundschlag zum Tode
führt.

So liegt die Annahme nahe, daß außer Fettembolie auch die Verschleppung
anderer Gewebstrümmer und ihrer Zerfallsmassen, z. B. aus zertrümmerter
Muskulatur, aus Gehirn, Parenchymdrüsen usw. bedeutungsvoll für
das Schicksal der Schwerverletzten werden kann. Aus dieser Anschauung
heraus ist denn auch eine Erklärung für das Wesen des Wundschlags
entstanden, nämlich, daß er durch Resorption solcher Zerfallsmassen als eine
Art Giftwirkung entstehe. Dieser Erklärung des „shock traumatique" haben
sich namentlich französische Beobachter angenommen.

Quénu bezeichnet den „shock" geradezu als „toxémie traumatique"
mit Depressionserscheinungen, wobei das Sinken des Blutdrucks eine wesentliche Seite dieser Wirkung darstelle. Besonders Muskelzertrümmerungen und
zwar erschöpften bereits giftig gewordenen Muskels, sollen den Shock auslösen. Blutverlust, Abkühlung, schwieriger Transport, Abschluß der Wunde
nach außen u. a. m. begünstigen den Vorgang der Eiweiß- und Fettzersetzung;
deren Gifte gelangen in das kreisende Blut, verbrauchen seine alkalischen Stoffe
und rufen nunmehr auch nervöse Erscheinungen hervor. Nach Quénu
erfolgt der Shock unmittelbar nach der Verwundung nur bei schwerstem Blutverlust durch Bauchverletzungen mit Erguß des Magendarmin-
halts in die Bauchhöhle, sonst erst nach einigen Stunden, immerhin aber noch
vor der Infektionsentwicklung. Nach Quénu erfolgt die Infektionsentwicklung
erst als gleichbedeutend mit „sekundärem Schock". Der operative Schock
ist ein traumatischer, vermehrt um die Anästhesierungswirkung. Dieser Ent-
wicklungsanschauung entsprechend, muß man bei Wundschlag baldigst operativ
eingreifen, um die weitere Resorption der Shockgifte zu verhüten;
jedes Hinausschieben der Operation vermehrt die Intoxikation durch Wund-

gewebsgifte. Der Versuch, ein Antitoxin gegen die chemischen Gifte zu finden, müßte sich demnach lohnen. Soweit Quénu und seine Anhänger.

Diese praktische Schlußfolgerung müßte logischerweise Erfolg versprechen, wenn eben die Lehre von der Gewebsintoxikation richtig wäre. Die Theorie der Shockgifte, die Toxhämie durch Gewebstrümmergifte, ist ja durchaus nicht neu. v. Nußbaum spricht von ihr schon 1875 (s. o.). Es erübrigt hier auf die chemischen sog. Schockgifte einzugehen: Peptonshock, Histionshock usw. sind reine Vergiftungen, auch der sog. anaphylaktische Shock ist auf solche chemisch bakterielle Wirkung zurückzuführen. Mit dem eigentlichen traumatischen Wundschlag hat das aber alles (s. Mautner, Pick) nichts zu tun. Autolytische Vorgänge sind doch nicht momentane Umsetzungen, sie vollziehen sich nicht schlagartig, sie bedürfen einer gewissen Zeit zu ihrer Entwicklung. Zudem liegen die Bedingungen für eine rasche Aufnahme in den Kreislauf bei dessen Darniederliegen recht ungünstig, denn der Kreislauf liegt darnieder, ehe die Erzeugung der Gewebsgifte erfolgen kann, ist nicht erst durch solche lahmgelegt. Wissen wir doch, daß selbst subkutane Kochsalzinfusionen beim ausgesprochenen Wundschlag wegen der Gefäßparalyse kaum aufgesogen werden.

Daß Selbstvergiftung durch Gewebszerfall im Bereich der Möglichkeit liegt, will ich nicht abstreiten. Diese Autolyse wurde ja auch schon von anderen, z. B. Sauerbruch, zur Erklärung mancher Erscheinungen der anaëroben Infektion herangezogen. Gewebszerfallsprodukte in feinster Verteilung und chemischer Wirkung, werden ja sicher wie das flüssige Fett frei und gelangen in den Blutumlauf, aber damit ist nicht erwiesen, daß sie das Krankheitsbild zu schaffen vermögen, vor allem in seiner Plötzlichkeit, wie es der Wundschlag bietet, ebensowenig wie das bei der Fettembolie besprochen wurde. Quénu nimmt selber mehrere Stunden bis zur Entwicklung des Shocks an, nur bei Blutverlust oder Bauchverschmutzung (?) soll die Wirkung unmittelbar sein. Im ersteren Falle des freien Intervalls fehlt also das charakteristische Symptom des schlagartigen Einsetzens unmittelbar nach der Verletzung, und im zweiten Falle liegen ja genug andere Momente vor, die den schnellen Kollaps erklären. Erguß von Magendarminhalt ist kein autolytischer Vorgang, gehört also nicht hierher. Und daß Wundschlag gerade recht häufig ohne jeden nennenswerten Blutverlust ganz frühzeitig einsetzt, sahen wir oben. Quénus sekundärer Schock ist Infektion. Die von Quénu geforderte sofortige Operation zur Verhütung der Resorption ist ein recht zweischneidiges Schwert, wie wir unten sehen werden.

Als Argument gegen die Theorie der Toxhämie durch Autolyse möchte ich darauf hinweisen, daß gerade Gliedabreißungen besonders häufig vom Wundschlag betroffen werden. Es darf wohl fraglich erscheinen, ob bei solcher Art Wunden, die doch weit offen liegen und zudem durch elastische Binden gegen die Zirkulation abgeschnürt zu sein pflegen, eine nennenswerte Resorption stattfindet. Es ist das nicht, wie es geschieht, mit Verbrennungen zu vergleichen, die ja durch Gewebsintoxikation aus Gewebsgiften, die momentan erzeugt werden, zurückgeführt werden, bei diesen liegt die aufzusaugende nekrotisierte Gewebsschicht unter der verbrannten Hautdecke und steht unter erheblichem Druck, kann nicht nach außen heraus. So erklärt es sich auch, daß wir nach Verbrennungen — wenn wir von den psychischen und manchmal

auch sicher stark sensiblen reflektorischen Erscheinungen absehen — die Ver-
giftungserscheinungen recht schnell nach der Verbrennung einsetzen
sehen, selbst bis zum rasch tödlichen Ausgang. Die Gifterzeugung geschieht
hier augenblicklich eben durch die thermische Wirkung und das Ganze ist
dann einer schnellen subkutanen Einverleibung des Giftes bei
verhältnismäßig guter Resorptionsfähigkeit gleichzubewerten. Das alles
aber fällt bei dem mechanischen Wundschlag fort: Der reflektorische Zusammenbruch ist da und das Saftsystem ist gar nicht imstande, chemische Umsetzungen
und Resorption in nennenswertem Maße aus sich heraus zu leisten.

Quénu hat sich offenbar bemüht, im französischen Heeressanitätswesen
umfangreiche Belege für seine Anschauung zu gewinnen und er gewann sie
natürlich wie jeder, der suggestiv zu wirken versteht. Ich nenne hier immer
nur Quénu als den Vertreter der in Frankreich und auch unter den Engländern
schließlich weit verbreiteten Erklärung für den Shock. So glatt seine Theorie
auch vorgetragen ist, bedeutet sie doch nur einen Rückschritt in
der kritischen Bewertung des Wundschlags, schon darin, daß er „diverses
variétés du shock" annimmt: „un shock nerveux, un shock hémorrhagique,
un shock par la fatique et froid, un shock septique, et le shock toxique." „Les
toxalbumines sont formées d'une façon tres rapide par l'autodigestion des
tissues traumatisées." Das hat v. Nußbaum, wie gesagt, vor 45 Jahren, nur
mit mehr Vorbehalt, ausgesprochen und ihm drängte sich schon der Gedanke
auf an die Mitwirkung einer Infektion, und ganz ohne diese kommt Quénu
auch nicht aus: „Donc à la période initiale de l'infection les foyers des
tissus musculaires contus et mortifiés, seraient le siège d'une double élaboration
de poisons chimiques dans l'histologie des muscles morts et sous l'action
microbienne." Die vielen Widersprüche, die sich in Quénus Arbeit finden,
können nicht dazu beitragen, seiner Erklärung der einen „variété" des Shocks
beizutreten. Beweise für die Toxalbumine sind kaum gegeben, wie denn überhaupt die Lehre von der Intoxikation durch nicht infektiöse Autolyse der Gewebe
auf ziemlich schwachen Füßen steht. Die Medizin hat ja auch ihre Moden und
Modekrankheiten, und die Autolyse scheint mir zu diesen Modekrankheiten
gerechnet werden zu müssen, wenigstens in ihrer Übertreibung, gleich wie
das mit der so viel besprochenen inneren Sekretion als „neuen" Begriff langsam erkannt wird.

Wenn aber die toxhämische Erkrankung für den eigentlichen traumatischen Wundschlag nicht in Betracht kommt, mag sie es wohl für den Kollaps
namentlich auf septischer Grundlage tun, und so könnte das, was Quénu
als „toxémie traumatique" beschreibt, bei dem überschnellen schweren Infektionskollaps eine Rolle spielen — und da ist sie schon längst bekannt.

Daß übrigens Quénu nicht überall in Frankreich mit seiner Theorie
durchgedrungen ist, beweisen die tiefer begründeten Studien M. Rogers, der
bei seiner früher ausgesprochenen Ansicht beharrt, daß „le shock est un reflexe
inhibitoire, resultant d'une violante excitation du systeme nerveux"; freilich
wirft auch er noch allerlei nicht zusammengehörige Krankheitsbilder durcheinander.

Kürzlich mitgeteilte Tierversuche Nägelis über die Bedeutung des aseptischen Gewebszerfalls nach schweren Verletzungen für die Beurteilung gewisser
Krankheitsbilder oder Todesfälle lassen bestimmte Schlüsse nicht zu, zumal

die Versuche nicht eindeutig sind. Er schließt auch den „Schock als Todesursache dabei aus, weil seine Versuche in Narkose ausgeführt wurden", nimmt also für den Schock nicht eine autolytische chemisch wirkende Ursache an, sondern eine mechanisch reflektorische.

Daß die Resorption arteigenen Gewebes auch bei abakteriellem Verlauf bestimmte Störungen machen kann, wissen wir ja schon lange aus dem Krankheitsbilde des Hämothorax, des Hämabdomen, großen subkutanen Blutungen und Zerreißungen. Auch die schon erwähnten Verschüttungen gehören, sofern nicht bei ihnen echter traumatischer Wundschlag vorliegt, in dies Gebiet.

Luftembolie.

Inwieweit Luftembolie zu dem Symptomenkomplex des Wundschlags beitragen kann, vermag ich aus eigener Erfahrung nicht zu beurteilen, da die von mir beobachteten Fälle von Luftembolie während Operationen am Halse (mächtiges inoperables Sarkom) und am Becken in Beckenhochlagerung (Blasen- und Beckenzertrümmerung durch stumpfe Gewalt) sich ereigneten, rasch tödlich unter dem bekannten Bilde verliefen und durch Nekropsie bestätigt wurden. Kollapszustände bei Lungenoperationen mit Pleurabloslegung dürfen, wenn sie nicht durch Nekropsie erhärtet sind, nicht als Luftembolie gedeutet werden, da dabei, wie oben angedeutet, zu viele andere Momente mitspielen. Es erscheint mir auch nicht zulässig, den sog. Pleurareflex, wie z. B. Brauer es tut, bei der Anlegung eines künstlichen Thorax, bei fehlgehender Plexusanalgesie usw. als durch zerebrale Luftembolie bedingt, hinzustellen, wenn die Nekropsie fehlt. Selbst Luft in den Retinalgefäßen, ophthalmoskopisch nachgewiesen, besagt noch nicht, daß die ja zweifellos dann stattgehabte Luftembolie den Tod herbeiführte, zumal ja eine ganze Menge Luft in der Gefäßbahn überwunden wird, wenn sie nicht allzu plötzlich eintritt. Möglich ist also eine solche Erklärung, aber nicht sicher.

Im allgemeinen wird die Sache sich wohl so vollziehen, daß die Verwundeten, die in ausgedehntem Maße Luft in ihr Venensystem ansaugen, sofern sie nicht gleichzeitig sich verbluten, auf dem Kampfplatze an Luftembolie rasch zugrunde gehen, namentlich solche, die aus geschlossenem oder offenem Pneumothorax Luft ansaugen; daß aber die leichten Fälle, die in unsere Behandlung kommen, die Gefahr schon überwanden. Da Dyspnoe, Asphyxie und Herzsymptome die wesentlichen Erscheinungen einer Luftembolie sind, kommt diese differentialdiagnostisch kaum gegenüber dem Wundschlag in Frage (s. Beneke, Luftembolie l. c.). Es erübrigt sich weiter darauf einzugehen.

Kollaps und Infektion.

Von größter Bedeutung sind die Beziehungen zwischen Wundschlag und Infektion, und zwar in mehrfacher Beziehung.

Festzuhalten ist als erster Satz, daß die Infektion, welcher Art auch immer sie sei, keinen Wundschlag auslösen, wohl aber Kollaps auch in schwerster Form zu erzeugen vermag. Ein solcher Kollaps kann in jedem Stadium einer schweren Infektion auftreten, er wird in seiner Unabhängigkeit von der Verwundung als solcher um so klarer, je später er auftritt und ein je längeres Stadium besseren Befindens oder der Erholung zwischen

Verwundung und Kollaps eingeschaltet ist. Ein solcher Kollaps, wie er beispielsweise während einer septischen oder putriden Infektion, oder auch im Verlauf einer inneren Infektion wie dem Abdominaltyphus auftritt, ist ein toxischer Kollaps, hervorgerufen durch mehr oder weniger akut sich vollziehende Lähmung des Vasomotorensystems und des Herzens. Es wurde neuerdings mehrfach betont, daß bei gewissen Infektionskrankheiten (Pneumonie, Diphtherie, Bakteriumkoliinfektionen usw.) nicht in erster Linie das Herz für das Absinken des Blutdrucks, für die Erscheinungen der Synkope verantwortlich zu machen ist, sondern die Gefäße, deren Tonus infolge Lähmung des Vasomotorenzentrums im verlängerten Mark sinkt (s. Pal und Krehl). Ähnliches haben wir bei manchen Wundinfektionen, manchmal mit ganz akutem Einsetzen nach anfänglichem Wohlergehen, gesehen. Ich habe darüber in meinen Abhandlungen über die Wundinfektionen im Krieg berichtet, doch gehören diese Dinge nicht hierher, sobald eine klinische Beobachtung des Verlaufs möglich ist. Anders freilich ist es, wenn die Infektion ganz früh einsetzt oder klinische Beobachtung für die erste Zeit nach der Verletzung unmöglich war. Bei solchem Kollaps sinkt die Temperatur plötzlich ab wie bei einer Krisis, doch bleibt, im Gegensatz zu ihr der Puls hoch, nimmt an Frequenz und Kleinheit zu; es tritt jene ominöse Kreuzung von Puls und Temperatur ein, die für eine ungünstige Prognose bezeichnend ist. Gleichzeitig sinkt der Blutdruck, kalter Schweiß bricht aus, die Haut wird blaß, die Gesichtszüge verfallen. Wird ein solcher Kollaps überstanden, dann steigt die Temperatur als Ausdruck der wiedererstandenen Reaktion. Im anderen Falle führt er unter weiterer Erniedrigung der Temperatur zur Agone.

Zu unterscheiden von dieser Art Kollaps ist wohl der durch eine plötzliche Perforation des Darmes entstehende Zusammenbruch, wie wir ihn beim Durchbruch eines Typhusgeschwürs, aber auch bei Schußverletzungen haben (s. o.).

Bei den anderen oben geschilderten Formen des Infektionskollapses werden fast stets andere Erscheinungen auf die Entstehungsart des Kollapses hinweisen und die Diagnose sicherstellen. Dauerte die Infektion bereits einige Tage, so werden erhöhte Temperaturen, dauernd beschleunigter gleichbleibender Puls, Urinbefund und gegebenenfalls Blutuntersuchungen klärend sein. Recht häufig bestehen neben den Erscheinungen der Gefäßlähmung andere toxische Erscheinungen, namentlich Störungen der Gehirntätigkeit, wie Delirien, septische Unruhe, septisches Zittern, Flockenlesen usw., die wir beim Wundschlag auch in seinem zweiten Stadium meist vermissen.

Die Differentialdiagnose wird aber um so unsicherer, je enger sich die Infektion an den Wundschlag anschließt, zeitlich wie ursächlich. Es war den alten Kriegschirurgen wohl bekannt, daß Wundschlag, Blutverluste und sonstige den Organismus schwächende Momente den Eintritt einer Infektion sehr begünstigen. Der Wundschlag gerade tut das in ganz hervorragendem Maße: Das tiefe Darniederliegen aller Organfunktionen und somit aller Abwehrkräfte lassen die Gewebe schutzlos den eingeschleppten Keimen gegenüber und, ehe jene sich erholt haben, kann eine schwere Infektion erfolgreich geworden sein. Da hängt es nur davon ab, wann wir unsere Verwundeten in die Hände bekommen. Vergehen Stunden bis sie aufgesammelt sind, verbieten es die Gefechtsverhältnisse sie frühzeitig zu bergen, so kann recht wohl ein solcher Verwundeter auf dem Kampfplatze sterben; oder er kommt zu uns, wenn die Infektion und der Kollaps in höchster Stärke ausgebildet sind. Hier sind es namentlich die Anaerobeninfektionen, die solchergestalt früh sich entwickeln, die schon in den ersten 3—6 Stunden den völligen Verfall des Lebens geschaffen haben können, so daß keinerlei Rettung mehr möglich ist (s. a. Schöne).

In solchen Frühfällen von Infektion ist die Diagnose auf Wundschlag gar nicht zu stellen; wir haben den schwersten Infektionskollaps vor uns. Aber es mag eben aus dem Vorhandensein so früher und schwerer Infektion in den allermeisten Fällen mit Recht vermutet werden, daß der Infektion ein schwerer Wundschlag vorausgegangen sein muß, denn nur dieser schafft so günstige Infektionsbedingungen. Es mag dann wohl die Frage berechtigt sein, ob solche Leute sterben, weil sie septisch wurden, oder ob sie nicht vielmehr septisch wurden, weil sie sterben! Es ist mir nach meinen Erfahrungen gar nicht zweifelhaft, daß ein großer Teil der sog. Shockfälle nichts anderes als schwere Infektion mit Kollaps waren. So bröckelt wiederum von „Schock" ein gut Teil ab, schränkt ihn ein, aber hebt ihn nicht auf, sondern klärt ihn weiter.

Nicht immer sind die Beziehungen zwischen Infektion und Kollaps so klar, wie sie namentlich bei tödlichem Ausgange in ursächlicher und zeitlicher Folge sich darstellen. Ich habe in einzelnen Fällen den Eindruck gehabt, daß ein Kollaps auch eintreten kann nach siegreich überwundener Infektion, dann, als Ermüdung, natürlich mit Ausgang in Genesung. Ich erwähne dies kurz, weil ich es nirgendswo erwähnt finde.

Die außerordentliche Schutzlosigkeit, in der die im Wundschlag Liegenden sich gegenüber einer drohenden Infektion befinden, muß in der Behandlung dieser Kranken die weitgehendste Berücksichtigung finden (s. u.).

Medikamentöse Vergiftungen.

Auf die z. B. auch von Gröningen herangezogenen wirklichen Vergiftungen mit Karbolsäure, Chloroform und ähnlichem gehe ich nicht weiter ein. Daß ein durch Alkoholgenuß oder Morphiuminjektion Vergifteter einmal als Wundschlagerkrankter bei oberflächlicher Untersuchung und fehlender Vorgeschichte durchgehen kann, liegt auf der Hand; es reihen sich diese Intoxikationen, auch wenn sie nicht zum Tode führen, den unten zu erwähnenden anderen Todesfällen an, denen wir ja im Felde nicht selten begegneten. An alles denken und das Beobachtete kritisch verwerten, wird über solche Klippen meist hinweghelfen.

Wundschlag und Commotio cerebri.

Der Wundsclhag, sofern er rein besteht, d. h. ohne gleichzeitige Schädelverletzung, ist durch das Fehlen jeder Bewußtseinsstörung von der Commotio cerebri zu unterscheiden. Bestehen aber Gehirnsymptome, vor allem Störungen des Bewußtseins, so ist damit das gleichzeitige Bestehen eines Wundschlags nicht ausgeschlossen. Bei unseren Verletzten, besonders den Verschütteten oder durch Gasdruck Geschleuderten kann eine Gehirnerschütterung bestehen, auch dann, wenn eine äußerliche Wunde am Schädel nicht vorhanden ist. Und andererseits kann, wenn neben anderen Verletzungen oder auch ohne solche eine Verletzung des Schädels vorliegt, doch gleichzeitig ein Wundschlag vorliegen neben oder verdeckt durch die Hirnschädigung. Es läßt sich nach meinen Beobachtungen bei solchen gleichzeitigen Schädelverletzungen niemals die Differentialdiagnose zwischen ihr und Wundschlag sicher stellen, es sei denn durch den weiteren Verlauf der Erkrankung.

Die bezeichnenden Symptome der Gehirnerschütterung sind kurz folgende: Im wesentlichen bestehend in einem allgemeinen Darniederliegen der Gehirnfunktionen; bei leichteren Graden Schwindel, Flimmern vor den Augen, Sausen in den Ohren und Schwinden des Bewußtseins, die Kräfte versagen, die Knie brechen zusammen und die Arme fallen schlaff herab, das Gesicht erblaßt, der Blick wird starr, die Lider schließen sich, die Atmung wird oberflächlich, der Puls klein und meistens verlangsamt. Nach der Erholung bestehen Kopfschmerzen, Erbrechen und andere allgemeine Symptome weiter. In schwereren Fällen bricht der Verletzte im Augenblick der Verletzung zusammen, er bleibt vollkommen bewußtlos wie im tiefen Schlafe und reagiert auf keinerlei Reize, das Gesicht wird welk und blaß, die Extremitäten kühl, die Pupillen bald eng, bald weit, die Atmung schwach aber regelmäßig, nur von einzelnen tiefen Inspirationen unterbrochen, der Puls klein, unregelmäßig und meist verlangsamt, Erbrechen, Abgang von Urin und Stuhl unwillkürlich. Dieser Zustand dauert Stunden bis Tage, wenn Erholung erfolgt. Bei tödlichem Ausgang tritt bald Vaguslähmung mit starker Beschleunigung und Kleinerwerden des Pulses ein bei röchelnder Atmung usw. Je länger der schwere Zustand dauert, desto wahrscheinlicher sind gleichzeitig schwere Hirnläsionen von punktförmigen bis zu umfangreicheren Blutungen und Zertrümmerungen des Gehirns. Der weitere Verlauf gerade der Hirnsymptome läßt den Wundschlag dann ganz ausschließen.

Gegenüber der „Compressio cerebri", sofern diese sich nicht an eine Contusio oder Commotio anschließt, ist das freie Intervall, das dem Wundschlag fehlt, von größter Bedeutung. Das Fortschreiten der Symptome bei der sich ausbildenden Compressio von der Großhirnrinde über den Stabkranz, dann die Ponsgegend zur Medulla oblongata sichert die Diagnose. Aber wie gesagt, ist in solch schweren Fällen einer Gehirnläsion das Vorhandensein des Wundschlags zu gleicher Zeit gar nicht festzustellen. Es ist schon dann nicht festzustellen, wenn wirkliche Bewußtseinsstörungen vorliegen, die der echte Wundschlag vermissen läßt.

Axhausen und Kramer heben als besonders charakteristisch für die Commotio cerebri die retrograde Amnesie hervor. Sie stellen dann der eigentlichen Commotio cerebri, der Gehirnerschütterung, das der „Gehirnschleuderung" nicht gerade gegenüber, aber zur Seite und meinen, daß „mechanische Differenzen" — ohne lokale anatomische Befunde — für das Zustandekommen der unterschiedlichen Züge zwischen der Commotio cerebri und dem „gewöhnlichen Bild der Bewußtseinstörung bei den Schädelschüssen" in Frage kommen möchten. In leichteren Fällen ist diese Bewußtseinstörung kurz, sie dauert nur Minuten oder einige Stunden, als Nachwirkung besteht erschwerter Gedankenablauf, doch im Gegensatz zur Commotio keine amnestischen Symptome, allenfalls das Bild des apathischen Symptomenkomplexes, wie es Allers nach länger dauernder Bewußtlosigkeit schwerer Hirnschußverletzungen beschreibt. Bei solchen schweren Formen der Hirnschußverletzungen tritt im Gegensatz zur Commotio nur in seltenen Fällen Erbrechen auf, die Atmung ist anfangs flach und beschleunigt („Chockwirkung"), wird langsam schnarchend, nicht selten unregelmäßig. Der Puls ist meist verlangsamt und unmittelbar nach ˙der Verletzung klein („Chockwirkung"). Während die Fülle sich bald wieder herstellt, bleibt die Verlangsamung meist bestehen, die Temperatur ist meist schon sehr bald nach der Verletzung infolge der Resorption pyrogener Substanzen etwas erhöht. Kopfschmerz, hyperalgetische Zonen ergänzen das Bild: Soweit die beiden Autoren.

Die Berechtigung der Aufstellung solcher wenig genau umschriebenen Krankheitsbilder auf Grund mechanischer Unterschiede in ihrer Entstehung erscheint mir recht fraglich. Die Unterscheidung von Hirnerschütterung und Hirnschleuderung in ihrer Wirkung auf das anatomisch unverletzte Gehirn ist eine künstliche Konstruktion, die der Unterlagen entbehrt wie auch die Unterscheidung jener Hirnsymptome. Besteht Bewußtlosigkeit, dann besteht eine tiefe Funktionsstörung des Gehirns und etwa bestehende Atem- oder Pulsstörungen sind wir nicht berechtigt als Shocksymptome aufzufassen im Sinne des Wundschlags.

Es ist die Commotio cerebri schon früher geradezu als „Shock des Gehirns" bezeichnet (s. Tillmanns), aber ich muß sagen, daß angesichts einer solchen Schädigung des Zentralnervensystems eine Auflösung der einzelnen Symptome im Sinne der beiden Autoren nicht möglich ist, ohne den sicheren Boden zu verlassen. Greift die Schädigung zentral an wie bei der Gehirnläsion, dann haben wir es nicht mehr mit einer Reizung sensibler Nervenfasern und folgender Vasomotorenlähmung zu tun, als welche wir den Wundschlag kennen gelernt haben. Der Mechanismus des Zustandekommens ist dann eben ein anderer, unbeschadet der Ähnlichkeit mancher Symptome. Darum dürfte es zweckmäßig sein, daß wir bei gleichzeitiger Verletzung des Zentralnervensystems (Gehirn und Medulla) nicht vom Wundschlag sprechen.

Die differentialdiagnostischen Schwierigkeiten, die sich für den Wundschlag ergeben, sind damit nicht erschöpft. Es scheiden sich schon mit den erwähnten eine ganze Anzahl Krankheitsbilder ab, die früher und auch jetzt noch im Kriege vielfach dem Wundschlag zugeschrieben wurden. Die Diagnose auf Wundschlag sollte nur dann gestellt werden, wenn alle anderen Möglichkeiten ausgeschlossen sind und es wird darum der pathologische Anatom die Diagnose noch weit häufiger beanstanden als der kritischste Kliniker. Es ist hier nicht der Ort auf weitere Krankheitsbilder einzugehen, die gelegentlich einmal im Zweifel stehen können, wie die Verletzungen durch Gasvergiftungen, Luftdruckeinwirkungen, Hitzschlag, sodann die große Zahl akut tödlich verlaufender innerer Erkrankungen wie Nephritiden, herzembolische Erscheinungen, urämische Zustände, Gefäßrupturen u. a. m. Auf einen Zustand hinzuweisen aber dürfte geboten sein, das sind die Beziehungen zwischen

Wundschlag und Ohnmacht,

besonders da das Zustandekommen der Ohnmacht klärend auf das des Wundschlags zu wirken vermöchte. Die Ohnmacht ist stets eine

Folge akuter Hirnanämie, diese ist wieder eine Folge entweder akuter
Entleerung der Gehirngefäße (aktiv) oder die Folge plötzlichen Ver-
sagens ihres Versorgers, des Herzens (passiv). Hat z. B. ein Verwundeter
lange Zeit im Bett gelegen und richtet sich nun zum Aufstehen auf, dann vermag das Herz, zumal wenn es durch vorausgegangene Infektion geschwächt
wurde, nicht das Gehirn mit dem nötigen Blut zu versorgen. Das Herz versagt,
das Gehirn wird anämisch, zumal das venöse Blut in aufrechter Stellung unter
Schwankungen der Zerebrospinalflüssigkeit rasch abfließt: Die Haut wird blaß,
kalter Schweiß tritt auf, der Puls wird klein und beschleunigt, vor den Augen
tritt Flimmern auf, Ohrensausen, Schwindel führen rasch zur Bewußtlosigkeit,
die nur solange dauert, als die aufrechte Stellung beibehalten wurde, es entstand also eine rein mechanisch-funktionelle, mehr passive Hirnanämie vom Herzen aus.

Noch leichter tritt bei denselben Verwundeten die Ohnmacht ein, wenn
sie zu voraussichtlich oder eingebildet schmerzlichen Verbandwechsel geholt
werden, einem Akte also, dem Vorstellungen depressiver Art vorausgehen.
Damit ist die Überleitung zu der rein durch Angst oder Erwartung erzeugten
Ohnmacht gegeben, wie sie auch sonst ganz Gesunde, aber mit leicht erregbarem
Nervensystem Begabte treffen kann. Hier liegt eine durch lebhafte psychische Einflüsse im Sinne der Erwartung oder Furcht hervorgerufene
reflektorische Zusammenziehung der Gehirngefäße also mehr
aktive Form vor.

Die ausgesprochenen Fälle akuter Gehirnanämie, bei denen mehr oder
weniger rasch vorübergehende Ohnmachtsanfälle auftreten, werden eben wegen
der gleichzeitig eintretenden Bewußtlosigkeit kaum mit dem eigentlichen
Wundschlag verwechselt werden, wenn wir genau die Symptome beachten.
Anfangs- und Endstadien oder unvollständige Zustände können
aber wohl verwechselt werden, zumal wenn sie unter Umständen auftreten, die einer genaueren Beobachtung nicht günstig sind. Und in der Tat
treten beide Formen der Gehirnanämie gerade vorn nahe dem Gefechtsfelde
nicht selten auf:

Das „Schlappmachen" ist ein Ohnmächtigwerden als Ausdruck
einer Herzschwäche, wie sie durch angestrengte Märsche, seelisch und
körperlich stark beanspruchendes Vorwärtsstürmen, Bergsteigen u. a. m. bewirkt
werden kann. Werden so ermüdete Leute verwundet, kommt schwächender
Blutverlust, der ja für sich allein schon wie oben angedeutet, Herzschwäche
und Kollaps, selbst ausgesprochene Hirnanämie hervorrufen kann, hinzu, dann
bewirkt die Summation dieser Einwirkungen schweren Kollaps, der wohl
mit dem Wundschlag verwechselt werden kann. Andererseits werden
solche bestehende Schwächezustände im Falle erschütternder Verwundung das
Auftreten des Wundschlags selber begünstigen.

Der anderen Form der Hirnämie liegt die Kontraktur der Gefäße
zugrunde, durch psychische Vorstellungen ausgelöst. Es ist ja aus der Psycho-
Physiologie bekannt, daß die mit Angst- oder Erwartungsgefühl verbundenen
Vorstellungen eine Kontraktur der gesamten glatten Muskulatur
im Gefolge haben bzw. beim krankhaften Vorhandensein dieser jene Vorstellungen
ausgelöst werden. Die Kontraktur der glatten Muskulatur bezieht sich aber
nicht nur auf die Gefäße, sondern auf alle anderen also versorgten Organe,

wobei bald dies, bald jenes Symptom mehr in den Vordergrund tritt. Es brauchen ja nicht Angst-, es können auch Erwartungsgefühle dasselbe bewirken. So sind denn alle die bekannten Erscheinungen vor wichtigen Ereignissen, sei es Examen, Schlacht, Operation oder dgl. auf derselben Stufe stehend zu betrachten: Bleiche Hautfarbe mit kaltem Schweiß, Präkordialdruck, Übelkeit bis Erbrechen, Kollern im Leibe bis zum Durchfall und spontanem Kotabgang („Schiß" des Volksmundes), häufiger Urindrang bis zum spontanen Abgang u. a. m. Das ausgesprochenste Stadium ist das Versagen der Glieder, Zittern, Ohnmacht.

Psychogene Vorgänge und Tod.

Wir müssen diese Zustände kennen, um sie als psychogen richtig bewerten zu können, so unmännlich sie erscheinen. Wir wissen, daß sie vorkommen und daß Leute in solchem Zustande zum aktiven Handeln nicht fähig sind. Wir müssen sie auch deshalb kennen, weil sie, wie wir schon oben besprachen, in ähnlicher Form auch nach dem Überstehen eindrucksvoller Ereignisse wie Verschüttetwerden, Bombeneinschlägen, Schiffsunfällen u. a. m. die Psyche beeinflussen können, so daß schon die Vorstellungen oder die Erinnerung an solche Ereignisse krankhafte Zustände zu erzeugen vermögen. Diese Kenntnisse geben uns den Schlüssel zu manchem Fall von sog. Nervenshock und „Granatschock", der aber ja mit dem eigentlichen Wundschlag nichts zu tun hat (s. o.).

Es mag nun die Frage sein, ob intensivste plötzlich hereinbrechende Schreckvorstellungen, wie sie z. B. das Ausbrechen eines das Leben bedrohenden Feuers, Schiffsunterganges, feindlicher Überraschung und dgl. verursachen können, den Tod herbeizuführen vermögen. Das ist keineswegs von der Hand zu weisen, selbst bei sonst gesunden Organen, während es bei schon bestehenden Herzschädigungen, namentlich Herzmuskelschädigungen, uns leichter erklärlich erscheinen dürfte. Die plötzlichen Todesfälle vor begonnener Narkose und Operation, der Reflextod beim Sprung ins kalte Wasser, sofern er nicht durch Reizung der sensiblen Hautnerven oder Fall auf den Bauch (im Sinne des Goltzschen Klopfversuches) erklärt werden könnte, mögen anerkannte Beispiele dafür sein. Auch das, was Pirogoff als „sog. Nervenschlag" bezeichnet, der plötzlich eintretende Tod bei an sich geringfügigen Operationen, wie Zahnausreißen, mag eher auf diese Weise erklärt werden denn als wirklicher Wundschlag, als „höchster Grad des traumatischen Torpor", wie er meint.

Gröningen geht auf diese Dinge ausführlicher ein. Die Ohnmacht hat aber mit dem Wundschlag als solchem nichts zu tun, sie nimmt ihren Weg vom oder über das Großhirn.

Schlußkritik über den Begriff des Wundschlags.

Wenn wir rückblickend die so mannigfachen Komplikationen des Wundschlags, die vielen im Verlauf des Kollapses ihm sich nähernden Zustände, die Unsicherheit der Kriegsdiagnosen überhaupt und die des Wundschlags im besonderen, vor unseren Augen vorübergleiten lassen, dann kann wohl der Gedanke auftauchen: ja, gibt es denn einen eigentlichen Wundschlag überhaupt? Indessen Zweifel an dem Vorkommen des Wundschlages sind nicht berechtigt, wie ich glaube hinreichend dargetan zu haben; sie sind aber wohl berechtigt an vielen sog. „Shockfällen", nachdem man sein Urbild durch nicht zu ihm gehörendes Beiwerk immer mehr verschleierte. Gröningen spricht das schon treffend aus und ich stimme ihm auf Grund eigener Erfahrungen völlig bei, daß „alle die Arbeiten mit lebhafter Freude begrüßt werden müssen, die unserem so schlecht abgegrenzten (?) Krankheitsbilde einzelne Territorien entreißen, vorausgesetzt, daß sie die Berechtigung ihrer Ansprüche überzeugend dartun". Aber ebenso muß ich mit ihm denen entgegentreten, die da die Frage abtun mit der Bemerkung: „Shock gibt es überhaupt nicht".

Die deutschen Kriegschirurgen sind dem Fremdling immer weit skeptischer gegenübergestanden als die Chirurgen englischer und französischer Zunge, wenn es auch unter ihnen Ausnahmen gibt. v. Nußbaum schränkte schon, wie oben erwähnt, den Schockbegriff wesentlich ein, und seit Gröningens Arbeit ist eine lange Reihe von Jahren verflossen, die uns namentlich von pathologisch-anatomischer Seite, aber auch in klinischer Beziehung manche Dunkelheit aufhellten, die früher nur „wissenschaftliches Vermuten", ein Feld eifriger, aber unsicherer, darum aber um so bestimmter vorgetragener Gedankentätigkeit boten. Die frühe Anaerobeninfektion, die Fettembolie, die Autolyse u. a. m. entrissen dem Sammelbegriff des Shocks gar manches Gebiet. Aber nur Kliniker und pathologischer Anatom zusammen können ihre Ansprüche mit Berechtigung dartun, die letzteren allein noch weniger als die ersteren allein. Daß auch dagegen selbst oder gerade von unseren geistvollsten, aber nicht immer kritisch veranlagten Pathologen gefehlt wurde, ist bekannt.

Also es sei nochmals mit Nachdruck betont, daß es einen wirklichen traumatischen reflektorischen Wundschlag gibt, der jeder Kritik standhält, daß dieser aber weit seltener ist, vor allem in seiner reinen · Form, als bisher angenommen wurde. Es gehört zur Bewertung praktischer wie theoretischer Vorschläge bezüglich des Wundschlags demnach in erster Linie das Urteil, ob denn wirklich ein solcher vorlag oder nicht vielmehr einer seiner Doppelgänger. Ich weiß aus eigener Erfahrung, daß viel tausendmal das Wort „Shock" gebraucht wurde, ohne daß der betreffende Arzt eine richtige Vorstellung von dem Wesen desselben hatte. Und was für die kriegschirurgische Praxis zutraf, das gilt auch für die friedenschirurgische Unfalls- und operative Praxis: in letzterer besonders würde die ehrliche Bekenntnis zu einer Sepsis „das Shockgebiet" erheblich einschränken.

Ausgang des Wundschlags in Tod.

Der Ausgang des Wundschlags ist entweder der Tod oder die Genesung. Der Tod kann in wenigen Minuten oder Stunden der Verletzung folgen, er kann aber auch über das Stadium des Kollapses nach Tagen eintreten. Je rascher der Tod erfolgt, desto weniger werden sich die einzelnen Erscheinungen, namentlich die des ersten Stadiums, bemerkbar machen. Wir haben fast unmittelbar den tiefsten Wundschlagkollaps: die Haut aschgrau, die Schleimhäute fahl, die Pupillen weit, selten verengt (Morph?), der Puls ganz unfühlbar, als ob die periphere Zirkulation aufgehoben sei. Das Herz schlägt noch regelmäßig, aber matt, mehr oder weniger beschleunigt. Die Atmung ist ganz oberflächlich: wie scheintot können die Leute daliegen und es mag in der Eile wichtiger sonstiger Beschäftigung wohl vorkommen. daß ein also Kollabierter für tot fortgetragen wird (s. u.). Stuhl und Urin gehen spontan ab. Bemerkenswert ist, daß auch in diesem Stadium wohl eine außerordentliche Verlangsamung der psychischen Vorgänge besteht, doch aber das Bewußtsein nicht ganz geschwunden ist; wenigstens erfolgen noch leichte Reaktionen der Abwehr oder der Aufmerksamkeit wie mattes Öffnen der Augen auf Anruf usw. Unter zunehmender Erlahmung des Kreislaufs tritt dann, ohne weiteres Aufregungsstadium, der Tod ein.

Fall Ca. Ein Kraftfahrer stößt in voller Fahrt auf einen ebenfalls in voller Fahrt befindlichen Zug. Beide Oberschenkel werden völlig zermalmt, ohne Blutung, sonst keine äußere Verletzung. Eine halbe Stunde nach der Einwirkung finde ich den Verletzten in tiefstem Wundschlag-Kollaps, die Beine in eine unförmliche Masse aus Gewebe, Schmutz und Kleidern verwandelt. Er zeigt die obigen Symptome, reagiert noch ganz leicht auf mechanisches Zerren und Anreden ohne Antwort zu geben, als leichtes Winseln, der Puls fehlt völlig, Herzschlag ist ganz leise hörbar, nicht beschleunigt, die Atmung ist ganz oberflächlich. In diesem Zustande bleibt der Mann noch weitere drei Stunden, ohne weitere Regung bis zum Erlöschen des Lebens. Die Zirkulation in den peripheren Teilen muß wohl völlig aufgehört haben, während die lebenswichtigen Zentren noch immer etwas sauerstoffhaltiges Blut erhielten, um die Vita minima aufrecht zu erhalten.

Es ist schwer, den Tod in solchen Fällen festzustellen, denn die peripheren Gefäße bluten auch nicht, wenn man sie anschneidet; Herztöne und Atmung können unter unserer Fähigkeit, sie festzustellen, sinken.

Die Sektion pflegt in Fällen von wirklichem Wundschlagtod in anatomischer Beziehung völlig negativ zu sein. Ob auf die Kontraktionszustände der verschiedenen Herzabschnitte besonderer Wert zu legen ist, vermag ich nicht zu beurteilen (Krehl und Volkhardt).

Fettembolie kommt in manchen Fällen wohl mit in Betracht, doch darf man sie nicht allzusehr als alleinige Todesursache, wie z. B. im obigen Fall, wo kaum noch Resorption stattfand, in den Vordergrund stellen.

Scheintod.

Es ist klar, daß der tiefste Wundschlag unmerklich in den Tod übergehen kann, ebenso aber auch, daß es ein Stadium geben muß, in dem die Diagnose auf Erloschensein des Lebens nicht mit vollster Sicherheit gestellt werden kann, daß wir den Scheintod vor uns haben. Das Sterben ist der Vorgang des Aufhörens der Lebensfunktionen. Der Tod ist klinisch dann eingetreten, wenn die von uns wahrnehmbaren Lebensäußerungen, namentlich die der Atmung und Zirkulation, endgültig geschwunden und durch keine Maßnahmen wieder zu erwecken sind. Der klinische Tod ist aber nicht gleichbedeutend mit dem Aufhören physiologischer Vorgänge in den Organen, deren Lebensfähigkeit ja sehr verschieden ist.

In dem Umstande, daß das Sterben also nicht ein ausgesprochenes Ereignis, das in einem Augenblick sich vollzieht, darstellt, sondern als klinischer Abschluß des Lebens aufzufassen ist, liegen Momente, die für die Beurteilung bestimmter Zustände, wie der kataleptischen Totenstarre, namentlich aber des Scheintodes, von Wichtigkeit werden können.

Wenn wir den Wundschlag als den völligen Zusammenbruch aller Lebensfunktionen erklärt haben, so muß ein Übergang bis zum wirklichen Erlöschen derselben vorhanden sein, der schwer einzuordnen ist in einen der beiden Zustände.

Es liegt auf der Hand, daß ein solches Stadium um so schwerer zu erkennen ist, je weniger genau die klinische Feststellung erfolgen kann, und es ergibt sich von selbst, daß bei Anhäufung massenhaft Getöteter oder sonstwie Gestorbener, bei vorliegender Notwendigkeit raschester Beerdigung oder Bergung der nur Verwundeten sich Irrtümer ergeben können, die zur Beerdigung noch nicht völlig Verschiedener führen können. Anlaß zu solchen Irrtümern geben alle solche Zufälle, die zu rascher Herabsetzung der Lebenstätigkeit führen, wie Blitzschlag, Ertrinken, Erfrieren, Vergiftungen und nicht zuletzt der Wundschlag. Es würde zu weit führen, hier auf die Zeichen des wirklich eingetretenen Todes und die manchmal sich dabei ergebenden Schwierigkeiten hinzuweisen. Praktisch aber dürfte es von nicht zu unterschätzender Bedeutung sein, daß Ärzte und Sanitätsmannschaften sich auch um die „Verstorbenen" kümmern und nach Möglichkeit den Tod festzustellen suchen sollten, schon allein aus dem Gesichtspunkte der Beruhigung Überlebender. Denn der Glaube an den Scheintod ist tief eingewurzelt im Volke und das mit Recht, wenn auch nicht in dem von ihm angenommenen Sinne, daß wirklich Tote wieder lebendig werden können. Wer einmal ein Massensterben und ein Abfahren Toter und noch nicht ganz Verstorbener durcheinander erlebt hat, wie ich es z. B. im Balkankrieg bei der Cholera und auch in diesem Kriege nach plötzlichen Massenverlusten erlebt habe, dem werden diese Gedanken sich unwillkürlich aufdrängen.

Tritt der Tod langsamer ein, so erfolgt er ebenfalls aus dem Stadium tiefsten zunehmenden Kollapses. Eine Komplikation, namentlich innere Verblutung und Infektion, müssen zuvor ausgeschlossen werden, ehe die Diagnose auf reinen Wundschlag beibehalten wird. Es ist aber zweifellos, daß der Wundschlag noch nach 2—3 Tagen zum Tode führen kann. Hier mögen manchmal sekundäre Störungen im Kreislauf, thrombotischer oder embolischer Art, akute Bronchopneumonien eine Rolle mitspielen, doch kann der Tod auch an reiner Vasomotoren- und Herzlähmung erfolgen, namentlich dann, wenn weitere Schädigungen, namentlich unzweckmäßige Operationen, Transport, Kälte usw. hinzutreten. Auffallend bleibt immer, selbst bei starker Apathie, das erhaltene Bewußtsein, das Fehlen von Aufregungszuständen. Bemerkenswert ist, daß in solchen Spätfällen die asphyktische livide Verfärbung der Glieder mehr hervortritt, sie bleiben schlaff, werden livide. unter matter Haut. Sekundäre Hirnschädigungen können natürlich auch sich einstellen und einmal Bewußtlosigkeit verursachen, doch ist das immerhin bemerkenswert selten. Der Urin bleibt frei von Eiweiß, ist hochgestellt, seine sonstigen Veränderungen wurden von mir nicht genauer untersucht (s. Thannhauser).

Ausgang in Genesung.

Tritt Genesung ein, dann erfolgt sie über ein kürzeres oder längeres Stadium des Kollapses. Bei leichtem Wundschlag vollzieht sie sich rasch und wird in wenigen Stunden vollständig. In schwereren Fällen vollzieht sie sich langsamer, über Tage hin und geht dann bisweilen durch ein ausgesprochenes erethisches Stadium.

Das sog. erethische Stadium

bedarf indessen bezüglich seiner Pathogenese kritischer Beurteilung. Es muß immer die Fragestellung sein, auf welcher Grundlage es entstanden ist, darnach richtet sich die Prognose. Es ist bekannt, daß die Erholung aus der Commoto cerebri nicht selten mit einem solchen Stadium erfolgt: dann sind die Pulse gehoben voll, beschleunigt, das Gesicht gerötet, die Augeng länzend, bei subjektivem Wohlbefinden, motorische Unruhe und „Drang zum Reden ergänzen das Bild. Hier haben wir ausgesprochen die Wirkung einer Gefäßerweiterung im Gehirn mit erhöhter Tätigkeit desselben, den Gegensatz zur Ohnmacht der Anämischen, der Wirkung des anämisierenden Gefäßspasmus. Anders liegen die Dinge, wenn solche Unruhe motorischer Art bei kleinem Puls und verminderter Herztätigkeit auftreten aus dem Kollaps heraus: das finden wir nicht gar selten, meist verbunden mit Störungen des Sensoriums, bei der septischen Infektion, also auf toxischer Basis, und ist dann nicht immer von guter Bedeutung. Für die Fettembolie wurde schon oben die Bewertung gegeben.

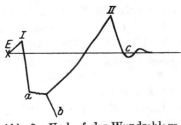

Abb. 3. Verlauf des Wundschlags.

Tritt ein solches Stadium im Wundschlag ein und hat es nicht eine der beiden letzteren Ursachen oder ist es nicht rein psychogener Natur, so tritt nach meinen Beobachtungen damit die Erholung ein, das Symptom beruht ebenfalls auf einer stärkeren Füllung der Gehirngefäße, auf rückkehrendem Tonus und steigender Herzkraft. Doch ist das Stadium beim Wundschlag nicht häufig so scharf ausgesprochen, wie es z. B. bei der Gehirnerschütterung sein kann. Meistens geht ein langsameres Ansteigen der Herztätigkeit und Zunahme des Gefäßtonus vor sich, bis der Ausgleich erreicht ist. Die Aufstellung einer besonderen Form, des sog. erethischen Wundschlags, hat keine Berechtigung.

Das oben angeführte Schema möge nach dem Bisherigen den Verlauf des Wundschlages darstellen. Es ist dabei zu beherzigen, daß jede der Zacken einmal ganz wenig ausgesprochen, im anderen Falle besonders verlängert und hoch sein kann.

E bezeichnet die Einwirkung = Verwundung.

I   „   das I. Stadium = Reizstadium des Wundschlags.

a   „   die Senkung zum Kollaps mit

b = Ausgang in den Tod unter weiterer Depression.

II bezeichnet den Anstieg mit Überpendeln der Normallinie (erethisches Stadium) und

c = Auspendeln zur Norm.

Behandlung.

Aus den verschiedenen Anschauungen über die Pathogenese des Wundschlags erklären sich auch die vielfach ganz entgegengesetzten Vorschläge zu seiner Behandlung. Aus unserer oben begründeten Auffassung des Wundschlags als eines, wenn ich so sagen soll, traumatischen Geschehnisses,

gibt es keine Prophylaxe, es sei denn die des Vermeidens jenes
Geschehnisses.

Vorbeugung.

Aus der Verschiedenheit der Auffassung bzw. des Sichklarweidens über
den Wundschlag, ergeben sich auch die verschiedenen Vorschläge, ihn vorbeugend
zu bekämpfen, namentlich ihm durch frühzeitige operative Eingriffe
zuvorzukommen. Wer aber kann sagen, daß er durch eine Amputation oder
durch Schaffung glatter Wundverhältnisse dem Wundschlag zuvorkam,
wenn ein solcher gar nicht vorlag? Und er liegt doch vor vom Augenblick
der Verletzung, sonst eben ist es kein Wundschlag. So ist die Befürwortung,
namentlich Quénus in neuerer Zeit — sie hatte ja auch schon Vorgänger —
durch frühzeitigste Operation dem Wundschlag vorzubeugen, so auch die
Melchiors zu bewerten.

Die Kollapszustände, die sie sich langsam nach der Verwundung
entwickeln sahen und für Shock erklärten, sind, wie oben auseinandergesetzt,
nicht reiner Wundschlag, sondern an ihn sich anschließende Komplikationen
oder auch von ihm unabhängige Erscheinungen. Es ist durchaus logisch, eine
Fettembolie bzw. ihre Weiterentwicklung durch Absetzung eines Gliedes,
eine Infektion, namentlich die anaerobe, durch breite Freilegung der Wundverhältnisse u. a. m. auszuschalten, wie es logisch ist, einer Verblutung durch
frühzeitige Verstopfung der Blutungsquelle zuvorzukommen.

Aber das alles ist für das Zustandekommen des Wundschlags
ganz gleichgültig: der ist schon da — oder er ist eben nicht da. Nicht gleichgültig ist das aber für die Komplikationen und den weiteren Verlauf des Wundschlags, wie wir unten sehen werden.

Vorbeugend könnte allein die Ausschaltung der Disposition, der
den Wundschlag begünstigenden Umstände, die oben genannt wurden, in
Frage kommen: es wäre das gleichsam eine Hygiene der traumatischen
Epidemie und fiele mit der Erhaltung größter Leistungsfähigkeit und Gesundheit der Truppe zusammen.

Nach dem Geschehen aber haben wir es immer mit einem vorhandenen
Zustande zu tun — und diese Therapie des ausgesprochenen Wundschlags
ist durchaus nicht, wie Melchior sich ausdrückt, „geradezu hoffnungslos".

An erster Stelle steht die Vermeidung jeder Maßnahme, die
eine weitere Schädigung des Organismus erzeugen, insbesondere solche Bedingungen schaffen könnte, die an und für sich die Verschlimmerung des Wundschlags begünstigen könnten. Das „μὴ βλάπτειν" des Hippokrates gilt nirgendwo
so dringlich mahnend wie hier.

Ruhe eine Hauptbedingung.

Wir fordern für unsere im Wundschlag Liegenden die unbedingteste
Ruhe; das bedeutet zunächst die Vermeidung jeglichen Transportes
oder doch nur die Vornahme des schonendsten Transports bis dorthin,
wo jene Ruhe ermöglicht werden kann. Es hängt da, weil die örtlichen, klimati-
schen und gefechtsfeldlichen Verhältnisse so überaus verschieden sind, außerordentlich viel ab von dem Ermessen des behandelnden Arztes. Im Wundschlag
Liegende, wie auch aus anderen Gründen Kollabierte, sollten möglichst vorn

liegen bleiben, sollten in gut gedeckten Stellungen oder Unterständen geborgen werden, bis sie sich zum Transport erholt haben. Militärische Gegengründe geben natürlich hier wie überall im Kriege den Ausschlag, denn das Wohl des Einzelnen muß hinter dem Interesse der Gesamtheit zurücktreten. Daß es im Bewegungskriege oder bei lebhafter Kampfestätigkeit häufig unmöglich ist, das durchzuführen, was wir Ärzte für das Wohl unserer Verwundeten für am besten halten, darf keinen Gegengrund bilden, unsererseits bestimmte Forderungen aufzustellen, damit sie dann, wenn die Möglichkeit ihrer Erfüllung vorliegt, auch erfüllt werden. Der Arzt bei der Truppe hat es oft recht schwer, seine berechtigten Forderungen mit den Wünschen seiner militärischen Vorgeordneten in Einklang zu bringen. Diese wünschen die rasche Entfernung der Verwundeten aus der Front, sei es mit der Begründung, daß der Anblick solcher auf die Gemüter der Kämpfenden niederdrückend wirke, sei es, daß taktische Gründe die Freihaltung der Front von kampfsunfähigen Mannschaften geboten erscheinen lassen. Auch wird dem Arzte vielfach vorgehalten, daß die Mannschaften es übel vermerken würden, wenn Leute nicht ordentlich versorgt, nicht einmal in einem ordentlichen Lager verstürben, denen, wie sie meinen, eine Operation vielleicht doch noch Hilfe gebracht haben würde. Ruhe und klares Handeln des Arztes vermag da viel, jene Gründe, wenn sie überhaupt ernstlich geäußert werden, zu entkräften. Es liegt in ruhigeren Zeiten wenigstens durchaus kein Grund vor, im Wundschlag Liegende um jeden Preis rückwärts zu schaffen, wo ihnen oft nur das Verbleiben an Ort und Stelle das Leben erhalten kann. Unberechtigsten Wünschen gegenüber fällt dem Arzt die Entscheidung zu, ob er ein Menschenleben preisgeben will oder nicht. Der Arzt ist immer noch die Verkörperung der Humanität im Kriege und er hat seinen hohen menschlichen Standpunkt zu vertreten zum Segen der Verwundeten und ihrer Angehörigen gegen unverständige Anschauungen Andersdenkender, im Augenblick Mächtigerer als es der Arzt ist. Wie oft und wie bittere Klagen habe ich vernommen von den Kollegen, wenn ihr guter Wille gebeugt wurde vom Unverstande meist jugendlich willenskräftiger oder eigensinniger militärisch Vorgeordneter! Wie viel in dieser Beziehung durch zweckmäßige Belehrung der Waffenoffiziere und Unteroffiziere schon im Frieden, wieviel insbesondere durch guten obligatorischen Unterricht der Generalstabsoffiziere in sanitärer Beziehung, die doch letzten Endes außerordentlich wichtigen militärischem Interesse dient, zu erreichen wäre, mag hier nur angedeutet werden.

Einzelnes zur Transportfrage.

Die ungeheure Wichtigkeit des ganzen Transportwesens, und zwar des Transportwesens im und am Gefechtsgelände, für die Erhaltung unendlich vieler Menschenleben wird nur der recht einschätzen lernen, der diesen Dingen seine Aufmerksamkeit schenkt und die Erfolge seiner kriegschirurgischen Tätigkeit nicht nur darnach bewertet, wieviele seiner operierten Bauch- oder Kopfschüsse durchgekommen sind (s. Wieting).

Auf die einzelnen Fragen des Transports in Frontnähe einzugehen,

ist hier wohl nicht der Platz. Daß sie einer ganz gründlichen Überprüfung
bedürfen, steht für mich außer Frage. Es ist nicht damit getan, die Schwerverletzten möglichst schnell mit Kraftwagen dem nächsten Feldlazarett zuzuführen, sondern möglichst schonend. Welche Qualen die Verwundeten,
namentlich in den Kraftwagen, auf unebenen Wegen auszustehen gehabt
haben, so schön das auch aussah, spottet jeder Beschreibung. Es muß jedem
denkenden Arzte klar sein, daß die gebräuchlichen straff gespannten Trag-
bahren in den Kraftwagen nicht geeignet sind, eine ruhige Lage zu
gewährleisten, daß die Verwundeten auf ihnen vielmehr gleich den bekannten
Hollundermännchen in den Spielzeugen auf straff gespanntem Fell hin und her
geschleudert werden und jeden Stoß mitmachen. Technisch ist dem gar nicht
schwer abzuhelfen, worauf schon Lange und ich selber hinwiesen — aber
leider blieb das Alles beim Alten. Daß, wenn die äußeren Bedingungen es
gestatten, der Transport auf einem einfachen, langsam fahrenden, mit Stroh-
schüttung versehenen Bauernwagen immer noch am schonendsten ist, das
wird der, der die verschiedenen Verfahren einmal an sich selber durchprobt,
ohne weiteres zugeben.

Hier ist nur die Frage zu beantworten, was denn am Transport so schädlich
wirkt und den Wundschlagkollaps verstärkt. Abgesehen von den mannigfachen
Handgriffen beim Ein- und Ausladen, dem Zuge, der Kälte oder der schlechten
Luft sind es vor allem die Erschütterungen und Stöße, die der Körper
erhält und auffangen muß, zwar nicht im Sinne Tintners, wie oben schon
gestreift, sondern dadurch, daß einmal Muskelspannungen, besonders an dem
verletzten Gliede dem Schmerz entgegenzuarbeiten suchen, daß der ganze
Körper versuchen muß, sich der wechselnden Lage anzupassen, wohl gar, um
nicht von der Trage herunterzufallen u. a. m. und daß vor allem dem geschwächten Herzen dadurch eine erhebliche Mehrarbeit zugemutet
wird, während es der dringendsten Ruhe bedürfte. Mangelhaft vom Blute
durchströmte Muskeln können aber eine solche Mehrleistung nicht vollführen
und so kommt es, daß mancher der im Wundschlag liegenden, in ihren Lebensfunktionen aufs schwerste Geschädigten wohl noch lebend in den Wagen
hineinkommen, aber als Toter bei der Ankunft aus ihm herausgehoben
werden mag.

Zum anderen ist es die Begünstigung des Auftretens vermehrten Fettes
in dem Kreislauf, die erhöhte Gefahr der Fettembolie, die manch Einem
auf dem Transporte das restliche Leben nimmt. Das ist ja klar, daß die dauernde,
selbst kleinstößige Erschütterung, z. B. an einer Knochentrümmerstelle, die
Fetteilchen beweglicher macht, sie nicht sich an harmloser Stelle ansammeln
läßt, daß die Knochenenden dauernd sich verschieben und gegeneinander oder
gegen die Weichteile reiben, daß ihre Gefäßlumina keine Neigung oder Möglichkeit haben, sich durch Blutplättchenthromben zu schließen und daß endlich
rein mechanisch das Fett in die Bahnen geringsten Widerstandes, d. h. die
Blutbahnen, hineingepreßt wird. Auf die anderweitigen Schädigungen durch
den Transport, wie Anregung von Blutungen, Erschütterungen der
Gehirnteilchen usw., will ich hier nicht weiter eingehen.

Muß transportiert werden, dann muß der Transport sorgsam vorbereitet
und so schonend als möglich gestaltet werden: schmerzende Glieder sind sorg-
fältigst zu schienen, Rumpfteile zu stützen, das begleitende Sanitätspersonal

hinzuweisen auf die Gefahren etwa eintretender Bewußtlosigkeit, Erstickung oder Erbrechen u. A. m.

Luft und Sauerstoff.

Als zweite wichtige Forderung ist die nach guter Luft zu erheben. Bei einigermaßen warmem Wetter ist die Lagerung in frischer Luft der in den Sanitätsunterständen unbedingt vorzuziehen, denn die Atmungsgröße der Kollabierten ist ohnehin ja beeinträchtigt und gute Luft darum von besonderem Werte. An einen guten Sanitätsunterstand muß daher die Forderung gestellt werden, daß er gut ventilierbar sei. Ich habe sorgsam gebaute Sanitäts-unterstände gesehen, in denen mir die Ärzte klagten, daß Azetylenlampen und Kerzen nur kurze Zeit genügend zu brennen vermöchten: aus Mangel an Sauerstoff, dumpfe Stickluft herrschte, denn die Ventilation war unzweckmäßigst geregelt: es ist natürlich, daß das nur schwach glimmende Lebenslicht eines im Wundschlag Kollabierten dort vollends verlöschen muß.

Daß durch Menschenanhäufungen in den Unterständen bedingte schlechte Luftverhältnisse die Sauerstoffatmung erschweren und daß deshalb aus den Sanitätsunterständen dann wenigstens, wenn Verwundete dort unter-gebracht werden müssen, solche Menschenanhäufungen zu vermeiden sind, liegt auf der Hand. Die gleichen Gesichtspunkte werden für Friedensver-letzungen ceteris paribus geltend sein.

Die künstliche Zufuhr von Sauerstoff ist kein vollwertiger Ersatz für gute frische Luft, da sie nicht auf die Dauer erfolgen kann. Dennoch ist sie in manchen Fällen von wesentlichem therapeutischen Nutzen. Wenn auch physiologisch richtig ist, daß bei normalen Menschen die Atemgröße bei künstlicher Sauerstoffzufuhr dieselbe bleibt und die Lunge nicht mehr Sauerstoff aufnimmt als aus gewöhnlicher guter Luft, so ist es andererseits doch wohl verständlich, daß bei dem Darniederliegen jeder Organfunktion, so auch der Tätigkeit der Lunge, jede Erleichterung des respiratorischen Stoffwechsels dem Organismus willkommen sein muß, und daß die matt funktionierenden Lungenalveolarzellen aus sauerstoffreicher Luft leichter sich sättigen können als aus gewöhnlicher Luft. Es will mir aber fraglich erscheinen, ob nun deshalb die Atmung unter Sauerstoffüberdruck, wie sie von Jehn und Sauer-bruch z. B. für anämische Zustände empfohlen wurde, noch vorteilhafter wirken könnte, indem sie gleichsam den Sauerstoff in die Alveolen einpreßt. Hier kommen doch die mechanischen Schwierigkeiten hinzu, die die schwache Kraft der Atmungsorgane überwinden müßte und die Behinderung der Ausatmung.

Bei der künstlichen Zufuhr von Sauerstoff ist außer seiner physiologischen die psychische Wirkung nicht zu unterschätzen. Einmal sehen die Ver-wundeten, daß etwas Besonderes für sie getan wird und sodann versuchen sie unter der Maske von selbst regelmäßiger und tiefer zu atmen. Das tritt be-sonders bei den durch Lungen-Pleuraverletzung Kollabierten, die ängstlich auf das Ein- und Auszischen des noch nicht versorgten Pneumothorax achten, in Erscheinung und kann schon an und für sich lebensrettend wirken. Die Ausrüstung der Sanitätsunterstände mit Sauerstoffbehält-nissen, die durch die Gefahr der Gasangriffe veranlaßt wurde, wird somit für uns Chirurgen von besonderem Wert, — außer für den Wundschlag auch für die Ausgebluteten.

Sollte einmal eine Art Scheintot eintreten, Herz und Atmung versagen, so läge wohl der Gedanke nahe, durch Herzmassage und künstliche Atmung dem entgegenzuwirken. Ich möchte aber davor warnen, diese Maßnahmen bei schwerem Wundschlag anzuwenden; sie können den versagenden Organen leicht den Rest geben, sie beseitigen nicht das tiefe Darniederliegen des inneren Stoffwechsels. An ihre Stelle haben die unten zu erwähnenden Mittel zu treten.

Wärmezufuhr.

Für die Bekämpfung des Wundkollapses, wie auch aller anderen Formen des Kollapses ist von ganz hervorragender Bedeutung nun die gute Warmhaltung bzw. Wärmezufuhr. Wärme von außen und innen wirken geradezu lebensrettend. Die Hauttemperatur ist in den meisten Fällen tief, oft mit gewöhnlichem Thermometer gar nicht meßbar, gesunken, die Gefäße sind zusammengezogen und blutleer, die Atmung oberflächlich, kalte Schauer überlaufen den Körper, Gänsehaut bezeichnet bei noch einigermaßen reaktionsfähiger Haut den Versuch regulatorischen Schutzes, wo warmes Blut nicht mehr zuströmt.

So ist in erster Linie jeder weitere Wärmeverlust zu vermeiden. Bei dem Transport auf der Trage ist gute Einhüllung in warme Decken geboten, namentlich auch gute Unterlage, denn die feuchtkalte Bodenwärme dringt von unten her durch die dünne Stoffplane der Trage, mag auch von oben her noch so gut zugedeckt sein. Dies ist bei allen Arten des Transports zu berücksichtigen, sei es nun aus dem Graben zum Unterstande, sei es in der hoch in den Bäumen schwebenden Kastentrage der Drahtseilbahnen, sei es in den Krankenwagen oder bei der Lagerung in Räumlichkeiten.

Doch die Zurückhaltung der Wärmeabgabe genügt nicht. Sehr wohltuend ist **aktive Wärmezufuhr,** sei es in Form von mit heißem Wasser gefüllten und gut eingewickelten Wärmeflaschen, die etwa drei zu jeder Seite des Verwundeten gepackt werden, sei es in Form gleichgepackter heißer Steine, sei es durch Lagerung in warmem, gut durchheiztem Zimmer oder durch Zufuhr heißer Luft unter mit Wolldecken abgedichtetem Gestell, wie wir es bei den Schwitzkästen kennen. Letztere Methode ist besonders in den Feldlazaretten zu empfehlen, wenn man die Kollabierten zu einem operativen Eingriff schnell herstellen will. Daß im Winter die Krankenwagen gut beheizbar gemacht und auch wirklich vom begleitenden Personal geheizt gehalten werden, ist eine selbstverständliche, aber lange nicht genügend erfüllte Forderung zum Nutzen unserer Schwerverwundeten!

Wärme von innen regt die Organtätigkeit an und hat in gleichem Sinne wie die Wärme von außen ihren großen Nutzen. Trinkenlassen warmer Getränke, sofern die Verwundung (unversorgte Bauchverletzung) keine augenblickliche Gegenanzeige bildet, namentlich Tee oder Kaffee, aber auch starke alkoholische Getränke, wie Kognak, Glühwein regen die Abdominalorgane an, heiße Kompressen anf die Herzgegend (Eisbeutel mit heißem Wasser) beleben das Herz. Dabei haben die Flüssigkeiten gleichzeitig das Gute, daß sie verloren gegangenes Blut ersetzen und den Kreislauf füllen können.

Physiologisch läßt sich die günstige Wirkung der äußeren Wärmezufuhr so erklären, daß durch sie eine Erweiterung der Hautkapillaren und damit eine bessere Durchblutung der Haut geschaffen wird; gleichzeitig strömt das Blut aus dem Pfortadergebiet ab, die normale Zirkulation stellt sich wieder her und die Wärmeregulation kommt in Gang, so daß die Gewebe ihre Widerstandsfähigkeit zurückerlangen und kampfkräftig eindringenden Schädlichkeiten sich stellen.

Ausgleichung der Blutverteilung.

Zur rascheren Ausgleichung der Blutverteilung mag in manchen Fällen, namentlich bei deutlichen Zeichen von Gehirnanämie, die Tieflagerung des Kopfes und der oberen Körperteile, also die Schräglagerung kopfabwärts von guter Wirkung sein, wie sie bei allen im Wundschlag Liegenden unter anderen von Tillmanns empfohlen wurde. Auch die Stauungsbinde um den Hals mit gleichzeitiger Hochlagerung der Extremitäten und Bauchkompression (Mommery) wurde in gleichem Sinne — wozu wurde sie es nicht! — von Petzsche empfohlen. Indessen ist wohl zu bedenken, daß diese Mittel nur eine passive Blutzufuhr bei gleichzeitiger Entlastung des Pfortaderkreislaufes erzeugen. Ich würde in allen Fällen die aktive Gefäßanregung, in welcher Form auch immer, vorziehen. Die Mehrbelastung des Herzens bei der passiven Hyperämie scheint mir nicht ganz unbedenklich.

Kochsalzinfusion.

In diesem Sinne ist auch die subkutane oder die noch mehr geübte und gepriesene intravenöse Infusion physiologischer Kochsalzlösung zu bewerten. Es ist ja richtig, daß bei vernünftigem Vorgehen das Herz und Gefäßsystem durch den Reiz stärkerer Füllung angeregt werden kann, doch möchte ich zur Vorsicht mahnen, denn bei der plötzlichen Mehrbelastung kann das Herz einmal ganz versagen und die Infusion den Tod herbeiführen. Die subkutane Infusion vermeidet das zwar, doch nützt sie als Anreiz für das Herz darum auch kaum etwas: es wird immer nur soviel resorbiert, als die Saugkraft des Herzens anzusaugen vermag, diese aber liegt im Wundschlag darnieder und darum ist die Resorption im Wundkollaps recht gering, so gering, daß selbst subkutan gegebene Arzneimittel nur recht langsam in die Zirkulation eintreten (Mommery, Lockhardt und Symes).

Im allgemeinen, wenn nicht Blutverlust den Kollapszustand mitbedingte, enthält ja das Gefäßsystem eine hinreichende Blutmenge, um es zu füllen, nur die Kraft, es durchzupumpen, fehlt; das Herz arbeitet leer, nicht weil es nicht Blut genug erhalten könnte, sondern weil es zu kraftlos ist, genügend anzusaugen und weiterzutreiben und die Gefäße nichts hergeben. Wenn ich meine recht zahlreichen Kochsalzinfusionen, sei es infolge von Wundkollaps, Sepsis oder einer anderen inneren Ursache — ausgenommen sind die Fälle der primären Ausblutung — kritisch betrachte, so muß ich mir doch gestehen, daß ihr bleibender Nutzen recht problematisch war, daß ich einen wirklichen Dauererfolg von ihnen nicht sah, jedenfalls möchte ich betonen, daß der Wert dieser Kochsalzinfusionen ganz erheblich überschätzt wird. Das erfuhr ich schon im Balkankriege und ähnlich äußerte sich Garré. Schwäche bewältigt man ja auch sonst nicht durch gewaltsame Mehrbeanspruchung, sondern durch Ruhe! Eine sog. Blutwaschung bei septischem

Kollaps ist eine willkürliche Vorstellung und die Verwässerung des Blutes ist bei dem doch schwer gestörten Gewebsstoffwechsel durchaus nicht so harmlos einzuschätzen, wie es meistens geschieht (s. auch Straub, Rößle).

Nach meinen Erfahrungen kommen wir beim Wundschlagkollaps am weitesten mit mehrmaligen kleineren, intravenösen Infusionen von jedesmal 2—300 cbcm einer gut warmen 0,9% Kochsalzlösung bei 44°C, der auch chemisch auf die Gefäßwand wirkende Mittel zugesetzt werden. Um auf das Herz direkt zu wirken und die letzte Kraft herauszuholen, werden 30 Tropfen Digipuratum zugesetzt, und um auf den Gefäßtonus zu wirken, gleichzeitig 20 Tropfen Adrenalin. Zwar ist die Wirkung des letzteren nur recht vorübergehend, aber die Infusionen können nach einigen Stunden bis zur Wirkung wiederholt werden, wenn man die Nadel mit einer Schleife eingebunden mit kurzem Gummischlauch abgeklemmt liegen läßt. Nachhaltiger als das Adrenalin scheint mir das Pituitrin zu wirken, und ich möchte dies auch z. B. bei Bauchschüssen zur Anregung der Peristaltik empfehlen. Nach Mommery und Symes hält das Pituitrin den arteriellen Druck 1 Stunde hoch, ohne ihn übermäßig zu steigern: „dadurch werde der Shock schnell behoben".

Um den Kochsalzinfusionen erhöhte Wirkung zu verleihen, wurde eine Reihe von Vorschlägen gemacht, die ich hier nur andeuten kann. Auf sie komme ich in einer anderen zusammenfassenden Arbeit über Blutung und Blutstillung eingehender zurück, da sie wie die eigentliche Blutüberleitung bei diesen Zuständen von erheblicherer therapeutischer Bedeutung sind. Die gemachten Vorschläge beziehen sich auf Zusatz von 0,5% $CaCl_2$, Gelatine (Merck) oder Gummi arabicum zur längeren Zurückhaltung der 0,9%igen Kochsalzlösung im Gefäßsystem, auf Infusion von hypertonischer bis 10%iger Kochsalzlösung zwecks Hebung des Gefäßtonus u. a. m. Nach Retzlaff soll das Kochsalz-Ion das die Herzstärkung auslösende Moment sein, nach Hercher u. a. wirkt die hypertonische Kochsalzlösung besonders auf die Gefäßspannung.

W. Straub empfiehlt neuerdings ein den physiologischen Anforderungen mehr gerecht werdendes „anorganisches Serum", das unter dem Namen „Normosal" fertig zur Lösung erhältlich ist; dies Salzgemisch scheint mir sehr der Beachtung wert zu sein.

Sofern wir den echten traumatischen Wundschlagkollups damit bekämpfen wollen, würde nur der mechanische Anreiz, die innere Massage von Herz- und Gefäßsystem mit gleichzeitiger Wärmezufuhr zum Blut, sinngemäß sein, nicht aber die Auffüllung des Inhalts, der ja als solcher vorhanden ist. Liegt gleichzeitig Ausblutung vor, so muß diese natürlich zweckentsprechend bekämpft werden (s. o.).

Medikamentöse Beeinflussung.

Damit waren wir schon in die Anwendung bestimmter Medikamente eingetreten. Es bedarf die obige Ausführung einer einschränkenden Berichtigung. Finden wir den Wundschlag im ersten Stadium des Reizes, so sind die Exzitantien nicht am Platze, sondern Morphium oder Opium in mäßiger Menge ist geboten, hier in gleicher Weise wie im erethischen Stadium des Überganges, später auch da, wo Schmerzen bestehen oder ein schwieriger Transport überwunden werden soll.

Ist aber die Vasomotorenlähmung offenkundig wie in den allermeisten Fällen, dem Kollaps, so bedürfen wir der den Gefäß- und Herztonus anregenden Mittel. Im Vordergrunde stand und steht das Strychnin (s. a. Gröningen). „Das Strychnin greift, nach Meyer und Gottlieb, sowohl an der sensiblen wie der motorischen Seite des Reflexbogens im Rückenmark an, es werden in dem rezeptorischen Apparat des Rückenmarks gewisse Hemmungen beseitigt. Strychnin wirkt reizend auf die Medulla oblongata, der Blutdruck steigt, der Puls wird langsam als Folge der gesteigerten Erregbarkeit des Vasomotoren- und des Vaguscentrums. Die Indikation zur Anwendung dieser das Zentralnervensystem erregenden Substanzen ist in allen akuten Lähmungsstadien gegeben, die durch ein Darniederliegen der lebenswichtigen Funktionen der Atmungs- und Gefäßinnervation charakterisiert sind, dahin gehört auch der Kollaps". Dem gegenüber stellt sich Crile auf den Standpunkt, daß das Strychnin im Shock — allerdings wie er ihn versteht, s. o. — nutzlos sei, ja schädlich sein kann „It would seem to be as reasonable to treat traumatic shock — as an exhaustion or break down of the vasomotor centres — by strychnin as strychnin shock by administering traumatism." Mir fehlen eigene Erfahrungen über die Strychninanwendung, da ich mit Kampferöl, schwarzem Kaffee, Coffein. natriobenzolic. bzw. natriosalicylic. 0,2—0,5 subkutan, Alkohol (s. Meyer-Gottlieb) und den oben erwähnten Kochsalzinfusionen mit Adrenalin und Digipurat das mir möglich Scheinende erreichen zu können glaubte. Auf andere Medikamente wie das Physostigmin (Calabarbohne), Moschus, Atropin, Skopolamin, Strophanthum usw. (auch intrakardial empfohlen), will ich nicht weiter eingehen, um nicht zur Überschätzung der medikamentösen Mittel beizutragen. Haut- und Schleimhautreize, Elektrisieren in verschiedener Form u. a. m. halte ich für mindestens überflüssig. Bei all unseren Maßnahmen sollen wir wohl bedenken, daß sie den Kollabierten nicht beunruhigen und stören dürfen. Schläft er, so ist der Schlaf segensreicher und trägt mehr zur Erholung bei als all unsere Medikamente, die doch in letzter Linie wiederum Gifte sind. Auch im II. Stadium kann Morphium oder besser noch Opium neben den Gefäßmitteln am Platze sein.

Chirurgisches Verhalten.

Von einschneidender Bedeutung nun ist unser chirurgisches Verhalten gegenüber den im Wundkollaps Liegenden und es erhebt sich die außerordentlich wichtige Frage, wann dürfen wir und wann müssen wir die also Kollabierten operieren?

Es stehen nicht zur Beurteilung diejenigen Fälle, in denen eine augenblickliche, durch kein anderes Mittel zu bekämpfende Lebensgefahr die Operation nach zweckdienlicher Vorbereitung fordert, wo ohne sie das Leben verloren wäre: dahin gehören die drohende Verblutung und die Erstickung. In allen anderen Fällen aber — und das sind die große Mehrzahl — ist wohl zu bedenken, daß jede Operation eine weitere Schädigung des Organismus darstellt, die imstande ist, den bestehenden Wundkollaps mit all seinen Gefahren zu verstärken. Ein operativer Eingriff kann dann das Zünglein der schon hin und her schwankenden Wage vollends zum ungünstigen Ausschlag bringen und das Schicksal des Verwundeten besiegeln. Jede Operation, natürlich je größer und eingreifender sie ist, in desto höherem Maße und je schwankender der Zustand des Verletzten, desto empfindlicher bildet für den Organismus ein neues Trauma, das sich in der Wirkung dem vorangegangenen eigentlichen Trauma zugesellt.

Der Körper ist machtlos gegen eine auskeimende Infektion und wird es durch die Operation noch mehr. Hier handelt es sich freilich um eine Art Wettlauf, in dem der den Sieg davonträgt, der am besten aushält: wir sahen, daß eine Infektion gerade auf dem Boden des Wundschlages außerordentlich günstige Bedingungen zur Entwicklung, d. h. zur Auskeimung der eingedrungenen Keime findet und man könnte daraus die Forderung ableiten, daß gerade darum die Ausschaltung der Infektionserreger nicht früh genug einsetzen könne, also der sofortige prophylaktische Eingriff zu erfolgen habe. Was aber nützt es, wenn wir den Eingriff vornehmen, mit ihm aber auch den Körper seiner letzten Lebenskraft berauben? Immer, das müssen wir uns sagen, sind es letzten Endes die Körperzellen, die den Kampf mit den Bakterien aufnehmen und zu Ende führen müssen, denn ganz können wir durch unsere operativen Maßnahmen die Infektion kaum ausschalten, es sei denn durch frühzeitigste Gliedabsetzung in jedem Falle — und die ist ja immer ein mächtiges neues Trauma.

Es ist darum ratsamer, zunächst dem Organismus seine Kräfte zu erhalten oder wiederzugeben, ihn aus dem Wundkollaps zu befreien und kampffähig zu machen. Die Auskeimung der mit der Verwundung eingeschleppten Bakterien nimmt doch immerhin auch eine gewisse Zeit in Anspruch und wir dürfen wohl hoffen, daß in den meisten Fällen der Organismus sich eher erholt, als jene die Oberhand gewonnen haben.

Freilich gehört zu diesen Entscheidungen eine gereifte kriegschirurgische Erfahrung und im besonderen die Urteilsfähigkeit, ob der Kollaps noch dem Wundschlag zuzurechnen oder bereits der Ausdruck einer schweren Infektion ist. Hier sind die Worte Lexers wohl beherzigenswert, daß in allen Fällen, in denen der Wundkollaps nicht nach einigen Stunden behoben sei, der Verdacht auf eine Komplikation, meist Infektion oder Blutung, nahe liege. Besteht dieser Verdacht, dann kann, falls man das Leben noch zu erhalten hoffen darf, die Operation auch im Kollaps nach gehöriger Vorbereitung noch geboten sein. Gerade bei Bauchverwundungen steht der Chirurg nicht selten vor dieser Frage, Wundkollaps und Infektionskollaps gehen da nicht selten unmittelbar ineinander über. Ich habe aber die Erfahrung gemacht, daß in solchen Fällen auch die so eingreifende Operation des Bauchschnittes stets erfolglos ist, wenn es nicht gelingt, die Kräfte durch die uns zu Gebote stehenden Mittel zuvor zu heben und habe in solchen Fällen lieber auf die Operation verzichtet, hoffend, daß konservative Maßnahmen oder weniger eingreifende Operationen, wie es die Absuchung des Darmes darstellt, ausnahmsweise zur Genesung führen möchte.

Aber es sind ja nicht die Bauchschüsse, nicht einmal vorwiegend diese, die uns bei der Fragestellung zur Operation beschäftigen, sondern es ist die große Mehrzahl der schweren Extremitätenschüsse und anderer Verwundungen, die die Entscheidung fordern. Als ich zum ersten Male auf dem Hauptverbandplatz Massenversorgungen von Verwundeten nächtlicherweile beiwohnte, 300 und mehr in 12 Stunden, da sah ich, wie einer nach dem anderen auf den Operationstisch gelegt und gemäß seiner anatomischen Verletzung „sachgemäß" versorgt wurde, hier mit großen prophylaktischen Einschnitten, dort durch Schädelaufmeißelung und wieder dort durch primäre Amputation eines zertrümmerten Gliedes, das nicht mehr zu retten war. Es erschien das selbstverständlich, daß das so gemacht wurde, aber ebenso selbstverständlich auch, daß die meisten der primär Operierten, wenn sie die Zeichen des Wundschlags trugen, bald darnach verschieden, trotz (?) Kochsalzinfusion und anderer Analeptika. Das gab mir zu denken und in der nächsten Nacht ließ ich die Schwerkollabierten beiseite stellen, ließ sie in stark durchwärmte Räume auf ein Lager legen, sie warm zudecken und ihnen heiße Getränke geben. Nun erholten sie sich bald und nach wenigen Stunden, nachdem Puls und Gefäßtonus sich gebessert hatten, konnten wir die notwendige Gliedabsetzung vornehmen und hatten die Freude, daß die meisten gerettet wurden.

Es ist diese Beurteilung der Operationsfähigkeit eine der wesentlichsten Maßnahmen, die von sachverständigen Chirurgen geleitet werden sollte. Der technische Teil, die Operation, ist ja meistens das einfachere. Nicht so sehr auf die Schnelligkeit der Versorgung kommt es an, sondern auf die richtige Wahl des Zeitpunktes. Es ist ja doch ein leichtes, solche Schwerverwundeten, nachdem man sich überzeugt hat, daß eine augenblickliche Lebensgefahr nicht besteht, beiseite zu stellen und besonderer Obhut und Pflege anzuvertrauen, bis sie operationsfähig sind. Übereifer aber und Schematismus forderten gar manches Menschenleben, das sehr wohl hätte gerettet werden können. Das gilt, wie gesagt, auch von den Bauchschüssen. Ich habe selber im Anfang meiner kriegschirurgischen Tätigkeit auf dem Balkan den Fehler gemacht, solche sofort nach der Einlieferung so früh als möglich zu operieren, auch wenn sie fast pulslos waren; meine von anderen öfters zitierten Mißerfolge bei den Revolutionskämpfen um Konstantinopel (1908), wo ich sechs Fälle hintereinander laparotomierte mit ungünstigem Ausgang, beruhen nicht sowohl auf der Schwere der Verletzungen (Nahschüsse und Querschläger, wie sie bei Straßenkämpfen naturgemäß leicht vorliegen), sondern auch mit darauf, daß sie zu früh operiert wurden, daß sie dem Wund- + Operations-Kollaps erlagen.

Also nochmals: man mache es sich zur Regel, im Wundkollaps Liegende möglichst erst dann zu operieren, wenn der Kollaps behoben ist — und dann sie so zart und schonend wie möglich zu operieren. Das haben schon Guthrie, Pirogoff, Fischer u. A. geraten. Es ist die gegenteilige Ansicht vertreten worden (Hutchinson, Vidal), daß man sich die Gefühllosigkeit und die Anämie der Gewebe der im Wundschlag Liegenden zunutze machen und gerade im Wundschlag operieren solle. Es ist das ein auf Unkenntnis vom Wesen des eigentlichen traumatischen Wundschlags sich ergebender schwerer Fehler, dessen Begehung sich bitter an den uns anvertrauten Verwundeten rächen würde.

Wir dürfen damit aber nicht verwechseln z. B. die Vorschläge Quénus', dem Shock als Autotoxhämie oder einer Fettembolie durch frühzeitige Operation zuvorzukommen, also in Fällen, wo eigentlich Wundschlag gar nicht vorliegt. Die möglichst frühzeitige aktive Wundversorgung in allen Fällen, bei denen kein Wundschlag besteht, bleibt also von jener Warnung unberührt: ich habe sie selbst stets auf das Eindringlichste befürwortet.

Immer also bleibt Voraussetzung für unser Handeln die richtige Beurteilung des Zustandes, vor allem, daß man eine einsetzende schwere Infektion wohl zu unterscheiden vermag von dem Wundkollaps, um da nicht zu spät zu kommen. Das hat schon Pirogoff meisterhaft zu schildern verstanden und gemahnt, „daß der angehende Arzt bei der Wahl solcher Kranken zur Operation, wie lange sie beim allgemeinen Torpor aufzuschieben und wann sie auszuführen sei, sehr vorsichtig verfahren müsse“.

Die Forderung, daß jeder chirurgische Eingriff so auszuführen ist, daß er die denkbar geringste Schädigung für den Organismus bringt, besteht ja bei jeder Operation, sie besteht aber besonders für die aus dem Wundkollaps sich Erholenden und vollends für solche Operationen, die trotz des Kollapses ausgeführt werden müssen, als lebenrettende Eingriffe. Nur ein Punkt soll hier kurz berührt werden: Da ist in erster Linie die **Analgesierung.**

Auf das Dringendste zu warnen ist vor dem Chloroform. Es kann das ja zwar aus äußeren Gründen bei den vorderen Sanitätsformationen seines geringen Volumens und seiner Feuerungefährlichkeit gegenüber dem Äther nicht ganz entbehrt werden. Wo es aber angängig ist — und das ist es bei gutem Willen sehr vielfach auch bei den vorderen Formationen — da sollte es ganz verschwinden, denn es ist und bleibt eines der schwersten Parenchymgifte, die wir in unserem Arzneischatze haben. Nicht nur solche Chirurgen, die das Chloroform und seine Anwendung kaum noch kennen, wie Merrem in seiner Feldchirurgie meint, halten das Chloroform für kontraindiziert, sondern gerade, weil ich es kenne, muß ich es für eines der gefährlichsten Mittel halten, das auf alle Weise durch andere harmlosere ersetzt werden sollte. Einige Tropfen Chloräthyl, bis der Einzuschläfernde sich zu verzählen beginnt und dann Äther tropfenweise hat sich mir am besten bewährt, auch aneinandergereihte Chloräthylräusche sind empfehlenswert. Lokalanalgesie, wenn die Zeit und anatomische Verhältnisse es erlauben, kann vielfach die allgemeine Narkose ganz entbehrlich machen. An den unteren Extremitäten aber habe ich vielfach die Lumbalanalgesie angewandt und möchte ihr in der Kriegschirurgie nochmals das Wort reden, da sie anscheinend recht wenig geübt wurde. Meine Erfahrungen mit weit über 2000 Fällen Novokain-Adrenalinlösung aus Friedens- und Kriegschirurgie haben mich den Wert dieser Methode besonders schätzen gelehrt und ich möchte sie gerade für die Operationen nach oder im Wundkollaps ‚der ja in der großen Mehrzahl der Fälle nach Zerschmetterungen der unteren Extremitäten auftritt, nicht missen. Die Blockierung der sensiblen Wurzeln im Duralsack hebt in ausgezeichneter Weise zudem den Reflex auf, den die operative Durchschneidung der großen Nerven namentlich des Nervus ischiadicus auslöst.

X. Die Bedeutung der freien Gewebsüberpflanzung für die Kriegschirurgie.

Von

A. Most - Breslau.

Literatur.

1. Allgemeines.

1. Axhausen (Berlin), Histologische Untersuchungen an frei transplantiertem menschlichem Epiphysen- und Gelenkknorpel. Arch. f. klin. Chir. **111**, 832. 1919. Appendices. Berl. klin. Wochenschr. 1918. Nr. 45.
2. Coenen, Die im zweiten Balkankriege im Hospital des roten Halbmondes in Saloniki behandelten Kriegsverletzungen. v. Bruns' Beitr. **91**, 115. 1914, u. Chirurgenkongreß 1913, s. Verhandlungen S. 116.
3. Dzialas, Über die freie Implantation von menschlichen Appendizes und von Kaninchenzökumenden in die Bauchhöhle des Kaninchens. Diss. Breslau 1917.
4. Esser, Prinzipien bei einfachen plastischen Operationen usw. v. Bruns' Beitr. z. klin. Chir. **103**, 519. 1916.
5. Heller, E. (Greifswald), Versuche über die Transplantation der Knorpelfuge. Arch. f. klin. Chir. **109**, 1. 1918.
6. — Über freie Transplantation. Ergebn. d. Chir. u. Orthop. **1**, 132.
7. Katzenstein, Knochenfisteln und Hautgeschwüre nach Schußverletzungen und ihre Heilung vermittels Deckung durch immunisierte Haut. Kriegsärztl. Abend zu Berlin, 29. Jan. 1918. Münch. med. Wochenschr. 1918. Nr. 7. 195.
8. — Immunisierte, mit Antikörpern geladene Hautlappen zur Deckung eiternder Haut- und Knochendefekte. Zentralbl. f. Chir. 1917. Nr. 15. 310.
8a. — Knochenpflanzung. Deutsche med. Wochenschr. 1920. Nr. 9.
9. — Bemerkungen zur Mitteilung von A. Reich: „Vorbereitungen des Empfangsbodens bei freier Transplantation." Zentralbl. f. Chir. 1919. Nr. 19. 359. Dazu Erwiderung von A. Reich, ebenda.
10. Keysser (Jena), Bewertung neuerer chirurgischer Transplantationsbestrebungen. v. Bruns' Beitr. z. klin. Chir. **110**, 660. 1918.
11. Kleinschmidt, O. (Leipzig), Die freie autoplastische Faszientransplantation. Ergebn. d. Chir. u. Orthop. **8**, 206. 1914.
12. Küttner, Einige Dauerresultate der Transplantation aus der Leiche und aus dem Affen. Arch. f. klin. Chir. **102**, 1913.
13. — Die Transplantation aus dem Affen und ihre Dauerresultate. Münch. med. Wochenschr. 1917, 1449. Nr. 45.
14. Lexer, Über freie Transplantationen. Verhandl. d. Deutsch. Gesellsch. f. Chir. **1**, 79. 1911.
15. — Die praktische Verwendung der freien Transplantation. Münch. med. Wochenschr. 1913, 2059 u. 2133.
16. — Wiederherstellungschirurgie. A. Barth. Leipzig 1920.
17. Obata, Über Transplantation von Gelenken mit besonderer Berücksichtigung des Verhaltens des Intermediärknorpels. Zieglers Beitr. z. pathol. Anat. u. Physiol. **59**, 1. 1914.

18. Perthes, Ist homoioplastische Hautverpflanzung unter Geschwistern der Auto-transplantation gleichwertig? Zentralbl. f. Chir. 1917. Nr. 20. 427.

19. Schöne (Greifswald), Transplantationsimmunität. Münch. med. Wochenschr. 1912. 457.

20. — Austausch normaler Gewebe zwischen blutsverwandten Individuen. Bruns' Beitr. z. klin. Chir. 99, 233. 1916.

21. — Transplantation auf geschwulstkranke Individuen. Zeitschr. f. angewandte Anatomie u. Konstitutionslehre. 3, 231. Referat: Zentralbl. f. Chir. 1918. Nr. 43. 770.

22. v. Tappeiner, Neue Experimente zur Frage der homoioplastischen Transplantations-fähigkeit des Epiphysen- und des Gelenkknorpels. Arch. f. klin. Chir. 107, 479. 1916.

23. Tietze, Kriegschirurgische Erinnerungen. 36, Heft 3 der „Breslauer Statistik". Breslau 1919.

24. Widowitz, Gefahrenzonen bei Fernplastiken. Münch. med. Wochenschr. 1918. Nr. 37. 1019.

2. Überpflanzung von Haut und Bruchsackserosa.

1. Bürmann, Mehr transplantieren! Münch. med. Wochenschr. 1916. Nr. 52. 1835.

2. Capelle (Bonn), Ersatzplastiken an Kehlkopf-Luftröhrendefekten und einiges zur freien Gewebspflanzung. v. Bruns' Beitr. z. klin. Chir. 114, 153. 1919.

3. Eitner (Wien), Gesichtsplastiken an Kriegsverletzten. Wien. med. Wochenschr. 1919. Nr. 5. 246.

4. Erlacher, Eine neue Methode der Bildung des Hautkanals bei Muskelunterfütterung. Münch. med. Wochenschr. 1918. Nr. 37.

5. Esser, Verwendung der Mamma bei Handplastik. Zentralbl. f. Chir. 1919, Nr. 1. 7.

6. — Verwendung der Mamma für Deckung von Amputationsstümpfen. Münch. med. Wochenschr. 1918. Nr. 43.

7. — Sogenannte totale Ösophagoplastik aus Hautlappen nach Thiersch. Deutsche Zeitschr. f. Chir. 142, 403. 1917.

8. — Neue Wege für chirurgische Plastiken durch Heranziehung der zahnärztlichen Technik. v. Bruns' Beitr. z. klin. Chir. 103, 547. 1916.

9. — Zilienplastik. Deutsche Zeitschr. f. Chir. 148, 199. 1919.

10. — Plastische Deckung von Defekten durch sog. Einnähung. Deutsche Zeitschr. f. Chir. 148, 384. 1919.

11. — Arteria angularis-Lappen für Oberlippenbau und deren Defekte. v. Bruns' Beitr. z. klin. Chir. 116, 335. 1919.

12. Holzapfel, Mehr transplantieren. Münch. med. Wochenschr. 1916. Nr. 41.

13. Johnson, Der plastische Ersatz der Nase und des Auges. v. Bruns' Beitr. z. klin. Chir. 116, 324. 1919.

14. Iselin, Transplantation freier Hautlappen zwecks oberflächlicher Fettaufpflanzung. v. Bruns' Beitr. z. klin. Chir. 102, 721. 1916.

15. Lanz, O. (Amsterdam), Der Bruchsack im Dienste der Transplantation. Zentralbl. f. Chir. 1917. Nr. 34. 761.

16. Lexer, Wimpernersatz durch freie Transplantation behaarter Haut. Klin. Monatsbl. März-April 1919.

17. Meyer, Arthur W., Über ausgedehnte Gesichtsplastiken mit gestieltem Kopf-Stirn-hautlappen. v. Bruns' Beitr. z. klin. Chir. 117, 456. 1919.

18. Moszkowicz, Über Verpflanzung Thierscher Epidermisläppchen in die Mundhöhle. Arch. f. klin. Chir. 108, 216. 1916.

19. Müller, O., Kraftkanal bei Sauerbrucharm. Münch. med. Wochenschr. 1919. Nr. 31.

20. Nehrkorn (Elberfeld), Über Verpflanzung gestielter Hautlappen nach Kriegs-verletzungen. Deutsche Zeitschr. f. Chir. 137, 338. 1916.

21. Schmidt, W. Th. (Stettin), Sicherung der Thierschschen Hauttransplantation. Deutsche med. Wochenschr. 1917. Nr. 13. 400.

22. Wederhake, Die Anwendung von Bruchsäcken zur Transplantation. Münch. med. Wochenschr. 1917. Nr. 24. 785.

3. Fettüberpflanzung.

1. Eden (Jena), Gelenkplastik. Naturwissenschaftl.-medizin. Gesellsch. Jena. Münch. med. Wochenschr. 1917. Nr. 6. 190.

2. — Das Verhalten autoplastisch verpflanzten Fettgewebes bei Ersatz von Hirn- und Duradefekten. Deutsche med. Wochenschr. 1917. Nr. 14. 425.

3. — Beseitigung einer Trachealstenose nach einseitiger Strumectomie durch freie Fettgewebsverpflanzung. Deutsche med. Wochenschr. 1917. Nr. 15 u. 16. 456.

4. Eisleb, Über die freie Fett-Transplantation. v. Bruns' Beitr. z. klin. Chir. **102**, 249. 1916.

5. Franke, F. (Braunschweig), Zur Stillung der Blutung bei Sinusverletzungen. Zentralbl. f. Chir. 1917. Nr. 6. 118.

6. Groß, Fettplastik der Lunge. Deutsche Zeitschr. f. Chir. **141**, 204. 1917.

7. Guleke, Über das Schicksal bei Schädelplastiken verpflanzter Gewebe. v. Bruns' Beitr. z. klin. Chir. **107**, 503. 1917.

8. Kolb, Gesichtsplastik mittels freier autoplastischer Fett-Transplantation. Zentralbl. f. Chir. 1915. Nr. 24. 427.

9. Lexer, E., Die Verwertung der freien Fettgewebsverpflanzung zur Wiederherstellung und Erhaltung der Gelenkbeweglichkeit. Deutsche Zeitschr. f. Chir. **135**, 389. 1916.

10. — Das Beweglichmachen versteifter Gelenke mit und ohne Gewebszwischenlagerung. Zentralbl. f. Chir. 1917. Nr. 1. 2.

11. Manasse, Erfahrungen über Schädelplastik. Deutsche Zeitschr. f. Chir. **143**, 254. 1918.

12. Martin (Berlin), Über Fett-Transplantation bei traumatischer Epilepsie. Deutsche med. Wochenschr. 1919. Nr. 37. 1011.

13. Nieny, Karl (Schwerin). Beitrag zur Frage der Schädel- und Duraplastik. Zentralbl. f. Chir. 1917. Nr. 6. 119.

14. Peiser, A., Freie Fett-Transplantation bei Behandlung der Dupuytrenschen Fingerkontraktur. Zentralbl. f. Chir. 1917. Nr. 1. 6.

15. Reich, Vorbereitung des Empfangsbodens bei freier Transplantation. Zentralbl. f. Chir. 1919. Nr. 4. 67.

16. Ritter, C., Zur Stillung der Blutung bei Sinusverletzungen. Zentralbl. f. Chir. 1916. Nr. 47. 929.

17. Röpke, Zur operativen Gelenkmobilisation. Deutsche med. Wochenschr. 1916. Nr. 42. 1287.

18. Röper, Zur Prognose der Hirnschüsse. Münch. med. Wochenschr. 1917. Nr. 4. 121. F. B.

19. Schepelmann, Die funktionelle Arthroplastik. Bruns' Beitr. 3. klin. Chir. **108**, 585. 1918.

20. Schmerz, H., Neue Anschauungen über operative Gelenkmobilisation. Zentralbl. f. Chir. 1916. Nr. 47. 935.

21. Tagung der mittelrheinischen Chirurgen in Heidelberg, den 8. u. 9. Jan. 1916. Berl. klin. Wochenschr. 1916. Nr. 7. 174. Schädelschüsse, Schädelplastik, Fett-Transplantation, Knochenplastik. Diskussionsbem. v. Hotz, Lexer.

22. Wagner, Arthur (Lübeck), Heilung einer Ventrikelzyste durch freie homoioplastische Fettfüllung. Deutsche Zeitschr. f. Chir. **144**, 83. 1918.

23. Wederhake, Über Verwendung des menschlichen Fettes in der Chirurgie. Berl. klin. Wochenschr. 1918. Nr. 3.

24. Wrede, Demonstration eines Falles von Fett-Transplantation der Mamma nach Exstirpation eines über faustgroßen Tumors mit ausgezeichnetem kosmetischem Erfolge. Medizin.-naturwissensch. Gesellsch. zu Jena, 9. Dez. 1915. Berl. klin. Wochenschr. 1916. Nr. 5. 125.

4. Freie Faszienüberpflanzung.

1. Ansinn-Bromberg, Freie Faszien-Implantation bei Radialis- und Peroneuslähmung. v. Bruns' Beitr. z. klin. Chir, **105**, 587. 1917.

2. Babitzki (Kiew), Zur Frage der Faszien-Transplantation bei Mastdarmvorfall. Berl. klin. Wochenschr. 1918. Nr. 38. 906.

3. Borchard, Aug., Indikation und Technik der Schädel- und Duraplastik nach Verwundungen. v. Bruns' Beitr. z. klin. Chir. **107**, 82. 1917.

4. Burk (Stuttgart), Neue autoplastische Verwendungsmöglichkeiten der Fascia lata. v. Bruns' Beitr. z. klin. Chir. **100**, 427. 1916.
5. — Faszienplastik bei Ischiadikuslähmung. Zentralbl. f. Chir. 1919. Nr. 16. 293.
6. Finsterer, Die Bedeutung der Duraplastik bei der Behandlung der Epilepsie nach geheilten Schädelschüssen. Deutsche Zeitschr. f. Chir. **146**, 145. 1918.
7. Groß, Fettplastik der Lunge. Deutsche Zeitschr. f. Chir. **141**, 204. 1917.
8. Gunkel, Ersatz der Strecksehnen der Hand aus Faszie. Bruns' Beitr. z. klin. Chir. **98**, 675. 1916.
9. Holländer (Berlin), Die Verwendung des „Humanol" in der Chirurgie. Zeitschr. f. ärztl. Fortbildung 1918. Nr. 17.
10. Kirschner, M., Zur Behandlung großer Nervendefekte. Deutsche med. Wochenschr. 1917. Nr. 24. 739.
11. Kolb, Soll man sich bei Operationen an peripheren Nerven der Faszien-Transplantation bedienen? Zentralbl. f. Chir. 1916. Nr. 6. 115.
12. — Über lipomatöse Entartung eines zum Schutze einer Nervennaht transplantierten Fettlappens. Zentralbl. f. Chir. 1916. Nr. 21. 423.
13. Lawroff, Zur Frage über den Ersatz von Duradefekten durch Faszie. v. Bruns' Beitr. z. klin. Chir. **89**, 466. 1914.
14. Rübsamen, Zur operativen Behandlung von Rektumprolapsen mittels freier Faszien-Transplantation. Zentralbl. f. Gynäk. 1918. Nr. 29. 496.
15. Stein, Heilung des Mastdarmvorfalles durch Faszien-Transplantation. Münch. med. Wochenschr. 1917. Nr. 45.
16. Stromeyer (Jena), Ersatz der Trizepssehne durch frei transplantierte Faszie. Münch. med. Wochenschr. 1917. Nr. 25.
17. Wierzejewski (Posen), Die freie Faszienüberpflanzung. Münch. med. Wochenschr. 1916. Nr. 24.

5. Freie Muskelüberpflanzung („lebende Tamponade").

1. Bornhaupt, Freie Muskeltransplantation als blutstillendes Mittel. Zentralbl. f. Chir. 1918. Nr. 32. 542.
2. Eden, R. (Jena), Die Verwendung der freien Muskeltransplantation nach Untersuchungen am Menschen. Arch. f. klin. Chir. **111**, 706. 1919.
3. Franke (Braunschweig), Zur Stillung der Blutung bei Sinusverletzung. Zentralbl. f. Chir. 1917. Nr. 6. 117.
4. Küttner, Blutstillung durch lebende Tamponade mit Muskelstückchen. Zentralbl. f. Chir. 1917. Nr. 25. 545.
5. Landois, Experimentelle Untersuchungen über die Verwendung von Muskelgewebe zur Deckung von Defekten in der Muskulatur. Habilitationsschrift Breslau 1913.
6. Makai, Zur Frage der Vorbereitung des Empfangsbodens bei freier Transplantation. Zentralbl. f. Chir. 1919. Nr. 17. 309.
7. Stromeyer, K., Verschluß einer Lungenabszeßhöhle und dreier Bronchialfisteln mit Fett. Deutsche Zeitschr. f. Chir. **150**, 420. 1919.
8. Velter, L'hémostase par lambeau de muscle en chirurgie cranienne. Presse méd. 1918, 4.

6. Knochenpflanzung.

a) Schädelplastik.

1. Axhausen, Zur Technik der Schädelplastik. Arch. f. klin. Chir. **107**, 551. 1916
2. Borchard, A. (Lichterfelde), Indikation und Technik der Schädel- und Duraplastik nach Verwundungen. Bruns' Beitr. z. klin. Chir. **107**, 82. 1917.
3. Bosse, Zwei durch freie Periostlappenüberpflanzung geheilte Schädelschußverwundete mit epileptiformen Anfällen. Deutsche med. Wochenschr. 1917. Nr. 29. 911.
4. Danziger, Idioplastik oder Alloplastik. Zentralbl. f. Chir. 1918. Nr. 26. 429.
5. Esser, Dura- und Schädelplastik bei Gehirnprolaps nur mit gestielten Periostlappen ohne Knochenlamelle. Deutsche Zeitschr. f. Chir. **142**, 298. 1917.
6. Gebhardt, R., Über die Schädelplastik nach Kopfschüssen. Deutsche Zeitschr. f. Chir. **151**, 1. 1919.

7. Guleke, Über Schädelplastik nach Kopfschüssen. v. Volkmanns Sammlung klin. Vorträge. Neue Folge, 1917. Nr. 740 (A. Barth, Leipzig).

8. Hoffmann, E., Über die Deckung von Schädeldefekten. Deutsche med. Wochenschr. 1916. Nr. 26. 783.

9. Hofmann, A. (Offenburg), Die Technik der Schädelplastik. Münch. med. Wochenschr. 1916. Nr. 2. F. B. S. 63.

10. Kausch, Bemerkungen zu Idioplastik oder Alloplastik. Zentralbl. f. Chir. 1918. Nr. 43. 763.

11. Krause, F., Chirurgische Erfahrungen aus dem Felde. Med. Klinik 1917. Nr. 9—16.

12. Küttner, Die freie Autoplastik vom Schädel selbst zur Deckung von Schädeldefekten. Deutsche med. Wochenschr. 1916. Nr. 12. 341.

13. Le Fur, Technique opératoire et résultats de la cranioplastique osseuse. Presse méd. 1918. Nr. 17. Referat: Zentralbl. f. Chir. 1919. Nr. 8. 154.

14. Linnartz (Oberhausen), Zur Frage der autoplastischen Deckung von Schädeldefekten. Zentralbl. f. Chir. 1917. Nr. 4. 75.

15. Manasse, Erfahrungen über Schädelplastik nach Kriegsverletzungen. Deutsche Zeitschr. f. Chir. **143**, 254. 1918.

16. Marburg und Ranzi, Zur operativen Behandlung der Epilepsie nach Schädelverletzungen. Wien. klin. Wochenschr. 1917. Nr. 21.

17. Müller, Paul, Über die Verwendung des Brustbeins zur Schädeldefektdeckung und ihre Erfolge. Beitr. z. klin. Chir. **114**, 651. 1919.

18. Nieden, Die freie Knochenplastik zum Ersatz von knöchernen Defekten des Schädels mit und ohne gleichzeitigen Duraersatz. Arch. f. klin. Chir. **108**, 281. 1916.

19. Perls, W., Beitrag zur Symptomatologie und Therapie der Schädelschüsse. Bruns' Beitr. z. klin. Chir. **105**, 435. 1917.

20. Rost (Heidelberg), Über Spätabszesse bei Kopfschüssen nach Deckung. Münch. med. Wochenschr. 1917. Nr. 33. F. B. S. 1091.

21. Süssenguth, Epilepsie infolge Zystenbildung nach Schädelschuß und Schädelplastik. Altonaer ärztl. Verein, 30. Jan. 1918. Münch. med. Wochenschr. 1918. Nr. 20. 546.

22. Tahácz Zoltán, Über den Ersatz des Schädelknochens. Berl. klin. Wochenschr. 1918. Nr. 18. 424.

23. — Vom Schädelknochenersatz. Orvosi Hetilap 1918. Nr. 6. Zentralbl. f. Chir. 1919. Nr. 13. 233.

24. Wassermann-Schmidgall (Stuttgart), Die Knochenplastik zum Ersatz von knöchernen Defekten bei den kriegschirurgischen Verletzungen des Schädels. Münch. med. Wochenschr. 1917. Nr. 34. F. B. S. 1122.

b) Pseudarthrosen und Knochendefekte der Röhrenknochen:

1. Alemann, Zwei Fälle von autoplastischer Knochentransplantation. Hygiea. **80**, 254. 1918. Referat im Zentralbl. f. Chir. 1918. Nr. 45. 818.

2. Alter, Über Pseudarthrosen. Berl. klin. Wochenschr. 1917. Nr. 31. 752.

3. Anschütz, Diskussionsbemerkung in der Hauptversammlung der Prüfstelle für Ersatzglieder in Berlin. Arch. f. Orthop. u. Unfallchir. **16**, 314. 1918.

4. Axhausen, Die Periosteinschnitte bei der freien Knochentransplantation. Zentralbl. f. Chir. 1919. Nr. 10. 177.

5. Bancroft, The use of small bone transplants in bridging a bone defect. Annals of surgery 1918. Nr. 4. Zentralbl. f. Chir. 1919. Nr. 6. 105.

6. Baruch, (Breslau) Plastischer Ersatz des Maleolus externus Zentralbl. f. Chir. 1919. Nr. 20. 372.

7. Berard, De la greffe osseuse dans le traitement des pertes de substance du tibia par traumatisme de guerre. Presse méd. 1918. Nr. 13.

8. Berg und Thalheimer, Regeneration of bone. Annals of surgery 1918. Nr. 3. Referat: Zentralbl. f. Chir. 1919. Nr. 6. 104.

9. Brun H. (Luzern), Die chirurgische Behandlung der Pseudarthrosen. Zentralbl. f. Chir. 1917. Nr. 44. 969.

10. — Über das Wesen und die Behandlung der Pseudarthrosen, zugleich ein Beitrag zur Lehre von der Regeneration und Transplantation von Knochen. Zürich, Rescher & Co. 1919.

11. Brunzel, Über Pseudarthrosenbehandlung mit Jodtinktureinspritzungen und Stauungsgips. Deutsche Zeitschr. f. Chir. **149, 394.** 1919.

12. Crone (Freiburg), Osteoplastische Operationen bei Pseudarthrosen oder bei größeren Knochendefekten am Vorderarm. Münch. med. Wochenschr. 1916. Nr. 34. 1237.

13. — Zur osteoplastischen Behandlung großer Tibiadefekte. Münch. med. Wochenschr. 1917. Nr. 48. 1542.

14. Davison and Smith, Autoplastic repair of recent fractures. Surgery, gynecology. **21,** Nr. 3. 1915. Referat im Zentralbl. f. Chir. 1918. 226. Nr. 13.

15. Deus, Beiträge zur Pseudarthrosenbehandlung. Bruns' Beitr. z. klin. Chir. **106,** 531. 1917.

16. Dykgraaf (Haag), Knochentransplantation nach partieller Epiphysenlinienvereiterung. Arch. f. klin. Chir. **110,** Heft 1 u. 2.

17. Geiges (Freiburg i. B.), Die Pseudarthrosen der langen Röhrenknochen nach Schußfraktur und ihre Behandlung. Münch. med. Wochenschr. 1917. Nr. 17. F. B.

18. — Zur chirurgischen Behandlung der Pseudarthrosen nach Schußverletzung. v. Bruns' Beitr. z. klin. Chir. **112, 510.** 1918.

19. Guleke, Über die Pseudarthrosen der langen Extremitätenknochen nach Schußverletzungen. Arch. f. Orthop. u. Unfallchir. **16, 230.** 1918.

20. Hahn, Otto, Über Pseudarthrosen nach Schußverletzungen. v. Bruns' Beitr. z. klin. Chir. **113, 423.** 1918.

21. Hoeßly, Die osteoplastische Behandlung der Wirbelsäulenerkrankungen usw. Bruns' Beitr. z. klin. Chir. **102, 153.** 1916.

22. Hohmann, Über Pseudarthrosen usw. Münch. med. Wochenschr. 1919. Nr. 19. 501.

23. Imbert, Remarques sur la greffe osseuse. Presse med. 1918. Nr. 26. 233. Referat: Zentralbl. f. Chir. 1919. Nr. 35. 706.

24. Isenberg, Einpflanzung des Wadenbeins in den unteren Teil des Schienbeins. Monatsschr. f. Unfallheilk. 1916. Nr. 8. Berl. klin. Wochenschr. 1916. Nr. 43. 1182.

25. Lexer, Blutige Vereinigung von Knochenbrüchen. Deutsche Zeitschr. f. Chir. **133,** 170. 1915.

26. — Die Behandlung der Pseudarthrosen. Med. Klin. 1918. Nr. 20.

27. Mayer (Zehlendorf), Die Vorgänge in dem autoplastischen Knochentransplantat nach Operationen am Menschen. Zeitschr. f. orthop. Chir. **38,** Heft 3 u. 4.

28. Moszkowicz, Zum Ersatz großer Tibiadefekte durch die Fibula. Eine Periostplastik. Arch. f. klin. Chir. **108,** 221. 1916.

29. Müller, W. B. (Berlin), Über Knochenstumpfdeckung bei Ober- und Unterschenkelamputation. Münch. med. Wochenschr. 1919. Nr. 11. 298.

30. Pflugradt (Quedlinburg), Demonstration freier Knochentransplantation. Medizin. Gesellsch. Marburg, 7. 11. 1917. Münch. med. Wochenschr. 1918. Nr. 14. 388.

31. Ringel, Die Behandlung von Pseudarthrosen und ihre Erfolge. v. Bruns' Beitr. z. klin. Chir. **114,** 491. 1919.

32. Rosenstein (Berlin), Ersatz des Oberarmknochens samt Gelenkkopf durch das Wadenbein. Deutsche med. Wochenschr. 1917. Nr. 45. 1420.

33. Sandwik (Kiel), Zur Frage der operativen Pseudarthrosenbehandlung. Münch. med. Wochenschr. 1917. Nr. 33. F. B.

34. Schmieden, V., Auswechselung der Fragmente der Pseudarthrosen der Klavikula. Zentralbl. f. Chir. 1918. Nr. 5.

35. Sudeck, Die drei Bedingungen der Frakturheilung als Grundlinie der Pseudarthrosenbehandlung. Zentralbl. f. Chir. 1919. Nr. 22. 403.

36. Tengvall, E., Einige Fälle von freier Knochentransplantation. Nord. med. Arch., Arkiv för Kirurgi. **51,** 1919. Referat: Zentralbl. f. Chir. 1919. Nr. 31. 614.

37. Thomsen, H., Zur Behandlung der Spondilitis durch Tibiaspahnimplantation. v. Bruns' Beitr. z. klin. Chir. **115,** 199. 1919.

38. Thurlow and Macklin, Madderized bone as material for bonegrafts. Annals of surgery 1918. Nr. 4. Zentralbl. f. Chir. 1919. Nr. 6. 105.

39. Weil, Zur Frage der Dauererfolge bei Knochentransplantationen. Fortschritte auf dem Gebiete der Röntgenstrahlen. **25,** Heft 6.

c) Kieferplastik.

1. Bier, A., Über Regeneration. Deutsche med. Wochenschr. 1918. Nr. 16.
2. Bock (Nürnberg), Die Pseudarthrose des Unterkiefers und ihre Behandlung. Münch. med. Wochenschr. 1917. Nr. 32. F. B. S. 1055.
3. Brüning, Freie Knochenüberpflanzung bei Pseudarthrosen und Knochendefekten. Bruns' Beitr. z. klin. Chir. 116, 71. 1919.
4. Eden, Die chirurgische Behandlung der Unterkieferdefekte und Pseudarthrosen. Samml. klin. Vortr. Nr. 773. Barth, Leipzig 1919.
5. Ertl, J., Die Chirurgie der Gesichts- und Kieferdefekte. Urban und Schwarzenberg Berlin-Wien 1918.
6. Esser, Lokale Knochenplastik bei Unterkieferdefekten. v. Bruns' Beitr. 105, 555.
7. Julliard, La greffe cartilagineuse dans les opérations plastiques de la tête. Referat: Zentralbl. f. Chir. 1918. Nr. 50. 912.
8. Klapp und Schröder, Unterkieferschußbrüche und ihre Behandlung. Berlin, Meußer 1917.
9. Köhler, E. von, Gesichtsplastiken nach Schußverletzungen. Bruns' Beitr. z. klin. Chir. 109, 313.
10. Kraus, M., Zahnarzt. Über Kieferschußverletzung, Pseudarthrose, Osteoplastik. Heilung. Wiener k. k. Gesellsch. d. Ärzte, 12. Jan. 1917. Münch. med. Wochenschr. 1917. Nr. 8. 256.
11. Lindemann, Die Deckung der Weichteil- und Knochendefekte des Gesichts bei Kieferschußverletzungen. In Bruhn, Die gegenwärtigen Behandlungswege der Kieferschußverletzungen. Wiesbaden, Bergmann. 1917.
12. Partsch (Breslau), Über Knochenverpflanzung. Berlin. kl. Wochenschr. 1918. Nr. 20.
13. Pichler, H., Zahnarzt (Wien), Knochenplastik am Unterkiefer. Wiener med. Gesellschaft, 12. Jan. 1917. Münch. med. Wochenschr. 1917. Nr. 8. 256.
14. — Über Knochenplastik am Unterkiefer. Arch. f. klin. Chir. 108.
15. Schmolze, Über die Behandlung der Pseudarthrosen und Knochendefekte nach Schußbrüchen des Unterkiefers. v. Bruns' Beitr. z. klin. Chir. 106, 117 (123). 1917.
16. Voeckler, Über plastische Operationen bei Gesichts- und Kieferverletzungen. Verein d. Ärzte in Halle a. S. Münch. med. Wochenschr. 1917. Nr. 23. 751.
17. — Über plastische Operationen bei Gesichts- und Kieferverletzungen. Deutsche Zeitschr. f. Chir. 143, 298. 1918.
18. v. Wunschheim, Über Pseudarthrosen des Unterkiefers. Beitr. z. Kieferschußtherapie a. d. k. u. k. Reservespital. Referat im Zentralbl. f. Chir. 1918. Nr. 5. 79. Münch. med. Wochenschr. 1918. Nr. 14. 300.

7. Komplizierte Plastiken.

1. Adlercreutz, Ein Beitrag zur Schließung der narbigen Larynx- und Trachealfisteln. Referat im Zentralbl. f. Chir. 1918. Nr. 50. 914.
2. Arlt von, (Klagenfurt), Daumenplastik. Wien. klin. Wochenschr. 1917. Nr. 1.
3. Eden, Bronchialverschluß durch Knorpeltransplantation. Münch. med. Wochenschr. 1917. Nr. 15. 494. Naturwissenschaftl.-medizin. Gesellsch. Jena.
4. Esser, Verschließung von Larynx- und Trachealfisteln oder -Defekten mittels plastischer Operation. Arch. f. klin. Chir. 109, 385. 1917.
5. Haberern, Partielle Nasenplastik mit freier Transplantation aus der Ohrmuschel. Deutsche med. Wochenschr. 1917. Nr. 47. 1481.
6. Hörhammer, Daumenplastik durch Zehenersatz. Medizin. Gesellsch. zu Leipzig, 15. Mai 1917. Münch. med. Wochenschr. 1917. Nr. 34. 1115.
7. Joseph (Berlin), Zur Gesichtsplastik mit besonderer Berücksichtigung der Nasenplastik. Deutsche med. Wochenschr. 1919. Nr. 35. 959.
8. Krukenberg, Über plastische Umwertung von Amputationsstümpfen. Enke, Stuttgart 1917.
9. Machol (Erfurt), Beitrag zur Daumenplastik. v. Bruns' Beitr. z. klin. Chir. 114, 181. 1919.
10. Mühsam, R., Über Ersatz des Daumens durch die große Zehe. Berl .klin. Wochenschr. 1918. Nr. 44.
11. Neuhäuser, Ein neues Operationsverfahren zum Ersatz von Fingerverlusten. Berl. klin. Wochenschr. 1916. Nr. 48. 1287.

12. Nußbaum, Über Epithel- und Knochentransplantation bei Trachealdefekten. Bruns' Beitr. z. klin. Chir. **110,** 101. 1917.
13. Oehlecker, Ersatz des Augapfels durch lebenden Knochen. Zentralbl. f. Chir. 1915. Nr. 24. 425.
14. — Über Gelenktransplantationen an den Fingern. Zentralbl. f. Chir. 1916. Nr. 22. 441.
15. Rietz, Torsten, Zwei Fälle von plastischen Operationen an den Fingern. (Schwedisch.) Referat im Zentralbl. f. Chir. 1918. Nr. 31. 536.
16. Schepelmann, E. (Bochum), Weitere Erfahrungen über Fingerplastik. Zeitschr. f. orthop. Chir. **35,** 536.
17. Schmidt, Joh. E. (Würzburg), Über Armstumpfbildung. Zentralbl. f. Chir. 1918. Nr. 21. 353.
18. Schmiedt, W., Beitrag zur Daumenplastik. Deutsche Zeitschr. f. Chir. **145,** 420. 1918.
19. Spitzy, Daumenersatz. K. k. Gesellsch. d. Ärzte in Wien, 9. Nov. 1917. Münch. med. Wochenschr. 1917. Nr. 50. 1622.
20. Veyrassat, A propos d'une mutilation du nez par balle explosive, traitée par la prothèse osseuse tibiale (voie externe). Revue méd. de la Suisse rom. 1917. Nr. 12. Referat: Zentralbl. f. Chir. 1918. Nr. 43. 778.
21. Voeckler, Ersatz der Nasenspitze durch die freitransplantierte Zehenbeere. Zentralbl. f. Chir. 1918. Nr. 31. 530.
22. — Über plastische Operationen bei Gesichts- und Kieferverletzungen. Deutsche Zeitschr. f. Chir. **143,** 299. 1918.

8. Freie Sehnenplastik.

1. Groß, W., Ersatz beider Fingerbeugesehnen durch Heteroplastik. Deutsche med. Wochenschr. 1918. Nr. 14.
2. Henze, C. und Mayer, L. (Newyork), Experimentelle Untersuchungen über Sehnenverpflanzungen und seidene Sehnen mit besonderer Berücksichtigung der Verhinderung von Verwachsungen. Zeitschr. f. orthop. Chir. **35,** 1916.
3. Rehn, E., Über freie Gewebsverpflanzung im Felde. v. Bruns' Beitr. z. klin. Chir. **106,** 437 ff. 1917.

9. Gefäßplastik.

1. Adlercreutz, C., Ein Fall von Hypospadie. Die Vena saphena magna als Ersatz der Harnröhre frei transplantiert. Nord. med. Arkiv för Kirurgi. **51,** 1918. Referat im Zentralbl. f. Chir. 1919. Nr. 30. 595.
2. Bier, Chirurgie der Gefäße. Aneurysmen. Kriegschirurgentagung Brüssel 1915. v. Bruns' Beitr. z. klin. Chir. **97,** 556. 1915.
3. — Über Kriegsaneurysmen. Deutsche med. Wochenschr. 1915. 121.
4. Duvergey, Reconstruction des gaines synoviales par les greffes de veine saphène interne. Presse méd. 1918, 2.
5. Enderlen und Borst, Beiträge zur Gefäßchirurgie. Münch med Wochenschr. 1910, 1865.
6. Fischer und Schmieden, Frankfurter Zeitschr. f. Pathologie. **3,** 1909.
7. v. Haberer, Diagnose und Behandlung der Gefäßverletzungen. Münch. med. Wochenschr. 1918. Nr. 14. 367.
8. Hirschmann, C., Die operative Behandlung der lippenförmigen Harnröhrenfistel und einer Schußhypospadie. Berl. klin. Wochenschr. 1918. Nr. 34.
9. — Venenimplantation zur Beseitigung der Ischämie nach Gefäßabschuß.
10. Hotz, Zur Chirurgie der Blutgefäße. v. Bruns' Beitr. f. klin. Chir. **97,** 177. 1915.
11. Küttner, Gefäßplastik. Münch. med. Wochenschr. 1916, 721. Nr. 20.
12. Lexer, Die Operation der Gefäßverletzungen und der traumatischen Aneurysmen. Deutsche Zeitschr. f. Chir. **135,** 439. 1916.
13. — Dauererfolg eines Arterienersatzes durch Venenautoplastik nach 5 Jahren. Zentralbl. f. Chir. 1917. Nr. 26. 569.
14. — Erfolgreiche Gefäßtransplantation. Naturwissensch.-medizin. Gesellsch. zu Jena, 13. Dez. 1917. Münch. med. Wochenschr. 1918. Nr. 17. 468.
15. Oehlecker, Zur Operation der sogenannten falschen Aneurysmen. Zentralbl. f. Chir. 1914. Nr. 50. 1745.

16. Rehn, E., Über freie Gewebsverpflanzung im Felde. Bruns' Beitr. z. klin. Chir. 106, 427. 1917.
17. — Gefäßchirurgie im Felde. v. Bruns' Beitr. z. klin. Chir. 106. 424. 1917.
18. Schäfer, A., Freie Transplantation der Vena saphena zum Ersatz eines Urethral-defektes. D. militärärztl. Zeitschr. 1916. Nr. 13/14.
19. Schepelmann, E. (Bochum), Klinischer Beitrag zur Gefäßtransplantation. Virchows Arch. 220, 1915.
20. Sehrt (Freiburg i. B.), Vollkommener Dauererfolg von Venenautotransplantation eines Defektes der Arteria femoralis nach 1½ Jahren. Münch. med. Wochenschr. 1918. Nr. 12.
21. Stich und Zoepperitz, Zur Histologie der Gefäßnaht. Zieglers Beitr. z. pathol. Anat. 64, 337. 1909.
22. Warthmüller (Berlin), Über die bisherigen Erfolge der Gefäßtransplantation am Menschen. Diss. Jena 1917.
23. Wrede (Jena), Gefäßtransplantation. Medizin.-naturwissensch. Gesellsch. zu Jena, 18. Mai 1916. Berl. klin. Wochenschr. 1916. Nr. 29. 878.

10. Nervenüberpflanzung.

1. Bethe, Zwei neue Methoden der Überbrückung größerer Nervenlücken. Deutsche med. Wochenschr. 1916. Nr. 42 u. 43.
2. Bielschowsky und Unger, Die Überbrückung großer Nervenlücken. Journ. f. Psychologie und Neurologie. 22, 267. 1917. Referat im Zentralbl. f. Chir. 1918. Nr. 27. 472.
3. Bittrolf, Diskussionsbemerkung auf der Mittelrheinischen Kriegschirurgentagung. Beitr. z. klin. Chir. 98, 743.
4. Burk, Zu den Überbrückungsversuchen von Nervendefekten. Zentralbl. f. Chir. 1917. Nr. 12. 238.
5. Cahen, Zur Überbrückung von Nervendefekten. Zentralbl. f. Chir. 1917. Nr. 35. 785 und 1920. Nr. 39.
6. Eden (Jena), Sind zur Überbrückung von Nervendefekten die Verfahren der Tubuli-sation und der Nerventransplantation zu empfehlen? Zentralbl. f. Chir. 1917. Nr. 7.
6a. — Nerventransplantation. Arch. f. klin. Chir. 112.
7. Enderlen und Lobenhoffer, Zur Überbrückung von Nervendefekten. Münch. med. Wochenschr. 1917. Nr. 7. F. B. Nr. 7.
8. Forßmann (Lund), Nervenüberbrückung zwischen den Enden abgeschnittener Nerven zur Beförderung der Regeneration. Deutsche med. Wochenschr. 1917. Nr. 40. 1263.
9. Förster, Die Symptomatologie und Therapie der Kriegsverletzungen der peripheren Nerven. Deutsche Zeitschr. f. Nervenheilk. 59, 1918.
10. Hohmann und Spielmeyer, Zur Kritik des Edingerschen und Betheschen Verfahrens der Überbrückung größerer Nervenlücken. Münch. med. Wochenschr., F. B. 1917. Nr. 3. (41), 97.
11. Küttner, Bemerkung zu der Arbeit Loewe: „Über Umscheidung von Nerven mit frei transplantierten Hautzylindern. Zentralbl. f. Chir. 1919. Nr. 5. 87.
12. Loewe, Über Umscheidung von Nerven mit frei transplantierten Hautzylindern. Zentralbl. f. Chir. 1918. Nr. 51. 926.
13. Neugebauer, Fr. (Mährisch-Ostrau), Über Umscheidung von Nerven mit frei trans-plantierten Hautzylindern. Zentralbl. f. Chir. 1919. Nr. 12. 216.
14. Perthes, Die Schußverletzungen der peripheren Nerven. Zeitschr. f. d. ges. Neurol. 36, Heft 5.
15. Rother (Breslau), Über Nervenschußverletzungen. Breslauer Statistik. 36, 491. III. 1919.
16. Schmidt, Joh. Ernst (Würzburg), Über Nervenplastik. Münch. med. Wochenschr., F. B. 1917. Nr. 31. 1024.
17. Spitzy, Bemerkung zur Überbrückung von Nervendefekten. Münch. med. Wochen-schr. 1917. Nr. 11. 372. F. B. Nr. 11. 172.
18. Stracker (Wien), Zu den Überbrückungsversuchen von Nervendefekten. Zentralbl. f. Chir. 1916. Nr. 50. 985.

Nachtrag.

1. **Borchers**, E. (Tübingen), Epithelkörperverpflanzung bei postoperativer Tetanie. Zentralbl. f. Chir. 1919. Nr. 46. 907.

2. **Dobrowolskaja**, Zur Lehre von der Transplantation der Epiphysenknorpel und über die Regenerationsprozesse bei Knochentransplantation. Zentralbl. f. Chir. 1919. Nr. 48. 959.

3. **Gebhardt**, R., Über die Schädelplastik nach Kopfschüssen. Deutsche Zeitschr. f. Chir. **151**, 1. 1919.

4. **Gluck** (Berlin), Die Verwendung der äußeren Haut für die plastische Chirurgie. Berl. klin. Wochenschr. 1918. Nr. 45. 391.

5. **Hammerschmidt**, Über Epithelkörperchentransplantation bei postoperativer Tetanie. Diss. Tübingen 1919.

6. **Kreuter** (Erlangen), Über Hodenimplantation beim Menschen. Zentralbl. f. Chir. 1919. Nr. 48. 954.

7. **Löffler** (Halle), Der Wert des „Humanols" für die Chirurgie. Münch. med. Wochenschr. 1919. Nr. 45. 1290. u. v. Bruns' Beitr. z. klin. Chir. **116**, 593. 1919.

8. **Mayer** (New York), Further studies in osteogenesis. Ann. of Surg. 1919. 4. (Zentralbl. f. Chir. 1919. Nr. 48. 961.)

9. **Neuhäuser** H., Zwei Methoden der Hautplastik. Berl. klin. Wochenschr. 1918. Nr. 52.

10. **Perimow**, Ein Versuch einer Nasenflügelbildung aus der Ohrmuschel. Zentralbl. f. Chir. 1919. Nr. 51. 1021.

11. **Rabe**, A., Freie Transplantation von Peritoneum zur Deckung eines perforierten Magengeschwüres. Norsk. Magazin 1917. Ref. Zentralbl. f. Chir. 1919. Nr. 44. 878.

12. **Rehn**, E. (Jena), Zur Regeneration der Mark- und Fettzellen bei Knochenverpflanzung im Tierversuch. v. Bruns' Beitr. z. klin. Chir. **117**, 608. 1919.

13. **Ringel**, (Hamburg) Die Behandlung von Pseudarthrosen und ihre Erfolge. v. Bruns' Beitr. z. klin. Chir. **114**, 491. 1919.

14. **Schepelmann**, E., Das spätere Schicksal einer Daumenplastik. Zeitschr. f. orthop. Chir. **39**, 181. 1919.

15. **Thierry**, Epithelkörperchenüberpflanzung bei postoperativer Tetanie. Münch. med. Wochenschr. 1919. Nr. 20. 538.

16. **Versammlung** des nordischen chir. Vereins in Kristiania. Faszien und Knochentransplantation. Daumenplastik. Zentralbl. f. Chir. 1919. Nr. 47. 947 u. 948.

17. **Vogel** (Dortmund), Zur Behandlung der postoperativen Tetanie. Zentralbl. f. Chir. 1919. Nr. 17.

18. **Warkalla**, Zur Technik der Unterkieferplastik. v. Bruns' Beitr. z. klin. Chir. **116**, 351. 1919.

Abgeschlossen 1. Januar 1920.

Der Gedanke der freien Gewebsüberpflanzung ist alt und seine Nutzbarmachung für die praktische Chirurgie liegt ebenfalls schon Jahrzehnte zurück. Doch waren ihr nur enge Grenzen gezogen. Erst wenige Jahre vor dem Kriege nahm die praktische Auswertung der freien Gewebspfropfung einen kühnen und kraftvollen Aufschwung. Sie trat aus dem vorbereitenden Stadium des Experiments heraus und schuf sich bald ihren sicheren Platz in der Chirurgie; dies zumal durch den großzügig angelegten Operationsplan Lexers, der Gelenkteile überpflanzte, und jenen Küttners, dem neben einer Pfropfung vom Knochen eines Affens — dessen glatte Anheilung er noch nach fünf Jahren konstatieren konnte — die Transplantation eines ganzen oberen Femurendes mit Gelenkkopf aus der Leiche in verblüffender Weise glückte. Nicht zuletzt war es dann Kirschner, welcher uns die hohe Bedeutung der freien Faszientransplantation lehrte. Immerhin war in der Friedenschirurgie die Gelegenheit zur freien Gewebsüberpflanzung eine relativ seltene. Nun kam der Weltkrieg mit der enormen Fülle seiner schweren Verletzungen, welche

Gewebszertrümmerungen und Gewebsdefekte in reicher Zahl und mannigfacher Art setzte. Hier eröffnete sich dem Chirurgen auf dem Gebiete der Plastik ein neues weites Feld. Was war da natürlicher, als daß die plastische Chirurgie viel geübt wurde und sich dadurch die Erfahrungen auf diesem Gebiete in hohem Maße erweiterten und vertieften. Das rasche und reiche Anschwellen der einschlägigen Literatur während dieses Völkerkrieges legt davon Zeugnis ab, und es ist nicht zu leugnen, daß der jahrelange Waffengang auf den Schlachtfeldern Europas, ebenso wie er auf so vielen anderen Gebieten des Wissens und Könnens Neues schuf, auch auf dem Gebiete der freien Gewebsüberpflanzung fördernd wirkte und daß er für die spätere Friedenschirurgie bleibende Werte schuf.

Nun ist der Krieg zu Ende und auch das gewaltige kriegschirurgische Material verläßt mehr und mehr die Lazarette und Krankenanstalten. Es ist daher an der Zeit zurückzublicken, und es dürfte sich lohnen, an der Hand der Erfahrungen und der Literatur dieses Krieges die Fortschritte festzustellen, die wir auf dem Gebiete der freien Gewebsüberpflanzung machten. Da wir uns aber jetzt im Übergang zum Frieden befinden, sei es mir auch gestattet, diese oder jene bedeutsamere Erfahrung und literarische Mitteilung aus der Friedenschirurgie und für die Friedenschirurgie mit einzuflechten. Das hier skizzierte Bild von der freien Gewebsverpflanzung dürfte dadurch eine gewisse Abrundung und eine etwas tiefere Perspektive erhalten.

Zu Geweben rechnen wir hier nur die Gewebe im engeren Sinne; nicht das Blut. Die Bluttransfusion, die auch in der Kriegschirurgie zu größerer Bedeutung gekommen, wollen wir daher nicht mit erörtern.

Über den Stand der freien Transplantation vor dem Kriege hat Heller bereits im ersten Bande dieser „Ergebnisse" berichtet und Kleinschmidt — ebenfalls in diesen „Ergebnissen" — über die freie autoplastische Faszien-Transplantation im speziellen. Ich verweise hier auf diese Arbeiten.

Allgemeiner Teil.

An Veröffentlichungen allgemeiner Art sowie an experimentellen Beiträgen ist die Kriegszeit, wo der Blick auf die Praxis gerichtet war und durch diese die Zeit jedes einzelnen voll und ganz okkupiert wurde, naturgemäß relativ arm.

Perthes beweist an der Hand eines interessanten Falles in einwandfreier und einfacher Weise den Wert der Autoplastik gegenüber der Homoioplastik für das Epithel. In Rücksicht auf ihre prinzipielle Bedeutung sei diese Beobachtung hier angeführt, obwohl sie nicht dem Gebiete der Kriegschirurgie entstammt.

Bei einer Patientin, die infolge eines Unfalles eine totale Skalpierung erlitten hatte, gingen die Thierschschen Hautläppchen, die für die linke Kopfseite der Patientin selbst entnommen waren, während sie auf der rechten Kopfseite ihrer zwei Jahre älteren Schwester entstammten, zunächst beiderseits gut an. Während aber das autoplastisch verpflanzte Epithel ohne jeden Verlust anheilte und sich rasch vermehrte und verbreitete, gingen die der Schwester entnommenen Hautläppchen nach anfänglicher Anheilung vom 16. Tage ab langsam zugrunde. Sie wurden von den Granulationen zunächst angenagt, und nach vier Wochen waren sie vollkommen verschwunden.

Auch Keysser in Jena bestätigt diese eben beschriebene Beobachtung bei Epithelüberpflanzung von Geschwistern und von Eltern auf Kinder.

Für die Bedeutung der Autoplastik gegenüber der Homoioplastik auf dem Gebiete der Bindegewebsgruppe, dem Knochen, ist eine Beobachtung, die Lexer in seinem Buche über Wiederherstellungschirurgie (S. 67) anführt, von Interesse:

Ein großer Schädeldefekt wurde zur Hälfte durch Affenskapula, daneben autoplastisch durch Tabula externa gedeckt. Während die letztere sich gut erhielt, zeigte die Affenskapula röntgenologisch schon nach drei Monaten eine sehr starke Aufhellung und eine Randatrophie.

Über die Bedeutung der autoplastischen und homoioplastischen Überpflanzung haben experimentell Heller und von Tappeiner gearbeitet. Auch sie kommen bei ihren Überpflanzungsversuchen der Knorpelfuge zu analogen Resultaten:

Autoplastisch überpflanzte Epiphysenlinien heilten bei Heller ein und zeigten ein normales Wachstum. Ja dieser Autor konnte sogar, beiläufig bemerkt, nachweisen, daß die transplantierten Epiphysenlinien ihre Wachstumsrichtung beibehielten, daß also bei verkehrt überpflanzten Epiphysen auch eine periphere Verknöcherung entstand, gewissermaßen eine zweite Diaphyse zwischen Fuge und Epiphyse. Homoioplastisch gewonnenes Material zeigte jedoch — ähnlich wie in dem eben zitierten Perthesschen Versuch in vivo — zunächst einen Anlauf zur Regeneration, eine begrenzte Regeneration, die aber bald wieder der Degeneration und Resorption verfiel; es blieb schließlich eine starke Verkürzung der Extremitäten zurück. Ebenso ging bei Tappeiner der Intermediärknorpel bei homoioplastischer Pfropfung stets zugrunde, während der Gelenkknorpel zwar erhalten blieb, aber kein Wachstum zeigte.

Auf diese Weise sind der Pfropfung der Epiphysenlinie enge praktische Grenzen gesetzt. Autoplastisch wären nur Knorpelfugen verwertbar, die für den Träger geringere Bedeutung haben (Phalanx, Fibula), deren Ausfall der Patient also vermissen könnte.

Zu einem etwas anderen Resultate kam Axhausen.

Histologische Untersuchungen eines Präparates, das von einem zweijährigen Kinde stammte, ergaben, daß zwar die autoplastische Transplantation des metaphysären und epiphysären Knochens und ebenso jene des Gelenkknorpels erfolgreich war, daß jedoch die autoplastische Pfropfung des Epiphysenknorpels völlig versagt hatte. Nahezu die ganze Knorpelscheibe war nekrotisch geworden, bindegewebig degeneriert und schloß ein Längenwachstum aus.

Kurz sei noch Keyssers Versuch homoioplastischer Pfropfung von Bruchsackserosa erwähnt. Drei einwandfreie Fälle am Menschen zeigten im Gegensatz zu Wederhake in eindeutiger Weise, daß die homoioplastisch verwandte Bruchsackserosa ebenfalls entweder gleich zugrunde geht oder ebenso wie bei Perthes nach anfänglicher Heilung sich abstößt. Nur als Reiz zu einer lebhaften Granulationsbildung kann die Wirkung des Transplantates gedeutet werden.

Nur Schöne in Greifswald zeitigte bei seinem Versuch an Mäusen durch homoioplastische Hautüberpflanzung unter Geschwistern und von den Jungen auf die Mutter bessere Resultate; aber auch bei diesen war eine Unsicherheit des Erfolges charakteristisch und bei seinen Versuchen mit Überpflanzung der Haut von geschwulstkranken Mäusen konnte er nachweisen, daß homoioplastisch übertragene Haut stets abstirbt und das absterbende Grundgerüst durch das Gewebe des Wirtes ersetzt wird.

Alle diese Erfahrungen bestätigen also die alte Lexersche Lehre aufs neue, daß bei freier Transplantation von Geweben der Epithelgruppe am Menschen nur die autoplastische Transplantation zu Resultaten führt, während die Homoioplastik sogar unter nahen Blutsverwandten im allgemeinen versagt. Die Gebilde der Bindegewebsgruppe hingegen

lassen sich auch homoioplastisch oft mit Erfolg zur Transplantation verwenden. Aber bei der letzten Gruppe wird das körperfremde
Gewebe in der Regel durch gleichartiges körpereigenes Gewebe ersetzt[1]).

Diesen Anschauungen scheinen allerdings die klinischen Erfolge bei Überpflanzung
von Epithelkörpern bei Tetanie zu widersprechen. In solchen Fällen, die zum Teil einem
Experimente gleichkamen, heilte die Tetanie prompt und anscheinend oft dauernd, so daß
man mit einer Resorption der Epithelkörper nicht mehr rechnen zu können glaubte.
Solche Fälle sowie jener Kreuters von einer homoioplastischen Hodenimplantation mit
teilweisem funktionellem Erfolg bedürfen noch der Klärung. Es würde uns aber ein
solcher Versuch hier, wo wir die Kriegschirurgie behandeln wollen, zu weit führen.

Nicht uninteressant ist die Idee einer Immunisierung des Transplantates. Sie hätte für die Chirurgie dieses Weltkrieges mit ihren schweren
Infektionen von Bedeutung sein können.

Katzenstein brachte den gestielten Hautlappen, mit dem er eine infizierte Wunde,
Granatverletzungen, Knochenfisteln, Ulzera u. dgl. decken wollte, vorerst mit den In-
fektionskeimen jener Wunde in Berührung, um in diesem Lappen eine Entzündung und so
eine Anregung zu Bildung von spezifischen Antikörpern hervorzurufen. Analog verfährt
er, wie er kurz andeutet, mit der Haut, der er Thierschsche Läppchen entnehmen wollte.
Seine praktischen Erfolge waren gute, das Transplantat heilte auf der infizierten Granulationsfläche an, die Eiterung sistierte rasch. Ob dies jedoch auf jene suponierte Immunität
zurückzuführen ist, muß vor der Hand dahingestellt bleiben, bis das Experiment den Beweis erbracht hat. Katzenstein stellt die Führung dieses Beweises für später in Aussicht.
Im allgemeinen wird, wie die Kriegschirurgie lehrte, die praktische Notwendigkeit einer
solchen Immunisierung wenigstens für den gestielten Lappen zu bestreiten sein (Bier,
Esser und Keysser) und über die Resultate nach Immunisierung bei freier Hautver-
pfropfung spricht sich Katzenstein vorerst andeutungsweise aus.

Katzenstein empfiehlt ferner aus eben denselben Gründen der Immunisierung,
das Transplantat möglichst aus der Umgebung, also dem näheren Bereiche der früheren
Entzündung zu entnehmen, so z. B. bei Pseudarthrosen mit Defekt den Knochenspan
aus dem einen Ende des Knochenstumpfes herauszunehmen und über die Pseudarthrose
und den Defekt zu verschieben. Den Beweis für die Richtigkeit der Voraussetzung Katzen-
steins, daß nämlich dieses Transplantat aus der Umgebung mehr Immunstoffe besitze
als ein Ferntransplantat, glaubt er jüngst erbracht zu haben.

Auch Schöne befaßte sich mit der Frage der Immunisierung. Seine Experimente
laufen auf eine Immunisierung mit artgleicher embryonaler Haut hinaus. Sie haben vor
der Hand nur theoretisches Interesse und seien daher nur beiläufig erwähnt.

Im Anschluß an diese Immunisierungsversuche sei noch kurz eine Vor-
bemerkung von prinzipieller Bedeutung eingefügt, bevor wir zum speziellen
Teil übergehen: es ist dies die Bedeutung der sogenannten ruhenden Infektion bei Kriegsverletzungen. Es ist allgemein bekannt, daß gerade
in diesem Kriege die Chirurgie einen schweren Kampf mit pyogenen Infektionen
zu kämpfen hatte und daß diese Infektionen bei den Schußverletzungen nicht
selten noch nach monatelanger Ruhe in ernster gefahrdrohender Weise wieder
aufflackerten. Der Bedeutung einer solchen ruhenden oder schlummernden
Infektion müssen wir uns bei jeder freien Transplantation bewußt bleiben,
und da wir im Kampf mit einer ruhenden Infektion vor der Hand kein Mittel,
sei es auf dem Wege der Immunisierung, sei es auf andere Weise, besitzen, bleibt
uns nichts anderes übrig, als so lange mit der Pfropfung zu warten, bis die Gefahr eines Aufflackerns der Infektion vorbei ist. Wir werden darauf im speziellen
Teil noch zurückzukommen haben [2]).

---

[1]) S. auch Unger, Berl. klin. Wochenschr. 1920. Nr. 17.
[2]) Vgl. darüber die Arbeiten von Melchior, Bruns Beitr. Bd. 103 und Volkmanns
Samml. klin. Vortr., ferner Most, Münch. med. Wochenschr. 1915, Nr. 34, sowie Freisels
Diss. (aus der Mostschen Abteilung.) Breslau 1917.

Spezieller Teil.

Gehen wir nach Erörterung dieser Ergebnisse mehr allgemeiner und prinzipieller Art zu den speziellen Erfahrungen mit der Transplantation der einzelnen Gewebe über.

Bevor wir dies jedoch tun, noch ein kurzes Wort über die Indikationsstellung im allgemeinen.

Esser, die bekannte Autorität auf dem Gebiete der Plastik, hebt immer und immer wieder hervor, daß dort, wo eine Lappenplastik möglich ist, diese anzuwenden sei, während die freie Gewebsverpflanzung für die Fälle reserviert werden soll, bei denen jene nicht ausführbar ist, oder den Zweck nicht erfüllt. Wir werden in unseren speziellen Ausführungen wiederholt darauf zurückkommen.

Beginnen wir nun mit der **Haut** als dem bereits seit Jahrzehnten am häufigsten benützten Transplantationsmaterial, um dann von ihr aus in die Tiefe durch das Fettgewebe, die Faszie zum Periost und zu den anderen Geweben überzugehen.

Daß die Hauttransplantation nur auf autoplastischem Wege Erfolg verspricht, zeigten wir bereits eingangs unseres Referates an der Hand der Experimente und Erfahrungen Perthes', Keyssers und der anderen Autoren.

„Mehr transplantieren!" rief im Oktober 1916 Holzapfel den Feldärzten zu und meinte damit lediglich die Thierschschen Hautüberpflanzungen.

Er sammelt die Hautläppchen vorerst in einer Schale mit warmer physiologischer Kochsalzlösung (im Notfall ein Eßlöffel Kochsalz in zwei Liter Wasser kochen), um sie vom anhaftenden Blute abzuspülen. Frische junge Granulationen am Transplantationsorte sind für das Anheilen Vorbedingung. Diese Granulationen werden von Holzapfel eventuell „wund getupft". Bärmann empfiehlt das Abschaben von Epithelbrei mit dem Rasiermesser von der kochsalznassen Haut und verteilt diese auf die „guten frischen" Granulationen.

Esser verwendet die dünne, elastische Haut an der Innenseite des Oberarmes. Vor Entnahme der großen, gleichmäßig dünnen durchsichtigen Hautlappen rasiert er trocken die Entnahmestelle vorsichtig, bis die Haut rosarot ist (Entfernung der Hautbakterien). Zur Auskleidung von Hohlräumen und exakten Anlegung der Hautläppchen an deren Wände verwandte er genaue Abdrücke derselben mittels zahnärztlicher Abdruckmaße, denen er die Thierschschen Lappen mit Eiweiß befestigt auflegte. Auch verwandte er dazu Drains. So kleidete er einen Wundschlauch zur künstlichen Ösophagusbildung mit Thierschschen Lappen aus, indem er ein Drain mit Hühnereiweiß bestrich und nach dessen Eintrocknung um dasselbe einen großen Thierschschen Lappen (Wundseite nach außen) legte. Das Drain war längs gespalten und es wurden die Enden des Hautlappens in den Spalt geklemmt. So gelang es mit Einschiebung des Drain, die Haut zu implantieren. Das Drain blieb 10 Tage liegen. Auch ich verwandte dieses Verfahren einmal zur Bildung einer durch Schußverletzung zugrunde gegangenen Urethra. O. Müller kleidete den Kraftkanal bei Sauerbruchoperation mit Haut des Präputiums aus, die er durch Zirkumzision gewonnen hatte.

Eitner pflanzte bei Gesichtsplastiken die Thierschschen Epidermisschuppen auf die Rückseite der gestielten Hautlappen, um diese neuepithelisierte Seite für die Mundhöhle zu verwerten.

Capelle verwandte die Thierschschen Läppchen kombiniert mit einer freien Verpflanzung eines Tibiaspans zum Ersatz eines Trachealdefektes nach Pferdebiß im Felde. Sein Verfahren ist von prinzipieller Bedeutung wegen seiner Doppelpflanzung.

Erstens Verpflanzung des Tibiaspans subkutan in die Supraklavikulargegend mit der Periostseite nach der Tiefe hin, 19 Tage später Stielung des Lappens und Hautpflanzung nach Thiersch auf die Innenseite des Lappens, also auf die Periostseite des Knochentransplantates. Glatte Anheilung. Später Schluß des Trachealdefektes mit dem Lappen, so daß die Thierschschen Läppchen zur Trachealschleimhaut wurden. Die Anheilung des Hauttransplantates auf der Periostseite des Knochentransplantates erweist die Anspruchslosigkeit des ersteren in der Ernährung.

Einen Schritt weiter geht Iselin in Basel. Er überpflanzt freie Hautfettlappen.

Im Gegensatz zu den geübten Hautüberpflanzungen nach Krause, wo lediglich der Hautlappen frei vom Unterhautfettgewebe übertragen wird, läßt Iselin eine mehr oder weniger dicke Fettschicht am Haupttransplantate.

Auf diese Weise deckte er verloren gegangene Fingerkuppen. Dieser Hautfettlappen wurde entweder mit vier Katgutnähten oder aber nur mit einem Barchentlappen in Kreuzform fixiert, dessen vier Arme auf den vier Seiten des Fingers mit Mastisol festgeklebt wurde. Die Winkel im Kreuz wurden sehr tief eingeschnitten, sodaß der Lappen an diesen Stellen etwas vorragte. So wurde der Hautlappen fest auf die Wunde angedrückt; er konnte beobachtet werden und sich bildendes Sekret konnte abfließen.

In der Regel heilten diese Lappen gut an, mitunter wurden Teile der Haut nekrotisch. Der Defekt deckte sich aber aus der Umgebung unter dem Schorfe ohne weiteres. Das Transplantat bildete dann einen guten gegen den Knochen verschieblichen Stumpf.

Auch für Schußverletzungen der Hand, bei denen die Sehnen von narbigem Gewebe umklammert sind, empfiehlt Iselin sein Verfahren:

Bei einem Soldaten hatte ein Schuß bei gekrümmten Fingern die Haut der Vola an dem 2. bis 5. Finger weggerissen. Durch den Narbenzug waren die Finger vollständig in die Haut eingeschlagen. Iselin hat dann die Narben exzidiert und die Finger gewaltsam gestreckt. Die Narben wurden möglichst gründlich auch in der Haut weggenommen, die Sehnen lagen in ganzer Ausdehnung frei. Auf diese Wunde wurde dann ein möglichst fettreicher Hautlappen gesetzt und mit Katgutnähten sorgfältig angepaßt. Der Lappen heilte ein, das Resultat war ein befriedigendes.

Der Verwendung der gestielten Mamma zur Deckung von Amputationsdefekten durch Esser sei als eigenartiges Verfahren beiläufig erwähnt.

Moszkowicz ermöglichte bei einer Schußverletzung des Unterkiefers mit schweren ausgedehnten Verwachsungen das Einsetzen einer Prothese dadurch, daß er mittels Thierschscher Transplantation ein Bett für die Prothese schuf.

Er bildete in sinnreicher Weise zunächst neben der Mundhöhle von der Submandibulargegend aus eine breite Tasche, die er mit Thierschschen Läppchen austapezierte und dann wieder durch Naht verschloß und auf diese Weise subkutan lagerte. In einer zweiten Sitzung öffnete er diese epithelisierte Höhle nach dem Munde zu und hatte sich so ein mit Haut ausgekleidetes Lager für die Prothese geschafft. Die Thierschschen Läppchen wurden zum Mundepithel.

Die Verbandstechnik nach der Hauttransplantation wird verschieden geübt; sterile Silber- oder Stanniolplättchen, Gazedeckung, Salbenläppchen u. dgl. dienen diesem Zweck. Wohl alle diese Mittel führen zum Ziel. W. Th. Schmidt hat den von Schede und Doyen angeregten Gedanken der verbandlosen oder offenen Behandlung speziell bei der Verpflanzung von Thierschschen Hautläppchen angewendet und damit gute Erfolge erzielt. Er schützt das Transplantat nur mit einer bügelartig gebogenen Cramerschiene.

Der äußeren Haut nahe steht die **Serosa.** Sie wurde in der Kriegschirurgie in Form von Bruchsäcken wiederholt zur Transplantation herangezogen. Wederhake in Düsseldorf hat vom Bruchsack als Transplantationsmaterial ausgedehntesten Gebrauch gemacht.

Er benutzte ihn meist homoioplastisch zur Deckung von Unterschenkelgeschwüren, heilenden und großen Wunden Kriegsverletzter, als Ersatz für die Dura, für Augenlider, zur Einscheidung von Sehnen, von Nervennähten, als Interpositionsmaterial bei Gelenkoperationen u. dgl., kurz Wederhake räumte ihm ein großes vielgestaltiges Anwendungsgebiet ein und rühmt ihm eine gute Anheilung und rasche Umwandlung in Epithel nach.

Diese Vorschläge blieben nicht ohne Widerspruch. Abgesehen davon, daß die Bruchsackserosa dem Fett oder der Faszie gegenüber den Nachteil hat, daß sie nicht immer zur Stelle ist, wenn man ihrer bedarf, muß es von vornherein als wahrscheinlich gelten, daß das homoioplastisch verwandte Material zugrunde geht und durch körpereigenes Gewebe ersetzt wird. Lanz, der sich der Bruchsackserosa schon seit langen Jahren zur Überpflanzung bediente, hat denn auch diesen Beweis durch histologische Untersuchungen erbracht. Aber auch er konnte sich der Überzeugung nicht verschließen, daß unter der überpflanzten Bruchsackserosa die Geschwüre auffallend rasch und schön heilten. Er nennt daher den homoioplastisch transplantierten Bruchsack eine Leitmembran, den Schrittmacher für das Epithel. Dasselbe beweisen, wie wir bereits in der Einleitung berichteten, Keyssers Experimente. Nach ihm übernimmt der Bruchsack häufig die Rolle einer schützenden Decke und wirkt als Fremdkörperreiz im Sinne besserer Granulations- und Narbenbildung.

In demselben Sinne spricht sich Finsterer bei seinen Transplantationen präparierter Bruchsäcke aus als Ersatz für die verloren gegangene Dura. Er meint, daß hier die präparierte Bruchsackserosa einen Schutz für die Gehirnoberfläche darstelle und neuen Verwachsungen mit neuen epileptischen Krämpfen vorbeuge.

Das **Fettgewebe,** dessen Bedeutung für die freie Überpflanzung, speziell für die Kriegschirurgie wir jetzt beleuchten wollen, hat ein außerordentlich großes Anwendungsgebiet gefunden. Ist es doch auch ein Material, welches sich für diese Zwecke als außerordentlich brauchbar erwiesen hat. Es ist behufs Autoplastik so gut wie stets zu haben, seine Überpflanzung und Anheilung gelingt leicht. An Anspruchslosigkeit und Toleranz gegenüber mechanischen und entzündlichen Reizen kommt ihm kaum ein anderes Gewebe gleich. Die Technik ist also einfach und beansprucht keine besonderen Hilfsmittel. Sie erfordert eigentlich nur, wie jede plastische Operation, eine einwandfreie Asepsis; ja selbst auch dort, wo das Bett noch nicht vollständig keimfrei ist, ist Einheilung möglich. Trotzdem ist eine gewisse Vorsicht in der Behandlung des Lappens geboten. Er muß — wie alle Transplantate — vorsichtig entnommen werden, darf weder gezerrt noch gequetscht werden und ist während des Eintausches vor Eintrocknung zu schützen. Deshalb erscheint es nicht überflüssig, eine Vorschrift, die Lexer im Jahre 1916 gab, hier kurz mitzuteilen:

„Mit einem großen Messer wird ein Längsschnitt durch die Haut bis auf das Fettgewebe geführt. Zwei Klemmen fassen darauf den einen Wundrand an den Winkeln und ziehen ihn nach der entgegengesetzten Seite, wodurch die Haut eine Strecke weit flach gespannt wird. Mit demselben Messer sticht man sodann an dem einen Wundwinkel parallel zu der gespannten Haut unter diese und trennt den Zusammenhang des subkutanen Fettgewebes mit ihr bis in die Nähe des anderen Wundwinkels. Nachdem derselbe Schnitt auch an der anderen Seite ausgeführt ist, zieht man beide Wundränder weit auseinander und legt eine warme Kochsalzkompresse auf die freiliegende Oberfläche des Fettgewebes. Während man mit Hilfe der Kompresse das Fettgewebe etwas nach der Seite zieht, trennt man mit dem Messer ringsum an der Grenze der Wundhöhle seinen Zusammenhang mit der Umgebung und von der Unterlage, wobei es stets nur mit der feuchten Gazelage angefaßt wird. Während die Blutstillung erfolgt und die Wunde vernäht wird, bleibt die Fettschicht in einer mit warmer physiologischer Kochsalzlösung getränkten Kompresse aufbewahrt. Die zur Ablösung dienenden Messerschnitte müssen möglichst flach gelegt sein, um eine glatte Schnittfläche zu erreichen."

Das Fett ist vor allem als Füllmaterial ausgezeichnet zu verwerten und kann ebenso zweckmäßig als Isoliermaterial verwendet werden: Wir legen es in Gehirndefekte nach Schädelschüssen, verwenden es zur Einscheidung von Nervennähten und Sehnen und ferner als Einlage in mobilisierte Gelenksankylosen. In der Friedenschirurgie wird es als Füllmaterial von Knochenhöhlen benutzt, in Gewebsdefekte bei eingesunkenen Narben gelegt, um diese aus kosmetischen Gründen zu heben.

In diesem letzteren Sinne hat — nebenbei bemerkt — Kolb einen größeren Defekt des Jochbeins und Oberkiefers mit unschönen Narbeneinziehungen beseitigt, und auch ich habe unlängst gelegentlich einer Entfernung eines Lipoms der Stirngegend eine alte unschöne Schädelimpression, die sich in unmittelbarer Nachbarschaft jenes Lipoms befand, kosmetisch korrigiert, indem ich von der Operationswunde des Lipoms aus die Haut aus der Schädelimpression heraushob und dann einen Teil jener Fettgeschwulst in die Knochendelle einschob. Er heilte mit gutem kosmetischem Resultate glatt ein.

In ähnlicher Weise hat bereits im Jahre 1897 Czerny eine Brustdrüse nach Exzision eines Tumors durch ein Lipom, Wrede im Jahre 1916 durch einen Fettlappen ersetzt. Eden legte einen freien Fettlappen um die durch Strumawucherung erweichte Trachea zum Schutze derselben gegen Narbendruck.

In der Kriegschirurgie hat die Überpflanzung von Fettlappen wie gesagt eine große, ja eine besondere Bedeutung gewonnen.

Als Füllmaterial dient der Fettlappen hier vornehmlich bei Schädelschüssen zur Ausfüllung von Hirndefekten. Hier hat sich derselbe wohl in der Hand jedes Chirurgen, welcher über ein größeres Material verfügte, bewährt. Durch seine weiche Konsistenz schmiegt er sich der Höhle gut an, legt sich leicht in alle Buchten und durch sein geringes Gewicht besteht, wie auch Guleke betont, nicht die Gefahr eines störenden Druckes auf das Gehirn.

Auch seine blutstillende Wirkung rühmt Guleke, die in der Hirnhöhle die Unterbindung kleiner noch blutender Gefäße ersetzt. Der Fettlappen verklebt rasch mit der Umgebung. Auch Groß in Bremen stillte eine Blutung in der Lunge durch einen gestielten, der Achselhöhle entnommenen Fettlappen.

Das Material kann wohl stets vom Patienten selbst, von der Oberarm-, Bauch- oder Schenkelgegend entnommen werden. In der Regel sind es nur kleinere Gewebsmassen, die so überpflanzt werden. Wenn größere Massen überpflanzt werden sollen, so können mehrere kleine Stücke benutzt werden oder es wird ein großer Fettlappen durch Zusammenlegen gedoppelt. Ob es richtiger ist, möglichst mit einem Fettstück auszukommen, oder ob das Verfahren von Seubert, eine Anzahl kleinere Fettstücke anzuwenden, das bessere ist, möchten wir mit Guleke dahingestellt sein lassen.

Aber auch große homoioplastisch gewonnene Fettlappen können glatt einheilen, wie ein Fall A. Reichs in Tübingen und jener Fall Wagners aus der Rothschen Abteilung des Lübecker Stadtkrankenhauses dartun.

Reich pflanzte bei Gelegenheit einer Epilepsieoperation „einen sehr massigen homoioplastischen Fettlappen" ein. „Die Heilung verlief anstandslos; vor allem zeigte das homoioplastische Transplantat auffallend geringe regressive Veränderungen." — In

Wagners Fall handelte es sich um eine große Ventrikelzyste (Hydrocephalus int. des rechten Seitenventrikels). Diese wurde bei dem abnorm mageren Offizier durch zwei große Fettlappen gefüllt, die homoioplastisch von einer Frau bei Gelegenheit einer Uterusexstirpation gewonnen wurden, und die Überpflanzung wurde sogar erst vier Tage nach Eröffnung und Tamponade der Zyste ausgeführt. Der Liquor blieb trotzdem steril. Die Heilung erfolgte nach anfänglichen Reizsymptomen (Nackensteifigkeit, Kernig) glatt und der volle Erfolg konnte noch nach einem Jahr festgestellt werden. Patient hatte seitens des Kopfes keine Beschwerden.

Veranlassung zur Operation gab eine beabsichtigte osteoplastische Deckung des Schädeldefektes nach einer annähernd $2^1/_2$ Jahre zurückliegenden Schläfenverletzung. Beim Abpräparieren der Haut platzte die dünne Zystenwand. Man konnte den ganzen Ventrikel übersehen. Der Not gehorchend schritt man bei dem fettlosen Patienten zunächst zur Jodoformgazetamponade und erst nach vier Tagen zu jener homoioplastischen Fettpfropfung.

Einen ähnlichen Fall von Ventrikelverletzung, welcher mit freier Fettüberpflanzung gedeckt und geheilt wurde, beschreibt Guleke. Hier tamponierte der Fettlappen durch seine rasche Verklebung die Ventrikelwunde trotz starker Drucksteigerung prompt und fest.

Bei Exzision einer tiefliegenden Hirnnarbe und eines an deren zentralem Ende sitzenden Knochensplitters wurde der erweiterte Seitenventrikel in Markstückgröße in der Tiefe des breiten Wundtrichters des Gehirns eröffnet. Ein großer Fettpfropf verschloß das breite Loch in der Ventrikelwandung und gleichzeitig den ausgedehnten tiefen Hirndefekt und verklebte so schnell mit der Wandung der Wundhöhle, daß der Liquorabfluß sofort sistierte und trotz des nachträglichen Auftretens eines Hydrocephalus int. mit sehr starker Drucksteigerung in der Folgezeit nicht wieder auftrat.

Als Füllmaterial wird das Fettgewebe, wie wir bereits eingangs dieses Abschnittes andeuteten, noch bei Knochenhöhlen empfohlen. Diese Verwendungsart kommt in der Kriegschirurgie angesichts der schweren Infektionen, unter denen solche Knochenhöhlen in der Regel stehen, kaum, jedenfalls nicht für die freie Fettpflanzung, in Frage; zumal wir besonders durch Bier andere Methoden solcher Füllung der Defekte kennen gelernt haben.

Aber als Isolierungsmaterial für Nervennähte wird es viel verwendet und hat sich hier außerordentlich bewährt. Wir werden bei der Versorgung der Nervennähte noch darauf zurückzukommen haben.

Als Isolierungs- und Unterpolsterungsmaterial bei Dupuytrenscher Fingerkontraktur verwandte es A. Peiser einmal im Felde mit gutem Erfolge. Er legte den Fettlappen an Stelle der exstirpierten Aponeurosis palmaris.

Einen bedeutsamen Schritt weiter in der freien Gewebsüberpflanzung ging Iselin, indem er den Fettlappen gemeinsam auf die Deckhaut übertrug und so den Nutzen des Fettes als Füll-, Isolierungs- und Gleitmaterial auch auf Defekte übertrug, bei denen die Haut fehlte. Wir haben diese Methode schon oben bei Besprechung der Hautüberpflanzung beschrieben.

Lexer, Guleke und Manasse deckten bei Schädeldefekten flache Höhlen an der Hirnoberfläche, für die eine dünne Fettschicht genügte, dadurch, daß sie an dem Tibiaspan das subkutane Fett der vorderen Tibiafläche beließen und den Tibiaspan, mit der anhaftenden subkutanen Fettschicht dem Hirn zugewendet, in den Defekt einfügten.

Die Verwendung der freien Fettgewebsverpflanzung zur Wiederherstellung und Erhaltung der Gelenksbeweglichkeit ist ein weiteres wichtiges Verwendungsgebiet dieses Gewebes. Während Schepelmann und Schmerz die funktionelle Arthroplastik ohne Fettinterposition ausführen, befürworteten diese hinwiederum Eden und besonders Lexer und mit diesen Autoren wohl die meisten Chirurgen.

Lexer berichtet darüber in einer großen Arbeit, und seine Ausführungen besitzen auch kriegschirurgisches Interesse.

Für die Einlagerung des Fettlappens ist nach Lexer die breite Aufklappung der Gelenkgegend äußerst wichtig, um nicht Periostreste oder Teile der meist durch Vereiterung und Vernarbung zerstörten Gelenkskapsel stehen zu lassen, da von ihnen aus neue Verwachsungen drohen könnten. Die zweite Hauptaufgabe ist peinlichste Asepsis und genaueste Blutstillung, der zuliebe Lexer auf das Operieren unter künstlicher Blutleere verzichtete. Die Gelenkflächen selbst sind annähernd normal zu bilden (Murphys Bildhauermeißel). Dann folgt die Entnahme des Fettlappens in der oben geschilderten Weise. Derselbe wird mit feinen Katgutnähten in der Gelenkfläche fixiert, am besten über dem luxierten Gelenkkopf. Reposition, exakte Vernähung des Gelenkapparates, durchtrennter Sehnen, Bänder und der Haut. Die Feststellung des Gelenkgebietes beträgt vier bis sechs Wochen. Darauf folgen leise aktive Bewegungen; Belastung wird bis zur achten oder zehnten Woche vermieden. Damit die eingelagerte Fettmasse keinen Druck infolge der elastischen Spannung der Muskulatur erleidet, ist der Zugverband mit mäßigen Gewichten während der Feststellung des Gliedes notwendig. Die passiven Bewegungen beginnen im allgemeinen in der zehnten Woche.

Eine bedeutungsvolle Anwendung einer kombinierten Fett- und Gewebspfropfung ist der folgende Fall Lexers, da er eine kombinierte Überpflanzung von Fett, Rippenknorpel und Sehne darstellt.

Der durch Schuß zerschmetterte dritte Metakarpus wurde durch Rippenknorpel ersetzt. Fettgewebe kam in den Gelenkspalt und die Strecksehne wurde in etwa 10 cm langer Ausdehnung aus der Sehne des Palmaris longus ersetzt. Die Beweglichkeit des Metakarpophalangeal-Gelenkes ist bei der Beugung zwar nur zu 45 Grad erreicht worden, doch bezeichnet Lexer das Gesamtresultat als ein ausgezeichnetes im Hinblick auf die Schwere der Verletzung.

Wenn möglich, empfiehlt es sich, fährt Lexer fort, die Operation gleichzeitig mit der Sehnentransplantation auszuführen, da andernfalls eine zweite Operation wegen Unterbrechung der Bewegungsübungen ungünstig auf das erste Transplantat wirkt. (Abbildungen illustrieren diesen glänzenden Erfolg.)

Bei einer Synostose nach Schußverletzung des Schultergelenkes war der Erfolg nach anfänglich gelungener, aseptisch verlaufender Operation durch eine Späteiterung getrübt. (Ruhende Infektion bei Kriegsverletzung.)

Auch am Knie hat Lexer bei Infanterieschußverletzungen gute Resultate erzielt; doch betont er, daß die Operation sich nur dann empfiehlt, wenn nicht größere Teile der Gelenkenden zerschmettert oder nach Eiterung entfernt worden sind. In Rücksicht auf die ruhende Infektion kann die Operation aber erst dann vorgenommen werden, wenn nach vollkommener Sistierung der Eiterung und Heilung mindestens sechs Monate ohne neues Auftreten von Fisteln vergangen sind.

Eine nicht bedeutungslose Frage ist nun die: Was wird aus dem Fetttransplantat? Bleibt das Fettpolster, erfüllt es also seinen Zweck als Polster und Füllmaterial, oder wandelt es sich bindegewebig oder gar narbig um?

Auch diese Frage ist bis zu einem gewissen Grade beantwortet worden, und zwar experimentell sowohl, wie durch die Praxis.

Karl Nieny in Schwerin untersuchte einen durch eine Obduktion gewonnenen Fettlappen, der 19 Tage vorher wegen Hirnschußverletzung autoplastisch implantiert worden war. Er fand, daß das Implantat mit der Umgebung nur teilweise verwachsen, größtenteils frei war. Mikroskopisch war das eingepflanzte Fett überall wohl erhalten, nirgends zeigte sich vermehrtes Bindegewebe an Stelle von zugrunde gegangenem Fett.

Eisleb stand ein Fettlappen 14 Wochen nach der Implantation zur Verfügung. Er war allseitig mit der Umgebung verwachsen, als Fettlappen wohl erhalten und von zarten Bindegewebssepten durchzogen. Er zeigte verhältnismäßig wenig Wucherungsvorgänge. Nach Marchand[1]) (10 W. post. op.) geht das Fett meist zugrunde und wird durch Regeneration ersetzt.

Eden konnte einen Fall untersuchen, bei welchem fast 17 Monate nach der Fetttransplantation der Schädel wieder eröffnet wurde. Der Fettlappen war gut erhalten, von einer dünnen Bindegewebsschicht überzogen. Eine Verkleinerung des Transplantates aber war höchstens in sehr beschränktem Maße wahrzunehmen.

Auch ich hatte Gelegenheit, ein Fetttransplantat, welches ein halbes Jahr vorher dem Kranken autoplastisch in einen Hirndefekt eingepflanzt worden war und das ich bei einer Nachoperation gewonnen habe, zu untersuchen. Das Transplantat schien etwas geschrumpft, es war allseitig mit der Umgebung verwachsen, fühlte sich fester, derber an als normales Fett. Es war von Bindegewebssepten durchzogen, hatte aber durchaus den Charakter des Fettlappens bewahrt.

Guleke untersuchte einen Fall nach zehn Monaten; nach diesem Autor scheinen sich nur kleine Fettläppchen dauernd zu erhalten, während größere Fetttransplantate im Zentrum absterben; aber sie werden anscheinend durch jugendliches, wucherndes Fettgewebe wieder ersetzt. Eine nennenswerte Schrumpfung tritt innerhalb Jahresfrist nicht ein, obschon die peripheren Teile des Fettlappens durch Zunahme des interstitiellen Bindegewebes ein derberes Gefüge erhalten. Auffallend zart ist nach Guleke die das Transplantat gegen das umgebende Hirngewebe abschließende Bindegewebshülle. Eine Reizung der benachbarten Hirnpartien war nicht zu konstatieren, nur eine geringe kleinzellige Infiltration diffus im Hirngewebe der Umgebung.

Kolb in Schwenningen a. N. legte sechs Monate nach einer Naht den Peroneus frei, der mit einer Umscheidung eines Fettlappens versehen war. Letzterer war mit den Nerven nicht verwachsen; hatte also in diesem Sinne seinen Zweck voll erfüllt. Aber das Fett zeigte eigentümlicherweise eine lipomatöse Entartung, hatte sich auf das dreifache Volumen vergrößert und so den Nerv mechanisch eingeengt.

Demgegenüber berichtet Franke in Braunschweig, daß in einem Falle bei Wiedereröffnung des Schädels von dem sieben Monate vorher implantierten Fett keine Spur mehr vorhanden war, sondern nur eine dicke feste Narbe. Eine ähnliche Erfahrung teilt Röper mit. Und auch Martin an der Bierschen Klinik in Berlin berichtet, daß in einem Falle 59 Tage nach der Implantation das Fett zum größten Teile als solches zugrunde gegangen und sich narbig umgebildet hatte.

Die Resultate dieser Beobachtungen sind also bis zu einem gewissen Grade geteilt. In der überwiegenden Mehrzahl der Fälle war der Charakter als Fettlappen erhalten geblieben und hatte so seinen Zweck vollauf erfüllt. Einige Male hatte derselbe sich bindegewebig und narbig umgebildet Meist war er mit der Umgebung mehr oder weniger verwachsen. Da nun das Fett als solches zum Teil zugrunde geht, kann es also sein, daß es sich nicht immer regeneriert, sondern je nach den vorhandenen Ernährungsbedingungen im Transplantationsbett mehr oder weniger durch Bindegewebe substituiert wird. Unter schlechten Ernährungebedingungen kann er wohl sogar als Ganzes der Nekrobiose und narbigen Umwandlung anheimfallen.

Anders gestalten sich die Ergebnisse dort, wo das Fettgewebe einem Druck oder Zug ausgesetzt war. Hierfür sind die Resultate bei Operationen maßgebend, bei welchem Fettgewebe in Gelenken interponiert wurde.

Eisleb auf der Röpkeschen Abteilung in Barmen führte solche Versuche an Kaninchen aus und untersuchte das Transplantat in verschiedenen Abständen innerhalb der ersten bis 42. Woche. Lexer und seine Schule (E. Rehn und Röpke) gewannen Untersuchungsmaterial am Lebenden.

Übereinstimmend kommt hier zum Ausdruck, daß das Fettgewebe eine bindegewebige Metamorphose eingeht und eine Anpassung an

---

[1]) Zieglers Beiträge Bd. LXVI. S. 1.

die Funktionen erfährt. Es bildete sich dort, wo der funktionelle Druck und
Zug im Gelenk ausgeübt wurde, ein schwieliges Bindegewebe, das nur
mit Fettinseln durchsetzt war. Es kommt zur Bildung von Gewebsspalten,
welche wohl den Gelenkspalt zu ersetzen vermögen (Eisleb), oder es kommt
zu einem Spalt zwischen dem schwielig gewordenen Transplantat und dem
einen bindegewebig gedeckten Knochenende.

In diesem Sinne ist auch der dritte Fall Lexers lehrreich.

Ein Jahr nach der Fettimplantation mußte das Hüftgelenk abermals eröffnet werden,
da der atrophische Kopf sich nicht in der Pfanne gehalten hatte. Hier war das Fett-
implantat weder bindegewebig noch schwielig entartet; fehlte doch der Druck
und die Belastung. Es war weiches Fettgewebe geblieben, durchsetzt mit kleinen Fett-
zysten und gelblichen nekrotischen Herden.

Das Fazit unserer Untersuchungen ist also das: Das Fettgewebe
ist als plastischer Ersatz zur Ausfüllung von Höhlen und als Isolierungsmaterial
von großer Bedeutung. Es ist stets leicht zu beschaffen, heilt autoplastisch
verwendet ohne Schwierigkeiten und reaktionslos ein; es kann im Notfall auch
homoioplastisch verwendet werden, wie dies der Reichsche und der Wagner-
sche Fall in glänzender Weise bestätigten. Frei von Druck und Zug behält es
den Charakter als Fett, schrumpft kaum, zeigt im allgemeinen keine oder nur
geringe Neigung, sich bindegewebig oder narbig umzugestalten. Eine narbige
Degeneration gehört zur Ausnahme. In einem Falle (Kolb) hatte sich der
Fettlappen sogar lipomatös vergrößert und so durch seinen Druck störend gewirkt. Als Interpositionsmaterial bei Gelenksmobilisationen verwendet, bildet
es sich unter dem Druck der Belastung schwielig um und fördert auch so den
Zweck: die Bildung einer Art Gelenkkapsel und die eines beweglichen Gelenkes.

Anhangsweise sei erwähnt, daß tierisches, ausgelassenes, auch menschliches (Wederhake, „Humanol“-Holländer) Fett zur Lockerung von Narben, Vermeidung von Verwachsungen u. dgl. eingespritzt oder bei Operationen mit Erfolg eingefügt wurde.
Neuerdings tritt auch Löffler in der Hallenser Klinik für das „Humanol“ ein.

Die **Faszie** steht dem Fett als Implantationsmaterial nahe. Es ist bekanntlich vor allem ein Verdienst Kirschners, die Faszie als Transplantationsmaterial besonders studiert und seine Einführung in die plastische Chirurgie
gefördert zu haben. Kleinschmidt in Leipzig hat ihr Verwendungsgebiet
erst kurz vor dem Kriege in diesen Ergebnissen beleuchtet. Wir verweisen
hier besonders auf die Ausführungen des letztgenannten Autors.

Auch die Faszie gehört wie das Fett der Bindegewebsgruppe an, baut
sich ebenso wie jenes aus einfachem Gewebe auf. Die Faszie ist ferner ähnlich
dem Fett in fast beliebigen Mengen autoplastisch zu haben. An seiner Entnahmestelle bildet sie sich in allerdings etwas gröberer Weise wieder neu, so
daß dort kein Defekt bleibt (Wierzejewski). Seine Verpflanzung gelingt
leicht; denn die Faszie ist ebenso anspruchslos wie das Fett.

Diese Erfahrung hat gewiß jeder praktische Chirurg gemacht, mich lehrte es u. a. der
folgende Fall: Es wurde ein Duradefekt durch Faszie autoplastisch ohne Knochenplastik
beseitigt. Der dünne narbige Hautlappen, der vorher bogenförmig umschnitten war, wurde
darüber gelagert und wurde z. T. nekrotisch. Das Faszienimplantat lag teilweise frei zu
Tage und heilte trotzdem glatt ein.

Aus all diesen Gründen ist das Anwendungsgebiet der freien Faszien-
Transplantation ebenso wie jene 'des Fettes ein weites. Während aber das Fett
vornehmlich als Füll- und Isolierungsmaterial in Anwendung kommt, ist es die

Faszie, welche als **Deckmaterial**, vor allem aber als **Zug- und Belastungsmaterial** ihre Verwendung findet.

So wurde sie nach dem Vorgange **Körtes** (1910) auch in diesem Kriege als **Duraersatz** zur Deckung von Defekten der harten Hirnhaut benutzt, ebenso wie zur Deckung von Gewebsdefekten an anderen Körperteilen. Sie diente ähnlich wie der transplantierte Fettlappen mitunter auch zur Einscheidung von Nerven, Sehnen, Muskeln u. dgl., zur Interposition mobilisierter Gelenke. Wir kommen darauf später noch zurück.

In der **Friedenschirurgie** kommt sie als Deckschutz bei breiten Bauchbrüchen in Betracht (**Kirschner, Wierzejewski** u. a.). Ihre Verwendung als Aufhängeband bei Nephropexie ist bekannt. **Stein-Rübsamen** in Dredsen und **Babitzki** in Kiew empfehlen ihre Verwendung bei Behandlung von Rektumprolapsen. Es wird ein Faszienteil in analoger Weise wie der bekannte **Thiersch**sche Silberdrahtring um den Sphinkter gelegt. Die Erfolge waren gute.

Ein großes Verwendungsgebiet hat die freie Faszienüberpflanzung in der **orthopädischen Chirurgie.**

Wierzejewski berichtet über den Ersatz der Kreuzbänder des Kniegelenks durch dicke feste Faszienstreifen, um dadurch ein Genu recurvatum zu beheben. Freilich wird man bei solchen und ähnlichen Operationen erwägen müssen, ob die Beschwerden des Kranken mit der Schwere und Verantwortlichkeit des Eingriffs in Einklang stehen.

Bei Plattfuß wurden die Innenbänder durch Faszienstreifen verstärkt und dadurch nach vorherigem Redressement das Fußgewölbe gehoben, bei Schlottergelenken und habituellen Luxationen verstärkten Faszienstreifen die Gelenkbänder. Einen veralteten schlecht geheilten Radiusbruch korrigierte **Wierzejewski** durch einen Faszienstreifen, der nach Durchmeißelung der Fragmente die letzteren in adaptierter Stellung hielt.

Sehen wir nun nach dieser allgemeinen Übersicht, was uns die Erfahrung und Literatur dieses Weltkrieges über die **Verwendung der freien transplantierten Faszie bei Kriegsverletzten** im speziellen lehren.

Auf die Bedeutung des Faszienlappens für den Ersatz der Dura wiesen wir bereits hin. Früher viel in diesem Sinne verwendet, ist die Faszie allerdings in letzter Zeit mehr und mehr in den Hintergrund gedrängt worden.

Die Faszie wird entweder auf den ringsum freigelegten gesunden Durarand aufgenäht oder nur an denselben angeheftet. Sie heilt glatt ein, doch scheint sie alsbald mit der Umgebung und besonders mit der Gehirnoberfläche Verwachsungen einzugehen. Dies ist erklärlich, da sie eine Wundfläche darstellt und zu ihrem Leben des Säfteaustausches mit der Umgebung bedarf und dieser Säfteaustausch wohl nicht in genügender Weise durch den angrenzenden Durarand gewährleistet wird.

Die Tierexperimente **Karl Lexers, E. Rehns** und **Smirnoffs,** die bereits vor dem Kriege ausgeführt worden waren (vgl. auch **Kleinschmidt** und **Finsterer**), haben denn auch ergeben, daß die Faszie mit dem verletzten Gehirn — und diese Versuchsanordnung entspricht doch der Praxis — stets innige Verwachsungen eingeht, ja daß solche Verwachsungen auch bei unverletzter Pia nicht fehlen.

Diese Verwachsungen mit dem Gehirn, die mit der Zeit entsprechend dem fibrösen Charakter der Faszie auch eine feste narbige Form annehmen, sind selbstredend für die Funktion des Gehirns nicht gleichgültig. Sie können zu epileptischen Anfällen führen oder, wenn wegen solcher operiert wurde, baldige Rezidive bedingen. Dies scheinen die Beobachtungen und Erfahrungen **Lawroffs** aus dem Jahre 1914 zu beweisen, der unter 18 Fällen von Duraersatz durch Faszie bei Epilepsie fünf Rezidive nach kurzer Beobachtungszeit zusammenstellen konnte.

Diesen Erwägungen und Erfahrungen, vielleicht auch z. T. den experimentellen Beobachtungen v. Saars und Rehns, daß die implantierte Faszie sich in Fettgewebe umwandeln kann, ist es wohl zuzuschreiben, daß viele Operateure mehr und mehr auf einen speziellen Duraersatz verzichteten.. A. Borchard verwendet eine Faszie oder einen Faszienfettlappen nur bei größeren Defekten der Dura. Andere Chirurgen, auch wir, setzten meist an seine Stelle nur ein Fetttransplantat, wie wir es oben schilderten, das beiden Indikationen wohl besser entspricht, die Hirnoberfläche schützt und ein elastisches Polster gegen die Druckschwankungen darstellt (F. Krause, E. Rehn, Lexer, Guleke u. a.).

A. Borchard, Guleke u. a. empfehlen an dem frei zu transplantierenden Knochen Faszie und subkutanes Fett zu belassen und gemeinsam zu übertragen.

Als Einscheidungsmaterial von Nervennähten ist der Faszienlappen ebenfalls verwendet worden. Mit Recht warnt aber Kolb vor dieser Anwendungsart, denn der Faszienlappen geht, wie wir soeben sahen, leicht Verwachsungen mit der Umgebung, also auch mit dem genähten Nerven ein, er schrumpft und kann so die Nahtstelle in eine narbige Masse einbetten.

Diesen Eindruck hatte ich auch bei einem Versuch erneuter Nervennaht, nachdem anderwärts acht Monate vorher eine solche vergeblich ausgeführt und die Nahtstelle mit Faszie gedeckt worden war. Diese Faszie war bei der Nachoperation nicht mehr zu isolieren, die ehemalige Nahtstelle und ihre Umgebung waren narbig verändert.

Es dürfte also auch hier die freie Fettverpflanzung den Vorzug besitzen oder aber, wie dies Kirschner empfiehlt, der mit subkutanem Fett belassene Faszienlappen zu überpflanzen sein.

Burk empfiehlt bei narbig veränderten und verwachsenen Muskeln nach Schußverletzungen dieselben zu isolieren und die so freigelegten Muskelschläuche in frei transplantierte Faszie einzuscheiden. Auch dieser Vorschlag scheint mir nicht besonders empfehlenswert und auch hier dürfte, wenn eine Überpflanzung überhaupt nötig, dem Fett der Vorzug gebühren.

Ein wichtiges Indikationsgebiet für die freie Faszientransplantation stellt ihre Verwendung als Zug- und Belastungsmaterial dar.

In diesem Sinne ist zunächst ein Versuch, den ebenfalls Burg machte, interessant. Er benutzte den Faszienlappen zur Korrektur einer durch Gewehrgranate entstandenen Fazialislähmung.

Ein in vier Teile gegabelter Faszienlappen wurde folgendermaßen in die linke Wange eingelagert: Ein vier Zentimeter langer Schnitt legte den Jochbogen frei, weitere je zwei Zentimeter lange Inzisionen in der Mitte der Wange, am Mundwinkel, in der Mitte der Ober- und Unterlippe, an der Nasolabialfalte und im vorderen Drittel des Unterkieferrandes dienten zur Einführung und Befestigung der Faszienzüge und zwar so, daß die Gabelungen am Unterkiefer, an der Unter- und Oberlippe und an der Nasolabialfalte angriffen, wogegen das gemeinsame Ende des Faszienzügels einen Stützpunkt am Jochbogen erhielt. Ein mit Mastix befestigter Zugverband hob die Haut der linken Gesichtshälfte für die Zeit der Heilung in Überkorrektur nach oben, um eine vorzeitige Belastung des Faszienstreifens während der Einheilung zu verhüten. Das Resultat war nach der Abbildung zu urteilen ein gutes.

Der Ersatz von Muskelteilen ist ein weiteres Verwendungsgebiet. Auch hierfür hat sie Burg verwendet.

Die Muskelnarben wurden gespalten, gedehnt und mit einem Faszienmantel zum Zweck der Befestigung und Isolierung umgeben. Der Erfolg war
in diesem Falle bei den Handstreckern des Vorderarmes gut.

Über die Verwendung der freien Faszienüberpflanzung zur Verstärkung von Bändern berichteten wir bereits oben in Kürze.

Ansinn.pflanzte Faszienstreifen bei Radialis- und Peroneuslähmungen
mit günstigem Erfolge ein, und zwar suchte er nach einem einfachen Verfahren,
welches das gelähmte Glied bereits in einer Zeit stützen soll, wo wegen langdauernder Eiterung noch nicht am Nerven operiert werden kann oder dort,
wo nach erfolgter Nervennaht der Wiedereintritt der Funktionen lange auf sich
warten läßt. Sein Prinzip ist die Fixierung des Faszienstreifens an den Knochen,
indem er das gespaltene Ende des Faszienstreifens um die Knochen herumlegte.
Er verfuhr folgendermaßen:

Ein ca. 4 cm breiter, 15 bis 20 cm langer Faszienstreifen wird dem Oberschenkel
entnommen und an seinen beiden Enden in der Mitte eingeschnitten und der mittlere nicht
gespaltene Teil in der Länge zusammengelegt und in sich vernäht, und zwar so, daß die
Fettseite des Faszienstreifens nach außen sieht. Darauf wird über der Basis des zweiten
Metakarpus bzw. Metatarsus ein 3—5 cm langer Längsschnitt bis auf den Knochen gelegt
und die Weichteile nebst Periost losgelöst, am Knochen selbst durch Einmeißeln ein Knochen-
widerhaken gebildet, um diesen wird der eine gespaltene Faszienstreifen mit eigener Um-
führungsnadel herumgelegt und mit dem oberen Faszienstreifen fest vernäht. Das andere
Faszienende wird subkutan gegen Ulna bzw. Fibula geführt und ebenfalls mit den gespaltenen Enden um diesen Knochen herumgeführt und nach Korrektur des gelähmten
Gliedes dort ebenfalls fest vernäht. Die Resultate waren befriedigende. Es scheint sich
dieses Verfahren besonders für die Bekämpfung der Peroneuslähmung zu eignen.

In ähnlicher Weise ging Burk in Stuttgart vor.

Er zog das eine Ende des Faszienstreifens um die zentrale Hälfte des fünften Mittelfußknochens herum, während das obere Ende an der Grenze zwischen mittlerem und unterem
Drittel der Tibia unter einer drei Zentimeter breiten, abgehebelten Periostbrücke an der
Vorderfläche der Tibia hindurchgeführt und in Überkorrektur durch Seidennähte daselbst
fixiert wurde. Gipsverband. Nachuntersuchung seiner zwei Fälle nach einem Jahr ergab
befriedigendes Resultat; kaum merkliches Hinken.

Auch als Sehnenersatz wurde die Faszie verwendet, besonders Burk
und Gunkel in Fulda führen derartige Fälle an. Gunkel ersetzte die
Strecksehne nach einer Granatverletzung des Handrückens durch Faszien-
schläuche, nachdem die Sehnenstümpfe aus dem narbigen Gewebe freipräpariert
waren und einen etwa 10 cm langen Defekt darstellten. Die Haut konnte darüber
geschlossen werden, der Erfolg war ein guter. In ähnlicher Weise verfuhr Burk
mit Strecksehnen und auch mit einer Beugesehne des Zeigefingers, ebenfalls
mit gutem Erfolg. Schließlich berichtet Stromeyer über den Ersatz einer
Trizepssehne durch frei transplantierte Faszie.

Es handelte sich ebenfalls um eine Granatsplitterverletzung des rechten Oberarmes
mit einem etwa handbreit großem Defekt der Trizepssehne. Am Olekranon war noch ein
2 cm langer Sehnenstumpf vorhanden. Um diesen wurde ein Faszienmantel herumgelegt
und das andere Ende nach fächerartiger Spaltung auf das Stumpfende des Muskels aufgenäht.
Um eine Verwachsung mit der Deckhaut möglichst zu verhüten, beließ Stromeyer eine
subkutane Fettschicht auf dem Faszientransplantat, die die Außenseite des Transplantates
bedeckte. Das funktionelle Resultat war ein gutes.

Wir sehen also, daß auch die Faszie ein bedeutsames Verwendungsgebiet in der Kriegschirurgie besitzt, daß dieses aber, besonders
dort, wo es sich um Deckung und Einscheidung von funktionell wichtigen
Gebilden handelt, zugunsten der freien Fettüberpflanzung zurückgedrängt

worden ist, daß aber sein Anwendungsgebiet, besonders dort, wo es sich um **Ersatz von Zug- und Tragkräften handelt**, eine große Bedeutung gewonnen hat.

Die freie **Muskeltransplantation** kommt zum Ersatz von Muskelgewebe selbst nicht in Frage; denn der quergestreifte Muskel geht als höher differenziertes Gewebe bald zugrunde und wird durch Bindegewebe ersetzt (Eden u. a.). Deshalb war das Bestreben, Muskeldefekte zu ersetzen, nur dahin gerichtet, durch Zwischenschaltung straffer Gewebe die Kraft der vorhandenen Muskeln zu erhalten und über eine solche Brücke hinweg zu übertragen. Diesem Zweck dient, wie wir sahen, die freie Faszienüberpflanzung.

Ein bedeutsames Anwendungsgebiet hat aber die freie Muskeltransplantation im Sinne der „**lebenden Tamponade**" erfahren.

Freilich scheinen auch die anderen Gewebe frei transplantiert eine ähnliche **blutstillende Wirkung** zu haben.

Wir sahen schon bei Schilderung der freien Fettplastik, daß sich dieses schmiegsame Transplantat den Nischen und Buchten einer Höhle gut anlegt und auch imstande ist, Blutungen zu stillen.

Stromeyer stillte eine abundante Lungenblutung mit einem gestielten Fettlappen aus der Achselhöhle und schloß zugleich drei Bronchusfisteln. v. Eiselsberg und Anger berichten bereits in der Diskussion zu dem Läwenschen Vortrag auf dem Deutschen Chirurgenkongreß 1912[1]), daß sie sich bei starken Blutungen aus Sinus- oder Gehirngefäßen mit Erfolg der freien Faszientransplantation bedient haben. Auch Eden redet der Faszien-, der Fett- und der Netzüberpflanzung als blutstillendem Mittel das Wort wegen ihrer großen Anspruchslosigkeit und besseren Einheilungsbedingungen. L. Rehn empfahl bei derselben Diskussion im Jahre 1912 zur Stillung von Blutungen aus Herzwunden die freie Transplantation eines Stückes aus dem Perikard zu verwenden. Unger drückte eine frisch entnommene aufgeschnittene Vene dem blutenden Sinus an (s. bei Ritter). Ritter empfiehlt hierfür Knochenstückchen oder eingepaßte Holzstückchen, die in die Sinuswunde unter den Schädel geschoben werden.

Aber all diesen Geweben scheint der Muskel in seiner blutstillenden Wirkung überlegen zu sein und in diesem Sinne hat er sich auch in der Kriegschirurgie bewährt.

F. Franke in Braunschweig war der erste, der darüber berichtete. Zweimal wurde bei demselben Kranken in siebenmonatlichem Intervall operiert und beide Male konnte eine Sinusverletzung nicht umgangen werden. Beide Male stillte die freie Übertragung eines Muskelstückes aus dem Bein die Blutung sofort und dauernd, die Heilung erfolgte beide Male glatt. Das zuerst überpflanzte Muskelstückchen war bis zur zweiten Operation in ein dickes festes Narbengewebe umgewandelt.

Küttner hat bei Operation eines Aneurysma der Arteria vertebralis in der Nähe ihres Eintrittes in das Foramen transversum des sechsten Halswirbels sich ebenfalls der „lebenden Tamponade" bedient. Nach Unterbindung des zentralen Stumpfes waren das periphere Ende und die zahlreichen Anastomosen des Aneurysmasackes nicht zu fassen und trotz Umstechung blutete es weiter. Küttner entnahm dem Kopfnicker mit der Couperschen Schere fingernagelgroße Stücke, mit denen er die ganze blutende Höhle vollpackte. Anpressen der gesamten Masse. Die Blutung ließ deutlich nach. Wundverschluß. Verlauf glatt.

Ebenso empfehlen E. Velter und Makai dieses Verfahren besonders bei Sinusblutungen.

Bornhaupt in Riga nähte ein Stück Sartorius auf eine Naht der Arteria femoralis, bei der es aus den Stichkanälen nach allen Seiten hin weiterspritzte. Die Blutung stand vollkommen. Ebenso pflanzte er ein Muskelstück auf die seitliche Naht der Vena subclavia

---

[1]) Siehe Kongreßverhandlungen, S. 51.

und der Vena femoralis. Letztere Operation mußte sogar in infiziertem Gewebe ausgeführt werden. Ebenfalls in infiziertem Wundgebiete bei einer Kieferschußverletzung, bei der es aus der Gegend der Arteria maxillaris int. heftig spritzte, stillte er die durch Unterbindung nicht zu beherrschende Blutung dauernd durch Übertragung eines größeren Muskelstückes aus dem Kopfnicker. Auch wir haben uns von der blutstillenden Wirkung frei transplantierter Muskelstücke überzeugen können.

A. Borchard freilich war bei einer Sinusblutung nicht so glücklich. Ein vom Oberschenkel genommener Muskellappen wurde trotz zehn Minuten langen Andrückens wieder weggeschwemmt. Borchard half sich hier folgendermaßen: Er legte den Muskeltampon fest auf das Loch im Sinus, klappte darüber den zungenförmigen Haut-Weichteillappen wieder zurück und nähte, während der Muskeltampon in seiner Lage gehalten wurde, den Lappen fest und darüber einen kleinen Gazetampon genau der Sinusverletzung entsprechend durch eine Kreuznaht in eine Hautfalte fest. Glatte Heilung.

Die Transplantation hat sich also als lebende Tamponade häufig bewährt. Sie wurde entweder mit einem entsprechend großen Muskellappen ausgeführt oder es wurde, worauf Küttner besonders Wert legt, „die blutende Höhle mit zahlreichen, möglichst kleinen Muskelstückchen angefüllt, da nur auf diese Weise die blutstillende Wirkung des Muskelsaftes voll zur Geltung kommt." Der Muskel geht zwar allmählich zugrunde oder nach Makai in sterile Nekrobiose über; meist ersetzt er sich durch derbes Bindegewebe, aber bis dahin erfüllt er den Zweck vollkommen. Ja sogar in infizierten Gebieten ist dieses Verfahren, wie wir sahen, anwendbar, so daß die im Jahre 1912 auf dem Chirurgenkongreß gegen die Muskeltransplantation geäußerten Bedenken durch die neueren kriegschirurgischen Erfahrungen an Bedeutung eingebüßt haben.

Wir kommen jetzt zu einem wichtigen Gebiete der freien Gewebsüberpflanzung, einem Gebiete, welches besonders in der jetzigen Kriegschirurgie eine hohe Bedeutung gewonnen hat und auf dem fast jeder Chirurg zu arbeiten genötigt war und ist: ich meine **die freie Knochenverpflanzung.**

Zunächst ist es **die Deckung von Schädeldefekten,** welche das Interesse des Chirurgen beansprucht hat und aus diesem Bedürfnisse heraus hat sich eine eigene Indikationsstellung und Technik entwickelt. Wir müssen also dieses Gebiet zunächst und gesondert betrachten. Eine große Reihe von Erfahrungen und Beobachtungen sind hierüber in der Literatur niedergelegt und wohl jeder Chirurg hat auf diesem Gebiete durch seine persönliche Tätigkeit seine Kenntnisse und Erfahrungen erweitert.

Über die Deckung der Dura- und Hirndefekte haben wir bereits oben bei der freien Fett- und Faszientransplantation gesprochen. Hier wollen wir die Schädelplastik selbst ins Auge fassen.

Da drängt sich uns zunächst die Frage nach der Indikationsstellung auf: In welchen Fällen und zu welcher Zeit soll der Knochendefekt gedeckt werden.

Nicht mit Unrecht sagt Guleke, daß die Frage nach dem Zeitpunkte, an welchem die Plastik ausgeführt werden soll, nicht schwer zu beantworten sei. Sie ist durch die mehrjährige Erfahrung dieses Krieges im allgemeinen als gelöst zu betrachten.

Mit Guleke werden die meisten Chirurgen die primäre Deckung des Schädeldefektes perhorreszieren; ist doch die Kopfschußwunde wenigstens als infektionsverdächtig zu betrachten, in der Regel aber auch de facto infiziert.

Der Chirurg läuft also Gefahr, Infektionskeime unter dem Schädeldach zu belassen, sie dort abzuschließen und so ernste Komplikationen hervorzurufen.

Über den Zeitpunkt der sekundären Deckung des Defektes scheinen sich die Chirurgen im allgemeinen dahin geeinigt zu haben, daß mindestens sechs Monate zwischen vollkommener Heilung der Schußverletzung und der plastischen Deckung verstrichen sein müssen. Erfahrungsgemäß kann man annehmen, daß bis dahin die Narbenverhältnisse im Gehirn wohl derart stabil geworden sind, daß man mit einem Wiederaufflackern einer ruhenden Infektion oder mit Überraschungen seitens der Funktionen des Gehirns nicht mehr wird rechnen brauchen.

Freilich wird man, wie wiederum Guleke an der Hand von Erfahrungen erläutert, auch schon früher, bereits nach drei bis vier Monaten mit Erfolg eine Plastik vornehmen dürfen. Dies wird besonders dann der Fall sein, wenn die Schußverletzung selbst schnell und komplikationslos geheilt war, wenn es sich vielleicht um einen glatten Infanterie-Streifschuß handelte, und auch dann, wenn die Dura nicht verletzt war. Trotzdem können tiefliegende Abszesse, Zysten und Erweichungsherde bei zu frühzeitig vorgenommenen Operationen leicht übersehen werden und später die Wiederentfernung des transplantierten Knochens notwendig machen.

Doch auch umgekehrt wird man selbst nach Ablauf eines halben Jahres noch nicht in jedem Falle die absolute Sicherheit des Erfolges haben, zumal bei Granatsplitter-Steckschüssen und in solchen Fällen, bei denen langdauernde Eiterungen den Wundverlauf kompliziert haben. Hier muß man länger zuwarten. Belehrend in diesem Sinne sind die beiden Beobachtungen Rosts aus der weil. Wilmsschen Klinik in Heidelberg.

Nach Deckung eines Schädeldefektes, das eine Mal ein halbes Jahr, das andere Mal elf Monate nach völliger Abheilung der Schußverletzung, entstand in beiden Fällen nach glatter Einheilung des Transplantates ein lokaler Spätabszeß mit schweren epileptiformen Anfällen und eitriger Einschmelzung des Transplantates.

Solche Beobachtungen mahnen zu ernster Vorsicht und lassen nicht wundernehmen, wenn Wilms den Termin der knöchernen Deckung eines Schädeldefektes weit über ein bis zwei Jahre hinausgeschoben haben will. Aber solche Ereignisse sind immerhin Ausnahmen und man wird in der Regel an dem oben angedeuteten Intervall von mindestens sechs Monaten nach vollständiger Abheilung der Schußwunden festhalten dürfen, bei langdauernder primärer Wundkomplikation jedoch noch länger zuwarten müssen, wenn nicht andere Momente zur Operation drängen.

Die andere Frage, nämlich die, welche Fälle operiert werden sollen, ist nicht so leicht zu entscheiden.

Zunächst wird man A. Borchard ohne weiteres darin recht geben, daß kleine Schädeldefekte, etwa solche unter Markstückgröße, welche keine oder keine nennenswerten Beschwerden verursachen, eine knöcherne Deckung nicht unbedingt benötigen. Können sich doch diese vielleicht auch spontan knöchern verschließen, wenn funktionsfähige Periostreste in der Narbe noch vorhanden sind.

Manasse beobachtete in einem Falle wenigstens die Anläufe solcher knöchernen Regenerationen.

Ebenso wird man mit der Deckung von Defekten in der Nähe der großen Sinus recht vorsichtig sein, besonders wenn die Narben dünn und Teile derselben eingezogen sind. Die Gefahren der Sinusverletzung sind dabei groß und ich verweise hier besonders auf die Erfahrungen, die A. Borchard mitteilt.

Größere Lücken rät A. Borchard zu schließen, zumal die Patienten durch das Gefühl, eine offene Stelle im Schädel zu haben, leicht nervös und neurasthenisch werden, selbst wenn anfangs sonstige objektive und subjektive Beschwerden nicht vorgelegen haben. Auch darin wird man diesem Autor zustimmen. Und ebenso wird darüber kein Zweifel sein, wenn man bei Vorhandensein größerer nicht entfernbarer Geschoßsplitter im Gehirn eine knöcherne Deckung für kontraindiziert hält.

Im übrigen richtet sich die Indikationsstellung für die Operation nach dem jeweiligen Befunde; nach den objektiven Symptomen und nach den subjektiven Beschwerden des Kranken. Die Frage der Rindenepilepsie steht dabei mit obenan.

Bei erheblichen Beschwerden nervöser Art, starken Kopfschmerzen, besonders beim Sichbücken u. dgl., wird nach der entsprechenden Wartezeit und vorheriger Röntgenuntersuchung die operative Revision der Wunde in Frage kommen. Wenn dann nichts entgegensteht, sich also vor allen Dingen bei der Operation keine der Infektion verdächtigen Knochen oder Geschoßsplitter gefunden haben, wenn weiterhin sich keine Abszesse oder Zysten oder größere Gehirndefekte vorfinden, wird man die sofortige knöcherne Deckung des Defektes für indiziert erachten. Findet man hingegen bei der Wundrevision eine der oben angedeuteten Komplikationen, dann wird man vielleicht besser diese zunächst entsprechend operativ versorgen und die Knochendeckung auf eine zweite spätere Sitzung verschieben.

Nun die Epilepsie. Wären wir imstande, durch eine Schädelplastik die Epilepsie zu verhüten, oder eine bestehende wenigstens mit großer Wahrscheinlichkeit zu heilen, dann wäre die Indikationsstellung erheblich erleichtert. Leider ist dies nicht der Fall. Wir sahen bereits bei der Erörterung über die Fett- und Faszientransplantation, daß es schwer ist, einem erneuten Auftreten von Verwachsungen der Hirnoberfläche mit dem Transplantat und somit erneuten Reizmomenten vorzubeugen, und weiterhin hat auch die praktische Erfahrung gelehrt, daß die Schädeldeckung wegen traumatischer Epilepsie in diesem Kriege oft versagt hat.

Manasse hat vierzehnmal wegen Epilepsie den Schädel plastisch gedeckt, achtmal hatte sich der Krampf nicht wiederholt. In sechs Fällen hingegen bestand die Epilepsie weiter fort. Martin in Berlin berichtet ebenfalls über wenig günstige Erfolge. Auch Marburg und Ranzi sind auf Grund der Erfahrungen an der Eiselsbergschen Klinik mit der Operation wegen Epilepsie wenig zufrieden. Nach ihnen spielt die Schädeldeckung keine so wesentliche Rolle, als man bisher geneigt war anzunehmen. Im gleichen Sinne äußert sich. Gebhardt.

Bosse heilte in zwei Fällen die traumatische Epilepsie mit freier Periosttransplantation aus der Tibia; Sudeck freilich verwirft die Überpflanzung ungestielter Periostlappen.

Andererseits hat die Erfahrung gelehrt, daß nach einer Schädelplastik sogar Krämpfe auftreten können, die vorher nicht bestanden haben. Meist sind solche Epilepsien allerdings nur vorübergehender Art, doch mahnen sie zur Vorsicht.

Guleke hat von 38 Schädelplastiken nicht weniger als achtmal zweifellos durch die Operation ausgelöste epileptische Anfälle gesehen. Dieselben kamen meist am Operationstage selbst zum Ausbruch und zessierten bald wiederum, erzeugten jedoch bei zwei Patienten vorübergehend das Bild eines schweren Status epilepticus. Manasse beobachtete bei 54 plastischen Deckungen einmal eine Epilepsie, die vorher nicht bestanden hat. Ob sie dauernd blieb, wird nicht gesagt. Mir selbst ist eine solche Erfahrung erspart geblieben.

Trotzdem gilt nach Guleke schon der erste epileptische Anfall, der nach einer Schädelschußverletzung auftritt, als strikte Indikation zu einer Operation; denn alle Erfahrungen sprechen dafür, daß es in den frühen Entwickelungsstadien einer traumatischen Epilepsie gelingen kann, ihre volle Ausbildung zu verhindern; während bei längeren Bestehen der epileptischen Veränderungen im Gehirn der operative Erfolg immer unsicherer wird.

Leider kann man auf diese Fragen erst dann eine abschließende Antwort geben, wenn eine genügend große Anzahl lange Jahre beobachteter Fälle vorliegen, und dies wird erst dann geschehen können, wenn das große Material dieses Krieges nach langjähriger Beobachtung gesichtet und zusammengestellt sein wird. Bis dahin werden wir im allgemeinen bei bestehender Rindenepilepsie nach Schußverletzung die Wundrevision für indiziert erachten und die Schädeldeckung wohl je nach dem operativen Befunde, wie oben angedeutet, sofort oder später ins Auge fassen.

Damit sind auch die Richtlinien gegeben, ob man in einer Sitzung eine Dura- und Schädelplastik ausführen soll, oder ob man letztere auf eine zweite Sitzung verschieben soll.

Unkomplizierte Fälle, bei denen größere Operationen an Gehirn und Meningen nicht erforderlich sind, wo keine nennenswerten Hirndefekte bestehen, wird man ohne weiteres sofort mit einer knöchernen Deckung in der später zu beschreibenden Weise versorgen. Dort jedoch, wo wegen Komplikationen die Hirnnarbe revidiert oder exzidiert werden muß, eine ruhende Infektion zu fürchten ist, wo größere Hirndefekte eine besondere Weichteilplastik erfordern, wird man die knöcherne Deckung auf eine zweite Sitzung verschieben. So scheinen A. Borchard, Nieny, Witzel u. a. zu verfahren, so habe auch ich es gehandhabt.

Große Hirndefekte und das Fortbestehen schwerer Lähmungen bezeichnet Axhausen als Kontraindikation gegen die Vornahme der Plastik. Auch Guleke hat derartige Fälle nur ausnahmsweise operiert, ist aber geneigt, auch hier die Indikation zur Operation weiter zu ziehen.

Wenn am Schädel zwei Defekte entsprechend dem Ein- und Ausschuß bestehen, hat Guleke in der Regel zuerst am Einschuß die Plastik ausgeführt und nur bei bestimmten Indikationen, wenn z. B. kontralaterale Rindenepilepsie auf den Ausschuß hinweisen, diesen zuerst in Angriff genommen.

Die Technik der knöchernen Schädelplastik wird verschieden geübt.

Ich will die Deckung der gestielten Lappen, die unserem Thema fern liegen, nur kurz streifen. Die Müller-Königsche Lappenplastik scheint bei Gehirnverletzungen dieses Krieges — anfangs oft geübt — jetzt mehr oder weniger verlassen zu sein. Gebhardt aus der Krygerschen Abteilung in Erlangen empfahl sie allerdings jüngst wieder. F. Krause benützt diese Methode dort, wo es erwünscht ist, den Schädeldefekt zu decken, wo aber die Keimfreiheit des Operationsfeldes noch nicht garantiert ist. Diese Überpflanzung periostgestielter Lappen wurde besonders in der von Hackerschen Modifikation der tüflügelartigen Umklappung öfters angewandt, und zwar mit günstigen Erfolgen.

Ebenso wurde die Hofmannsche Plastik empfohlen und verwendet. Sie scheint sich vornehmlich für kleinere Defekte zu eignen.

Sie besteht darin, daß zunächst der Periostrand um den Knochendefekt ringsherum umschnitten, losgehebelt und so der Knochen allseitig von den Verwachsungen und besonders nach dem Schädelinnern hin von den Duraverwachsungen befreit wird. Dieser abgehebelte Periostsaum wird nach dem narbigen Zentrum im Schädeldefekt umgekappt und dort in sich vernäht. So entsteht eine hintere Periostkulisse. Auf diese wird ein entsprechender Periostlappen, der aus der nächsten Umgebung entnommen wird, durch Verschiebung überpflanzt. Derselbe steht durch zwei gegenüberliegende Periostbrücken mit dem Schädel in Verbindung, wird also visierartig auf den Defekt herübergeschoben.

Dieser Methode der gestielten Lappenentnahme steht die freie Knochen - einpflanzung gegenüber. Sie entnimmt ihr Material entweder ebenfalls aus der näheren Umgebung des Defektes oder aus entfernten Knochenteilen.

Der nächsten Umgebung des Defektes entnimmt vor allem Lexer das Überpflanzungsmaterial bei kleineren Defekten. Nieden beschreibt die Technik genau.

Das zu entnehmende Knochentransplantat grenzt mit der einen Seite an den Defekt. Nun wird mit dem Hohlmeißel eine Rinne an den anderen drei Seiten des Transplantates bis in die Diploe hinein gebildet. Das Transplantat steht nunmehr nur mit der Diploe in Verbindung, und aus dieser wird es mittels flachen Meißels, der am Defektrande einsetzt, durch einige glatte Schläge abgetrennt und nun in den Defekt eingelegt. Dieses Transplantat wird ohne oder mit Periost übertragen, je nachdem der die Pflanzung überdeckende gestielte Hautlappen das Periost mit umfaßt oder nicht.

Ebenfalls kleinere Defekte deckte Linnartz in ähnlicher Weise.

Er umschnitt den Knochendefekt halbkreisförmig, klappte den Hautlappen herab und setzte auf den Scheitel des Bogenschnittes einen senkrechten Schnitt, der die Nachbarschaft des Knochens freilegte. Dort entnahm er einen nur einen Millimeter dicken Knochenperiostlappen, den er frei in den Defekt überpflanzte.

Die Entnahme des Transplantates aus der Umgebung, dem Schädel selbst, scheint Linnartz einfacher und physiologischer zu sein.

E. Hoffmann entnimmt kleine Knochenstücke aus der nächsten Umgebung des Defektes und setzt sie mosaikartig in den letzteren ein, aber so, daß ihre Ränder sich überall decken. Nach Borchard empfiehlt sich dieses letztere Verfahren nur für kleine Defekte, da das Transplantat bisweilen beweglich bleibt und sogar noch Pulsation weiterbesteht. Küttner war deshalb zweimal genötigt, Nachoperationen vorzunehmen, bei denen er sich allerdings überzeugen konnte, daß diese kleinen Transplantate sämtlich ohne resorptive Verkleinerung erhalten geblieben waren.

All diesen Methoden, welche das Transplantationsmaterial der nächsten Umgebung des Hirndefektes entnehmen, wird zum Vorwurf gemacht, daß die Operation sich in einem Gebiete bewegt, welches der infizierten Verletzungsstelle nahegelegen ist und an welcher oft auch das Periost durch Eiterung und Nekrose in seiner Vitalität gelitten haben mag.

Deshalb verwendet Küttner zur Deckung umfangreicherer Defekte ein entsprechend großes Transplantat aus entfernteren Stellen des Schädels. Hierfür eignet sich besonders die dickere Knochenmasse des Scheitelbeins.

Es wird aus sterilem Mosettigbattist ein Modell angefertigt, das bis in alle Einzelheiten der Knochenlücke entspricht. Dieses Modell wird auf den periostbedeckten Schädelknochen aufgelegt, die Knochenhaut 1 cm von seinem Rande entfernt umschnitten. Mit dem Raspatorium wird dann das Periost bis an den Rand des Modells abgelöst und auf dieses hinaufgeschlagen. Nun wird genau der Form des Modells entsprechend eine möglichst dicke Knochenscheibe abgetragen, die überragende Periostborte über den Rand derselben heruntergelegt und so das Transplantat mit der Periostseite nach außen in den Defekt eingesetzt. Dasselbe heilt stets reaktionslos und fest ein.

Die Entnahme des Transplantates aus dem Schädel selbst hat den Vorteil, daß sich die ganze Operation nur an einem Körperteil abspielt; hinwiederum aber den Nachteil, daß durch das Meißeln das verletzt gewesene und vielleicht noch labile Gehirn leiden kann.

A. Borchard beobachtete — allerdings unter 50 Fällen — einmal eine posttraumatische Blutung in eine porenzephalische Höhle, die den Tod des Kranken verursachte. Frau Dr. Wassermann-Schmidgall beschreibt einen Fall aus der Steinthalschen Abteilung des Katharinenhospitals in Stuttgart, bei dem bei Entnahme aus dem Schädel Verhämmerungszustände auftraten.

Deshalb rät A. Borchard wenigstens bei größeren Defekten, das Transplantat entfernteren Körpergegenden zu entnehmen, und wohl die meisten Chirurgen scheinen sich mehr und mehr dieser Methode zugewandt zu haben.

Selbstredend kommt aus den eingangs besprochenen Gründen nur autoplastisch entnommenes Material in Frage. Es werden Brustbein (Paul Müller), Darmbeinkamm, Schulterblatt, Rippe, Rippenknorpel (Julliard), vor allem aber die vordere, innere Tibiafläche benützt. Letztere erfreut sich einer besonderen Beliebtheit.

Die Rippen als Überpflanzungsmaterial lehnt Borchard mit Recht ab, da sie sich für eine Pflanzung in den Schädel nicht recht eignen und bei der Entnahme unter Umständen Nebenverletzungen vorkommen können. Ebenso dürfte sich der Hüftkamm seiner Form wegen hier weniger eignen. Das Schulterblatt benutzte Manasse einmal ohne glücklichen Erfolg. Es dürfte im allgemeinen für diesen Zweck eine zu dünne Platte darstellen; beobachtete doch Guleke einmal drei Jahre nach der Deckung wieder Pulsation. Tietze [1] allerdings berichtet über zwei Fälle mit tadellosem Erfolg. Auch das Brustbein ist verwandt worden, aber alle diese Knochenteile treten gegenüber der Tibia in den Hintergrund.

Die vordere innere Tibiaseite eignet sich in der Tat am besten zur Verpflanzung. Das Material ist leicht zu gewinnen. Es liefert eine breite flache Platte, deren Periostdecke sich von dem lockeren Unterhautzellgewebe ohne Schwierigkeit glatt trennen läßt. Das Transplantat heilt erfahrungsgemäß gut ein und der knöcherne Defekt an der Entnahmestelle füllt sich allmählich durch neugebildete Knochen wieder vollständig aus, worauf Bier in seinen Abhandlungen über Regegeneration (Deutsche med. Wochenschr. 1918) aufmerksam macht und was die Röntgenbilder Niedens aus der Lexerschen Klinik demonstrieren. Küttner allerdings berichtet über zwei Fälle, bei denen er eine Fraktur der Tibia beobachtet hat. Diese Gefahr besteht zweifellos, wenn das Transplantat in erheblicher Dicke gewonnen wird. Man muß daher bei der Entnahme diese Gefahr berücksichtigen und die Regeneration tunlichst abwarten, bevor man den Kranken aufstehen läßt. Lexer rät, etwa drei Wochen Bettruhe zu bewahren und hat bei seinen in die Hunderte gehenden Transplantationen keinen Unfall erlebt.

Crone in Freiburg hat nie einen Schaden, auch nicht in der Marschfähigkeit des Soldaten erlebt, eine Erfahrung, die auch ich bestätigen kann.

Die Technik der Überpflanzung selbst ist im allgemeinen bekannt. Wir wollen daher nur einige wichtige Einzelheiten hervorheben.

Guleke, Wassermann-Schmidgall und andere operieren in Lokalanästhesie. Die verminderte Blutung bei derselben wird mit Recht als Vorteil gerühmt. Andere wiederum operieren in Allgemeinnarkose. Beides ist berech-

---

[1] Laut persönlicher Mitteilung.

tigt und die Wahl des Verfahrens dürfte sich nach dem Zustande des Patienten richten. Von der Morphium-Äthernarkose sah ich nie Schaden.

Die Schnittführung am Schädel wird am besten so gewählt, daß Wunde und Wundnaht tunlichst nicht direkt über das Transplantat zu liegen kommen. Dieses Postulat ist nicht immer leicht zu erfüllen. Bei schmalen festen Schußnarben kann ein Lappenschnitt gewählt werden. Der Lappen soll so gebildet werden, daß die Schußnarbe in denselben längs zu liegen kommt (Guleke), die Haut muß im Narbengebiet in möglichster Dicke losgelöst werden, ferner muß der Lappen sehr breitbasig gebildet und die Basis an eine gut ernährte Stelle gelegt werden.

Anders bei breiten Flächen und dünnen Schußnarben. Diese exzidiert Guleke und präpariert die Hautränder im Zusammenhang mit gesundem Periost, und zwar dicht von dem Defektrande zurück, um diese Weichteilperiostlappen nachher auf das Knochentransplantat decken zu können. Auf diese Weise wird am besten einer Nekrose der weniger ernährten Narbengebiete, die bei Lappenbildung leicht eintritt, vorgebeugt.

In ähnlicher Weise geht Lexer vor. Erheblichere Narben exzidiert er und deckt den Defekt durch Lappenverschiebung.

Nun wird der Knochenrand des Defektes freigemacht, die festhaftende Dura mit Raspatorium und Elevatorium vorsichtig abgelöst, und zwar bis in gesundes Duragebiet hinein, so daß das Gehirn freie Beweglichkeit bekommt, und schließlich wird der Knochenrand allseitig gut angefrischt. Tahacz läßt bei der Anfrischung des Defektrandes zudem noch zweckmäßig einen kleinen überragenden Rand der Interna stehen, an dem das Transplantat gewissermaßen ein Widerlager findet. Auch Lexer übt systematisch diese „stufenförmige" Anfrischung.

Die Entnahme des Transplantates an der Tibia macht, wie gesagt, keine Schwierigkeiten. Ein flacher Bogenschnitt mit lateraler Basis legt die Entnahmestelle frei. Das Periost wird etwas über die gedachte Größe des Transplantates hinaus umschnitten, mit Raspatorium vorsichtig bis an die Grenze des Überpflanzungsstückes zurückgeschoben. Voeckler läßt sogar größere Periostlappen überhängen, denen, um die Osteoblastenschicht des Periosts sicher mitzubekommen, noch Knochenschüppchen anhaften. Die Umgrenzung des Transplantates muß genau der Größe des Defektes entsprechen, diese eher etwas übertreffen. Man kann sich auch ein genaues Modell des Defektes aus Mosetig-Battist, wie es Küttner vorschlägt, vorerst zurecht schneiden. Nun wird das Transplantat nach oben und nach unten, und wenn es nicht die ganze Breite der Tibiafläche umfaßt, auch medianwärts durch eine Rinne mit dem Hohlmeißel umgrenzt. Diese Rinne wird der Dicke des Transplantates entsprechend in die Tiefe geführt. Dann wird von der lateralen Tibiakante her der Knochenspan mit dem flachen breiten Meißel vom Knochen getrennt und vorsichtig abgehoben, möglichst ohne ihn zu splittern.

Nun wird der Knochenspan mit seiner überragenden Periostborte in den Defekt hineingepaßt und entweder dieser oder das Transplantat mit der Knochenzange so zurechtgestutzt, daß der Defekt allseitig genau ausgefüllt wird und exakt Knochen an Knochen zu liegen kommt. Pflanzt man den Knochen mit der Periostseite nach oben ein, so halten einige Katgutnähte zwischen Periostborte und Schädelperiost das Transplantat unschwer in situ.

Zoltan-Tahacz und Le Fur lagern die Periostseite des Tibiaspans auf die Dura, um hier möglichst Verwachsungen mit dem Gehirn und Exostosenbildungen vorzubeugen. Ist der Gehirndefekt gering, die Mulde desselben flach, so daß eine besondere Fettimplantation nicht erforderlich ist, kann man mit Guleke u. a. bei der Entnahme des Transplantates über dessen Periost noch das subkutane Fettgewebe des Schienbeins belassen und so den Knochen gemeinsam mit dem Fettlappen überpflanzen. Selbstredend auch hier wiederum mit der Fettperiostseite durawärts. Ob nun dieses spärliche Fett wirklich den Zweck eines Weichteilpuffers erfüllt, bleibt dahingestellt. Immerhin ist diese kleine Modifikation empfehlenswert.

Bei diesem Verfahren schiebt man den Periostrand vorsichtig unter den Schädel und schließt darüber die Weichteilwunde exakt. Eine besondere Fixation des Periosts ist hier nicht erforderlich.

Der Erfolg solcher Überpflanzungen ist unter den erforderlichen Voraussetzungen in der Regel ein guter. Meist heilt das Transplantat so ein, daß die Lücke einen festen Knochenverschluß erhält. Mitunter bleibt allerdings der Knochen etwas beweglich. Röper sah wiederholt, daß anderwärts eingefügte Transplantate wieder beweglich werden. Nun mag die Technik und ihre mehr oder weniger exakte Ausübung einen nicht geringen Anteil an den Erfolgen haben; aber wir besitzen auch exakte Untersuchungen, welche uns den Erfolg der Überpflanzung am Schädel vorführen.

Zunächst sei Guleke erwähnt, welcher nicht allein das Schicksal des in den Schädel gepflanzten Tibiaspans verfolgt hat, sondern auch jenem überpflanzter Teile der Tabula externa des Schädels nachgegangen ist. Er hat wiederholt die Beobachtung gemacht, daß auch mit dem Periost übertragene Transplantate aus der Tabula externa des Schädels atrophisch werden und ähnliche Erfahrungen hat er durch Umfrage bei anderen Chirurgen festgestellt.

Auch an den Transplantaten aus anderen Knochenteilen (Tibia, Scapula) hat Guleke eine Atrophie festgestellt.

Regelmäßig serienweise in bestimmten Intervallen nach der Plastik aufgenommene Röntgenbilder lehrten, daß auch bei Entnahme des Knochendeckels aus der Tibia, aus der Skapula usw. langsam ein hochgradiger Knochenschwund auftrat. Aber eine so weitgehende Resorption, ein völliges Weichwerden wie gelegentlich bei den Plastiken aus der Tabula ext. des Schädels hat Guleke nicht gesehen. Ein derartiges Schwächerwerden der Knochenstruktur im Röntgenbilde hat Guleke mehrfach erst nach Jahresfrist auftreten sehen. Es erfolgt also der Abbau des Knochens viel schneller als der Anbau und dünne Knochen scheinen trotz Periostbedeckung der Resorptionsgefahr mehr ausgesetzt zu sein als dicke Knochenplatten.

Eine drei Jahre vorher implantierte Skapula war sehr dünn und nachgiebig geworden und über einen Teil des Transplantates war deutliche Pulsation nachweisbar.

Süßenguth hatte Gelegenheit, einen Fall zu beobachten, bei dem ein reichliches Jahr nach der Überpflanzung aus der Tibia wiederum trepaniert werden mußte. Die Transplantationsstelle war nur zum Teil mit Knochen gedeckt, der papierdünn geworden war.

Nieny, der 19 Tage nach der Transplantation das Transplantat untersuchte, fand dieses überall mit der Umgebung organisch verbunden. Es war noch keine regressive, hingegen bereits progressive Veränderung am Knochen nachzuweisen.

Manasse untersuchte ein Transplantat elf Monate nach der Plastik. Er fand dasselbe überall mit der Umgebung fest verwachsen, jedoch nur bindegewebig, und am Knochen selbst fand er Resorptionsvorgänge.

Fassen wir die Resultate dieser Untersuchung zusammen, so steht fest, daß das Transplantat zunächst einen harten Daseinskampf zu kämpfen hat.

Es leidet zweifellos unter Ernährungsschwierigkeiten, die einen überwiegenden Resorptionsvorgang bedingen, so daß das Transplantat leicht atrophisch und beweglich werden kann. Die regenerativen und progressiven Prozesse sind zunächst gering und können erst dann dominieren, wenn das Transplantat seinen Kampf ums Dasein bestanden hat, nach Guleke etwa nach Jahresfrist. Dazu kommt noch, daß gerade am Schädelknochen der funktionelle Reiz für die Regeneration fehlt, der bei der Regeneration an den Extremitäten, wie wir noch sehen werden, von Bedeutung ist.

Es ist also wichtig, daß bei der Überpflanzung das knochenbildende Periost gut und unbeschädigt am Transplantate erhalten bleibt, womöglich mit überragender Borte.

Esser berichtet von einem Fall von doppelter Periostlappenplastik aus der Umgebung, die in sechs Monaten zu knöchernem Verschluß des Defektes führte.

Ferner ist es wichtig, daß man für das Transplantat selbst nicht einen zu dünnen Knochen wählt oder einen zu dünnen Span entnimmt. Die Skapula eignet sich demnach wenig zur Überpflanzung. Weiterhin muß das Transplantat die Knochenlücke exakt ausfüllen, so daß es allseitig mit dem Knochen in Berührung kommt, und schließlich ist es zweckmäßig, wenn beide Seiten des Transplantates von Periost bedeckt sind. Der Tibiaspan wird also mit der Periostseite durawärts eingelegt, und dessen Außenseite könnte dann noch zweckmäßig durch das Periost der Umgebung, das gemeinsam mit dem Hautlappen abpräpariert war, gedeckt werden.

Der plastische Ersatz für Knochendefekte an den anderen Skeletteilen nimmt das Interesse des Kriegschirurgen weiterhin in hohem Grade in Anspruch.

Der Knochenersatz an den Extremitäten sei zuerst geschildert. Die vielen schweren Granatverletzungen mit ihren Zertrümmerungen gaben in diesem Kriege ein reiches Material, ein Material, das durch ein allzu eifriges Entfernen auch jener halblosen Knochensplitter, die noch an Periostbrücken hingen und sicher wieder angeheilt wären, gewiß noch erhöht worden ist.

Die Folge solcher Verletzungen sind entweder Pseudarthrosen ohne nennenswerten Knochendefekt oder Pseudarthrosen mit erheblichen Defekten.

Zunächst einige Vorbemerkungen allgemeiner Art, die beide Pseudarthrosenarten betreffen. Eine spontane Heilung dieser Kriegspseudarthrosen ist nicht zu erwarten. Es kommt daher die Operation in Frage. Diese hinwiederum darf weder zu früh noch zu spät ausgeführt werden. Bei einer zu frühen Operation solcher Pseudarthrosen müssen wir wie überall in der Chirurgie dieses Krieges, ja hier vielleicht mehr als sonst, die ruhende Infektion fürchten, die, wie schon wiederholte traurige Erfahrungen zeigten, noch viele Monate nach Versiegen der letzten Fisteleiterung ihr Opfer fordern kann [1]).

Selbstverständliche Voraussetzung ist hier ebenso wie bei jeder plastischen Operation Kriegsverletzter, daß jede Fisteleiterung und jede Wunde vollkommen, und zwar mehrere, mindestens 4—6 Monate, geschlossen ist.

Eine bestimmte Wartezeit, nach der man gefahrlos operieren kann, läßt sich danach nicht bestimmen.

---

[1]) Siehe u. a. Melchior und die oben zitierte Diss. Freisels aus meiner Krankenhausabteilung.

Melchior empfiehlt die Pseudarthrose gewissen Traumen, welche schlummernde Keime zur Reaktion bringen könnten, auszusetzen, sie forciert zu bewegen, die Knochenenden gegeneinander zu reiben u. dgl. Anschütz hat versucht, mit Hilfe der Antistaphylolysinreaktion vor der Operation herauszubekommen, ob im Körper Infektionen vorhanden sind, und hat in einigen Fällen positive Ausschläge gesehen. Lexer, Dreyer und Geiges empfehlen zweizeitig zu operieren, also zuerst den Defekt freizulegen und erst in einer zweiten Sitzung zu transplantieren. Jedenfalls muß zweizeitig operiert werden, wenn sich bei der Operation noch Sequester, Fremdkörper oder Granulationsherde finden (s. Guleke).

Lexer verfährt folgendermaßen: Breite Spaltung wie zur Freilegung der Knochenstümpfe, wobei schmutzige Narbenmassen und leicht auffindbare Fremdkörper entfernt werden. Die Wunde bleibt darauf unter lockerer Jodoformtamponade offen. Verdächtige Schmutzpartikelchen in der weißen Narbe werden verimpft. Bleiben die Kulturen 24 Stunden steril, dann kann die Wunde sekundär geschlossen werden. Mindestens drei Wochen nach vollständiger Heilung dieser probeweisen Inzision wird dann zur Transplantation geschritten. War es bei derartigem Vorgehen noch nach der Knochenimplantation zur Eiterung gekommen, so war sie stets gelinde und ohne Schaden für das Transplantat und den Erfolg der Operation.

Daß eine blande Eiterung nach der Überpflanzung unter Umständen keinen Schaden für das Transplantat bietet, haben verschiedene Chirurgen beobachtet.

So stellte Tietze in der schlesischen Gesellschaft für vaterländische Kultur in Breslau einen derartigen Fall vor. Hahn beschreibt zwei analoge Fälle, ebenso Brüning und Geiges und Alemann und auch Lexer illustriert dies mit einigen Fällen. Auch Anschütz berichtet über ähnliche Erfahrungen.

Es können sich dabei Teile des Transplantates, ja sogar das ganze Transplantat zernagt wie ein osteomyelitischer Knochensequester ausstoßen, während sich der Defekt von dem zurückgebliebenen regenerationsfähigen Periost aus durch neue Knochen ausfüllt. Als besonders wichtig betont Lexer, daß man bei derartigen Eiterungen sofort inzidiert, um dem Eiter gründlich Abfluß zu verschaffen und ein Umspülen des Transplantates durch die Eiterung zu vermeiden. Immerhin sind solche Infektionen gefahrvoll für das Transplantat. Mir stieß sich unter blander reaktiver Eiterung zweimal das Transplantat nach Monaten aus, ohne daß eine Regeneration vom Periost aus erfolgt war. Und auch Brun sagt, daß eine Nahtdehiszenz über dem eingepflanzten Span ausnahmslos den Beginn eines Mißerfolges bedeutet.

Auch nicht zu spät soll die Pseudarthrosenoperation vorgenommen werden. Durch die rasch zunehmende Knochenatrophie verschlechtern sich die Resultate (Guleke).

Bei den Pseudarthrosen können wir, wie oben gesagt, solche mit und solche ohne Knochendefekt unterscheiden.

Zunächst die Pseudarthrosen ohne Knochendefekt. Auch bei diesen hat der Kriegschirurg nicht selten Veranlassung einzugreifen.

Injektionen von Periostemulsionen wurden dabei versucht, haben aber nicht zum Ziel geführt (Deus u. a.). Brunzel spricht der Injektion von Jodtinktur das Wort [1].

Mitunter genügt hier die quere Resektion der gelenkartig abgeschliffenen Knochenstümpfe, die aber die Markhöhle freilegen muß (s. u. a. Hohmann)

---

[1] Ich habe solche und auch Injektion des eigenen Venenblutes in einem Falle, wo die Operation nicht die volle Konsolidierung gebracht hatte, vergeblich versucht. Erst eine abermalige Operation führte zum vollen Resultat.

nnd die Naht derselben. Mitunter wird man die resezierten Knochenstümpfe durch einen frei überpflanzten periostbedeckten Knochenspan stützen und stärken, den man über die Bruchstelle seitlich anlegt und mit einigen Katgutnähten oder einer Drahtschlinge fixiert. Solche Knochenspäne heilen sicher ein und erfüllen ihren Zweck.

Ich konnte mich bei einer Nachoperation einige Monate später davon überzeugen, daß das Transplantat so in das neue Muttergewebe übergegangen war, daß es makroskopisch kaum mehr von der Umgebung zu unterscheiden war.

Sandwik in Kiel verwandte in einem Falle von Pseudarthrose, bei dem das knöcherne Transplantat herausgeeitert war, das Scheitelbeinperiost, das er um und zwischen die Pseudarthrose legte. Trotz Eiterung trat schon nach 13 Tagen Heilung ein. Daß Sudeck von der freien Periosttransplantation nichts hält, erwähnten wir bereits.

Lexer empfiehlt für einfache Pseudarthrosen großer langer Röhrenknochen auch die Bolzung mit einem periostfreien Fibulastück; ähnlich Geiges und Ringel.

Es wird an der Außenseite des Unterschenkels vom oberen Ende des mittleren Drittels bis in das untere Drittel hinein ein Längsschnitt geführt, der zwischen dem Extensor digitorum longus und dem Peroneus longus bis auf den Knochen vordringt. Nachdem das Periost von dem Durchtrennungsschnitt aus nach beiden Seiten und ringsherum unter Ablösung der Faserzüge der Membrana interossea abgehebelt ist, wird eine Schumachersche Rippenschere um den Knochen geführt, mit ihr werden die Weichteile des einen Wundwinkels möglichst abgedrängt und der Knochen durch einen Hammerschlag auf das Instrument durchschlagen. Ebenso an dem anderen Wundwinkel. Etagennaht der Wunde.

Der Bolzen wird nun in die entsprechend freigelegte und erweiterte Markhöhle des einen Knochenendes geschoben und, falls der auf dem peripheren Ende bereits eingekeilte Bolzen trotz starken Hervordrängens der Fragmente nicht ohne weiteres mit der Faßzange in das zweite Ende zu bringen ist, wird an diesem ein viereckiger Span behufs türflügelartiger Aufklappung der Markhöhle teilweise abgelöst, an dieser Stelle der Bolzen eingeschoben und durch eine feste Drahtumschlingung festgehalten.

Davison und Smith raten auch bei Brüchen, die nicht korrigierbar sind, zur Bolzung und wenden hierzu ebenfalls die Fibula oder den Tibiaspan oder den Hüftkamm an. Deus hingegen stieß sich der Tibiaspan bei sechs Bolzungen dreimal aus, eine Erfahrung, die zu einer gewissen Reserve mahnt.

Nun die Pseudarthrosen mit Knochendefekten. Diese zu überbrücken, ist eine wichtige Aufgabe der plastischen Chirurgie.

Aber auch bei Behandlung solcher Knochendefekte ist eine richtige Indikationsstellung die erste Forderung für den Arzt. Denn nur zu leicht läßt sich der Operateur — ermutigt durch die publizierten glänzenden Erfolge der freien Überpflanzung, welche in diesem Kriege gerade auf dem Gebiete der Knochenplastik ihre Triumphe gefeiert hat — verleiten, hier einer allzu weiten Indikationsstellung Raum zu geben. Die plastische Knochenchirurgie hat ihre technischen Schwierigkeiten und die Gefahr der ruhenden Infektion ist hier besonders schwerwiegend. Wir sahen dies bereits und kommen noch weiter darauf zurück. Deshalb die Mahnung verschiedener Autoren zur Zurückhaltung (Esser, Deus, Geiges, Pichler u. a.) Als Leitmotiv mag gelten, was besonders der berühmte Plastiker Esser, wie wir bereits eingangs sagten, hervorhebt, daß man dort, wo konservative Maßnahmen oder Lappenplastiken zum Ziele führen, diese vorziehen und die freie Plastik auf jene Fälle beschränken soll, welche eine knöcherne Konsolidation erfordern

und bei denen diese auf einem anderen Wege als der freien Plastik nicht zu erreichen ist.

Handelt es sich dabei um Knochen nebensächlicher Bedeutung, so können die Pseudarthrosen dem Kranken unter Umständen wenig hinderlich sein.

So entließ ich jüngst einen Kriegsverletzten, der einen Defekt der Ulna der linken Hand von etwa 4 cm hatte. Er lehnte die vorgeschlagene Plastik ab und wohl mit Recht, denn die Funktion der Hand und des Armes war eine vollkommen genügende und wäre wohl kaum durch die Operation erheblich gebessert worden. Ähnlich scheint auch Sudeck zu verfahren.

Ebenso wird man sich selbst bei größeren Defekten, z. B. am Arm, die Frage vorlegen, ob sie durch eine Bandage genügend gestützt werden oder ob man sich für solche Kranke von der Plastik einen erheblichen funktionellen Nutzen verspricht.

Sudeck zieht selbst bei größeren Defekten die einfache Vereinigung der Pseudarthrose vor und nimmt dabei die größere Verkürzung des Gliedes zugunsten der größeren Sicherheit des Erfolges in Kauf.

In manchen Fällen wurden günstige Erfolge auch durch Lappenplastik erzielt.

So heilte Geiges eine Pseudarthrose der Tibia, indem er das zu transplantierende Knochenstück mit Perioststiel derselben Schienbeinkante etwas höher oben entnommen und mit dem versorgenden Perioststiel nach unten umgeschlagen und in den Defekt eingekeilt hatte.

Moszkowicz operierte wegen Sarkoms der Tibia, wodurch der größte Teil des Schienbeins geopfert werden mußte. Er half sich dadurch, daß er von der medianen Seite der Fibula einen gestielten Periostlappen loslöste und diesen über den unteren Tibiastumpf deckte. Der Erfolg war günstig. Es entstand — wie die Röntgenbilder zeigen — eine feste Synostose mit Knochenwucherung zwischen Tibiastumpf und Fibula und eine funktionelle Hypertrophie der Fibula, die das Bein tragfähig machte.

Isenberg bolzte auf einen 6 cm großen Tibiadefekt auf weil. Thiems Rat in Kottbus den zentralen Stumpf der durchsägten Fibula in den distalen Tibiastumpf mit gutem Erfolge, führte also die im Jahre 1884 von E. Hahn inaugurierte Operation im umgekehrten Sinne aus.

Baruch an der Küttnerschen Klinik in Breslau ersetzte den durch Fibuladefekt entstandenen Verlust des Maleolus externus durch einen Knochenperiostlappen aus dem unteren lateralen Ende der Tibia, den er einfach herunterklappte.

Wir sehen also, und werden dies bei den Kieferdefekten noch weiter sehen, daß man auch mittels gestielter Plastik bedeutsame Resultate zeitigen kann.

Dort jedoch, wo auch die gestielte Plastik nicht ausführbar, ein knöcherner Ersatz des Defektes jedoch erwünscht oder erforderlich erscheint, ist die freie Knochenplastik indiziert.

Bevor man aber an die Operation herangeht, wird man sich selbstredend durch das Röntgenbild über Art und Umfang des Defektes und so auch über den Operationsplan tunlichst genau orientieren (Sudeck).

Die Operation selbst wurde früher so ausgeführt, daß man den zu transplantierenden Knochen einem anderen Menschen, einer Leiche oder einem Tier entnahm.

Daß solche homoioplastische Operationen glücken können, beweisen, wie wir schon eingangs andeuteten, die berühmten Versuche Lexers und Küttners, und daß selbst vom Affen die Transplantation, und zwar mit Dauererfolg gelingt, zeigte ebenfalls jener Fall Küttners, und ein jüngst beschriebener Fall S. Weils aus Breslau zeigte das Resultat eines glatt eingeheilten sterilisierten Kalbsknochens nach acht Jahren.

Berard bolzte jetzt im Kriege eine Tibiapseudarthrose mit einer Phalanx eines einem anderen Kranken amputierten Fingers.

Heute ist nun wie überall auch hier die autoplastische Verpflanzung das anzustrebende Ideal und diese hat sich auch bei der Knochenpflanzung in diesem Kriege zur allgemein geübten Methode durchgerungen. Für Defekte an Extremitätenknochen werden vor allem die Fibula, der Beckenkamm und die Tibia benützt.

Die periostbedeckte Fibula eignet sich besonders dann, wenn das Fibulagelenk mit verwendet wird. Sie wurde wiederholt für das resezierte obere Humerusende mit Gelenkkopf benützt und das Fibulaköpfchen in die Schulterpfanne eingesetzt.

So resezierten Rosenstein in Berlin, Tietze in Breslau, Pflugradt in Quedlinburg und E. Tengvall das obere Ende des Humerus wegen Sarkoms und ersetzten den Defekt durch die Fibula mit ihrem Köpfchen. Das Transplantat heilte glatt ein mit befriedigender Funktion des Armes. Hotz in Freiburg (bei Hahn) ersetzte bei einem Kriegsverletzten etwa vier Fünftel des Humerus durch ein 32 cm langes Stück der Fibula mit Köpfchen. Resultat zunächst günstig; später Atrophie des Implantates wohl wegen zu geringer funktioneller Belastung. (Der Arm war atrophisch und z. T. gelähmt.) Auch ich habe die Fibula bei einer Kriegsverletzung in das obere Ende des Humerus eingepflanzt; an dem Unterschenkel aber eine Schwäche der an der Fibula inserierenden Muskulatur, besonders des Extensor hallucis longus beobachtet, die sich nur langsam, schließlich aber doch zurückbildete. Ohne strikte Indikation wird man also zu der Entnahme der periostbedeckten Fibula nicht raten dürfen.

Auch der Hüftkamm wird verwandt. Er eignet sich seiner Form wegen mehr für die Kieferplastik als für die langen Röhrenknochen.

Hüftkamm und Fibula haben meines Erachtens zudem noch den Nachteil, daß es nicht immer leicht ist, die Muskel- und Sehnenansätze vom Periost glatt und restlos zu entfernen und so Nekrosen zu vermeiden, die eine glatte Einheilung des Implantates gefährden können.

Von einer Rippe als Implantat wird seltener Gebrauch gemacht. Die Schwierigkeit ihrer Entnahme und ihre gebogene Gestalt lassen sie unzweckmäßig erscheinen.

Geiges verwandte auch einen Span aus dem Schlüsselbein.

Hohmann sucht, wenn möglich, den zu verwendenden Span aus demselben Knochen zu entnehmen, und zwar mit einem Perioststiel, der um 180 Grad gedreht wird.

Die Tibia, welche weiterhin für die Überpflanzung in Betracht kommt, hat sich, ebenso wie bei der Schädelchirurgie, auch für die Behandlung der Pseudarthrosen vor allem bewährt. Dieser Knochen besitzt den Vorzug, sich leicht und glatt, frei von störenden Geweben (Muskelfetzen u. dgl.) entnehmen zu lassen. Dabei ist es aber wichtig, daß der Tibiaspan in entsprechender Stärke und Dicke entnommen wird, so „daß er für sich allein stark genug ist, die ihm zugemutete Funktion auszuhalten" (Sudeck).

Die Technik der Entnahme aus der Tibia schilderten wir bereits oben bei der Schädelplastik. Galt es aber dort, ein breites flaches Transplantat zu gewinnen, so handelt es sich hier zum Ersatz von Knochendefekten an den Extremitäten um die Entnahme eines schmäleren, aber dickeren und meist längeren Spans, der mitunter besonders geformt sein muß. Dementsprechend müssen an der Tibiafläche auch die Querrinnen angelegt werden und mehr in die Tiefe gehen. Diese werden dann durch einen die Tibiafläche in ihrer Länge schneidenden Spalt — der Breite des zu bildenden Transplantates entsprechend — verbunden. Diesen letzteren bildet Lexer mittels eines feinen flachen Meißels, den er nicht flach, sondern nur mit der einen spitzen Kante aufsetzt, die dann rasch und exakt in die Tiefe dringt, ohne zu splittern. Ist die Umgrenzung des Transplantates in dieser Weise vorgemeißelt, so genügt es in der Regel, hinter der Tibiakante an einer oder an zwei Stellen mit dem feinen Meißel eine Fissur zu erzeugen, wodurch das ganze Knochenstück herausspringt. Es gelingt das auch, wenn die Vormeißelung nicht eine rechteckige Platte, sondern ein an den Enden schräg oder treppenförmig auslaufendes Knochenstück vorgezeichnet hatte (Lexer).

Daß das Transplantat bis zur Einpflanzung vor jeder mechanischen, chemischen und thermischen Schädigung, vor Infektion und Eintrocknung ängstlich zu schützen ist, dürfte eine selbstverständliche Forderung sein. Zweckmäßig wird es in eine körperwarme Kochsalzkompresse eingehüllt. Daß ferner dem Transplantate keine störenden Sehnen- oder Muskelfetzen anhaften dürfen, erwähnten wir bereits.

Das Transplantat wird dann sofort in den bereits vorher vorbereiteten Knochendefekt verpflanzt. Eine sachgemäße Vorbereitung des neuen Gewebsbettes für das Transplantat ist aber ebenfalls von ausschlaggebender Bedeutung für den Erfolg; denn es kommt dabei alles darauf an, das Transplantat sofort unter die günstigsten Lebens- und Ernährungsbedingungen zu versetzen, um tunlichst Nekrosen zu verhüten.

Zu diesem Zwecke ist es eine wichtige Vorbedingung für die Verpflanzung, daß die Knochenstümpfe gut freigelegt, bis ins Gesunde angefrischt und von narbigen Partien befreit sind, so daß gesundes, lebensfrisches, periostbedecktes Knochengewebe überall in breiten Flächen mit dem Transplantate zusammenliegen. Besonders an den Berührungsenden soll Periost an Periost zu liegen kommen (Guleke), um gleich von vornherein die Ernährung des Transplantates zu erleichtern. Ebenso ist es wichtig, daß die Markhöhle eröffnet wird, da diese die Regeneration des Knochens wesentlich fördert (Bier, Brüning).

Ein weiteres Postulat ist die exakte Blutstillung im Überpflanzungsgebiete. Diese ist wichtig, damit nicht nachsickernde Blutmassen das Transplantat von dem umliegenden Gewebe abdrängen und dessen Ernährung ebenfalls erschweren und behindern. Aus diesem Grunde darf man nicht in Esmarchscher Blutleere operieren.

Schließlich ist es von größter Bedeutung, daß alles speckige, schlecht vaskularisierte Narbengewebe exzidiert wird (Brun, Brüning, Ringel), damit das Transplantat in ein gesundes saftreiches Weichteilbett zu liegen kommt, das einen sofortigen ausgiebigen Säfteaustausch ermöglicht. Dieses Postulat wird besonders in atrophischer narbig degenerierter Muslukatur nicht immer leicht zu erfüllen sein, ohne daß wichtige Muskulatur, vielleicht auch Nerven und Gefäße, in Gefahr kommen. Immerhin muß seine Erfüllung tunlichst angestrebt werden. Reich in Tübingen suchte diese günstigere Vaskularisation durch eine mehrtägige versenkte aseptische Tamponade zu erreichen. Sie ist gleichzeitig ein Prüfstein für die Asepsis des Transplantationsbettes.

Ebenso ist eine tunlichste Mobilisierung der einzelnen Gewebsschichten zweckmäßig (Brüning).

Das Transplantat kann in verschiedener Weise mit den Knochenstümpfen in Verbindung gebracht werden. Es kann mit seinen stufenförmig zugespitzten

Enden in die Markhöhle der Stümpfe eingebolzt werden. Das dem Defekt entsprechende dicker gebildete Mittelstück des Transplantates liegt frei zwischen den abgeflachten Knochenenden.

Nicht selten wird das Transplantat seitlich an die Knochenstümpfe angelegt, und es können dann die Enden durch Drahtschlingen, die Knochenstumpf und Transplantat angreifen, befestigt werden (Lexer). Man bildet dann entweder nach Lexer den Knochenspan in treppenförmiger Gestalt, also so, daß das dicker gebildete Mittelstück den Defekt ausfüllt und sich mit seinen stufenförmigen Kanten zwischen die Knochenstümpfe klemmt, während die schmäleren überragenden Enden sich seitlich den periostbedeckten Knochenstümpfen anlegen und hier ebenfalls mit Drahtschlingen befestigt werden; oder man klemmt nach Brüning das Transplantat in Nischen der Knochenstümpfe ein, welche seitlich an den Knochenstümpfen spitzwinkelig (Brun) oder stufenförmig (Lexer) ausgemeißelt werden und bis in die Markhöhle hineinreichen, während eine überragende Borte von Knochenhaut durch einige Katgutnähte mit dem Periost der Knochenstümpfe in Verbindung tritt.

So wird am besten einer Verschiebung und Verkürzung der Knochenenden begegnet; das Transplantat ist ferner in fester inniger Berührung mit diesen letzteren und hier sogar allseitig mit Periost bedeckt.

Axhausen empfiehlt zudem noch das Periost mit zahlreichen bis zum Knochen vordringenden Einschnitten zu versehen, da nach seinen Untersuchungen die periostalen Wucherungsvorgänge sich in allererster Linie an den freien Schnitträndern abspielen.

Ob es zweckmäßig ist, die Enden des Spans in eine am Knochenstumpf gebildete Periosttasche hineinzubetten, muß von Fall zu Fall entschieden werden. Jedenfalls ist es nicht zweckmäßig, das Transplantat durch Drahtnähte mit den Knochenstümpfen zu vereinigen, da diese mehr die Resorption als eine Regeneration anregen (Brüning, Partsch).

Schließlich sei die Entnahme des Transplantates aus den Knochenstümpfen selbst und deren Nachbarschaft und dessen Verschiebung über den Knochendefekt hinweg, ein etwas kompliziertes Verfahren, erwähnt.

Ein längerer Span, der dem einen Knochenstumpfe entnommen wird, wird über den Defekt hinweg verschoben und mit dem einen freien Ende an einen stufenförmigen Knochenfalz des anderen Knochenstumpfes angelegt, und so der Defekt überbrückt. (Unter anderem beschreibt Alter einen solchen Fall.)

Wichtig ist es in jedem Falle, daß das Transplantat in einem gut vaskularisierten Gewebsbett liegt, den gut angefrischten Knochenstümpfen mit breiter Fläche angelagert wird, Periost an Periost zu liegen kommt und daß schließlich Transplantat und Extremität gut fixiert werden.

Nach so bewerkstelligter Einfügung des Knochenstückes werden die Weichteile überall glatt und innig dem Transplantate angelegt; nirgends dürfen tote Räume entstehen, welche Blutextravasaten Vorschub leisten und die Ernährung des Transplantates erschweren können. Überragende Knochenspangen und Knochenecken müssen daher sorgfältig geglättet und abgetragen werden. Bei Bolzung sind die überspringenden Knochenkanten abzurunden und abzuflachen. Die Weichteile werden dann exakt über der Plastik in Etagen vernäht und mit gesunder Haut, nötigenfalls eventuell durch Lappen-verschiebung exakt gedeckt. Tamponade und Drainage wird vermieden.

Wichtig ist es fernerhin, daß das Transplantat zunächst vollkommen, doch nicht allzulange ruhiggestellt wird, ferner daß es tunlichst bald, schon nach einigen Wochen, funktionell belastet wird. Denn durch diesen funktionellen Reiz wird der Knochenatrophie, wie Brun und Hahn wohl mit Recht betonen, am besten entgegengewirkt. Die Regeneration des Knochens geht wie am Schädel langsam vorwärts. Resorptive Vorgänge dominieren zunächst, schließlich bildet sich doch, wenn die Ernährung des Transplantates sichergestellt ist und unter dem Reiz der Belastung das Transplantat zum trag-fähigen Knochen um. Ob Röntgenreizdosen, wie sie Lexer vorschlägt, den Er-folg begünstigen, sei dahingestellt.

Die Deckung besonders gearteter und besonders großer Defekte erfordert besondere Maßnahmen.

Crone mußte bei einem Kriegsverletzten operieren, der das rechte Bein verloren hatte, während am linken Bein durch Schußbruch und Resektion ein großer Defekt entstanden war. Er entschloß sich zu einer freien Knochen-einpflanzung aus derselben Tibia.

Ein fingerdicker $13^{1}/_{2}$ cm langer Span wurde entnommen. Von diesem wurde ein $4^{1}/_{2}$ cm langes Stück abgetrennt und in den Tibiadefekt eingeklemmt. Der 9 cm lange Rest wurde subperiostal der lateralen Seite der Tibia, den Defekt überbrückend, angelagert. Der Erfolg war ein voller.

Alemann ersetzte das wegen Sarkoms resezierte und exartikulierte obere Drittel des Femur mittels eines frei transplantierten 24 cm langen Tibiaspanes, der nach sechs Monaten röntgenologisch deutliches starkes Wachstum und vollständige Verschmelzung an der Implantationsstelle zeigte.

Die Erfolge der freien Knochenplastik sind im allgemeinen recht ermutigende, z. T. sogar glänzende.

Geiges hat mit Autoplastik achtzehn Erfolge und nur einen Mißerfolg zu ver-zeichnen, die vier anderen Mißerfolge betrafen Verwendung von fremdem Material, und was die Methode in der Hand des Meisters leistet, zeigen besonders die Erfolge, über welche Lexer berichtet.

Andererseits darf man sich aber auch nicht die Mißerfolge verhehlen, welche erfahrungsgemäß seltener und spärlicher als die Glanzleistungen den Weg zur Öffentlichkeit finden, und es wäre eine umfangreiche Sammelstatistik hierüber erwünscht, da eine solche aus den Literaturberichten nicht möglich ist.

Die Überbrückung von Kieferdefekten ist weiterhin eine häufige und oft schwierige Aufgabe der jetzigen Kriegschirurgie. Durch den langen Stellungs-krieg haben sich die Kieferverletzungen an und für sich sehr gehäuft und in-folge der meist raschen und sachgemäßen Behandlung wiederum, welche mehr den normalen Biß als die knöcherne Verheilung der Kiefer im Auge hat, sind die Pseudarthrosen in relativ großer Zahl entstanden (Partsch).

Auch für die plastische Beseitigung der Kieferdefekte gelten die oft an-geführten Grundsätze der Pfropfung überhaupt.

Zunächst ist auch hier strikte Indikationsstellung geboten.

Dort, wo konservative Maßnahmen nicht zum Ziele führten, wurden früher Schienen und Elfenbeinstifte angewandt; sie ließen meist im Stich. Die Stifte wurden locker (Pichler). Klavierdraht und ähnliche Materialien haben denselben Nachteil. Es bilden sich meist Fisteln, der Fremdkörper muß entfernt werden.

Die Lappenplastik ist auch hier in solchen Fällen vorzuziehen, wo sie ohne Schwierigkeit anwendbar ist, also vor allem bei kleinen Defekten. Der Vollständigkeit halber sei sie kurz erwähnt.

Es kommen hierbei Periost- oder Knochenperiost- oder Weichteilknochenlappen in Frage.

Bei kleinen Defekten kann ein breitgestielter Periostlappen genügen. Bock konnte im Röntgenbilde eine gute knöcherne Vereinigung mit Kallusbildung feststellen und erzielte auf diese Weise normales Kauvermögen. Auch Esser warnt vor allzu eifriger freier Transplantation und zieht dort, wo es möglich, die lokale Plastik vor. Er bildet einen Hautweichteil-Knochenlappen mit unterer Basis und legt ihn durch Lappenverschiebung auf den Knochendefekt auf. Pichler wendet die Lappenplastik, durch schlechte Erfahrungen bei der freien Plastik skeptisch geworden, in der selbenWeise an. Bei seitlichen Kieferdefekten bildet er ebenfalls einen großen Weichteillappen stets von der Mitte her. Dieser enthält die dort inserierenden Muskeln und den Knochenspan aus dem unteren Kieferrande. Letzterer — etwas größer als der Defekt bemessen — wird diesem angelagert. Die Nachteile dieser Methode sind die ausgedehnte Narbenbildung und eine gewisse Wulstung am Lappenstiel. Ihr Vorteil jedoch ist die größere Zuverlässigkeit im Erfolge auch in noch nicht sicher aseptischem Operationsgebiet. 25 so operierte Fälle sind Pichler glatt eingeheilt, nur in einem Fall, wo er einen lateralen Lappen mit dem aufsteigenden Kieferast bildete, wurde der schlecht ernährte Knochen nekrotisch. Die Konsolidation läßt allerdings oft lange auf sich warten, auch nach Esser tritt sie erst nach etwa einem halben Jahre ein. Lexer bildete den Lappen aus der Brusthaut und überpflanzte so Teile des Schlüsselbeins oder des Sternums in den Defekt.

Die freie Gewebsplastik ist in jenen Fällen indiziert, wo die konservativen Methoden versagen, die Lappenplastik nicht anwendbar ist und wo die knöcherne Konsolidierung für die Funktion, vor allem für den Biß erforderlich ist; also vor allem bei großen Defekten.

Auch für die freie Kieferplastik gelten die bereits wiederholt betonten Grundsätze der freien Plastik überhaupt.

Längeres Zuwarten der ruhenden Infektion wegen ist hier fast noch mehr erforderlich. Auch auf die sorgfältige Vorbereitung des Bettes für das Transplantat durch Exzision speckiger, schlecht vaskularisierter Narben und auf exakte Blutstillung ist großer Wert zu legen. Selbstredend muß auch ein allseitiger aseptischer Abschluß der Transplantationshöhle sichergestellt sein durch eine intakte Mundschleimhaut und durch eine gute, nötigenfalls durch Lappenplastik gesicherte Hautbedeckung.

v. Ertl bereitet das Transplantationsbett zunächst durch Massage und Heißluft vor, dann wird die Schleimhaut, wenn nötig, wieder hergestellt, und durch Lappenplastik aus Fettmuskellappen und schließlich durch eine Hautplastik eventuell aus dem Oberarm das Bett allseitig gebildet und umschlossen, und erst später wird der Tibiaspan eingefügt.

Selbst kleinste Verletzungen der Mundschleimhaut, die z. B. bei Exzisionen der Narben unterlaufen, können verhängnisvoll werden.

Eine solche Verletzung, die bei der Operation unbemerkt blieb und sich nur durch eine blutige Beimischung des Speichels zu erkennen gab, vereitelte Partsch den Erfolg. Das Transplantat stieß sich unter Eiterung aus.

Es ist also bei unvermuteter Verletzung der Mundschleimhaut die Operation am zweckmäßigsten abzubrechen (Warkalla).

Tietze verschloß eine solche Verletzung zweimal durch Naht und einen darüber gelegten, gestielten Fettlappen. Das Transplantat heilt ohne Infektion ein. Die Operation selbst wird in Lokalanästhesie (Leitungsanästhesie und Umspritzung) ausgeführt.

Bei Anfrischung der Bruchenden geht Partsch tunlichst sparsam vor, auch Schmolze rät, eingeheilte Bruchstücke möglichst zu benützen.

Das Transplantat selbst wird auch hier wiederum meist der Tibia, von manchen Chirurgen aber auch von anderen Knochen, besonders dem Beckenkamm, entnommen. Warkalla bevorzugt die Klavikula.

Reich, an der Tübinger Klinik (s. Schmolze) bevorzugt den Tibiaspan, ebenso Bock, Klapp, Kraus in Wien, Tietze u. a. v. Ertl benützt einen gedoppelten Tibiaspan, d. h. das etwas dünner und oberflächlicher, dafür aber breiter entnommene Transplantat wird der Länge nach zusammengeklappt, so daß die Spongiosaflächen aufeinander zu liegen kommen und dasselbe auf beiden Seiten mit Periost bekleidet ist. Partsch, Voeckler u. a. wiederum benützen mehr den Beckenkamm zur Pflanzung. Diesem wird die für die Kieferplastik geeignete geschwungene Form und die poröse Konsistenz nachgerühmt, welche ein Modellieren erleichtert (Partsch).

Lexer hat einmal die achte Rippe mit Periost und Perichondrium verwendet, ebenso haben Partsch, Voeckler, v. Redwitz und Wilms einmal die Rippe (der Länge nach gespalten und türflügelartig auseinandergeklappt) benützt; doch konnte sich dieselbe als Transplantationsmaterial aus denselben, bereits früher betonten Gründen, nämlich der Schwierigkeit der Entnahme, der Bearbeitung und Befestigung auch bei der Kieferplastik nicht einbürgern. Julliard verwandte den Rippenknorpel. Geiges empfiehlt außer der Rippe auch einen Span aus dem Schlüsselbein. Klapp verwandte dort, wo das Kiefergelenk verloren gegangen war, den vierten Metatarsus mit seinem Köpfchen mit gutem Erfolg. Lexer fügte das köpfchenförmig umgestaltete Ende des Tibiaspans in die Pfanne des Kiefergelenks.

Die Befestigung des Transplantates am Unterkiefer wird von verschiedenen Autoren verschieden gehandhabt.

Sie kann zunächst durch Bolzung in die Stümpfe erfolgen (Lindemann). Voeckler, der von der Bolzung zurückgekommen ist, näht das Transplantat nach Einfalzung in den Defekt mit Drahtnaht fest. Ebenso macht es Bock, und dieser Autor betont noch besonders die sorgfältige Schonung des Periosts, damit der Periostlappen des Transplantates gut mit dem Periost des Unterkiefers gedeckt werden kann. Er legt ferner das Transplantat entlang dem inneren Rande des Kiefers an, um dadurch kallöse Deformitäten zu vermeiden. Besondere Vorsicht ist hierbei erforderlich, um nicht die Schleimhaut zu verletzen. Um diese Gefahr zu umgehen, klemmt Lexer das an seinen Enden stufenförmig gebildete Transplantat an der äußeren unteren Peripherie der Unterkieferstümpfe mit diesen Stufen ein. Trotz der Bedenken einer Schädigung der Knochenstümpfe durch die Bohrlöcher und den Draht berichtet Bock über gute Erfolge. Klapp fixiert das Transplantat in einer Periosttasche des Kieferstumpfes. Partsch klemmt die keilförmig zugespitzten Enden des Transplantates in die gespaltenen Enden der Knochenstümpfe. Ein mit einer hebelartigen Drehvorrichtung versehener Spaltmeißel bringt den Knochenspalt vorsichtig zum Klaffen und dieser federnde Spalt hält das Transplantat genügend fest. Tietze sägt die Bruchenden nach Abhebelung des Periostes mit einer Kreissäge glatt ab. Den Tibiaspahn bildet er, wie dies auch Lexer tut, vor seinen Enden stufenförmig um, so daß der mittlere, dicke Teil sich in den Defekt einklemmt und die schlanken Enden an den Bruchstümpfen subperiostal gelagert werden. Periostnaht.

Nach der Implantation ist auch für den Kiefer eine längere Ruhigstellung erforderlich. Die meisten Chirurgen scheinen sich mit einer intraoralen Schiene zu begnügen. Bock erstrebte die Ruhigstellung des Kauapparates dadurch, daß er die noch vorhandenen Zähne des Ober- und Unterkiefers überkappte und an den Kappen Ringe anbrachte, die beim Biß wie die Glieder eines Scharniers ineinandergriffen und nun durch einen durchgesteckten Bolzen gegeneinander festgehalten wurden. Die Ernährung erfolgte dann für einige Wochen durch eine Zahnlücke mittels Schlauch. Esser befestigt das Transplantat bei seiner Lappenplastik mittels eines der Länge nach durch Kiefer, Transplantat und Kieferende der anderen Gesichtsseite getriebenen Nagels.

Nicht unwichtig erscheint auch die Verbandstechnik. Verbände am Kiefer können wegen ihrer Durchtränkung mit Speichel und Wundsekret eine Sekundärinfektion der Wunde bedingen (Köhler). Deshalb empfehlen Köhler und Brüning hier die offene Wundbehandlung.

Die Erfolge bei der freien Knochenplastik des Unterkiefers werden als günstig bezeichnet.

Partsch sah unter sechzehn Fällen dreizehnmal eine feste Vereinigung und zweimal eine verzögerte Konsolidation und nur einen Mißerfolg. Schmolze hat unter zwanzig Fällen sechzehn volle Erfolge und vier Fisteleiterungen, unter diesen zwei Mißerfolge gesehen. Tietze heilten alle drei Fälle glatt ein. Auch Bock ist mit seinen Erfolgen zufrieden. Kraus in Wien hat in einem Falle durch wiederholte Röntgenaufnahmen feststellen können, daß das Transplantat durch Resorption immer heller wurde und der Defekt allmählich durch neuen Knochen ersetzt wird, eine Beobachtung, die sich also mit jenen bei der Schädeltransplantation und den Pseudarthrosen deckt: anfängliches Dominieren der Resorption, später Regeneration.

Trotzdem scheinen die Erfolge auch hier nicht gleichmäßige zu sein. v. Wunschhein z. B. sah unter sechs Fällen drei Mißerfolge, und die Bedenken Essers und Pichlers deuteten wir bereits oben an.

Es sei daher trotz aller erwähnten günstigen Erfolge nochmals auf die bereits oben betonte strenge Indikationsstellung bei der freien Knochenplastik überhaupt und in der Kieferchirurgie im speziellen hingewiesen.

Die Frage, wie die Einheilung des übertragenen Knochens sowohl an den langen Röhrenknochen wie am Kiefer vor sich geht, ist ähnlich wie bei der Transplantation am Schädel, wiederholt Gegenstand besonderer Untersuchungen gewesen.

Bancroft exstirpierte Hunden ein 3 cm langes Stück Radius. Er entfernte an diesem das Periost und Endosteum, zerlegte es in kleine Fragmente und diese wurden wieder reimplantiert. Sie heilten ein und der Knochen wurde fest. Aber die Knochenstücke wurden kleiner und die Regeneration ging von der Peripherie aus. Es bildete sich Bindegewebe, in dem sich Kalksalze ablagerten.

Berg und Thalheim stellten Versuche an Katzen an. Sie überpflanzten aus der Tibia entnommene Knochenstücke demselben Tier auf den vorher abgeschälten, vom Perichondrium befreiten Rippenknorpel, der als gefäßarmes Gebilde die Regenerationsfähigkeit des Transplantates am besten beweist. Die Resultate zeigten, daß Knochenhaut, allein überpflanzt, Knochen bildet; ebenso bilden das Endosteum der Knochenspanenden mit seinen Osteoblasten und die innere, die Kambiumschicht des Periosts, Knochen, während sich die Knochenzelle selbst nicht an der Knochenbildung beteiligt. Der größte Teil des transplantierten Knochens wird resorbiert und durch die eben genannten Regenerationsvorgänge ersetzt.

Vergleichen wir mit diesen Untersuchungen die oben zitierte Beobachtung von Kraus in Wien und jene von Geiges, welche röntgenologisch zunächst den Schwund des Transplantates und nachher dessen Regeneration nachweisen konnten, erinnern wir uns ferner dessen, was wir über das Schicksal der Transplantate bei den Schädeldefekten weiter oben sagten, so müssen wir also — gemäß der früheren Untersuchungen Axhausens — annehmen, daß der Knochen, die Knochenzelle des Transplantates allmählich durch Resorption zugrunde geht, daß aber gleichzeitig die Regeneration von dem überlebenden Periost, dem Endosteum und sicher auch vom Marke selbst aus bewirkt wird.

Ein anologes Resultat ergaben auch die Untersuchungen L. Mayers in Zehlendorf.

Er untersuchte zwei durch Sektion gewonnene Präparate nach Henle-Albéescher Operation und stellte fest, daß die Knochenzellen selbst größtenteils nach der Überpflanzung absterben, während von den gut erhaltenen Zellen der Kambiumschicht des Periostes aus eine Knochenneubildung ausgeht. Auch aus dem Endosteum erfolgt Knochenneubildung. Zum größten Teil erfolgt der Umbau durch den von Marchand als „schleichender Ersatz" bezeichneten Prozeß. Allmählich wird der Span vollkommen durch neuen Knochen ersetzt. Nach einem Jahr ist er von dem umgebenden Knochen nicht mehr zu unterscheiden.

Mitunter wird freilich, wie besonders Esser auf Grund eigener Beobachtungen hervorhebt, die knöcherne Regeneration mit der Resorption nicht gleichen Schritt halten, vielleicht besonders dann, wenn sich das Periost nicht erhalten konnte, und das Resultat ist dann eine bindegewebig mehr oder weniger straffe Pseudarthrose, die allerdings besonders am Kiefer nicht immer einen funktionellen Mißerfolg bedeuten wird.

Der Knorpel wurde ebenfalls zur Plastik verwendet.

Viele Chirurgen werden sich noch des Falles erinnern, durch welchen v. Mangoldt auf dem Chirurgenkongreß im Jahre 1900 Aufsehen erregte.

Es war ein Mädchen mit Trachealstenose, die er dadurch heilte, daß er ein Stück Rippenknorpel unter die Halshaut verpflanzte und nach Einheilung desselben durch eine Lappenplastik eine bestehende Kehlkopfstenose beseitigte.

Ähnlich ging Adlercreutz vor. Zuerst wurde ein Stück der zehnten Rippe links vom Jugulum implantiert und zwei Monate später mit gestieltem Lappen die Larynxfistel geschlossen. Auf die Verwendung des Rippenknorpels durch Krukenberg zur Verlängerung von Oberarm- und Vorderarmstümpfen kommen wir bald zurück.

Auch Julliard redet dem Knorpel sehr das Wort, und zwar zur Deckung von Schädel-, Gesichts-, Nasen- und Kieferdefekten. Nach diesem Autor läßt sich der Knorpel dem Defekt leicht zupassen, er heilt selbst bei größeren Plastiken mit großer Sicherheit ein und ist auch leichten Infektionen gegenüber widerstandsfähig. Seine Kombination mit Fettgewebsüberpflanzung gibt nach ihm besonders schöne Erfolge. Der Knorpel ist starr genug, um selbst Defekte des Unterkiefers oder des Schädels auszufüllen. Freilich wirkt seine leichte Biegsamkeit unter Umständen störend, doch genügt die erzielte Festigkeit selbst beim Kiefer für den Kauakt.

Eden hat sogar eine kleine fingerdicke Bronchusfistel mittels eines Stückes Rippenknorpel gedeckt.

Esser versagte die freie Knorpelplastik zur Deckung von Trachealfisteln im Experiment. Er bildete daher in 25 Fällen einen Weichteilknochenlappen aus dem oberen Teil des Brustbeines zum Verschluß des Defektes. Vier Kranke starben an Pneumonie, die anderen heilten.

Die experimentelle Seite der Frage der Knorpelverpflanzung beleuchtet Nußbaum, indem er hautbedeckten Ohrknorpel in Trachealdefekte beim Tier einpflanzte. Er kam zu dem Resultat, daß bei Pfropfung perichondriumgedeckten Ohrknorpels beim Kaninchen in der Regel der innere Knorpel völlig von dem erhaltenen Perichondrium und Subperichondrium her ersetzt wird. Das unter dem andrängenden jungen Knorpel zugrunde gehende Gewebe wird resorbiert, das junge Knorpelgewebe neigt zu Verkalkung, zuweilen findet sich richtige Knochenbildung.

Wir sehen also, daß auch der Knorpel sich für gewisse Fälle zur Pfropfung unter denselben Vorbedingungen wie der Knochen eignet. Er kommt als Ersatz von Knorpel selbst (Larynx, Trachea) in Frage, kann aber auch zum Ersatz von Knochenteilen mit herangezogen werden, welche keine besondere Festigkeit erheischen, wie zur Deckung kleiner Schädeldefekte, zum Ersatz von Nasenteilen usw. Das Transplantat scheint sich nicht oder nur zum geringen Teil knöchern umzugestalten und bleibt oft nur in bindegewebiger Verbindung mit der neuen Umgebung.

Wir kommen jetzt zur **Erörterung komplizierter und kombinierter Plastiken.**

Auch zur Bildung von Gliedern und Gelenken wurde die freie Transplantation mit Erfolg angewendet.

Einleitend und beiläufig sei eines Falles gedacht, bei dem Tietze vor zwanzig Jahren in den Resektionsdefekt des unteren Radiusendes eine Großzehenphalange eingepflanzt hat [1]. Es war damals die erste Transplantation eines halben Gelenkes. Gemäß persönlicher Mitteilung seitens des Herrn Professor Tietze ist das Transplantat zu einem einheitlichen Ganzen vollkommen verwachsen, die Hand voll gebrauchsfähig.

Der homoioplastischen Gelenkverpflanzung durch Lexer und Küttner gedachten wir bereits eingangs dieser Abhandlung. Ebenso sei hier auf die Pflanzung der Fibula mit ihrem Gelenkköpfchen hingewiesen, durch welche Tietze, Rosenstein u. a. das obere Humerusende ersetzten. Daß Klapp das Kiefergelenk mittels des Köpfchens des vierten Metatarsus ersetzte, erwähnten wir ebenfalls.

Öhlecker in Hamburg hat bei einer Reihe von Kriegsverletzungen ganze Fingergelenke autoplastisch oder homoioplastisch ersetzt und dadurch Resultate erzielt, die er in der Mehrzahl als gut und sehr gut bezeichnete; ja er ist sogar geneigt, die Homoioplastik auf diesem Gebiete der Autoplastik gleichzustellen! —

Der Ersatz des ganzen Daumens, der doch eine große Bedeutung für die Greiffähigkeit der Hand besitzt, ist fernerhin Gegenstand der Plastik gewesen (s. Meyer, Noesske, Huek; Zentralbl. f. Chir. 1920. Nr. 38.)

v. Arlt, TorstenRietz und Spitzy bildeten den verloren gegangenen Daumen dadurch, daß sie zunächst aus der Brusthaut eine Lappenplastik ausführten und so einen Weichteildaumen bildeten. In einer zweiten Sitzung lagerten sie als Phalange in diesen Weichteildaumen einen Teil des zweiten Metakarpus (v. Arlt), die Hälfte des vierten Metatarsus oder das freie Ende der zwölften Rippe (Spitzy) ein. Der funktionelle Erfolg, das Greifvermögen war ein gutes geworden. Neun Monate nach der Plastik konnte an dem neuen Daumen vollständige Sensibilität festgestellt werden (TorstenRietz) und Spitzys Patient, der ebenfalls volle Sensibilität besitzt, arbeitete nachher als Schlosser.

Neuhäuser ging bei seiner Fingerplastik so vor, daß er ein Stück Rippe unter Zurücklassung des hinteren Periostes resezierte, zur Deckung der periostfreien, hinteren Rippenpartie entnahm er mit der Rippe einen gestielten Periostlappen aus der Nachbarschaft. Nach Anfrischung des Daumenstumpfes, so daß die Haut den Knochen $1\frac{1}{2}$ cm überragte, setzte er das Rippenstück ein, durch ein Bohrloch wurde ein starker Katgutfaden hindurchgeführt und beiderseits mit dem Ende der Beuge- und Strecksehne eng verknüpft. Das Rippenstück wurde dann in eine hochgenähte daumenlange Falte der Bauchhaut gesteckt und diese mit der Daumenhaut vernäht und später abgetrennt. Schepelmann ging einen ähnlichen Weg. Er verpflanzte zuerst einen Fibulaspan unter die Bauch- oder Oberschenkelhaut, die er durch Matratzennähte um das Transplantat herum emporhob und verpflanzte dann dieses Gebilde an den Daumenstumpf. Sieben Jahre nach der Daumenplastik konnte er eine gute funktionelle Anpassung und fortschreitende sensible Funktion der inplantierten Haut konstatieren. Hörhammer pflanzte für den verloren gegangenen Metakarpus des Daumens, dessen Muskulatur (Adduktor und Opponent) noch vorhanden war, den Metakarpus eines anderen verloren gegangenen Fingers ein. Den Daumen selbst ersetzte er aus der zweiten Zehe durch Wanderplastik. Machol bildete einen Daumenstumpf durch Verpflanzung des gleichseitigen Mittelfingerstumpfes mit Teil des Mittelhandknochens.

Einem kurzen Vorderarmstumpf mit einer reichlichen Weichteildeckung gab Krukenberg dadurch eine größere Länge und die Möglichkeit,

---

[1] Siehe Mitteilungen aus den Grenzgebieten, Gedenkband für v. Mikulicz.

ihn für seine bekannte geniale Gabelmethode zu verwerten, daß er von dem gleichseitigen siebenten Rippenknorpel eine Spange von etwa 14 cm Länge mit dem Perichondrium resezierte und in zwei gleich lange Teile quer durchtrennte und diese an den Enden bleistiftartig zuspitzte und in die Markhöhle des Radius- und des Ulnastumpfes hineinsteckte und diese dann mit dem Weichteillappen überdeckte. In einem anderen Falle verlängerte er den kurzen Oberarmstumpf ebenfalls durch eine Bolzung eines 10 cm langen Stückes der siebenten Rippe. Krukenberg rühmt dem Knorpel als Transplantat seine große Geschmeidigkeit nach, dem durch Zuschneiden jede gewünschte Form gegeben werden kann und der sich im Gegensatz zum Knochen außerordentlich leicht durch Nähte befestigen läßt.

In analoger Weise ging Schmidt in Würzburg vor, indem er zunächst aus der Rückenhaut durch Lappenplastik die Deckhaut für den kurzen Oberarmstumpf gewann und dann ein 10 cm langes Stück der durch Schuß frakturierten Fibula auslöste und in den Oberarmstumpf einsetzte. Auch hier wurden durch die Verlängerung des Stumpfes bessere Verhältnisse für die Prothese geschaffen.

Eine Nase richtete nach Zertrümmerung beider Nasenbeine Veyrassat mit gutem kosmetischem Erfolge durch einen frei überpflanzten Tibiaspan wieder auf. Öhlecker verpflanzte die Phalange einer Zehe zunächst unter die Stirnhaut und verwendete sie sodann zur Nasenplastik.

Auf die Technik, welche Capelle zur Deckung eines Trachealdefektes mittels kombinierter Verpflanzung eines Tibiaspans mit Thierschschen Hautläppchen anwandte, wiesen wir bereits bei Besprechung der Hautpflanzung hin.

Haberern ergänzte Teile der verloren gegangenen Nase durch freie Gewebsplastik aus der Ohrmuschel, Perimow durch einen Stiellappen aus der Nase. Voeckler und Joseph hatten mit Ersatz eines Nasenflügels kein Glück und deckten den Defekt mittels eines gestielten Lappens aus dem Unterarm nach vorheriger Einheilung eines Knorpelstückes unter die Haut desselben. Voeckler ersetzte die Nasenspitze aus der Zehenbeere, v. Hacker (Zentralbl. f. Chir. 1919. Nr. 26) aus dem Oberarm.

Durch Anfrischung und Lappenbildung aus dem Wundrand schuf er das Bett, in welches die glatt abgeschnittene Zehenbeere der zweiten Zehe hineinpaßte und durch einige Seidensuturen festgehalten wurde. Er operierte dabei, um Zirkulationsstörungen zu vermeiden, nicht in Lokalanästhesie.

Öhlecker hat in drei Fällen das enukleierte Auge durch das Köpfchen eines Mittelhand- und Mittelfußknochens homoioplastisch ersetzt und zwar mit gutem Erfolge für die Kosmetik und Beweglichkeit des künstlichen Auges.

Das Knochentransplantat wurde nach Spaltung und Entfaltung des Augenstumpfes in diesen eingelagert.

Haben wir bis jetzt das Anwendungsgebiet und die Anwendungsart der Verpflanzung des Deckepithels der äußeren Haut und jene der einfachen Gewebe der Bindegewebsgruppe, der Faszien, des Fettes und des Knochens betrachtet, so wenden wir uns nunmehr den komplizierteren Gewebsarten zu.

Erörtern wir zunächst die freie Sehnenüberpflanzung.

Die Sehnen sind naturgemäß Gebilde, welche durch Verletzungen des Friedens wie des Krieges verloren gehen und deren Ersatz — angesichts der

Bedeutung ihrer Funktionen — ein Gegenstand steten Strebens der Chirurgen gewesen ist.

Die mannigfachen Arten des Sehnenersatzes durch Sehnenverpflanzung oder besser gesagt des Sehnenaustausches unter den Muskeln ähnlicher Funktionen durch Lappenplastik oder Spaltung der Sehnen behufs Ersatzes von Defekten sind ebensowenig Gegenstand unserer Erörterungen wie der Ersatz derselben durch totes Material mit seinen zweifelhaften Erfolgen.

Gegenstand der Kriegschirurgie ist es aber, kurz darauf hinzuweisen, daß bei unseren Kriegsverletzten nicht selten die Sehnen der Finger an sich noch intakt sind, daß ihre Funktion jedoch durch einen Narbenzug der deckenden Weichteile beeinträchtigt oder aufgehoben ist. Es genügt daher mitunter, die narbige Haut oder Unterhaut zu entfernen, um so die Sehnen aus ihrer narbigen Umklammerung zu befreien und funktionstüchtig zu machen. Eine gute Fettunterfütterung und plastische Deckung ist dann erforderlich und somit eine Lappenplastik aus Bauch- oder Brusthaut (Esser), oder das oben bei der Haut beschriebene Verfahren der freien Plastik von Haut-Fettlappen nach Iselin das Gegebene.

Rehn hat in einem Falle das vorhandene kräftige Fettpolster in eine Anzahl etwa 2 mm dicker Lamellen zerteilt, welche nach dem Hautlappen zu gestielt blieben. Diese gestielten Fettlappen wurden zur Umhüllung der isolierten Sehnen- und Muskelabschnitte verwendet. Die Heilung erfolgte reaktionslos, die Funktionen begannen wiederzukehren.

Aber auch die freie Plastik der Sehnen wurde versucht.

Rehn führte sie in Form eines kombinierten Sehnenfetthautlappens aus.

Es wurde ein 4 cm langer Defekt in der Beugesehne des Daumens dadurch gedeckt, daß ein entsprechend langes Stück der Sehne des Musculus palmaris longus vom gleichen Arm gewonnen wurde und zwar im Zusammenhang mit einem 4 cm breiten Lappen des darüberliegenden Unterhautfettgewebes, welch letzteres wiederum mit einem ausgeschnittenen Kutisstreifen in Verbindung blieb. Es wurde zunächst das Sehnentransplantat in den Sehnendefekt eingenäht und nachher durch das im Überschuß vorhandene mitverpflanzte Fettgewebe umhüllt. Der Kutisstreifen wurde zu beiden Seiten der Sehne durch anspannende Nähte fixiert und erhielt so die Funktionen des verloren gegangenen Querbandes. Heilung und Funktion gut.

Noch kühner ging W. Groß vor. Er überpflanzte eine Sehne homoioplastisch.

Er präparierte aus einem amputierten Zeigefinger die Strecksehne mit genügendem Gleitgewebe heraus und pflanzte sie einem zweiten Soldaten in die Reste seiner Beugesehnen ein. Heilung und Funktion nach dem Berichte gut.

Die experimentelle Seite der Frage haben Henze und Mayer in New York studiert.

Es wurden Faszien, Sehnenstücke und Seidenzöpfe mit und ohne Umscheidung eingepflanzt. Wurde eine solche künstliche Sehne durch vorhandene normale Sehnenscheiden hindurchgeführt, so konnten Verwachsungen verhütet werden. Ebenso rief die Umscheidung durch präparierte Schweinsblase und Fischblase merkwürdigerweise keine Verwachsungen hervor, während sonst Verwachsungen bei der Transplantation eintraten. Man wird hier unwillkürlich an die oben zitierten Versuche Finsterers erinnert, welcher die Dura plastisch durch präparierte Bruchsackmembran deckte, ebenfalls um so Verwachsungen zu vermeiden.

Die freie Gefäßverpflanzung, welche wir nunmehr ins Auge fassen wollen, hat ebenfalls in der Chirurgie dieses Krieges ihre Triumphe gefeiert. Wiederholt ist ihr gelungen, dem Verwundeten seine Extremität zu erhalten, ja ihn sogar wieder voll erwerbsfähig und kriegstüchtig zu machen.

Lexer war es bekanntlich wiederum, welcher auf diesem Gebiete führend gewesen ist und bereits im Jahre 1907 und später 1912 und 1913 bei Aneurysmen größerer Gefäßstämme (A. femoralis und poplitea) die freie Überpflanzung von Venenstücken mit Glück ausgeführt hat. Auch Coenen berichtet aus dem Balkankriege über je eine Verpflanzung der Vena saphena bei Kriegsaneurysmen in die A. axillaris und die A. femoralis nach Exstirpation des Aneurysmasackes, und Henle (bei Stoltz) im Jahre 1914 über einen solchen an der A. femoralis. Über die Geschichte der Gefäßpfropfung berichtet die Dissertation Warthmüllers ausführlich.

Zur Indikationsstellung der Gefäßtransplantation bei Kriegsverletzungen nur ein kurzes Wort. Hier wird allerdings der Chirurg nicht so leicht wie bei den Knochendefekten der Versuchung erliegen, diese an sich schon diffizile und nicht ungefährliche Operation ohne dringende Not auszuführen; und doch können die Anschauungen dahin auseinandergehen, wann die Gefäßnaht überhaupt auszuführen ist und wie groß der Defekt sein darf, der noch durch direkte Naht zu decken ist.

Die erste Frage gehört nicht zu unserem Thema und es sei nur erwähnt, daß zwar die direkte Naht bei Verletzungen der großen Gefäßstämme das Idealverfahren ist, das man jedoch im allgemeinen dort die Unterbindung in Frage ziehen darf, wo der bekannte Coenensche Versuch zweifellos positiv ist. Mich hat dieser Versuch nie im Stich gelassen.

In infiziertem Gebiet ist weiterhin die Gefäßnaht um so mehr auch die freie Gefäßverpflanzung zu meiden, und schließlich ist auch der Zustand der in frischen Fällen oft ausgebluteten Kranken dafür maßgebend, ob ihm überhaupt eine solche längerdauernde Operation zuzumuten sein wird. Dies illustriert eine Beobachtung Schepelmanns in Bochum.

Er wurde durch eine Blutung zur Operation des infizierten Aneurysma der Femoralis gedrängt. Nach temporärer Ligatur der Iliaka und Naht der zerfetzten Schenkelvene pflanzte er in den fingerlangen zerschossenen Defekt der Schenkelarterie ein Stück Vena saphena, deren Enden er behufs Adaptierung der Lumina abschrägte. Der Kranke starb nach drei Tagen an Sepsis. Die Autopsie zeigte Einheilung und Durchgängigkeit des stark erweiterten Transplantats.

Auch Rehn berichtet über einen Fall, bei dem er sich nachher die Frage stellte, ob der Kranke nicht durch die hohe Amputation hätte eher gerettet werden können, als durch die Gefäßverpflanzung.

Einem ausgebluteten Verwundeten, bei dem die glatte Naht unausführbar war, machte er die Venenverpflanzung; der Kranke erlag zwei Tage nach dem Eingriff einer Anämie und der jauchigen Infektion der Schußverletzung.

Die zweite Frage, die Größe des Defektes, ist für die Indikationsstellung bedeutsam. Geringe Defekte können ohne weiteres durch die zirkuläre Naht geschlossen werden, aber auch bei größeren Defekten lassen sich die Gefäßstümpfe durch vorsichtiges Ausschälen des Stammes oft so nähern, daß eine Naht ohne Spannung ausführbar ist, und an Gelenkbeugen wird eine starke Flexion des Gelenkes weiterhin zum Ausgleich des Defektes beitragen. Zudem ist noch zu bedenken, daß die Schußverletzung selten so ausgedehnte Zerreißungen der Gefäßstämme verursacht, daß größere Teile derselben für die Naht unbrauchbar sind und reseziert werden müssen. Meist sind es doch nur schlitzförmige Wunden an den Gefäßen.

Bier hat dementsprechend auch bei seinen 102 Kriegsaneurysmen zwar 74mal die Gefäßnaht, die Transplantation eines Venenstückes zwischen die Arterienstümpfe aber nur dreimal ausgeführt und dies noch in der ersten Zeit bei geringerer Erfahrung. Er meint, daß die Gefäßüberpflanzung bei traumatischen Aneurysmen im allgemeinen überflüssig sei. Auch v. Haberer steht auf demselben Standpunkte. Bei seinen 196 Kriegsaneurysmen hat er einmal eine Venenpflanzung, und zwar mit Mißerfolg ausgeführt, einmal allerdings eine Arterienüberpflanzung mit vollem Erfolge.

Auch Küttner, welcher mit Bier und Haberer wohl die größten Erfahrungen auf dem Gebiete der Kriegsaneurysmen hat, hält sich der freien Venentransplantation gegenüber sehr zurückhaltend. Unter 105 Kriegsaneurysmen hat er nur einige wenige Male einen plastischen Ersatz nötig gehabt. Es ist auch nach ihm entschieden die Ausnahme, daß bei der modernen Operation des Kriegsaneurysmas größere Gefäßdefekte zustandekommen.

Küttner erblickt weiterhin in der Gefäßüberpflanzung gewisse Gefahren. Vor allem ist die Technik nicht einfach. Sie ist zeitraubend, die Gefahr der Thrombenbildung im Transplantate ist nicht zu leugnen. Die Inkongruenz der Lumina kann Schwierigkeiten machen und schließlich ist der Boden gerade des Kriegsaneurysmas für die freie Gefäßpfropfung nicht günstig. Deshalb hat Küttner ein Verfahren ersonnen, welches geeignet zu sein scheint, in vielen Fällen die freie Verpflanzung zu umgehen.

Er hat gemeinsam mit dem Pathologen Justi gefunden, daß die Wandungen älterer aneurysmatischer Säcke in nächster Umgebung des verletzten Gefäßrohres allmählich die Struktur der Gefäßwand angenommen haben und somit die Gefäßwand ersetzen können. Nach Freipräparierung des Gefäßes werden demgemäß die mit dem Gefäßschlauch in Verbindung gebliebenen angrenzenden Teile des Aneurysmasackes an dem Gefäßriß belassen und türflügelartig über den Defekt gelegt und so vernäht. Eine Resektion des Gefäßes ist also dabei nicht erforderlich.

Drei so operierte Fälle Küttners heilten mit vollem Erfolge, nur bei einer derartigen Venenplastik führte eine schleichende Infektion und eine Nachblutung nach 23 Tagen zum Mißerfolge.

So sehen wir also, daß die Indikation zur freien Gewebsverpflanzung bei den Kriegsverletzungen der Gefäße, im speziellen bei den Kriegsaneurysmen, doch eine recht eng gezogene sein wird. Im allgemeinen wird man es als Grundsatz gelten lassen, was Lexer und v. Haberer vertreten, daß sich Gefäßdefekte von sogar 5 bis 6 cm durch direkte Naht vereinigen lassen, besonders wenn diese in den großen Gelenkbeugen liegen und durch Flexion dieser Gelenke die Stümpfe einander genähert und während der Heilung durch Verbände genähert gehalten werden können. An den anderen Gefäßstämmen, wie an der Karotis, der Iliaka wird man schon bei Defekten von 4—5 cm die Transplantation in Frage ziehen (Lexer). Solche Defekte sind aber bei den Kriegsaneurysmen, wie gesagt, selten, wenn man bei der Freilegung der Gefäßstümpfe vorsichtig zu Werke geht. Mit Recht hebt v. Haberer in Übereinstimmung mit Lexer hervor, daß es gar keinen Sinn habe, etwa den ganzen Bereich des Gefäßes, an dem sich die Adventitia kallös verändert findet, zu resezieren. Derartige Veränderungen der äußeren Gefäßwandschichten haben für die Haltbarkeit der Nähte gar keine Bedeutung.

Für die Technik der Gefäßverpflanzung sind folgende Grundsätze maßgebend:

Zunächst sei auch hier hervorgehoben, daß die Autoplastik die einzige Methode der Wahl ist.

Warthmüller berichtet über Fälle aus der Literatur, wo auch homoioplastisches Material einheilte. Da dieses aber hier ebenso wie auch sonst durch das Körpergewebe ersetzt wird, ist es gerade hier im Erfolge unsicher: Thrombose im Transplantat war meist das Resultat.

Weiterhin wird nur die Vene als autoplastisch verwendbares Material in Frage kommen. Sie ist zwar in ihrer Wandung nicht gleichwertig der Arterienwand; aber durch mannigfache Untersuchungen und Experimente — ich erwähne besonders jene von Fischer und Schmieden, von Stich und Zöpperitz und von Enderlen und Borst — stand es bereits vor dem Kriege fest, daß die Vene unter dem arteriellen Druck sich funktionell umbildet und ihre Wandung hypertrophiert [1]).

Am Menschen hat diesen Beweis Lexer in einem Falle erbracht.

Fünf Jahre nach Überpflanzung eines 16 cm langen Stückes der Vena saphena in die Iliaca ext. und Femoralis konnte er finden, daß das Transplantat nicht allein vollständig durchgängig war, es fühlte sich auch wie ein normales Arterienrohr an, nur schien es nach der Pulskurve zu urteilen, nicht die normale Elastizität der Arterie erlangt zu haben.

Wichtige Venenstämme kommen natürlich bei der Überpflanzung nicht in Frage. Deshalb lehnt Lexer wohl nicht mit Unrecht den Vorschlag Öhleckers ab, die Vena femoralis des gleichen Beines zur Deckung des Defektes in die Arteria femoralis zu verwenden. Dem Vorteil, daß die Vene in einem solchen Falle mit der Umgebung in organischem Zusammenhang bleiben kann, also nicht vollständig frei, sondern nach Art der Lappenplastik verpflanzt wird, steht doch das Bedenken entgegen, daß Zirkulationsstörungen durch Stauung zumal am Bein eintreten können. Bei arteriovenösen Aneurysmen allerdings, bei denen die verletzte Vene sowieso reseziert und unterbunden werden muß, kommt diese Verpflanzung sehr wohl in Frage. Sehrt hat sie in einem solchen Falle ebenfalls ausgeführt. Nach Lexer hätte dies noch den Vorteil, daß die Vene unter dem Druck der arteriovenösen Fistel in ihrer Wandung bereits verdickt und der Arterie insofern angepaßt wäre.

Öhlecker hat die oben geschilderte Transplantation der Schenkelvene des gleichen Beines in einem Falle ausgeführt und auch sonst diese Vene ohne Schaden für die Zirkulation verwendet.

In der Regel wird die Vena saphena zur Überpflanzung verwendet, und zwar bei Beinaneurysmen zweckmäßig wiederum die des anderen Beines. Denn Lexer hat einmal eine von der Unterbindung in die Femoralis aufsteigende Thrombose erlebt mit Zirkulationsstörungen am Bein; ein Ereignis, welches in der Umgebung des Aneurysmas verhängnisvoll werden könnte. Weiterhin wird die Vene der Klappe wegen selbstverständlich in umgekehrter Richtung eingepflanzt, so also, daß das zentrale Ende der Vene an das periphere der Arterie zu liegen kommt.

Daß das Transplantat, wie auch sonst, aufs sorgfältigste vor Vertrocknung und vor traumatischen Insulten, Quetschungen u. dgl. gehütet werden muß, daß ferner das Aufnahmebett durch sorgfältige Blutstillung, durch Anfrischung schwieliger, schlecht vaskularisierter Schwarten vorpräpariert werden muß, daß auch hier auf die Gefahr der ruhenden Infektion in der bekannten, oben wiederholt angedeuteten Weise Rücksicht zu nehmen ist, sei nebenbei erwähnt. (S. Knochentransplantation S. 733.)

Die freipräparierten Gefäßstümpfe sind, wenn die Esmarchsche Blutleere nicht anwendbar ist, durch die Höpfnerschen Klemmen verschlossen zu halten. Federnde mit Drainschlauch armierte Arterienklemmen tun dieselben

---

[1]) Ich verweise hierüber besonders auf das Stichsche Referat in diesen Ergebnissen, Bd. I, 1910.

Dienste. Lexer verwendet Fadenschlingen aus dickem, doppeltem Katgut oder schmalen Leinenbändchen, deren Ende er mit einem Schieber faßt und bis zum Verschluß der Lichtung vorsichtig zusammendreht.

Die Technik der Gefäßnaht selbst ist die bekannte Carrel-Stichsche ausstülpende, fortlaufende Naht. Lexer beschreibt sie in eingehender Weise. Hier sei nur das Wichtigste betont:

An zwei oder drei Stellen werden Haltefäden durch die beiden Gefäßlumina geführt, welche beim Anziehen die dazwischenliegenden Ränder der Gefäße anspannen. Wichtig ist die vorherige genaue Entfernung der Adventitia im Bereiche des Wundrandes, da sich sonst die Intima leicht hinter sie zurückzieht. Das genaue und richtige Fassen der letzteren ist aber Vorbedingung für jede gute Gefäßnaht. Nun werden die Wundränder mit feinster Nadel und Seide so aneinander genäht, daß Intima auf Intima zu liegen kommt. Von Zeit zu Zeit werden, empfiehlt Lexer, die Nahtstellen und Lichtungen nach Carrel mit flüssigem Paraffin aus einer Spritze beträufelt, wodurch selbst die kleinsten Verhältnisse an der Gefäßwunde außerordentlich klar und aufgehellt werden und das Blut aus dem Gefäßstumpf auf schonendste Weise entfernt wird. Ist die Naht beiderseits ringsum vollendet, dann werden die Klammern oder Fadenschlingen, zuerst die periphere, wenn eine solche notwendig war, dann die zentrale gelöst. Blutende Stellen werden dann nochmals übernäht; nötigenfalls wird noch eine fortlaufende die äußeren Schichten fassende Naht angelegt. Bei ungleichen Lumina zwischen Arterie und überpflanzter Vene empfiehlt Lexer die ausstülpende Matratzennaht.

Die Erfolge der Gefäßverpflanzung sind im allgemeinen günstig.

Warthmüller stellte diese im Jahre 1917 in seiner Dissertation zusammen. Er berichtete damals im ganzen über 52 Fälle freier Gefäßüberpflanzung, die von 26 Autoren veröffentlicht worden waren. Von diesen sind 47 für die Beurteilung verwertbar, von denen 40 eine günstige Einheilung zeigen, davon acht Fälle mit klinisch nachweisbarer Durchgängigkeit. Ihnen stehen sieben Mißerfolge (durch Nachblutung, Eiterung und Thrombose oder durch Auftreten von Nekrose trotz guter Einheilung) gegenüber. 33 jener 52 Fälle betrafen Kriegsaneurysmen. Hier wurde die Gefäßtransplantation sechsmal mit negativem Erfolge ausgeführt (Bier, v. Haberer, Schepelmann, Hirschmann, Zahradnicky, Lexer). In 27 Fällen gelang sie gut (Gebele, Wrede, Fromme, Zahradnicky, von Haberer, Hirschmann, Geiges je einmal, Bier und Exner je zweimal, Coenen und Enderlen je dreimal, Lexer und Hotz je fünfmal).

Bei Gefäßobliterationen nach Schußverletzung wurde einmal von Hirschmann eine Gefäßverpflanzung ausgeführt, und zwar mit gutem Erfolge.

Für die Durchgängigkeit der transplantierten Gefäße selbst wurden unter den 52 Fällen allerdings nur in vierzehn Fällen — denen je ein weiterer Fall von Lexer aus dem Jahre 1917 und einer von Sehrt, den dieser $1^1/_2$ Jahre nach der Verpflanzung nachuntersuchen konnte, noch anzufügen wäre — der strikte Beweis durch den Lexerschen Versuch erbracht, der darin besteht, daß mit Druck auf das transplantierte Gefäß auch der periphere Puls verschwindet. In den übrigen Fällen war die Durchgängigkeit allerdings nicht einwandfrei erwiesen, aber auch nicht ausgeschlossen. In vierzehn Fällen fehlte sogar der periphere Puls oder es waren darüber keine besonderen Angaben gemacht. Trotzdem trat keine Gangrän des Gliedes ein. Es ist daher mit Henle, Lexer, Warthmüller u. a. die Annahme gerechtfertigt, daß trotz wahrscheinlich eingetretener Thrombose im Transplantate die Extremität meist gerettet wurde, da durch den allmählichen Eintritt der Passagebehinderung der Ausbildung des Kollateralkreislaufes genügend Zeit gegeben wird.

Alles in allem hat also die freie Gefäßverpflanzung zum Ersatz von großen Arterienstämmen in vielen Fällen von Kriegsverletzungen Gutes geleistet und dem Kranken Gesundheit und Leben der Extremität gerettet, wiewohl sie gerade bei den Kriegsverletzungen eine selten in Frage kommende Operation darstellt.

Aber auch zum Einscheiden von Nerven- oder Sehnennähten sind Venenstücke frei transplantiert worden. Duvergey befürwortet diese

Methode an der Hand von 78 Fällen. Uns scheint hierfür die freie Fettverpflanzung, die wir stets übten, einfacher und zweckmäßiger zu sein. Die Vene verwandten wir nur einmal.

Nebenbei sei hier kurz der freien Venentransplantation zum Zwecke der Hypospadieoperation und bei Urethraldefekten an der Hand der Veröffentlichungen von Adlercreutz, Hirschmann und Schäfer gedacht. Bei einem meiner Kranken (Schußverletzung der Urethra), bei dem ich die Vena saphena allerdings ohne Erfolg verpflanzte, war anderwärts sogar der Versuch gemacht worden, diese durch die Appendix eines jungen Mädchens zu ersetzen! Resultat selbstredend negativ! Experimentell verpflanzten Axhausen und Dziallas (Goebels Abt. in Breslau) Appendizes. Resultat chronische Abszesse und Granulationsgewebe.

Die freie Nervenüberpflanzung ist das letzte Gebiet, welches wir auf dem weiten Felde der freien Gewebsübertragung zu durchstreifen haben. Auch hier war der Krieg uns Lehrmeister.

Die Indikation zur freien Nerventransplantation ist analog der Gefäßverpflanzung nur dann gegeben, wenn ein Nervendefekt vorliegt, der nicht direkt durch Naht zu vereinigen ist und wenn durch eine andere einfachere Operationsmethode kein entsprechender Erfolg zu erwarten ist. Da nun aber die freie Nervenverpflanzung, wie wir noch sehen werden, unsicher im Erfolge ist, ist stets die direkte Naht anzustreben, und dies ist auch in mannigfachster Weise versucht worden.

Ich erinnere an die Verlagerung der Nerven, die Dehnung derselben, ohne und mit Frakturierung der Knochen (letztere schlug bekanntlich Kirschner vor); ich erinnere weiterhin an die Knochenresektion zum Zwecke der Annäherung der Enden, an die Lappenplastik des Nerven selbst mit ihren fraglichen Erfolgen. Auch die Tubulisation mit den Edinger-Röhrchen hat bekanntlich nicht das gehalten, was man von ihr erhoffte, wenngleich vereinzelte günstige Erfolge vorliegen.

Cahen in Köln überbrückte in vier Fällen den Defekt des Ulnaris bzw. Radialis durch den N. cutaneus antibrachii med., indem er letzteren in seinen Verbindungen beließ, ihn nur heranzog und die Nervenstümpfe dem Kutaneus einpfropfte, so daß dieser die Brücke bildete. In zwei Fällen erzielte er fast vollen Erfolg.

Trotz all dieser Vorschläge kommt die freie Nervenüberpflanzung in manchen Fällen sehr wohl in Frage. Auch hier wurde sowohl die Homoioplastik als auch die Autoplastik geübt.

Für die Homoioplastik wurden wiederholt experimentelle Grundlagen gesucht.

Betha hat Hunden Nervenstücke homoioplastisch eingefügt, nachdem er dieselben im Eisschrank mehrere Tage steril aufbewahrt hatte. Sie heilten ein und der Nerv regenerierte sich. Zu demselben Resultate gelangten Stracker ebenfalls in einem Versuche mit Hund und auch Enderlen und Lobenhoffer gemeinsam mit Edinger. Bielschowsky und Unger endlich konnten ebenfalls im Experiment eine vollkommene Neurotisation eingepflanzter, sogar fixierter Nervenstücke beobachten. Ebenso hat Ingebritsen (nach Forssmann) bei 52 Versuchen sowohl mit der Homoioplastik als auch mit Autoplastik eine Regeneration erzielen können. Die Nervenfasern durchwuchsen das Transplantat außerordentlich rasch, schätzungsweise um $1/2$ mm am Tage; der Ischiadikus des Hundes war innerhalb $3^1/_2$ bis 9 Monaten regeneriert. Aber bei der Homoioplastik war eine stärkere Rundzelleninfiltration im Transplantat zu sehen als bei der Autoplastik.

Der erste, der am Menschen auf homoioplastischem Wege eine Nervenüberpflanzung und eine solche überhaupt ausgeführt hat, ist Küttner.

Er deckte einen Defekt des N. ulnaris mit einem Stück des gleichen Nerven aus einem amputierten Arm. Der Nerv heilte zwar prompt ein, über den Erfolg ist aber nichts bekannt.

Lobenhoffer ersetzte einen 8 cm großen Defekt des N. ulnaris durch den Peroneus eines Amputierten. Das Resultat stand bei der Publikation noch aus.

O. Förster hat die Homoioplastik einmal ausgeführt. Es wurde ein 5 cm langes Stück aus dem Radialis eines anderen Kranken übertragen, da dieser angesichts der enormen Zertrümmerung des Armes für den Kranken keine Bedeutung mehr hatte, eine solche auch nicht mehr erlangen konnte. Nach sechs Monaten war aber auch hier nicht der geringste Erfolg zu sehen. Spitzy und sein Schüler Stracker haben Nervenstücke von Amputierten in zehn Fällen überpflanzt. Der Erfolg blieb hier ebenfalls aus und Burk warnt sogar vor diesem Verfahren der ruhenden Infektion wegen. Perthes hält die Einheilung mit Funktion bei der Homoioplastik von vornherein für unwahrscheinlich.

Es sind also bei Menschen durch Homoioplastik, soweit sich übersehen läßt, noch keine positiven Erfolge erzielt worden. Es stehen sich somit Experiment und Praxis gegenüber. Spitzy glaubt dies damit zu erklären, daß Alter, Lebensenergie, Wachstumsverschiedenheiten zwischen dem kurz- und raschlebigen Tier und dem langlebigen Menschen und vielleicht noch ganz andere, bisher unbekannte Gründe eine wesentliche Rolle spielen. Jedenfalls geht aus den mitgeteilten Versuchen und Erfahrungen hervor, daß wir auf die homoioplastischen Überpflanzungen von Nervenstücken beim Menschen vorläufig verzichten müssen.

Die Autoplastik wurde wiederholt beim Menschen ausgeführt, ich persönlich verfüge zwar über keine eigenen Erfahrungen auf diesem Gebiete (ich kam stets mit der direkten Nervennaht aus); nur daß ich mich gelegentlich einer Nachuntersuchung einer anderwärts, und zwar von namhafter Seite ausgeführte Nervenplastik — es war vor etwa Jahresfrist der N. cut. antibrachii med. zur Deckung eines Radialisdefektes benutzt worden — davon überzeugen konnte, daß noch keine Spur von Erfolg zu verzeichnen war, daß also der Kranke neben seiner Radialislähmung noch eine Anästhesie im Gebiete des entnommenen Hautnerven am Vorderarm aufwies. In der Literatur sind die Anschauungen über die Erfolge geteilt.

Dean erzielte schon im Jahre 1908 eine volle Heilung durch Einpflanzung des R. superficialis rad. in einen Radialisdefekt. Perthes hingegen sah von der Autoplastik keinen vollen Erfolg. Ebenso blieb Tietze in Breslau (bei Rother) in einem Falle und Eden in vier Fällen der Erfolg versagt. I. E. Schmidt in Würzburg bezeichnet auf Grund seiner Erfahrungen an sieben eigenen Fällen die erzielten Resultate als bescheidene. Er erzielte in einigen Fällen Besserung.

O. Förster in Breslau hingegen berichtet über bessere Erfolge.

Auch er hat zwar einen anderwärts zwölf Monate vorher operierten Fall nachuntersucht und keinen Erfolg konstatieren können; selbst aber hat er die freie Autoplastik sechzehnmal ausgeführt. Dreimal hat er den Radialis, dreimal den Medianus, neunmal den Ulnaris und einmal den Axillaris überbrückt, davon sind fünf Fälle als vollkommen oder nahezu vollkommen restituiert zu bezeichnen, acht Fälle sind gebessert und nur bei zwei Fällen ist gar kein Erfolg eingetreten. Ein Fall scheidet für die Beurteilung aus, weil nur ein Teil des Nervenquerschnittes durch freie Plastik überbrückt wurde, der andere Teil durch Naht vereinigt werden konnte. Ein Fall von Radialisdefekt zeigte nach drei Monaten bereits einen deutlichen Beginn der Restitution, nach 21 Monaten ist funktionell alles vorzüglich hergestellt, auch die faradische Erregbarkeit ist wiedergekehrt, nur in den Extensoren des Daumens fehlt dieselbe noch. Ferner zeigten drei Fälle von Ulnarisdefekt eine vollständige Wiederherstellung mit Wiederkehr der faradischen Erregbarkeit. In den Fällen von Besserung ist diese zum Teil recht beträchtlich und zum Teil ist die Beobachtungszeit nur kurz, so daß mit weiterer Restitution zu rechnen ist.

Die freie Nervenplastik ist also alles in allem bis jetzt eine in ihren Erfolgen immerhin unsichere Methode. Nur die Autoplastik kommt vorläufig in Frage. Und diese kann, wie die Erfolge O. Försters zeigen, in der

Hand eines gerade auf diesem Gebiete geübten Facharztes immerhin beachtenswerte Resultate zeitigen.

Dies nimmt auch nicht wunder; ist doch die Technik der Nervenoperationen im allgemeinen — das weiß ja jeder Chirurg, dem dieser Krieg Gelegenheit hierzu geboten hat — eine recht mühevolle und schwierige, und in ihrem Erfolge insofern wenig befriedigende Operation, als die Restitution des Nerven meist Monate auf sich warten läßt. Um so mehr gilt all dies für die feine Technik der Überpflanzung des Nerven. Zudem hat jede freie Gewebsverpflanzung, wie wir dies immer und immer wieder sahen, ihre technischen Schwierigkeiten und Feinheiten, an die sich aber gerade der Erfolg knüpft.

Für die Technik sind wohl in erster Linie die Vorschriften Försters maßgebend. Er nimmt den Cut. antibrachii med. oder lateralis, den Radialis sup. oder den Saphenus und legt 4—6 cm lange Stücke in solcher Zahl nebeneinander, daß sie zusammen etwa der Dicke des zu überbrückenden Nerven entsprechen, und vernäht dann dieselben mit dem zentralen und peripheren Nervenstumpf. Forßmann hat vor allem einen N. intercostalis oder den Saphenus gewählt. Bei der Technik ist es bekanntlich von prinzipieller Wichtigkeit, daß die meist mit feinster Seide ausgeführte Naht nur die Nervenscheiden und nicht etwa die Nervensubstanz selbst faßt, denn nur so wird der Narbenbildung an der Nahtstelle entgegengewirkt. Eine solche könnte sonst ein Hindernis für die Nervendurchwachsung werden. Dabei ist es gleichgültig, welcher Nerv und in welcher Richtung derselbe zur Zwischenlagerung gewählt wird (Forßmann).

Der Erfolg der Operation, der ja auch bei der direkten Nervennaht erst nach Monaten, mitunter nach Jahren eintritt, ist hier ebenfalls erst nach vielen Monaten zu erwarten. Dies geht aus den Erfahrungen Försters hervor; es ist dies auch ohne weiteres klar, wenn man bedenkt, daß das eingeschaltete Nervenstück degeneriert und daß der darin stattfindende Degenerationsprozeß für die Regeneration und das Wachstum der vom zentralen Ende her einwuchernden Nervenfasern maßgebend ist (Förster).

Dieser Degenerationsprozeß ist auch im Experiment erwiesen durch die bereits oben zitierten Untersuchungen Strackers, Ingebritsens, Bielschowskys, Ungers, Edens u. a. Diese pathologisch-anatomischen Vorgänge bei der Regeneration und jene Experimente sind aber auch geeignet, den Schlüssel zur Erklärung der operativen Erfolge und Mißerfolge zu geben.

Das vom Zentrum abgelöste Nervengebiet und so auch das Transplantat degenerieren, wie gesagt, und werden durch Bindegewebe ersetzt, das einen mehr oder wenig narbigen Charakter annimmt (s. auch Bielschowsky und Unger). Es ist dann Aufgabe der aus dem zentralen Stumpf auswachsenden Nervenfasern, daß diese das bindegewebige Transplantat als Brücke zum Durchwachsen benützen.

Auf diesem Wege werden sie durch das narbige Bindegewebe leicht aufgehalten; gelingt es doch bekanntlich den Nervenfasern sogar meist nicht, die weiche Agarmasse der Edingerröhrchen zu durchwachsen. Je dichter nun die Narbenmasse ist, desto größer und unüberwindlicher werden die Widerstände, welche den durchwachsenden Achsenzylindern entgegengestellt werden. Nun scheint aus den Untersuchungen Bielschowskys und Ungers hervorzugehen, daß diese narbige Umwandlung bei vorbehandeltem, heteroplastischem Gewebsmaterial erhebliche Grade erreicht und Ingebritsen hat, wie oben schon gesagt, beobachtet, daß homoioplastisches Material eine intensivere kleinzellige Infiltration aufweist, als autoplastisch verwendetes Nervengewebe. Was wunder also, wenn beim Menschen die homoioplastische Nervenpflanzung in ihren Erfolgen so gut wie stets versagte und auch die Autoplastik unsicher ist. Hierzu kommen noch die oben beschriebenen, gerade bei der Nervenplastik zu überwindenden technischen Finessen und Schwierigkeiten in Nahtverbindung sowie Lagerung der einzelnen Nervenstämmchen, die wieder ihrerseits das Endresultat beeinflussen können. Durch diese vielgestaltigen Schwierigkeiten und Hindernisse dürften sich also auch die wechselnden Erfolge der Autoren erklären.

Eine weitere Frage ist die der Einscheidung des Nerventransplantates. Denn es ist für den funktionellen Erfolg nicht gleichgültig, ob das Transplantat, das, wie wir sahen, vorerst in narbiges Bindegewebe übergeht, zudem noch mit der narbigen Umgebung feste Verwachsungen eingeht oder nicht.

Schmidt hat auf eine Einscheidung verzichtet. Von anderer Seite wurden bei Nervennähten überhaupt Muskellappen gewählt, es werden ferner Kalbsarterien, Gelatineröhrchen, frei transplantierte Venen, schließlich Fett und Faszie gewählt. Loewe in Frankfurt a. M. schlägt sogar vor, die Nerven mit frei transplantierten Hautzylindern zu umgeben, ein Verfahren, das Küttner und Fr. Neugebauer mit Recht zurückweisen, da es zu Epithelzysten, Atheromfisteln u. dgl. führen kann und geführt hat.

Objektiven Aufschluß über diese Frage geben die Experimente Bittrolffs in Heidelberg.

Er fand bei Revision nach drei Monaten bei Naht ohne Umscheidung die Nahtstelle in derbes, unter dem Messer knirschendes Narbengewebe eingebettet und dadurch mit der Umgebung fest verwachsen. Auch nach Umscheidung von Muskellappen aus der Umgebung bildete sich ein sehr hartes knirschendes Narbengewebe, das einen schnürenden Ring um die Nahtstelle legte. Der periphere Nervenabschnitt war dementsprechend atrophisch. Eine Fetthülle hingegen war nach drei Monaten makroskopisch reaktionslos eingeheilt und legte sich der Nahtstelle schön an, war jedoch mit der Umgebung ziemlich adhärent. Gehärtete Kalbsarterien hingegen waren nach drei Monaten reaktionslos eingeheilt und lagen dem Nerven dicht an, ohne zu schnüren. Nur ganz feine lockere Adhäsionen verbanden die Arterien mit der Umgebung, und zelluloseähnliches Material endlich heilte ebenfalls reaktionslos ohne Verwachsungen ein. Danach scheinen also letztgenannte Isolierungsmittel sich am besten zu bewähren, während das Fett etwa in der Mitte der Zweckmäßigkeitsskala steht.

In der Praxis wurde wohl am häufigsten das Fett als Umscheidungsmaterial verwendet. Förster benützte es stets, mit ihm wohl die meisten Chirurgen, und auch ich habe es bei Nervenoperationen in der Regel angewandt. Es ist leicht aus der Umgebung oder aus der Bauchhaut zu haben, stellt ein weiches, leicht einheilendes Polster dar. Das Fett bleibt, es schnürt nicht und dürfte somit, wie die Erfolge am Menschen zu zeigen scheinen, seinen Zweck erfüllen. Jenes Falles Kolbs, bei dem der Fettlappen lipomatös entartete und dadurch einen Druck auf den Nerven ausübte, erwähnten wir bereits weiter oben. Die Faszie, welche auch wiederholt zur Einscheidung der Nervennähte benutzt wurde, dürfte sich hierfür wenig eignen, da sie leicht fibrös degeneriert und mit der Umgebung verwächst, wie ich mich selbst bei einem anderwärts operierten und von mir nachoperierten Falle überzeugen konnte. Ebenso wird die Umscheidung durch eine autoplastisch entnommene Vene als kompliziertere Methode zurücktreten. Ich verwandte sie, wie schon gesagt, nur einmal und hatte Schwierigkeiten, das enge Lumen dem Nerven zu adaptieren; eine Schwierigkeit, die bekanntlich Henle dadurch umging, daß er zwei Venenstücke längs spaltete und dann die Schnittränder der beiden Venenstücke zu einem größeren Lumen längs aneinandernähte.

Wir sind am Schlusse unserer Ausführungen. Sie haben uns gezeigt, welch große Bedeutung die freie Gewebsverpflanzung gerade in der Chirurgie dieses Weltkrieges mit seinen schweren zertrümmernden Verletzungen und Gewebsdefekten bekommen hat. Besonders die Gewebsteile bindegewebiger Art sind es, die für die freie Transplantation in ausgiebigem Maße herangezogen wurden, so die freie Faszien-, Fett- und Knochentransplantation. Wir sahen aber auch, daß der Haut-, Gefäß- und Nervenüberpflanzung ein wichtiges und dankbares Feld zugewiesen ist. Es bestätigte sich ferner die alte Lexersche Lehre, daß es die Autoplastik ist, welche vor allem und fast ausschließlich ihre Verwendung findet, gegen die die Homoioplastik erheblich in den Hintergrund tritt. Wir betonten eingangs und taten dies in jedem weiteren Abschnitte, daß auch für die freie Gewebstransplantation eine scharfe enggezogene Indikation zu stellen ist; denn ihre Technik ist oft schwierig und der Erfolg hängt von mannigfachen Nebenumständen ab. Deshalb sei zum Schluß nochmals hervorgehoben, daß die freie Gewebstransplantation eben nur dort in Frage kommt, wo einfachere Methoden versagen oder unanwendbar sind. Trotzdem bleibt der freien Gewebstransplantation immer noch ein großes, dann aber sehr dankbares und segensreiches Feld übrig.

XI. Die Otochirurgie im Weltkriege.

Von

Walter Klestadt-Breslau.

Literaturverzeichnis.

1. **Albrecht,** Die Trennung der nichtorganischen von der organischen Hörstörung
mit Hilfe des psycho-galvanischen Reflexes. Arch. f. Ohren-, Nasen- u. Kehlkopfheilk. sow. d. angr. Geb. **101,** 1. 1918.
2. — Schallschädigungen im Felde. 1919. Zeitschr. f. Lar., Rhin. u. ihre Grenzgeb. **8,**
117. 1919.

3. Alexander, Die Klinik und operative Entfernung von Projektilen in Fällen von Steckschüssen der Ohrgegend und des Gesichtsschädels. Wien. klin. Wochenschrift 38, 1915.

4. — Die Simulation in der Otologie. Wien. klin. Wochenschr. 541. 1916.

5. — Welche Erfahrungen liefert die Otochirurgie bezüglich der chirurgischen Versorgung vn Schädelschüssen? Monatsschr. f. Ohrenheilk. u. Lar.-Rhinol. 441, 1917.

6. — Die Histologie der indirekten traumatischen Labyrinthverletzung durch Schädelschuß. Klin. Beitr. z. Ohrenheilk. Festschr. f. Urbantschitsch. Berlin-Wien, Urban u. Schwarzenberg. 1919.

7. — Verhandlg. d. österr. otolog. Gesellsch. 1915. a) 189, b) 264, c) 362. d) 692, e) 694, f) 697, g) 699, h) 700, i) 701.

8. — Verhandlg. d. österr. otolog. Gesellsch. 1916. a) 437, b) 473, c) 475, d) 668.

9. — Verhandlg. d. österr. otolog. Gesellsch. 1917. a) 43, b) 46, c) 47, d) 49.

10. — Verhandlg. d. österr. otolog. Gesellsch. 1918.

11. — und E. Urbantschitsch, Die traumatischen Kriegsverletzungen und die Kriegskrankheiten des Gehörorgans. Monatsschr. f. Ohrenheilk. u. Lar.-Rhinol. 1916. a) 241, b) 270, c) 609. 1917. a) 505. 1918. a) 476.

12. Allers, Über die Transportfähigkeit operierter Schädelschüsse. Wien. klin. Wocherschrift 1916. 1157.

13. Andereya, Über Erfahrungen an Ohren-, Hals- und Nasenkranken im Felde. Zeitschr. f. Ohrenheilk. u. f. d. Krankh. d. Luftw. 76, 252. 1918.

14. Barany, Die Drainage der Hirnabszesse mit Guttapercha nebst einigen statistischen Bemerkungen zur operativen Behandlung der Hirn- und Ohrschüsse. Münch. med. Wochenschr. 1915. 134.

15. Beck, Über Mininverletzungen des Ohres. Mürch. med. Wocherschr. 1917. 1703.

16. — Verhandlg. d. österr. otolog. Gesellsch. 1915. a) 197, b) 198, c) 265, d) 271, e) 272, f) 428, g) 439, h) 470, i) 442. Ref. Monatsschr. f. Ohrenheilk. u. Lar.-Rhinol.

17. — Verhandlg. d. österr. otolog. Gesellsch. 1916. a) 68, b) 196, c) 206, d) 207, e) 208, f) 310, g) 313, h) 330, i) 338, j) 490, k) 492, l) 499.

18. — Verhandlg. d. österr. otolog. Gesellsch. 1917. a) 49, b) 69, c) 338.

19. — Verhandlg. d. österr. otolog. Gesellsch. 1918. a) 614, b) 615.

20. — Verhandlg. d. österr. otolog. Gesellsch. 1919. 42.

21. Behr, Beitrag zur Kriegsverletzung des Gehörorgans. Arch. f. Ohren-, Nasen- u. Kehlkopfheilk. sow. d. angr. Geb. 99, 39. 1916.

22. Belinoff, Verhandlg. d. österr. otolog. Gesellsch. Ref. Monatsschr. f. Ohrenheilk. und Lar.-Rhinol. 1918. 286.

23. Blumenthal, Untersuchungen über Schallknochenleitung bei Kopfschüssen. Monatsschrift f. Ohrenheilk. u. Lar.-Rhinol. 1917. 271.

24. Böhmig, Erfahrungen aus meiner Tätigkeit in der Preysingschen militär-chirurgischen Kopfstation in Köln a. Rh. Mürch. med. Wochenschr. 1915. 1507.

25. Brandes, Über Sinusverletzungen bei Schädelschüssen. Deutsche med. Wochenschrift 1916. 378.

26. — Schüsse des Schädeldaches mit isolierter indirekter Basisfraktur. Bruns' Beitr. z. klin. Chir. 107, 514. 1917.

27. Brüggemann, Meine Erfahrungen als Hals-, Nasen-, Ohrenarzt im Feldlazarett. Zeitschr. f. Ohrenheilk. u. f. d. Krankh. d. Luftw. 74, 161. 1917.

28. Brühl, Kurzer Bericht über eine einjährige kriegsohrenärztliche Tätigkeit im Heimatsgebiet. Passow-Schäffer 9. 82. 1917.

29. — 2. Bericht über kriegsohrenärztliche Tätigkeit im Heimatsgebiet. Passow-Schäffer 11, 168. 1918.

30. Cemach, Verhandlg. d. österr. otolog. Gesellsch. Ref. Monatsschr. f. Ohrenheilk. und Lar.-Rhinol. 1918. 288.

31. Colmers, Über Schädelschüsse. Deutsche med. Wochenschr. 1917. 741.

32. Denker, Über Kriegsverletzungen am Ohr, den oberen Luftwegen und den Grenzgebieten. Arch. f. Ohren-, Nasen- u. Kehlkopfheilk. sow. d. angr. Geb. 1, 98. 1916.

33. Diekmann, Die traumatischen Trommelfellrupturen im Feld. Med. Klin. 1916. 635.

34. Duken, Über zwei Fälle von intrakranieller Pneumatozele nach Schußverletzungen. Münch. med. Wochenschr. 1915. 598.

35. Eysell, Vorrichtungen zum Schutze des Gehörorgans gegen hohen Luftdruck. Münch. med. Wochenschr. 1916. 516.

36. Faschingbauer und Böhler, Über indirekte Schußfrakturen des Schädels. Deutsche med. Wochenschr. 1917. 482.

37. Findel, Wissenschaftlicher Abend der Sanitäts-Offiziere II. G. 1. D. Achiet le Grand a, 27. XI. 1915. Ref. Deutsche med. Wochenschr. 1916.

38. Fremel, Über die Knochenleitung bei Kopfschüssen. Monatsschr. f. Ohrenheilk. u. Lar.-Rhinol. 1918. 187.

39. — Über die Knochenleitung bei Kopfschüssen. Med. Klin. 1918. 1183 u. 1211.

40. — Über Gehörschäden bei Kopfverletzungen. Festschr. f. Urbantschitsch. 1919. 171.

41. Frey, Richtlinien für die Beurteilung und erste Behandlung von Erkrankungen und Verletzungen des Gehörorgans im Felde. Feldärztl. Blätter d. k. u. k. II. Armee. 1916. H. 17.

42. — Erfahrungen über die Erkrankungen und Verletzungen des Gehörorgans und der Nase im Kriege nebst Bemerkungen über die Einrichtungen des otiatrisch-rhinologischen Dienstes bei der Armee im Felde. Wien. klin. Wochenschr. 1916.

43. — Die Kriegsverletzungen des Gehörorgans. Chirurgie im Felde, herausgegeben von der k. u. k. 2. Armee. 1917. H. 22 u. 23.

44. — Verhandlg. d. österr. otolog. Gesellsch. Ref. Monatsschr. f. Ohrenheilk. u. Lar.-Rhinol. 1918. 288.

45. — Zur Frage der Resektion der Pyramide. Klin. Beitr. z. Otolog. Festschr. f. Urbantschitsch. Wien-Berlin 1919. Urban u. Schwarzenberg.

46. — und Selye, Beiträge zur Chirurgie der Schußverletzungen des Gehirns. Wien. klin. Wochenschr. 1915. H. 25 u. 26.

47. Friedländer, Die Schädigungen des Gehörorgans durch Schußwirkung. Arch. f. Ohren-, Nasen- u. Kehlkopfheilk. sow. d. angr. Geb. 98, 158. 1916.

48. Friedrich, Die ohrenärztlichen Aufgaben im Kriege. Deutsche med. Wochenschr. 1914. 1912.

49. Gatscher, Verhandl. d. österr. otolog. Gesellsch. Ref. Monatsschr. f. Ohrenheilk. und Lar.-Rhinol. 1915. a) 709, b) 710.

50. — Verhandlg. d. österr. otolog. Gesellsch. Ref. Monatsschr. f. Ohrenheilk. u. Lar.-Rhinol. 1918. a) 272, b) 286.

51. Gerber, Beobachtungen am Kriegslazarett. Zeitschr. f. Lar., Rhinol. u. ihre Grenzgeb. 8, 261. 1919.

52. Goldmann, Verhandlg. d. österr. otolog. Gesellsch. Ref. Monatsschr. f. Ohrenheilk. und Lar.-Rhinol. 1917. a) 188, b) 211, c) 515.

53. — Verhandlg. d. österr. otolog. Gesellsch. Ref. Monatsschr. f. Ohrenheilk. u. Lar.-Rhinol. 1917. 694.

54. Goldstein, Über den zerebellaren Symptomenkomplex und über seine Bedeutung für die Beurteilung von Schädelverletzten. Münch. med. Wochenschr. 1915. 1439.

55. Grashey, Über Steckschußbehandlung. Münch. med. Wochenschr. 1918. 258.

56. Großmann, Fritz, Wann sollen Schädelbasisfrakturen bei Mitbeteiligung von Ohr und Nase operativ behandelt werden? Passow-Schäffers Beitr. 10, 379. 1918.

57. — Die Lucaesche Drucksonde, ein diagnostisches und therapeutisches Druckmittel bei Hysterie. Passow-Schäffers Beitr. 11, 83. 1918.

58. Gulecke, Die Schußverletzungen des Schädels im jetzigen Kriege. Küttner-Payrs Ergebn. d. Chir. u. Orthop. 10, 117. 1918.

59. Güttich, Über den vestibularen Befund bei hysterisch Ertaubten und über die Grenzen der normalen kalorischen Erregbarkeit des Vestibularapparates. Passow-Schäffers Beitr. 9, 232. 1918.

60. Haenisch, Über Kriegsverletzungen im Gebiete des Kehlkopfes, der Nase und Nebenhöhlen der Ohren. Zeitschr. f. Lar., Rhin. u. ihre Grenzgeb. 8, 333. 1919.

61. v. Hansemann, Eitrige Meningitis nach Kopfverletzungen. Berl. klin. Wochenschrift 1917. 741.

62. Hecht, Vereitertes zerebrales Hämatom als Folge einer Granatexplosion, durch Operation geheilt. Zeitschr. f. Ohrenheilk. u. f. d. Krankh. d. Luftw. 74, 12. 1916.

63. Henke, Praktische Winke bei Einrichtungen von Spezialabteilungen für Hals-, Nasen-, Ohrenkrankheiten in Kriegs- und Feldlazaretten. Passows-Schäffers Beir. 11, 370. 1918.

64. Heymann, Über die Prinzipien der chirurgischen Behandlung von Ohrenschüssen. Münch. med. Wochenschr. 1919. 1078.

65. — Über Schußverletzungen des Ohres. Referate aus dem Briegerschen Zentralbl. f. Ohrenheilk. Ambr. Barth, Leipzig. 13 u. 14. 1919.

66. Hinsberg, Ohr, innere Nase und ihre Nebenhöhlen. Aus Borchard-Schmieden, Lehrb. d. Kriegschir. Barth, Leipzig 1917.

67. — Zur Behandlung frischer neurotischer Hör- und Sprachstörungen. Passow-Schäffers Beitr. 12, 64. 1919.

68. Hofer, Über Kriegsverletzungen des Ohres. Wien. klin. Wochenschr. 1915. 1225.

69. — Über Kriegsverletzungen des Gehörorgans bei direkten Schußverletzungen desselben sowie bei Kopf-, Schädelbasis- und Gesichtsschädelschüssen. Wien. med. Wochenschr. 1917. a) 1620, b) 1671, c) 1717.

70. — Über indirekte Kriegsverletzungen des Gehörorgans durch Luftdruck infolge Granat-, Schrapnell- und Minenexplosionen, Abfeuern schwerer und schwerster Geschütze und Platzen von Bomben. Festschr. f. Urbantschitsch. Urban u. Schwarzenberg, Wien 1919. 343.

71. Hoffmann, Detonationslabyrinthosen. Münch. med. Wochenschr. 1915. 1269.

72. — Die Schädigung des Ohres durch Geschoßexplosion. Deutsche med. Wochenschrift 1916. 998.

73. Imhofer, Wissenschaftliche Sitzung der k. und k. Militärärzte der Festung Krakau. 18. Aug. 1916.

74. — Der Wert der Prüfung des statistischen Labyrinthes für die Konstatierung der beiderseitigen Taubheit. Arch. f. Ohren-, Nasen- u. Kehlkopfheilk. sow. d. angr. Geb. 101, 108. 1918.

75. Karrenstein, Über Schädigungen des Gehörorgans im Minenkrieg. Passow-Schäffer 8, 271. 1916.

76. Kehrer, Über seelisch bedingte Hör- und Sehausfälle bei Soldaten. Münch. med. Wochenschr. 1917. 1250.

77. Klestadt, Über Anzeige und Art der ersten Behandlung von Ohrschußverletzungen. Münch. med. Wochenschr. 1916. 1499.

78. — Erfahrungen aus der Tätigkeit als Hals-, Nasen- und Ohrenarzt im Felde. Zeitschr. f. Ohrenheilk. u. f. d. Krankh. d. Luftw. 1919.

79. König, Als Ohrenarzt bei einer Sanitätskompagnie. Med. Klin. 1915. 774.

80. Kraßnig, Über die Wirkungen der Minenexplosionen auf das Gehörorgan. Monatsschr. f. Ohrenheilk. u. Lar.-Rhinol. 5, 194. 1917.

81. Krebs, Ohrenbeschädigungen im Felde. Münch. med. Wochenschr. 1915. 347.

82. Kretschmann, Kriegsschädigungen des Gehörorgans. Deutsche med. Wochenschr. 1917. 65.

83. Kümmel, Entstehung, Erkennen, Behandeln und Beurteilung seelisch verursachter Hörstörungen bei Soldaten. Passow-Schäffers Beitr. 9, 1. 1918.

84. Lawner, Sigm., Kriegserfahrungen über die Explosionsschädigungen des Ohres. Festschr. f. Urbantschitsch, Klin. Beitr. z. Ohrenheilk. Urban u. Schwarzenberg, Wien-Berlin 1919. 389.

85. Lehmann, Veränderungen des Gehörorgans mit besonderer Berücksichtigung der Detonationswirkung. Deutsche med. Wochenschr. 1916. 133.

86. — Die Verletzungen des Trommelfells durch Detonationswirkung und ihre Heilung. Arch. f. Ohren-, Nasen- u. Kehlkopfheilk. sow. d. angr. Geb. 100, 131. 1917.

87. Leidler, Verhandl. d. österr. otolog. Gesellsch. Ref. Monatsschr. f. Ohrenheilk. u. Lar.-Rhinol. 1918. 596.

88. Link, Beiträge zur allgemeinen und speziellen Schädelkriegschirurgie mit besonderer Berücksichtigung der Chirurgie an der Schädelbasis. Bruns' Beitr. z. klin. Chir. 108, 277. 1918.

89. — Weiterer Beitrag zur chirurgischen Behandlung von Kriegsverletzungen an der Schädelbasis. Ebenda 116, 149. 1919.

90. Link, Beitrag zur Behandlung und Prognose von Schädelschußfrakturen und traumatischen Hirnabszessen. Ebenda 640.

91. Loch, Bericht über 200 in den ersten beiden Kriegsjahren an Hals, Nase und Ohren untersuchte und behandelte Verwundete aus dem Düsseldorfer Lazarett für Kieferverletzte. Passow-Schäffers Beitr. 9, 247. 1917.

92. Manasse, Über psychogene Hörstörungen im Kriege. Med. Klin. 1918. 629.

93. Mauthner, Kurzer Bericht über eine einjährige kriegsohrenärztliche Tätigkeit. Monatsschr. f. Ohrenheilk. u. Lar.-Rhinol. 49, 673. 1915.

94. Mauthner, Zur Pyschotherapie der neurotischen Taubheit und Stummheit. Monatsschrift f. Ohrenheilk. u. Lar.-Rhino. 1916. 282.

95. — Über Hörstörungen bei den Neurosen vom neurasthenischen Typus. Med. Klin. 1918. 1227.

96. Mayer, O., Verhandl. d. österr. otolog. Gesellsch. Ref. Monatsschr. f. Ohrenheilk. u. Lar.-Rhinol. 1915. 713.

97. — Verhandl. d. österr. otolog. Gesellsch. Ref. Monatsschr. f. Ohrenheilk. u. Lar.-Rhinol. 1918. 57.

98. — Osteoplastische Freilegung der Dura bei Extraduralabszessen nach Fraktur des Warzenfortsatzes und des Scheitelbeines infolge einer Granatexplosion. Münch. med. Wochenschr. 1917. 1627.

99. Mayer, Wissenschaftlicher Abend der Militärärzte der Garnison Ingolstadt 14. V. 15. Ref. Deutsche med. Wochenschr. 1915. 1054.

100. Meyer zum Gottesberge, Das akustische Trauma. Arch. f. Ohren-, Nasen- u. Kehlkopfheilk. sow. d. angr. Geb. 98, 152. 1916.

101. Neumann, Verhandl. d. österr. otolog. Gesellsch. Ref. Monatsschr. f. Ohrenheilk. u. Lar.-Rhinol. 1915. 211.

102. — Verhandl. d. österr. otolog. Gesellsch. Ref. Monatsschr. f. Ohrenheilk. u. Lar.-Rhinol. 1916. a) 208, b) 377, c) 575.

103. — Verhandl. d. österr. otolog. Gesellsch. Ref. Monatsschr. f. Ohrenheilk. u. Lar.-Rhniol. 1916 (Gehörgangsplastik bei Stenose) 198.

104. — Verhandl. d. österr. otolog. Gesellsch. Ref. Monatsschr. f. Ohrenheilk. u. Lar.-Rhinol. 1917. 338.

105. — Verhandl. d. österr. otolog. Gesellsch. Ref. Monatsschr. f. Ohrenheilk. u. Lar.-Rhinol. 1918. 288.

106. — Verhandl. d. österr. otolog. Gesellsch. Ref. Monatsschr. f. Ohrenheilk. u. Lar.-Rhinol. 1918. 286.

107. Oertel, Die Tätigkeit des Hals-, Nasen-, Ohrenarztes im Feldlazarett. Passow-Schäffers Beitr. 10, 118. 1918.

108. Passow, Über Luftansammlung im Schädelinnern. Passows-Schäffers Beitr. 8, 257. 1916.

109. — Über Späterkrankungen nach Schädelverletzungen. Med. Klin. 1916. 1.

110. — Über neurotische Hörstörungen bei Kriegsteilnehmern. Passows-Schäffers Beitr. 11, 51. 1919.

111. Peyser, Gehörverletzungen im Stellungskriege und ihre Behandlung beim Truppenteil. Deutsche med. Wochenschr. 1916. 40.

112. Piffl, Wissenschaftliche Gesellschaft deutscher Ärzte in Böhmen. Münch. med. Wochenschr. 1915. 23.

113. Rauch, Beitrag zur traumatischen Labyrinthläsion. Monatsschr. f. Ohrenheilk. u. Lar.-Rhinol. 50, 545. 1916.

114. Rehn jr., Über den Steckschuß und seine primäre Behandlung. Bruns' Beitr. z. klin. Chir. 36, 220. 1917.

115. — Gegen die wahllos aktive Behandlung der Schädelschüsse. Münch. med. Wochenschrift 1918. 676.

116. Reipen, Über Vestibularisschädigungen im Kriege. Zeitschr. f. ärztl. Fortbild. 1918. 70.

117. Rhese, Die Kriegsverletzungen von Ohr, Hals und Nase. Bergmann, Wiesbaden 1918.

118. Ruttin, Drainhautrohrplastik zur Herstellung eines neuen äußeren Gehörganges. Monatsschr. f. Ohrenheilk. u. Lar.-Rhinol. 1916. 668.

119. Ruttin, Über Ohrenbefunde bei queren Gewehrdurchschüssen des Gesichtes. Monatsschr. f. Ohrenheilk. u. Lar.-Rhinol. **52,** 241. 1918.
120. — Verhandlg. d. österr. otolog. Gesellsch. Ref. Monatsschr. f. Ohrenheilk. u. Lar.-Rhinol. 1915. a) 201, b) 211, c) 266.
121. — Verhandlg. d. österr. otolog. Gesellsch. Ref. Monatsschr. f. Ohrenheilk. u. Lar.-Rhinol. 1916. a) 74, b) 301, c) 324, d) 577, e) 579, f) 582, g) 666, h) 672, i) 672.
122. — Verhandlg. d. österr. otolog. Gesellsch. Ref. Monatsschr. f. Ohrenheilk. u. Lar.-Rhinol. 1917. a) 62, b) 218, c) 219, d) 328, e) 338, f) 348, g) 700.
123. — Teilweise traumatische Ablösung des knorpelig-membranösen Gehörganges. Passow-Schäffer Beitr. **11,** 227. 191.
124. — Ohrbefunde bei queren Durchschüssen des Gesichtes. Monatsschr. f. Ohrenheilk. u. Lar.-Rhinol. 241. 1918.
125. — Ohrbefunde bei sagittalen Durchschüssen des Gesichtes. Ebenda 273. 1919.
126. v. Sarbo, Taubstummheit nach Granatexplosionen. In Diskussion v. Jendrassik und Szacz. Kön. Gesellsch. d. Ärzte. Budapest II/16. Ref. Wien. med. Wochenschrift 1917. **355.**
127. Schlesinger, Über Schädigungen des inneren Ohres durch Geschoßwirkungen. Med. Klin. 1915. **533.**
128. Schulemann, Einige seltenere Folgezustände nach Schädelschüssen und ihre Behandlung. Bruns' Beitr. z. klin. Chir. **106,** 299. 1917.
129. Stenger, Die kriegschirurgischen Kopfverletzungen, ihre Bedeutung und Begutachtung vom ohrenärztlichen Standpunkt. Ver. f. wissenschaftl. Heilk. Königsberg. 22. III. 15.
130. Streit, Über Explosionsschwerhörigkeit. Arch. f. Ohren-, Nasen- u. Kehlkopfheilk. sow. d. angr. Geb. 1918. 189.
131. Szacz, Über funktionelle Hötsrörungen. Wien. klin. Wochenschr. 1915. 818.
132. Thost, Verhandlg. d. ärztl. Ver. zu Hamburg 23. III. 15. Ref. Deutsche med. Wochenschrift 1915. 963.
133. Uffenorde, Zur Behandlung der Kopfschüsse. Deutsche med. Wochenschr. 1916. 662.
134. — Traumatische Beschädigung des Gehörorgans. Med. Gesellsch. Göttingen 3. II. 16. Ref. Med. Klin. 1916. 807.
135. Urbantschitsch, Demonstrationsabend im k. k. Garnisonsspital 2 in Wien. Ref. Wien. klin. Wochenschr. 1916. 240.
136. — Verhandlg. d. österr. otolog. Gesellsch. Ref. Monatsschr. f. Ohrenheilk. u. Lar.-Rhinol. 1915. a) 266, b) 269, c) 705.
137. — Verhandlg. d. österr. otolog. Gesellsch. Ref. Monatsschr. f. Ohrenkeilh. u. Lar-. Rhinol. 1916. a) 64, h) 203, c) 307.
138. — Verhandlg. d. österr. otolog. Gesellsch. Ref. Monatsschr. f. Ohrenheilk. u. Lar.-Rhinol. 1917. **54.**
139. v. Urbantschitsch, Verhandlg. d. österr. otolog. Gesellsch. Ref. Monatsschr. f. Ohrenheilk. u. Lar.-Rhinol. 1918. 287.
140. Vulpius, Zur Behandlung traumatischer Trommelfellperforationen. Zeitschr. f. Ohrenheilk. u. f. d. Krankh. d. Luftw. **77,** 24. 1918.
141. Weil, Über Kriegsschädigungen der Ohren. Münch. med. Wochenschr. 1915. 1661.
142. Wieting, Über Steckschußfragen, besonders die Magnetanwendung bei ihnen. Münch. med. Wochenschr. 1918. 953.
143. Wodak, Über die Verwendbarkeit des durch die Baranysche Lärmtrommel erzeugten Lidreflexes zur Diagnose der Simulation. Monatsschr. f. Ohrenheilk. u. Lar.-Rhinol. 1919. 23.
144. Zange, Über hysterische (psychogene) Funktionsstörung des nervösen Ohrapparates im Kriege. Münch. med. Wochenschr. 1915. 957.
145. — Organische Schädigungen des nervösen Ohrapparates im Kriege. Münch. med. Wochenschr. 1915. 1091.
146. — Verhandlg. d. med.-naturwissenschaftl. Gesellsch. zu Jena. 6. V. 15. Ref. Berl. klin. Wochenschr. 1915. 590.
147. Zimmermann, Weitere Mitteilungen über Kriegsverletzungen im Ohr und den oberen Luftwegen. Arch. f. Ohren-, Nasen- u. Kehlkopfheilk. sow. d. angr. Geb. **1,** 99. 1916.

Vorbereitung der Otiatrie für die Kriegsotochirurgie.

Der Weltkrieg wurde eine Quelle des Umlernens und des Neulernens. Keine ärztliche Disziplin spürte das deutlicher und ausgiebiger als die Chirurgie. Sie brachte in den Krieg ein festgefügtes Gebäude wissenschaftlicher Lehre mit, das auf experimentellen und noch mehr auf der wichtigeren Voraussetzung einer reichen praktischen Erfahrung fußte. Die Chirurgie allein — neben der Hygiene — hatte sich auf die besonderen Erfordernisse ärztlicher Tätigkeit im Kriege eingestellt. Und dennoch mußte sie grundlegende Änderungen der Schullehren der Kriegschirurgie über sich ergehen lassen.

Ihre Tochterwissenschaft, die Otiatrie, stand nicht weit hinter ihr zurück. Ihr fehlte zunächst zwar jede eigentliche Vergangenheit auf diesem Gebiete. Hatte sie sich im Frieden mit Verletzungen aus scharfen und schießenden Waffen beschäftigen müssen, hatte sie manche Verletzungen durch stumpfe Gewalt als Unfallfolgen zugeführt erhalten, so hatte sie in diesen Fällen einfach die leitenden Sätze der allgemeinen Chirurgie der Verletzungen übernommen. Wurde ihr doch schon in ihren Jugendtagen, genau wie zur Zeit ihrer ersten Kampfesproben im Weltkrieg, das Studium ihrer eigensten Gebiete dadurch erschwert, daß diese seltenen Vorkommnisse gewöhnlich in der Hand des Chirurgen blieben!

Die Otiatrie hatte aber insofern unbewußte Vorarbeiten für die Kriegschirurgie geleistet, als sie häufig mit der Versorgung von Fremdkörpern zu tun hatte, die sich in den Hohlräumen des Körpers einigermaßen anders verhielten als in Körpergeweben, insofern als sie gewohnt war in ihrem Arbeitsgebiete stets mit der Schwierigkeit eines primären aseptischen Wundverschlusses, mit dem leichten Aufkommen von Infektionen zu rechnen. Der Otiatrie schwebten aus der täglichen Praxis stets die Gefahren vor Augen, die eine solche Infektion für die in unheimlicher Nähe befindlichen lebenswichtigen Gebilde des Schädelinnern bedeuten mußte. So leitete der von Voß angeregte und eifrig geführte wissenschaftliche Streit um die operative Frühbehandlung von Felsenbeinfissuren im Krankheitsbilde eines Schädelbasisbruches eine Vorkriegsära einer otiatrischen Chirurgie der Verletzungen ein.

Die Otiatrie hatte aber auch bewußt, ohne jedoch die Tragweite ihrer Forschungen für einen modernen Krieg nur ahnen zu können, sich für ihre kommenden Aufgaben vorbereitet. Das war geschehen durch die fleißige und mühsame Untersuchung einer besonderen Gruppe traumatischer Erkrankungen, die durch akustische und aerodynamische Einwirkungen verursacht werden. Sie war von grundsätzlicher Bedeutung für die Ohrenheilkunde im allgemeinen, das Verständnis gewisser Unfalls- und Berufserkrankungen im besonderen. Sie ermöglichte uns aber auch erst die Deutung einer Unzahl täglicher Beobachtungen im Weltkriege. Denn mit oder ohne Verwundung des Kopfes wurde die Funktion des Hörens oft geschädigt. Und so erhielt die Pflege der Funktionspathologie des Ohres einen hohen Gegenwartswert dadurch, daß sie von einem zweiten Gesichtspunkt darauf hinweist, wie wichtig es ist, die Behandlung solcher Kopfverletzungen, bei denen das Ohr beteiligt ist, dem Vertreter des Sonderfaches zu übergeben, das sich mit diesem recht wichtigen Sinnesorgan auch physiologisch vertraut gemacht hat.

Entwicklungswege der Kriegsotochirurgie.

Die Otiatrie ist also so unbescheiden, sich, trotz ihres Mangels einer chirurgischen Vorbildung im Kriege, für besonders gut gewappnet gehalten zu haben gegenüber den Ansprüchen, die in der Versorgung Kriegsverletzter an sie gestellt werden konnten.

Es konnte natürlich nicht ausbleiben, daß sie andere Wege einschlug, als Friedensotiater erwartet hatten. Und das geschah um so eher und um so mehr, je mehr sie in die Bahnen rein chirurgischer Gedankenfolge und Arbeitsweise einlenken mußte. Mit der Kriegschirurgie mußte sie sich umstellen auf die neue Auffassung von der Pathologie der Schädelschüsse und akzeptierte die moderne Behandlung der Ohrschädelschüsse. Je mehr für die Auffassung und Behandlung spezialpathologische Gesichtspunkte in Frage kamen, um so mehr bewährten sich die Anschauungen und Erfahrungen der Otochirurgie, die man aus dem Frieden übernommen hatte. Auch die gute Kenntnis der, wenn ich so sagen darf, unblutigen Beschädigungen des Ohres wurde von Bedeutung für die Diagnostik und Therapie der Ohrschußverletzungen. Sie gab wichtige Anhaltspunkte für die Ausdehnung des chirurgischen Handelns. Wir wollen dabei offen gestehen, daß die restlose Erkenntnis der durch die Kriegsinsulte im inneren Ohre gesetzten Schäden uns durch die otiatrische Vorarbeit nicht beschert worden ist. Denn uns fehlen noch autoptische Beläge, wie sie uns die Tierversuche gegeben haben. Und noch mehr; unsere Studien erfuhren durch die Erfahrungen gründliche Korrektur. Ein Teil der traumatisch am inneren Ohr ausgelösten Erscheinungen mußte als psychogen, in der nervösen Zentrale, gar nicht im Sinnesorgan ausgelöst, angesehen werden. — Ich spreche dabei nicht von der Simulation, deren ,,Pathologie'' auch großzügig bereichert wurde. — Die Kenntnis ist wichtig für den Otochirurgen im Kriege, da sich solche psychogene Erscheinungen mit Vorliebe einem organischen Grundstocke aufpfropfen.

Also hat auch die Otochirurgie in diesem Kriege erst im wesentlichen gelernt, erst in ihm und durch ihn ein neues Gebäude aufgerichtet, zu dem sie allerdings schon ein gutes Baumaterial mitgebracht hat. Ich möchte dieses Gebäude aber noch nicht für vollständig gedeckt halten. Denn die Folgen der Kriegsschäden und die Erfolge der Behandlungen sind noch nicht in vollem Umfange zu übersehen.

Zu diesen abschließenden Beobachtungen werden fast ausschließlich wir Otologen die Gelegenheit finden. Die Beurteilung und weitere Behandlung der Endzustände und der nicht befriedigenden Ergebnisse wird uns unbestritten und unbeneidet überlassen werden. Vergessen wir aber bei der Kritik nicht, daß wir da nur vor ungünstigen Fällen und vor unerfreulichen Begutachtungen stehen. Wir müssen bei dieser Gelegenheit einen Appell an die Pathologen richten, damit sie ihr Augenmerk auf die als Nebenbefund zur Autopsie kommenden abgeheilten Ohrenschußverletzungen richten. Aber die Sparren zum Dach stehen, die Schindeln liegen gerichtet. Denn die Erfahrung im Einzelfall, der in der ersten Behandlungszeit länger verfolgt werden konnte, und das Material, das den Fachkliniken und -Abteilungen zufließt, reden eine zu deutliche Sprache, als daß wir nicht schon heute ein entschlossenes und entscheidendes Wort sollten wagen können.

Einsatz der otochirurgischen Hilfe.

Standen die Otiater bereit, Aufgaben zu erfüllen, wie sie ihnen die Ereignisse des Weltkrieges an Zahl und Größe über das Maß der Erwartungen hinaus brachten, so berührt es eigentümlich, aus der Feder, auch der führenden Persönlichkeiten (Chiari, Hinsberg u. a.) immer wieder Hinweise darauf zu lesen, daß die Untersuchungen und Operationen der Ohrverletzten möglichst frühzeitig und von einem Fachmanne vorgenommen werden sollten. Denselben Klagen und Anklagen, wie sie aus diesen Worten herauszulesen sind, begegnen wir bei den Besprechungen der Schußverletzungen der Nasennebenhöhlen. Sie entsprechen den Erfahrungen der meisten im Felde tätig gewesenen Fachärzte. Sie werden bestätigt durch die Berichte aus den Heimatlazaretten über die notwendig gewordenen Nachoperationen und den unglücklichen Ausgang im Felde nicht fachgemäß durchgeführter erster Wundbehandlung. Ihre Ergebnisse laufen jedenfalls auf Mindestforderungen für ein Heeressanitätswesen hinaus, die durch meine folgenden Ausführungen als berechtigt anerkannt werden müssen: Es sollten neben Ohrenfachstationen in den Kriegslazaretten der Etappen auch chirurgisch ausgebildete Ohrenfachärzte in einem Feldlazarett eines größeren Kampfabschnittes zum Einsatz kommen. Fachärztliche Instrumente, die im Vergleich zu den Kosten der Kampfwaffen unwesentliche Ausgaben bedingen, sollten an all diesen Stellen zur Verfügung stehen, und zwar in fester Verbindung mit dem betreffenden Facharzte oder der ärztlichen Formation. Sonst fehlen sie leicht infolge der immerhin etwas schwerfälligen und leicht auch anderweit nachteiligen Beschaffung durch Sanitätsdepots gerade im gegebenen Momente. Die Lücken auf diesem Gebiete sind vielfach ausgeglichen worden durch die persönliche Bereitwilligkeit und humanitäre Gesinnung der Herren. Auch auf dem Gebiete der Improvisation ist hier, wie fast auf allen Gebieten der Kriegstätigkeit, allerhand geleistet worden. Henke, Streit u. a. haben ihre Behelfsinstrumente beschrieben. Eine zweckmäßige Einteilung des fachärztlichen Sanitätsdienstes hat Frey einmal von einer k. u. k. Armee berichtet. Auch er betont, daß der Kern eines unbedingt notwendigen Personals und Inventars gemeinsam bereit sein müsse und hielt es für vorteilhaft, sie ähnlich den im österreichisch-ungarischen Heere eingeführten Chirurgengruppen zu bilden und dem Sanitätschef einer Armee zur Verfügung zu stellen. Amtliche Darstellungen sind noch seitens keiner Sanitätsdienststelle der ehemaligen Mittelmächte herausgekommen.

Die Kriegsverletzungen des Ohres.

Die Darstellung der rein ärztlichen Errungenschaften der Otochirurgie, die die folgenden Seiten bringen sollen, fußt neben den eigenen Erfahrungen auf der Kriegsliteratur, soweit diese in deutscher Sprache erschienen ist. Ein Eingriff in die sog. großchirurgische Literatur lag natürlich im Wesen der Sache. Aber sie blieb uns Otochirurgen immer nur eine Hilfe; denn Otochirurgisches brachte sie leider nicht, obwohl gerade die Schußverletzungen des Ohres (und der Nebenhöhlen!) in Hand von Chirurgen blieben und bleiben mußten, ja manchmal der Ohrenarzt vom Augenblick der Beleihung mit einer Ohrenstation an kaum noch auf den Zugang unmittelbarer Ohrschädelverletzungen rechnen konnte!!

Von den im Krieg vorkommenden Verletzungen habe ich in meinen Betrachtungen all denen keinen besonderen Platz eingeräumt, die nicht durch die im letzten Kriege üblichen Waffen entstanden sind und die den im Frieden Vorkommenden im großen ganzen analog sind: wie Beschädigung durch Jagdgewehre oder die meisten stumpfen Gewalten, Überfahrenwerden, Eisenbahnunglücke und ähnliches. Gern hätte ich wohl auch einiges gesagt über Kampfgasstörungen, aber mir sind weder persönlich noch in der Literatur solche Erlebnisse begegnet.

Einer allgemein - pathologischen Betrachtung der Ohrenkriegsverwundungen und -schäden soll dann eine Besprechung der mittelbaren und unmittelbaren Formen derselben nach praktischen Gesichtspunkten folgen. Die Otologie, insbesondere ihre Operationsmethoden, müssen dabei im allgemeinen als bekannt vorausgesetzt werden. Wenn auch Wiederholungen aus Bekanntem im Rahmen der zusammenhängenden Schilderung nicht zu umgehen sind, so sollen doch besonders das Eigenartige gegenüber der allgemeinen Schädelkriegschirurgie und das Neue in der Otologie aus den Kriegserfahrungen herausgeschält werden.

Allgemeine Besonderheiten der Verletzungen des Ohrschädels und Einteilung derselben.

Warum sehen wir uns veranlaßt, die Ohrschädelschüsse als ein gesondertes Kapitel aufzufassen? Ist doch das Schläfenbein nur ein Teil der Hirnschädelkapsel und -basis! Nur daß der Felsenbeinkörper ein Massiv ist, an dessen Basis vielleicht Schüsse passieren können, ohne die Einwirkung auf die Begrenzungsfläche des Schädelinnern zu haben, die wir als das kennzeichnende Moment [1]) der Schädeltangential- und Prellschüsse kennen. Holbeck hat, Brandes zufolge, denn auch an 254 Schädelknochenschüssen festgestellt, daß diejenigen unter ihnen (es waren 17 an der Zahl), die horizontal oder diametral die Basis treffen, häufig nicht das Gehirn verletzen und somit eine bessere Voraussage geben.

Das Eigentümliche der Ohrschädelschüsse liegt in der Einlassung eines Sinnesorgankomplexes in den Knochen, das Felsenbein, in dem besonderen anatomischen Bau des Sinnesorganes und seinen Funktionen, Faktoren, auf die der Feldchirurg selbstverständlich besonders acht zu geben hat.

Von diesem Sinnesorgankomplex ist der perzipierende Teil in elfenbeinhartem Knochen eingebaut und befindet sich dabei in innigster Verbindung mit den Liquor führenden Räumen des Schädelinnern. Der andere, der schallleitende Teil steht dauernd mit dem Rachen in Verbindung und ist auch an seinen im Schläfenbein selbst gelegenen Abschnitten mit einer infektionsempfänglichen Schleimhaut bedeckt, die in continuo mit den Schleimhäuten der Mund-, Nasen- und Rachenräume zusammenhängt. Häufig und nicht allzuschwer bringen die im Krieg geübten Gewaltäußerungen diese Schleimhaut durch eine Trommelfelläsion — es braucht gar keine eigentliche Kopfverletzung eingetreten zu sein — in Verbindung mit der Außenwelt.

Nun ist das Labyrinth nicht in seinem ganzen Umfang knöchern vom Mittelohr getrennt; durch die beiden Fenster im Labyrinth ist eine für pathologische Geschehnisse wichtige Verbindung auf dem Wege von Weichteilen

---

[1]) Siehe unter S. 781.

möglich. Und weiter: es gibt kleine Gefäße, die die Labyrinthkapsel durchsetzen und die Übermittler der Infektion werden können, ohne daß eine Knochengewebstrennung vorliegt. Und ähnlich verhalten sich Blutgefäße, sowohl wie Lymphgefäße, die die. dünne Stelle des Tegmen tympani durchdringen; sie verbinden das Schädelinnere mit der Schleimhaut der Zellen, die an normal entwickeltem Warzenfortsatz in reicher Zahl den Knochen bis an alle Wände, insbesondere auch bis an die Basis der mittleren Schädelgrube hin aushöhlen.

Nun bedenke man, wie anfällig die Mittelohrschleimhäute gegenüber Infektionen sind, wie häufig, seitdem Leute eingestellt wurden, die nicht mehr ım Friedenssinne felddienstfähig waren, im Mittelohr latente oder ruhende Infektionen vorhanden gewesen sind, um leicht zu begreifen, in wie hohem Maße die nicht seltene Mitverletzung des Trommelfells eine Infektion erleichtert. Man erinnere sich, daß man der Behandlung und der Beurteilung dieser Mittelohrinfektionen schon im Frieden eine eigene ärztliche Spezialität einräumen mußte, wie diese dann dargetan hat, welch ganz bestimmte Komplikationen diese Mittelohreiterungen im Innenrohr und Schädelinnern erzeugen können und zu welch hoher Blüte die Otochirurgie die Erkennung und Heilung dieser Krankheitsformen geführt hat. Schon diese Umstände möchten die getrennte Abhandlung und Behandlung rechtfertigen.

Dazu kommt als zweites Ingredienz die physiologische bzw. pathologisch-physiologische Seite der Frage. Allein die Störung der Funktionen und der Wiedererhalt der gestörten Funktionen erheischt die Heranziehung eines gewiegten Kenners dieses Sinnesorgans. Die Deutung der Funktionsstörungen ist von einem ganz wesentlichen Wert für die chirurgische Indikation und für die Gutachtertätigkeit des Kriegschirurgen, auch in den Jahren nach dem Stillstand der Kampfhandlungen. Darum ist es auch erforderlich, daß der Chirurg eingeweiht ist in die Kenntnis der Schäden des Mittelohres und des Innenohres, die durch Waffeneinwirkung zustande kommen, ohne daß dabei die äußeren Weichteile der Ohrgegend und die Skeletteile verletzt werden müssen. Wir nennen diese Form der Ohrkriegsschäden die indirekten oder „mittelbaren Ohrverletzungen". Ich möchte unter diesem Begriff alle diejenigen Schäden zusammenfassen, die zustande gekommen sind, ohne daß Teile des Angriffsinstrumentes in körperliche Berührung getreten sind mit den verletzten Stellen, oder daß sich von diesen aus die Veränderung per continuitatem auf Mittelohr oder Innenohr fortgesetzt hat. Alle anderen Kriegsschäden heißen „direkte oder unmittelbare Ohrverletzungen". Unter diese rechne ich also im Gegensatz zu Mauthner nicht diejenigen Mittelohr- und Innenohr-Schäden, die durch den Angriff des Luftstoßes bei Geschoßexplosionen entstanden sind.

Ich möchte auch nicht mit Lehmann alle die Innenohrschäden zu den unmittelbaren Verletzungen rechnen, die mit einem Kopfschuß einhergehen. Ich gebe zu, daß diese äußerlichen Momente eine leichtere Differentialdiagnose würden handhaben lassen. Aber die übliche und von mir angenommene Einteilung trifft das Wesentliche des Unterschiedes. Man müßte sonst jeden Innenohrschaden, der mit irgend einer Knochenverletzung verbunden ist, einen direkten nennen. Denn auch in diesem Falle findet eine Fortleitung der Erschütterung durch das Knochensystem statt. Andererseits kann eine Innenohrschädigung doch wesentlich durch den Luftstoß zustande kommen, wenn auch ein Schädelteil von einem Geschoß berührt war. Jedenfalls stehen die durch Luft- oder durch Knochenleitung indirekt zustande gekommenen Innenohrbeschädigungen einander immer noch näher als jede von ihnen der direkten durch kontinuierliche Verletzung entstandenen Ohrverwundung. Diese Verschiedenheit kommt, wie wir noch sehen werden, in der Indikationsstellung und ganz besonders in der Prognosenstellung zum Ausdruck. Wir müssen uns bewußt bleiben, daß Kombinationen und Übergänge zwischen allen drei Arten der Innenohr verletzung vorkommen. Die gegebene Einteilung bleibt aber von ebenso didaktischem wie praktischem Werte.

Die mittelbaren Ohrschäden.

Experimentelle Unterlagen für das Verständnis der Explosionsschäden am Innenohr.

Dem Verständnis der Innenohrschäden kommen wir am leichtesten nahe, wenn wir uns zuerst mit denjenigen Veränderungen befassen, die durch die Zuführung wellenförmig oder geradlinig sich fortpflanzender Energie zum Ohr, ohne jede grobere Berührung mit Waffenteilen selbst, entstehen. Als Quelle der Energie kommen nur der Abschuß von Waffen oder der Einschlag und das Zerschellen von Geschossen in Frage. Bei diesen ballistischen Geschehnissen wird nämlich neben dem oben erwähnten Explosionsstoß als schädliches Agens noch ein Explosionsknall erzeugt. Beide sind in der Regel von ganz außergewöhnlicher Stärke, beide treten durchaus unvermittelt auf. Ihnen gegenüber unbedeutend könnte noch als dritte Noxe sich eine Explosionsflamme entwickeln.

Die akustische Form unter diesen Energien stellt zwar einen adäquaten Reiz für das betroffene Sinnesorgan vor; aber in dieser Erscheinungsart und Stärke stiftet sie gerade am perzipierenden Sinnesapparat Schaden.

Die mechanische Form kann das zarte Trommelfell mehr oder weniger beschädigen. Aber sie greift auch heftig die Gehörknöchelchenkette an, die, sonst die Überleiterin des Schalls aus Luft und Knochen zum Labyrinth, auf diese Weise brüsk ins Labyrinthwasser getrieben wird. Und schließlich wird noch die heftige Erschütterung, die sich dem Schädelknochensystem infolge der Explosion mitteilt, durch Fortleitung im Knochen auf das innere Ohr übertragen.

Was da für Schaden entsteht, das haben wir an einem menschlichen Ohr noch nicht mit Augen gesehen. Aber die Ergebnisse der Tierversuche geben uns Hinweise auf das, was wir zu erwarten haben: Wurde vor dem Ohre eines Meerschweinchens einmal oder an einer Reihe von Tagen nacheinander eine Kinderpistole oder ein Revolver abgeschossen, so erhielten die Experimentatoren kennzeichnende Befunde. Schwere Zerstörungen traten am Sinnesorgan auf. Die Sinneszellen und ihre Stützvorrichtungen waren zertrümmert, eine Alteration der Ganglienzellen und der Nervenfasern konnte folgen. Die Veränderungen lokalisierten sich stets in die erste bis zweite Schneckenwindung. Diese Gegend gilt als die Stelle der Aufnahme hoher Töne. Interessanterweise haben klinische Untersucher des Abschußschadens der Artilleristen in Friedenszeiten (Jähne, Friedrich) feststellen können, daß gerade die Perzeption der Töne um das viergestrichene und fünfgestrichene C zu Verlust ging. (Friedrich verschweigt sich dabei allerdings nicht, daß in das Geräusch des Abschusses von Artilleristen nicht gerade die Empfindung hoher Töne hineinverlegt wird.)

Die geschilderten anatomischen Veränderungen waren mehr oder weniger reparabel. Die Erholung erfolgte langsam. Hößli (Zeitschr. f. Ohrenheilk. 64. S. 101) läßt es dahingestellt, ob nicht gewisse Veränderungen so schnell verschwinden, daß sie schon nach 24 Stunden am getöteten Versuchstiere nicht mehr nachweisbar sind.

Alle Untersucher hatten den Eindruck, dem auch Marx und Hegener (i. d. Verhandl. d. deutsch. otol. Gesellsch. 1909) nachhaltig Worte verliehen, daß diese Zerstörungen am Cortischen Sinnesapparat mehr rein traumatischer als akustischer Natur seien. Diese Annahme wird unterstützt durch das Auftreten von Blutungen in der Pauke, den perilymphatischen Räumen und in der Umgebung von Sakkulus und Utrikulus, die übrigens auch bald resorbiert werden können. Ein weiterer, auch für unsere besonderen Betrachtungen wissenswerter Versuchsausfall bestärkt die genannte Annahme: Yoshii (Zeitschr. f. Ohrenheilk. 58. 201) erhielt bei wiederholten Detonationen auch vestibuläre Nervenschädigungen, Veränderungen, die also durchaus nicht einer adäquaten Reizwirkung gleichzusetzen sind.

Immerhin muß auf Grund der verschiedensten Versuchsreihen das Vorkommen rein akustischer Schädigungen als höchstwahrscheinlich angenommen werden. Denn den dargestellten ganz ähnliche anatomische Veränderungen wurden als die Folge einmaliger oder wiederholter Einwirkung bestimmter hoher Töne erzielt. Sie erhoben sich über den Bereich des Zufalls. Sie stellten sich nämlich regelmäßig und an bestimmten Stellen des kochlearen Apparates ein. Auch zeigten die Tiere oft anfangs schwere Allgemeinerscheinungen, die nur von einer starken Einwirkung des sinnlichen Eindruckes herrühren konnten.

Nicht verwendbar für unsere kriegschirurgischen Betrachtungen sind aus der Reihe der Schallschädigungsversuche diejenigen, in denen die Tiere einer längerdauernden Lärmeinwirkung unterworfen wurden. Denn es ist nichts bekannt geworden über Berufskrankheiten des Ohres vergleichbare Hörstörungen infolge des Schlachtenlärmes oder intensiver anhaltender Geräusche, wie sie etwa von fahrenden schweren Artilleriekolonnen verursacht werden. A priori besteht natürlich die Möglichkeit, daß analoge akustische Schädigungen vorkommen. Der Übergang zu ihnen wäre etwa in Gehörbeeinträchtigungen zu suchen, die sich nach langem Aufenthalt in schießenden Batterien einstellen. Sie gehen in der Regel vorüber, hinterlassen jedoch manchmal eine gewisse Verminderung des Hörvermögens, die sich dann bei erneuten Anlässen schubweise steigern kann. Die akustische Ursache liegt in den in kürzesten Abständen wiederholten einmaligen Knalleinwirkungen.

Hingegen wenden wir unser Interesse Versuchen zu, die ermitteln sollten, ob die Luft- oder die Knochenleitung die Vermittlerin der schädigenden Energie in den Detonationsversuchen sei. Hößli und v. Eicken (Verhandl. d. Deutsch. otol. Gesellsch. 1909 u. 1911) konnten feststellen, daß die natürliche Beeinträchtigung der Schalleitung durch die Gehörknöchelchenkette — wie Entzündungen des Mittelohres sie mit sich bringen — oder künstliche Beeinträchtigung derselben — durch Entambossung absichtlich, durch im Versuch entstandene Trommelfellperforation und Mittelohrblutungen unabsichtlich hervorgerufen — die gekennzeichneten anatomischen Veränderungen im Innenohr geradezu aufhalten oder gar nicht zur Entwickelung kommen lassen. Das bedeutet nicht weniger als einen Schutz des Labyrinthes gegen Detonationsschaden durch die Aufhebung der aerotympanalen Leitung. Es ist aber auch nicht ausgeschlossen, daß Bodenschwingungen auf dem Wege der Körperleitung äußerst geringfügige oder vergängliche Detonationsschäden anrichten könnten. Wenigstens ist Wittmaak (Passow-Schäffers Beitr. usf. Bd. 1917. S. 1) der Nachweis gelungen, daß auf diesem Wege zugeführte Erschütterungen stets typische Veränderungen an bestimmten Stellen des Cortischen Organes erzeugen, sofern sie nur genügend lang zur Einwirkung kommen.

Für die klinischen Erscheinungen am detonationsgeschädigten Soldaten können wir eine Deutung suchen in den Ohrbefunden der durch experimentelle akustische Einwirkungen geschädigten Meerschweinchen. Dennoch sind wir uns bewußt, daß abgesehen vom Objekt auch noch gewisse Unterschiede bestehen. Zunächst begegnen uns viel seltener die Abschußschäden. Gewöhnlich handelt es sich um Einschlagsschäden durch Explosion hochbrisanter Ladungen. Bei diesen ist die akustische Intensität gegenüber den Versuchen ganz außerordentlich gesteigert. Gleichzeitig hat aber auch der Explosionsstoß eine unerhörte Stärke angenommen. Dem entspricht der sehr hohe Prozentsatz gleichzeitiger Explosionsschäden am Trommelfell. Der nach den Versuchen zu erwartende Schutz des Labyrinthes gegen den Detonationsinsult (s. vor. Absatz) bleibt jedoch hinter den Erwartungen zurück. Wohl aber beobachten wir klinisch Besserungen, wie sie die Experimentatoren im histologischen Bilde verfolgt haben.

Experimentelle und pathologisch-anatomische Unterlagen für das Verständnis der Erschütterungsschäden am Innenohr.

Erschütterungen, vergleichbar den von Wittmaak erzeugten, oben zuletzt genannten, entstehen, wenn irgend welche Gewalten am Schädel selbst angreifen. Dabei müssen wir rechnen mit einer akustischen, hauptsächlich durch den Knochen weitergegebenen und einer äußerst heftigen mechanischen Komponente, die von Teilchen zu Teilchen bis auf das Labyrinth fortgeleitet wird. Im Kriege werden gewöhnlich Geschosse und Geschoßteile, seltener Schlag, Hieb, Anprall, Fall oder ähnliches ursächliche Faktoren sein. Solange diese Gewalten nach unserer Meinung zu einer Kommotion des Zentralnervensystems führen können, werden wir auch zugeben müssen, daß sie eine ,,Commotio labyrinthi'' veranlassen können. Solche Fälle rein molekularer Erschütterung sind, wie wir noch hören werden, äußerst schwer von nicht organischen Veränderungen zu scheiden.

Nur auf dem Boden der Hypothese bewegen sich Ansichten, wie die v. Sarbos von seinen mikrostruktuellen Granatfernwirkungen. Zu ihnen gehören neben Schädigungen anderer Nerven ganz besonders Kochlear- und Vestibularstörungen, sämtlich vorübergehender Art. Sie sollten durch eine Einpressung des Gehirns ins Foramen magnum und eine extramedulläre oder Kernläsion der Nervi acustici (bzw. auch der Nervi vagi) zustande kommen. Die Trennung solcher Granatfernwirkungen von psychogenen Hirn- und Nervenstörungen liegt wohl nur noch in der Hand des Untersuchers.

Daß am Schädel angreifende Gewalten im häutigen Labyrinthe Veränderungen setzen können, ohne daß die Labryrinthkapsel verletzt wird, wissen wir aus klinischen und experimentellen, anatomisch kontrollierten Forschungen, die noch der Friedenszeit entstammen. Den wichtigsten Beleg aber hat uns

Alexander gegeben, der Gelegenheit hatte, das Labyrinth eines solchen Verwundeten histologisch zu untersuchen.

Stenger (Arch. f. Ohrenheilk. 1909. Bd. 79. 43) hatte weiße Ratten gegen den Kopf geschlagen. Selbst diejenigen Tiere, deren Felsenbeine durchaus unversehrt geblieben waren, wiesen Blutungen im Ohr auf. In den leichtesten Fällen lagen diese in Gegend des runden Fensters und der unteren Schneckenwindung, bei etwas stärkeren Verletzungen im gesamten Sinnesorgan einschließlich den Nerven. Mit zunehmender Gewalteinwirkung traten Zerreißungen des runden Fensters und Blutungen im Akustikusstamm auf.

Im Schnittpräparat menschlicher Felsenbeine von Patienten mit Schädelbasisbrüchen, aber ohne gleichzeitigen Labyrinthbruch, fanden Barnick (Arch. f. Ohrenheilk. 1897. Bd. 43. 23) und Linck (Zeitschr. f. Ohrenheilk. 1908. Bd. 57. 7) Blutungen in den perilymphatischen Räumen, im Nervus acusticus und seinen Endausbreitungen, sowie im Nervus facialis. Selbst Abreißung des ganzen Akustikusstammes wurde einmal von Lange in einem derartigen Falle beschrieben, in dem das Labyrinth selbst aber kaum Blutungen aufzuweisen hatte.

Alexanders Patient hatte einen Granatsplittersteckschuß durch Augen und Nasenhöhle ins Gehirn erhalten. Er starb nach 44 Tagen an einem Hirnabszeß im rechten Schläfenlappen. Klinisch war eine — also auf indirektem Wege entstandene — wesentlich nervöse Schwerhörigkeit beiderseits sowie Spontannystagmus und gesteigerte vestibuläre Erregbarkeit festgestellt worden. Diese Erscheinungen fand Alexander erklärt durch folgende mikroskopisch erhobene Befunde: Untergang der hochdifferenzierten Sinneszellen an umschriebenen Stellen der Basalwindung der Schnecke, die Umwandlung Cortischer Zellen in indifferente Zellen sowie Atrophie des Ganglion cochleare und des peripheren Nervus cochlearis entsprechend dem Vorhofabschnitte der Schnecke, umschriebener Ausfall von Sinneszellen in den Cristae ampullares. Blutspuren fand er im Mittelohr und im perilymphatischen Raum. Die letzten spricht Alexander als terminal, suffokatorisch entstanden an. Er bemerkt, daß sich Blutungen im perilymphatischen Raum sehr lange halten, daß die zerfallenen Sinneszellen durch Epithelien niederer Ordnung oder durch Bindegewebe ersetzt würden. Daher seien Veränderungen dieser Art irreparabel; aber sie seien auch durchaus nicht immer progredient. Bei leichten Veränderungen handele es sich vielleicht nur um Änderungen im endolymphatischen Druck.

Mehr histologische Untersuchungen indirekter Ohrenkriegsverletzungen sind nicht bekannt gegeben. Die angeführten Beläge aus der ohrenärztlichen Literatur genügen aber doch, um das Auftreten organischer Innenohrverletzungen im Anschluß an Explosionen und Kopftraumen sicherzustellen.

Statistisches über mittelbare Ohrschäden.

Unter den indirekten Verletzungen spielten im Weltkrieg die Abschußschäden eine vielleicht nicht an Zahl, wohl aber an Beachtung und Bedeutung geringfügige Rolle gegenüber den Einschlags- und Erschütterungsschäden. Die Berichte beziehen sich fast nur auf Schäden dieser Art.

Statistische Bemerkungen finden sich in einiger Zahl. Aber im großen Ganzen sind sie meiner Meinung nach alle unter sich nicht gut vergleichbar und können sämtlich kein echtes Bild von der Häufigkeit unserer Verletzungsart oder ihrer ursächlichen Verhältnisse geben. Sie ist abhängig von der zufälligen Zusammensetzung des Materials,

vom Kampfabschnitt, seinen Boden- und Bebauungsverhältnissen, der Art der Krieg-
führung und der Lebhaftigkeit der Kampfestätigkeit in ihm. Führe ich hier einige Ziffern
an, so mögen sie diese meine Auffassung bestätigen und wenigstens dem an unseren Fragen
bisher Unbeteiligten überhaupt zu einer Vorstellung vom Auftreten dieser Art von Kriegsverletzungen verhelfen.

Ich habe unter 2200 Zugängen an Hals-, Nasen- und Ohrenkranken hinter der Abwehr-
schlacht an der Aisne in einer Kriegslazarettstation 6% Detonationsschäden zu sehen
bekommen. In einem ruhigen Frontabschnitt von etwa zwei Armee-Korps-Breite hatte
Albrecht unter 2013 Ohrenkranken 13,1% indirekte Ohrschäden. Peyser berechnete
als Truppenarzt für seine mit Pausen im Kampfe stehende Formation die Gehörschäden
mit 6,4% seiner Gesamtverluste.

In Lazaretten der Heimat kommen auch zahlreiche Kopfverletzte mit in die Auf-
stellung. Akexander und Urbantschitsch haben unter 1000 echten Kriegserkrankungen
und -verwundungen des Ohres mindestens 26,9% Innenohrschäden, Brühl in gemischtem
Material von 225 Fällen Ohrenleidender fast 10% absolut einwandfreier Explosions- und
Verschüttungsfolgen am Gehörorgan. Fremel stellte bei 784 otologisch durchuntersuchten
Kopfschüssen gut 33$\frac{1}{3}$% Innenohraffektionen fest.

Explosionsschäden.

Ursachen derselben.

Die Wirkung der Explosionsschäden macht sich am Trommelfell
(ev. der Mittelohrschleimhaut) und dem Innenohr geltend. Über Schädigungen
der Gehörknöchelchenverbindungen (Brüggemann, Krassnig, Meyer zum
Gottesberge) besitzen wir keine näheren Kenntnisse. Die Wirkung kommt
hauptsächlich auf Kosten des Luftstoßes, nicht der akustischen Komponente.
Das trifft auch für die Verschüttungsschäden am Gehörorgan zu, sofern
wir von eigentlichen körperlichen Schäden abstrahieren können. Nun wird
bei der Verschüttung gewöhnlich noch Schmutz in den Gehörgang, gegebenenfalls in das Mittelohr geworfen. Der durch die Erdmassen im Gehörgang
zusammengepreßten Luftsäule ist keine Verstärkung der durch die Explosion
entstandenen Luftdruckwirkung zuzusprechen. Wohl aber kommt beim Verschütteten eine intensive Erschütterungswirkung der einbrechenden Massen
auf die Kopfknochen zur Weiterleitung in das Labyrinth.

Für die Explosionsschäden verantwortlich gemacht werden in erster
Linie Granat- und Mineneinschläge. In der größeren Albrechtschen Statistik
überwiegen Granateinschläge stark (Granaten 54,5%, Minen 16%). Bei Karrenstein stehen 38% Minenschäden gegen 10% Granatschäden. Neumann
und Ruttin haben in den zahlreichen Versammlungsdemonstrationen angegeben,
mehr Trommelfellperforationen nach Minen- als nach Granat- und Schrapnell-
explosionen gesehen zu haben.

Meyer zum Gottesberge scheinen nur Schäden durch Granateinschlag
begegnet zu sein; auch ich habe in meiner Reihe hinter der Aisneschlacht nur
vereinzelte Minenfälle, Brüggemann unter 40 Fällen ebendort nur einen.
Das sind also natürliche Varianten. Doch ist bei der Minenanwendung eine
besonders kräftige Luftdruckwirkung beabsichtigt; es mag sich das bei relativ
reichlicher Anwendung der Minenwaffe schon am Material äußern. Kraßnig
zählt auf 350 Minenverletzungen 25% Ohrbeschädigte.

Auch sonst werden einige Differenzen angegeben. Beck spricht den Minen
eine häufigere Rupturierung des Trommelfelles zu, da die Minen ihrer Kon-

struktion nach einen besonders kräftigen Explosionsdruck, z. B. gleichkalibrigen Granaten gegenüber, entwickeln. Der Sitz des Loches soll nach Beck mit Vorliebe hinten oben oder vorne unten sein. Die hinteren oberen Risse seien groß und, wie alle Minenverletzungen des Trommelfells, mit einer äußerst geringgradigen labyrinthären (kochlearen) Komponente verbunden. Die Größe der Minenperforationen hebt auch Fremel hervor, die geringfügige Labyrinthbeteiligung Kraßnig. Dagegen hat Meyer für Minen charakteristisch gehalten kleine Perforationen, die sehr leicht profuse Eiterungen im Gefolge hätten. Die Granate habe meist den umgekehrten Effekt am Ohr. Die sekundären Mittelohreiterungen sind tatsächlich zahlreich nach Minenverletzungen. Die Gründe sind begreiflich, wie wir weiterhin erfahren werden. Inwieweit diese Unterschiede regelmäßig zutreffen, werden nur Untersucher beurteilen können, die beide Arten in annähernd gleich großer Zahl unter möglichst gleichen Bedingungen gesehen haben.

Die Trommelfellperforationen durch Explosionswirkung.

Die Perforationen sind die stärkste Wirkung des Explosionsstoßes am Trommelfell. Schwächere Wirkungen sind Gefäßinjektionen, diffuse Hyperämien, Blutungen im Gewebe oder Blutgerinnsel in den verschiedensten Größen. Das Vorhandensein von Blutungserscheinungen ist äußerst wichtig. Es kennzeichnet einwandfrei die traumatische Genese der Veränderung, in diesem Falle der Trommelfellperforation. Nach Albrecht nimmt die Feststellbarkeit der Blutungen in den ersten zwei Wochen um gut die Hälfte, in weiteren sechs Wochen schrittweise bis zum Mangel des Nachweises ab.

Auch an der Form des Loches soll man es als Explosionsschäden erkennen können. Sie seien scharfrandig, nie von sphärischer Form (Lehmann). Das kann ich nicht restlos bestätigen. Ich finde auch bei anderen (Dieckmann, Kraßnig) runde Formen beschrieben. Risse entständen nach Kraßnig mehr an normalen und verdickten, elliptische Löcher an verdünnten Trommelfellen. Gewisse Formen sind allerdings bezeichnend traumatisch: Solche mit frischen Fetzen und Lappen am Rand können kaum anders gedeutet werden. Die radiären Risse (Klestadt), sektorenförmig (Kraßnig), von der Gestalt eines langgestreckten gleichschenkligen Dreiecks sind sonst kaum bekannt. Auch die Hauptachse der elliptischen Löcher steht gewöhnlich radiär (Kraßnig). Auch das Auftreten vielfacher Durchlöcherung kommt außer bei Verletzungsschäden nur bei Mittelohrtuberkulose vor. Diese ist aber leicht zu unterscheiden. Die multiplen Trommelfellverletzungen sind gar nicht selten. Unter 129 Fällen habe ich sie 22 mal beobachtet, dabei 6 dreifache und 3 vierfache. Mehr als vierfache Durchlöcherung finde ich nirgends angegeben. Als Sitz der Trommelfellrupturen ist der vordere untere Quadrant bevorzugt. Das geben alle Autoren an. Nächst ihm zähle ich mit Passow in seiner Friedensstatistik den vorderen oberen Quadranten, die übrigen Autoren aus diesem Kriege meist den hinteren unteren am häufigsten, der bei mir erst mit Abstand den beiden ersten folgt.

Zur Erklärung griff Klestadt zurück auf die Erfahrungen mit Verletzungen durch feste, besonders länglich gestaltete Fremdkörper. Auch sie verletzen in der Regel vorn unten. Die gewinkelte Gestalt des äußeren Gehörganges und die Stellung des Trommelfells lassen die Gegenstände so abgleiten, daß sie vorn unten sich ins Trommelfell spießen (s. Passow). In gleicher Weise wird die

Luftsäule soweit vorgeschoben, wie sie ausweichen kann. Sie kann ausweichen bis in den Flächenwinkel zwischen dem bzw. den vorderen Quadranten und der unteren und vorderen Gehörgangswand. Der schwächste Teil gibt nach. Dies ist der Teil des Trommelfells unterhalb des Hammergriffs; denn der Hammergriff gibt dem übrigen zentralen Teil eine gerüstartige Stütze. Nach Lawner beeinflußt die Faserrichtung die Rißform wesentlich. Er sieht die Ursache für das vorzügliche Betroffenwerden der vorderen, unteren Teile darin, daß sie im Trommelfellring am ausgedehntesten eingespannt und am schwächsten sind. Kraßnig, der mit fast allen Autoren zu Recht auf den unvermuteten Einfall des Luftstoßes und des Knalles Wert legt, sagt, daß deren urplötzliches Hereinbrechen dem Trommelfell gar keine Zeit zur reflektorischen Anspannung lasse, so daß es an der jeweils nachgiebigsten Stelle einreiße. Rhese meint, daß die Luftwellen am bequemsten zu der Stelle des kegelförmigen Reflexes Zutritt finden, daher an dieser Stelle den Riß herbeiführten. Diekmann und Meyer zum Gottesberge legen dem senkrechten Anprall der Luftwellen im Bereich dieses Reflexes die ursächliche Bedeutung bei. Aber man muß bedenken, daß radiäre Risse unmittelbar neben dem kegelförmigen Reflex und auch in anderen Quadranten vorkommen können, daß andererseits die Löcher im vorderen, unteren Quadranten in der Mehrzahl durchaus nicht radiär ausfallen.

Seltenheiten und Sonderbarkeiten indirekter Trommelfellverletzungen stellen vor: Subepidermidale kuglige Blutung (in hinterer, oberer Hälfte, Andereya), Epidermisabschürfungen um den Riß (Brüggemann, Klestadt), halbmondförmiges, zirkuläres Loch infolge Zerreißung radiärer Fasern (Brüggemann), Riß in H-Form (Kraßnig), radiäre Brücke, bzw. feine Stege zwischen zwei oder mehr radiären Löchern (Vulpius, Lehmann, Klestadt).

Es ist im übrigen ganz bemerkenswert, wie Diekmann hervorhebt, daß das Bild derselben traumatischen Perforation in der Folgezeit einem auffallend häufigen Wechsel unterliege. Heilungsvorgänge spielen bei diesen Erscheinungen die Hauptrolle. Aber Wanderungen und erhebliche Vergrößerungen der Löcher kommen vor.

Die symmetrischen Risse auf beiden Seiten werden auf anatomisch gleiche Bedingungen zurückgeführt (Brüggemann). Das leuchtet besonders ein, wenn beide Risse auch noch radiärer Form sind.

Auch ich möchte damit die größere Neigung der zirkulären Fasern zum Zerreißen in dieser Gegend in Verbindung bringen, die dann zu der relativ häufigen Entstehung einer besonders bemerkenswerten Form des Trommelfellrisses führt, zur Entstehung der radiären Risse, die ebenfalls mit Vorliebe im vorderen unteren Quadranten sitzen.

Beiderseitige Trommelfelldurchlöcherung an einem Kranken kommt verhältnismäßig oft vor. Beispielsweise ist nach Brüggemann unter 58 Explosionsschäden ein Vorkommen von $41,7^0/_0$, nach Andereya unter 32 ebensolchen Patienten von $46,6^0/_0$ und nach Klestadt unter 116 Patienten derart von $37,1^0/_0$ zu berechnen. Die Ursache liegt natürlich in der gewaltigen Kraftentfaltung beim Zerschellen des Geschosses.

Einseitigkeit der Verletzung steht zur Seite des Einschlages schon meist in Beziehung (Schlesinger). Nach meinen Aufzeichnungen ist dies Verhältnis keineswegs bindend. Es kann sogar bei ausgesprochen seitlich zum Patienten gelegenen Einschlag das Trommelfell der Gegenseite allein verletzt sein. Diese Untersuchungen bezogen sich fast ausnahmlos auf Granateinschläge. Eine plausible Erklärung für die Bevorzugung der rechten Seite anläßlich von Mineneinschlägen gibt Karrenstein. Die Mine hört und sieht der Soldat herankommen, instinktiv läuft er nach links weg und wird auch beim Deckungsuchen eher und mehr das rechte Ohr dem Explosionsstoß zuwenden.

Von manchen Seiten werden alte Veränderungen am Trommelfell in Beziehung zu Sitz und Form der Perforation gebracht. Die Autoren können für diese Ansicht aber gewöhnlich nur einzelne Fälle als Beläge bringen. Eine zugkräftige allgemeine Bestätigung habe ich nirgends finden können.

Der Innenohrschaden nach Explosionswirkung.

Die kochleare Störung.

Ein stetes Symptom des Explosionsschadens ist die Hörstörung. Die Trommelfellperforation ist sogar viel seltener als der Innenohrschaden allein (Alexander und E. Urbantschitsch). Albrecht hat unter seinen 206 Patienten, die in irgend einer Weise ohrgeschädigt waren, 24,27% Trommelfellperforationen aufzuweisen, Andereya und Brüggemann in kleineren Reihen nur Detonationsgeschädigter 82,8% bzw. 55% und Lawner bei ebensolchen, denen die Explosion im weichen Boden russischer Sümpfe begegnet war, die hohe Zahl von 72,4% Perforationen.

Bei diesen traumatischen Trommelfellperforationen ist eben nur selten der schalleitende Apparat allein in Mitleidenschaft gezogen. Peyser berechnet allerdings die reine Schalleitungsstörung in vorderster Linie auf 75%. Aber ich möchte Meyer zum Gottesberge und den anderen Autoren darin beistimmen, daß, im Gegenteil dazu, Innenohrschäden kaum je fehlen. Oft sind sie nur gering, überdeckt, und mit den zur Verfügung stehenden Mitteln nicht entdeckt worden. Streit stellte etwa 10% reiner Mittelohrschwerhörigkeit nach Explosion fest. Brüggemann hat sehr genaue Gehörprüfungen auch für Töne — an ganz frischem Material — im Feldlazarett vorgenommen. Bei allen seinen Mittelohrschädigungen war die obere Tongrenze herabgesetzt, ein Zeichen der Beteiligung des Innenohres an der Hörschädigung.

Die Kennzeichen der Innenohrschwerhörigkeit seien kurz wiederholt. Sie bestehen in positivem Ausfall des Rinneschen, verlängertem Ausfall des Schwabachschen Versuches und Herabsetzung der oberen Tongrenze (nach Albrecht bis mindestens zur 5. Oktave).

Der Grad der Gehörbeeinträchtigung ist natürlich sehr verschieden. Ein Zurückgehen derselben in den ersten Tagen — unter Umständen von beinahe kompletter Taubheit aus — kann durchaus als organisches Symptom aufgefaßt werden. Wir kennen den pathologischen Mechanismus nur insoweit, als wir uns Veränderungen, wie die im Tierversuch gesehenen, als funktionell geringwertig oder als leichtgradig und schnellstens wieder herstellbar vorstellen können. Aber derartige „Blendungserscheinungen" (Klestadt) oder besser „Vertäubungserscheinungen" (Kümmel) haben einwandfreie Beobachter schon an sich selbst festgestellt. Auch kann eine Schockwirkung ein wirkungsvolles Hilfsmoment sein. In den Tierversuchen wurden ganz vergleichbare Ein wirkungen des Revolverschusses auf die Meerschweinchen bemerkt (Yoshii, Zeitschr. f. Ohrenheilk. Bd. 58, S. 201).

Eine Verstärkung der Hörstörung, die sich erst Tage und Wochen nach dem Ereignis einstellt, ist jedoch hinsichtlich ihrer organischen Natur sehr skeptisch aufzunehmen, solange Erschütterungen sicher auszuschließen sind. Eine feststehende Relation zwischen dem Grad der Hörstörung und der Größe der Perforationen besteht nicht (Weil, Streit, Rhese u. a.). Nur bei extremen Trommelfellverletzungen ist nach Kraßnig auch der Hörschaden sehr intensiv. Auf einige meiner Fälle traf das nicht zu.

Die oben angeschnittene Frage einer Schonung des Innenohres durch Perforationen im Trommelfell wird verschieden beantwortet. Albrecht, Hoffmann, Kraßnig, Hofer bejahen den Zusammenhang im Sinne des Labyrinthschutzes. Beck behauptet, daß Perforation und labyrinthäre Komponente gewissermaßen im umgekehrten Verhältnis ständen. Neumann und Ruttin erwähnen ebenfalls, daß bei gleichzeitigem Trommelfellriß die Innenohrschädigung weniger schwer ausfalle. Albrecht stellt seine sämtlichen ohrgeschädigten Fälle nach den Gesichtspunkten der Siebenmannschen Schule zusammen, d. h. nach Zeichen vorhandener oder älterer Mittelohrveränderungen. Er fand die Ansicht des Labyrinthschutzes durch diese wie durch Trommelfellrupturen bestätigt.

Die entgegengesetzte Meinung vertritt Lawner. Denn er zählte 40,4% Trommelfellverletzungen mit Innenohrschaden gegenüber 20% der Fälle mit isoliertem Innenohrschaden. Auch Meyer zum Gottesberge will dies Schutzverhältnis nicht gelten lassen, Andereya und Peyser bestreiten die Schutzwirkung. Hofer dagegen nennt die Prognose der indirekten Verletzungen ohne Trommelfellruptur schlechter als solcher mit Ruptur.

So könnte man vielleicht daran denken, daß gerade die Beobachter aus der Front und den vorderen Lazaretten weniger von einer Schutzwirkung merkten. Bei ihnen waren sämtliche Hörstörungen noch intensiv.

Nach eigenen Erfahrungen muß ich zugeben, daß Innenohrverletzungen durch Trommelfellrupturen nicht hintangehalten wurden. Gerade die Beteiligung des Innenohres ist bei genauer Untersuchung fast immer festzustellen. Aber es muß hervorgehoben werden, daß die an sich wenigen Fälle traumatischer, rein nervöser Schwerhörigkeit unter den Explosionsgeschädigten am stärksten in dem Flüstersprachengehör geschädigt waren. Niemals hörten sie über 3 m.

Inwieweit Ohrenschmalzansammlungen das Innenohr oder gar das Trommelfell schützen, wie Hoffmann und Karrenstein meinen, dürfte dahingestellt bleiben. Jedenfalls gibt es ganz gewiß hinter Schmalzpfröpfen Trommelfellperforationen, selbst wenn es sich um keine stärkere Explosionswirkung als nur um eine Schrapnellexplosion in der Luft handelt (Klestadt).

Nachteile durch den Bestand alter Mittelohrveränderungen konnte ich ebensowenig bemerken, wie Vorteile durch sie gegenüber den mechanisch-akustischen Insulten (abgesehen von der Notiz im vorletzten Absatz).

Ein falscher Grad der traumatischen Hörstörung kann vorgetäuscht werden durch Tubenkatarrh oder Luftresorption in der Paukenhöhle (Lawner, Klestadt). Der Nichtfacharzt vergesse daher nicht auf die Beachtung der Tube, wenn er den wahren Grad der Schwerhörigkeit erkunden will.

Mit der Hörstörung sind fast regelmäßig Ohrengeräuschempfindungen verbunden. Albrecht hat sich am genauesten mit diesem Symptom traumatischer Genese befaßt. In chirurgischer Hinsicht ist es von geringster Bedeutung geblieben.

Die vestibulare Störung.

Gegenüber dem kochlearen Teile wird der vestibuläre Teil des Labyrinthes von Explosionsschäden bemerkenswert wenig angegriffen. Der Kochlearapparat ist eben der weitaus empfindlichere, der verletzlichere Labyrinthabschnitt. Diese Ansicht ist allgemein. Piffl steht allein mit der Annahme einer höheren Vulnerabilität des Vestibularapparates.

Leute, die erst vor wenigen Stunden eine Explosion hatten über sich ergehen lassen müssen, klagen sehr oft über ein Gefühl des Schwindels oder Taumeligseins. Diese Erscheinung ist aber nur sehr schwer von Folgen allgemeiner Erschütterung im Zentralnervensystem und psychischer Insulte auseinanderzuhalten. Jedenfalls fällt auf, daß objektive vestibuläre Symptome und die Identifizierung subjektiver Störungen des Gleichgewichts mit labyrinthären Reizsymptomen um so weniger in Berichten zu finden ist, je näher sich die Autoren an der Front befanden. Unter eigenen Fällen wurde mir nur in 4 Fällen die Erscheinung so geschildert, daß ich sie als Drehschwindel und mit Rücksicht auf deutliche Übelkeitserscheinungen auf den Vestibularapparat beziehen konnte. Objektive Symptome sah ich nie. Andereyas und Meyer vom Gottesberges Erfahrungen decken sich anscheinend mit den meinigen. Hoffmann und Kraßnig sahen nie Nystagmus. Peyser in vorderster Linie sah im ganzen nur zweimal Nystagmus; denn seine weiteren Fälle mit Nystagmus waren verschüttet und mußten daher doch mehr zu den Erschütterungsschäden rechnen. Auch Lawner erwähnt nur zwei Nystagmusfälle. Karrenstein (in einer Zusammenstellung von Minenexplosionsschäden, also äußerst kräftiger Gewalteinwirkungen) hat nie Vestibularschaden bemerkt. Beck fand bei derartigen Verletzungen vestibuläre Komponenten selten, nur bei einigen Fällen mit kleinen Trommelfellperforationen vorn unten einige Tage einen meist zur Verletzungsseite gerichteten Nystagmus. Und auch Kraßnig hat Schwindelerscheinungen — wie gesagt aber ohne Nystagmus — nur bei starkem Mittelohrschaden, und auch dann nur in geringem Maße beobachtet. Einzig Albrecht gibt für seine 273 Fälle in 5,86% objektive Vestibulärsymptome an. Jedenfalls wurde nie der vestibuläre Abschnitt völlig ausgeschaltet. Die höchstgradigste Schwerhörigkeit, selbst eine Taubheit infolge eines Detonationsschadens zeigt ausnahmslos erhaltene vestibuläre Erregbarkeit (Beck).

Verlauf der Störungen.

Die Heilaussichten der Explosionsschäden sind nicht ungünstig. Ein großer Teil der Trommelfellperforationen kommt von allein zum Verschluß (über 50% nach Lehmann). Manchmal beschleunigt die spontane Reposition eines Lappens ohne unser Zutun die Verheilung (Alexander, Urbantschitsch). Auch die zackige Gestalt fördert sie (Karrenstein). Dieckmann sah einen dreieckigen Spalt bereits am 11. Tage geschlossen. 6—8 Wochen möchte ich mit Lehmann und mit Kraßnig für einen Durchschnittswert der Heilungsdauer halten. Eine ganze Anzahl Löcher schließt sich überhaupt nicht.

Das Hörvermögen bessert sich in der Regel. Fälle, die taub geblieben sind, bedürfen vielleicht einer nochmaligen Nachprüfung, seitdem unsere Kenntnisse über die psychogene Hörstörung eine ganz andere Gestalt gewonnen haben (s. unten). Die rapide Besserung in den ersten Tagen ist ganz bezeichnend. Die Ärzte der vordersten Formationen haben daher die meisten und besten Resultate zu verzeichnen. Mit der Wiederherstellung der Trommelfellkontinuität wird die Schalleitungskomponente der Hörstörung gewöhnlich behoben sein. Die Besserung der Innenohrschwerhörigkeit bzw. der gesamten Hörstörung richtet sich sonst gar nicht nach dem Verhalten der Trommelfellperforation. Auf den schnellen Fortschritt der ersten Tage läßt das Tempo der Wiederkehr des Hörvermögens gewöhnlich nach, um von der 2.—3. Woche an sich deutlich kundzugeben oder — auszubleiben. Nach einer gewissen Zeit wird der Zustand dann stationär. Schlesinger verlegt diesen Zeitpunkt auf den Beginn des 4. Monats, Fremel u. a. schon in den 2.—3. Monat.

Jedenfalls zeigen mir die Untersuchungen früherer Kriegsteilnehmer, daß außerordentlich häufig ein Schaden am Hörvermögen zurückgeblieben ist, auch wenn das Trommelfell keine oder nur noch fast unmerkliche Spuren eines Insultes trägt. Peyser, Meyer zum Gottesberge u. a. haben immer eine gewisse Skepsis gegenüber den Detonationsschäden gehabt. Sehr unangenehm ist, daß man dem einzelnen Falle sein Schicksal eigentlich nicht ansehen kann. Eine Übersicht nach dem Gesichtspunkt der wiedererhaltenen Dienstfähigkeit möchte ich nicht geben. Die verschiedene Kritik, der während der Kriegsjahre doch stark wechselnde Standpunkt des einzelnen u. a. m. lassen mir solche Ausführung gänzlich furchtlos erscheinen.

Therapeutische Mittel sind in verdächtig reicher Menge angegeben worden. Erstens versuchte man mit den bekannten Ätzmitteln den Perforationsschluß zu beschleunigen oder zu erzielen. Ich sah scheinbare Erfolge und sah Versager. Als neues Mittel brachte Vulpius das 5%ige Protargol auf. Nach 2—2½ Wochen seien Löcher von halber Trommelfellgröße geheilt gewesen. Lehmann ging zu einem blutigen Verfahren über; er verlangt seine Anwendung in jedem Falle, in dem die zur Heilung führenden spontanen Reizerscheinungen sich nicht mehr am Trommelfellrand bemerkbar machen. Das sei von der 3. Woche ab der Fall. Er frischte nach Desinfektion mit feinstem Skalpell die Umrahmung des Loches an und schloß ev. noch eine leichte Reiztamponade an. Die Verheilung erfolge dann wie normal, unter einem Epidermisschorf.

Nachprüfungen liegen von keiner der Methoden vor.

Zweitens wurden Roborantien und die in der Otologie üblichen Resorbentien gegen den Hörschaden empfohlen. Das beste Roborans ist sicher die Fernhaltung von jeder akustisch-mechanischen Schädigung auf eine gewisse Zeit, deren Dauer sich nach der Schwere des Schadens richtet.

Die Vorschläge prophylaktischer Art (angefeuchtete Wattepfropfen, Eysellsche Schützer im Gehörgang oder Sohleneinlagen mit Filz) sollen eine Milderung der Zuleitung durch Luft und beim Abschuß auch durch die Knochenleitung bezwecken. Angesichts der enormen Kraftentfaltung der Waffen und Geschosse ist mit ihnen in diesem Kriege nicht viel erreicht worden. Die Verwendung auch der einfachsten Hilfsmittel ist dem kämpfenden Soldaten gewöhnlich noch zu umständlich und lästig, um sich ihrer regelmäßig zu bedienen.

Sehr unangenehme Störungen des Heilverlaufes bringen Infektionen des Mittelohres (s. unten).

Erschütterungsschäden.

Das Bild des Erschütterungsschadens ist im ganzen gleich zusammengesetzt wie das des Explosionsschadens, doch bietet es eine Anzahl Eigentümlichkeiten, die bei jenem weit weniger oder gar nicht vorkommen. Es ist natürlich sehr schwierig, sich vor Verwechselungen zu hüten mit den Folgen einer häufig gleichzeitig statthabenden Explosion.

Der Erschütterungsschaden begleitet die Mehrzahl der Kopfschüsse. Bei Nachuntersuchungen an geheilten Kopfschüssen hat Blumenthal unter 42 Patienten etwas mehr als die Hälfte traumatischer Hörstörungen gefunden. Brühl gibt für sein Gesamtmaterial an Kopfschüssen 52% Innenohrschäden an. Fremel hat 784 Kopfschüsse otologisch durchgeprüft. Unter ihnen hatte ein Drittel Folgen eines Innenohrschadens, war schwerhörig. Unter diesen wiesen wiederum 70% Hirnnervensymptome nur seitens des Schneckennerven auf. Und zwar konnte Fremel feststellen, daß für die Fortleitung der Erschütterung der ununterbrochene knöcherne Zusammenhang der verletzten Stelle mit dem Ohr höchst wichtig sei. Daher führten Gesichtschädelschüsse nur zum Hörschaden, wenn sie einen dem Schläfenbein benachbarten Knochen trafen, wobei die Zwischenscheibe des Unterkiefers die Fortleitung nicht störte. Er beruft sich dabei auf Alexanders und Becks Erfahrungen. Auch nach Ruttin ist der Hörschaden um so schwerer, je bessere Verhältnisse sich für die Knochenleitung bieten. Nur Passow gibt an, daß Schädelerschütterungen an sich wenig Hörstörungen veranlaßten.

Unter den Kopfschüssen werden dem Innenohr durch Erschütterung besonders die Streifschüsse des Warzenfortsatzes gefährlich (Mauthner). Das erklärt Fremel so: „Ist die lebendige Kraft des fliegenden Geschosses nicht groß genug, um den Schädelknochen zu perforieren, wird sie durch den Widerstand des Knochens paralysiert, so setzt sie sich zum größten Teil in Schwingungen des Schädelknochens um, welche von der Aufschlagstelle über die Schädelkapsel abfließen, die Schnecke erreichen und durch Erschütterung des Cortischen Organes beschädigen.“ Die Perforation hingegen brauche die Energie des Projektils auf, die Erschütterung an den Einschlagstellen sei aber durch den Einbruch des Knochens so abgeschwächt, daß sie kaum noch in Resten das Labyrinth erreiche.

Im allgemeinen ist nach Alexander ein Innenohrschaden um so mehr zu erwarten, je näher der Schuß dem inneren Ohre liegt. Dabei wirkt ihm eine kompakte Eigenschaft des Knochens eher entgegen als die zellige Struktur.

Alexander nennt den Erschütterungsschaden „das geradezu typische Begleitsymptom der direkten Schußwunden des Ohres“. Doch kommen Fälle vor, in denen Geschosse ganz nahe am Innenohr vorbeifliegen oder bis in seine Nähe gelangen, ohne daß ein Innenohrschaden nachweisbar wird (Beck).

Das Trommelfell scheint nur selten zu reißen. Ursache dieser Risse kann nach Ruttin nur die durch den Knochen fortgeleitete Erschütterung sein. Ruttin hat bei der Nachuntersuchung querer Gewehrdurchschüsse des Gesichtes, die nicht Felsenbein oder Gehörgang trafen, nur wenige traumatische Trommelfellperforationen auf der Seite des Einschusses oder des Ausschusses gesehen, macht aber darauf aufmerksam, daß diese Gruppe anscheinend vor ihm noch niemand beschrieben habe. Trommelfelläsion durch Contrecoup erwähnen Hofer, Friedländer und Rauch, in dessen Fall gleichzeitig ein Trommelfellringbruch bestand. Dieser Walbsche Bruch des Trommelfellringes kann auch das Trommelfell sekundär zum Reißen bringen, so daß keine eigentliche Erschütterungsschädigung vorliegt, wie vielleicht in Fällen Zimmermanns und Alexander-E. Urbantschitschs.

Wie relativ ungefährlich für das Trommelfell die Erschütterung ist, zeigt z. B. ein von Beck angeführter Infanteriegewehrdurchschuß durch den äußeren Gehörgang: Das Innenrohr war taub und vestibulär untererregbar geworden, das Trommelfell unversehrt geblieben. Ist es zu einem Bluterguß hinter dem Trommelfell gekommen, so ist gewöhnlich ein Bruch irgendwo im Mittelohr vorhanden.

Die Störung des Hörvermögens ist in der Regel beträchtlicher als beim Explosionsschaden. Sie macht sich oft, nach Mauthner stets beiderseitig, bemerkbar. Ihr Charakter ist der ausgeprägter Innenohrschwerhörigkeit. Die Aussichten auf Wiederherstellung sind ebenfalls geringer (Alexander, Fremel u. a.). Diese Erfahrungstatsachen ergeben sich mit besonderer Deutlichkeit aus der Durchsicht der zahlreichen Kriegsverletzungsfälle, die in der österreichischen otologischen Gesellschaft in Wien vorgestellt wurden.

Eine Beeinträchtigung des Vestibularapparates kommt gegenüber Explosionsschäden weit häufiger vor. Spontaner Nystagmus wird bald nach der gesunden, bald auch nach der kranken Seite beobachtet, mit ihm verbunden oder ohne ihn Schwindel und Gleichgewichtsstörungen. Untererregbarkeit wird am häufigsten angegeben, nächst ihr Unerregbarkeit, hie und da auch Übererregbarkeit. Ruttin verzeichnete unter 25 queren I-G-Gesichtdurchschüssen nur zweimal völligen Ausfall der kalorischen Reaktion, die Stärke der vestibulären Erscheinungen stand in einem gewissen Gleichmaß zur Stärke des Kochlearschadens, 24 sagittale Durchschüsse — fast durchwegs Infanteriegeschoßverletzungen — zeigten ebenfalls ganz selten unbedeutende vestibuläre Veränderungen.

Es handelt sich um die verschiedensten Grade der Störungen, die sich auf beiden Seiten verschieden kombinieren können. Den Schwankungen im Grade der Erregbarkeit möchte ich mit Güttich keine allzugroße Bedeutung beilegen. Denn die Erregbarkeit scheint doch von den verschiedensten, individuellen und zufälligen Faktoren abhängig zu sein. Nur der kalorischen Unerregbarkeit spreche ich — gute Ausführbarkeit der Prüfung vorausgesetzt — einen unbedingten Wert zu. Sie zeigt einen zum mindesten recht schweren Schaden des vestibulären Labyrinthabschnittes an. Fälle, die normalerweise kalorisch refraktär sind, bleiben Seltenheiten. Ganz besonders merkwürdig ist ein Fall Becks — vielleicht als direkte Verletzung aufzufassen —: vier Monate nach basalem Schläfenbeinstreifschuß war die kalorische und rotatorische Reaktion des Labyrinthes erloschen, jedoch konnte ein pressorischer Nystagmus hervorgerufen werden.

Die Störungen im kochlearen und vestibularen Abschnitte können sich nun wiederum in mannigfacher Weise auf derselben Seite und auf beiden Seiten miteinander kombinieren. Die gewöhnlich schwächere Beteiligung der zweiten Seite bei Erschütterungsschäden wird recht oft beschrieben. Sogar eine isolierte

Schädigung nur auf der Gegenseite wird berichtet. Fremel beobachtete sie fünfmal bei Streifschüssen. Hofer denkt dabei an Contrecoupläsion, Alexander an Verursachung durch Nahschüsse. Jedenfalls haben Ruttin und Neumann mit Recht auf die Notwendigkeit hingewiesen, auch die nicht der Schußbeschädigung bzw. dem Einschlag entsprechende Seite jedesmal funktionell zu untersuchen.

Die bemerkenswerteste Kombinationsform sind die sog. „gekreuzten Affektionen". Das sind Störungen, bei denen auf der einen Seite der kochleare, auf der anderen Seite der vestibulare Apparat ausgeschaltet ist. Gewöhnlich ist der vestibulare Apparat auf der „Gegenseite" betroffen. Es liegt in dieser Verteilung der Funktionsaufhebung auf den Nervus cochlearis einer- und den Nervus vestibularis der anderen Seite ein gewisser Widerspruch gegen das oben erwähnte Gesetz von der höheren Vulnerabilität des Nervus cochlearis. In Ermanglung von Sektionsbefunden bleibe es dahingestellt, ob diese eigenartige Kombination sich nicht durch einen mehr zentralen Sitz der organischen Schädigung erklären lasse, wobei der Sitz der Störung gar nicht gekreuzt sein braucht, sondern ganz einseitig sein kann.

Das von verschiedenen Autoren erwähnte häufigere Vorkommen von Nystagmus und Gleichgewichtsstörungen bei verschütteten Patienten ist dahin zu deuten, daß bei dieser Art der Kriegsverletzung eben sich recht häufig ein Erschütterungsschaden des Innenohres einstellt.

Mittelohrinfektion nach Trommelfellverletzung.

Mittelohreiterungen nach Explosions- und Erschütterungsschäden des Trommelfells sind in erheblich geringerer Zahl aufgetreten, seitdem durch eigene Belehrung und auf vielfache Ermahnung hin die unkritische Spülungsbehandlung des Ohres unterblieben ist. Infektionen können sich einstellen: 1. wenn durch eine traumatische Perforation in die Paukenhöhle Flüssigkeit eingespritzt oder eingeträufelt wird, 2. wenn von einem Nasen- oder Rachenkatarrh aus Keime einwandern, 3. wenn eine alte Mittelohrinfektion Gelegenheit zum Aufflackern findet und 4. wenn es sich um eine nur scheinbar indirekte Mittelohrverletzung handelt, indem gleichzeitig durch Einschlag oder Verschüttung feinste Fremdkörper ins Mittelohr gelangt sind.

Die traumatischen und posttraumatischen Mittelohreiterungen sollten eigentlich unter den direkten Ohrschäden abgehandelt werden. Sie treten aber bei diesen selten als selbständiges Krankheitsbild auf. Vielmehr begegnen sie uns gewöhnlich nach Verschüttung und Explosion, mehr oder weniger kombiniert mit den diesen Schädigungen eigenen Ohrverletzungen. Die Mittelohreiterungen nach indirekten Ohrschäden übertrafen weit die Friedenszahl. Brühl gibt 50% an. Unter ihnen stellen naturgemäß Minenverletzungen das Hauptkontingent (Beck, Schlesinger). Und gerade in diesen Fällen ist klinisch keine scharfe Trennung vorzunehmen, weil die Fremdkörper ob ihrer Kleinheit und meist erdigen Beschaffenheit nicht leicht bemerkt werden, ja sich dem Nachweis gänzlich entziehen können. Aber der klinische Verlauf kennzeichnet die Fälle als Mittelohreiterungen nicht genuinen, gewöhnlichen Charakters. Sie werden nach Ruttin Otitis media acuta traumatica suppurativa benannt. Das Mittelohrtrauma bringt vielleicht an sich eine unliebsame Disposition zu akuten Mittelohreiterungen mit sich, die sich selbst am reaktionslos geheilten Trommelfell noch nach Monaten kundgeben kann (Peyser). Ruttin behauptet, daß unter diesen akuten traumatischen Mittelohreiterungen viele Fälle mit fötider Absonderung einhergehen. Da nun die Perforation auch oft besonders groß sei, so müsse man sich hüten vor einer Verwechslung mit einer chronischen Friedländer-Otitis, um nicht unter Umständen an Stelle einer ausreichenden Aufmeißlung eine Radikaloperation vorzunehmen.

Die akuten traumatischen Otitiden verhalten sich häufig auffallend widerspenstig den gewohnten und sonst erfolgreichen Behandlungsmethoden gegenüber. Nicht selten ergreift der Prozeß die Zellen des Warzenfortsatzes und nistet sich unter anhaltenden Schmerzen und Fieber dort ein. Ein Fall Becks, nach Explosion und Verschüttung entstanden, führte sogar zu einer Sequestration nahe am Sinus sigmoideus. Es besteht eine erhöhte Neigung zu weiteren Komplikationen. Der Kundige wird dabei stets in Erinnerung behalten, daß Hörstörung und auch vestibulare Ausschaltungen nicht Zeichen eines Übergreifens der Eiterung auf das Labyrinth zu sein brauchen, sondern die selbständigen Folgen der auch für die Mittelohrerkrankung ursächlichen Explosion bzw. Verschüttung sein können (Goldmann). Das Verhalten der anderen Seite gewährt meistens einen wichtigen Anhaltspunkt.

Eine für die Indikationsstellung unangenehme Komplikation ist die Infektion des Labyrinthes vom Schädelinneren her bei der akuten traumatischen Otitis. Einen solchen kuriosen Fall hat Mayer beobachtet. Der Ausgangspunkt der Meningitis war eine Friedländer-Eiterung in einem Hüftgelenk. Haymann meint, daß die Indikation zur Aufmeißlung bei den traumatischen Mastoiditiden früher als bei den gewöhnlichen zu stellen sei.

Im allgemeinen gelingt es, die Eiterungen mit Hilfe der üblichen otologischen Methoden zum Stillstand zu bringen; die Trommelfellperforation wird indes in der Mehrzahl der Fälle zurückbleiben.

Die traumatischen psychogenen Störungen des Ohres.

Mit den Miniatursteckschüssen hatten wir eigentlich schon das Gebiet der direkten Ohrschußverletzungen betreten. Ehe wir aber diese besprechen, müssen wir den nichtfachärztlich geschulten Leser auf eine „Neuerscheinung" dieses Krieges aufmerksam machen, auf die psychogenen Störungen des Gehörorgans. Es können nämlich sowohl nach Erschütterungen wie nach Explosionen Innenohrschädigung entstehen, die den geschilderten Symptomenbildern eines Explosions- und Erschütterungsschadens äußerst ähneln, bzw. gleichen, die aber nicht organischer Natur sind. Ihnen liegen also nicht Veränderungen zugrunde, wie sie im Abschnitt S. 763 ff. beschrieben sind. Ihr Sitz ist vielmehr in der Hirnrinde und den zentralen Bahnen zu suchen, d. h. sie beruhen auf hysterischer, bzw. neurasthenischer Unterlage oder auf Verstellung. Heymendinger hat an Manasses Klinik das Labyrinth eines solchen Falles psychogener traumatischer Hörstörung untersucht und konnte keinerlei anatomische Veränderungen im Innenohr nachweisen.

Die auf das Gehörorgan beschränkten Manifestationen der Hysterie haben wir in diesem Umfange des Vorkommens und in dieser Art erst in diesem

Kriege kennen gelernt. Die Krankheitsübertreibung und -Heuchelei nahm auch mit der Länge des Krieges an Häufigkeit zu.

Es ist bemerkenswert, daß abgesehen von groben und dickaufgetragenen Störungen, wie Taubheit oder gar Taubstummheit, die Autoren ihre Beobachtungen um so mehr für organische Schäden halten, je näher sie der Front standen (Peyser, Klestadt, Streit). Das entspricht dem wirklichen Verhalten der Mehrzahl der psychogenen Ohrstörungen. Sie entwickeln sich erst schrittweise mit der Entfernung von der Linie. Die Begehrungsvorstellungen werden erst wach, wenn der Mann die Annehmlichkeiten eines Aufenthaltes im rückwärtigen Gebiete während eines langwährenden Krieges empfindet, wenn er im Lazarett Leidensgefährten trifft, deren Störungen gar nicht weichen wollen, wenn er gar mit geschickten Leuten zusammenkommt, die ihn „aufklären". Doch liegt durchaus nicht in jedem Falle eine betrügerische Absicht vor, wie man nach der gegebenen Darstellung vermuten könnte. Erfahrene Otologen und Psychiater legten dar, daß durch die eben aufgezählten Gesichtspunkte psychisch labile Persönlichkeiten auch unwillkürlich beeinflußt, psychisch infiziert würden, daß sie ihre vom Schlachtfeld mitgebrachten gewaltigen Eindrücke überhaupt erst später vertieften und in sich verarbeiteten. Sie betonen, daß normale Personen diesen Schwindel überhaupt nicht mitmachen würden. So finden sich meistens Psychopathen und minderbegabte Menschen bei diesen Täuschungsversuchen zusammen.

Die psychogenen Ohrstörungen verankern sich oft gewissermaßen in einer traumatischen organischen Ohrstörung — nach dem Gesagten ist das ja auch verständlich. Zange hat schon zeitig auf diesen Zusammenhang hingewiesen. Und Kehrer hat das Krankheitsbild mit großer Sorgfalt studiert und ausgearbeitet. Es hat den Namen der „aufgepfropften Schwerhörigkeit" erhalten.

Die Erkenntnis von den psychogenen Ohrstörungen im allgemeinen wird so hoch eingeschätzt, weil sie die strittigen Fragen nach den Veränderungen des Sinnesorganes infolge akustisch-aerodynamischer Insulte, insbesondere die Frage der Commotio labyrinthi, der Lösung einen wesentlichen Schritt nähergebracht hat. Passow ist daher geneigt, sie als die wichtigste Errungenschaft des Krieges für die Otologie anzusehen. Manasse meint, daß die Lehre von der Labyrintherschütterung durch diese neuen Erfahrungen geradezu „erschüttert" sei. Im Übermaß der Begeisterung dürfen wir aber nicht zu weit gehen. Passow warnt schon selbst, nicht von einem Extrem in das andere zu verfallen und die organische Schädigung weitgehend abzulehnen. Gerade jetzt, nach dem Waffenstillstand, sieht man doch recht häufig Patienten, denen selbst hochgradige Hörstörungen nach Explosionen und Erschütterungen verblieben, ohne daß sich ein Anhaltspunkt für psychogene Deutung findet, ohne daß die psychische Therapie irgend einen Erfolg zeigte. Waren solche Fälle doch schon den Geübten und Erfahrenen während des Krieges begegnet (Kümmel, Kehrer u. a.), die dann einen diagnostischen Irrtum oder ein Manko der Therapie annehmen mußten.

Anscheinend muß man streng unterscheiden zwischen Taubheit und Schwerhörigkeit. Die Möglichkeit organischer Schädigung ist auch schon auf Grund der Versuchsergebnisse und jahrelanger Friedensbeobachtung nicht abgestritten worden und wird wohl auch von keinem Autor a limine abgelehnt.

Brühl sagt drastisch und richtig: „Solange Granatverletzungen indirekt Menschen töten können, ist es auch denkbar, daß sie einen Menschen taub machen". Aber gerade auf indirektem Wege zugezogene Taubheit ist nach allen Berichten eine besonders häufige psychogene Manifestation. Manasse sah überhaupt keine organische Taubheit nach Einschlägen und Erschütterungen mehr, seitdem er der psychogenen Entstehungsart nachging. Hinsberg fand außer 20 Fällen hysterischer Taubheit in seinen der Front nahen Stellen der Tätigkeit überhaupt niemals beiderseitige traumatische Taubheit. Und Hinsbergs Darlegungen lassen es recht wenig glaubhaft erscheinen, daß das Versagen der Gehörswahrnehmung ohne Zutun des Willens zustandegekommen sei. Ein gleichzeitiger Ausfall der Sprache mit Ausfall des Gehörs kommt des öfteren vor. Er kann hysterisch, er kann auch simuliert sein. Immerhin stellt sich Taubstummheit nach Granatexplosionen mit Vorliebe an psychopathischen Persönlichkeiten ein.

Jedenfalls wird dem Satze Passows zugestimmt werden, daß eine traumatische Taubheit — mit oder ohne Trommelfellverletzung (ein Zusatz Kehrers) — als psychogen gelten darf, sofern ein Bruch des Felsenbeines ausgeschlossen werden kann. Dieser Erfahrungssatz erspart uns manche schwierige Differenzierungsarbeit, manch chirurgisches Bedenken wird durch die Bestimmung des Charakters der Hörstörung beseitigt werden. Dabei ist daran zu erinnern, daß eine Taubheit in Begleitung einer direkten Ohrverletzung ebenfalls psychogener Natur sein kann.

Recht kniffelig und beschwerlich kann es werden, die psychogene Taubheit von der organischen zu unterscheiden. Das kann nur mit Hilfe der Prüfungen auf Simulation geschehen. Weit mühevoller noch wird die Aufgabe, wenn es sich um Taubheit, sondern um Schwerhörigkeit, um aufgepfropfte Schwerhörigkeit oder um scheinbare vestibuläre Störungen handelt. Das entscheidende Merkmal bleibt die psychische Therapie. Doch werden aus dem allgemeinen Verhalten und einer Anzahl Symptome wichtige Schlußfolgerungen gezogen werden können. Auf das Mißverhältnis zwischen dem Hörvermögen für Flüstersprache einerseits, für Umgangssprache oder für Uhr andererseits, auf die relative Objektivität der vestibulären Reflexe sei kurz hingewiesen. Auf die Erörterung der an sich sehr interessanten diagnostischen und therapeutischen Maßnahmen müssen wir verzichten. Nur sei erwähnt, daß ihre Bearbeitung die höchstwissenswerten Tatsachen ergeben haben, daß sowohl die Hördauer der Kopfknochenleitung vom Scheitel aus (Fremel), sowie sogar die obere Tongrenze der Psychogenität unterliegen können (Manasse)[1].

Für die Scheidung der psychogenen Störungen unter sich besitzen wir einen brauchbaren Leitfaden nur in der Beurteilung des Gesamtverhaltens einer Persönlichkeit. Sie ermöglicht die Trennung psychopathischer von, wenn wir so sagen dürfen, kriminellen, der unwillkürlich entstandenen von den willkürlich hervorgerufenen Störungen. Auf Grund der seelischen Analyse suchte Mauthner noch einen hysterischen von einem neurasthenischen Typ zu unterscheiden. Bei diesen Bemühungen spielt natürlich der Nachweis somatischer

---

[1]) Da diese beiden Symptome bisher als entscheidende Merkmale der Innenohrschwerhörigkeit galten und bei den Untersuchenden im Felde als solche verwandt wurden, ist noch gar nicht zu übersehen, welche Folgen die genannten zwei Tatsachen für die Beurteilung der traumatischen Hörstörungen haben können.

und psychischer Stigmata der Hysterie eine wesentliche Rolle. Eine objektive Abgrenzung der Übertreibung und Heuchelei ist bisher noch nicht geglückt. Prüfungen der Sensibilität, insbesondere der Ohrreflexe, sowie Untersuchung der vestibulären Reaktionen und auch der psychomotorischen Reflexe haben kein einwandfreies, restlos befriedigendes Ergebnis gebracht.[1][2] Es handelt sich dabei um sehr diffizile Hilfsmittel der Unterscheidungskunst. Der Chirurg wird gewöhnlich den Facharzt zu Rate ziehen müssen.

Neben dem Wert, den das Wissen von den psychogenen Hörstörungen für die Otochirurgie selbst gewonnen hat, sei nicht vergessen, welche Ersparnisse an Renten der Staat ihm verdankt.

Die unmittelbaren Ohrschäden (die Ohrschüsse).
Klinisch-pathologische Unterlagen für ihre Beurteilung.

Die Zahl der Schädelschüsse, die das Ohr in Mitleidenschaft ziehen, ist vermutlich recht groß. Sie machen sicher einen beträchtlichen Prozentsatz der auf dem Schlachtfeld Verbliebenen aus, da häufig tödliche Verletzungen des Gehirns und der großen Blutgefäße sie begleiten. Unter den in das Feldlazarett gekommenen Verwundeten zählte Hinsberg auf 100 Schädelverletzungen 8 direkte Ohrverletzungen. Frey fand an seiner relativ ruhigen Front (in Ostgalizien) die Zahl der direkten Ohrschußverletzungen „absolut und relativ nicht allzu groß". Am Heimatmaterial hatte Uffenorde unter 139 Kopfschüssen 22 Fälle mit Ohrbeteiligung, bei Alexander und E. Urbantschitsch kamen auf 1000 Ohrenverletzungen 225 direkte Verwundungen.

Die direkten Ohrschußverletzungen sind Schädelschüsse. Die Entstehung der durch sie gesetzten Knochenverletzung folgt daher den Gesetzen der Schädelschußbrüche. Die Betrachtung der ballistischen Wirkung bewegt sich in denselben Bahnen, wie bei den Schädelschüssen im allgemeinen. Auch die Therapie kommt im Prinzip zu denselben Ergebnissen wie in der allgemeinen Schädelkriegschirurgie. Nur die auf S. 761f. geschilderten Eigentümlichkeiten erheischen eine Durchmusterung und Richtung dieser Anschauungen und Grundsätze nach den Besonderheiten des Ohrschädels.

Der allgemeine chirurgische Standpunkt ist in diesen Ergebnissen von Guleke erschöpfend durchgesprochen. Wir dürfen ihn im folgenden ebenso als bekannt voraussetzen wie die Friedensotochirurgie.

Die Feststellung einer Verwundung am Ohr an sich ist kein Kunststück. Welche Abschnitte des Organs getroffen sind, erfahren wir durch die

---

[1] Falta (Med. Klinik 1917. S. 1296.) behauptet, daß Störungen in der Sensibilität kleinerer oder größerer Bezirke der Haut, auch ganz abseits der Ohrgegend, mit Sicherheit eine Ohrschädigung als labyrinthär kennzeichnen und als Ursache für sie eine Granatexplosion angeben. Simulation sei dann ausgeschlossen. Diese Ergebnisse bedürften recht einer Nachprüfung. Die Granatexplosion dürfte wohl sicher die Ursache der Störung sein, um so weniger sicher aber diese — einer hysterischen Anästhesie verzweifelt ähnliche — Störung organischer Natur sein.

[2] Ich möchte hier besonders darauf aufmerksam machen, daß schon die Sensibilität des Trommelfelles normaler Individuen äußerst verschieden ist, eine Beobachtung, in der ich nach eigenen Erfahrungen Imhofer (Wien. klin. Wochenschr. 1917, S. 735) nachdrücklichst unterstützen möchte. Imhofers wie Alexanders Arbeit (eod. l. 1916, S. 541, 584) geben einen in moderner Auffassung und aktueller Brauchbarkeit gehaltenen Überblick über das auch dem Chirurgen wichtige Gebiet der Simulation in der Otologie.

otoskopische und funktionelle Untersuchung. Blutung und Liquorfluß sind altbekannte Zeichen. Starke Blutungen zeigen mit größter Wahrscheinlichkeit tiefergreifende Verletzungen, Liquorfluß mit Sicherheit den Einbruch der lateralen Labyrinthwand oder einer der beiden Schädelgruben an. Ist eine Spiegeluntersuchung durchführbar und nicht kontraindiziert, so können Verletzungen am Trommelfell und ev. der Pauke nachgewiesen werden. Die Untersuchung der Labyrinthfunktionen unter genauer Berücksichtigung der in den vorhergehenden Abschnitten gegebenen Darstellung wird uns eine Vorstellung vom Zustand des inneren Ohres geben.

Nun lassen sich diese Untersuchungen bei direkten Verletzungen oft nicht in beliebigem Maße durchführen. Die Bewußtlosigkeit währt häufig sehr lang, jedenfalls über die Zeit hinaus, in der ein Beschluß quoad Behandlung gefaßt werden muß. Blutungen und Gerinnsel nur des Einblickes halber zu entfernen wäre fehlerhaft. Die Infektionsgefahr wird dadurch erhöht. Blutungen und Liquorfluß kann man als Lokalsymptome im strengsten Sinne nicht ansehen. Das Ergebnis der Funktionsprüfung an sich klärt nicht immer restlos die indirekte, direkte oder gar funktionelle Natur der Labyrinthstörung auf. Allerdings wird man kaum irregehen bei schweren Ohrschädelschüssen die Labyrinthschädigung für eine direkte Schädigung anzusehen, falls es sich um eine komplette Ausschaltung des kochlearen und vestibularen Apparates handelt, die in frischen Fällen oft noch mit vestibulären Reizerscheinungen verbunden ist. Die einseitige Taubheit ist ein zuverlässigeres Kriterium organischen Schadens als die beiderseitige [1]. Beiderseitige Taubheit kann auch durch die Schwere der seelischen Erschütterungen bewirkt werden; die psychogene Taubheit tritt natürlich beiderseits auf, da der Hörakt sicherlich mit zentraler Assoziation der peripheren Höreindrücke beider Seiten einhergeht. Eine totale indirekte Ausschaltung nur eines Nervus cochlearis ist eine Seltenheit. Die Prüfung des vestibulären Labyrinths ist oft äußerer Verhältnisse halber oder wegen der Infektionsgefahr nicht durchzuführen. Der Ersatz der kalorischen Spülprüfung durch Abkühlung mit Äther oder Chloräthyl kann nicht als vollwertig angesehen werden (Frey).

Diese Hinweise rücken uns das Bedürfnis nach weiterer Klarstellung des einzelnen Falles nahe. Sie bringt ein probates Mittel: die autopsia in vivo. Die Operation ist aber nur gerechtfertigt, wenn Rücksichten auf die Heilung sie gebieten. Das ist in einer sehr großen Zahl von Ohrschußverletzungen der Fall! Und zwar ergibt sich diese Forderung aus den beiden uns leitenden Gesichtspunkten, dem Ohrschuß als Schädelverletzung und als Ohrverletzung.

Für Verletzungen des behaarten Schädels und für solche der Schädelbasis gelten etwas verschiedene Richtlinien. Am Ohr können Verletzungen beider Art kombiniert und einzeln vorkommen. Die Verletzungen des Schuppenteiles sind wie alle Verletzungen der Schädelkapsel ohne operative Revision in ihrer Ausdehnung nicht zu übersehen. Die Verletzung der inneren Tafel geht regelmäßig über das Maß der Schädigung der äußeren Tafel — von manchen

---

[1] Die objektive Feststellung einseitiger Taubheit geschieht am sichersten und leichtesten mit Hilfe der Bárányschen Lärmtrommel. Sie ist ein Uhrwerk, das laufend luftdicht in den Gehörgang gesteckt, künstlich das Gehör ausschaltet. Die Lärmtrommel im noch hörenden Ohr, hört der Ertaubte nicht und spricht in der Mehrzahl der Fälle mit gehobener Stimme (Lombardsches Phänomen).

Ausschüssen abgesehen — hinaus. Bei Prellschüssen ist die innere Tafel oft allein gebrochen. Es werden sogar Hirnverletzungen ohne Knochenbruch bei Schädelweichteilschüssen von Matti angegeben. Die Fortsetzung der Sprünge in das Tegmen tympani und die Ausdehnung von Zellen bis in den Schuppenteil bringen die infektionsgefährliche Verbindung mit dem Schleimhautgebiet des Mittelohres zustande bei Schüssen, die außerdem als Hirnkapselschüsse vielfach Splitterverletzungen an Hirnhäuten und Hirn gesetzt haben.

Die isolierten Schüsse der Schädelbasis, besonders horizontal und diametral gerichtete (Holbeck nach Brandes) rücken in ihrer prognostischen Bewertung den günstigeren Gesichtschädelschüssen näher. Am sehr voluminösen Felsenbein sind die Aussichten am besten, weil häufig keine primäre traumatische Verbindung mit dem Schädelinneren hergestellt wird. Dann bleibt die primäre Infektion vom Mittelohr her meist aus; von den Wundöffnungen her ist sie um so geringer, je weiter diese vom Felsenbeinmassiv selbst abgelegen sind.

Griff die Gewalt aber nahe am Felsenbein, im besonderen am Warzenfortsatz an, so sind von außen her die Auswirkungen gar nicht zu bemessen, genau wie es bei den Hirnkapselschüssen der Fall ist. Die Gefahr einer Mitverletzung des Schädelinneren ist sehr erhöht. Der zellig durchsetzte Knochen und das dünne Tegmen brechen sehr leicht. Die individuell sehr verschiedenartige Ausbildung des Knochens nach diesen Richtungen hin erschwert jeden Überblick der Wundverhältnisse ohne realen Einblick in sie. In diesen Fällen steigt die Gefahr der Infektion auf das Maximum von außen her, vom Gehörgang aus und vom Mittelohr her. So verhalten sich die Tangential- und vor allem auch die Prellschüsse am Ohr.

Die Gefahr, die steckengebliebene Projektile im Bereich des Hirnschädels bedeuten, bilden sie für Ohrschüsse auch dann, wenn keine Verletzung der oberen und hinteren Felsenbeinwand stattgefunden hat. Im äußeren Gehörgang, in den Hohlräumen des mittleren und inneren Ohrs ist mit einer dauernden reaktionslosen Einheilung nicht zu rechnen. Gewiß werden solche Fälle immer wieder berichtet, aber sie sind doch nur Einzelfälle und eben mitgeteilt, solange noch kein böserer Schaden aus dem Verbleiben entstanden ist. Selbst die harmloseren Friedensgeschosse haben nach Jahr und Tag meist unliebsame Folgen nach sich gezogen. Unter den Otologen hat Alexander schon 1915 und 1916 mitgeteilt, daß er reaktionslos eingeheilte Geschosse in Eiter eingebettet gefunden habe, und daß derartige Abszesse anfangs öfters völlig symptomlos verliefen. Eine Imprägnierung der Bogengangswand, wie sie E. Urbantschitsch einmal beschreibt, kann doch auch kaum als ein dauernd belangloses Ereignis angesehen werden. Küttners Warnung vor dem Belassen der Projektile im Körper gilt für die Projektile im Ohrschädel im vollen Umfange. An diesem Standpunkt können auch die interessanten Ergebnisse Wetzels (Münch. med. Wochenschr. 1918, S. 264) nichts ändern: Wetzel gab 32 unter entsprechenden Kautelen entfernte Geschosse — fast durchwegs artilleristischer Art — ins Uhlenhutsche Institut zur Untersuchung. Dort fand man nur in sechs Fällen Eitererreger, und zwar jedesmal Staphylokokken. Anscheinend war unter den Objekten kein Geschoß, das Nebenhöhlen oder Ohr passiert hatte.

Die traumatischen Otitiden sind besonders gefahrvoll. Sie neigen zu Komplikationen (die dann die Infektion auf die Gebilde des Schädelinneren vermitteln). Auf den Ernst traumatischer Ohreiterungen weist immer wieder

Ruttin hin. Welch' verhängnisvolle Folgen die Nähe des infizierten Mittelohres haben kann, lehrt ein Fall desselben Autors (Pass. Beitr. Bd. 11, S. 224); weil vermutlich lange Zeit einzig dastehend, sei er kurz erwähnt: Zwei Monate nach einer Verschüttung verblutete ein Patient durch Mund und Nase. Die Ursache lag in einem Aneurysma des Knies der Art. carotis interna. Das Gefäß muß anläßlich der Verschüttung angerissen sein. Arrodiert war der Sack durch das Fortkriechen einer länger bestehenden Mittelohreiterung.

Überlassen wir die Ohrschüsse, soweit sie die Pauke mit den Gehörknöchelchen schwerer beschädigt haben, sich selbst, so können wir auch bei günstigem Heilverlauf nicht erwarten, daß das Hörvermögen die beste Wiederherstellung erfährt. Diesem Nachteil läßt sich durch die Operation am ehesten vorbeugen.

Nach alledem ist es nicht verwunderlich, wenn auch die Otologen (Alexander 1915, Passow u. a.) bald von den vorwiegend konservativen Grundsätzen abkamen, die mehr voraussagend als handelnd (von Friedrich, Krebs u. a.) verkündet waren und gleich den Chirurgen, man kann wohl sagen, insgesamt sich entschlossen, zu Messer und Meißel zu greifen. Die stete Infektionsbedrohung dieser Schußwunden steigerte die Operationsneigung. Das Risiko und die technischen Unzulänglichkeiten, die mit der Tiefe, in der sich die Verletzung abspielt, sich vergrößern und mit den Mitteln eines Feldlazarettes nicht so leicht überwunden werden können (Hinsberg), können dem operativen Vorgehen Beschränkungen auferlegen (Haymann, Hinsberg, Klestadt). Für die Ohrschüsse kommt dieser Gesichtspunkt hauptsächlich dann in Betracht, wenn außerhalb des Ohrgebietes gelegene Teile des Schußkanals in ihrer Bedeutung mitzuwürdigen sind. Man denke doch nur an die Infanteriegeschoß-Querschüsse der Pyramide durch das Labyrinth oder die Spitze, die im Mittelstück sagittaler Durchschüsse liegen. Während die Mehrzahl der Autoren konservativ verfahren würde, würden sie auf dieselben Felsenbeinzerstörungen operativ eingehen, sobald sie durch Steckschuß von der Ohrgegend aus verursacht worden wären.

Dieser Fall zeigt, eine wie hochgradige Individualisierung Platz zu greifen hat. Was Allers für die Schädelschüsse im allgemeinen verlangt, gilt in erhöhtem Maße für die Ohrschüsse, nur daß an die Stelle der neurologischen Untersuchung die otologische tritt (Haymann). Differenzen in den therapeutischen Anschauungen der maßgebenden Otologen beziehen sich, von der Behandlung der Durchschüsse abgesehen, nicht auf ganze Verletzungsgruppen, sondern vielmehr auf einzelne Fälle in gewissen Gruppen.

Die Röntgenaufnahme haben für die Frage der Operationsanzeige keine Förderung gebracht. Will man über Felsenbeine urteilen, so muß man schon sehr gute Aufnahmen besitzen, die die Feldröntgenwagen nicht immer geben. So waren Frey und manch anderer Autor der Meinung, daß mit Röntgenaufnahmen bei Ohrschüssen meist nicht viel anzufangen sei. Gatscher, der wohl über Aufnahmen in Heimatlazaretten verfügte, gibt an, aus Größe und Winkelstellung des Warzenfortsatzes auf die Schußverletzung haben schließen zu können. Sehr wichtig ist die richtige Lagerung. Alexander hält die Kopfstellung bei horizontalgestellter Zahnreihe für die günstigste zur Felsenbeindarstellung. Aber auch an in Wien angefertigten Aufnahmen wurde manches negative Ergebnis erzielt. Beispielsweise konnten Sequester in großer Ausdehnung (Ruttin) und in unerwarteter Tiefe (Alexander) beim operativen Einblick vorhanden sein, deren Existenz röntgenographisch nicht zu vermuten war.

Der Besitz einer Röntgenaufnahme wird also auch in Feldformationen angenehm empfunden. Brauchbar sind nur positive Ergebnisse. Der Entschluß zur Frühoperation darf nicht von der Röntgenaufnahme abhängig gemacht werden. Der Nutzen würde durch den Einsatz der Verzögerung nicht ausgeglichen.

Größere Bedeutung für den Entschluß zur operativen Schußbehandlung gewannen hingegen die Transportverhältnisse. Allers hat statistisch nachgewiesen, daß frisch operierte Kopfschüsse einen frühen Abtransport nicht vertragen. Noch nach einem Zeitraum von 10 Tagen betrug die Sterblichkeit 50%, erst nach 3 Wochen fällt der Transport als totbringender Faktor praktisch hinweg. Nicht weniger gefahrvoll ist es aber, tiefergreifende Schüsse, wie Mittelohrverletzungen, nicht operiert einem länger währenden Abtransport oder einem Stadium wiederholter Transporte frühzeitig auszusetzen. Hinsberg hält es deshalb für geradezu unzulässig, unter solchen Umständen eine konservative Behandlung der Schüsse zu versuchen.

Dagegen vertragen diese Kopfverletzten einen nicht zu langen Transport vor der Operation ganz leidlich, meist sogar gut. Link betont, daß Fälle ohne schwere Allgemein- und Herderscheinungen den sitzenden Transport sogar angenehm empfinden, daß diese Stellung den Kopfschmerz abschwächt und das Rütteln des Fahrzeuges weniger verspüren läßt. Darum empfiehlt es sich mehr, sie im Krankenauto etwa einige Stunden weit zurückzubringen, als sie an der allerersten Stätte operativer Wundrevision zu versorgen (z. B. dem Truppenverbandplatz oder im Schußbereich liegenden Feldlazarette). Sie kommen auf diese Weise auch eher in die Hand des Facharztes, unter günstigere Bedingungen des Verweilens und damit auch der Pflege. Die Operation findet am rechten Platz statt, etwa in vorgeschobenen Kriegslazaretten oder nahe der Etappe befindlichen Feldlazaretten.

Zugleich wird damit einer weiteren Bedingung moderner Schädelschußbehandlung genügt: der Operation zur rechten Zeit. Die allgemeinchirurgische Statistik wie die otologische Kasuistik beweisen uns nämlich heute, daß es am besten ist, so früh als möglich die operative Wundrevision vorzunehmen. Den Berichten über nachoperierte Fälle in der otochirurgischen Literatur ist unschwer zu entnehmen, daß die technische Ausführung der ersten Wundbehandlung ungenügend, sagen wir offen, falsch war. Fast nur derartige und primär nicht operierte Fälle liefern das Material der später unter das Messer gekommenen Komplikationen. Guleke erklärt, daß die Zahl der Spätkomplikationen durch eine gründliche Frühoperation um das Mannigfache verringert werde. Unter den zahlenmäßigen Belägen findet sich allein ein viermal selteneres Auftreten von Hirnabszessen bei Frühoperierten. Die große Bedeutung des aktiven Vorgehens für die Ohrtraumen gerade mit Rücksicht auf die drohenden Spätfolgen hat Hinsberg bereits in seinem Referate über die Labyrintheiterungen und -operationen auf dem Otologentage 1906 vorausgesagt.

In der Schädelchirurgie handelt es sich hinsichtlich der Frühoperation fast immer um den Zeitraum bis zu 36 Stunden nach der Verwundung. So streng braucht sich der Otochirurg nach den in der Literatur verzeichneten Fällen und nach meinen eigenen Erfahrungen nicht an diese Zeitgrenze zu halten.

Die Gefahren, die aus den Beziehungen des gebrochenen und gesplitterten Felsenbeines zu seiner Nachbarschaft und aus der diesen Wunden stets drohenden Infektion erwachsen, sind so groß, daß es nur bei absolut blandem Verhalten gewagt werden darf, der Natur ihren Lauf zu lassen oder erst nach Entwicklung der reaktiven Vorgänge die Operation vorzunehmen. Das „intermediäre Stadium" mit seiner Überempfindlichkeit gegen die Invasion der Bakterien und Bakteriengifte (Rehn jr.) spielt also in unserem Gebiete nicht die gefürchtete Rolle. Der Operateur muß sich natürlich vor Lösung schützender Verklebungen nach Möglichkeit hüten. Ein Vorteil für ihn liegt darin, daß zu dieser Zeit der Überblick über die Deformationen noch recht leicht und klar zu bekommen ist.

Meine Erfahrungen beziehen sich hauptsächlich auf Nebenhöhlenschüsse. Diese sind aber gleichartig gelagert. An keinem derselben hat der Eingriff an sich einen Schaden angerichtet. In der Kasuistik rege beschäftigter Kriegsotologen liest man auch nie von einem Zögern aus diesem Grunde. Link scheint hinsichtlich des Zeitpunktes der Operation dieselben Erfahrungen wie ich gemacht zu haben; ihm gaben die völlig unvorbehandelten Fälle dabei das beste Resultat.

Operieren wir frühzeitig, d. h. vor Entwicklung jeder Infektion, so tritt die weitere Frage an uns heran, ob wir die Wunde primär schließen können. In unserem Gebiete gespenstert die sekundäre Infektion eigentlich immer. Für eine primäre Naht — in toto! — werden nur allerfrühestoperierte Fälle, etwa bis 12 Stunden nach der Verletzung, in Betracht kommen, nach Haymann nur relativ oberflächliche Verletzungen, also wohl nur Weichteilschüsse, nach Alexander jedenfalls nur Schüsse ohne Läsion des Endokraniums. Außerdem fordert Alexander die Vermeidung jeder Abbeförderung in den nächsten Wochen. Im besten Falle bringe diesem Autor zufolge die primäre Naht eine Beschleunigung der Heilung, aber keine lebensrettende Wirkung mit sich. Jedenfalls wird die Frage der Vorteilhaftigkeit der primären Naht erst durch die Dauerhaftigkeit der Erfolge entschieden. Vor Ablauf von Jahren kann aber nicht von endgültiger Heilung gesprochen werden. Link, der die Vorteile und Nachteile der Methode ins einzelne gegeneinander abwägt, bezweifelt von vornherein die Durchführbarkeit einer ideellen Entsplitterung und restlosen Entkeimung. Auch die Chirurgen können sich bei aller Anerkennung der primären Naht als Idealziel nur in sehr beschränktem Maße zu ihrer Anwendung entschließen (s. Guleke). Neben Báránys guten Erfolgen an den von ihm selbst operierten Patienten im Festungslazarett nahe der Front erscheint mir Uffenordes Mitteilung sehr beachtenswert, daß er sämtliche im Feld genähte Kopfschüsse wegen Eiterung wieder im Reservelazarett habe öffnen müssen.

Richtlinien für die Behandlung der Ohrschüsse.

Auf Grund dieser Übersicht ist als oberster Grundsatz festzulegen:
Jeder Ohrschuß muß primär operativ revidiert werden.

Der Zweck der Revision ist erreicht, wenn 1. ein vollkommen klarer Überblick über die Ausdehnung der Zerstörung gewonnen ist, 2. alle dem Absterben verfallenen Teile entfernt und alle den Ohr- und Schädelgebilden gefahrbringenden Bruchstücke beseitigt sind, 3. wenn durch Gestaltung breiter, gut zugänglicher Wundflächen die Infektion ferngehalten oder zum Abklingen gebracht wird und 4. durch Berücksichtigung der anatomischen Verhältnisse einer Funktionsstörung durch die Narbenbildung vorgebeugt wird. Diese Punkte ergeben sich aus der Natur der Verletzungen als Schädelschüsse im allgemeinen und als Ohrschädelschüsse im besonderen.

Ausnahmen von der Wundrevision können nur berechtigt erscheinen, wenn einerseits erfahrungsgemäß die Aussichten auf eine Wundinfektion und auf Spätfolgen auf ein Minimum sinken und andererseits der Einsatz für Leben und Gesundheit durch den Eingriff größer wird, als er bei konservativem Verhalten für den Kranken ist.

Primär konservativ zu behandeln sind daher

1. diejenigen Steck- und Durchschüsse, deren Schußöffnungen nicht im Bereich des Schläfenbeines liegen und die das Felsenbein im Bereich der Paukenhöhle und des inneren Ohres — medial vom Trommelfell — passieren;

2. (im weiteren Sinne primär!) sämtliche Ohrschüsse, die nicht einer Frühbehandlung unterzogen, ohne Zeichen der Wundinfektion oder progredienter Symptome seitens des inneren Ohres oder des Endokraniums geblieben sind.

Als Voraussetzung für das konservative Verfahren möchte ich stets die Hinsbergsche Forderung stellen, daß die Patienten unter längerer genauerer Beobachtung, stationär unter Aufsicht möglichst einunddesselben Arztes gehalten werden können.

Das primär konservative Verfahren kann nämlich zunächst nur ein abwartend konservatives sein. Denn in beiden Gruppen lassen der Eintritt einer Infektion oder progredienter Labyrinth- bzw. Gehirnsymptome die sekundäre operative Revision notwendig erscheinen.

Soweit die Fälle zu Gruppe 1 gehören, wird trotz der sekundär gegebenen Anzeige zur Operation die Ausführung der Operation eine gewisse Einschränkung erfahren. Es ist nämlich nicht ohne weiteres zu sagen, daß die Infektion gerade vom Ohrabschnitt dieser Schüsse ihren Ausgang genommen hat. So müßte man denn durch Freilegung weiterer Gebiete die Operation in einer Weise ausdehnen, die die Widerstandsfähigkeit des Körpers auf eine Probe stellt, die er kaum bestehen wird, müßte eine Operation vornehmen, die heute auch rein technisch nicht zu bewältigen sein kann. In diesem Falle wird man sich mit fortgesetztem Zuwarten und konservativer Ohrenbehandlung zufrieden geben müssen.

Gelingt es aber mit Hilfe fachärztlicher Kunst den Ohrenabschnitt als den Hauptherd anzusprechen, so kann in solchen Fällen allein dieser Abschnitt operiert werden. Der Eingriff erfolgt dabei nicht auf dem Wege des Schußkanals, der sich in frischen Fällen so vorzüglich als Wegweiser bewährt hat (Klestadt, Wieting), sondern nach den Leitlinien einer otologischen Operation der Wahl.

Die Schädelbasisbrüche bieten oft einen ganz vergleichbaren Befund und sie gaben schon vor dem Kriege Anlaß zu einer Diskussion über die Zweckmäßigkeit der operativen Eröffnung ihres Schläfenbeinabschnittes (Voß). Von solchen Fällen berichtet wohl Andereya aus dem Kriege, wenn er in 11 Fällen mit beginnender Mittelohrinfektion erfolgreich konservativ sich verhalten haben will. Gegen diese Ansicht möchte ich mich wenden (ganz besonders wenn es sich um Schußbrüche handelt). Schon die aufkommende Infektion verlangt den sofortigen otochirurgischen Eingriff, vor allem mit Rücksicht auf die so häufige Mitverletzung des Labyrinthes direkter Natur.

Unter den nach konservativen Grundsätzen mit Nutzen behandelten Fällen der Literatur befinden sich mehr Durchschüsse als Steckschüsse. Diese verhalten sich so günstig, weil das Geschoß noch eine sehr starke Durchschlagkraft besitzt. Daher setzt es bekannterweise weniger ausgiebige Zerstörungen im Schußkanal und über ihn hinaus. Diese Umstände wiederum gewähren der Infektion minder günstige Bedingungen. Je glatter, je rasanter das Geschoß, um so vorteilhafter. Daher weisen die Infanteriegewehr-Durchschüsse die beste Prognose auf. Unter ihnen gibt es ganz auffallend symptom- und folgenarme Querdurchschüsse durch beide hintere Schädelgruben. Ich sah selbst deren einen. Beck führt den günstigen Verlauf solcher Fälle zurück auf ein glattes Gleiten des Projektils über das Tentorium hinweg.

Einen schwankenden Standpunkt nehmen die Autoren ein gegenüber denjenigen Durchschüssen, die den Einschuß oder Ausschuß im Ohrgebiet haben. Unter diesen Verletzungen sind sich eine ganze Zahl höchst ähnlich. Man hat ihnen auch den Namen ,,Schützengrabenschüsse" gegeben. Denn sie treffen besonders gern Soldaten, die durch eine Schießscharte spähen oder im Anschlag liegen. Es handelt sich darum gewöhnlich um Infanteriegeschosse, der Einschuß liegt in der Augengegend, der Ausschuß im Ohrgebiet (Zimmermann, Haymann, Hofer, Mauthner u. a.).

Für ein nicht operatives Verhalten sprechen die glücklich ausgehenden Fälle der Gruppen 1 und 2. Der kritische Betrachter muß sich aber stets vergegenwärtigen, daß 1. in solchen Fällen die Verwundeten einem zufälligen, glücklichen Zusammenspiel der Kräfte der Natur anheimgegeben waren, daß 2. das letzte Wort über diese Fälle mit dem Abschluß der Frühbehandlung auch noch nicht gesprochen ist und daß 3. eine Endstrecke des Schußkanals sich im infektionsgeneigtesten Teile des Ohres befindet.

Es verhält sich bei diesen Schüssen oft der mittlere Teil des Schußkanals prognostisch besser (s. oben); das andere Ende ist zugleich primären nutzbringenden Eingriffen gut zugänglich, ob es in der hinteren oder der vorderen Schädelhälfte zu suchen ist. Die Aussichten gestalten sich wesentlich günstiger, wenn der Schußkanal außerhalb des Ohres als reiner Gesichtsschädelschuß verläuft. Die Aussichten der operativen Therapie sind am höchsten einzuschätzen, wenn im Ohrgebiet der Ausschuß liegt. Denn während im weiteren Hirnschädelgebiet die Infektionsgefahr vom Ausschuß aus nebensächlich erscheint, kommt bei Lage des Ausschusses im Ohrgebiet die zweite Schußöffnung als gleichwertiger Infektionszugang hinzu. Also:

Durchschüsse, deren eines Ende im Ohrgebiet liegt, werden am besten primär von beiden Schußöffnungen aus revidiert.

Frey hält, von Eiterungen abgesehen, die Operation nur für dringlich beim Vorhandensein gröberer Zerstörungen im Schußkanal bzw. Mittelohr. Ist der Zustrom der Verwundeten groß, so werden solche Fälle einem Gebot der Not gehorchend allerdings mal zurückstehen müssen hinter voraussichtlich günstiger gelagerten Fällen. Doch möchte ich gleich Matti es gerade für diese Fälle für bedeutungsvoll halten, daß die umschriebenen Trepanationen so frühzeitig als möglich geschehen. Die Revision wird sich also in der Regel nur auf einen oder beide Endabschnitte erstrecken. Ihre Begrenzung erfordert viel Kritik und Geschick.

Primär operativ zu behandeln sind daher

a) die Prell-, Streif- und Tangentialschüsse des Ohrgebietes;
b) die im Ohrgebiet eingedrungenen Steckschüsse;
c) die vom und zum Ohr führenden Durchschüsse;

Steckgeschosse sind möglichst primär zu entfernen;

Steckschüsse der Ohrgegend mit sehr langem Schußkanal sind sinngemäß wie Gruppe c zu behandeln.

Sekundär operativ zu behandeln:

alle Ohrschüsse im Bereiche der technischen Möglichkeit —, sobald sich Verdachtssymptome einer Infektion oder otogenen Komplikation zeigen.

Versuche mit der Lokalanästhesie in der Kriegsotochirurgie sind nicht bekannt geworden. Ich selbst habe auf dem Ohrgebiet stets die Allgemeinbetäubung angewendet.

Spezielle Ohrschußverwundungen.

Das Vorgehen bei der Wundrevision spielt sich nun in einer Form ab, die abhängig ist von den Abschnitten bzw. Teilen des Gehörorganes[1]), die sich bei der Revision als verletzt erweisen.

Verwundungen des äußeren Ohres.

Mit Rhese sei kurz der scheinbaren Tätowierung der Haut gedacht, die durch Einsprengung zahlreicher feinster primärer oder sekundärer Geschoßsplitter entsteht. Heilen die Splitter primär ein, so sind sie leicht mit dem Messer zu entfernen, anderenfalls wird ihre Abstoßung durch Salbenverbände am besten beschleunigt.

Die Ohrmuschelschüsse sind Weichteilverletzungen. Sie unterliegen ganz allgemeinen chirurgischen Prinzipien. Die Tendenz zur reaktionslosen Heilung wiedervereinigter Teile ist vom kosmetischen Standpunkt aus sehr zu begrüßen. Nur Frey hat einiges Mißtrauen. Er rät erst einige Tage den aseptischen Verlauf abzuwarten, ehe genäht wird. Bis dahin mögen Pflasterstreifen oder ähnliches die Situation möglichst erhalten.

Perichondritis, eine spezifische Pyozyaneusinfektion, tritt auffallend selten auf. Doch vermeidet man ihrethalben besser vor längeren Transporten primäre plastische Versuche (Hinsberg). Die beste Therapie besteht neben der Lösung der Nähte in kleinen, radiären, aber tiefen Inzisionen, Tamponade, Anwendung von Borsäure oder Alsolpluver. Ohne frühzeitige Inzisionen wird die Entstellung gewöhnlich stärker.

---

[1]) So vielfach kombiniert und verschiedenartig die Verletzung an den einzelnen Teilen des Ohrgebietes ausfallen mag, ich halte für Lehr- und Übersichtszwecke die spezielle Betrachtung nach den Ohrabschnitten geordnet für die klarste und zweckmäßigste. Link, der diese Ansicht nicht teilt, behandelt die Kriegschirurgie, speziell des basalen Schädels, mehr von schußmechanischen Gesichtspunkten aus. Seine Ausführungen, sehr umfangreich, stehen ganz auf eigener Erfahrung und beleuchten das gesamte Gebiet auch der Ohrschüsse nach jeder Richtung hin. Auf das sehr lohnende Studium dieser Arbeiten sei verwiesen besonders für denjenigen, der sich im einzelnen über die traumatischen, otogenen endokraniellen Komplikationen unterrichten will.

Der Ersatz zu Verlust gegangener Ohrmuscheln und Teile derselben gehört in das Bereich der Prothese und Plastik. Abgerissene Teile können zweckmäßig an Hilfsstellen temporär angenäht werden, um nicht per secundam intentionem verloren zu gehen; sie stehen dann zu späterer plastischer Operation zur Verfügung (Frey). Untertunnelungsschüsse der Ohrmuschel fallen unter die Tangentialschüsse. Ihre Revision findet nach den Grundsätzen für die Warzenfortsatzschüsse statt.

Verwundungen des Gehörganges: Relativ harmlose Steckschüsse berichten Peyser, Findel. Andere primäre und sekundäre Geschosse saßen wiederum so fest eingekeilt, daß sie erst nach Auslösung und Einschnitt des Gehörganges und schichtenweisem Abmeißeln der hinteren Gehörgangswand von einem retroaurikulären Schnitt aus entfernt werden konnten (z. B. Kretschmann). Bei sonst blandem Verhalten kann die Wunde primär geschlossen werden.

König hat einen Steinsplitter durch Ausspritzung aus dem Gehörgang geholt. In allen traumatischen Fällen sei aber dringend vor jeder Ausspritzung und Einträufelung gewarnt.

Eine Auslösung des äußeren Gehörganges im ganzen finde ich nirgends beschrieben. Dagegen stellte Ruttin schon 1914 2 Fälle von Abreißung des knorpelig-membranösen Gehörganes vom knöchernen vor, denen er 1916 noch 5 weitere hinzufügte. In der Mehrzahl der Fälle ging der Schußkanal knapp unter der unteren Gehörgangswand entlang und riß die vordere, untere Wand ab. Der Nervus facialis war daher oft beteiligt; Trommelfell und Labyrinth werden leicht beschädigt (s. Erschütterungsschaden bei Streifschüssen!). Man sieht im Gehörgang ein Hämatom oder in älteren Fällen einen halbmondförmigen Granulationswall an der Übergangsstelle der beiden Gehörgangsabschnitte. Die Neigung zur Verwachsung sei groß.

Losgerissene Teile des häutigen Gehörganges sind gut ernährt und können deshalb wieder gut anheilen. Die Gefahr der Gehörgangsverwundung besteht ja bekanntlich in der folgenden Verengerung oder völligen Verwachsung seiner Lichtung. Ihr muß vorgebeugt werden durch Adaption der Lappen mittels Tamponade (Hinsberg, Ruttin), gegebenenfalls unter Abtragung überschüssiger Teile (Klestadt). Tamponaden sollen jedoch nicht über 24 Stunden liegen bleiben, weil sich hinter ihnen leicht Infektionen entwickeln.

Diese Hilfen reichen nicht mehr aus, wenn die Verwundung auch den knöchernen Gehörgang betroffen hat. Die Schußwunden des knöchernen äußeren Gehörganges sind in praxi schon Warzenfortsatz- bzw. Kiefergelenkschüsse. Die letzten ziehen wir nicht in den Bereich unserer Betrachtungen. Nur sei erwähnt, daß von Halsschüssen aus durchbrechende Abszesse (Leidler) Anlaß zu Irrtümern geben können.

Von den letztgenannten will ich nur anführen, daß Entfernung der abgesprengten Stücke und Glättung der neuen hinteren Gehörgangwand, vom retroaurikulären Revisionschnitt aus, vorgenommen werden müssen. Der häutige Gehörgang, sofern nicht zerrissen, läßt sich außerordentlich stark dehnen und dann anlegen. Zeigt er Einrisse, so müssen durch irgendwelche Lappenbildung, wie sie von den üblichen Gehörgangplastiken her bekannt ist, seine Lichtung möglichst weit gestaltet und die Hautlappen der neuen knöchernen Umrahmung angepaßt werden. Defekte lassen sich mit Thierschen Lappen gut decken (Alexander).

Bereits entstandene Stenosen und Atresien müssen schnell beseitigt werden, besonders wenn sich hinter ihnen schon Eiterungen halten. Käsige Massen sammeln sich hinter der engen Stelle meist an, und es können auch cholesteotomatöse Prozesse entstehen. Absichtlich einen künstlichen Abschluß der Wunde durch eine Gehörgangatresie sich entwickeln zu lassen, wie es Behr getan hat, muß als unrichtig bezeichnet werden.

Zur Beseitigung der Stenosen im membranös-knorpeligen Teil genügen die genannten Gehörgangplastiken. Eine mühsame Nachbehandlung ist nicht zu vermeiden. Einmal hat Friedländer nach Dehnung der Stenose mit Tupelostift (und Trockenlegung der Eiterung) subkutan Knorpelstücke aus Tragus und Ohrmuschelansatz reseziert, dann die Wunden durch Naht und Lappenbildung geschlossen, um erneuter Verengerung vorzubeugen.

Besondere Methoden haben Neumann und Ruttin ausgearbeitet, die auch bei knöchernen Stenosen verwendbar sind.

Neumann bildet einen runden Lappen mit vorderer Basis in der Tragusnähe. Dieser soll zur neuen vorderen Gehörgangswand werden. Dann folgen retroaurikuläre Schnitte (s. u.) bis durch das Periost, Abhebeln der Weichteile, besonders weit nach hinten, Erweiterung des knöchernen Gehörganges isoliert oder im Rahmen einer Radikaloperation, je nach Notwendigkeit. Nunmehr wird ein eigenartiger Hautlappen zwischen dem ersten retroaurikulären Schnitt und der Ohrmuschel gebildet, dessen Größe nach Bedarf bemessen wird: Es werden dem unteren und dem oberen Ende des retroaurikulären Schnittes je ein horizontaler Schnitt aufgesetzt, die vorderen Enden derselben werden dann durch einen zweiten retroaurikulären, in Neumanns Abbildung dem ersten parallelen Schnitt verbunden. Dieser geht jedoch nur noch durch die Haut, die nach hinten vom Periost abgehoben wird. Dieser neue Lappen, der also in einer dritten, zwischen dem ersten und zweiten senkrechten Schnitt gelegenen, gedachten Linie festhängt, wird durch zwei vom hinteren Schnitt ausgehende Einschnitte in drei nur nach hinten freie Läppchen geteilt. Diese erleichtern die Einrollung. Denn nun wird der ganze Lappen in die künftige Gehörgangslichtung eingeschlagen, nachdem die Narbenmassen exzidiert sind und eine neue Apertur geschaffen ist. Die drei Läppchen gehören dann zu der neugebildeten oberen, hinteren und unteren Gehörgangswand. Der vordere Lappen wird auch eingepaßt und die Läppchen vorsichtig mit Katgut in die neue Öffnung fixiert.

Ruttin hat eine Drain-Hautrohrplastik gemacht und des öfteren ausgeführt.

Er nimmt ein Gummidrain von der Länge des zu ersetzenden Gehörganges, schneidet es längs auf, legt es auf eine beliebig gewählte, zum Einklappen gut geeignete (nicht narbige) Stelle der Haut hinter dem Ohr, näht es an, umschneidet die beiden Längsseiten und je nach gewünschter Stelle für die Basis auch die obere oder die untere Breitseite. Dann unterminiert er die Haut unter dem aufgenähten Drain; dieses nimmt nun mit dem Hautlappen die runde Form an. Es folgt ein üblicher retroaurikulärer Schnitt, die etwa benötigte Knochenoperation und die Ausschneidung der Narbenmassen. Alsdann wird das Drain-Hautrohr eingeklappt, so daß sich seine äußeren Wundflächen mit denen des neuen Gehörganges berühren. Es folgen Nähte und Hautdeckung so, wie es der einzelne Fall gebietet.

Alexander befürchtet von Ruttins Methode eher eine Nekrose als von Neumanns.

Verwundungen des Mittelohres.

Unter den Mittelohrschüssen werden aus Gründen der Zweckmäßigkeit die Warzenfortsatzschüsse getrennt besprochen. Gar nicht selten, besonders bei Prell- und Steckschüssen, beschränken sich die Zerstörungen allein auf diesen Teil und — allerdings auch auf seine endokraniellen Nachbargebilde. Es kann sogar vorkommen, daß die Warzenfortsatzwunde eitert, sequestriert und das übrige Mittelohr (einen Monat nach der Verwundung!) von der Eiterung frei ist (Alexander). Denker fühlte sich in einem Falle bei der Operation nicht einmal veranlaßt, das Antrum zu eröffnen. Brühl teilt einen Fall mit, in dem durch einen Infanteriegewehrschuß nur die Spitze des Warzenfortsatzes abgeschlagen und dann weit nach unten verlagert war.

Die Splitterungsfähigkeit ist um so größer, je ausgedehnter die Zellbildung ist. Blutungen im Fallopischen Kanal führen manchmal zu Fazialisparesen. Trotz verfänglicher Nähe des Schußkanals kann der Nerv auch unversehrt bleiben (Zimmermann, Beck). Nach O. Beck soll bei Schädigung des Fazialis nahe seiner Austrittsstelle wiederholt nur der Mundfazialis stärker betroffen gewesen sein!?

Eine ganz merkwürdige Verletzung kann im Bereich des Warzenfortsatzes vorkommen: ein nicht durch direkte Gewalteinwirkung entstandener Schußbruch. Es gibt am Schädel nämlich einige besonders dünne Stellen. Zu ihnen gehört das Tegmen tympani. Nach v. Hansemann kann solche Stelle sich auch an der Knochendecke des Labyrinths finden. Solche Stellen können gesprengt werden, wenn durch einen perforierenden Schädelschuß eine große hydrodynamische Kraft im Schädelinneren entfaltet wird (Faschingbauer und Böhler). Nach v. Hansemann kann auch plötzlich gesteigerte Luftdruckwirkung von außen nach innen den Bruch herbeiführen.

Es handelt sich also um indirekte Schußverletzungen, denen gegenüber ein konservatives Verhalten primär angezeigt ist. Sie werden kaum als Ohrverwundungen diagnostiziert werden. Erst wenn eine Eiterung Veranlassung zu einer Operation gibt, wird die gebrochene Stelle entdeckt werden, ganz so wie in einem Falle Freys, in dem die Tegmenfraktur die Folge eines Prellschusses war.

Die Mittelohrschüsse der Paukenhöhle sind in der Regel mit Trommelfellverletzungen verbunden. Ist das Trommelfell unversehrt, so wird es oft bläulich durchschimmern infolge eines hinter ihm liegenden Blutgerinnsels. (Die seltene Entstehung eines solchen Hämatotympanons durch Verletzung mittels eines Flammenwerfers wird von König berichtet; sie sei hier nur eingeschaltet.) Die Gehörknöchelchen werden mehr oder weniger zerstört, verschiedene spezielle Angaben finden sich bei Urbantschitsch, Beck, Ruttin, Böhmig.

In einem Falle eines Schußbruches der Warzenfortsatzspitze sah Loch noch 8 Tage Blut durch die Tube abfließen. Bei einem der indirekten Tegmenbrüche Faschingbauers und Böhlers fand sich auch Blut in der Tube. Tubenblutung und Hämatotympanon könnten also einmal diagnostische Fingerzeige nach dieser Richtung hin geben. Die frische Tubenverletzung kann ein Luftemphysem veranlassen. Kasuistische Angaben über ein solches begegneten mir nicht. Atresien werden nach der Abheilung bei der fachgemäßen Untersuchung nachgewiesen (Denkers Fall).

Feinere Fremdkörper in der Pauke, z. B. Bleistaub (Ruttin) wird nur die operative Revision finden und beseitigen lassen. Die operative Revision der Mittelohrschüsse vollzieht sich ganz in den Bahnen der otologischen Friedensoperationen, deren Hergang wir uns möglichst anlehnen. Nach altem otochirurgischem Grundsatz erfolgt dabei die Entfernung des Zerstörten „bis in das Gesunde hinein" (Alexander).

Die Operation beschränkt sich auf eine „Aufmeißelung", wenn sich der Schuß als ein isolierter Warzenfortsatzschuß kennzeichnet. Zieht er die Paukenhöhle in Mitleidenschaft, so wird das Operationsfeld nach dem Charakter der Radikaloperationshöhle gestaltet. Sind die mittlere und hintere Schädelgrubenfläche mitverletzt, so werden sie genau behandelt, wie die Chirurgen die Tabula interna der Konvexität behandeln. Von einem primären Wundverschluß wird bei Mittelohrschüssen auch in anscheinend leichten Fällen am besten abgesehen.

Tubenschüsse begegnen uns eigentlich erst häufiger in ihren Folgen nach dem Kriege. Ich wüßte keinen Fall, in dem eine Tubenverletzung Gegenstand primärer Versorgung gewesen wäre. In dem oben angeführten Falle Ruttins (S. 782) war übrigens die Tube komplett durchtrennt.

Verwundungen des Innenohres.

Die primäre operative Behandlung des Innenohres wird in der Regel nur zur Entscheidung stehen, wenn das Mittelohr bereits operativ revidiert ist. Die Innenohrschüsse können wir nach praktischen Erfahrungen trennen in Zertrümmerungen und einfache Sprünge des Labyrinthes. Der Unterschied ist nur autoptisch, allenfalls röntgenologisch zu machen, denn die kochlearen und vestibularen Funktionen werden in beiden Fällen reaktiv vollkommen ausgeschaltet sein. Reizsymptome können in beiden Fällen bestehen. Die Fazialisparalyse differenziert nicht sicher. Zange berichtet sogar von einer Labyrinthverletzung ohne Fazialisschädigung.

Versagt die autoptische Abgrenzung selbst nach der Freilegung, so handelt es sich um mikroskopisch feine Sprünge — wie das Uffenorde (Handb. d. spez. Chir. d. Ohres usw. von Katz-Preysing-Blumenfeld; Kabitzsch, Leipzig 1920. II. 6. S. 181.) wiederholt erfahren hat. Dann werden solche Fälle ganz korrekt (nolens volens) so behandelt, wie ich es unten für die einfachen Labyrinthsprünge auseinandersetzen will.

Die Voroperation ist stets nach dem Muster der Radikaloperation gehalten mit dem Bestreben, durch einen möglichst breiten Zugang zur Labyrinthfläche sie den Instrumenten gut zugänglich zu machen. Für intensive künstliche Beleuchtung ist zu sorgen.

Ergibt sich nun, daß das Labyrinth Trümmerstücke enthält, so müssen diese ausgeräumt werden. Denn mit einer Heilung des zertrümmerten Labyrinthes ist nicht zu rechnen, da Trümmerbrüche immer einer Infektion verfallen. Die Beseitigung der Bruchstücke und Glättung des Labyrinthes werden nach zwei Typen ausgeführt werden.

Tropft bereits Liquor ab, so wird frei nach Neumann oder Janssen operiert. In solchen Fällen werden gewöhnlich nur noch Trümmer des Labyrinthes herauszuholen sein, Fälle, wie sie Frey, Gerber, Kropac, E. Urbantschitsch gesehen haben.

Besondere Vorsicht ist vonnöten, um die Karotis nicht einzureißen. Beck mußte dieser Nachbarschaft halber sehr behutsam eine Schrapnellkugel aus dem zum Teil gesplitterten hinteren und seitlichen Labyrinth herausmeißeln. Die Operation wurde am 4. Tag nach der Verwundung mit bestem Erfolg gemacht. Frey meint, daß die Karotis nicht so gefährdet sei, wie es sich vermuten lasse, wenn man sich stets in der Richtung nach hinten halte. Denn der Kanal breche beim Meißeln typisch am Übergang der hinteren in die vordere Wand ein. Das Gefäß sei dann leicht herauszulösen, wenn man eben die Richtung nach hinten nicht verlasse.

Ist der innere Gehörgang durch die Verletzung nicht breit eröffnet, so fließt Liquor nur in unbedeutenden Mengen oder gar nicht ab. Dann dürfte es besser sein, die Umrahmung des Porus acusticus nicht in Angriff zu nehmen und eher eine erweiterte Hinsbergsche Operation ev. in Kombination mit Janssenschen Angaben zu machen. Solche atypische Freilegung der hinteren und oberen Pyramidenwand ergab sich in einem sehr interessanten Falle Ruttins: Infanteriegewehr-Steckschuß. Das Projektil steckt mit dem Boden in der vorderen Gehörgangswand. Der horizontale Bogengang war verschwunden, die seitlichen und hinteren Labyrinthflächen waren abgeschlagen und in das Schädelinnere hineingesprengt, so daß sich hier noch ein Hirnprolaps ausgebildet hatte. Vom Nervus facialis war an der Umbiegungsstelle ein Stück herausgerissen. (Die Operation fand 23 Monate nach der Verwundung statt). In begrenzter Weise ging auch Hofer vor, indem er wesentlich Sequester des Labyrinthes beseitigte.

Die gutdurchdachte Durchführung des Operationsplanes kann aber scheitern, wenn es an den technischen Voraussetzungen mangelt. Auf jeden Fall muß sich dann der Kriegschirurg mit einer Radikaloperation behelfen. Sie wird ihren Nutzen um so deutlicher offenbaren, je weniger das Labyrinth auseinandergesprengt ist. Hinsberg sah in einem solchen Falle die schon eingetretenen meningitischen Erscheinungen zurückgehen.

Eine durch Lumbalpunktion bestätigte Meningitis — ob bakteriell oder nicht, wird nicht gesagt — ging auf Radikaloperation hin in einem Falle eines Tangentialschusses zurück, den Toch in der Österreichischen otologischen Gesellschaft vortrug (Monatsschr. f. Ohrenheilk. 1919, S. 651). Hier war das Labyrinth funktionell nicht völlig erloschen, ein Trümmerbruch wurde nicht intra operationem festgestellt. In solcher Lage ist das fraktionierte operative Vorgehen ebenso zu befürworten, wie ich es jetzt für Fälle einfacher Labyrinthsprünge sogar bei nicht reagierendem Labyrinth tun will. In Fällen, wie dem Tochs, liegt die Annahme sehr nahe, daß die endokranielle Komplikation nicht ihren Weg über das Labyrinth genommen hat. Daher ist die operative Zurückhaltung dem Labyrinth gegenüber in solchen Fällen immer angezeigt. Setzt unter Verschlimmerung der Labyrinthausfall ein, so ist die Labyrinthoperation nachzuholen. Wird noch jedes Zeichen einer endokraniellen Komplikation vermißt, so kann selbst bei totalem Funktionsausfall des Labyrinths und nachweisbarem Defekt an einem seiner Teile die Mittelohroperation genügen. Alexander und E. Urbantschitsch versorgten derart einen Schrapnellsteckschuß am 15. Tage; sie bedienten sich in diesem Falle sogar nur der Aufmeißelung, eine Maßnahme, die ich nicht als Regel unterstützen möchte. Derartige Entscheidungen erfordern ganz besondere persönliche Erfahrung. Jedenfalls muß für die Zurückhaltung gegenüber der Labyrinthoperation das Fehlen jeder Progredienz des Prozesses maßgebend sein.

Für diejenigen Schüsse, die nur eine Labyrinthfissur erzeugt haben, möchte ich die Radikaloperation allein sogar als die Regel aufstellen. Sie kann, wie in Zertrümmerungsfällen die Labyrinthoperation, nicht frühzeitig genug stattfinden (Hinsberg) — für die Labyrinthoperation selbst brauchen wir

uns nur bereit zu halten. Die friedensotologischen und chirurgischen Unter-
suchungen haben zwar ergeben, daß solche Labyrinthsprünge erst nach langer
Zeit vernarben und dann auch nur partiell zu konsolidieren pflegen, so daß das
Auftreten von Spätkomplikationen, Meningitis und Abszeß häufig gewesen ist.
Dennoch spreche ich einem operativen Haltmachen das Wort. Denn die
Labyrinthoperation an sich vermehrt immerhin die Möglichkeit einer labyrinthären Infektion und damit des Fortschreitens auf das Schädelinnere. In diesen
Fällen ist aber gewöhnlich das Labyrinth noch nicht infiziert, und es kann uns
gelingen, durch operative breite Freilegung des Mittelohres das Aufkommen
einer Infektion überhaupt, zum mindesten den Übergang der Wundinfektion
auf das Labyrinth zu behindern. Da die Sekretion im Mittelohr selbst dann
später zum Stillstand gebracht werden soll, würde auch das nur bindegewebig
vereinte Labyrinthgehäuse keine Gefahr für fernere Zeiten in sich tragen. Eine
im Verhältnis zur Lebensgefahr allerdings nebensächliche Beigabe ist eine
gewisse Hoffnung auf Wiederkehr eines Teiles der labyrinthären Funktion
bei Erhaltung des Labyrinthes. Klestadt wie Hofer hatten je einen guten
Erfolg zu verzeichnen. Der Fazialis kann sich, sofern reparabel, natürlich
erholen.

Die Prognose der Labyrinthschüsse ist also im ganzen nicht schlecht.
Nur insoweit sie vertikal und diametral verlaufen, setzen sie allem Anschein
nach so schwere Mitverletzungen, daß die Verwundeten kaum mit dem Leben
davonkommen. Alexander und E. Urbantschitsch bekamen wenigstens
keinen solchen Fall in ihrem Lazarett zur Behandlung.

Verwundungen endokranieller Nachbargebilde.

Splitterungen des Sinusbettes sind des öfteren gesehen worden. Die meisten
Fälle derart bleiben wohl auf dem Schlachtfelde (Rhese); die Sinusverletzungen sind eine häufige primäre Todesursache. Gerade diese Komplikation zeigt die Wichtigkeit primärer operativer Revision. Die Splitterung
reicht auch mal unerwartet tief herab, sogar bis an den Bulbus (Oertel). Die
Blutung aus dem von Knochensplittern geschlitzten Sinus sigmoideus be-
reitete Laewen (Münch. med. Wochenschr. 1915, S. 589) in einem Falle wiederholt große Schwierigkeiten. Der Patient ging schon am vierten Tage zugrunde
und es fanden sich ein kleinerer Erweichungsherd im Schläfenlappen, ein größerer
im Kleinhirn; in die Tiefe des zweiten war ein weiterer Knochensplitter verschleppt. Beck hat einen Steckschuß beschrieben, bei dem die Schrapnellkugel
vom Hinter-haupt ihren Weg bis in die Spitze des Warzenfortsatzes gefunden
hatte. Die Operation der folgenden Sinusphlebitis ergab, daß sie ihre Ursache in
der Anspießung der Sinuswand durch einen der fünf gefundenen Knochensplitter
hatte. Der Fall heilte, nach den Friedensgrundsätzen der Sinusphlebitis operiert.
Wichtig ist deren Beherrschung. Erzählt doch Schulemann von einem
Fall, bei dem im Kriegslazarett die Wundrevision wohl vorgenommen, aber
wegen der Sinusblutung unterbrochen wurde, die fachgemäße Versorgung der
Sinuswunde und -blutung augenscheinlich versäumt wurde.

Blutungen zwischen Knochen und Dura sind recht oft vorhanden
(Frey). Hecht will einmal solch vereitertes Hämatom operiert haben, das lange
verkannt, für einen Hirnabszeß gehalten, erst durch das otochirurgische Eingreifen

entdeckt wurde. Vermutungsdiagnosen auf Kleinhirn-Brückenwinkel-Blutungen sind einigemal gestellt. Sie gehören schon zur feineren otologischen Diagnostik. Auf diese hin vorgenommene Eingriffe habe ich aber nirgends gefunden.

Kleinhirnsymptome sind sehr häufig angegeben, besonders bei Nachuntersuchungen. Auch sie sind zu spezialisiert, um sie hier anzuführen, um so weniger als Fälle kriegschirurgisch ausgenutzter Lokaldiagnose anscheinend noch nicht vorgekommen sind. Die nicht unbekannte Erscheinung, daß Kleinhirnsymptome, vor allem Nystagmus und Gleichgewichtsstörungen, vorhanden waren, aber ungezwungen nur auf das Stirnhirn bezogen werden konnten, wiederholte sich auch in der Kriegschirurgie[1]).

Die Verletzungen des Gehirns und der Hirnhäute mitzubesprechen, fällt aus dem Rahmen unserer Betrachtung, wenn sich auch eine große Zahl Otologen, wie Passow, Bàràny, Manasse, Frey, Uffenorde eifrig an der chirurgischen und literarischen Arbeit beteiligt haben. Ein Unterschied gegenüber anders lokalisierten Hirnschüssen besteht da weiter nicht, als daß eben der Zugang durch das Gebiet des Schläfenbeins geschaffen wird. In den besonderen Operations- und Behandlungsverfahren hatten die Otologen ja schon im Frieden eine große Übung. Im allgemeinen sind die in der Otochirurgie bewährten Methoden auch in der Schädelchirurgie, wenigstens an den infizierten Wunden, angewandt worden. Die posttraumatischen Eiterungen der Hirnhäute, des Gehirns und der Blutleiter sind den sog. otogenen Komplikationen in der klinischen Auffassung gleichzustellen.

Noch eine ganz seltene Schußkomplikation kann am Ohr beobachtet werden, nämlich die Pneumatozele. Das ist die Ansammlung von Luft in einem pathologischen Hohlraum des Gehirns. Sie entsteht, wenn unter ganz bestimmten Bedingungen von den oberen Luftwegen durch einen Knochenspalt Luft in die Schädelhöhle und in dieser durch einen Durariß sich in das Gehirn drängt. Die Pneumatozele kann in Verbindung mit lufthaltigen Zellen des Schläfenbeines entstehen. In einem einschlägigen Falle von Duken hatte die Luft einen recht weiten Weg zurückgelegt. Im Hinterhaupt war der Durariß, ein Knochensprung führte bis in Cellulae mastoideae. Der Nachschub der Luft mußte durch die Tube erfolgen, da das Trommelfell unversehrt war.

---

[1]) Die Bàrànyschen Zeigeversuche, die ihr Autor in Beziehung bringt zu zerebellaren Rindenzentren für die beim Zeigen jeweilig kombinierten Muskelaktionen, sind auch schon als Symptom bei Großhirnläsionen untersucht worden. U. a. haben Blohmke und Reichmann (Arch. f. Ohrenheilk. Bd. 101, 1918, S. 80) ihren pathologischen Ausfall bei zwei Kopfschüssen auf die fronto-temporo-pontino-zerebellare Vestibularbahn bezogen, die durch den vorderen Schenkel der inneren Kapsel zieht und die vestibularen Kern- und die Kleinhirngebiete mit dem Stirnhirn verbinden soll.

Über die Verwertung der Bàrànyschen Zeigeversuche sind die Akten noch längst nicht geschlossen. In der chirurgischen Diagnostik sind sie ohne Anhören ohrenärztlichen Urteils sicher noch nicht nützlich zu machen. Selbst das physiologische Verhalten im Zeigeversuch unterliegt noch recht gegensätzlichen Anschauungen, wie sie z. B. Thornval (Habilitationsschrift Kopenhagen, Funktionsundersoegelser of Vestibularorganet og Cerebellum, Burck, Kopenhagen 1917) einerseits und Streit (Arch. f. Ohrenheilk. Bd. 104, 1919, S. 56) andererseits zum Ausdruck bringen. Für die Interessenten an dem aktuellen Thema nenne ich noch kurz die Arbeiten von Goldmann (Arch. f. Ohrenheilk. Bd. 98, 1916, S. 270), Rhese (Zeitschrift f. Ohrenjeilk. 1914) und Beyer (Verhandl. d. otolog. Gesellsch. 1914).

Über Spätfolgen ist uns noch wenig gesagt worden. Für die Behandlung, plastische Deckung von Prolapsen u. ä. wird Anschluß an die Allgemeinchirurgie gesucht werden müssen. Für den Verschluß retroaurikulärer Öffnungen stehen uns eigene otologische Methoden zur Verfügung.

Schluß.

Die Otochirurgie im Weltkrieg hat viel geleistet. Sie hätte noch weit mehr leisten können, wenn die Verhältnisse der Organisation und ihre Geltung besser gewesen wären. Ihre Aufgabe ist noch nicht beendet. Die Verfolgung der Spätschädigungen, die Beseitigung nachteiliger Zustände aus Ohrschäden, die autoptische Aufklärung der traumatischen Veränderungen im Gehörorgan verbleiben noch zu Studium, einem Studium, das für die Friedensotologie nicht ohne Bedeutung sein wird, das aber sich naturgemäß über lange Zeit hinziehen wird.

Am Schluß seien die Worte Rheses mit Nachdruck wiederholt, daß „von einer von Anfang sachgemäßen Behandlung des verwundeten Ohres das weitere Schicksal der Verwundeten vorzugsweise abhänge". Nur von einer dauernden Durchführung dieser sachgemäßen Behandlung hängt sein endgültiges Geschick ab.

XII. Die intrapleuralen Reflexe und ihre Bedeutung bei operativen Eingriffen.

Von

Karl Schläpfer-Zürich.

Inhaltsverzeichnis.

Literatur.

1. Allen, Amer. Journ. U. S. 114. July 1874. (n. Schmidts Jahrb. 187).
2. Archavski, A. M., Le siphon avec la pleurotomie dans le traitement du pyothorax. Rev. méd. de la Suisse romande 1891

3. Ascoli, S., Über den künstlichen Pneumothorax. Deutsche med. Wochenschr. 1912. Nr. 38.
4. Aubouin, M., De l'épilepsie et de l'hémiplégie pleurétique. Thèse Paris 1878.
5. Baer, Gustav, Beiträge zur Klinik des künstlichen Pneumothorax. Zeitschr. f. Tuberkul. 29, Heft 3. 129.
6. Balvay, et Arcelin, Embolie gaz. au cours d'un pneumothorax artif. Soc. nat. méd. Lyon méd. 1911. 39. Lyon mai 1911.
7. Bang, S., Zur Technik des künstlichen Pneumothorax. Beitr. z. Klin. d. Tuberkul. 26, 293.
8. Begtrup-Hansen, Über plötzlichen Tod bei Anlegung eines Pneumothorax. Aus d. Ber. d. Nat.-Vereins z. Bek. d. Tuberkulos. Silkeböry sanat. 1914.
9. — Den kunstige Pneumothorax i Ftisisbehandlingen. Kobenhavn 1912.
10. Beneke, Ein Fall von Luftembolie im großen Kreislauf nach Lungenoperation. Beitr. z. Klin. d. Tuberkul. IX. 3. Münch. med. Wochenschr. 1908. 25. 345.
11. Berbez, Rev. de méd. 1886 (n. Cordier).
12. Bertier, et Delage, Echec du Forlanini. Opération de Brauer, décollement de la plèvre. Arch. gén. de chir. 1913. 4.
13. Bertin du Château, Thèse de Paris. 1878.
14. Besnier, Note sur un cas de mort subite par syncope survenue pendant l'opération de la thoracentèse. Mém. de la soc. méd. de Paris 1875.
15. Bigorre, J., Epilepsie partielle. Thèse de Paris. 1887.
16. Billon, et Eigler, Réflexions sur nos 100 prem. inject. d. pneumoth. artif. dans la ·tubercul. pulm. Presse méd. 1912. 22.
17. Birke, Mitteilung über Luftembolie. Brauers Beitr. 4. Suppl., 1913. 131.
18. Bonsdorf, A., v. Die Behandlung der Lungentuberkulose mit künstlichem Pneumothorax und ihre Komplikationen (finnisch). Finska Läkaressällskaets Handlingar. 1913.
19. Boursier, A., et Saint Philippe, Journ. de méd. de Bordeaux 1886 (Cordier).
20. Bouveret, Traité de l'empyème 1888.
21. Bouveyron, Hémiatrophie cervico-faciale en rapport avec les lésions pleuro-pulmonaire. Lyon méd. 1911. 25.
22. Brandes, Max, Ein Todesfall durch Embolie nach Injektion von Wismutpaste in eine Empyemfistel. Münch. med. Wochenschr. 1912. Nr. 44. 2392.
23. Brauer, Klinische und anatomische Folgen der zerebralen Luftembolie bei Lungenoperationen, speziell bei Anlegen des künstlichen Pneumothorax. Jahresvers. d. Ges. d. deutsch. Nervenärzte 1912. Münch. med. Wochenschr. 1912. 48. 2647.
24. — Über arterielle Luftembolie. Deutsche Zeitschr. f. Nervenheilk. 1912. 45.
25. — Weitere klinische und experimentelle Erfahrungen über Luftembolie. Kongr. f. inn. Med. Wiesbaden 1913.
26. — Die Behandlung der einseitigen Lungenphthisis mit künstlichem Pneumothorax. Münch. med. Wochenschr. 1906. Nr. 7.
27. — Der therapeutische Pneumothorax. Deutsche med. Wochenschr. 1906. Nr. 17.
28. — Über Pneumothorax. Univ.-Progr. Marburg 1906.
29. — Beobachtungen bei Pneumothoraxtherapie. Verh. d. 25. Kongr. f. inn. Med. Wien 1908.
30. Brauer und Spengler, Klinische Beobachtungen bei künstlichem Pneumothorax. Beitr. z. Klin. d. Tuberkul. 19, Heft 1. 1.
31. — — Erfahrungen und Überlegungen zur Lungenkollapstherapie. II. Die Technik des künstlichen Pneumothorax. Beitr. z. Klin. d. Tuberkul. 14. 419.
32. — — Die operative Behandlung der Lungentuberkulose (Lungenkollapstherapie) in Handb. d. Tuberkul. v. Brauer-Schröder. 5, 1919.
33. Brauns, H., Zur Behandlung der Lungenschwindsucht mit künstlichem Pneumothorax. Zeitschr. f. Tuberkul. 15, 545.
34. — Meine Erfahrungen mit der Forlanini-Stichmethode in der künstlichen Pneumothoraxbehandlung. Zeitschr. f. Tuberkul. 18, 549.
35. Brouardel, Communication à soc. méd. des hôpit. de Paris 12 nov. 1875 (Archavski).
36. Brunner, Alfr., Beitrag zur Frage der Pleurareflexe. Diss. Zürich 1917.
37. Bumke, Über traumatische Reflexlähmungen. Virchows Arch. 52, 1871.

38. **Burk**, Luftembolie bei Wasserstoffsuperoxydspülungen. Württemb. Korrespondenzblatt 1919. 33.

39. **Camus**, De l'épilepsie jacksonnienne provoquée par traumatisme de la plèvre. Thèse de Bordeaux. 1893.

40. **Carpi, U.**, Die Grundsätze und die Durchführung der Pneumothoraxtherapie in der Behandlung der Tuberkulose. Korrespondenzbl. f. Schweiz. Ärzte. 1914. Nr. 18.

41. **Caylay**, Medical Times 1876. 557. (Ingorokva).

42. **de Cérenville**, Des manifestations encéphaliques de la pleurésie purulente. Rev. méd. de la Suisse romande. 1888. févr.

43. **Cestan**, Des accidents nerveux au cours de l'empyème. Gaz. des hôpit. 1898. Nr. 12.

44. **Cloetta**, Über die Zirkulation in der Lunge und deren Beeinflussung durch den Über- und Unterdruck. Arch. f. exper. Path. u. Pharm. **66**, 1911.

45. — In welcher Respiration ist die Lunge am besten durchblutet? Arch. f. exper. Path. u. Pharm. **70**, 1912.

46. **Cordier, V.**, Des accidents nerveux au cours de la thoracocentèse et de l'empyème. Lyon et Paris 1910.

47. **Cordier et Garin**, Influence du pneumogastrique dans la production des crises épileptiformes d'origine pleurale. Lyon méd. 1910.

48. **Cottin, E.**, Un cas d'hémiplégie au cours d'une intervention pleurale. Rev. méd. de la Suisse roman. 1912. juin. 472.

49. **Deneke**, Der künstliche Pneumothorax, seine Technik und Erfolge. Zeitschr. f. ärztl. Fortbildg. 1911. Nr. 18. Deutsche med. Wochenschr. 1911. Nr. 17.

50. **Desnos**, Mort dans la thoracocentèse. Gaz. hebd. de méd. et de chir. 1875. 604.

51. — De quelques accidents graves qui peuvent survenir au cours ou à la suite d'opérations pratiquées sur la plèvre. Gaz. méd. de Paris 1876. Nr. 10.

52. **Desplats**, Eclampsie pleurale. Semaine méd. 1885. 320.

53. **Dessirier Désiré**, Pneumothorax et tuberculose pulmonaire. Thèse Lyon 1908.

54. **Dluski, Kasimir**, Beitrag zum künstlichen Pneumothorax. Beitr. z. Klin. d. Tuberkul. **33**, Heft 1. 1.

55. **Dumarest**, Le traitement de la tuberculose pulm. par le pneumothorax artific. Lyon méd. 1910. Nr. 51.

56. **Dunin**, Anatomische Veränderungen in den Lungen bei deren Kompression. Virchows Arch. **102**.

57. **v. Dusch**, Über gefahrdrohende Zufälle und plötzlichem Tod nach Thorakotomie. Berl. klin. Wochenschr. 1879. Nr. 35.

58. **Ehni**, Crises épileptif. d'origine pleurale. Rev. méd. de la Suisse romande. 1910. 189.

59. **Feltz**, D'un mode de mort subite dans les maladies de poitrine. Gaz. d. hôpit. 1870. Nr. 63.

60. **Fischer, H.**, Über die Gefahren des Lufteintritts in den Venen während einer Operation. Sammlg. klin. Vortr. Chir. Nr. 34. (113).

61. — Kriegschirurgie. 2 Bde. 1882. 143.

62. **Fisher**, Hemiplegia during perflation of an empyema cavity with a suggestion to the cause of the accident. Lancet **1**, 568. 1894.

63. **Fontana**, Contributo alle cura della tisi polmonare col pneumotorace artif. Gaz. med. italian. 1908. Nr. 39/40.

64. **Forlanini, C.**, Zur Behandlung der Lungenschwindsucht durch künstlich erzeugten Pneumothorax. Deutsche med. Wochenschr. 1906. Nr. 35.

65. — Die Indikation und die Technik des künstlichen Pneumothorax bei der Behandlung der Lungenschwindsucht. Therapie d. Gegenw. 1908. 485.

66. — Apparate und Operationstechnik für den künstlichen Pneumothorax. Deutsche med. Wochenschr. 1911. 50.

67. — Die Behandlung der Lungenschwindsucht mit dem künstlichen Pneumothorax. Ergebn. d. inn. Med. **9**, 621. 1912.

68. **Foster**, Clinical lectures. Med. Times **5**, 1874.

69. **Foster, M., and Thompson, E.**, Complications occuring in the pleurisy. Lancet 1893. june.

70. Foucart, De la mort subite ou rapide après la thoracocentèse. Paris 1875.
71. Fränkel, Alex., Über die Endresultate von Empyemoperationen. Wien. med. Wochenschr. 1882. 1454.
72. Friedrich, P., Die Chirurgie der Lunge. Verh. d. deutsch. Gesellsch. f. Chir. 1907. 53.
73. Fuks Laib, Luftembolie im großen Kreislauf — die Folge eines intrapulmonalen Überdruckes. Diss. Halle 1913.
74. Garré und Quincke, Grundriß der Lungenchirurgie. 1913.
75. Gebhardt, C., Die Pleuraerkrankungen. Stuttgart 1892.
76. Gerhardt, D., Über Empyembehandlung mit Saugdrainage. Mitteil. Grenzgeb. 30, Heft 3.
77. Giesemann, Operationszwischenfälle und Komplikationen beim Anlegen und Nachfüllen des künstlichen Pneumothorax. Brauers Beitr. 38. 215.
78. Gilbert, A., et H. Roger, Étude expér. sur le pneumothor. et sur les réflexes d'origine pleurale. Rev. de méd. 1891. 977.
79. Girard, Th., Epilepsie pleurétique. Thèse de Paris. 1882.
80. Grawitz, Zur Physiologie und Pathologie der Pleura. Berl. klin. Wochenschr. 1897. Nr. 29.
81. Groß, H., Erfahrungen über Pleura- und Lungenchirurgie. Bruns' Beitr. 24.
82. Gutstein, M., Beitr. z. Fr. des sog. Pleuraschocks. Beitr. z. Klin. d. Tuberkul. 38, 73.
83. Heile und Hezel, Erfahrungen bei der Behandlung im Kriege verletzter peripherer Nerven. Bruns' Beitr. 96.
84. Heller, Mager und v. Schrötter, Über arterielle Luftembolie. Zeitschr. f. klin. Med. 32.
85. Hermann, Handb. d. Physiologie. 4.
86. Hoffmann, E., Beitrag zur Lungenchirurgie. Deutsche med. Wochenschr. 1890. 1156.
87. Holmgreen, Zur Pneumothoraxtherapie. Intrapleurale Injektion von physiologischer Kochsalzlösung. Beitr. z. Klin. d. Tuberkul. 21, 135. 1911.
88. Holzberg, Über plötzlichen Tod bei Pleuritis exsudativa. Diss. Halle 1888.
89. Hysmans v. d. Bergh, A. A., de Josselin de Jong, H. Schut, Einige Erfahrungen mit künstlichem Pneumothorax. Brauers Beitr. 26, 47.
90. Ingorokva, A., Des accidents nerveux d'origine pleurale. Thèse. Genève 1913.
91. Jacobaeus, H. C., Über Laparo- und Thorakoskopie. Brauers Beitr. 25, Heft 2. 185.
92. — Endopleuritische Operationen unter der Leitung des Thorakoskops. Brauers Beitr. 35, Heft 1. 1.
93. Jaquerod, Traitement de la tuberculose pulmon. par le pneumothorax artificiel. Rev. méd. de la Suisse romande. 1911. sept.
94. Jeanselme, Des accidents nerveux consécutifs à la thoracentèse et à l'empyème. Rev. de méd. 1892. 502.
95. Jessen, F., Arterielle Luftembolie und die Technik des künstlichen Pneumothorax. Deutsche med. Wochenschr. 1913. 26.
96. John, Klinische Erfahrungen über intravenöse Suprarenininjektionen bei schweren Herz- und Gefäßkollapsen. Münch. med. Wochenschr. 1909. Nr. 24.
97. Jürgensen, Luft im Blute. Klinisches und Experimentelles. Deutsch. Arch. f. klin. Med. 41.
98. Keller, Erfahrungen über künstlichen Pneumothorax. Beitr. z. Klin. d. Tuberkul. 22. 165.
99. Kleinschmidt, Experimentelle und klinische Untersuchungen über Luftembolie. Verhandl. d. deutsch. Gesellsch. f. Chir. 41. Kongr. 1912.
100. Klemperer, F., Über die Behandlung der Lungentuberkulose mit künstlichem Pneumothorax. Berl. klin. Wochenschr. 1911. 5.
101. Königer, H., Über die Technik und Indikationen des künstlichen Pneumothorax. Therap. Monatsh. Dez. 1912.
102. Körte, Chirurgenkongreß 1907. Disk. I. 73.
103. Krause, Über operative Behandlung des Lungengangrän. Berl. klin. Wochenschr. 1895. Nr. 16.
104. Küttner, H., Kriegschirurgische Erfahrungen aus dem südafrikanischen Kriege 1899/1900. Bruns' Beitr. 28, 751.

105. Lamandé, Étude sur les convulsions épileptif. produites par l'injection d'air ou de liquide dans la cavité pleurale. Thèse Paris. 1896.
106. Landois, Lehrb. d. Physiologie. 12. Aufl. 1909.
107. Landouzy, L., Paralysies dans la pleurésie. Thèse. Paris 1880.
108. Langley, J. N., Das sympathische und verwandte Nervensystem. Ergebn. d. Physiol. 1903.
109. Läwen, A., Über den offenen Pneumothorax bei Kriegsschußverletzungen. Seine Behandlung durch frühzeitige Brustwandnaht. Bruns' Beitr. 108, 427.
110. Legroux, Note sur un cas de mort subite usw. Mém. de la soc. méd. des hôpit. de Paris. 1874. 72.
111. Leichtenstern, Otto, Die plötzlichen Todesfälle bei pleuritischen Exsudaten. Deutsches Arch. f. klin. Med. 25, 1880.
112. Lemke, Report of cases of pulmonary tuberculosis treated with nitrogen inject. The Journ. of the Amer. med. Assoc. 1899. Nr. 16.
113. Lenhartz, Chirurgenkongreß 1907. Disk. I. 66.
114. Lennander, Über lokale Anästhesie und über Sensibilität in Organen und Geweben. Weitere Beobachtungen. II. Mitteil. Grenzgeb. 15, Heft 5. 465. 1906.
115. Lépine, Note sur un état parétique développé dans les membres du côté correspondant à un empyème. Mém. de la soc. méd. des hôpit. de Paris. 1875.
116. Leudet, Communication à la soc. franç. pour l'avancement des sciences. 1876. (Archavski).
117. Leyva and Legendre, The surgical treatment and prognosis of empyema following la grippe. Surgery, Gynaecology and Obstretics. 29, 1919.
118. Liebmann, E., Untersuchungen über die Herzmuskulatur bei Infektionskrankheiten. Deutsch. Arch. f. klin. Med. 1915. 117/118.
119. Lindhagen, En Kanyle för an läggansde of Pneumothorax. Upsala. Läkareförenings. Förhandlingar. 18, Heft 4.
120. Lorey, The Lancet. 1895. (Cordier).
121. Luciani, L., Physiologie des Menschen. Jena. 1, 1905.
122. Lützenberger, Beitrag zur Lungengangrän und deren operative Behandlung. Diss. Halle 1894.
123. Lyonnet et Piéry, Opération de Forlanini. Coma immédiat. Crises convulsives. mort. Lyon méd. 1911.
124. — — Quelques moyens pratiques destinés à prévenir les accidents immédiats du pneumothorax artific. Lyon méd. 1911.
125. Martin, G., Des accidents réflexes survenant après l'opération de l'empyème. Thèse. Paris 1878.
126. Mayer, A., Über einen Todesfall bei der Nachfüllung eines künstlichen Pneumothorax durch Luftembolie. Brauers Beitr. 33, 77.
127. Mayor, A., Pleurésie purulente pendant la grossesse. Syphon. guérison. quelques réflections sur la pleurotomie. Rev. de la Suisse romande. 1888.
128. Mitchell, Morehouse and Keen, Gunshotwounds and other injuries of nerves. Philadelphia 1864.
129. Monier, Complications et conséquences de l'empyème. Paris 1881.
130. Moritz, Zur Methodik des künstlichen Pneumothorax. Münch. med. Wochenschr. 1914. 24.
131. v. Muralt, A., Manometrische Beobachtungen bei der Ausübung des künstlichen Pneumothorax. Brauers Beitr. 18. 37.
132. Murphy, Surgery of the lung. The Journ. of the Amer. Assoc. 1898.
133. Nagel, W., Handb. d. Physiol. d. Menschen. Braunschweig 1909.
134. Nandrot, N., Un cas d'embolie cérébrale passagère déterminé par une injection intraveineuse d'huile camphrée. Bull. et mém. de la soc. de chir. de Paris. 1919. mai.
135. Négrier, De la mort subite dans les pleurésies. Thèse de Paris. 1864.
136. Neumann, W., Zum Wesen und zur Behandlung der üblen Zufälle bei der Pneumothoraxtherapie. Zeitschr. f. Tuberkul. 25, Heft 2.
137. Oehler, Kasuistischer Beitrag zur Lungenchirurgie. Münch. med. Wochenschr. 1891. Nr. 41.

138. Orlowski und Fofanow, Zur Pathogenese der pleuralen Eklampsie bei Anlegen eines künstlichen Pneumothorax. Brauers Beitr. **30**, 67.
139. Passet, Über Lufteintritt in die Venen. Arbeiten a. d. pathol. Instit. München. 1886.
140. Pensuti, Fenomeni isterici in pleuritici. Gazz. degli Ospedali 1898. (Cordier).
141. Penzoldt und Stintzing, Handb. d. ges. Therap. **3**, 1914.
142. Perthes, G., Über Fernschädigungen peripherer Nerven durch Schuß und über die sog. Kommotionslähmungen der Nerven bei Schußverletzungen. Deutsche med. Wochenschr. 1916. 842.
143. Petersen, Zur Frage der sog. Pleurareflexe. Mitteil. a. d. Grenzgeb. **26**, Heft 5. 834. 1913.
144. Piéry et le Bourdellier, La pratique du pneumothorax artificiel en phtisiothér. Paris 1913.
145. Pisani, La cura della tisi polmonare mediante il pneumotorace artif. Morgagni 1908. 8.
146. Quincke, Über Pneumotomien. Mitteil. a. d. Grenzgeb. d. Med. u. Chir. **1**, 4.
147. — Experimentelles über Luftdruckerkrankungen. Arch. f. exper. Path. u. Pharm. **62**. 1910.
148. Ramström, M., Die Peritonealnerven der vorderen und lateralen Bauchwand und des Diaphragma. Mitteil. a. d. Grenzgeb. d. Med. u. Chir. 1906.
149. Rauzier, G., Semaine méd. 1893. r. janvier.
150. Rendu, Leçon de clinique méd. 1890. (Cordier.)
151. Reynaud, Des morts inopinées pendant ou après la thoracocentèse et des convulsions épileptif. à la suite des inject. pleurale. Mém. de la soc. des hôpit. de Paris 1875.
152. Robert, Étude sur le pneumothorax. artif. Paris 1913.
153. Roch, M., Des crises épileptiformes d'origine pleurale. Rev. de méd. 1905. 884.
154. — La mort inopinée chez les pleurétiques. Sem. méd. 1905. 361.
155. Roger, Bull. de la soc. des hôpit. de Paris. 1864.
156. — Communic. 12. XII. 1875. Bull. de la soc. 1875
157. — Discuss. sur la thoracocentèse. Mém. de l'acad. de méd. 1865. 72.
158. Holland, E., Sur l'epilepsie jacksonnienne. 1888.
159. Romanoff, Über die Nervenendigungen in der viszeralen und parietalen Pleura. Schwalbes Jahresber. üb. d. Fortschr. d. Anat. u. Entwicklungsgesch. **12**, 1906.
160. Ropert, Étude sur l'éclampsie pleurale. Thèse Paris. 1884.
161. Rubaschkin, Über die Nervenendigungen in der viszeralen und parietalen Pleura. Schwalbes Jahresber. üb. d. Fortschr. i. d. Anat. u. Entwicklungsgesch. **12**, 1906.
162. Ruediger, Zur Kollapstherapie der Lungentuberkulose. Brauers Beitr. **18**, 131.
163. Russell, Dangers de la ponction exploratrice. St. Thomas Hospital reports 1898.
164. v. Saar, Verhandl d. deutsch. Gesellsch. f. Chir. 1912.
165. — Über pleurogene Extremitätenreflexe. Arch. f. klin. Chir. **99**, Heft 1.
166. — Retrokostal und präpleural gelegener Senkungsabszeß von der Pleura ausgehend, sensorisch-motorische Reflexe. Wiss. Ärztegesellsch. Innsbruck. Nov. 1911. Wien. klin. Wochenschr. 1912/13.
167. Saint-Philippe, Epilepsie hémiplégique pend. le lavage de la plèvre. Journ. d. méd. de Bordeaux. 1886.
168. Samaja, Le siège des convulsions épileptif. toniques et cloniques. Rev. de la Suisse romande. 1904.
169. Sanitätsbericht aus dem deutsch-französ. Kriege 1870/71. Neurol. Teil. 3. Kap.
170. Sauerbruch, F., Zur Pathologie des offenen Pneumothorax. Mitteil. a. d. Grenzgeb. d. Chir. u. Med. **13**, 1904.
171. — Der gegenwärtige Stand des Druckdifferenzverfahrens. Ergebn. d. Chir. u. Orthop. **1**, 1910.
172. — Die Chirurgie des Brustfells im Handb. d. prakt. Chir. v. Bruns-Garré-Küttner. **2**.
173. Sauerbruch und Schumacher, Technik der Thoraxchirurgie. 1911.
174. Saugmann, Chr., Zur Technik des künstlichen Pneumothorax. Beitr. z. Klin. d. Tuberkul. **31**, Heft 3, 573.
175. — Eine verbesserte Nadel zur Pneumothoraxbildung. Zeitschr. f. Tuberkulos. 1909. 14. 223.

176a. Saugmann, Chr., und Hansen-Begtrup, Klinische Erfahrungen über die Behandlung der Lungentuberkulose mittels künstlicher Pneumothoraxbildung. Beitr. z. Klin. d. Tuberkul. 15, Heft 3. 30.

176b. Schläpfer, K., Ein Fall dreitägiger Erblindung nach Probepunktion der Lunge. Über arterielle Luftembolie nach Luftaspiration in Lungenvenen (Beitrag zur Frage der Pleurareflexe). Deutsche Zeitschr. f. Chir. 1920, 159. S. 132.

177. Schlocker, John, Die neue v. Voornveldsche Pneumothoraxnadel. Münch. med. Wochenschr. 1916. 28.

178. Schereschewsky, L., Zur Frage der Therapie der Lungenschwindsucht mit künstlichem Pneumothorax. Diss. Basel 1914.

179. Schmidt, A., Zur Behandlung der Lungenphthise mit künstlichem Pneumothorax. Deutsche med. Wochenschr. 1906. 13.

180. — Erfahrungen mit dem künstlichen Pneumothorax. Münch. med. Wochenschr. 1907. 49.

181. — Erfahrungen mit dem therapeutischen Pneumo- und Hydrothorax. Brauers Beitr. 9, 26.

182. Schmidt-Schede, Chirurgische Behandlung der Erkrankungen des Brustfells 1895.

183. Sillig, Th., Traitement de la phtisie pulmonaire par le pneumothorax artificiel. Rev. méd. de la Suisse romande. 1912. 234.

184. — Traitement de la phtisie pulmonaire par le pneumothorax artificiel. Congr. franç. de méd. Lyon 1912. 289.

185. — Sur un cas d'embolie gazeuse au cours d'un remplissage de pneumothorax artificiel. Rev. méd. de la Suisse romande. 1913. Nr. 7.

186. Simon, Communication sur l'empyème. Gaz. des hôpit. 1874.

187. Sohn, A., Die chirurgischen Komplikationen der Grippe, nebst Mitteilung eines Falles von Wismutembolie nach Wismutfüllung einer Pleuraempyemhöhle. Bruns' Beitr. 118, 470.

188. Sohn und Seefelder, Multiple Embolien bei Wismutfüllung einer Pleuraempyemhöhle. Münch. med. Wochenschr. 1919. 42.

189. Spengler, L., Der Ablauf der Tuberkulose unter dem Einflusse des künstlichen Pneumothorax. Korrespondenzbl. f. Schweiz. Ärzte. 1909. 23.

190. — Zur Chirurgie des Pneumothorax. Beitr. z. klin. Chir. 49.

191. Spielmeyer, Über die anatomischen Folgen der Luftembolie im Gehirn. Kongr. f. inn. Med. 1913.

192. Stargardt, Luftembolie im Auge. Beitr. z. Klin. d. Tuberkul. 28, 479.

193. Steiger, O., Plötzliche Todesfälle bei Insuffizienz des Adrenalsystems. Korrespondenzbl. f. Schweiz. Ärzte. 1917. Nr. 14.

194. Steudel, Über Schußwunden des Thorax, kompliziert mit Lähmungen im Bereiche des Plexus brachialis. Beitr. z. klin. Chir. 11, 1894.

195. Sundberg, Drei Todesfälle mit Obduktion nach Behandlung mit künstlichem Pneumothorax. Brauers Beitr. 26, 30.

196. Talamon, La mort subite dans les pleurésies sans épanchement. Méd. moderne 1892.

197. Thienot, Jos., Des lavages de la plèvre par simple ponction. Thèse de Paris. 1895.

198. Thiroloix et Bretonville, Mémoire de la soc. méd. des hôpit. de Paris. 1911. févr.

199. Thöle, Kriegsverletzungen peripherer Nerven. Bruns' Beitr. 98, 151.

200. Thomsen, Brit. med. Journ. 1891.

201. Thue, Behandlung af lungetuberkulose med kunstig Pneumothorax. Norsk Magasin for Laegevidenskab. 1908. Nr. 12. (Hansen.)

202. Treupel, Der Pneumothorax und seine Behandlung. Deutsche med. Wochenschr. 1910. 3.

203. Vallin, De l'apoplexie dans les épanchement de la plèvre. Gaz. des hôpit. 1871.

204. — Convulsions éclamptiques à la suite de la thoracentèse. Mém. de la soc. méd. des hôpit. de Paris 1875. 115.

205. Ventra, Il manicomio mai 1888. (Valeur séméiologique de l'épilepsie jacksonnienne. Cordier).

206. Verworn, M., Allg. Physiologie. 5. Aufl. 1901.

207. Volhard, F., Über den künstlichen Pneumothorax bei Lungentuberkulose und Bronchiektasien. Münch. med. Wochenschr. 1912. Nr. 32.

208. v. Voornveld, Über Emboliebildung bei der Behandlung mit künstlichem Pneumothorax. Beitr. z. Klin. d. Tuberkul. **34**. 305.
209. Walcher, Gaz. méd. de Strassbourg. 1876. Nr. 1.
210. Weill, E., De la mort subite dans la pleurésie. Rev. de méd. 1887.
211. Weill, M., Hémichorée pleurétique. Rev. de méd. 1884. 568.
212. Weiß, Aug., Komplikationen bei der Behandlung mit künstlichem Pneumothorax. Diss. Leipzig. 1912. Beitr. z. Klin. d. Tuberkul. **24**. 333.
213. Wever, Eugen, Zerebrale Luftembolie. Diss. Kiel 1914. Beitr. z. Klin. d. Tuberkul. **31**, 159.
214. Wellmann, Klinische Erfahrungen in der Behandlung mit künstlichem Pneumothorax. Brauers Beitr. **18**, 81.
215. Wiedemann, Kohlensäureeinblasung bei künstlichem Pneumothorax. Münch. med. Wochenschr. 1919. Nr. 13.
216. Winterstein, M., Handbuch der vergleichenden Physiologie.
217. Würtzen et Kjer-Petersen, Traitement de la tuberculose pulm. p. l. pneumothorax artificiel. La rev. internationale d. l. tub. **16**. Nr. 5. 1909.
218. Zenas Denis, G., Zur Frage der pleurogenen Reflexe. Zentralbl. f. Chir. 1914. Nr. 9.
219. — Über das Auftreten von Krampfanfällen bei Eingriffen an der Pleura. Deutsche Zeitschr. f. Chir. **119**, 1912.
220. Zielewicz, Zur Lungenchirurgie. Deutsche med. Wochenschr. 1887. Nr. 12.
221. Zink, Über einen in seiner Entstehungsweise eigenartigen Fall von Luftembolie. Brauers Beitr. **25**, 421.
222. Zinn W., und F. Geppert, Beitrag zur Pneumothoraxtherapie. Brauers Beitr. **33**, 111.

I. Einleitung.

Motto: primum nihil nocere.

Bei den verschiedensten Eingriffen am Thorax begegnen wir eigenartigen Zufällen in Form von momentanem Unbehagen, Übelsein, zum Erbrechen sich steigernd, von Bewußtlosigkeit, die wieder verschwindet, von mehr oder weniger umschriebenen oder allgemeinen tonischen und klonischen Zuckungen im Gesicht, am Halse, am Stamm und an den Extremitäten, ev. gefolgt von passageren Paresen, von Sehstörungen, bis zu völliger, vorübergehender Erblindung sich steigernd, von plötzlichen Todesfällen ohne jegliche Vorboten. Diese Erscheinungen werden unter dem Begriff der intrapleuralen Reflexe zusammengefaßt.

Zweck vorliegender Ausführungen ist, die Genese dieser sog. Reflexe zu ergründen unter Benützung der Resultate experimenteller Untersuchungen am Tiere einerseits, andererseits auf Grund des bisher bekannten klinischen Materials. Es wird sich da allmählich ein Bild herausdifferenzieren, aus dem die Bedeutung dieser Zufälle bei den verschiedensten Eingriffen am Thorax erhellt. Durch die Erkenntnis der Ursache dieser teils leichten, vorübergehenden, teils schweren, sogar tödlichen Komplikationen werden sich dann Mittel und Wege ergeben, um denselben im gegebenen Falle wirksam entgegentreten resp. vorbeugen zu können. Das Studium des bisher bekannten Materials möge aber auch den Weg weisen, den man bei Wiedereintritt von solchen Zufällen einschlagen muß, um das klinische Bild noch umfassender zu gestalten und um dadurch die Ätiologie dieser Zufälle auf Grund exakter Beobachtungen sicherer zu fundieren.

Die erste derartige Beobachtung datiert aus dem Jahre 1864, wo Roger im Anschlusse an eine Thorakozentese bei einem $8\frac{1}{2}$ jährigen Kinde einen eklamptischen Anfall beobachtete. Er spülte mit einem Irrigator, etwas stärker als gewöhnlich; das Kind fällt bewußtlos rücklings. Klonische Zuckungen treten an den oberen und unteren Extremitäten auf. Die Zuckungen wiederholen sich während einer Stunde. Den übrigen Teil des Tages blieb die Kleine kollabiert. Anderen Tages war sie wieder wohlauf.

Diese vereinzelte Beobachtung blieb ziemlich unbeachtet. Erst 10 Jahre später finden wir in der französischen Literatur mehrere fast gleichzeitige analoge Beobachtungen im Anschlusse an Spülungen bei Empyem resp. bei Punktionen und Injektionen. Raynaud macht Mitteilung über plötzliche Todesfälle während und nach Thorakozentese und über epileptiforme Anfälle nach pleuralen Injektionen. Besnier und Legroux berichten ebenfalls von Todesfällen während der Thorakotomie. Lépine beobachtete eine Lähmung der Gliedmaßen auf der Seite eines Empyems. Man war allgemein der Auffassung, daß es sich da um nervöse Zufälle handle. Vallin einzig machte auf die Möglichkeit einer kapillären Embolie durch Thromben aus den Lungenvenen aufmerksam. Doch kam seine Auffassung nicht auf. Die nächsten Arbeiten zeigen schon in ihren Titeln, daß sie die Meinung von Roger und Raynaud teilen. Von Epilepsie und pleuritischer Halbseitenlähmung spricht die Arbeit von Aubouin (1878), ebenso die im gleichen Jahre erschienene Dissertation von Bertin du Château. Damals galt die Punktion eines Exsudates, die Thorakozentese mit angeschlossener Drainage, als größerer Operationsakt. Was lag da näher, als daß man die Ursache unliebsamer Komplikationen nicht am Eingriff selber, sondern in nervösen Zufälligkeiten suchte? Die neue Behandlungsmethode sollte doch Allgemeingut werden, hatte sie doch unfehlbar unbedingte Vorteile gegenüber dem passiven Verhalten der Vorzeit.

v. Duschs Arbeit (1879) über gefahrdrohende Zufälle und plötzlichen Tod bei Thorakotomie faßte die Todesfälle als Folge von Embolien in den Lungen arterien resp. -venen auf. Dabei lagen v. Dusch besonders verschleppte Fälle vor mit vorgeschrittenem Marasmus, wo also Thrombenbildung in den Lungengefäßen begreiflich erschien. Leichtenstern (1880) verlegte die Thrombenbildung in die peripheren Venen der durch ein Exsudat komprimierten Lunge. Außerdem nahm er Todesfälle bei sehr großen Exsudaten durch direkten Druck auf das Herz resp. Verlegung der Vena cava inferior durch Abknickung an ihrer Durchtrittsstelle durch das Zwerchfell an.

In der französischen Literatur wird alles zu den nervösen Zufällen gerechnet. Dies beweisen auch die Arbeiten von Weill (1883) über Hemichorea und von Martin (1878) über reflektorische Anfälle nach Empyemoperationen. Auch in seinen berühmten traité de l'empyème nimmt Bouveret (1888) die Reflextheorie auf. Auch de Cérenville tritt für sie ein (1888), obwohl er zugeben muß, daß die dabei beobachteten Hirnstörungen auch durch kapilläre Embolien erklärt werden könnten. 1891 machten Gilbert und Roger Versuche an Tieren durch Injektion von reizenden Flüssigkeiten in die Pleurahöhle. Die ersten ausgedehnten Experimentaluntersuchungen zwecks Lösung dieser Frage sind 1910 von Cordier veröffentlicht worden. Er glaubt dadurch die Reflextheorie zu stützen. v. Saars Experimente (1912) bestätigen die Auffassung der Erregbarkeit der Pleura costalis und der Unempfindlichkeit der Pleura pulmonalis.

Wie Forlanini in den 90er Jahren seine Pneumothoraxtherapie einführte, beobachtete man bald Gasembolien als Ursachen unangenehmer Zufälle bei der Pneumothoraxtherapie. Doch faßte Forlanini unter dem Eindrucke der bisherigen herrschenden Auffassung der nervösen, von der Pleura ausgelösten Reflexe auch diese Komplikationen bei seinen Füllungen als auf nervöser Basis beruhend auf. Er gab zwar die Möglichkeit von Gasembolien zu, führte sie aber auf Fehler bei der Technik zurück. Cordiers Arbeit wurde durch Brunner (1917) angefochten. Seine experimentellen Nachuntersuchungen ließen Zweifel an den Schlüssen von Cordier aufkommen. Eine Arbeit von Zesas trat für die Reflextheorie ein (1912).

Im Laufe der Jahre, speziell in den vergangenen zwei letzten Jahrzehnten, hat die Thoraxchirurgie große Fortschritte gemacht. Auf dem Chirurgenkongreß 1907 stand die Chirurgie der Lunge auf dem Programm (Friedrich, Lenhartz, Körte). Da wurde von schweren Reflexerscheinungen gesprochen, denen man bei Operationen an der Lunge ausgesetzt sei. Man beschuldigte die Narkose; doch auch beim Operieren unter Lokalanästhesie traten dieselben Zufälle wieder auf.

Erst 1912 hat Brauer auf der Jahresversammlung der Gesellschaft deutscher Nervenärzte diese Zufälle bei Eingriffen am Thorax als Folge von Gasembolien erklärt. Durch die Arbeit seines Schülers Wever ist dargetan worden, auch an Hand von Experimenten, daß diese Zufälle auf Gasembolien beruhen.

Unter den Lungenärzten, die sich mit der Pneumothoraxtherapie abgeben und an deren Ausbau wirksamen Anteil genommen haben (Brauer, Spengler, Giesemann, Sundberg, Saugmann, v. Voornveld, Baer), besteht die allgemeine Auffassung, daß diese Pneumothoraxzufälle nichts anderes als kleine und kleinste Gasembolien in den Lungenvenen durch das linke Herz und in dem großen Kreislauf sind.

Daß wir unter Zugrundelegung der Beobachtungen bei der Pneumothoraxtherapie auch für die Zufälle bei anderen Eingriffen am Thorax unsere Anschauungen revidieren müssen, ist einleuchtend. Die nachfolgenden Untersuchungen mögen dartun, ob und inwieweit wir neben der Gasembolie die frühere Auffassung vom Pleurareflex resp. Pleuraschock anerkennen können.

Wenn wir uns kurz vor Augen führen, welche Operationen am Thorax zu solchen Zufällen führen können, so müssen wir, wie oben angedeutet, vor allem die Punktionen und Spülungen bei Empyem erwähnen.

Eine Pleurapunktion soll Aufschluß geben über die Natur des Exsudates. Schwerste motorische und psychische Störungen, ja der Tod tritt während der Vornahme des Eingriffs auf.

Pleuraspülungen im Anschlusse an operierte Empyeme können monatelang ohne jegliche Komplikation durchgeführt werden. Teils verwendet man dabei indifferente Mittel (warmes Wasser, Salzwasser), teils mechanisch wirkende (Wasserstoffsuperoxyd), teils antiseptische Lösungen (Karbolsäure, Thymol, Argentum nitricum, Jodtinktur); es geht immer alles glatt. Plötzlich tritt gelegentlich einer Spülung Bewußtlosigkeit ein, klonische Zuckungen in allen Extremitäten, gefolgt von Paresen. Beim Wiedererwachen fallen Sehstörungen auf. Der Anfall dauert oft nur wenige Minuten oder Stunden. Es besteht nachher völlige Amnesie. Patient fühlt sich wohl, oder er ist noch eine Zeitlang matt. Die Empyemhöhle wird langsam kleiner. Nur durch einen schmalen Fistelgang gelangt man in die Höhle, die bald mehr, bald weniger sezerniert. Zwecks Messung der Größe der Empyemresthöhle wird sie mit Flüssigkeit gefüllt. Plötzlich tritt ein ähnlicher Anfall wieder auf. Oder das Drain wird gewechselt, wie schon so oft in der langen Behandlungsdauer. Neuerdings tritt unerwartet Kollaps des Patienten ein mit Störungen in Puls und Atmung. Patient erholt sich wieder. Der Fistelgang ist zu eng geworden. Damit er sich nicht schließt, wird zur Dilatation ein Laminariastift eingeführt. Plötzlich tritt ein neuer, kurzwährender, epileptiformer Anfall auf: dies sind die Zufälle, die einem bei der Empyembehandlung begegnen können.

Daß bei Pneumothoraxfüllungen ähnliche Komplikationen hie und da eintreten, wurde schon oben erwähnt. Da diese Fälle ätiologisch am besten abgeklärt sind und gleichsam ein ungewolltes Experiment am Menschen darstellen, werden wir diese Zufälle im speziellen Teile an die Spitze stellen.

Bei größeren Operationen, bei alten Empyemen, wie die Dekortication nach Délorme, bei der Operation nach Esthlander, sowie bei Pneumotomien sind ähnliche Zufälle beobachtet worden. Wir begegnen ihnen namentlich beim Vordringen in die Lunge mittels Thermokauter zwecks Hintanhaltung der Blutung bei der Eröffnung von Lungenabszessen, von Bronchiektasien und Gangränherden.

Am Schlusse werden wir noch einige Beobachtungen von Thoraxschußverletzungen näher ins Auge fassen, die mit sog. Reflexlähmungen verbunden sein sollen.

Zum Verständnis der Ätiologie dieser Zufälle ist es von großem Werte, den anatomischen Zustand der Pleurablätter sowie der Lunge bei diesen Krankheitszuständen festzustellen. Aus der Veränderung des normalen anatomischen Zustandes erhellt auch eine Veränderung der physiologischen Fähigkeiten des Pleuraraumes; speziell müssen wir die nervöse Versorgung der Pleurablätter uns vergegenwärtigen, um eventuelle Reflexbahnen, die für die Entstehung dieser Zufälle verantwortlich gemacht worden sind, zu kennen und experimentell nachprüfen zu können. Anderenteils müssen wir uns immer wieder gegenwärtig halten, wie wohl die Veränderungen der Funktion dieser Nervenelemente durch die pathologischen Veränderungen im Thoraxinnern sich gestalten. Da diese Veränderungen sehr wechselnde sind bei den verschiedenen Erkrankungen, die zu den oben genannten therapeutischen Eingriffen nötigen, so werde ich die speziellen pathologisch-anatomischen Bilder jeweilen in die aus den klinischen Beobachtungen sich ergebenden Feststellungen einflechten. Einige allgemeine Bemerkungen mögen an dieser Stelle dem experimentellen Teil der Arbeit vorangestellt werden.

Bei der weitaus größten Zahl der am Thorax vorzunehmenden Operationen handelt es sich darum, eine akute oder chronische Entzündung, die sich im Brustfell oder meist primär in der Lunge festgesetzt und zu Exsudatbildung geführt hat, diagnostisch festzustellen und sodann in ihrem Verlaufe zu beeinflussen, dadurch, daß man das Exsudat abläßt. Man will den Körper entlasten. Er soll der Entzündung rascher Herr werden, indem durch die Kompression der kranken Seite durch das Exsudat die Blutzufuhr herabgesetzt ist und dadurch ein wichtiges Moment zur Heilung dem Körper genommen ist. So nehmen wir Punktionen vor, Thorakotomien mit und ohne Rippenresektionen und anschließende Drainage zwecks Garantierung des Abflusses des Eiters sowie zur Vornahme von Spülungen. Zufälle anläßlich von Punktionen bei Transsudaten bei malignen Tumoren des Thorax sind nur vereinzelt.

Wie sieht der Pleuraraum aus bei diesen entzündlichen Prozessen?

Bei akuten Entzündungen sind die Veränderungen meist gering. Der Pleura costalis und pulmonalis liegen Fibrinschichten auf. Das darunterliegende Gewebe ist in stärkerem oder geringerem Maße infiltriert. Wieweit die Lunge daran Anteil hat, wechselt nach der Ätiologie des Exsudates.

In der weitaus größeren Mehrzahl der Fälle liegt eine chronische Entzündung vor. Alsdann sind die Veränderungen an den Pleurablättern hochgradiger. Neben den Fibrinauflagerungen finden wir die Pleurablätter fibrös verdickt. Das Lungengewebe ist teils von diesen Auflagerungen bedeckt; an einzelnen Stellen ist das Gewebe eiterig eingeschmolzen; es liegt eine zerklüftete Nische in der im übrigen glattwandigen Höhle vor. Hat der Entzündungsprozeß nur Teile der einen Seite ergriffen, so hat sich diese Partie gegenüber den gesunden Abschnitten durch Adhäsionen abgegrenzt. Ev. durchziehen dickere oder dünnere Adhäsionsstränge die Höhle von der lateralen Thoraxwand zur Lungenoberfläche. Sie bestehen auch aus fibrösem Gewebe. Die unter den Schwarten liegende Lungenpartie kann ebenfalls sklerosiert sein. In diesem fibrösen Narbengewebe und sklerosierten Lungengewebe sind speziell die Venen starr ausgespannt. Sie vermögen beim Durchtrennen desselben nicht zu kollabieren. Indem dieses Gewebe Tendenz zur Schrumpfung hat, werden auch die Venen davon beeinflußt; sie können ektatisch werden. Ein Kollabieren, wie es die Arterie mit ihrer deutlichen Schichtung in der Wand vermag, ist ausgeschlossen. In dem Schwielengewebe können einzelne Stellen infolge mangelhafter Vaskularisation der Nekrose verfallen. Als bröckelige Masse werden diese Stellen vom Sekret umspült, ebenso wie die Buchten und Nischen, wo Lungengewebe nekrotisch eingeschmolzen ist. Diese Stellen sind besonders gefährdet dadurch, daß da Venen auf gewisse Strecken freiliegen. Ihre Wandung wird unter dem Einfluß des Eiters brüchig; es genügt eine kräftige Spülung oder ein Berühren mit einer Sonde, auf daß sie einreißt. Da sie in dem starren Gewebe nicht sofort kollabieren kann, ist die Basis geschaffen für eine Luftembolie. Bei der Tuberkulose resp. denjenigen von den Fällen, die zur Pneumothoraxtherapie geeignet erscheinen, finden wir eine überaus große Variation im pathologisch-anatomischen Bilde. Im Grunde genommen sind es aber analoge Veränderungen, wie wir sie eben beschrieben haben; namentlich finden wir auch da Schwielen mit geringer Vaskularisation, sklerosiertes Lungengewebe, Höhlen mit unregelmäßigen Wandungen, wo Venen der Wirkung des Eiters unterliegen. Auch da vermögen die Venen, falls sie mechanisch lädiert werden, infolge der Starrheit der Nachbarschaft nicht zu kollabieren. Die Basis für die Luftembolie ist geschaffen.

Die nervösen Endapparate in der Pleura müssen unter diesen entzündlichen Veränderungen leiden, wie jeder Nerv, der in Schwielengewebe eingebettet ist. In dem Maße als das Gewebe schrumpft, wird der Nerv mehr geschädigt; er wird leitungsunfähig.

Wie ist nun die Verteilung der Nerven im normalen Pleuraüberzug: auf der Pleura parietalis und pulmonalis? Diese Feststellungen sind uns von Wert für die Erklärung der Experimente, die uns einige Aufklärung über die Nervenbahnen, die von den verschiedenen Thoraxwandabschnitten resp.

den eingeschlossenen Organen zentralwärts führen, geben sollen. Zesas und Brunner haben die nervöse Versorgung der Thoraxwand der Lungenoberfläche an Hand der Literatur zusammenfassend dargestellt. Sicher steht, daß die Pleura parietalis von den Nervi intercostales sensible Äste bekommt, die sich unter der Serosa verteilen. Dazu gehörige Endkörperchen haben Dogiel, Rubaschkin und Romanoff gefunden. Analog dem Peritoneum parietale ist somit auch das parietale Blatt der Pleura mit sensiblen Nerven versorgt. Dazu kommt, daß diese Nerven mit dem sympathischen System durch die Rami communicantes in Beziehung stehen. Das Zwerchfell wird vom Nervus phrenicus innerviert. Derselbe führt auch sensible Fasern, die nach den Untersuchungen von Ramström nur im Zwerchfell sich ausbreiten. Nur die Interkostales leiten die Reize der parietalen Pleurawand zentralwärts. Sie führen aber sympathische Fasern, die sowohl zentripetal wie zentrifugal leiten. Die Pleura pulmonalis gilt allgemein als empfindlich; Schmerz, Druck, Wärme- und Kältesinn sollen fehlen (Lennander, Braun, Garrè, Haertel). Die Versuche von v. Saar, auf die wir nachher noch zu sprechen kommen, scheinen auch dafür zu sprechen; doch gilt dies nur für den Pleuraüberzug. Bei Lungenoperationen konnte wiederholt (Körte, Brunner) festgestellt werden, daß bei Eröffnung einer Bronchiektase oder von Kavernen mit dem Thermokauter der Patient Schmerzen angibt. Nach Luciani gibt der Nervus vagus wohl motorische Fasern an die glatten Muskeln der Bronchien ab. Wir finden aber auch sensible Vagusäste in der Bronchialschleimhaut. Eindeutig konnte Brunner die Sensibilität der Bronchialschleimhaut feststellen bei einem 30jährigen Manne, dem der linke Unterlappen wegen Bronchiektasien exstirpiert worden war. Das Einführen der Sonde in den Bronchus löste heftige Hustenstöße aus. Das Durchtrennen des Lungengewebes löste keine Schmerzen aus. Mit den Gefäßen verlaufen in der Lunge auch sympathische Nervengeflechte, die durch Reizung mit dem Kauter auch bei chronisch veränderter Pleura mit Schwarten gereizt werden. Es herrschen an der Pleura ähnliche Verhältnisse wie im Peritoneum. Auch in der Bauchhöhle haben wir ein sensibles parietales Blatt; das viszerale Blatt ist nur bei Zug schmerzhaft und läßt sich durch Blockierung des Splanchnikus unempfindlich machen.

Die normale Beschaffenheit der Pleurablätter und des Lungengewebes ist Voraussetzung für die gute Perzeption der sensiblen Endorgane in der Pleura parietalis sowohl wie in den Bronchien. Wie wir bereits oben gesehen haben, stehen wir ganz veränderten Verhältnissen gegenüber bei chronisch veränderten Pleurablättern mit Schwartenauflagerungen und darunter gelegenem, teils sklerosiertem Lungengewebe, teils eingeschmolzenen Partien mit unregelmäßigen Wandungen. Da ist die Leitfähigkeit der Nerven zum mindesten stark herabgesetzt, wenn nicht ganz aufgehoben. Die einzigen perzipierenden Organe in diesen kranken Partien sind die mit den Blutgefäßen laufenden Nervenfasern. Dieselben können ein Schmerzgefühl auslösen. Bei der Tuberkulose (Pneumothoraxtherapie), wo die Pleura ev. noch dünn ist, können wir fast normale Sensibilität vorfinden. Gerade aber bei diesen Zufällen ist die Luftembolie als Ursache klinisch und autoptisch sichergestellt. Unsicher ist die Ätiologie dagegen bei Punktionen und Empyem, also bei Fällen, wo infolge der hochgradigen Veränderung von Pleura und Lungenoberfläche die Sensibilität stark herabsetzt, ja fast ganz aufgehoben ist.

II. Experimenteller Teil.

Von verschiedenen Autoren (Gilbert, Roger, Cordier, v. Saar, Wever, Forlanini, Brunner) ist versucht worden, die Natur dieser Zufälle an Hand von Experimenten abzuklären. Die Voraussetzungen sind verschieden beim Tier und beim Menschen. Um den Unterschied möglichst gering zu gestalten, arbeitete Wever hauptsächlich am Affen. Es ist namentlich schwer, die Feststellungen bei kleinen Tieren wie Meerschwein und Ratte mit den beim Menschen beobachteten Erscheinungen in Einklang zu bringen. Immerhin geben uns nachfolgende Versuche gewisse Aufschlüsse über die Sensibilität der Thoraxwand und deren Leitung zum Zentrum. Wir beobachten, wie die Tiere auf Reize, denen ihre Pleura parietalis ausgesetzt wird, reagieren, d. h. welche klinische Bilder daraus resultieren.

Wir verfolgen die Versuche am besten in der Reihenfolge, wie sie uns zur Erklärung des sog. Pleurareflexes dienen können, indem wir von möglichst verschiedenen Gesichtspunkten aus das Problem zu lösen versuchen und durch Variieren von bestimmten Faktoren in der Versuchsanordnung eindeutigere Resultate zu bekommen suchen. Eingeflochten in die Reihe dieser Beobachtungen seien auch meine Nachuntersuchungen, die angestellt wurden, wo die Resultate der Vorgänger widersprechend lauteten. Die Versuche wurden an Tieren mit intakter Pleura und Lunge vorgenommen. An Ratten, Meerschweinchen und Hunden hält es schwer, Veränderungen, wie wir sie bei der eiterigen Pleuritis des Menschen vorfinden, zu erzeugen, ohne das Allgemeinbefinden der Tiere derart in Mitleidenschaft zu ziehen, daß der Tod die Vornahme des Versuches verunmöglicht. Die Pleurablätter können wir durch verschiedene Reize auf ihre Schmerzhaftigkeit und die ev. dadurch ausgelösten Reflexe prüfen. Entweder wir wenden chemische, thermische oder elektrische Reize an.

Als chemisches Mittel wurde verwendet: Jodtinktur. Cordier hat zuerst diese Versuche systematisch durchgeführt. Nachuntersucht wurden sie von Brunner. Auch ich habe infolge der sich widersprechenden Ergebnisse sie nochmals angestellt. Die erste Schwierigkeit besteht darin, in den Pleuraspalt zu gelangen, ohne die Lunge zu verletzen. Dasselbe Problem begegnet uns, wenn wir nach der Forlaninischen Methode einen Pneumothorax anlegen wollen. Gewöhnliche spitze Nadeln dringen mit der Spitze sicherlich immer in die oberflächlichsten Schichten der Lunge ein, dieselbe verletzend. Denn daß die Lunge, wie es Brauer meint, sich an der Stelle der Punktion einbuchtet, ist unwahrscheinlich. Noch weniger ist dies der Fall, wenn das Gewebe infiltriert, d. h. chronisch entzündet ist. Bei seinen Tierversuchen injizierte daher Cordier erst wenige ccm Luft in den vermeintlichen Pleuraspalt, um ihn zum Klaffen zu bringen. Erst dann folgte die Jodtinktur.

Versuch von **Cordier:** Kaninchen 1950 g. Erst werden 20 ccm Luft, sodann 5 ccm Jodtinktur injiziert. **Keinerlei Zeichen.** Atmung nicht beschleunigt. Nach 20 Minuten zweite Injektion von 2 ccm Jodtinktur. Das losgelassene Kaninchen dreht sich auf den Rücken. Sehr frequente Atmung. Kopf ängstlich hochgehalten. Fällt auf die rechte Seite. Während 30 Sekunden konvulsivische Zuckungen der rechten Extremität, sodann klonische Zuckungen erst rechts, dann allgemein, dann vereinzelte Atemzüge. Nach $2^1/_2$ Minuten tot — rechte Lunge nicht verletzt; an der Pleura Braunfärbung. Auch das Peritoneum ist mit Jod verfärbt. Während 20 Minuten hat das Jod keine Peritonealerscheinungen gemacht.

Es wurde nun versucht, durch andere chemische Agenzien ebenfalls solche Zuckungen auszulösen. Cordier kam immer zum selben Schlusse. Säuren: Karbol, Essigsäure; Alkalien: Pottasche, Ätznatron, Ammoniak. Der Eintritt der Krämpfe dauerte bis zu 10 Minuten. Alkohol von $92^0/_0$ reizt so stark wie Jodtinktur.

Brunner prüfte diese Versuche nach. Wenn man bei Meerschweinchen 1 ccm $1^0/_0$iger Jodtinktur injizierte, traten sofort nach Injektion Abwehrbewegungen auf. Das Tier legte sich nach 4 Minuten auf den Rücken. Nach 10 Minuten wurde die **Injektion wiederholt** auf der gleichen Seite. **Konvulsionen an allen Gliedmaßen. Urinabgang, Tod.** Bei der Sektion fand sich Jod in beiden Pleurahöhlen, linke Lunge auch braun verfärbt. Bei einem zweiten Versuch blieb das Meerschwein ruhig nach Injektionen von 0,5 ccm Jodtinktur. Auch eine zweite Injektion löste keine Krämpfe aus. Vorübergehende Erschlaffung, von der sich das Tier ganz erholt. Dritte Injektion rechts löste heftige Abwehrbewegungen aus. Umfallen auf die rechte Seite. Dyspnoische Atmung. Exitus. Bei einem weiteren Versuche konnte Brunner deutlich eintretende Lähmung der vorderen Extremität der injizierten Seite feststellen. Schlaffes Hängenlassen der betreffenden Extremität. Doch erholte sich das Tier. In einem weiteren Falle, wo 10 ccm Jodtinktur einem Kaninchen injiziert wurden, treten zwar keine Krämpfe ein, doch fiel das Tier um und atmete angestrengt. Erfolglose Versuche sich zu erheben. Tod. Jodfärbung der ganzen Pleura. Lungenoberfläche derb, $1/_4$ cm tief reicht Jodverfärbung. Während in den einen Versuchen die Tiere nach der Injektion ruhig dableiben, traten in anderen Fällen lebhafte Abwehrkrämpfe auf. Das Hängenlassen der gleichseitigen Extremität erklärt Brunner als Nichtgebrauch wegen Schmerz. Durch Jodinjektionen in die Schultermuskulatur erzielte er dasselbe Resultat. Die Jodinjektion löst in den länger lebenden Fällen eine Pleuropneumonie aus, die zu einem rötlichbraunen Exsudat führt. Zum Teil tritt eine Atelektase der Lunge ein.

Bei unseren Versuchen nur mit Jodtinktur benutzten wir weiße Ratten, den Zeitverhältnissen Rechnung tragend. Der Verlauf der Versuche zeigte, daß diese Tiere für diese Zwecke sich ganz gut eignen trotz ihrer Kleinheit. Die Dosis muß nur entsprechend gewählt werden. Die Injektionen erfolgten ohne vorausgehende Anästhesierung der Thoraxwand.

Erster Versuch: Weiße Ratte, 355 g. 0,5 ccm $5^0/_0$ige Jodtinktur in rechte Pleurahöhle injiziert. Unmittelbar nach Injektion spaziert das Tier umher. Nach $1/_2$ Minute bleibt die Ratte an einer Stelle stehen, sie schnuppert. Nach $3^1/_2$ Minuten wird sie wieder lebhafter, geht umher, hinkt nicht. Keinerlei Zuckungen. Sie hält das rechte Vorderbein in Flexion und Adduktion. Nach 4 Minuten sinkt das rechte Vorderbein ein, gewisse Schwäche in diesem Bein. Nach 7 Minuten Knarren mit den Zähnen, Kopf nach links gedreht. Allgemeine tonische Kontrakturen der Körpermuskulatur. Nach $1/_2$ Minute ist der Anfall vorbei. Sie putzt sich den Schnauz mit beiden Vorderpfoten. Die rechte Thoraxseite bleibt bei der Atmung stark zurück. Nach 15 Minuten Injektion von 1 ccm $5^0/_0$iger Jodtinktur in die rechte Pleurahöhle. Das Tier legt sich sofort auf die linke Seite. Stertoröse Atmung. Keinerlei Zuckungen. Atmung nur mit der linken Seite. Nach 2 Minuten Exitus. Sektion: In der rechten Brusthöhle Spuren gelber Flüssigkeit. Pleura diaphragmatica und parietalis braun verfärbt, ebenso Überzug des Perikards. Rechte Lunge kollabiert, bräunlich verfärbt, herabgesetzter Luftgehalt. In der linken Pleura kein Exsudat. Pleura parietalis ebenfalls bräunlich verfärbt. Linke Lunge guten Luftgehalt. Kein Jod im Gehirn nachweisbar.

Zweiter Versuch: Weiße Ratte, 355 g. Injektion von 1 ccm 5%iger Jodtinktur in die rechte Brusthöhle. Das Tier legt sich auf die linke Seite. Rechte Seite atmet gar nicht. Tier dreht sich auf den Rücken. Nach 3 Minuten plötzliche Beugung des Kopfes, tonische Zuckung in der linken Vorderpfote sowie rechts hinten. Links hinten wenig. Rechte Vorderpfote bleibt unbeweglich. Nach wenigen Sekunden ist der Anfall vorüber. Nach 5 Minuten gleicher Zuckungsmodus, ebenso nach 8 Minuten. In der Zwischenzeit liegt das Tier ruhig da. Nach 10 Minuten, $10^1/_2$ Minuten, $10^3/_4$ Minuten Beugung des Kopfes, tonische Zuckungen beider Vorderpfoten. Nach 12 Minuten: Kopfbeugung, stärkere Zuckung links vorn. Nach 14 Minuten: Beugung des Kopfes, Zuckung beider Vorderbeine. Atmung fast nur mit der linken Seite. Das Tier legt sich aus der Rückenlage auf die linke Seite. Bleibt so liegen. Schwäche der rechten vorderen Extremität. Das Tier macht mit den hinteren Extremitäten Zuckungen, als ob es sich fortbewegen wollte. Linke vordere Extremität bleibt gebeugt, rechte vordere wird gestreckt gehalten. Es folgen mehrere Zuckungen aller Extremitäten. Atmung immer oberflächlicher, aussetzend. Nach 55 Minuten klonische Zuckungen in den hinteren Extremitäten. Harnabgang. Atemstillstand. Das Herz schlägt noch eine Zeitlang weiter. Exitus. Bei der Sektion zeigt sich in der rechte Pleurahöhle trübe Flüssigkeit. Rechte Lunge stark gebläht. Oberfläche rot, glatt. Gefäßinjektion. Keine Jodverfärbung nachweisbar. Pleura zeigt stellenweise atlasglänzende Beschaffenheit. In den hinteren Partien der Pleurahöhle Braunfärbung. Auch in der linken Pleurahöhle etwas gelbliche Flüssigkeit. Linke Lunge zeigt in den oberen Partien normalen Luftgehalt, in den unteren, sowie in der ganzen rechten Lunge Luftgehalt herabgesetzt. Schnittfläche der rechten Lunge zeigt nicht schaumige Flüssigkeit. Chemisch ist im Gehirn **kein** Jod nachweisbar. Mikroskopisch zeigt die Lunge Exsudat in den Alveolen. Rundzelleninfiltration im verbreiterten Zwischengewebe.

Dritter Versuch: Weiße Ratte, 290 g. Injektion von 0,6 ccm 10%iger Jodtinktur in die rechte Pleurahöhle. Sofortiger Atemstillstand. Tod. Keinerlei Zuckungen. Extremitäten schlaff. Sektion: In der rechten Pleurahöhle braune blutige Flüssigkeit. Lunge nicht kollabiert. Mittellappen braun verfärbt, ebenso Pleura parietalis.

Vierter Versuch: Weiße Ratte, 270 g 0,25 ccm 10%iger Jodtinktur in die rechte Pleurahöhle injiziert. Sofortiger Atmungsstillstand. Extremitäten ausgestreckt. Tod. Keinerlei Zuckungen. Sektion: Die ventralen Abschnitte der rechten Lunge, sowie die entsprechenden Teile der Pleura parietalis und diaphragmatica sowie der Perikardüberzug braun verfärbt. Trübe Oberfläche.

Fünfter Versuch: Weiße Ratte, 275 g. Injektion von 0,3 ccm 10%iger Jodtinktur in die rechte Pleurahöhle, und zwar in die unteren Abschnitte. Sofort nach Injektion treten klonische Zuckungen in den beiden hinteren Extremitäten auf, alle Sekunden wiederkehrend. Atmung dyspnoisch. Vordere Extremitäten wie gelähmt. Nach einigen Minuten wird der Intervall zwischen den Zuckungen größer. Mehrere Male zuckt der ganze Körper. In der linken vorderen Extremität geringe Mitbewegungen. Vorderes rechtes Bein ganz wie gelähmt. Nach 10 Minuten wird die vordere linke Extremität mitbewegt. Die Zuckungen sind mehr geordnet, als ob das Tier flüchten wollte. Ruckweises Vorwärtsschieben mittels der hinteren Extremitäten. Fällt jeweilen mehr auf die rechte Seite. Zunehmende Dyspnoe. Tod. In der rechten Pleurahöhle 2 ccm bräunlich trüber Flüssigkeit. Lunge kollabiert. Vermehrte Konsistenz. Auch in der linken Pleura etwas Flüssigkeit. Im Gehirn chemisch kein Jod nachweisbar.

Sechster Versuch: Weiße Ratte, 280 g. 0,25 ccm 2%iger Jodtinktur in den untersten Teil der rechten Pleurahöhle injiziert. Unmittelbar nach Injektion heftige klonische Zuckungen, synchron in beiden hinteren Extremitäten, sekundlich sich wiederholend. Vordere Extremitäten schlaff. Nach 2 Minuten Bewegen der vorderen Extremitäten. Fortbewegung auf allen Vieren, läuft sehr rasch und gut, nicht hinkend. Atmung zunächst nicht, später zunehmend dyspnoisch. Später bewegt sich das Tier ruckweise. Zunehmende Schwäche. Tod. Sektion: In der rechten Pleurahöhle 3 ccm gelbliche Flüssigkeit. Pleura parietalis nicht injiziert, glatt. Lunge zeigt vermehrte Konsistenz. Nicht schaumige Flüssigkeit abstreifbar. In der linken Pleurahöhle 1 ccm bernsteingelbe Flüssigkeit. Auch da Beginn der Lungenentzündung. Im Gehirn chemisch kein Jod nachweisbar.

Siebenter Versuch: Weiße Ratte, 300 g. 0,3 ccm 2%iger Jodtinktur injiziert in den obersten Teil der rechten Pleurahöhle. Sofort erschwerte Atmung. Keinerlei Zuckungen in den Extremitäten. Bewegt die Gliedmaßen ganz gut, keine Schwäche. Geht eine Strecke weit, dyspnoisch atmend. Nach 7 Minuten weitere 0,3 ccm 10%ige Jodtinktur injiziert. Vordere Extremitäten schlaff. Tier legt sich auf die rechte Seite. Keine Zuckungen. Hochgradige Dyspnoe. Berühren der Extremitäten mit Pinzette: sie werden angezogen. Keine Spontanbewegungen. Atmung immer mehr erschwert. Nach 10 Minuten weitere 0,4 ccm 10%iger Jodtinktur injiziert. Sofort Tod. Sektion: Kein Exsudat in der rechten Pleura. Lunge über Oberlappen bräunlich verfärbt, Oberfläche trüb. Lunge zeigt daselbst vermehrte Konsistenz. Linke Pleura und Lunge o. B.

Achter Versuch: Weiße Ratte, 290 g. Injektion von 0,4 ccm 10%iger Jodtinktur in den oberen Abschnitt der rechten Brusthöhle. Klonische Zuckungen in den hinteren Extremitäten. Vordere werden unbeweglich wie gelähmt gehalten. Hochgradige Dyspnoe. Dazwischen Zuckungen in den hinteren Extremitäten. Die Zuckungen werden seltener. Unter zunehmender Atemnot Exitus. Sektion: In der rechten Pleurahöhle etwas trübes Exsudat. Braunfärbung des rechten Oberlappens. Vermehrte Konsistenz der Lunge daselbst. Auch in der linken Pleurahöhle etwas Flüssigkeit. Linke Lunge o. B.

Die Tierversuche durch Reizung der Pleura mittels Jodtinktur ergeben, wie bereits Brunner gezeigt hat, nicht die eindeutigen Resultate, wie sie Cordier seinerzeit aufgestellt hatte. Von epileptiformen Anfällen konnten wir nichts beobachten. Es waren Abwehrkrämpfe, wenn nicht plötzlicher Tod der Injektion nachfolgte (Versuch 3 und 4). Die sensiblen Elemente der Pleura costalis leiten den Schmerz zentralwärts. Gleichzeitig wirkt das Jod stark entzündungserregend auf die Lunge. Daher finden wir neben dem pleuritischen Exsudat die Infiltration der Lunge, die je nach der Lebensdauer des Tieres nach der Injektion verschieden stark vorgeschritten ist. Die Injektion selbst wurde von den Tieren verschieden beantwortet. Teils verhielten sie sich, wie wenn nichts passiert wäre, teils traten Abwehrkrämpfe auf. Allgemein konnte man konstatieren, daß die Seite der Injektion bei der Atmung möglichst ausgeschaltet wurde (Schmerzunterdrückung). Ob der scheinbare Lähmungszustand der gleichnamigen vorderen Extremität nicht auch der Unterdrückung des Schmerzes diente? Bei Brunner trat nach intramuskulärer Injektion von 10%iger Silbernitratlösung bei einem Kaninchen auch eine „Lähmung" der gleichseitigen vorderen Extremität auf. Aus demselben Grunde werden auch die Atemmuskeln der Seite der Injektion bei der Atmung ausgeschaltet. Daher tritt auch Schonung der gleichseitigen Extremität auf. Wenn man diese sog. gelähmte Extremität **mit der Pinzette kneift, so wird sie eingezogen.** Der Tod bei längerem Überleben des Versuches ist ein Erstickungstod durch rasch fortschreitende Pleuropneumonie.

Auch Forlanini versuchte bei Hunden eklamptische Krämpfe auszulösen durch Jodlösung, Argentum nitricum sowie Formol. Bei Versuchen an Hunden (12 Versuche an 8 Tieren) konnten keinerlei Erscheinungen beobachtet werden. Dagegen riefen die **Injektionen bei Kaninchen** einen Symptomenkomplex hervor, der als **pleuraler Schmerz mit heftiger Dyspnoe** von Forlanini bezeichnet wurde. Stets gingen die Erscheinungen im Verlaufe von $1/_2$ bis mehreren Stunden zurück.

Nicht nur auf chemischem Wege, sondern auch **thermisch** ist versucht worden, Pleurareflexe auszulösen. Cordier will mit Alkohol, den er erwärmt hatte, dieselben Erscheinungen wie mit Jodtinktur erhalten haben. Auch ich habe versucht, durch einen Chloräthylspray auf die freigelegte Pleura parietalis resp. Pleura pulmonalis bei Ratten reflektorische Bewegungen auszulösen.

Umsonst. Es traten keine Zuckungen ein. Das Tier atmete unter Überdruck weiter.

Auf mechanischem Wege ist von Cordier vergeblich versucht worden, die Pleura irgendwie zu reizen. So injizierte er verschiedene Pulver, wie Lykopodium, Orthoform, Jodoform. Er beobachtete keinerlei Erscheinungen. Bei einem Kaninchen und einem Hund stach er mit Nadel resp. Troikart in verschiedene Tiefen. Der Hund reagierte nur auf den Schmerz. Das Kaninchen blieb ruhig. Mittels Troikart wurde die Pleura pulmonalis gereizt: ohne den erwarteten Erfolg. Und doch wollte Cordier dadurch die plötzlichen Todesfälle beim Menschen bei Probepunktion analysieren. Brunner hat durch einen Interkostalschnitt die Brusthöhle eröffnet. Durch Bestreichen der Pleura parietalis mit einem Instrument entstanden beim Tier deutliche Abwehrbewegungen; das Berühren der Pleura pulmonalis blieb ohne Reaktion. Auch bei Wiederholung des Versuches bei gleicher Anlage desselben trat das gleiche Resultat ein. Berührung des Zwerchfelles und des Mediastinums lösten nach Brunner keinerlei Zuckungen aus. Ich habe die Versuche auch angestellt und kam zum gleichen Resultat wie Brunner.

Auf mechanischem Wege läßt sich kein schwererer eklamptischer Anfall hervorrufen. Es treten nur Abwehrbewegungen gegen empfundenen Schmerz ein.

Zwei interessante Versuche von Gilbert und Roger mögen hier angeführt werden:

Erster Versuch: Einem trächtigen Meerschweinchen werden 1 ccm Cholerakultur in die rechte Pleurahöhle ohne Inzision durch bloßen Einstich zwischen die Rippen mittels Pravazspritze injiziert. Einige Minuten später Opisthotonus mit Konkavität nach rechts. Vordere rechte Pfote steif in Adduktion hinter den Körper geschlagen. Rechte Hinterpfote ebenfalls tonisch kontrahiert. Kopf wurde steif gehalten. Jeder Versuch zur Änderung der Stellung rief starke Schmerzen hervor und löste Schreie aus. Die linke Seite war normal. Nach 2 Minuten konvulsivische Zuckungen: rasche, kurz dauernde, auf die rechte Seite lokalisierte Zuckungen, nur einige Sekunden dauernd, dann Kontrakturen. Nach einigen Minuten neuer Anfall. Nach kurzer Unterbrechung ein dritter. Nach 10 Minuten nimmt das Tier Ruhelage ein. Es schien müde, kauerte in einer Ecke, ohne etwas zu nehmen. Tags darauf Tod. In der Pleurahöhle fand sich ein Choleravibrionen enthaltendes Exsudat. In den Nervenzentren nichts nachweisbar.

Zweiter Versuch: Einem 10jährigen Terrier werden 0,75 g metallisches Hg injiziert. Nach 4 Tagen konvulsivische Zuckungen der rechten Gesichtsseite. Die Zunge wird nach rechts gehalten. Rechts besteht Miosis. 6 Tage nach der Injektion ist der Tik doppelseitig mit stärkerer Ausbildung rechts. 18 Tage nach Beginn der Erscheinungen hängt die Zunge zur rechten Seite heraus. Der Unterkiefer zeigt rhythmische Zuckungen, die sich in gleichen Intervallen wiederholen, 40—50 in der Minute, gleichzeitig Zuckungen der Kaumuskulatur. Bei starker Aufmerksamkeit auf einen Punkt sind die Zuckungen geringer. Am Thorax keine Zeichen eines Ergusses. Durchschneiden des Nervus vago-sympathicus. Senkung des oberen Augenlides, starke Miosis. Tik bleibt unverändert. Bei elektrischer Reizung des zentralen Stumpfes des durchschnittenen Nerven werden die Zuckungen beeinflußt: drei Zuckungen statt einer in derselben Zeit. 2 Tage später wird das Tier narkotisiert. Zuckungen wurden geringer, um in tiefer Narkose ganz aufzuhören für eine Zeitlang. Hernach kehrten sie in seltener Folge wieder. Durch Trepanloch wurde die linksseitige Hirnoberfläche entfernt. Der Tik blieb bestehen. Es wurden auf der rechten Seite Großhirn und Kleinhirn zerstört. Kein Einfluß. Die Ursache des Tik muß somit im verlängerten Marke gesucht werden. Bei der Sektion war daselbst nichts zu finden. In der Pleurahöhle fanden sich körnergroße Hg-Stücke. Sie lagen wie angeklebt an der Pleura. Auch im Mediastinum zwischen den beiden Blättern fanden sich solche Körner. Es fanden sich drei kleine Geschwülstchen mit dicker Wand, in denen neben Eiter metallisches Hg sich fand. Namentlich in der rechten Pleura waren diese Kügelchen zahlreich. Die mediastinale Seite war so regelmäßig ausgekleidet, daß man glauben konnte, man hätte die Lymphwege injiziert. Dieser Versuch zeigt uns, wie das Hg in die Lymphwege wandert. Von da konnten Teilchen auch ins Blut gelangen und zu Embolien führen. Dafür spricht auch die lange Latenz bis zum Ausbruche der Anfälle. Ganz vernachlässigt sind bei dieser Beobachtung die Nieren und deren Sekretion. Es wäre ja sehr naheliegend anzunehmen, daß die Nieren insuffizient geworden wären.

Auf elektrischem Wege hat zuerst v. Saar die Pleurablätter untersucht. Dazu verwandte er Narkose. Er ließ die Tiere mittels des Trendelenburgschen Apprates durch eine Tracheotomieöffnung atmen. Durch Thorakotomie wurde die Pleura eröffnet. Er kam zu folgenden Resultaten, die ich dann auch nachgeprüft habe: 1. Reizung mit faradischem Strom an der rechten lateralen Innenseite der 6. und 7. Rippe ergibt Zuckungen in der rechten vorderen Extremität, Reizung der Pleura diaphragmatica ergibt nur lokale Zuckungen ohne Mitbeteiligung der Extremitäten. Einmal ergab Reizung der Pleura pulmonalis athetoseartige Bewegungen in der rechten oberen Extremität (Kaninchen). Sonst gab die Pleura pulmonalis keine Reaktion. 2. Reizung der Interkostalmuskel ergibt nur lokale Kontraktion derselben. 3. Reizung der Pleura costalis über dem Gefäßnervenstrang löst Zuckungen in der gleichseitigen Extremität aus. Vorheriges Bepinseln der Stelle mit 10%igem Kokain verhindert die Auslösung der Zuckungen. Durchschneidet man die Rippen mit der angrenzenden Muskulatur und dem interkostalen Gefäßnervenstrang, so tritt bei faradischer Reizung des peripheren Stumpfes keine Zuckung ein, wohl aber bei Reizung des zentralen. Betupfen dieses zentralen Stumpfes mit 10%iger Kokainlösung hebt die Zuckung auf. v. Saar schließt aus diesen Versuchen: nicht die Pleura parietalis als solche, sondern die in ihr resp. unter ihr verlaufenden Nerven (Nervi intercostales) sind es, die die Leitung dieser Reflexvorgänge übernehmen. Kokainisierung dieser Nerven hebt diese Reflexauslösung auf.

Bei analogen Versuchen an Meerschweinchen und Kaninchen habe ich folgendes zu wiederholten Malen übereinstimmend feststellen können: faradische Reizung der Pleura costalis in den oberen Thorakalabschnitten löst klonische Zuckungen in der gleichseitigen vorderen Extremität aus. Bei mittelstarken Strömen werden auch die Halsmuskeln klonisch kontrahiert; der Kopf wird nach der betreffenden Seite gebeugt. Wenn man mit dem einen Pol von oben nach unten fährt über die Interkostalräume der Pleura parietalis, so löst das Einbeziehen eines neuen Interkostalnerven in den Stromkreis momentan einen **stärkeren** Klonus aus, der dann zur Norm zurückkehrt, um beim Übersetzen auf den nächsten Nervus intercostalis aufs neue anzusteigen. Bei Anwendung stärkerer Ströme können synchrone Zuckungen in der oberen Extremität der anderen Seite ausgelöst werden (Stromschleifen). Reizungen in den **untersten** Teilen der Pleura costalis lösen Zuckungen der gleichnamigen vorderen **und hinteren** Extremität aus. Je nach der Stärke des Stromes ist der Bezirk, der diese Reaktion gibt, variabel. Reizung der Pleura diaphragmatica löst nur klonische Kontraktion des Zwerchfelles aus. Faradisation der Pleura pulmonalis löst **keinerlei** Zuckungen aus. Wird 1%ige Novokainlösung in die Pleurahöhle gegeben und die Pleura costalis davon gleichmäßig bespült, so treten bei erneuter Faradisation **keine** Zuckungen mehr auf. Werden in den rückwärtigen Anteilen

die Rippen und Interkostalgefäße mit Nerven ganz durchtrennt,
so tritt bei Reizung der Pleura costalis **im peripheren Abschnitte** trotz
stärkster Faradisation **keine Zuckung** mehr auf. Bei Berührung der Pleura
costalis **zentral** von der Durchtrennungsstelle der Nervi intercostales mit den
beiden Polen tritt in der gleichseitigen vorderen Extremität **klonische
Zuckung** auf. Die Pfote selbst wird jeweilen bei diesen Reizungen klonisch
zu allmählichem Faustschluß zusammengeballt und so gehalten. Es zuckt
sodann nur noch die übrige Extremität klonisch.

Der Umstand, daß das Peritoneum parietale eine ähnliche sensible Versorgung hat wie die Pleura parietalis, bewog mich, analoge Versuche an derselben anzustellen. Es galt festzustellen, ob auch da ein Abwehrreflex wie bei
der Pleura costalis eintreten würde. Denn daß die sensiblen Elemente in der
Pleura eine Schmerzempfindung zentralwärts leiten und sodann in den entsprechenden Thorakalsegmenten motorische Impulse übermitteln, die zu den
klonischen Zuckungen in der gleichseitigen Extremität führen, zeigen diese
Versuche deutlich. Wenn man bei den Tieren nach Ablösung des Felles **nur
die Brustmuskeln faradisierte, so trat eine lokale Zuckung ein. Wir
müssen diese Zuckungen als reflektorisch ausgelöste Abwehrbewegungen auf sensible Reize hin auffassen.** Lag es da nicht nahe
auch am Peritoneum analoge Erscheinungen zu vermuten? Bei einem Kaninchen
dem man Jodtinktur in die Pleura injiziert hatte, wird die Bauchhöhle eröffnet
Das Durchschneiden der vorderen Bauchwand löst bei jedem Scherenschlag
Zuckungen der Bauchmuskulatur sowie der hinteren Extremitäten aus. **Bei
Faradisieren des Peritoneum parietale treten klonische Zuckungen
in der gleichseitigen Bauchmuskulatur und beiden hinteren Extremitäten auf, immerhin stärker auf der gleichen** Seite. **Bei Reizung nur
der Bauchmuskeln treten rein lokale Zuckungen auf. Die Extremität
zuckt nicht mit. Faradische Reizung des Zwerchfells lösen nur
klonische Zuckungen desselben** aus. Auch mechanisch habe ich versucht,
das Peritoneum zu reizen, desgleichen mit Jodtinktur. Bei Injektion von Jodtinktur traten vereinzelte klonische Zuckungen ein. Meist lag das Tier ruhig
da, den Kopf starr geradeaus gerichtet, die hinteren Extremitäten wurden in
schlaffer Stellung ruhig gehalten. Bei Gehversuchen wurden nur die vorderen
Gliedmaßen benützt, die hinteren dagegen nachgeschleppt. Daß dies auch da
nicht auf Lähmung beruht, sondern auf Ruhigstellung zwecks Verminderung der Schmerzen, konnte man dadurch nachweisen, daß bei Kneifen
in die Pfote diese Extremität sofort lebhaft angezogen wurde. Der Bauch
fühlte sich nicht weich eindrückbar, sondern bretthart gespannt an (Muskel-
spannung). Daß sensible Elemente des Peritoneum parietale diese Abwehrreflexe auslösen, läßt sich wie bei der Pleura costalis zeigen durch Unterbrechung der Perzeptionsfähigkeit dieser Nervenelemente durch Anästhesierung
mittels Novokainlösung. **Gleich wie es bei der Pleura costalis gelingt,
durch Bepinseln mit Anästhetika diese Abwehrzuckungen zum
Verschwinden zu bringen, so auch beim Peritoneum parietale.**

Die Resultate mit dem faradischen Strom scheinen mir sehr eindeutig
und besonders wertvoll für die Klärung des Bildes der sog. eklamptischen
Anfälle. Nicht nur dokumentiert sich in dem analogen Verhalten von
Pleura parietalis und Peritoneum parietale eine analoge sensible

Innervation aus den Nervi intercostales: daher Zuckung bei faradischer Reizung im **oberen** Anteile der Pleura costalis **nur in der gleichseitigen oberen Extremität**; in den **unteren** Abschnitten gegen das Zwerchfell zu zuckt daneben noch die **gleichseitige untere Extremität**. Die Zuckung der oberen Gliedmaße nimmt an Intensität ab. Unterhalb des Zwerchfells haben wir nur noch Zuckung der unteren Extremitäten, und zwar eine stärkere der gleichseitigen. In einem Falle (Meerschwein), wo der eine Pol in den oberen Abschnitt der einen Pleurahöhle gelegt wurde, der zweite in den entsprechenden der anderen Höhle, zuckten beide vorderen Gliedmaßen synchron. Mittels Anästhetika ließ sich der Abwehrreflex sowohl an der Pleura wie im Peritoneum aufheben. Auch mechanisch mittels Durchtrennung der Nerven **(Leitungsunterbrechung)** wird in der Pleura der Reflex aufgehoben. Wenn wir in der Bauchwand in den hinteren Abschnitten die nach vorn ziehenden Nervi intercostales durchtrennen, so wird auch in der Bauchhöhle bei Reizung des Peritoneum parietale keine Zuckung mehr ausgelöst. Auf die Pleura pulmonalis, wie auf die Kontenta der Bauchhöhle (Därme, Leber) übt der faradische Strom gar keine Wirkung aus: nie beobachtete ich hierbei Zuckungen, weder in den oberen noch in den unteren Extremitäten. Diese elektrische Reizung scheint mir den Schlüssel zu eröffnen, weshalb wir bei der chemischen resp. thermischen Reizung so widersprechende Resultate bekommen. Von meinen 8 Versuchen mit Jodtinktur trat nur in 2 Fällen sofort Zuckungen auf. Und zwar wurden durch Injektion in den unteren Thorakalabschnitten Zuckungen in der unteren Extremität ausgelöst, ähnlich wie bei der faradischen Reizung dieser Pleuraabschnitte. Bei 4 weiteren Versuchen traten keine Zuckungen auf. Doch spiegelte sich der Schmerz, den das Tier durch die Jodinjektion empfand, darin, daß die betreffende Seite von der Atmung möglichst ausgeschaltet wurde. Daher beobachtete man auch in allen Fällen Dyspnoe, die mit der Zahl der Injektionen und der Stärke der Dosis gesteigert wurden. Wo keine Abwehrzuckungen auftraten, wurde die Extremität der betreffenden Seite ängstlich ruhig gehalten. Sie wurde bei ev. Gehversuchen nachgeschleppt; sie erschien wie gelähmt. Es bestand aber keine Lähmung. Das konnte wiederholt nachgewiesen werden durch Kneifen mit Pinzette in die Pfote: sofort wurde das betreffende Bein angezogen. Dieselbe Ruhigstellung, wie wir sie an der Brust finden, als Reaktion gegen die Schmerzen, begegnen wir auch am Peritoneum. Auch da werden, wie ich experimentell zeigen konnte, und wie wir es klinisch bei jeder Peritonitis beobachten können, die Bauchmuskeln kontrakt gehalten. Es handelt sich da um einen sehr zweckmäßigen, von den sensiblen Elementen der parietalen Blätter von Pleura resp. Peritoneum zentral geleiteten und von da auf die regionären Muskeln übergeleiteten Abwehrreflex. Überall im Körper kehrt er wieder. Wo eine Extremität gebrochen ist, oder aus einem anderen Grunde eine Körperstelle stark schmerzhaft ist, wird das betreffende Glied unwillkürlich in der Stellung immobilisiert, in der die Schmerzen am geringsten sind. Jede Änderung dieser unwillkürlich einmal eingenommenen oder durch den Hergang beim Unfalle bedingten Lage (bei Frakturen) wird ängstlich vermieden.

Wie erklären wir uns die **plötzlichen Todesfälle**, die auch bei Injektion von Jodtinktur in die Brusthöhle eintreten (Versuch 3 und 4)? Es entspricht dies dem Bilde, wie wir es im klinischen Teile bei Punktionen, Spülungen,

Sondierung, Pneumothoraxanlegung resp. Nachfüllung wieder finden. Bei
Injektionen in die Bauchhöhle beobachten wir nichts Derartiges. Solche Kollapse treten nur in der Brusthöhle auf. Da bei der elektrischen und auch bei
den übrigen Reizungen der serösen Blätter (Parietalblatt) von Brust- und
Bauchhöhle solche Übereinstimmungen sich gezeigt haben, müssen diese Differenzen auf anderer Ursache beruhen, d. h. in dem verschiedenen Verhalten
der diese Höhle einnehmenden Organe: den Bauchorganen resp. den Lungen.

Nicht mit Unrecht nahm Cordier an, der Vagus sei der Nerv, welcher die
Reize zentripetal leite und dadurch die Pleurareflexe auslöse. So bestimmt
wir durch Reizungen der Pleurahöhle die Sensibilität des Parietalüberzuges
festgestellt haben, so scheinen Momente dafür zu sprechen, daß die in der Lunge
sich verteilenden Vagusfasern ebenfalls zentripetale Reize fortleiten über den
Zustand der Lunge resp. von an deren Oberfläche aufgetretenen Veränderungen.
Die Jodtinktur beispielsweise regt eine seröse Entzündung an, indem sie selber
in das Lungengewebe eindringt. Dadurch wird das Tier gezwungen zur Ausschaltung der betreffenden Thoraxseite bei der Atmung. Es treten alle Zeichen
von Dyspnoe auf. Mit allen zu Gebote stehenden Mittel sucht aber auch das
Tier ihm zu widerstehen. Das Jod dringt aber in das Lungenparenchym
mehr oder weniger tief hinein, Entzündung erregend. Gleichzeitig
werden die den Bronchien und ihren Verzweigungen entlanglaufenden
Vagusäste dabei gereizt. Schon früher haben wir erwähnt, daß Brunner
aus der Züricher Klinik berichtete, daß das Berühren einer in einer Fistel freiliegenden Bronchialschleimhaut mit der Sonde lebhaften Schmerz auslöste.
Wieviel stärker muß der Reiz bei diesen Versuchstieren sein, wo wir normal
zartes Lungengewebe vor uns haben und wo auf der ganzen Lungenoberfläche
Jodtinktur einwirkt. Genügt das zur Erklärung der plötzlichen Todesfälle
nach Injektion (Versuch 3 und 4)? Hinzu kommt bei diesen Versuchen noch
die toxische Komponente, welche sicherlich durch direkte Wirkung aufs Herz
die Hauptnoxe darstellt. Daher ließ ich wiederholt das Groß- und Kleinhirn
der Versuchstiere auf Jod chemisch untersuchen, in der Annahme, daß Jod
ins Gehirn verschleppt worden sei. Das Resultat war immer ein negatives.

In zwei Versuchen habe ich bei Kaninchen den Vagus reseziert und
bei nachfolgender chemischer Reizung folgende Resultate bekommen:

Versuch 1: Ausgetragenes Kaninchen. In Lokalanästhesie wird rechts am Halse
der Nervus vagus auf 1 cm Länge reseziert. Daraufhin wird die Atmung etwas verlangsamt. Nach 3 Minuten Injektion von 2 ccm 10%iger Jodtinktur in die rechte
Pleurahöhle. Das Tier liegt ruhig da. Starrer Blick; keinerlei Krämpfe. Atmung auf
beiden Seiten wenig verschieden. Rechts schont das Tier etwas (Pleuraschmerz). Nach
10 Minuten werden **in die linke Pleurahöhle** ebenfalls 2 ccm 10%ige **Jodtinktur injiziert.**
Sofort treten klonische **Krämpfe** erst der linken Seite, dann auch rechts auf in den vorderen
und hinteren Extremitäten sowie am Halse. Nach 5 Minuten **Exitus.** In beiden Pleurahöhlen geringer, rotbrauner Erguß. Die Lungenoberfläche braun verfärbt, matt.

Versuch 2: Ausgetragenes Kaninchen. Rechts am Halse wird der Vagus auf
1 cm Länge reseziert. Auf elektrische Reizung des zentralen Nervenstumpfes verlangsamte Atemfrequenz. Injektion von 1 ccm 10%iger Jodtinktur in die rechte Pleurahöhle. Es treten **keinerlei** Zuckungen auf. Das Tier liegt ruhig da. Rechte Seite wird
beim Atmen geschont. Nach 5 Minuten wird rechts nochmals 1 ccm Jodtinktur injiziert. **Keinerlei** Zuckungen. Atmung wird rascher auf der gesunden Seite. Nach
10 Minuten werden 1 ccm 10%iger Jodtinktur in die linke Pleurahöhle injiziert.
Es treten keinerlei Zuckungen auf. Kurz hernach werden weitere 1,5 ccm Jod
links injiziert. Daraufhin mehrere synchron ausgeführte klonische Zuckungen in

beiden vorderen Extremitäten. Zunehmende Dyspnoe. Das Tier liegt apathisch da. Kneifen in die Pfoten wird mit Anziehen beantwortet. Nach 10 Minuten werden nochmals 2 ccm Jodtinktur in die rechte Pleurahöhle injiziert. Es treten vereinzelte langsame Bewegungen mit den Extremitäten ein, keine eigentlichen klonischen Zuckungen. Sie werden langsamer ausgeführt. Zeichen der objektiven Dyspnoe, die zunimmt und zum Tode führt. Beiderseits gelbbraune Flüssigkeit in den Pleurahöhlen. Lunge zeigt bräunliche Oberfläche, besonders rechts; Konsistenz wesentlich vermehrt, auf den Schnitten herabgesetzter Luftgehalt, namentlich in den oberflächlichen Anteilen.

Besonders im ersten Versuche ist eklatant der Unterschied zu sehen, den die Unterbrechung des Vagus bedingt: auf der resezierten Seite unterbleiben die Zuckungen, welche auf der anderen Seite durch die gleiche Menge Jod sofort ausgelöst werden. Wenn es ja feststeht, daß nach Jodtinktur-Injektion nicht immer Abwehrbewegungen auftreten (Versuch 1 und 7), so beweist doch das sofortige Eintreten von Zuckungen auf der nicht resezierten Seite, daß nur infolge der Resektion die Zuckungen auf der resezierten Seite ausbleiben. Beim zweiten Versuch ist das Bild nicht so eindeutig, obschon sicherlich Abwehrkrämpfe eingetreten wären, wenn man ohne vorherige Vagusresektion so große Mengen Jod sukzessive injiziert hätte. Auch Cordier sah in seinen Versuchen ein Ausbleiben der Zuckungen bei Vagusresektion. Auch im Versuch 11 von Brunner, den ich kurz wiedergeben möchte, scheint mir deutlich der Einfluß der Vagusresektion vorzuliegen.

Versuch 11: Kaninchen, 2720 g. In Lokalanästhesie Resektion des Halsvagus **rechts.** Nach 15 Minuten werden 3 ccm Luft und 1,5 ccm Jodtinktur in die rechte Pleurahöhle injiziert. Tier macht matten Eindruck. Nach 2 Minuten Wiederholung der Injektion mit 2 ccm. Angestrengte Atmung; krankes Aussehen. Während 15 Minuten legte es den Kopf auf den Boden. Nach einer Stunde hatte es sich völlig erholt. Es werden nun 2 ccm Jodtinktur auf der linken Seite injiziert. Das Tier wehrt sich bei der Injektion. Nach einer Minute fällt es auf die linke Seite, schlägt mit den Hinterbeinen aus, zieht den Kopf nach hinten (Opisthotonus). Tod. In beiden Pleurahöhlen findet sich viel mit Jod untermischtes Blut. Oberfläche der rechten Lunge braunrot. Linke Pleura ist hellrot. Im linken Unterlappen Induration.

Vollständigkeitshalber seien mit Rücksicht auf die Bedeutung dieser Feststellung auch die Versuche von Cordier angeführt:

Versuch 1: Kaninchen, 2250 g. Linksseitiger Vagus auf 1 cm Länge reseziert. Keine Änderung in der Atmung. Nach 10 Minuten 3 ccm Jodtinktur in die linke Pleurahöhle injiziert. **Keine Konvulsionen.** — Nach 15 Minuten Injektion von weiteren 10 ccm Jod links. Anfangs keine Störung; bald steigt die Atemfrequenz, die Atmung wird unregelmäßig. Das Tier wird ängstlich, geht hin und her, legt sich auf die Seite. Atemstillstand, Urinabgang. Tod. Linke Lunge schwimmt in Jodtinktur. Nervenzentren: o. B.

Versuch 2: Kaninchen, 2310 g. Vagus am Halse rechts auf $1^1/_2$ cm Länge reseziert. Nach $^1/_4$ Stunde injiziert man 4 ccm Jodtinktur in die rechte Pleurahöhle. Das Tier bleibt ruhig. **Keinerlei Konvulsionen.** Nach 10 Minuten Injektion von **2 ccm Jodtinktur in die linke,** intakte Seite. **Sofort heftige Krämpfe,** erst auf der Seite der zweiten Injektion, sodann auf derjenigen, wo der Vagus reseziert wurde, schließlich allgemeine Krämpfe. Exitus. Jod erfüllt die beiden Pleurahöhlen. Keine Lungen- oder Herzläsion.

Diese Versuche von Cordier und Brunner, sowie die von mir angestellten Nachuntersuchungen scheinen mir einwandfrei darzutun, daß wir im Nervus vagus auch einen zentripetal von den Lungen zum Gehirn leitenden Nerven haben. Daß die sensiblen Äste der Nervi intercostales daneben auch reizleitend wirken durch das Rückenmark hindurch, zeigen die Versuche von v. Saar mit dem faradischen Strom, die ich voll und ganz bestätigen kann. Es scheint sogar, daß in den parietalen Blättern von Pleura und Peritoneum dieselben sensiblen Endapparate vorhanden sind und daß dieselben eine ähnliche Verteilung wie an der Haut des Stammes, d. h. in **parallelen** Zonen aufweisen. Daher treten bei Reizungen in den **obersten** Abschnitten der Pleura nur in den **oberen** Extremitäten Zuckungen auf, in den dem Zwerchfell benachbarten Teilen auch in den unteren Extremitäten, wie wir es bei Reizung des parietalen Peritoneums in noch verstärktem Maße auftreten sehen.

Da die Nervi intercostales durch die Rami communicantes mit dem Sympathikus in Beziehung stehen, und da außerdem mit den Blutgefäßen sympathische Nervenfasern verlaufen, versuchte ich durch vorherige Reizung des Sympathikus mittels Adrenalin resp. Lähmung mittels Atropin und darauffolgender Jodtinkturinjektion Unterschiede in der Reaktion zu bekommen.

Versuch 1: Bei einem Kaninchen wurden 0,5 mg Adrenalin in die rechte Pleurahöhle injiziert. $1^{1}/_{4}$ Stunden später wurde 1 ccm $10^{0}/_{0}$iger Jodtinktur in die rechte Pleura injiziert. Keinerlei Zuckungen. Schonen der Seite der Injektion bei der Atmung. Nach 5 Minuten erneute Injektion von 1 ccm Jodtinktur in die rechte Pleura. Wieder keine Zuckungen. Atmung auf der nichtinjizierten Seite beschleunigt. Nach weiteren 10 Minuten 1 ccm Jod in die linke Seite injiziert. Wieder keine Zuckungen. Daher werden weitere 1,5 ccm Jod links injiziert. Daraufhin mehrere klonische Zuckungen in beiden vorderen Extremitäten. Zunehmende Dyspnoe. Kneifen in die Pfoten wird mit Anziehen beantwortet. Tod.

Versuch 2: Ausgetragenes Kaninchen. Injektion von 0,005 Atropin in die rechte Pleurahöhle. Unmittelbar hernach macht das Tier einige klonische Bewegungen mit allen Extremitäten. Dann liegt das Tier ruhig da; will sich durch Flucht entziehen. Nach 5 Minuten Injektion von 0,5 ccm $10^{0}/_{0}$iger Jodtinktur in die rechte Pleurahöhle. Das Tier liegt apathisch da. Nach weiteren 10 Minuten werden 0,5 ccm Jod in die linke Pleura injiziert. Das Tier bleibt ruhig liegen, die Extremitäten schlaff haltend. Die Atmung, die vorher beschleunigt kostal war, ist nun fast rein abdominal. Nach 10 Minuten geht das Tier hin und her. Dabei zeigt sich Schwäche in den vorderen Extremitäten. 25 Minuten nach der letzten Injektion nochmals 0,5 ccm $10^{0}/_{0}$iger Jodtinktur rechts injiziert. Sofort treten starke konvulsivische Zuckungen in allen Extremitäten auf. Opisthotonus des Kopfes. Tod.

Auch die von **Cordier** mit Atropin angestellten Versuche ergaben ein negatives Resultat. Er schließt auch seinerseits einen Einfluß des sympathischen Nervensystems dadurch aus.

Zusammenfassend können wir als Ergebnis unserer bisherigen experimentellen Untersuchungen feststellen, daß durch **chemische** Mittel, sowie **faradische** Erregung sensible Reize von der **Pleura parietalis** ausgehen, welche zu reflektorischen Abwehrkrämpfen führen. Die dazu nötige Dosis ist variabel und, wie überhaupt sensible Reize, individuell verschieden, bald leichter, bald schwerer auszulösen. Neben dieser sensiblen Einwirkung haben wir die Intoxikation, welche oft prädominiert. Sie kann zu plötzlichem Tode führen (Herztod). Als zweiten sensorischen Nerven im Thorax haben wir die in den Lungen sich verteilenden Vagusfasern, welche analoge Reize zentral leiten und regulierend auf die Atembewegung einwirken. Die Versuche wurden vorgenommen an gesunden Tieren von bedeutend geringerem Körpergewicht als der Mensch (Ratte, Meerschweinchen, Kaninchen). Das Agens, das benützt wurde, muß für diese kleinen Tiere bedeutend schädlicher sein als das chemische Mittel, das beispielsweise beim Menschen zu den sog. Pleurareflexen Anlaß gibt. Beim Menschen bestehen sicherlich auch diese sensiblen Organe wie beim Tiere. Doch unter ganz anderen Voraussetzungen

treten die geschilderten Zufälle ein: wir haben bei Punktionen und bei Empyemspülungen stark veränderte Pleurablätter mit dicken fibrinösen Auflagerungen,
beim Empyem bereits zu Schwarten organisiert. Da sind die sensiblen Endorgane abgestumpft. Es geht dies ja auch daraus hervor, daß in der Mehrzahl
der so behandelten Fälle nie solche sog. Reflexe eintreten. Wie oft werden
Punktionen vorgenommen, ohne daß man überhaupt daran denkt, daß schwerere
Zufälle eintreten können? Einmal trotz aller Kautelen treten diese Zufälle
ein. Empyeme sind zu Tausenden gespült worden. Nur wenige führten zu
den noch näher zu beschreibenden Komplikationen, und zwar oft erst, nachdem
man die gleiche Höhle lange Zeit ohne Zwischenfälle gespült hatte. Wenngleich die dargelegten Experimente zwei Arten von physiologischen Abwehr-
reflexen festlegen, so ist anderseits keineswegs bewiesen, wie die plötzlichen
Todesfälle und alle schwereren Zufälle, von denen eingangs gesprochen wurde,
aufzufassen sind.

Aufs neue darauf hingewiesen wurde durch Brauer, welcher auf Grund
von Zufällen bei der Pneumothoraxtherapie sowie bei Operationen am Thorax
und an der Lunge zum Schlusse kam, daß es sich da um kleinere und größere
Luftembolien ins Gehirn handeln müsse. Wever, ein Schüler von Brauer,
hat ausgedehnte Tierexperimente vorgenommen, welche als Analogieschlüsse
die embolische Natur dieser Komplikationen dartun sollen. Bei der Wichtigkeit dieser Feststellung und ihrer Bedeutung für die Klärung dieses Krankheitsbildes müssen wir etwas bei Wevers Versuchen verweilen. Es war mir
nicht möglich, an gleichem Material (Affen), diese Versuche nachzuprüfen.
Doch glaube ich, daß es mir an Hand der klinischen Besprechungen bei den
Pneumothoraxzufällen möglich sein wird, die Ätiologie derselben klar darzulegen.
Ich werde daher im speziellen Teil diese Zufälle an die Spitze meiner Beobachtungen stellen.

Wevers Versuche an Affen sind besonders wertvoll, weil wir da am ehesten
Rückschlüsse auf analoge Erscheinungen beim Menschen machen können.
Von den Versuchen an Kaninchen meint Wever selbst, sie seien zur Lösung
der Frage wenig zweckdienlich wegen Kleinheit der Verhältnisse.

Affe 1. In Lokalanästhesie wird die rechte Arteria carotis freigelegt, 1,1 ccm Luft
hirnwärts mittels feinster Kanüle injiziert. 10 Sekunden nach Injektion mit tiefer Inspiration starkes einmaliges Anstoßen (kein eigentlicher Schrei). Zucken durch den
ganzen Körper. Nur ganz geringe, kurz anhaltende Krämpfe. Der linke Arm wird
straff gestreckt gehalten. Naht der Wunde, Losbinden des Tieres. Im Nacken gehalten,
wird der Affe geführt. Linker Fuß schleppt nach. Mit dem rechten tritt er richtig auf.
Linker Arm ebenfalls gelähmt. Nach 15 Minuten linker Fuß im Auftreten zu gebrauchen. Linken Arm hebt er etwas; greift noch nicht mit der linken Hand. Nach weiteren
10 Minuten greift er auch mit der linken Hand. Jetzt nur noch geringe linksseitige Schwäche.
Er sitzt vornüber gebeugt im Käfig, läßt sich anfassen. Tags darauf vormittags zwischen
8 und 10 Uhr drei Krampfanfälle. Plötzlich auffallend ruhig; sitzt vornübergebeugt.
Plötzlich Zucken im linken Vorderarm, schließlich Zucken des ganzen Armes.
Heftige Zuckungen der linken Gesichtsmuskulatur (Tik) und Zucken im linken Bein. Dann
fällt der Affe um. Es tritt allgemeiner Krampf ein. Aufschlagen auf den Boden. Diese
Anfälle dauern $2^1/_2$ Minuten. Während eines Anfalles Salivation. Nach dem Anfalle ist
der Affe sehr matt. Er sitzt schläfrig da, frißt nicht. Kornealreflex während des Anfalles
erloschen. Das Tier erholte sich ganz.

Affe 2. In Lokalanästhesie 1 ccm Sauerstoff in die Arteria carotis dextra injiziert.
Nach 10 Minuten tiefe Atmung. Danach Anstoßen und Krämpfe mehr tonischen
Charakters. Die Krämpfe lassen bald nach. 5 Minuten nach Injektion neuer Krampf.

Nach kurzer Zeit ruhig. Keine neuen Erscheinungen. Auf die Beine gestellt, geht er gut. Er greift mit beiden Händen. Er ist lebhaft, läßt sich nicht anfassen. Tags darauf 2 ccm Sauerstoff in die linke Arteria carotis injiziert. Nach 10 Sekunden Krämpfe, die bald nachlassen. Die hinteren Extremitäten sind auffallend schwach. Er schleppt die Beine nach. Eine Stunde nach der Injektion plötzlicher Anfall, rechtsseitig beginnend. Zucken anfangs in der rechten Extremität und im rechten Fazialis. Das Tier fällt um und bekommt allgemeine Krämpfe. Salivation. Nach 2 Minuten Anfall vorüber, leichte Benommenheit. Von da ab normal.

Affe 3. In einer ersten Sitzung werden 6 ccm Luft in die rechte Karotis injiziert. Nach 10 Minuten Krämpfe, die bald nachlassen, sodann Streckkrämpfe. Linke Extremitäten gelähmt, den Fuß schleift er nach. Nach $^1/_2$ Stunde hat er nur eine Schwäche im linken Arm. Nach $^3/_4$ Stunden gebraucht er auch das linke Bein wieder normal. Tags darauf wurde demselben Affen in die linke Karotis 1 ccm Luft injiziert. Kurz andauernde Krämpfe traten ein. Man beobachtete ophthalmoskopisch Luftbläschen im Augenhintergrund. Der Affe hält den Kopf nach links und hinten. Vorübergehender kurzdauernder Nystagmus beider Augen. Beine spastisch. Später liegt der Affe ruhig da. Nach $2^1/_4$ Stunden post injectionem Pendelbewegungen der Augen. Der linke Arm wird etwas bewegt. $^1/_4$ Stunde nach Injektion Stuhlabgang. Nach 1 $1^1/_4$ Stunden Greifbewegungen mit den oberen Extremitäten, im übrigen liegt er ruhig da. Nach 3 Stunden Erbrechen. Liegt auf dem Boden. Schreckt bei jedem Anlasse zusammen. Tags darauf bewegt er die Gliedmaßen. Doch wenn er einen Gegenstand ergreifen will, so greift er daneben. Ist noch sehr matt. Macht ungern Bewegungen, frißt nicht. Nach **drei** Tagen Temperatur unter 34°. Puls 116. Nachmittags Aufschrei. Kopf wird nach hinten gehalten. **Krämpfe** besonders rechts. Große Mattigkeit. Tod.

Affe 5. In Carotis communis 2 ccm Luft aus feinster Kanüle injiziert. Nach 10 Sekunden mehrmaliger kurzer Aufschrei. Der Affe hält den Kopf nach rechts und hinten. Linker Arm spastisch gelähmt. Er schleift mit beiden Füßen auf den Dorsalflächen über den Boden. Rechter Arm ist kontrahiert und macht eigentümliche Bewegungen. Nach $^1/_2$ Stunde Laufen etwas möglich; rechte Extremität früher zu gebrauchen als linke. Starke Salivation. Nach $2^1/_2$ Stunden erster epileptischer Anfall: Beginn mit Zuckungen über dem linken Auge, dann Zucken in der linken Hand und in der ganzen linken Gesichtsmuskulatur. Kornealreflex während des Anfalles erloschen. Nach $4^1/_4$ Stunden Nystagmus. Der Affe fällt um. Krämpfe der Extremitäten. Die allgemeinen Krämpfe sind so schnell ausgebildet, daß der Beginn nicht festgestellt werden kann: Erst in der linken Gesichtsmuskulatur, dann rechts Krämpfe. Starke Salivation. Affe liegt lange komatös da. Die Atmung sistiert. Nach $4^1/_2$ Stunden wird der Affe in sitzende Stellung gebracht. Er fällt bald nach vorn etwas über, bald seitlich, wie wenn jemand auf dem Stuhle sitzend am Einschlafen ist und immer wieder aufschrickt. Nystagmus. Kopf nach links und hinten gedreht. Der Affe schreit auf, fällt um mit Zuckungen im linken Arm und Bein (Gesichtsmuskeln gering). Starker seitlicher Nystagmus; allgemeine Krämpfe. Salivation. Abgang von Urin. Danach Koma. Einige Zeit nach dem Anfall richtet sich der Affe von selbst auf. Nach 6 Stunden Nystagmus. Kopf nach rechts und hinten gehalten, mit Aufschrei umfallend. Starke Krämpfe der Extremitäten und zwar links stärker. Zum Schlusse Zuckungen der linksseitigen Gesichtsmuskulatur, rechts nichts. Bei allen Anfällen sind die Kornealreflexe erloschen. Urinabgang. Zyanose der Zunge. Nach $6^1/_4$ Stunden leichter Nystgamus, Umfallen, aber keine Krämpfe. Nach 7 Stunden, nach geringem Nystagmus plötzliches Umfallen. Kopf bald nach links, bald nach rechts, dann deutlicher Opisthotonus. Der linke Arm stark kontrahiert, wurmartige Bewegungen. Starke Krämpfe der Extremitäten. Zum Schlusse Zuckungen der linken Gesichtsmuskulatur. Darauf Koma. Nach $^1/_4$ Stunde erneuter Anfall mit starkem Nystagmus. Krämpfe erst im linken Arm, dann am ganzen Körper, Mund weit geöffnet. Zunge stark zyanotisch. Die Krämpfe wiederholen sich in rascher Folge bis nach 16 Stunden Atmung aussetzt. Tod.

Bei einem Affen wurden, als er in extremis lag, die Hirnhäute mit dem binokularen Mikroskop beobachtet. Die Luft fand sich in Gefäßen von 0,3 mm in Form kleiner Bläschen von ca. 100-Mikron-Größe, die in größerer Menge beisammenlagen. An der Stelle, wo die Luft lag, war das Gefäß sichtlich verbreitert. Interessant sind auch die von Prof. Stargardt intra vitam gemachten ophthalmoskopischen Beobachtungen: ,,Fast momentan nach der Injektion der Luft in die Karotis sieht man zahllose Luftbläschen und kurze Luftsäulen durch die Netzhautarterie schießen in Form von hell-silberglänzenden Streifen. Die Arterien füllen sich mit Luft. Die Papille ist blaß, fast weiß, Sodann treten namentlich in der Makulagegend allerfeinste Streifen von hellem Glanz auf. Sie bilden ein außerordentlich feines, den ganzen Fundus einnehmendes Netz, das sich durch seine Zartheit und Zierlichkeit auszeichnet. Nur die gefäßlose Foveola bleibt davon frei. Die Kapillaren sind mit Luft gefüllt. Nach 3 Minuten werden die Venen breiter, in ihrer Mitte tritt ein heller breiter Reflex auf: Luft." Stargardt nimmt an, daß die Luft in Form feinster Bläschen in der Mitte der Venen sich weiter bewegt. Das helle Netz verschwindet und auch die Luft in den Arterien. Nach 5 Minuten ist die ganze Erscheinung vorüber. Arterien und Venen sind wieder normal.

Wichtig für die Folgerungen sind die Untersuchungen der Gehirne dieser Affen, die von Spielmeyer in München vorgenommen wurden. Makroskopisch fanden sich keine Veränderungen. Es traten keine Infarkte auf, keine Zerreißung der Gefäße. Die Veränderungen sind nur auf kleine, multiple Bezirke begrenzt. Nirgends treten Einschmelzung des Gewebes, Blutungen oder nekrotische Erweichungen auf. Die ersten Veränderungen, die 15 Stunden nach der Injektion nachgewiesen werden können, bestehen in beginnender Verflüssigung der Hirnrindenzellen und in einer Inkrustation der feinen nervösen Geflechte und Netze um die Ganglienzellen. Vom zweiten Tage an wuchern die Gliazellen an der Stelle der erkrankten Nervenzellen. Und zwar treten auch diese Wucherungen herdförmig auf.

Diese Versuche von Wever an Affen zeigen uns das Bild multipler Hirnembolien mit all ihren klinischen Erscheinungen: kurz nach Erzeugung der Embolien unter Aufschrei oder besonders tiefem Atemzug ein mehr oder weniger umschriebener Krampfanfall von kurzer Dauer, daraufhin Lähmungen in der der Injektion gegenüberliegenden Seite. Die Anfälle kehren wieder in verstärkter Folge, oft nach dem Typus der Jacksonschen Epilepsie. Zungenbiß und Schaum vor dem Munde bleiben nicht aus. Daran schließt sich ein Stadium der Ermattung. Interessant sind die Darmstörungen in Form von unfreiwilligen Entleerungen; auch Harnabgang tritt ein. Ob es nur eine Folge von vorübergehender Bewußtlosigkeit ist, unterstützt durch den Kontraktionszustand der Bauchmuskeln? Besonders betont muß werden, daß die Injektionen in die nicht ligierte Arterie erfolgten, so daß der Blutstrom in der betreffenden Arterie weiter vor sich ging im Gegensatze zu den gewöhnlichen Experimenten, wo das Gefäß zuvor ligiert oder die Kanüle in das Gefäß eingebunden wird. In der Art, wie Wever vorgegangen ist, ahmen wir am besten die wirklichen Verhältnisse nach. Es ist ja nur ein kleines Gebiet des ganzen großen Kreislaufes, welches da von der Embolie betroffen wird, während bei den Thoraxeingriffen die Embolie durch die Lungenvene in das linke Herz und von da im ganzen großen Kreislauf sich verteilen kann. Auch ist die Luft durch die Lungenvene viel mehr verteilt, als wenn sie nach Wever in die Karotis eingespritzt wird. Bei der Lungenembolie werden also die Erscheinungen multipler sein als bei diesen Versuchen. Es wird eher die Luft sich in allen möglichen Ästen des großen Kreislaufes verteilen können.

Durch diese Versuche wird noch ein zweiter Punkt klargelegt. Es genügen einerseits sehr geringe Mengen Luft, um die schwersten zerebralen Erscheinungen hervorzurufen. Auch scheint es irrelevant zu sein, ob gewöhnliche Luft oder Sauerstoff verwendet wird. Der Ort, wohin das Gas verschleppt wird, entscheidet über die Natur der Störungen. Im Augenhintergrunde läßt sich ja sehr schön derselbe Vorgang, der sich auch in den übrigen Hirngefäßen abspielt, verfolgen. Die Luft schießt in den Arterien vorwärts, sie drängt sich durch die Kapillaren hindurch, wo sie zum Teil resorbiert wird; der Rest tritt in die Venen über und wird dann in den Lungen ausgeschieden. So konnte Brunner nach Injektionen von 5 ccm in die Karotis eines Kaninchens die Luft durch ein Trepanloch in den Duragefäßen nachweisen und etwas später in der Vena jugularis als größere Blase. Bei seiner großen Zahl von Versuchen beobachtete Wever auch Fälle, wo die Passage der Luft durch das Gehirn fast ohne Erscheinungen blieb. Brunner konnte sich von der Richtigkeit dieser Beobachtung auch überzeugen. Bestimmend für die Störungen ist der Durchtritt der Luft durch lebenswichtige Nervenzentren.

Forlanini hatte auch analoge Versuche unternommen. Er injizierte aber in die Vena jugularis und erzielte ähnliche Erscheinungen wie bei Embolien nach chirurgischen Eingriffen am Halse. Doch ist dieser Modus bei der Beantwortung unserer Frage von untergeordneter Bedeutung. Daß sie nicht ganz vernachlässigt werden darf, ist darauf zurückzuführen, daß nach den Untersuchungen von Guyot-Bourg sich zwischen den oberflächlichen Lungenvenen und der Pleura parietalis hie und da ektatische Venenpartien gebildet haben, die miteinander kommunizieren. Es tritt da also arterialisiertes Venenblut der Lunge in die Thoraxvenen und von da ins rechte Herz über. Zink hat einen Fall beschrieben, wo er die Läsion einer solchen Anastomose als Ursache einer Luftembolie ansieht. Diese Kollateralen dürfen wohl als sehr seltene Ausnahmen angesehen werden.

Forlanini hat auch in die Karotis von Hunden Gas injiziert, und zwar in ziemlichen Mengen bis zu 6—8 ccm. Er bekam natürlich das Bild schwerster Embolie. In anderen Fällen injizierte er direkt in die linke Herzkammer. Bei Injektionen von 2—3 ccm in die Karotis sollen oft Erscheinungen ausgeblieben sein. Von späteren Anfällen erwähnt er nichts. Es bleibt unentschieden, ob der Hund für diese Luftembolien weniger empfindlich ist als andere Tiere, d. h. ob dessen Kapillaren die Luft leichter durchlassen. Nach Wevers Untersuchungen an Affen, wo die Verhältnisse dem Menschen am nächsten stehen, genügt schon 1 ccm Luft, um schwerste Störungen hervorzurufen. Ich glaube, daß wir bei den gewöhnlichen Embolien, wie sie uns im speziellen Teil noch beschäftigen werden, noch geringere Mengen Gas, aber in mehreren Bläschen annehmen müssen, die beim Durchströmen durch das linke Herz noch mehr zerteilt werden, um beim Übertritt in den großen Kreislauf in alle möglichen Bezirke geschleudert zu werden. Die Verteilung der Gasembolie muß also beim Menschen eine viel feinere sein und größere Mannigfalt aufweisen, als es bei der Versuchsanordnung von Wever der Fall sein kann. Festhalten müssen wir, daß es sich bei diesen Gasembolien um vorübergehende Ernährungsschädigungen handelt. Die Beobachtung Stargardts am Augenhintergrund zeigen sehr deutlich den Eintritt der Luft in die Arterienäste und damit den Beginn der Ernährungsschädigung. Die Luft drängt sich durch die Kapillaren hindurch; ein Teil derselben wird da resorbiert. Die Ernährungsstörung dieser Gebiete hält in diesem Zeitabschnitte noch an. Die Luft tritt in die Venen über. Die Schädigung des betroffenen Gebietes hat aufgehört. Die übrig gebliebene Luft wird der Lunge zugeführt und daselbst ausgeschieden. Diese Ätiologie der Gasembolie erklärt auch das passagere Bestehen von Lähmungen während eines kleineren resp. größeren Zeitraumes je nach der Intensität der Schädigung des Gewebes. Das gleiche gilt von den Sehstörungen, Sensibilitätsstörungen und psychischen Alterationen. Hier und da ist die Schädigung eine derartige, daß die Störung während eines längeren Zeitraumes bestehen bleibt. Wird die Luft an viele Orte und dazu in lebenswichtige Zentren geschleudert, so ist sofortiger Tod die Folge. Diese Versuche Wevers geben uns einen deutlichen Einblick in die Ätiologie der eklamptischen Zufälle resp. der intrapleuralen Reflexe, wie wir sie im nächsten Kapitel bei den einzelnen Eingriffen am Thorax klinisch uns näher ansehen werden.

III. Symptomatologie.

Bei der großen Mannigfaltigkeit der Krankheitsbilder dieser Zufälle hält es schwer, in dieselben eine gewisse Klassifizierung hineinzubringen. Unter den älteren Beobachtungen finden sich viele, deren Ätiologie wohl auf andere Basis zu stellen ist, die aber, weil nicht exakt genug beschrieben, unmöglich einer Nachprüfung unterzogen werden können. So werden wir denn im speziellen klinischen Teile einige Fälle anführen, deren Genese verschiedene Auslegungen zulassen und für die eine sichere Erklärung nicht gegeben werden kann. Auch die gut beobachteten Fälle weisen eine solche Fülle von Erscheinungen auf, die wir nach dem Grade ihrer Wertigkeit einer Auslese unterziehen wollen. Spezielles Augenmerk werden wir den plötzlichen Todesfällen ohne jegliche Vorboten widmen. Meist folgen sich die verschiedenen Erscheinungen in so rascher Folge, daß es schwer fällt, alle genau zu registrieren. Es überstürzt sich alles. Bei der Einteilung der Symptome werde ich erst bei den Prodromi, die den Anfällen ev. vorausgehen, wenn sich solche überhaupt finden, verweilen, um dann die verschiedenen zerebralen Symptome näher zu beleuchten. Zum Schlusse werden wir die Folgezustände dieser Anfälle einer Epikrise unterziehen.

A. Vorzeichen.

Erste Symptome der Anfälle.

In vielen Fällen ist das Erblassen das erste sichtbare Zeichen, daß bei dem Eingriffe am Thorax aus irgend einem Grunde der normale Verlauf unterbrochen ist. Umschriebene Partien (Gesicht) oder der ganze Körper können zyanotisch werden. Dem Patienten wird übel. Er empfindet einen umschriebenen Schmerz in der Brust, und stößt deswegen einen Schrei aus. Der Schmerz ist meist stechend und löst ev. Hustenreiz aus. Heftiger Kopfschmerz mit Schwindelgefühl leiten den Anfall ein. Schwarzsehen vor den Augen leiten über zur völligen Bewußtlosigkeit.

Oft tritt Bewußtseinsverlust ohne irgendwelche Vorboten ein, oder es tritt besonders starker Schwindel auf. „Es dreht sich alles um mich," ruft der 30jährige Patient von de Cérenville aus und fällt nach links um während der Spülung der Empyemhöhle. „Oh, ma tête," ruft eine Patientin von Sillig bei Erstpunktion wegen Tuberkulose.

Die Bewußtlosigkeit kann sich kombinieren mit Atem- und Herzstillstand. Dieser Kollaps kann tödlich sein. Alle Maßnahmen sind bei diesen seltenen schwersten Fällen leider umsonst. Meist ist die Atemfrequenz beschleunigt, intermittierend, aussetzend. Cheyne-Stokessches Atmen läßt Schlimmes ahnen. In den meisten Fällen ist auch die Herzaktion in Mitleidenschaft gezogen. Der Puls wird schwach, unregelmäßig beschleunigt; ja er kann zeitweise ganz aussetzen. Alsdann steht ev. auch die Atemtätigkeit still. Ein Oppressionsgefühl geht häufig voraus. Der Patient klagt über Ohrensausen.

Die meisten Prodromi — wenn überhaupt solche dem eigentlichen Anfall vorausgehen — treten unmittelbar im Anschlusse an den Eingriff auf. In seltenen Fällen treten sie erst verzögert auf.

So berichtet Roch von einem 4½jährigen Jungen mit eitriger Pleuritis, wo der Anfall erst einige Stunden nach der Spülung eintrat. Lépine gibt einen Anfall wieder, wo 14 Tage nach der letzten Punktion bei einem 52jährigen Mann mit Empyem eine Parese des rechten Armes beobachtet wurde. Camus berichtet von epileptischen Anfällen 17 Tage nach Jodinjektion bei Empyem. Nach 4 Tagen war Jodgeschmack in der Exspiration aufgetreten. Sundberg berichtet von einer 49jährigen Patientin, die 2 Minuten nach der 20. Nachspülung einen kurzwährenden Kollaps mit tödlichem Ausgang erlitt. Bret-Cordier teilen von einer 19jährigen Patientin mit, daß ein eklamptischer Anfall 7 Tage nach einer Punktion ohne Vorboten sich einstellte.

Die Pupillen sind meist weit, lichtstarr. Einige Male finden wir ungleiche Pupillen verzeichnet.

Jessen berichtet von einem Fall, wo die Pupillen eng, starr waren; doch hatte der Patient Pantopon vor der Operation bekommen. Dadurch wurde der Pupillenstand sicherlich beeinflußt. Auch Strauß berichtet von einem 66jährigen Mann mit Exsudat nach Carcinoma mediastini, wo im Anschlusse an eine Probepunktion ebenfalls Miosis eintrat. Auch Walcher berichtet von Pupillenveränderung bei Pleuraspülung mit Komplikationen.

In mehreren Fällen wird Nystagmus erwähnt. In diesem Stadium ist der Kornealreflex erloschen. Das Sehen ist gestört oder gar ganz aufgehoben. Oft findet sich daher der Ausruf des Patienten: „Ich sehe nicht mehr." Dieser Hinweis des Patienten hat auch glücklicherweise den Anstoß dazu gegeben, daß die Augen einer besonderen Untersuchung unterzogen wurden. Die Störungen der lebenswichtigen Atem- und Herztätigkeit lassen zwar meist die ophthalmoskopische Untersuchung in den Hintergrund treten. Der Blick ist entweder starr, nach einem Punkt gerichtet. Häufig sind die Bulbi nach oben verdreht. Es besteht Strabismus convergens oder divergens. In einem Falle wird speziell die Innenrotation der Bulbi erwähnt. Déviation conjuguée kehrt oft wieder in den Berichten. Die Zähne werden aufeinander gepreßt. Schaum tritt vor den Mund.

Die anfangs blasse Haut kann umschriebener Marmorierung Platz machen. So findet sich bei einem Fall von Zink Marmorierung am Vorderarme; in einem anderen Falle ist die Marmorierung im Gesichte lokalisiert.

Der Stase, die durch diese Marmorierung dokumentiert wird, entspricht die Kälte der betreffenden Stelle. Kältegefühl besteht aber auch ohne Marmorierung.

Daß ohne eigentliche Vorboten, ja ohne subjektive Äußerungen des Patienten Kollaps und Exitus eintritt, ist selten. Immerhin sind einige solche Fälle verzeichnet. So berichtet Paget von einem 10 jährigen Kind, das bei Thorakotomie in Chloroformnarkose ohne jegliche Erscheinungen starb. Devic beobachtete bei einer 20 jährigen Patientin mit totalem rechtseitigem Exsudat nach Scharlach bei Thorakozentese tödlichen Kollaps ohne Zuckungen. Auch bei Pneumothoraxfüllungen ist die Zahl der plötzlichen Todesfälle durch massige Gasembolie nicht so klein, als sie uns aus der Literatur vorkommen möchte. Viele Fälle werden nicht bekannt gegeben.

Für diese plötzlichen Todesfälle wäre eine genauere klinische Beobachtung wichtig. Bei manchen liegt die Todesursache ganz anderswo als man annehmen möchte, handelt es sich doch um Kranke, die durch den langen Krankheitsprozeß sehr von Kräften gekommen sind. Wie leicht kann da eine umschriebene Thrombose in der Wade durch die Vorbereitungen (Lagerung) für eine Punktion oder eine Pneumothoraxfüllung sich loslösen und den unerwarteten Kollaps bringen. Der Herzmuskel ist durch die lange Krankheitsdauer ebenfalls mitgenommen. Kann da nicht ein Narkotikum die deletäre Wirkung ausüben (Fall Paget)? Leichtenstern hat namentlich darauf hingewiesen, daß die Degeneration des Herzmuskels bei solchen Eingriffen schon hinreicht, um eine latente Insuffizienz plötzlich manifest werden zu lassen.

So fanden sich bei der Sektion in einem Falle von Russell bei einem Manne mit Empyem, wo nach Probepunktion plötzlicher Exitus eintrat, myokarditische Veränderungen. Im Falle Vergely fand sich eine Thrombose, die vom rechten Herzohr zur Spitze und durch die Trikuspidalis in die Vena cava superior sich fortsetzte. Cordiers Patient, der an epileptischen Anfällen nach Punktion starb, litt an Perikarditis. Im Todesfalle, der von Dusch gemeldet wird — 11 jähriges Mädchen mit Empyem — wo energischer als sonst mit der Spritze gespült wurde, lag eine Thrombose der rechten Pulmonalis vor. Im Falle von Laveraux bestand eine völlige Obliteration des Perikards mit Herzvergrößerung. Vallin stellte bei einem Todesfalle fettige Degeneration des Herzmuskels als Todesursache fest.

Nach den ersten Symptomen, die wir eben beschrieben haben, kann der Anfall entweder zurückgehen und sich allmählich lösen, oder er geht über in die

B. Periode der Zuckungen.

Gerade diese zweite Phase zeigt uns so deutlich, daß wir es mit einem zerebralen Insult zu tun haben. Bereits die unter den ersten Symptomen erwähnten Augenstellungen (starrer Blick, Strabismus, Nystagmus) sind als tonische resp. klonische Krämpfe der Augenmuskeln aufzufassen. Sehr häufig treten daneben klonische (konvulsivische) Zuckungen in der oberen Extremität der gleichen oder Gegenseite oder beider zusammen auf. Auch die unteren Extremitäten können in die Zuckungen einbezogen werden. Es treten allgemeine Krämpfe auf von relativ kurzer Dauer, die sich aber ev. in gewissen Zwischenräumen immer wiederholen. Auch die Hals- und Gesichtsmuskulatur ist hie und da einbezogen. Der Kopf kann in einer gewissen Haltung starr fixiert sein. Opisthotonus deutet auf tonischen Krampf der Nackenmuskulatur hin.

Ehnis Patient hatte nach zwei vergeblichen Punktionen jedesmal tonische Krämpfe, von denen er sich jeweilen bald wieder erholte. Cordier erwähnt eine 37jährige Patientin, wo bei einer vergeblichen Punktion ein epileptiformer Anfall ausgelöst wurde mit allgemeinen klonischen Zuckungen von 1—2 Minuten Dauer, die durch tonische Kontrakturen abgelöst wurden von 6—7 Minuten Dauer. Wie Petersen nach Rippenresektion ein Empyem mit dem Thermokauter eröffnete, traten plötzlich klonische Krämpfe des Gesichtes sowohl wie der Extremitäten ein, besonders auf der Gegenseite der Operation. Sie dauerten nur wenige Minuten. Als Archavski bei einer 45jährigen Frau die Thorakozentesefistel durch Laminaria dilatieren wollte, trat ein epileptiformer Anfall auf mit Pausen, der nach 24 Stunden zum Tode führte. Nach Sublimatinjektion in die Empyemhöhle beobachtete Camus außer toxischen Krämpfen in den Extremitäten krampfhafte Zwerchfellzuckungen. Besonders lange dauerten die klonischen Zuckungen in einem von Cayley beschriebenen Falle bei einem 36jährigen Mann mit Empyem, wo Jod injiziert wurde: 3 Stunden. Unter Stuhl- und Urinabgang trat Exitus ein.

Bei den Pneumothoraxzufällen beobachtet man häufig, daß Krämpfe fehlen. Bei den leichten Anfällen finden sich nur Sehstörungen mit Ohnmachten, Herz- und Atemstörungen; oder es treten sofort die noch zu erwähnenden Paresen auf. Zink erwähnt klonische Krämpfe am ganzen Körper einer 40jährigen Patientin anläßlich einer Pneumothoraxnachfüllung. Auch Begtrup-Hansen, Giesemann, Orlowski, Ivar Petersen berichten von Zufällen bei Pneumothoraxnachfüllungen mit klonischen Zuckungen. Doch so zur Regel, wie bei Zwischenfällen der übrigen operativen Eingriffe am Thorax gehört die Haltung der Gliedmaßen nicht.

Ungenauigkeit der kasuistischen Mitteilungen läßt es nicht zu, daß man das Verhältnis der Krämpfe zur Seite, die operiert wird (gleiche Seite oder Gegenseite) zusammenstellen könnte. Immerhin lassen die mitgeteilten Beobachtungen den Schluß zu, daß keine absolute Gesetzmäßigkeit besteht zwischen der Seite der Erkrankung und dem Orte der Zuckungen, falls nicht, wie so oft, allgemeine Konvulsionen vorliegen.

Als besondere Form der Krämpfe in den Masseteren und Pterygoidei muß das Zähneknirschen aufgefaßt werden (Sundberg). An den Fingern finden sich athetotische Bewegungen als Besonderheit während des Anfalles verzeichnet. Protrusio bulbi erwähnt Roch während eines Anfalles als unmittelbare Folge von Stauungen im retrobulbären Raum.

C. Paresen. Hemiplegien.

Die klonischen und tonischen Zuckungen werden meist abgelöst von vorübergehenden Paresen und Plegien. Auch die eingangs erwähnten Sehstörungen können noch einige Zeit den Anfall überdauern, ehe sie wieder behoben sind. Die Lähmungen entsprechen immer denselben Gliedmaßen resp. Muskeln des Gesichtes und Stammes, die vorher Zuckungen aufwiesen. So wie die tonischen und klonischen Zuckungen nicht auf die kranke Seite lokalisiert bleiben, sondern auch die Gegenseite betreffen, so finden wir auch die sich anschließenden Paresen auf beiden Seiten, und zwar die Lähmungen auf der Seite der stärkeren Zuckungen als Ausdruck des stärkeren zerebralen Insultes.

So berichtet Saugmann von einer 40jährigen Hysterika, die eine linkseitige temporäre Parese nach Pneumothoraxnachfüllung aufwies. Bei einem 39jährigen Tuberkulösen sah Giesemann nach einer Erstpunktion rechtseitige Fazialisparese mit gleichzeitiger rechtseitiger Hemiparese auftreten. Sie dauerten 45 Minuten, um dann wieder langsam zu verschwinden. Bei einem 24jährigen Patienten, bei dem Giesemann zum vierten Male versuchte, einen Pneumothorax nach der Stichmethode anzulegen, trat 1½ Stunden nach dem Anfall eine Parese des rechten Armes und Beines sowie linkseitige Abduzenslähmung auf. Die Stereognosis war in diesem Falle auch gestört. Im Anschlusse an Erstpunktion zwecks Pneumothorax trat bei Keller eine viertägige Lähmung des rechten Armes auf. Bei einer Nachfüllung beobachtete Forlanini Lähmung des rechten Armes. In einem dritten Falle ging eine rechtseitige Armparese nach 20 Minuten zurück. Goodhart beobachtete nach Spülung bei 16jährigem Mädchen mit rechtseitigem Empyem während eines Anfalles vorübergehende rechtseitige Fazialislähmung. Im Falle von Saint-Philippe — Mann mit linkseitigem Empyem — trat nach Spülung vorübergehende linkseitige Lähmung auf. Weill berichtet von einer Lähmung des linken Armes nach Esthlanderoperation. Bei rechtseitigem Empyem (22jähriger Mann) stellte Claudot am Tage nach der Thorakozentese linkseitige Fazialislähmung fest. Sie ging bald zurück. Nach 15 Tagen bei erneuter Spülung trat linkseitige Hemiplegie auf von 4 Stunden Dauer. Ein Monat später trat gelegentlich einer Spülung von neuem eine linkseitige Hemiparese auf, die wieder vorüberging. Roch hatte einen 4½jährigen Jungen mit Empyem täglich gespült. Plötzlich traten einige Stunden nach einer Spülung allgemeine Konvulsionen auf. Der rechte Arm und das rechte Bein, wo die Zuckungen am stärksten waren, blieben gelähmt. Tod nach 8 Monaten an Marasmus. Bei einem 35jährigen Patienten mit linkseitigem Empyem rief Injektion von Thymol — die Injektion ging nur schwer vor sich — unvollständige Lähmung des rechten Armes und Beines ohne Bewußtseinsverlust hervor. Nach einer Stunde war die Lähmung verschwunden. Baer hatte bei einer 32jährigen Patientin eine Empyemhöhle mit Wasserstoff-Superoxyd gespült. Plötzlich nach Drainwechsel trat unerwartet ein Anfall auf. Eine schlaffe Lähmung der rechten oberen Extremität trat ein. Dieselbe war nach 1¼ Stunden verschwunden. Leudet berichtet von einer Lähmung der dem Empyem entgegengesetzten Seite anläßlich eines Drainwechsels. 15 Tage später waren die Symptome verschwunden. Häufiger als die Lähmung einer einzigen Muskelgruppe ist die Hemiplegie, gleichseitig oder kontralateral der erkrankten Thoraxseite. So berichten Weiß und Brauer von Hemiplegien nach Pneumothoraxfüllungen mittels Punktionsmethode nach Forlanini. Petersen erlebte eine Hemiplegie bei Pneumothoraxnachfüllung unter Druckanwendung. Gleichzeitig trat dabei Erblindung von 5 Minuten Dauer auf. Auch Pisania berichtet über eine passagere Halbseitenlähmung im Anschlusse an Pneumothoraxnachfüllungen. Bei der 20. Nachfüllung eines linkseitigen Pneumothorax erlebte Hansen eine rechtseitige Armparese von 20 Minuten Dauer. Dumontpallier erlebte eine Hemiplegie anläßlich der 81 Spülung wegen Empyem. Cottin führte bei einem 36 jährigen Patienten mit Empyem ein Drain ein. Sofort trat eine linkseitige Lähmung des Armes und teilweise des Beines ein. Nach 5 Tagen war die Parese wieder verschwunden. Archavski spülte einen 39 jährigen Mann mit Empyem mittels Kaliumpermanganat. Plötzlich trat ein Anfall ein mit Bewußtlosigkeit. Nach Wiederkehr des Bewußtseins bestand eine rechtseitige Lähmung, die rasch wieder verschwand, bei erneuter Spülung jedoch wieder auftrat, wenn nicht mit „Vorsicht" gespült wurde. De Cérenville hatte eine Patientin mit rechtseitigem Empyem und linkseitiger Hemiplegie nach Spülung, die nach Monaten noch bestand, bis sie de Cérenville aus den Augen verlor. Négrier beobachtete im Anschlusse an energischer Spülung bei linkseitigem Empyem (25 jähriger Mann) erst rechtseitige Kontraktur, sodann linkseitige Lähmung, die nach $^{1}/_{4}$ Stunde wieder verschwand. Auch Camus spülte einen Fall von linkseitigem Empyem lange ohne jeglichen Zufall. Die Spülung ging immer schwerer vor sich. Plötzlich trat ein Anfall auf mit linkseitiger Hemiplegie. Dieselbe ging langsam wieder zurück. Bei einem rechtseitigen Empyem war eines Tages die Spülung nicht wie gewöhnlich ausführbar infolge Verstopfung des Kanals. Raynaud spülte unter Druck. Es trat eine rechtseitige Lähmung ein, die nach mehreren Tagen wieder ganz zurückging. Bei einem 45 jährigen Mann spülte Walcher das linkseitige Empyem mit Karbollösung; unerwartet trat ein Anfall auf. 3 Tage nach demselben beobachtete man eine Lähmung des linken Armes, die wieder zurückging. 9 Tage später tritt neuer Anfall ein von 20 Minuten Dauer. Der linke Arm bleibt dauernd geschwächt. Ein 30 jähriger Patient von Raynaud wurde wegen Empyem täglich mit warmem Wasser gespült. Nach 10 Wochen trat bei einer Spülung ein Anfall mit Bewußtlosigkeit auf. Nach Rückkehr des Bewußtseins bestand Lähmung des rechten Armes und allgemeine Schwäche. Nach 4 Tagen war die Lähmung verschwunden. Einige Minuten nach einer Probepunktion einer 73 jährigen Patientin mit rechtseitigem Pleuraexsudat trat Ameisenkribbeln ein in der rechten Hand. Sie war ungeschickt mit dieser Hand. $1^{1}/_{2}$ Stunden später bestand Schläfrigkeit, rechtseitige Hemiplegie. Exitus nach $1^{1}/_{2}$ Tagen. Eine Hemiplegie nach Spülung (Aubouin) bei 7 jährigem Jungen, der wegen linkseitigem Empyem täglich anstandslos gespült wurde, verschwand nach 20 Tagen. Martin hatte einen 25 jährigen Mann lange Zeit gespült, als plötzlich bei einer Spülung eine linkseitige Lähmung eintrat. Russell punktierte einen Mann einmal ohne irgendwelche Komplikationen erfolglos. Bei der zweiten Probepunktion sistierten vorübergehend Herz- und Atemtätigkeit. Es folgte linkseitige Hemiplegie, die bis zum Tode, der nach 3 Tagen eintrat, bestand. Lépine berichtet, wie bei einem 52 jährigen Mann 14 Tage nach einer Punktion der rechte Arm schwerer wurde. Die rechte Hand war kraftlos. Er hatte lanzinierende Schmerzen in der betreffenden Gliedmaße. Es handelte sich um einen Pyopneumothorax bei Tuberkulose. Jeanselme machte eine Punktion bei einem Patienten mit Lungengangrän und rechtseitiger, eiteriger Pleuritis. Der Eiter fließt nicht ab. Dagegen tritt ein Anfall ein, gefolgt von rechtseitiger Lähmung und völliger Erblindung. Nach $^{1}/_{2}$ Stunde gehen die Symptome zurück. Tod nach 24 Stunden. Strauß sah bei einem 66 jährigen Mann mit serösem Erguß bei Tumor mediastini im Anschlusse an die Punktion Halbseitenlähmung. Ebenso beobachtete Trousseau bei Punktion eines perikarditischen Ergusses, wobei er in die Pleura geriet, eine rechtseitige Hemiplegie. Auch die Zunge war paretisch. Tod nach 4 Tagen.

Wir sehen, daß die Lähmungen in der Mehrzahl der Fälle, soweit die Krankengeschichten die nötigen Daten enthalten, gleichseitig sich finden. Die meisten
Lähmungen dauern nur sehr kurz. Sie verschwinden bald wieder. Nur wenige
sind dauernd, d. h. bei diesen hindert der interkurrent eintretende Tod deren
Rückgang. Würtzen berichtet von einem Patienten mit passagerer linkseitiger Parese, wo eine bleibende Schwere der Gliedmaßen zurückblieb.

Sprachstörungen sind selten bei diesen Anfällen. Bret-Cordier
berichtet von einer 19jährigen Patientin, die nach Punktion einen Anfall hatte
und vorübergehende Sprachstörung aufwies. Ein 20jähriger Mann mit linkseitigem Empyem soll bei jeder Pleuraspülung durch Einspritzung die Sprache
für Stunden verloren haben. Interessant ist, daß die Sprachstörung oft mit
rechtseitiger motorischer Störung verbunden ist. Ob die Embolie in diesen
Fällen nicht die linke Seite betroffen hat? In einem Falle wird Glottiskrampf
als angebliche Todesursache angenommen.

Wichtig sind die Parästhesien, welche diese Anfälle begleiten. Sie
finden sich namentlich bei den Anfällen nach Pneumothoraxfüllungen.

So berichtet Saugmann über derartige Parästhesien in allen Gliedern
bei einem 18jährigen Mädchen. Ein 30jähriger Mann gab Hansen Parästhesien
von kurzer Dauer bei Nachfüllung an. Bei einer Erstpunktion mit Anfall
(33jähriger Mann) beobachtete Saugmann auch Parästhesien. Dieselben
sind ebenfalls vorübergehend wie die übrigen Erscheinungen der Anfälle. So
war es auch im Falle Giesemann, wo bei einem 29jährigen Mann erst im Halse,
dann im rechten und linken Arm solche Parästhesien auftraten, um nach
$1^1/_2$ Stunden wieder zu verschwinden. Ob diese Störungen nicht auf vasomotorische Alterationen zurückzuführen sind? Wir werden bei der zusammenfassenden Erklärung der Ätiologie der Anfälle darauf zurückkommen. Kribbeln in der Haut sah Zink bei einer 28jährigen Frau anläßlich einer Erstpunktion. Quincke berichtet über Kribbeln in beiden Händen bei einer Patientin,
bei der Bronchiektasien mittels Thermokauter inzidiert wurden als Neben-
erscheinung eines Anfalles. Baer beschreibt Hyperästhesie des Thorax bei
einer jungen Frau, wo der Pneumothorax unter hohem Druck nachgefüllt
wurde. Anästhesie beider Körperhälften konstatierte Dumontpallier als
Begleiterscheinung eines Anfalles bei der 81. Spülung eines Empyems. Es
trat hernach Hyperästhesie auf. Letulle berichtet von einem 28jährigen Mann
mit linkseitigem Pyopneumothorax bei Tuberkulose, daß derselbe neben linkseitiger Hemiplegie gleichseitige Hyperästhesie aufwies.

Eine besondere Erörterung verdienen die Sehstörungen bei diesen
Anfällen. Dieses Studium ist für uns um so wertvoller, als wir aus dem ophthalmoskopischen Befunde durch genaue Beobachtungen der Gefäßveränderungen
in der Netzhaut interessante Aufschlüsse über die Genese der Anfälle bekommen.
Diese Sehstörungen sind immer Begleiterscheinungen bei den Zufällen nach
bestimmten Eingriffen am Thorax. Oft tritt totale Amaurose ein, die nur kurze
Zeit dauert, um wieder ganz zurückgehen.

Die meisten Sehstörungen beobachten wir bei Pneumothoraxfüllungen.
So berichtet Zink über Amaurose bei einer 28jährigen Patientin, der er mittels
Punktion einen Pneumothorax anlegen wollte, Mjoen bei einer dritten Fül-
lung eines Pneumothorax. Sillig sah bei einem 19jährigen Mann bei der vierten
Nachfüllung nur wenige Minuten dauernde Amaurose, die wieder zurückging.

Jacquerods 22jährige Patientin war 15 Minuten blind. Weiß beobachtete $1^{1}/_{4}$stündige Amaurose bei Erstpunktion anläßlich Pneumoanlegung. Valler sah bei einer 30jährigen Patientin 1 Tag dauernde Blindheit beim gleichen Eingriff. Bei einem 34jährigen Mann wird wegen Verdacht auf Lungenabszeß mehrmals vergeblich punktiert (Clairmonts. Schläpfer); plötzlich bei einer Punktion nach Abnahme der Spritze von der eingestoßenen Nadel trat Kollaps mit Amaurose ein. 3 Tage war Patient blind. Das Sehen kehrte langsam wieder. Im Fundus fanden sich keine Anomalien. Erst nach 6 Monaten war das Sehvermögen wieder normal. Raynaud beobachtete nach kompletter Spülung bei 26jährigem Mann mit Empyem Sehstörungen. Ophthalmoskopisch fand sich neben arterieller Ischämie zirkumpapilläres Ödem. Mayor nahm eine Spülung vor mit Karbollösung bei 22jährigem Mädchen. Die Spülung ging schwer vor sich. Plötzlich sah Patientin nichts mehr; es trat Bewußtlosigkeit ein, von der sich Patientin rasch erholte. Nach 4 Tagen trat ein erneuter Anfall auf mit geringerer Sehstörung von eintägiger Dauer. Bei einem 30jährigen Patienten von de Cérenville mit Sehstörung stellte Dr. Schnetzler punktförmige Hämorrhagien längs der Gefäße fest, Abnehmen vom Zentrum gegen die Peripherie auf beiden Augen. Peripapilläres Ödem. Bei einem 25jährigen Manne mit Bronchiektasien, wo in mehreren Phasen in die Lunge eingegangen wurde, hörte man beim Vorarbeiten mit dem Paquelin ein zischendes Geräusch. Dem Patient wird schlecht; er kollabiert. Von Dr. Becker werden ophthalmoskopisch Luftblasen als silberglänzende Stäbchen in den Arterien der Netzhaut nachgewiesen. Andere Untersucher bestätigen diesen Befund. Patient stirbt an Luftembolie. Amblyopie beobachtete Hansen in 2 Fällen bei einer 35jährigen Frau mit rechtseitiger Tuberkulose beim fünften Versuch der Pneumothoraxanlegung, ebenso bei einer 32jährigen Patientin bei einer Nachfüllung. Quincke berichtet von undeutlichem Sehen nach Inzision bei Bronchiektasie (31jähriger Mann). Derselbe starb nach 15 Minuten. Die Autopsie ergab sichere Luftembolie. Baer veröffentlichte einen Anfall bei einer jungen Frau gelegentlich einer Pneumothoraxnachfüllung, der mit dem Schrei: „Ich sehe nicht," begann. De Cérenville beobachtete punktförmige Blutungen nach Anfall bei 48jähriger Frau im Anschluß an Spülung.

Schon eingangs erwähnten wir die Marmorierung der Haut, die an umschriebenen Stellen vorkommt. Diese Marmorierung ist bedingt durch Alteration der Blutversorgung. Sie kann, wie Saugmann berichtet, den Anfall sogar überdauern. Noch andere Zeichen vasomotorischer Störungen können den Anfall begleiten. So sind die Patienten anfangs leichenblaß. Profuser Schweiß bedeckt den Körper. Mit dem Schweiß tritt meist wiederum eine Hyperämie der Gefäße ein. Infolge der eintretenden Herz- und Atemstörungen wird auch die Blutzirkulation beeinflußt. Eine ausgedehnte Cyanose ist die Folge. Mit dem Wiedereintritt der Funktion von Herz und Lunge verschwindet auch diese wieder.

Der Puls ist bald beschleunigt (bis 170). Er kann aber auch unter die Norm heruntersteigen und Werte bekommen wie bei erhöhtem Hirndruck.

Ähnliche Schwankungen kann auch die Atmung aufweisen. Cheyne-Stokessches Atmen kann das Schlimmste erwarten lassen.

Eine wichtige Beobachtung, die häufig in den Berichten von schweren Anfällen speziell bei Pneumothoraxzufällen wiederkehrt, ist der blutige Auswurf unmittelbar oder bald nach dem unglücklichen Vorgang. Er ist ätiologisch von großem Werte, gibt er uns doch objektive Anhaltspunkte für die Verletzung der Lunge.

Eine eigenartige Störung der Stereognosis beobachtete Giesemann. 2 Tage nach dem Anfall mußte Patient seine Bewegungen mit den Augen kontrollieren, weil er Widerstände z. B. beim Niedersetzen eines Glases auf den Tisch nicht richtig einschätzen konnte. Der Muskel- und Gelenksinn waren gestört. Cestan berichtet von 3 Fällen, wo im Anschlusse an solche Zufälle psychische Störungen eingetreten sein sollen.

Überblicken wir die Reihe der Symptome, so sehen wir, daß es deren sehr viele sind. Trotz der großen Mannigfalt besteht aber doch eine gewisse Einheitlichkeit und ein innerer Zusammenhang, der bei der Besprechung der Pathogenese für uns von Wert sein wird.

IV. Spezielle Formen der Zufälle.

A. Pneumothoraxzufälle.

In der Tuberkuloseliteratur nehmen die Pneumothoraxzufälle einen sehr breiten Raum ein. Nach anfänglicher starker Bekämpfung hat der Pneumothorax im Ausbau der Tuberkulosebehandlung eine sehr große Bedeutung gewonnen. Die Gegnerschaft erstand namentlich durch die vielen Zufälle, die nicht selten einen tödlichen Ausgang nahmen. Eine nicht geringe Zahl von solchen Komplikationen möge angeführt werden, um zu zeigen, wie mannigfaltig das Bild ist. Anderseits möge dadurch ein Beitrag zur Klärung des klinischen Bildes der sog. Pleurareflexe geliefert werden, indem bei den Pneumothoraxzufällen die Gasembolie auch autoptisch festgestellt ist. Wir können bei diesen Zufällen die verschiedenen Phasen unterscheiden, je nach der Menge des einwirkenden Gases und dem Wege, den dasselbe auf dem Wege durch den großen Kreislauf nimmt, namentlich durch die verschiedenen Hirnabschnitte. Diese Zufälle bei Pneumothoraxfüllungen spielen sicherlich eine viel größere Rolle als man gemeinhin annimmt. So glaubt Jessen, daß diese Embolien viel häufiger vorkommen, als sie in der Literatur niedergelegt sind. Drastisch kommt dies zum Ausdruck durch eine mündliche Mitteilung eines Kollegen an Dr. v. Voornveld, der die Pneumothoraxtherapie aufgegeben habe, weil er bei 12 Patienten 3 Todesfälle durch Embolie zu beklagen hatte. Gerade diese Gefahr hat der Ausbreitung dieser Therapie stark Abbruch getan. Sie konnte sich nur gegen starken Widerstand durchsetzen, indem durch langjährige Erfahrungen die Gefahrenquellen studiert und die Technik so modifiziert wurde, daß Komplikationen fast ganz ausgeschlossen werden konnten. Lange bekämpften sich zwei Methoden der Pneumothoraxanlegung, indem die eine das Servitut für sich beanspruchte, keine ernstlichen Zufälle fürchten zu müssen (Schnittmethode nach Murphy-Brauer), während bei der von Forlanini früher angegebenen Stichmethode nur unter Beobachtung besonderer Sicherheitskautelen die Gefahrenzone auf ein Minimum sich herabsetzen ließ.

Betrachten wir vorerst, unter welchen pathologischen Veränderungen uns die beiden Pleurablätter, sowie die Lunge bei der Vornahme dieses Eingriffes erscheinen. Es handelt sich jeweilen um Fälle von Lungentuberkulose mit vornehmlich einseitiger Erkrankung. Die Gegenseite muß in einem solchen Zustande sein, daß sie vikariierend für die durch Kollaps (Druck des Pneumo) künstlich ausgeschaltete Lunge eintreten kann, ohne dabei Gefahr zu laufen, daß kleine Erkrankungsherde aufflackern. Durch längere Ruhigstellung der stärker erkrankten Lunge in kollabiertem Zustande will man den Krankheitsprozeß zur Ausheilung bringen.

Das Lungengewebe zeigt somit in einem mehr oder weniger großen Bezirke indurierte Beschaffenheit. Der Luftgehalt ist herabgesetzt, ja fast ganz aufgehoben, das Zwischengewebe mehr oder weniger stark fibrös verändert. Da und dort finden sich miliare Knötchen verteilt, die zum Teil konfluieren; sodann zur Bildung von Kavernen Anlaß geben. Je nach der Stelle werden wir bald mehr lufthaltiges Gewebe finden, bald mehr induriertes Gewebe; namentlich ist für uns von Wichtigkeit, daß diese Veränderungen im gegebenen Fall sich mehr an der Oberfläche vorfinden. Die Pleura pulmonalis ist entsprechend dem in der Nachbarschaft vorhandenen Lungenveränderungen mehr oder weniger verdickt. An solchen Stellen wird auch die anliegende Pleura costalis miteinbezogen sein in die Entzündung; sie wird ebenfalls verdickt sein. Die in ihr befindlichen nervösen Elemente werden vom Bindegewebe umschlossen; als weißliche fibröse Narbenzüge sind diese Partien zu erkennen. Unter dem Einflusse der chronischen Entzündung können die Pleurablätter partiell verwachsen. Die Synechie erfolgt in mehr oder weniger großer Ausdehnung. Sie wird uns bei der Besprechung der Zufälle sehr interessieren. Unter dem Einflusse der Entzündung kann sich aber auch Exsudat bilden. Durch den Wechsel dieser beiden Prozesse können sehr mannigfache Bilder entstehen. Speziell die Verwachsungen modifizieren die Anwendbarkeit des Pneumothorax in weitgehendem Maße. Auch Adhäsionsstränge, die durch ein Exsudat hinweg ziehen, spielen bei der Genese der Zufälle eine wichtige Rolle. Beim Einführen der Nadel können wir anfänglich im Exsudat uns befinden; durch Wechsel der Richtung der Nadel kann man in eine Adhäsion geraten. Weil dieselbe fibröse Beschaffenheit aufweist, ist die Läsion einer Vene sehr leicht möglich, wie wenn wir mit der Punktionsnadel in induriertes Lungengewebe hineingeraten. In beiden Fällen kann die lädierte Vene nicht kollabieren, weil sie in dem Gewebe wie ausgespannt ist. Luft kann von der Vene angesogen werden. Wir können in einen freien Spalt der Pleura gelangen mit der Nadel. Es wird ein umschriebener Pneumothorax gelegt. Adhäsionen verhindern aber die weitere Vergrößerung der Luftblase. Trotz Anwendung eines höheren Druckes bleiben die Adhäsionen bestehen; sie lassen sich nicht sprengen. Ein totaler Pneumothorax ist ausgeschlossen. Es bleibt ein partieller vorhanden, der durch Nachfüllungen unterhalten werden muß. Ergänzend tritt die Thorakoplastik in ihr Recht. Unter der Pneumobehandlung verändert sich auch die noch wenig alterierte Pleura. So berichtet Bruns von Tierversuchen, daß unter der Pneumoanwendung die Pleura sich beträchtlich verdickt. Graetz berichtet über gleiche Veränderungen an der Pleura pulmonalis von komprimierten Lungen. Die Pleuren wandeln sich in derb fibröse Schwarten um. Auch Weiß konnte beträchtliche Verdickungen der Pleuren nach Pneumobehandlung feststellen. Aus dieser fibrösen Verdickung der Pleurablätter erklärt sich die Tatsache, daß der Pneumothorax zu Anfang häufig nachgefüllt werden muß. Die Resorption wird immer schwieriger, je narbiger die Pleurablätter werden.

Die Pneumothoraxanlegung kann nun in zweierlei Weise erfolgen: nach der älteren von **Forlanini** inaugurierten und verbesserten, zur Zeit fast ausschließlich angewendeten **Punktionsmethode.** Man sticht die Nadel langsam durch die Brustwand ein und sucht tastend in einen Pleuraspalt zu gelangen, was an einem Wassermanometer kontrolliert wird. Erst wenn durch deutliche Manometerschwankungen das Vorhandensein eines Spaltes nachgewiesen ist, darf Gas eingelassen werden. Weil man bei dieser Methode nur mit dem Gefühl arbeitet nach genauester klinischer Untersuchung des Falles, hat **Brauer** in Anlehnung an **Murphy** die **Schnittmethode** angegeben. Dabei wird in einem Zwischenrippenraum die Pleura costalis freigelegt. Man beobachtet die Exkursionen der durchschimmernden Pleura pulmonalis. Erst dann wird mit stumpfer Nadel das parietale Blatt durchbohrt. Besonders für Erstpunktionen hat Brauer seine Methode empfohlen. Denn daß für Nachfüllungen die Stichmethode einfacher ist und auch weniger Gefahren in sich birgt, da wir nach genauester, physikalischer und röntgenologischer Kontrolle in den schon vorgebildeten Hohlraum hinein punktieren, liegt auf der Hand.

Durch grobe Fahrlässigkeit kann bei der Stichmethode Gasembolie zustande kommen, indem wir Gas hineinlassen, ehe deutliche Manometerausschläge entsprechend der In- und Exspiration festgestellt sind, d. h. wenn man glaubt, durch Hineindrücken von Luft vorhandene Adhäsionen sprengen zu können. Es kann auch die Richtung der Nadel verändert werden; wieder tritt kein Ausschlag am Manometer ein. Man hat in eine Vene des indurierten Lungengewebes hinein punktiert: Patient fällt bewußtlos um. Es bestand Kommunikation der nicht kollabierten Vene mit der Luft in der Nadel und der Leitung oder mit Alveolarluft; oder die Venenwand wurde doppelt durchstoßen. Erst beim Zurückziehen der Nadel wird das Lumen frei. Es wird Luft aspiriert. Wie schon bemerkt, bildet das rigide Gewebe um die Venenwand ein starres Gebälk, in welches die Vene eingespannt ist. Eine Unmöglichkeit ist es für die Vene, durch Kollabieren das Nachdrängen von Luft zu verhindern. Die Intima der Vene kann nicht so leicht sich loslösen und aufrollen wie bei den Arterien. Zu spät kommt es zum Schlusse des Venenlumens; etwas Luft ist schon eingedrungen, d. h. der negative Druck in der nächstgelegenen größeren Vene ist groß genug, um das Blut der lädierten Vene mitsamt der nachdrängenden Luft in sich aufzunehmen. Ein anderer Modus der Embolie bei der Punktionsmethode entsteht dadurch, daß, weil keine Schwankungen im Manometer auftreten, man annimmt, daß die Nadel verstopft sei. Es wird der in die Nadel passende Mandrin eingeschoben und vorgestoßen. Dabei wird die Vene verletzt. Es ist neuerdings die Möglichkeit einer Embolie gegeben. Liegt ein umschriebener Pneumo vor, den man aus einem inkompletten gerne in einen kompletten verwandeln möchte, so wird oft Gas unter höherem Drucke hineingepreßt, um etwaige Adhäsionen zu sprengen. Dabei kann es nun, wie v. Voornveld gezeigt hat, dazu kommen, daß die Adhäsionen an ihrem Übergange in die morsche Lunge einreißen. Dabei wird eine Vene eröffnet, die infolge indurativer Beschaffenheit der Nachbarschaft nicht kollabieren kann, oder die Adhäsion reißt nicht ein; die Nadel dringt in das starr ausgespannte

Gewebe der Adhäsion und erzeugt so eine Embolie. Einen weiteren selteneren Modus der Embolie hat Forlanini beschrieben, fußend auf den Untersuchungen seines Schülers Guyot-Bourg. Derselbe fand bei tuberkulösen Lungen flächenhafte Verwachsungen der Pleura costalis mit daraufliegenden ektatischen Venen, die mit den Gefäßen der Brustwand kommunizierten, also in den großen Kreislauf münden. Saugmann erklärte diese Venen als entlastende Kommunikationen nach dem kleinen Kreislauf hin. Doch scheinen mir diese Gefäße zu klein und zu weit von den großen, in das rechte Herz einmündenden Venen zu liegen. Die Entfernung von den unter negativem Drucke stehenden Venen der oberen Brustapertur ist zu groß, als daß da größere Luftembolien entstehen könnten. Immerhin ist an diese Möglichkeit zu denken, zumal wenn diese Venen sehr ektatisch sind. Alles hängt von der Größe dieser Kollateralen ab. Zwar berichtet Zink über einen Fall von Gasembolie mit tödlichem Ausgang durch Gaseintritt in eine epipleurale Vene. Ob da nicht angenommen werden muß, daß dieselbe eine Anastomose mit Lungenvenen eingegangen war?

Die in der Literatur niedergelegten Fälle von Pneumothoraxzufällen wollen wir in drei Kategorien teilen: 1. die Fälle mit leichten passageren Symptomen, wo wir die Ätiologie noch genauer umschreiben müssen; 2. folgen diejenigen Fälle, wo die ernstere Natur der Erscheinungen mit zerebralen Symptomen an eine tiefere Ursache denken lassen. Am Schlusse habe ich noch die Todesfälle im Anschlusse an solche Zufälle zusammengestellt. Aus dieser Statistik der Zufälle soll namentlich die große Variabilität der Erscheinungen sich deutlich dokumentieren. Trotz ihrer großen Mannigfalt finden sich überraschende Analogien, wie sie sich nur aus der gleichen Genese erklären können.

a) Leichte Fälle.

1.a **Brauer:** 22jähriger Student; seit 5 Jahren lungenkrank; 3 Blutungen; 4. 6. 1907 Anlegung eines Pneumo im IV. IR. rechts unter vorheriger Morphiumgabe in Lokalanästhesie. Pleura liegt frei. Wie man mit der stumpfen Nadel die Pleura berührt, im Bestreben, sie zu durchstoßen, tritt Erstickungsanfall ein, Glottiskrampf. Erschwerte Inspiration; Puls wird kleiner. Nadel wird entfernt. 5 Minuten dauert der Krampf. Pleura nicht durchstoßen. Nach $1/4$ Stunde ganz erholt. Erneute Operation im Ätherrausch vorgeschlagen, vom Patienten abgelehnt. Bei nochmaligem Versuche tritt bei Berühren der Pleura wiederum Anfall ein; nach $1/4$ Stunde abgeklungen. Pleura nunmehr mit Novokaintupfer vorbehandelt, dann mit raschem energischem Stoß die Pleura durchstochen. Der Anfall tritt in schwächerer Form wieder ein. Manometerschwankungen zeigen, daß man im Pleuraspalt ist. Man läßt N einfließen ohne Komplikation.

2.a. **Brauer:** 27jähriger Mann, seit $2^1/_2$ Jahren krank. Anlegen eines Pneumo nach Brauer in Lokalanästhesie. 600 ccm N eingelassen. Starker Hustenreiz, Erbrechen während der Füllung. Während N einfließt, sinkt der Puls; nach Sistieren steigt er wieder. Späterer Verlauf ohne Komplikationen (N hatte zu tiefe Temperatur).

3.a. **Brauer:** 31jährige Krankenschwester; seit 11 Monaten Pneumothoraxbehandlung ohne Zwischenfälle; bei Nachfüllung dringt man in festes sklerosiertes Lungengewebe. Manometer zeigt keine Schwankungen. Nadel zurückgezogen, danach Hämoptoe; sonst keine Erscheinungen.

4.a. **Brauer:** 46jähriger Mann, nach längerem Unterbruch nachpunktiert. Pneumo beträchtlich kleiner geworden. Luft wollte anfänglich nicht einfließen; erst als man die Nadel zurückzog, floß N ein. Nadel war in die Lunge hineingedrungen. Keinerlei Begleiterscheinungen.

5a. **Brauer:** 26jährige anämische Frau, nicht nervös; über ein Jahr krank. Pneumo- thoraxanlegung und Nachfüllungen eine Zeitlang ohne Komplikationen. Bei erneuter Punktion, bei welcher Patientin sehr unruhig war und eine stark drehende Bewegung machte, während die Punktionsnadel im Pneumo steckte, verspürte Patientin stark stechenden Schmerz, Lunge war offenbar angestochen.

6a. **Brauns:** 25jähriger Mann, sehr nervös. Nach der 5. und 6. Nachfüllung verfiel Patient in Ohnmacht mit Schweißausbruch an der Stirn, Puls klein. Extremi- täten kalt. Oberflächliche Atmung. Konjunktivale Reflexe vorhanden. Tieflagerung des Kopfes. Digalen. Nach 15 Minuten Bewußtsein wieder da. Keinerlei Lähmungs- erscheinungen.

7a. **Saugmann:** 39jähriger Mann; seit Oktober 1909 erfolgreiche Pneumobehandlung. Bei einer Nachfüllung nach 200 ccm N gibt Patient an, er fürchte ohnmächtig zu werden. Die Nadel wird herausgezogen. Sofortige Erholung (wird bei allen Gelegenheiten ohnmächtig).

8a. **Saugmann:** 24jähriges Fräulein; vollständiger Pneumothorax. Nachfüllungen glatt. Bei 21. Füllung, wo Patientin zum ersten Male sitzend punktiert wird, Übelsein, drohende Ohnmacht; erholt sich bald wieder (häufige Ohnmachten).

9a. **Saugmann:** 45jährige Frau; während des 4. vergeblichen Versuches, einen recht- seitigen Pneumothorax zu bilden, Erbrechen und Übelsein; sonst nichts. Spätere Ver- suche (9) ohne Erscheinungen. Immer vergeblich.

10a. **Saugmann:** 16jähriges Fräulein. Vergebliche Versuche einen linksseitigen Pneumo anzulegen. Beim 19. Versuche wurden zuerst 300 ccm N ohne Druck hinein- gelassen, dann ein zweiter Einstich 40 ccm unter Druck eingepreßt. Etwas Schmerzen. Einige Minuten nach der Beendigung der Nachfüllung setzt sich Patientin im Bette auf, fängt an zu weinen, gibt Schwindel an. Horizontallagerung. Blasses Aussehen. Keinerlei Paresen. Puls gut. Erbrechen; dann Wohlbefinden.

11a. **Saugmann:** 32jähriger Mann. Erster Versuch, rechtseitigen Pneumo zu bilden, vergeblich. Zweiter Versuch: Es zeigen sich keine Schwankungen am Manometer. Nadel herausgenommen; während man erörtert, ob man einen zweiten Einstich machen soll, gibt Patient plötzlich Stirnschmerzen an, wird blaß. Puls klein; stets bei Bewußtsein. Schwarzsehen vor den Augen. Äther, Kampfer. Nach wenigen Minuten Symptome ver- schwunden.

12a. **Saugmann:** 39jähriger Mann. Vergebliche Versuche, rechtseitigen Pneumo zu machen. Beim ersten Versuch trotz Lokalanästhesie starke Schmerzen. Keine stärkeren Ausschläge der Nadel. Gibt an, Ohnmacht zu verspüren. Puls gut. Sitzung unterbrochen: sofortiges Verschwinden aller Symptome. Will vor 21 Jahren bei Thorakozentese gleichen Anfall gehabt haben. 4 Tage später bei erneutem Versuch analoger Anfall, daher Versuch aufgegeben.

b) Zufälle mit Ausgang in Heilung.

1b. **Baer:** Junges Mädchen mit linksseitigem Pneumothorax, seit 3 Jahren bestehend; nach $1/_2$ Jahr komplett. Exsudat zwingt zur Einschränkung des Pneumo. Es bildet sich Verwachsung. Der Pneumo wurde kleiner. Nachfüllung gelang ohne Schwierigkeit. Nach dem Herausziehen der Nadel quoll etwas Blut mit Gasblasen vermischt aus dem Stichkanal. 125 O injiziert. Schlußdruck: $+ 33 + 36 H_2O$. Beim Aufsitzen ca. 5 Minuten nach beendigter Nachfüllung treten plötzlich nach vorausgehender kurzer psychischer Unruhe alarmierende Symptome auf: Patientin greift nach dem Herzen und ruft: „Es wird mir schlecht, immer schlechter, ich sehe nichts." Puls dabei gut, regelmäßig, frequent. Die Atmung nicht erschwert, nicht beschleunigt. Gesicht gerötet. Nirgends Marmorierung der Haut. Gesichtsfelddefekt (der Arzt, der zur Rechten der Patientin steht, wird nur bis Mundhöhe gesehen); Finger werden gut gezählt, erscheinen aber verschwommen. Ringe und Schlangenlinien verwischen das Bild. Hochgradige Hyperästhesie des Thorax; in den Extremitäten zuerst Hypästhesie, besonders in den Armen. Rasche Besserung des Befindens. Bewußtsein immer erhalten. Augen- störungen dauern einige Zeit an. Ebenso Hyperästhesien.

2b. **Begtrup-Hansen:** 40jähriges Fräulein, sehr hysterisch. Vergebliche Versuche einen linksseitigen Pneumo anzulegen. Versuch 20: Ziemliche Manometerschwankung. N geht langsam hinein. Unter Überdruck: 80 ccm. Die Patientin wird unruhig, klagend, dreht den Kopf abwechselnd nach links und rechts, kann den linken Arm nicht heben. Nach 10 Minuten sind alle Erscheinungen verschwunden. Kopfschmerzen und psychische Erregtheit. Noch 8 weitere vergebliche Versuche ohne besondere Erscheinungen.

3b. **Begtrup-Hansen**: 33jähriger Mann. Zweiter Versuch, einen Pneumo zu bilden. Keine Ausschläge auf dem Manometer. N-Hahn geschlossen. Nadel nur mit Manometer in Verbindung. Sie wird zurückgezogen. Plötzlich starke Schmerzen an der Punktionsstelle. Er verliert den Atem. Nadel sofort ganz herausgezogen. Schmerzen in den Gliedern und Parästhesien. Herzaktion ab und zu unregelmäßig. Weitere Versuche vergeblich aber ohne Zufälle. Beim 25. Versuch geht N langsam unter Druck hinein. Nach 10 ccm Unwohlsein. Nadel sofort herausgezogen. Blässe, Zyanose. Puls klein, irregulär. Aussprache momentan undeutlich. Linke Hand nicht zu heben. Keine Einengung des Gesichtsfeldes. Nach 2—3 Minuten Wohlbefinden. Nach einer Stunde **blutiges** Sputum.

4b. **Begtrup-Hansen**: 45jährige Frau. Vier vergebliche Versuche linkseitigen Pneumo zu bilden. Bei dem 5. Versuch kein Manometerausschlag. Spritzprobe negativ. N-Hahn geöffnet. 20 ccm laufen unter paradoxen Respirationsbewegungen ein. Pat. wird weinerlich. Gibt Schwarzsehen vor den Augen und Lähmung des linken Armes an. Keine Störung des Bewußtseins. Keine Pupillendifferenz oder Einengung des Gesichtsfeldes. Nach 5 Minuten gehen alle Erscheinungen bis auf Kopfschmerz und Mattigkeit des linken Armes zurück. Noch 11 vergebliche Versuche ohne Zwischenfälle.

5b. **Begtrup-Hansen**: 32jährige Frau. Seit $2^1/_4$ Jahren erfolgreiche Pneumothorax-behandlung. Nicht vollständiger Pneumothorax. Machte Appendicitis durch. Daraufhin Pneumo wieder kleiner geworden. Nachfüllung: Anfangsdruck + 8 + 14; nach 80 ccm im Inspirium + 56, Exspirium + 49, paradoxe Druckwerte. Wohlbefinden. Nach einigen Minuten, nachdem sich Patientin aufgesetzt hat, plötzlich Schwindel. Schwarz-werden vor den Augen. Parese des rechten Armes. Weite Pupillen, gleich. Puls gut. Nach 5 Minuten waren alle Erscheinungen verschwunden, doch etwas Nebel-sehen. Während des Anfalles sah Patientin nur die linke Hälfte des Arztes: Einengung des Gesichtsfeldes. Keine dauernden Störungen. In der Folge wurde die Behandlung ohne Komplikation fortgesetzt. 112 Nachfüllungen.

6b. **Brauer**: 31jähriger Lehrer. Lungentuberkulose. Pneumothorax nach Brauer angelegt, ohne Zwischenfall. Umschriebene Blase, die durch Nachfüllungen nicht zu vergrößern ist. Bei Einblasen unter höherem Druck tritt Emphysem auf. Bei Versuch der Nachfüllung plötzlicher Kollaps. Rasche Erholung. Dem Sputum ist etwas **Blut** beigemengt.

7b. **Begtrup-Hansen**: Mann. Versuch der Anlegung eines Pneumothorax. Zweite Punktion. Keine Manometerschwankungen. Keine Luft zugeführt. Gleich nach Entfernung der Nadel Bewußtlosigkeit des Patienten. Konvulsivische Zuckungen des linken Armes. Respiration und Puls gut. Bewußtsein nach 15 Minuten wiedergekehrt. Expektoration einiger Blutballen. Anderen Tages Wohlbefinden.

8b. **Carpi**: Maler, seit 3 Jahren lungenkrank. Pneumothoraxanlegung nach Forlanini. In $1^1/_2$ cm Tiefe hat Carpi das Gefühl in der Pleurahöhle zu sein. Wie 10 ccm eingeflossen waren, gab Patient starke Schmerzen an, Gefühl des Druckes an der Stelle der Injektion. Klonische Krampfanfälle, erst rechts, dann links übergreifend. Opisthotonus. Trismus. Das Bewußtsein war verschwunden. Atmung frequent, oberflächlich. Puls 140. Allgemeine Cyanose. Schweißausbruch. Pupillen auf Licht reagierend. Nach einigen Minuten verschwand der Anfall. Nach kurzer Zeit neuer Anfall, welcher ebenso rasch wieder verschwand.

9b. **Forlanini**: Lungenabszeß nach Pneumonie bei dekrepidem Individuum. Wegen schlechten Allgemeinbefindens Pneumothoraxversuch: Nadel eingeführt, Spitze hatte Pleura erreicht, Hahn zum N noch nicht geöffnet. Plötzlich Anfall. Neben Zuckungen komplette rechtseitige Lähmung, ging innerhalb $1/_2$ Stunde zurück. Die Hemiplegie nahm erst in den folgenden Tagen etwas ab, bis auf Monoplegie des Armes, die stationär zu bleiben schien. Patient starb kurze Zeit darauf an Marasmus.

10b. **Forlanini**: Nachfüllung. Wie ungefähr 90 ccm N eingeflossen waren, trat Bewußtlosigkeit und Kontrakturen der Extremitäten ein. Lähmung des rechten Armes blieb zurück. Kontrakturen und Bewußtlosigkeit kehrten nach 15 bis

20 Minuten wieder. Die Lähmung ging langsam zurück und war nach 2 Stunden vollständig weg.

11 b. **Forlanini**: Vollständiger Pneumo. Anfall im Anschlusse an Nachfüllung: Nadel war schon entfernt, Verband schon angelegt. Patient saß auf dem Bette, im Begriffe sein Hemd wieder anzuziehen. Er wurde blaß. Sein Bewußtsein leicht getrübt. Er bemerkte gewisse Schwere im rechten Arm, so daß er ihn nicht selbst heben konnte. Diese Monoparese verschwand vollkommen nach 20 Minuten.

12 b. **Giesemann**: 29jähriger Schriftsteller, 12 Jahre lungenkrank, mit mehreren starken Hämoptoen. Kavernöse Phthise. Rechts Anlegung eines Pneumo nach Forlanini. Geringe Manometerschwankungen. Zwei Versuche vergeblich. Kein Blut an der Nadel. Kleine Menge O eingeblasen. Druck steigt rasch, um mit dem nächsten Atemzuge auf den Anfangsdruck zurückzusinken. Patient gibt Schmerzen nach vorn ausstrahlend an, fühlt sich wohl, saß eine Stunde im Lesezimmer. Dann Röntgendurchleuchtung. Beim Auskleiden plötzlich Schwindel und Sehstörung. Zu Bett gebracht trat die Sehstörung in den Vordergrund. Nur noch russisch zu verständigen, während er vorher französisch sprach. Zweimaliges Erbrechen. Intensiver Kopfschmerz. Gefühl eines Fadens im Halse, schlief bald im rechten, bald im linken Arme ein; Gefühl, die linke Seite der Unterlippe sei steif und geschwollen. Totenblaß und verfallen. Langsamer Puls. Nach 1½ Stunden besserten sich Puls und Aussehen, Parästhesien schwanden, ebenso der Kopfschmerz. Taubheitsgefühl im Kopf bleibt, ebenso der Kopfdruck. Am nächsten Morgen alles verschwunden.

13 b. **Giesemann**: 39jähriger Irländer, seit 4 Jahren lungenkrank. Vor einem Jahr erheblicher Schub mit starker Blutung, die sich mehrmals wiederholte. Linksseitiger vorgeschrittener Prozeß. Pneumothoraxanlegung nach Forlanini-Saugmann. Man stößt mit der Nadel auf Schwarten. Geringe Schwankungen im Manometer. Nadel weiter vorgestoßen. Zwei- bis dreimaliges tiefes Atemholenlassen. „Mir wird schlecht," ruft der Patient. Trinken von kaltem Wasser. Keine Besserung. Nadel wird herausgezogen. Aufrichten des Patienten zwecks erneuter Punktion. Plötzlich Fahlwerden des Gesichtes, gläserner stierer Blick, klonische Zuckungen in Armen und Beinen. Sofort Flachlegen. O-Inhalation. Kampfer, Ätherinjektion. Puls beschleunigt, kräftig. Pupillen mittelweit, reagierend. Augen schweifen leer umher. Mund geschlossen. Stärkere Zuckungen rechts. Linker Arm spastisch gestreckt, Hand flektiert. Rechtseitige Fazialisparese. In der rechten Hand zuerst Krallenstellung. dann rechter Arm und Bein schlaff. Bei Kneifen links viel prompter reagierend als rechts. Reflexe rechts stark erhöht. Fußklonus, Patellarklonus, sehr starke Vorderarmreflexe. Nach ½ Stunde Puls ruhiger, immer kräftig. Deutliche Reaktion auf Reize. Wieder bessere Gesichtsfarbe. Nach 35—40 Minuten reagiert Patient auf Anrede. Spontane Bewegungen, erst links dann rechts. Fazialisparese geht zurück. Nach 45 Minuten kann er sich aufsetzen. Spricht zwar schwerfällig. Ausgesprochene motorische Schwäche rechts. Finger steif, zu ungeschickt um sich anzuziehen. Eingeschlafensein und Schwäche im rechten Arm. Keine objektive Sensibilitätsstörung. Pupillen anfangs etwas enger, in der zweiten Hälfte etwas weiter. Tränen und Schluchzen. Kurz vor Erwachen motorische Unruhe. Schläfrig bis zum Abend. Bis zum nächsten Morgen Steifigkeitsgefühl im rechten Arm. Erinnert sich, wie die Nadel herausgezogen wurde, sodann Amnesie. Erbrechen. Nachher vollständiges Wohlbefinden. (Embolie: linke und rechte Großhirnhemisphäre).

14 b. **Giesemann**: 26jähriger Kaufmann. Kavernöse Phthise der rechten Lunge. Pneumothoraxanlegung nach Saugmann. Manometer zeigt keine deutlichen Schwankungen. Kratzen an der Nadelspitze zu fühlen. Patient aspiriert etwas O. Sonde zeigt Blutspuren. 50 ccm O fließen unter geringem Druck ein, Abbrechen, weil Blut an der Nadel. Fährt ins Zimmer zurück. Daselbst leichter Kollaps ohne Bewußtseinsverlust, nur ganz vorübergehend rascher dünner Puls, graues Aussehen. Ohrensausen. Nach 10 Minuten glatte Erholung. Nur Druckgefühl in der Seite (weil verspätet, eher Embolie).

15 b. **Giesemann**: 24jähriger Mediziner, seit 5 Jahren lungenkrank. Schwere kavernöse linkseitige Phthise. Dreimal erfolglose Pneumothoraxversuche. Bei drittem Versuch, bei dritter Punktion treten negative Schwankungen auf. Sondierung ergab harten Widerstand dicht vor der Spitze. Kein Blut. Einstellung auf 0. Es fließt nichts hinein. Auf

Manometer gestellt. Im nächsten Moment klagt Patient über Druck hinter dem Sternum. Puls dünn, kaum fühlbar. Reflexe verschwunden. Sofortige Bewußtlosigkeit. Abbrechen der Operation. Kampfer, Äther, künstliche Atmung. Heftige klonische und tonische Zuckungen in der ganzen Körpermuskulatur, speziell im Gebiete der Hirnnerven (Okulomotorius, Hypoglossus). Profuser Schweißausbruch. Atmung erst ruckweise, dann ganz aussetzend. Nach 6—8 Minuten kehrten Puls, Atmung und Reflexe wieder. Konvulsionen schwächer, hörten schließlich ganz auf. Bewußtlosigkeit 20 Minuten dauernd. Nach 1¹/₂ Stunden Parese des rechten Armes und Beines, linke Abduzenslähmung. Heiter erregte Stimmung beim Erwachen: scherzen und lachen. Kein Intelligenzdefekt oder Sprachstörung. Keine Marmorierung der Haut. Während 2 Tagen eigenartige Störung des Muskel- und Gelenksinnes (Stereognosis). Er muß seine Bewegungen mit den Augen kontrollieren, weil er die Widerstände z. B. beim Niedersetzen eines Glases auf den Tisch nicht richtig taxieren kann.

16b. **Giesemann:** Mann. Wegen Adhäsionen ließ sich der Pneumothorax nicht vergrößern. Bei einer Punktion ergab Manometer keine Schwankungen. Nadel herausgezogen. Findet sich Blut daran. Versuch wird abgebrochen. Wie sich Patient vom Tisch erhebt und anzieht, klagt er plötzlich über Schwindelanfall. Er wird blaß. Mit tiefem Oberkörper auf Tisch gelegt. Eigentümliches Durcheinander im Kopfe, Kribbeln und Ameisenlaufen in Arm und Händen. Einige athetotische Bewegungen. Pupillen normal. Puls unverändert. Nach 10 Minuten gutes Befinden.

17b. **Jacquerod:** 22jähriges sehr nervöses Mädchen, seit 3 Jahren krank. Mehrere Hämoptoen. Pneumothorax angelegt. Unter ziemlichem Druck sind geringe Mengen N eingeflossen. Während 2 Monaten in 14tägigen Intervallen nachpunktiert; mehrere Male beim Einstich gab sie dumpfen Schmerz an ohne eigentliche Nervenstörungen. Bei einer Füllung werden 50 N eingeführt, Druck steigt auf + 12, sinkt aber wieder auf + 4. Wiederum 50 ccm N eingeführt, Druck auf + 30, sinkt wieder langsam auf + 8. Nadel wird entfernt. In diesem Moment, wie sich Patientin erhebt, tritt Schwindel ein. Sie erklärt, sie sehe nichts mehr. Trotz Tieflagerung keine Änderung. Alles ist trüb vor den Augen. Puls kräftig, Aussehen gut. Die Erblindung ist doppelseitig. Nach 2 Minuten werden Finger vorgehalten. Sie gibt an, sie nicht zählen zu können. Vom Arzte sieht sie nur ein Auge und einen Teil des Gesichtes. Nach 10 Minuten gibt sie an, es werde besser. Pupillen reagieren prompt auf Akkommodation. Nach 15 Minuten normales Sehen. Später Erbrechen, dann Wohlbefinden.

18b. **Keller:** 20jähriges, grazil gebautes Mädchen. Rechtsseitige Erkrankung. Pneumothoraxanlegung ohne Nebenerscheinungen. 750 N injiziert. Wenige Stunden nach der Operation mehrere dünnflüssige bräunliche Entleerungen, in denen **Blut** nachweisbar ist. Danach sistierte der Stuhlgang für mehrere Tage, um dann normales Aussehen zu zeigen. 4 Tage später Nachfüllung ohne Zufall.

19b. **Keller:** 20jähriger Schlosser, seit einem Jahr rechtsseitige Erkrankung. Wenige Stunden nach Anlegung des Pneumo, der glatten Verlauf nahm, zwei dünnflüssige, reichliche Stuhlentleerungen mit reichlicher Beimengung braunroten Blutes. Auch in der folgenden Nacht und am nächsten Tage enthielten die Stuhlentleerungen noch etwas Blut. Danach war der Stuhl wieder blutfrei, normale Entleerungen. Am Tage nach der Anlegung des Pneumo vollständige motorische Lähmung des rechten Armes, die nach 4 Tagen restlos verschwand.

20b. **Mjoen** (n. Wever): 18jähriges Mädchen. Während der dritten wohlgelungenen Nachfüllung in einem partiellen Pneumothorax vorübergehende Amaurose. Es bestanden ausgedehnte Verwachsungen in diesem Falle.

21b. **Orlowski:** 26jährige Bäuerin. Linksseitige kavernöse Phthise. Mittels Stichmethode werden beim zweiten Versuche 80 N eingelassen. Schlußdruck: + 20 + 30, worauf die Nadel entfernt wird. Gleich darauf verfärbt sich Patientin. Sie verfällt in bewußtlosen Zustand. Es entstehen Krämpfe, fast nur rechts in Armen, Füßen, Kaumuskeln. Atmung setzt aus. Puls nicht fühlbar. Pupillen starr, ungleich erweitert. Dieser Zustand wechselt, bald besser, bald schlechter, 8 Stunden dauernd. Chloroformeinatmungen, Kampfer, Koffein, künstliche Atmung. 1 ccm ¹/₀₀ige Adrenalinlösung, dazu ein ¹/₂ ccm Strophantin. Nach 8 Stunden kommt Patientin zu sich; sie spricht ein wenig. Die Krämpfe halten in schwächerem Maße die ganze Nacht an. Am anderen Vormittag: volle Bewußtlosigkeit; gleiches Bild wie zu

Anfang, mit Intervall von 5 Stunden. Darauf Erbrechen, das sich nach 4 Stunden wiederholt. Erwachen. Starkes Schwächegefühl; rechte Hand nicht zu heben. Achillesreflex erhöht, sonst alles normal, auch Urin. Temperatur 37,3. Puls 90. Respiration 30. In der folgenden Nacht nochmals Erbrechen, allmählich gehen alle Symptome zurück. Im Verlaufe von einem Monat erholte sich Patientin ganz.

22 b. **Ivar Petersen:** 21 jähriger Bauer mit rechtseitiger Tuberkulose, wo Pneumo nach Forlanini angelegt war, bekam bei der ersten Nachfüllung keinen Manometerausschlag. Man glaubte, es sei die Nadel verstopft und erhöhte den Druck. Plötzlich fiel der Patient bewußtlos hintenüber mit krampfhaften Zuckungen. Nach einer Minute erbrach er. Das Bewußtsein kehrte zurück; aber er konnte nichts sehen, den rechten Arm nicht heben. Er hatte ein Gefühl der Schwere im rechten Bein. Nach 5 Minuten war alles vorüber. (Patient nimmt an, daß aus dem eingeschobenen Wattefilter etwas kaltes Wasser gegen Pleura gespritzt sei!).

23 b. **Pisania:** Bei Patienten mit linkseitiger Tuberkulose hatte man trotz Verwachsungen einen Pneumothorax erzielt. Als bei der 16. Nachfüllung 200 N eingeflossen waren, bewegte der Operateur die Nadel etwas; er zog sie zurück. Patient wurde ohnmächtig. Tonische und klonische Krämpfe, paretische Erscheinungen. Nach ½ Stunde war alles vorüber.

24 b. **Pisania:** 27 jähriger Mann mit linkseitiger Lungentuberkulose und ausgedehnten Verwachsungen. ¼ Stunde nach der 4. wohlgelungenen Punktion Kollaps mit Mydriasis, Krämpfen und vorübergehender Halbseitenlähmung.

25 b. **Saugmann-Hansen:** 25 jähriges Mädchen. Voluminöser Pneumo ging durch Unfall ein. Wegen Adhäsionen gelang es nicht in wiederholten Versuchen, einen Pneumothorax neu zu bilden. Bei 44. Insufflation hatte man 200 ccm eingeblasen, wahrscheinlich in eine kleine Tasche. Druck stieg rasch. 1 Minute nach Herausziehen der Nadel wurde Patientin unwohl. Schwarzsehen vor den Augen, Ohnmacht, Blaßwerden im Gesicht, Außenrotation der Bulbi, Pupillen gleich. Schwacher, kaum fühlbarer Puls. Nach kurzer Dauer trat Bewußtsein wieder ein. Keine Amaurose, Krämpfe oder Paresen, Gesichtsfeld nicht eingeschränkt. 5 Minuten nach Anfall Erbrechen. Den Tag über Kopfschmerzen, dann Wohlbefinden. ½ Jahr später Thorakoplastik gut überstanden.

26 b. **Saugmann-Hansen:** 25 jährige Frau. Einseitige Tuberkulose. Wegen Adhäsionen Schwierigkeiten. Bei 5. Versuch der Pneumoanlegung nach Einführung der Nadel gibt Patientin an, daß sie sich unwohl fühle; die Nadel wird herausgezogen. Es findet sich Blut daran. Patientin ist bleich. Puls 60, Respiration 20, keine Paresen, Krämpfe, noch Sehstörung. Auf der Haut eigentümliche blaue livoresähnliche Flecken, die auf Druck verschwinden. Nach einigen Minuten sind die Erscheinungen verschwunden. 8 Tage später erneuter Versuch ohne Komplikationen.

27 b. **Saugmann:** 25 jähriges Fräulein. Linkseitiger Pneumo nach Punktionsmethode angelegt, wurde wieder resorbiert. Versuche einer Neufüllung vergeblich. Beim 9. Versuche drei vergebliche Einstiche. 16 N unter Druck eingelassen. Es werden weitere 200 ccm hineingegeben, steigender Manometerdruck. Starke Schmerzen an der Punktionsstelle. 1 Minute nach Entfernung der Nadel Kollaps, mit ganz vorübergehender, nur 1 Minute dauernder Bewußtlosigkeit. Puls filiform. Erbrechen. Nach wenigen Minuten Wohlbefinden, nur sehr müde. Später ohne Erfolg Thorakoplastik.

28 b. **Saugmann:** 28 jähriges Fräulein. Vergebliche Versuche Pneumothorax anzulegen. Beim 5. Versuch Unwohlsein, Ohnmacht. Blasses Aussehen. Auf der nach oben sehenden Fläche des Körpers blaue livoresähnliche Flecken. Darnach vollständiges Wohlbefinden.

29 b. **Saugmann:** 25 jähriges Fräulein. Vergeblicher Pneumothoraxversuch. Beim 8. Versuch Manometerschwankung um 0. 200 ccm N unter Druck eingelassen. Patientin fühlt sich unwohl, unruhig, Nebelsehen. Die Erscheinungen lassen bald nach. Während des Tages Schnurren im Kopfe.

30 b. **Saugmann:** 18 jähriges Fräulein, sehr schwach. Vergeblicher Versuch, linkseitigen Pneumothorax anzulegen. Bei 10. Versuch nach Einpressen von 260 ccm N. fühlt sie sich unwohl, hat vorübergehende Parästhesien in allen Griedern. Bei Versuch 16 traten dieselben Erscheinungen auf etwas ausgesprochener mit Sprachstörung. (Schwierig-

keit die Wörter zu finden.) Bei Versuch 21 dieselben Erscheinungen stärker, jedoch gleich vorübergehend.

31 b. Saugmann: 29jährige Frau. Vergebliche Versuche, einen linkseitigen Pneumo anzulegen. Beim 7. Versuche 65 ccm N unter Druck hineingebracht. Am Schlusse völliges Wohlbefinden. Die Wärterin war bei der Patientin etwa eine Stunde beschäftigt, ohne etwas beobachtet zu haben. Als sie nach Abwesenheit von 2 Stunden zurückkehrte, erzählte Patientin, daß sie bewußtlos gewesen sei, daß sie nicht deutlich sehe und daß sie die linke Hand nicht recht bewegen könne. Die Krankenschwester bemerkte nichts Abnormes, ebensowenig der Arzt. Auch 5 weitere Versuche blieben vergeblich, ohne Anfälle.

32 b. Saugmann: 21jähriges Fräulein. Vergebliche Versuche, einen linkseitigen Pneumo zu bilden. Bei dem 23. Versuche Anfangsdruck $+ \frac{1}{2} + 2$. N unter Druck sehr vorsichtig hineingelassen, etwa 15 ccm eingeflossen; da wird Patientin plötzlich unklar. Sie setzt sich im Bette auf, antwortet nicht auf Fragen, wird schnell bewußtlos. Pupillen maximal weit, Rotation der Augen nach oben. Einwärtsrotation des linken Auges. Respiration schnappend. Puls kaum zu fühlen. Sofort Kampfer und Digalen. Puls besser. Profuser Schweißausbruch. Schüttelfrost. Krampfartige Bewegungen beider oberen Extremitäten. Keine deutlichen Paresen. Patientin wird weinerlich, schreit ab und zu auf. Puls langsam besser. Nach 25 Minuten vermindern sich die Erscheinungen, nach weiteren 5 Minuten kehrt Bewußtsein wieder. Schwere und Druckgefühl im Kopfe bleibt. Nach 2 Tagen Aufstehen.

33 b. Sillig: 22jähriges Fräulein, chlorotisch, mit rechtsseitiger Lungenerkrankung. Pneumothorax mit Erfolg angelegt. Bei der 7. Nachfüllung werden 100 N injiziert, ohne daß der Druck steigt. Zwischen 150 und 200 ruft Patientin: „Mir tut es weh." Die Nadel wird sofort zurückgezogen. Schmerzen können nicht lokalisiert werden. Bulbi nach links verdreht. Nystagmus. Fehlende Reflexe. Komplette linkseitige Hemiplegie. Regelmäßige Atmung 40. Puls 150. Tieflagerung des Kopfes. Nach $\frac{1}{2}$ Stunde drückt Patientin mit der linken Hand die Hand des Arztes. Urin und Stuhlabgang im Bette. Nach einigen Stunden Ruhe tritt Exitationsperiode ein: rechter Arm wird lebhaft bewegt. Unartikulierte Schreie werden ausgestoßen. Erkennt von diesem Moment an niemand. Anderen Tages, nachdem sie die ganze Nacht den rechten Arm bewegt hat, tritt blutiger Auswurf ein. Heftiger Husten. Linke Seite schlaff, linkes Augenlid nur halb geöffnet. Wenn man sie anspricht, stößt sie unverständliche Worte aus. Linke Seite gelähmt. Stiche werden nicht empfunden. Starker Druck im linken Fuß wird empfunden. Beständige Bewegung mit dem rechten Arm. Linker Arm kontrakt. Am 2. Tag nach Beginn des Anfalles nach ruhigem Schlaf sind die Bewegungen mit dem rechten Arm geringer, ebenso die Ptosis des linken Augenlides. Läßt unter sich. Nachmittags beiderseits motorische Unruhe. Unzusammenhängende Worte. Daraufhin 2 Stunden Ruhe. Am 3. Tage wesentliche Besserung. Erkennt jedermann. Lähmung links verschwunden. Stuhl und Urin geregelt. Nach 5 Tagen waren alle zerebralen Erscheinungen verschwunden.

34 b. Sillig: Mann, seit 7 Jahren Erkrankung der rechten Seite. Pneumothoraxanlegung nach Forlanini. 500 N eingelassen. In den vier darauffolgenden Nachfüllungen ließ sich der Pneumo nicht vergrößern. Bei der 4. Nachfüllung verspürte Patient nach Einfließenlassen von 300 N lebhaften Schmerz in der rechten Brustseite. Blasse Gesichtsfarbe, kalter Schweiß des Gesichtes. Rechte Seite gelähmt, Arm und Bein schlaff, Bewußtseinsverlust. Tiefe Kopflagerung. Puls bleibt gut. Nach 10 Minuten Besserung, völlige Wiederherstellung.

35. b Sillig: 19jähriger Mann, seit $\frac{3}{4}$ Jahren krank. Es wird ein Pneumothorax angelegt: 900 N. Der Pneumo ist nach oben begrenzt durch eine strangförmige Adhäsion, die durch Erhöhung des Druckes beseitigt werden soll. Bei der 4. Nachfüllung sind 600 ccm N eingeflossen. In diesem Moment fühlt sich Patient unwohl, wird bleich, lebhafter Schmerz in der Brust. Die Nadel wird entfernt. Viel Gas entweicht unter die Haut. Patient ist auf der rechten Seite gelähmt. Rechter Arm und rechtes Bein fallen schlaff hin. Völlige Blindheit. Nach wenigen Minuten vergehen diese Symptome wieder. (Sillig nimmt Reflex an).

36 b. Thue: Mann. Bei der 13. Insufflation Ohnmachtsanfall. Die Nachfüllung wurde unterbrochen, nach 2 Tagen erneuter Versuch. Die Nadel wurde eingestoßen. Man bekam keinen deutlichen Manometerausschlag. Trotzdem ließ man N einfließen. Plötzlich wurde Patient blaß. Abbrechen der Nachfüllung. Bei der späteren Sektion zeigte sich, daß die Lunge verwachsen war.

37b. **Valler:** 30jähriger Mann mit schwerer rechtseitiger Lungentuberkulose. Versuch der Anlegung eines Pneumo nach Forlanini. Druck im Manometer hoch nach geringer Insufflation. Nachdem 730 ccm eingeflossen, wird Puls klein. Dem Patient wird schwarz vor den Augen. Nach kurzer Zeit wieder Wohlbefinden, aber 5 Stunden später erbrach er und erklärte, daß er nichts sehen könne. Anderen Tages war alles wieder vorüber.

38b. **Weiß:** Junges Mädchen, schwer neurasthenisch. Pneumo nach Schnittmethode angelegt. Während des Durchstoßens der schwartigen Pleura costalis wird Patientin unruhig, blaß, etwas zyanotisch. Sie ringt nach Atem. Das Atmen erfolgt stoßweise unter Stöhnen. Kanüle wird in situ gelassen, bis die Erscheinungen zurückgehen. Sobald man N einfließen läßt, treten die gleichen Erscheinungen, zwar schwächer, wieder auf.

39b. **Weiß:** Mann. Nach Brauer Pneumothorax angelegt. Bei der ersten Füllung trotz Einfließenlassen von 650 ccm N keine Luftblase röntgenologisch nachweisbar. Mehrfache erfolgreiche Nachfüllungen. Bei einer Nachfüllung — im Filter fand sich wie üblich Nelkenöl — wird Patient zu tiefer Inspiration angehalten. Plötzlich treten blaurote Flecken an rechtem Arm und Schulter auf, Zuckungen in linkem Arm und Bein, rechtem Mundwinkel und rechter Gesichtshälfte. Patient lallt, daß ihm schlecht sei. Der Puls ist sehr klein und weich, Sensorium benommen, nicht ganz entschwunden. Nach ca. 15 Minuten gänzliche Amaurose, die $1^1/_4$ Stunden anhält, sodann langsam zurückgeht. Heftiger Kopfschmerz über den Augen. Sensibilität nicht gestört. Nach 2 Stunden Besserung. Eine Schwäche im linken Arm und Bein blieb noch wochenlang bestehen. Die Behandlung wurde aufgegeben.

40b. **Zink:** 28jährige Krankenpflegerin. Schwerer kavernös infiltrativer Prozeß der linken Lunge. Versuch der Pneumothoraxanlegung nach Forlanini. Nur geringe Manometerausschläge. Mehrere vergebliche Versuche. Nadel herausgezogen. Wie sich Patientin aufrichtet, tritt totale Amaurose ein. Allgemeines Kribbeln in der Haut. Nach $1/_2$ Tag Besserung. 5 Tage später Versuch nach Brauer ohne Erfolg.

41b. **Zinn und Geppert:** Mann. Bei einer Nachfüllung drang die Nadel in ein Gefäß einer pleuritischen Adhäsion, und zwar gelangte man in dieselbe während des Einströmens des N. Vor der Füllung starke Manometerschwankungen. Plötzlich kollabiert Patient: Bewußtseinsverlust für einige Minuten, konjugierte Deviation der Bulbi nach rechts, linkseitige Hemiplegie mit positivem Babinski und gesteigertem Patellarsehnenreflex der gelähmten Seite (Embolie der rechten Capsula interna). Nach 1 Stunde gingen alle Symptome zurück, ohne Spuren zu hinterlassen. Derselbe Patient ist später gelegentlich einer Nachfüllung an einer erneuten Gasembolie gestorben. Ursache war eine dünne, flächenhafte Adhäsion an der seitlichen Brustwand beim Zurückziehen der Nadel.

c) Fälle mit tödlichem Ausgang.

1c. **Begtrup-Hansen:** Mann. Wegen vorwiegend einseitiger Lungentuberkulose Pneumothoraxanlegung nach Forlanini-Saugmann. Erster Versuch mißlingt. Es tritt keine Schwankung am Manometer auf. Bei einem zweiten Versuche wieder keine Manometerausschläge. Reinigung der Nadel mit Stilett. 2—3 Minuten nach Herausnahme des Stiletts fängt Patient plötzlich an zu husten und Blut auszuwerfen, Puls schlecht, konvulsivische Rucke mit dem Arme, keine Paresen. Bewußtlosigkeit. Tod binnen 15 Minuten. **Sektion** zeigte zwei Stichwunden in der Lunge, etwa 0,5 cm tief, mit Ekchymosen um dieselben. Venenläsion nicht nachgewiesen. Luftblase in der linken, ebenso in der rechten Herzkammer. Luftblasen in den Meningeal- und Mesenterialgefäßen.

2c. **Begtrup-Hansen:** 26jähriges Fräulein. Seit 4 Jahren Erkrankung der linken Seite, die immer mehr zunimmt. Pneumothorax nach Forlanini angelegt. Nach Injektion von 400 N zwingt ein Erstickungsanfall zum Unterbrechen. Bei einem zweiten Versuche gibt das Manometer keine Ausschläge. Die Nadel wird soweit zurückgezogen, daß man „nicht mehr in der gefährlichen Zone" sich befindet. Unter Druck werden einige ccm N einfließen lassen zwecks Lösung der Adhäsionen. Weil ohne Erfolg, neuer Versuch weiter unten. Während der Exploration klagt Patientin über lebhafte Schmerzen im Kopfe. „Oh, ma tête," ruft sie aus und fällt tot zurück. 3—4 krampfartige Atemzüge mit mehreren Sekunden Zwischenräumen. Pleura ganz verwachsen. Im Gehirn keine Luft, keine Ischämie.

3c. **Brauer:** 29jährige Frau. Seit $2\frac{1}{2}$ Jahren krank, namentlich links. Pneumo nach Schnittmethode angelegt. Nachpunktionen ohne Zwischenfall. Zweimonatlicher Unterbruch in der Behandlung. Dann ohne Röntgenkontrolle erneute Punktion. Manometer zeigt keinen Ausschlag. Einfließenlassen von N langsam aber unter hohem Druck. Nach 15 Minuten sinkt Patientin um. Plötzlicher Kollaps. Tod. Alles erfolglos. Nadel in der Lunge. Sichere Embolie.

4c. **Brauer:** 23jähriges Fräulein, seit 6 Jahren lungenkrank. Anlegung eines Pneumo nach Forlanini. Erst bei zweitem Einstich Manometerschwankungen. Man denkt an Verwachsungen. 1 l N einfließen lassen. Nach Punktion verstärkte Tympanie. Röntgenkontrolle nicht möglich. Blutiger Auswurf. 5 Tage später Nachfüllung: Einführen der Nadel in schräger Richtung von hinten nach vorn, auf daß man tangierend in den Pleuraspalt hineinkomme, hin- und herschiebend, mit Sicherheitsspritze nach Forlanini aspirierend, um ev. Eindringen in Blutgefäß festzustellen. Plötzlich hat Patient stärkere Schmerzen, Husten, Blutspucken. Sofort bewußtlos, bleich. Puls und Atmung setzen aus. Tod. **Sektion** erst nach 62 Stunden vorgenommen, also nicht mehr einwandfrei wegen eingetretener Verwesung. An der Punktionsstelle fand sich die Lunge überall verwachsen. Mit Blut imbibierte Zertrümmerungshöhle um bronchopneumonisch infiltriertem Lungengewebe. Benecke will sogar mikroskopisch eine sehr große, in das Lumen dieser Höhle einmündende Vene festgestellt haben.

5c. **Brauer:** 18jähriges Fräulein. Schwere linkseitige Tuberkulose. Kavernöser Zerfall im Oberlappen. Versuch der Anlegung eines Pneumo nach Forlanini. Keine Schwankungen am Manometer. Unter Druck etwas N. eingeflossen. Als 100 ccm eingeflossen, wird Patientin unruhig, beschleunigte Atmung. „Mir wird so schlecht," ruft sie aus, fällt bewußtlos hintenüber, bekommt Streckkrämpfe, starren Blick in die Ferne, ausgesprochenen Trismus. Streckkrämpfe und Trismus bleiben bis zum Tode bestehen. Pupillen weit, nach oben gerichtet. Puls klein, beschleunigt. Bewußtsein dauernd erloschen. Nach 6 Stunden Tod. **Sektion** ergibt strotzende Blutfülle der Venen beider Hemisphären; mikroskopisch feinste Luftbläschen in den Hirnkapillaren. Stelle in der Lunge nicht mehr mit Sicherheit festzustellen.

6c. **Brauer:** 24jähriges Fräulein. Seit 2 Jahren Tuberkulose des linken Unterlappens. Pneumothoraxveranlagung und Nachfüllungen glatt. Plötzlich bei einer Nachfüllung steigt der Druck auffallend rasch. Schmerzen in der Brust, kurzer Aufschrei der Patientin. Sie wird ohnmächtig, bekommt weite Pupillen. Punktion sofort abgebrochen, rasche Erholung. 2 Minuten Dauer. 7 Tage später Nachpunktion. Nadel geht glatt hinein, gute Schwankungen, 250 ccm eingeflossen. Patientin sehr unruhig, bewegt wiederholt den Arm der punktierten Seite. Gefühl von Widerstand in der Tiefe. Plötzlich sagt Patientin, jetzt komme ihr das Gefühl wie vor 7 Tagen. Sofortige Unterbrechung der Punktion. Nadel herausgezogen. Patientin sinkt um. Sie ist pulslos, weite Pupillen, fahle Gesichtsfarbe, oberflächliche Atmung. Herztonika. Reichlich Sauerstoff. Schaum vor dem Mund. Kein Puls. Kalte Haut. Haut des linken Vorderarmes eigentümlich marmoriert. Nach Ablassen von 300 ccm bessert sich der Zustand. Nach 1 Stunde erst Atmung, dann Puls und Herztöne. Linkes Auge wird besser geschlossen. Lautes Stöhnen, wobei rechtseitige Fazialisparese zur Geltung kommt. Gegen Unruhe Morphium. Patientin schläft mehrere Stunden. Rechtseitige Lähmung wird immer deutlicher. Anderen Tages stundenlang klonische Krämpfe namentlich rechts. Der Zustand ist etwas besser. Sie trinkt ohne sich zu verschlucken, erkennt die Umgebung, spricht einige Worte. Unfreiwilliger Harnabgang. Am 3. Tage ist der Zustand wieder schlechter. Zunehmende Benommenheit. Hemiplegie. Tod. **Sektion** verweigert.

7c. **Fontana:** Bei einer jungen Frau mit doppelseitiger Lungentuberkulose hatte man erfolgreich einen Pneumo angelegt, als bei der 20. Nachfüllung einige ccm eingeflossen waren, kollabierte Patientin plötzlich und starb.

8c. **Lyonnet** und **Piéry:** Mann. Wegen Tuberkulose des Unterlappens Anlegung eines Pneumo nach Forlanini. 700 N eingelassen. Eine zweite Injektion mißlingt. Mit Mandrin will man die Nadel frei machen. Es fließt kein N durch. Die Nadel wird etwas zurückgezogen. Der Kranke fängt an zu husten. Es treten stärkere Manometerausschläge auf. Patient stößt Schrei aus, wird blaß, macht einige krampfhafte Zuckungen des Gesichts. Vollständige Bewußtlosigkeit. Die Nadel wird zurückgezogen. Puls frequent, Atmung ruhig. 1 Stunde später wird der linke Arm in halber Beugestellung kontrakt gehalten, ebenso das linke Bein, das nur schwer zu beugen ist. Fußklonus. Zweimal tonische Kontraktur der Gesichtsmuskel. Rechter Arm und rechtes Bein schlaff gelähmt. Patellarreflexe gesteigert. Wiederholte Krämpfe des linken Armes mit profusem Schweiß. Anderen Tages fünf epileptische Anfälle mit Vorwiegen der linken Seite. Nachmittags allgemeine Konvulsionen. Im Gesicht Cyanose, nystagmusartige Bewegungen der Augen, mit Abweichen nach links. Pupillen anfangs eng, später weit. Abgang von Stuhl und Urin. Am 3. Tage Tod.

9c. **Mayer:** Kräftiger Mann. Ausgedehnte rechtseitige Erkrankung. Phrenikotomie rechts. Pneumothorax nach Schnittmethode. Glatter Verlauf, ebenso die drei folgenden Nachfüllungen. Bei der 4. Nachfüllung deutliche Druckschwankungen am Manometer. 250 ccm N fließen glatt hinein. Patient macht tiefen Atemzug, durch den die Nadel gezerrt wird. Im selben Augenblicke bricht Patient wie vom Blitz getroffen zusammen. Sofort deutliche dauernd zunehmende venöse Stauung der Haut des Thorax bis zur Nabelhöhle reichend aber auch des Gesichtes, besonders der Nase und der Ohren, an den Armen besonders Hände. Pupillen stark erweitert. Kornealreflex bald danach erloschen. Puls klein, sehr beschleunigt. Wenige Minuten später Pupillen eng, ganz reaktionslos. Künstliche Atmung und O-Zufuhr. Cyanose geht zurück. Bewußtsein kehrt nicht wieder, trotz Tracheotomie und allen angewandten Maßregeln Tod. **Sektion** ergab, daß man mit der Nadel in eine die Höhle durchziehende Adhäsion geraten war. Es fand sich Luft im Herzen.

10c. **Saugmann:** 22jähriger Mann, seit 5 Jahren lungenkrank. Versuch einer Pneumothoraxanlegung nach Forlanini-Saugmann. Der erste Versuch mißlingt. Auch bei einem zweiten Einstich der Nadel bekommt man nur geringe Manometerschwankungen. Man stößt auf festen Widerstand, der leicht nachgibt; die Nadel wird herausgenommen. Der linke Arm, der über den Kopf gehalten wird, ist eingeschlafen. Er wird herunter genommen. Nochmaliger Punktionsversuch. Nur Schwankungen um 0. Nach Aufforderung atmet der Patient tief ein. Plötzlich ruft der Patient: „Mir wird schwindlig"; setzt sich spontan auf. Die Nadel wird sofort herausgezogen. Der Puls schwindet. Pulslos, blaß, benommen. Fängt an zu würgen. Er erbricht in sitzender Stellung, wonach er nach hintenüber umfällt. In Seitenlage, den Kopf tief, starkes Erbrechen. Mehrmaliges tiefes Atmen. Dann Aussetzen. Äther, Kampfer, künstliche Atmung, Digalen. Atmung wird seltener, Puls fast weg. Rechte Pupille etwas größer. Zuletzt beide weit. Strabismus divergens. Tod. **Sektion** zeigt in käsigpneumonischem Lungengewebe zwei Einstiche. Blutinfiltration im Gewebe. Größeres Gefäß nicht eröffnet.

11c. **Saugmann:** 32jährige Frau, seit 6 Jahren krank, besonders links. Pneumothoraxversuch. Patientin etwas aufgeregt. Nadel wird mit leichter Hand hin- und herbewegt, ohne Widerstand. Tiefere Atemzüge. Am Stilett etwas Blut. Im Moment der Herausnahme des Stiletts sagt Patientin: „Mir wird schwindlig." Nadel wird herausgezogen. Patientin blaß. Rückenlage. Bewußtseinsverlust. Kopf krampfhaft nach links gedreht, ebenso die Augen. Respiration anfangs gut, dann unregelmäßig. Äther, Digalen, künstliche Atmung, krampfhaftes Zusammenpressen der Zähne. Puls nicht mehr fühlbar. Pupillen anfangs kontrahiert, starr, nach und nach größer, gleich. Tod. **Sektion** (nach 26 Stunden) entsprechend der Stichstelle 1 cm großes Blutkoagulum an der Lungenoberfläche. Auf Serienschnitten perforierte Vene im Gebiete der Blutinfiltration gefunden. Basalgefäße sowie Arteria fossae Sylvii mit Luft gefüllt, Hirngewebe weich, keine besondere Hyperämie noch Anämie.

12c. **Spengler:** 18jähriges Mädchen. Linkseitige Tuberkulose, Pneumobehandlung bis anhin ohne Komplikationen. Nachpunktion vorgenommen. Manometer zeigt durch kräftige Schwankungen, daß man in einem Lumen ist. 250 ccm N injiziert. Druck steigt rasch. Die sehr lebhafte Patientin macht eine rasche Bewegung mit dem Arme der betreffenden Seite. Sie wird plötzlich bewußtlos. Nadel herausgezogen. Weite Pupillen, blaß. oberflächliche Atmung, pulslos. Haut des linken Vorderarmes längs der Gefäße marmoriert. Klonische Krämpfe am ganzen Körper, hernach tonische Krämpfe im rechten Arm. Stöhnen. Dabei zeigt sich rechtseitige Facialislähmung. Mehrere Stunden Schlaf. Klonische Krämpfe wiederholen sich, namentlich rechts. Harnabgang. Tod nach 3 Tagen. **Sektion** verweigert.

13c. **Sundberg:** 28jähriges Fräulein. Rechtseitige Tuberkulose. Pneumothorax nach Forlanini angelegt. Glatter Verlauf. Bei der 8. Nachfüllung unmittelbar nach dem Einstich — ruhige, nicht tiefe Atmung, Manometer zeigte — 2 Wasserdruck, ohne Schwankungen — fällt Patientin lautlos zusammen, erblaßte, schlug mit beiden Armen um sich, zog den Mund auf und nieder, knirschte mit den Zähnen, Pupillen weit, gleich. Puls klein, rasch. Erbrechen. Auffallende Blässe ohne Cyanose. Vorübergehende Cyanose der rechten Hand. Nach $\frac{1}{2}$ Stunde starker Widerstand in Arm und Bein. Kein Unterschied zwischen beiden Seiten. Wurde die rechte Hand dorsal flektiert, so blieb die Hand in Krampfstellung stehen, nur gewaltsam zurückzubeugen. Stieß krampfhaft gegen die Decke mit dem rechten Bein. Athetotische Bewegungen in den Fingern beider Hände. Puls normal. Nachmittags lag Patientin still, mit geschlossenen Augenlidern. Öffnen bei kräftiger Anrede. Läßt Harn ins Bett. Linke Wange schlaffer als rechte. Lag bis zum Mittag des nächsten Tages, auf Anrede nicht reagierend. Pupillen gleich, reagierend. Stechen auf Brust löst Zeichen von Unbehagen aus. Nachmittags Zuckungen im linken Bein. Abends linkes Bein und linker Arm schlaff. Keine Reflexe. Tod. **Sektion** ließ keine Gasblasen in den Hirngefäßen erkennen. Hierbei zeigt sich über Frontal- und Seitenlappen gleiche Beschaffenheit der Hirnsubstanz: erbsen- bis bohnengroße hämorrhagisch infiltrierte Erweichungsherde. Eine Verletzung der Lungenoberfläche ist nicht nachweisbar. Solche encephalomalacische Erweichungsherde nach Ischämie finden sich verteilt im Bereiche der Arteria cerebri media.

14c. **Sundberg:** 49jähriger Mann. Pneumothorax nach Forlanini. Zweimal vergeblicher Versuch. Schließlich gelingt es. 18 Nachfüllungen. Bei der 22. Nachfüllung werden 300 ccm inijiziert. Patient hat das Gefühl der Spannung. Es wird ein Kompressionsverband angelegt, weil die Luft aus dem Stichkanal pfeift. Verband muß gelockert werden. Während des Ankleidens (2—3 Minuten nach Operation) Atemnot. Er wird blaß, hat das Gefühl von Ohnmächtigwerden. Flimmern vor den Augen. Lag 10 Minuten auf Sofa. Besserung. Er war kurzatmig. Puls immer normal. Ging mit Unterstützung 100 m in den Pavillon. Ruhte sich da aus. Im Bett nahm die Atemnot zu. Heftige Dyspnöe. Blaß, kalter Schweiß, keine Schmerzen. 400 ccm werden abgelassen. Daraufhin Besserung. Wohlbefinden. Nach 5 Minuten zunehmende Dyspnoe. Cyanose der Hände. Dyspnoe bestand weiter. Puls normal. Nach 25 Minuten scheint Patient einzuschlummern. Der Puls wird schwächer. Alles umsonst. Tod. **Sektion** nach 2 Tagen. Lunge ohne Verletzung. Stimmritze geschlossen (Glottiskrampf).

15c. **Sundberg:** 21jähriger Mann. Rechtsseitiger Pneumothorax nach Forlanini. 200 N injiziert. Alsdann nur kleine Blase. Fast sofort nach Injektion Husten. Fühlte sich unwohl, schwindlig im Kopfe. Puls klein, unregelmäßig, nach 6 Stunden plötzlich Erbrechen, Schwindel, Blässe. Stiche in den Seitenpartien. Auf Campher Besserung. Abends neuerdings Erbrechen. Tags darauf munter. 3 Tage später neuer Versuch, wieder mit Schwierigkeiten verbunden. 150 ccm injiziert. Erst schwer, sodann unter brodelndem Geräusch. Leichte Schmerzen über rechter Schulter, jammerte überlaut. Kollapssymptome: Dyspnoe, kleiner Puls, kurzer, trockener Husten. Die folgenden drei Male ging es glatt. Doch beim vierten Male findet man wieder keinen Spalt. Es werden erst 50 Kochsalz, sodann 160 N ziemlich leicht injiziert. Am Schlusse heftige Unruhe, angstvolle Bewegungen, rasche Atmung, Blässe, Cyanose, Bewußtseinsverlust. Schaum vor dem Munde. Schlechter Puls. Halsvenen erweitert. Augen nach links und oben gerichtet. Cornealreflex verschwunden. Trismus. In linken Hals- und Schultermuskeln Krampf. Tod nach 15 Minuten. **Sektion** nach 24 Stunden. Gasblasen in den Venen der Konvexität, rechte Hirnhälfte hyperämisch. Herzkammern leer. An der rechten Lunge zwei Punktionsstellen sichtbar. Grube im Lungengewebe ohne Blutinfiltration des umgebenden Lungengewebes.

16c. **Zink:** 40jährige Frau, seit $1\frac{1}{4}$ Jahren krank, unterernährt, vorwiegend kavernöse Erkrankung der rechten Seite. Pneumothoraxanlegung nach Forlanini. Druck steigt rasch. 200 N injiziert. Bei der zweiten Nachfüllung dringt die Nadel ohne Widerstand ein. In zwei Etappen 200 ccm injiziert. Druck steigt hoch. Er geht nicht hinunter. Nadel herausgezogen. Nach 10—15 Sekunden, wie der Arzt auskultieren will, kollabiert Patientin. Maximal weite Pupillen. Puls kaum fühlbar. An der Einstichstelle und rechtem Vorderarm Marmorierung der Haut. Keinerlei Reaktion auf Anruf noch Schmerz. Trismus. Livide Gesichtsfarbe. Nach Öffnen der Kiefer und Hervorziehen der Zunge kehrt Atmung wieder. Starke Beugekontraktur im rechten Ellbogen- und Handgelenk. Krampfhaft geschlossene Finger. Klonische Zuckungen des ganzen Körpers. Campher. Corneal- und Pupillarreflex kehren wieder, rechts früher wie links. Keine Facialisparese. O-Inhalation. Die Bewußtlosigkeit hält den ganzen Tag an. Die Krampfanfälle werden seltener und weniger heftig. Atmung und Herztätigkeit gut. Starke Schweißsekretion. In der Nacht stärkere Anfälle. Stark verlangsamte Herzaktion. Aussetzen der Atmung. Zittern am ganzen Körper. Trismus. 2 Minuten Dauer des Anfalles. Tags darauf Aussehen schlechter. Beugekontraktur im rechten Arm geringer. Ruhige Atmung. Puls klein, weich. Kochsalzinfusion. Prompte Pupillarreaktion. Mittags Aussehen schlechter. Puls gut. Zeitweise leichte Krampfanfälle. Gegen Abend stärkerer Verfall. Trachealrasseln. Tod. **Sektion:** Injizierte Gehirnhäute. Piagefäße stark gefüllt, Hirnsubstanz ebenfalls blutreicher. In den Piavenen reichlich **Gasblasen.** Beim Ablösen Gefäße teilweise verletzt. Über hühnereigroße Pneumothoraxhöhle. Lungenoberfläche ohne makroskopisch sichtbare Veränderungen. Brustwand blutig imbibiert, speziell Faszie und Weichteile derselben. Gefäßverletzung nicht nachweisbar. Lunge hochgradig tuberkulös verändert (Zink nimmt Embolie von einem Gefäß der Thoraxweichteile an).

Über die **Häufigkeit dieser Pneumothoraxzufälle** liegen folgende Angaben vor: Forlanini teilt in einer ersten Publikation mit, daß er unter 98 Fällen keinen Zufall gehabt habe; später berichtet er von 10 000 Punktionen an 134 Patienten mit 12 Zufällen, davon 5 schwerere; keinen Todesfall. In einer dritten Zusammenstellung kommt er auf 1454 Insufflationen bei 28 Patienten mit 4 Zwischenfällen mit günstigem Ausgang. Saugmann hat bei 970 Füllungen an 54 Patienten **keine Komplikation** gesehen. In einer späteren Veröffentlichung referiert Saugmann über 215 Erstpunktionen und 5500 Nachfüllungen mit 2 Todesfällen durch Embolie. Bei 98 Patienten machte Saugmann von November 1906 bis Oktober 1910 22 Punktionen mit 14 Zwischenfällen. Dann tritt ein Todesfall ein durch Embolie. In der sich anschließenden Periode (Oktober 1910 bis September 1912) bis zum Auftreten des zweiten Todesfalles wurden 1200 Punktionen mit nur zwei Zwischenfällen beobachtet. Von September 1912 bis 1914 behandelte Saugmann 49 neue Patienten mit über 2000 Punktionen ohne Zwischenfälle. Von den Fällen vor dem ersten Todesfall waren 30,2% Mißerfolge, in der zweiten Periode war der Prozentsatz 35,7 und in der letzten Beobachtungsreihe 36,7%, wo kein richtiger Pneumo angelegt werden konnte. Diese Zahlen sind von der Art des Materials zu sehr abhängig, als daß man daraus große Schlüsse ziehen dürfte. Das v. Muraltsche Material wurde von Giesemann zusammengestellt. Unter 102 Fällen fanden sich bei Anwendung der Stichmethode 4 Gasembolien, 4 Ohnmachten; 2mal wird von Pleurareflex gesprochen. Brauer hat bei 240 nach der Schnittmethode behandelten Fällen (Erstpunktion) keine Zufälle erlebt. Jacquerod berichtet von einem Fall von Gasembolie unter 23 so behandelten Patienten. Zinn und Geppert hatten unter ungefähr 1000 Punktionen 2 Gasembolien, davon eine tödlich. Brauns berichtet von 2000 Insufflationen nach Forlanini ohne einen ernsteren Zwischenfall.

Die weitaus größte Zahl der Zufälle begegnet uns bei Anwendung der Stichmethode. Unter den Brauerschen Mitteilungen finden sich nur

2 Fälle (8a, 9a), wo bei der Schnittmethode Komplikationen eingetreten sind. Die übrigen Veröffentlichungen Brauers betreffen Nachfüllungen, bei denen die Punktionsmethode angewendet wurde. Ohne Zweifel liegt der Unterschied in der Tatsache begründet, daß man bei der Schnittmethode die Pleura pulmonalis freilegt. Man sieht ihre Exkursionen unter der Pleura costalis durchschimmern. Erst nach dieser Feststellung wird mit stumpfer Nadel durch die Pleura costalis gestoßen. Bei Anwendung einiger Vorsicht sollte sich da eine Verletzung der Lunge vermeiden lassen. Falls die oberflächlichsten Schichten der Lunge an der Punktionsstelle induriert sind, so ist auch bei dieser Methode trotz der stumpfen Nadel eine Verletzung des starren Lungengewebes nicht mit Sicherheit auszuschließen; doch ist die Gefahr auf ein Minimum herabgesetzt. Daher befürwortete denn auch Brauer seine Schnittmethode für alle Erstpunktionen. An Tierversuchen will Brauer sogar nachgewiesen haben, daß bei der Stichmethode die Lunge jedesmal lädiert wird. Forlanini kam bei analogen Versuchen nicht zum selben Resultate. Sicherlich ist die Gefahr der Läsion der Lungenoberfläche bei der Punktionsmethode bedeutend größer. Denn trotz der vorgängigen physikalischen und röntgenologischen Prüfung auf ev. vorhandenen Pleuraspalt arbeitet man bei der Stichmethode tastend, nur nach dem Gefühle. Die Ausschläge am Wassermanometer sind auch bei langsamem Vordringen durch die Brustwand die einzigen sicheren Anhaltspunkte, daß wir in einen freien Pleuraspalt hineingekommen sind. Trotz der scheinbaren Überlegenheit der Schnittmethode in bezug auf Sicherheit vor Gasembolien hat sie sich nicht eingebürgert bei den Fachärzten der Pneumothoraxtherapie. Die Schnittmethode bleibt den Ärzten vorbehalten, die keine Übung im Anlegen von Pneumothorax haben und die nur vereinzelt zur Anwendung der Methode Gelegenheit haben. Nur so sichern sie sich vor den unangenehmen Zufällen einer tödlichen Gasembolie. Daß in der Hand des Geübten die Stichmethode sich eingebürgert hat, beruht darauf, daß man bei dieser Methode viel einfacher arbeitet und dabei Wahrung der Asepsis ohne große Umstände sich sichern kann. Zur Technik der Stichmethode gehört nicht ein so großer Apparat, wie ihn die Schnittmethode beansprucht. Letztere Methode ist eine eigentliche Operation mit entsprechenden Vorbereitungen von Patient, Operateur und Assistenz. Die Stichmethode von Forlanini erheischt viel weniger Umstände. Sie ist von ihrem Begründer Forlanini und sodann von Saugmann und anderen technisch so ausgebaut worden, daß bei der Beobachtung der vorgeschriebenen Kautelen nach menschlichem Ermessen die Gefahr einer Embolie auf ein Minimum herabgesetzt wird. Wir werden weiter unten noch in Kürze die dabei zu beobachtenden Vorsichtsmaßregeln durchgehen.

Wie sollen wir uns diese Zufälle erklären, die wir vornehmlich bei der Stichmethode erleben, die bald zu schwerem Kollaps mit passageren motorischen, sensiblen, ja psychischen Störungen einhergehen, oft rasch zum Tode führen oder nach mehrtägiger Dauer unter Remissionen erst allmählich sich zurückbilden? Sind die leichten Störungen, denen wir begegnen, auf dieselbe Basis zu stellen, oder muß ein anderes ätiologisches Moment herangezogen werden?

Forlanini war es, der in Anlehnung an die Auffassung französischer Autoren bei Pleuraspülungen (Roger, Gilbert, Cordier) diese Erschei-

nungen als Pleurareflex erklärt haben wollte. Die Gefahr einer Gasembolie
hielt er bei Anwendung der von ihm angegebenen Kautelen für ausgeschlossen.
Auf dem gleichen Standpunkt steht sein Schüler Carpi. Anders urteilen die
neueren Anhänger der Pneumothoraxtherapie. Brauer hat zuerst auf die
Gasembolie als Ursache dieser Zufälle aufmerksam gemacht. Bei leichten
Formen nahm er ev. Pleurashock an. Auch Saugmann will nur da von Shock
sprechen, wo die Embolie mit Sicherheit auszuschließen ist. Ähnlich ist die
Auffassung von Neumann. Piéry rechnet die leicht vorübergehenden Störungen
zu den Pleurareflexen, alle ernsteren zu den Embolien. Auch Baer will zwischen
Embolie und Shock unterscheiden. Spengler sieht nur kleinste Embolien
auch bei den leichtesten Formen dieser Zufälle. Das Märchen von Pleurashock,
meint Mayer, spuckt immer noch in der Literatur. Dieser Shock existiert
nicht. Alle Todesfälle und üblen Zufälle, die bisher als Pleurareflex aufgefaßt
wurden, sind Luftembolien. Zu Reflexen rechnet Giesemann nur solche Fälle,
wo bei Berührung oder sonstigen Reizung der Pleura durch Stich, Schnitt oder
Zerrung Reflexerscheinungen auftreten. Viele Berichte sind so ungenau, daß
eine scharfe Abgrenzung des klinischen Bildes nicht möglich ist. Soviel steht
aber fest, daß man bei keinem Zufall, falls nicht der Gegenbeweis
durch autoptischen Befund gesichert ist, die Embolie ablehnen
kann. Zur exakten Beweisführung ist leider oft das klinische Bild zu lückenhaft übermittelt.

Was spricht für Reflex? Welche Gründe können wir für Embolie anführen? Gegen Reflex spricht vor allem das rein Zufällige des Eintretens
dieser Komplikationen. Selbst beim gleichen Individuum wird derselbe
Eingriff so und so oft ohne Zwischenfall vorgenommen. Auf einmal
tritt er ein mit mehr oder weniger großer Heftigkeit, mit größeren oder
geringeren cerebralen Erscheinungen. Sie stimmen überein mit dem von Wever
durch Versuche an Affen erhaltenen Resultaten. Und dabei sind diese Versuche
nur eine plumpe Nachahmung der Wirklichkeit. Denn wenn doch durch die
Kanüle, die in eine Vene eingedrungen ist, Luft dem linken Vorhof und von da
dem linken Herzen zugeführt und weiterhin in die Körpergefäße geworfen wird, so
muß diese Luft speziell beim Durchgang durch das linke Herz in feine Bläschen
zerteilt werden und von da aus alle möglichen Wege nehmen können. Wenn
sie hirnwärts ziehen, so können auch die Netzhautgefäße vorübergehend verlegt werden. Wir werden später die ophthalmoskopisch genauer festzustellenden
Erscheinungen besprechen. Die Luft kann aber auch in die Darmgefäße gelangen
und da zu profusen Durchfällen mit Blutbeimengung Anlaß geben. Ulcera-
tionen am Magen und Darm können die Folge sein. Wird die motorische Region
von diesen Luftbläschen betroffen, und tritt dadurch eine vorübergehende
Ernährungsschädigung ein, so beobachten wir motorische Reiz- resp. Lähmungserscheinungen. Auch sensible und psychische Störungen können durch Läsion
der entsprechenden Zentren eintreten.

Wenn bei manchen Fällen hervorgehoben wird, daß bei der Sektion
keine Veränderungen im Gehirne gefunden wurden, so muß dem entgegengehalten
werden, daß, wie Spielmeyer bei der Untersuchung der Gehirne von Wevers
Affen zeigte, die durch diese vorübergehende Schädigung bedingten Veränderungen nicht so eklatant sind und in die Augen springend, sondern nur
bei exakt mikroskopischer Untersuchung festgestellt werden können. Sie

treten auch erst nach einer gewissen Zeit vom Eintritt der Embolie an gerechnet auf.

Schon in der Einleitung haben wir gesehen, wie auf Grund des pathologisch-anatomischen Bildes der Lunge bei der Pneumothoraxtherapie eine Luftembolie leicht entstehen kann. Die Beschaffenheit der oberflächlichen Schichten der Lunge ist maßgebend für das Eintreten solcher Zufälle. Das pathologische Bild kann die verschiedensten Variationen aufweisen: der Pleuraspalt kann ganz oder teilweise erhalten sein, flächenhafte oder strangförmige Adhäsionen ziehen von einem Pleurablatt zum anderen. Die Pleurablätter sind entsprechend der Ausbreitung des krankhaften Prozesses in ihrer Nähe verändert. Stellenweise kann die Pleura zart sein. Wo der tuberkulöse Prozeß bis an die Lungenoberfläche sich erstreckt, verdickt sich besonders die Pleura pulmonalis unter dem Einflusse einer reaktiven Entzündung. Die Reaktion selbst ist individuell sehr verschieden. Das Lungengewebe zeigt immer indurierte Partien, wo der Luftgehalt ganz oder teilweise aufgehoben ist. Eingelagert oder dazwischen interponiert finden sich Partien mit Aussaat von miliaren Knötchen. An anderen Stellen haben wir Zerfall von käsigen Partien. Es ist zur Bildung von Kavernen gekommen, um welche herum wir immer sklerosiertes Gewebe vorfinden. Der Pneumothorax wird auf der vornehmlich erkrankten Seite angelegt. Der Krankheitsprozeß besteht meistens schon längere Zeit. Daher dürfen wir auf das Vorhandensein der eben beschriebenen verschiedenen pathologisch-anatomischen Bilder rechnen. Das indurierte Lungengewebe, in welchem die Venen starr ausgespannt sind, ist der Boden, auf dem die sog. Pleurareflexe resp. die Gasembolien entstehen. Wenn man mit der Nadel in die starr infiltrierte Lunge oder in einen Adhäsionsstrang hineingerät, so können wir mit der Nadel ein Venenlumen eröffnen oder gar durchstoßen. Der Vene ist es nicht möglich, wie im elastischen normalen Lungengewebe zu kollabieren. Der Zug, den die Nachbarschaft auf sie ausübt, läßt das Lumen klaffend. Es wird Luft angesogen aus der Umgebung (Alveole, Pneumothorax, Nadel). Ähnlich wie beim Eröffnen der Halsvene wird auch da die Luft angesogen, ins linke Herz getrieben und von da in den ganzen großen Kreislauf geschleudert. Der Zufall treibt diese Luft, deren Menge meist eine sehr kleine ist, bald mehr dahin, bald mehr dorthin, je nach den Umständen. In wievielen Fällen finden wir nicht die Angabe, daß die zurückgezogene Nadel Blut aufwies, oder daß nach dem Zufall blutiges Sputum aufgetreten sei. Plötzliches Unwohlsein meldet in vielen Fällen den Moment der Läsion. Typisch für alle diese Embolien ist, daß nicht nur eine Gegend des Gehirnes lädiert ist, sondern mehrere. Nicht nur plötzliche Bewußtlosigkeit als allgemeines Symptom beobachten wir. Sehstörungen, motorische Reiz- und Lähmungserscheinungen, Parästhesien an den Gliedern, psychische Störungen variieren in Stärke, Ausdehnung und Dauer in der mannigfachsten Weise.

Sollen alle diese Erscheinungen durch eine Pleurareizung erklärt werden? Unter den Zufällen, die wir angeführt haben, scheinen mir nur zwei ev. durch Reizung der Pleura erklärt werden zu können. Es sind dies die bei der Schnittmethode nach Brauer von ihm selbst beobachteten Fälle (1a und 2a). Der Glottiskrampf scheint mir durch einen beim Durchstoßen der Pleura costalis ausgelösten Schmerz verursacht zu sein, und zwar dürfte es sich um einen analogen Krampf der Schlundmuskulatur handeln, wie wir es auch bei plötzlichem Schreck beobachten. Die Fälle, die Forlanini als eklamptische Anfälle folgendermaßen beschreibt, scheinen mir kleinste Embolien zu sein: In einem Fall trat der Anfall in dem Momente ein, wo die Nadel die Pleura erreicht hatte, früher noch als überhaupt N aus dem Apparate getreten war. Im zweiten Falle bestand eine akute Pleuritis mit Erguß in die untere Thoraxhälfte. Die Nadel wurde in den flüssigen Erguß eingeführt. Durch Aspiration überzeugte sich Forlanini, daß er sich im Exsudat befand. Das Gurgeln des einfließenden N in der Flüssigkeit konnte deutlich vernommen werden. Man hatte etwa 250 ccm injiziert, als plötzlich der Anfall sich einstellte. Interessant sind in diesem Falle die bei den späteren Einführungen einige Tage hindurch eingetretenen Erscheinungen. Bei der zweiten Füllung 2 Tage später, in derselben Weise bewerkstelligt, trat, nachdem 220 ccm N eingeführt waren, ein neuer, diesmal noch heftigerer Anfall ein. Vorgängig der dritten Füllung wurde der Stichkanal mit Stovain anästhesiert. Der Anfall machte sich nur in Anzeichen bemerkbar. Vier weitere kleinere 50—60 ccm betragende, stets nach vorheriger Stovaininjektion vorgenommene Füllungen hatten keinerlei Nebenerscheinungen hervorgerufen. Als bei der siebenten Einführung die Stovaineinspritzung vorsätzlich unterlassen wurde, da stellten sich die Vorboten des Anfalles ein, namentlich die eigentümliche cyanotische Marmorierung der Haut am Halse und in den oberen Partien des Thorax. Später konnte nach Erlöschen des akuten Prozesses und Absorption des Ergusses die Behandlung ohne Anwendung von Stovain durchgeführt werden. Erscheinungen wie die obengenannten als Shockwirkungen aufzufassen, ist gewagt bei dem Vorhandensein von Schwarten. Doch mag eine abnorme Sensibilität der Pleura costalis vorgelegen haben. Hochgradig kann sie nicht gewesen sein. Unter Pneumothoraxtherapie und durch das Exsudat müssen die Pleurablätter verdickt und daher in ihrer Empfindlichkeit herabgesetzt worden sein. Bruns hat dies am Tierexperiment festgestellt. Zum Teil müssen wir bei diesen Erscheinungen Embolie annehmen. Durch die Stovaininjektion in einen Adhäsionsstrang hinein wurden die Venenlumina verkleinert. Der Zug von Seiten des infiltrierten Gewebes wurde dadurch geringer. Durch die engen Venen konnten nur geringe Mengen Luft aspiriert werden. In 2 Fällen hat ja Forlanini mit Sicherheit eine Verletzung (Anspießung) der Lunge nachgewiesen. In einem Fall, der autoptisch sichergestellt ist, war der Pneumo schmäler als man angenommen hatte. Die Nadel war durch den Hohlraum in die Lunge geraten. Im 2. Fall drang die Nadel in eine Verwachsung, welche den Pneumo durchzog. Bei einigen der angeführten Todesfälle ließ sich ja bei der Autopsie der Zertrümmerungsherd in der Lunge noch nachweisen, wo die Nadel hin und her bewegt worden war (Brauer 4c, Saugmann 10c, Sundberg 13c). Im Falle 5c von Brauer ließen sich Luftbläschen in den Hirnkapillaren nachweisen. Ähnlich im Falle 11c von Saugmann, ebenso im Falle Begtrup-Hansen (1c). Dluski berichtet von einem Fall aus der Krakauer Klinik (Ciechanowski), wo man bei der Sektion Luftbläschen in der intakten Arteria basilaris fand. Dies sind schon größere Gasmengen, die solche ausgesprochene Befunde abgeben. In vielen Fällen findet man keine Gasbläschen, wenigstens makroskopisch nicht. Mikroskopisch wurde nicht nach ihnen gefahndet. So ergab sich in einem Fall Sund-

bergs nur Hyperämie der Hirngefäße nebst zahlreichen Erweichungsherden,
wie bei Encephalitis haemorrhagica. Im zweiten Fall fand sich ein Stimmritzen-
krampf, im dritten waren Kopf, Gehirn und Herz blutarm, der Rumpf, speziell
Bauch, sowie Extremitäten mit Blut gefüllt: also vasomotorische Störungen
die Todesursache. Ob aber nicht gerade eine Embolie diese vasomotorischen
Störungen ausgelöst hat? Mir erscheint diese Erklärung wahrscheinlicher, als
wenn wir mit Carpi einen angiospastischen reflektorischen Hirnreiz annehmen.
Natürlich können wir autoptisch die Luft nur nachweisen, wenn eine gewisse
Menge in die Blutbahn geriet und durch eine überdauernde Herzaktion nicht
zu sehr durch die Kapillaren hindurchgetrieben worden ist. Wir können die
durch die Luftembolie ausgelösten Kontraktionen der Hirngefäße und die daraus
resultierende Hirnanämie, welche nur ein erstes Stadium der Embolie darstellt,
in Parallele stellen mit den von E. Weber auf Grund von Experimenten festgestellten Tatsachen, daß bei Unlustgefühl (Schreck, Schmerz) eine aktive
Kontraktion der Hirngefäße eintritt und damit eine Abnahme der Blutfülle zum
Gehirn. Weber glaubt, daß durch die dadurch verminderte O-Zufuhr zur
Gehirnrinde deren Empfindungsfähigkeit herabgedrückt wird. Dazu
kommt dann noch eine aktive Erweiterung der Bauchgefäße. Diese
Tatsache, die bei der Embolie eine Rolle spielt, wird uns bei der Anwendung
der Vorsichtsmaßregeln nochmals beschäftigen. Sillig will mit Piéry für ernstere Störungen Embolie annehmen. Nur für die leichten Fälle halten sie Pleurareflexe für wahrscheinlich. Denn es erscheint Sillig gewagt, von Reflexen
zu sprechen, wo die Pleura costalis so sehr verändert ist. In Fällen, wo die Pleura
costalis nicht hochgradig alteriert ist, mag zu Anfang der Pneumothoraxtherapie
noch eine gewisse Schmerzempfindung sich geltend machen. So berichtet
Brauns, wie das Einfließenlassen von zu kaltem N vorübergehenden Schock
ausgelöst habe, zumal wo dann noch eine nervöse Komponente mitspricht.

Die **Gegenmaßregeln,** die auch die Gefahren dieser Zufälle herabsetzen
und bei der Pneumothoraxtherapie, wie wir in der Statistik der Häufigkeit
der Vorfälle zeigen konnten, dieselben immer mehr eindämmen, falls alle Kautelen
beobachtet werden, bekämpfen alle die Folgen einer eingetretenen
Gasembolie. Wir müssen uns alle Hilfsmittel zu Nutze ziehen, welche uns
mit Sicherheit entscheiden lassen, ob wir uns bei Anlegung des Pneumo nicht
in einem Hohlraum befinden, sondern in einer Vene, sei es der Lungenoberfläche oder einer ausgespannten Adhäsion, auf daß man den Übertritt von Luft
in die Vene verhindern kann. Die ursprünglich von Forlanini angegebene **Nadel**
wurde modifiziert von Saugmann und von van Voornveld. Namentlich
van Voornveld hat das Stilett so in die Nadel einbezogen, daß auch bei Manipulationen mit demselben eine Kommunikation mit der Außenwelt nicht besteht,
also eine Aspiration von Außenluft unmöglich ist. Von Kjer-Petersen ist
eine Nadel angegeben worden, wo die Spitze solide ist und nur eine seitliche
Öffnung sich vorfindet.

Wichtig ist zwecks Orientierung über die Tiefe, in die man die Nadel eingestoßen hat, das Kornmannsche Schraubenkügelchen, das von van Voornveld in dem Sinne modifiziert wurde, daß eine Metallplatte mit einem verschieb-
baren Markierungszylinder verbunden ist. Das System läßt sich durch Schrauben
fest fixieren. Dadurch sind seitliche Verschiebungen der Nadel viel weniger
möglich als bei der ursprünglichen Kugel. Aus der Bestimmung der Länge

der eingeführten Nadelpartie bis zu dieser Gleitplatte hat man für die anschließenden Nachfüllungen sofort einen Anhaltspunkt über die Tiefe, in die man die Nadel einstoßen muß.

Beim Einstechen der Nadel steht das Nadellumen mit dem Manometer in Verbindung. Bei Verletzung einer Vene kann somit diese Luft aspiriert werden. Es ging daher das Bestreben einerseits dahin, dieses Luftquantum auf ein Minimum herabzusetzen. Das löste Forlanini durch Aufsetzen eines Dreiweghahnes auf die Nadel. Während der eine Gang mit der Nadel, der zweite mit der Schlauchleitung zum Manometer und ev. zum Gasbehälter in Verbindung stand, verband man in einem dritten Gang beim Einstoßen der Nadel deren Lumen mit einer Sicherheitsspritze. So ließ sich ev. Blut aspirieren, falls man in ein Gefäß geraten war. Allgemein wird jetzt das Stichverfahren unter Benützung der verbesserten Nadel ohne Sicherheitsspritze von Forlanini angewendet. Geachtet wird darauf, daß die Nadelspitze nicht zu scharf sei, auf daß sie die Lunge nicht zu leicht verletze. Es wird also die von Kjer-Pertersen angegebene Idee berücksichtigt. Damit sind die Vorbedingungen geschaffen zwecks Ausführung der Punktionsmethode. Sie ist sehr einfach, leicht unter streng aseptischen Kautelen auszuführen und birgt bei Beobachtung der schon genannten und noch anzuführenden Vorsichtsmaßregeln wenig Gefahren.

Nachdem durch die klinische und röntgenologische Untersuchung unmittelbar vor Vornahme des Stiches die für den Einstich günstigste Stelle ausgewählt wurde, wird der Stichkanal anästhetisch gemacht. Man nimmt dem Patienten die unangenehmen Sensationen und bewahrt ihn vor einem Shock beim Durchstoßen der Pleura costalis für Erstfüllungen und bei Nervösen auch späterhin. Diese Maßregel ist durchaus angezeigt. Das Einstoßen der Nadel erfolgt langsam und unter beständiger Nachkontrolle mit dem Mandrin über die Tiefe, in der man sich befindet. Ausschläge am Manometer zeigen an, ob die Nadel in einem Hohlraum sich befindet. Findet sich Blut am Stilett, so entfernt man die Nadel sofort und versucht sein Glück an einer zweiten Stelle. Bleibt auch da der Erfolg versagt, so verschiebe man es auf eine zweite Sitzung. Vielleicht treten alsdann kräftige Schwankungen am Wassermanometer auf, die ein Beweis sind, daß man in einen Pleuraspalt eingedrungen ist. Die Füllung kann alsdann vorgenommen werden. Über die Bewertung der manometrischen Schwankungen und deren Grenzwerte verweisen wir auf v. Muralts Arbeiten.

Bei der Füllung entstehen nur dadurch, daß sich Adhäsionen unter Anwendung eines höheren Druckes lösen, Emboliegefahren. So berichtet Weiß von einem Fall, wo man Unter- und Mittellappen der rechten Lunge gut komprimieren konnte. Die Spitze war noch ganz adhärent. Es wurden höhere Drucke angewendet. 2 Tage nach der letzten Füllung bekommt der Patient heftige Schmerzen hinter dem oberen Sternum, Druck nach dem Halse und Schluckbeschwerden. Patient wird sehr unruhig, blaß, cyanotisch, Puls ist sehr frequent, Atmung ebenfalls. Die Spitze der rechten Lunge hatte sich gelöst. Das Mediastinum war überdehnt. Es mußten über 500 ccm N abgelassen werden (Exsufflation), um die Symptome sofort zum Schwinden zu bringen.

Auch bei langsamer Steigerung des Druckes lassen sich Adhäsionen allmählich dehnen. Es bilden sich Stränge, die immer dünner und dünner werden und oft durchreißen. Wie man versucht, diese Stränge operativ zu beseitigen, werden wir später bei der Besprechung der Thorakoskopie sehen.

So leicht man dazu veranlaßt wird, tiefe Inspirationen durch den Patienten vornehmen zu lassen, so muß davor gewarnt werden, weil im statistischen Teile nachgewiesen ist, daß dabei die Nadel in die Lunge eindringen kann und zu einer Gasembolie Veranlassung gibt. Diese an sich gutgemeinte Aktion zwecks Auslösung einer stärkeren Schwankung am Manometer birgt somit ihre große Schattenseite, die zur Vorsicht mahnen muß.

Daß das einzuführende Gas nicht zu kalt sein darf, haben wir bereits früher bemerkt.

Ein weiterer wichtiger Faktor, der beobachtet werden muß, ist die Lagerung. Die Punktionsstelle sei, wenn immer möglich, die höchste Stelle. Wenn bei der Füllung ev. eine Embolie eintritt, so wird das Gas entgegen der Schwere dem Herzen zuströmen und nicht so leicht den Hirnzentren zueilen, als wenn man bei sitzender oder halbsitzender Stellung den Eingriff vornimmt.

Von Deneke ist O statt N für die Insufflation verwendet worden. Er ging von der Überlegung aus, daß, falls Gas in das Blut kommt, der O leichter resorbiert wird als der N. Ganz ohne weiteres stimmt diese Überlegung nicht, denn es ist frisch arterialisiertes Blut, in welches das Gas kommt. Es ist also bereits mit O gesättigt, kann also keinen mehr aufnehmen. Sicherlich vermag aber das Blut beim Durchtreten durch die Kapillaren den O leichter an die Gewebe abzugeben als den indifferenten N. Insofern ist es daher zu begrüßen, wenn Sauerstoff benützt wird.

Wir haben weiter oben angeführt, daß Forlanini durch Ansaugen mit der Sicherheitsspritze den Ort, wo die Nadel steckt, nachprüft. Statt zu aspirieren, kann man auch etwas injizieren und so Gewißheit über den Ort bekommen. Daher schlugen Holmgreen und A. Schmidt **vorgängig** der Gasinjektion Kochsalzlösung einzuspritzen vor und erst durch diese Flüssigkeit das Gas zu injizieren. Dieser Vorschlag wird meist nicht ausgeführt. Wenn man deutliche, ausgiebige Manometerschwankungen hat, so darf man mit Sicherheit annehmen, daß man in einen Hohlraum zwischen den Pleurablättern sich befindet.

Wir haben bis anhin nur die Punktionsmethode behandelt und die auf sie Bezug habenden Vorsichtsmaßregeln besprochen. Es geschah dies nicht nur, weil diese Methode fast allein alle bekannten Zufälle zu buchen hat, sondern weil sie fast einzig ausgeübt wird. Die Schnittmethode nach Murphy-Brauer tritt in ihr Recht nur für gewisse Fälle, deren genauere Erörterung uns zuweit führen würde. Daß auch bei der Schnittmethode man mit der Nadel hier und da in die Lunge geraten kann, ist selbstverständlich, namentlich wenn eine indurierte Lungenpartie, die nicht nachgibt, vorliegt. Die Methode sichert also nicht absolut vor Embolie. Doch ist die Punktionsmethode mit den oben angeführten Schutzmaßnahmen in der Hand des Pneumothoraxtherapeuten so sicher, daß die Zufälle immer seltener werden. Für den Unerfahrenen und für gewisse Ausnahmefälle bleibt die Schnittmethode diejenige der Wahl. Wenn wir die Pleura costalis freigelegt haben und unter ihr die Verschiebungen der Pleura pulmonalis verfolgen können, dann sollte es ein leichtes sein, mit der stumpfen Salomonschen Nadel in den Pleuraspalt zu gelangen. Weil diese

Nadel stumpf ist, verletzt sie ohnehin viel weniger als die bei der Punktionsmethode notwendigen halbspitzen.

Hat es sich doch so gefügt, daß eine Embolie eingetreten ist, so brauchen
wir deswegen die Hände nicht müßig in den Schoß zu legen. Die zerebralen
Erscheinungen können zwar spontan vorübergehen, das Abwarten ist aber
unsicher und sehr verantwortungsvoll, stehen uns doch Mittel und Wege zur
Verfügung, um die Erscheinungen der Embolie herabzumindern, d. h. um durch
vermehrte Blutzirkulation im Gehirn die Luft wieder herauszutreiben. Da
wir nicht wissen, ob die verletzte Vene verschlossen ist, werden wir nicht die
Lunge durch künstliche Atmung aufblähen, um ev. dadurch das Lumen
der Vene neuerdings zum Klaffen zu bringen und neuen Embolien Vorschub
zu leisten (Saugmann). Wir werden dagegen den Herzmuskel durch die
bekannten Mittel stimulieren, um ihn zu erhöhter Arbeit anzutreiben.
Sehr angezeigt ist die intravenöse Injektion von Adrenalin (Orlowski
und Fofanow). Einerseits wirkt das Adrenalin auf die Gefäßwand der Hautgefäße und des Splanchnikus kontrahierend. Es wird so mehr Blut durch die
Hirngefäße getrieben. In dieselben eingedrungene Luftbläschen werden leichter
durch die Kapillaren hindurchgejagt. Nach Biedl bewirkt das Adrenalin eine
Verstärkung der Kammersystole und Beschleunigung der Herzkontraktion.
Mit Adrenalin erreichen wir somit Dreifaches: 1. aktive und passive Erweiterung der Hirngefäße, 2. aktiv maximale Kontraktion der Gefäße
im Splanchnikus, sowie Verengerung der Hautgefäße, 3. direkte
Herzwirkung. Jessen empfahl außerdem kräftigen Aderlaß (500 ccm).
Wenn die Atmung aussetzt, so ist es zweckmäßig, Traktionen der Zunge
und O-Inhalationen anzuordnen in Kopf-Tieflage, sowie Faradisation
des Nervus phrenicus. Weil auf das Atemzentrum lähmend wirkend, muß
von Morphiumgaben Abstand genommen werden. Tiegel empfahl den
Überdruck als Gegenmittel gegen das Auftreten von Embolien, indem durch
den Überdruck die Lunge in toto erweitert, die Venenlumina verkleinert werden
und eine Veränderung in der Blutzirkulation des Lungenkreislaufes eintritt,
derartig, daß durch die Ausdehnungen der Lunge die Gefäße gedehnt und daher
kleineres Volumen annehmen. Vom rechten Herzen her muß das Blut unter
stärkerer Arbeit durchgetrieben werden. Der Hauptimpuls in der Lungenzirkulation geht von der Arteria pulmonalis aus. Die ansaugende Wirkung
des linken Vorhofes ist geringer. Damit ist die erste Komponente bei Entstehung der Luftembolie durch Venenläsion ausgeschaltet. Da die zweite Komponente die ansaugende Wirkung vom linken Vorhof her verkleinert ist, ist die
Möglichkeit von Ansaugung von Blut aus einer lädierten Vene mitsamt der
nachdrängenden Luft ebenfalls verringert und dadurch die Gefahr der Luftembolie herabgesetzt. Die Verkleinerung der Gefäße in ihren Lumina durch die
Dehnung bei Anwendung des Überdruckes gilt vornehmlich für die normalen
elastischen Gefäßabschnitte. Sie gilt aber auch für die in induierte Lungengewebe eingeschlossenen Venen. Denn auch in der erkrankten Lunge wechseln
lufthaltige, wenig erkrankte Partien mit sklerosierten ab. Durch die Einwirkung
der lufthaltigen Partien tritt eine Rückwirkung im angedeuteten Sinne auch
auf die sklerosierten, erkrankten Abschnitte ein.

Interessant und beruhigend ist es zu konstatieren, daß dank der streng
durchgeführten oben niedergelegten Vorsichtsmaßregeln bei der Durchführung

der Punktionsmethode dieselbe in der Hand des Pneumothoraxtherapeuten zu einer ganz ungefährlichen Operation geworden ist zum Segen von Tausenden von Tuberkulösen, die darin ihre Heilung fanden.

B. Zufälle bei Punktionen.

Gelegentlich einer Thorakozentese bei einem Kinde beobachtete Roger 1864 den ersten eklamptischen Anfall. Doch blieb diese Beobachtung beinahe unbeachtet. Erst 10 Jahre später wurde die Frage von neuem angeschnitten durch ähnliche Beobachtungen von Besnier, Legroux und Lépine. Man sah diese Erscheinungen als nervöse Reflexe an, ausgelöst durch eine Pleurareizung. Bis auf den Fall Clairmont (s. Schläpfer) gingen alle unten angeführten Beobachtungen unter dem Begriff der Pleurareflexe (Cordier, Zesas). Inwiefern dieser Standpunkt gerechtfertigt ist, mögen die nachfolgenden Darlegungen zeigen.

Die Punktion ist ein chirurgischer Eingriff, den jeder Arzt zu diagnostischen Zwecken oft vornimmt, ohne zu ahnen, daß da lebensgefährliche Komplikationen eintreten können. Es hat darum eminent praktisches Interesse, wenn diese drohenden Komplikationen ätiologisch klargestellt werden. Denn wenn wir sie richtig erfaßt haben und in ihrer Genese kennen, so ergeben sich ohne weiteres die bei ev. auftretenden Zufällen zu ergreifenden Vorsichtsmaßregeln. Zumal diese Vorfälle meist sehr alarmierend sind, ist es von ganz besonderem Werte, daß der Arzt zum voraus über deren Ätiologie aufgeklärt sei, um darauf basierend sofort die zweckentsprechenden Gegenmittel in Anwendung zu bringen. Wenn er nicht orientiert ist, denkt er nicht daran: er steht ratlos da. Eine Zusammenstellung der Fälle wird die Übereinstimmung zeigen, die diese Zufälle in ihrem klinischen Bilde mit den bei Pneumothoraxfüllungen beobachteten gemeinsam haben. Leider sind die uns übermittelten Schilderungen lückenhaft. Wir vermissen manche Mitteilung, die für die Ätiologie von Wert wäre. Nur was am Anfalle besonders in die Augen springt, findet sich aufgezeichnet. Vieles, was uns für die Deutung von großem Wert wäre, fehlt. Doch lassen wir erst die Reihe der Beobachtungen an uns vorüberziehen. Deren epikritische Durchsicht möge uns eine Mahnung sein, welche Lücken wir in einem ähnlichen Falle ausfüllen müssen, um zu einer sicheren ätiologischen Abklärung mitbeizutragen.

a) Fälle mit Ausgang in Heilung.

1a. **Clairmont** (1914)[1]: 34jähriger Mann. Wegen Verdacht auf Lungenabszeß aufgenommen. Zweimalige Probepunktion negativ. 3 Tage später wiederholte Probepunktionen neurdings negativ; reichlich eiteriges Sputum. Im Röntgenbilde Schatten über rechtem Unterlappen. Operation: Probepunktion ergibt Eiter. Rippenresektion. Erneute Probepunktion ergibt nur Spuren blutigen Sekretes. Spritze wird abgenommen, Nadel belassen. In diesem Momente fällt Patient zurück, bewußtlos, mittelweite starre Pupillen, Zuckungen am ganzen Körper. Nach 2½ Stunden erholt sich Patient langsam wieder. Er klagt, daß er nichts sehe. Ophthalmoskopische Untersuchung am nächsten Tage ergab normalen Befund. Vom 4. Tage an Besserung des Sehvermögens. Starkes Schwindelgefühl während 14 Tagen. Nach 6 Monaten Sehvermögen normal.

2a. **Ehni** (1910): Mann. Interlobäres Empyem. Punktion ohne Erfolg. Es trat hierbei eine Synkope, gefolgt von tonischen Konvulsionen auf. Nach Ruhe kam Patient bald wieder zu sich.

---

[1] Vergl. Schläpfer. Karl: Über einen Fall von dreitägiger Erblindung. Deutsche Zeitschr. f. Chir. **159**, 132.

3a. **Ingorokva** (1913): 20jähriger Mann. Linkseitige Tuberkulose. Bei der ersten **Punktion** erhält man klare Flüssigkeit. Anderen Tags wird die Punktion wiederholt. So bald die Nadel eingeführt war, wird Patient totenblaß. Es tritt lebhafter Schmerz ein, kalter Schweiß, Dyspnoe, kalte Extremitäten. Cyanose des Gesichtes. Keine Spur von Paresen. Sodann erholt sich Patient wieder.

4a. **Ingorokva** (1913): 35jähriger Mann. Rechtseitige Brustfellentzündung mit Spitzenaffektion. Durch Punktion trübseröses Exsudat entleert. 5 Tage später, weil erneutes Exsudat nochmalige Punktion. Beim Wägen 2 Tage später plötzlich Anfall. Zittern des Armes. Fixer Blick. Bewußtseinsverlust. Nach einigen Minuten kommt er wieder zu sich. Lumbalpunktion ergibt nichts Besonderes.

5a. **Leclerc-Cordier** (1910): Mann. Linkseitiger pleuritischer Erguß. Punktion mit Potain. Nach Einlegen des Troikart vor Fließenlassen irgendwelcher Flüssigkeit: Erbleichen des Patienten, epileptiforme Zuckungen und Kollaps. Sofort Troikart zurückgezogen. Unter künstlicher Atmung, Excitantien erholt sich Patient wieder. Bei späteren Punktionen Morphium vorausgeschickt; keine weiteren Zufälle.

6a. **Mouisset** (1910): 35jährige Frau. Neuropathin. Rechtseitige Pleuritis, mittelgroßes Exsudat. Punktion mit Troikart; nachdem eine geringe Menge abgeflossen, treten rechtseitige Zuckungen in den Gliedern auf, die an Jacksonsche Epilepsie erinnern. Dabei volles Bewußtsein. Sistieren des Abflusses des Exsudates. Wie man nach einer Pause die Aspiration aus dem Troikart wieder einleitet, treten die Zuckungen wieder auf. Mit der Herausnahme des Troikart hörten die Erscheinungen auf.

7a. **Lépine** (1875): 52jähriger Lederarbeiter. Durch Punktion trübe Flüssigkeit entnommen. Nach 12 Tagen Wiederholung der Punktion; desgleichen nach weiteren 5 Tagen. 14 Tage nach der letzten Punktion bemerkte der Kranke, daß sein rechter Arm bedeutend schwerer und schwächer werde als der linke, während vor der Operation nie ein Unterschied bemerkbar war. Es zeigten sich trophische Störungen der Haut: Trockenheit, Schuppen. Muskelatrophie des Deltoideus, Pectoralis major und Bizeps. Vorderarm und Hand beiderseits gleich. Heben des rechten Armes kaum zur Stirn möglich. Lanzinierende Schmerzen in der Schulter, gegen Ellbogen ausstrahlend. Tast-, Temperatur- und Schmerzgefühl beiderseits gleich. Facialis intakt. Pupillen gleich reagierend. (Lépine stellte eine Zunahme der Beschwerden mit der Stärke der Schmerzen in der Wunde fest, er nimmt reflektorische Paralyse an).

8a. **Olliver** (1906): Erwachsene Frau. Seröse Pleuritis. Probepunktion ohne Zufall. 10 Minuten später treten pulmonale Erscheinungen ein: Atembeklemmung, Schleim im Munde, Cyanose und Kollaps. Cyanose wird immer stärker. Tachykardie. Unter künstlicher Atmung erholt sie sich wieder; Heilung.

9a. **Weill** (1894): 12jähriges Mädchen. Trockene rechtseitige Pleuritis nach Grippe. Bei Probepunktion wird das Mädchen im Momente, wo die Nadel in die Lunge dringt, cyanotisch. Während 10 Minuten allgemeine Konvulsionen. Den übrigen Teil des Tages war Patientin sehr müde.

10a. **Zesas** (1912): 42jähriger Mann mit malignem Tumor des Mediastinum und pleuralem Ergusse. 150 g blutige Flüssigkeit mittels Punktion abgelassen. Ca. 15 Minuten nach dem Eingriff verliert Patient das Bewußtsein, Bulbi nach oben verdreht, Gesicht und Lippen stark cyanotisch, Rumpf und Glieder von tetanischer Starre ergriffen. Atmung sistierte. Puls schwach, unregelmäßig, kaum fühlbar. Nach 3—5 Sekunden konvulsivische Zuckungen der oberen und unteren Extremitäten, die nach Morphiuminjektion verschwanden. Patient kam wieder zu sich. Amnesie für den Vorfall. Weitere Punktionen unterblieben. Keine Anfälle mehr. Tod später an Lungenblutung.

b) Zufälle mit tödlichem Ausgang.

1b. **Besnier** (1875): 43jährige korpulente Frau. Rechtseitiges pleurales Exsudat, das rasch zunimmt. Hochgradige Dyspnoe. Deswegen Thorakocentese. Troikart wird eingestoßen in sitzender Stellung. Flüssigkeit fließt, nachdem Kanüle anfänglich verstopft war, ab. Stinkender Eiter entleert sich. Nachdem 400 g abgeflossen, fällt Blässe der Patientin auf. Weite Augen, starre Pupillen, Atemstillstand; sie ist pulslos. Alle Wiederbelebungsversuche umsonst. Von **Sektion** nichts erwähnt.

2b. **Bönninger** (1907): 78jährige Frau. Linkseitiger Erguß bei Tuberkulose. Probepunktion im 7. Interkostalraum. Es wird keine Flüssigkeit aspiriert. Blutiger Auswurf. Hustenreiz. Plötzlicher Kollaps mit Cyanose und Dyspnoe. Die Nadel war in die Lunge eingedrungen.

, 3b. **Cordier** (1908): 37jährige Frau, rechtseitiger tuberkulöser Erguß. Probepunktion. Man bekommt nur einige Tropfen Blut. Kaum ist die Spritze entfernt, bekommt die Patientin einen epileptiformen Anfall mit Verdrehen des Kopfes auf die linke Seite. Exophthalmus. Deviation der Augen nach rechts. Beiderseits klonische Zuckungen von 1—2 Minuten Dauer, hernach tonische Kontrakturen von 6—7 Minuten Dauer. Stertoröser Zustand, von einzelnen klonischen Zuckungen unterbrochen. Nach 2 Stunden erwacht Patientin. Sie ist wieder bei vollem Bewußtsein. Nachmittags nochmals Stertor mit konvulsivischen Zuckungen bis gegen 6 Uhr abends in beiden Armen. Tod. **Sektion** ergibt Perikarditis, rechte Lunge im Oberlappen verdichtet.

4b. **Devic** (1909): 20jähriges Mädchen. Nach Scharlach doppelseitiges pleurales Exsudat, besonders rechts. Thorakozentese. Wie die Nadel eingeführt ist, tödlicher Kollaps ohne Zuckungen. Etwas Albumen im Urin.

6b. **Devic** (1894): 73jährige Frau. Rechtseitige, exsudative Pleuritis. Probepunktion. 600 g zitronengelbes Exsudat abgelassen. Einige Minuten nach Punktion bemerkte Patientin Ameisenkribbeln im rechten Arm und Hand; 1½ Stunden später war Patientin ungeschickt mit der rechten Hand. Nach mehreren Stunden bestand schlaffe rechtseitige Lähmung. Langsam zunehmende Somnolenz. Unwillkürlicher Stuhl- und Urinabgang. Areflexie; nach 1½ Tagen Tod. Dickes, fibrinöses Exsudat liegt der rechten Lunge auf, dieselbe ist an der Basis athelektatisch, nicht pneumonisch infiltriert.

6b. **Fertescue-Bricksdale** (1904): 2jähriges Kind. Pleuropneumonie. Probepunktion mit negativem Resultate. Kaum hat man den Troikart zurückgezogen, wird das Kind unruhig, bleich; es kollabiert. Cyanose tritt auf. Zuckungen im Arm der Seite, wo die Punktion vorgenommen. Blutiger Schaum vor dem Munde. Völliger Kollaps. Puls und Atmung werden schlechter. Nach 10 Minuten Tod. **Sektion** nicht vorgenommen.

7b. **Jeanselme** (1892): 42jähriger Mann mit rechtseitiger Lungengangrän und eiteriger Pleuritis. Probepunktion mit Troikart. Man bekommt nichts. Es wird nach **verschiedenen** Seiten vorgestoßen. Umsonst. Der Kranke fühlt sich unwohl. Er wird bleich. Plötzlicher Kollaps. Cyanose des Gesichtes, Kontrakturen der Glieder. Stertoröse Atmung. ¼ Stunde später rechtseitige Gesichtslähmung und völlige Erblindung. Nach ½ Stunde sind diese Erscheinungen verschwunden. Abends noch ist Patient völlig benommen. Kopf und Augen nach rechts gedreht, profuser Schweiß, Koma, Tod. **Sektion** ergibt blasses Myokard.

8b. **Legroux** (1875): 52jähriger Mann. Linkseitiges Exsudat. Punktion mit Potain. Es werden 2 l abgelassen. Patient fühlt sich erleichtert, hustet aber blutigen Schaum aus. ¾ Stunden später beim Aufrichten kurzer Aufschrei. Er fällt zurück, wird bleich, macht einige Bewegungen mit den Armen, Tod. Akute Hirnanämie; sonst kein Befund.

9b. **Letulle** (1880): 28jähriger Mann mit linkseitigem Pyopneumothorax nach Tuberkulose. Drei Punktionen verlaufen glatt. Anschließend an die letzte Punktion tritt linkseitige Hemiparese mit Steigerung der Sensibilität auf. Keine Änderung des Temperatursinnes, keine Pupillar- oder Sehstörungen. Tod. Bei der Autopsie findet sich 2½ l Eiter in der linken Pleurahöhle, eine breite Pleuropulmonalfistel, verkäste Lungenherde beiderseits. Nichts in den Hirnzentren.

10b. **Olliver** (1906): Mann. Eiterige Pleuropneumonie. Erste Punktion ohne Zwischenfall. Eine zweite in die Gegenseite gemacht. Ohne Schrei und ohne Zuckung fällt Patient rückwärts, wird cyanotisch. Tod ohne Konvulsionen.

11b. **Olliver** (1906): Mann. Lungengangrän mit Empyem. Probepunktion ohne Zufall. Man will die Thorakozentese anschließen. Es tritt hochgradige Atemnot ein. Zunehmende Dyspnoe. Tachykardie. Patient deliriert. Tod ohne Zuckungen.

12b. **Roch** (1903): 31jähriger Mann. Rechtseitige Tuberkulose. Pleuritis. Probepunktion ohne Zwischenfall. Eines Tages ohne Vorboten Anfall von Verwirrtheit von ½stündiger Dauer. Eigentliche tonische und klonische Zuckungen, bleiches Gesicht, ebenso Lippen. Er erwacht nach 2 Stunden sehr müde, ohne irgendwelche Erinnerung. 2 Monate später tritt neue Krise auf mit weiten Pupillen, lebhaften Bewegungen, unzusammenhängenden Worten, gefolgt von schwerem und komatösem Schlaf. Nach 1 Stunde Erwachen ohne Erinnerung. Kein Zungenbiß. Tod nach 2 Monaten. Sektion ergab nichts in den nervösen Zentren.

13b. **Russell** (1898): 7jähriges Mädchen. Bronchopneumonie. Wegen Verdacht auf Exsudat Probepunktion. Sofortiger Bewußtseinsverlust. Blässe der rechten Gesichtshälfte, gefolgt von Cyanose. Nach 2 Stunden allgemeine epileptiforme Krämpfe. Tod nach 5 Tagen unter neuen Konvulsionen. **Sektion** wies Hyperämie des Gehirnes auf. Keine makroskopische Läsion.

14b. **Russell** (1898): 8jähriges Mädchen. Verdacht auf Empyem. Probepunktion. Blutiger Schaum tritt auf die Lippen. Doppelseitiger Strabismus convergens und Kontrakturen der oberen Gliedmaßen. Puls und Atmung setzen nach 1—2 Minuten aus. Tod. Bei **Sektion** fand sich akute Lungenentzündung.

15b. **Russell** (1898): Mann. Probepunktion reaktionslos ertragen. Bei der zweiten Punktion Kollaps. Atem- und Herzstillstand. Vergeblich wird künstliche Atmung vorgenommen. Nach einigen Minuten stellt man linkseitige Hemiplegie fest gefolgt von epileptiformen allgemeinen Zuckungen. Tod nach 3 Tagen bei Persistieren der Hemiplegie. **Sektion** ergibt nur Myokarditis. Keine Gehirnveränderungen makroskopisch.

16b. **Strauß** (1878). 66jähriger Mann. Seröse Pleuritis bei Ca. mediastini. Punktion. Es werden 300 g abgelassen, als Patient plötzlich einen Schrei ausstößt, sich rückwärts wirft, völlig schlaff mit stertoröser Atmung und Cyanose des Gesichtes. Deviation der Augen nach rechts. Myosis. Nach $^1/_2$ Stunde treten mehr athetotische Bewegungen auf. Der Kollaps geht zurück. Beim Erwachen zeigt Patient eine linkseitige Lähmung. Sie ist am anderen Tag schlaff. Am dritten Tage tritt ein neuroparalytisches Ödem des linken Armes ein. Breite Schorfe. Tod. Bei der **Sektion** fand sich ein Tumor, der die Bifurkation einnimmt, die großen Gefäße umschließt, die Cava superior komprimiert und $^2/_3$ der rechten Lunge zerstört hat. Nichts am Zentralnervensystem.

17b. **Talamon** (1893): 50jähriger Mann. Rechtsseitige Pleuropneumonie. Durch Probepunktion 900 ccm seröse Flüssigkeit abgelassen. 3 Tage später typische Konvulsionen, Stuhl und Urin unwillkürlich abgehend. Nach 5 Stunden Aufhören des Anfalles, angeblich auf 2 g Chloral. Schwäche während 5 Tagen. Neuer Anfall nach weiteren 3 Wochen. Tod in Koma. Außer pleuralen und Lungenveränderungen nichts nachweisbar.

18b. **Vergely** (1877): Mann. Pleuropneumonie mit eiterigem Exsudat. Ödem der beiden Thoraxseiten, des Halses und Gesichtes. Unregelmäßiger Puls. Punktion mit Dieulafoy; daraufhin Erleichterung. 45 Minuten später beim Trinken von Fleischbrühe plötzlicher Exitus ohne Schrei. Bei **Sektion** fand sich noch $1^1/_2$ l Eiter in der rechten Brusthöhle. Rechte Lunge auf die Hälfte reduziert. Eiterige Bronchitis. Gerinnsel von rechtem Herzohr in die Vena cava superior sich erstreckend.

Bei der Durchsicht dieser Zufälle bei den Punktionen muß auffallen, wie groß die Zahl der Todesfälle ist im Verhältnis zur Zahl der überhaupt vorkommenden Komplikationen. Im Verhältnis zur Häufigkeit der Vornahme dieses chirurgischen Eingriffes ist die Zahl der Zufälle sehr klein. Das spricht wohl dafür, daß selten die pathologischen Veränderungen in der Lunge derartige sind, daß eine Embolie eintreten kann. Sehen wir uns um, ob das mit den Veränderungen, wie wir sie im allgemeinen vorfinden, übereinstimmt. Die Veränderungen der Pleura und der Lunge sind in den meisten Fällen von Probepunktion sowie von Punktion nicht so hochgradig wie bei den Pneumothoraxfällen. Wir werden unter der Wirkung des Exsudates eine Verdickung der Pleurablätter vorfinden. In der großen Mehrzahl der Fälle handelt es sich um ein entzündliches Exsudat meist als Folge einer Entzündung der Lunge, selten des Brustfelles. Die Hauptveränderungen weist die Lunge auf in der Nachbarschaft des Exsudates: sie ist infiltriert, ihres Luftgehaltes beraubt und daher fibrös umgewandelt. Sie hat ihre Elastizität eingebüßt. Neuerdings treffen wir dieselben Voraussetzungen für die Lungenvenen, wie wir es in dem Pneumothoraxabschnitte gesehen haben. Ein starres Gewebe hält die Venen gespannt und verhindert bei Läsion ein Kollabieren. Daß die Pleurablätter ebenfalls verdickt sind unter dem Einflusse der darunter vor sich gehenden Entzündung, sowie des vorhandenen Exsudates, haben wir bereits erwähnt. Wenn das Exsudat schon längere Zeit besteht, so sind die sensiblen Nervenendapparate der Pleura costalis durch die Infiltration der Pleura in ihrer Perzeptionsfähigkeit sicherlich herabgesetzt, ähnlich wie in der Haut des chronisch-ödematös geschwollenen Beines. Jeder anhaltende Druck auf einen Nerven hebt auf die Dauer dessen Leitungs- resp. Perceptionsfähigkeit auf.

Vereinzelte Zufälle nur betrafen Transsudate bei malignen Tumoren der Brustwand als Folge der Stauungen in den Gefäßen. Wenn da Zufälle eintreten wie in Fall 16b und 11a, so ist der Marasmus der Kranken ein wichtiges ätiologisches Moment. Thrombosen in Venen der Lunge können in den großen Kreislauf geschleudert zu Embolien führen und so den Tod zur Folge haben. Treten in diesen Fällen ausgesprochene Cerebralerscheinungen auf im direkten Anschlusse an eine vorgenommene Punktion, so muß an Embolie gedacht werden aus einer Lungenvene in der Nachbarschaft des Tumors. Denn da ist das Gewebe reaktiv induriert. Wir müssen zwar daran denken, daß cerebrale Erscheinungen in diesen Fällen bei Entleerung großer Exsudate durch die dadurch entstandene hochgradige Hirnanämie hervorgerufen werden könne. Kann bei einem abgezehrten Patienten, mit jahrelanger Eiterung und großem Exsudat, das nun plötzlich entleert wird, eine Herzinsuffizienz nicht zum Tode führen?

Wenn aber wie im oben mitgeteilten Falle nur eine kleine Menge Exsudat abgelassen wird, so kann doch angenommen werden, daß die Nadel in induriertes Lungengewebe geraten sei und daselbst zu Luftembolie Anlaß gegeben habe. Der allgemeine Zustand dieser Patienten ist bei der Beurteilung des Falles maßgebend. Bei langer Krankheitsdauer und älteren Personen muß immer an marantische Thrombosen in den Venen des Beckens und der unteren Extremitäten gedacht werden. Alte Herzfehler können durch das lange Krankenlager manifest werden. Bei den Zufällen, die sehr verspätet auftreten (Fälle Talomon, Vergely, Zesas) muß man sehr daran denken, ob nicht aus einem anderen Abschnitte des Gefäßsystems Thrombenmassen ins Gehirn verschleppt worden seien und da zu den beschriebenen Läsionen geführt haben. Wie wichtig eine genaue klinische Darstellung für solche Mitteilungen ist, möge nachfolgender Fall von Stintzing illustrieren: 50jährige Frau vom Lande erkrankte 3—4 Wochen zuvor. Paracentese der linken Pleurahöhle läßt 2 l Eiter abfließen. Beim Weggehen fühlt sich Patientin erleichtert, wie genesen. Anderen Tages war die Patientin tot. Trotz angeordneter Bettruhe war sie aufgestanden und mitten im Zimmer umgefallen. Nach wenigen Atemzügen war sie tot. **Sektion** ergab **Embolie der rechten Lungenarterie;** Thrombus wahrscheinlich aus dem Plexus pubicus. In der Pleurahöhle waren noch 1½ l.

Bei **Entleerung von Echinokokkusblasen der Lunge** mittelst Punktion sollen nach Payr ebenfalls Kollapserscheinungen beobachtet werden. Ohne genaue klinische Beobachtung hält es schwer, die Ätiologie dieser Zufälle sicher zu stellen. Sicherlich findet sich in dem der Echinokokkusblase benachbarten Lungengewebe indurierte Partien als reaktive Entzündung, welche für Embolien die richtige Basis abgeben. Anderseits muß daran gedacht werden, daß durch die Entleerung der oft sehr großen Zysten bei den in ihrem Allgemeinzustand stark herabgekommenen Individuen Kollapserscheinungen eintreten können. Herzschwäche kombiniert mit Hirnanämie, bedingt durch den plötzlichen Blutandrang in die Lunge, können sicherlich allgemeine zerebrale Erscheinungen auslösen. Ein endgültiger Entscheid über die Natur der Zufälle ließe sich nur feststellen bei Anwendung der im Kapitel über die Genese dieser Zufälle angegebenen klinischen Untersuchungsmethoden.

Wo bei Punktion von Exsudaten eine Komplikation in Form von Bewußtlosigkeit, Krämpfen und Sensibilitätsstörung eintritt, dürfen wir Luftembolie als Ursache ansehen, falls nicht eines der eben angegebenen Nebenmomente ätiologisch in Betracht kommt. Es muß bei den meist nicht hochgradigen Lungenveränderungen als Tücke des Zufalles angesehen werden, wenn man, wie es im Falle Clairmont so deutlich hervortritt, mit der Punktionsnadel in eine Vene im indurierten Lungengewebe hineingerät. Der Mechanismus der Embolie ist bei der Punktion ähnlich, wie bei den Pneumothoraxzufällen der Stichmethode. Die Nadel dringt durch das Exsudat in die darunter befindliche infiltrierte Lungenpartie und sticht da eine Vene an. Die Luft in der Nadel genügt, um vorübergehend die schwersten Hirnerscheinungen herbeizuführen, namentlich wenn ein Troikart mit Schlauchansatz zu einem Behälter zum Auffangen des Eiters benützt wird. Wie oft wird bei Probepunktionen auf ersten Anstich nichts erhalten. Die Richtung wird gewechselt. Nicht nur, daß man die Nadelspitze hebt und senkt, sondern nach allen Richtungen wird sie vor und zurückgestoßen, um den angenommenen Herd zu erreichen. Ist die Nadel mit einem dicht schließenden Mandrin versehen, dann ist die Gefahr gering, bis zu dem Zeitpunkte, wo der Mandrin zu Reinigungszwecken vor und rückwärts gestoßen wird. Alsdann besteht die Gefahr einer Luftembolie. Besonders lehrreich ist der Fall Clairmont, weil er klinisch sehr genau beobachtet ist. Die Nadel wird eingestoßen mit aufgesetzter Spritze. Man aspiriert; es kommt etwas Blut; man nimmt die Spritze ab, um dieses Blut zu entfernen. Das Nadellumen bleibt für einen Moment mit der Außenwelt in Verbindung. Die Nadelspitze steckt in einer Vene. Es wird Blut mitsamt der nachdrängenden Luft in einen in der Nähe der lädierten Vene vorbeifließenden Venenast angesogen. Die Luftembolie ist da. Der Anfall ist bereits eingetreten. Mehrere Male zuvor war schon punktiert worden ohne jegliche Komplikation.

Noch mehrere angeführte Fälle zeigen gewisse Übereinstimmungen mit dem Falle Clairmont durch das Zusammentreffen des Eindringens der Nadel in den Thorax mit dem Beginne der Komplikation. Auch die Fälle, wo der Beginn der Erscheinungen teils erst nach Stunden (Fall Vergely: 45 Minuten, Fall Zesas: 15 Minuten) oder gar Tage (Talamon: 3 Tage, Lépine: 14 Tage) einstellen, lassen sich durch Luftembolie erklären. Wir müssen nur an die Beobachtungen von Wever an Affen erinnern, wo noch nach Tagen post injectionem unerwartet Krampfanfälle auftraten, wenn wir annehmen, daß vielleicht das Gas sich in einem Herzohr analog einem Kugelthrombus aufhalten kann und erst durch bestimmten Lagewechsel wieder in den großen Kreislauf weitergetrieben wird und da zu Hirnerscheinungen führt. Mit Sicherheit läßt sich bei diesen Fällen die Ätiologie nicht mehr rekonstruieren. Daß diese Zufälle das Ergebnis bloßer Reflexe sind, kann auf Grund der bei diesen Krankheitszufällen vorhandenen Pleura- und Lungenveränderungen mit Bestimmtheit abgelehnt werden. Es käme einzig das Vorhandensein eines anderen ev. außerhalb der Lunge gelegenen Momentes (Thrombosen der unteren Extremität oder Beckenvenen mit Embolie, Endokarditis, Myodegeneratio) in Frage. Immerhin regen diese Beispiele zum Nachdenken an. Falls analoge Zufälle auftreten sollten, so dürfte sich die Berücksichtigung der am Schlusse angeführten klinischen Methoden zur Eruierung einer Luftembolie empfehlen.

Als Vorsichtsmaßnahme für Punktionen gelte als Grundprinzip Sicherstellung, daß man mit der Nadelspitze nicht in einem Gefäße stecke: also Aspiration mit einer Spritze, die der Punktionsnadel dicht aufsitzt. Der Fall Clairmont zeigt, daß man beim Abnehmen der Spritze die Öffnung des Nadellumens verschließen soll (mittels Finger oder durch angebrachte Schraube) zwecks Verhinderung des Zutrittes von Außenluft.

Bezüglich der Lagerung des Patienten gelten dieselben Vorschriften, wie wir sie für die Pneumothoraxzufälle bereits erörtert haben: schräge Lagerung unter möglichster Abbiegung des Kopfes, auf daß derselbe nicht der höchste Punkt ist. Da ja an einer möglichst tiefen Stelle des Exsudates eingegangen werden soll, resultiert eine schräge Position des Patienten.

Bei Eintritt irgendwelcher Zufälle halte man sofort mit der Punktion inne, entferne die Nadel, lagere den Patienten in Becken-Hochlagerung, auf daß der Kopf am tiefsten zu liegen kommt. Analeptika, Adrenalin intravenös (wie bereits weiter oben dargestellt), Anwendung des Überdruckes können sogar in verzweifelt aussehenden Fällen Rettung bringen.

C. Zufälle bei Injektionen und Spülungen.

Auf Grund von Beobachtungen, nach diesen zwei Operationen, welche wie die Punktion zu den Eingriffen fast jeden Arztes gehören, hat sich vornehmlich der Begriff der Pleurareflexe resp. der Pleuraeklampsie aufgebaut. Denn zahlreich, was die Kasuistik beweist, sind da die Fälle von Komplikationen. Raynaud hat 1875 zum ersten Mal über unerwartete Todesfälle im Anschluß an Thorakozentese und über epileptiforme Zuckungen nach Pleurainjektionen berichtet. Die namentlich von französischer Seite zusammengetragenen Fälle wurden von da an allgemein als auf nervöser Basis beruhend angesehen. Daher sprach Aubouin von Epilepsie und epileptischen Halbseitenlähmungen nach Pleuraspülungen. Einen davon abweichenden Standpunkt nahm von Dusch ein (1879), indem er Hirnembolien für diese Zufälle verantwortlich machte, die nach seiner Auffassung durch die energische Spülung Thromben der Lungenarterien und Venen mobilisiert (durch Kompression von der Empyemhöhle her). Seine Auffassung fand keinen großen Anhang. Leichtenstern hat 1880 eine Thrombenbildung in den peripheren Venen der durch das Exsudat komprimierten Lunge angenommen, ähnlich wie Vallin schon 1871. Außerdem dachte Leichtenstern an direkte Herzschädigung durch den Erguß ev. an Abknickung der Vena cava inferior an ihrer Durchtrittsstelle durch das Zwerchfell (Bartels), namentlich wenn eine ungewohnte stärkere körperliche Anstrengung dazukommt, wie Treppensteigen, Heben oder bloße brüske Bewegung. Trotz dieser Veröffentlichung blieb die Auffassung der nervösen Ätiologie dieser Zufälle die herrschende. Während der ganzen Zeit, wo Spülungen nach Empyem zur Regel gehörten, hielt man die dabei auftretenden Zwischenfälle als nervöse Komplikationen ausgelöst durch die sensiblen Elemente der Pleura costalis. Durchgehen wir erst die nach Injektionen resp. Spülungen beobachteten Zufälle.

I. Bei Injektionen.

a) Zufälle mit Ausgang in Heilung.

1a. Camus (1893): 30jähriger Zimmermann. Rechtseitiges Empyem nach Typhus. Mittelst Punktion $1^1/_2$ l Eiter entnommen. 150 g Jodtinktur injiziert. 4 Tage später reichliche Expektoration, die nach Angabe des Patienten Jodgeschmack hat. Nach 17 Tagen (seit Injektion) nachts plötzlich epileptischer Anfall: Gesichtsverziehungen, Kornealreflex erloschen, tonische und klonische Zuckungen. 2 Tage später neuer Anfall mit klonischen Zuckungen des Gesichtes und des rechten Armes. 1 Minute dauernd bei erhaltener Sensibilität und erhaltenen Reflexen. In der Folge noch einige Tage müde. Keine neuen Anfälle. Urin frei.

2a. Camus (1893): Junger Mann mit linkseitiger eiteriger Brustfellentzündung. 30 ccm $1^0/_{00}$iger Sublimatlösung werden injiziert in einen Fistelgang, der seit Jahren nach Empyem zurückblieb. Sofort tonischer Krampf im linken Bein. Patient sitzt auf einem Stuhl. Der Krampf ergreift die ganze Seite. Atmung setzt aus. Gesicht anfangs blaß, färbt sich langsam. Einige Andeutungen von Zuckungen der linken Seite. Gleichzeitig einige krampfartige Zwerchfellzuckungen. Nach 2 Minuten ist der Anfall vorüber, blutiger Schaum vor dem Munde. Unwillkürlicher Urinabgang. $1^1/_2$ Stunden Bewußtlosigkeit. Noch drei Anfälle, kein Albumen.

3a. de Cérenville (1888): 33jähriger Mann. Linksseitige Pleuritis. Mehrfache Spülungen ohne Zufälle. Injektion von Lugollösung. Patient fällt um, Krampf in den oberen Extremitäten, weite Pupillen, nach einigen Minuten Bewußtlosigkeit kommt Patient zu sich, er ist blind. Tags darauf Ptosis, Parese des linken Beines. Obere Extremitäten frei, keine Fazialislähmung. Amaurose. Nach 3 Tagen kehrt das Sehen wieder. Vom 6. Tage an geht die Lähmung zurück. Nach 10 Tagen Wohlbefinden.

4a. de Cérenville (1888): 19jähriger Mann, seit 15 Tagen Typhus. Rechtseitige Pleuritis mit Erguß. Es bildet sich Pneumothorax, der zur Punktion zwingt. Es wird ein Drain eingeführt. Injektion von Karbollösung löst plötzlichen Kollaps aus. Zyanose; klonische Zuckungen am Arm; Augen werden verdreht. Nach 5 Minuten ist alles vorüber. Weitere Spülungen ohne Zufälle. Heilung.

5a. de Cérenville (1878): 23jähriger Mann mit linksseitigem Empyem. Thorakotomie, Drainage. Spülung mit Karbollösung ohne Zufälle. Bei Injektion von Thymol gegen Widerstand seufzt Patient auf, er hat weite Pupillen, links mehr wie rechts. Unvollständige Lähmung des rechten Armes und Fußes; dabei kein Bewußtseinsverlust. Nach 1 Stunde alles wieder normal. Spülungen wurden in der Folge ohne Zufälle fortgesetzt.

6a. Desplats (1885): Junger Mann mit alter linkseitiger eiteriger Pleuritis. 30 ccm schwache Sublimatlösung in den seit 3 Jahren bestehenden Fistelgang injiziert. Plötzlich wird Patient steif. Die Atmung hört auf. Blässe des Gesichtes. schwach angedeutete Zuckungen, erst in der linken Seite, dann überall. 2 Minuten Dauer. Blutiger Schaum vor dem Munde. Unwillkürlicher Urin- und Stuhlabgang. Während des Tages noch 3 Krampfanfälle mit Bewußtseinsverlust. Dauer jeweilen $1^1/_2$ Stunden. Anderen Tages völliges Wohlbefinden.

7a. Fränkel (1882): 43jähriger Gemüsehändler. Empyem nach Stichverletzung. Rippenresektion. Drainage. Spülung mit Karbolwasser. Es bestand noch Thoraxfistel mit einiger Sekretion. Einblasungen mit fein pulverisiertem Jodoform mittelst Zerstäuber wurden wiederholt anstandslos ertragen. Plötzlich nach einer solchen Einblasung verfiel Patient in Koma. Er fiel regungslos zusammen. Puls und Atmung setzten aus für kurze Zeit. Allgemeine Zyanose. Nach einiger Zeit Erholung.

8a. Lépine (1875): 34jähriger Mann. Empyem. 7 Punktionen innerhalb 2 Monaten. Anfänglich Besserung. Entlassung. Neues Exsudat. Zwei weitere Punktionen. Bei letzterer

Jodtinktur nachinjiziert. Im Momente, wo die Injektion in die Pleurahöhle gelangt, lebhafter Schmerz. Gefühl der Schwäche in den Gliedern der rechten Seite. 1 Stunde Dauer. Dann Besserung. Zunehmende Schwäche des rechten Armes. — Nach 5 Monaten Empyemoperation ohne Zufall. Beim Aufstehen später bestand noch Schwäche im rechten Bein, die mit dem Schlusse der Wunde verschwand.

9a. Rendu (1890): 37jähriger Mann mit operierter linkseitiger Pleuritis. Injektion einer 1%igen Chlor-Zinklösung in die alte Fistel. Unmittelbar hernach verfällt Patient in Koma mit ununterbrochen epileptiformen Krämpfen bis zu 30 in der Stunde. In den Augen bemerkt man linkseitige Fazialisparese, welche noch 5 Stunden nach der Injektion vorhanden ist. Heilung.

10a. v. Muralt (1910): 23jähriger Mann. Schwere linksseitige Lungentuberkulose mit Exsudat. Sehr schlechtes Allgemeinbefinden. Beim ersten Punktionsversuch, der erfolglos bleibt, Ohnmacht. 4 Tage später Versuch mit Forlanininadel. Wechseln der Nadel in Tiefe und Richtung. Zweiter Einstich. 2 ccm serös-blutiges Exsudat aspiriert. 500 N injiziert, später mehrere Punktionen und Spülungen ohne Zufall. Eines Tages bei Injektion von 5 ccm 10%iges Jodoformöl gibt Patient heftigen Schmerz an, wird blaß; Bewußtlosigkeit. Maximal weite Pupillen. Puls kaum fühlbar. Besprengen mit Wasser bringt Besserung.

b) Zufälle mit tödlichem Ausgang.

1b. Bret-Cordier (1910): 19jährige Schneiderin. Alte rechtseitige Tuberkulose mit Erguß. Durch Punktion wird 1 l gelbes, mit Fibrin untermischtes Exsudat entleert. 7 Tage später ohne Prodromi Bewußtseinsverlust, Blässe des Gesichtes, auch der Lippen; Augen nach oben verdreht, Strabismus; Nacken und obere Gliedmaßen starr, unregelmäßige Atmung, ebenso Puls. Nach 4—5 Minuten normales Hautkolorit. Auf dem Bett sitzend, stieß Patientin einen Schrei aus. Klonische Zuckungen der unteren und oberen Extremitäten. Streckkrämpfe, unwillkürlicher Stuhlabgang. Brechreiz führt nur zur Schleimräusperung. Nach $1/4$ Stunde kommt Patientin zu sich. Anfänglich vorübergehende Sprachstörung; Amnesie. Nach $1^1/_2$ Stunden noch matt. Tags darauf analogen Anfall mit Bewußtlosigkeit, Blässe des Gesichtes, Verdrehen der Bulbi nach oben, weite, starre Pupillen, Anfall 4 Minuten dauernd. Nach 10 Minuten **neuer Anfall**. Strabismus der Augen, weite Pupillen; tonische Kontraktion sämtlicher Extremitäten; unfreiwilliger Stuhlabgang, Atmung aussetzend, Herzaktion schwach. Langsame Besserung. Zurückgehen aller Symptome. Bewußtsein kehrt wieder; gesteigerte Reflexe. Noch weitere 5 Anfälle von ähnlichem Verlauf. Tod. **Sektion:** Rechte Lunge teilweise mit der Brustwand verwachsen; zum Teil durchziehen weiße, fibröse Stränge die von Knötchen besäte Lungenoberfläche. Pleura parietalis verdickt.

2b. Cayley (1876): 36jähriger Mann. Eiterige Pleuritis. Injektion von heißer Jodlösung. Frühere Injektionen immer ohne Zufall. Diesmal Blässe, Kollaps, Zyanose, klonische Zuckungen in allen Extremitäten während 3 Stunden. Stuhl- und Urinabgang. Tod. **Sektion** negativ.

3b. Desplats (1885): Mann. Seit 2 Jahren bestehende Pleuritis. Altes Empyem. Zwecks Bestimmung der Größe der Empyemresthöhle Injektion von Wasser unter mäßigem Druck. Plötzlich allgemeine klonische Zuckungen mit Schaum auf den Lippen, Urinabgang. Tod nach 8 Stunden. Im Urin viel Albumen. **Sektion** negativ.

4b. Jessen (1913): 30jähriger Mann, Epileptiker; unter Luminal ohne Anfälle. Daneben Tuberculosis pulm. Über einer Kaverne soll in Lokalanästhesie Rippe reseziert werden. Vorher 0,02 Pantopon. Als Jessen bei Ausführen der Anästhesie noch eine Spritze möglichst an die hintere Seite der Rippe geben wollte, hustete der Patient. Blitzartig traten Bewußtlosigkeit, Zyanose und Zuckungen in den Armen auf. Hustenreiz und geringes blutiges Sputum bewiesen, daß die Lunge verletzt war. Injektion sistiert. Der Hustenreiz ließ bald nach. Gute Herzaktion. Normale Atmung. Bewußtlosigkeit hielt an. Pupillen eng, nicht reagierend. Alle Reflexe erloschen. Nach 12 Stunden Atmung oberflächlicher. Husten und Auswurf hörten auf. Doch die Atmung wurde noch schlechter. Man dachte an Opium-Idiosynkrasie. Nach 14 Stunden 0,1 mg Atropin. Danach Puls klein, frequent. Zuckungen im linken Arm. Tod 16 Stunden nach Verletzung der Lunge ohne Wiederkehr des Bewußtseins. **Sektion** zeigte

Stichverletzung der Lungen, und zwar der verdickten und adhärenten Kavernenwand. In der Umgebung der Kaverne walnußgroße, blutige Infiltration der Lunge; in den Bronchien blutiger Schleim. Keine Aspirationsherde. Luft ließ sich in den Hirngefäßen nicht nachweisen.

II. Bei Spülungen.

a) Zufälle mit Ausgang in Heilung.

1a. Allen (1895): 35jähriger Mann. Linkseitiges Empyem. Thorakozentese. Tägliche Spülung ohne Zwischenfall. Eines Tages nach Injektion von Jodlösung plötzlicher Kollaps von $^3/_4$ Stunden: Puls 130, Cheyne-Stokessches Atmen; in Intervallen auftretende tonische und klonische Zuckungen. Stuhlabgang. Während 2 Tagen Sopor. Heilung. Noch tagelang Albumen im Urin.

2a. Archavski (1891): 58jähriger, sehr schwacher Patient. Rechtseitiges Empyem. 1500, nach 8 Tagen 800 ccm Eiter abgelassen. 10 Tage später Thorakotomie und Drainage. Tags darauf linkseitige Fazialisparese. In der Nacht reißt er sich die Drainage heraus. 9 Tage später bei der Spülung fällt er rücklings hin, wird bewußtlos, hat tonische Zuckungen im linken Arm und Bein, sodann schlaff herabhängend. Wie Patient bald hernach zu sich kommt, ist die Lähmung vorüber. Zustand des Patienten bessert sich zusehends. 1 Monat nach Operation bei der Spülung wird Patient bewußtlos. Schmerzen in der linken Seite. Abends des gleichen Tages hat er eine linkseitige Lähmung. Sprache zeitweise erschwert. Gegen Mitternacht geht die Lähmung zurück. Sprache unverständlich. 8 Tage später neuer Anfall mit Lähmung, die innerhalb 4 Tagen zurückgeht. Langsame Besserung. Heilung nach $2^1/_2$ Monaten.

3a. Archavski (1891): 39jähriger Mann. Empyem nach Grippepneumonie. Thorakotomie. Drainage. Spülung mit Kaliumpermanganat. Berührung des Kanals bei der Spülung löst Schmerzen aus. Förmlicher Kollapsanfall bei einer Spülung, Bewußtlosigkeit. Beim Erwachen konstatiert man rechtseitige Hemiplegie, die rasch wieder zurückgeht. Vorsicht bei Verbandwechsel, um nicht Anfälle auszulösen. Die Spülungen lösen zudem noch Hustenanfall aus. Im Munde Geschmack nach dem Spülungsmittel (Lungenfistel?). Heilung.

4a. Aubouin (1878): 7jähriges Kind. Postpneumonisches linkseitiges Empyem. Punktion, später Spülungen ohne Zufall. Eines Tages bei Spülung fällt das Kind rücklings, totenbleich mit tonischen und klonischen Zuckungen. 4 Tage später tritt eine Hemiplegie auf, die nach 20 Tagen verschwunden ist. Kein Albumen, keine Epilepsie. Heilung.

5a. Baer (1914): 32jährige Patientin. Schwere rechtseitige Phthise. Pneumothorax angelegt. Eiteriges Exsudat infolge Durchbruch. Spülung mit H_2O_2. Bei der Spülung fließen 250 ccm der Lösung ein. Unter dem Drain quillt schaumige Flüssigkeit heraus. Weiteres Ausfließen unmöglich. Entfernen des Drains. Es entleert sich ein Eiterbecken voll dickschaumiger Flüssigkeit. Wiedereinführen des Drains, 350 ccm H_2O_2 eingelassen; neben Drain fließt beständig Flüssigkeit. Plötzlich verfällt Patientin. Sie verlangt Wasser. Zyanotische Gesichtsfarbe. Puls gut. Drain entfernt. Flüssigkeit mit Gas entleert sich. Rückenlagerung der Patientin. Pupillen gut reagierend. Linker Arm, ebenso Finger kontrakt. Schlaffe Lähmung der rechten oberen Extremität. Feine Marmorierung der Haut. Am Schlusse des 5 Minuten dauernden Anfalles leichte klonische Zuckungen, am stärksten in der linken oberen Extremität. Gebrauch der linken oberen Extremität kehrt langsam wieder. Patientin kann wieder reden, gibt an, während des Anfalles nichts gesehen zu haben, ohne ganz bewußtlos gewesen zu sein. Nach $^1/_4$ Stunde ist der Anfall ganz vorüber.

6a. Camus (1891): Mann mit linkseitigem Empyem. Thorakotomie. Täglich Spülung durch 2 Drains, lange ohne Beschwerden. Spülung ging immer schwieriger vor sich; denn das Drain war kürzer. Als wieder bereits 100 ccm eingeflossen waren, gibt Patient Ameisenkribbeln im gleichseitigen Arm an. Er schreit, er sehe nichts mehr, fällt rücklings, wird bleich, verdreht die Augen. Aussetzende Atmung, weite Pupillen, blind, bei Bewußtsein. Linke obere Extremität ist ganz gelähmt. Dank Exzitantien bessert sich der Zustand bald. Gesichtsfarbe kehrt wieder, Pupillen werden enger. Noch eine Zeitlang schläfrig. Anderen Tages völliges Wohlbefinden.

7a. **de Cérenville** (1886): 48jährige Frau. Rechtseitige Pleuritis. Bülau. Spülungen mit Salzwasser mittels Spritze, anfangs ohne Komplikationen. Am 20. Tage nach üblicher Spülung bei Anlegen des Verbandes wird Patientin blaß. Verdrehen der Bulbi nach rechts, Bewußtloswerden, weite Pupillen, stertoröse Atmung, Brechreiz. Rechter Arm wird tonisch kontrahiert. Puls bald frequent, bald langsam. Starke Schweiße. Zahlreiche punktförmige Hämorrhagien im Augenhintergrunde. Rechtseitige Zuckungen im Gesichte, Arm und Bein. Erbrechen. Anderen Tages Lähmung des linken Armes und Beines. In der Pleurahöhle reichlich Blut. 2 Tage nach diesem Vorfall macht man erneute Spülung, welche Brechreiz und Erweiterung der linken Pupille auslöst. Bei späteren Spülungen mit Thymol — nach Monaten — traten wiederum Schwindel, Pupillenerweiterung auf. Bewußtseinstrübung von mehreren Minuten Dauer. Dann gingen die Erscheinungen wieder vorüber. Die Lähmung des linken Armes ging nur langsam zurück. In der Spülflüssigkeit war immer Blut vorhanden. Nach mehr als einem Jahr, wie de Cérenville die Patientin außer Augen verlor, war die linkseitige Parese noch nicht behoben.

8a. **de Cérenville** (1879): 30jähriger Bauer, mit rechtseitiger eiteriger Pleuritis. Thorakotomie. 2 l Eiter abgelassen, Spülungen mit schwacher Karbollösung, wochenlang ohne Zwischenfall. Plötzlich eines Tages bei der Spülung ruft Patient: „Mir wird schwindlig!" Er fällt rücklings bewußtlos. Zyanotisch; weite, starre Pupillen. Atem- und Herzstillstand; läßt Urin unter sich. Rechter Arm steif, kontrakt. Bulbi nach links verdreht, später nach rechts. Unter künstlicher Atmung kommt Patient wieder zu sich. Plantarreflex kehrt wieder. Profuser Schweiß. Puls besser. Weite Pupillen. Brechreiz. Tonische Zuckungen an Armen und Beinen auf beiden Seiten. Apathisch. Stertoröse Atmung. Unartikulierte Laute werden ausgestoßen. Langsam kommt Patient zum Bewußtsein. Deutliche Aphasie; sie geht aber bald zurück; und verschwindet ganz. Patient fühlt sich wohl. Die zurückgebliebene **Spülflüssigkeit** wird anderen Tages entfernt, fließt stark blutig aus. Erneute Spülung ohne Erscheinungen. Nach 3 Tagen ophthalmoskopische Untersuchung: punktförmige Hämorrhagien längs der Gefäße, Abnehmen vom Zentrum gegen Peripherie auf beiden Augen. Peripapilläres Ödem. Rechtseitige Hemiplegie verschwunden. Hochgradige Atrophie dieser Seite. Nach 1½ Monaten Tod an Tuberkulose. Im Gehirn nichts nachweisbar.

9a. **Claudot** (1895): 22jähriger Mann. Eiterige, rechtseitige Pleuritis. Thorakotomie. Spülung eines Tages mit Jodoformäther: plötzlicher Kollaps, mehrere Minuten dauernd mit profusem Schweiße, erdfahlem Aussehen, frequenter, oberflächlicher Atmung. Einige Zuckungen in den oberen Extremitäten. Heilung.

10a. **Desplats** (1885): Eiterige Pleuritis. Thorakotomie. Drainage. Bei der ersten Spülung Kollaps. Heilung.

11a. **Desplats** (1885): Frau. Eiterige Pleuritis, seit 2 Jahren bestehend. Thorakotomie. Bei der ersten Spülung nach der Operation Schwindel von über einstündiger Dauer begleitet von Kollaps. Während einiger Minuten klonische Zuckungen in der oberen linken Extremität. Heilung.

12a. **Dumontpallier** (1883): Junger Mann. Empyem. Höhle täglich mit Karbolwasser gespült ohne Zufall. Bei 81. Spülung plötzlich Kontraktur der ganzen rechten Seite mit Anästhesie beider Körperhälften, rechter Arm und rechtes Bein kontrakt, Finger flektiert. Linkseitige Lähmung, rechts rascher Rückgang der Erscheinungen. Der ganze Körper ist sodann hyperästhetisch; Puls und Atmung regelmäßig. Profuser Schweiß am Schlusse.

13a. **Lépine** (1875): Frau. Rechtseitige eiterige Pleuritis. Empyemoperation. Tägliche Spülungen mit Wasser und Alkohol āā, anfangs ohne Zufall. Bei einer Spülung plötzlicher Aufschrei, Kollaps, Zyanose des Gesichtes, Kontrakturen der oberen Extremitäten, besonders rechts. Heilung. Kein Albumen.

14a. **Letulle** (1890): 18jähriger Mann. Rechtseitige eiterige Pleuritis. Thorakotomie. Spülungen ohne Komplikation. Eines Tages stellt man Fistel zwischen Pleura und Ösophagus fest. Bei Spülung Schwindel. Erst einige Stunden später tritt epileptiformer Anfall auf, durch komatösen Zustand unterbrochen. Nach 36 Stunden Heilung. Weder Albumen noch Zucker im Urin. Keine Epilepsie.

15a. **Martin** (1881): 25jähriger Mann. Linkseitige eiterige Pleuritis. Thorakozentese. Zahlreiche Spülungen mit Jodtinktur während 2 Monaten ohne Zufall vor sich gehend. Eines Tages Schwindel. Bewußtseinsverlust, einseitige klonische Zuckungen. Linkseitige Lähmung, welche während $^1/_4$ Stunden bestehen blieb. Heilung.

16a. **Martin** (1881): 18jähriges Mädchen. Rechtseitige eiterige Pleuritis. Spülung der Pleurahöhle während 2 Monaten. Eines Tages bei der Spülung Kopfschmerz, Schwindel, Marmorierung der Haut. Während fast einer Woche rufen die Spülungen immer wieder diese Erscheinungen hervor. Da einmal: plötzlich Aufschrei, Bewußtseinsverlust, eklamptischer Anfall. Heilung nach $^1/_2$ Stunde. Weder Epilepsie noch Albumen.

17a. **Mayor** (1888): 22jährige, im 5. Monat schwangere Frau. Empyem nach Pneumonie. Anfangs Punktion. Thorakotomie. Spülung mit lauem Karbolwasser. Bei zweiter Spülung, die sehr erschwert vorgenommen wird, wird Patientin bleich. Sie gibt an, nichts mehr zu sehen. Man legt sie hin, Bewußtsein nicht ganz verloren. Puls schlecht. Kopf nach rechts verdreht. Respiration rasch. Puls bleibt schlecht. Erholt sich nach 20 Minuten. 4 Tage später erneute Spülung. Anfangs geht alles glatt; dann ruft Patientin: „Ich sehe undeutlich, mir wird schlecht!" Sie wird aufs Bett gelegt, völlig bewußtlos, Puls nicht mehr fühlbar, Atmung schwach, dann beschleunigt. Kopf nach rechts gedreht. Die Extremitäten leicht kontrahiert, besonders rechts. Vorübergehender Atemstillstand. Weite Pupillen. Rötung des Gesichtes. Schweißausbruch. Die Patientin kommt zu sich, leichte Sehstörung. Kopfweh. Tags darauf ganz erholt.

18a. **Négrier** (1894): 5jähriges Mädchen. Linkseitiges Empyem. Thorakotomie. Tägliche Spülungen mit Karbollösung mittelst Irrigator. Eines Tages Strahl **stärker**: Bleichwerden, weite Pupillen, Hinfallen, tonische Kontrakturen von Gesicht und Hals, klonische Zuckungen aller Glieder. Rechts ausgesprochener wie links. Déviation conjuguée der Augen. Langsam erholt sich das Mädchen innerhalb 5 Minuten.

19a. **Négrier** (1894): 25jähriger Mann. Linkseitiges Empyem. Spülung mit Jodtinktur, sodann Karbollösung. Eines Tages Spülung **energischer** als gewöhnlich mit Irrigator: Schwindel, Bewußtlosigkeit, Kontraktur der ganzen rechten Seite. Hernach linkseitige Lähmung, nach $^1/_4$ Stunde Verschwinden. Gesichtssinn etwas getrübt. Kopfschmerz. Schwäche, kalte Haut.

20a. **Paget** (1895): Junger Mann, wegen Empyem tägliche Spülung. Eines Tages spülte man etwas **kräftiger.** Sofort bekam er einen Hustenanfall, Seitenstechen, schlechten Geschmack im Munde, er hustete etwas **Blut.** Für einige Stunden fühlte er sich schwach (Adhäsionslösung?).

21a. **Pascale** (1897): 20jähriger Mann. Eiterige Pleuritis. Empyemoperation. Zahlreiche Spülungen ohne Zwischenfall. Eines Tages bei der Spülung plötzlich Erbleichen. Er fällt rückwärts. Opisthotonus. Atem- und Herzstillstand; kalte Gliedmaßen; sodann allgemeine epileptiforme Konvulsionen. Heilung. In mehreren darauffolgenden Spülungen gleiche Anfälle ohne auslösendes Moment, von gleicher Schwere. Heilung.

22a. **Raynaud** (1875): 30jähriger Potator. Empyem nach Pleuropneumonie. Thorakotomie. Drainage. Spülung mit lauem Wasser. Nach 10 Wochen bei Spülung: Oppression, Erblassen, sinkt bewußtlos zusammen, Atem- und Herzstillstand, weite Pupillen, klonische Zuckungen der Extremitäten, Trismus. Opisthotonus. Hochgradige Zyanose. Blutiger Schaum vor dem Munde. Sugillation der oberen Augenlider. Nach $^1/_4$ Stunde Rückkehr des Bewußtseins. Parese des rechten Armes. Allgemeine Schwäche. Nach 4 Tagen alle Erscheinungen verschwunden.

23a. **Roch** (1905): 4$^1/_2$jähriges Kind. Eiterige Pleuritis. Mehrere Pleuraspülungen ohne Zufälle. Eines Tages, wenige Stunden nach der Spülung klonische Zuckungen auf einer Seite, Kiefer aufeinander gepreßt, Schaum auf den Lippen, weite Pupillen, leichte Zyanose des Gesichtes. Zuckungen hören auf heißes Bad auf. Rechter Arm und rechtes Bein aber, wo die Konvulsionen am stärksten waren, bleiben gelähmt. Das Kind lebte noch 8 Monate. Soll noch mehr epileptiforme Anfälle gehabt haben ohne neue Lähmungserscheinungen.

24a. **Roger** (1864): 8$^1/_2$jähriges Mädchen mit eiteriger Pleuritis. Häufige Punktionen und Spülungen ohne Zufälle. Eines Tages **zu starke** Spülung mit Irrigator. Fällt rücklings um, bewußtlos, klonische Zuckungen in den oberen und unteren

Extremitäten, die sich während fast einer Stunde immer wiederholen. Kollaps, den ganzen Tag über dauernd. Anderen Tages war die Kleine wohlauf.

25a. **Ropert** (1884): 21jähriger Mann. Linkseitige eiterige Pleuritis. Thorakozentese. Pleuraspülungen mit Wasser und Alkohol. Eines Tages epileptiforme Anfälle während der Spülung. Er wirft einen **nach Alkohol riechenden** Schaum aus. Koma von 36 Stunden. Heilung.

26a. v. **Saar** (1900): 22jähriger Mann mit großem retrokostalem kaltem Abszeß Hintere Wand von abgehobener Pleura gebildet, Vorderwand von der' resezierten Brustwand. Inzision. Tamponade. Nach 8 Tagen Wechsel der tiefen Tampons unter H_2O_2-Berieselung. Plötzlich Opisthotonus. Kopf wird zurückgeworfen. Adduktion beider Oberarme, Hände zur Faust geballt. Schwindel. Schmerzen im Hinterkopf und in beiden Armen, bis in die Finger ausstrahlend, zum Teil auch im linken Bein. Nach 20 Minuten Erscheinungen verschwunden. Bei drei aufeinanderfolgenden Verbandwechseln gleiche Beobachtung. Anfälle verschwanden, sowie die Höhle mit Granulationen ausgekleidet war.

27a. **Saint-Philippe** (1886): Mann mit linkseitiger eiteriger Pleuritis. Punktion und Thorakotomie ohne Zufall. Eines Tages bei der Spülung geht es **nur unter Überwindung eines gewissen Widerstandes.** Plötzlich fällt der Patient hin, bleich. Puls und Atmung haben sistiert. Epileptiforme Zuckungen auf der Seite des Empyems. Weite Pupillen. Vorübergehende Lähmung der linken oberen Extremität.

28a. **Jules Simon** (1874): 16jähriges Mädchen. Linkseitige eiterige Pleuritis. Thorakotomie. Drainage. Spülungen. Eines Tages bei Spülung Bewußtseinsverlust, plötzlicher Fall rückwärts. Epileptiforme Zuckungen auf der kranken Seite von 3 Minuten Dauer. Dann alles vorüber.

29a. **Thomson** (1891): Alter Epileptiker. Eiterige Pleuritis. Tägliche Spülungen der Höhle. Nach 3 Monaten tritt bei Spülung epileptiformer Anfall auf von wenigen Minuten Dauer. Übrige Spülungen ohne Zufall.

30a **Walcher** (1876): 40jähriger Mann. Linkseitiges Empyem. Thorakozentese. Spülungen mit Karbolsäurelösung oder Jodtinktur. Als bei einer Spülung der Stempel zur Ansaugung wieder zurückgezogen werden sollte, sinkt der Patient bewußtlos zusammen, starr, mit zurückgebeugtem Kopfe. Starke Zyanose des Gesichtes. Trismus. Nystagmus der Augen nach oben und links. Pupillen eng. Allgemein tetanischer Zustand. Atmung- und Herzstillstand. Auf Hautreize Wiederkehr der Herzaktion und der Atmung. Schaum vor dem Munde. Linker Arm schlaff. Unwillkürlicher Abgang von Stuhl und Urin. Anderen Tages kehrt Bewußtsein wieder. Am 3. Tage Wohlbefinden. Lähmung des linken Armes besteht weiter, am 4. Tage Arm wieder normal. Spülungen wieder aufgenommen. **9 Tage später** traten **dieselben Erscheinungen** wieder ein, nur weniger heftig und von kürzerer Dauer. Bewußtsein kehrte nach wenigen Minuten wieder, rechter Arm gelähmt. Sprachlähmung. Nach 20 Minuten Wiederkehr der normalen Beweglichkeit und Sensibilität. Injektionen werden sistiert. Nach 8 Monaten bestand bei ausgeheilter Fistel Schwäche des linken Armes.

b) Zufälle mit tödlichem Ausgang.

1b. **Brouardel** (1875): 15jähriger Junge. Linksseitige eiterige Pleuritis nach Pneumonie. Empyemoperation. Tägliche Spülungen mit Wasser, dem Alkohol zugesetzt ist, während 20 Tagen. Bei der letzten Spülung plötzliches Erbleichen. Er fällt hin, Schaum vor dem Munde, die Zähne aufeinandergepreßt. Epileptiformer Anfall mit anschließendem stertorösem Schlaf. 1 Stunde Dauer. Anderen Tages Wohlbefinden, ohne Erinnerung an den Vorfall. 3 Tage später bei Spülung neuer Anfall. 4 Stunden später Exitus. **Sektion** negativ.

2b. v. **Dusch** (1879): 11jähriges Mädchen. Linkseitiges Empyem. Durch Thorakotomie 3 l Eiter entleert. Wiederholte Spülungen mit warmem Wasser ohne Komplikation. Bei einer Spülung werden die ersten Stöße **mit der Pumpe** gemacht. Es fällt der größere **Widerstand** auf. In diesem Momente wird das Kind bewußtlos, blaß, Bulbi werden nach oben verdreht. Starre der Glieder und des Rumpfes, Atemstillstand. Zyanose des Gesichtes. Klonische Zuckungen aller Extremitäten. Künstliche Atmung während 5 Minuten. Stertoröse Atmung. Puls nicht fühlbar, weite Pupillen, 1 Stunde später Cheyne-Stokessches Atmen. Urin- und Stuhlabgang

8 Stunden später Exitus. **Sektion** zeigte in den Verzweigungen 2. und 3. Ordnung der **Arteria pulmonalis** zahlreiche kleine, bröckelige **Thromben.**

3b. **Fränkel** (1876): 20jähriges Mädchen mit linkseitigem Empyem. Rippenresektion. Spülen mit 2%iger Karbollösung. Immer glatter Verlauf. Bei Spülen mit längerem Rohr Bewußtlosigkeit. Puls- und Respirationsstillstand. Gerötetes Gesicht. Tonische Krämpfe der oberen Extremität. Opisthotonus. Trismus. Röcheln. Schaum vor dem Munde. Krampf der unteren Extremitäten, weite Pupillen. Anderen Tages Besserung. Unwillkürlicher Harnabgang. Fieber. Trismus gewaltsam überwunden. Schlundsondenernährung. Alles wird erbrochen. Bei Thoraxspülung blutigjauchige Flüssigkeit. Exitus. **Sektion:** Dicke Schwarte auf der Lunge. Leber, Milz, Niere amyloid degeneriert.

4b. **Goodhardt** (1882): 16jähriges Mädchen. Rechtseitige eiterige Pleuritis. Thorakotomie. Viele Spülungen ohne jeglichen Zufall. Bei **60.** Spülung mit Karbollösung vollständiger Kollaps: äußerste Blässe. Künstliche Atmung während 10 Minuten. Stuhl- und Urinabgang. Nach 1 Stunde Kontrakturen beider Arme, vorübergehende Lähmung der rechten Gesichtshälfte. Zuckungen des Mundes. Nach 10 Stunden Tod. **Sektion** ergibt keinen Befund.

5b. **Laveraux** (1875): Thorakozentese wegen Empyem. Karbolsäurespülung. Zu Anfang der Spülung heftiger Schmerz. Plötzlicher Verlust des Bewußtseins. Klonische Krämpfe der Extremitäten, Zyanose des Gesichtes, unregelmäßige Herzaktion. Puls klein. Nach ³/₄ Stunden Opisthotonus, mühsame Respiration. Puls sehr frequent. Tod. **Sektion** ergibt: Concretio pericardii.

6b. **Lorey** (1895): 27jähriger Mann mit Empyem. 3 Wochen lang täglich Spülen. Eines Tages plötzlicher Kollaps bei der Spülung. Konvulsionen erst einseitig, dann allgemein. Erscheinungen gingen vorüber, abends nochmals Spülung. Gleiche Komplikation. Innerhalb 4 Stunden Tod. **Sektion** negativ.

7b. **Raynaud** (1875): 27jähriger Mann. Linkseitiges Empyem nach Pleuropneumonie. Thorakozentese. Drainage. Spülungen. 11 Tage später bei Spülung ohnmachtsähnlicher Zustand. Er fällt rücklings. Klonische Zuckungen in den oberen Extremitäten. Injektionsflüssigkeit floß **schwer** hinein, kam **blutig** zurück. Bewußtsein nach ¹/₂ Stunde zurückgekehrt. Er bemerkte Sehstörung. Ophthalmoskopisch: Peripapilläre seröse Suffusion, papilläre Ischämie, venöse Hyperämie in der rechten Papille. Nach 2 Stunden normale Zirkulation. Einige Stunden später erneute Injektion löst ähnlichen Anfall aus von ¹/₂stündiger Dauer. Kollaps. Tonische, dann klonische Konvulsionen. Augen nach rechts verdreht. Enge Pupillen. Tod. **Sektion:** Nichts Abnormes, auch nichts im Bulbus.

8b. **Roch** (1905): 47jährige Frau, Trinkerin. Linkseitige eiterige Pleuritis. Empyemoperation. Spülung mit lauem Wasser. Kollaps. Die Kranke erwacht, rollt die Augen und macht die Faust. Sie läßt Urin unter sich. Weder Blässe noch Zyanose. 10 Tage später erneuter Kollaps. Tod beim Verbinden. **Sektion:** Auf beiden Lungen Kavernen. Gehirn o. B.

9b. **Ropert** (1884): 21jähriger Mann. Eiterige Pleuritis. Mehrere Punktionen. Thorakozentese. Wiederholte Spülung. Eines Tages preßt Patient, um die Flüssigkeit auszutreiben. Plötzlicher Bewußtseinsverlust. Epileptischer Anfall von 2 Minuten Dauer, unterdrückt durch Ätherinhalation. In der darauffolgenden Nacht mehrere Anfälle, Koma, Tod. **Sektion** negativ.

10b. **Schmidt** (1895): 25jährige Frau. Postpneumonisches Empyem. Operation. ¹/₂ Stunde nach der Operation epileptiforme Zuckungen, erst einseitig, dann allgemein. Tod nach 5 Stunden. **Sektionsbefund** nicht bekannt.

11b. **Vallin** (1875): 25jähriger Mann. Linkseitiges Empyem. Operation. Während mehreren Tagen Pleuraspülungen mittels Irrigator. Plötzlich bei einer Spülung Kollaps, tonische und klonische Zuckungen aller Glieder mit Zyanose des Gesichtes, alle 2—3 Minuten wiederkehrend. Kontrakturen werden stärker, Atmung 70, Puls 140. Koma während 8 Tagen. Tod. **Sektion:** Herzverfettung. Concretio pericardii.

Die Zahl der Zufälle, die hier zusammengestellt sind, ist nicht klein. Sie ist jedoch sehr gering im Verhältnis zu den Tausenden von Fällen, die auf diese Weise ohne irgendwelche Komplikationen, oder ohne daß solche bekannt wurden, behandelt wurden. Noch während des Weltkrieges war die Behandlung der großen Thoraxwunden mit täglichen Spülungen verbunden. Nichts ist bekannt geworden von Pleurareflexen, die dabei beachtet worden wären. Fränkel berichtet aus der Billrothschen Klinik über 19 Fälle, die er mit 2%iger Karbollösung behandelte. Nur bei einem trat ein Anfall ein, anläßlich einer Spülung. Zur damaligen Zeit wurde sehr viel mit der toxisch stark wirkenden Karbolsäure gearbeitet. Und doch sind nicht mehr Unfälle gemeldet nach Spülungen. Auch die aus der französischen Literatur gemeldeten Fälle sind sehr spärlich im Verhältnis zur Häufigkeit der Vornahme dieser therapeutischen Eingriffe. Ist im eben abgelaufenen Weltkriege die Zahl der Thoraxverletzungen nicht groß gewesen? Wie viele Thoraxdurchschüsse hatten nicht einen Hämatothorax zur Folge, welcher sich sekundär infizierte und zur Empyemoperation nötigte. Drainage und monatelange Spülungen mit den verschiedensten antiseptischen Flüssigkeiten (H_2O_2, Kaliumpermanganat, Dakinlösung) waren vielerorts Regel. Keine Zufälle konnte ich aus der Literatur entnehmen. Und bei den vielen selbst vorgenommenen Spülungen habe ich nie ähnliche Erscheinungen beobachtet. Granatsplitter haben so oft schwere Zertrümmerungen der Thoraxwand geschlagen: profuse Eiterung war die unausbleibliche Folge Auch da wurde durch stets wiederholte Spülung das sich reichlich ansammelnde Sekret aus den Buchten und Nischen entfernt. Mit großem Erfolge benutzte man die mechanisch gut reinigende Eigenschaft des O in statu nascendi des H_2O_2, ohne sog. Reflexe zu beobachten; und doch ist diese O-Entwicklung in buchtigen Wunden der Lunge nicht irrelevant für ev. Embolien.

Auf Grund des pathologisch-anatomischen Bildes der Empyemhöhle werden wir uns die Genese dieser Zufälle am ehesten erklären können. Durch Gas bereits (Pneumothorax), sahen wir, tritt eine Verdickung der Pleurablätter ein (Brauns). Gewöhnliche Exsudate in der Pleurahöhle üben sicherlich zum mindesten diesen selben Reiz aus. Die konstante Berührung der Flüssigkeit bildet einen Reiz für die Pleuraoberfläche. Als Folge dieser chronischen Reizung tritt eine anfangs infiltrativ, später fibrös werdende entzündliche Verdickung der Pleura ein. Ist der Erguß eiterig, so muß die Reaktion der Pleuraüberzüge besonders stark sein. Von der Pleura pulmonalis aus kann die Entzündung interstitiell eine Strecke weit ins Lungengewebe vordringen. Ist die Lunge, wie in den meisten Fällen, der primäre Herd der Infektion (Pneumonie), so treffen wir an ihr Spuren der überstandenen Entzündung (Schwielen). Unter der Eiteransammlung in einer Pleurahöhle verdicken sich beide Pleurablätter immer mehr. Fibrin wird ausgeschieden, welches sich in den meisten chronischen Fällen organisiert und durch fibröses Schwielengewebe ersetzt wird. Die Pleura wird noch dicker. Es entstehen so jene bis zu mehreren Zentimetern dicken Schwarten. Sie liegen beiden Pleurablättern auf. Der Pleura costalis bei der Empyemresthöhle aufliegend müssen sie gespalten und entfernt werden, um nach Rippenresektion die Thoraxwand zu mobilisieren und eine Ausheilung der Höhle zu ermöglichen (Schede-Küster-Esthlander). Als dickes Polster liegt diese Schwarte aber auch der Lunge auf. Sie hat Délorme veranlaßt, deren Entfernung vorzuschlagen, um der Lunge die Möglichkeit ihrer früheren Ausdehnungsfähigkeit wieder zu geben. Daß eine solche verdickte Pleura wenig empfindlich ist infolge der chronischen Entzündung, leuchtet ein. Die nervösen Elemente werden von dem fibrösen Gewebe förmlich erdrückt.

Gelegentlich einer Thorakoplastik versuchte ich mittelst faradischem Strom die Pleura costalis bei einer Patientin zu reizen. Vergeblich. Es traten keinerlei Zuckungen auf, selbst wenn man die Pole in kurzer Distanz voneinander in die Nähe der Nervi intercostales brachte (vgl. Versuche v. Saar). Das Durchtrennen der dicken Schwarten mit dem Paquelin löst nur geringe Schmerzen aus, wohl herrührend von den mit den Gefäßen verlaufenden sympathischen Fasern. Jedoch sind da große individuelle Schwankungen festzustellen. Teils wird es gar nicht als schmerzhaft empfunden, teils, namentlich bei sensiblen Patienten, die durch das lange Krankenlager sehr geschwächt sind, wird ein Schmerz in die Endausbreitungen der Haut der betreffenden Nervi intercostales angegeben.

Die Höhle eines Empyems stellt einen zerklüfteten Hohlraum dar. Zum Teil finden sich breite Adhäsionen zwischen Lunge und Brustwand, als Folge des Bestrebens der Natur, den Krankheitsherd zu lokalisieren. Durch narbige Schrumpfung können diese Adhäsionen zu Strängen ausgezogen werden. Die Lunge sucht sich der drohenden Immobilisierung zu erwehren; die Adhäsionen werden gedehnt. Oberflächliche Lungenpartien, die der Infektion besonders stark ausgesetzt sind, können eiterig einschmelzen; es bilden sich umschriebene Abszesse, die auch nach außen in die Empyemhöhle durchbrechen, ihr ein mehr oder weniger zerklüftetes Aussehen verleihend. Die Wandung solcher Abszesse ist sehr uneben; sie untersteht besonders stark der arrodierenden Wirkung des Eiters. Es können auch in dem Schwielengewebe infolge Schrumpfung Ernährungsstörungen eintreten, die zu umschriebenen Nekrosen führen. Das abgestorbene Gewebe stößt sich ab. Thrombosierte Gefäße bilden deren Abgrenzung gegenüber der lebenden Umgebung. Neuerdings entstehen Buchten und Nischen. In diesen Kavernen verlaufen die Gefäße zum Teil oberflächlich; sie sind der mechanischen Läsion durch Injektionen oder Spülungen oder durch ein Instrument sehr ausgesetzt, zumal das eiterige Sekret beständig ihnen aufliegt und sie usuriert, ganz ähnlich wie in großen eiternden Weichteilwunden. Ein ausnahmsweise starker Strahl der Spülflüssigkeit mittels Spritze oder Irrigator kann das Gefäß lädieren; die Venen sind leichter zu verletzen als die dickwandigeren Arterien. Die Embolie ist da. Die Spülflüssigkeit kehrt blutig wieder, ein Beweis für die gesetzte Verletzung. Daß es bei den hochgradigen Veränderungen der Pleura nicht zu Hyperästhesie der sensiblen Elemente (de Cérenville) kommt, dafür sorgt der auf narbige Schrumpfung abzielende natürliche Heilungsprozeß. Eine herabgesetzte Sensibilität bleibt bestehen; denn mit den Gefäßen wachsen in das fibröse Gewebe feinste sympathische Fasern. Daher wird eine zu kalte Lösung immer als dumpfer Schmerz empfunden werden. Weil die Empfindung unverhofft eintritt, so kann er, zumal bei entsprechender Konstitution leichtere, vorübergehende nervöse Erscheinungen (Laryngospasmus, Schwindel, Ohnmacht) auslösen. Dieselben Erscheinungen kann auch ein auf die äußeren Hautnerven unverhofft applizierter thermischer Reiz ausüben. Auch beim Peritoneum beobachten wir einen ähnlichen Vorgang, wenn beispielsweise ein Magengeschwür unverhofft bei der Arbeit in die freie Bauchhöhle durchbricht. Kein prinzipieller

Gegensatz ist da vorhanden. Die Unterschiede sind nur in der stark variablen Perzeption der Nerven begründet.

Wie müssen wir uns nun die Entstehung der Luftembolie in diesen Empyemhöhlen vorstellen? Nicht an den Stellen, wo sehr dicke Schwarten aufliegen, ist Gefahr in Verzug, sondern an einer Stelle, wo durch eiterige Einschmelzung des oberflächlichen Lungengewebes resp. durch Abbröckeln von nekrotischen Partien Blutgefäße oberflächliche Lage bekommen, besonders Venen, die durch nicht weit davon liegende lufthaltige Bezirke in Kommunikation stehen zu größeren, unter negativem Druck sich befindenden Lungenvenen. Wenn der Strahl der Spritze gegen einen solchen Abschnitt gerichtet wird, durch eine Sonde oder einen Laminariastift in einem solchen Bezirke eine Vene lädiert wird, so vermag sie infolge Starrheit der Nachbarschaft nicht zu kollabieren. Sie bleibt offen. Luft drängt dem weiterfließenden Blute nach. Die eigene Vis a tergo des Blutes in diesem lädierten Gefäße ist aber bald erschöpft infolge innerer Reibung und Reibung an der Wand. Von einer in der Nähe befindlichen größeren Vene muß die nötige Kraft (Aspiration) übermittelt werden, um dieses Blut mitsamt der nachdrängenden Luft in das größere Gefäß zu aspirieren. Die nachdrängende Luft wird mitaufgenommen; weil aber in einem elastischen Gewebe eingelassen, wird sich die dann nur noch mit Luft gefüllte lädierte Vene an der Einmündungsstelle in das größere Gefäß schließen; sie klappt da zusammen. Ein weiteres Nachdrängen von Luft ist nicht mehr möglich.

Fränkel hat bereits an diesen Modus der Embolie gedacht, gelegentlich eines Zufalles nach Spülung. Er glaubt, daß durch Injektion von Flüssigkeit in den Thoraxraum Luft oder Eiter, oder irgend ein anderes Medium durch eine offene Vene in die Lungenader eingespritzt würde und daß es in den linken Ventrikel gelange und durch Füllung desselben zum Tode führe. Als Beweis der Verletzung eines Blutgefäßes bei diesen Zufällen führt Fränkel das bereits oben erwähnte Symptom an, daß die Spülflüssigkeit blutig zurückgeflossen sei. Über die Menge der so eingedrungenen Luft scheint Fränkel keine genauen Vorstellungen sich gemacht zu haben. Wie wir oben bereits andeuteten, dringt durch eine solche lädierte Vene nur eine geringe Menge Luft hinein. Die Menge variiert nach der Größe des Gefäßes und nach dem Druck, mit dem die Luft ev. hineingepreßt wird. Nicht ausgeschlossen ist es, daß neben Luft noch von der Spülflüssigkeit in die Vene gepreßt wird. Es ist dies ein analoger Vorgang, wie im Falle Brandes, wo Wismutbrei in eine lädierte Vene hineingedrückt wurde und durch Embolie durch das linke Herz und in den großen Kreislauf zu Störungen im Gehirne durch Wismutembolien und Tod zur Folge hatte. Im Blute fortgewirbelt wird die Luft im linken Vorhof, besonders aber im linken Ventrikel in kleinste Bläschen zerteilt; namentlich wird dies der Fall sein beim Durchtritt durch das Ostium zwischen Vorhof und Ventrikel. Unheilbringend werden diese kleinsten Luftbläschen in den großen Kreislauf geschleudert, teils ins Gehirn, daselbst zerebrale Störungen hervorrufend, teils in die Darmgefäße, daselbst Ulzerationen erzeugend, die sich in blutigen Stühlen dokumentieren, teils in die Nieren. Es tritt Albuminurie ein. Zum Teil dürften auch solche kleinste Bläschen die Ursache umschriebener Marmorierung der Haut sein.

Unter der arrodierenden Tätigkeit des Eiters kann in einer zerklüfteten Empyemhöhle die Gefahr von Gefäßläsionen größer werden. Mit der Dauer des Eiterungsprozesses wird der Körper immer schwächer; er erlahmt allmählich in seinen reaktiven Prozessen. Die arrodierende Tätigkeit des Eiters ist eher wirksam. Diese sog. eklamptischen Zufälle treten daher in der Spätperiode einer Empyembehandlung häufiger ein.

Nicht von der Hand zu weisen ist die Möglichkeit, daß von thrombosierten Venen in ischämischen Abschnitten, die nur noch eine vita minima fristen, durch die Kraft des Injektionsstrahles solche Erschütterungen auf das Gewebe ausgelöst werden, daß Thrombenpartikelchen sich loslösen und durch die Lungenvene dem linken Herzen zugeführt und von da in den großen Kreislauf geworfen werden (Leichtenstern). Auch Vallin nahm schon 1871 Kapillarembolie an durch einen Detritus granuleux, herrührend von den Pulmonalvenen der entzündeten und durch das Exsudat komprimierten Lungenabschnitte. Doch spielt diese Ätiologie bei weitem nicht dieselbe Rolle wie die Luft, ev. kombiniert mit Spülflüssigkeit. Dafür spricht das rasche Vergehen der Symptome bei diesen Zufällen. Losgelöste Thromben machen dauernde Kapillarembolien, deren Erscheinungen niemals passager sein können, wie wir es in der großen Mehrzahl der eklamptischen Zufälle vorfinden. Immerhin ist diese Ätiologie nicht ganz von der Hand zu weisen. Namentlich, wo es sich um eine bröckelige Masse handelt, wird dadurch eine multiple kapillare Aussaat in den großen Kreislauf eintreten können, so daß wir, wie bei einer Gasembolie, bei der Autopsie nichts feststellen können, wenigstens makroskopisch nicht. Daß wir bei Anwendung des binokularen Mikroskopes sowie auf Schnitten wichtige Feststellungen am Hirne machen können, die einen Rückschluß auf die Ätiologie erlauben, hat Spielmeyer gezeigt. Daß es infolge der kurzdauernden Embolie und des rasch eintretenden Todes nicht möglich ist, große Veränderungen festzustellen, zumal speziell die Gasblasen sich innerhalb relativ kurzer Zeit durch die Kapillaren hindurchschlängeln. Nur die große Ausbreitung, d. h. die Multiplizität dieser Gasembolien speziell in lebenswichtigen Zentren führt den Tod herbei. Bei leichten Schädigungen, namentlich unter Freilassen der Medulla oblongata ist Restitutio ad integrum zu erwarten. Es ist also in diesen Fällen der scheinbar negative Sektionsbefund eher für Gasembolie beweisend und nicht, wie Zesas annimmt, ein Beweis für die Reflextheorie.

Speziell bei den Zufällen nach Empyem durch Injektion und Spülung müssen wir den Allgemeinzustand des Patienten ganz besonders berücksichtigen. Viele dieser Kranken sind durch lange Leidenszeit schon sehr stark heruntergekommen. Die Zirkulation ist bedeutend schwächer als normal. Die Gefahr von lokaler Thrombenbildung in den unteren Extremitäten resp. im Becken ist sehr groß. So berichtet Virchow über einen Todesfall nach Thorakozentese, wo sich als Todesursache eine Embolie der Lungenarterie vorfand. Ausgangspunkt war eine Thrombose der Arteria hypogastrica dextra.

Auch der Herzmuskel wird bei diesen Patienten nicht mehr voll funktionstüchtig sein. Nun ist aber die Herztätigkeit für Zufälle, die nach plötzlicher Entleerung von großen Ergüssen auftreten, sehr wichtig. Wenn $1\frac{1}{2}$—2—3 l Eiter abgelassen werden, so kann die dadurch bedingte Störung in der Blutzirkulation durch veränderte Verteilung des Blutes zu schweren Störungen Anlaß geben. Leichtenstern hat auf dieses Moment bereits hingewiesen.

In neuester Zeit hat Liebmann speziell nach Infektionskrankheiten solche Herzmuskelveränderungen als Todesursache festgestellt.

Einen plötzlichen Kollaps können wir auch eintreten sehen, wenn wir eine Echinokokkuszyste der Lunge entleeren, namentlich wenn dieselbe große Dimensionen angenommen hat und dadurch größere Bezirke der Lunge verdrängt. Die durch die Entleerung der Zyste plötzlich sich ausdehnende Lunge führt zu einem starken Andrang von Blut. Das ohnehin geschädigte Herz muß eine vermehrte Arbeit leisten, der es nicht gewachsen ist bei dem stark geschwächten Individuum. Diese Herzkollapse sind aber frei von topischen Hirnsymptomen. Sie gehen rasch und ohne Spuren zu hinterlassen vorüber.

Bei den älteren Beobachtungen müssen wir noch ein weiteres ätiologisches Moment in den Kreis unserer Betrachtungen einbeziehen, das wohl heutzutage nur noch vereinzelt zur Beobachtung kommen dürfte. Es sind dies derart große Pleuraexsudate, daß das Herz für längere Zeit verdrängt wurde, oder daß der Zufluß speziell aus der Vena cava inferior durch Abknickung erschwert war (Bartels).

Der Umstand, daß gerade die Spülungen die Großzahl der Beobachtungen von sog. Pleurareflexen geliefert haben, ließ mich die spezielle Ätiologie eingehender darstellen. Denn gerade diese Fälle hatten der Theorie von der reflektorischen Natur dieser Komplikationen als Stütze gedient.

Wenn wir einer solchen Komplikation gegenüberstehen und die bereits beschriebenen Fälle uns vor Augen halten, so müssen wir uns Petersen anschließen. Nach den eben gemachten ätiologischen Darlegungen einen embolischen Vorgang annehmen, insofern als sich die aufgetretenen Erscheinungen durch einen solchen erklären lassen und sich nicht Zeichen finden, die mit Bestimmtheit dagegen sprechen. Auch Petersen kommt es schwer vor anzunehmen, daß rein reflektorisch durch einen minimalen Eingriff an der Pleura der Exitus herbeigeführt werden könne.

Auffallend ist, wie übereinstimmend von mehreren Autoren, die einen Reflex als Ursache dieser Zufälle ansehen, mechanische Traumen bei der Spülung in den Vordergrund gerückt werden. So meint Roger anläßlich eines Zufalles nach Spülung, er hätte sich keine Rechenschaft gegeben von der Stärke des Flüssigkeitsstrahles. Auch Raynaud erwähnt, daß die Komplikation im Bestreben, eine vollständige Spülung vorzunehmen, eingetreten sei. Cayley wollte eine größere Flüssigkeitsmenge injizieren. Das Unglück war da. Dumontpallier meint, die Injektion in seinem Falle sei etwas brüsk vorgenommen worden. Auch de Cérenville fiel bei der Durchsicht der Beobachtungen die Häufigkeit der Bemerkung auf, man habe gegen einen Widerstand injiziert. Außerdem erwähnt derselbe Autor, wie oft die Spülflüssigkeit blutig wiedergekehrt sei. Die Kraft des Strahles bei Injektion mit der Spritze, weniger wenn mit dem Irrigator gespült wird, ist von eminenter ätiologischer Bedeutung.

Nach unseren Darlegungen finden wir es sehr begreiflich, daß auch die Menge der in den Thorax hineingeflossenen Flüssigkeit eine Rolle spielt. Dadurch wird der Druck auf die Lunge und der Zug an ev. vorhandenen Adhäsionssträngen bestimmt. Je größer der Druck, um so eher ist es möglich, daß irgendwo eine solche Adhäsion durchreißt. Da nun in dem starren Gewebe ein Offenbleiben der Vene sehr wahrscheinlich ist, wird dadurch die Grundlage geschaffen für das Eintreten von multiplen kleinsten Gasembolien. Ob dieses Moment des Durchreißens von Adhäsionen für die Fälle verantwortlich gemacht werden kann, wo der Zufall erst nach Tagen nach einer Spülung eingetreten ist? Es läßt sich das aus den ungenau übermittelten Darstellungen unmöglich mit Sicherheit feststellen. Nur klinisch genauestens beobachtete Fälle könnten hierin Abklärung bringen. Immerhin ist auf die Versuche von Wever hinzuweisen, der an Affen zeigen konnte, daß nach eingetretener Embolie und primärem Krampfanfalle weitere Konvulsionen in mehrstündigen bis mehrtägigen Intervallen wiederkehren können, ohne daß eine neue Luftembolie eingetreten wäre. Wichtig ist dabei das Moment, daß ev. Luft im linken Herzohr (analog einem Kugelthrombus) einige Zeit zurückbleibt, um durch irgend einen Zufall erst später in den großen Kreislauf geschleudert zu werden. De Cérenville, der ein eifriger Verfechter der Reflextheorie war, gibt zu, daß einzelne der Symptome durch eine Kapillarembolie erklärt werden könnten. Durch Verlegung in mehreren Zentren der Hirnrinde könnten choreiforme oder tetanische Zustände mit psychischen Störungen resultieren. Trotzdem erklärt de Cérenville diese Zufälle durch Reflexe ausgelöst an der Pleura und zu den vasomotorischen Zentren geleitet. Das auslösende Moment dieser Reflexe erscheint de Cérenville unklar. Denn, meint er, es ist schwer zu erklären, wie die lange unempfindliche Pleura nun plötzlich empfindlich wird und sogar von solch gefährlicher Überempfindlichkeit. Er nimmt daher an, daß sich in den Granulationen der Pleurahöhle nervöse Endästchen ausbilden und daß dieselben in den Fällen, wo Komplikationen eintreten, oberflächlicher liegen, als es der Norm entspricht. Das Konstruktive an dieser Zusammenstellung, um die Reflextheorie um jeden Preis zu halten, wird sofort ersichtlich und braucht wohl kaum näher erörtert zu werden.

Wenn wir die angeführte Kasuistik durchgehen, so fallen uns einzelne Beobachtungen auf durch die Leichtigkeit ihrer Erscheinungen: nur vorübergehender Kollaps, rasche Erholung. Bei diesen Fällen dürfen wir nur per exclusionem auf Embolie schließen. Erst müssen wir nach nervösen oder kardialen Momenten suchen und sie ausschließen. Wo motorische Reizerscheinungen hinzutreten wie Zuckungen in einzelnen oder allen Gliedern, müssen wir unbedingt an Embolie denken. Wir werden später bei der Darstellung der uns diagnostisch zur Verfügung stehenden Mittel zeigen, wie man das ev. unmittelbar nach dem Vorfall feststellen kann. Bei den übernommenen Fällen ist eine Nachprüfung nicht möglich. Wir sind an die Daten gebunden, die uns übermittelt werden. Bei einer Anzahl der Fälle ist das Bild direkt klassisch zu nennen für Embolie: Fälle mit motorischen und sensorischen Störungen. Fehlen motorische und sensorische Störungen und besteht nur das Bild einer vorübergehenden Ohnmacht, so ist daran zu denken, daß eine Schmerzempfindung der Pleura den Schmerzanfall ausgelöst hat (kalte Temperatur der Flüssigkeit; zu rascher, energischer Strahl gegen wenig veränderte Pleuraabschnitte). Wo im Fall Camus erst 17 Tage nach der Injektion epileptische Anfälle eintraten, muß eine andere Ätiologie angenommen werden.

Arteriosklerotische Veränderungen, luetische Prozesse müssen ausgeschlossen werden.

Genuine Epilepsie kann eine wichtige Rolle spielen und als auslösendes Moment den Anfall hervorrufen. So scheint im Falle Thomson Epilepsie vorzuliegen.

Alkoholismus ist ebenfalls ein Moment, das berücksichtigt werden muß. Nicht umsonst achteten die älteren Autoren auf die Anwesenheit von Albumen und Zucker im Urin. Nur zu großes Gewicht wurde auf diese Momente gelegt, in dem Bestreben, irgend eine erklärliche Lösung für diese sonderbaren Vorfälle zu bekommen. Das Vorhandensein von Albumen mag eine direkte Folge sein einer eingetretenen Gasembolie in kleinere Äste der Nierenarterie. Wir werden im Kapitel über die Pathogenese noch darauf zu sprechen kommen.

Daselbst werden wir auch den ophthalmoskopischen Befund im Falle Raynaud im Zusammenhange eingehend besprechen.

Einer besonderen Erwähnung mögen noch die Spülungen mit H_2O_2-Lösung unterzogen werden. v. Saar und Baer erlebten gelegentlich von solchen Spülungen unliebsame Zufälle. Durch seine starke Schaumbildung ist das H_2O_2 ein mechanisch besonders energisches Mittel, das in alle Buchten und Nischen eindringt. Gerade aber darin kann es speziell in der Empyemhöhle bei Anwendung in größerer Konzentration gefährlich werden, indem es das bröcklige Gewebe auseinanderreißt und dabei event. auch bereits arrodierte Venen verletzt. So vorteilhaft es in größeren Verdünnungen ist, so kann es unheilbringend sein, wenn die Schaumbildung zu stark ist. Die Venen der Abszeßwand gegen die Lunge zu hatten im Falle Saar sicherlich Kommunikation mit Lungenvenen. Es war daher gewagt, dieses H_2O_2, das gerade durch seine Eigenschaft der starken Gasentwicklung die Gaze sehr gut lockert, anzuwenden.

Auch im Falle Fränkel, wo nach Einblasung von fein verteiltem Jodoformpulver in eine Empyemresthöhle Kollaps eintrat, ist Verletzung einer Vene möglich. Es muß eine besondere Eigenart der Höhle vorgelegen haben, analog wie in dem autoptisch sichergestellten Falle von Brandes nach Füllung einer Empyemresthöhle mit Wismut, sowie im Falle Sohn (vgl. S. 892). Die relativ geringen Störungen sprechen für eine kleinste Embolie. Der Umstand, daß das Pulver nur unter erhöhtem Druck gegen Widerstand eingeblasen wurde, erhöhte den Druck in der Empyemhöhle. Dadurch war eine Vorbedingung zur Entstehung der Embolie geschaffen: Druck des Luftstrahles gegen freiliegende Vene, welche gedehnt wird und an einer arrodierten Stelle einreißt.

Bei Eintritt eines solchen eklamptischen Zufalles bei Injektionen oder Spülungen sind die zu ergreifenden Gegenmaßregeln dieselben, wie wir sie im Kapitel über die Pneumothoraxzufälle angeführt haben. Besser ist es aber, diesen Zufällen vorzubeugen. Wo wir die Ursache so eingehend dargelegt haben, ergeben sich die zu beobachtenden Vorsichtsmaßregeln ohne weiteres: Temperatur der Flüssigkeit, Kraft des Injektionsstrahles, Menge der Injektionsflüssigkeit.

Im Anschluß an die Zufälle bei Empyem, wo überall die Thorakotomie mit oder ohne Rippenresektion ausgeführt worden war, mögen 3 Fälle angeschlossen werden, wo bei Vornahme der Thorakozentese eigenartige Zufälle beobachtet wurden.

1. Camus (1883): Alter Epileptiker. 3 Anfälle im Monat. Thorakozentese wegen Empyem. Patient bekomt Atemnot. Er wird ganz zyanotisch. Dieser Anfall wiederholt sich jedesmal, wenn Eiter durch die Inzisionsöffnung tritt. Heilung.

Bei diesem Fall ist es sehr wahrscheinlich, daß diese Erscheinungen mit lokalen Muskelspasmen zusammenhängen. Sie stehen aber in Zusammenhang mit der genuinen Epilepsie. An embolischer Natur ist bei diesem Vorkommnis kaum zu denken.

2. Paget (1895): 10jähriger Junge. Ganze linke Seite gedämpft. Brustwand bereits vorgewölbt. Chloroformnarkose bei Lagerung auf die gesunde Seite. Plötzlicher Atemstillstand. Puls anfangs gut. Atemstillstand wird nicht sofort gemeldet. Puls setzt auch aus. Alle Wiederbelebungsversuche umsonst.

Paget glaubt diesen Zufall darauf zurückführen zu müssen, daß man den Jungen aus dem Bette genommen hatte. Ob es nicht viel eher ein Narkosetod ist, wo doch schon die schlechte Beobachtung des Patienten während der Narkose auffällt.

3. Raynaud (1875): 40jähriger Mann, kollabiert im Augenblicke, wo man an ihm, um der hochgradigen Dyspnoe infolge starken linksseitigen Pleuraexsudats zu steuern, eine Inzision der Haut vornahm. Sicherlich ist der Todesfall nicht auf die Inzision zu setzen, sondern wohl kardial bedingt. Die Lagerung zum Eingriffe mag die ihrige dazu beigetragen haben, indem die damit verbundene Körperanstrengung für das durch das Exsudat bereits geschwächte Herz zu viel war. Analog müssen wir im Fall Legroux Herztod annehmen, wo ein 52jähriger Mann, dem mittels Potain 2 l Eiter abgelassen wurden, $^3/_4$ Stunden nach der Operation beim Aufrichten, um zu trinken, unter kurzem Aufschrei stirbt. Die plötzliche gänzliche Umordnung der Zirkulationsverhältnisse bedeutete für das Herz eine zu große Mehrarbeit. Es mußte ihr unterliegen.

D. Zufälle bei Eingriffen an Thoraxfisteln (Empyemresthöhlen).

Hierzu rechnen Patienten, welche schon ein langes Krankenlager hinter sich haben und bereits mehrere chirurgische Interventionen glücklich überstanden. Die Empyemhöhle hat sich verkleinert. Die Sekretion ist geringer geworden. Aber auch der Fistelgang ist kleiner geworden, viel kleiner als es für die Heilung zweckmäßig erscheint. Das nötigt zu einem Eingriffe, wobei die zu erwähnende Komplikation eintritt. Teils ist es die Sondierung der Resthöhle, die man zwecks Größenbestimmung vornimmt, welche typische zerebrale Störungen auslöst, teils ruft eine Spülung in dem engen Fistelgang einen analogen Zufall hervor.

1. Archavski (1891): 45jährige Frau. Linkseitiges Empyem nach Typhus. Thorakotomie. Drainage. Spülung mit Sodalösung, ohne Komplikation. Zunehmender Verfall der Patientin. Da die Sekretion gering ist, läßt man die Fistel zugehen. Neuer Fiebereintritt. Neue Thorakozentese. Tags darauf Einführen eines Laminariastiftes in die Öffnung. Dies löst einen epileptischen Anfall aus, der mit Unterbruch 24 Stunden dauert. Exitus.

2. Berbez (1886): 25jähriger Mann. Linkseitige eiterige Pleuritis. Thorakotomie. Spülung ohne Zufälle. Einführen einer kleinen Sonde in die Pleurahöhle löst sofort Konvulsionen aus im rechten Arme, mit Bewußtseinsverlust. In den darauffolgenden Tagen konvulsivische Zuckungen im rechten Arm ohne auslösendes Moment und ohne Bewußtseinsverlust. Heilung.

3. Camus (1883): $2^1/_2$jähriges Kind. Seit 2 Jahren Empyem. Hatte Dauerkanüle. Eines Abends plötzlich klonische Zuckungen, nur die eine Körperhälfte betreffend. Mit der Entfernung der Kanüle hören sie auf und kehren nicht wieder.

4. de Cérenville (1888): $5^1/_2$jähriger Junge. Linkseitige eiterige Pleuritis. Punktion. Thorakotomie. Spülungen ohne Zufälle. Einführen der Sonde zwecks Bestimmung der Größe der Wunde. Es fließt etwas Blut. Zum zweiten Male wird die Sonde eingeführt. Plötzlicher Aufschrei, Bewußtseinsverlust. Allgemeine tonische Krämpfe. Opisthotonus. Augen nach rechts verdreht. Weite Pupillen, starker Schweiß. Das Rohr wird wieder eingeführt. Patient erholt sich. Stuhlabgang. Es fließt reichlich Blut aus dem Rohr. Noch mehrere kleine Attacken von gleichartigen Zuckungen. Nach $1^1/_2$ Stunden ist der Anfall vorüber. Das Kind stirbt nach 6 Wochen an Meningitis.

5. **Cottin** (1912): 36jähriger Mann. Alkoholiker. Linkseitiges, metapneumonisches Empyem. Thorakotomie. $1^1/_2$ l Eiter abgelassen. Drainage, Spülungen mit 2% Kollargol ohne Komplikationen. 1 Monat nach der Operation will man die Größe der Höhle messen. Patient sitzt am Bettrand. Das Drain wird durch ein größeres ersetzt, welches unter Reiben an der Wand hineingleitet und an das Manometer angeschlossen wird. Während dieser Aktion hat Patient Schmerzen, fällt auf die linke Seite, klagt über Sehstörungen. Linkseitige Lähmung: Arm ganz, Bein teilweise gelähmt. Keine Konvulsionen. Deviation der Augen nach rechts. Kornealreflex fehlt. Pupillen gleich, lichtstarr. Babinski positiv. Fächerstellung der Zehen. Patellarsehnenreflex herabgesetzt, ebenso Sensibilität. Klagt über Kopfschmerzen. Nach 10 Minuten Bewegungen in der linken oberen Extremität. Abends ist die linkseitige Lähmung deutlich. Kopf und Augen nach links gedreht. Am anderen Tag wird der Kopf nach rechts gedreht gehalten. Linkseitige Lähmung besteht weiter, ebenso Babinski, ungleiche Pupillen. Amaurose. Ophthalmoskopisch nichts zu sehen. Am 3. Tage gingen die Erscheinungen zurück: Er sieht undeutlich. Am 4. Tage hat er noch Kopfschmerzen. Reflexe normal. Schwäche noch in der linken unteren Extremität. Patient erholt sich völlig bis zum 5. Tage. Alle Erscheinungen verschwunden.

6. **Leudet** (1876): 20jähriger Mann. Linkseitiges Empyem. Zahlreiche Eingriffe während $1^1/_2$ Jahren. Eines Tages wird ein Drain durch ein anderes ersetzt: Unwohlsein tritt ein, Oppressionsgefühl, rechtseitige Hemiplegie. Heilung nach 14 Tagen. Zwei ähnliche Anfälle 2 Monate resp. 2 Jahre später. Jedesmal, wenn man Flüssigkeit in die Empyemhöhle injizierte, verlor er das Sprachvermögen, hatte Sehstörungen **ohne** klonische Zuckungen. Vorübergehende Pulssteigerung. Heilung.

7. **Roch** (1905): 52jährige Frau. Eiterige linkseitige Pleuritis, häufige Spülungen ohne Zufälle. Eines Tages wird ein dünneres Rohr eingelegt. Die Kranke springt auf und glaubt zu ersticken. Hochgradiges Oppressionsgefühl, kalter Schweiß, Protrusio bulbi; der Puls ist schwach und beschleunigt, fast keine klonischen Zuckungen. Tod 4 Tage später. **Sektion** zeigt sklerosierte Nieren. Albuminurie intra vitam.

8. **Ropert** (1884): 30jähriger Mann. Postpneumonisches linkseitiges Empyem. Zahlreiche Spülungen mit Karbollösung ohne Zufälle. Eines Tages rutscht das Drain heraus. Beim Wiedereinführen lebhaften Schmerz, Blässe, Aufschrei, epileptiforme Zuckungen. Der Anfall ist bald vorüber. Heilung.

9. **Ropert** (1884): 21jähriger Mann. Linkseitiges Empyem. Thorakotomie. Drainage. Das Drain wird weggenommen, durch weiche Sonde ersetzt. Lebhafte Schmerzen, Aufschrei, unkoordinierte klonische Zuckungen auf der operierten Seite. Mehrere kurzdauernde Anfälle, durch Ätherinhalation unterdrückt. In der darauffolgenden Nacht neuerdings mehrere Anfälle, Koma, Tod. Bei der Autopsie fand sich Hyperämie der linken Gehirnhälfte. Auffallende Blässe der Bulbi, sonst nichts.

Wir haben in allen Fällen von alten Empyemhöhlen, die nicht ausheilen, dicke, schwartige Auflagerungen. Daneben finden wir Buchten und Nischen, wo das eiterige Sekret stagniert. Neue Fibrinauflagerungen werden von Granulationsgewebe durchwuchert; der Fistelgang ist von fibrösem Gewebe umschlossen, das starke narbige Schrumpfung zeigt. Die Oberfläche ist ausgekleidet von Granulationsgewebe, das meist torpiden Charakter aufweist, entsprechend dem Darniederliegen des Allgemeinbefindens des Kranken. Auch in diesen Schwielen treten umschriebene Nekrosen auf, die sich sodann loslösen und dem Sekrete beimengen. Speziell da in Buchten und Nischen finden wir mehr oberflächlich gelegene Venen, die durch Narbenzug zum Teil ektatisch sind. Dies ist zum Teil eine Folge des Zuges durch die narbige Nachbarschaft. Wenn nun eine solche Vene durch die beständige Einwirkung des Eiters usuriert ist, genügt ein geringes Trauma, um sie ganz zu lädieren. Das offene Venenlumen, das nicht kollabieren kann, gibt Anlaß zu kleinsten Gasembolien. Daß solche Läsionen bei Empyemresthöhlen mit engen Fistelgängen eintreten, beweisen die noch anzuführenden Beobachtungen von Brandes und von Sohn (vgl. S. 892). In beiden Fällen handelte es sich um Resthöhlen, deren Größe durch Füllung mit Wismutbrei bestimmt werden sollte. Das Einführen des Katheters setzte die Läsion; beim Einpressen der Wismutmasse wurde durch die lädierte Vene das Wismut in einen nächstgelegenen größeren Venenast getrieben, durch die Lungenvene in das linke Herz und von da wurden diese Wismutpartikelchen ins Hirn getrieben. Es traten ähnliche Zufälle auf, wie wir sie eben mitgeteilt haben. Im Falle Brandes ließ sich die Embolie autoptisch nachweisen; namentlich ließ sich sehr schön die Obturation des Venenabschnittes zentral der Läsionsstelle bis zur Einmündung in die größere Vene durch Wismutbrei darstellen. Im Falle Sohn trat nur eine vorübergehende Störung ein. Der ophthalmoskopische Befund, den wir später anführen werden, ist aber eindeutig für Embolie. Patient erholte sich wieder. Die beiden Fälle zeigen, wie genau klinisch beobachtete sog. eklamptische Zufälle als Embolien sich erweisen. Die oben angeführten Zufälle bei Empyemresthöhlen lassen in ihrer klinischen Darstellung, die meist sehr lückenhaft ist, die embolische Natur ebenfalls erkennen. Zum Teil läßt sich aus den wenigen Daten die Ätiologie nicht mehr mit Sicherheit rekonstruieren. Reflexe infolge Überempfindlichkeit der Granulationen bei so verschiedenen Krankheitsbildern mit typisch zerebralen Symptomen anzunehmen, ist nicht gerechtfertigt. Durch das lange Liegen von Drains ist ja ein konstanter Reiz gesetzt, der häufiger zur Auslösung eines Reflexes führen müßte. Weshalb tritt der Reflex dann nicht früher ein? Weshalb tritt er erst ein, wenn eine mechanische Läsion der Wandung eingetreten ist, sei es durch den Druck der Kanüle oder die Sonde?

Auch da gilt diese Ursache erkennen und ihr vorbeugen als beste Gegenmaßregel gegen solche Zufälle. Der Drainwechsel bei Empyem ist ein so häufig geübter Eingriff; nur wenige Komplikationen sind hierbei bekannt geworden. Ist das nicht mit ein Beweis für die Eigenart dieser Fälle, die wohl einerseits in der besonderen Beschaffenheit der Wandungen dieser Höhlen liegt, anderseits in der Beschaffenheit der Umgebung der Schwielen, d. h. daß in geringer Entfernung von Buchten und Nischen mit ziemlich oberflächlich liegenden Venen ein Lungenvenenast fließt in relativ lufthaltiger Umgebung, welcher bei Läsion der Vene Blut plus Luft aspiriert. Bei allen derartigen Zufällen müssen wir in erster Linie an Embolie denken. Die Diagnose wird sich sicherstellen lassen durch Anwendung der am Schlusse noch anzuführenden besonderen Untersuchungsmethoden (vgl. Kapitel: Pathogenese, Ätiologie).

E. Thorakoskopie.

Unter Thorakoskopie hat Jacobaeus 1913 eine Methode der Endoskopie der Thoraxhöhle für Inspektion und kleinere operative Eingriffe, speziell bei der Pneumothoraxtherapie angegeben. Es soll dazu dienen, Adhäsionsstränge, welche die Wirkung des schon angelegten Pneumothorax beschränken, mittels Galvanokauters abzutragen, um so einen partiellen Pneumo in einen vollständigen umzuwandeln. Die Anwendung des Apparates empfiehlt sich nur für gewisse Ausnahmefälle, nachdem durch vorsichtige Druckerhöhung im Pneumothoraxraum bereits vergeblich versucht worden ist, die Adhäsion zu beseitigen. Es handelt sich um ein Endoskop, das senkrecht zur Achse der Lunge im Zwischenrippenraum eingestoßen wird. Das Prisma sitzt seitlich. Durch Drehen des Instrumentes kann man die verschiedenen Flächen des

Pleurahohlraumes übersehen. Hat man im Endoskop die betreffende Adhäsionen eingestellt, so wird ein Galvanokauter innerhalb derselben eingeführt und mittels der Glühschlinge die Adhäsionen möglichst nahe der Pleura costalis durchtrennt. Man will durch diese Operation die blutige und entstellende Thorakoplastik umgehen. Die Technik ist jedoch schwer und will erst erlernt sein. Denn es ist große Übung erforderlich, um mit dem Instrument richtig manövrieren zu können. Es hat daher bis dahin auch kaum Eingang gefunden. Aus dem gleichen Grunde, weshalb beim Durchreißen von Adhäsionssträngen die Gasembolien entstehen können infolge der in das starre Gewebe eingelassenen Venen des Lungenkreislaufes kann beim Durchtrennen mittels Thorakoskop, nachdem ein Teil der Adhäsionen durchtrennt ist, der Rest dem auseinanderstrebenden Zuge selbständig nachgeben und durchreißen. Infolge der schrumpfenden Tendenz dieser Adhäsionsstränge werden sie immer dünner. Wie wir bereits bei der Besprechung der Pneumothoraxzufälle sahen und worauf speziell van Voornveld aufmerksam gemacht hat, besteht die Gefahr einer Luftembolie, namentlich dann, wenn die Adhäsionen an ihrem Übergange ins Lungengewebe durchreißen unter Mitnahme eines Restes von Lungengewebe. Wir befinden uns da in einem Gebiete, wo in nicht geringer Entfernung meist lufthaltiges Gewebe sich findet, mit größeren Lungenvenen, welche beim Einreißen solcher Adhäsionen Luft aus den lädierten Venenästen aspirieren. Jacobaeus rät daher auch, die Adhäsionen möglichst nahe an der Pleura costalis zu durchtrennen. Da ist die Blutungsgefahr am geringsten, eine Emboliegefahr besteht an dieser Stelle für gewöhnlich nicht. Einzig wenn sich daselbst jene sinuösen Erweiterungen vorfinden, von denen Guyot-Bourg berichtet und die Kommunikationen zwischen Lungengefäßen und Thoraxvenen darstellen, wie sie namentlich bei Tuberkulose sich hie und da vorfinden können. Daran muß gedacht werden beim Arbeiten mit dem Thorakoskop.

F. Zufälle bei Thorakoplastiken.

In einer kleinen Zahl von Empyemen will es nicht zur Ausheilung der Höhle kommen. Durch starke Schwartenbildung von mehreren Zentimetern Dicke sowohl auf der Pleura costalis wie auf der Pleura pulmonalis ist es zur Bildung einer kleinen Empyemresthöhle gekommen, welche von torpiden Granulationen ausgekleidet, eine wechselnde Eitersekretion aufweist, die sich durch keine Spülung beseitigen läßt. Ein schmaler Fistelgang von derb-narbiger Wandung führt zu dieser Höhle. Unter der chronischen Eiterung kommt der Patient immer mehr von Kräften. Er siecht dahin, vergeblich nach Rettung sich umsehend.

In solchen refraktären Fällen bleibt nichts anderes übrig, entweder die Thoraxwand mitsamt den Schwarten, die der Pleura costalis aufliegen, zu mobilisieren und dadurch die Höhle zum Kollabieren zu bringen, wie es Esthlander vorgeschlagen hat (Simon, Küster), oder durch Entfernung des einschnürenden Schwartenpanzers die Lunge nach Délorme zu befreien. Nach Entfernung dieser starren Umhüllung kann die Lunge sich wieder entfalten und so die Empyemhöhle sich schließen. Mehrfach finden wir bei diesen Operationen Kollapsanfälle beschrieben, die lange auf Blutung oder auf Reizung von Vagusästen zurückgeführt worden sind. Von Embolie ist nie die Rede.

Und doch werden wir bei der Besprechung der pathologisch-anatomischen Unterlagen finden, daß die Vorbedingungen geschaffen sind bei diesen Krankheitszuständen, daß eine Embolie eintrete. Wir haben auf der Seite der Pleura costalis ein derb-fibröses Gewebe mit wenig Gefäßen. Darüber findet sich ein reaktiv entzündetes Gewebe, in dem sich da und dort gestaute, erweiterte Venen vorfinden, die meist mit den Thoraxvenen kommunizieren. Ob sich nicht auch an gewissen Stellen (Adhäsionen) Kommunikationen mit Lungenvenen finden, die durch einen intrapulmonal gelegenen Narbenzug gestaut werden und wie die von Guyot beschriebenen sinuös erweitert sind? Wenn durch ein stumpfes Vorarbeiten solche Venen angerissen werden, so ist die Möglichkeit einer Embolie gegeben. Viel eher werden wir aber bei der Dekortikation nach **Délorme** beim Ablösen der derben Schwielen von dem zum Teil ganz indurierten, zum Teil nur im Zwischengewebe sklerosierten Lungengewebe auf ektatische Venen stoßen, bei deren Eröffnung Embolien eintreten können. Es müssen Venen sein, welche selbst noch eine gewisse Zirkulation aufweisen resp. in der Nähe von solchen Gefäßabschnitten liegen. Die Starrheit des Gewebes, in dem diese Venen ausgespannt sich vorfinden, gibt die Basis für die Entstehung der Embolie durch Offenbleiben der Lumina.

Die zwei in der Literatur niedergelegten Fälle mögen das eben Gesagte illustrieren. Der eine Fall betraf eine Komplikation bei einer Plastik nach **Esthlander.** Er wurde von Weill (1884) beobachtet und betraf einen 24jährigen Mann mit eiteriger linkseitiger Pleuritis. Im Anschlusse an den ersten Akt der Esthlander-Operation beobachtete man Parese des linken Armes. Es trat in der Folge Atrophie des Armes ein. In zwei weiteren Sitzungen wurden weitere Rippen reseziert. 2 Tage nach der zweiten Operation traten klonische Zuckungen im linken Arm auf. Nach 10 Tagen steht Patient auf, in diesem Momente traten von neuem analoge Zuckungen im linken Bein auf, die wieder verschwanden. Ob bei dem ersten Eingriff ein Venenlumen eröffnet wurde und offen blieb oder nur mangelhaft sich verschlossen hatte, so daß bei der zweiten Operation von neuem der gleiche Venenabschnitt lädiert worden ist? Sicher ist, daß wir in diesem Falle Wandveränderungen gehabt haben, in denen die Unterlage zum Entstehen einer Embolie vorhanden waren. Erinnern wir uns, daß wir bei Wever auch ohne erneute Embolien noch nach Tagen neue Anfälle bei seinen Versuchen an Affen beobachten konnten.

Der zweite Fall ist anläßlich einer **Délorme**-Operation ebenfalls von Weill beschrieben. Es betrifft ein 12jähriges Mädchen, bei dem sich im Anschlusse an eine Grippe eine trockene rechtsseitige Pleuritis entwickelte, die monatelang immer zu intermittierendem Fieber Anlaß gab. Es bildete sich rechts hinten unten ein Exsudat, welches eine Probepunktion nötig machte. Beim Eindringen der Nadel in die Lunge trat ein heftiger Reflex ein. Das Kind wurde zyanotisch; allgemeine Zuckungen traten ein von 10 Minuten Dauer. Den übrigen Teil des Tages war das Kind matt, anderen Tages waren die Erscheinungen vorüber. Punktion war negativ. 3 Monate später bestand ein sicheres Empyem. Thorakozentese. Der Zustand besserte sich langsam; doch blieb eine Thoraxfistel bestehen. Man entschloß sich zur Operation. Das Allgemeinbefinden war gut. Eine Sonde dringt 5—6 cm in die Tiefe. Es wird ein 5:8 cm großer Türflügellappen gemacht und nach oben geschlagen. Man stößt auf eine orangengroße Höhle. Die laterale Wand hatte speckiges Aussehen, sehr harte Beschaffenheit. Die Schwarte war überall 1 cm dick. Dem Grunde lag ein blutig-eiteriger Belag auf. Fibröse Stücke der Auflagerung auf der Lunge werden teils mit dem Finger, teils mit einer Hohlsonde entfernt. Schließlich wird der vorliegende Abschnitt umschnitten und so freigemacht. Während dieses Aktes trat plötzlich Anfall von Blässe ohne Zuckungen bei der kleinen Patientin auf. Die Blutung war gering. Das Kind blieb bleich, kalt. Völliger Kollaps. Tod 18 Stunden nach der Operation. Sektion wird verweigert.

Schon bei der Probepunktion wird es sich um eine kleine Luftembolie gehandelt haben dadurch, daß die Nadel in dem fibrösen Gewebe in ein Venen-lumen hineingeraten war. Auch bei der Dekortikation hat man bei dem stumpfen Ablösen der Schwarte von der Lunge sicherlich noch weiches Lungengewebe mitgerissen. Dadurch war die Wahrscheinlichkeit sehr groß, daß Venen eröffnet wurden. Ein geringes Luftquantum war es, das aufgenommen und dem großen Kreislauf zugeführt wurde. Der Anfall ist auch daher sehr gering. Sonst wären Konvulsionen mit anschließenden temporären Lähmungen eingetreten.

Bei allen operativen Arbeiten in Empyemhöhlen, durch die plastische Operationen ausgeführt werden, muß an die Möglichkeit der Luftembolie gedacht werden, schon beim Ablösen der Schwarten der Thorax-wand, in erhöhtem Maße aber beim Mobilisieren der von dicken Schwielen eingeschlossenen Lunge.

Die Tamponade ergibt sich als einziges Mittel gegen eingetretene Embolie. Durch Anwendung des Überdruckes bei diesem Akt der Opera-tion (Lösen resp. Entfernen der Schwarten) kann der Druck in den Venen erhöht werden. Dadurch kann das Eindringen von Luft in die Venen verunmög-licht werden, indem der Druck in dem lädierten Gefäß zu gering ist, um die nachdrängende Luft mitsamt dem Blute in den nächst größeren Venenast zu treiben. Selbst in den größeren Lungenvenen ist, wie wir früher schon er-wähnten, der negative Druck um ein Wesentliches vermindert. Das Blut aus der lädierten Vene wird mitsamt der ev. nachdrängenden Luft nicht aspiriert. Daher ist der Überdruck ein sehr zweckmäßiges Vorbeugungsmittel gegen ev. Luftembolien bei Thorakoplastiken.

Lungenplombierung.

Bei der in der Lungentuberkulose eingeführten Lungenplombierung ist auch auf ev. eintretende Luftembolien zu achten. Schlange, Tuffier und Baer waren es, die umschriebene Erkrankungsherde einer Lunge dadurch zum völligen Kollaps zu bringen suchten, daß sie die Pleura costalis von der Fascia endothoracica ablösten und Fett (Tuffier) oder eine Paraffinplombe (Baer) einsetzten. Bei dem Ablösen dieser Faszie können nun ektatische Venen, die in die Venen des Thorax einmünden, lädiert werden; doch ist der negative Druck in diesen Venen zu gering, als daß es möglich wäre, eingedrungene Luft-bläschen in den rechten Vorhof zu treiben. Die Vis a tergo dieser Venen, die ihnen von der Lungenarterie her mitgeteilt wird, ist zu gering und die Ansaugung anderseits von den oberen Halsvenen her zu klein, als daß eine Embolie mög-lich würde. Es müßte schon eine abnorme Kommunikation dieser ektatischen Venen mit einer Lungenvene bestehen an einer Stelle, wo eine breite Verwach-sung der Lunge mit der Thoraxwand besteht.

In den 6 Jahren, in denen sich Baer mit dieser extrapleuralen Lungenplombierung beschäftigt, ist ihm nie ein Zufall passiert. Im Gegenteil ist er
sehr erstaunt, wie gering die Blutung ist bei diesen Eingriffen, wie wenig Gefäße
also wir dabei lädieren.

Immerhin erschien es mir angezeigt, auf Emboliegefahren bei abnormen
Verhältnissen des Abflusses des venösen Blutes in der Thoraxwand hinzuweisen.

G. Zufälle bei Lungenoperationen.

Pneumotomien, Pneumektomien.

Die Krankheitsprozesse, bei denen embolische Zufälle bei Lungenoperationen beobachtet wurden, sind Lungenabszesse und Lungengangrän,
sowie Bronchiektasien. Es sind also akut resp. subakut einsetzende
meist aber dann sehr chronisch werdende Entzündungsprozesse, die
das Lungengewebe weitgehend infiltrieren und teilweise zur Bildung eines indurierten Schwielengewebes führen, anderenteils zur
Einschmelzung desselben durch Nekrose. Auch da haben wir, wie bei den
anderen Entzündungen an der Lunge, welche chronischen Verlauf nehmen,
derbes Schwielengewebe, in welchem die Venen wie in einem starren Gitter-
werk sich vorfinden und nicht kollabieren können. Je näher dem Hilus
dieser Prozeß sich abspielt, um so größere Venen werden in die Ent-
zündungszone einbezogen, namentlich solche in der Nähe der Bronchien
bei Bronchiektasien. Diese letzteren sind besonders gefährlich. Sie werden
leicht unverhofft eröffnet, wenn man mit dem Thermokauter gegen eine Bronchiektasie sich vorarbeitet. Es blutet aus dem peripheren Teil der Vene, die lädiert
ist, sehr stark, während Luft in das nicht kollabierende zentrale Venenlumen
eindringt und weil von den nahe gelegenen größeren Venenästen, die unter
negativem Druck stehen, angesogen, zu plötzlichen schweren Kollapsen Anlaß gibt.

Wenn man mit dem Thermokauter sehr langsam vorgeht und erst
einen dicken Schorf sich bilden läßt, also weniger rasch das Gewebe durchtrennt,
so ist die Luftemboliegefahr bedeutend geringer. Es ist die Möglichkeit gegeben,
daß die Venen sich thrombosieren und an ihrer Trennungsstelle von einem dicken
Brandschorf überlagert sind und dadurch eine Luftembolie ausgeschlossen ist.
Gleichzeitig hat man auf diese Weise die Blutung auf ein Minimum herabgesetzt,
was bei den ohnehin meist stark heruntergekommenen Patienten von großem
Werte ist. Am größten ist die Emboliegefahr, falls das Messer bei diesen Operationen verwendet wird. Je näher der Abszeßhohlraum oder die Bronchiektase
am Hilus liegt, um so größer ist die Vene, die lädiert werden kann. Um so größer
ist aber auch der in der Vene herrschende negative Druck, um so größer ist die
Gefahr einer Luftaspiration und schwerster Luftembolie.

Auf dem deutschen Chirurgenkongreß 1907 stand zur Tagesordnung:
Die Chirurgie der Lunge. Friedrich, Lenhartz und Körte referierten.
Es wurde auch von den bei Operationen am Thorax eintretenden Zufällen
gesprochen. Speziell wurde der Vagus für die schweren hie und da auftretenden
Kollapszustände beschuldigt. Der Vagus sollte die Ursache sein für
den plötzlich eintretenden Atem- und Herzstillstand.

Körte sah diese Zufälle entweder zu Beginn des Eindringens in die Lunge,
teils am Schlusse der Operation. Teils erlagen ihr junge und kräftige Patienten,

teils waren es ältere abgemagerte Kranke. Die Sektion hatte zum Teil ein negatives Resultat ergeben. Bei der Raschheit des Eintrittes des Todes konnten noch keine pathologisch-anatomischen Veränderungen eingetreten sein, wenigstens waren sie bei der nur makroskopischen Untersuchung nicht festzustellen. Lenhartz teilte auf diesem Kongresse mit, daß wenn man die Pleura pulmonalis eröffnet, den Paquelin ansetzt und weiter vordringen will, die Atmung plötzlich aussetzte. Die Kranken sehen blaß aus. Lenhartz erlebte dieses Vorkommnis in 6 Fällen. Namentlich fiel ihm das blitzartige Eintreten auf.

Von Physiologen hatte Lenhartz keine befriedigende Erklärung für diesen schweren Schock bekommen, dem zerebrale Zustände aller Art wie Konvulsionen, Blepharospasmus sich anschließen.

Körte schob diese Zufälle auf die Narkose. Er verwendete dann bei diesen Operationen Lokalanästhesie. Doch diese Kollapse, an denen 3 Patienten von Körte erlagen, traten wieder ein. In einem Fall von Gangrän ließ sich die Höhle leicht finden. Als der Mann etwas angehoben wurde zwecks Anlegen des Verbandes, ging der Unterkiefer herunter. Atmung und Puls setzten aus. Alle Wiederbelebungsversuche blieben umsonst. Die Sektion ergab ein negatives Resultat. Sehen wir uns nun nach den in der Literatur niedergelegten Fällen von Embolien bei Lungenoperationen um:

1. **Quincke** (1894): 31jähriger Arbeiter, linksseitige Pleuropneumonie. Es bildeten sich anschließend Bronchiektasien im linken Unterlappen. Durch Fistelanlegung sollte dem reichlichen Auswurf Abfluß verschafft werden. Durch Chlorzinkpasta mußten erst Adhäsionen der Pleurahöhle geschaffen werden. Der Abszeß brach sich spontan einen Weg, der aber nicht genügte. Mittels Thermokauter wurde der Fistelgang erweitert. Die Sputummenge sank auf $^1/_{10}$. Erneutes Eingehen mit Thermokauter. Der Stichkanal füllt sich mit hellrotem Blut, welches pulsiert. Kompression mit Gazebausch. Während dieser Manipulation klagt Patient über kribbelndes Gefühl in beiden Armen, dann über Schwindel. Erst Horizontal-. dann Tieflagerung des Kopfes. Trotz Exzitantien blieb das Bild der Ohnmacht (Blässe, Schwindel, kalter Schweiß) bestehen. Der Puls wird unfühlbar, die Granulationen in der Wunde livide. Patient klagt über Undeutlichkeit des Sehens. Atmung selten und tief. Tod 15 Minuten nach Beginn der Blutung. Zu Beginn der Blutung hatte man leicht schlürfendes Geräusch gehört, aber nicht besonders beachtet, da man ja auf die Öffnung des Bronchus gefaßt war. Die **Sektion** ergab Brandschorfe im Grunde der Wunde. Der linke Lungenlappen war karnifiziert. Neben dem eröffneten Bronchus war eine Vene offen. Kleinere Ekchymosen der Arachnoidea. Keine Luft in anderen Organen nachweisbar. Quincke meint, daß durch die Karnifikation des Gewebes gerade wie die Bronchien zylindrisch erweitert waren und klaffend erhalten wurden, auch die Venen in diesem starren Gewebe nicht kollabieren konnten.

Quincke teilt auch eine Beobachtung von Coupland mit.

Es betraf ein 18jähriges Mädchen mit chronischen Bronchiektasien des linken Unterlappens. In Narkose wurde nach Rippenresektion die Höhle eröffnet. In diesem Augenblick trat plötzlich Livor, profuser Schweiß, weite Pupillen auf. Atmung stertorös, Puls langsam, schwach. Trotz aller Gegenmittel Exitus.

2. **Petersen** (1913): 22jährige Frau. Leidet seit 8 Wochen an rechtsseitiger Pleuropneumonie. Probepunktion ergibt Eiter. Daher Rippenresektion. Man bekommt keinen Eiter; dagegen finden sich verschiedene Herde in der Lunge. Der entstandene Pneumothorax wird durch leichten Überdruck beseitigt. Eingehen mit Thermokauter an der Stelle der Abszesse. Hierbei bekommt Patientin plötzlich klonische Krämpfe des Gesichtes und der Extremitäten, besonders links. Sie wird stark zyanotisch, verliert das Bewußtsein. Die Operation wird sofort abgebrochen. Verband, künstliche Atmung. Nach wenigen Minuten hat sich Patientin erholt. Sie gibt auf Fragen Antwort und atmet wieder selbständig. Tieflagerung des Kopfes. Puls ist wieder gut. Die Frau

fiebert weiter. Man führte das auf den Lungenabszeß zurück. Mehrfache Punktionsversuche zwecks Eruierung des Abszesses sind ohne Erfolg. Man erhält nur etwas
Blut. Als Patientin verbunden werden soll, wird sie plötzlich stark zyanotisch,
bekommt klonische Krämpfe; die Pupillen werden weit. Sofortige Tieflagerung des
Kopfes, Vorziehen der Zunge, Sauerstoff. Künstliche Atmung, Exzitantien. Zyanose
nimmt zu. Atemzüge werden schwächer. Tracheotomie. Einführen eines Nelatonkatheters.
Mit Spritze erhält man nur wenig Blut. Bald Exitus. **Sektionsbefund:** Mehrere große
Lungenabszesse, daneben Bronchiektasien, fettige Degeneration des Herzens.

Petersen nimmt embolischen Vorgang an. Er hält es für unwahrscheinlich, daß durch Reflex nach einem so minimen Eingriff der Tod eintreten könne.
Das blutige Sputum bewies, daß beim zweiten Male eine Vene eröffnet wurde.
Ev. hat sich die Luft im linken Herzen verfangen und ist erst etwas verspätet
in den großen Kreislauf geworfen worden. Bei den bestehenden Abszessen
hatten wir wiederum starres Gewebe in der Nachbarschaft, in dem die Gefäße
nicht kollabieren konnten.

Drei besonders lehrreiche Fälle hat Wever in seiner Arbeit über zerebrale Luftembolie veröffentlicht. Sie sind deswegen so eminent wichtig, weil
sie genaueste klinische Beobachtung von kundiger Seite verraten. Alle Momente,
die nach solchen Komplikationen zur Klärung der Ätiologie herangezogen
werden können, sind da berücksichtigt worden. Man hat daran gedacht; man
kam auch zu einem positiven Schlusse.

3. **Juliane N.:** 19 Jahre. Nasen- und Larynxdiphtherie. Tracheotomie. Im Anschlusse daran Bronchiektasien im rechten Unterlappen. Konservativ zeigte sich
keine wesentliche Besserung. Durch Resektion von 5 Rippen wird erst durch Thorakoplastik
versucht, die Sputummenge zu beeinflussen. Es gelingt dies auch vorübergehend. Sukzessive wurde nun die Höhle mit dem Paquelin eröffnet. Unterm 13. 9. 1911 findet sich
folgende Eintragung: Tampon entfernt, Eingehen mit dem Paquelin. Es wird eine
Höhle eröffnet. Nach einigen Hustenstößen sagt Patientin plötzlich, daß ihr
schlecht werde. Im selben Augenblicke Blutung aus der Tiefe. Feste Tamponade.
Erbrechen. Krämpfe tonischer Art an beiden Armen. Verdrehen der Augen
nach oben. Pupillen weit, reagieren auf Licht. An beiden Armen zuerst in der Schulterhöhe, dann auch an anderen Stellen und an Bauch und Brust treten leicht erhabene gerötete
unregelmäßig begrenzte, bis fünfmarkstückgroße Flecken auf, die rasch an Größe und
Intensität der Farbe zunehmen und allmählich wieder verschwinden. Patientin spricht
nur lallend. Linker Fazialis paretisch. Völlige Benommenheit. Dieser Zustand
dauert eine Stunde. Hernach war Patientin noch leicht benommen. Sie liegt mit angezogenen
Beinen da. Wegen Spannung Patellar- und Achillessehnenreflex nicht auszulösen. Babinski, der anfänglich positiv war, wird undeutlich. Bauchdeckenreflex vorhanden.
Pupillen reagieren. Puls weniger gut als vor dem Anfall. Tags darauf hatte Patientin
noch keinen rechten Appetit. Sie erholte sich dann aber vollständig.

4. **Andreas R.:** Lungengangrän, Ösophaguskarzinom. Patient ist sehr schwach,
reichliches, jauchiges Sputum. In Lokalanästhesie werden zwei Rippen reseziert. Die
Pleura darunter ist schwartig. Es wird sofort mit Paquelin weitergegangen. Kreuzschnitt. In etwa 4 cm Tiefe kommt man in eine jauchegefüllte, walnußgroße Höhle.
Sie kommuniziert mit mehreren gleichgroßen Hohlräumen. Das dazwischen gelegene
grauschieferige Lungengewebe wird mit dem Paquelin vorsichtig durchtrennt. Hierbei wird ein etwa gänsekielgroßes Gefäß (Lungenvene) eröffnet.
Sofort großer Blutstrom, der mittels Tamponade zum Stehen gebracht wird.
Patient bis dahin ruhig, wird im gleichen Moment bewußtlos, verdreht die Augen,
atmet nicht mehr. Puls bleibt weg. Es treten für kurze Zeit klonische Zuckungen
in beiden Händen auf. Pupillenreaktion sofort erloschen. Trotz aller Mittel Exitus.
5 Minuten nach Veneneröffnung war der Tod eingetreten. **Sektion:** In den basalen Hirnarterien, vor allem in der linken Vertebralis und in der Arteria basilaris, aber auch
in der Arteria fossae Sylvii et callosi finden sich reichlich große Luftblasen in
perlschnurartiger Anordnung. Sonst Gehirn o. B.

5. **Sk.** 25jähriger Mann machte mit 21 Jahren Diphtherie durch mit anschließender Lungenrippenfellentzündung. Später wurde Patient operiert, da sich im Anschluß an die Lungenentzündung angeblich Gangränhöhlen gebildet hatten. Ein Jahr Krankenhausbehandlung. Auch in der Folge immer noch etwas Auswurf, der mitunter maulvoll entleert wurde. Einmal Blutspucken. Vor 6 Wochen angeblich Lungenentzündung. Verließ zu früh das Krankenhaus. Bekam zu Hause starke Kurzatmigkeit und Stiche in der rechten Seite. Jetzt Klage über kurzen Atem, große Auswurfmengen. Der sonst kräftig gebaute Mann in gutem Ernährungszustand hatte etwas zyanotische Gesichtsfarbe. Foetor ex ore. Linkseitig unten alte Narbe von der früheren Gangränoperation. Daselbst finden sich wiederum die Zeichen einer **intrapulmonalen Eiteransammlung.** Da die Auswurfmenge unter konservativer Therapie nicht zurückgeht, wird zur Operation geschritten. Es soll eine **Bronchialfistel links unten angelegt werden.** **Operation:** Pleura verdickt, kleiner Kreuzschnitt mit Paquelin. Tamponade des nur locker verklebten Pleuraspaltes. In einer zweiten Sitzung, nachdem die Pleura verklebt ist, wird der Schnitt in der Lunge langsam erweitert. Da die Drainage noch ungenügend ist, wird in rechter Seitenlage nochmals eingegangen. Es wird **mit dem Paquelin in die Lunge gestoßen.** Die Lungenwunde wird abgetastet. Plötzlich **tritt beim Brennen ein feinzischendes Geräusch** auf, das möglicherweise auch durch das Brennen des Stiftes hervorgerufen sein kann. Patient ruft plötzlich: „Mir **wird schlecht!**" Es erfolgt **mehrfaches reichliches Erbrechen.** Dabei sieht Patient auffallend elend und blaß aus. Die Wunde wird sofort mit feuchten Tupfern geschlossen, da man Luftembolie als sicher annimmt. Patient ist **bewußtlos.** Der **Puls wird kleiner,** ist plötzlich nicht mehr zu fühlen. Blickrichtung **nach rechts. Pupille ist weit,** geringer **Nystagmus. Ganz leichte Zuckungen im rechten Arm.** Kornealreflex ist noch schwach vorhanden. Künstliche Atmung und Herzmassage. Pupillen werden enger, bald darauf aber maximal weit. Dr. **Becker weist inzwischen mit dem Augenspiegel Luftblasen** als silberglänzende Stäbchen in den **Arterien der Netzhaut** nach. Die meisten Bläschen finden sich in den Arterienästen der Netzhautgefäße, **spärliche auch in den Venen.** Die Aderhautgefäße sind als weiße Stränge zu sehen. Die Papille hat eine weißgraue Farbe. **Exitus. Sektion:** Linker Unterlappen schwarzrot verfärbt. **Faustgroße Wundhöhle mit zerfetzten, hellrot verfärbten, flottierenden Massen.** Äste der Arteria und Vena pulmonalis werden vom Hilus her mittels Sonde verfolgt. Es läßt sich **eindeutig feststellen, daß ein Lungenvenenast innerhalb der Wundhöhle arrodiert ist.** Eine stricknadeldicke Sonde endigt hier frei. Die Schnittfläche des Unterlappens zeigt zwischen schieferig induriertem Gewebe gelegene zellreiche, sackartig erweiterte und miteinander kommunizierende Bronchien. Die Arterien der Konvexität des Gehirnes erscheinen grauweiß, gleich Silberfäden. Blutsäule wird unterbrochen von weißen, lufthaltigen Säulen, auch die großen Gefäße der Basis enthalten Luft.

6. **Beneke:** 47½jähriger Arbeiter mit linkseitigem Lungenabszeß. Operation (**Garrè**) unter Billrothmischung. Unter Resektion mehrerer Rippen gelangt man auf die verdickte Pleura. Starke Verwachsungen der Lingula mit Perikard. Es muß Lungengewebe zurückgelassen werden, um das Perikard nicht zu verletzen. Teils stumpfes, teils scharfes Vorarbeiten mit Skalpell und Hohlschere. Der Plan ist, den Oberlappen frei zu bekommen, zwecks Resektion. In den tieferen Partien läßt sich der Lappen besser lösen. **Bei der weiteren Lösung gegen den Hilus zu tritt plötzlich massive venöse Blutung auf aus der Tiefe.** Sofortiger **Kollaps des Patienten;** er wird blaß, **fast pulslos.** Sofortige Tamponade der Wunde. Exzitantien. Vorübergehende leichte Besserung. Erneuter Kollaps. Tod nach 3 Minuten. Bei der **Sektion** fand sich in der Tiefe der Wunde derb-faseriges Gewebe. Wo die Lunge abgelöst ist, zeigt das **Lungengewebe zerfetzte Oberfläche mit mehreren heraushängenden, zerrissenen** Gefäßästchen und dem **Stamm einer** eine Strecke weit bloßliegenden **Lungenvene größeren Kalibers, welche einen 5 mm langen Riß aufweist.** Diese ist noch etwa 2 cm vom Lungenhilus entfernt. In der rechten Lunge sind im Blute der kleineren und größeren Äste der Lungenarterie **mäßig reichliche Luftbläschen;** auch in den **Koronarvenen sind Luftbläschen.** Im rechten Vorhof und Ventrikel geringe Menge schaumigen Blutes. In den **Gefäßen der Hirnkonvexität, in den Basalgefäßen, im Sinus longitudinalis findet sich Luft.** In den Milzvenen einzelne **Luftbläschen, ebenso in den Blasen- und Lebervenen.**

Der autoptische Befund im Fall Beneke ist deswegen besonders interessant, weil man die Luft bereits in den Venen des Gehirnes, im rechten Herzen, in der Lungenarterie, sowie in den Venen des Abdomens beobachten konnte. Es ist also in diesem Falle das Blut bereits durch die Kapillaren durchgetreten und befand sich im venösen Abschnitte des großen Kreislaufes, ja zum Teil schon im kleinen Kreislaufe. Es ist dies eine klinische Bestätigung der experimentellen Feststellung, wie sie Wever und Brunner bei ihren Injektionen in die Karotis feststellen konnten. Es sind dies aber auch dieselben Erscheinungen post mortem sichergestellt, die Becker im Fall 4 ophthalmoskopisch bereits intra vitam konstatiert hatte (Durchtritt der Luftbläschen durch die Netzhautarterien in die Kapillaren und von da in die Netzhautvenen). Diese Beobachtungen stimmen überein mit denjenigen von Stargardt an Affen, denen Wever in die nicht ligierte Karotis Luft injiziert hatte.

H. Groß will in $6^1/_2$ Jahren weder bei Simon-Küster-Operationen noch bei Scheede-Plastiken, noch bei Pneumolysen nach Délorme irgendwelche Zufälle beobachtet haben, die als Embolie oder Reflexe hätten angesehen werden können.

Solche Zufälle bei Pneumotomien ev. Pneumektomien, wenn man bestrebt ist, den entzündeten Herd zu exstirpieren, kommen sicherlich nicht so selten vor, zumal wir bei diesen Operationen nicht nur ektatische Venen der Peripherie in starr-fibrösem Gewebe antreffen, sondern uns in die Tiefe hiluswärts vorarbeiten müssen, in ebenfalls schwieligem Gewebe, teils mit Skalpell, teils mit Kauter. Da ist die Möglichkeit der Läsion einer Vene groß. In diesen Venen, nicht weit vom Hilus, ist der negative Druck schon derart, daß innerhalb kürzester Zeit eine tödliche Luftmenge aspiriert werden kann.

Für die Technik beim Vorgehen bei diesen Operationen mögen die Angaben von Garrè gelten, daß man in schwieligen, gefäßarmen Bezirken mit dem Messer sich vorarbeiten soll (Pleuraschwarten), für weicheres, teilweise lufthaltiges Lungengewebe dagegen den Kauter benützen soll. Wie bereits oben dargetan, stillen wir bei diesen Eingriffen die Blutung am besten mittelst Kauter. Wir verschließen so ev. unseren Weg kreuzende Venen durch Thrombosierung und mittelst eines dicken Brandschorfes.

Sollte trotz aller Kautelen eine Blutung auftreten, dann sei eine Tamponade sofort zur Hand, mit der die ganze Wunde ausgestopft wird.

Zwecks Hintanhaltung der Embolie hat Tiegel für solche Fälle den Überdruck empfohlen. Sicherlich werden in normalem elastischem Lungengewebe durch den Überdruck die Kapillaren verkleinert; die Alveolenwände werden dilatiert. Der ganze Lungenkreislauf kommt unter höherem Druck zu stehen. Dadurch wird beim Unterbruch einer Vene die Hauptkraft, die von der Arterie her dem Blute mitgeteilt wird, in Wegfall kommen. Das Eindringen von Gas in die lädierte Vene ist erschwert resp. das Blut in dem lädierten Gefäßabschnitt mit der dahinter angesogenen Luft stagniert. Es fehlt die Kraft, um sie in den nächsten größeren Venenast hineinzutreiben resp. von diesem angesogen zu werden. Es kommt nicht zur Embolie. Wo starr infiltriertes Gewebe, wie bei den beschriebenen Krankheitsbildern die Vene umschließt und dieselben starr ausgespannt hält, da verkleinert der Überdruck das Lumen nur wenig. Doch ist er sehr wirksam durch Verringerung des negativen Druckes in den Venen; wie wir schon bemerkt haben, wird die Hauptstoßkraft dem

Blute vom rechten Herzen durch die Lungenarterie mitgeteilt. Bei Läsion einer Vene wird aber diese Komponente unwirksam. Ein Angesogenwerden von Luft ist sozusagen ausgeschlossen. Es fehlt der negative Druck in den größeren Venenästen. Die Anwendung des Überdruckes ist daher ein wichtiges Vorbeugungsmittel bei solchen Eingriffen.

Unbedingt erforderlich ist es aber, die Herzkraft zu stärken, auf daß sie befähigt ist, ev. eingedrungene Luftbläschen durch die Kapillaren hindurchzutreiben, um sie dem kleinen Kreislauf und der Lunge zuzuführen, damit das in den Kapillaren noch nicht resorbierte Gas in der Lunge abgegeben werde. Adrenalin haben wir bereits früher als wichtiges Gegenmittel bei Eintritt von Gasembolie kennen gelernt, dadurch, daß es die Gefäße der Haut und des Splanchnikus kontrahiert, eine vermehrte Blutmenge durch das Gehirn treibt und daß es das Herz direkt stimuliert.

H. Reflexlähmungen nach Schußverletzungen.

Bumke hat zuerst über traumatische Reflexlähmungen berichtet, welche er bei Schußwunden beobachtete. Er verstand darunter Lähmungen nach Thoraxschußverletzungen, die in einer oberen Gliedmaße auftreten, ohne daß der Nerv direkt verletzt worden wäre.

Bumke erwähnt einen Fall, wo der Einschuß zwischen der 8. und 9. Rippe nach außen vom Angulus scapulae lag, Ausschußöffnung vorn über der rechten Brustwarze. Nach 2 Monaten fiel eine Atrophie des rechten Daumens, sowie der Kleinfingerballenmuskulatur auf. Parese und Atrophie blieben bestehen. Bumke gibt keine Erklärung für die Genese dieser Lähmungen an; er schließt nur eine direkte Verletzung des Plexus brachialis mit Sicherheit aus. Über den Zustand der Lunge; ob Hämatothorax, wird nichts gesagt. Nach der Darstellung möchte man glauben, daß erst an der nachträglich eingetretenen Atrophie die Nervenläsion festgestellt worden sei.

Auch Steudel berichtet über Thoraxschußverletzungen, bei denen der Armplexus nicht getroffen worden war und wo trotzdem die Nervenläsionen zutage traten. In einem Fall drang das Geschoß dicht vor dem Gelenkkopf des Humerus ein, von der Seite her in den Thorax. Es lag eine direkte Läsion des Nervus radialis vor. Dorsale Flexion der Finger war nicht möglich. Die Lähmung war irreparabel. Im zweiten Fall (29jähriger Mann) drang die Kugel senkrecht auf die linke Thoraxwand, die 4. Rippe frakturierend, ein Finger innerhalb der Mamillarlinie in die Lunge und unter dem unteren Schulterblattwinkel heraus. Der dabei entstandene Hämatothorax vereiterte und nötigte nach 12 Tagen zur Rippenresektion mit Drainage. Im Bereiche des Nervus ulnaris war eine Sensibilitätsstörung aufgetreten: Taubheit des kleinen und Ringfingers der linken Hand. Nach Monaten ging die Läsion zurück. Steudel meint, daß sensible und motorische Äste des Plexus brachialis die Thoraxwand versorgen. Wenn nun diese Nerven durch das Projektil bis zur Elastizitätsgrenze gedehnt und dann erst durchtrennt werden, so übertrage sich diese plötzliche Zerrung bei dem straffen Bindegewebe bis zum zentralen Nervensystem fort. Steudel glaubt, durch dieses direkt fortgeleitete Trauma die Lähmung eines Nervenstammes als Folge der Verletzung eines seiner Äste erklären zu können.

Fischer berichtet über eine Beobachtung von Mitchell, wo der Nervus thoracalis anterior verletzt wurde. Pectoralis major war gelähmt und der gleichseitige Plexus brachialis in Mitleidenschaft gezogen.

v. Saar hat mehrere Fälle beobachtet, wo im Anschlusse an eine Brustschußverletzung ziemlich weitab vom Plexus brachialis es zu einer sofort an die Verletzung sich anschließende Lähmung des gleichseitigen Armes kam.

Ein 24jähriger Selbstmörder gab zwei Revolverschüsse in die linke Brustseite ab. Der Einschuß lag im 3. Interkostalraum links, in der Mitte zwischen Sternum und Mamillarlinie. Beide Geschosse stacken im Thorax, das eine links von der Wirbelsäule in der rückwärtigen Rumpfwand. Das zweite wurde in der Folge aus dem Sinus pericardii entfernt. Patient starb an den Folgen der Operation. Nach dem Schusse wies Patient eine schlaffe Lähmung des linken Armes auf, die langsam zurückging bis auf Hypästhesien.

Aus dem Sanitätsberichte des deutsch-französischen Krieges 1870/71 stellte v. Saar folgende Fälle zusammen, die hier ebenfalls angeführt sein mögen, weil sie ätiologisch mit den bereits erwähnten Fällen zusammengehören.

a) **J. F. Sch.** wurde am 16. 8. 1870 von einer Kugel zwischen 9. und 10. Rippe rechts getroffen. Das Geschoß ging einige Zoll nach oben, wurde daselbst extrahiert. Sofort nachher kann Patient den rechten Arm nicht mehr heben, die Hand nicht mehr bewegen. 21. 1. 1871: Bewegungen des rechten Armes ganz aufgehoben, Empfindung nur in geringem Maße. Hand ödematös geschwollen. 25. 10. 1871: Konnte Patient die Hand wieder gut gebrauchen.

b) **W. S.:** Bekam einen linkseitigen Streifschuß zwischen 6. und 8. Rippe. Der Knochen blieb unverletzt, der linke Arm konnte sofort nicht mehr bewegt werden. Noch 7 Monate später bestand vollkommene Lähmung und Atrophie der linken oberen Extremität. Mitte 1873 ist von motorischen oder trophischen Störungen nichts mehr nachweisbar.

c) **M. G.** wird am 7. 9. 1870 im 3. rechten Interkostalraum getroffen. Konturschuß unterhalb des unteren Winkels der rechten Skapula tritt das Geschoß heraus. Am 20. 3. 1871 bestand noch eine Lähmung des rechten Armes, die unmittelbar nach der Verletzung aufgetreten sein soll. Im Juni 1872 war davon nichts mehr nachweisbar.

d) Schuß zwischen 3. und 4. rechten Rippe, handbreit von der vorderen Axillarlinie. Durch den Pectoralis major geht der Kanal horizontal nach außen zwischen Teres major und minor. 10 Monate später bestand noch völlige Lähmung der Armheber des rechten Oberarmes, ebenso der Fingerbeuger. Ein Jahr später war die Lähmung ganz verschwunden.

e) Linkseitiger Brustschuß mit Einschuß am unteren Winkel des linken Schulterblattes. Sofortige Lähmung des linken Armes. 8 Monate später bestand noch völlige Erwerbsunfähigkeit. 1873 war die Lähmung völlig verschwunden.

f) Streifschuß der rechten Thoraxseite unterhalb der Achselfalte, mit sofortiger völliger Lähmung der rechten Hand. 1872 war der rechte Arm noch schwach und atrophisch, die Hand konnte aktiv nur wenig bewegt werden. 1 Jahr später war bereits eine erhebliche Besserung zu konstatieren.

Graf-Hildebrandt erwähnt ebenfalls Reflexlähmungen nach Schußverletzungen als Komplikation speziell bei seitlichen Brustschüssen in Form von Störungen im Gebiete des Plexus brachialis, des Nervus thoracalis longus et subscapularis. Trotzdem mit Sicherheit eine direkte Verletzung des Nervenstammes auszuschließen ist, meint Graf, finden sich doch kürzer oder länger dauernde Paresen, selbst vollständige Paralyse. Eine Erklärung weiß Graf dafür nicht anzugeben. v. Saar kommt unter Berücksichtigung seiner Untersuchungen und derjenigen von Gaspero zum Schluß, daß es sich hier um Reflexstörungen handle, bei denen die in den Nervi intercostales befindlichen sensiblen Elemente das auslösende Moment bilden und zentral geleitet, vornehmlich vasomotorische Ernährungsstörungen hervorrufen. Gaspero spricht von vasomotorischen Psycho-Reflexen.

Küttner berichtet aus dem südafrikanischen Kriege über Nervenlähmungen, ohne daß der Nerv vom Projektil getroffen wurde. Oft ist außer einem unbedeutenden Blutextravasat nichts zu finden, oder der Nerv ist in Narbenmassen eingeschlossen. Das mit großer Rasanz den Körper durchschlagende Geschoß kann nach Küttner Fernwirkungen ausüben, die zwar für gewöhnlich nicht in die Erscheinung treten, wohl aber klinisch manifest werden. Die Prognose soll gut sein. Es kann restitutio ad integrum eintreten. Gerulanos berichtet aus dem Balkankriege, wie ein blutig-seröses Exsudat genügt zur Aufhebung der Nervenfunktion. Bardenheuer wies bereits darauf hin, daß die einfache Erschütterung des Nervenstammes ohne mikroskopische Veränderungen in der Nervensubstanz vorübergehende Nervenstörungen herbeiführen könne. Er nahm Lymphstauung als Ursache an. Heile und Hezel machen auf nervöse Ausfallserscheinungen aufmerksam bei Ausschluß direkter Nervenschädigung, indem die durch das durchschlagende Geschoß hervorgerufene Weichteilschwellung in der Nachbarschaft des Nervenstammes diesen indirekt in sich einbezieht, den Nervenstamm drückt und so seine Leitfähigkeit unterbindet. Perthes stellte experimentell Untersuchungen an über Fernschädigungen auf Nerven bei Schußverletzungen. Er zog Aluminium-Bronzedrähte durch den Oberschenkel, alle parallel in der Längsrichtung. Bei Durchschuß werden sie nun nach der dem Schußkanal entgegengesetzten Richtung abgebogen. Ein Teil der lebendigen Kraft, die dem Geschosse innewohnt, wird nach der Seite abgegeben, und übt dadurch eine Druckwirkung auf die Nerven aus. Der Nerv wird momentan gedehnt in der Längsrichtung. Gleichzeitig tritt in der molekularen Zusammensetzung eine Verschiebung, eine Erschütterung und Quetschung auf. Perthes fand, daß dadurch die Sensibilität viel weniger geschädigt wird als die Motilität. Diese mechanische Schädigung des Armplexus bei Schüssen in den seitlichen Thoraxpartien ist sicherlich die Hauptätiologie der transitorischen Lähmung. Wir sehen daher auch bei der Kasuistik, daß die Lähmung um so ausgedehnter ist, je näher am Plexus der Schußkanal verläuft. Sekundär kann der Nerv sicherlich nur modifiziert werden durch die entzündlichen Veränderungen der Weichteile der Umgebung, die den Nerven miteinbeziehen und durch Druck leitunfähig machen. Auf Reflexe zurückzugreifen, die die Vasomotoren beeinflussen (Gaspero) und so die Lähmung bedingen, scheint mir mehr als gewagt und überflüssig. Eher möchte ich annehmen, daß ev. bei pathologischen Veränderungen der Lunge, die vom Projektil getroffen wird, Luftembolie mit im Spiele sein kann, indem der Schußkanal durch induriertes Lungengewebe hindurch verläuft und durch tiefe Inspiration begünstigt, im nächsten Moment durch eine lädierte Lungenvene Luft aspiriert, die durch den linken Vorhof in den großen Kreislauf geschleudert wird und zu den bereits früher erwähnten Erscheinungen führt. Die oben erwähnten Schädigungen sind zwar nicht auf solche Embolien zurückzuführen. Bei den schweren Granatverletzungen mit ausgedehnten Zerreißungen, wo große Wundtrichter am Thorax entstehen, besteht, falls wir im Lungengewebe ähnliche Veränderungen vorfinden, wie in der Wandung von Lungenabszessen oder Bronchiektasien, ist ebenfalls die Möglichkeit einer Gasembolie vorhanden. Für die oben angeführten Fälle mit bloßer Plexusschädigung muß eine indirekte Nervenläsion angenommen werden.

Im abgelaufenen Weltkriege sind sicherlich auch solche indirekte Nervenschädigungen eingetreten, die oft zu den Reflexlähmungen gerechnet wurden. Weder bei der Durchsicht der Literatur noch durch Umfrage bei den namhaftesten Chirurgen konnte ich einschlägige kriegschirurgische Erfahrungen bekommen. Wenn wir somit auch die Möglichkeit der Entstehung von Luftembolien nach Schußverletzungen der Lunge (Granatverletzung) nicht von der Hand weisen, so scheinen die in der Literatur bekannten Fälle alle bedingt zu sein durch Fernschädigungen des Nerven im Sinne von **Perthes.**

V. Ätiologie, Pathogenese.

Bei der Ergründung der Ätiologie dieser sog. intrapleuralen Reflexe muß uns als Basis dienen die pathologische Veränderung des Operationsfeldes, also der Thoraxwand resp. deren inneren Auskleidung sowie der anstoßenden Lungenpartien. Bei den Pneumotomien ist für uns die Beschaffenheit der Lunge um den zu eröffnenden Herd von besonderer Bedeutung. Durch die ganze Reihe der Beobachtungen der speziellen Formen der Zufälle zieht sich wie ein roter Faden als Grundlage der eintretenden Komplikationen eine chronisch indurative, fibröse Entzündung in einem größeren oder kleineren Abschnitte der erkrankten oder doch durch die Erkrankung der Pleura mitaffizierten Lunge. Diese chronische Entzündung bedingt eine Änderung der physiologischen Beschaffenheit der Lungenvenenwand resp. von Gefäßen, die mit der Lungenvene, in vereinzelten Fällen auch den Thoraxvenen zusammenhängen. Die Venenwand ist nicht mehr in einem elastischen Gewebe eingelassen, wo sie gegebenenfalls leicht kollabieren kann. Sie ist ausgespannt in einem derb sklerosierten Gewebe, das unter der narbigen Schrumpfung eher Tendenz hat, die Vene zu ektasieren. Es ist derselbe Zug, der an den viel widerstandsfähigeren Bronchien zu Ektasien führt. Bei unverhoffter Läsion der Venen läßt derselbe deren sofortigen Kollaps nicht zu, zumal wir an diesen Venen keine scharfe Differenzierung der Wandschichten vorfinden, wie bei den Arterien mit ihrer kräftig entwickelten Muskularis. Nach Läsion der Vene fließt das Blut zentral von der Läsionsstelle herzwärts und zieht Luft nach sich. An der nächsten Einmündungsstelle dieses Venenabschnittes in einen größeren Venenast wird diese Luft zusammen mit dem Blute aufgenommen: die Embolie ist eingetreten. In Ausnahmefällen wird die Luft von der Höhle aus in die lädierte Vene hineingetrieben infolge einer vorübergehenden Druckerhöhung in der Empyemhöhle. Dies tritt namentlich ein bei Injektionen und Spülungen unter Druck.

Anders ist es, wenn beispielsweise die Nadel in der Vene steckt und wie bei Pneumothoraxfüllungen Gas eingepreßt wird. Dann kann, wie in so vielen Todesfällen nachgewiesen, eine relativ größere Gasmenge in die Lungenvene hineingepreßt werden. Es genügt zwar ein geringes Luftquantum, um schwere Erscheinungen hervorzurufen. Wenn die Nadel durch das Gefäß durchgestoßen worden war, so wird das Lumen für eine Embolie erst frei im Momente, wo die Nadel wiederum zurückgezogen wird. Luft aus einem umgebenden Hohlraum (Alveole, Empyemhöhle, Pneumothorax) genügt, um einen

eklamptischen Anfall auszulösen. Der Stichkanal genügt zur Herstellung der
Kommunikation mit einer dieser Höhlen. Blut an der Nadel oder am
Mandrin, der zwecks Reinigung der verstopften Nadel vorgestoßen wurde,
ist eine Beweis für eine Gefäßläsion. Gar oft beobachtet man hernach blutiges
Sputum: ein Zeichen dafür, daß auch kleine Bronchialäste mitlädiert worden
waren. Bei Todesfällen ließ sich, wie aus der Kasuistik hervorgeht, oft eine
kleine Zertrümmerungshöhle nachweisen, die mit Blut imbibiert war.
Es war die Stelle, wo man vergeblich den Pleuraspalt suchte zwecks Anlegung
eines Pneumothorax. Der Luftnachweis bei der Sektion gelang nur selten.
Es wurde zu wenig Gewicht auf die mikroskopische Untersuchung des Gehirnes
gelegt. Denn bis makroskopisch Luftblasen nachgewiesen werden können,
muß schon eine massige Embolie vorliegen, wie bei Pneumotomien, wo eine Vene
unweit des Hilus lädiert worden ist. Da kann freilich kein Zweifel mehr aufkommen. Mit dem binokularen Mikroskop ließen sich noch in vielen Fällen
Gasbläschen in den Gefäßen der Gehirnkonvexität nachweisen.

Hatten wir bis anhin mechanische Verletzung der Venen durch Nadeln
im Auge, so steht fest, daß auch durch Sonden, wenn auch sehr selten, Embolien
erzeugt werden können. Daß bei Drainwechsel es der Zufall auch so fügen kann,
dafür haben wir einen autoptisch sichergestellten Beweis im Fall **Brandes.**

30jähriger Mann. Seit $^1/_2$ Jahr besteht rechtseitige Empyemresthöhle. Die Fistel
sezerniert bald mehr, bald weniger. Im Fistelgang liegt ein 8—10 cm langes Drainrohr.
Unter geringem Druck werden ungefähr 40 ccm Wismutpaste injiziert, wovon
die größte Menge wieder ausfließt. Beim Herausziehen des Katheters wird Patient bewußtlos, stertoröse Atmung. Bulbi werden nach rechts verdreht, Pupillen reaktionslos. Puls auf Exzitantien vorübergehend besser. Gesteigerte Patellarreflexe. Fußklonus
und Babinski positiv. Von Zeit zu Zeit krampfartige Erschütterungen des ganzen
Körpers. Cheyne-Stokessches Atmen. Puls wechselt. Anisokorie und Areflexie der
Pupillen bestehen weiter. Kornealreflex vorhanden. Andauernd tiefes Koma. Exitus nach
20 Stunden. Die **Sektion** ergibt, daß die kleinsten Gefäße der Hirnarachnoidea
auf der linken reichliche, auf der rechten Seite weniger zahlreiche Einlagerungen einer
gelbweißen Masse aufweisen. Auch auf den Durchschnitten finden sich Emboli in den
Gefäßen. Kleine hämorrhagische Erweichungsherde des Gehirnes. Auch in
Milz und Nieren finden sich Embolien. Blutungen in der Darmschleimhaut. Interessant
ist die Beschreibung des Fistelganges und der Empyemresthöhle. Die Fistel bleistiftdick,
$18^1/_2$ cm lang; davon verlaufen 8 cm gerade von hinten nach links oben in die Lunge hinein.
In den vorderen 3 cm ist die Wand mit stark geröteten Granulationen ausgekleidet, in den
übrigen 5 cm mit graurötlichen Gewebsfetzen bedeckt, die zum Teil von einer gelbweißen,
schmierigen Masse überzogen sind. Am Ende der 8 cm macht der Gang eine rechtwinklige
Knickung und geht noch 3 cm weiter in die Lunge hinein. Hier ist die Wand ebenfalls
gelockert und zerfetzt und mit schmierigen Massen bedeckt. An einer Stelle kommt man
mit einer feinen Sonde in eine Vene. **Epikrise:** Sicherlich hatte der Katheter die Wand
mit einer Vene lädiert.

Über einen zweiten analogen Fall berichtet Sohn aus dem Leipziger
St. Georg-Krankenhause.

Bei 26jähriger Patientin soll die Größe einer Pleurahöhle röntgenologisch festgestellt werden. Daher Füllung der Höhle mit Wismutbrei durch weichen Nélaton. Gleich
nach vollendeter Füllung traten plötzlich kollapsartige Erscheinungen ein, die
glücklicherweise rasch wieder vorübergingen. Im Anschlusse daran wurde Sehstörung
mit völliger Amaurose festgestellt. Die Pupillen waren weit, reagierten auf Licht-
einfall direkt und konsensuell. Ophthalmoskopisch fand man normales Verhalten des ganzen
Augenhintergrundes. Im Laufe einiger Wochen gingen die Sehstörungen ganz
zurück. Nach 4 Wochen bestanden im Augenhintergrunde Veränderungen der Aderhaut,
die auf Zirkulationsstörungen in der Arteria chorioidea zurückgeführt wurden.

Auch hier wiederum eine Läsion einer Vene wie im Falle Brandes mit anschließender Wismutembolie. Dabei lag in beiden Fällen eine Empyemresthöhle vor mit teils sehr schwieligen Wandungen, teils zerklüfteten Buchten und Nischen an Stellen von Einschmelzungen. Damit werden wir zu den stärkeren Veränderungen geführt, wie wir sie in noch größerem Maße beim noch nicht inveterierten Empyem vorfinden. Teils ist der Organismus bestrebt, durch Bildung von fibrösem Gewebe der Entzündung Herr zu werden. Es bilden sich Schwarten und induriertes Lungengewebe. An manchen Stellen tritt in diesem Gewebe infolge mangelhafter Vaskularisation Abschnürung der ernährenden Gefäße, Übergewicht der Infektion eine eiterige Einschmelzung ein. Es entstehen so zerklüftete Buchten und Nischen, in deren Wandung nicht so selten Venen frei liegen und dadurch der Läsion auf mechanischem Wege ausgesetzt sind. Adhäsionsstränge durchziehen die Höhle. Sie haben Tendenz, sich zu retrahieren. Sie werden dünner. Was ist da natürlicher, als daß sie sich am Übergange in das weniger indurierte Lungengewebe losreißen und dabei Anlaß zu Gasembolien geben. Sie können zwar auch an ihrer Haftungsstelle an der Pleurawand einreißen; dann ist die Emboliegefahr kleiner. Anläßlich einer Spülung können solche Adhäsionen einreißen. Das blutige Spülwasser gibt Kunde von der eingetretenen Verletzung. Geht der Heilungsprozeß des Empyems nicht mehr vor sich, so entschließt man sich zu den Thorakoplastiken. Die Beschaffenheit des Krankheitsherdes ist wie beim Empyem; nur ist die Gefahr der Läsion von brüchigen Venen bei der Thorakoplastik sehr groß, wenn man mit dem Messer vorgeht und scharf die Schwarten ablöst, klein bei langsamem Vorarbeiten mit dem Thermokauter, der einen dicken Schorf als schützende Decke vor sich her bildet. Am größten sind die Gefahren bei den Pneumotomien, wo wir in Kollision auch mit größeren, dem Hilus näher gelegenen Venen kommen; daher haben wir auch da die Fälle in der Literatur niedergelegt, wo die größten Gasembolien beobachtet wurden. Wir finden ähnliche Befunde bei der Autopsie wie den massigen Embolien bei Wevers Versuchen an Affen. Die Art der Verletzung bei diesen verschiedenen Eingriffen sprechen nach unseren bisherigen Darlegungen für eine Gasembolie, deren Grad je nach dem Verhältnisse sehr schwanken kann. Als einziger Maßstab für die Größe der Embolie haben wir die sich anschließenden Erscheinungen selbst. Sie sind nur ein ungenauer Maßstab, indem es sich sehr verschieden verhält mit der Stärke der zerebralen Erscheinungen, je nachdem wohin das Gas hingeschleudert wird. Auch am Tierversuch ließ sich wiederholt zeigen, daß bei langsamer Injektion eine relativ große Menge Luft ertragen wird. In anderen Fällen genügte ein kleiner Bruchteil davon, um die gefährlichsten Komplikationen hervorzurufen. Es kommt auf den Weg an, den die Luftbläschen im großen Kreislaufe nehmen.

Einen Weg, den die Embolie oft nimmt, ist für die Diagnosenstellung von eminenter Bedeutung: derjenige durch die Retina. Der **ophthalmoskopische Befund** ist, und zwar nicht nur unmittelbar nach dem Eintritte der Erscheinung, sondern, wie die Untersuchungen von Seefelder im Falle Sohn zeigen, noch nach Wochen von besonderer Wichtigkeit. Wir können am Augenhintergrund Spätfolgen von Embolien feststellen und daraus retrospektiv die Ätiologie des Zufalles sicherstellen. Wie viele Fälle in unserer Kasuistik weisen den Vermerk einer Sehstörung auf? Leider unterblieb die Untersuchung des Augenhintergrundes, der in so manchen Fällen eine sichere Abklärung gebracht hat. Raynaud war der erste, der bei einer Ohnmacht anläßlich einer Spülung bei Empyem wegen aufgetretener Sehstörung ophthalmoskopierte und dabei folgenden Befund erhob: Peripapilläre, seröse Suffusion, papilläre Ischämie, venöse Hyperämie in der rechten Papille. Leider unterblieb eine spätere Untersuchung. De Cérenville, der bei 30jährigem Manne anläßlich einer Spülung eine Embolie erlebte, ließ durch Dr. Schnetzler den Patienten ophthalmoskopieren. Unmittelbar nach dem Anfall wollte der Patient sich nicht untersuchen lassen. Er befürchtete den Wiedereintritt der Anfälle. Andern Tages stellte Dr. Schnetzler in beiden Retinae bei intaktem Visus fest: abnorm starke Füllung der Venen und zahlreiche kapilläre Hämorrhagien, welche eine feine Punktierung entlang der Gefäße bilden. In einem zweiten Falle fand Schnetzler Überempfindlichkeit der Retina, starke Erweiterung der Gefäße besonders der Venen und zahlreiche punktförmige kapilläre Blutungen entlang der Gefäße. 48 Stunden später waren die Gefäße fast normal. Die Hämorrhagie war in rascher Resorption begriffen. Die Sehkraft hatte nicht gelitten. Im Falle Clairmont, wo man an eine Embolie der Arteria centralis retinae dachte, ergab sich am Tage nach dem Anfall normaler Fundus. Ebenso war eine zweite Untersuchung nach 3 Wochen negativ. Auch im Falle Cottin, wo bei einer Empyemresthöhle ein Drain durch ein größeres ersetzt wurde und auch Amaurose eintrat, war ophthalmoskopisch nichts zu sehen. Im Falle Sk. (Brauer-Wever), 25 Jahre, wo die Pneumotomie wegen Lungengangrän vorgenommen wurde, konnte während des Komas von Dr. Becker folgender Augenspiegelbefund aufgenommen werden: ,,Man sah Luftbläschen als silberglänzende Stäbchen in den Arterien der Netzhaut zirkulieren. Die meisten Bläschen fanden sich ferner in den Venen. Die Aderhautgefäße sind als weiße Stränge zu sehen. Die Papille hat eine weißgraue Farbe." An beiden Augen wird derselbe Befund erhoben. Es handelte sich in diesem Falle um eine größere Embolie, wo auch in den Arterien des Gehirnes Luft nachgewiesen werden konnte. Doch stimmt dieser am Menschen erhobene Befund so sehr überein mit dem anläßlich von Gasembolien an Affen durch Prof. Stargardt erhobenen Befund (Wever), den wir bereits im experimentellen Teil erwähnt haben. Bei der Wichtigkeit dieser Beobachtung für die Ätiologie dieser Zufälle möchten wir nicht unterlassen, den Originalbericht anzuführen. So schön läßt sich da das Eindringen der Luftblase in die kleinen Arterien, ihr Durchtritt durch die Kapillaren und ihr Übertreten in die Venen intra vitam verfolgen. Stargardt schreibt: ,,Fast momentan nach der Injektion von Luft in die Karotis sieht man zahllose Luftbläschen und kurze Luftsäulchen durch die Netzhautarterien schießen. Die Luft in den Gefäßen zeigt einen ausgesprochenen hellen Silberglanz. Nach etwa 1—2 Sekunden sind die Netzhautarterien vollkommen mit Luft gefüllt. Gleichzeitig ist die Papille vollständig abgeblaßt. Sie ist fast weiß geworden. Sehr schnell folgt nun eine Erscheinung, die besonders auffallend ist. Es treten im ganzen Fundus, und zwar vor allem in der Makulagegend und ihrer Umgebung zahllose allerfeinste hellglänzende Streifen auf. Diese Streifen durchkreuzen sich in den verschiedensten Richtungen. Sie hängen fast alle miteinander zusammen und bilden ein außerordentlich feines, den ganzen Fundus einnehmendes Netz, das sich durch seine Zartheit und Zierlichkeit auszeichnet. Frei bleibt von diesen feinen Linien nur die Mitte der Makulagegend, also die gefäßlose Foveola. Wir haben es bei dem feinen Netz im Fundus mit einer Füllung der feinsten Gefäße resp. der Kapillaren der Netzhaut mit Luft zu tun. Etwa 2—3 Minuten nach der Injektion tritt nun eine auffallende Verbreiterung der Venen auf. Gleichzeitig wird in ihrer Mitte ein heller breiter Reflex sichtbar, der wohl nur als Zeichen der Anwesenheit von Luft gedeutet werden kann. (Da eine Luftsäule nicht gesehen wird, so nimmt Stargardt an, daß die Luft in den Venen in Form allerfeinster Bläschen in der Mitte des Blutstromes sich weiterbewegt.) Gleichzeitig mit der Verbreiterung der Venen verschwindet das helle feine Netz im Augenhintergrund und die Luft in den Netzhautarterien. 5 Minuten nach der Injektion sind Netzhautarterien und Venen wieder normal, ebenso zeigt die Papille wieder ihre normale Färbung."

Wir haben in diesen verschiedenen Beobachtungen am Augenhintergrund wertvolle Aufklärungen über die Folgen der Gasembolie in die Arteria centralis retinae.

Der Fall Sohn mit der sicheren Wismutembolie nach Füllung einer Empyemresthöhle gibt uns ein deutliches Bild bei Embolie der Arteria choroidea. Folgen wir den Ausführungen des untersuchenden Ophthalmologen Seefelder: „Unmittelbar im Anschlusse an die Wismutinjektion trat ein Kollaps ein, in dem sich die 26jährige Patientin soweit erholte, daß sie angeben konnte, daß sie nichts mehr sehe. Am 4.—5. Tage kehrte der Lichtschein zurück. Von da an besserte sich das Sehvermögen allmählich bis zu der Sehschärfe rechts 0,6, links 0,7 ohne Gesichtsfeldeinschränkung. Eine Untersuchung des Augenhintergrundes am 2. Tage nach der Injektion war ohne Ergebnis. 4 Wochen nach der Injektion fand sich dagegen im Bereiche der Macula lutea beider Augen kleine hellrötliche, zum Teil lebhaft Licht reflektierende, gruppenförmig angeordnete Herde, die teils mit sog. Drüsen des Pigmentepithels, teils mit atrophischen Netzhautherden Ähnlichkeit aufwiesen, aber keine Spur von Pigmentwucherung zeigten. Ähnlich angeordnete Herde sowie hellglänzende Kristalle (Cholesterin) in der Netzhaut fanden sich auch noch etwas lateral von der Macula lutea. Der übrige Augenhintergrund verhielt sich vollständig normal."

Diese Herde faßt Seefelder als umschriebene Schädigung des Pigmentepithels der Netzhaut und der Aderhaut auf nach Ernährungsschädigungen durch Aderhautgefäßembolien. Sie erklärten aber nicht die vollkommene Blindheit, noch die bald darauf eingetretene weitgehende Restitution. Hierfür gibt Seefelder außerdem Zirkulationsstörungen am Sehzentrum die Schuld, die durch Kollaterale in ihrer deletären Wirkung wieder paralysiert wurden. Dafür spricht auch die während der Erblindung erhaltengebliebene Pupillenreaktion.

Diese wenigen exakten Untersuchungen geben uns ein deutliches Bild, welch ein wichtiges Mittel wir in der exakten Beobachtung des Augenhintergrundes in Fällen von Pleurareflexen besitzen. Sie ermöglicht uns, die Gasembolie mit Sicherheit zu diagnostizieren. Wenn bei einem Eingriff am Thorax sich die Frage nach Eruierung der Natur des Zufalles erhebt, so haben wir in der ophthalmoskopischen Untersuchung ein wichtiges Diagnostikum. Zwar zeigt uns die Erfahrung, daß die einmalige Untersuchung während oder nach dem Anfalle kein entscheidendes Resultat geben kann. Ev. zeigt sich die Folge der temporären Ernährungsschädigung an der Retina erst später. Wiederholte exakte Untersuchungen während Wochen, die stets ein negatives Resultat ergeben, vermögen keinen Schluß gegen ev. Gasembolie abzugeben, sondern

ergeben nur das Intaktsein der Gefäße des Augenhintergrundes in einem fraglichen Falle. Die Störung kann in diesem Falle in einem anderen Hirnzentrum
sitzen (Lobus occipitalis).

Bei Fehlen von Sehstörungen kann eine fragliche Embolie die motorische
oder psychische Zone des Gehirnes oder gar die Medulla oblongata temporär
schädigen. Solche Fälle lassen sich autoptisch als Embolien eruieren durch
genaueste makroskopische und mikroskopische Untersuchung des
Gehirns. Dabei genügt es nicht, wie Spielmeyer gezeigt hat, sich damit
zu begnügen, daß man bei der üblichen Besichtigung der weichen Hirnhäute
keine Luftbläschen in den Gefäßen findet. Mittels Lupe oder besser mit dem
binokularen Mikroskop sollen wir an der frisch sezierten Leiche die Hirnhäute
nachkontrollieren. Auch soll die mikroskopische Untersuchung von Hirnschnitten
aus verschiedenen Stellen nicht unterlassen werden. Nur bei Todesfällen,
die 15 Stunden nach Eintritt der Embolie auftraten, konnte Spielmeyer
mikroskopisch Veränderungen nachweisen in Form beginnender Verflüssigung
der Hirnrindenzellen und vor allem in einer Inkrustation der feinen
nervösen Geflechte und Netze um die Ganglienzellen. Eine Glia-
reaktion fehlt. Bei Todesfällen, die später eintreten, tritt die Gliawucherung
in den Vordergrund. Deutlich zeigt sich, daß die Störungen herdförmig angeordnet sind. Nervenzellarme Stellen mit reichlicher kompensatorischer Wucherung der Gliaelemente zeigen die geschädigten Partien an. Nirgends fand Spielmeyer Einschmelzung des Gewebes, nirgends Blutungen, nirgends nekrotische
Erweichungen. Bei Todesfällen nach 12 Tagen nach dem Trauma sind bereits
große Gliazellen an die Stelle der untergegangenen Nervenzellen getreten. Wenn
der Tod also nicht allzu plötzlich eintritt, so haben wir in der genauen Untersuchung des Gehirnes einen exakten Maßstab über die Ausdehnung der Embolie,
indem die Nekrosen um so zahlreicher sind, je größer die Luftembolie war.

Ein weiterer Befund kann uns einen Hinweis geben, ob eine Luftembolie
stattgefunden hat. Es ist dies die Untersuchung des Stuhles auf okkultes
Blut in den dem Anfall folgenden Tagen bei Beobachtung einer fleisch-
freien Diät. Diarrhöen und blutige Stühle sind von Keller nach solchen Zufällen
beobachtet worden. Auch sind autoptisch Ulzerationen in der Magenschleimhaut sowie im Dünndarm sichergestellt. Diese sind hervorgerufen durch kleinste
Embolien und dadurch bedingte Ernährungsstörungen. Solche Ulzerationen
werden sich durch Auftreten von Blut in den meisten Fällen nur in okkulter
Form im Stuhle dokumentieren. Natürlich muß für diese Fälle mit Sicherheit eruiert werden, daß nicht schon vorher eine Ursache für Blutabgang durch
den Darm vorhanden gewesen war. In weitaus der größten Zahl der Fälle
dürfte eine bereits vorher bestehend okkulte Blutung fehlen.

Ein weiterer Anhaltspunkt für die Diagnose der Embolie ist das Auftreten
von Eiweiß im Urin an den dem Anfall folgenden Tagen. Ähnlich wie die
Ulzerationen am Darm rufen auch kleinste Embolien in die Nierengefäße temporäre Schädigungen derselben hervor, was sich durch den Nachweis von Albumen
im Urin sicherstellen läßt.

Zu diesen klinischen Untersuchungsmethoden, die alle auf Feststellung
einer Luftembolie tendieren, kommen noch die Beobachtungen während des
Anfalles hinzu, welche für mechanische Läsion eines Gefäßes sprechen.
Blutige Spuren am Stilett beim Zurückziehen des Mandrin der Punktion

resp. bei der Pneumothoraxfüllung, das Aspirieren von Blut in die Spritze, blutiges Sputum neben plötzlich auftretendem heftigem Hustenreiz sind solche Zeichen. Der Hustenreiz deutet zudem noch auf Läsion eines Astes des Bronchialbaumes. Bei den Empyemspülungen muß auffallen, daß die Flüssigkeit erst unter Anwendung höheren Druckes förmlich hineingepreßt werden muß. Wenn die Spülflüssigkeit gar blutig wiederkehrt, ist die Läsion sichergestellt. Eindeutig sind die Läsionen bei Empyemresthöhlen mittels Drain resp. Sonde. Wie drastisch zeigen dies die Wismutzwischenfälle von Brandes und von Sohn, daß minimale Läsionen zu schweren embolischen Störungen führen können. Bei den Thorakoplastiken sowie bei Pneumotomien zeigt schon die diffuse Blutung die Verletzung einer Vene an. Dadurch ist man schon auf die drohende Gefahr aufmerksam gemacht.

Die Experimente am Affen haben deutlich gezeigt, daß durch das die wirklichen Verhältnisse nur schlecht nachahmende Experiment am Affen dieselben zerebralen Erscheinungen sich erzeugen lassen, wie wir sie bei den sog. Pleurareflexen vorfinden. Wenn die Störung in der Ernährung in den von der Embolie betroffenen Hirnzentren eine nicht zu hochgradige war, und das Gas resp. Luft entweder beim Durchtritt durch die Kapillaren schon resorbiert worden ist, oder dann im kleinen Kreislauf zur Lunge geführt und dort erst ausgeschieden wird, so müssen die Erscheinungen wieder zurückgehen. Die eindeutigen Zufälle bei den Pneumothoraxfüllungen und Nachfüllungen sind sprechende Beweise für die embolische Natur dieser Zufälle. Noch ein weiteres unfreiwilliges Experiment für die klinischen Bilder, die bei multipler Hirnembolie eintreten, möge angeführt werden. Es betrifft dies einen Fall von Embolie nach intravenöser Kampferinjektion, den Nandrot mitteilt.

Bei der 38jährigen Patientin wurde mit feiner Nadel 1 ccm der bereitgestellten Lösung in die Vena mediana cubiti injiziert. Am Schlusse der Injektion klagt Patientin über Verwirrtheit, über Schläfrigkeit; sie wird bleich. Die Augen werden weit geöffnet. Bewußtlosigkeit. Es treten tonische Kontrakturen zuerst im rechten Arm, dann in allen Gliedmaßen ein. Die Atmung ist stertorös, das Gesicht zyanotisch. Puls klein, sehr frequent. Nach 10 Minuten tritt Besserung ein. Erst erholt sich die linke Seite. Die rechte Seite und die Zunge blieben 25 Minuten gelähmt. Alsdann gehen auch diese Erscheinungen zurück. Nach 1 Stunde sind die letzten Erscheinungen verschwunden.

Wenn diese Pleurareflexe auf Venenläsion und daran sich anschließender Luftembolie beruhen, weshalb kommen denn diese Komplikationen so selten vor? Denn sicherlich wird bei der Häufigkeit der Vornahme speziell der Punktionen häufiger eine Vene lädiert und trotzdem tritt keine Embolie ein. Wenn jede Venenläsion zur Embolie führen müßte, so wäre die Zahl dieser Zufälle eine bedeutend größere. Es muß somit zur mechanischen Läsion der Venenwand noch ein Moment hinzukommen, welches erst die Embolie hervorruft.

Bei den Pneumotomiezufällen sehen wir, daß beim Eintritt der Komplikation eine abundante Blutung eingetreten war. In einem Fall konnte sogar festgestellt werden, daß die Vene an ihrer Läsionsstelle nicht weit vom Hilus entfernt war. Inter operationem hatte man ein schlürfendes Geräusch vernommen. In diesen Fällen bestand sicherlich ein beträchtlicher negativer Druck in der lädierten Vene. Es lagen ganz ähnliche Verhältnisse vor wie bei den Luftembolien in die Halsvenen. Die Umgebung dieser Venen ist durch

reaktive Entzündung infiltrativ verdichtet. Je nach der Größe des Abszesses
und der Intensität der Reaktion des Körpers auf diesen Infekt wird die Entzündung mehr oder weniger weit sich erstrecken. Beim Vordringen mit dem
Kauter durch dieses Gewebe ist in den Fällen von Pneumotomie eine größere
Vene lädiert worden, deren Wandung in der starr infiltrierten Nachbarschaft
ausgespannt blieb und nicht kollabieren konnte. Die Embolie war da.

Nun passiert die große Mehrzahl der Zufälle weit peripherer nahe
der Lungenoberfläche, in einem Gewebsabschnitte, der mehr oder weniger
sklerosiert ist, wo also die Venen ebenfalls im verdichteten Zwischengewebe
fixiert sind. Wo das Lungengewebe unter der Wirkung der Infektion und infolge
mangelhafter Ernährung eingeschmolzen ist, entstehen umschriebene Höhlen,
deren Wandung zerklüftet ist. Am längsten widerstehen dem Einschmelzungs-
prozeß die Gefäße. Venen in diesen unregelmäßigen Wandungen sind in erster
Linie der Läsion zugänglich, sei es durch eine Sonde, sei es daß ein kräftiger
Strahl gegen diese Wand anprallt und die Vene zum Bersten bringt; denn es
ist immer daran zu denken, daß diese Höhle von einem eiterigen Exsudate
belegt ist, welches auf die Gefäße arrodierend wirkt. Durch die Punktionsnadel kann die Venenläsion auch häufig gesetzt werden. Infolge der Starre
der Umgebung kann die lädierte Vene nicht kollabieren; sie bleibt offen. Dank
der ihm innewohnenden lebendigen Kraft wird das Blut im herzwärts gelegenen
Abschnitt von der Läsionsstelle eine Strecke weit noch vorwärtsfließen. Dahinter
wird Luft nachdrängen. Rasch ist die in dem lädierten Venenabschnitt vorhandene lebendige Kraft des Blutes, welche sie von der Arterie mitgeteilt
bekommen hat, aufgebraucht. Die Reibung an der Wandung sowie im Innern
und nicht zuletzt die Reibung der nachdrängenden Luft brauchen diese Inertie
auf. Das Blut in der lädierten Vene bleibt stecken. Es kommt kein Impuls
mehr vom arteriellen Zuflusse her; davon ist sie durch die Läsion getrennt.
Für die Entstehung der Luftembolie kommt es nun auf die Entfernung der
nächst größeren Lungenvene mit negativem Druck von dieser lädierten
an. Von dieser Vene her muß die Kraft der Ansaugung des Blutes in
der lädierten Vene mitsamt der dahinter sich befindlichen Luft
herkommen. Diese größere Vene muß förmlich als Wasserstrahlpumpe wirken.
In dem Momente aber, wo der lädierte Venenabschnitt nur noch Luft enthält,
tritt an ihrer Einmündungsstelle in die größere Vene ein Kollaps der Wand
ein; denn diese größere Vene findet sich in einem Gewebsabschnitt, der noch
nicht alle Elastizität verloren hat. Die größere Vene muß die Kraftkomponente
abgeben, die zur Läsion der Vene hinzutritt, um eine Luftembolie erstehen
zu lassen. Wenn keine solche Vene vorhanden ist, wie es in einheitlich schwieligem
Gewebe der Fall ist, so bleibt das Blut in der lädierten Vene mitsamt der nachgedrängten Luft stehen infolge Aufbrauch der eigenen Bewegungsinertie und
mangels Ansaugung von einer in der Nähe vorbeifließenden Vene mit negativem Druck. Es tritt Koagulation ein. Die Natur hat sich selbst geholfen.
Je größer die lädierte Vene ist, um so größer muß die Bewegungsenergie sein,
die diesem Blut plus der nachgedrängten Luft von einer Vene der Nachbarschaft übermittelt werden muß. Es ist nun ein Spiel des Zufalls, wenn neben
dem sklerosierten Gewebe noch weniger schwer verändertes Gewebe vorhanden
ist, wo noch Venen mit normaler Geschwindigkeit des Blutes sich finden, welche
als Aspiratoren von Blut und Luft aus lädierten Venen funktionieren können.

Die Läsion der Vene wird bei Eingriffen am Thorax häufig eintreten. Es fehlt aber die zweite ebenso wichtige Komponente für die Luftembolie, die unter negativem Druck stehende größere Vene.

Wie ganz anders stehen die Verhältnisse gegebenenfalls beim Pneumothorax, wo die Läsion gesetzt ist und das Gewebe nicht so induriert sich erweist resp. wo durch Einströmenlassen des Gases das Blut mitsamt der Luft von der Läsionsstelle herzwärts gepreßt wird. Bei den Wismutzufällen (Brandes, Sohn) war von der lädierten Vene weg eine kurze Strecke die Venen mit Wismut gefüllt. Die Vene war erst lädiert worden. Unter Druck ist der Wismutbrei in die Höhle gepreßt worden. Statt der Aspiration des Blutes und der Luft aus der lädierten Vene durch ein zentraleres Gefäß tritt in diesem Fall der unter Druck stehende Wismutbrei, welcher sich durch die Läsionsstelle in die Vene hinein ergoß. Bei Spülungen sowie bei Injektionen kann die Ätiologie der Luftembolie namentlich bei kleinen umschriebenen Höhlen dieselbe sein wie bei den Wismutembolien.

Schon im speziellen Teil sahen wir, wie sich immer wieder die Luftembolie als Ursache aller dieser Zufälle herauskristallisiert. Auch diese letzten Darlegungen lassen uns zum Schlusse kommen, daß alle sog. Pleurareflexe resp. eklamptischen Zufälle und auch der Pleurashock nichts anderes darstellen als kleine und kleinste Gasembolien. Für einzelne Fälle mag eine andere Ätiologie mit im Spiele sein (nervöser Shock, Herzkollaps). Als Regel muß gelten, daß sämtliche intrapleuralen Reflexe als Luftembolien aufzufassen sind, wenn nicht zwingende Beweise das Vorliegen einer anderen Genese dartun.

Diese Spezialfälle mögen im Anschlusse an die übrigen noch aufgenommenen Theorien, welchen sie oft eine berechtigte Unterlage abgaben, näher besprochen werden.

Die **Reflextheorie** bedarf nach Cordier zur Erklärung der Zufälle noch verschiedener Hilfsmomente (conditions préparatoires), welche gleichsam das auslösende Moment im gegebenen Falle abgeben. Cordier nimmt als Vorbedingung zum Eintritte solcher Zufälle labilen Zustand (Aufregung) an. Dahin gehören wohl auch die von Brauer anerkannten Fälle, wo infolge der abnormen, noch vorhandenen Sensibilität der Pleura momentanes Unwohlsein mit Bewußtseinsverlust: Erscheinungen, denen wir auch beim gesunden Menschen in Form von nervösem Shock begegnen.

Manche Anfälle werden als auf hysterischer Basis beruhend ausgelegt. Sicherlich kann es vorkommen, daß ein Patient Stigmata aufweist. Ein Einfluß der Hysterie auf die Anfälle kann nur angenommen werden, wenn alles gegen Luftembolie spricht.

Hingegen ist die genuine Epilepsie als ätiologisches Moment nicht zu unterschätzen. Auf dem Boden der Epilepsie vermag jeder chirurgische Eingriff nach vorausgehender entsprechender Alteration der Psyche einen Anfall auszulösen. Zufälle bei alten Epileptikern müssen somit besonders genau klinisch untersucht sein. Nur nach Fehlen der oben für Luftembolie sprechenden Symptome darf der Epilepsie das auslösende Moment zugeschrieben werden.

Großes Gewicht wurde von den älteren Autoren auf die Albuminurie gelegt. Daß bei Graviden die Albuminurie von Wichtigkeit für die Schwanger-

schaftsnephritis und somit für die ev. dadurch ausgelöste eklamptische Konvulsionen ist, wird niemand bezweifeln. Daß aber im übrigen Albuminurie für
diese Pleurazwischenfälle verantwortlich gemacht werden könnte, ist ganz unwahrscheinlich.

In Fällen von Urämie müßten Anfälle auch vor solchen Operationen
bereits eingetreten oder in die Möglichkeit des Geschehens gezogen worden
sein. Albuminurie kann nach solchen Zufällen, wie wir bereits erwähnten, als
Folge von Luftembolie in die Nieren eintreten und daher für uns diagnostisch
von Bedeutung sein. Langes Krankenlager und starke Abnahme der Körper-
kräfte vermindern das Widerstandsvermögen bei diesen Kranken derart, daß
sie auf ungewohnte Sensationen ungewöhnlich heftig reagieren. Es können
so allgemeine Störungen eintreten, wobei aber zerebrale Symptome fehlen.

Für den Reflex selber nimmt Cordier als auslösendes Moment die Pleura
an. Wie er sich vorstellt, daß ein Empyem, das monatelang ohne Komplikation
gespült worden ist, nun auf einmal höchste Überempfindlichkeit zeigen kann,
ja sogar zu plötzlichen Todesfällen führen soll durch diesen einzigen Pleura-
reiz, erscheint sehr unwahrscheinlich. Cordier erwähnt als Stütze seiner Auffassung den großen Gegensatz zwischen Pleura und Peritoneum. Man könne
im Peritoneum heiße Spülungen vornehmen, mit Jodtinktur austupfen, ohne
daß reflektorische Konvulsionen ausgelöst werden. Als ob der Kranke, dessen
Magengeschwür plötzlich in die freie Bauchhöhle durchbricht, nicht auch Kollapserscheinungen aufweist neben den alarmierenden Abdominalerscheinungen.
Der Umstand, daß dabei keine Konvulsionen auftreten, wie bei Pleuraeingriffen,
ist nach meinem Dafürhalten ein Beweis, daß diese Zufälle bei Eingriffen am
Thorax nicht von der in Brust und Bauch gleichen sensiblen parietalen Serosa
abhängen, sondern von den verschieden sich verhaltenden Kontenta dieser
Höhlen, im Brustraume die Lungen, die typische Veränderungen aufweisen
müssen, um diese sog. Reflexe auszulösen, im Bauche die Därme. „Nicht mit
Unrecht,“ schreibt Cordier, „betrachten die Chirurgen das Peritoneum wie
einen Freund, demgegenüber man sich vieles gestatten kann, während eine
chronisch entzündete Pleura großes Mißtrauen erweckt. Mitten unter
alten Verwachsungen ist ihnen zu Mute, wie vor unerwarteten Zufälligkeiten.“
„Gilt es“, meint Cordier weiter, „eine Zwerchfellhernie anzugehen oder eine
Lungenschußverletzung, dann hat der Chirurg keine Angst.“ Diese Worte sollen
nach Cordier die Reflextheorie stützen. Sie sind aber ganz im Sinne der Auffassung der Luftembolie gesprochen. Nachdem wir die Zufälle uns vor Augen geführt haben und die Ätiologie studiert, begreifen wir die Vorsicht vor der chronisch
entzündeten Pleura, aber aus anderen Gründen, als sie Cordier vorschweben.
Denn die chronisch entzündete Pleura bedingt eine Miterkrankung der benachbarten Lungenpartien, deren Umwandlung in sklerosiertes Gewebe. Dadurch
ist aber die Basis geschaffen zum Eintritte von Luftembolien. Die frischverletzte
Lunge (Schuß, Stich) ist ein elastisches Gewebe. Bei Eintritt einer Venenläsion tritt da kein Klaffen des Lumens ein. Es liegt kein Grund vor zum Eintritte von Eklampsie, weil die Vorbedingung für eine Luftembolie fehlt. Über
den Weg, den der Reflex bei den Pleurazufällen nehmen soll, herrschen
Meinungsverschiedenheiten. Rendu hielt den Phrenikus für den Nerven,
der diese Reflexe zentralwärts leite. Auch Jeanselme pflichtete dieser Auffassung bei. Cordier glaubte auf Grund seiner Untersuchungen den Vagus

als reizleitenden Nerv annehmen zu müssen. Raynaud nimmt an, daß der durch die Pleura ausgelöste Reflex zu einem Gefäßspasmus aller Hirngefäße führe. Dadurch werde eine Hirnanämie erzeugt, welche die zerebralen Symptome erkläre. Raynaud, de Cérenville und Zesas nahmen zentral bedingte Vasomotorenstörungen an, die meist eine Hirnanämie zur Folge haben.

Die von Ropert vertretene **toxische Theorie** ist rein auf die Zufälle bei Spülungen zugeschnitten. Alle analogen Komplikationen bei anderen Eingriffen am Thorax können damit nicht erklärt werden. Wieso bei einer Empyemresthöhle, die großenteils von dicken Schwarten ausgekleidet ist, von Intoxikation gesprochen werden kann, wo seit Monaten alle Lymphspalten durch das schrumpfende Narbengewebe verödet sind? Schon beim Pneumothorax sahen wir, daß die Gasresorption nur zu Anfang der Therapie zu häufigen Nachfüllungen zwinge, daß aber die Resorption eine immer schwächere wird infolge Verdickung der Pleurablätter. In diesen Fällen ist aber die chronisch-entzündliche Veränderung viel geringer als bei Empyemhöhlen. Eine nennenswerte Resorption ist daher bei Empyemspülungen ausgeschlossen. Ropert fußte bei Aufstellung seiner Theorie auf eine Beobachtung, wo mit Wasser und Alkohol gespült wurde und ein epileptischer Anfall eingetreten war. Patient warf einen nach Alkohol riechenden Schaum aus. Selbst bei Annahme einer Resorption könnte dieselbe niemals so rasch erfolgen, daß im Speichel solche Mengen Alkohol sich vorfinden innerhalb so kurzer Zeit. Viel wahrscheinlicher ist die Annahme einer Kommunikation der Höhle mit einem Bronchialaste. Sogar in unseren Rattenversuchen, wo wir die intakte Pleurahöhle mit Jod überschwemmten, war bei der Sektion im Gehirn kein Jod chemisch nachweisbar. Der Tod war eine Folge direkter Schädigung des Herzens. Für Pneumothoraxfälle paßt diese Theorie ebensowenig wie für Komplikationen bei Thorakoplastiken und Pneumotomien.

Die Theorie der **Urämie** haben wir bereits oben angeführt und als Ursache solcher Zufälle abgelehnt. Im kasuistischen Teile wurden bei einigen Fällen der Harnbefund angegeben. Er lautet meist negativ mit Bezug auf Eiweiß. Bei der großen Mehrzahl der Fälle, wo hierüber nichts angeführt ist, dürfte der Befund derselbe sein.

Talamon nahm eine Intoxikation der Hirnzellen durch Pneumotoxine an. Er blieb mit seiner Auffassung allein.

Legroux machte auf die durch die plötzliche Entleerung großer Exsudate eintretenden Herzstörungen aufmerksam. Sicherlich mag dies für gewisse verschleppte Fälle zutreffen. Der direkte Druck auf das Herz mit teilweiser Verdrängung desselben, die mehr oder weniger ausgesprochene Abknickung der zuführenden großen Venen bei rechtseitigen Exsudaten, speziell der Vena cava inferior (Bartels) mag einen anhaltenden schädigenden Faktor auf das Herz ausgeübt haben. Wenn nun das Exsudat plötzlich ganz entleert wird, muß im Zirkulationssystem eine totale Umordnung eintreten. In den kleinen Kreislauf fließt sehr viel Blut; der große Kreislauf muß dasselbe abgeben. Eine vorübergehende Hirnanämie ist die Folge. Für das Herz bedeutet dies eine nicht geringe Mehrarbeit, die zu vorübergehenden Störungen oft ernsterer Natur führen kann. Ohnmachten ev. plötzliche Todesfälle können so eintreten. Eigentliche Konvulsionen, die auf umschriebene zerebrale Schädigungen hinweisen würden, sind in solchen Fällen unwahrscheinlich.

Die embolische Auffassung von v. Dusch mag zutreffen für die Fälle, an Hand welcher diese Theorie aufgestellt wurde, ebenso wie die Leichtensternsche Annahme, daß Thromben in den peripheren Lungenvenen sich bilden, durch den Strahl der Spülung losgelöst und zentral getrieben werden, um entweder das linke Herz zu füllen oder weiter in den großen Kreislauf verschleppt zu werden. Dusch lag der Fall **Feltz** vor, welcher folgenden Verlauf hatte:

25jähriger Mann. Seit 3 Jahren Pleuraerguß. Plötzlicher Tod beim Aufrichten im Bette. Bei der **Sektion** fand sich Thrombose der Lungenarterie der komprimierten Seite. In den peripheren Arterienästen fanden sich ältere derbere Gerinnsel.

Aus dieser Beobachtung folgert Dusch, daß wie in der Lungenarterie auch in den Lungenvenen Thromben sich finden können, die Embolien in die Hirngefäße machen können. Im Falle **Foster,** den Dusch zur Erhärtung seiner Embolietheorie anführt, handelt es sich um einen durch lange Krankheit heruntergekommenen Patienten:

21jähriger Mann mit rechtseitigem Exsudat, dem durch Thorakozentese 4 l abgelassen werden. Im Anschlusse an diese Operation waren multiple Embolien aus Thromben der Lungenvene entstanden. Bei der **Sektion** fanden sich Thromben in der Arteria iliaca communis, in den Milz- und Nierengefäßen. Ein festes blasses Gerinnsel ragte noch aus der Pulmonavene.

Dahin gehört auch der Fall **Vallin,** wo nach Thorakozentese wegen Exsudat ein apoplektischer Insult auftrat. Rasche Erholung. Während 8 Tagen bestand rechtsseitige Hemiplegie. Tod. Bei der **Sektion** fand sich ein Erweichungsherd im Corpus striatum sinistrum bedingt durch eine Embolie der Arteria fossae Sylvii.

Auch Potain fand bei einem plötzlich nach Pleuritis gestorbenen Mann eine gleiche Embolie.

Diese Fälle zwingen uns, wie bereits früher angeführt wurde, bei allen Zufällen bei Eingriffen am Thorax daran zu denken, ob nicht eine andere Komplikation das Bild der Luftembolie vortäusche. Bei Kranken, die seit Monaten darniederliegen und infolge der chronischen Eiterung wegen Empyem immer mehr von Kräften gekommen sind, ist es nicht unwahrscheinlich, wenn sich irgendwo ohne leicht sichtbare klinische Erscheinungen Thrombosen bilden (untere Extremität, Beckenvenen), die durch eine brüske Bewegung mobilisiert und zu plötzlichem Tode führen.

Auch primäre Herzmuskelschädigungen können gerade im Anschlusse an selbst unbedeutende Eingriffe manifest werden und bei ganz dekrepiden Patienten zum Tode führen. Leichtenstern hat schon darauf hingewiesen. In neuester Zeit hat Liebmann auf die Wichtigkeit dieser Herzmuskelschädigungen aufmerksam gemacht.

Latente Insuffizienz des Adrenalinsystems kann nach Steiger ebenfalls zu unerwarteten Todesfällen führen. Erst die Sektion läßt eine doppelseitige Verkäsung der Nebennieren feststellen.

VI. Prognose, Therapie.

Die nach Luftembolien auftretenden Störungen resp. die Schwere des klinischen Bildes bei diesen sog. intrapleuralen Reflexen ist von der Größe und Zahl der von der Embolie betroffenen Gebiete abhängig.

Aus der Mannigfalt und der Schwere der unmittelbar nach Eintritt der Embolie beobachteten Störungen kann man einen Rückschluß ziehen auf den Umfang derselben. Mit Bestimmtheit darf angenommen werden, daß ein großer Teil der aufgetretenen Störungen zurückgehen und sogar ganz verschwinden wird, wenn nicht rasche Zunahme derselben den Tod herbeiführen. Ist ein Stillstand in der Ausbreitung der Störungen eingetreten, oder gehen dieselben gar zurück, so ist ihre Prognose zwar reserviert. aber doch gut zu stellen. Inwieweit die eingetretenen Störungen zurückgehen, ist im voraus schwer zu beurteilen. Wo die stärksten Ausfallserscheinungen eingetreten sind, bleiben dieselben am längsten bestehen. Die Erfahrung lehrt aber, daß sogar hochgradige Alterationen nach Monaten sich ganz zurückbilden können. Darin liegt gerade die Eigenart der Luftembolie, welche nur eine passagere Ernährungsstörung zur Folge hat, im Gegensatz zu anderen Embolien, beruhend auf losgelösten Thromben. Da ist die Ernährungsstörung eine dauernde, wenn nicht durch Kollateralen vikariierend der betreffende Bezirk vaskularisiert wird. Amaurose geht meist innerhalb Stunden oder Tagen zurück. In den schwersten Fällen war nach Monaten das Sehvermögen wieder normal. Ähnlich verhält es sich mit den Lähmungen. In den schwersten überlebenden Fällen bleibt höchstens eine Schwäche in den längere Zeit gelähmten Gliedern zurück.

Die **Therapie** hat zwei Gesichtspunkte zu berücksichtigen. In erster Linie gilt es, die Läsionsstelle zu immobilisieren, d. h. alle Momente auszuschalten, welche die Läsionsstelle im Sinne der Vergrößerung der Embolie beeinflussen könnten. Der operative Eingriff soll sofort abgebrochen werden. Wo die Läsion mit einer Nadel (Punktion, Pneumothoraxfüllung) gesetzt wurde, wird dieselbe entfernt. Bei Empyemen soll der Eingriff ebenfalls abgebrochen werden (Spülung, Sondierung, Drainwechsel). Bei **Pneumotomien,** wo in der Regel ein größeres Gefäß lädiert worden ist, ist die **Tamponade** der Wunde unbedingt geboten. Mit Vorteil wird man nach Tiegel den Überdruck anwenden, um, wie wir weiter oben schon gezeigt haben, den negativen Druck in den Lungenvenen möglichst zu verkleinern, und dadurch bei Läsionen von Venen das Aspirationsvermögen herabzusetzen. Sehr zu empfehlen ist daher der Überdruck gleich zu Beginn der Operation (Pneumotomie) als Prophylaktikum gegen drohende Embolien.

Daneben spielt die Lagerung des Patienten eine wichtige Rolle, indem der Kopf nach Möglichkeit abgebogen werden soll, damit derselbe nicht der höchste Punkt des Körpers bilde und bei Eintritt einer Embolie in erster Linie mit Luftbläschen überschwemmt werde.

Gegen die bereits eingetretene Embolie sei unser Bestreben, durch möglichst energische Durchblutung des Gehirnes das eingedrungene Gas aus den Hirngefäßen zu eliminieren. Das kann erfolgen durch direkte Stärkung des Herzmuskels mittels Exzitantien. Im weiteren werden wir die Durchblutung unterstützen durch Tieflagerung des Kopfes. Eine intravenöse Adrenalininjektion wird nicht nur die Blutfülle im Gehirn vermehren, durch Ableitung des Blutes aus der Haut und dem Splanchnikusgebiet. Die Injektion wirkt auch direkt tonisch auf das Herz. Ein Aderlaß nach Jessen kann als Anreiz zur Zirkulationsverbesserung ins Auge gefaßt werden. Künstliche Atmung ist kontraindiziert, indem dadurch eine weitere Luftembolie aus der lädierten Vene in die Lungenvene und das linke Herz hervorgerufen werden kann. Bei Atemstillstand empfiehlt sich daher Traktion der Zunge und Faradisieren des Nervus phrenicus. Morphium ist wegen seines lähmenden Einflusses auf das Atemzentrum ebenfalls zu widerraten.

VII. Zusammenfassung:

Ia. Experimentell läßt sich feststellen, daß in der Pleura costalis sensible Elemente sich vorfinden, welche bei mechanischer und chemischer Reizung zu allgemeinen Abwehrbewegungen führen. Bei faradischer Reizung derselben treten klonische Zuckungen in der gleichseitigen oberen Extremität auf, die bei Reizung eines neuen Interkostalnerven stets exazerbieren. Faradische Reizung der Pleura pulmonalis sowie der Pleura mediastinalis löst keine Zuckungen aus. Reizung der Pleura diaphragmatica mittels faradischem Strom löst lokale Zuckungen des Zwerchfelles aus. Bei faradischer Reizung der dem Zwerchfell benachbarten Partien der Pleura parietalis zucken obere und untere Extremität.

Bei faradischer Reizung des Peritoneum parietale treten Zuckungen in der Bauchmuskulatur und in beiden unteren Extremitäten auf, stärker in der gleichseitigen. Reizung des Peritonealüberzuges des Zwerchfells löst nur Zwerchfellkrampf aus. Das Peritoneum viscerale ist unempfindlich für elektrische Reize.

Ib. Die in den Lungen sich verteilenden Vagusfasern leiten zentripetal Schmerzempfindungen, welche nach chemischer Reizung der Pleurahöhle durch Diffusion des Stoffes unter die Pleura pulmonalis zu Abwehrbewegungen der gleichseitigen oberen Extremität führen. Resektion des Vagus am Halse hebt diesen Abwehrreflex auf.

Ic. Reizung resp. Lähmung des Nervus sympathicus bleibt ohne Einfluß auf die bei chemischer Reizung der Pleurahöhle eintretenden Abwehrbewegungen.

Id. Wevers Versuche an Affen zeigen, daß durch Luftembolie sich dieselben zerebralen Reiz- und Lähmungserscheinungen auslösen lassen, wie wir sie bei den sog. intrapleuralen Reflexen wiederfinden. Die große Mannigfaltigkeit des klinischen Bildes dieser Embolien ist bedingt durch die Zahl und die Ausdehnung der von der Embolie betroffenen Hirnzentren. Das Bild deckt sich mit den als Luftembolien sichergestellten Zufällen in der Pneumothoraxtherapie.

IIa. Die sogenannten intrapleuralen Reflexe bei den verschiedensten Eingriffen am Thorax (Punktion, Spülung, Pneumothoraxfüllung und -Nachfüllung, Sondierung von Empyemresthöhlen, Drainwechsel, Thorakoplastik, Pneumotomien) stellen kleinere und kleinste Luftembolien in die Lungenvenen dar, bedingt durch Läsion eines Lungenvenenastes im chronisch entzündeten und daher indurierten Lungengewebe, und Aspiration des Blutes im zentralen Abschnitte der lädierten Vene mitsamt der nachdrängenden Luft von einer in der Nähe vorbeifließenden größeren Lungenvene mit normaler oder wenig veränderter Zirkulation. In Ausnahmefällen kann die Luft analog dem Vorgange bei der Wismutembolie bei Füllung von Empyemhöhlen in die lädierte Vene hineingepreßt werden unter der Wirkung des vorübergehend erhöhten Druckes in dem die Läsionsstelle umgebenden Hohlraum. Bei Pneumothoraxzufällen kann das Gas unter Druck hineingepreßt worden sein. Ausschließen müssen wir unter ähnlichen klinischen Erscheinungen eintretende Lungenembolien nach Thrombosen in den unteren Extremitäten und der Beckenvenen, sowie Lungenvenenthrombosen mit Embolie ins Gehirn; auch latent bestehende Herzmuskelschädigung, sowie Insuffizienz des Adrenalinsystems: Zustände, die zu plötzlichem Tode führen und Patienten betreffen mit langem Krankheitslager und weit vorgeschrittener Konsumption der Kräfte.

II b. Die nach Thoraxschüssen beobachteten Reflexlähmungen stellen in den bekannt gewordenen Fällen ausnahmslos eine indirekte mechanische Nervenschädigung des Plexus brachialis dar.

III. Bei Kranken mit besonders labilem Nervensystem (Nervosität, Neurasthenie, leichte Fälle von Epilepsie) können namentlich unter Mitwirkung des geschwächten Allgemeinbefindens Schmerzempfindungen der Pleura costalis (Durchstoßen mit Nadel, Spülung resp. Pneumofüllung mit zu kalter Flüssigkeit resp. Gas) abnorm stark empfunden werden und zu vorübergehendem Kollaps führen (Glottiskrampf).

Autoren-Register.

Die *kursiv* gedruckten Ziffern beziehen sich auf die Literatur-Verzeichnisse.

Abadie *356*.
Abbe *1*, *222*, 239.
Abderhalden 343, 344, 345.
— und O. Rostoski *325*.
Abelmann, T. C. H. *357*.
Abrikossoff *325*, 335, 353.
Achmetjeff *59*, 164.
Adler, A. *59*, 210, *458*, 486, 488, 489.
— und Kaznelson *59*, 119, 125, 153.
Adlercreutz (s. a. Alderkreutz) *701*, *702*.
Admiral *59*, 209.
Adrian *59*, 192, *458*, 546.
— und Corbellini 194.
Agassa 31.
— -Lafant *7*.
Agulhon und Legroux *59*.
Ahlberg *1*.
Aitoff *59*, 110.
Albarran *59*, 205, *458*, 525, 557, 559, 594, 596, 608, 610.
Albé 739.
Albers-Schönberg *458*, 528.
Albertin *10*.
Albrecht *458*, 503, 601, *752*, 767, 768, 770, 771.
— H. *619*.
— J. 614.
Albu *59*, 157, 183, *256*, 295.
Aldercreutz (s. a. Adlercreutz) 739, 747.
Alemann *699*, 729, 735.
Alessandri *256*, 321, 302.
— und Lofaro 268.
Alessandro 271.
Alexander *59*, 125, 137, *357*, *364*, 403, 405, 407, 408, 410, 411, 419, 420, 422, 423, 425, 426, 428, 450, *753*, 766, 767, 770, 772, 774, 775, 780, 782, 783, 785, 789, 790, 793, 794.
— und Unger *357*.
— und Urbantschitsch *753*, 767.
Alison *59*, 206, 210.

Allard, E. *59*, 112, *357*.
— und S. Weber *325*. 345.
Allen *6*, 107, *797*, 865.
— R. W. *59*.
Allers 676, *753*, 783, 784.
Alleys *357*.
Allmann *223*, 245.
Alloco *325*.
Almerini *10*, 37, 41, 43, 47.
Alter *699*, 734.
Althaus 133.
Alvarez *1*.
Alwens *59*, 137.
Aman *59*, 183, 206.
Ameis 206.
Ameiß, J. C. *59*.
Amelung *59*, 217, *256*, *262*, 274, 317, 318, 321.
Amrhein 248.
Andereya *753*, 769, 772, 786.
— und Brüggemann 770.
— und Peyser 771.
Anders-Boston, *325*.
Anderson 259.
André *5*.
Andrews *10*, 24, 29.
Andrus, F. M. *94*.
Angé, M. *83*.
Anger 719.
Angerer, v. *59*, 110, *458*.
Annandale *1*.
Annequin *60*, 216.
Anschütz *10*, 40, 218, 315, *357*, *699*, 729.
— und Kißkalt *60*.
— und Konjetzny 262.
Ansinn *697*, 718.
Anton *60*, 140, 202, 206, 216.
Antony 75, 99, 138, 185.
Apert *60*, 110.
— und Bornait-Legueule *1*.
Appel *60*, 216.
Arcangeli *1*, 32.
Arcelin *798*.
Archavski *797*, 828, 830, 865, 877.
Arcis-Kummer 54.
Arlt, v. *701*, 740.

Armbruster *60*, 190, 191, 193, 214.
Arnd *458*, 606.
Arneth *60*, 342.
Arnold 309, 316, 350.
— H. D. *256*.
— J. *325*.
Arquellada *94*, 145.
Aschoff 126, 192, 335.
— L. *60*, *325*.
Ascoli, S. *798*.
Askanazy *1*, *10*, 32, 128, 334, 344, 345.
— M. *60*.
— S. *325*.
Aßmann *60*, 100.
Atkinson *1*.
— und Stoney 179.
Aubouin 805, 830, 862, 865.
— M. *798*.
Auerbach *60*, 101, 146, 152, 191.
Aufrecht *60*, 202.
Auffret *1*, 30.
Axhausen 54, *458*, 611, 615, *695*, *698*, *699*, 706, 723, 734, 747.
— und Cramer 676.

Baar, v. *60*, 96.
Baasch 308.
Babes und Stoicesco 315.
Babitzki *697*, 716.
Baccarani *60*, 104.
Bach 295, 296, 310, 313.
Bache, Rolf *94*.
Back, Siegfr. *256*.
Backer Gröndahl, Nils 667.
Bahrdt *60*, 102, 118.
Baines *1*.
Baisch *223*, 243, 245, 247.
Baldy *256*.
Balhorn *60*, 156, 163, 164, 169, 170, 179, 181, 184, 190, 194, 199, 202, 203, 205, 214.
Balhorn-Stich 155.
Ball *357*.

Sach-Register.

Die fettgedruckten Zahlen bezeichnen die Seiten, auf denen die einzelnen Beiträge beginnen.

Inhalt der Bände I—XIV.

I. Autorenregister.

II. Sachregister.

Printed in the United States
By Bookmasters